W0176212

Lernmittelbücherei
Kreisberufsschule Eutin

Inv. Nr.

Benutzer

Name	Klasse	Erhalten	Abgegeben
1. Humke, Patricia	S 15	16.11.17	
2.			
3.			
4.			

Lehrbuch
Gesundheits- und Pflegeassistenz

Herausgeber:
Bernd Sens-Dobritzsch

Autoren:
Simone Manthey-Lenert
Bernd Sens-Dobritzsch
Kay Winkler-Budwasch

2., überarbeitete und erweiterte Auflage

Dr. Felix Büchner – Handwerk und Technik – Hamburg

Für dieses Werk wurden Inhalte übernommen und überarbeitet aus:

Altenpflege in Lernfeldern – Pflegepraxis und medizinische Grundlagen
(Hrsg. H.-U. Zenneck; Autoren: R. Baur-Enders, T. Berkefeld, B. Ebert, B. Käppner,
C. Liedtke, K. Meckbach, E. Querfurt, M. Weritz, K. Winkler-Budwasch, H.-U. Zenneck)

Altenpflege in Lernfeldern – Aufgaben und Konzepte
(Hrsg. H.-U. Zenneck; Autoren: H. Kohlen, C. Liedtke, A. Gößling-Brunken)

Altenpflege in Lernfeldern – Rechtliche Rahmenbedingungen und Berufskunde
(Hrsg. H.-U. Zenneck; Autoren: B. Ebert, S. Dallmann, A. Gößling-Brunken, A. Tramm,
Prof. Dr. O. Ungerer, H.-U. Zenneck)

Altenpflegehilfe – kompetent handeln
(Hrsg. H.-U. Zenneck; Autoren: H. Fahlbusch, H.-U. Zenneck)

Vom Säugling zum Kleinkind
(Autoren: D. Gerner, N. Eckelmann)

ISBN 978-3-582-**04671**-0

Das Werk und seine Teile sind urheberrechtlich geschützt. Jede Nutzung in anderen als den gesetzlich oder durch bundesweite Vereinbarungen zugelassenen Fällen bedarf der vorherigen schriftlichen Einwilligung des Verlages. Die Verweise auf Internetadressen und -dateien beziehen sich auf deren Zustand und Inhalt zum Zeitpunkt der Drucklegung des Werks. Der Verlag übernimmt keinerlei Gewähr und Haftung für deren Aktualität oder Inhalt noch für den Inhalt von mit ihnen verlinkten weiteren Internetseiten.

Verlag Dr. Felix Büchner – Handwerk und Technik GmbH,
Lademannbogen 135, 22339 Hamburg; Postfach 63 05 00, 22331 Hamburg – 2017
E-Mail: info@handwerk-technik.de – Internet: www.handwerk-technik.de

Satz und Layout: PER Medien+Marketing GmbH, 38102 Braunschweig
Umschlagmotiv (Abb. v. l. n. r.): Colourbox Deutschland, Berlin: 2 (Kzenon); Plainpicture, Hamburg: 1 (Maskot); Your Photo Today, Taufkirchen: 3 (BSIP)
Druck: aprinta druck GmbH, 86650 Wemding

Vorwort

Toll, dass Sie sich für diesen Beruf entschieden haben! Pflegeassistentinnen und -assistenten haben eine verantwortungsvolle Funktion im Gesundheitswesen. Sie unterstützen kranke, pflegebedürftige oder behinderte Menschen jeden Alters in den verschiedenen Lebensbereichen. Damit Sie für diese Aufgabe gerüstet sind, verfolgt dieses Buch zwei Ziele. Erstens vermittelt es in kompakter Form Wissen, welches Sie zum Bestehen der theoretischen Ausbildung benötigen. Zweitens wird Ihnen dieses Buch auch bei Ihrer pflegerischen Arbeit eine praktische Hilfe sein.

Grundlage Ihres beruflichen Handelns ist neben der Wahrnehmung individueller Fähigkeiten und Bedürfnisse im Kontext der jeweiligen Lebenssituation insbesondere das Erkennen von gesundheitlichen Veränderungen. Dafür ist die Beobachtung des pflegebedürftigen Menschen besonders wichtig. Aus diesem Grund liegt ein Schwerpunkt des Buches auf der Darstellung von Beobachtungskriterien, die bei den jeweiligen Gesundheitsstörungen im Vordergrund stehen. Pflegeassistentinnen und -assistenten sollten diesen Bereich besonders entwickeln.

Die Auswahl der Inhalte orientiert sich an dem aktuellen, in den Lehrplänen der einzelnen Bundesländer beschriebenen Aufgabenprofil der Pflegeassistentinnen- und Pflegeassistenten. Um aber dem weiten Einsatzgebiet dieser Berufsgruppe Rechnung zu tragen, wurden Inhalte aus der „Gesundheits- und Krankenpflege" berücksichtigt, etwa bei den Themen Beobachtung und Beschäftigung und Aktivierung von (alten) Menschen, oder bei Pflegemaßnahmen (z. B. Injektionen verabreichen oder Wunden versorgen) und der Pflege von Menschen mit akuten Krankheitsbildern. Und da das Verständnis von Gesundheit und letztlich von Krankheit eng mit einem Kennen und Verstehen der Anatomie und Physiologie zusammenhängt, legt dieses Buch auch auf diesen Wissensbereich besonderen Wert.

Verständlichkeit ist ein großes Anliegen dieses Werks. Der Aufbau der Kapitel richtet sich nach den didaktischen Überlegungen, dass Struktur und Praxisbezug das Lernen erleichtern:
- ein Überblick als Kapitelauftakt zeigt auf, worum es in diesem Kapitel geht und welche Aufgaben Pflegeassistentinnen und -assistenten in diesem Bereich/Themenfeld haben
- aktuelle Einstiegstexte mit zugehörigen Aufgaben zu Beginn jedes Kapitels = leichter, aber trotzdem intensiver Einstieg ins Thema, regen die Auseinandersetzung mit dem Thema an
- Anatomie, Physiologie, Krankheitslehre, Pflege werden in den „organbezogenen" Kapiteln (11 bis 21) umfassend und an einem Ort besprochen = erleichtert das Lernen und das Herstellen von Zusammenhängen; besonders wichtig war den Autoren, die Pflege in den Mittelpunkt zu stellen
- viele Bilder = anschaulich; Bilder, zum Teil Schritt für Schritt-Anleitung, ergänzen die Texte und erleichtern das Verstehen von Zusammenhängen

Features:
- Merke-Kästen und Definition-Kästen – relevantes Wissen auf den Punkt gebracht
- Tipps – konkrete Hinweise für die Umsetzung in die Praxis oder Internetlinks, um sich weitere Informationen auf „geprüften" Internetseiten zu holen
- Beispiel-Kästen – Bezug zur Praxis herstellen
- Aufgaben-Kästen – regen zum „Weiterdenken" und zur Reflexion an = Anregung für Lehrende wie Lernende gleichermaßen
- Fragen am Ende eines Kapitels zur Wiederholung und Vertiefung
- Die *Stichpunkte zum Ankern* am Ende jedes Kapitels dienen dazu, Sie zu ermutigen, eigene Ideen zu entwerfen, um das Gelernte im Gehirn zu verankern. Bei der Entwicklung von individuellen Lernstrategien können Ihnen Ihre Lehrerinnen und Lehrer bestimmt helfen.

Grundlegende pflegerische Tätigkeiten werden in einem wiederkehrenden Handlungsablauf beschrieben, der sich in die Bereiche *Vorbereitung, Durchführung* und *Nachbereitung* gliedert. In der Praxis sollten Sie die pflegerischen Maßnahmen genau nach dieser Abfolge organisieren.

Gesundheits- und Pflegeassistenten unterstützen pflegebedürftige Menschen entsprechend ihres Kompetenzprofils im interprofessionellen Team. Eigenständiges Handeln in den jeweiligen Pflege- und Assistenzaufgaben geschieht zunächst nach Einweisung und unter Kontrolle der verantwortlichen Fachkraft. Da wir aber in einer sich ständig wandelnden Welt leben und sich Aufgabenprofile stetig verändern, ist es besonders wichtig, dass Sie uns mitteilen, ob und an welchen Stellen wichtige Inhalte fehlen oder ob sich fachlich etwas gewandelt hat. Ihre Änderungswünsche können Sie gerne an den Verlag senden, wir sind für Ihre Wünsche und konstruktive Kritik dankbar.

Ein solches Werk fußt auf vielfältigen, langjährigen Erfahrungen. Wir bedanken uns sehr bei unseren Schülerinnen und Schülern und unseren Kolleginnen und Kollegen, die uns bei der Zusammenstellung der Inhalte begleitet haben. Ein besonderer Dank gilt auch unseren Familien, die das Schreiben dieses Buches mitgetragen haben. Zur Aufmunterung hat mir mein Sohn die folgende Karte geschrieben: „Das nächste Mal etwas ordentlicher Schreiben aber trotzdem 46 von 50 Punkten-gut -dein Henry".

Wir hoffen, dass dieses Buch für Sie zu einem nützlichen Begleiter in der Ausbildung und bei der Betreuung der hilfsbedürftigen Menschen wird.

Für das Team
Bernd Sens-Dobritzsch

Vorwort zur 2. Auflage

Da die Pflege einem ständigen Wandel unterliegt, wurden in die 2. Auflage des Lehrbuchs Gesundheits- und Pflegeassistenz die gesetzlichen Regelungen hinsichtlich der neuen Pflegerefom (PSG II) und der neuen Maßnahmenplanung nach der Strukturierten Informationssammlung (SIS) (zusätzlich zu den bisher gängigen A(B)EDL®) eingearbeitet.

Damit dem **generalistischen Ansatz** Rechnung getragen wird, wird in allen Kapiteln vermehrt auf alle Altersgruppen eingegangen und ist u.a. ein neues Kapitel zur Gynäkologie, Geburtshilfe und Pädiatrie entstanden. Zusätzlich wurde das Kapitel zur Ethik neu gestaltet, um einen klaren praktischen Bezug herzustellen. Der zunehmenden Bedeutung von Demenz- oder Delir-Erkrankungen wird mit einem eigenständigem Kapitel Ausdruck verliehen.

Außerdem wurden zahlreiche Anregungen und fachliche Hinweise, die wir von Ihnen als Leserinnen und Leser bekommen haben, in die Kapitel eingearbeitet – an dieser Stelle ein großes Dankeschön für Ihre Mühe und Ihre konstruktiven Vorschlägen.

Das Autorenteam und das Verlagsteam hoffen, dass dieses Buch in der 2. Auflage für Gesundheits- und Pflegeassistentinnen/-assistenten in der Praxis und zum Lernen ein hilfreicher und fachlich fundierter Begleiter ist. Wir freuen uns weiterhin über Ihre konstruktiven Ideen und fachlichen Anmerkungen, um dieses Buch weiter zu optimieren.

In diesem Sinn viel Spaß beim Lehren, Lernen und Pflegen.

Im Namen des Autorenteams
Bernd Sens-Dobritzsch

Inhaltsverzeichnis

1	**Ethik in der Pflege**	1
1.1	Ethische Grundlagen der Pflege	2
1.1.1	Wichtige Begriffe für Pflege- und Medizinethik	3
1.2	Ethische Konflikte in Medizin und Pflege	11
1.3	Ethische Entscheidungsfindung in Medizin und Pflege	13
1.3.1	Ethische Konflikte am Lebensende	14
1.3.2	Ethische Konflikte am Lebensanfang	15
1.3.3	Ethische Fallbesprechung	16
1.4	Gleichstellung von Menschen mit Behinderungen	17
1.4.1	Körperbehinderung	17
1.4.2	Geistige Behinderung	18
1.4.3	Inklusion	18
1.5	Anker zum Kapitel	20
1.6	Wissen festigen und vertiefen	20

2	**Professionell pflegen**	21
2.1	Entwicklung der beruflichen Pflege	22
2.2	Berufliches Selbstverständnis	24
2.3	Aufgaben und Tätigkeitsfelder der Gesundheits- und Pflegeassistenz	25
2.4	Modelle, Konzepte und Theorien der Pflege	26
2.4.1	Begriffserklärungen	26
2.4.2	Ausgewählte Pflegetheorien	27
2.5	Arbeiten im Team	30
2.5.1	Organisation von Teamarbeit in der Pflege	30
2.5.2	Zusammenarbeit mit anderen Berufsgruppen im Gesundheitswesen	30
2.6	Bewältigung von schwierigen beruflichen Anforderungen	32
2.6.1	Konflikte im beruflichen Alltag	32
2.6.2	Spannungen in der Pflegebeziehung	36
2.6.3	Faktoren der Berufswahl	43
2.6.4	Burn-out	44
2.6.5	Cool-out	46
2.7	Anker zum Kapitel	46
2.8	Wissen festigen und vertiefen	46

3	**Pflege im Gesundheitswesen**	47
3.1	Struktur des Gesundheitswesens	48
3.2	Sozialversicherungen in Deutschland	49
3.2.1	Die Krankenversicherung	50
3.2.2	Die Pflegeversicherung	51
3.2.3	Rehabilitation und Teilhabe behinderter Menschen (SGB IX)	54
3.2.4	Die Rentenversicherung	55
3.2.5	Die Unfallversicherung	56
3.2.6	Die Arbeitslosenversicherung	56
3.3	Träger im Gesundheitswesen	57
3.4	Rechtliche Aspekte pflegerischer Arbeit	58
3.4.1	Grundrechte	58
3.4.2	Rechte und Schutz des Patienten	60
3.4.3	Heimrecht	61
3.4.4	Haftungsrecht	62
3.4.5	Rechtliche Rahmenbedingungen pflegerischer Arbeit: Pflegeassistenz	66
3.4.6	Arbeitsrechtliche Grundlagen	67
3.5	Anker zum Kapitel	70
3.6	Wissen festigen und vertiefen	70

4	**Hygiene**	71
4.1	Geschichtliche Entwicklung der Hygiene	72
4.2	Rechtliche Grundlagen	73
4.3	Persönliche Hygiene	75
4.4	Berufskleidung und Schutzkleidung	75
4.5	Übertragungswege von Keimen	76
4.6	Händehygiene	78
4.6.1	Händewaschen	78
4.6.2	Hygienische Händedesinfektion	79
4.7	Verfahren zur Keimreduzierung	82
4.8	Hygienemaßnahmen bei der Pflege von Menschen mit Multiresistenten Erregern (MRE)	84
4.9	Hygienisches Verhalten	87
4.10	Anker zum Kapitel	88
4.11	Wissen festigen und vertiefen	88

Inhaltsverzeichnis

5 Pflege als Interaktion 89
- 5.1 Miteinander kommunizieren 90
- 5.1.1 Verbale und nonverbale Kommunikation 91
- 5.1.2 Grundlagen der Gesprächsführung 93
- 5.1.3 Gesprächsformen 96
- 5.2 Informieren und anleiten 98
- 5.2.1 Rahmenbedingungen 98
- 5.2.2 Informieren 99
- 5.2.3 Anleiten 100
- 5.3 Biografiearbeit 100
- 5.3.1 Wertevorstellungen und Lebensumstände früher und heute 100
- 5.3.2 Biografie – Methoden der Informationssammlung 104
- 5.4 Anker zum Kapitel 105
- 5.5 Wissen festigen und vertiefen 106

6 Gesundheit erhalten und fördern 107
- 6.1 Gesundheitsförderung, Prävention und Rehabilitation 108
- 6.1.1 Salutogenese – ein Modell zur Gesundheitsförderung 109
- 6.1.2 Öffentliche Gesundheitsförderung 110
- 6.1.3 Prävention 111
- 6.1.4 Rehabilitation 111
- 6.2 Die eigene Gesundheit erhalten 113
- 6.2.1 Arbeitsschutz und Unfallverhütungsmaßnahmen 113
- 6.2.2 Hautschutz 113
- 6.2.3 Rückenschonendes Arbeiten 114
- 6.2.4 Kinästhetik 116
- 6.2.5 Betriebliche Gesundheitsförderung 116
- 6.2.6 Stressbewältigung 117
- 6.2.7 Kollegiale Beratung 118
- 6.2.8 Supervision 119
- 6.3 Anker zum Kapitel 120
- 6.4 Wissen festigen und vertiefen 120

7 Menschen bei ihrer Lebensgestaltung unterstützen 121
- 7.1 Lebenswelten und soziale Netzwerke ... 123
- 7.1.1 Soziale Netzwerke 123
- 7.1.2 Familienbeziehungen 123
- 7.1.3 Migration und kultursensible Pflege älterer Menschen 124
- 7.1.4 Sexualität im Alter 126
- 7.2 Menschen beschäftigen und aktivieren 129
- 7.2.1 Tagesstrukturierende Maßnahmen 129
- 7.2.2 Beschäftigungsangebote 131
- 7.2.3 Bürgerschaftliches Engagement 137
- 7.3 Anker zum Kapitel 138
- 7.4 Wissen festigen und vertiefen 138

8 Ernährung 139
- 8.1 Grundlagen der Ernährung 140
- 8.1.1 Energiebedarf 141
- 8.1.2 Energieliefernde Nährstoffe 141
- 8.1.3 Nicht energieliefernde Nährstoffe 143
- 8.2 Altersgerechte Ernährung 146
- 8.3 Ernährungsgewohnheiten 148
- 8.4 Ernährungszustand 149
- 8.5 Nahrungsaufnahme 150
- 8.5.1 Beobachtung der Nahrungsaufnahme .. 150
- 8.5.2 Hilfestellung beim Essen 151
- 8.5.3 Hilfestellung beim Trinken 154
- 8.5.4 Nahrungsaufnahme in der ambulanten Pflege 155
- 8.6 Künstliche Ernährung 155
- 8.7 Anker zum Kapitel 156
- 8.8 Wissen festigen und vertiefen 156

9 Menschen in ihrem Lebensumfeld unterstützen 157
- 9.1 Wohnraum gestalten 158
- 9.1.1 Wohnraum gesundheitsfördernd gestalten 159
- 9.1.2 Wohnraum anpassen 162
- 9.2 Wohnformen im Alter und bei Pflegebedürftigkeit 166
- 9.3 Grundlagen der Haushaltsführung 167
- 9.4 Anker zum Kapitel 168
- 9.5 Wissen festigen und vertiefen 168

10 Menschen pflegen 169
- 10.1 Wahrnehmen und Beobachten 170
- 10.1.1 Wahrnehmen 170
- 10.1.2 Beobachten 172

10.1.3	Allgemeine Beobachtungen in der Pflege 174	11.6	Ungewollt schwanger, was nun? 221
10.2	Der Pflegeprozess – ein Handlungskreislauf 175	11.6.1	Schwangerschaftsabbruch 221
10.2.1	Der Pflegeprozess als Hilfsmittel 176	11.7	Schwangerschaft, Geburt und Wochenbett 222
10.2.2	Pflegeprozess und Pflegeplanung 176	11.7.1	Die physiologische Schwangerschaft ... 222
10.2.3	Pflegedokumentation 182	11.7.2	Die Geburt des Kindes 225
10.2.4	Maßnahmenplanung und Strukturierte Informationssammlung (SIS) 183	11.7.3	Schwangerschaftsbedingte Erkrankungen (Gestosen) 226
10.3	Qualitätssicherung in der Pflege 185	11.7.4	Die Pflege im Wochenbett 227
10.3.1	Qualitätsebenen 186	11.8	Säuglingspflege (Entwicklung des Kindes im ersten Lebensjahr) 233
10.3.2	Qualitätssicherungsmaßnahmen 186	11.8.1	Versorgung des Säuglings nach der Geburt 233
10.4	Prophylaxen in der Pflege 186	11.8.2	Handling und Pflege 234
10.4.1	Pneumonie- und Atelektasenprophylaxe 187	11.8.3	Ernährung des Säuglings im ersten Lebensjahr 238
10.4.2	Thromboseprophylaxe 190	11.8.4	Entwicklung des Kindes im ersten Lebensjahr 243
10.4.3	Sturzprophylaxe 193	11.8.5	Vorsorgeuntersuchungen für Kinder und Jugendliche 244
10.4.4	Dekubitusprophylaxe 195	11.9	Pflege des kranken Kindes 245
10.4.5	Kontrakturenprophylaxe 197	11.9.1	Häufige Erkrankungen im Kindesalter (Kinderkrankheiten) 245
10.4.6	Obstipationsprophylaxe 199	11.9.2	Aufgaben der Kinderkrankenpflege 249
10.4.7	Soor- und Parotitisprophylaxe 200	11.10	Anker zum Kapitel 249
10.4.8	Intertrigoprophylaxe 201	11.11	Wissen festigen und vertiefen 250
10.4.9	Zystitisprophylaxe 201		
10.4.10	Bewegung fördern, Bettlägerigkeit und Immobilität verhindern 202	**12**	**Die Atmung** 251
10.5	Menschen mit Schmerzen pflegen 204	12.1	Aufbau und Aufgaben des Atmungssystems 252
10.5.1	Schmerzentstehung und -wahrnehmung 204	12.1.1	Atemwege 253
10.5.2	Schmerzerleben 205	12.1.2	Die Lunge 256
10.5.3	Schmerzformen 205	12.1.3	Ablauf der Atmung 256
10.5.4	Pflege bei Schmerzen 206	12.2	Beobachten und beurteilen 258
10.5.5	Bei der Schmerztherapie mitwirken ... 207	12.2.1	Atemfrequenz 258
10.6	Anker zum Kapitel 208	12.2.2	Atemtiefe 258
10.7	Wissen festigen und vertiefen 209	12.2.3	Atemrhythmus 259
		12.2.4	Atemgeräusche 259
11	**Gynäkologie, Geburtshilfe und Pädiatrie** 211	12.2.5	Atemgeruch 259
		12.2.6	Sauerstoffsättigung 260
11.1	Die Geschlechtsmerkmale 212	12.3	Pflege bei Erkrankungen der Atemwege 260
11.2	Die Geschlechtsorgane 213	12.3.1	Allgemeine Symptome (Krankheitszeichen) 260
11.2.1	Weibliche Geschlechtsorgane 213		
11.2.2	Männliche Geschlechtsorgane 213	12.3.2	Allgemeine Pflege bei Atemwegserkrankungen 262
11.3	Die Sexualhormone des Menschen 214		
11.4	Der Menstruationszyklus 215	12.3.3	Schnupfen (Rhinitis) 265
11.4.1	Die Phasen des Menstruationszyklus ... 215		
11.4.2	Die Empfängnis 217		
11.5	Die Empfängnisverhütung 219		

12.3.4	Keuchhusten (Pertussis)	266
12.3.5	Grippe (Influenza)	267
12.3.6	Akute Bronchitis	268
12.3.7	Pneumonie (Lungenentzündung)	268
12.3.8	Chronische Bronchitis	271
12.3.9	Chronisch obstruktive Lungenerkrankung (COPD)	271
12.3.10	Asthma bronchiale	274
12.3.11	Bronchial- oder Lungentumor	277
12.4	Anker zum Kapitel	277
12.5	Wissen festigen und vertiefen	278

13 Das Herz-Kreislauf-System ... 279

13.1	Aufbau und Aufgaben des Herz-Kreislauf-Systems	280
13.1.1	Anatomie, Form und Lage des Herzens	281
13.1.2	Der Kreislauf des Bluts	285
13.1.3	Das Lymphgefäßsystem	287
13.2	Beobachten und beurteilen	287
13.2.1	Puls messen	288
13.2.2	Blutdruck messen	290
13.2.3	Ärztliche Untersuchungen	293
13.3	Pflege bei Erkrankungen des Herzens	293
13.3.1	Allgemeine Symptome (Krankheitszeichen)	294
13.3.2	Allgemeine Pflege bei Herzerkrankungen	294
13.3.3	Durchblutungsstörungen am Herzmuskel (koronare Herzkrankheit, KHK)	294
13.3.4	Herzrhythmusstörungen	298
13.3.5	Herzinsuffizienz	300
13.4	Erkrankungen der Arterien	304
13.4.1	Arterielle Hypertonie	304
13.4.2	Arterielle Hypotonie	306
13.4.3	Periphere arterielle Verschlusskrankheit (PAVK)	306
13.5	Erkrankungen der Venen	308
13.5.1	Venenthrombose	308
13.5.2	Ulcus cruris	311
13.6	Anker zum Kapitel	312
13.7	Wissen festigen und vertiefen	312

14 Blut und das Abwehrsystem des Körpers ... 313

14.1	Zusammensetzung und Aufgaben des Bluts	314
14.2	Das Abwehrsystem (Immunsystem)	316
14.3	Aufgaben des Abwehrsystems	320
14.3.1	Krankheitserreger	320
14.3.2	Infektion und Infektionskrankheit	322
14.3.3	Fehler der körpereigenen Abwehr	325
14.4	Beobachten und beurteilen	328
14.4.1	Lokale Entzündung	328
14.4.2	Systemische Entzündung	328
14.4.3	Eitrige Entzündung	329
14.4.4	Fieber	329
14.5	Pflege bei Blutkrankheiten	332
14.5.1	Anämie	332
14.5.2	Leukämie	333
14.6	Pflege bei Infektionskrankheiten	334
14.6.1	Allgemeine Pflege bei Infektionskrankheiten	334
14.6.2	Grippe (Influenza)	336
14.6.3	Gastroenteritis durch Noroviren	337
14.6.4	Salmonellen-Enteritis	338
14.6.5	MRSA (methicillinresistenter Staphylococcus aureus), MRGN (multiresistente gramnegative Erreger)	339
14.6.6	Diphtherie	341
14.6.7	Hepatitis B	342
14.6.8	Hepatitis A	343
14.6.9	AIDS (acquired immune deficiency syndrome)/HIV	343
14.7	Anker zum Kapitel	345
14.8	Wissen festigen und vertiefen	345

15 Die Haut ... 347

15.1	Aufbau der Haut	348
15.1.1	Hautschichten	348
15.1.2	Hautanhangsgebilde	349
15.2	Aufgaben der Haut	351
15.3	Beobachten und beurteilen	353
15.4	Allgemeine Pflege der Haut	358
15.4.1	Körperpflege	358
15.4.2	An- und Auskleiden	380

15.5	Pflege bei Erkrankungen der Haut	380	16.3.6	Erkrankungen der Mundhöhle	421

15.5 Pflege bei Erkrankungen der Haut 380
15.5.1 Allgemeine Symptome (Krankheitszeichen) 381
15.5.2 Allgemeine Pflege bei Hauterkrankungen 381
15.5.3 Dekubitus 382
15.5.4 Intertrigo 384
15.5.5 Mykosen 385
15.5.6 Virale Erkrankungen der Haut: Herpes simplex 386
15.5.7 Weitere Hauterkrankungen 386
15.6 Anker zum Kapitel 388
15.7 Wissen festigen und vertiefen 388

16 Das Verdauungs- und Stoffwechselsystem 389

16.1 Aufbau und Aufgaben des Verdauungs- und Stoffwechselsystems 390
16.1.1 Mundhöhle 391
16.1.2 Speiseröhre (Ösophagus) 392
16.1.3 Magen 393
16.1.4 Dünndarm 393
16.1.5 Leber und Gallenblase 394
16.1.6 Bauchspeicheldrüse (Pankreas) 395
16.1.7 Dickdarm und Anus 397
16.1.8 Steuerung des Verdauungssystems 398
16.1.9 Stoffwechsel 402
16.1.10 Darmentleerung (Defäkation) 402
16.2 Beobachten und beurteilen 403
16.2.1 Allgemeine Beobachtungen 403
16.2.2 Ernährung beobachten und beurteilen 405
16.2.3 Verdauung beobachten 406
16.2.4 Stoffwechselstörungen beobachten ... 406
16.2.5 Stuhlgang beobachten und beurteilen . 406
16.2.6 Beobachtungen bei Lebererkrankungen 407
16.2.7 Beobachtungen bei Ausfall der Bauchspeicheldrüse 409
16.3 Pflege bei Erkrankungen des Verdauungs- und Stoffwechselsystems 409
16.3.1 Allgemeine Symptome (Krankheitszeichen) 409
16.3.2 Allgemeine Pflege 412
16.3.3 Assistierte Darmentleerung 417
16.3.4 Umgang mit Stuhlinkontinenz 418
16.3.5 Enterostomapflege 419

16.3.6 Erkrankungen der Mundhöhle 421
16.3.7 Parotitis 423
16.3.8 Gastritis 423
16.3.9 Akutes Abdomen 424
16.3.10 Dickdarmkrebs (Kolorektales Karzinom) 425
16.3.11 Diabetes mellitus (Zuckerkrankheit) 425
16.4 Anker zum Kapitel 432
16.5 Wissen festigen und vertiefen 432

17 Niere, Harnsystem und Geschlechtsorgane 433

17.1 Aufbau und Funktion der Harnorgane .. 434
17.1.1 Aufbau und Funktion der Nieren 434
17.1.2 Aufbau und Funktion der Harnwege 436
17.1.3 Urinausscheidung (Miktion) 437
17.2 Psychosoziale Aspekte von Urinausscheidung und Geschlechtsorganen 438
17.2.1 Beobachten und beurteilen 438
17.2.2 Urin beobachten 438
17.2.3 Urinausscheidung beobachten 440
17.2.4 Flüssigkeitshaushalt beobachten 443
17.2.5 Geschlechtsorgane beobachten 445
17.3 Pflege bei Erkrankungen der Nieren und des Harnsystems 445
17.3.1 Miktion unterstützen 445
17.3.2 Harnkontinenz fördern, bei Harninkontinenz unterstützen 449
17.3.3 Bei Harnableitung unterstützen 452
17.3.4 Mit sexuellen Bedürfnissen umgehen ... 453
17.3.5 Harnwegsinfekt (HWI) 454
17.3.6 Akutes Nierenversagen/Niereninsuffizienz 455
17.3.7 Nierensteinleiden (Nephrolithiasis) 457
17.3.8 Vergrößerung der Prostata 457
17.4 Anker zum Kapitel 458
17.5 Wissen festigen und vertiefen 458

18 Der Bewegungsapparat 459

18.1 Aufbau des Bewegungsapparats 460
18.1.1 Skelett 461
18.1.2 Gelenke 464
18.1.3 Skelettmuskulatur 465
18.2 Funktionen des Bewegungsapparats ... 466
18.2.1 Funktionsweise der Skelettmuskulatur .. 466
18.2.2 Erzeugung der Muskelkraft 467
18.2.3 Aufrechter Gang 467

18.3	Beobachten und beurteilen	467		19.3.6	Katarakt (Grauer Star)	506
18.3.1	Bewegungen	467		19.3.7	Glaukom (Grüner Star)	507
18.3.2	Gangbild	468		19.3.8	Netzhautveränderungen	508
18.3.3	Körperhaltung	468		19.3.9	Sehbehinderung und Amaurose (Blindheit)	509
18.3.4	Feinmotorik	469		19.3.10	Verlegung des Gehörgangs	510
18.3.5	Sturz	469		19.3.11	Hörsturz	510
18.3.6	Kontrakturen	469		19.3.12	Tinnitus (Ohrenrauschen)	511
18.3.7	Schmerzen bei Bewegung	470		19.3.13	Schwerhörigkeit	511
18.3.8	Immobilität	470		19.3.14	Schwindel (Vertigo)	512
18.4	Pflege bei Erkrankungen des Bewegungsapparats	470		19.4	Anker zum Kapitel	513
18.4.1	Positionierung/Lagerung	470		19.5	Wissen festigen und vertiefen	514
18.4.2	Bewegungsplan	471				
18.4.3	Mobilisieren	472		**20**	**Das Nervensystem**	**515**
18.4.4	Gehübungen	473		20.1	Aufbau des Nervensystems	516
18.4.5	Mit Hilfsmitteln und Prothesen umgehen	474		20.1.1	Nervenzelle (Neuron)	516
18.4.6	Traumatische Erkrankungen	477		20.1.2	Zentrales und peripheres Nervensystem	517
18.4.7	Schädel-Hirn-Trauma	479		20.1.3	Vegetatives Nervensystem	520
18.4.8	Bandscheibenvorfall	480		20.2	Aufgaben des Nervensystems	521
18.4.9	Hexenschuss (Lumbago)	481		20.2.1	Reizverarbeitung	521
18.4.10	Osteoporose	481		20.2.2	Wahrnehmung	522
18.4.11	Kontrakturen	482		20.2.3	Motorik	522
18.4.12	Arthrose	483		20.2.4	Sprache und Sprechen	523
18.4.13	Rheumatoide Arthritis	484		20.2.5	Schlaf	523
18.4.14	Gicht (Arthritis urica)	486		20.2.6	Altersveränderungen am Nervensystem	524
18.5	Anker zum Kapitel	486		20.2.7	Psychosoziale Aspekte	525
18.6	Wissen festigen und vertiefen	486		20.3	Beobachten und beurteilen	525
				20.3.1	Das Bewusstsein beobachten	525
19	**Die Sinnesorgane**	**487**		20.3.2	Den Schlaf beobachten	526
19.1	Aufbau und Aufgaben der Sinnesorgane	488		20.3.3	Die Kommunikation beobachten	530
19.1.1	Auge	488		20.3.4	Die Aufmerksamkeit beobachten	530
19.1.2	Nase	493		20.3.5	Erkenntnisfähigkeit beobachten	530
19.1.3	Ohr	493		20.3.6	Das Befinden beobachten	531
19.2	Beobachten und beurteilen	497		20.3.7	Das Körperbild beobachten	531
19.2.1	Das Auge beobachten	497		20.3.8	Die Mobilität beobachten	531
19.2.2	Die Nase beobachten	498		20.3.9	Verwandte Symptome beobachten	533
19.2.3	Das Ohr beobachten	498		20.4	Pflege bei Erkrankungen des Nervensystems und bei psychischen Erkrankungen	533
19.3	Pflege bei Erkrankungen der Sinnesorgane	499		20.4.1	Gesunden Schlaf ermöglichen und fördern	533
19.3.1	Pflege bei Augenerkrankungen	499		20.4.2	Wahrnehmung ermöglichen und fördern	534
19.3.2	Pflege bei Erkrankungen der Nase	502		20.4.3	Schlaganfall (Apoplex)	537
19.3.3	Pflege bei Ohrenerkrankungen	503		20.4.4	Multiple Sklerose (MS)	541
19.3.4	Konjunktivitis (Bindehautentzündung)	505				
19.3.5	Sicca-Syndrom	505				

20.4.5	Epilepsie	542	22.5.2	Sterbephasen nach Kübler-Ross	579
20.4.6	Parkinsonkrankheit (Morbus Parkinson, Parkinson-Syndrom)	544	22.5.3	Orte des Sterbens	580
20.4.7	Depression	546	22.5.4	Kommunikation und Interaktion mit Sterbenden	581
20.4.8	Abhängigkeitserkrankungen	547	22.5.5	Tod	581
20.4.9	Neuralgien (Nervenschmerzen)	548	22.6	Anker zum Kapitel	584
20.5	Anker zum Kapitel	549	22.7	Wissen festigen und vertiefen	584
20.6	Wissen festigen und vertiefen	549			

21 Demenz und Delir 551

23 Assistenz bei der Diagnostik 585

21.1	Demenz	552
21.1.1	Krankheitsentstehung – primäre und sekundäre Demenzformen	552
21.1.2	Symptome	554
21.1.3	Diagnose	555
21.1.4	Therapie	557
21.1.5	Wichtige Pflegemaßnahmen	557
21.2	Delir (Akute Verwirrtheit)	564
21.2.1	Krankheitsentstehung	565
21.2.2	Symptome	565
21.2.3	Diagnose	565
21.2.4	Therapie	565
21.2.5	Wichtige Pflegemaßnahmen	566
21.3	Anker zum Kapitel	566
21.4	Wissen festigen und vertiefen	566

23.1	Nichtapparative Untersuchungsmethoden	586
23.2	Körpermaterial entnehmen	587
23.2.1	Sputum	587
23.2.2	Urin	587
23.2.3	Stuhl	588
23.2.4	Wundexsudat	588
23.2.5	Gewebe	589
23.2.6	Blut	589
23.2.7	Liquor (Hirnflüssigkeit)	590
23.2.8	Gelenkflüssigkeit	590
23.3	Technische Untersuchungsmethoden	591
23.3.1	Elektrokardiogramm (EKG)	591
23.3.2	Elektroenzephalogramm (EEG)	592
23.4	Bildgebende Diagnoseverfahren	592
23.4.1	Röntgen	592
23.4.2	Computertomografie (CT)	593
23.4.3	Sonografie (Ultraschall)	593
23.4.4	Dopplersonografie	593
23.4.5	Magnetresonanztomografie (MRT)	594
23.4.6	Positronen-Emissions-Tomografie (PET)	594
23.4.7	Szintigrafie	594
23.5	Endoskopische Untersuchungen	595
23.6	Labordiagnostik	596
23.7	Anker zum Kapitel	596
23.8	Wissen festigen und vertiefen	596

22 Onkologische und palliative Pflege 567

22.1	Grundlagen	569
22.1.1	Tumoreinteilung und Merkmale	569
22.1.2	Diagnostik und Staging	571
22.1.3	Prinzipien der Tumortherapie	572
22.1.4	Prävention und Früherkennung am Beispiel „Mammakarzinom"	574
22.2	Ausgewählte Krankheitsbilder	574
22.2.1	Mammakarzinom	574
22.2.2	Prostatakarzinom	576
22.2.3	Akute myeloische Leukämie	577
22.3	Pflege bei Krebserkrankungen	577
22.3.1	Pflegerische Schwerpunkte bei Patienten mit Chemo- oder Strahlentherapie	577
22.4	Palliativpflege	579
22.5	Pflege sterbender Menschen	579
22.5.1	Medizinische Phasen des Sterbens	579

24 An therapeutischen Maßnahmen mitwirken 597

24.1	Rechtliche Grundlagen	598
24.2	Arzneimitteltherapie	599
24.2.1	Arzneimittel- und Applikationsformen	600
24.2.2	Arzneimittel lagern	602
24.2.3	Arzneimittel zubereiten, richten und verabreichen	602
24.3	Injektionen	604

24.3.1	Injektionen vorbereiten	605	24.7.2	Postoperative Pflege	621
24.3.2	Subkutane Injektion	606	24.8	Anker zum Kapitel	624
24.3.3	Intramuskuläre Injektion	607	24.9	Wissen festigen und vertiefen	624
24.4	Infusionen und Transfusionen	607			
24.4.1	Infusionen	607	**25**	**Notfallmanagement in der Pflege**	**625**
24.4.2	Transfusion	610	25.1	Rechtliche Grundlagen	626
24.5	Wunden und Verbände	612	25.2	Ablauf einer Hilfeleistung	628
24.5.1	Wundarten	612	25.3	Häufige Notfallsituationen in der Pflege	628
24.5.2	Wundheilung und Wundheilungsstörungen	612	25.3.1	Der Schock	628
			25.3.2	Die Bewusstlosigkeit	629
24.5.3	Grundlagen der Wundversorgung	613	25.3.3	Die Atemnot	630
24.5.4	Wundmanagement	614	25.3.4	Der kardiale Notfall	630
24.5.5	Grundsätze des Verbandwechsels	616	25.4	Anker zum Kapitel	633
24.5.6	Grundlagen der Verbandlehre	617	25.5	Wissen festigen und vertiefen	633
24.6	Sonden und Drainagen	619			
24.6.1	Sonden	619			
24.6.2	Drainagen	620			
24.6.3	Urinkatheter	620			
24.7	Prä- und postoperative Pflege	621			
24.7.1	Präoperative Pflege	621			

Glossar 634

Quellenverzeichnis 637

Sachwortverzeichnis 644

Bildquellenverzeichnis 657

1 Ethik in der Pflege

Los geht's mit Ethik

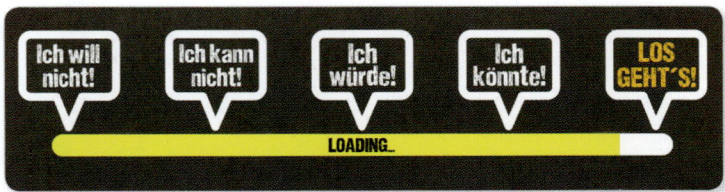

- Ethische Grundbegriffe kennen
- Werte leben
- Normen anwenden
- Lebenssinn finden

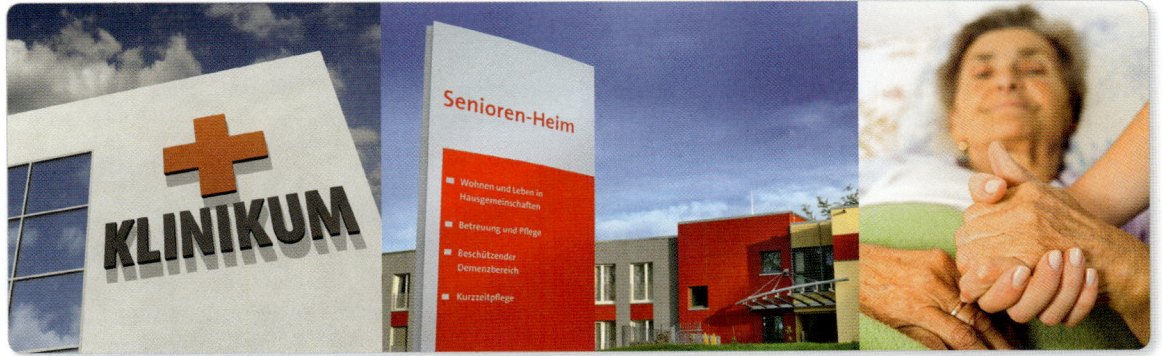

- Moralische Kompetenz
- Autonomie und Fürsorge
- Menschenbilder
- Erkennen von ethischen Problemen

Pflegeassistenten

- handeln auf der Grundlage von Werten und Normen
- orientieren ihr Handeln an einem beruflichen Ethos
- tragen Verantwortung für ihr berufliches Handeln
- wahren die Autonomie der pflegebedürftigen Menschen
- sind in ihrem Arbeitsalltag ethischen Herausforderungen ausgesetzt, z. B. Rollenkonflikte:
  – Pflege sterbender Menschen
  – Versorgung von Verstorbenen
  – Selbstbestimmung versus Fürsorgepflicht
  – begleiten Menschen mit Behinderungen
  – Anwendung von Zwangsmaßnahmen

Ethik in der Pflege

1

Was tun, wenn jede Entscheidung falsch ist?

Sie sind als Pilot mit einem Hubschrauber, der nur noch Platz für zwei Menschen bietet, zu einer Bergrettung gestartet. Fünf Menschen sind bei einem Lawinenunglück auf einer Bergstraße schwer verletzt worden. Zu den Verletzten gehören eine schwangere Frau, ein geistig eingeschränkter kleiner Junge, eine körperlich behinderte ältere Frau, ein 50-jähriger fitter Mann und ein junges Mädchen. Die Außentemperaturen liegen bei minus 20 Grad Celsius. Die Menschen, welche Sie nicht mitnehmen können, werden erfrieren, weil kein weiterer Rettungsflug zur Verfügung steht.

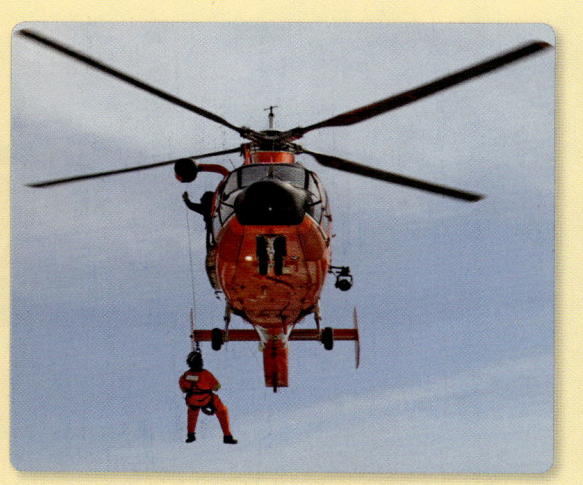

Aufgaben
Sie haben nur noch zwei Plätze frei: Welche Personen werden Sie mitnehmen und welche Personen werden Sie zurücklassen? Begründen Sie Ihre Entscheidung.

1.1 Ethische Grundlagen der Pflege

Ethik hat mit Fragen zu tun, die Wertvorstellungen berühren, z. B.: Wann darf ein Mensch sterben? Wer hat ein Recht, darüber zu entscheiden? Wo liegt meine Verakthntwortung?

Eine zentrale ethische Frage lautet: Was ist moralisch gutes Handeln?

Im Einstiegsbeispiel geht es um ein extremes ethisches Dilemma. Es gibt keine eindeutig moralisch richtige Handlung. Egal wie sich der Pilot entscheidet, er wird sich immer die Frage stellen, ob seine Entscheidung richtig war. In der pflegerischen und medizinischen Betreuung gibt es eine Vielzahl von ethischen Problemfällen, die einen ähnlichen Gewissenskonflikt auslösen. Diese ethischen Problemfälle werden **ethische Dilemmasituationen** genannt.

> **DEFINITION** Ein **ethisches Dilemma** ist eine ethisch-moralische Zwangslage, bei der es keine eindeutig richtige Lösung gibt. Kurz formuliert bedeutet dies, was tun, wenn alle Handlungen mehr oder weniger moralisch falsch sind?

> **BEISPIEL** Szenario aus dem Pflegealltag
> Ulli ist Schüler auf einer internistischen Station und hat Frühdienst. Die Stationsleitung, Schwester Claudia, teilt morgens nach der Übergabe die Arbeit ein. Sie sagt: „Es sind zehn Patienten zu waschen. Du, Ulli, gehst erst einmal ins Zimmer 14 zu Frau Müller, Britta und Harry betten durch und fangen an, die anderen Patienten zu waschen. Heute ist zügiges Arbeiten angesagt, wir sind wieder nur zu viert." Ulli sagt: „Zügiges Arbeiten – ja. Aber Du weißt ja, wie Frau Müller ist." (Frau Müller ist eine Patientin mit einer Halbseitenlähmung und einer Sprachstörung. Sie gilt als schwierige Patientin, ist nicht besonders kooperativ, wehrt sich oft gegen die Mundpflege („sie hat einen Soor") und sträubt sich auch immer dagegen, wenn sie rausgesetzt werden soll (Autonomie S. 5). Wenn das Pflegepersonal sie dazu aktivieren soll, die Tätigkeiten, die sie allein verrichten kann, auch selbst durchzuführen, so dauert das immer recht lange. Zudem versteht man sie sehr schlecht und es dauert eben immer eine ganze Zeit, bis man weiß, was sie möchte.). Britta sagt:„Ja, stimmt. Aber wenn Harry und ich uns beim Betten beeilen, schaffen wir das schon." Harry sagt: „Nein, Ulli. So viel Zeit ist einfach nicht. Das kann doch nicht alles an uns hängen bleiben. Heute ist Visite, die Blut-

drücke müssen vorher gemessen werden und das Labor wird sich bedanken, wenn das Blut wieder so spät runter kommt. Außerdem kommen sonst die anderen Patienten auch zu kurz, wenn wir so hetzen müssen." [1]

In diesem Beispiel wird deutlich, dass es auch im Bereich der Medizin und Pflege Fragen gibt, die ohne eine ethische und moralische Auseinandersetzung nicht zu beantworten sind.

MERKE Ethische Probleme sollten im Team bearbeitet werden, um eine moralische Entlastung für jedes Teammitglied zu schaffen.

Was passiert aber, wenn diese Fragen nicht klärend bearbeitet werden? Die Gewissenskonflikte häufen sich im Unterbewusstsein an und es besteht die Möglichkeit eines „Cool-out" oder „Burn-out".

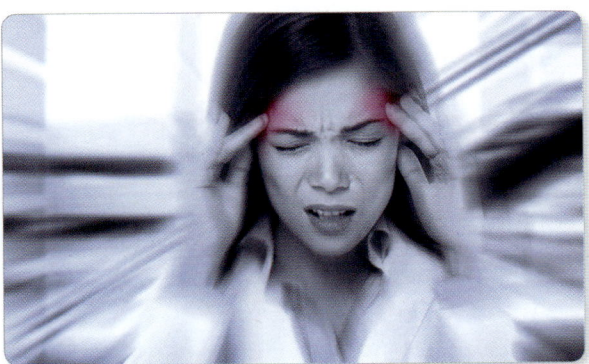

Abb. 1.1: Ethische Probleme sollten klärend bearbeitet werden, um einem Burn-out vorzubeugen.

DEFINITION **Cool-out** beschreibt den Prozess einer moralischen Abstumpfung und zeigt sich in einer erheblichen Gleichgültigkeit für den Schmerz und die Verletzlichkeit pflegebedürftiger Menschen.

Burn-out bedeutet übersetzt „ausbrennen" und zeigt sich in massiver Überforderung und einer totalen Erschöpfung (Kap. 2.6.4, S. 44).

TIPP Diesen Persönlichkeitsveränderungen können Sie aktiv entgegenwirken, indem Sie moralische/ethische Probleme strukturiert bearbeiten. Damit Sie eine grundlegende ethische Kompetenz entwickeln können, sollten Sie einige Grundbegriffe beherrschen (Kap. 1.1.1).

Aufgabe
Klären Sie in Ihrer Klasse, warum es sich für Sie lohnen kann, ethisches/moralisches Wissen zu erwerben.

1.1.1 Wichtige Begriffe für Pflege- und Medizinethik

Werte und Normen

Werte sind von einer Person, Gruppe oder Gesellschaft als moralisch gut befundene Eigenschaften oder Glaubenssätze wie Nächstenliebe, Toleranz, Glück, Respekt, Wohlstand, Ehrlichkeit, Gerechtigkeit. Die angestrebten Werte werden in Form von Handlungen verwirklicht. Die persönlichen Werte stellen eine Art moralischen, ästhetischen, religiösen oder materiellen inneren Kompass dar, der das Verhalten in einer Situation bestimmt. In ethischen/moralischen Konfliktsituationen können Werte eine erste Orientierung für eine Handlung geben.

Wertvorstellungen und **Verhaltensregeln** wandeln sich im Laufe der Zeit und zeigen kulturelle Unterschiede. Viele Werte und Regeln bleiben allerdings konstant. So sind Dienst am Nächsten und Mitgefühl Werte in der Pflege, die bis heute gesellschaftlich gelten.

Werte sind eher allgemein formuliert. Damit die Werte in einer Gesellschaft angewendet werden können, müssen sie genauer beschrieben werden. Jeder muss genau wissen, was in einer bestimmten Situation zu tun oder zu lassen ist. Damit Werte konkret anwendbar werden, werden sie in Normen überführt.

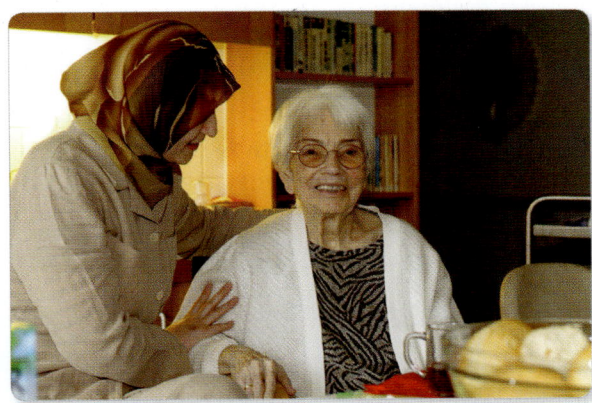

Abb. 1.2: In der Pflege treffen unterschiedliche kulturelle Werte und Normen aufeinander.

Ethik in der Pflege

Normen sind Regeln, die in bestimmten Situationen gefordert werden. Mit der Norm wird das richtige Verhalten vorgeschrieben. Die strengsten Normen sind die **Muss-Normen**, welche durch Gesetze klar formuliert werden.

> **MERKE** Die **Werte** bilden einen inneren Kompass für gutes Handeln.
>
> Die Gesellschaft bestimmt Werte und diese werden dann in konkrete Normen überführt.
>
> **Normen** sind klare Verhaltensregeln, die das Leben in einer Gesellschaft ordnen.

Moral

> **DEFINITION** Moral (lat. mores: die Sitten): ist das in einer Gesellschaft praktisch umgesetzte System von Regeln, welches das friedliche Zusammenleben ermöglicht.

Zur **Moral** gehören Werte und Normen die als verbindlich akzeptiert werden. „Moralisch" wird sehr häufig in der Bedeutung von „moralisch richtig" oder „moralisch gut" verwendet. „Unmoralisch" bedeutet vereinfacht dargestellt, den Normen und Werten einer bestimmten Gruppe nicht zu entsprechen. Die Ethik ist die theoretische Seite der Moral und untersucht z. B., wie die Moral einer Gesellschaft entstanden ist. Vereinfacht kann man sagen, dass die Ethik die theoretischen Grundlagen einer Moral beschreibt. Im praktischen Sinne beinhaltet angewandte Ethik, über beobachtetes und eigenes Handeln nachzudenken, d. h. zu reflektieren.

Ethos und Berufsethos

> **DEFINITION** Ethos (griech. Sitte, Brauch): ein die menschliche Haltung bestimmendes System moralischer Normen.

Jede Berufsgruppe hat ihr **Ethos**. Das Ethos gilt als Orientierungsrahmen für berufliches Handeln und findet seinen Ausdruck in Regeln und Normen, die sich u. a. in Leitlinien spiegeln können, z. B. im **ICN-Ethikkodex**.

Ethikkodex für die Pflege

Seit 1953 existiert ein internationaler **Ethikkodex für die Pflege.** Er wurde seinerzeit vom Weltverband der Krankenschwestern und Krankenpfleger **ICN (International Council of Nurses)** angenommen. Der Kodex ist inzwischen mehrfach überprüft und geändert worden.

> **TIPP** Die aktuelle Fassung ist z. B. beim Deutschen Berufsverband für Pflegeberufe erhältlich.

Der **ICN-Ethikkodex für Pflegende** beschreibt u. a. vier grundlegende Verantwortungsbereiche von Pflegenden:
- Gesundheit zu fördern
- Krankheit zu verhüten
- Gesundheit wiederherzustellen
- Leiden zu lindern

Es besteht ein universeller Bedarf an Pflege.

> **Aufgabe**
> Finden Sie zu jedem vom ICN genannten Verantwortungsbereich der Pflegenden drei Beispiele.

Pflegerische Verantwortung und Autonomie des pflegebedürftigen Menschen

Aus dem ICN-Ethikkodex leitet sich eine **umfassende Verantwortung** für die Pflege ab, die allerdings nicht als Verantwortung für den pflegebedürftigen Menschen missverstanden werden darf. Ein solches Verständnis wahrt die **Autonomie** des Pflegebedürftigen, führt aber in der Praxis immer wieder zu ethischen Konflikten. Beispiele für ethische Konfliktsituationen, in denen die Autonomie berührt wird:

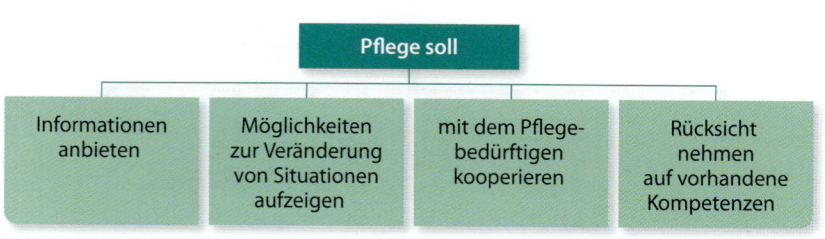

Abb. 1.3: Pflegerische Verantwortung bedeutet, moralisch begründete Entscheidungen zu treffen.

- Einem alten Herrn geht es schlecht. Er hustet und entwickelt zur Nacht Fieber, verweigert aber das Einschalten des ärztlichen Notdienstes, weil er auf einen Besuch seines Hausarztes warten will.
- Eine an Demenz erkrankte sehr alte Bewohnerin verweigert die Nahrung. Eine Kollegin schlägt eine Einweisung in ein Krankenhaus zum Legen einer Ernährungssonde vor.
- Eine schwer krebskranke Frau wird erhängt in der Toilette gefunden. Es sind offenbar nur wenige Minuten vergangen, eine Wiederbelebung wäre noch möglich.

> **MERKE** Ein Patient hat aufgrund seines Selbstbestimmungsrechts (Autonomie) das Recht, eine Maßnahme zu verweigern. Pflegende und Ärzte müssen aber Schaden vermeiden, der durch das Unterlassen der Maßnahme entsteht. Die Prinzipien Selbstbestimmungsrecht und Schadensvermeidung stehen sich damit kontrovers gegenüber.

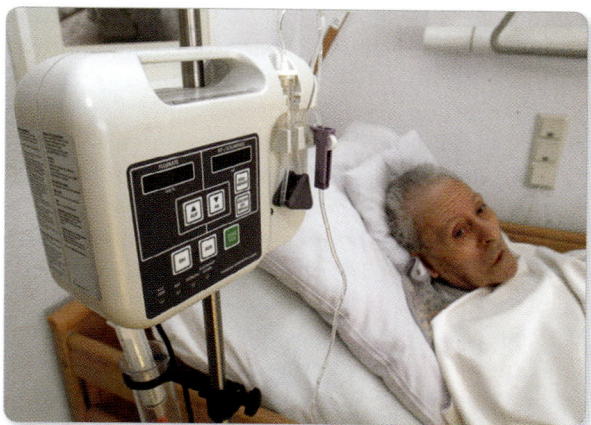

Abb. 1.4: Für Pflegende ist es oft schwierig, wenn Patienten oder Bewohner Pflegemaßnahmen oder ärztlich angeordnete Therapiemaßnahmen ablehnen.

Ethik

> **DEFINITION** Ethik (griech. „Sittlichkeit", „Sittenlehre"): Lehre vom sittlichen Handeln und Reflektion über Moral.

Ethik hat u. a. die folgenden Aufgaben:
- Moral begründen
- bestehende Normen und Werte überprüfen
- moralische Kompetenz weiterentwickeln [2]

Als Begründung für das moralisch richtige Handeln am Krankenbett kann die **Prinzipienethik** nach **Beauchamp** und **Childress** dienen, welche für Mediziner, Pflegende und Pflegeassistentinnen gleichermaßen bedeutsam ist. Es werden **vier Prinzipien** formuliert, die das moralisch richtige Handeln bestimmen. Diese Prinzipien sind:
- Selbstbestimmungsrecht des Patienten (Autonomie)
- Prinzip der Schadensvermeidung
- Patientenwohl
- soziale Gerechtigkeit

Bei einem ethischen Konflikt stehen sich die Prinzipien kontrovers gegenüber.

Würde, Selbstbestimmung, Autonomie und Fürsorge

> **MERKE** „Die Würde des Menschen ist unantastbar. Sie zu achten und zu schützen, ist Verpflichtung aller staatlichen Gewalt." (Art. 1 Absatz 1 Grundgesetz, Bundesrepublik Deutschland)

Würde

Die **Menschenwürde** ist ein Grundrecht und drückt aus, dass alle Menschen, unabhängig von Herkunft, Geschlecht, Alter, Religionszugehörigkeit, Leistung, sozialem Status, körperlichem oder geistigem Zustand denselben (Selbst-)Wert- und Achtungsanspruch in der Gesellschaft besitzen.

Das menschliche Wesen kann seine Würde nicht verlieren, auch nicht durch Krankheit, Behinderung oder den nahenden Tod. Der Respekt gegenüber einer Person kann nicht von bestimmten Fähigkeiten abhängig gemacht werden, z. B. vom Denkvermögen, sondern ist in der Tatsache begründet, dass jede Person ein einzigartiges Wesen mit bestimmten Eigenschaften, Fähigkeiten und Verletzlichkeiten ist.

Selbstbestimmung/Autonomie

> **DEFINITION** Autonomie bedeutet, selbstbestimmt zu handeln und zu leben. Auch in medizinischen Fragen dürfen Menschen selbst entscheiden, was zu tun oder zu unterlassen ist.

Ethik in der Pflege

Worum geht es kranken oder alten Menschen und was verstehen sie unter Selbstbestimmung? Eine Befragung von über 12 600 Patienten aus 51 Krankenhäusern in den USA (2003) nach ihrer Entlassung ergab: Das Hauptanliegen der Betroffenen ist es, mit Respekt und Würde behandelt zu werden und den Ärzten vertrauen zu können. Weniger Gewicht wurde der Möglichkeit beigemessen, selbstbestimmte Entscheidungen zu treffen. Was das Verständnis von Selbstbestimmung (Autonomie) angeht, sind die Vorstellungen unterschiedlich. Eine Untersuchung in Deutschland hat ergeben, dass für einige Menschen Selbstbestimmung bedeutet, Fragen stellen zu können, während andere darunter verstehen, aktiv Entscheidungen treffen zu können. Einig sind sich die meisten Patienten über das Bedürfnis, als selbstbestimmte einzelne Personen und nicht als Unmündige behandelt zu werden. Nach dem am 26. Februar 2013 in Kraft getretenen **Patientenrechtegesetz** wurden die Rechte der Patienten gestärkt. Als Patient hat man Anspruch auf eine angemessene Aufklärung, Beratung und qualifizierte Behandlung. Die medizinisch geplanten Maßnahmen sind mit den Patienten abzustimmen. Das Selbstbestimmungsrecht und das Recht auf Privatsphäre sind uneingeschränkt zu respektieren. Damit besteht das Recht zu entscheiden, welche Diagnostik, Therapie und Pflege durchgeführt wird. Autonomie bedeutet aber auch, andere Menschen gleichberechtigt und respektvoll zu behandeln.

> **Aufgaben**
> Beantworten Sie die zwei Fragen:
> Ist das Leben, welches ich lebe, genau das Leben, das ich selbst für gut und richtig empfinde?
> Möchte ich auch im Krankheitsfall selbstbestimmt über mein Leben entscheiden?

Damit der Mensch auch im Verlauf einer schweren Krankheit selbst über sein Leben bestimmen kann, gibt es verschiedene Möglichkeiten der Vorsorge. Sowenig es eine einheitliche Meinung von Selbstbestimmung gibt, sowenig gibt es Einheitlichkeit in der Lebenseinstellung zum Leben mit einer unvorhersehbaren Krankheit.

> **MERKE** Kein Mensch ist zu jung, um seinen Willen für unvorhergesehene Situationen festzulegen.

> **TIPP** Am besten verstehen Sie die Zusammenhänge, wenn Sie für sich die drei folgenden Vollmachten erstellen.
> Vordrucke finden Sie unter:
> www.bundesaerztekammer.de/patienten/patientenverfuegung/muster-formulare/
> www.bmjv.de/DE/Service/Formulare/Formulare_node.html

Vorsorgevollmacht

Mit einer **Vorsorgevollmacht** (Kap. 3.4.2, S. 60) können Sie für den Fall, dass Sie infolge eines Unfalls oder einer schweren Erkrankung nicht selbst dazu in der Lage sind, Ihre Angelegenheiten regeln. Beispiele für „Angelegenheiten" sind: die Umsetzung der Patientenverfügung (siehe unten), Sozialhilfe-, Behörden- und Rentenverfahren und die Bestimmung des Aufenthaltsorts, z. B. Altersheim, Krankenhaus, Wohnung. Für Bankgeschäfte ist es ratsam, die Vorsorge direkt mit der Bank zu regeln.

Betreuungsverfügung

Mit einer **Betreuungsverfügung** (Kap. 3.4.2, S. 60) legen Sie eine Person des Vertrauens (Betreuer) fest, welche die o. g. Angelegenheiten nach Ihren Vorstellungen regelt. Diese Person sollte auch schon in der Vorsorgevollmacht benannt werden. Das Betreuungsgericht kontrolliert die Betreuungsverfügung und setzt den Betreuer ein. Ein naher Familienangehöriger kann die Betreuung übernehmen, wenn dieser in der Betreuungsverfügung benannt ist oder vom Betreuungsgericht eingesetzt wird.

> **MERKE** Nahe Angehörige sind nicht automatisch für die Betreuung zuständig und zugelassen.

Schließen Sie eine Person (auch Sohn, Tochter oder Ehemann) als Betreuer aus, so muss das Betreuungsgericht diesen Wunsch umsetzen. Es ist sehr wichtig, dass nur Personen bevollmächtigt werden, zu denen ein absolutes Vertrauensverhältnis besteht.

Patientenverfügung

Die **Patientenverfügung** (Kap. 3.4.2, S. 60) regelt im Falle einer Einwilligungsunfähigkeit die Fragen/Wünsche, bestimmte medizinische und pflegerische Behandlungen durchzuführen oder zu unterlassen. Wer stellvertretend diese medizinischen/pflegerischen Entscheidungen trifft, wird allerdings nicht durch die Patientenverfügung, sondern durch die Vorsorgevollmacht oder Betreuungsvollmacht geregelt. Viele Patientenverfügungen sind leider nutzlos, weil diese nicht auf den konkreten medizinischen Sachverhalt anzuwenden sind. Formulierungen wie „Ich will keine lebensverlängernden Maßnahmen" sind viel zu allgemein und werden so nicht akzeptiert. Der Bundesgerichtshof hat im Juli 2016 faktisch alle Patientenverfügungen für wirkungslos erklärt, die nicht präzise formuliert sind.

Ermittlung der Einwilligungsfähigkeit

Erst wenn ein Patient nicht mehr einwilligungsfähig ist, treten die beschriebenen Vollmachten in Kraft.

Folgende **Voraussetzungen** müssen für eine **Einwilligungsfähigkeit des Patienten** gegeben sein:
- Fähigkeit, den Sachverhalt, z. B. eine Behandlungsmaßnahme, zu verstehen
- Fähigkeit, die gegebenen Informationen zu verarbeiten
- Fähigkeit, die gegebenen Informationen, z. B. zur geplanten Maßnahme und den ggf. vorhandenen Alternativen, zu bewerten

Auf der Grundlage von Verständnis, Verarbeitung und Bewertung muss der Patient die Fähigkeit besitzen, den eigenen Willen zu bestimmen. Ob ein Mensch seinen Willen klar geäußert hat, muss mithilfe eines Stufenschemas im Einzelfall geprüft werden (Abb. 1.5).

Stufen zur Ermittlung des Patientenwillens

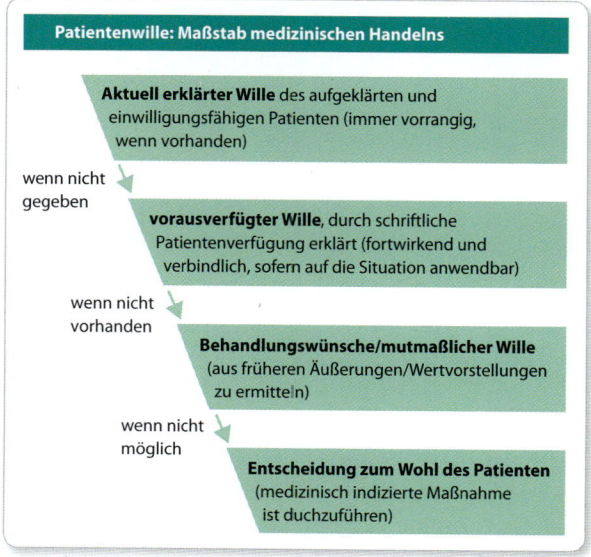

Abb. 1.5: Stufen zur Ermittlung des Patientenwillens

Ergänzend zum Autonomieprinzip sind für ethische Entscheidungen noch drei weitere Prinzipien (S. 14) und die Menschenbilder (S. 8) von Bedeutung.

Prinzip der Schadensvermeidung

Das **Prinzip der Schadensvermeidung** ist in der Umsetzung problematisch. Der Arzt darf einerseits dem Patienten keinen Schaden zufügen, andererseits muss er eine therapeutische Maßnahme durchführen, die möglicherweise starke Nebenwirkungen hat. Eine Operation verursacht immer auch einen gewissen Schaden.

Patientenwohl und Fürsorge

Bei diesem Prinzip muss überlegt werden, welche der verfügbaren Therapie- und Pflegemöglichkeiten aus der Fürsorgeperspektive für die Patienten am besten das Wohlergehen steigert.

Soziale Gerechtigkeit

Insbesondere in Zeiten knapper werdender finanzieller Mittel und Personalschlüssel, ist es eine wichtige Aufgabe, diese gerecht zu verteilen. Im Idealfall sollten alle Patienten gleich behandelt werden. Das wird aber in der Praxis nicht möglich sein. Im Team muss daher unter Abwägung der Ressourcen und der Prioritäten gemeinsam überlegt werden, wie Personaleinsatz und Mittel nach ethischen/moralischen Grundsätzen verteilt werden können.

Menschenbilder

> **BEISPIEL** Rupert Maier, 69 Jahre, lebt allein in einer kleinen Wohnung. Er ist seit vielen Jahren alkoholabhängig und war deshalb immer wieder in stationärer Behandlung im Krankenhaus. Verschiedene Maßnahmen zur Therapie seiner Sucht brach er eigenmächtig ab. Nach einem Sturz in seiner Wohnung muss Herr Maier wegen eines Oberschenkelhalsbruchs operiert werden. Von den Rettungskräften wird Herr Maier in alkoholisiertem Zustand mit stark verschmutzter Kleidung auf die Station gebracht.

> **Aufgabe**
> Diskutieren Sie mit einem Mitschüler:
> Mit welchem möglichen Bild vom Menschen treten Pflegende Herrn Maier gegenüber?
> Hat Herr Maier seine Würde verloren?

Ethik in der Pflege

Den Beruf der Pflegeassistenz kennzeichnet die Arbeit mit und am Menschen. In den verschiedenen Tätigkeitsfeldern werden Pflegeassistenten mit den unterschiedlichsten Menschen, ihren Eigenarten und Persönlichkeitsmerkmalen konfrontiert. Sie betreuen Menschen aller Altersstufen sowie Menschen aus verschiedenen gesellschaftlichen Schichten und Kulturen.

Das individuelle Menschenbild, Einstellungen und Haltungen gegenüber Pflegebedürftigen und Menschen mit körperlichen und geistigen Einschränkungen sind veränderbar. Durch Nachdenken über das eigene pflegerische Handeln (Reflexion) entwickeln Pflegende eine professionelle Haltung den pflegebedürftigen Menschen gegenüber.

Als **wissenschaftliche Menschenbilder** werden Menschenbilder bezeichnet, die allgemeingültige Aussagen über den Menschen treffen. Dabei nehmen die einzelnen Wissenschaften wie Theologie, Psychologie, Soziologie und Naturwissenschaften unterschiedliche Blickwinkel ein, aus denen sie den Menschen betrachten. Wissenschaftliche Menschenbilder lassen sich unterschiedlich einteilen. Nachfolgend werden drei Sichtweisen kurz im Überblick dargestellt:

> **BEISPIEL** **Naturwissenschaftliches Menschenbild**
> - Der Mensch kann seine Umwelt aktiv verändern.
> - Krankheit ist eine Störung mit einer Ursache, die behoben werden kann (Ursache-Wirkung).
> - Gesund ist ein Mensch, der „funktioniert".
>
>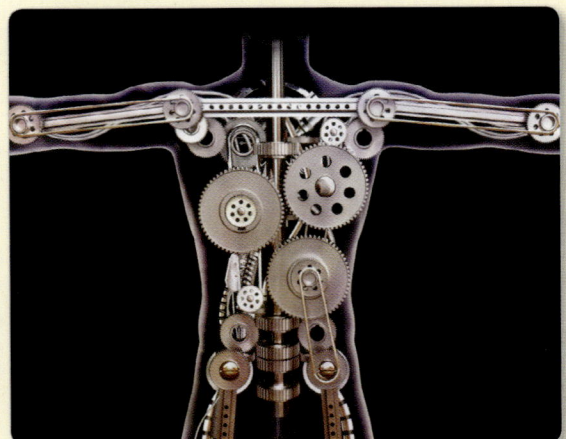
> **Abb. 1.6:** Der Mensch als Maschine

Sozialwissenschaftliches Menschenbild
- Der Mensch ist ein soziales Wesen, d. h., er lebt meist in Gemeinschaft mit anderen Menschen.
- Im Laufe des Lebens nimmt der Mensch unterschiedliche Rollen ein, z. B. Sohn, Ehemann, Vater, Pflegeassistent, Fußballtrainer.
- Kommunikation ermöglicht es dem Menschen, die Umwelt wahrzunehmen und zu gestalten.

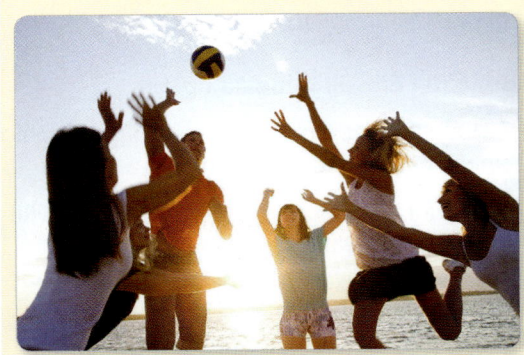
Abb. 1.7: Der Mensch als soziales Wesen

Religiöses Menschenbild
- Der Mensch findet seine Bestimmung im Glauben, unabhängig von der jeweiligen Glaubensrichtung (S. 10).
- Der Mensch richtet sein Leben nach den Geboten und Regeln seines Glaubens aus.
- Der Glaube gibt dem eigenen Leben eine Bedeutung und bietet Halt bei Lebenskrisen.

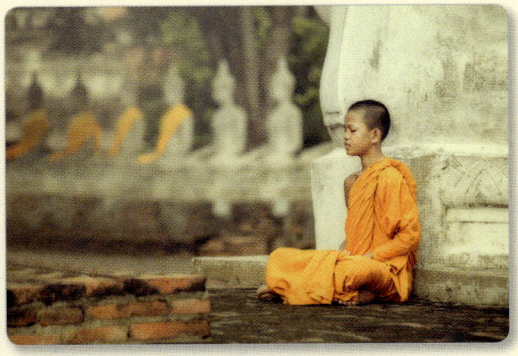
Abb. 1.8: Der Mensch als religiöses Wesen

Moralische Kompetenz

> **MERKE** Unter moralischer Kompetenz wird die Fähigkeit verstanden, ethische/moralische Konflikte durch Nachdenken und Diskussion von Moralprinzipien zu lösen und nicht durch Gewalt und Macht.

Ethische Grundlagen der Pflege

Die **moralische Kompetenz** entwickelt sich im Laufe des Lebens durch entsprechendes Üben und Reflektieren stetig weiter, wenn der Mensch bewusst über entsprechende Konflikte nachdenkt (Kap. 1.2.). Auch Lebenserfahrung, Lebensrückschau, Lebenssinn, Glaube und religiöse Vorstellungen beeinflussen die Entwicklung der moralischen Kompetenz.

Lebenserfahrung

Leben bedeutet das kontinuierliche Sammeln von Eindrücken und Erlebnissen und somit den **Aufbau eines Erfahrungsschatzes.** Jeder Mensch sammelt seine eigenen Erfahrungen und zieht aus diesen seine eigenen Schlüsse. Je länger das Leben eines Menschen dauert, desto größer wird seine Lebenserfahrung. Die Grundlage des individuellen Wertesystems und der Moralvorstellungen wird breiter.

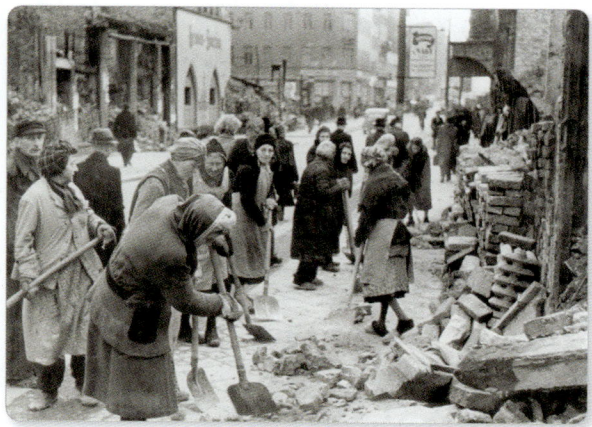

Abb. 1.9: Trümmerfrauen in Berlin 1948

Erfahrungen sind nicht einfach nur Resultate von Sinneswahrnehmungen und Denkleistungen. Sie sind immer auch beeinflusst von Emotionen, von eigenen Plänen und Zielen. Sie sind aber auch von gesellschaftlichen Einflüssen, z. B. furchtbaren Ereignissen wie Kriegen, bestimmt. Die Möglichkeiten ethische/moralische Probleme zu lösen nehmen mit steigender Lebenserfahrung zu.

Lebensrückschau

In einer Anfang der 1980er-Jahre unter Altenheimbewohnern durchgeführten Studie konnte gezeigt werden, dass 81 % der Befragten **Lebensrückblicke** betrieben haben. In der Kindheit und Jugend wird die Lebenszeit noch als unendlich wahrgenommen. Der Blick ist ausschließlich nach vorne gerichtet. Ab der Lebensmitte gelangen viele Menschen zu der Erkenntnis, dass ihr Leben endlich ist. Sie werden sich darüber klar, dass ein guter Teil ihres Lebens schon hinter ihnen liegt.

Das mittlere Lebensalter scheint die Lebensphase zu sein, in der Menschen sich mit der Frage auseinandersetzen, wie sie ihr restliches Leben sinnvoll gestalten wollen. In der Rückschau auf das eigene Leben können größere Lebenszusammenhänge deutlich werden, zentrale Lebensvorstellungen können sich herauskristallisieren. Die Lebensrückschau kann dabei helfen, das Leben mit seinen Höhen und Tiefen zu verstehen. Das Zurückblicken auf das eigene Leben ist allerdings auch immer Teil der persönlichen Weiterentwicklung. Indem das Vergangene betrachtet und bewertet wird, kann die Zukunft aktiv gestaltet und eine Veränderung der Einstellung, Werte, Verhaltensweisen und Prinzipien vorgenommen werden.

Lebenssinn

Mit der Rückschau auf das eigene Leben ist häufig auch die Frage nach dem **Lebenssinn** verbunden. Sich diese Frage zu stellen und beantworten zu können, ist eine Fähigkeit, die offenbar nur der Mensch besitzt. Die meisten Menschen stellen sich die Frage nach dem Lebenssinn allerdings nicht in ihrem Alltagsleben. Häufig wird sie erst in Situationen gestellt, in denen Menschen für sie bedeutsame Krisen durchlaufen, oder aber, wenn sie in neue Lebensabschnitte eintreten, die sich von dem bisher vertrauten Leben unterscheiden. Die Folge ist oftmals der Beginn oder die Wiederaufnahme der Reflexion über den Lebenssinn.

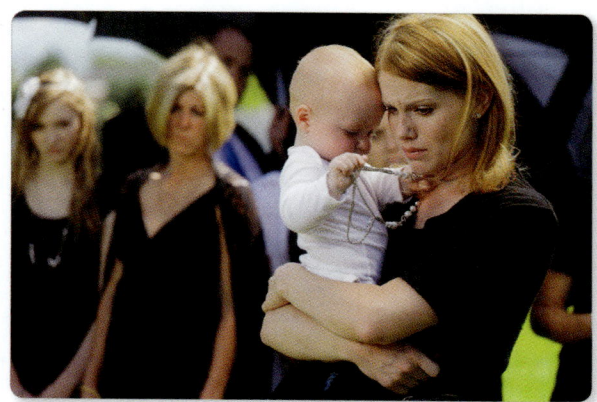

Abb. 1.10: Krisenhaftes Erlebnis: der Tod des Ehepartners

Solche krisenhaften Erlebnisse können z. B. der Verlust von Freunden oder Verwandten, aber auch die Nähe des eigenen Lebensendes sein. Allerdings gibt es auch andere einschneidende Ereignisse im Leben eines Menschen, die die Frage nach dem Lebenssinn sowohl in der Vergangenheit wie auch in der Zukunft aufwerfen, z. B. der Eintritt in den Ruhestand.

Es existiert eine Vielzahl von Antworten auf die Frage nach dem „Sinn des Lebens". Häufig beruhen diese auf religiösen oder philosophischen Überzeugungen. Die Antwort auf die Sinnfrage kann von Mensch zu Mensch, aber auch im Lauf eines einzelnen Menschenlebens unterschiedlich sein. Es gibt also keine allgemeingültige Antwort.

Die Auseinandersetzung mit der Sinnfrage ist immer eine Auseinandersetzung mit sich selbst und hat eine wichtige Funktion in der Lebensbewältigung. Indem Menschen ihrem Leben einen Sinn geben, kommen sie mit sich ins Reine und können dadurch ihre Lebenszufriedenheit steigern. Auch wenn die Beantwortung der Sinnfrage immer sehr individuell geschieht, lassen sich dennoch Bereiche identifizieren, die vielen Menschen gemeinsam sind. Solche möglichen Bereiche können sein:
- der Glaube an eine göttliche Kraft, die alles lenkt
- der Glaube daran, etwas Besonderes erreicht zu haben, indem man Spuren in der Welt hinterlässt, die über den eigenen Tod hinausgehen
- die Gründung einer eigenen Familie, deren Mitglieder versorgt und behütet werden
- das Gefühl, gebraucht zu werden

Die persönliche Auseinandersetzung mit Herausforderungen im Sinne einer Sinnfindung scheint aber immer noch die erfolgreichste Strategie der Menschen zu sein, sich neuen Situationen erfolgreich anzupassen und ein hohes Maß an Wohlbefinden im Leben zu erzielen.

Glaube

Glaube ist nicht unbedingt an eine religiöse Gemeinschaft gebunden, obwohl er ein Grundelement religiösen Lebens ist und in der Gesellschaft häufig mit religiöser Überzeugung gleichgesetzt wird. Glaube ist eine persönliche Einstellung.

Häufig deckt sich Glaube in Teilen mit Wertvorstellungen der großen Religionsgemeinschaften. Der Mensch kann an Gott glauben, auch wenn er keiner Glaubensgemeinschaft angehört. Im Gegensatz zum Wissen ist der Glaube nicht methodisch, z. B. durch wissenschaftliche Erkenntnisse, begründet.

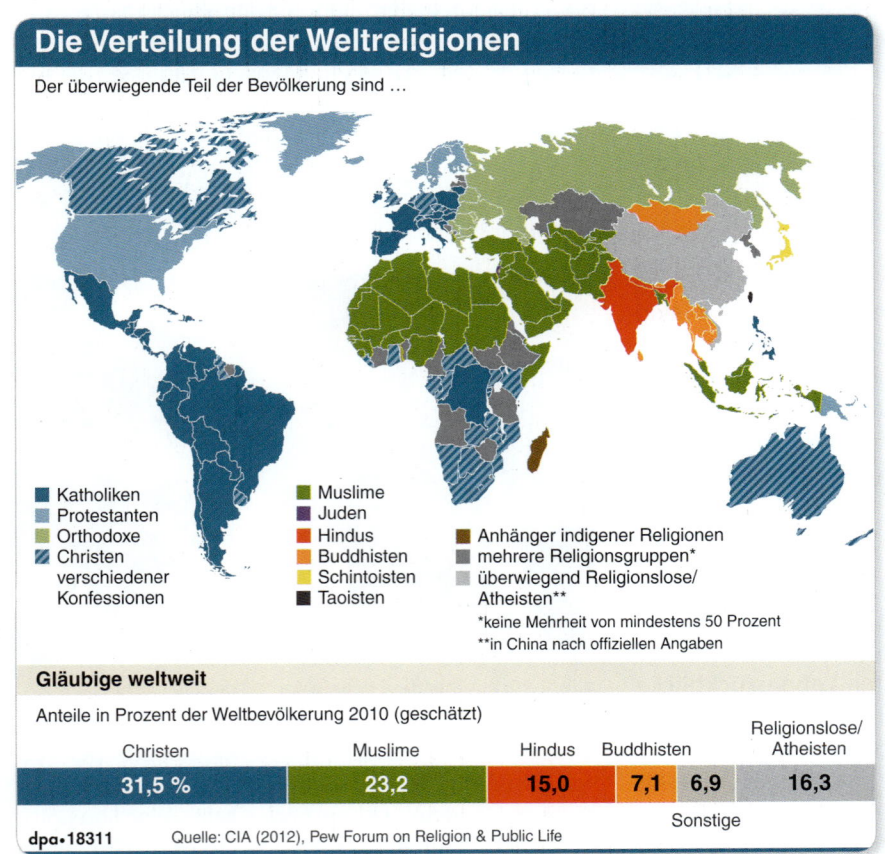

Abb. 1.11:
Die Religionen der Welt

Im Zusammenhang mit **Religion** bedeutet Glauben Vertrauen und feste Zuversicht. Er gibt den Menschen Sicherheit, die keines Beweises bedarf.

Religion und Religiosität

In der **Religion** zeigen sich die Vorstellungen des Menschen über
- die Herkunft des Lebens,
- ein Leben nach dem Tod und den
- Umgang mit den Herausforderungen des Alltags.

Religionen geben den Menschen aber auch Hinweise und Anweisungen zum Umgang miteinander. In der christlichen Religion finden diese Anweisungen z. B. in den zehn Geboten ihren Ausdruck.

Mithilfe der Religion können Menschen Orientierung und Halt in ihrem Leben finden. Religionen versuchen, Unerklärbares zu deuten und in existenziellen Lebenssituationen, z. B. bei schwerer Krankheit oder dem nahen Lebensende, Kraft zu geben und Trost zu spenden.

Die beiden größten Glaubensgemeinschaften in Deutschland sind die **katholische** und die **evangelische Kirche.** Daneben gibt es noch viele andere Glaubensgemeinschaften, Ende 2015 lebten z. B. 4,4 bis 4,7 Millionen Muslime in Deutschland.

> **MERKE** Deutschland ist ein Land, in das Menschen aus fremden Kulturkreisen eingewandert sind und weiterhin einwandern. Sie bringen ihre Kultur und ihre Religion mit.

1.2 Ethische Konflikte in Medizin und Pflege

> **MERKE** Moralische Kompetenz lässt sich am ehesten unter Beweis stellen, wenn der Mensch auf einen ethischen Konflikt stößt, d. h. auf eine Situation, in der verschiedene moralische Prinzipien oder Ideale miteinander in Konflikt geraten.

Unabhängig von einzelnen Themen existieren drei Brennpunkte für das Aufkommen ethischer Probleme:
- unklarer Patientenwille
- Entscheidungen am Lebensanfang/Lebensende
- Uneinigkeit zwischen dem behandelndem Team und den Wünschen des Patienten/Angehörigen/Bevollmächtigtem

In der folgenden Liste sind einige Beispiele für **aktuelle ethische Fragestellungen** aufgeführt:
- Sollte ein Frühchen ab der 22. SSW intensivmedizinisch am Leben erhalten werden, wenn es später einen bleibenden Schaden zurückbehält?
- Wann ist eine Spätabtreibung moralisch vertretbar, wenn die Mutter das Kind aus sozialen Gründen nicht aufziehen kann?
- Darf einem Menschen eine Therapie verweigert werden, weil diese zu teuer ist?
- Sollte eine Therapie beendet werden, wenn eine Heilung ausgeschlossen ist?
- Darf ich einen Menschen aktiv beim Sterben unterstützen, wenn dieser mich um meine Mithilfe bittet?
- Hat ein körperlich oder geistig eingeschränkter Mensch die gleichen Chancen in der Gesellschaft?

Im Bereich der Pflege von Menschen sind folgende ethische/moralische Fragen denkbar:
- Darf ich die Körperpflege unterlassen, wenn der Patient diese verweigert?
- Ist es moralisch vertretbar, aufgrund des steigenden Kostendrucks Pflegehandlungen wie einfühlsame Gespräche zu unterlassen?
- Darf ich die Nahrungsverweigerung eines Menschen akzeptieren oder sollte eine Zwangsernährung durchgeführt werden?
- Wann ist es gerechtfertigt, bei einem Menschen freiheitsentziehende Maßnahmen durchzuführen?
- Ist es moralisch in Ordnung, wegen eines Personalmangels und einer Unterbesetzung die Fürsorge auf ein Minimum zu begrenzen?
- Darf ich die Pflege eines Straftäters aus moralischen Gründen verweigern?

> **TIPP** Beim Auftreten von ethischen Problemen sollten Sie diese nach einer in der Einrichtung gängigen Vorgehensweise bearbeiten. Ein Beispiel für eine mögliche Vorgehensweise finden Sie in Kap. 1.3.3.

> **MERKE** Jedes ethische Problem sollte unter Beachtung der speziellen Bedürfnisse des Patienten betrachtet und bearbeitet werden.

Es ist sehr wahrscheinlich, dass bei den wachsenden medizinisch-technischen Möglichkeiten unter knapper werdenden finanziellen Mitteln ethische Konflikte zunehmen werden.

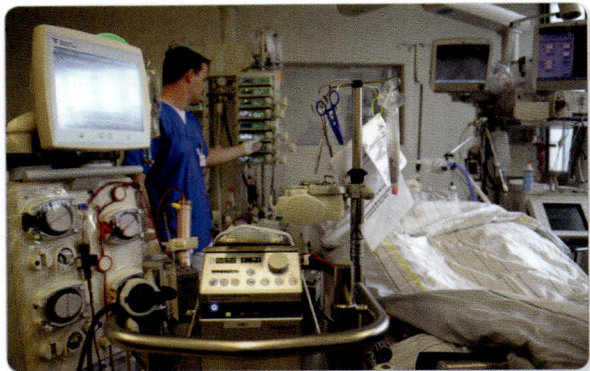

Abb. 1.12: Auch der Einsatz von Hightech in der Medizin kann ethische Konflikte verursachen.

Ethische Konflikte lassen sich manchmal nur schwer von anderen Konfliktursachen unterscheiden.

Team-, Rollen- und Gewissenskonflikte

Teamkonflikte

- **in der Beziehung zur eigenen Berufsgruppe:** Sie stellen fest, dass eine ältere, erfahrene und sehr beliebte Kollegin sich nicht an vereinbarte Pflegestandards hält. Dadurch geraten Sie in einen Gewissenskonflikt. Doch das Problem ist in erster Linie ein Teamkonflikt, der im Rahmen einer Teambesprechung geklärt werden muss. Auch wenn die Kollegin beliebt ist, müssen die Empfehlungen der nationalen Expertenstandards, Hygieneempfehlungen des RKI und hausinterne Leitlinien schon aus rechtlichen Gründen unbedingt eingehalten werden.
- **in der Beziehung zu anderen Berufsgruppen:** Ein Patient hat nach einem Schlaganfall Schluckstörungen, die Ernährung ist nur unzureichend möglich. Sie halten eine Abklärung durch einen Logopäden für erforderlich, der Hausarzt verweigert eine Überweisung mit dem Hinweis darauf, dass der Patient eben Zeit brauche, sich zu erholen. Auch hier besteht ein Teamkonflikt in Bezug auf die Hierarchie. Die medizinische Verantwortung und Entscheidungsgewalt liegt beim Arzt. Wenn Ihre Sichtweise von der ärztlichen Sichtweise abweicht, ist es wichtig, dass Sie die Beobachtungen klar und deutlich dokumentieren und auch dieses Problem im Team besprechen.

Rollenkonflikte

Rollenkonflikte können sich ergeben

- aus der Notwendigkeit einer Entscheidung **zwischen verschiedenen Rollenanforderungen:** Eine alte, alleinstehende Dame klagt über Schwäche, ihr Blutdruck ist niedrig. Eine Kontrolle und Begleitung der Situation ist erforderlich, die Pflegende muss allerdings ihr Kind aus dem Hort abholen. Das Problem muss mit der Stationsleitung geklärt werden, damit die Patientenversorgung gesichert ist.
- aus der Notwendigkeit einer Entscheidung **zwischen dem Rollenverständnis und den äußeren Bedingungen:** Die Grundpflege bei einer Patientin ist wegen erneuten Einkotens sehr aufwendig, wegen der schlechten personellen Besetzung müssen bei anderen Patienten Abstriche an der Versorgung gemacht werden. Das ist ein Problem der Prioritätensetzung. Da ähnliche Situationen häufiger auftreten, ist es lohnenswert, in einer Teambesprechung nach Lösungen zu suchen. Erfahrene Kollegen können oft hilfreiche Tipps liefern.
- In einer kleinen Altenpflegeeinrichtung ist nachts nur eine Pflegefachkraft als Nachtwache tätig. Während sie versucht, eine Bewohnerin mit Atemnot in eine atemerleichternde Lage zu bringen, ruft die Hilfskraft von der anderen Station an, dass ein Patient schweißnass mit Herzschmerzen im Bett liegt. Für solche Situationen muss die Einrichtung entsprechende Notfallpläne vorhalten. Erkundigen Sie sich schon vor der ersten Nachtschicht, wie Sie vorgehen könnten. In der genannten Situation muss ohnehin sofort der Arzt in Form eines Notrufs geholt werden.

Die Lösungsstrategien zur Lösung von Team- und Rollenkonflikten können auch im Rahmen einer „ethischen" Fallbesprechung erarbeitet werden.

Ethische Konflikte zwischen persönlichen und professionellen Werten

Unter Umständen kann eine Pflegende in einen Konflikt kommen, wenn die eigenen Werte und Normen mit den professionellen nicht übereinstimmen. Religiöse und kulturelle Normen aufseiten der Pflegenden als auch aufseiten des Pflegebedürftigen sind häufig schwer miteinander vereinbar. In diesen Fällen ist es wichtig, weiter an der persönlichen moralischen Kompetenz zu arbeiten. Einen professionellen Ansatz liefert eine **kultursensible Pflege** (Kap. 7.1.3).

Gewissenskonflikte

Das Gewissen steuert unbewusst viele Handlungen des Menschen. Ein **Gewissenskonflikt** ist ein innerer Konflikt, welcher entsteht, wenn verschiedene Wertvorstellungen oder Normen miteinander in Widerspruch geraten. Gesellschaftliche Normen und hierarchisch strukturierte Einrichtungen können

Gewissenskonflikte fördern. Die Pflegeassistentin möchte einfühlsam auf einen Patienten eingehen, der große Sorgen hat, und sich für diesen Patienten Zeit nehmen. Die Stationsleitung muss aber dafür sorgen, dass die Pflege aller Patienten gewährleistet ist, und untersagt ein längeres Gespräch. Die Pflegeassistentin wird sich entsprechend ihrer Entscheidung entweder vor ihrem Gewissen oder vor der Stationsleitung schuldig machen (Beispiel S. 2).

> **MERKE** Wenn sich das Gewissen meldet, besteht häufig ein echtes ethisches Problem, welches strukturiert bearbeitet werden muss.

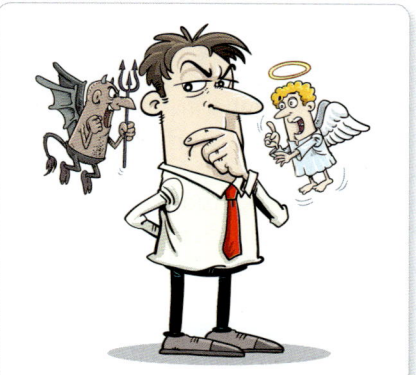

Abb. 1.13: Innerer Gewissenskonflikt

1.3 Ethische Entscheidungsfindung in Medizin und Pflege

> **BEISPIEL** Eine nicht umfassend orientierte (fortgeschrittene Alzheimer-Demenz) Patientin (74 Jahre) wird mit der Indikation zur operativen Entfernung eines Darmkarzinoms ins Krankenhaus eingewiesen. Da die Patientin nur sehr wenig Nahrung aufnimmt, würde postoperativ eine PEG-Sonde erforderlich werden, um die Ernährung sicherzustellen. Bisher hat sich die Patientin aber alle Zugänge gezogen und wehrt alle Nahrungsversuche ab. Auch ist zu vermuten, dass die Operation nicht eine komplette Heilung bewirken wird und die Demenz noch zusätzlich verstärkt. Zur Sicherstellung der Ernährung müsste die Patientin fixiert werden. Der selbstbestimmte Wille ist in einer Patientenverfügung formuliert und besagt, dass die Patientin keine Darmoperation möchte, wenn sie danach fixiert werden muss und der Erfolg der Operation nicht eindeutig zu bestimmen ist. Der behandelnde Chirurg möchte aber unbedingt die Operation durchführen. Die vom Betreuungsgericht eingesetzte Tochter schließt sich der Meinung an. Die für die Pflege verantwortliche Pflegeassistentin hält es aber für geboten, dem Willen der Patientin zu entsprechen, und beruft sich auf den ICN-Ethikkodex und das Patientenrechtegesetz vom 26. Februar 2013.
>
> Nun sind in dieser Situation folgende Handlungssituationen möglich:
> - Die Operation wird durchgeführt und die Patientin wird nach der Operation fixiert, um mithilfe einer PEG ernährt zu werden.
> - Die Operation wird nicht durchgeführt und die Patientin wird palliativ und ambulant versorgt.

> **Aufgaben**
> Welche Handlungsmöglichkeit entspricht dem Willen der Patientin?
>
> Zu welcher Handlung ist das Behandlungsteam moralisch verpflichtet?
>
> Welche Handlung ist medizinisch geboten, um die Lebensqualität zu verbessern?
>
> Diskutieren Sie diese Fragen in Kleingruppen.

Der niederländische Pflegewissenschaftler und Ethiker **Arie van der Arend** begreift Pflegeethik als ein „Nachdenken über verantwortliches Handeln im Rahmen der Berufsausübung von Pflegenden". Eine vergleichbare Sichtweise gibt es auch für Ärzte. Deshalb ist es sehr wichtig, dass alle Berufsgruppen gemeinsam an der Lösung eines ethischen Problems beteiligt werden.

> **MERKE** Die folgende Leitfrage hat auch für Pflegeassistentinnen eine große Bedeutung:
>
> Zu welcher medizinischen/pflegerischen Handlung sind Pflegende in einer konkreten Situation am Patienten moralisch verpflichtet?

Der ICN-Ethikkodex (S. 4) ist unmissverständlich formuliert: „Bei ihrer beruflichen Tätigkeit fördert die Pflegende ein Umfeld, in dem die Menschenrechte, die Wertvorstellungen, die Sitten und Gewohnheiten sowie der Glaube des Einzelnen, der Familie und der sozialen Gemeinschaft respektiert werden."

Nach den **vier Prinzipien der Medizinethik** lassen sich die folgenden Argumente für das Eingangsbeispiel formulieren.

- **Autonomie:**
  Aus dem Verweigerungsverhalten (aktueller mutmaßlicher Wille) und der Patientenverfügung der Patientin lässt sich eine deutliche Willensäußerung interpretieren. Das Behandlungsteam muss diese respektieren.
- **Fürsorge:**
  Die Fürsorgepflicht besteht u. a. darin, eine Verschlimmerung der Krebserkrankung abzuwenden und eine Mangelernährung zu verhindern. Deshalb sollte man die Patientin über eine PEG ernähren. Allerdings entspricht die bevorstehende Fixierung nicht dem Prinzip der Fürsorge.
- **Schadensvermeidung:**
  Die Komplikationen der Operation sind nicht abzusehen und mit dem Legen einer PEG würde man das Leiden der Patientin nur verschlimmern. Allerdings wird die Patientin ohne die Operation schneller sterben. Nach Aussage des Arztes handelt es sich dann um Sterbehilfe.
- **Gerechtigkeit:**
  Die Versuche, der Patientin weiter Nahrung anzureichen, sind zeit- und personalintensiv und können so nicht als Leistung berechnet werden. Deshalb ist eine Operation und die PEG-Anlage eine gerechte und ökonomisch sinnvolle Maßnahme. Hier liegt ein echtes ethisches Dilemma am Lebensende vor.

1.3.1 Ethische Konflikte am Lebensende

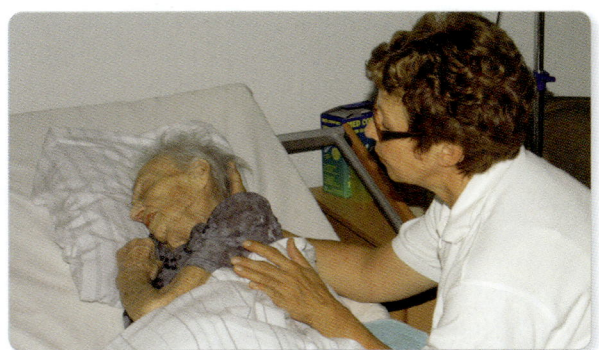

Abb. 1.14: Die letzte Lebensphase

Sehr deutlich wird das Problem der ethischen Entscheidungsfindung in der Auseinandersetzung um die Sterbehilfe. Mittlerweile ist es möglich, geprägt durch die Entscheidung einiger europäischer Länder (Niederlande, Belgien), die Tötung auf Verlangen zuzulassen. Auch in Deutschland ist eine neue gesetzliche Regelung verabschiedet worden.

Sterbebegleitung statt Tötung auf Verlangen

In der letzten Lebensphase müssen die menschliche Würde sowie das Selbstbestimmungsrecht auch bei der **Begleitung Sterbender** berücksichtigt werden. Menschen im Sterben haben das Recht auf eine angemessene Betreuung. Wenn eine Lebensverlängerung nicht mehr sinnvoll ist, stehen die Linderung der Beschwerden sowie eine psychosoziale Betreuung im Vordergrund. Auch spirituelle Bedürfnisse und individuelle Wünsche sollten in der letzten Lebensphase Raum finden.

Eine gezielte Lebensverkürzung durch Maßnahmen, die den Tod herbeiführen, ist unzulässig und mit Strafe bedroht, auch wenn der Patient sie verlangt. Juristisch handelt es sich um **Tötung auf Verlangen**. Die Erfahrungen haben gezeigt, dass Menschen, denen eine schmerzlindernde Begleitung am Lebensende angeboten wird, seltener eine Tötung auf Verlangen wünschen.

> **TIPP** Link zur Neuerung des Gesetzes zur Sterbebegleitung: www.bundestag.de/dokumente/textarchiv/2015/kw45_ak_sterbebegleitung/392446

Trinken und Essen unter Zwang

Die Frage, ob ein alter, schwerkranker Mensch mit Zwang ernährt werden soll oder nicht, ist ein ethisches Problem. Der Grundsatz, Leben zu schützen, kann im Widerspruch zur Willensäußerung des Menschen stehen. Nahrungsverweigerung zeigt einen Konflikt zwischen der Selbstbestimmung (Autonomie) des Bewohners und einer beruflichen Fürsorgepflicht der Pflegefachkräfte, seine Ernährung zu kontrollieren und sicherzustellen.

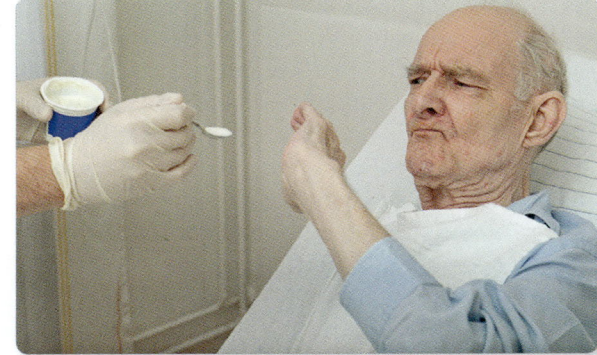

Abb. 1.15: Der Bewohner verweigert die Nahrungszunahme.

Autonomie und Fürsorge stehen miteinander in Beziehung. D.h., die fürsorgliche Zuwendung zum alten Menschen tut der Achtung vor seiner Autonomie keinen Abbruch. Im Gegenteil, sie ist vielmehr die Voraussetzung, damit die Pflegefachkraft verstehen kann, was der Wille und die Wünsche eines (alten) Menschen sind. Die Pflegeassistentin im Eingangsbeispiel versucht, entsprechend dieser Prinzipien zu handeln.

1.3.2 Ethische Konflikte am Lebensanfang

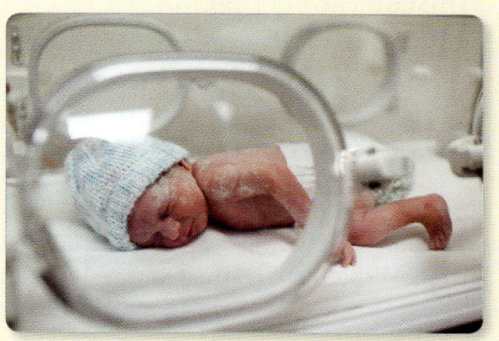

Abb. 1.16: Frühgeburt in der 26 SSW mit 990 g

BEISPIEL Frühgeburt

Von den rund 702 000 Kindern, die im Jahr 2014 in den deutschen Krankenhäusern geboren wurden, kamen 70 000 vor Ablauf der 37. Schwangerschaftswoche zur Welt. Dann sprechen Mediziner von einer Frühgeburt. Für die meisten frühgeborenen Kinder ist das nicht weiter schlimm. Denn ob diese dann tatsächlich als Frühchen gelten, die in speziellen Behandlungseinrichtungen – sogenannten Perinatalzentren – intensiv betreut werden müssen, hängt nicht nur von der Schwangerschaftswoche ab, sondern auch vom Geburtsgewicht. Babys, die vor Ablauf der 29. Schwangerschaftswoche geboren wurden und bei der Geburt weniger als 1 500 Gramm wiegen – das waren im Jahr 2014 rund 9 000 Kinder –, gelten als Risikopatienten, die nicht mehr auf normalen Geburtsstationen versorgt werden sollten … Sofort nach der Geburt kommen die Frühchen in einen Inkubator, einen Brutkasten. Denn ihre unfertigen Körper brauchen viel mehr ärztliche, pflegerische und medizintechnische Hilfe als reife Neugeborene. Ein Inkubator ist ein Kasten aus Plexiglas mit 35 x 60 cm Kantenlänge und großen Löchern in der Seite, durch die man ins Innere fassen kann. Der Hightech-Brutkasten hat es in sich: Er filtert die Luft, reichert sie mit Sauerstoff und Feuchtigkeit an und hält die Körperwärme der Kinder bei konstanten 37 Grad – ein Mikroklima, das der Gebärmutter nachempfunden ist.

Bei der Geburt können die plötzlichen Druckunterschiede die Gefäße überfordern, sie platzen. Weiten sich Blutungen bis in das Hirngewebe aus, sind bleibende Behinderungen möglich. [3]

MERKE Viele Frühchen können sich dank des medizinischen Fortschritts und intensiver Betreuung ganz normal entwickeln.

Mögliche **Komplikationen nach einer Frühgeburt**:
- Es können Hirnblutungen auftreten. Folgen der Blutungen sind häufig Intelligenzminderungen unterschiedlichen Ausmaßes, Bewegungsstörungen und Krampfleiden.
- Augen und Lunge sind besonders anfällig für Schädigungen.
- Eine Netzhautablösung kann schlimmstenfalls zur Erblindung führen.
- Viele Frühchen müssen maschinell beatmet werden, weil die Lunge noch sehr unreif ist.
- Später ergeben sich möglicherweise Wachstumsstörungen, Asthma oder mangelnde Leistungsfähigkeit.

In der Leitlinie „Frühgeborene an der Grenze der Lebensfähigkeit" (Stand: 30.04.2014, gültig bis 28.02.2018) ist folgender Satz formuliert:

„Bei Entscheidungen über Maßnahmen zu Lebenserhaltung und Wiederbelebung bei extrem früh geborenen Kindern sind dieselben rechtlichen Rahmenbedingungen und ethischen Aspekte zu beachten wie bei allen anderen medizinischen Entscheidungen."

Damit wird klar zum Ausdruck gebracht, dass auch hier der Prozess einer ethischen Entscheidungsfindung unverzichtbar ist. Es gibt nur einen entscheidenden Unterschied: Das Frühgeborene kann seiner Autonomie noch keinen Ausdruck verleihen. Die Eltern sind die Ansprechpartner für den ethischen Entscheidungsprozess.

TIPP Beratung bei Frühgeburt:
http://www.fruehgeborene.de

Ethik in der Pflege

1.3.3 Ethische Fallbesprechung

Das in Abb. 1.17 beschriebene ethische Dilemma lässt sich nicht ohne eine **Fallbesprechung** klären. Bei dieser Fallbesprechung sollten alle betreuenden Berufsgruppen und der Bevollmächtigte anwesend sein. Mitarbeiter mit einer genügenden moralischen Kompetenz können eine Fallbesprechung ohne äußere Hilfe durchführen. Bei sehr komplizierten ethischen Problemen können die Mitarbeiter eines klinischen Ethikkomitees wichtige Hilfestellung leisten.

> **DEFINITION** Das **Klinische Ethikkomitee (KEK)** ist ein Beratungsteam für ethische Konfliktsituationen, welches sich aus verschiedenen Berufsgruppen zusammensetzt.

Die Mitarbeiter des KEK begleiten und unterstützen ethische Fallbesprechungen im Klinikalltag. Zusammengesetzt sind solche Komitees aus verschiedenen Berufsgruppen: Vertreter der Pflege, Medizin und Seelsorge. Aber auch Vertreter des Rechts und der Sozialarbeit sind üblich. Zu den Aufgaben dieser Komitees gehören
- die Besprechung und Begutachtung von Einzelsituationen (ethische Fallbesprechung/ethische Reflexion),
- die Entwicklung von Leitlinien für ethisches Handeln und
- die Organisation von Fortbildungen zu aktuellen ethischen Themen, z. B. dem Umgang mit Patientenverfügungen (S. 6).

Im Unterschied zu einer Ethikkommission ist ein Ethikkomitee nicht für die Beurteilung von Forschungsvorhaben zuständig.

Klinische Ethikkomitees können eine wertvolle Hilfestellung bei ethischen Herausforderungen geben.

Bei der Auseinandersetzung mit schwierigen Fragen, wie sie insbesondere in der Ethik vorkommen, sollte ein **Dialog** und **Austausch** mit allen Beteiligten erfolgen.

Ein Instrument für diesen Austausch ist die **ethische Fallbesprechung** vor Ort in der Klinik oder im Altenheim. Typische Anlässe sind, wenn in der Diagnostik und Therapie von Patienten ein ethisches Problem abzusehen oder bereits eingetreten ist. Dies kann z. B. sein, wenn Würde und Autonomie des Patienten verletzt zu werden drohen, bei Fragen der Therapiebegrenzung oder der Sterbebegleitung.

An einer solchen Fallbesprechung sollten alle beteiligt sein, die für die Pflege und Betreuung des Betroffenen zuständig sind, möglichst auch die Angehörigen und der Betreuer.

Abbruch der Ernährung:
Gewissensfreiheit der Pflegenden geht nicht vor

Der Kläger lebte in einem Pflegeheim, weil er seit einem Suizidversuch an einem apallischen Syndrom litt. Sein Betreuer verlangte im Sinne des Kranken eine Einstellung der künstlichen Ernährung. Daraufhin ordnete der behandelnde Arzt an, diese und die Zufuhr von Flüssigkeit zu reduzieren. Die Leitung des Pflegeheims weigerte sich allerdings unter Berufung auf die Pflegekräfte, dieser ärztlichen Anordnung nachzukommen. Das Oberlandesgericht München (Urteil vom 13.2.2003, Az.: 3 U 5090/02) entschied daraufhin, dass der Patient gegen den Pflegeheimbetreiber keinen Anspruch auf Mitwirkung an der Herbeiführung seines Todes habe. Dieser lasse sich weder aus dem Heimvertrag herleiten, der auf die Bewahrung von Leben ausgerichtet sei, noch aus dem Deliktrecht.

Nach Meinung des Bundesgerichtshofs (BGH) ist dagegen eine gegen den erklärten Willen des Patienten aufrechterhaltende künstliche Ernährung eine rechtswidrige Handlung, deren Unterlassung der Patient analog § 1004 Absatz 1 Seite 2 in Verbindung mit § 823 Absatz 1 BGB verlangen kann. Dies gelte auch, wenn der Abbruch der Ernährung zum Tod führt. Der Heimvertrag berechtige den Betreiber des Pflegeheims nicht, die künstliche Ernährung des Patienten gegen seinen – durch den Betreuer verbindlich geäußerten – Willen fortzusetzen. Eine solche das Recht auf Selbstbestimmung einschränkende oder dessen Grenzen bindend festlegende Vereinbarung sei nicht rechtswirksam zu treffen. Der Heimbetreiber kann sich auch nicht auf das Verweigerungsrecht berufen, das sich aus den Rechten seiner Pflegekräfte ableiten ließe. Dieses Selbstbestimmungsrecht findet laut BGH am entgegengesetzten Willen des Klägers beziehungsweise des für ihn handelnden Betreuers seine Grenze. (Bundesgerichtshof, Beschluss vom 8. Juni 2005, Az.: XII ZR 177/03) Be

Abb. 1.17: Mithilfe einer ethischen Fallbesprechung hätte dieser Konflikt direkt geklärt werden können. [4]

Eine ethische Fallbesprechung läuft nach **festen Regelnethische** ab:

Situationsanalyse	• persönliche Reaktion • die Sicht der anderen: Perspektiven aller am Fall beteiligten Personen; alternative Handlungsmöglichkeiten und ihre Folgen für die Betroffenen
Ethische Reflexion	• Benennung des ethischen Problems • Formulierung von Werten, Normen und Prinzipien, die für diese Situation von Bedeutung sind • Verantwortungsebenen: persönlich, institutionell, gesellschaftspolitisch
Ergebnisse	• ethisch begründete Beurteilung • Konsens/Dissens • nötige praktische Konsequenzen und ihre Durchsetzung • Dokumentation der Ergebnisse in der Krankenakte

Tab. 1.1: Modell für die ethische Reflexion [5]

> **TIPP** METAP: Eine auf Wissen (Evidenz) basierte Leitlinie zur Förderung ethischer Reflexion in der Klinik stellt Material zur Durchführung einer Fallbesprechung zur Verfügung: http://www.klinischeethik-metap.ch

1.4 Gleichstellung von Menschen mit Behinderungen

Eine eindeutige Definition für Behinderungen gibt es nicht. Die folgende Definition drückt es einigermaßen umfassend aus, obwohl die Definition nicht neu ist und sich das Verständnis von Behinderung ständig weiterentwickelt. Es hat sich nicht geändert, dass Menschen mit Beeinträchtigungen in der Gesellschaft unter erschwerten Bedingungen leben.

> **DEFINITION** In der **UN-Behindertenrechtskonvention** ist Folgendes zu lesen: „Menschen mit Behinderungen" bezieht sich auf Menschen, die langfristige körperliche, seelische, geistige oder Sinnesbeeinträchtigungen haben, welche sie in Wechselwirkung mit verschiedenen Barrieren an der vollen, wirksamen und gleichberechtigten Teilhabe an der Gesellschaft hindern können. [6]

> **MERKE** Es ist sehr wichtig, dass Sie den Begriff „Behinderung" vorurteilsfrei und ohne den Gedanken einer Diskriminierung verwenden.

Die **Beeinträchtigungen** können in verschiedene Gruppen eingeteilt werden:
- Körperbehinderung
- Hörschädigung (Gehörlosigkeit + Schwerhörigkeit)
- Sehschädigung (Blindheit + Sehbehinderung)
- Geistige Behinderung
- Sprachbehinderung
- Lernbehinderung
- Schwerbehinderung

Trotz der Beeinträchtigungen dürfen die Menschen auf keinen Fall benachteiligt werden. Diese Tatsache ist im Grundgesetz verankert.

> **MERKE** Niemand darf wegen seines Geschlechts, seiner Abstammung, seiner Rasse, seiner Sprache, seiner Heimat und Herkunft, seiner religiösen oder politischen Anschauungen benachteiligt oder bevorzugt werden. Niemand darf wegen seiner Behinderung benachteiligt werden. (Artikel 3, Grundgesetz)

1.4.1 Körperbehinderung

Bei einer **körperlichen Behinderung** liegen Beeinträchtigungen vor, die normale körperliche Abläufe stören, z. B. eine Gehbehinderung, ein Krampfleiden oder eine Lähmung (Querschnittslähmung). Als Ursachen kommen u. a. Unfälle mit Schädigungen des Stütz- und Bewegungsapparats, chronische Erkrankungen wie Multiple Sklerose oder Parkinson, Hirnblutungen oder Entwicklungsstörungen durch genetische Defekte infrage.

Durch **Barrierefreiheit (Freiheit von Hindernissen)** haben körperbehinderte Menschen eine bessere Chance auf gesellschaftliche Integration. Besonders im Bereich der Arbeitswelt müssen häufig Barrieren (Hindernis wie eine Treppe) überwunden werden, um die Arbeitsstelle zu erreichen und die Beschäftigung durchzuführen. Neue Projekte sollen die Barrierefreiheit in den Arbeitsbereichen weiter vorantreiben.

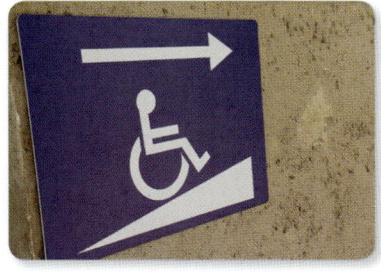

Abb. 1.18: Das Schild zeigt den Weg zu einem barrierefreien Zugang.

Ethik in der Pflege

> **TIPP** Mehr Informationen zur Barrierefreiheit unter: http://www.barrierefreiheit.de

Ab einem gewissen Grad der Behinderung (GdB) kann ein **Schwerbehindertenausweis** beim Versorgungsamt beantragt werden. Ein Mensch gehört zu den schwerbehinderten Menschen, wenn ein Grad der Behinderung von mindestens 50 (GdB 50) vorliegt. Bei einem Grad der Behinderung ab 20 bekommt man einen Feststellungsbescheid. Antragsformulare sind bei den Versorgungsämtern oder den Bezirksämtern erhältlich. Der Besitzer eines Schwerbehindertenausweises erhält zum Ausgleich seiner Einschränkungen einige Vergünstigungen, z. B. 5 Tage mehr Urlaub ab GdB 50.

Für körperlich eingeschränkte Kinder wurde eine spezielle Körperbehindertenpädagogik (Lehre von der Erziehung und Bildung) entwickelt sowie spezielle Fördereinrichtungen und Berufsausbildungen.

1.4.2 Geistige Behinderung

In Deutschland leben nach Schätzungen der WHO ca. 450 000 Menschen mit geistiger Behinderung.

Was versteht man unter **geistiger Behinderung**? Es existieren viele Definitionen. Das medizinische Klassifikationssystem geht nicht von geistigen Behinderungen aus, sondern von **Intelligenzminderung**.

> **DEFINITION** Eine **Intelligenzminderung** ist ein: „Zustand von verzögerter oder unvollständiger Entwicklung der geistigen Fähigkeiten; besonders beeinträchtigt sind Fertigkeiten, die sich in der Entwicklungsperiode manifestieren und die zum Intelligenzniveau beitragen, wie Kognition, Sprache, motorische und soziale Fähigkeiten. Eine Intelligenzminderung kann allein oder zusammen mit jeder anderen psychischen oder körperlichen Störung auftreten. (…)" [7]

Ursachen zur Entwicklung einer geistigen Behinderung können sein:
- Frühgeburt
- genetische Faktoren
- Umweltgifte, Alkohol, bestimmte Medikamente während der Schwangerschaft
- Unfälle während der Schwangerschaft
- Infektionserkrankungen der Mutter während der Schwangerschaft, z. B. Röteln, Herpes simplex
- Infektionskrankheiten des Kindes, z. B. Encephalitis

Eine Behinderung hat immer auch eine **soziale Dimension**. Die Menschen einer Gesellschaft erwarten ein bestimmtes Verhalten voneinander. Bei einer geistigen Behinderung kann das Verhalten von der Norm abweichen, was zu Konflikten führen kann. Aus diesem Grund ist es wichtig, die Ursachen für abweichendes Verhalten offen anzusprechen.

Ein Mensch mit geistiger Behinderung muss immer als Mensch respektiert werden, der die Welt aus für ihn sinnhaften Erfahrungen sieht und dementsprechend handelt. Er ist ein gleichberechtigtes Mitglied unserer Gesellschaft. Aus dieser Einsicht resultiert der Gedanke der **Inklusion**.

1.4.3 Inklusion

Inklusion ist ein Menschenrecht. Inklusion bedeutet, dass kein Mensch ausgeschlossen, ausgegrenzt oder an den Rand gedrängt werden darf [8]. Im Gegensatz zu Integration heißt Inklusion, dass niemand außerhalb der Gesellschaft steht. Menschen mit Behinderungen sind von Anfang an gleichberechtigter Teil der Gesellschaft. Der Fokus der Inklusion liegt damit auf der Verschiedenheit menschlichen Daseins. Verschiedenheit bedeutet gleichzeitig Vielfalt. Aus dieser Vielfalt schöpft die Gesellschaft nicht nur ihre Kraft, sondern auch die Möglichkeit, sich weiterzuentwickeln. Folgt man diesem Ansatz konsequent, ist Behinderung nur ein Merkmal von Individualität, so wie der Fingerabdruck eines Menschen oder seine Haarfarbe ein Merkmal von Individualität ist.

Daraus resultiert ein anderes Verständnis von Normalität: Normal in einer Inklusionsgesellschaft ist allein die Tatsache, dass es keine Normalität gibt. „Normal" ist, dass die Menschen unterschiedlich sind. Diese Unterschiede werden als Bereicherung aufgefasst.

In letzter Konsequenz würde eine selbstverständlich gelebte Inklusion den Begriff „Behinderung" nach der heutigen Bedeutung überflüssig machen, da eine Behinderung eben nur eines, aber kein besonderes, von vielen menschlichen Merkmalen wäre.

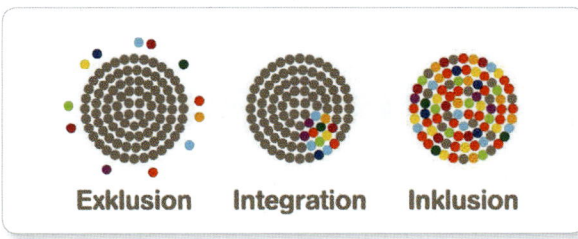

Abb. 1.19: Unterschied Exklusion, Integration, Inklusion

UN-Behindertenrechtskonvention

Von besonders großer Bedeutung für die Inklusion ist die **UN-Behindertenrechtskonvention**. Sie wurde 2006 verabschiedet und trat 2009 in Deutschland in Kraft.

Die UN-Konvention regelt die gleichberechtigte Teilhabe aller Menschen am gesellschaftlichen Leben. Inklusion ist ein Menschenrecht. Besonders hervorzuheben ist dabei Artikel 24:

(1) Die Vertragsstaaten anerkennen das Recht von Menschen mit Behinderungen auf Bildung. Um dieses Recht ohne Diskriminierung und auf der Grundlage der Chancengleichheit zu verwirklichen, gewährleisten die Vertragsstaaten ein inklusives Bildungssystem auf allen Ebenen und lebenslanges Lernen mit dem Ziel,
a) die menschlichen Möglichkeiten sowie das Bewusstsein der Würde und das Selbstwertgefühl des Menschen voll zur Entfaltung zu bringen und die Achtung vor den Menschenrechten, den Grundfreiheiten und der menschlichen Vielfalt zu stärken;
b) Menschen mit Behinderungen ihre Persönlichkeit, ihre Begabungen und ihre Kreativität sowie ihre geistigen und körperlichen Fähigkeiten voll zur Entfaltung bringen zu lassen;
c) Menschen mit Behinderungen zur wirksamen Teilhabe an einer freien Gesellschaft zu befähigen.

(2) Bei der Verwirklichung dieses Rechts stellen die Vertragsstaaten sicher, dass
a) Menschen mit Behinderungen nicht aufgrund von Behinderung vom allgemeinen Bildungssystem ausgeschlossen werden und dass Kinder mit Behinderungen nicht aufgrund von Behinderung vom unentgeltlichen und obligatorischen Grundschulunterricht oder vom Besuch weiterführender Schulen ausgeschlossen werden;
b) Menschen mit Behinderungen gleichberechtigt mit anderen in der Gemeinschaft, in der sie leben, Zugang zu einem inklusiven, hochwertigen und unentgeltlichen Unterricht an Grundschulen und weiterführenden Schulen haben;
c) angemessene Vorkehrungen für die Bedürfnisse des Einzelnen getroffen werden;
d) Menschen mit Behinderungen innerhalb des allgemeinen Bildungssystems die notwendige Unterstützung geleistet wird, um ihre wirksame Bildung zu ermöglichen;
e) in Übereinstimmung mit dem Ziel der vollständigen Inklusion wirksame individuell angepasste Unterstützungsmaßnahmen in einem Umfeld, das die bestmögliche schulische und soziale Entwicklung gestattet, angeboten werden.
…

(5) Die Vertragsstaaten stellen sicher, dass Menschen mit Behinderungen ohne Diskriminierung und gleichberechtigt mit anderen Zugang zu allgemeiner tertiärer Bildung, Berufsausbildung, Erwachsenenbildung und lebenslangem Lernen haben. Zu diesem Zweck stellen die Vertragsstaaten sicher, dass für Menschen mit Behinderungen angemessene Vorkehrungen getroffen werden.

Inklusives Bildungssystem

In einem **inklusiven Bildungssystem** lernen Menschen mit und ohne Behinderungen von Anfang an gemeinsam. Von der Kindertagesstätte über die Schulen und Universitäten bis hin zu Einrichtungen der Weiterbildung wird niemand aufgrund einer Behinderung vom allgemeinen Bildungssystem ausgeschlossen. Damit muss sich nicht der behinderte Mensch dem Bildungssystem anpassen, sondern das Bildungssystem muss sich dem Menschen anpassen, z. B. durch das Zurverfügungstellen von speziellen Mitteln und Methoden. Förderschulen sind in einem solchen System überflüssig.

> **BEISPIEL** Waldhofschule – Eine Schule für alle, Templin
> - JEDER MENSCH IST EINZIGARTIG!
> - Die Einzigartigkeit des Einzelnen bringt Verschiedenheit in die Gemeinschaft.
> - VERSCHIEDENHEIT IST NORMALITÄT! [9]
>
> Die Waldhofschule in Templin, eine ehemalige Sonderschule, öffnete 2003 ihre Türen für alle Kinder. Hochbegabte oder in der geistigen oder körperlichen Entwicklung beeinträchtigte Kinder, unauffällige oder anstrengende Kinder lernen alle gemeinsam in gemischten Klassen. Je 16 oder 17 Schülerinnen und Schüler besuchen eine Klasse, rund die Hälfte von ihnen hat einen sonderpädagogischen Förderbedarf. Für alle Kinder wird ein individueller Bildungs- und Entwicklungsplan erstellt. Zusätzlich führen die Kinder ein individuelles Lerntagebuch, in dem die Lernwege und -fortschritte dokumentiert werden. Bis zur fünften Klasse gibt es keine Noten, niemand bleibt sitzen.

1.5 Anker zum Kapitel

- Wir treffen jeden Tag moralische Entscheidungen und verbessern unsere moralische Konpetenz.
- Es lohnt sich, im Team über ethische Probleme zu sprechen.
- Das Gewissen gibt ein Signal, wenn Moralvorstellungen verletzt werden.
- Eine gute Pflege bedeutet auch, pflegerische Handlungen ethisch zu überdenken.
- Ein Ethikkomitee kann auch von Pflegeassistenten um Hilfe angefragt werden, um einen ethischen Konflikt zu lösen.
- Kein Mensch darf benachteiligt werden.
- Auf dem Weg in eine barrierefreie Zukunft.

1.6 Wissen festigen und vertiefen

1. Erklären Sie, was unter einem ethischen Dilemma zu verstehen ist. (➔ 1.1)
2. Beschreiben Sie ein ethisches Problem, das Sie in einem Praxiseinsatz erlebt haben. (➔ 1.2)
3. Nennen Sie vier Grundaussagen des ICN-Ethikkodex. (➔ 1.1.1)
4. Beschreiben Sie, was unter einem Gewissenskonflikt zu verstehen ist. (➔ 1.2)
5. Erläutern Sie den Begriff „moralische Kompetenz". (➔ 1.1)
6. Beschreiben Sie Vorgehensweisen, die zur Lösung eines ethischen Konflikts angewendet werden können. (➔ 1.3)
7. Nennen Sie Aufgaben eines Ethik-Komitees. (➔ 1.3.3)
8. Begründen Sie, warum Menschen mit Beeinträchtigungen den gesunden Menschen in einer Gesellschaft gleichgestellt werden sollten. (➔ 1.4)

2 Professionell pflegen

Was ist Pflege?

Historische Entwicklung

von der Laienpflege zur professionellen **Pflege**

→ Berufliches Wissen

→ Berufliche Kompetenz

↓ Pflegesprache

Modelle, Konzepte, Theorien von Pflege

- beschreiben die Pflegebeziehung
- beschreiben die Aufgaben von Pflege
- benennen die Ziele von Pflege
- geben einen Handlungsrahmen

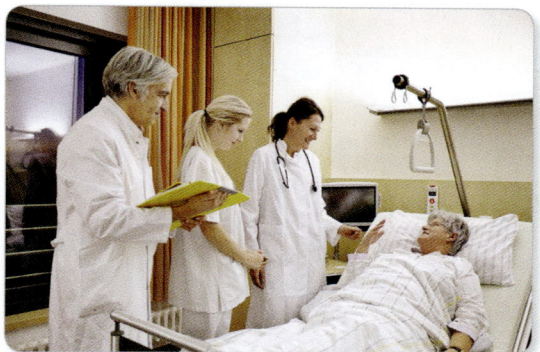

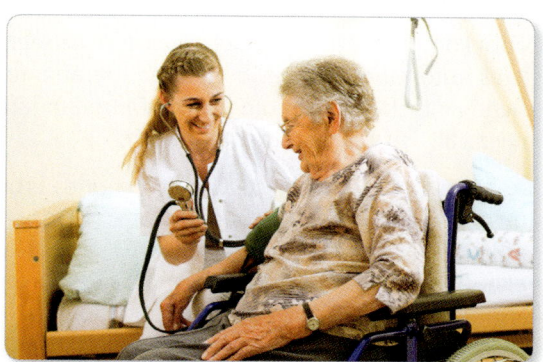

Pflegeassistenten

- arbeiten in unterschiedlichen Organisationsformen
- arbeiten in interprofessionellen Teams
- arbeiten unter Anleitung von Pflegefachkräften
- arbeiten eigenverantwortlich
- sind in der **Pflegebeziehung** und im beruflichen Alltag Spannungen ausgesetzt

- Sympathie und Antipathie
- Ekel und Scham
- Nähe und Distanz
- Macht und Ohnmacht
- Gewalt
- Helfersyndrom
- Burn-out
- Cool-out

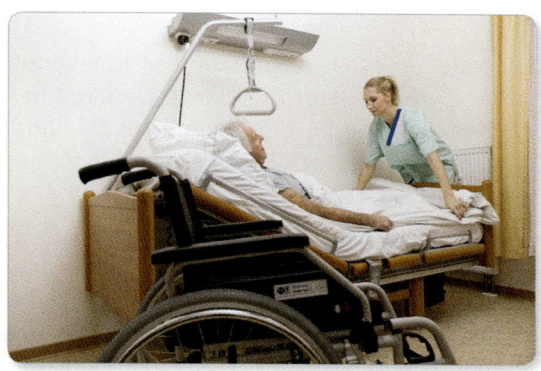

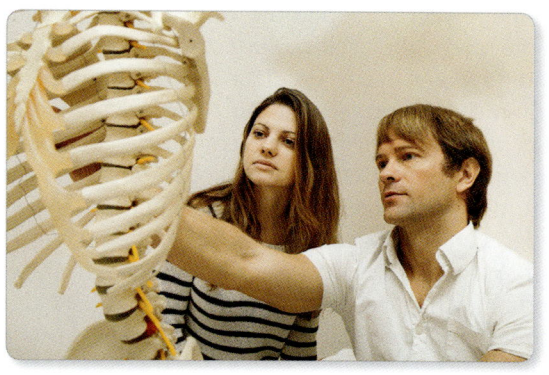

Professionell pflegen

Warten auf Henry
Die Zukunft der Pflege – sechssprachig und vollautomatisch

Heute ist ein schöner Tag. Ich habe uns einen neuen Pflegeroboter gekauft. Mein Mann Andreas sagt zwar, der alte sei noch in Ordnung – aber mein Glück, dass meine bessere Hälfte nicht mehr so gut zu Fuß ist. Bevor der seine Schuhe angezogen hat, bin ich schon auf und davon. Mit Joe, meinem Enkel. Wir waren in einem Fachgeschäft und haben uns das Neueste vom Neuen vorführen lassen. Unser alter, neun Jahre alter Robbi kommt mir im Vergleich dazu vor wie mein erstes Auto: eine „Ente". Zwar mit Charme, aber für solche Einfach-Modelle bin ich mit Mitte 80 definitiv zu alt, ich will jetzt mehr Komfort.

Joe hat gejammert, ich würde sein schönes Erbe um die Ecke bringen. Aber ich bin standhaft geblieben und habe den „Henry GX 12-18-0" gekauft. Andreas wird staunen! Was der alles kann! Bis zu 180 Kilo heben und schieben, alle medizinischen Daten erfassen, abgleichen und Alarm geben, wenn die Abweichungen relevant werden. Außerdem misst er selbstständig die Raumtemperatur und öffnet die Fenster, wenn die Luft zu schlecht ist. Er kann schlimme Gerüche lokalisieren und gibt alle paar Minuten Meldung an die Betreuungszentrale, ob alles in Ordnung ist. In sechs Sprachen Geschichten vorlesen kann Henry auch … [2]

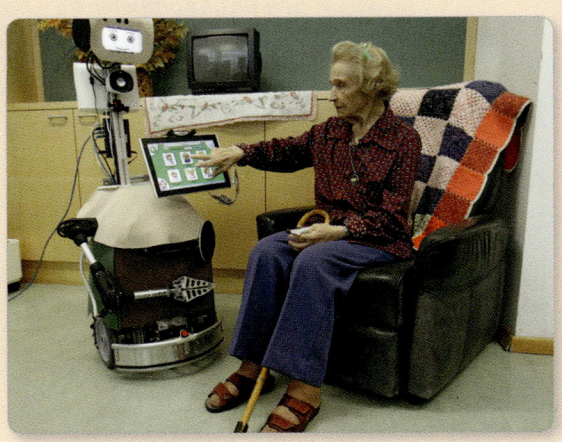

Aufgaben
Sammeln Sie Argumente für und gegen den Einsatz von Robotern in der Pflege aus der Sicht:
- der Patienten/Bewohner
- der Pflegenden
- der Pflegedienstleitung/Heimleitung

2.1 Entwicklung der beruflichen Pflege

Die Pflege von Menschen ist wahrscheinlich so alt wie die Menschheit selbst. Zunächst ging es um notwendige Hilfen nach Verletzungen, häufig hervorgerufen durch kriegerische Auseinandersetzungen. Dann, mit der Entwicklung des christlichen Glaubens, wurden im Sinne der Nächstenliebe Menschen versorgt, die sich nicht selber helfen konnten. Immer wieder waren es gesellschaftliche Probleme, die zu einer Weiterentwicklung der Pflege führten. Dabei standen auch in der jüngeren Geschichte die Folgen kriegerischer Auseinandersetzungen häufig im Mittelpunkt.

MERKE Pflege wurde und wird immer vor dem Hintergrund der jeweiligen Gesellschaftsordnung und dem damit verbundenen Menschenbild (S. 8) durchgeführt.

Das erste deutsche Lehrbuch der Krankenpflege wurde 1574 von dem Arzt **Jacob Oetheus** herausgegeben. Es gibt Hinweise sowohl auf die häusliche Krankenpflege als auch die Pflege in Einrichtungen (Spitäler).

1782 kam es durch **Franz Anton Mai** (1742–1814; Professor für Geburtshilfe) zur Gründung der ersten „Krankenwärterschule". Die Choleraepidemie (1831/1832) führte in Hamburg zur Gründung des Vereins „Weiblicher Verein für Armen- und Krankenpflege" durch **Amalie Sieveking** (1794–1858).

Entwicklung der beruflichen Pflege

Die Grundlage eines Berufs, der sich ausschließlich der Pflege widmet, legte der protestantische **Pastor Theodor Fliedner** (1800–1864). Er gründete die erste Krankenpflegeschule.

Florence Nightingale (1820–1910) entwickelte ihre Vorstellungen von Pflege an der Versorgung verletzter Soldaten im Krimkrieg (1854). Hier war sie als Leiterin des Pflegedienstes der britischen Hospitäler in der Türkei durch das Kriegsministerium eingesetzt.

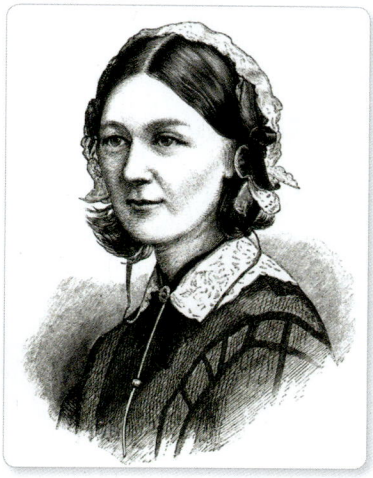

Abb. 2.1: Florence Nightingale (1820–1910)

> **MERKE** Die professionelle Pflege im 19. Jahrhundert war weitgehend religiös oder politisch gebunden.

Agnes Karll (1868–1927) gründete die „Berufsorganisation der Krankenpflegerinnen Deutschlands sowie der Säuglings- und Wohlfahrtspflegerinnen (BOKD)", die später in Agnes-Karll-Verband umbenannt wurde. Dieser widmete sich neben Fragen der Ausbildung auch der Vermittlung von Arbeitsplätzen und dem Schutz seiner Mitglieder durch eine Versicherung. Schon damals wurde die Forderung nach einer staatlich geregelten, einheitlich dreijährigen Ausbildung aufgestellt. Eigene Pflegeschulen wurden gegründet. Dies vor dem Hintergrund beruflicher Überforderung, unzureichender Bezahlung und fehlender Zukunftsversorgung der damaligen Pflegekräfte.

Pflege war im Wesentlichen weiblich und es wurde davon ausgegangen, dass die Krankenschwester voll und ganz in der Pflege aufging. Selbst Agnes Karll war zutiefst von den Werten des Dienens und der Selbstlosigkeit als beruflicher Haltung überzeugt.

Im **Krankenpflegegesetz** vom 28. September 1938 wurde eine 2-jährige Ausbildung für Krankenschwestern festgelegt, welche später wegen Mangels an Pflegefachkräften auf eineinhalb Jahre verkürzt wurde. Wesentliche Inhalte der Ausbildung waren – den nationalsozialistischen Zielen folgend – Erb- und Rassenlehre, Rassenpflege, Bevölkerungspolitik und weltanschauliche Schulung. Die Berufsbezeichnungen „Krankenschwester" und „Krankenpfleger" wurden geschützt.

Der „Neubeginn" **nach dem 2. Weltkrieg** war gekennzeichnet durch den Prozess der Entnazifizierung (Austausch der Führungskräfte, Verhinderung der Tätigkeit von überzeugten Nationalsozialisten) und der Neuordnung der Verbände. Das Krankenpflegegesetz von 1938 behielt seine Gültigkeit und wurde erst 1957 ersetzt. Es wurde mit seiner Fortschreibung der 2-jährigen Ausbildung von vielen für unzureichend gehalten. Erst unter dem Druck der Entwicklung von Medizin und Pflege, insbesondere der Intensivmedizin, die gut ausgebildete Pflegefachkräfte erforderte, erfolgte 1965 die erste Novellierung des Gesetzes mit der Festschreibung einer 3-jährigen Ausbildung, wie sie schon Agnes Karll 1903 gefordert hatte.

In der **Gesetzesnovelle von 1985** wurde der Theorieteil mit 1600 Std. festgelegt, was einer Vervierfachung seit 1957 entsprach und die steigenden Anforderungen an den Beruf illustriert. Erstmals wurden Ausbildungsziele benannt.

Die Wiedervereinigung führte zu einer Integration der Pflegefachkräfte aus den neuen Bundesländern in das bestehende System der Bundesrepublik.

Seit dem 1. Januar 2004 ist die Krankenpflege gesetzlich neu geregelt. Die Einbeziehung von Prävention und Rehabilitation verdeutlicht eine neue Ausrichtung.

Parallel zur geschichtlichen Entwicklung der Pflege entwickelte sich die Fürsorge für alte und pflegebedürftige Menschen. Die Pflege alter und kranker Menschen war über Jahrhunderte hinweg selbstverständliche Aufgabe der Familie. Erste Ansätze einer **stationären Altenbetreuung** gehen auf das 13. Jahrhundert zurück. Ende des 19. Jahrhunderts wurden erste Alten- und Pflegeheime errichtet. Nach dem 2. Weltkrieg nahm deren Zahl deutlich zu.

> **MERKE** Im Jahr 2015 wurden nach Angaben des Statistischen Bundesamtes 783 000 Menschen in 13 600 Pflegeheimen betreut. Schätzungen gehen von einem Bedarf für über 800 000 Bewohner bis zum Jahr 2020 aus. [8]

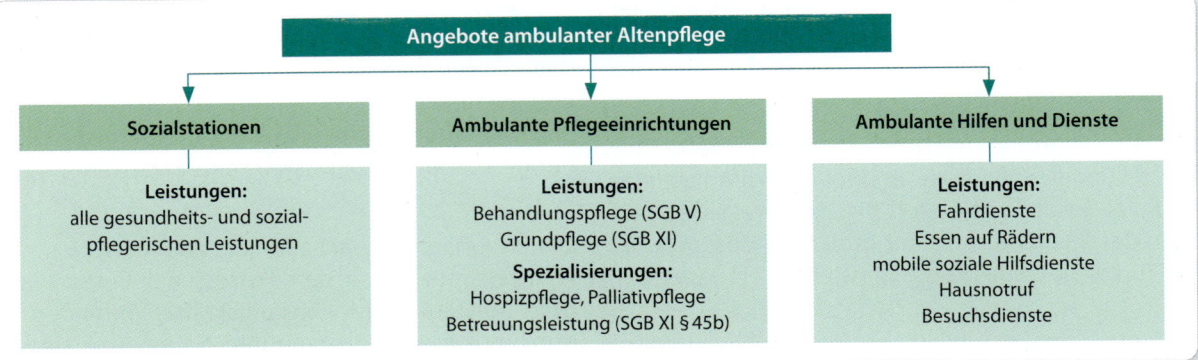

Abb. 2.2: Struktur der ambulanten Altenpflege

Seit dem 1. August 2003 wird die **Ausbildung in der Altenpflege** durch ein Bundesgesetz geregelt. Die Ausbildung dauert drei Jahre – diese Zeit gilt auch für Umschulungen. Eine Verkürzung ist bei entsprechender Berufserfahrung möglich. Die Berufsbezeichnung „Altenpflegerin" bzw. „Altenpfleger" ist nach dem Gesetz geschützt.

Die Entwicklung der **ambulanten Pflege** (Abb. 2.2) geht auf Theodor Fliedner (S. 23) zurück.

Neuentwicklung der Pflegeausbildung (April 2017): Die Ausbildung zur Krankenpflege wird es in der bisherigen Form nicht mehr geben. Sie soll durch eine **generalistische Pflegeausbildung** ersetzt werden.

Die Ausbildung zur Alten- oder Kinderkrankenpflege soll erhalten bleiben. In den ersten beiden Ausbildungsjahren sollen die für alle gemeinsamen Lerninhalte zur Pflege vermittelt werden. Danach, im dritten Ausbildungsjahr, kann die generalistische Ausbildung fortgesetzt oder zwischen Kinderkranken- oder Altenpflege gewählt werden. Einen Einzelabschluss in der Krankenpflege wird es künftig nicht mehr geben.

Das ermöglicht Auszubildenden der Alten- oder Kinderkrankenpflege, sich erst nach dem zweiten Ausbildungsjahr endgültig für einen der beiden Abschlüsse entscheiden zu müssen.

Wer nach dem zweiten Jahr seine Ausbildungszeit beendet, kann den Abschluss zur Pflegeassistenz erlangen. Die anschließenden Einsatzmöglichkeiten sind flexibel. [10]

> **TIPP** Weitere Informationen finden Sie unter: https://www.bundesregierung.de/Content/DE/Artikel/2016/01/2016-01-13-reform-pflegeberufe.html.

2.2 Berufliches Selbstverständnis

> **DEFINITION** Unter einem **Beruf** versteht man generell eine Tätigkeit, die zum Zweck des Lebensunterhalts ausgeübt wird. Allerdings sind weitere Bedingungen daran geknüpft: Es muss eine Tätigkeit sein, die in einem bestimmten Rahmen stattfindet (z. B. Produktion, Dienstleistung) und die zu ihrer Ausübung einer Ausbildung bedarf.

Nicht alle ausgeübten Tätigkeiten sind Berufe. In der Altenpflege kann man z. B. erst seit 1960 von einem Beruf sprechen, den Beruf der Kosmetikerin gibt es erst seit 2003. Neben dieser formalen Beschreibung gibt es aber auch historisch gewachsene Merkmale, die einen Beruf kennzeichnen. Ein Beruf unterscheidet sich von einem anderen durch

- eine berufsspezifische Sprache,
- ein spezielles Wissen,
- eine bestimmte Kompetenz,
- die Bedingungen der Ausübung,
- eine Berufsethik,
- spezifische Fehlermöglichkeiten.

Pflegesprache

Jeder Beruf hat seine eigene Sprache, die dazu geeignet ist, die Kommunikation innerhalb der Gruppe eindeutig zu gestalten und langwierige Erläuterungen zu umgehen. Diese wird in der Ausbildung vermittelt und mit zunehmender Komplexität des Berufsgegenstands ebenfalls komplexer.

Die eigene Sprache führt aber auch zur Entwicklung eines Wirgefühls und von Sprachformen, die sie von anderen Berufsgruppen abgrenzen und die für Außenstehende nicht immer zu verstehen sind.

Dies ist dann kontraproduktiv, wenn die Mitglieder der Berufsgruppe nicht mehr in der Lage sind, sich anderen gegenüber so verständlich zu machen, dass diese sie verstehen.

Berufliches Wissen

Berufliches Wissen ist zum einen das im Rahmen der Berufsausbildung erworbene Wissen, welches in der Anwendung verfestigt wird und über Fort- und Weiterbildung aktualisiert werden muss. Dieses Wissen bezeichnet man auch als hartes Wissen, da es im Wesentlichen auf Fakten beruht. Daneben gibt es das sogenannte weiche Wissen. Man versteht hierunter das Erfahrungswissen.

Berufliche Kompetenz

Unter Kompetenz wird allgemein die Fähigkeit zu selbstständigem Handeln verstanden, aber auch die Möglichkeit, bestimmte Dinge tun zu dürfen oder vorhandene Kompetenzen zu überschreiten. Zunehmend wird der Begriff im Sinne von „qualifiziert sein" verwendet.

Im beruflichen Zusammenhang geht es um die Fähigkeit, Probleme selbstständig zu erkennen und sachgerecht zu lösen. Hierfür sind neben Wissen auch persönliche Fähigkeiten erforderlich, die sich als berufliche Kompetenz zeigen.

Berufliche Kompetenz lässt sich in drei Kernkompetenzen aufteilen:
- **Fachkompetenz:** die Fähigkeit und Bereitschaft, Aufgabenstellungen selbstständig, fachlich richtig und methodengeleitet zu bearbeiten und das Ergebnis zu beurteilen.
- **Selbstkompetenz** (persönliche Kompetenz): die Fähigkeit und Bereitschaft des Menschen, als Individuum die Entwicklungschancen, Anforderungen und Einschränkungen in Beruf, Familie und öffentlichem Leben zu klären, zu durchdenken und zu beurteilen, eigene Begabungen zu entfalten sowie Lebenspläne zu fassen und fortzuentwickeln.
- **Sozialkompetenz:** die Fähigkeit und Bereitschaft, soziale Beziehungen und Interessenlagen, Zuwendungen und Spannungen zu erfassen und zu verstehen sowie sich mit anderen rational und verantwortungsbewusst auseinanderzusetzen und zu verständigen.

Von diesen Kernkompetenzen leiten sich wiederum andere Kompetenzen ab, z. B. kommunikative Kompetenz als Teilkompetenz sozialer Kompetenz.

Der Begriff der Kompetenz weist über das „Fachwissen" deutlich hinaus. Es geht nicht nur um den Erwerb von Wissen und Fähigkeiten beim Lernen, sondern auch um die Fähigkeit zu deren Anwendung. Daher wird als Ziel der beruflichen Bildung die **Handlungskompetenz** (Abb. 2.3) gesehen.

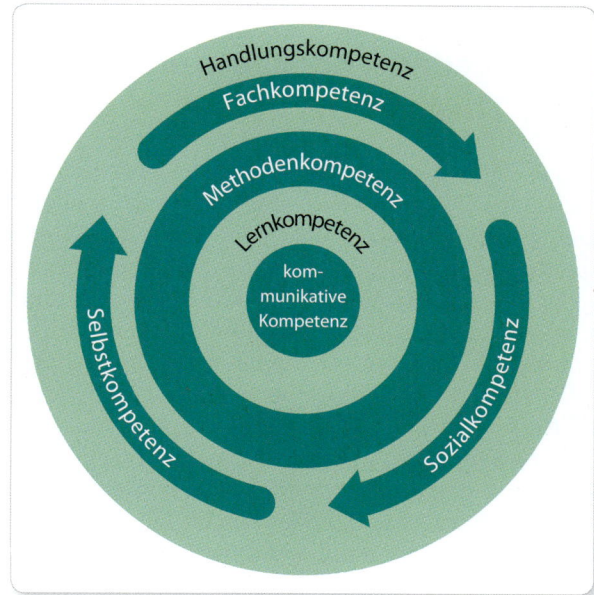

Abb. 2.3: Handlungskompetenz (nach: Müller/Seidel)

2.3 Aufgaben und Tätigkeitsfelder der Gesundheits- und Pflegeassistenz

Im Unterschied zur Gesundheits- und (Kinder-)Krankenpflege oder zur Altenpflege sind die Ausbildungen in der Gesundheits- und Pflegeassistenz nicht in einem Bundesgesetz geregelt. Sie unterliegen den Regelungen durch das jeweilige Bundesland. Deshalb existieren verschiedene Berufsbezeichnungen und auch die Ausbildungsdauer und -inhalte variieren sehr stark.

Pflegeassistenten arbeiten in der Regel unter der Aufsicht von Pflegefachkräften. Sie übernehmen bestimmte definierte Tätigkeiten aber auch selbstständig. Dabei zeichnet sich Handlungskompetenz (Abb. 2.3) auch dadurch aus, dass die Pflegeassistentin einschätzen kann, welche Aufgaben sie selbstständig durchführen kann und welche der Fachkraft vorbehalten sind.

Berufliche Einsatzgebiete für Pflegeassistenten finden sich u. a. in
- stationären Kranken- und Altenpflegeeinrichtungen (Klinik, Pflegeheim, Kurzzeitpflege),
- ambulanten Pflegediensten,
- Rehabilitationseinrichtungen.

2.4 Modelle, Konzepte und Theorien der Pflege

Lange Zeit wurden kranke und alte Menschen einfach nach bestem Wissen und Gewissen gepflegt. Der älteste bekannte Text, der über die Pflege geschrieben wurde, stammt von Florence Nightingale. Ihre Erfahrungen in der Krankenpflege sammelte sie in den 1850er-Jahren im Krimkrieg, als sie kranke und verwundete Soldaten pflegte. Im Jahr 1859 veröffentlichte sie ihr Buch mit dem Titel „Notes on Nursing", was so viel bedeutet wie „Anmerkungen zur Krankenpflege". Mit ihrem Vorgehen brachte Florence Nightingale einen Stein ins Rollen: Sie thematisierte als Erste, dass die pflegerische Tätigkeit einen Einfluss nimmt auf den Gesundheits- und Pflegezustand eines Menschen. Nach den praxisorientierten Anmerkungen von Nightingale fand die erste theoretische Auseinandersetzung mit Pflege in den USA statt. Die Pflegetheoretikerinnen nahmen sich der Frage an, was Pflege ist.

2.4.1 Begriffserklärungen

Theorien und **Modelle** gibt es in jedem Bereich des Lebens: als Alltagstheorien über andere Menschen oder Kulturen oder als Modelle, die ein reduziertes Abbild der Wirklichkeit liefern.

Modell

Die Aufgabe eines **Modells** ist es, die Wirklichkeit abzubilden. Modelle werden häufig körperlich dargestellt.

Konzept

Unter **Konzept** wird ein geistiges Bild verstanden, das ein Mensch von einer Situation oder einem Zustand hat. So haben die meisten Menschen beispielsweise ein Bild im Kopf, wie sie sich Urlaub vorstellen. Vergleicht man ihre Konzepte, so stellt man fest, dass es nicht das eine, stets passende Konzept von Urlaub gibt. Die einen Menschen verstehen unter Urlaub möglichst viel Sport zu treiben, andere Menschen hingegen Strand und mindestens 25 °C im Schatten.

In vergleichbarer Weise kann das Konzept eines Pflegebedürftigen von dem der Pflegenden abweichen. Mag es im Verständnis (Konzept) der Harnkontinenz für den Pflegebedürftigen noch völlig in Ordnung sein, dass er unter einem sehr leichten Harnträufeln leidet, z. B. weil er dieses seit Jahrzehnten gewohnt ist, so mag es dem Verständnis der Pflegenden nach eine „echte" Harninkontinenz sein, die umfassende pflegerische Maßnahmen erfordert.

Dass die Konzepte von Pflegebedürftigen und Pflegenden immer wieder voneinander abweichen, ist verständlich und kann nicht vermieden werden. Umso wichtiger ist es deshalb, die jeweiligen Konzepte und Auffassungen miteinander zu klären, um die Pflege im Sinne des zu pflegenden Menschen zu gestalten.

> **MERKE** Für eine gemeinsame Wissensbasis und um die Qualität der Pflegepraxis weiterzuentwickeln, sind Konzepte zwingend notwendig [3; S. 13].

Pflegetheorien

So, wie es nicht nur in der Pflege, sondern in jedem Bereich des Lebens konzeptuelle Modelle gibt, so gibt es auch in jedem Bereich des Lebens Theorien. In der Pflege spricht man von **Pflegetheorien.** Der Unterschied zwischen einem konzeptuellen Modell und einer Theorie liegt im Abstraktionsgrad: Theorien sind konkreter als konzeptuelle Modelle.

> **DEFINITION** Sabine Bartholomeyczik, eine deutsche Pflegewissenschaftlerin, und andere definieren Theorie wie folgt: eine Theorie ist „ein System von Aussagen zur Erklärung von Sachverhalten. Die elementaren Bausteine einer Theorie sind theoretische Begriffe, die durch Aussagen über deren Beziehung zueinander (…) miteinander verbunden sind." [1; S. 113]

Die Theorien, die in der Pflege verwandt werden, können direkt aus der Pflege stammen, z. B. von Pflegetheoretikern, oder aus anderen Wissenschaften, z. B. aus der Psychologie oder aus der Sozialwissenschaft. In diesen Fällen spricht man von **Bezugswissenschaften.**

Modelle, Konzepte und Theorien der Pflege

Bedürfnistheorien

Im Mittelpunkt der **Bedürfnistheorien** steht, die Grundbedürfnisse des Menschen, z. B. Essen und Schlafen, zu befriedigen. Ist einem Menschen dies aus eigener Kraft nicht möglich, so ist es Aufgabe der Pflegenden, ihn hierbei zu unterstützen. Die erste Vertreterin der Bedürfnistheorien war **Virginia Henderson**, die im Auftrag des **International Council of Nursing (ICN)** der Frage „Was ist Pflege?" nachging. Eine weitere sehr bekannte Bedürfnistheorie stammt von **Dorothea Orem** (S. 28); sie beschäftigt sich mit dem Thema Selbstfürsorge [7; S. 20].

Interaktionstheorien

Interaktion ist ein zwischenmenschlicher Prozess. Die **Interaktionstheorien** beschäftigen sich mit Prozessen zwischen einem Menschen, der Hilfe benötigt, und einem anderen Menschen, der Hilfe geben kann. Die Pflegende und der pflegebedürftige Mensch beeinflussen sich wechselseitig und treten miteinander in Beziehung. Überdies spielen Vertrauen und die persönliche Entwicklung bei diesem theoretischen Ansatz eine große Rolle. Eine Vertreterin der Interaktionstheorien ist z. B. **Imogene King** (1923–2007).

Humanistische Theorien

Die Vertreterinnen der **humanistischen Theorien** verstehen Pflege als Dialog zwischen Patient und Pflegeperson. Den Menschen zu betreuen und für ihn zu sorgen, ist der Kern der humanistischen Theorien. Zu den Theoretikerinnen dieses Ansatzes zählen z. B. **Josephine Paterson** und **Loretta Zderad**; in ihrer gemeinsamen Theorie stehen Pflegephänome im Vordergrund, beide haben einen beruflichen Hintergrund in der psychiatrischen Pflege [7; S. 163].

Ergebnistheorien

Für die Vertreterinnen der **Ergebnistheorien** zählt vor allem das Ergebnis, das durch Pflege erzielt wird. Der Weg zum Ziel gilt dabei als zweitrangig. Als wichtig gilt in diesem Theoriezweig, dass sich der Mensch in einem harmonischen Gleichgewicht befindet. Vertreten wird dieser Ansatz z. B. durch **Martha Rogers** und ihr sogenanntes Energiefeldmodell [7; S. 141].

Ziele von Pflegetheorien

Die ersten Theorien, die in den USA und ausschließlich von Frauen entwickelt wurden, hatten das Ziel, zu beschreiben, was Pflege ist und welche Aufgaben sowie Ziele sie hat. Da die Theorien jeweils die gesamte Pflege beschreiben sollten, blieben sie sehr abstrakt. Die Theorien „der ersten Stunde" haben daher eines gemeinsam: Sie lassen sich nicht oder nur schwer in der pflegerischen Praxis anwenden. Dies hat zur Folge, dass das Wissen um die ersten Theorien nicht oder nur sehr selten in der Praxis angekommen ist [9; S. 51].

2.4.2 Ausgewählte Pflegetheorien

Eine Pflegetheorie, die noch heute relevant ist, wurde von Virginia Henderson entwickelt. Ihre Theorie sowie drei weitere Pflegetheorien, die in Deutschland weitverbreitet sind, werden nachfolgend beschrieben.

Hendersons Theorie der Bedürfnisse

Virginia Henderson (1897–1996) war eine amerikanische Krankenschwester. Nach jahrelanger Erfahrung in der Praxis war sie in der Ausbildung von Pflegefachkräften tätig. Ihr Hauptanliegen war, zu beschreiben, welche Aufgaben die Pflege hat, und diese Aufgaben wissenschaftlich zu begründen. Sehr wichtig war ihr, die Pflege als selbstständiges Aufgabengebiet zu etablieren und nicht einfach als einen Teil der Medizin zu sehen [7].

Die **Bedürfnisse** und **Lebensaktivitäten** eines Menschen sind ein zentraler Bereich der Pflegetheorie nach Henderson. Im Gegensatz zu den meisten anderen Theorien ihrer Zeit hatte Henderson die Pflegepraxis sehr klar vor Augen. Pflege verstand sie als Hilfe zur Selbsthilfe: Ihrer Auffassung nach sollten Pflegende Hilfestellungen leisten, damit der Pflegebedürftige so rasch wie möglich wieder selbstständig seinen Bedürfnissen nachkommen kann. Henderson listete **15 Aktivitäten** auf, bei denen die Pflegenden bei Bedarf unterstützen sollten:

- Normal atmen
- Ausreichend essen und trinken
- Körperliche Abfallprodukte ausscheiden
- Sich bewegen und an der Körperhaltung arbeiten
- Schlafen und ruhen
- Passende Kleidung aussuchen, sich an- und auskleiden
- Durch entsprechende Bekleidung und Veränderung der Umwelt die Körpertemperatur im Normalbereich halten
- Den Körper reinigen, pflegen und die Haut schützen

- Selbstgefährdung und Gefährdung anderer vermeiden
- Durch Äußerung von Gefühlen, Bedürfnissen, Ängsten usw. mit anderen kommunizieren
- Sich entsprechend seiner Religion betätigen vermittelt, etwas Sinnvolles zu leisten
- Eine befriedigende Arbeit ausüben
- Spielen oder an Freizeitaktivitäten teilnehmen
- Lernen, entdecken oder die Neugier befriedigen, die eine ‚normale' Entwicklung und Gesundheit zur Folge hat
- Die vorhandenen Gesundheitsversorgungseinrichtungen nutzen [7; S. 47]

Hendersons Theorie besitzt auch heute noch eine große Relevanz für die praktische Pflege.

Orems Selbstfürsorge-Defizit-Theorie

Dorothea Orem war eine amerikanische Krankenschwester und Pflegepädagogin. Darüber hinaus war sie als Pflegedirektorin sowie als Pflegeberaterin in einer US-Behörde tätig. Während Henderson ihren Blick auf die Bedürfnisse eines Menschen legte, konzentrierte sich Orem auf die Selbstfürsorgekompetenz des Menschen. Unterstützungsbedarf durch professionell Pflegende sah Orem erst dann, wenn die Familie und nahestehende Personen die Pflege nicht mehr leisten können.

Das größte Ziel der professionellen Pflege ist laut Orem, die Selbstfürsorgekompetenz eines Menschen wiederherzustellen. Aus diesem Grund übernimmt die Pflegende auch nur die Aufgaben der Selbstfürsorge, zu denen der Pflegebedürftige nicht mehr in der Lage ist. Pflegetätigkeiten kann sie vollständig oder unterstützend übernehmen oder anleiten.

In der Theorie der Selbstfürsorge geht es Orem vor allem um die Fähigkeiten, die ein Mensch besitzt, um selbst für sich zu sorgen. Dabei berücksichtigt sie, dass sich die Selbstfürsorgefähigkeiten eines Menschen ändern können. Dadurch wird deutlich, dass Orems Theorie unterschiedliche Altersgruppen berücksichtigt hat. Geht man davon aus, dass sich Menschen auch im Alter noch entwickeln, so wird deutlich, dass neben Kindern auch alte Menschen eine besondere, eben entwicklungsbedingte Selbstfürsorge aufweisen [7].

Fördernde Prozesspflege nach Krohwinkel

Vermutlich hat sich keine deutsche pflegewissenschaftliche Einzelstudie so sehr auf die Pflegetheorie ausgewirkt wie jene von **Monika Krohwinkel.** Die Studie wurde 1987, als die Pflegeforschung in Deutschland noch in den Kinderschuhen steckte, durchgeführt. Untersucht wurde die Pflege von Apoplexie-Patienten im Krankenhaus. [4; S. 9]

Den Namen Krohwinkel bringen viele Pflegende mit den Aktivitäten, Beziehungen und existenziellen Erfahrungen des Lebens, kurz ABEDL® genannt, in Verbindung. Von vielen Seiten werden die ABEDL® als Modell, Theorie, Konzept o. Ä. bezeichnet. Monika Krohwinkel selbst spricht in ihrem Buch von der fördernden Prozesspflege und bezeichnet diese als System [8]. Auch wenn die ursprünglichen Erkenntnisse zu diesem System im Krankenhausbereich liegen, so findet die fördernde Prozesspflege vor allem in der Altenpflege starken Anklang. Viele Pflegende oder auch Einrichtungen der Altenpflege sprechen davon, „nach Krohwinkel" zu pflegen. Die Erkenntnisse und theoretischen Überlegungen, die Krohwinkel durch ihre Studie gewonnen hat, haben einen sehr starken Praxisbezug.

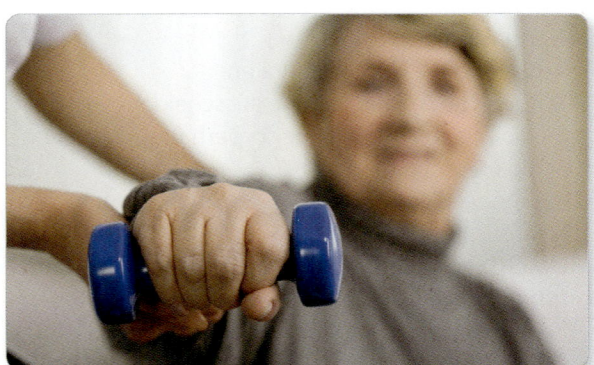

Abb. 2.4: Anleitung zur Kräftigung der Muskulatur, um Alltagsverrichtungen wieder alleine durchführen zu können

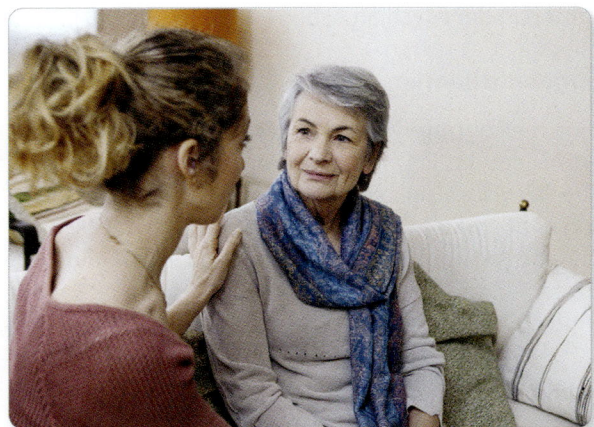

Abb. 2.5: Fördernde Prozesspflege hat zum Ziel, sowohl die pflegebedürftige Person als auch ihre Bezugspersonen zu begleiten, zu unterstützen und zu fördern.

Auf Basis des theoretischen Konzepts entwickelte Krohwinkel die 13 ABEDL®:
- Kommunizieren können
- Sich bewegen können
- Vitale Funktionen des Lebens aufrechterhalten können
- Sich pflegen können
- Essen und trinken können
- Ausscheiden können
- Sich kleiden können
- Ruhen, schlafen und sich entspannen können
- Sich beschäftigen, lernen und entwickeln können
- Die eigene Sexualität leben können
- Für eine sichere und fördernde Umgebung sorgen können
- Mit existenziellen Erfahrungen umgehen und sich dabei entwickeln können

MERKE Die ABEDL® „Kommunizieren können", „Sich bewegen können" und „Vitale Funktionen aufrechterhalten können" haben eine übergeordnete Bedeutung und beeinflussen die übrigen ABEDL®. Die ABEDL® „Mit existenziellen Erfahrungen umgehen und sich dabei entwickeln können" steht nicht für sich, sondern wirkt in jeder anderen Lebensqualität.

Roper, Logan und Tierney: Modell der Lebensaktivitäten (LA)

1980 stellten die britischen Pflegeforscher **Nancy Roper, Winifred Logan und Alison Tierney** das „Modell des Lebens" als erstes europäisches Pflegemodell vor. Jeder Mensch führt Aktivitäten aus, die man beobachten kann und die allen gemeinsam sind. Diese Verhaltensweisen nennen Roper, Logan und Tierney Lebensaktivitäten (LA). Basis des Modells sind folgende Lebensaktivitäten:
- Für eine sichere Umgebung sorgen
- Kommunizieren
- Essen und trinken
- Ausscheiden
- Sich sauber halten und kleiden
- Die Körpertemperatur regulieren
- Sich bewegen
- Arbeiten und spielen
- Sich als Mann oder Frau fühlen und verhalten
- Schlafen
- Sterben

Ein Mensch unterscheidet sich vom anderen dadurch, wie er seine Lebensaktivitäten ausführt, wie oft er sie ausführt, wo er sie ausführt, wann er sie ausführt, warum er sie ausführt, was er über sie weiß, welche Überzeugungen und welche Haltung er ihnen gegenüber hat. Zwischen den einzelnen Lebensaktivitäten gibt es eine enge Wechselbeziehung.

Die Lebensaktivitäten jedes Menschen liegen innerhalb einer Spanne von völliger Unabhängigkeit bis zu völliger Abhängigkeit. Der Mensch hat das Bestreben, eine maximale Unabhängigkeit zu erreichen. Für diese Unabhängigkeit spielen das Lebensalter und die damit verbundenen Einschränkungen eine große Rolle.

Pflegebedarf besteht, wenn der Betroffene die Lebensaktivität nicht mehr selbst ausführen kann. Die Pflegende wirkt dabei beratend, begleitend, unterstützend, anleitend, helfend und das Wohlbefinden fördernd.

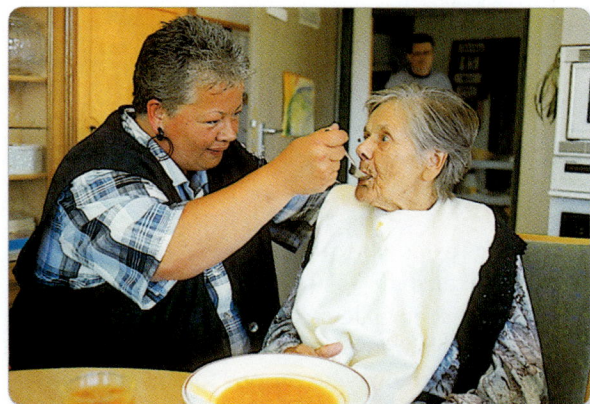

Abb. 2.6: Pflegebedürftigkeit eines alten Menschen bei Demenz

MERKE Das pflegerische Ziel bei Roper u. a. ist, dem Betroffenen die Situation zu erleichtern, Gefahren vorzubeugen, die Selbstständigkeit zu unterstützen und die Abhängigkeit zu verringern.

Aufgaben
Informieren Sie sich über weitere bedeutende Pflegewissenschaftlerinnen und ihre Pflegemodelle. Tragen Sie die Informationen als Steckbrief im Klassenverband zusammen.

Recherchieren Sie das Leitbild Ihrer Praxiseinrichtung: Welches Pflegemodell liegt diesem zugrunde?

2.5 Arbeiten im Team

Teamarbeit in der Pflege findet häufig in einem bestimmten Rahmen statt, z. B. mit
- Mitarbeitern einer Station,
- Mitarbeitern eines kleinen Pflegedienstes,
- Mitarbeitern einer besonderen Einheit in einem Pflegedienst, z. B. Palliativpflegeteam.

Das bedeutet aber auch, dass die Zusammensetzung nicht auf freiwilliger Entscheidung beruht, sondern Teil der Einrichtungsstruktur ist.

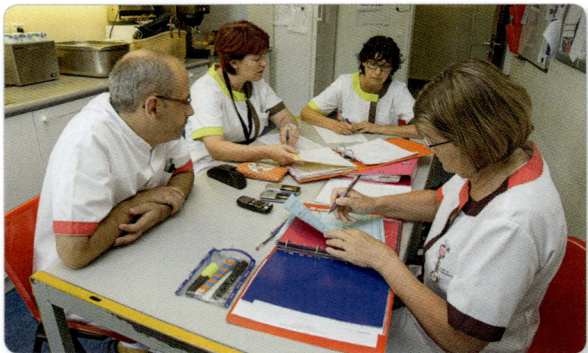

Abb. 2.7: Pflegeteam

Einige den Teams allgemein zugeschriebene Kennzeichen gelten auch für Teams in der Pflege:
- Das Team ist eine kleine Gruppe, in der alle Mitglieder unmittelbaren Kontakt zueinander haben.
- Es handelt sich um eine Gruppe mit bekanntem Arbeitsauftrag, d. h., es wird zielorientiert gearbeitet.
- Es herrscht ein kooperativer Arbeitsstil.
- Die Verantwortung für die Zielerreichung wird von allen getragen.
- Es gibt ein Zusammengehörigkeitsgefühl (Teamgeist).
- Es entsteht ein Zusammenhalt der Teammitglieder (Gruppenkohäsion).

2.5.1 Organisation von Teamarbeit in der Pflege

Es existieren verschiedene Formen der Arbeitsorganisation in der Pflege (Pflegesystem). In einem Pflegesystem ist festgelegt, wie die Abläufe organisiert werden und wie sich die Verantwortung verteilt.

Bezugspflege
- Eine Pflegeperson übernimmt konstant und über einen längeren Zeitraum die Pflege mehrerer Patienten.
- Sie trägt die gesamte Verantwortung, auch für die administrativen Aufgaben der Pflege sowie für die ihr zugeteilten Pflegeschüler und ungelernten Pflegemitarbeiter.
- Dieses Pflegesystem orientiert sich stark an den Bedürfnissen des Pflegebedürftigen.

Funktionspflege
- Funktionspflege verläuft tätigkeitsorientiert (eine Pflegende übernimmt das Bettenmachen, eine andere das Blutdruckmessen) anstatt prozessorientiert.
- Die ordnungsgemäße Erfüllung pflegerischer Funktionen hat einen höheren Stellenwert als die Bedürfnisse der Patienten.

Primary Nursing in der ambulanten und stationären Pflege

> **DEFINITION** Primary Nursing ist die Durchführung von umfassender, kontinuierlicher, koordinierter und individualisierter Pflege durch die Primary Nurse, die über Autonomie, Rechenschaftspflicht und die Autorität verfügt, als verantwortliche Pflegeperson für ihre Patienten zu handeln. [5]

Bei dieser Form der Pflegeorganisation stehen
- das Streben nach Pflegequalität,
- die Kontinuität der Pflege und
- die klare Zuständigkeit für den einzelnen zu Pflegenden vom Beginn bis zum Ende der Pflege

im Vordergrund.

Sowohl in der stationären wie in der ambulanten Pflege bekommt jeder Pflegebedürftige eine Pflegefachkraft als Primary Nurse (PN) zugeordnet.

> **MERKE** In der Praxis werden meist sowohl in stationären als auch in ambulanten Einrichtungen Mischformen der vorgestellten Pflegesysteme angetroffen.

2.5.2 Zusammenarbeit mit anderen Berufsgruppen im Gesundheitswesen

Die Pflegeberufe sind eingebunden in ein **Netzwerk von Hilfen,** die dem kranken oder alten Menschen ermöglichen, seinen Alltag zu bewältigen.

Medizinische Berufe

Die Zusammenarbeit mit Ärzten und Ärztinnen ergibt sich sowohl im Krankenhaus als auch in der Praxis, den beiden Hauptfeldern ärztlicher Berufsausübung (Abb. 2.8). Zusätzlich zu ihrer Grundausbildung spezialisieren sich Ärzte für besondere Gebiete der Medizin, in denen sie als sogenannte Fachärzte tätig sind, z. B. Facharzt für Innere Medizin, Allgemeinmedizin, Chirurgie, Onkologie. Darüber hinaus haben Ärzte häufig eine Zusatzweiterbildung (Geriatrie, Palliativmedizin, Schmerztherapie etc.).

Therapeutische Berufe

Physiotherapeuten

Physiotherapie, umgangssprachlich Krankengymnastik genannt, zielt darauf ab, natürliche (physiologische) Bewegungsabläufe herzustellen oder wiederzuerlangen. Damit verbunden sind das Wiederherstellen von gestörten Körperfunktionen, das Reduzieren von bewegungsabhängigen Schmerzen sowie das Erhalten oder Fördern der Gesundheit. Physiotherapeuten und Ergotherapeuten arbeiten Hand in Hand. In der Zusammenarbeit mit den Pflegenden geht es besonders darum, die durch Anwendungen erreichten Fähigkeiten in die Pflege einzubeziehen.

Logopäden

Logopädie umfasst die Behandlung von Störungen der Sprache, der Stimme und des Schluckvorgangs. Logopäden sind in diesen Bereichen auch diagnostisch tätig. Besonders bei den nach einem Schlaganfall häufig auftretenden Sprachstörungen versuchen sie, die Kommunikationsfähigkeit zu verbessern. Bei Schluckstörungen erfolgt ein entsprechendes Training sowie eine Anpassung der Lebensmittel an die erhaltenen Fähigkeiten, z. B. Andicken von Flüssigkeiten.

Ergotherapeuten

Ergotherapie soll Menschen durch gezielte Aktivitäten, direkte Förderung und Anpassung der Umwelt wieder in die Lage versetzen, mit Beeinträchtigungen am Leben teilzuhaben. Sie nutzt dabei fallweise auch Techniken der Physiotherapie, hat aber als Ziel immer die Einbindung einer wiedergewonnenen Fähigkeit in den Alltag. Der Einsatz erfolgt auf Verordnung. In Heimen arbeiten z. T. Ergotherapeuten, die auch Aufgaben der Beschäftigungstherapie übernehmen.

Für die Wiedererlangung von Alltagskompetenz ist eine enge Zusammenarbeit aller Berufsgruppen notwendig.

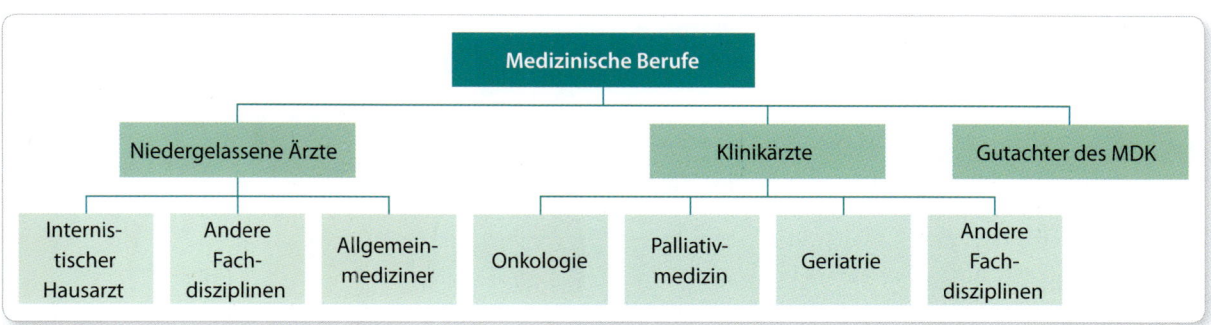

Abb. 2.8: Medizinische Berufe

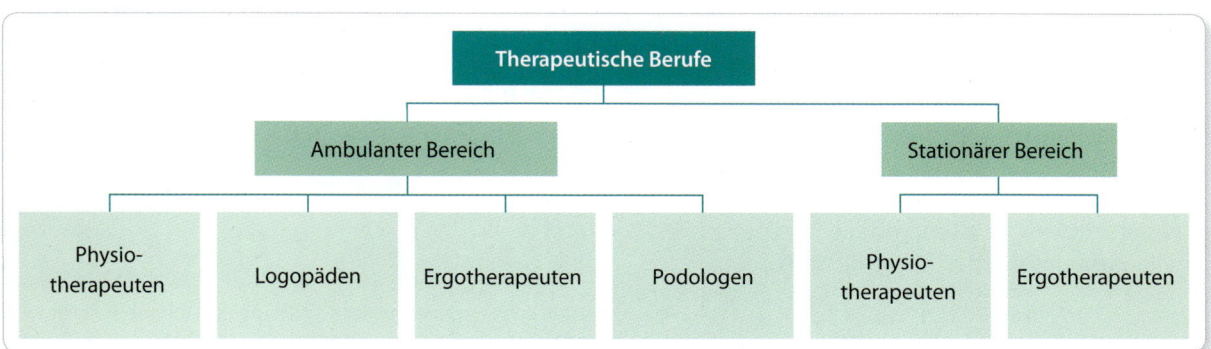

Abb. 2.9: Therapeutische Berufe

Podologen

Fußpflege wurde mit Gesetz vom 4. Dez. 2001 zu einem anerkannten Gesundheitsberuf. Die Bezeichnung „medizinische Fußpflege" ist seitdem an eine geregelte Ausbildung gebunden und geschützt. Aufgabe der Podologie (griech. podos = Fuß) ist es, allgemeine und spezielle Fußpflege durchzuführen, Fußerkrankungen zu erkennen und auf ärztliche Anordnung medizinisch notwendige Behandlungen durchzuführen. Podologen arbeiten in speziellen Einrichtungen (Fußambulanzen) oder in eigenen Praxen. Eine Zusammenarbeit ergibt sich bei Besonderheiten der Grundpflege und insbesondere bei der Versorgung von Menschen mit Diabetes mellitus.

Sozialpädagogische Berufe

Sozialpädagogik ist eine Sozialwissenschaft, die die Bereiche Erziehung, Bildung und den Bereich staatlicher Fürsorge berührt. Dabei ist das Ziel meist, gesellschaftliche Benachteiligung abzubauen – beim alten Menschen häufig aufgrund unterschiedlicher Beeinträchtigungen. Die Unterscheidung in Sozialpädagogen und -arbeiter ist in den neuen Ausbildungsgängen weggefallen, damit auch eine Aufteilung in unterschiedliche Handlungsfelder.

Andere Berufe

- Handwerkliche Berufe, z. B. Orthopädiemechaniker/-schuhmacher, Mitarbeiter von Sanitätshäusern
- Hauswirtschaftliche Berufe, z. B. Hauswirtschafter, Köchinnen, Diätassistentinnen
- Verwaltungsberufe, z. B. Sachbearbeiter der Pflegekassen

> **MERKE** Die Vielzahl der an der Versorgung von Menschen beteiligten Berufsgruppen bringt selbstverständlich Probleme mit sich. Die unterschiedlichen Sichtweisen und Positionen der einzelnen Gruppen müssen zwangsläufig zu Reibungsverlusten und Konflikten führen. Alle Probleme, die in Teams auftreten können, sind wahrscheinlicher, wenn die Zusammenarbeit unterschiedlicher Gruppen erforderlich wird. Auf verschiedener Ebene wird daher versucht, dieses Problem zu lösen und die interprofessionelle Zusammenarbeit zu verbessern.

2.6 Bewältigung von schwierigen beruflichen Anforderungen

2.6.1 Konflikte im beruflichen Alltag

Um einen **Konflikt** (lat. „configere" bzw. „conflictus" = „kämpfen" bzw. „aneinandergeraten") zu bearbeiten, sollte klar sein, um welche Art von Konflikt es sich handelt. So können schon im ersten Schritt Missverständnisse ausgeräumt und Erwartungen und Wünsche formuliert werden, um den Konflikt mit angemessenen Mitteln zu lösen.

Erforderlich sind mindestens zwei Parteien, welche auch in einer Person liegen können. Diese müssen sich in einem gemeinsamen Rahmen befinden (Konfliktfeld) und die Absicht haben, die jeweilige Position durchzusetzen. Hinzu kommt ein gefühlsmäßiger Antrieb, meist aus Angst oder Wut gespeist, der den Konflikt nährt und zur Lösung drängt. Dies unterscheidet Konflikte von Problemen, welche gerade dadurch gelöst werden, dass unterschiedliche Parteien zusammenarbeiten.

Interpersonelle Konflikte, d. h. soziale Konflikte, sind alle Konflikte, an denen mehrere Personen beteiligt sind (Abb. 2.10), z. B. Paarkonflikte, Konflikte in der Pflegebeziehung, Konflikte zwischen Pflegedienstleitung und Pflegeteam.

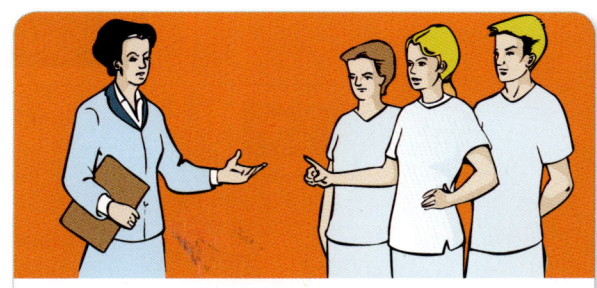

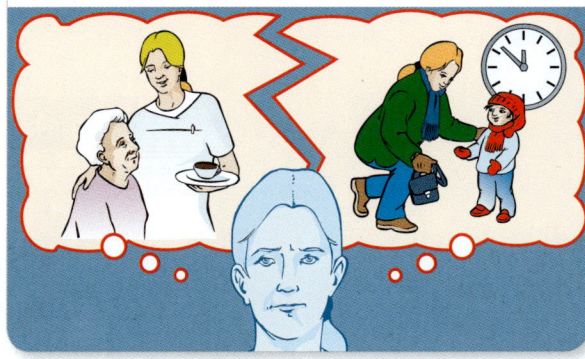

Abb. 2.10: Interpersoneller Konflikt (oben) – intrapersoneller Konflikt (unten)

Intrapersonelle Konflikte, d. h. innere Konflikte, entstehen aufgrund der unterschiedlichen Rollen, die eine Person einnimmt (Abb. 2.10), z. B. wenn diese schwer miteinander vereinbar sind (S. 12).

Konfliktentstehung

Um die **Entstehung eines Konflikts** zu klären, muss herausgefunden werden, welche **persönlichen Motive**, **Positionen** und **Verhaltensweisen** der Betroffenen dahinterstehen (Abb. 2.11). Unbedingt ist ein Gespräch mit allen Beteiligten zu führen, in dem geklärt werden sollte, was hinter dem Verhalten des Einzelnen steckt und wo die Gründe für den Konflikt liegen. Die Pflegende sollte bei Konfliktsituationen, die z. B. Pflegebedürftige betreffen, diese auch im Pflegeteam thematisieren, um die Erfahrungen und Ansichten der anderen Kollegen miteinzubeziehen.

Häufig machen sich Konflikte durch **wahrnehmbare Verhaltensänderungen** der Konfliktpartner vorher bemerkbar:
- auffällige Zurückhaltung
- beginnende Unfreundlichkeit, z. B. offene verbale „Angriffe"
- Rückzug
- Vorenthalten von Informationen
- Handeln hinter dem Rücken oder
- übertriebene Freundlichkeit

In der Reaktion auf diese Verhaltensänderungen ist es ausschlaggebend, welche Verhaltensmöglichkeiten einem Menschen zur Verfügung stehen. Es wird entweder **offensiv und aggressiv** oder mit **Rückzug und abwartend** auf Konflikte reagiert.
- Der **Ausweicher** geht dem Konflikt aus dem Weg.
- Der **Nachgeber** oder **Anpasser** gibt dem Gegenüber nach, um einen Konflikt zu beheben.
- Der **Angreifer** interessiert sich nicht für die andere Konfliktpartei und deren Interessen.
- Der **Kompromissbereite** diskutiert offen und teilt gerecht auf.
- Der **Kooperative** versucht, sinnvolle Lösungen zu finden, die beide Parteien möglichst zufriedenstellen.

Ein Konflikt ist nicht immer negativ zu sehen. Konflikte weisen häufig auf strukturelle oder prozessuale Schwachstellen hin. In einem Konflikt setzt man sich mit den Standpunkten eines anderen Menschen auseinander (Abb. 2.12). Wie diese Auseinandersetzung geführt wird, ist davon abhängig, welche Methoden zur Konfliktlösung den Konfliktparteien zur Verfügung stehen, z. B. das direkte Gespräch, Gewalt, Ausweichen mit Verzicht auf eine Lösung.

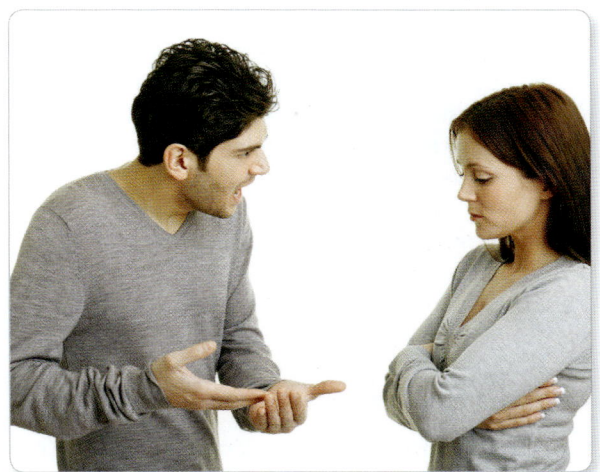

Abb. 2.12: Hilfreich bei der Konfliktanalyse ist es, das eigene Konfliktverhalten zu erkennen und zuordnen zu können.

Konfliktlösungsstrategien

Für die Lösung eines Konflikts gibt es keine generelle oder ideale Regelung. Es gibt aber Modelle, die bei der Behebung helfen können (S. 34).

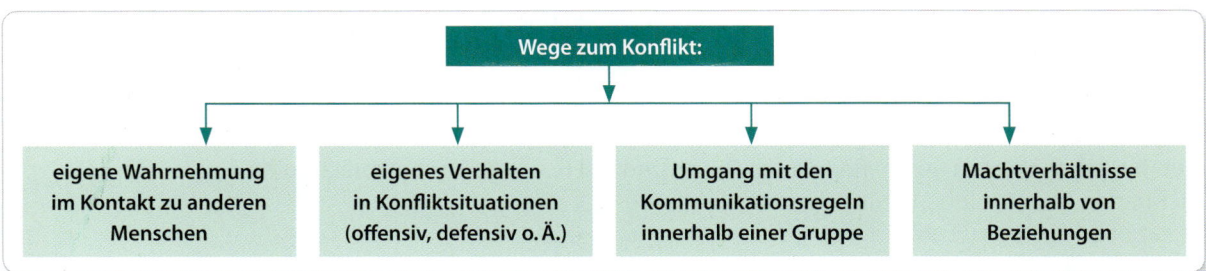

Abb. 2.11: Einem Konflikt liegen immer persönliche Motive, Positionen und Verhaltensweise zugrunde. Sobald eine Beziehung zu anderen Menschen entsteht, besteht das Risiko eines Konflikts. Auch derjenige, der eine Lösung finden will, aber selbst nicht am Konflikt beteiligt ist, hat ein Motiv dafür.

Eine Konfliktregelung sucht immer nach einer Beendigung des Konflikts. Dabei ergeben sich verschiedene Möglichkeiten:
- Durchsetzung der eigenen Interessen (Machtkampf)
- Problemlösung in Kooperation mit den Konfliktparteien
- Anpassung (Nachgeben) und zum Teil Verzicht auf die eigenen Interessen
- Totaler Verzicht auf die Durchsetzung eigener Vorstellungen (Rückzug)

Um einen Konflikt lösen zu können, muss eingeschätzt werden, um welche Art von Konflikt es sich handelt und wer daran beteiligt ist. Ob ein Konflikt gelöst werden kann, hängt immer auch von der Schwere der Auseinandersetzung ab.

Eine **klare Regelung** im Umgang miteinander kann für die Bewältigung von Konflikten eine große Unterstützung sein.

Zu einem guten Umgang miteinander gehören feste Regeln bei der Konfliktbewältigung, wie:
- Zuhören
- Einfühlungsvermögen (Empathie)
- Akzeptanz des Anderen
- Ehrlichkeit in der Auseinandersetzung
- Absprachen/Verträge einhalten

Konflikteinschätzung nach Friedrich Glasl

Grundsätzlich ist es sinnvoll, den zu lösenden Konflikt zuerst einmal auf seine Lösbarkeit hin zu prüfen. Ein anwendbares Modell ist die **Einschätzung der neun Eskalationsstufen nach Friedrich Glasl**.

1. Verhärtung: Standpunkte verhärten sich, prallen aufeinander, Verkrampfungen im Umgang miteinander. Es besteht die Überzeugung, dass Spannungen durch Gespräche lösbar sind. Noch keine Gruppen zu verschiedenen Standpunkten (Lagerbildung), noch keine starren Parteien.

2. Debatte: Schwarz-weiß-Denken, Taktieren und verbale Gewalt, durch Reden über Dritte wird versucht, Verbündete zu gewinnen. Es entstehen Gruppen zu verschiedenen Standpunkten (Lagerbildung).

3. Taten: Es wird nicht mehr geredet, sondern gehandelt. Tatsachen werden geschaffen. Durch Reden und Nichtreden gegenseitige Verunsicherung; Fehlinterpretationen führen zu Fehlverhalten, Misstrauen entsteht. Kein Einfühlen in das Gegenüber möglich.

4. Koalitionen: Klischees werden genährt, Gerüchte über Wissen und Können werden gestreut. Die anderen werden in negative Rollen manövriert und bekämpft. Werben um Anhänger, es werden Koalitionen gebildet. Abstreitbares, unmoralisches Verhalten gegenüber anderen.

5. Gesichtsverlust: Der andere wird öffentlich bloßgestellt und geplant öffentlich verbal angegriffen. Rückwirkend: Andere Vorkommnisse werden umgedeutet (Enttäuschung). Ausstoßen, Verbannen, Isolation entsteht: sozialer Autismus.

6. Drohstrategien: Drohung und Gegendrohung. Forderungen werden aufgestellt: Strafe bei Nichterfüllung – Drohgebärde durch Darstellung der Strafmöglichkeiten. Stress, durch Verkrampfung aus den vorigen fünf Phasen entsteht eigenes Fehlverhalten.

7. Begrenzte Vernichtungsschläge: Werte und Normen des Miteinanders sind verschoben. Keine menschliche Qualität im Umgang miteinander. Begrenzte Vernichtungsschläge als „passende Antwort".

8. Zersplitterung: Der andere wird in seinem Handeln blockiert, lahmgelegt und von Team oder Gruppe isoliert. Gut funktionierende Faktoren des anderen werden zerstört, dadurch verliert das Gegenüber seine Steuerfähigkeit.

9. Gemeinsam in den Abgrund: kein Weg mehr zurück. Totale Konfrontation, Vernichtung bis zum Preis der Selbstvernichtung. Solange der Feind zugrunde geht, ist jedes Mittel recht.

Die verschiedenen Eskalationsstufen können mit verschiedenen Maßnahmen gelöst werden. Konflikte der Stufen 1, 2, 3 können von den Beteiligten selbst gelöst werden. Konflikte der Stufen 4, 5, 6 benötigen einen Moderator oder Mediation von außen. Konflikte der Stufen 7, 8, 9 sollten durch einen Vorgesetzten oder durch Richterentscheid entschieden werden.

Das Konfliktgespräch

Ein **Konfliktgespräch** hat das Ziel, durch Kommunikation den Konflikt konstruktiv zu verarbeiten und einen Kompromiss oder Konsens für die Konfliktbeteiligten zu finden. Es kann nur stattfinden, wenn die Betroffenen zu einem klärenden Gespräch bereit sind.

Für das Konfliktgespräch sollte der Rahmen wie
- Ort,
- Zeit,
- Teilnehmer,
- Moderation

klar, akzeptiert und vorbereitet sein.

Bewältigung von schwierigen beruflichen Anforderungen

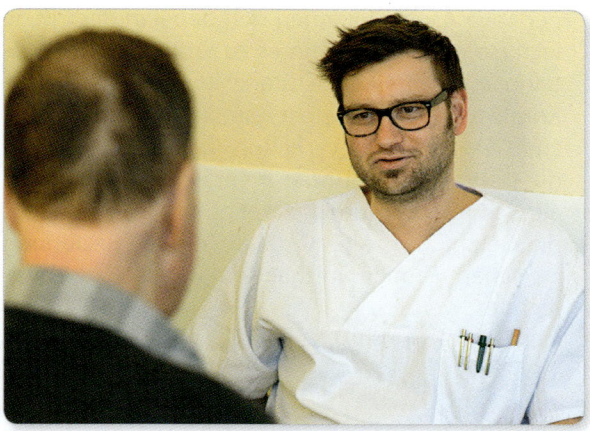

Abb. 2.13: Es ist wichtig, die persönliche Rolle in einem Konfliktgespräch zu definieren. Ist z. B. der Pflegende als Konfliktpartei beteiligt oder tritt er als Vermittler zwischen den Konfliktbeteiligten auf?

Phase	Erscheinungsbild
1. Phase	Anfangs steht ein ungelöster Konflikt im Raum. Über das Mobbingopfer wird gelästert, es kann zu vereinzelten verbalen Angriffen und Schuldzuweisungen kommen.
2. Phase	Der Betroffene ist verunsichert und wird z. B. ausgegrenzt, stark kritisiert, verbal angegriffen und von Informationen abgeschnitten. Der eigentliche Konflikt wird zur Nebensache.
3. Phase	Die Situation eskaliert. Das Mobbingopfer kann sich nicht mehr konzentrieren und macht Fehler. Der Chef reagiert z. B. mit Abmahnung.
4. Phase	Der Betroffene kündigt selbst oder akzeptiert die Kündigung. Oft kommt es zu posttraumatischen Belastungsstörungen.

Tab. 2.1: Das Mobbing verläuft in vier Phasen.

Mobbing

> **DEFINITION** Mobbing (engl. to mob = anpöbeln, angreifen):
> - die Problematik der psychischen Gewalt innerhalb eines Teams oder zwischen Mitarbeiter und Vorgesetzten
> - planmäßige, feindselige, intrigante Handlung über einen längeren Zeitraum, meist mit dem Ziel, das Opfer aus seiner Position zu vertreiben

Mobbing kann entstehen, wenn Arbeitsbelastungen aufgrund von Rahmenbedingungen wie Arbeitszeiten, Räumlichkeiten, unprofessionelle Leitung einer Einrichtung und Konkurrenz untereinander vorhanden sind (Abb. 2.14).

Zu dem **Umgang mit Mobbing** hat sich folgendes Vorgehen bewährt:
- Die Anfertigung eines Schaubilds zur Situation des Mobbingopfers soll klären, wer die Mobber sind. Ist es eine bestimmte Kollegin, Vorgesetzter oder eine Gruppe?
- Nachdem klar geworden ist, wer die Handelnden sind, sollte das Mobbingopfer für sich klären, wie gemobbt wird. Welche Verhaltensweisen lösen das Gefühl aus, planmäßig, feindselig und intrigant behandelt zu werden? Möglicherweise bedarf es der Hilfe von Fachleuten, um diese Gefühle zuzulassen und zu klären.
- Falls es dem Mobbingopfer möglich ist, sollte ein Gespräch mit der Leitung der Einrichtung, der Pflegedienstleitung oder, wenn vorhanden, mit dem **Personalrat/Betriebsrat** geführt werden.

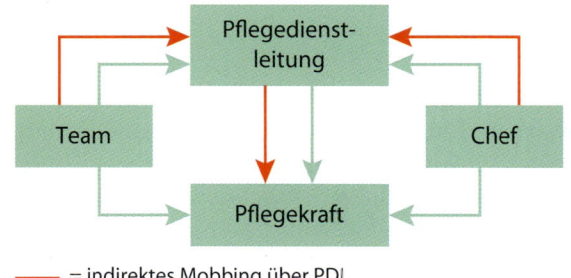

— = indirektes Mobbing über PDL

Die Pfeile machen deutlich, welche beruflichen Kontakte vorhanden sind und aus welcher Richtung gemobbt werden kann. Die rot dargestellten Pfeile signalisieren ein indirektes Mobbing durch das Team oder den Chef über die Pflegedienstleitung. Dieses Schaubild eignet sich auch für andere Hierarchieebenen.

Abb. 2.14: Berufliche Beziehungen und Mobbing

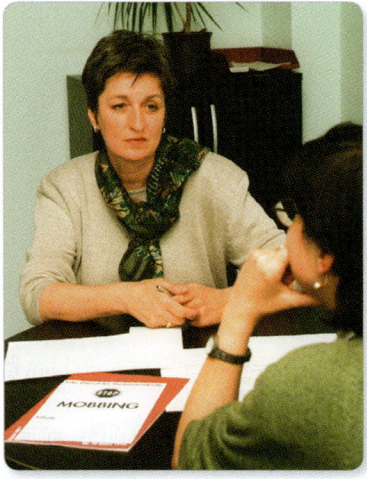

Abb. 2.15: Das Mobbingopfer sollte sich bei Fachleuten oder im Betriebsrat Hilfen und Beistand holen.

Beim offensiven Herangehen an das Problem Mobbing besteht die Chance einer Klärung. Das Öffentlichmachen von Mobbing kann diesem den Boden entziehen, allerdings auch zu einer Verschärfung der Situation beitragen, denn Mobbing ist der Versuch, jemandem Schaden zuzufügen ohne Bereitschaft zur Lösung des zugrunde liegenden Konflikts.

Eine solche Situation allein zu bewältigen ist in den meisten Fällen eine Überforderung. Wichtig ist daher eine Unterstützung durch vertraute Personen oder professionelle Hilfe. In einigen größeren Unternehmen gibt es sogenannte Mobbingbeauftragte. Es finden sich mittlerweile auch viele Institutionen und Initiativen, welche Mobbingopfer unterstützen.

2.6.2 Spannungen in der Pflegebeziehung

Die Pflegebeziehung

Unter Pflegebeziehung wird das Miteinander zwischen dem Pflegenden und dem Pflegebedürftigen verstanden. Diese Beziehung kann von unterschiedlichen Personen und unterschiedlichen Voraussetzungen gestaltet sein und unter unterschiedlichen Bedingungen bestehen.

Es gibt drei unterschiedliche Rahmenbedingungen für die Pflegebeziehung:
- die Pflege in einer stationären Einrichtung, die im eigenen Wohnraum durch Angehörige und die durch einen ambulanten Pflegedienst.
- In einer **stationären Einrichtung** wird die Pflege von professionell ausgebildeten Kräften durchgeführt. Es entsteht eine Beziehung zwischen dem Pflegebedürftigen und der Pflegenden. Angehörige sind in der Regel in die tägliche Pflege nicht eingebunden.

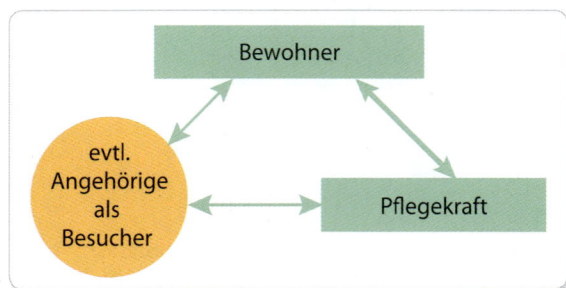

Abb. 2.16: Rahmenbedingungen in der stationären Einrichtung

- Bei der Pflege **im eigenen Wohnraum** durch einen oder mehrere **Angehörige** entsteht ebenfalls eine Pflegebeziehung. Sie besteht vor dem Hintergrund der familiären Beziehung. Sowohl positive als auch negative Aspekte können sich dabei in der Pflege widerspiegeln, z. B. kann es zu Problemen im Umgang mit Nähe und Distanz kommen oder alte Konflikte innerhalb einer Familie können aufbrechen. Da das Kräfteverhältnis in der Pflege durch die Gebrechlichkeit oder mentale Verfassung des alten Menschen auf den Kopf gestellt wird, besteht die Gefahr, dass alte Konflikte, die die Beziehung zwischen Familienmitgliedern belasten, „abgerechnet" werden.

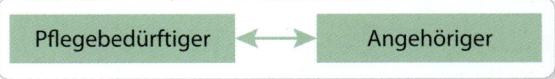

Abb. 2.17: Pflege durch Angehörige im eigenen Wohnraum

- Wird die Pflege im eigenen Wohnraum des Pflegebedürftigen von einem **ambulanten Pflegedienst**, u. U. mit Unterstützung durch einen Angehörigen, erbracht, sind mehrere Menschen mit unterschiedlicher Motivation und Ausbildung an der Pflege beteiligt. Die jeweiligen Wünsche, Erwartungen und Ansprüche an den anderen müssen klar dargelegt werden, um das Verhältnis nicht durch Missverständnisse oder Konkurrenzverhalten zu stören. Es ist wichtig, dass alle Beteiligten miteinander Absprachen bezüglich der Pflege und Versorgung des Pflegebedürftigen treffen.

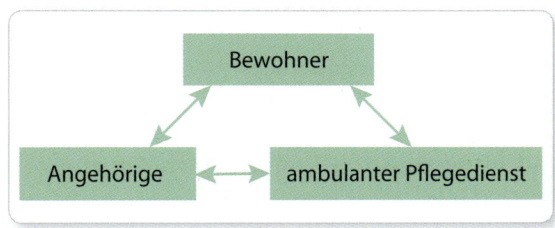

Abb. 2.18: Pflege durch einen Pflegedienst mit Unterstützung durch Angehörige

Die Pflegebeziehung wird maßgeblich durch die **Werte und Normen** (S. 3, 103) der Pflegenden mitgestaltet. Der Umgang mit dem Pflegebedürftigen sollte geprägt sein von Respekt. Das Streben nach Selbstständigkeit und Selbstbestimmtheit des Pflegebedürftigen sollte anerkannt und gefördert werden.

Um diese Ziele zu erreichen, ist eine **professionelle Haltung** der Pflegenden maßgeblich. Neben einer technisch einwandfreien körperbezogenen Pflege sind der Respekt und freundliche Umgang mit dem Pflegebedürftigen eine Voraussetzung für gute Pflege. Wenn es trotzdem zu Problemen kommt, können die Ursachen sowohl beim Pflegebedürftigen als auch bei der Pflegenden liegen.

Die Pflegende zeigt Gefühle und Reaktionen gegenüber dem Pflegebedürftigen. Durch Missverständnisse und eingeschränkte Kommunikation kann es zwischen Pflegebedürftigem und Pflegeperson zu Spannungen kommen (Abb. 2.19). Die Folge können Probleme im Umgang miteinander sein. Aber auch die Verhaltensweisen eines Pflegebedürftigen können Gefühle und Reaktionen bei der Pflegenden auslösen, die zu Schwierigkeiten im Umgang miteinander führen.

Die Sozialisation und Einstellung der Pflegenden ist ausschlaggebend für ihr berufliches Handeln. In der Praxis der Pflege wird deutlich, welches **Menschenbild** eine Pflegende hat (S. 8). Der Umgang mit der Abhängigkeit des Pflegebedürftigen, eine helfende Rolle und auch die geschlechtsspezifische Einstellung sind Aspekte der eigenen Einstellung zu anderen Menschen. Eine Pflegende, die es genießt, Macht über andere Menschen zu haben, wird dies ebenso in die Pflegebeziehung einbringen wie eine Pflegende, die aufgrund ihres Respekts vor anderen Menschen die Wünsche der Pflegebedürftigen gern erfüllt.

Sympathie und Antipathie

> **DEFINITION** **Sympathie:** Zuneigung durch z. B. ein hohes Maß an Übereinstimmung in der Art des Denkens, Erlebens und Fühlens
>
> **Antipathie:** Abneigung, Widerwille; der Gegensatz zu Sympathie

In der Pflegebeziehung bestehen Beziehungen zwischen Menschen, die an der Pflege beteiligt sind und dem Pflegebedürftigen. In einer Beziehung kommt es zur Wahrnehmung der eigenen Gefühle in Bezug zum anderen. Diese Gefühle entscheiden über **Sympathie** oder **Antipathie.** Menschen, die ähnlich denken und fühlen oder ähnlich leben, stellen schneller eine Beziehung her als im umgekehrten Fall. Gerade in der Pflege ist es wichtig, sich über die Bedeutung und Auswirkungen von Sympathien und Antipathien klar zu werden.

Wenn eine Pflegende in ein ihr völlig fremdes Milieu zur Pflege eines Pflegebedürftigen geht, kann durch Neugier und Offenheit auf beiden Seiten Sympathie entstehen, die zu einer guten Zusammenarbeit führt. Es gibt aber auch Situationen, in denen z. B. die Lebensweise (das Milieu) des Pflegebedürftigen irritierend auf die Pflegende wirkt. In einer solchen Pflegebeziehung wird die Professionalität der Pflegenden besonders gefordert.

Um eine professionelle Haltung in solchen Situationen entwickeln zu können, ist Voraussetzung, dass die Pflegende selbst das **Problem erkennt** oder es gemeinsam mit ihren Kollegen in einer Teambesprechung herausfindet. Die Pflegende sollte die **Merkmale, Verhaltensweisen** oder **Situationen** beschreiben, die Antipathie oder Irritationen bei ihr hervorrufen und der Frage nachgehen, was den zu Pflegenden bewegt, so zu leben, oder welche Vorteile ihm sein Verhalten bringen. Nach der Abwägung der verschiedenen Informationen und Sichtweisen aller Beteiligten muss überprüft werden, ob eine professionelle, freundliche Haltung dem zu Pflegenden gegenüber eingenommen werden kann. Wenn dies nicht möglich scheint, ist die Frage zu stellen, was die Pflegende benötigt, um ihre Antipathie zu überwinden oder einen **professionellen Zugang** zu entwickeln. Hierzu könnte es nützlich sein, Vereinbarungen zu treffen, welche die Pflegesituation erleichtern.

> **MERKE** Es ist nicht notwendig und auch nicht Ziel in der professionellen Pflege, jeden Pflegebedürftigen sympathisch zu finden, jedoch muss ein Bezug aufgebaut werden können. Wenn dies nicht möglich erscheint, sollte über einen Tausch der Zuständigkeit nachgedacht werden.

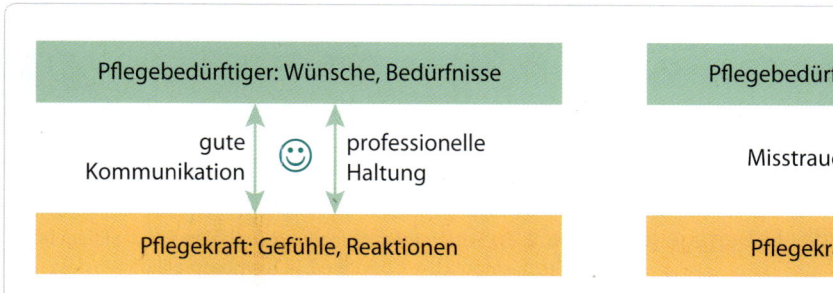

Abb. 2.19: Kommunikation Pflegebedürftiger – Pflegekraft und professionelle Haltung

Ekel und Scham

DEFINITION **Ekel:** gesunder Schutzmechanismus mit Gefühlen der Abneigung und des Widerwillens; ruft psychischen Widerstand und Abscheu hervor, auch schon bei der Vorstellung der Situation oder des „ekligen" Gegenstands

Scham: selbstbewertende, unlustbetonte Gefühlsreaktion, die von vegetativen Erscheinungen, wie Erröten oder Herzklopfen, und bestimmten Verhaltensreaktionen, z. B. Blickvermeidung, Abwenden des Gesichts, begleitet sein kann und durch einen sozialen Kontext bedingt ist: zum einen durch das Eindringen anderer in die eigene Intimsphäre, zum anderen durch die Einsicht in ein tatsächliches oder vermeintliches Versagen gegenüber sozialen Erwartungen und Normen

In der Praxis werden Pflegende oft mit Situationen konfrontiert, die Ekel oder/und Scham auslösen und damit zu negativen Gefühlen führen. In der täglichen Arbeit werden diese Gefühle selten thematisiert, weder von der Pflegenden gegenüber den Pflegebedürftigen noch von diesen gegenüber der Pflegenden. Negative Gefühle anzusprechen ist weitestgehend ein Tabu.

MERKE Ekel und Scham werden von jedem Menschen anders empfunden. Jeder hat andere Grenzen bezüglich dessen, was er als eklig empfindet.

Die Situationen, die bei der Pflegenden Ekel auslösen, empfindet der Pflegebedürftige aus der anderen Perspektive. Er erlebt eine Pflegende, die ihre Arbeit rational und funktional erledigt. Das Ekelgefühl wird nicht offen angesprochen, der Pflegebedürftige bemerkt aber am Verhalten der Pflegenden, dass Grenzen überschritten werden.

Von der Pflegenden wird neben **beruflicher Professionalität**, viel **Verständnis** und hoher **Sensibilität** verlangt, auch in schwierigen Situationen den **Menschen zu sehen,** z. B. wenn eine mit Kot verschmierte Pflegebedürftige zu säubern ist und diese sich in Verkennung der Handlung wehrt und laut schimpft. In solchen Situationen besteht die Gefahr, dass der alte Mensch vom Pflegenden auf das Ekelerregende reduziert wird.

Es ist aber gerade hier notwendig, den Menschen hinter dem Problem wahrzunehmen.
- Wie fühlt sich ein Mensch, der völlig exponiert daliegt und keine Gewalt über seine Ausscheidungen mehr hat?
- Wie mag es einem Menschen damit gehen, dass seine Prothese gepflegt und diese in seinen Mund eingesetzt werden muss?

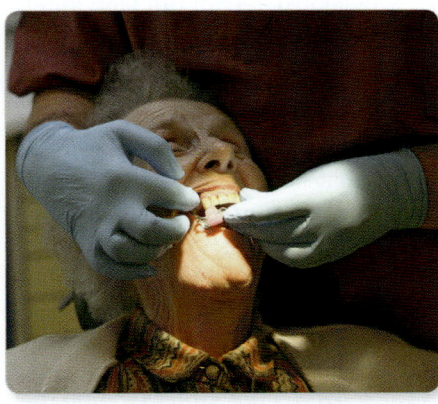

Abb. 2.20: Jeder Mensch empfindet andere Situationen als beschämend.

Gerade in der professionellen Pflege kommt häufig hinzu, dass die Pflegebedürftigen erst dann eine Beziehung zu der Pflegenden aufbauen, wenn sie schon hilfsbedürftig sind. Die Pflege beginnt also in einer Situation der Fremdheit. Diese Situation kann durch die plötzliche Nähe und das zwangsläufige Eindringen in die Intimsphäre, welches mit Pflegehandlungen verbunden ist, Ekel und Scham auslösen. Es können schnell Schamgrenzen überschritten werden, wenn im Mehrbettzimmer der Intimbereich eines Pflegebedürftigen gewaschen wird und er sich von einer ihm relativ fremden Person berühren lassen muss.

Diese Gefühle, die sowohl beim Pflegepersonal wie auch beim Pflegebedürftigen auftreten, sollten thematisiert werden.

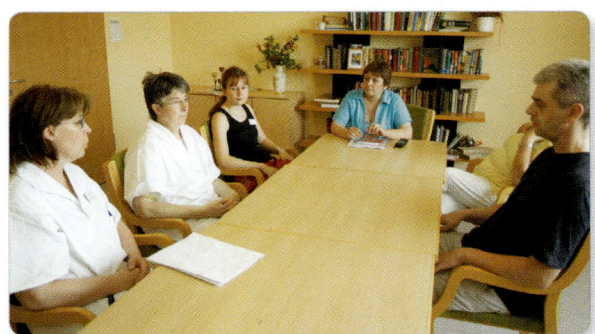

Abb. 2.21: Sich Unterstützung im Team holen: Für die Pflegenden sollte die Möglichkeit bestehen, in Teambesprechungen das Thema Ekel anzusprechen.

Für den Pflegebedürftigen kann die Situation erträglicher werden, wenn die Pflegende
- ehrlich das eigene Empfinden anspricht und gemeinsam mit dem Pflegebedürftigen über Lösungen nachdenkt,
- nach der schmerzhaften, unangenehmen oder belastenden Versorgung etwas positiv Besetztes mit ihm durchführt,
- kulturelle Besonderheiten schon im Vorfeld klärt,
- die Betroffenen so weit möglich unterstützt, problematische Handlungen selbst durchzuführen.

Nicht zu unterschätzen ist die **negative Interaktion**, die bei Ekel oder Schamgefühlen stattfinden kann. Wenn eine Situation bei einer Pflegenden Ekelgefühle auslöst und der Pflegebedürftige dies spürt, kann ein Kreislauf zwischen Ekel und Scham entstehen. Da der Pflegebedürftige sich für seinen Zustand schämt, wird die Interaktion zwischen den beiden beteiligten Personen belastet. In der Folge versuchen beide, möglichst schnell aus der Situation herauszukommen und den anderen möglichst wenig wahrzunehmen.

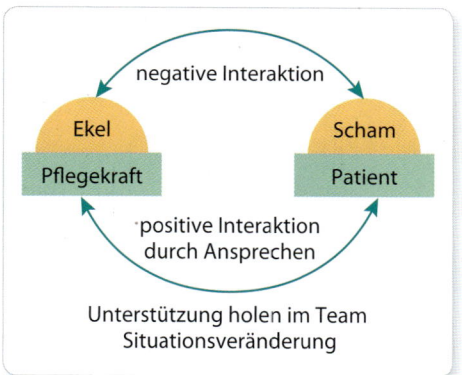

Abb. 2.22: Kreislauf von Ekel und Scham

Professionelles Handeln in der Pflege bedeutet, die notwendige Diskussion um Ekel und Scham zu führen, denn die Tabuisierung dieses Themas führt zur Verdrängung von Empfindungen bei Pflegenden wie auch Pflegebedürftigen.

Nähe und Distanz

> **DEFINITION** **Distanz:** räumlicher, sprachlicher und körperlicher Abstand zwischen zwei Polen, Menschen oder Dingen. Distanz ist kulturell geprägt und individuell.
>
> **Nähe:** Unterschreitung der vereinbarten, üblichen Distanz. Sie setzt Vertrauen voraus und wird somit in der Regel nur bestimmten Personen, z. B. Ehepartnern, Familienmitgliedern, gestattet.

Distanzprobleme sind ein typisches Merkmal der Pflege. Die Pflegebeziehung kann, je nach den vorhandenen Problemen, beide Seiten zwingen, individuelle Distanzen unterschreiten zu müssen oder ihre Unterschreitung zuzulassen. Auch können Bedürfnisse nach Nähe geäußert oder vermittelt werden, die der jeweils andere nicht zulassen will. Um diesen Anforderungen begegnen zu können, ist es zunächst einmal nützlich, Verhalten zu betrachten, welches in der professionellen Beziehung zu **Distanz** oder **Nähe** führt.

Distanz schaffen durch:
- klare Absprachen
- Einhalten der Absprachen
- Anrede in der Sie-Form
- transparente Umgangsregeln
- Einhalten von Umgangsregeln
- Selbstkontrolle
- geschlossene Körperhaltungen
- themenorientierte Gespräche

Nähe schaffen durch:
- Gemeinsamkeiten
- Anrede in der Du-Form
- Verlässlichkeit
- aktives Zuhören
- offene, ehrliche und emotionale Antworten
- freiwilliges Zusammensein
- offene Körperhaltungen

Das Gespür für die richtige Distanz wird über **soziales Lernen** in der Gesellschaft vermittelt. Nicht immer gelingt dies und kann dann zu auffällig distanzlosem Verhalten und Aufdringlichkeit als Persönlichkeitsmerkmal führen.

In der Pflegepraxis kommt es aufgrund der Einschränkungen der Pflegebedürftigen zu einer Verschiebung des üblichen Verhältnisses von Distanz und Nähe. Zur Arbeit einer Pflegenden gehören überwiegend pflegerische Aufgaben, bei denen eine Unterstützung bei zum Teil sehr intimen Verrichtungen wie Körperpflege geleistet wird. Ob der Betreute dabei den **Verlust der Intimsphäre** empfindet, hängt von der Gestaltung der Pflege ab (Abb. 2.23). Ständige, nicht akzeptierte Übertretungen der sozialen Distanz verursachen erheblichen **psychischen Stress** mit allen negativen Folgen.

Professionell pflegen

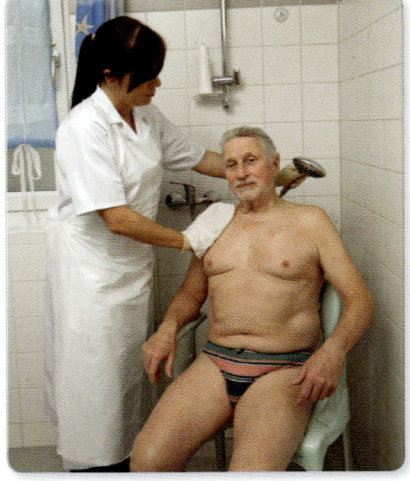

Abb. 2.23: Die Körperpflege sollte so gestaltet werden, dass der Pflegebedürftige keinen Verlust der Intimsphäre empfindet.

Allerdings liegt die Lösung hier nicht in einer Überbetonung der Distanz, da bewusst distanziertes Verhalten häufig als Kränkung empfunden wird. Es sollte hingegen Ziel sein, die Pflegebeziehung so zu gestalten, dass sowohl der Hilfesuchende wie auch die Pflegende **Entscheidungsspielraum** und **Mitgestaltungsmöglichkeiten** hat.

Das richtige Verhältnis von **Nähe** und **Distanz** zwischen zwei Personen stellt sich meist als Ergebnis eines eher spontanen Prozesses ein und gründet sich auf **Sympathie** und **Antipathie**. Dabei besteht allerdings die Gefahr, das Maß an professioneller Distanz zu verlieren, welches
- erforderlich ist, um Dinge zu tun, die schmerzhaft, aber notwendig sind, z. B. Spritzen setzen, oder
- eine notwendige Abgrenzung gegen unangemessene Ansprüche ermöglicht.

Die Pflegesituation macht den Pflegebedürftigen abhängig, bringt aber auch die Pflegenden in eine Situation, die zu Übergriffen führen kann. Die Arbeit und die Zugewandtheit werden vom Betreuten missverstanden und ausgenutzt. Derartiges Verhalten muss weder geduldet noch ausgehalten werden. In solchen Situationen ist es daher wichtig, sofort zum Ausdruck zu bringen, dass entsprechende Äußerungen oder Berührungen unerwünscht sind, und sich diesem Kontakt zu entziehen.

Macht und Ohnmacht

Macht und **Ohnmacht** sind gesellschaftliche Tatsachen und Gefühle, denen man sich selten stellt. Machtausübung ist zumindest in der Pflege ein negativ belegtes Verhalten, Machtgefühle lösen daher meist Scham aus. Ohnmacht ist eng mit **Hilflosigkeit** verknüpft, was dem Selbstbild von Pflegenden nicht entspricht. Auch Ohnmachtsgefühle können Scham auslösen, wenn man sich nicht wehrt.

Allerdings kann festgehalten werden, dass jede Pflegebeziehung immer auch eine Beziehung von Macht und Ohnmacht ist, bei der die Verteilung der Rollen relativ klar ist.

Situationen, in denen man auf andere Menschen angewiesen ist, vermitteln das Gefühl der Ohnmacht. Jeder Auszubildende in der Pflege sollte sich über einige Stunden in ein Pflegebett auf einer Pflegestation legen und sich ganz bewusst in diese hilflose Situation bringen. Diese Betrachtung reflektiert die Sicht des Pflegebedürftigen und seine **körperliche Unterlegenheit.**

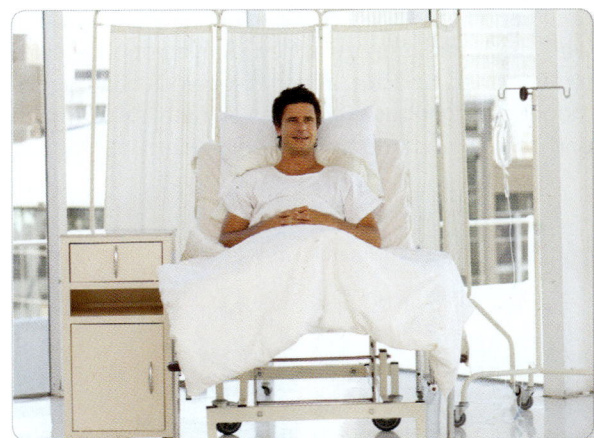

Abb. 2.24: Die Perspektive wechseln

Der Pflegebedürftige hat jedoch auch Möglichkeiten, in der Pflegebeziehung Macht auszuüben. Dabei geht es in der Regel nicht um körperliche, sondern um **psychische Macht,** wie ein Unterdrucksetzen des anderen durch Erpressung oder das Einsetzen von Wissen über das Gegenüber. Konkret laufen diese Mechanismen in Form von Drohungen ab, z. B. wird der angestellte Pfleger mit Aussagen wie „Wenn Sie diese Arbeiten nicht erledigen, sage ich Ihrem Chef, dass Sie Ihre Arbeit hier nicht machen ..." erpresst.

> **MERKE** Macht und Ohnmacht können also sowohl vom Pflegenden als auch vom Pflegebedürftigen erlebt werden. Der Mächtige in einer Beziehung verfügt über Wissen und Möglichkeiten, die ihn in eine Machtposition bringen. Der Ohnmächtige zeigt häufig ein Verhalten, welches es dem Mächtigen möglich macht, seine Macht auszuspielen.

An Bedingungen und Strukturen, die zu einem Machtgefälle in der Pflege führen, lässt sich häufig wenig ändern. Professionelles Handeln reflektiert diese und verhindert das Ausleben. Eine selbstbewusste, an den Bedürfnissen des Pflegebedürftigen orientierte Pflege ist dafür eine gute Voraussetzung.

Gewalt in der Pflege

DEFINITION Gewalt:
Handeln, welches menschliches Leben unmittelbar verletzt, bedroht oder mittelbar gefährdet. Die Gewaltmittel werden dabei zur Durchsetzung bestimmter Zwecke in vorbedachter und vorsätzlicher Weise eingesetzt.

„Es wird immer dann von Gewalt gesprochen, wenn eine Person zum Opfer wird, d. h. vorübergehend oder dauernd daran gehindert wird, ihrem Wunsch oder ihren Bedürfnissen entsprechend zu leben. Gewalt heißt also, dass ein ausgesprochenes oder unausgesprochenes Bedürfnis des Opfers missachtet wird. Dieses Vereiteln einer Lebensmöglichkeit kann durch eine Person verursacht sein (personale Gewalt) oder von institutionellen oder gesellschaftlichen Strukturen ausgehen (strukturelle Gewalt). Bei der personalen Gewalt erscheint darüber hinaus die Unterscheidung zwischen aktiver Gewaltanwendung im Sinne der Misshandlung und passiver Gewaltanwendung im Sinne der Vernachlässigung." [6]

Formen der Gewalt

Es gibt unterschiedliche **Formen der Gewalt** gegenüber anderen Menschen:
- **Physische Gewalt** ist sichtbar für andere Menschen und wird durch körperliche Gewalt, Schlagen und Misshandeln eines anderen Menschen ausgedrückt.
- **Psychische Gewalt** drückt sich in verbalen Attacken, Bedrohung und Vernachlässigung aus.
- **Strukturelle Gewalt** hindert einen Mensch durch andere an seiner Entfaltung. Beispiel: Die Organisationsformen in einer Einrichtung können dazu genutzt werden, einen Mitarbeiter bei der Dienstplangestaltung ungerecht zu behandeln.

Alle drei Formen von Gewalt sind in der professionellen Beziehung möglich.

MERKE Sowohl der Pflegebedürftige wie auch die Pflegende können Gewalt ausüben oder das Opfer des anderen sein.

Situationen, in denen Gewalt entsteht

Von Menschen kann bei schwierigen und scheinbar unlösbaren Konflikten körperliche und psychische Gewalt ausgehen. Situationen, in denen Gewalt entsteht, können sehr verschieden sein. So kann Gewalt auftreten
- im persönlichen Bereich, in Bezug zu anderen Menschen,
- in einer Institution in Bezug auf Arbeitsbedingungen und räumliche Gegebenheiten und
- als gesellschaftliche und staatliche Gewalt, die durch die Rahmenbedingungen und Gegebenheiten die Gewaltbereitschaft begünstigen.

Erscheinungsformen von Gewalt in der Pflege

Erscheinungsformen von Gewalt in der Pflege sind z. B.
- **Mobbing im Pflegeteam**
- **freiheitsentziehende Maßnahmen** bei dem Pflegebedürftigen, wie Fixierungen
- **sexuelle Belästigungen,** auch durch Pflegebedürftige

Gewalt und Misshandlungen sind auch in der Pflege vielfältig und können durch **Nichtbeachtung** oder bewusste **Zuwiderhandlung** entstehen, z. B.
- Sprechverbot oder Verweigerung eines Hörgeräts
- unangemessen langes Lüften
- Körperpflege zu einer unangebrachten Zeit
- Verweigerung von Ess- und Trinkhilfen
- ungewünschte Kleidung anziehen
- Verabreichung von Schlafmitteln
- Aktivierungen aufzwingen
- Bedürfnisse nach Zuwendung und Sexualität ignorieren
- Klingel ignorieren oder nicht zur Verfügung stellen
- Missachtung der Religiosität

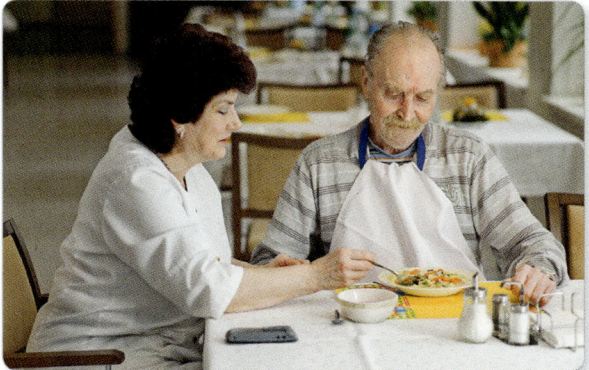

Abb. 2.25: Beim Essen sollte ausreichend Nahrung angeboten und diese nicht zu schnell angereicht werden.

Professionell pflegen

Geht in der Pflegebeziehung **Gewalt von der Pflegenden** aus, kann dies mehrere Gründe haben, z. B.
- Überforderung, Probleme oder Angst im privaten Bereich oder in der Arbeit,
- Minderwertigkeitsgefühle, z. B. durch unzureichende Qualifikation, die ausgelebt werden, indem Macht ausgeübt wird.

Die Gründe für **gewalttätiges Verhalten eines Pflegebedürftigen** können ebenfalls vielfältig sein, z. B.
- verändertes Verhalten durch eine psychische Erkrankung,
- unkontrollierte körperliche Kraft,
- eine Überforderung mit Situationen im täglichen Leben.

Sexuelle Belästigung

> **DEFINITION** Sexuelle Belästigung im Sinne des Gesetzes ist jedes vorsätzliche sexuell bestimmte Verhalten, das die Würde von Beschäftigten am Arbeitsplatz verletzt. Dazu gehören:
> - das Anbringen pornografischer Bilder/Kalender am Arbeitsplatz
> - Verhalten, z. B. Anstarren
> - Witze, Pfeifen und Bemerkungen mit sexuellem Hintergrund
> - exhibitionistische Handlungen
> - das Ausnutzen von beruflichen Abhängigkeiten mit sexueller Erwartungshaltung

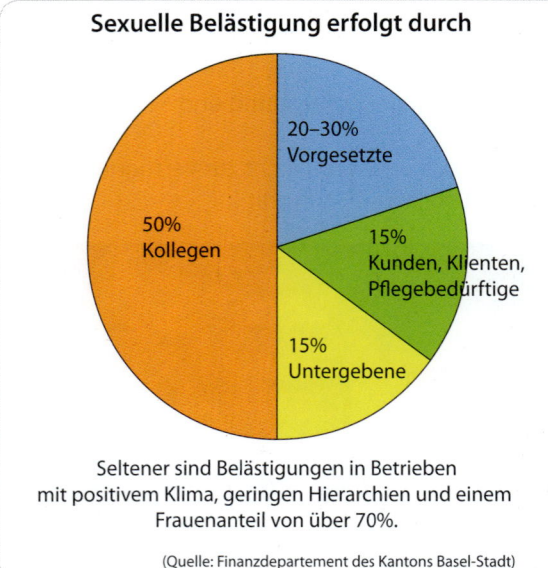

Abb. 2.26: Unter dem Eindruck der Frauenbewegung wurde im Jahre 1994 ein Gesetz zum Schutze der Beschäftigten vor sexueller Belästigung am Arbeitsplatz (BSchG) verabschiedet.

Sexuelle Belästigungen haben nicht Sexualität oder Erotik zum Inhalt, sondern sind Ausdruck ausgelebter Macht und Gefühle von Überlegenheit. Demzufolge können sie auch in Mobbing eingebunden sein.

Betroffene haben nach dem Gesetz das Recht, sich bei den zuständigen Stellen im Betrieb zu beschweren. Die Beschwerde muss geprüft werden und angemessene arbeitsrechtliche Maßnahmen nach sich ziehen. Diese reichen von einer Abmahnung über eine Umsetzung bis zu Versetzung und Kündigung (§ 4 BSchG).

Jeder Rechtsschutz muss allerdings wahrgenommen werden. Das erfordert konsequentes Handeln. Häufig besteht im kollegialen Rahmen eine Scheu, sofort den Vorgesetzten zu informieren.

Um sich erfolgreich gegen derartige Übergriffe zu wehren, ist zunächst eine **eindeutige Haltung** gegenüber der Belästigung erforderlich, das heißt eine **klare Zurückweisung** der Belästigung. Dabei kann es nützlich sein, die Person vor Zeugen zur Rede zu stellen, weitere Übergriffe zu verbieten und weitere Schritte anzudrohen (Abb. 2.27).

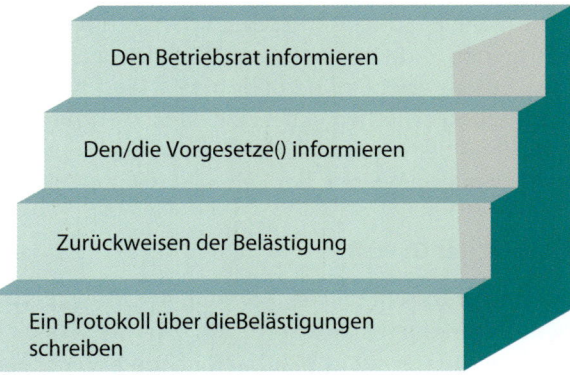

Abb. 2.27: Vorgehen bei sexuellen Übergriffen

Sexuelle Belästigung in der Pflege

In der Pflege kann es zu verbalen oder körperlichen sexuellen Übergriffen durch die zu Pflegenden kommen. Menschen haben bis ins hohe Alter den Wunsch nach Nähe, Liebe, Zärtlichkeit und Sexualität, unabhängig von ihrer körperlichen Leistungsfähigkeit. In vielen Einrichtungen fehlt es an Rückzugsmöglichkeiten und gerade für die alleinstehenden Pflegebedürftigen ist Selbstbefriedigung die einzige Möglichkeit, ihre Sexualität auszuleben. Es ist auch zu beachten, ob der Pflegebedürftige durch eine Erkrankung oder Medikamenteneinnahme ein verändertes Sexualverhalten besitzt. Dann könnte es helfen, mit dem behandelnden Arzt über ein Alternativmedikament zu sprechen.

Die betroffene Pflegende sollte
- freundlich, aber bestimmt die sexuelle Belästigung verbieten und die Situation mit dem Pflegebedürftigen klären,
- den Vorfall ihrem Pflegeteam mitteilen und eine Lösung besprechen,
- Pflegeverrichtungen nicht alleine durchführen und diese vorher ankündigen,
- Vorkommnisse dokumentieren,
- evtl. die Betreuung durch eine andere (z. B. gleichgeschlechtliche) Pflegende übernehmen lassen.

Bei sexuellen Übergriffen durch einen zu Pflegenden in der **ambulanten Pflege** sollte die Pflegende unverzüglich Hilfe holen oder die Wohnung verlassen.

Lösungsstrategien für Gewalt in der Pflege

Die Pflegende muss, ob in der Täter-, Opfer- oder Beobachterrolle, Gewalt erkennen und ein Handlungskonzept entwickeln können.

Merkmale für Gewalt müssen im beruflichen Umfeld wahrgenommen werden. Mögliche Anzeichen bei Opfern von Gewalt:
- Vernachlässigung der Selbstpflege
- Rückzug aus Freundschaften oder Beziehungen
- körperliche Zeichen für Gewaltanwendung (blaue Flecken, Kratzer)
- plötzlicher Verhaltenswechsel
- Stimmungsschwankungen
- psychosomatische Erkrankungen als Folge chronischer Gewalterfahrung

Strategien zur Auflösung von Gewalt
- Täter und Opfer benennen.
- Die Situation im Gespräch mit den Beteiligten, mit Kollegen und der Leitung der Einrichtung offenlegen.
- Gemeinsam einen Rahmen entwickeln, in dem das Opfer geschützt und angstfrei sein kann.
- Ein Gespräch mit Täter und Opfer führen.
- Falls der Täter zugänglich ist: gemeinsam Ursachen für das Verhalten suchen.
- Andere, gewaltfreie Wege der Auseinandersetzung vermitteln und vereinbaren.
- Positives Verhalten bestärken und Mut machen.

Um Lösungen zu finden und das Opfer vor Gewalt zu schützen, bedarf es einer guten Beobachtung, eigener Kompetenz und der Kenntnis von Hilfsangeboten, z. B. Opferorganisationen wie „Weißer Ring", Beratungsstellen oder professioneller psychologischer Beratung.

Ist die Pflegende selbst Opfer der Gewalt durch einen Pflegebedürftigen, ist es angezeigt, dies mit den Vorgesetzten zu besprechen. Auch in dieser Situation muss zunächst Ursachenforschung betrieben werden, um eine Lösung erarbeiten zu können.

Es muss klar werden,
- wie es zu dieser Situation kommen konnte,
- welches Verhalten oder welche Unterlassung der Pflegenden eventuell dazu geführt hat, Opfer zu werden,
- welches eigene oder fremde Verhalten oder welche Situation den Täter dazu gebracht hat, Gewalt gegenüber der Pflegenden auszuüben.

Zusätzlich muss eine Klärung am Arbeitsplatz erfolgen. Maßnahmen wie **Supervision** (S. 119) oder **Mediation** sollten genutzt werden. Ist die Pflegende in ihrer Arbeitsfähigkeit bedroht, empfiehlt sich eine **psychotherapeutische Behandlung**.

Auch hier gilt, dass Gesprächsbereitschaft, eine professionelle Distanz sowie klare Regeln des Miteinanders gewaltverhütend wirken.

2.6.3 Faktoren der Berufswahl

Nun spielen bei der Wahl eines Berufsfelds wie der Pflege mehrere **Faktoren** eine Rolle, z. B.:
- Ich möchte mit Menschen zu tun haben.
- Kranken-/Altenpflege interessiert mich.
- Ich will helfen bzw. habe schon Erfahrungen in der Pflege gemacht.

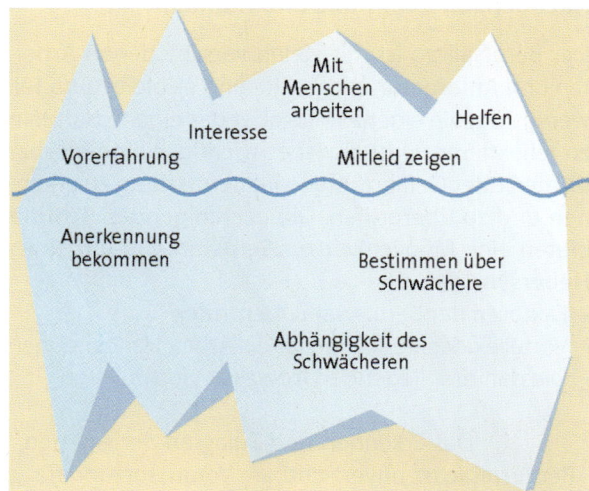

Abb. 2.28: Wie bei einem Eisberg gibt es zwei Ebenen der Berufsmotivation: über der „Wasseroberfläche" befinden sich sichtbare, anerkannte Faktoren der Berufswahl. Unter der Oberfläche liegen die eher unbewussten Motive.

Professionell pflegen

Die Faktoren, die zur Entscheidung über eine Tätigkeit in einem sozialen Berufsfeld führen, sind vordergründig gut und sozial anerkannt. Dahinter können jedoch vielfältige **individuelle Gründe** für die Berufswahl stehen.

Vorteile und Interessen, die aus der Arbeit gezogen werden können, sind nicht selten eher unbewusst, aber dennoch wirksam. Das Interesse kann sein:
- Anerkennung von anderen Menschen erhalten
- Selbstgefühl stärken durch Bestimmen über andere
- Wunsch nach Macht über Schwächere
- Eingehen einer Ersatzbeziehung aus Angst vor gleichberechtigten Beziehungen
- Schaffen von Abhängigkeiten anderer

Es kann dabei ein **Kreislauf** entstehen:

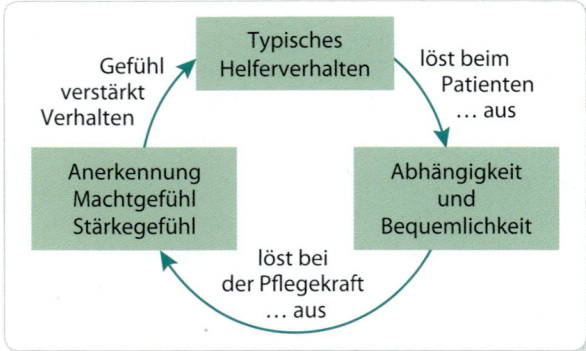

Abb. 2.29: Typisches Helferverhalten als Kreislauf. Grundsätzlich besteht in allen sozialen Arbeitsfeldern die Gefährdung, ein Helfersyndrom zu entwickeln.

Nachdenken über Rolle und Handeln

Der Berufsalltag ist mit vielen verschiedenen Arbeiten und Anforderungen gefüllt und es bleibt zum Teil wenig Zeit, die eigene Rolle oder das eigene Handeln zu reflektieren. Deshalb ist es wichtig, einige Mechanismen oder Gefährdungen im Berufsalltag zu erkennen und zu überprüfen. Die nachfolgenden Schritte bieten eine Möglichkeit zur **Selbsterkennung eines Helfersyndroms:**
- Faktoren der Berufswahl überprüfen
- Vorteile oder Motivation für die Arbeit klar benennen
- Die dahinter liegenden Interessen formulieren

> **MERKE** Das Erkennen und Zulassen der eigenen Bedürfnisse ist unverzichtbare Voraussetzung für eine Abwehr des Helfersyndroms. Um die eigene Kraft immer wieder zu erneuern, muss die Pflegende sich selbst Möglichkeiten schaffen, in denen sie Bestätigung und Anerkennung erlangt.

Helfersyndrom

Menschen, die helfen möchten, findet man häufig in sozialen Arbeitsfeldern, da sie dort auf Bedürftige treffen, von denen sie Dankbarkeit für ihren Einsatz erwarten können. Sie sind Zuhörer bei Problemen und kümmern sich um Lösungen. Oft gehen sie bis an ihre **Belastungsgrenzen** oder darüber hinaus. Sie arbeiten in der Pflege weit über das vertraglich festgesetzte Maß hinaus und machen sich für die Bedürftigen und die Kolleginnen unabkömmlich.

Von einem **Helfersyndrom** spricht man erst dann, wenn z. B.
- das „Helfen" von anderen sozialen Aktivitäten abhält,
- bis zur Selbstaufgabe geholfen wird,
- auch gegen den Willen der Pflegebedürftigen gehandelt wird,
- das Helfen der Stabilisierung des eigenen Selbstvertrauens dient,
- Hilfe von außen nicht mehr angenommen werden kann.

Folgen des Helfersyndroms können u. a.
- Depressionen,
- psychosomatische Erkrankungen,
- Genuss- und Erholungsunfähigkeit und in schweren Fällen
- das Burn-Out-Syndrom sein.

2.6.4 Burn-out

Eine Pflegende strahlt Stärke, Sicherheit und Souveränität gegenüber den Pflegebedürftigen aus. Sie kann das Geschehen lenken und bekommt dafür viel Anerkennung und Dankbarkeit von Pflegebedürftigen und Angehörigen (Abb. 2.31). Wenn sie allerdings oft über ihre **Belastungsgrenzen** geht, um allen Erwartungen gerecht zu werden und die selbst gesteckten Ziele zu erreichen, kann sie sich **überanstrengt** und **einsam** fühlen. Einsam deshalb, da sie immer das Bild des Starken abgegeben hat und sich ihre Umwelt meist nicht vorstellen kann, dass dieser Mensch auch Hilfe und Zuwendung benötigt. Die daraus resultierende Enttäuschung gegenüber der Umwelt kann sich über einen längeren Zeitraum aufbauen und schließlich zu der Überzeugung führen, nicht verstanden zu werden.

Darauf gibt es unterschiedliche Reaktionen, z. B.
- Krankheit,
- Flucht in ein Suchtverhalten,
- Schuldverschiebung auf andere Menschen,

- Vermeidung mitfühlenden Verhaltens,
- emotionale Kälte.

Diese Reaktionen können als untaugliche Schutzmechanismen verstanden werden.

Durch den Zusammenhang mit der zunächst sehr motiviert begonnenen Arbeit wird dies als **Burn-out-Syndrom** (engl. to burn out = ausbrennen) bezeichnet. Die Pflegende wird damit selbst zum Bedürftigen und zum „Opfer ihrer Taten" (Abb. 2.29).

Ein Burn-out-Syndrom kann die Folge eines Helfersyndroms sein, da der beschriebene Kreislauf dazu führen kann, dass die Pflegende ihre Kraftreserven bei der Pflege mit hilfebedürftigen Menschen verbraucht und unfähig ist, neu „aufzutanken".

Folgende **Merkmale** können Anzeichen für ein Burn-out-Syndrom sein. Es muss jedoch die Situation insgesamt betrachtet werden:
- Der Spaß an der Arbeit schwindet
- Freizeitaktivitäten unterbleiben
- Es werden Erschöpfungszustände erlebt
- Ein Gefühl der Kraftlosigkeit ist vorhanden
- Die Arbeitsqualität lässt nach
- Man ist innerlich unzufrieden
- Depressionen treten auf

Selbstpflege kann diesen Zuständen vorbeugen und Stress ausgleichen, z. B.
- Entspannungsübungen durchführen
- Sport betreiben
- Freizeitkontakte und soziale Bindungen pflegen

Ziel ist, Veränderungen im Rahmen der als negativ empfundenen Belastungen zu schaffen. Das kann im beruflichen Alltag wie auch im privaten Umfeld geschehen.

Im beruflichen Alltag sollten das eigene Verhalten und die beruflichen Bedingungen überprüft werden. Wichtige Fragen sind dabei:
- Welches Verhalten führt zu Überforderung?
- Welches Verhalten der Pflegebedürftigen löst ein Gefühl der Erschöpfung aus?
- Findet ein kollegialer Austausch statt?
- Kann eine Beratung durch Vorgesetzte stattfinden?

Um dem Burn-out-Syndrom frühzeitig entgegenzuwirken, ist es notwendig, in regelmäßigen Arbeits- oder Dienstbesprechungen die Einsätze aller Mitarbeiter zu besprechen und Probleme zu erkennen und zu lösen. Dazu gehört eine kompetente Leitung bzw. eine gute Moderation der Besprechungen.

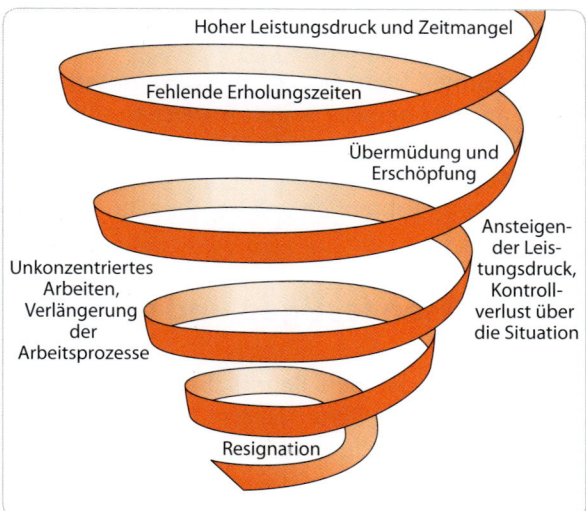

Abb. 2.30: Phasen des Burn-Out-Syndroms

Stadium	Ablauf
1. Begeisterung und Überforderung	Überforderung durch sehr hohes Engagement
2. Stagnation	Ausbleiben von persönlicher Anerkennung, dadurch Unzufriedenheit
3. Frustration	Frustration und aggressives Verhalten durch die Unzufriedenheit
4. Rückzug	Rückzug aus dem Alltag durch innere Leere
5. Gleichgültigkeit und Apathie	Apathie durch zunehmende Vereinsamung

Tab. 2.2: Herbert Freudenberger, Psychoanalytiker, beschreibt das Burn-out-Syndrom als einen schleichend in fünf Stadien ablaufenden Prozessw.

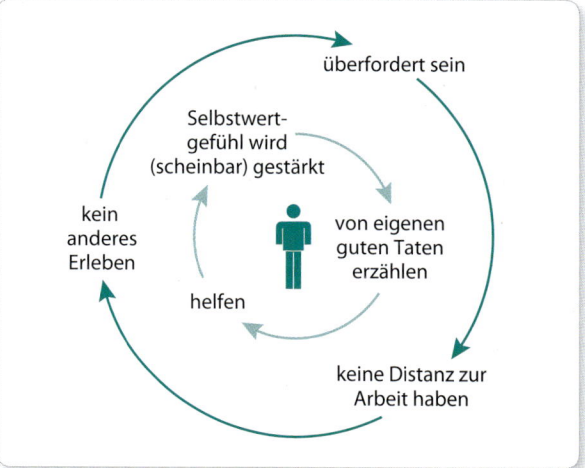

Abb. 2.31: Pflegende im Kreislauf

> **MERKE** Oft reichen schon kleine Veränderungen wie Gespräche mit Kollegen oder veränderte Dienstpläne aus, um die Situation zu verbessern.

Auch die **Supervision** ist eine Möglichkeit der fachlichen Beratung und Bearbeitung von Problemen.

2.6.5 Cool-out

Wie der Begriff „**Cool-out**" andeutet, geht es hierbei um Kälte. Bezogen auf die Pflege bedeutet dieser Begriff, dass eine Pflegende gefühlskalt auf die Pflegebedürftigen reagiert und durch emotionales Abschotten eine Betroffenheit über die Situation der Pflegebedürftigen von sich fernhält.

Auffällig ist, dass die betroffenen Pflegekräfte sehr kalt, abgestumpft und gleichgültig mit den Pflegebedürftigen umgehen. In extremen Fällen ist ein aggressiver Anteil im Umgang mit den Patienten zu beobachten. Dies kann bis zur körperlichen Misshandlung von Pflegebedürftigen führen.

Grund für das **Cool-out-Phänomen** werden u. a. in der veränderten Arbeitswelt der Pflege gesehen. Massiver Kostendruck und überlastete Pflegekräfte sind die Ursache dafür, dass in vielen Heimen und bei ambulanten Pflegediensten fallweise nur noch das Notwendigste an Pflege erledigt werden kann. Diese Bedingungen erschweren es der Pflegenden, **Empathie** für den Pflegebedürftigen aufzubauen und seine Pflege unter individuellen Gesichtspunkten zu gestalten.

Die beschriebenen, für Pflegeberufe berufstypischen Syndrome und Phänomene stehen in ihrer Dynamik in engem Zusammenhang. Wenn die Pflegende keine Möglichkeiten zur Reflexion ihrer Arbeit hat und Symptome des Helfersyndroms oder des Burn-Out-Syndroms zeigt, ist sie gefährdet, vom Cool-out-Phänomen betroffen zu werden.

Hilfsangebote für Betroffene sind hier, wie bei dem Helfer- und Burn-Out-Syndrom, Supervision (S. 119), Therapien und spezifische Fortbildungen.

2.7 Anker zum Kapitel

- Fachsprache, Wissen, Einfühlungsvermögen und die Fähigkeit zum selbstständigen Handeln (Kompetenz) sind wichtige Merkmale des Pflegeberufs.
- Die professionelle Pflege unterscheidet sich durch eine umfassendere Handlungskompetenz von der Laienpflege (Pflege durch Familienmitglieder).
- Pflegemodelle erleichtern das Verstehen von pflegerischen Zusammenhängen und Pflegetheorien.
- Pflegetheorien werden entwickelt, um die Aufgaben der Pflegenden mit Blick auf gesellschaftliche Zusammenhänge zu beschreiben, zu überdenken und wissenschaftlich zu begründen.
- Eine gute Teamarbeit ist in der gesundheitlichen Versorgung unbedingt notwendig.
- Konflikte gehören zum Leben dazu und können fachkundig gelöst werden.
- Alle Formen von Gewalt sind zu unterlassen und müssen bei den ersten Anzeichen aufgelöst werden.
- Eine umfassende Stressbewältigung (s. Kap. 6.2.6) schützt vor Ausbrennen und Gefühlskälte.

2.8 Wissen festigen und vertiefen

1. Definieren Sie den Begriff „Beruf". Nicht jede Tätigkeit ist ein Beruf: Beschreiben Sie die allgemeinen Merkmale eines Berufs. (➔ 2.2)
2. Zeigen Sie die Merkmale von Bedürfnistheorien, Interaktionstheorien, humanistischen Theorien und Ergebnistheorien auf. (➔ 2.4.1)
3. Was ist das vorrangige Ziel der Pflege in der Theorie von Dorothea Orem? (➔ 2.4.2)
4. Nennen Sie Organisationsformen von Teamarbeit in der Pflege und beschreiben Sie deren Vor- und Nachteile. (➔ 2.5.1)
5. Beschreiben Sie die neun Eskalationsstufen des Konflikts nach Glasl. (➔ 2.6.1)
6. Erläutern Sie die verschiedenen Rahmenbedingungen für eine Pflegebeziehung. (➔ 2.6.2)
7. Inwieweit spielen Sympathie und Antipathie eine Rolle in der Pflegebeziehung. (➔ 2.6.2)
8. Beschreiben Sie Möglichkeiten, mit den Gefühlen Ekel und Scham umzugehen. Wie kann der Kreislauf von Ekel und Scham unterbrochen werden? (➔ 2.6.2)

3 Pflege im Gesundheitswesen

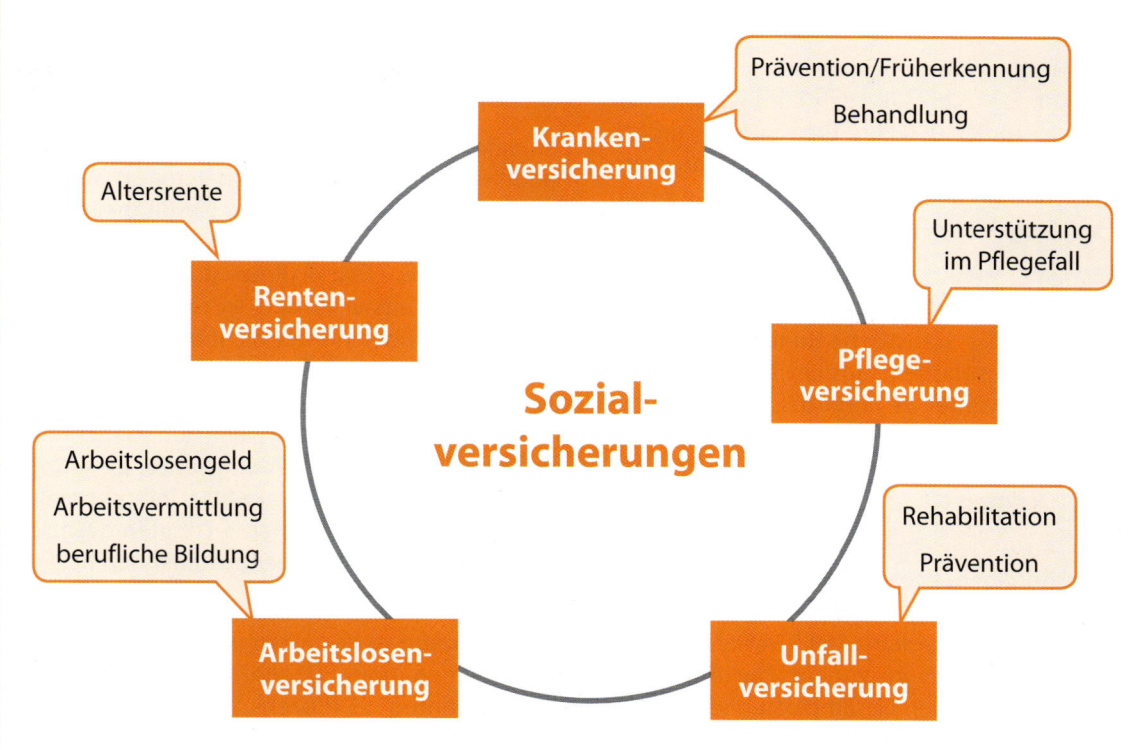

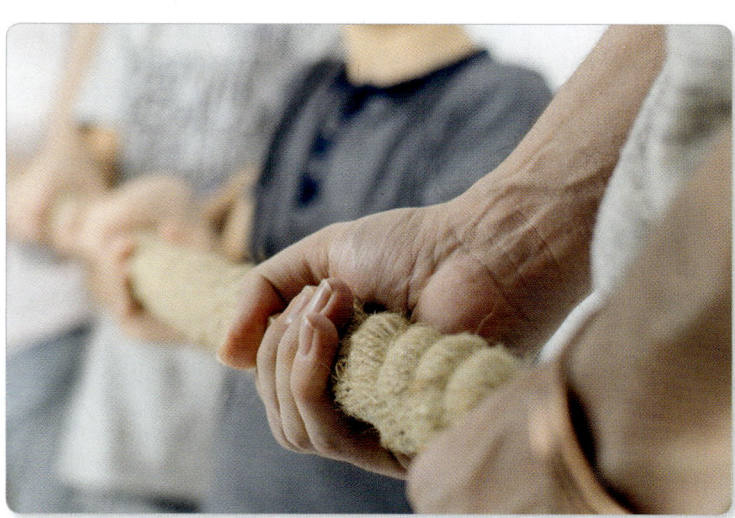

Pflegeassistenten

- sind eine wichtige Berufsgruppe im Gesundheitswesen → hohe Verantwortung
- arbeiten innerhalb eines rechtlichen Rahmens, u.a.
    - Landesgesetze zur Berufsausbildung
    - Grundgesetz
    - Arbeitsrecht
    - Rechte zum Schutz der Patienten und Bewohner

Pflege im Gesundheitswesen

3

300 Milliarden Euro: Gesundheitskosten in Deutschland steigen weiter

Die Gesundheitsausgaben in Deutschland steigen weiter: Fast 328 Milliarden Euro waren es im Jahr 2014 – rund 4.050 Euro pro Kopf. Der größte Teil davon entfiel zwar auf die gesetzliche Krankenversicherung, die Privatkassen und die privaten Haushalte holten aber auf.

Wiesbaden – Mehr als jeder zehnte Euro, der in Deutschland ausgegeben wird, dient der Gesundheit. Das hat das Statistische Bundesamt anlässlich des Weltgesundheitstags am 7. April berechnet. Pro Kopf wurden 2011 rund 3.590 Euro in die Gesundheit investiert, insgesamt 294 Milliarden Euro. Im Vergleich zum Vorjahr stiegen die Ausgaben um 1,9 Prozent. (…)

Größter Ausgabenträger im Gesundheitswesen war den Angaben zufolge erneut die gesetzliche Krankenversicherung (GKV). Ihre Ausgaben erreichten 2011 insgesamt 168,5 Milliarden Euro, 1,6 Prozent mehr als im Vorjahr. Der Anteil der GKV-Ausgaben an den Gesamtkosten sank dabei leicht auf 57 Prozent. Dagegen stiegen die Ausgaben der Privatkassen deutlich um 3,5 Prozent an. Ihr Anteil an den Gesamtkosten blieb aber mit neun Prozent relativ gering. Die Kosten für private Haushalte und nichtgewerbliche Organisationen stiegen um 2,9 Prozent und damit ebenfalls stärker als die GKV-Kosten.

Gesundheitswirtschaft kann offene Stellen nicht besetzen

Zeitgleich warnte der Deutsche Industrie- und Handelskammertag (DIHK) vor der „realen Gefahr" eines Fachkräftemangels in der Gesundheitswirtschaft – der könne zur Wachstumsbremse für die Branche werden. Fast 40 Prozent der Betriebe in der Gesundheitswirtschaft können demnach offene Stellen über Monate nicht besetzen. Spezialisten im Bereich Pharma- und Medizintechnik seien ebenso gesucht wie Pflegekräfte in den Gesundheits- und sozialen Diensten, berichtete die „Neue Osnabrücker Zeitung" unter Berufung auf eine DIHK-Umfrage unter 800 Unternehmen. 84 Prozent der Unternehmen rechneten deshalb mit einer Mehrbelastung der bestehenden Belegschaft.

Engpässe gebe es vor allem in Krankenhäusern, Pflegeheimen und Pflegediensten. In diesem Sektor könnten 55 Prozent der Unternehmen offene Stellen zwei Monate und länger nicht besetzen. In Betrieben der Medizintechnik liege diese Quote bei 31 Prozent. 82 Prozent der betroffenen Medizintechnik-Unternehmen suchten der Studie zufolge nach qualifiziertem Personal in technischen Berufen, schreibt die Zeitung weiter. In der Pharmaindustrie fehlten in 57 Prozent der Betriebe technische Fachkräfte. [5]

Aufgaben
Obwohl sich das Wachstum im Gesundheitssektor verlangsamt hat, steigen die Kosten an. Eine der effektivsten Sparmaßnahmen ist es, weniger Personal zu beschäftigen. Auf der anderen Seite zeigt der Artikel auf, dass Personal im Gesundheitswesen fehlt. Denken Sie an Ihre praktischen Einsätze. Welche Ideen hätten Sie, Kosten einzusparen, ohne dabei Personal zu kündigen? Was könnte den Pflegeberuf attraktiver machen, um die freien Stellen besetzen zu können?

3.1 Struktur des Gesundheitswesens

Die **persönliche Gesundheit** ist eines der wichtigsten Güter jedes Menschen. Wie wichtig es ist, merkt er häufig erst dann, wenn er nicht mehr gesund ist. Ein bestimmtes Maß an Gesundheit ist für jeden wichtig, um am Leben teilhaben zu können. Aus diesem Grund ist nicht nur die Gesundheit selbst, sondern auch der Erhalt und die Wiederherstellung von Gesundheit wichtig. Da der Einzelne nicht in der Lage ist, sich selbst vollständig zu versorgen, sind im Laufe der Zeit in vielen Staaten Gesundheitssysteme entstanden. Sie bestehen aus Menschen und

Einrichtungen, deren Beruf es ist, sich mit der Erhaltung der Gesundheit der Bevölkerung, der Pflege von Menschen sowie der Behandlung von Krankheiten zu befassen.

Gesundheitsbereich Deutschland: Zahlen und Fakten

In Deutschland arbeiten ca. 5 Millionen Menschen im Gesundheitssektor. Der **Gesundheitsbereich** ist damit einer der größten deutschen Wirtschaftszweige. Ca. 86 Prozent der erwerbstätigen deutschen Bevölkerung sind in der gesetzlichen Krankenversicherung, etwa 13 Prozent in der privaten Krankenversicherung versichert. Trotz der Versicherungspflicht in Deutschland gibt es noch Menschen ohne Krankenversicherung (< 1 %). [6]

Die medizinische Versorgung geschieht durch niedergelassene Ärzte oder durch Krankenhäuser. Außerdem gibt es noch Fachkrankenhäuser und Rehakliniken. Die Versorgung mit Medikamenten erfolgt über Apotheken. Wird ein Mensch pflegebedürftig, kann er Hilfe z. B. durch ambulante Pflegedienste, Tagespflegeeinrichtungen oder Altenpflegeeinrichtungen in Anspruch nehmen. Daneben gibt es weitere Heilberufe wie Physiotherapeuten, Ergotherapeuten oder Logopäden. Außerdem gibt es Gesundheitsämter, die z. B. für den Gesundheitsschutz (Prävention) und für Schuleingangsuntersuchungen zuständig sind.

> **DEFINITION** Das **Gesundheitswesen** umfasst alle Einrichtungen, die die Gesundheit der Bevölkerung erhalten, fördern und wiederherstellen sowie Krankheiten vorbeugen. [1]

> **MERKE** Professionell Pflegende sind ein bedeutender und wichtiger Teil des deutschen Gesundheitswesens. Sie stehen in häufigem Kontakt mit Pflegebedürftigen und genießen deren Vertrauen. Es ist deshalb wichtig, dass sie sich als Berufsgruppe ihrer besonderen Verantwortung bewusst sind.

3.2 Sozialversicherungen in Deutschland

Das **Gesundheitswesen** ist Teil des Sozialstaates. Der Sozialstaat will seinen Bürgern die Teilhabe an gesellschaftlichen und politischen Entwicklungen ermöglichen. Damit dies möglich ist, versucht er, sein Handeln an sozialer Sicherheit und Gerechtigkeit auszurichten. Eines der wichtigsten Instrumente bei dieser Aufgabe ist das **Sozialversicherungssystem**.

Alle Menschen werden in ihrem Leben von unterschiedlichsten Risiken bedroht. Diese reichen von leichten Erkrankungen bis hin zu schweren Unfällen, die z. B. dazu führen, dass ein Mensch für kurze Zeit nicht mehr arbeiten kann oder ganz arbeitsunfähig wird. Für den Betroffenen wird ein solches Ereignis dann zu einer grundlegenden Bedrohung seines gewohnten Lebens. Um Menschen in solchen Situationen zu helfen, gibt es verschiedene staatliche Versicherungssysteme. Da die meisten Menschen nicht davon ausgehen, dass sie selbst jemals von so einschneidenden Ereignissen betroffen werden, würden sie sich selbst dagegen nicht versichern. Aus diesem Grund sind die staatlichen Versicherungssysteme Zwangsversicherungen. Jeder Arbeitnehmer in Deutschland ist Pflichtmitglied in der **Sozialversicherung**, also fast die gesamte deutsche Bevölkerung.

> **MERKE** Im Gegensatz zu einer privaten Versicherung ist die Sozialversicherung eine Zwangsversicherung, in der alle Arbeitnehmer Mitglied sind.

Die Aufnahme in diese Versicherung geschieht für den Arbeitnehmer fast unbemerkt. Der Arbeitnehmer kann sich für eine Krankenkasse entscheiden. Sein Arbeitgeber meldet ihn dann bei dieser Krankenkasse an. Die Krankenkasse meldet ihr neues Mitglied bei den weiteren Sozialversicherungsträgern an und zieht die Beiträge über den Arbeitgeber ein. Die Höhe der Beiträge richtet sich nach dem Einkommen des Arbeitnehmers. Alle gezahlten Beiträge fließen in den sogenannten **Gesundheitsfonds.** Hier werden Beiträge und Steuerzuschüsse gesammelt und an die Krankenkassen entsprechend der Anzahl ihrer Versicherten ausgezahlt. Der Versicherte erhält einen Sozialversicherungsausweis, den er bei seinem Arbeitgeber hinterlegen muss.

Die Sozialversicherungen sind Selbstverwaltungskörperschaften. Jeder Versicherte kann durch Wahlen die Gremien (Vorstände, Aufsichtsräte) seiner Versicherung mitbestimmen.

	Kranken-versicherung	Renten-versicherung	Pflege-versicherung	Unfall-versicherung	Arbeitslosen-versicherung
Embleme	AOK, DAK Gesundheit, BKK Dachverband	Deutsche Rentenversicherung	AOK, DAK Gesundheit, BKK Dachverband	DGUV Deutsche Gesetzliche Unfallversicherung Spitzenverband	Bundesagentur für Arbeit
Gesetzlich geregelt seit	1883	1889	1994	1884	1927
Beiträge (2017)	AG 7,3 % AN 7,3 % 14,6 % Zusatzbeitrag möglich	AG 50 % des Betrags AN 50 % des Betrags (Satz: 18,7 %)	AG 50 % AN 50 % des Betrags (Satz: 2,55 %*), für Kinderlose ab 23. Lebensjahr: 2,8 %, Zuschlag trägt AN allein)	AG 100 % des Betrags	AG 50 % AN 50 % des Betrags (Satz: 3 %)
Träger	Krankenkassen z. B. AOK, BEK, DAK, BKK, IKK	Deutsche Rentenversicherung Bund	Pflegekassen bei den Krankenkassen	Berufsgenossenschaften	Bundesagentur für Arbeit
Versicherte Risiken	Krankheit und daraus resultierende Arbeitsunfähigkeit	Erwerbsunfähigkeit Alterssicherung Hinterbliebenenversorgung	Erhebliche Pflegebedürftigkeit	Arbeitsunfälle Wegeunfälle Berufskrankheiten	Arbeitslosigkeit oder Verminderung der Arbeit (z. B. Kurzarbeit)

Tab. 3.1: Sozialversicherungen (* Sonderregelung: in Sachsen höherer AN-Anteil) AG = Arbeitgeber; AN = Arbeitnehmer

3.2.1 Die Krankenversicherung

Versicherte und Leistungen

Rund 70 Millionen Bürger (ca. 86 % der Bevölkerung) sind in Deutschland bei einer gesetzlichen Krankenkasse versichert:
- Arbeiter und Angestellte bis zu einem bestimmten monatlichen Einkommen
- ein großer Teil der Rentner
- Bezieher von Arbeitslosengeld, Studenten, Praktikanten und Auszubildende

Jeder Versicherte hat Anspruch auf alle notwendigen Behandlungen, unabhängig von der Höhe seines Versicherungsbeitrags. Familienangehörige sind in der gesetzlichen Krankenversicherung kostenfrei mitversichert.

Zu den Leistungen der gesetzlichen Krankenversicherung gehören:
- ärztliche Behandlung
- zahnärztliche Behandlung
- physiotherapeutische Behandlung
- Krankenhausbehandlung
- häusliche Krankenpflege
- Versorgung mit Arznei-, Verbands-, Heil- und Hilfsmitteln
- medizinische Rehabilitation
- Krankengeld
- Leistungen in Schwangerschaft und Mutterschaft
- Vorsorgeleistungen

MERKE Die genannten Leistungen sind Regelleistungen. Weitere Leistungen kann jede Krankenkasse in ihrer Satzung festlegen.

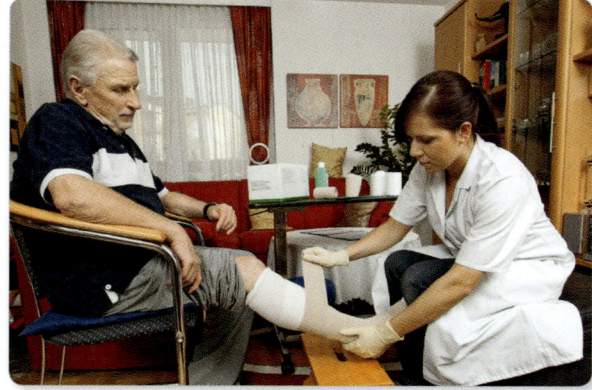

Abb. 3.1: Häusliche Krankenpflege

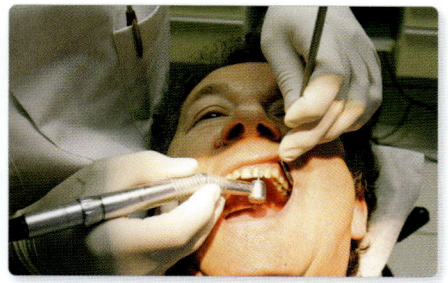

Abb. 3.2: Zahnärztliche Behandlung

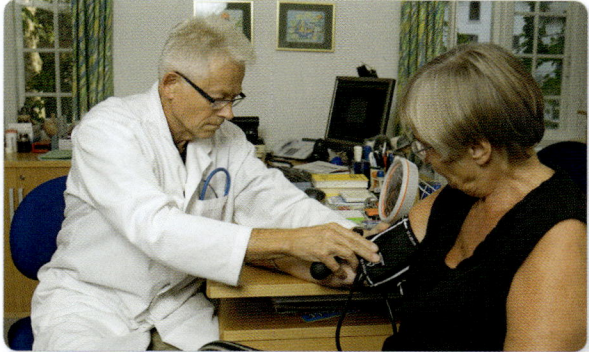

Abb. 3.3: Ärztliche Behandlung

Von der Versicherungspflicht befreit sind Besserverdienende, Beamte, geringfügig Beschäftigte und Selbstständige.

Die Krankenversicherung tritt im **Krankheitsfall** in Kraft. Ob eine Krankheit vorliegt, bestimmt ein Arzt.

Daneben gehört die **Prävention** (Vorsorge) zu den Aufgaben der Krankenversicherung. Krankheiten sollen möglichst früh erkannt oder verhindert und Maßnahmen der Gesundheitsförderung angeboten und durchgeführt werden (z. B. Kurse für richtige Ernährung, Gymnastik, Vorsorgemaßnahmen).

> **DEFINITION** **Krankheit** im Sinne der deutschen Rechtsprechung: regelwidriger körperlicher oder geistiger Zustand, der entweder Behandlungsbedürftigkeit oder Arbeitsunfähigkeit oder beides zur Folge hat [3]
>
> **Prävention** versucht, den Gesundheitszustand der Bevölkerung oder einzelner Bevölkerungsgruppen oder einzelner Personen zu erhalten oder zu verbessern. [4]

Die gesetzliche Krankenversicherung folgt dem Grundsatz **ambulant vor stationär**. Erst wenn die ambulante Versorgung nicht mehr ausreichend ist, kommt eine stationäre Behandlung infrage.

Bei der Wahl „ihres" Arztes sind die Versicherten frei. Die Versicherung kann ihnen nicht vorschreiben, zu welchem Arzt sie gehen sollen. Dies trägt dem Vertrauensverhältnis zwischen Arzt und Patienten Rechnung.

Probleme der gesetzlichen Krankenversicherung

Die **gesetzliche Krankenversicherung** finanziert sich hauptsächlich durch die Beiträge der Arbeitnehmer. In Zeiten hoher Arbeitslosigkeit nimmt die Summe der Beiträge ab, der Versicherung steht also weniger Geld zur Verfügung. Auf der anderen Seite stehen Kostensteigerungen. Gründe hierfür sind:
- Alterung der Gesellschaft durch verlängerte Lebenserwartung
- Zunahme chronischer Erkrankungen
- neue, kostenintensive Behandlungsmethoden
- unterschiedliche Versichertenstruktur

Um diesen Problemen teilweise entgegenzusteuern, gibt es seit 2009 den Gesundheitsfonds. Alle gesetzlichen Krankenkassen erheben seitdem einen einheitlichen Beitragssatz. Die Krankenkassen zahlen davon Beiträge in den Gesundheitsfonds, in den außerdem Steuergelder fließen. Vom Gesundheitsfonds erhalten die Krankenkassen eine einheitliche Grundpauschale pro Versichertem plus einen Betrag, der sich nach ihrer Versichertenstruktur richtet. Krankenkassen mit vielen älteren und kranken Versicherten erhalten dementsprechend mehr Geld als Krankenkassen mit einer Vielzahl an jungen und gesunden Versicherten.

Auf diese Weise soll sichergestellt werden, dass bestimmte Krankenkassen nicht dadurch benachteiligt werden, dass sie viele chronisch Kranke oder Mitglieder mit niedrigem Einkommen und geringen Beitragszahlungen versichern.

> **MERKE** Weniger Einnahmen in wirtschaftlich schlechten Zeiten stehen steigenden Ausgaben gegenüber. Dies führt zu Finanzierungsproblemen. Durch Gesundheitsreformen versucht die Bundesregierung deshalb, die Gesundheitsversorgung der Bevölkerung sicherzustellen.

3.2.2 Die Pflegeversicherung

In die **Versicherungspflicht** sind grundsätzlich alle Mitglieder der gesetzlichen Krankenversicherung einbezogen. Wer privat krankenversichert ist, muss eine private Pflegeversicherung abschließen.

> **DEFINITION** **Pflegebedürftig** im Sinne dieses Buches sind Personen, die gesundheitlich bedingte Beeinträchtigungen der Selbstständigkeit oder der Fähigkeiten aufweisen und deshalb der Hilfe durch andere bedürfen. Es muss sich um Personen handeln, die körperliche, kognitive oder psychische Beeinträchtigungen oder gesundheitlich bedingte Belastungen oder Anforderungen nicht selbstständig kompensieren oder bewältigen können. Die Pflegebedürftigkeit muss auf Dauer, voraussichtlich für mindestens sechs Monate, und mit mindestens der in § 15 festgelegten Schwere bestehen (SGB XI, § 14).

Pflegestärkungsgesetz II

Seit Januar 2017 sind durch das neue **Pflegestärkungsgesetz II (PSG II)** und ein **neues Begutachtungsverfahren** (**N**eues **B**egutachtungs**a**ssessment = **NBA**) die bisherigen Pflegestufen in **fünf Pflegegrade** eingeteilt worden. Die Einstufung in einen Pflegegrad erfolgt durch eine Begutachtung in acht Bereichen. Von diesen acht Bereichen fließen jedoch nur sechs in die Bewertung ein. In diesen wird der jeweilige Grad der Selbstständigkeit gemessen und mit unterschiedlicher Gewichtung zu einer Gesamtbewertung zusammengeführt. Körperliche, geistige und psychische Einschränkungen werden gleichermaßen erfasst und in die Einstufung einbezogen.

Einstufungsverfahren:

Leistungen aus der Pflegeversicherung werden nur auf Antrag des Versicherten gewährt. Deshalb besteht der erste Schritt für den Pflegebedürftigen immer darin, einen **Antrag auf Einstufung in einen Pflegegrad** bei seiner Pflegekasse zu stellen. Im Anschluss an diesen Antrag erfolgt eine Begutachtung des Pflegebedürftigen mit dem **Neuen Begutachtungsassessment (NBA)** durch den MDK vor Ort, in der Regel also in der häuslichen Umgebung. Bei dieser Begutachtung werden die Fähigkeiten der Menschen in den folgenden acht Lebensbereichen begutachtet. Aufgrund dieser Begutachtung erfolgt die Einstufung in einen der fünf Pflegegrade. In den einzelnen Bereichen werden je nach Schweregrad der Beeinträchtigungen Punkte vergeben, zusammengezählt und gewichtet, da die einzelnen Bereiche mit unterschiedlichem Gewicht in die Gesamtbewertung einfließen. Eine Besonderheit sind die Bereiche 2 und 3. Hier wird nur der Bereich mit dem höheren Punktwert in die Berechnung einbezogen.

Eine Zeiterfassung spielt in der neuen Begutachtung für die Einstufung keine Rolle mehr.

Folgende Bereiche werden begutachtet und fließen in die Gesamtwertung mit ein:
1. Mobilität (10 %)
2. kognitive und kommunikative Fähigkeiten (ggf. 15 %)
3. Verhaltensweisen und psychische Problemlagen (ggf. 15 %)
4. Selbstversorgung (40 %)
5. Bewältigung von und selbstständiger Umgang mit krankheits- oder therapiebedingten Anforderungen und Belastungen (20 %)
6. Gestaltung des Alltagslebens und sozialer Kontakte (15 %)

Neben diesen sechs Bereichen werden noch zwei weitere Bereiche begutachtet. Das Ergebnis dieser Begutachtung fließt aber nicht in die Gesamtbewertung ein. Es sind die Bereiche 7. außerhäusliche Aktivitäten und 8. Haushaltsführung.

In diesen beiden Bereichen können die Pflegebedürftigen in Bezug auf weitere Angebote oder Sozialleistungen beraten werden. Die Pflegekräfte erhalten wichtige Informationen für die Gestaltung einer individuell angepassten Pflegeplanung.

Erhält ein Pflegebedürftiger bereits Leistungen aus der Pflegeversicherung, die vor 2017 galt, wird per Gesetz automatisch in das neue System übergeleitet. Es muss also kein neuer Antrag auf Begutachtung gestellt werden. Die Leistungen erfolgen weiterhin mindestens in gleichem Umfang, die meisten Betroffenen erhalten sogar deutlich mehr.

Konkret bedeutet dies:
- Menschen mit ausschließlich körperlichen Einschränkungen werden automatisch in den nächsthöheren Pflegegrad übergeleitet, z. B. Pflegestufe I wird in Pflegegrad 2, Pflegestufe III in Pflegegrad 4 übergeleitet.
- Menschen mit geistigen Einschränkungen kommen automatisch in den übernächsten Pflegegrad, z. B. Pflegestufe 0 in Pflegegrad 2, Pflegestufe II mit eingeschränkter Alltagskompetenz in Pflegegrad 4.

> **MERKE** Pflegebedürftige sollen selbst darüber entscheiden, wie und von wem sie gepflegt werden möchten. Sie haben deshalb die Möglichkeit, Sachleistungen (Hilfe von Pflegediensten) oder Geldleistung zu beantragen und nach Genehmigung in Anspruch zu nehmen.

Sozialversicherungen in Deutschland

Pflegestufen (Bis 31.12.2016)	0 (+PEA)	I	I (+PEA)	II	II (+PEA)	III	III (+PEA)	Härtefall
Geldleistung	123 Euro	244 Euro	316 Euro	458 Euro	545 Euro	728 Euro	728 Euro	–
Sachleistung ambulant	231 Euro	468 Euro	689 Euro	1.144 Euro	1.298 Euro	1.612 Euro	1.612 Euro	1.995 Euro
Sachleistung stationär	231 Euro	1.064 Euro	1.064 Euro	1.330 Euro	1.330 Euro	1.612 Euro	1.612 Euro	1.995 Euro

Pflegegrade (Ab 01.01.2017)	1	2	3	4	5
Geldleistung ambulant	125 Euro	316 Euro	545 Euro	728 Euro	901 Euro
Sachleistung ambulant	–	689 Euro	1.298 Euro	1.612 Euro	1.995 Euro
Leistungsbetrag stationär	125 Euro	770 Euro	1.262 Euro	1.775 Euro	2.005 Euro

Tab. 3.2: Einteilung in die neuen Pflegegrade und Leistungen der Pflegegrade (© AWO Bundesverband e.V./AWO Pflegeberatung, Layout: Linda Kutzki, 2016)

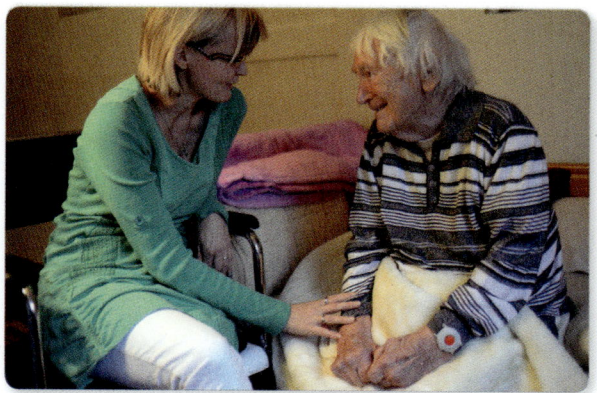

Abb. 3.4: Besuch einer Mitarbeiterin vom MDK zur Einstufung in einen Pflegegrad

Vollstationäre Pflege

Die **vollstationäre Pflege** wird gewährt, wenn häusliche oder teilstationäre Pflege nicht möglich ist. Im Rahmen des zweiten Pflegestärkungsgesetzes wurden die Leistungsbeträge neu gestaffelt, weil auf das System der Pflegegrade umgestellt wurde. Damit Pflegebedürftige, die bisher einen höheren Eigenanteil gezahlt haben als ihnen nach dem neuen Gesetz zustehen würde, nicht benachteiligt werden, erhalten sie einen Zuschlag, der die Differenz ausgleicht.

Außerdem wird seit 1.1.2017 ein einrichtungseinheitlicher Eigenanteil der Versicherten in vollstationärer Pflege für die Pflegegrade 2 bis 5 festgeschrieben. Das bedeutet, dass zwar die Leistungen aus der Pflegeversicherung mit zunehmendem Pflegegrad steigen, nicht aber der Eigenanteil, den der Pflegebedürftige an die Pflegeeinrichtung zahlen muss. Für den Pflegebedürftigen stellt dies eine große Verbesserung dar.

Teilstationäre Pflege

Teilstationäre Pflege bedeutet die zeitweise Betreuung von Pflegebedürftigen in Tages- und Nachtpflegeeinrichtungen.

Die teilstationäre Pflege wird gewährt, wenn häusliche Pflege nicht in ausreichendem Umfang sichergestellt werden kann oder wenn dies zur Ergänzung der häuslichen Pflege notwendig ist. Pflegebedürftige der Pflegegrade 2 bis 5 haben Anspruch auf Tages- und Nachtpflege. Pflegebedürftige im Pflegegrad 1 können ihren Entlastungsbetrag hierfür benutzen.

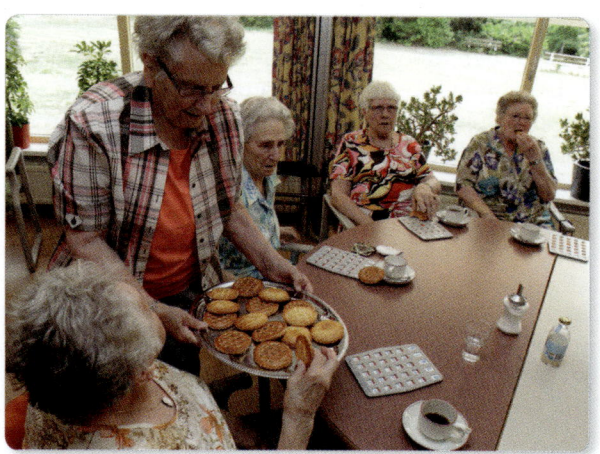

Abb. 3.5: Tagespflege

Die Pflegekasse übernimmt die innerhalb des jeweiligen Pflegegrades geltenden Kosten für pflegebedingte Aufwendungen einschließlich der Fahrtkosten bis zur jeweils geltenden Höchstgrenze. Aufwendungen der sozialen Betreuung und die Kosten der medizinischen Behandlungspflege werden ebenfalls übernommen. Die Kosten für die Verpflegung müssen allerdings privat getragen werden.

Verhinderungspflege

Ist eine pflegende Person durch Krankheit, Urlaub oder aus anderen Gründen verhindert, die Pflege durchzuführen, so werden die Kosten für eine Vertretung bis zu sechs Wochen übernommen. Leistungen aus der Verhinderungspflege stehen Pflegebedürftigen der Pflegegrade 2 bis 5 zu.

Kurzzeitpflege

Manchmal sind Pflegebedürftige für eine begrenzte Zeit auf vollstationäre Pflege angewiesen. Dies kann im Anschluss an eine Krankenhausbehandlung oder bei einer gesundheitlichen Krise der Fall sein. In solchen Fällen können sie Kurzzeitpflege in entsprechenden stationären Einrichtungen in Anspruch nehmen. Die Höhe der Leistung beträgt bis zu 1.612 € im Jahr für bis zu vier Wochen pro Kalenderjahr. Der im Kalenderjahr bestehende und noch nicht verbrauchte Leistungsbetrag für Verhinderungspflege kann auch für Leistungen der Kurzzeitpflege benutzt werden. Dadurch kann man den Betrag für Kurzzeitpflege im Maximalfall verdoppeln oder aber die Zeit für die Inanspruchnahme von Kurzzeitpflege von vier auf bis zu acht Wochen ausdehnen.

Pflegezeitgesetz

Ziel des Gesetzes ist, Beschäftigten die Möglichkeit zu eröffnen, pflegebedürftige Angehörige in häuslicher Umgebung zu pflegen und damit die Vereinbarkeit von Beruf und familiärer Pflege zu verbessern (§ 1, PflegeZG). Angehörige, die eine kurzfristig auftretende Pflegesituation organisieren müssen, können für einen Zeitraum von bis zu 10 Tagen der Arbeit fernbleiben. Für diesen Zeitraum können sie eine Lohnersatzleistung (das **Pflegeunterstützungsgeld**) erhalten. **Pflegezeit** kann von Beschäftigten für eine Dauer von bis zu höchstens sechs Monaten beansprucht werden. Während dieser Dauer haben sie Anspruch darauf, von ihrer Arbeit freigestellt zu werden oder in Teilzeit zu arbeiten. Bedingung ist, dass sie eine nahe Angehörige oder einen nahen Angehörigen in häuslicher Umgebung pflegen. Die Pflegezeit muss dem Arbeitgeber 10 Tage vorher angekündigt werden. Das Gesetz gilt nicht in Betrieben mit 15 oder weniger Beschäftigten.

Familienpflegezeitgesetz

Während der **Familienpflegezeit** können pflegende Angehörige ihre Arbeitszeit über den Zeitraum von höchstens 24 Monaten auf bis zu 15 Stunden Wochenarbeitszeit reduzieren. Bedingung ist, dass sie eine nahe Angehörige oder einen nahen Angehörigen in häuslicher Umgebung pflegen. Die Pflegezeit muss dem Arbeitgeber acht Wochen vorher angekündigt werden. Das Gesetz gilt nicht in Betrieben mit 25 oder weniger Beschäftigten. Um die Lohneinbußen in Grenzen zu halten, kann ein Wertguthaben angelegt werden, z. B. während der Familienpflegezeit erhalten Beschäftigte 75 % ihres letzten Bruttoeinkommens. Wenn sie im Anschluss an die Pflegephase wieder voll arbeiten, erhalten sie allerdings auch nur 75 % ihres Gehalts, bis der Gehaltsvorschuss wieder ausgeglichen ist. Währen der Familienpflegezeit besteht Kündigungsschutz.

Das Gesetz zur besseren Vereinbarkeit von Familie, Pflege und Beruf

Das Gesetz ist am 1. Januar 2015 in Kraft getreten und entwickelt die bestehenden Regelungen im Pflegezeitgesetz und im Familienzeitgesetz weiter und verzahnt diese besser miteinander.

Pflegehilfsmittel

Pflegehilfsmittel sind Geräte oder Arbeitsmittel, mit deren Hilfe die Pflege erleichtert oder auch ermöglicht wird (S. 159). Sie werden auf Antrag des betreuenden Arztes oder nach Maßgabe des Gutachters des Medizinischen Dienstes der Krankenversicherung von der Pflegekasse zur Verfügung gestellt.
Möglich ist auch eine Übernahme eines Teils der Kosten zur sogenannten **Wohnraumanpassung.** Hiermit sind Umbaumaßnahmen (S. 162) gemeint, die ermöglichen, dass ein Pflegebedürftiger zu Hause versorgt wird, z. B. die Verbreiterung von Türdurchlässen, der Ersatz der Badewanne durch eine ebenerdige Dusche, Haltegriffe oder ein Treppenlifter.

Pflegestützpunkte

Nach dem **Pflege-Weiterentwicklungsgesetz** (PfWG) von 2008 sollen bundesweit Pflegestützpunkte eingerichtet werden. Die Bundesländer können diese beantragen. Ein einheitliches Konzept gibt es nicht, denn in den Ländern existieren bereits Pflegestützpunkte unterschiedlichster Art; die Organisation und die Finanzierung sind noch nicht klar geregelt.

Seit 1. Januar 2009 gibt es einen Rechtsanspruch auf kostenfreie, individuelle Pflegeberatung.

3.2.3 Rehabilitation und Teilhabe behinderter Menschen (SGB IX)

Das **SGB IX** sichert in § 4 Menschen mit Behinderung eine gleichberechtigte und selbstbestimmte Teilhabe am Leben in der Gesellschaft zu:

(1) Die Leistungen zur Teilhabe umfassen die notwendigen Sozialleistungen, um unabhängig von der Ursache der Behinderung
1. die Behinderung abzuwenden, zu beseitigen, zu mindern, ihre Verschlimmerung zu verhüten oder ihre Folgen zu mildern,
2. Einschränkungen der Erwerbsfähigkeit oder Pflegebedürftigkeit zu vermeiden, zu überwinden, zu mindern oder eine Verschlimmerung zu verhüten sowie den vorzeitigen Bezug anderer Sozialleistungen zu vermeiden oder laufende Sozialleistungen zu mindern,
3. die Teilhabe am Arbeitsleben entsprechend den Neigungen und Fähigkeiten dauerhaft zu sichern oder
4. die persönliche Entwicklung ganzheitlich zu fördern und die Teilhabe am Leben in der Gesellschaft sowie eine möglichst selbstständige und selbstbestimmte Lebensführung zu ermöglichen oder zu erleichtern.

Das persönliche Budget

Im Jahre 2008 wurde für Menschen mit Behinderung der Rechtsanspruch auf das **persönliche Budget** eingeführt. Er findet sich in § 17 des SGB IX.

MERKE Auf Antrag können Leistungen zur Teilhabe auch durch ein persönliches Budget ausgeführt werden, um den Leistungsberechtigten in eigener Verantwortung ein möglichst selbstbestimmtes Leben zu ermöglichen (SGB IX, § 17, Abs. 2, Satz 1).

Persönliche Budgets werden in der Regel als Geldleistung ausgeführt (SGB IX, § 17, Abs. 3, Satz 1).

Die Leistung wird in Form von Geld, nicht in Form von Sachleistungen ausgeführt. Damit wird der Mensch mit Behinderung vom Hilfeempfänger zum Arbeitgeber, der seine persönliche Assistenz aus diesen Mitteln finanziert. Dies ermöglicht ihm nicht nur ein höheres Maß an Selbstbestimmung, sondern auch eine ganz andere Position im Verhältnis zu seinen persönlichen Assistenten. Das Geld kann z. B. für Behördengänge, Arztbesuche, Assistenz bei Arbeit oder Ausbildung verwendet werden. Es können aber auch Hilfe im Haushalt oder z. B. die Fahrt ins Kino davon bezahlt werden. Die Höhe des persönlichen Budgets orientiert sich am individuellen Bedarf.

Die Rentenversicherung

Alle Arbeitnehmer, die gegen Entgelt beschäftigt sind, müssen in der **Rentenversicherung** versichert sein. Geringverdiener (bis 450 Euro monatlich) sind von der Versicherungspflicht befreit.

Als Voraussetzung für den Bezug von Leistungen aus der Rentenversicherung (Abb. 3.6) muss eine bestimmte Wartezeit nachgewiesen werden. In der Regel muss der Versicherte für 60 Kalendermonate Beiträge entrichtet haben, z. B. für das Altersruhegeld mit Vollendung des 65. Lebensjahres. Für das vorgezogene Altersruhegeld (z. B. ab dem 60. Lebensjahr) ist eine Wartezeit von 35 Jahren erforderlich.

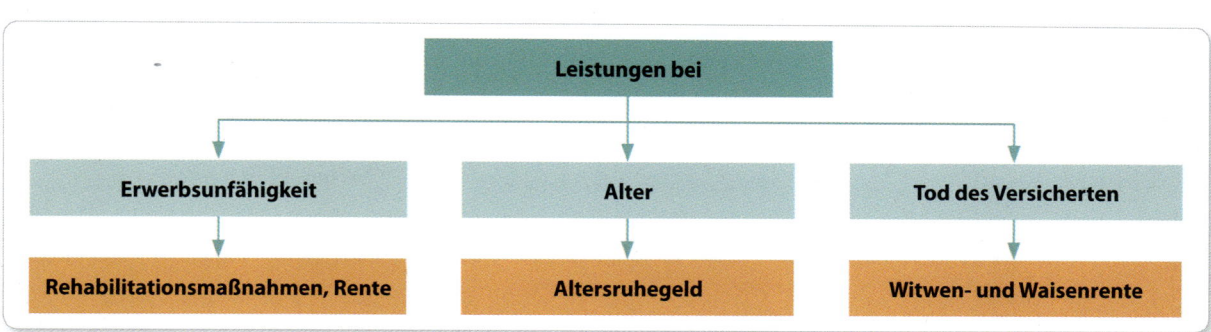

Abb. 3.6: Leistungen der Rentenversicherung

Anspruch auf eine Rente wegen Erwerbsminderung hat, wer
- teilweise oder voll erwerbsgemindert ist und
- die allgemeine Wartezeit von fünf Jahren erfüllt.

Erwerbsgemindert bedeutet, dass der Versicherte überhaupt keiner regelmäßigen Erwerbstätigkeit mehr nachgehen kann. Der Grad der Erwerbsminderung wird durch ärztliche Gutachter festgestellt. Die Erwerbsminderungsrente wird nur als Zeitrente gezahlt. Eine Überprüfung des Grades der Erwerbsminderung wird vorgenommen; dabei kann festgestellt werden, dass der Rentner in seinem Beruf aus gesundheitlichen Gründen nicht mehr arbeiten kann und einen weniger qualifizierten Beruf ausüben muss.

3.2.5 Die Unfallversicherung

Jeder Arbeitgeber muss seinen Betrieb bei der Berufsgenossenschaft anmelden. Dieses gilt bereits, wenn in einem Privathaushalt eine Raumpflegerin beschäftigt wird. Je nach Größe des Betriebs und je nach Branche wird in einem Umlageverfahren ein Beitrag zur **Unfallversicherung** gezahlt (Abb. 3.7). Im Betrieb muss auf die Zugehörigkeit zu der entsprechenden Berufsgenossenschaft durch einen Aushang hingewiesen werden.

MERKE Krankenhäuser, Pflegedienste und Seniorenheime gehören in der Regel zur „Berufsgenossenschaft für Gesundheitsdienst und Wohlfahrtspflege" (BGW).

Unfallverhütung

Die **Berufsgenossenschaft für Gesundheitsdienst und Wohlfahrtspflege** ist u. a. für Prävention und Verhütung von Arbeitsunfällen, Berufskrankheiten und arbeitsbedingten Erkrankungen zuständig.

Dies geschieht z. B., indem sie
- Betriebe durch Fachleute beraten,
- Sicherheitsbeauftragte schulen,
- Arbeitsmedizin und Forschung fördern,
- Schriften und Plakate ausgeben,
- Unfallverhütungsvorschriften erstellen und die Einhaltung überwachen.

3.2.6 Die Arbeitslosenversicherung

Voraussetzungen und Leistungen

Die **Arbeitslosenversicherung** deckt das Risiko der Arbeitslosigkeit für einen Betroffenen und seine Familie ab, indem er in diesem Fall Arbeitslosengeld I (ALG I) beziehen kann. Der Bezug ist an bestimmte Bedingungen geknüpft:
- Der Versicherte muss beschäftigungslos sein. Eine sofortige Meldung seiner Arbeitslosigkeit und ein Antrag auf Arbeitslosengeld sind dringend erforderlich, da sonst erhebliche Nachteile bei der Zahlung des Arbeitslosengelds entstehen.
- Er muss für eine Vermittlung in eine Arbeit zur Verfügung stehen.
- Es muss eine Anwartschaft erfüllt sein: Innerhalb von zwei Jahren muss der Versicherte mindestens

Voraussetzungen und Leistungen

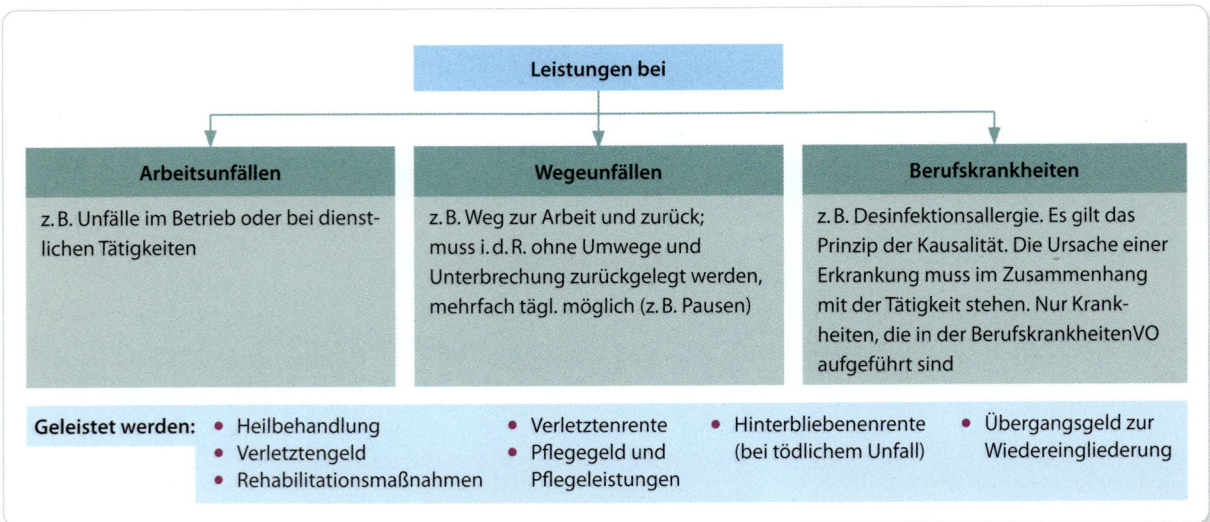

Abb. 3.7: Leistungen der Unfallversicherung

ein Jahr versicherungpflichtig in der Arbeitslosenversicherung gewesen sein.

Das **Arbeitslosengeld I** wird nur befristet gewährt. Jeder Arbeitslose wird durch die Vermittlung der Bundesagentur für Arbeit oder von Personalserviceagenturen über freie Arbeitsstellen oder über Weiterbildungs- und Umschulungsmaßnahmen informiert und beraten.

Das Arbeitslosengeld II

Läuft die Gewährung von Arbeitslosengeld I aus, so wird **Arbeitslosengeld II** (ALG II) gezahlt.

Mit dem 4. Gesetz für moderne Dienstleistungen am Arbeitsmarkt (**Hartz IV**) wurden Arbeitslosen- und Sozialhilfe zusammengeführt. Seit der Zusammenlegung zum 1. Januar 2005 werden alle arbeitsfähigen Sozialhilfeempfänger der Arbeitslosenversicherung zugeordnet und beziehen Arbeitslosengeld II. Als arbeitsfähig gelten Personen, die täglich drei Stunden Arbeit verrichten können. Die Konsequenz war, dass die Zahl der Sozialhilfeempfänger erheblich sank, aber die Arbeitslosenzahl stieg.

Laut dieser Neuregelung müssen zunächst Sparvermögen, Grundstücke und andere Einnahmen unter Anrechnung von Freigrenzen zur Sicherung der eigenen Existenz eingesetzt werden.

3.3 Träger im Gesundheitswesen

Öffentliche Träger

Kommunale Ebene

Als **Kommunen** bezeichnet man Städte, Kreise und Gemeinden. Das **Gesundheitsamt** ist u. a. zuständig für Fragen der Gesundheitsförderung, den Infektionsschutz, die Betreuung psychisch Kranker, bei Problemen von behinderten Menschen, aber auch bei Infektionskrankheiten. Die Amtsärzte der Gesundheitsämter werden vom Betreuungsgericht als Gutachter in Betreuungs- und Unterbringungsverfahren bestellt.

Die Kreise und kreisfreien Städte sind örtliche Sozialhilfeträger, sie haben **Sozialämter** eingerichtet; aber auch jede Gemeinde hat Sozialabteilungen, die sich der Hilfsbedürftigen annehmen. Sind keine freien Träger in der Lage oder bereit, notwendige Altenhilfeeinrichtungen zu betreiben oder zu organisieren, können öffentliche Träger gem. § 75 SGB XII diese schaffen. So gibt es z. B. **städtische Alten- und Pflegeheime** oder Kreisseniorenheime.

Landesebene

In den 16 Bundesländern der Bundesrepublik Deutschland werden die Probleme des Gesundheits- und Sozialwesens von den Sozialministerien verwaltet. Die Länder sind im Rahmen des Föderalismus (Art. 83 GG) weitestgehend selbstständig; so obliegt den Ländern die Gesetzgebungskompetenz durch die Landtage (z. B. für das **Ausbildungs- und Krankenhauswesen** oder das **Heimrecht**).

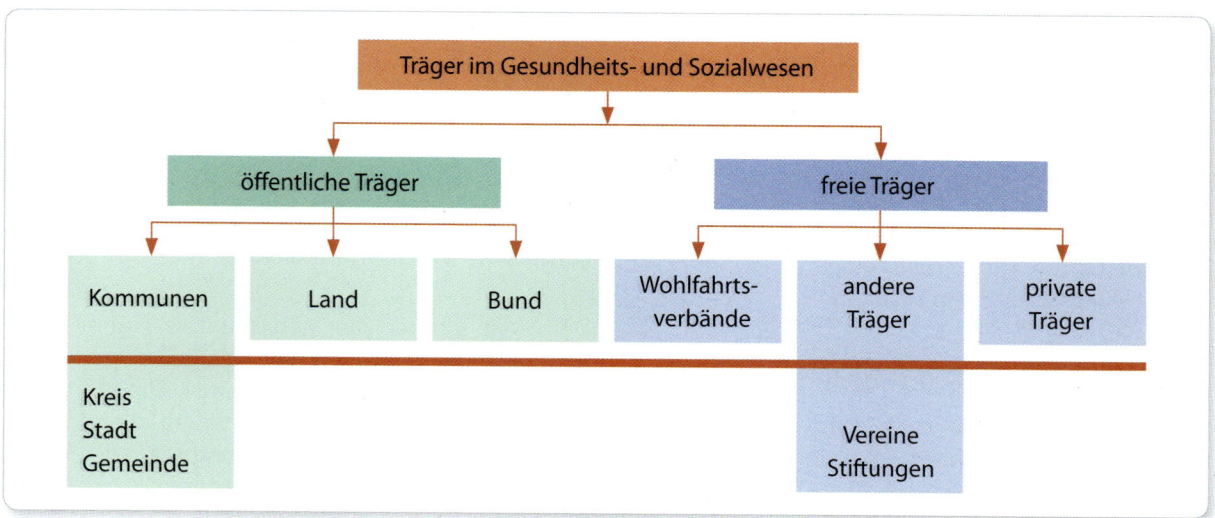

Abb. 3.8: Struktur der Trägerschaft

Pflege im Gesundheitswesen

Bundesebene

Auf Bundesebene erfolgt die Verwaltung des Gesundheits- und Sozialwesens durch ein oder mehrere **Bundesministerien**. Bei Regierungsneubildung können Zuständigkeiten geändert werden. Aufgabenbereiche sind insbesondere Sozialhilfe, Sozialversicherung und Arbeitsschutz/Arbeitsrecht.

Dazu werden Vorlagen für neue Gesetze zur Behandlung im Bundestag vom Ministerium vorbereitet und nach Beschlussfassung durch den Bundestag/Bundesrat durchgeführt. Bei der Durchführung geht es auch um die Bereitstellung der entsprechenden Finanzmittel.

Freie Träger

Wohlfahrtsverbände

Neben der öffentlichen Sozialhilfe ergänzt die **freie Wohlfahrtspflege** viele wichtige Aufgaben der Sozialhilfe. Als freie Wohlfahrtspflege werden Institutionen bezeichnet, die – organisiert und auf freigemeinnütziger Basis – soziale und gesundheitliche Hilfen sowie Unterstützung zur Selbsthilfe leisten. Wohlfahrtsverbände und andere gemeinnützig arbeitende Träger müssen einen Teil ihrer erzielten Gewinne für mildtätige Zwecke investieren. Nur ein bestimmter Teil des Gewinns dient als Rücklage, um größere Investitionen tätigen zu können. Zu den Wohlfahrtsverbänden gehören:
- Diakonisches Werk der Evangelischen Kirche in Deutschland
- Deutsches Rotes Kreuz
- Deutscher Caritasverband
- Zentralwohlfahrtsstelle der Juden in Deutschland
- Arbeiterwohlfahrt
- Deutscher Paritätischer Wohlfahrtsverband

> **MERKE** Gemeinsames Ziel der Verbände ist, sich humanitär dem Menschen zuzuwenden. Die Zielsetzung und das Erscheinungsbild der verschiedenen Verbände hängen eng mit ihren religiösen und weltanschaulichen Grundlagen und ihren Entstehungssituationen zusammen.

Private Träger

Private Träger können sowohl Privatpersonen als auch Wirtschaftsunternehmen in den verschiedensten Organisationsformen sein. Ihnen gemeinsam ist, dass sie ihr Kapital auf eigenes Risiko einsetzen, um damit einen Gewinn zu erzielen.

Andere Träger

Eingetragene Vereine (e. V.) sind Zusammenschlüsse von Menschen zu einem bestimmten Zweck, u. a. der Trägerschaft für bestimmte soziale Leistungen oder der Selbsthilfe. Es gibt einen gewählten Vorstand, der die Interessen der Mitglieder nach innen und nach außen vertritt. Beispiele:
- Deutsche Parkinson Vereinigung e. V.
- Alzheimer Gesellschaft e. V.
- Multiple Sklerose Gesellschaft e. V.

3.4 Rechtliche Aspekte pflegerischer Arbeit

Pflege findet in einem verbindlich gesetzlich geregelten Rahmen statt.

3.4.1 Grundrechte

In Artikel 1 bis 19 (Abb. 3.9, Abb. 3.10) des Grundgesetzes stehen die wichtigsten Grundrechte. Sie gelten für die Gesetzgebung, die Rechtsprechung und die Verwaltung. Alle Bürger der Bundesrepublik Deutschland können sich auf die Grundrechte berufen und beim Bundesverfassungsgericht die Einhaltung einklagen.

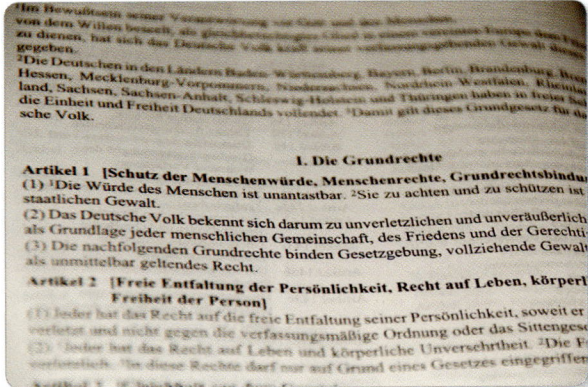

Abb. 3.9: Über allen Grundrechten steht der Artikel 1 GG: Die Würde des Menschen ist unantastbar.

Der Staat schützt alle Menschen als eigenverantwortliche Persönlichkeit mit den jeweiligen geistigen und körperlichen Fähigkeiten. Die Würde ist der Kern der Persönlichkeit, sie ist mit allen Mitteln stets zu wahren. Diese Verpflichtung hat in der Pflege höchste Priorität. Einige Grundrechte spielen in der Pflege eine ganz besondere Rolle (Tab. 3.3).

Rechtliche Aspekte pflegerischer Arbeit

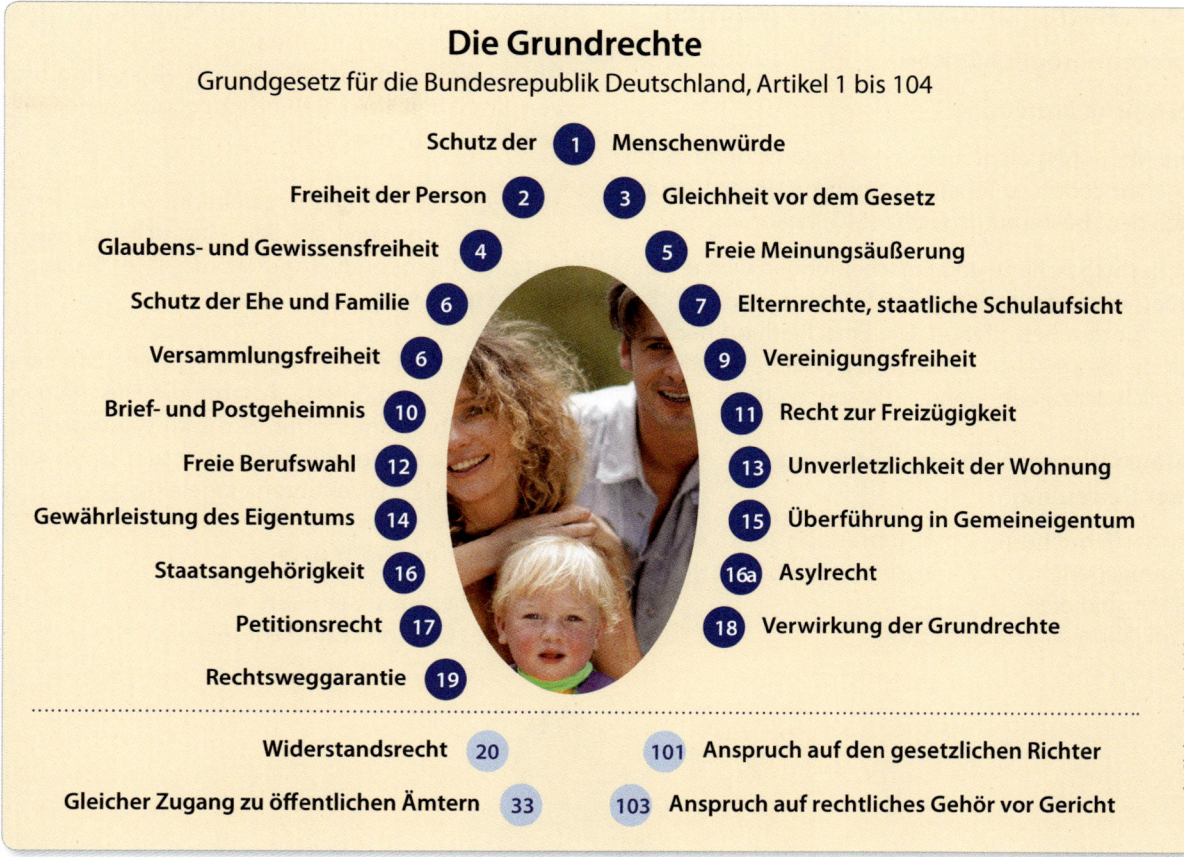

Abb. 3.10: Die Grundrechte

Grundgesetzartikel	Beispiel
Recht auf freie Entfaltung der Persönlichkeit (Art. 2 Abs. 1 GG) Jeder kann sein Leben so gestalten, wie es ihm gefällt, solange er nicht die Rechte anderer verletzt und er die verfassungsmäßige Ordnung bzw. die Sittengesetze beachtet.	Ein Patient will sich weder selbst waschen noch vom Pflegepersonal waschen lassen.
Recht auf Leben und körperliche Unversehrtheit sowie Freiheit (Art. 2 Abs. 2 GG) Die Bewegungsfreiheit darf gegen den Willen nicht ohne richterliche Genehmigung eingeschränkt werden. Eingriffe, die das Leben gefährden oder den Körper „beschädigen", sind ohne Einwilligung unzulässig. Falls die Person nicht zustimmen kann, muss ein Betreuer eingesetzt werden.	Es werden Fixierungsmaßnahmen zum Schutz des Patienten angewendet.
Unverletzlichkeit der Wohnung (Art. 13 GG) Niemand darf ohne Einwilligung die Wohnung eines anderen betreten. Der Begriff „Wohnung" bezieht sich auf eine Mietwohnung, aber auch ein Hotel- oder Bewohnerzimmer in einer Altenpflegeeinrichtung.	Betreten der Räume im Notfall erlaubt. Betreten von Zimmern durch die Heimaufsicht nur mit Zustimmung.

Tab. 3.3: Wichtige Grundrechte für die ambulante und stationäre Pflege (Beispiele)

3.4.2 Rechte und Schutz des Patienten

Vorsorgemöglichkeiten

Rechtliche Betreuung

Sind Menschen nicht mehr oder unzureichend in der Lage, ihr Leben zu regeln, können sie Unterstützung nach dem **Betreuungsgesetz** (BtG) bekommen.

Für Rechtsgeschäfte und Entscheidungen wird je nach Bedarf ein Betreuer eingesetzt. Dieser wird zum Berater für den Betroffenen. Die Entscheidung darüber, wer die Betreuung übernimmt, ist dabei so weit wie möglich der zu betreuenden Personen überlassen.

Voraussetzungen für die Einrichtung einer Betreuung

Bei der Einrichtung einer Betreuung muss das Betreuungsgericht die Voraussetzungen prüfen. Im Einzelnen sind dies:
- Volljährigkeit des Betreuten
- psychische Krankheit oder körperliche, geistige oder seelische Behinderung
- Unfähigkeit, eigene Angelegenheiten aufgrund von Krankheit oder Behinderung ganz oder teilweise selbst zu erledigen

> **BEISPIEL** Eine Pflegedienstleiterin wendet sich an das Gericht, weil sie den Eindruck hat, eine betreute Pflegebedürftige würde ihre Geldgeschäfte nicht mehr überblicken.

Eine Reaktion auf den Hinweis im Beispiel oben kann eine Anfrage beim Betreuungsamt, die Einschaltung des Gesundheitsamts oder die Anforderung eines genauen Berichts des Pflegedienstes sein. Dann wird gegebenenfalls das Verfahren eingeleitet.

Aufgaben eines Betreuers

Die Aufgaben des Betreuers werden in einem Beschluss des Gerichts festgelegt (Abb. 3.11).

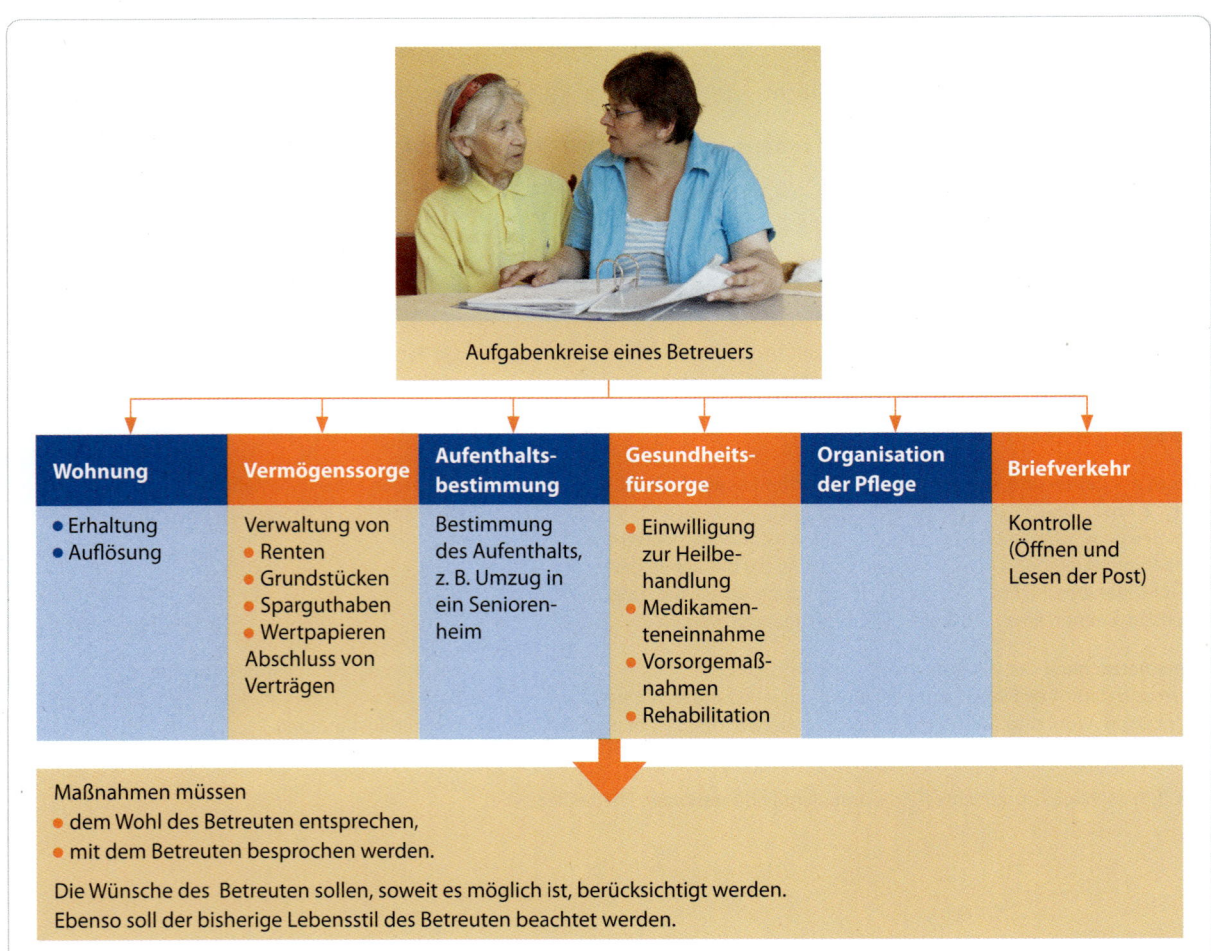

Abb. 3.11: Aufgaben eines Betreuers

> **MERKE** Erforderliche Pflege ist nicht Aufgabe eines Betreuers.

Gerichtliche Genehmigung

Auch der Betreuer kann überfordert sein, wenn Entscheidungen anstehen, die gravierende Konsequenzen haben können, z. B. eine Operation. Für diese Fälle sieht das Gesetz eine Genehmigung durch das Betreuungsgericht vor. Eine Ausnahme besteht lediglich bei einer lebenserhaltenden Notoperation.

Beendigung einer Betreuung

Die Betreuung endet
- mit dem Tod des Betreuers,
- auf Antrag des Betreuten oder
- wenn die Voraussetzungen nicht mehr vorliegen.

Vorsorgeverfügungen

Um die Einrichtung einer Betreuung zu vermeiden oder um eine Vertrauensperson als Betreuer zu bekommen, sollte man rechtzeitig Vorsorge durch entsprechende Verfügungen treffen (Abb. 3.12). Zu unterscheiden sind:

Betreuungsverfügung

In einer Betreuungsverfügung kann der Wunsch geäußert werden, wer bei Einrichtung einer Betreuung als Betreuer bestellt werden soll. Es können auch Anweisungen zur Gestaltung der Betreuung festgelegt werden.

Vorsorgevollmacht

In diesem Dokument wird einer oder mehreren Vertrauenspersonen umfassende Vollmacht für die eigene Gesundheitsfürsorge und Vermögensverwaltung gegeben. Auch hier können für den Fall einer Betreuung entsprechende Anordnungen getroffen werden.

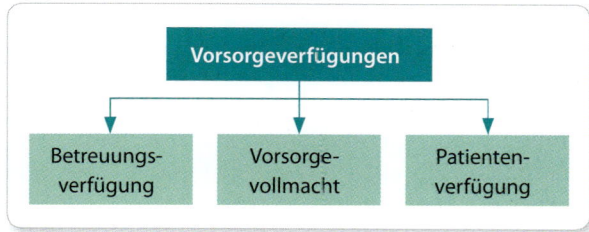

Abb. 3.12: Vorsorgeverfügungen

Patientenverfügung

Mit einer Patientenverfügung werden Fragen der **medizinischen Versorgung** für den Fall geregelt, dass der Betroffene sich in einer Behandlungssituation nicht mehr äußern kann (z. B. Koma oder Demenz). In der Verfügung müssen Vorgaben gemacht werden zu Art und Umfang der Behandlung sowie dem Ausschluss lebenserhaltender Techniken (z. B. Beatmung, Dialyse).

> **TIPP** Hilfe bei der Formulierung unter www.patientenverfuegung.de. Ein zentrales Vorsorgeregister stellt sicher, dass die Patientenverfügung berücksichtigt wird: www.vorsorgeregister.de.

3.4.3 Heimrecht

1975 trat das erste **bundesweite Heimgesetz** in Kraft, welches 1990 novelliert wurde. Dennoch gab es weiterhin Klagen über die unzureichende Qualität in Heimen. Ein neues, völlig überarbeitetes Heimgesetz wurde zum 1. Januar 2002 in Kraft gesetzt.

Als Folge der Föderalismusreform vom September 2006 ist seither die Zuständigkeit für die ordnungsrechtlichen Fragen des Heimrechts, wie Voraussetzungen für den Betrieb, bauliche und personelle Mindestanforderungen sowie die staatliche Aufsicht, auf die Bundesländer übergegangen. Für Bereiche, die in den Landesgesetzen fehlen, gelten die bisherigen Bundesregelungen.

Regelungen zu Verträgen zwischen Trägern und Bewohnern sind im bundesweit geltenden **Wohn- und Betreuungsvertragsgesetz** enthalten.

Der stigmatisierende und veraltete Begriff des Heims verschwindet in den neueren rechtlichen Regelungen immer mehr und wird durch die Benennung der einzelnen Wohnformen, insbesondere der stationären Einrichtung, ersetzt. Dies spiegelt sich auch in der Benennung der meisten Gesetze und Verordnungen der einzelnen Bundesländer wider (Tab. 3.5).

In der **Landespersonalverordnung** sind personelle Anforderungen für stationäre Einrichtungen festgelegt.

Baden-Württemberg	Wohn-, Teilhabe- und Pflegegesetz (WTPG) Landesheimmitwirkungsverordnung, Landesheimgesetz-Bauverordnung, Landespersonalverordnung
Bayern	Pflege- und Wohnqualitätsgesetz mit Ausführungsverordnung
Berlin	Wohnteilhabegesetz mit Personal- und Bauverordnung
Brandenburg	Brandenburgisches Pflege- und Betreuungswohngesetz mit Mitwirkungs- und Strukturqualitätsverordnung
Bremen	Bremisches Wohn- und Betreuungsgesetz mit Personalverordnung
Hamburg	Hamburgisches Wohn- und Betreuungsqualitätsgesetz mit Bau-, Mitwirkungs- und Personalverordnung
Hessen	Hessisches Betreuungs- und Pflegegesetz
Mecklenburg-Vorpommern	Einrichtungenqualitätsgesetz mit Personal-, Mindestbau- und Mitwirkungsverordnung
Niedersachsen	Niedersächsisches Gesetz über unterstützende Wohnformen
Nordrhein-Westfalen	Wohn- und Teilhabegesetz Alten- und Pflegegesetz mit jeweiligen Durchführungsverordnungen
Rheinland-Pfalz	Landesgesetz über Wohnformen und Teilhabe mit Durchführungsverordnung
Saarland	Landesheimgesetz Saarland mit Mitwirkungsverordnung
Sachsen	Sächsisches Betreuungs- und Wohnqualitätsgesetz
Sachsen-Anhalt	Wohn- und Teilhabegesetz
Schleswig-Holstein	Selbstbestimmungsstärkungsgesetz mit Durchführungsverordnung
Thüringen	Thüringer Wohn- und Teilhabegesetz

Tab. 3.4: Überblick über die Regelungen der einzelnen Bundesländer. Eine Liste mit den aktuellen Gesetzen und Verordnungen sowie Links dazu ist auf www.biva.de/gesetze/laender-heimgesetze zu finden.

3.4.4 Haftungsrecht

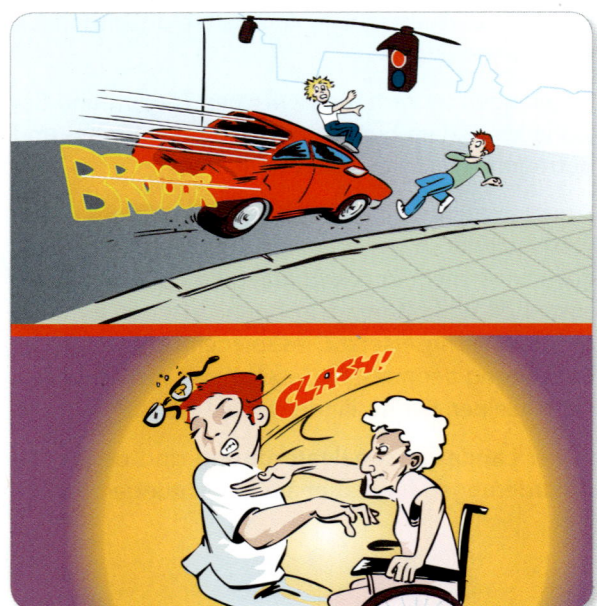

Abb. 3.13: Beispiele für Handlungen, die eine Haftung begründen können

Das Haftungsrecht teilt sich in zwei große Bereiche: die **zivilrechtliche Haftung**, die Schäden zwischen Privatpersonen regelt, und die **strafrechtliche Haftung**, mit der der Staat Fehlverhalten ahndet.

Aus einer einzelnen Handlung können sich Folgen in beiden Bereichen ergeben, diese sind rechtlich jedoch streng voneinander getrennt zu betrachten.

Zivilrechtliche Haftung

Eine Haftung im **Zivilrecht** kann aufgrund verschiedener Anspruchsgrundlagen (Vertrag oder Gesetz) bestehen.

Haftung aus Vertrag

> **DEFINITION** Ein Vertrag besteht aus übereinstimmenden Willenserklärungen der Vertragspartner.

Wird der Vertrag nicht oder nicht ordentlich erfüllt und hat ein Vertragspartner dies zu verantworten, so muss er entweder den Vertrag nachträglich erfüllen oder Schadensersatz leisten.

Es ist dabei unerheblich, ob die Pflichtverletzung
- **vorsätzlich** (= Wissen und Wollen) oder
- **fahrlässig** (= Außerachtlassen der gebotenen Sorgfalt) geschah.

Der Vertragspartner haftet auch für das Verschulden seiner **Erfüllungsgehilfen**, das sind die Personen, die ihm helfen, seinen Vertrag zu erfüllen. So sind z. B. Pflegende Erfüllungsgehilfen des Trägers bei der Erfüllung des Behandlungs- oder Wohn- und Betreuungsvertrags.

> **MERKE** Zwischen Pflegenden und Bewohnern besteht kein Vertrag.

Haftung aus unerlaubter Handlung (Delikt)

> **DEFINITION** Unerlaubte Handlungen sind Verletzungen eines Rechtsguts (Leben, Gesundheit, Freiheit, Eigentum u. a.).

In vielen Lebensbereichen, z. B. im Straßenverkehr, haften Verursacher von Schäden, weil sie eine unerlaubte Handlung (ein Delikt) begangen haben. Hier gilt das Bürgerliche Gesetzbuch (BGB). Es ist dabei unerheblich, ob der Schaden fahrlässig oder vorsätzlich verursacht wurde. Aufgrund unerlaubter Handlungen kann zum einen die Pflegende selbst, zum anderen aber auch der Träger haften.

Für eine **Haftung des Trägers** kann es verschiedene Gründe geben:
- Organisationsverschulden: Der Träger stellt schlechtes Material zur Verfügung oder beschäftigt zu wenig Personal.
- Auswahlverschulden: Der Träger begeht bei der Auswahl des Personals Fehler.
- Anleitungs- und Überwachungsverschulden: Der Träger leitet das Personal nicht korrekt an und überwacht nicht (stichprobenweise), ob sorgfältig gearbeitet wird.

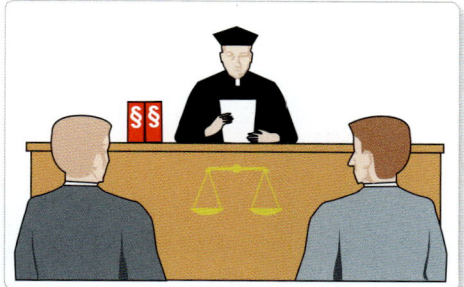

Abb. 3.14: Parteien vor Gericht

Beweisregeln: Der Geschädigte muss beweisen, dass das Handeln des Schädigers ursächlich für den Schaden war. Dieser Beweis ist für Patienten, Angehörige bzw. Heimbewohner oft schwer zu erbringen, während die Pflegende oder der Träger durch die Vorlage einer lückenlosen Dokumentation (!) in der Lage ist, sich zu entlasten. Deshalb gibt es bei der Abklärung von vermuteten Pflegefehlern die sogenannte **Beweislastumkehr**.

> **MERKE** Bei der Klärung von Pflegefehlern gilt die Beweislastumkehr: Nicht der Geschädigte muss beweisen, dass er falsch gepflegt wurde, sondern Pflegende oder Träger müssen beweisen, dass sie richtig gepflegt haben. Deshalb müssen alle Pflegehandlungen sorgfältig dokumentiert werden.

Vor allem Dekubitus, Austrocknung, Mangelernährung und Kontrakturen können auf Pflegefehlern beruhen.

Haftpflichtversicherung

Gegen die zivilrechtliche Haftung kann man sich versichern. Eine **Privathaftpflichtversicherung** reguliert Schäden, die sich im privaten Umfeld ereignet haben. Die **Berufshaftpflichtversicherung** kann von Berufstätigen abgeschlossen werden für alle Schäden, die in Ausübung einer beruflichen Tätigkeit entstehen.

Insbesondere für Mitarbeiter von ambulanten Pflegediensten oder von Heimen, in denen teure Schließanlagen installiert sind, kann es sinnvoll sein, eine **Schlüsselversicherung** abzuschließen, die das Risiko eines Schlüsselverlusts absichert.

Die **Betriebshaftpflichtversicherung** kann von Unternehmen oder Trägern abgeschlossen werden, um Schäden abzusichern, die im Betrieb entstehen oder durch Betriebsangehörige verursacht werden.

> **Aufgaben**
> Erkundigen Sie sich bei Ihrem nächsten Praktikum, ob eine Betriebshaftpflichtversicherung besteht und was mit dieser abgesichert wird. Überlegen Sie im Unterricht, ob zusätzlich noch eine eigene Berufshaftpflichtversicherung nötig ist.

MERKE Die Versicherungen regulieren nur zivilrechtliche Schäden, wenn diese nicht vorsätzlich verursacht werden. Vor strafrechtlicher Verantwortung schützen sie nicht.

Strafrechtliche Haftung

Das **Strafrecht** gehört zum öffentlichen Recht und schützt Werte wie die körperliche Unversehrtheit, das Leben, das Eigentum und die Freiheit. Der Staat sieht dabei bestimmte Verhaltensweisen als strafwürdig an. Im **Strafgesetzbuch (StGB)** sind allgemeine Regeln und die meisten Straftaten aufgeführt.

MERKE Um festzustellen, ob eine Handlung strafbar ist, sind drei Punkte zu prüfen: Tatbestand – Rechtswidrigkeit – Schuld.

Tatbestand

Der **objektive Tatbestand** beschreibt, was objektiv nachprüfbar geschehen ist. Unter **subjektivem Tatbestand** versteht man das „Innenleben" des Täters.

Wer **vorsätzlich** handelt, weiß, was er tut und welche Folgen sein Handeln hat, und er will dies auch. Vorsätzlich handelt auch, wer bestimmte Folgen seines Handelns billigend in Kauf nimmt, auch wenn er den Eintritt der Folge nicht wünscht („Es wird schon nichts passieren …").

Fahrlässiges Handeln (Außerachtlassen der gebotenen Sorgfalt) ist nur strafbar, wenn dies im Gesetz ausdrücklich geregelt ist, z. B. „fahrlässige Körperverletzung" in § 229 StGB.

Rechtswidrigkeit

MERKE Eine Tat wird nur bestraft, wenn sie rechtswidrig ist.

Eine Tat ist nicht rechtswidrig, wenn ein **Rechtfertigungsgrund** vorliegt wie:
- **Notwehr:** Abwehr eines rechtswidrigen und schuldhaften Angriffs von sich selbst.
- **Nothilfe:** Abwehr eines rechtswidrigen und schuldhaften Angriffs auf einen anderen.
- **Rechtfertigender Notstand:** Abwehr einer akuten Gefahr von sich oder anderen.
- **Einwilligung:** Handlung mit Zustimmung des Opfers.
- **Pflichtenkollision:** Den Täter treffen gleichzeitig mehrere Handlungspflichten, er kann aber nur eine dieser Pflichten auf Kosten der anderen erfüllen.

Schuld

Nur schuldhaftes Handeln ist strafbar. Nicht schuldhaft handeln z. B. Personen, deren Einsichtsfähigkeit aufgrund einer krankhaften Störung fehlt.

Versuch

Auch der Versuch (eine Straftat wird nicht vollendet) ist strafbar, wenn
- es sich um ein Verbrechen (Mindeststrafe ein Jahr) handelt oder
- die Strafbarkeit im Gesetz festgelegt ist, z. B. beim Diebstahl (§ 242 StGB).

Rechtsfolgen einer Straftat

- **Freiheitsstrafe** beträgt mindestens einen Monat, höchstens 15 Jahre, bei Mord lebenslänglich. Eine Freiheitsstrafe bis zu zwei Jahren kann zur Bewährung ausgesetzt werden.
- **Geldstrafe** wird nach Tagessätzen in Höhe eines Dreißigstels des Monatseinkommens berechnet, bei Nichtzahlung Ersatzfreiheitsstrafe.
- **Maßregeln** der Sicherung und Besserung kann das Gericht in besonderen Fällen neben der eigentlichen Strafe aussprechen.

Ausgewählte Straftatbestände

Verletzung von Privatgeheimnissen (§ 203 StGB)

Geheimnisse sind alle Dinge, von denen man nicht möchte, dass sie öffentlich gemacht werden, z. B. biografische Daten, Krankheiten, Einkommensverhältnisse. Geschützt sind Geheimnisse von Pflegebedürftigen, die den Pflegenden von diesen anvertraut wurden oder ihnen auf andere Weise bekannt geworden sind. **Schweigepflichtig** sind nur Angehörige bestimmter Berufsgruppen wie Rechtsanwälte,

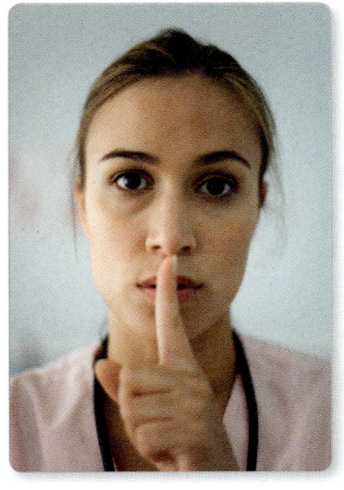

Abb. 3.15:
Die Schweigepflicht gilt auch über den Tod des Betroffenen hinaus.

Psychologen, Sozialarbeiter und Ärzte. Die Schweigepflicht von Pflegenden leitet sich von der ärztlichen Schweigepflicht ab. Die Schweigepflicht wird verletzt, wenn ein Geheimnis unbefugt offenbart wird.

Erlaubt ist die Weitergabe von Daten, wenn
- der Pflegebedürftige einwilligt
- ein rechtfertigender Notstand vorliegt
- eine gesetzliche Pflicht besteht (z. B. Infektionsschutzgesetz)

MERKE Die Schweigepflicht gilt auch für Auszubildende.

Körperverletzung (§§ 223 ff. StGB)

Voraussetzung ist eine **körperliche Misshandlung** oder eine **Gesundheitsbeschädigung**. Das bedeutet, dass der Körper des Betroffenen nach der Verletzung in seiner Beschaffenheit anders ist als vorher. Das körperliche Wohlbefinden muss erheblich beeinträchtigt sein. Eine Schmerzzufügung ist jedoch nicht erforderlich.

MERKE Auch das Abschneiden von Haaren gegen den Willen des Betroffenen ist eine Körperverletzung.

Rechtlich sind alle ärztlichen Eingriffe und eingreifenden Maßnahmen Körperverletzungen. Sie sind jedoch in den meisten Fällen durch die **Einwilligung** des Betroffenen gerechtfertigt.

Eine **wirksame Einwilligung** liegt vor, wenn
- der Betroffene in der Lage ist einzuwilligen. Bei an Demenz Erkrankten kann es deshalb erforderlich sein, einen Betreuer für den Bereich „ärztliche Versorgung" zu bestellen (S. 60).
- der Betroffene vor der Maßnahme aufgeklärt wird, sodass er sich bewusst entscheiden kann. Dazu gehört, dass über Risiken, Behandlungsalternativen und finanzielle Folgen (z. B. Übernahme durch die Krankenkasse) gesprochen wird. Die Aufklärung ist eine ärztliche Aufgabe, kann in einfachen Fällen jedoch an das Pflegepersonal delegiert werden. Die erfolgte Aufklärung muss durch Unterschrift bestätigt werden.

MERKE Die Einwilligung kann auch stillschweigend erteilt werden: Die Pflegende kommt wie jeden Morgen mit dem vorbereiteten Insulin-Pen ins Zimmer. Frau Freundlich hebt ihr Hemd hoch, damit der Pen gesetzt werden kann.

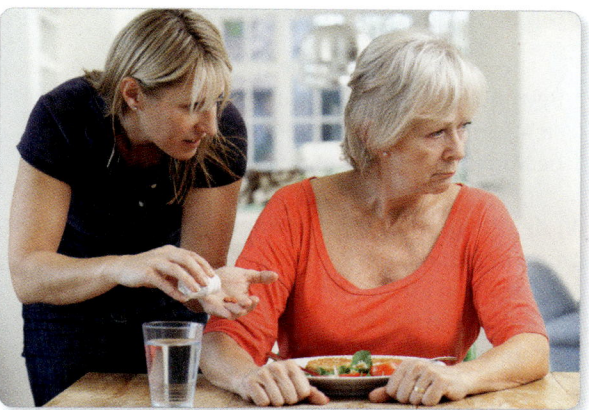

Abb. 3.16: Heimliches Verabreichen von Medikamenten gilt als Körperverletzung. Die Patientin muss so aufgeklärt werden, dass sie sich bewusst für die Einnahme entscheiden kann.

MERKE Eine Einwilligung kann jederzeit widerrufen werden.

Misshandlung von Schutzbefohlenen (§ 225 StGB)

Geschützt sind unter anderem alte Menschen, die aufgrund ihrer Gebrechlichkeit wehrlos und abhängig von der Fürsorge anderer sind. Zwischen dem Täter und der misshandelten Person muss eine rechtliche Beziehung bestehen. Zum möglichen Täterkreis zählen deshalb Pflegepersonen sowohl in der ambulanten als auch in der stationären Pflege. Die Tat wird begangen durch Quälen, rohes Misshandeln oder durch böswillige Vernachlässigung der Fürsorgepflicht, was zu einer Gesundheitsbeschädigung führt.

Totschlag (§ 212 StGB)

Hierunter versteht man die vorsätzliche Tötung eines anderen Menschen.

Mord (§ 211 StGB)

Mörder ist, wer vorsätzlich einen Menschen tötet und dabei unter anderem heimtückisch, besonders grausam, aus Habgier oder um eine andere Straftat zu verdecken handelt. Mörder werden mit lebenslanger Freiheitsstrafe bestraft.

Fahrlässige Tötung (§ 222 StGB)

Wer durch Fahrlässigkeit, also sorgfaltswidriges Handeln, den Tod eines Menschen verursacht, macht sich strafbar.

Freiheitsberaubung (§ 239 StGB)

MERKE Geschützt ist die mögliche persönliche Bewegungsfreiheit. Es kommt nicht darauf an, ob sich jemand bewegen will, sondern ob er sich bewegen könnte, wenn er wollte.

In der Pflege sind viele **Formen der Freiheitsberaubung** denkbar:
- Einsperren im Zimmer oder Wohnbereich
- alle Formen der Fixierung (Abb. 3.17)
- Wegnahme von Straßenkleidung und Schuhen
- Drohung oder psychischer Druck
- Gabe von stark sedierenden Medikamenten
- Wegnahme von Hilfsmitteln (z. B. Rollator)

Nicht strafbar sind freiheitsentziehende Maßnahmen, wenn
- **der Betroffene einwilligt.** Wichtig ist dabei, dass er in der Lage ist, einzuwilligen. Die Einwilligung kann nicht pauschal erteilt werden, sondern muss sich auf die konkrete Situation beziehen (z. B. Bettgitter zur Nacht).
- **ein rechtfertigender Notstand,** also eine akute erhebliche Gefahr für Leib und Leben, vorliegt. Die Notsituation darf nur eine vorübergehende sein, für längere oder sich wiederholende Fixierungen ist der Notstand als Rechtfertigung nicht geeignet.
- **eine Notwehrsituation vorliegt,** also z. B. ein Bewohner einen Mitbewohner oder eine Pflegende angreift. Der Freiheitsentzug darf auch hier nur kurzzeitig angewendet werden und er muss das mildeste Mittel zur Abwehr sein.
- **eine richterliche Genehmigung vorliegt.** Diese ist dann erforderlich, wenn der Betroffene nicht in der Lage ist, seine Einwilligung zu geben. Zuständig ist das Betreuungsgericht. Auch wenn eine Betreuung eingerichtet ist, muss eine richterliche Genehmigung beantragt werden.

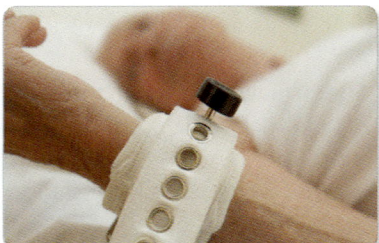

Abb. 3.17: Fixierungen mit einem Handgurt bergen nicht nur ein hohes Verletzungsrisiko, sondern sind immer eine Freiheitsberaubung.

Wichtig ist eine lückenlose **Dokumentation,** aus der Grund, Beginn, Unterbrechungen, Ende, Art und Umfang der Maßnahme und die Namen aller beteiligten Personen hervorgehen und die Angaben über die Einwilligungsfähigkeit des Bewohners enthält. Die dazugehörige Patientenbeobachtung sollte ebenfalls mit Angabe von Person und Uhrzeit dokumentiert werden.

Unterlassene Hilfeleistung (§ 323c StGB)
Wer in Unglücksfällen oder anderen Gefahren für Leib und Leben keine Hilfe leistet, obwohl es ihm zuzumuten wäre, macht sich strafbar (Verhalten in Notfällen, S. 626).

Urkundenfälschung (§ 267 StGB)
Inhaltliche Änderungen, Streichungen und nachträgliche Ergänzungen in Pflegedokumentationen werden als strafbare Urkundenfälschung gewertet. Dies gilt auch für EDV-gestützte Dokumentationen.

3.4.5 Rechtliche Rahmenbedingungen pflegerischer Arbeit: Pflegeassistenz

Die **Ausbildungen zur Pflegeassistenz** unterliegen keinen bundeseinheitlichen Bestimmungen. Für sie gelten weder Altenpflegegesetz noch Krankenpflegegesetz, sondern es gelten landesrechtliche Bestimmungen. Als Folge davon haben sich in den verschiedenen Bundesländern unterschiedliche Ausbildungsberufe entwickelt, die an unterschiedlichen Schulsystemen angesiedelt sind und zum Teil auch eine unterschiedliche Ausbildungsdauer haben. Es gibt Ausbildungen, die ein Jahr dauern, ebenso wie solche, die zwei Jahre dauern. Ausbildungsstätten können an Berufsschulen, aber auch an Altenpflege- oder Krankenpflegeschulen stattfinden. Bei Letzteren kann die Ausbildung auf den Bereich Altenpflege oder Krankenpflege fokussiert sein. Manche Ausbildungen eröffnen die Möglichkeit, neben dem Abschluss gleichzeitig einen mittleren Bildungsabschluss zu erlangen. Auch die Ausbildungsinhalte und Lehrpläne sind je nach Bundesland verschieden.

Da es keine bundeseinheitliche Regelung gibt, haben sich auch unterschiedliche Berufsbezeichnungen herausgebildet: z. B.
- Gesundheits- und Pflegeassistenz (Hamburg, 2 Jahre Ausbildung)
- Gesundheits- und Krankenpflegeassistenz (NRW, 1 Jahr Ausbildung)
- Pflegeassistenz (Niedersachsen, 2 Jahre Ausbildung)
- Fachkraft für Pflegeassistenz (Schleswig-Holstein, 3 Jahre Ausbildung)

- Staatlich geprüfte Fachkraft für Haushaltsführung und ambulante Betreuung (Saarland, 2,5 Jahre Ausbildung)

Generalistische Ausbildung: S. 24

3.4.6 Arbeitsrechtliche Grundlagen

Das **Arbeitsrecht** gilt nur für Arbeitnehmer, nicht für Selbstständige, Beamte oder Soldaten. Es wird in das Individual- und das Kollektivarbeitsrecht eingeteilt.

Das **Individualarbeitsrecht** regelt die Rechtsbeziehungen zwischen einzelnen Arbeitnehmern und Arbeitgebern. Das **Kollektivarbeitsrecht** regelt die Verhältnisse zwischen Gruppen von Arbeitnehmern und Arbeitgebern (Abb. 3.18).

Das Arbeitsverhältnis

Inhalte des Arbeitsvertrags

Grundsätzlich gilt für den Abschluss des Arbeitsvertrags Vertragsfreiheit, d.h., die Vertragsparteien können vereinbaren, was sie möchten. Der Arbeitnehmer darf jedoch nicht schlechter gestellt werden als gesetzlich geregelt.

Zwingend sind im Arbeitsvertrag festzuhalten:
- die Vertragspartner
- Beginn des Arbeitsverhältnisses
- Art der auszuübenden Tätigkeit

Sinnvoll ist zu regeln:
- Ort der Tätigkeit
- Länge der Probezeit
- Höhe des Lohns
- Arbeitszeit

Oftmals wird auf bestehende Tarifverträge Bezug genommen. Fehlt eine Regelung im Arbeitsvertrag und im Tarifvertrag, so greift die gesetzliche Regelung.

Der Abschluss des Arbeitsvertrags ist **formfrei** möglich, also auch mündlich. Der Arbeitgeber ist jedoch verpflichtet, einen Monat nach Beginn des Arbeitsverhältnisses die wesentlichen Inhalte **schriftlich niederzulegen**.

Arbeitgeber	Arbeitnehmer
• Lohn- bzw. Gehaltszahlung inkl. Sozialabgaben • Fürsorgepflicht • Beschäftigungspflicht • Gleichbehandlungspflicht	• Leistung der vereinbarten Arbeit • Treuepflicht • Leistung von Überstunden • Mitteilung drohender Schäden • Verschwiegenheit

Tab. 3.5: Pflichten aus dem Arbeitsvertrag

Weisungsrecht des Arbeitgebers

Der Arbeitgeber kann dem Arbeitnehmer **Weisungen** erteilen, in denen er Art, Zeit und Ort der Arbeitsleistung konkretisiert und das Verhalten des Arbeitnehmers im Betrieb reglementiert. Unzulässige Weisungen müssen von den Arbeitnehmern jedoch nicht beachtet werden (Tab. 3.6).

Der Arbeitnehmer sollte in solchen Fällen zunächst das Gespräch mit dem Arbeitgeber suchen, um eventuelle Missverständnisse auszuräumen. Sinnvoll ist es auch, sich durch Betriebsrat, Gewerkschaft oder Berufsverband beraten zu lassen.

Beispiel	Bewertung
Pflegeassistentin Frieda soll eine Bewohnerin fixieren, obwohl diese sich weigert und keine richterliche Anordnung und auch kein Notfall vorliegen.	Die Anweisung verstößt gegen ein Gesetz.
Pflegeassistentin Paula wird ausschließlich als Putzkraft eingesetzt.	Die Anweisung verstößt gegen den Arbeitsvertrag.
Pflegeassistent Ingmar soll subkutane Injektionen vornehmen, obwohl er sich dieser Aufgabe nicht gewachsen fühlt.	Die Anweisung ist für den Arbeitnehmer unmöglich und unzumutbar.
Pflegeassistent Viktor soll in ein anderes Pflegeheim des Trägers versetzt werden.	Die Anweisung verstößt gegen die Beteiligungsrechte des Betriebs- oder Personalrats

Tab. 3.6: Beispiele für unzulässige Weisungen

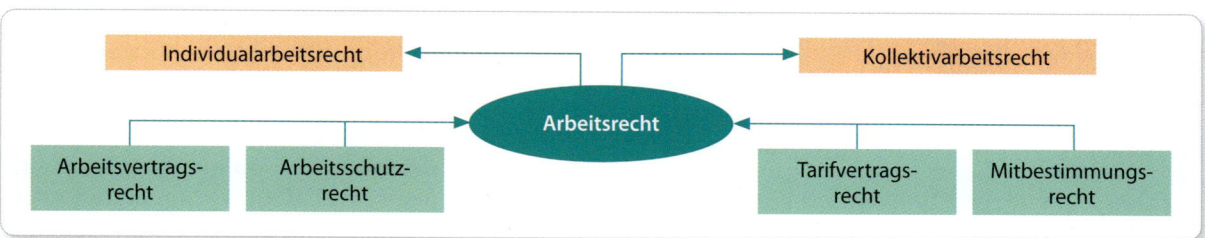

Abb. 3.18: Einteilung des Arbeitsrechts

Folgen von Pflichtverletzungen

Verletzt der Arbeitnehmer seine Pflichten z. B. dadurch, dass er unentschuldigt fehlt, seine Arbeit nicht ordentlich erledigt oder dem Arbeitgeber oder einem Dritten einen Schaden zufügt, so kann der Arbeitgeber eine Abmahnung oder Kündigung aussprechen oder vom Arbeitnehmer Schadensersatz fordern.

Arbeitszeit

Das **Arbeitszeitgesetz** soll Sicherheit für die Arbeitnehmer gewährleisten und ihre Gesundheit schützen. Arbeitszeit ist die Zeit vom Beginn bis zum Ende der Arbeit ohne Ruhepausen. Die Arbeitszeit darf grundsätzlich 8 Stunden pro Werktag nicht überschreiten. Sie kann allerdings auf bis zu 10 Stunden verlängert werden. Dann darf aber, auf einen Zeitraum von 6 Monaten gerechnet, die tägliche Arbeitszeit von 8 Stunden nicht überschritten werden. Der Arbeitnehmer muss also einen Ausgleich für die mehr geleistete Arbeitszeit erhalten. Als Werktage gelten die Tage von Montag bis Samstag außer den Feiertagen. Jeder Arbeitnehmer hat Anspruch auf Ruhepausen:

- bei einer Arbeitszeit von mehr als 6 bis zu 9 Stunden: insgesamt 30 Minuten
- bei einer Arbeitszeit über 9 Stunden: insgesamt 45 Minuten

Die Ruhepausen stehen dem Arbeitnehmer zur freien Verfügung und dürfen als einzelne Pause nicht kürzer als 15 Minuten sein. Sie müssen im Voraus festgelegt werden, also nicht nach Bedarf.

Als Ruhezeit bezeichnet man die Freizeit zwischen Beendigung der Arbeit und Wiederaufnahme am nächsten Tag. Die ununterbrochene Ruhezeit muss mindestens 11 Stunden betragen. Eine Verkürzung auf 10 Stunden ist bei einem Ausgleich innerhalb von vier Wochen in Pflegeeinrichtungen ausnahmsweise zulässig.

Urlaub

Jedem Arbeitnehmer stehen nach dem Bundesurlaubsgesetz mindestens 24 Werktage **Erholungsurlaub** zu. Auf den Urlaub kann nicht verzichtet werden. Weder kann in Tarif- oder Arbeitsverträgen weniger Urlaub geregelt werden noch kann der Arbeitnehmer sich seinen Urlaub ausbezahlen lassen.

Der Urlaub dient zur Erholung und Erhaltung oder Wiederherstellung der Arbeitskraft. Deshalb ist der Urlaub zusammenhängend zu gewähren, außer wenn dem betriebliche Belange entgegenstehen. In jedem Fall hat der Arbeitnehmer Anspruch auf mindestens 2 Wochen Urlaub am Stück pro Jahr. Während des Urlaubs ist jede dem Erholungszweck zuwiderlaufende Erwerbstätigkeit verboten.

Der Urlaub soll nach den Wünschen des Arbeitnehmers gewährt werden. Allerdings sind auch betriebliche Belange (z. B. Hochsaison) und Urlaubswünsche von Kollegen bei der Planung zu berücksichtigen.

An den einmal genehmigten Urlaub muss sich der Arbeitgeber auch halten. Er kann den Arbeitnehmer nicht aus dem Urlaub zurückrufen. Grundsätzlich muss der Urlaub im laufenden Kalenderjahr genommen werden. Ausnahmen können geregelt werden.

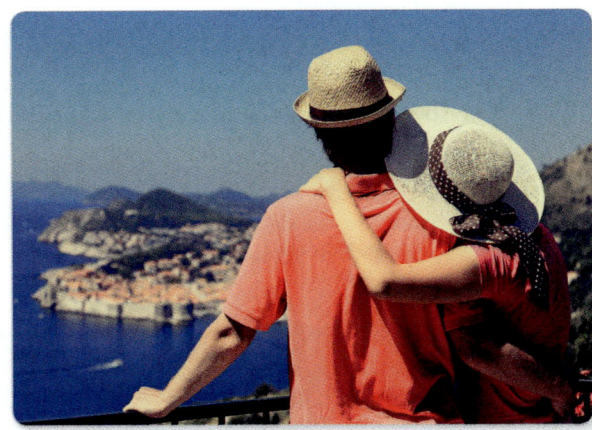

Abb. 3.19: Erholung im Urlaub

Mutterschutz

Während der Schwangerschaft und nach der Geburt genießen werdende und stillende Mütter einen besonderen Schutz, der im **Mutterschutzgesetz** (MuSchG) geregelt ist.

Das Mutterschutzgesetz gilt für alle schwangeren Frauen in einem Arbeitsverhältnis, auch wenn es sich um ein Probe-, ein befristetes Arbeitsverhältnis oder eine Berufsausbildung handelt.

Der Arbeitgeber ist verpflichtet, die zuständige Aufsichtsbehörde unverzüglich nach Kenntnisnahme über die Schwangerschaft zu informieren, damit diese die Einhaltung der mutterschutzrechtlichen Vorschriften überwachen kann.

Sechs Wochen vor dem errechneten Geburtstermin beginnt die Schutzfrist, während der die werdende Mütter nicht mehr beschäftigt werden dürfen, es sei denn, sie erklären sich ausdrücklich zur Arbeit bereit. Diese Erklärung kann jederzeit widerrufen werden.

Rechtliche Aspekte pflegerischer Arbeit

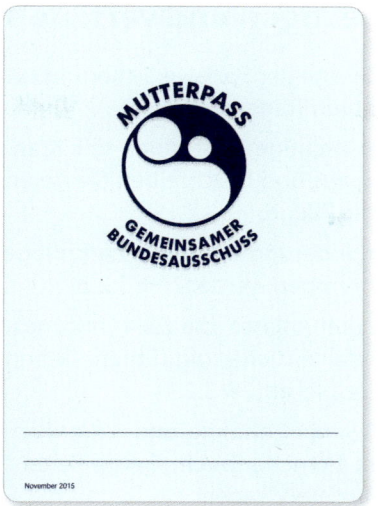

Abb. 3.20: Mutterpass

Nach der Geburt beträgt die Schutzfrist 8 Wochen, bei Früh- oder Mehrlingsgeburten verlängert sie sich auf 12 Wochen. In dieser Zeit besteht ein absolutes **Beschäftigungsverbot!**

Ab Bekanntgabe der Schwangerschaft ist der Arbeitgeber verpflichtet, die Arbeit der werdenden oder stillenden Mutter so zu gestalten, dass sie vor gesundheitlichen Gefahren geschützt ist.

Beendigung des Arbeitsverhältnisses

Arbeitsverhältnisse können auf verschiedene Weisen beendet werden:

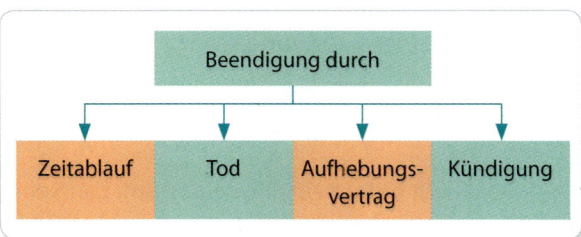

Abb. 3.21: Beendigung des Arbeitsverhältnisses

Zeitablauf: Bei befristeten Arbeitsverhältnissen endet das Arbeitsverhältnis automatisch mit Ablauf der im Arbeitsvertrag genannten Zeit.

Tod: Mit dem Tod des Arbeitnehmers endet das Arbeitsverhältnis. Stirbt jedoch der Arbeitgeber, so besteht grundsätzlich das Arbeitsverhältnis mit dessen Erben fort. (Dies gilt u. a. nicht bei einem Vertrag zur häuslichen Pflege mit einer Einzelperson.)

Aufhebungsvertrag: Unter einem Aufhebungsvertrag versteht man die schriftliche einvernehmliche Auflösung eines Arbeitsverhältnisses.

Ordentliche Kündigung: Der Arbeitnehmer kann ohne Angabe von Gründen schriftlich innerhalb von 4 Wochen zum nächsten 15. oder Letzten eines Monats kündigen. Für den Arbeitgeber verlängert sich diese Frist je nach Betriebszugehörigkeit des Arbeitnehmers auf bis zu 7 Monate zum Ende eines Kalendermonats. Innerhalb der vereinbarten Probezeit kann das Arbeitsverhältnis von beiden Seiten mit einer Frist von 2 Wochen gekündigt werden. Das Kündigungsschutzgesetz regelt weitere Einzelheiten (http://bundesrecht.juris.de/kschg/).

Außerordentliche Kündigung: Ohne Einhaltung einer Frist können Arbeitnehmer und Arbeitgeber kündigen, wenn wichtige Gründe vorliegen, die die Fortsetzung des Arbeitsverhältnisses bis zum Ende der Kündigungsfrist unzumutbar machen. Auch diese Kündigung muss in schriftlicher Form erfolgen.
- Wichtige Gründe für den **Arbeitnehmer** können sein: Beleidigung oder Misshandlung durch den Arbeitgeber, Nichtzahlen des Lohns, Mobbing und Diskriminierung durch den Arbeitgeber.
- Den **Arbeitgeber** berechtigen unter anderem folgende Gründe zu einer fristlosen Kündigung: unentschuldigtes längeres Fernbleiben von der Arbeit, ausländerfeindliche Äußerungen gegenüber Kollegen, sexuelle Belästigung von Kollegen, Misshandlung von Bewohnern, grobe Verletzung der Verschwiegenheitspflicht, starke Trunkenheit während der Arbeit.

Das Ausbildungsverhältnis

Die Ausbildung zur Pflegeassistentin bzw. zum Pflegeassistenten wird in den einzelnen Bundesländern nach Landesrecht unterschiedlich durchgeführt. Meist wird die Ausbildung an Berufsfachschulen, Berufskollegs oder der Berufsschule angeboten. Die Zugangsvoraussetzungen, die Ausbildungsdauer, der Abschluss, die Berufsbezeichnung und die Inhalte regelt die jeweils zuständige Stelle. Die Arbeitsagentur vor Ort kann über die Rahmenbedingungen Auskunft geben.

Mindestinhalt eines Ausbildungsvertrags sind Angaben zu:
- Berufsziel der Ausbildung
- Beginn und Dauer der Ausbildung
- inhaltlicher und zeitlicher Gliederung der praktischen Ausbildung
- Dauer der regelmäßigen täglichen oder wöchentlichen praktischen Ausbildungszeit
- Höhe der monatlichen Ausbildungsvergütung

- Dauer der Probezeit (6 Monate)
- Dauer des Urlaubs
- Voraussetzungen, unter denen der Ausbildungsvertrag gekündigt werden kann sowie
- Hinweis auf Tarifverträge, Betriebs- oder Dienstvereinbarungen, die auf das Ausbildungsverhältnis anwendbar sind

Pflichten des Trägers

Der Träger der praktischen Ausbildung hat dafür zu sorgen, dass das Ausbildungsziel in der vorgesehenen Zeit erreicht werden kann. Den Auszubildenden dürfen nur Aufgaben übertragen werden, die dem Ausbildungszweck dienen und dem Ausbildungsstand und den persönlichen Fähigkeiten angemessen sind.

Pflichten der Auszubildenden

Die Auszubildenden haben sich zu bemühen, die Kenntnisse zu erwerben, die erforderlich sind, um das Ausbildungsziel zu erreichen. Sie sind insbesondere verpflichtet, die vorgeschriebenen Ausbildungsveranstaltungen zu besuchen und die ihnen im Rahmen der Ausbildung übertragenen Aufgaben sorgfältig auszuführen.

3.5 Anker zum Kapitel

- Ein Sozialstaat kümmert sich um soziale Gerechtigkeit, die soziale Sicherheit und gesundheitliche Versorgung seiner Bürgerinnen und Bürger.
- Pflege ist eine tragende Säule für die gesundheitliche Versorgung und soziale Absicherung in der Gesellschaft.
- Das Sozialversicherungssystem ist die notwendige Voraussetzung für das Funktionieren des Sozialstaats.
- Patienten haben Rechte, die mithilfe von Gesetzen geschützt werden.
- Die pflegerische Ausbildung und Arbeit wird durch entsprechende Gesetze geregelt.

3.6 Wissen festigen und vertiefen

1. Zählen Sie die Zweige der Sozialversicherung auf und geben Sie deren Träger an. (→ 3.2)
2. Wählen Sie drei wichtige Leistungen der Krankenversicherung aus und beschreiben Sie deren Bedeutung für die Pflege. (→ 3.2.1)
3. Wann kann Verhinderungs- und Kurzzeitpflege in Anspruch genommen werden? (→ 3.2.2)
4. Nennen Sie die drei Anlässe, die zum Leistungsbezug in der Unfallversicherung führen. Geben Sie jeweils ein Beispiel an. (→ 3.2.4)
5. Notieren Sie 10 Seniorenheime und 5 Krankenhäuser aus dem Branchenbuch „Gelbe Seiten" und ermitteln Sie deren Träger.
6. Nennen Sie Gründe, weshalb sich Sie sich bei einer Anstellung über den Träger informieren sollten. Erkundigen Sie sich bei erfahrenen Fachkräften.
7. Überprüfen Sie, welche Rechte verletzt werden, wenn
   - einem Bewohner untersagt wird, Besuch zu empfangen,
   - ein Bewohner verpflichtet wird, am Gottesdienst teilzunehmen,
   - eine Bewohnerin verpflichtet ist, dem Pflegepersonal jederzeit Einlass in das Zimmer zu gewähren. (→ 3.4)
8. Benennen Sie die Voraussetzungen für die Einrichtung einer Betreuung. Wann endet die Betreuung? (→ 3.4.2)
9. Welche Aufgaben kann ein Betreuer haben? (→ 3.4.2)
10. Das Gericht ordnet eine Betreuung an. Kann eine Mitarbeiterin des Pflegedienstes diese Aufgaben übernehmen? (→ 3.4.2)
11. Erläutern Sie, wann eine Patientenverfügung wichtig wird und welche Festlegungen dort getroffen werden können.
12. Beschreiben Sie, wodurch eine Patientenverfügung geändert werden kann. (→ 3.4.2)
13. Nennen Sie unterschiedliche Formen der Freiheitsberaubung. (→ 3.4.2)
14. Erläutern Sie, unter welchen Bedingungen Freiheitsberaubung nicht bestraft wird. (→ 3.4.2)
15. Welche Folgen kann es für Sie haben, wenn Sie auf der Arbeit unentschuldigt fehlen? (→ 3.4.6)
16. Wie kann ein Arbeitsverhältnis beendet werden?

4 Hygiene

Geschichte der Hygiene

Berufs- und Schutzkleidung

Übertragungswege von Keimen

Sozialhygiene

Isolationsformen

Rechte und Gesetze

Individualhygiene

Basishygiene

Verfahren zur Keimreduzireung

Hygiene im Gesundheitswesen

Präventionsformen

Umwelthygiene

Barrierehygiene

Hygienemaßnahmen bei multiresistenten Erregern

Psychohygiene

Hygiene im Umgang mit Lebensmitteln

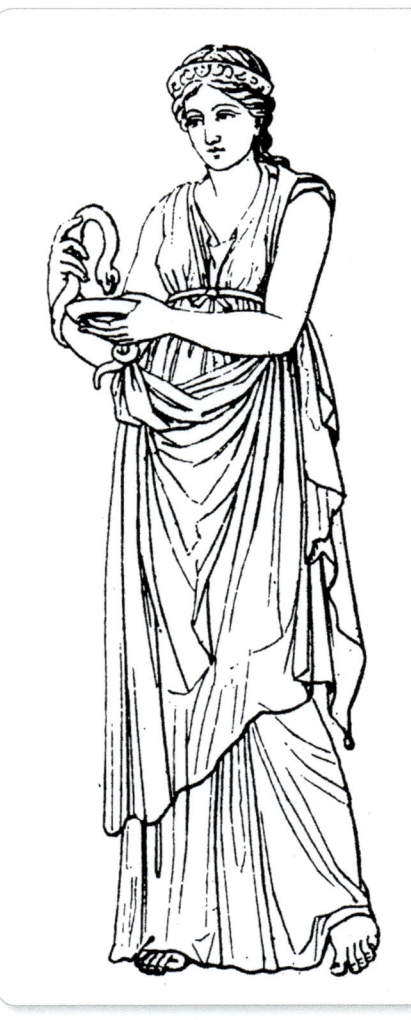

Pflegeassistenten

- berücksichtigen gesetzliche Vorgaben zur Hygiene
- führen Maßnahmen zur persönlichen Hygiene durch
- schützen sich und andere Menschen durch eine hygienische Arbeitsweise
- versorgen Patienten mit multiresistenten Erregern
- beachten Hygieneregeln im Umgang mit Lebensmitteln

Der Begriff **Hygiene** leitet sich vom Namen der griechischen Göttin für Gesundheit „Hygieia" ab und ist die Lehre von der Verhütung der Krankheiten und der Erhaltung und Festigung der Gesundheit.

Umgangssprachlich wird Hygiene auch mit „Sauberkeit" gleichgesetzt. Dies ist jedoch nur *ein* Teilaspekt der Hygiene. Die heutigen Teilgebiete der Hygiene umfassen:
- **Individualhygiene,** z. B. Körperpflege, Kleidung, Ernährung, Freizeitverhalten
- **Sozialhygiene** beschäftigt sich mit dem Zusammenleben der Menschen und den möglichen Auswirkungen auf die Gesundheit, z. B. Suchtentstehung und ihre Bekämpfung, Sexualbeziehung, Gesundheitserziehung, gesundes Wohnen und Arbeiten
- **Psychohygiene** umfasst Maßnahmen zur Verhütung von psychischen oder psychosomatischen Krankheiten, z. B. Stressbekämpfung, positive Zukunftsorientierung
- **Umwelthygiene,** z. B. Wasserversorgung und Abwasserentsorgung, Müllentsorgung, Lärmschutz, Schutz von Luft und Klima
- **Hygiene in Gesundheitseinrichtungen** meint die Hygiene in Bezug auf medizinische und pflegerische Maßnahmen, z. B. Verhütung von nosokomialen Infektionen (S. 73)

Aufgaben
Betrachten Sie den Bereich der Individualhygiene aus Ihrer eigenen Perspektive. Überlegen Sie zunächst allein und halten Sie die Ergebnisse schriftlich fest:

1. Was gehört für Sie allgemein zu einer gesunden Lebensführung?
2. Was tun Sie persönlich, um sich täglich gesund zu halten?

Tauschen Sie sich mit einem Partner oder einer Partnerin aus und gestalten Sie ein Plakat zur „gesunden Lebensführung", auf dem Sie Ihre gemeinsamen Ergebnisse festhalten und präsentieren.

4.1 Geschichtliche Entwicklung der Hygiene

Die Geschichte der Hygiene reicht bis in die Antike zurück. Bereits damals gab es Regeln und Vorschriften zur gesunden Lebensführung.

Die moderne Hygiene begann mit der Entdeckung der Krankheitserreger und der Einrichtung der ersten Hospitäler. Die wichtigsten Begründer (Abb. 4.1) waren:
- **Christoph Wilhelm Hufeland** (1762 bis 1836) beschäftigte sich mit den ersten Maßnahmen zur Seuchenbekämpfung.
- **Ignaz Philipp Semmelweis** (1818 bis 1865) entdeckte die Ursachen des Kindbettfiebers und führte die hygienische Hände- und Instrumentendesinfektion ein. Er hat der Hygiene in der Medizin einen festen Platz zugewiesen.
- **Max Joseph von Pettenkofer** (1818 bis 1901) gründete das erste „Institut für Hygiene" in München und war der Begründer der modernen Wasser- und Abwasserversorgung.
- **Louis Pasteur** (1822 bis 1895) schuf die Grundlagen der heutigen Bakteriologie und entwickelte ein Verfahren zur Keimbekämpfung auf medizinischen Geräten, die Sterilisation auch Pasteurisierung genannt.
- **Joseph Lister** (1827 bis 1912) setzte Pasteurs und Semmelweis Lehren im Operationssaal um und führte die chirurgische Händedesinfektion, die antiseptische Wundbehandlung sowie die Sterilisation des chirurgischen Instrumentariums ein.
- **Robert Koch** (1843 bis 1910) gilt bis heute als Begründer der Bakteriologie. Er entdeckte die ersten Tuberkulosebakterien unter dem Mikroskop, war der erste Professor für Hygiene und Direktor des Hygieneinstituts in Berlin, welches heute noch seinen Namen trägt.
- **Sir Alexander Fleming** (1881 bis 1955) entdeckte die bakterientötende (bakterizide) Wirkung von Schimmelpilzabsonderungen (Penicillin).

- **Howard Walter Florey** (1898 bis 1968) und **Ernst Boris Chain** (1906 bis 1979) entwickelten auf den Ergebnissen von Fleming das erste Medikament („Penizillin") mit therapeutischer (heilender) Wirkung bei bakteriellen Infektionen.

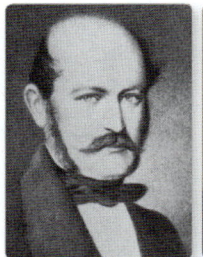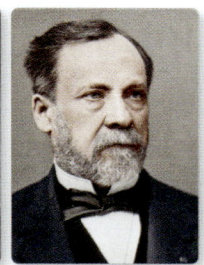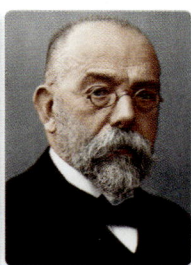

Abb. 4.1: Ignaz Philipp Semmelweis, Louis Pasteur und Robert Koch haben die Entwicklung der modernen Hygiene maßgeblich beeinflusst.

> **MERKE** Hygiene ist eng mit dem Begriff **Prävention** (Vorbeugung) verknüpft. Prävention wird eingeteilt in:
> - **Primärprävention** (Krankheitsvorbeugung)
> - **Sekundärprävention** (Krankheitsfrüherkennung)
> - **Tertiärprävention** (Verhütung einer Krankheitsverschlechterung)

- **Primärprävention** (Krankheitsvorbeugung) bedeutet, die Gefahr einer Gesundheitsschädigung abzuwenden. Hierzu gehören z. B. Impfungen, Sport zum Stressabbau, Körperpflege oder das Tragen wettergerechter Kleidung.
- **Sekundärprävention** (Krankheitsfrüherkennung) umfasst Maßnahmen zum Erkennen, Beherrschen und Beseitigen von Krankheitsrisikofaktoren, um das Eintreten einer Gesundheitsschädigung zu verhindern. Vorsorge- und Früherkennungsuntersuchungen wie z. B. beim Zahnarzt, Kinderarzt oder Gynäkologen gehören dazu.
- **Tertiärprävention** (Verhütung einer Krankheitsverschlechterung) soll das Fortschreiten einer bereits vorhandenen Gesundheitsschädigung durch Therapie und Pflege vermeiden. Damit dieses einheitlich und wissenschaftlich gesichert geschieht, können sich Ärzte und Pflegekräfte an vorhandenen Leitlinien z. B. der AWMF (www.awmf.org/leitlinien) orientieren.

Die Hygiene und die damit verbundene Prävention (S. 111) hat somit eine zentrale Bedeutung in der Pflege.

4.2 Rechtliche Grundlagen

> **MERKE** Regelwerke wie Gesetze, Richtlinien, Verordnungen und Leitlinien liefern die rechtlichen Rahmenbedingungen zur Hygiene, z. B.
> - Infektionsschutzgesetz
> - Hygieneverordnung der Länder
> - Regelwerke der Berufsgenossenschaft
> - Leitlinien und Hygieneempfehlungen der Kommission für Krankenhaushygiene und Infektionsprävention am Robert Koch-Institut (KRINKO).

Zwischen der Einrichtung (Krankenhaus, Altenpflegeeinrichtung etc.) und dem Patienten besteht ein vertraglich geregeltes Rechtsverhältnis, wonach die Einrichtung für den Patienten Leistungen (Therapie, Pflege, Vorsorge, Unterbringung) erbringt. Dies bedeutet ebenso, sollten Leistungen nicht erbracht oder die Qualität mangelhaft sein, kann der Patient die Einrichtung verklagen.

Die Hygiene spielt hier eine zentrale Rolle, da eine mangelnde Hygiene zu folgenschweren Komplikationen wie **nosokomialen Infektionen** führen kann und ggf. den Aufenthalt in der Einrichtung verlängern oder das Leben des Patienten verkürzen kann.

> **DEFINITION** Als **nosokomiale Infektionen** bezeichnet man Erkrankungen, welche im Zusammenhang mit Aufenthalten in Einrichtungen des Gesundheitswesens erworben wurden.

Statistische Daten zu nosokomialen Infektionen werden in regelmäßigen Abständen vom „Robert Koch-Institut" erhoben, ausgewertet und im „Epidemiologischen Bulletin" veröffentlicht.

Zu den häufigsten nosokomialen Infektionen zählen postoperative **Wundinfektionen** (24,7 %), **Harnwegsinfektionen** (22,4 %) und untere **Atemwegsinfektionen** z. B. Pneumonie (21,5 %) gefolgt von **Diarrhö** (CDAD 6,6 %) und **primärer Sepsis** (6,0 %).

Im nachfolgenden Abschnitt werden die wichtigsten Gesetze und Regelwerke zur Hygiene kurz erläutert. Diese dienen dem Schutz des Patienten genauso wie dem Schutz der an der Therapie und Pflege beteiligten Berufsgruppen.

Infektionsschutzgesetz

Das **Gesetz zur Verhütung und Bekämpfung von Infektionskrankheiten beim Menschen (IfSG)** trat im Januar 2001 in Kraft. Es regelt u. a.
- die Meldung bestimmter Infektionskrankheiten an ein Zentralregister (Robert Koch-Institut) zur Auswertung und Kontrolle
- Behandlung übertragbarer Krankheiten
- die behördliche Zuständigkeit und behördlich zu ergreifenden Maßnahmen zur Infektionsprophylaxe und Seuchenschutz
- Durchführung von Schutzimpfungen und Impfempfehlungen (S. 326)
- Infektionsschutz an Schulen und öffentlichen Einrichtungen
- gesundheitliche Anforderungen an das Personal im Umgang mit Lebensmitteln
- Regelung der Krankhaushygiene

> **MERKE** Bei der Durchführung medizinisch-pflegerischer Maßnahmen sind die Aussagen zur Hygiene (IfSG) unabhängig vom Ort der Durchführung zu beachten, d. h., das Infektionsschutzgesetz unterscheidet *nicht* zwischen Heim und Krankenhaus, ggf. gibt das Robert Koch-Institut Empfehlungen für die **Infektionsprävention in Heimen.**

Hygieneverordnung der Länder

Im § 3 IfSG wurde den Ländern die Aufgabe zugewiesen, in Verordnungen die Hygiene in Krankenhäusern, medizinischen Einrichtungen und Heimen zu regeln. Dazu gehören u. a.
- hygienische Mindestanforderungen an Bau, Ausstattung und Betrieb der Einrichtung
- Bestellung, Zusammensetzung und Aufgaben einer Hygienekommission
- Personalschulungen
- Erfassung, Auswertung, Dokumentation von nosokomialen Infektionen
- Überwachung, Kontrolle und Dokumentation der Einhaltung von Hygieneregeln

Berufsgenossenschaftliche Regelwerke

Berufsgenossenschaften sind die Träger der gesetzlichen Unfallversicherung, in der jeder Arbeitnehmer versichert ist. Die für die Gesundheitsdienste zuständige Unfallversicherung ist die „Berufsgenossenschaft für Gesundheitsdienst und Wohlfahrtspflege".

Die Regelwerke der Berufsgenossenschaften wenden sich vorwiegend an den Arbeitgeber, um den Arbeitnehmer vor Gefahren am Arbeitsplatz zu schützen und Unfälle oder Erkrankungen zu vermeiden. Der Arbeitnehmer muss sich an die Regeln und Vorschriften halten.

Für die Gesundheitsdienste sind folgende Regelwerke bedeutsam:
- Grundsätze der Prävention
- Desinfektionsarbeiten im Gesundheitsdienst
- Umgang mit biologischen Arbeitsstoffen in Gesundheitsdienst und der Wohlfahrtspflege (TRBA 250)

Empfehlungen der KRINKO

Zu den Aufgaben der **Kommission für Krankenhaushygiene und Infektionsprävention am Robert Koch-Institut (KRINKO)** gehört die Erstellung von Empfehlungen zur Krankenhaushygiene. Die KRINKO-Empfehlungen gelten in Deutschland als **Mindeststandard**. Auf diese Empfehlungen wird in Gesetzen wie dem IfSG und Verordnungen Bezug genommen.

Zu den wichtigsten Empfehlungen gehören:
- Infektionsprävention in Pflege, Diagnostik und Therapie (z. B. Händehygiene, Schutz vor Harnwegsinfekten)
- Reinigung, Desinfektion, Sterilisation
- Abfallbeseitigung, Umgang mit Bio-Stoffen
- Betriebsorganisation in speziellen Bereichen (z. B. OP-Dienst, Intensivmedizin, Endoskopie)
- Erfassung und Bewertung von nosokomialen Infektionen (Surveillance)
- Bekämpfung und Kontrolle (z. B. Ausbruchmanagement, MRSA)

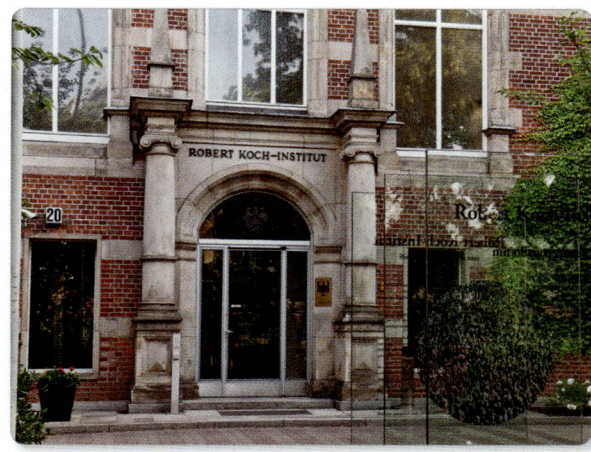

Abb. 4.2: Robert Koch-Institut in Berlin

4.3 Persönliche Hygiene

Krankheitserreger wie Viren und Bakterien finden sich überall. Daher soll bei allen pflegerischen Maßnahmen darauf geachtet werden, eine Keimverschleppung zu vermeiden und die Anzahl der Krankheitserreger möglichst gering zu halten.

Die Hygiene in den Einrichtungen des Gesundheitswesens steht und fällt mit der **persönlichen Hygiene** aller Personen, die an der Pflege, Diagnostik und Therapie beteiligt sind. Sie stellt eine besondere Verpflichtung gegenüber den Pflegebedürftigen, aber auch den Arbeitskollegen dar.

Zu den Maßnahmen der persönlichen Hygiene zählen:
- **Reinigung des Körpers** in Abhängigkeit von persönlicher Schweiß- und Geruchsbildung.
- **Mundhygiene** und Verzicht auf z. B. Knoblauch, Alkohol und Zigaretten am Arbeitsplatz
- **Haarpflege.** In den Haaren sammeln sich besonders viele Mikroorganismen, daher sollen die Haare regelmäßig gewaschen und langes Haar zusammengebunden werden. Pflegekräfte greifen sich während der Arbeitszeit nicht mit den Händen in die Haare.
- **Hände und Nägel.** Sie sind Keimüberträger Nummer 1. Daher müssen die Hände gut gepflegt sowie die Nägel kurz und sauber gehalten werden. Zudem dürfen weder Nagellack noch Gel- oder Kunstnägel getragen werden, da hier die Keimbesiedlung und Verletzungsgefahr besonders hoch ist.
- **Schmuck und Uhr** dürfen während der Arbeitszeit nicht an Händen und Unterarm getragen werden, das gilt auch für den Ehering.
- Lange **Ketten, Tücher, Ohrringe** oder **Piercings** sind während der Arbeitszeit ebenfalls nicht zu tragen.

> **MERKE** **Persönliche Hygiene** mindert die Gefahr, Krankheitserreger auf andere Menschen zu übertragen und sich selbst anzustecken. Eine Pflegekraft, die Wert legt auf ein gepflegtes Erscheinungsbild, wird von Patienten und Mitarbeitern positiv und professionell wahrgenommen.

4.4 Berufskleidung und Schutzkleidung

Berufskleidung kann ihre schützende Funktion nur erfüllen, wenn sie:
- täglich gewechselt wird, bei sichtbarer Verschmutzung und Durchfeuchtung sofort,
- nicht mit nach Hause genommen wird,
- nur in der Pflegeeinrichtung getragen wird,
- nicht mit Privatkleidung in Kontakt kommt,
- geschlossen getragen wird.

Folgende **Anforderungen** soll die Berufskleidung in der Pflege erfüllen:
- atmungsaktiv
- 90 °C waschbar
- feuchtigkeitsaufsaugend

Pflegende tragen bei der Arbeit am Patienten keine langärmelige Kleidung oder Strickjacken.

Ein besonderes Augenmerk gilt den Dienstschuhen, da Pflegende den ganzen Tag auf den Beinen sind. **Dienstschuhe** sollen folgende Kriterien erfüllen:
- feuchtigkeitsabweisend
- atmungsaktiv
- anatomisch geformtes Fußbett
- dämpfende und flache Sohle
- rutschfest
- vorne geschlossen, mit festem Fersenriemen oder ganz geschlossen
- abwischbar

Die **Schutzkleidung** übt zwei wichtige Funktionen aus:
- Sie schützt die Pflegenden und die Berufsbekleidung vor Verschmutzung, schädigenden Stoffen und vor einer Keimübertragung vom Patienten auf das Pflegepersonal.
- Sie schützt abwehrgeschwächte Patienten vor Keimen des Pflegepersonals oder Mitpatienten.

Zur Schutzkleidung (Abb. 4.3) gehören:
- Schürzen oder Schutzkittel aus Stoff oder Plastik
- unsterile/sterile Handschuhe
- Mund-Nasen-Schutz
- Schutzbrille
- Schuhüberzieher aus Kunststoff
- Arbeitsschuhe
- Kopfbedeckung
- spezielle Bereichsbekleidung, z. B. OP-Bereich, Intensivmedizin, Kinderstation

Hygiene

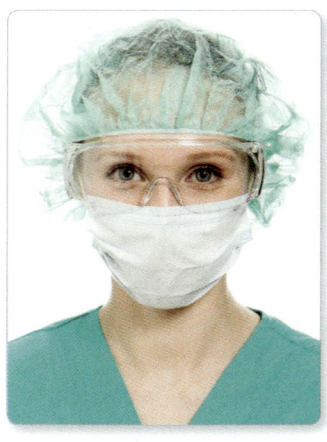

Abb. 4.3: Schutzkleidung: Kopfbedeckung, Schutzbrille und Mund-Nasen-Schutz

Jeder Träger einer Einrichtung im Gesundheitswesen ist verpflichtet, eine Gefahreneinschätzung der einzelnen Arbeitsbereiche zu erheben und den Mitarbeitern die entsprechende Schutzkleidung zur Verfügung zu stellen. Zudem ist er verpflichtet, dies im **Hygieneplan** der Einrichtung und in den jeweiligen Arbeitsbereichen verbindlich festzuhalten.

> **MERKE** **Schutzkleidung** (Tab. 4.1) muss vom Arbeitgeber zur Verfügung gestellt werden, die Benutzung ist Pflicht.
>
> **Berufskleidung** dient dem Schutz der Pflegekraft und des Pflegebedürftigen, kennzeichnet eine bestimmte Berufsgruppe und muss besondere Anforderungen erfüllen.

Die Krankheitserreger treten in einem Krankenhaus und anderen Pflegeeinrichtungen zahlreicher, vielfältiger und ansteckender (virulenter) auf als in einem normalen Haushalt. Daher sind alle Mitarbeiter im Gesundheitswesen verpflichtet, die Hygieneregeln einzuhalten. Dies ist besonders wichtig, um eine Keimverschleppung zu verhindern, die Keimzahl auf ein Minimum zu reduzieren und somit das Auftreten von nosokomialen Infektionen zu verhindern.

4.5 Übertragungswege von Keimen

> **MERKE** **Infektionen** können durch körpereigene (endogene) oder körperfremde (exogene) Erreger verursacht werden.
>
> Die **Infektionskette** beschreibt den Weg des Erregers einer Infektion. Zur Infektionskette gehören die **Infektionsquelle,** der eigentliche **Übertragungsweg** und der **Empfänger,** der wiederum Infektionsquelle sein kann. Alle Maßnahmen der Hygiene dienen der Unterbrechung der Infektionskette.

Aus der Umwelt (unbelebte, belebte, soziale) werden täglich viele Keime auf den Menschen übertragen. Körperstellen wie die Haut, der Mund, der Verdauungstrakt und die Vagina (Scheide) sind dauerhaft mit Erregern besiedelt. Diese sogenannte „**Standortflora**" ist nützlich und ungefährlich. Sie dient z. B. zur Abwehr von krank machenden (pathogenen) Keimen oder, wie im Verdauungstrakt, der Unterstützung des Verdauungsprozesses. Diese Standortmikroorganismen sind jedoch nur an den entsprechenden Orten

Kleidung		Schuhe	
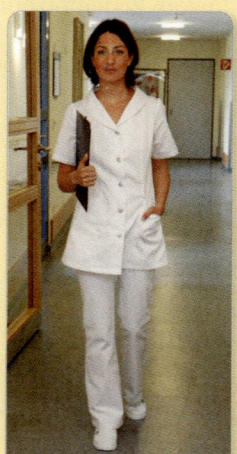	• bequeme Hose, locker sitzende Oberteile mit kurzen oder halblangen Ärmeln • helle, pflegeleichte, kochfeste Kleidung • Kleidung in Einrichtung waschen (keine Keimverschleppung!) • beim Umgang mit infektiösen Personen persönliche Schutzkleidung tragen – Einwegkleidung wird empfohlen! • beim Umgang mit infektiösem Material Einmalhandschuhe!	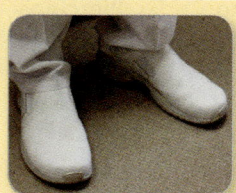	• geschlossene Schuhe • flache, rutschfeste Sohle • atmungsaktives und Wasser abweisendes Obermaterial • leicht zu säubernde Schuhe
		Schmuck und Uhren	
		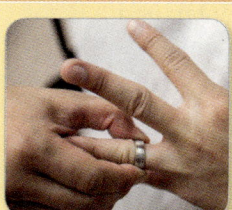	• Uhren, Ringe, Schmuck vor der Arbeit ablegen • Piercings entfernen, ggf. abkleben • Fingernägel kürzen, kein Nagelschmuck, keine Gel- oder Kunstnägel

Tab. 4.1: Richtige Arbeits- und Schutzkleidung schützt vor Unfällen und Infektionen.

Übertragungswege von Keimen

nützlich, an anderen Stellen des menschlichen Organismus haben sie eher eine schädigende Wirkung.

In den Einrichtungen des Gesundheitswesens gibt es eine Vielzahl von krank machenden Keimen, die auf den Pflegebedürftigen, aber auch auf das Personal übertragen werden können. Um dies zu vermeiden, ist es zunächst wichtig, die unterschiedlichen Infektionsquellen, Übertragungswege und möglichen Eintrittspforten von Keimen zu kennen (Tab. 4.2).

MERKE Maßnahmen der Hygiene begleiten den gesamten Pflegealltag. Grundsätzlich gilt, „von rein zu unrein" arbeiten:
- reine Arbeiten zuerst erledigen, z. B. Ganzkörperpflege des Patienten vor Reinigungsarbeiten
- reine und verunreinigte Materialien getrennt lagern, z. B. saubere Bettwäsche im geschlossenen Pflegewagen und verschmutze Wäsche sofort in den Wäscheabwurf
- Utensilien für ausschließlich reinen Gebrauch von denen für den unreinen Gebrauch trennen, z. B. Wasserschüsseln zur Körperpflege und Putzschüsseln

Infektionsquellen und Übertragungswege

Infektionsquellen:

Personal, Besucher, Pflegebedürftige können Keime z. B. über die Hände, Kleidung auf den Menschen oder Gegenstände übertragen, man spricht von einer **Schmierinfektion**.

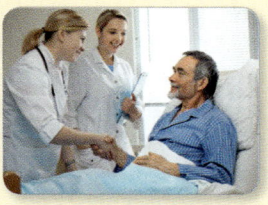

An Gegenständen wie Stethoskop, Blutdruckgerät, Pflege- und Verbandwagen, Toilettenstuhl, Nachtschrank können pathogene Keime anhaften und durch den Gebrauch auf den Pflegebedürftigen oder das Personal übertragen werden. Man unterscheidet:
- **Patientennahe Gegenstände.** Dazu gehören alle Gegenstände, zu denen der Patient direkten Kontakt hat, z. B. Bett, Pflegeutensilien, Nachttisch
- **Patientenferne Gegenstände,** die nicht im direkten Kontakt stehen, z. B. Bilder, Visitenwagen

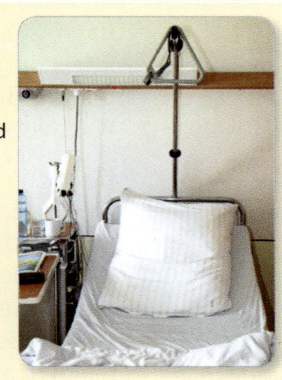

Tab. 4.2: Infektionsquellen und Übertragungswege von Keimen

Zur Umgebung gehören Räume, Türen, Wände und der Fußboden, der in der Regel stark keimbesiedelt ist.

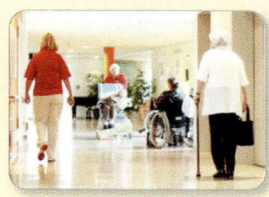

Übertragungswege:

Indirekte und direkte Keimübertragung
Die indirekte Keimübertragung erfolgt z. B. über ein Handtuch oder einen tierischen Zwischenwirt, z. B. Zecken, und die direkte über den direkten Körperkontakt, z. B. durch die Hände

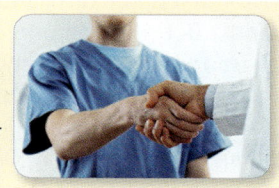

Aerogene Übertragung
Die Übertragung erfolgt über die Luft. So werden erregerhaltige Stäube oder Tröpfchen auf den Menschen übertragen, z. B. beim Husten, Niesen: **Tröpfcheninfektion**

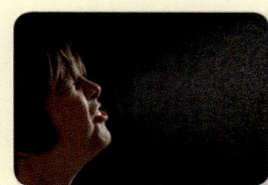

Inkorporativ
Hierbei dringen die pathogenen Erreger in den Körper ein, z. B. über die Nahrung oder durch künstliche Zugänge.

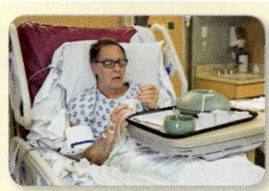

Eintrittspforten:

Haut und Schleimhaut
Hier können Krankheitserreger z. B. über Verletzungen oder Wunden eintreten

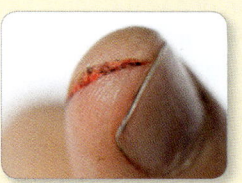

Natürliche Körperöffnungen
Dazu gehören Mund, Nase, Ohren, After, Vagina, Harnröhre, Augen. Werden Darmkeime, z. B. über die Hände, an den Mund übertragen, spricht man vom **fäkal-oralen Infektionsweg**

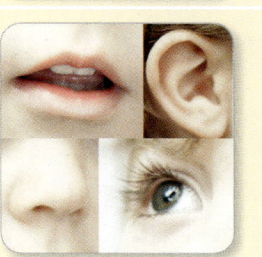

Künstliche Zugänge
Drainagen, Infusionen, Blasenkatheter etc.

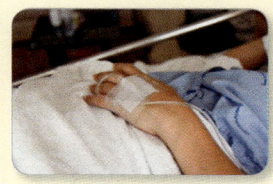

4.6 Händehygiene

> **MERKE** Die Hauptinfektions- und Übertragungsquelle von Krankheitserregern sind die Hände.

Das Pflegepersonal tritt mit dem Pflegebedürftigen in Kontakt durch die Hände. Die Hand der Pflegekraft kann z. B. Unterstützung bieten oder Trost spenden, sie ist aber durch den engen Kontakt zum Patienten auch eine Infektionsquelle für Krankheitserreger. Dies gilt ebenso für alle anderen Berufsgruppen, die an der Versorgung, Pflege und Therapie des Patienten beteiligt sind (Abb. 4.4).

Daher ist die wichtigste Maßnahme zur Infektionsprophylaxe eine **korrekte Händehygiene,** sowohl im Krankenhaus als auch in Heimen oder ambulanten Pflegeeinrichtungen.

> **MERKE** Ziel der Händehygiene ist es, die Hände als Infektionsquelle und Übertragungsmedium auszuschalten.

Die Händehygiene beinhaltet unterschiedliche Maßnahmen:
- Hygienische Händedesinfektion
- Chirurgische Händedesinfektion
- Händewaschen
- Tragen von Schutzhandschuhen
- Tragen von sterilen Schutzhandschuhen
- Nagelpflege
- Handpflege

> **MERKE** Rissige, schuppige Haut, ungepflegte und lange Fingernägel bieten den Erregern ideale Bedingungen, um sich anzuhaften und einzunisten. Desinfektionsmittel erreichen dann die Erreger nur schwer oder gar nicht.
>
> Daher achtet jede Pflegekraft auf die Erhaltung der intakten Haut der Hände und gepflegte kurze Nägel. Sie nutzt Produkte zum Hautschutz und zur Haut- und Nagelpflege.

4.6.1 Händewaschen

> **MERKE** Häufiges Händewaschen belastet die Haut mehr und ist zeitaufwendiger als die Händedesinfektion. Zudem werden pathogene Keime nur bedingt entfernt. Aus diesen Gründen stellt das Händewaschen keine Alternative zur hygienischen Händedesinfektion dar.

Die zusätzliche Reinigung der Hände mit Wasser und pH-neutraler Waschlotion ist in folgenden Fällen erforderlich:
- bei starker Verschmutzung
- bei Beginn und Beendigung einer Arbeitsschicht
- nach dem Toilettengang
- nach dem Kontakt mit Haustieren

Bei sichtbarer Verschmutzung/Kontamination (S. 279) der Hände besteht die Gefahr, dass Krankheitserreger durch das Waschen der Hände in der Umgebung des Waschbeckens verteilt werden. Pflegende entfernen daher die sichtbare Verschmutzung mit einem mit Hautdesinfektionsmittel getränkten Tuch, führen dann eine hygienische Händedesinfektion durch und waschen erst danach die Hände mit Wasser und Waschlotion.

Da auch Handtücher und Seifenstücke Träger von Erregern sein können, werden diese in Einrichtungen des Gesundheitswesens nicht benutzt. Stattdessen werden Einmalhandtücher, Flüssigseifenspender und Einhandarmaturen (Abb. 4.5) bevorzugt.

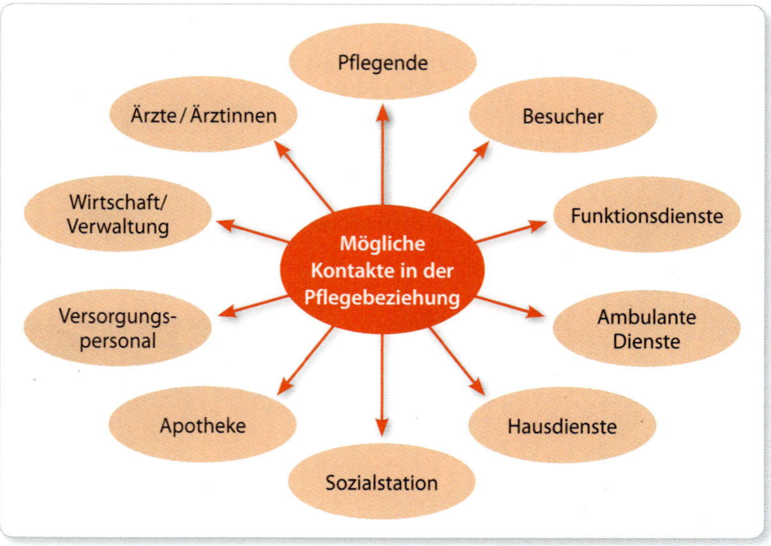

Abb. 4.4:
In der Pflege sind viele verschiedene Personen beteiligt. Entsprechend viele Situationen gibt es, in denen Mikroorganismen übertragen werden können.

Händehygiene

> **MERKE** Erst die Hände desinfizieren, dann ggf. bei sichtbarer Verschmutzung mit Wasser und Waschlotion reinigen, gründlich mit Einmalhandtüchern trocknen und anschließend mit einer Handcreme pflegen.

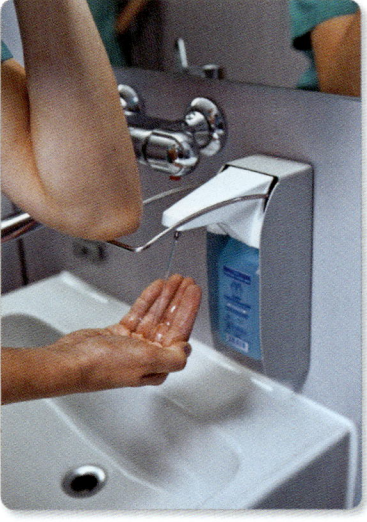

Abb. 4.5: Wandspender und spezielle Armatur: Bei den Spendern für Seife und Desinfektionsmitteln wird Wert auf eine „handfreie" Betätigung gelegt. Sie werden mit dem Ellenbogen bedient, um eine Erregerverschleppung zu vermeiden.

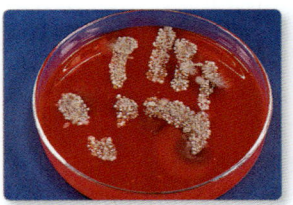 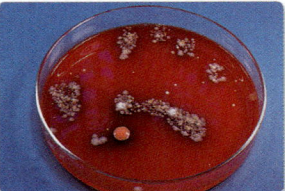

Abb. 4.6: Keimabklatsch einer ungewaschenen Hand links, nach dem Händewaschen rechts

4.6.2 Hygienische Händedesinfektion

Ziel der **Händedesinfektion** ist es, die Hände weitgehend von Krankheitserregern zu befreien und somit nosokomiale Infektionen zu vermeiden oder weitestgehend einzudämmen. Laut Arbeitsgemeinschaft der Wissenschaftlichen Medizinischen Fachgesellschaften (AWMF) und den Empfehlungen der KRIKO sollte die hygienische Händedesinfektion nach einem strukturierten Schema trainiert und durchgeführt werden, weil nur bei diesem Vorgehen alle Flächen der Hand sicher erfasst werden und so keine Desinfektionslücken entstehen können.

Die Arbeitsgemeinschaft „Aktion Saubere Hände" (www.aktion-sauberehaende.de) hat in Zusammenarbeit mit der AWMF herausgefunden, dass nicht die Einreibemethode allein für den Erfolg einer gelungenen Händedesinfektion ausschlaggebend ist, jedoch ist es notwendig, diese zu kennen, um Desinfektionslücken möglichst zu vermeiden.

Der wissenschaftliche Beirat der „Aktion Saubere Hände" [1] empfiehlt:
1. Die Mitarbeiter müssen in der Technik der Händedesinfektion geschult sein.
2. Ausreichend Händedesinfektionsmittel auf die trockenen Hände geben. Die Hände müssen „nass" sein.
3. Einreibung des Händedesinfektionsmittels auf der gesamten Hand unter der besonderen Berücksichtigung von Hauptkontaktstellen und Erregerreservoiren (Fingerspitzen und Daumen, Nagelfalz).
4. Die Hände müssen für die Einwirkzeit gemäß Herstellerangaben, mindestens jedoch für 30 Sekunden, feucht gehalten werden.

Beispiel für Einreibetechnik

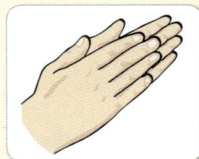
1. Handfläche auf Handfläche, vorwärts und rückwärts (zweimal).

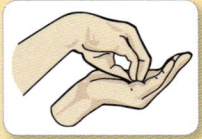
2. Kreisendes Reiben der geschlossenen Fingerkuppen in der Handfläche (zweimal). Wiederholung mit der anderen Hand.

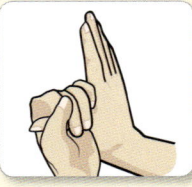
3. Daumen einer Hand in die Handfläche der anderen legen und mit den Fingern umfassen. Der Daumen wird in der Handfläche gerieben (zweimal). Wiederholung mit der anderen Hand.

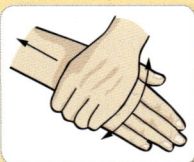
4. Die Handfläche der einen Hand reibt den Handrücken der anderen Hand in rotierenden Bewegungen bis zu den Fingerspitzen; die geschlossene Hand bis zum Handgelenk zurückziehen (zweimal). Wiederholung mit der anderen Hand.

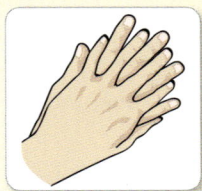
5. Mit gespreizten Fingern reibt die eine Handfläche den Handrücken der anderen Hand bis zu den Fingerspitzen und wieder zurück (zweimal). Wiederholung mit der anderen Hand.

Tab. 4.3: Eine gute Benetzung der Hände in einer klinisch akzeptablen Zeit (25–30 Sekunden) stellt beispielsweise diese Einreibetechnik sicher. [2]

Hygiene

MERKE Die unterlassene Händedesinfektion ist kein Kavaliersdelikt, sondern gefährdet den Patienten und die eigene Person u. U. lebensbedrohlich.

Durch ein strukturiertes Einreibeverfahren können Benetzungslücken vermieden, eine Keimverschleppung unterbunden und die Entstehung und Verbreitung nosokomialer Infektionen weitestgehend verhindert werden.

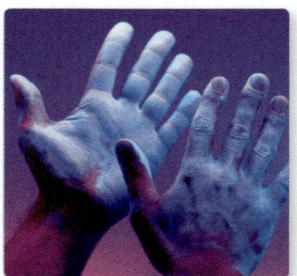 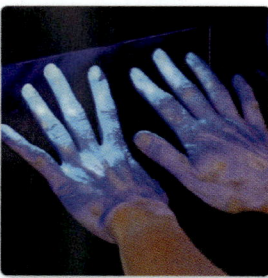

Abb. 4.7: Benetzungslücken nach unzureichender Händedesinfektion sichtbar gemacht mittels Schwarzlichtlampe.

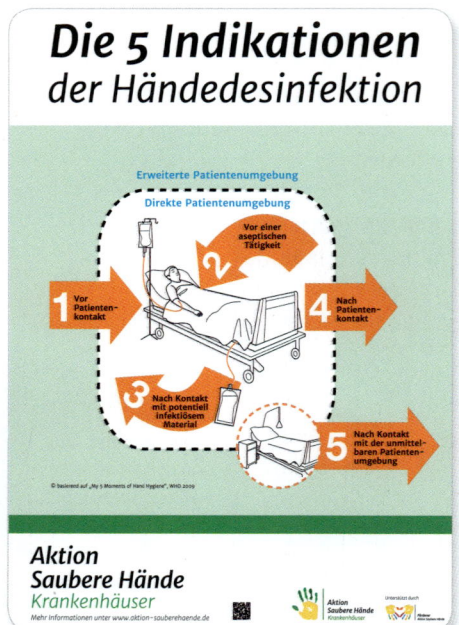

Abb. 4.8: Die fünf Indikationen der Händedesinfektion

Hygienische Händedesinfektion ist erforderlich:
- vor dem Betreten der reinen Seite der Personalschleuse von Operationsabteilungen, Sterilisationsabteilungen und anderen Reinraumbereichen (z. B. Isolationszimmer, Umkehrisolation)
- vor invasiven Maßnahmen (z. B. Injektionen, Punktionen, Legen von Kathetern), auch wenn dabei Handschuhe (steril oder nicht sterilisiert) getragen werden
- vor und nach dem Kontakt mit Patienten
- vor und nach jeglichem Kontakt mit Wunden, z. B. vor und nach Anlegen von Verbänden und im Rahmen des Verbandwechsels
- vor und nach Kontakt mit dem Bereich von Einstichstellen von Kathetern, Drainagen, Inhalationsgerät etc.
- nach Kontakt mit potenziell kontaminierten Gegenständen, Flüssigkeiten oder Flächen (z. B. Blut, Ausscheidungen)
- nach Ablegen von Schutzhandschuhen bei stattgefundenem oder wahrscheinlichem Erregerkontakt oder massiver Verunreinigung
- vor dem Betreten und Verlassen des Patientenzimmers
- vor Medikamentenverabreichung
- vor Kontakt mit immunsupprimierten Patienten (z. B. Leukämie, Bestrahlung)
- nach unreinen Arbeiten (z. B. Abziehen von Bettwäsche, Umgang mit Abfall)

Haut- und Händedesinfektionsmittel

Als **Haut- und Händedesinfektionsmittel** stehen unterschiedliche Präparate zur Verfügung. Mittel der Wahl für die hygienische Händedesinfektion sind alkoholbasierte Präparate mit breit gefächerter Wirkung auf Viren, Bakterien und ggf. Pilze, also pathogene (krank machende) Keime. Das Desinfektionsmittel wird in der Regel aus Wandspendern entnommen, die ohne Handbetätigung funktionieren. In der ambulanten Pflege empfiehlt sich der Einsatz von „Kitteltaschenflaschen".

MERKE Im Falle einer möglichen Kontamination mit Viren muss sichergestellt sein, dass das zu verwendende Produkt ein breites Wirkungsspektrum hat und gegen die entsprechenden Viren wirksam ist.

In den meisten Fällen wird aus den Spendern mit 1–2 Hüben die richtige Dosis des Desinfektionsmittels ausgeworfen. Diese Menge wird zunächst in der hohlen Hand gesammelt. Das Mittel wird dann so lange in den Händen verrieben, wie es die Einwirkzeit erfordert – Zwischenfingerräume nicht vergessen. Es ist darauf zu achten, die Hände so lange feucht zu halten (Desinfektionsmittel), bis die vorgeschriebene Einwirkzeit erreicht ist, ggf. muss Desinfektionsmittel zusätzlich entnommen werden. Die Dauer der Einwirkzeit richtet sich sowohl nach dem verwendeten

Präparat als auch nach der Art der potenziellen Keimbesiedlung.

Schutzhandschuhe

Das Tragen von Schutzhandschuhen ist in der Pflege in vielen Situationen Pflicht, schützt jedoch nicht grundsätzlich vor der Verbreitung von Keimen und somit vor nosokomialen Infektionen. Erst in der Kombination mit der hygienischen Händedesinfektion stellt diese Maßnahme einen wirksamen Schutz dar.

Obwohl Handschuhe nach modernsten Herstellungsverfahren gefertigt werden, führt das Tragen von Handschuhen oft zu einer Irritation (Reizung) der Haut. Auf lange Zeit werden sehr häufig Hautschäden oder Allergien ausgelöst.

Grundsätzlich gilt für das Tragen von Schutzhandschuhen:

- Schutz- und OP-Handschuhe sind wegen des Risikos der Hautschädigung nur auf vollständig trockenen Händen anzulegen und nur so oft und lange wie nötig zu tragen.
- Bei Kontamination und Durchfeuchtung müssen die Handschuhe gewechselt werden.
- Ungepuderte Handschuhe sind generell hautverträglicher als gepuderte.
- Gepuderte Latexhandschuhe sind wegen der hohen Allergiegefahr verboten.
- Vor dem Anlegen und nach Ablegen der Handschuhe ist eine hygienische Händedesinfektion durchzuführen, um eine Keimverschleppung zu vermeiden.

> **TIPP** Pflegende tragen
> - Handschuhe zum Selbstschutz, z. B. beim Entsorgen von Körperausscheidungen,
> - Haushaltshandschuhe zum Schutz der Haut bei der Flächendesinfektion oder Reinigungsarbeiten,
> - sterile Handschuhe zum Schutz des Patienten, z. B. beim Verbandwechsel.

An- und Ausziehen steriler Handschuhe

Sterile Handschuhe werden so angezogen, dass dabei die Außenfläche nicht mit den Händen berührt und somit nicht kontaminiert wird. Beim Ausziehen ist ebenfalls darauf zu achten. Dies erfordert eine spezielle Technik, die vor dem ersten „echten" Einsatz geübt werden sollte.

> **MERKE** Vor dem Anlegen steriler Handschuhe zunächst den Arbeitsplatz vollständig einrichten, dann die Hände desinfizieren und gut trocknen lassen. Sind die Hände feucht, fällt das Anziehen schwer und die Sterilität bleibt nicht gewährleistet.

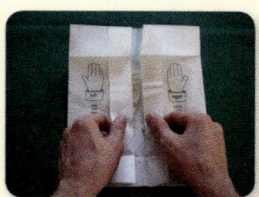

1. Handschuhbriefchen aus der Umverpackung entnehmen und aufklappen. Briefchen nur an den Rändern berühren.
2. Handschuhbriefchen an den umgeklappten Rändern auseinanderfalten. Achtung! Schlägt das Papier zurück, gelten die Handschuhe nicht mehr als steril.

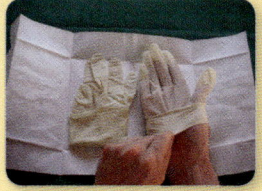

3. Briefchen wie ein Buch aufschlagen. Handschuhe liegen mit den Daumen nach oben.
4. Mit den Fingerspitzen einen Handschuh am umgeschlagenen Rand greifen, mit der anderen Hand (Handfläche zeigt nach oben) in den Handschuh gleiten.
5. Handschuh hochziehen.

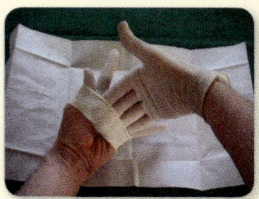

6. Mit der behandschuhten Hand unter den umgeklappten Rand des anderen Handschuhs greifen, Daumen abspreizen und mit der anderen Hand in den Handschuh gleiten.

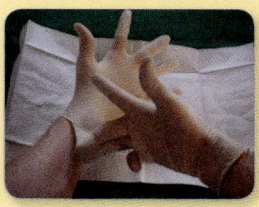

7. Rand über das Handgelenk ziehen.

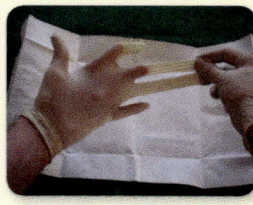

8. Ggf. Finger oder Sitz der Handschuhe korrigieren.

> **TIPP** Anziehen von sterilen Handschuhen und weitere berufliche „Tipps von Dr. Findig" finden Sie auch auf www.klinikfinder.de

4.7 Verfahren zur Keimreduzierung

DEFINITION **Asepsis** bedeutet vollkommene Keimfreiheit. Um ein Arbeitsfeld vollkommen keimfrei zu gestalten und somit eine Kontamination mit Mikroorganismen zu unterbinden, werden Maßnahmen, wie z. B. der Einsatz von sterilen Instrumenten bei einer Operation oder Verbandwechsel, ergriffen.

Antisepsis bedeutet die Reduzierung von Mikroorganismen auf ein Minimum, um eine Verbreitung von Krankheitserregern zu vermeiden, z. B. durch den gezielten Einsatz von Desinfektionsmitteln.

Es gibt unterschiedliche **Verfahren zur Reduzierung von Keimen** in Kliniken und Pflegeheimen (Abb. 4.9):
- Reinigung
- Desinfektion
- Sterilisation
- Isolierung

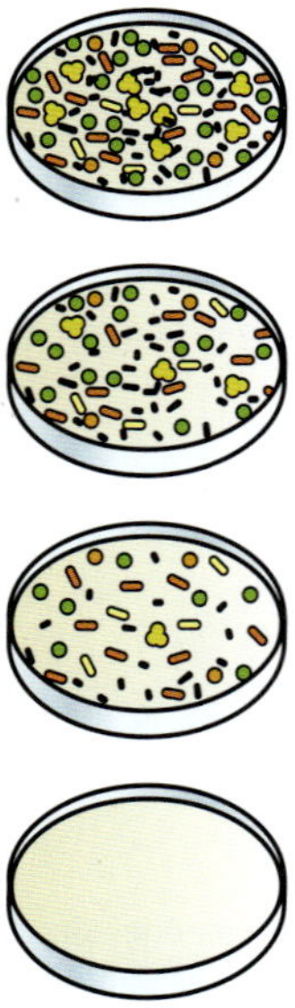

Abb. 4.9: Keimzahl auf einer Fläche nach Reinigung, nach Desinfektion bzw. nach Sterilisation

Reinigung

MERKE **Reinigung** dient der Entfernung von Rückständen (Staub, Schmutz), führt jedoch nicht zur Abtötung pathogener Keime.

In Kliniken und Pflegeheimen werden alle Flächen und Gegenstände im Kontakt zu Patienten, Personal und Besuchern regelmäßig mit Wasser und einem geeigneten Reinigungsmittel gereinigt. Was, wann, wie und womit gereinigt werden muss, ist im Reinigungsplan der Einrichtung festgelegt.

Desinfektion

MERKE **Desinfektion** bedeutet Reduzierung der Mikroorganismen (Viren, Bakterien, Pilze etc.) auf ein Minimum. Ziel ist es, das Risiko einer Infektion an Mensch und Tier durch Keimübertragung (Gegenstände, Luft, Wasser, Nahrung oder Hautkontakt) zu minimieren. Eine Keimfreiheit wird jedoch nicht erreicht.

Desinfiziert werden in Kliniken und Pflegeheimen Gegenstände, Mobiliar, medizinische Geräte, Flächen und Wäsche, die im direkten und indirekten Kontakt zu Patienten, Personal oder Besuchern stehen, sowie Haut und Hautanhangsorgane.

Es gibt unterschiedliche **Desinfektionsverfahren:**
- **physikalische** Verfahren (Hitze, Filtration oder Bestrahlung)
- **chemische** Verfahren (Alkohol, Chlor etc.)

Das Robert Koch-Institut (www.rki.de) gibt regelmäßig Empfehlungen für die Anwendung unterschiedlicher Desinfektionsmittel heraus. Physikalische Verfahren sind den chemischen Verfahren vorzuziehen, da sie umweltverträglicher und in der Anwendung sicherer sind.

Kritische Stimmen warnen vor zunehmenden Desinfektionsmaßnahmen mit immer stärkeren Mitteln. Der wiederholte Kontakt mit Desinfektionsmitteln kann bei den Pflegenden zu **Hautschädigungen** oder **Allergien** führen. Auch können Krankheitserreger eine **Resistenz** gegen Desinfektionsmittel entwickeln und dann trotz sachgemäßer Desinfektion überleben. Diese Erscheinung bezeichnet man als **infektiösen Hospitalismus**.

Welches Verfahren, wann, womit und wer anwenden soll, ist im **Reinigungs- und Desinfektionsplan** der Einrichtung ersichtlich (Tab. 4.4). Dieser wird von der Hygienefachkraft, gemeinsam mit anderen Beteiligten, z. B. hygienebeauftragte Pflegefachkraft, erstellt. Er gewährleistet auch, dass die Reinigungs- und Desinfektionsmaßnahmen aufeinander abgestimmt sind und beugt so einem infektiösen Hospitalismus vor.

Verfahren zur Keimreduzierung

Die Gründe für einen infektiösen Hospitalismus sind vielfältig:
- resistent gewordene Krankheitserreger
- mangelhafte allgemeine und persönliche Hygiene
- verminderte körpereigene Abwehr von Kranken
- leichte Übertragbarkeit von Erregern, da viele Menschen auf „engstem Raum" versammelt sind
- enger Kontakt zu Infektionsquellen, z. B. zu infektiös erkrankten Patienten
- unzureichende, nicht aufeinander abgestimmte Desinfektionsmaßnahmen

Ein **Reinigungs- und Desinfektionsplan** (Tab. 4.4) beugt bei Einhaltung dem infektiösen Hospitalismus vor und wird gesetzlich vorgeschrieben.

Was?	**Womit?**				**Wie?**	**Wann?**
Anwendungsbereich	Desinfektionsmittel	Dosierung	Zubereitung	Einwirkzeit	Anwendungsmethode	Häufigkeit
Händedesinfektion	…	3 ml	gebrauchsfertig	30 Sek.	aus dem Spender direkt in die trockenen Hände geben und gleichmäßig einreiben	nach oder vor pflegerischen und therapeutischen Maßnahmen
Haut	…	je nach Fläche	gebrauchsfertig	30 Sek.	mit sterilem Tupfer die aufgebrachte Menge gründlich einreiben und auftrocknen lassen	vor Blutentnahmen und Injektionen
Schleimhaut	…	je nach Bedarf	gebrauchsfertig	…	Harnröhrenöffnung mit in Desinfektionsmittel getränktem Tupfer desinfizieren; Vorgang mit 3–5 Tupfern wiederholen	vor urogenitalen Untersuchungen und Eingriffen
Händereinigung	…	nach Bedarf	gebrauchsfertig	…	Waschlotion aus Wandspendern entnehmen, gleichmäßig verreiben und gründlich mit Wasser spülen. Mit Einmalhandtuch abtrocknen	bei Dienstantritt, nach Toilettenbenutzung, Naseputzen, bei Verschmutzungen
Instrumente	…	2 %	980 ml Wasser + 20 ml Desinfektionsmittelkonzentrat ergeben 1000 ml gebrauchsfertige Desinfektionslösung	1 Std.	• benutzte Geräte in Desinfektionslösung einlegen • mit Leitungswasser abspülen und ggf. in geschlossenem Behälter der Sterilisation zuführen	
Inventar	…	0,5 %	995 ml Wasser + 5 ml Desinfektionsmittelkonzentrat ergeben 1000 ml gebrauchsfertige Desinfektionslösung	1 Std.	Feucht-Wisch-Methode	• bei Bedarf nach Benutzung • täglich einmal Badewanne, Dusche, Toiletten • wöchentlich einmal Lebensmittelkühlschrank • monatlich einmal Medikamentenkühlschrank, Schränke innen
Flächen	…	0,5 %	siehe Inventar	1 Std.	• Feuchtwischmethode • Nasswischmethode	täglich bzw. nach Bedarf

Tab. 4.4: Ausschnitt aus einem Desinfektionsplan

Sterilisation

> **MERKE** **Sterilisation** führt durch das Abtöten oder Inaktivieren von Mikroorganismen zu einer völligen Keimfreiheit. Sterile Gegenstände sind somit aseptisch.

Sterilisation spielt besonders im Krankenhaus eine Rolle. Sie wird für alle Gegenstände und Materialien benötigt, die mit der Blutbahn oder dem Körperinneren in Kontakt kommen. Sterilisiert werden z. B. Verbandmaterialien, Medikamente, Infusionen, Infusionsleitungen, Katheter jeglicher Art, Instrumente.

Es gibt folgende Arten der Sterilisation:
- **Dampfsterilisation:** Instrumente, Gummiartikel sowie Kunststoffe werden bei Überdruck mit Wasserdampf von 121 °C sterilisiert.
- **Heißluftsterilisation:** Glaswaren und metallische Geräte werden mit trockener Hitze ab 180 °C sterilisiert.
- **Gassterilisation/Kaltsterilisation:** Hitze- und feuchtigkeitsempfindliche Kunststoffartikel oder Verbandmaterialien werden mit dem Gas Äthylenoxid sterilisiert.
- **Strahlensterilisation:** Industriell hergestellte Verpackungen von Einwegartikeln und Medikamenten können mit Gammastrahlen (γ-Strahlen) sterilisiert werden. Gammastrahlen sind elektromagnetische Strahlen und dringen daher tief ein.

Indikatorstreifen und ähnliche Marker zeigen an, dass die vorgeschriebenen Temperaturen, Konzentration und/oder Zeiten eingehalten wurden und der Inhalt demnach als steril angesehen werden kann. Je nach Methode werden die Gegenstände mit einer Umverpackung sterilisiert oder nach dem Sterilisieren eingepackt. Industriell gefertigte, steril verpackte Materialien, z. B. Verbandpäckchen, sind mit einem Datum versehen, bis zu welchem bei unbeschädigter Verpackung die Sterilität des Inhalts gesichert ist.

Isolierung

> **DEFINITION** **Isolierung:** Unterbrechung der Infektionskette durch Ausgrenzung der Infektionsquelle oder eines Infektionsempfängers.

Bei der **Isolierung** unterscheidet man:
- Die **Quellenisolierung** wird durchgeführt, um die Umgebung (Patienten, Personal, Angehörige) vor den Keimen des Patienten zu schützen, z. B. MRSA-Infektion, Diphterie
- Bei der **Umkehrisolation** (protektive Isolierung) wird der Patient vor den Keimen aus der Umwelt geschützt, wenn dieser hochgradig abwehrgeschwächt ist, z. B. bei großflächigen Verbrennungen, vor und nach einer Knochenmark- oder Organtransplantation, Tumorpatienten

4.8 Hygienemaßnahmen bei der Pflege von Menschen mit Multiresistenten Erregern (MRE)

> **BEISPIEL** **Infektion von zwölf Patienten mit MRGN-Keim am Campus Kiel**
>
> 23.01.2015
>
> Aktuell wurde bei zwölf Patienten am Universitätsklinikum Schleswig-Holstein (UKSH), Campus Kiel, ein multiresistentes Bakterium nachgewiesen. Es handelt sich um den gramnegativen Acinetobacter baumannii, der gegen vier Antibiotikagruppen resistent ist (4 MRGN). Die Übertragung des Erregers erfolgt durch Schmier- oder Kontaktinfektionen und auch über die Luft.
>
> Die Bakterien können außerhalb des menschlichen Körpers Trockenheit überstehen und lange überleben. Auch wenn die Übertragungsfähigkeit von A. baumannii im Krankenhaus als sehr hoch eingeschätzt wird, führt eine Übertragung mit dem Erreger nur relativ selten zu schweren Infektionen, die ganz überwiegend auf Intensivstationen, bei schwer kranken Patienten vorkommen. Vorherrschende Krankheitsbilder sind die nosokomiale Pneumonie, Harnwegsinfektionen, Wundinfektionen und Sepsis. [4]

> **MERKE** Ursachen für die Entstehung und Verbreitung von multiresistenten Erregern (MRE) sind sowohl ein unsachgemäßer Umgang mit Antibiotika in der Human- und Tiermedizin, auch vonseiten des Patienten als auch Hygienemängel. Aber auch Langzeittherapie und Pflege sehr kranker und/oder sehr alter Menschen können eine Ursache für die Entstehung und Verbreitung sein.

Methicillin-**r**esistente **S**taphylococcus **a**ureus (MRSA) haben sich weltweit zu einem der bedeutendsten multiresistenten Erreger entwickelt. Seit Mitte der

Hygienemaßnahmen bei der Pflege von Menschen mit Multiresistenten Erregern (MRE)

1990er-Jahre stieg auch in Deutschland der prozentuale Anteil von MRSA von 1,1 % (1990) auf bis zu 20,3 % (2007) an. Derzeit ist der Trend leicht rückläufig, jedoch kommen immer neue resistente Erregerstämme hinzu. Bedeutsam sind derzeit:
- **MRSA** (methicillin-resistenter Staphylococcus aureus)
- **VRE** (vancomycin-resistente Enterokokken)
- **MRGN** (multiresistente gramnegative Stäbchen/Erreger)

> **TIPP** „Empfehlung zur Prävention und Kontrolle von Methicillin-resistenten Staphylococcus aureus-Stämmen (MRSA) in Krankenhäusern und anderen medizinischen Einrichtungen" www.rki.de

Multiresistente Erreger sind schwer zu bekämpfen. Zudem ist die Infektion mit MRSA mit einem höheren Mortalitäts- und Morbiditätsrisiko verbunden.

> **DEFINITION** **Mortalität** (lat. mortalitas): **Sterblichkeit** oder Sterberate bezogen auf eine bestimmte Bevölkerungsgruppe, z. B. Menschen, die im Krankenhaus behandelt wurden.
>
> **Morbidität** (lat. morbidus): **Krankheitshäufigkeit** bezogen auf eine bestimmte Bevölkerungsgruppe, z. B. Menschen, die im Krankenhaus behandelt wurden.

Für die Versorgung von Patienten in stationären (Krankenhaus oder Heim) und ambulanten Versorgungseinrichtungen gelten unterschiedliche Maßnahmen. Die Hygienekommission der jeweiligen Einrichtung nimmt eine strukturierte Risikobewertung für die Entstehung und Verbreitung von MRSA-Infektionen vor und legt allgemeingültige Maßnahmen zur Prävention fest.

> **MERKE** Um die Verbreitung von multiresistenten Erregern zu verhindern, sind neben der sog. **Basishygiene** zusätzliche **Barrieremaßnahmen** (Barrierepflege) zu ergreifen.
> - **Basishygiene:** Bündel aus Hygienemaßnahmen, die bei jedem Patienten anzuwenden sind
> - **Barrieremaßnahmen:** generelles Tragen von Schutzausrüstung bzw. Schutzkleidung bei Patientenkontakt (Untersuchungshandschuhe, erregerdichte Schutzkittel, Mund-Nasen-Schutz, Schutzüberzug für Schuhe) sowie (Quell-)Isolierung des Patienten

Maßnahmen der Hygiene bei MRE in Kliniken

Folgende Maßnahmen sollen die Ausbreitung von MRSA in Kliniken verhindern:
- Patienten isolieren (Einzelzimmer möglichst mit Schleuse und Nasszelle)
- Patient möglichst nicht transportieren
- bei erforderlichem Patiententransport: Transportliege (nicht Bett) verwenden, später desinfizieren, Schutzkittel, Haube und Mundschutz am Patienten anlegen, später getrennt entsorgen
- Patientenzimmer möglichst wenig betreten, Kontaktpersonen gering halten und in Maßnahmen einweisen
- Visiten, Verbandwechsel etc. am Ende der Pflege- bzw. Stationsvisite durchführen
- patientennahe Flächen mit Hautkontakt täglich desinfizieren
- bei Verlegung oder erfolgreicher Keimvernichtung „Schlussdesinfektion" durchführen
- Pflegeutensilien (z. B. Blutdruckgerät, Steckbecken etc.) ebenso wie Gebrauchsgegenstände (z. B. Brille) täglich desinfizieren
- keine Lagerhaltung im Zimmer
- Verbrauchsmaterialien (z. B. Einmalwaschlappen) und Abfall werden im Zimmer gesammelt und täglich entsorgt
- Geschirr wird nach Gebrauch routinemäßig desinfizierend gereinigt
- Wäsche und Textilien werden im Zimmer oder in einem Vorraum in geeigneten Wäschesäcken gesammelt. Das Waschen erfolgt mit einem anerkannten, auf Wirksamkeit geprüften Wäschedesinfektionsverfahren
- Dekolonisierung oder auch Sanierung des Patienten; hierunter versteht man alle Maßnahmen mit dem Ziel, eine Kolonisation zu beseitigen oder zu reduzieren, z. B. Verabreichen von Nasensalbe oder antiseptische Waschungen des gesamten Körpers.

> **MERKE** Beachten Sie die hausinternen Standards der Hygienekommission!

Hygiene

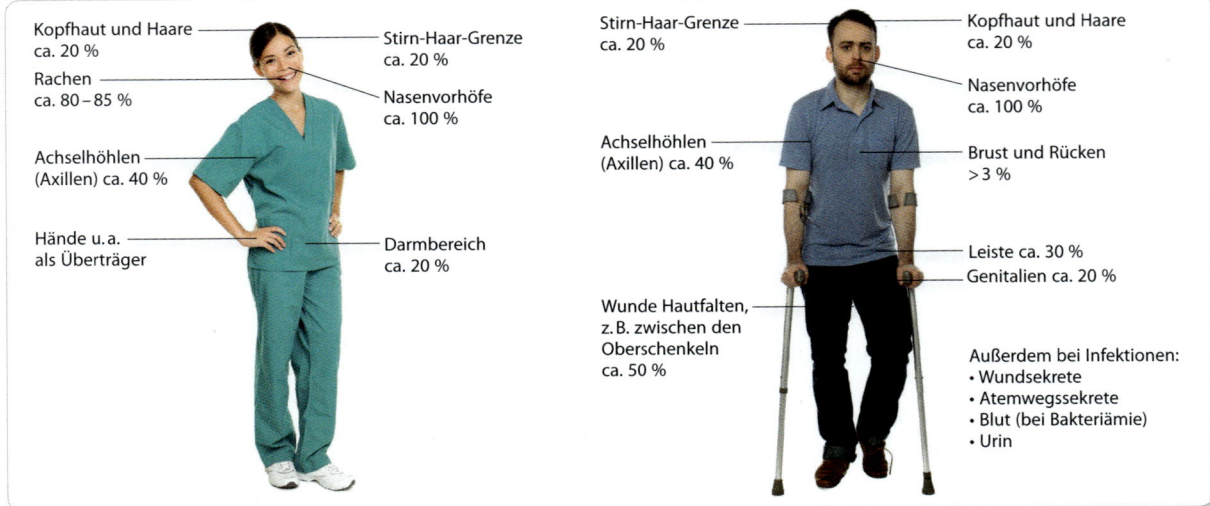

Abb. 4.10: Kolonisation mit MRSA: Pflegende und Patient

Maßnahmen der Hygiene bei MRE in Heimen

Orientierende Übersicht über Maßnahmen beim Umgang mit MRSA-positiven Bewohnern in Abhängigkeit von der Art und Intensität der (pflegerischen) Betreuung		
Art der Betreuung	**Überwiegend sozial**	**Überwiegend pflegerisch**
Betroffene Personen		
MRSA-positiver Bewohner	Unterbringung: • wie im häuslichen Lebensraum Hygiene: • Basishygiene	Zur Vermeidung einer Übertragung sind spezielle Maßnahmen notwendig, bis hin zur Isolierung oder Kohortierung
Mitbewohner ohne Risikofaktoren	Unterbringung: • in der Regel keine Einschränkung notwendig	Mitbewohner dürfen keinem Übertragungs- und Infektionsrisiko ausgesetzt sein
Mitbewohner mit Risikofaktoren (z. B. hohes Alter, Grunderkrankung)	Unterbringung: • individuelle Regelung in Abhängigkeit von der Risikobewertung Hygiene: • Basishygiene	Besondere Maßnahmen für Mitbewohner können bei offenen Wunden, Hautdefekten, Sonden, Kathetern, Tracheostoma erforderlich sein
Personal	Hygiene: • Basishygiene Einmalhandschuhe: • bei möglichem Kontakt mit erregerhaltigem Material Schutzkleidung: • Schutzkittel/Schürzen bei engem Kontakt (z. B. Umbetten, Körperpflege, Lagern) • Mund-Nasen-Schutz bei möglichem Kontakt mit infektiösem Aerosol (z. B. Tracheostoma, Erreger im Atemtrakt)	Hygiene: • erweiterte Basishygiene (z. B. vor und nach Wundversorgung, Katheterversorgung, PEG-Sonden, Tracheostoma Einmalhandschuhe: • bei möglichem Kontakt mit erregerhaltigem Material Schutzkleidung: • Schutzkittel/Schürzen bei engem Kontakt (z. B. Umbetten, Körperpflege, Lagern) • Mund-Nasen-Schutz bei möglichem Kontakt mit infektiösem Aerosol (Erreger im Atemtrakt)
Besucher	Händehygiene erforderlich	Händehygiene erforderlich
Umgebung	Flächendesinfektion: • nach Plan erforderlich Wäsche: • getrennt sammeln und desinfizierende Reinigung Betten: • thermische oder chemische Aufbereitung Geschirr: • thermisch-chemische-maschinelle Aufbereitung	Flächendesinfektion: • nach Reinigungs- und Desinfektionsplan erforderlich • gezielte Desinfektion von Flächen mit Hautkontakt Wäsche: • getrennt sammeln und desinfizierende Reinigung Betten: • thermische oder chemische Aufbereitung Geschirr: • thermisch-chemische-maschinelle Aufbereitung

Tab. 4.5: Modifizierte Tabelle aus „Infektionsprävention in Heimen" [3]

4.9 Hygienisches Verhalten

MERKE Es ist die Aufgabe einer Pflegekraft, alle pflegerischen Maßnahmen unter hygienisch einwandfreien Bedingungen durchzuführen. Zudem leitet sie Patienten und Angehörige dazu an. Ziel ist es, eine Keimverschleppung auf Patienten, Personal, Besucher, Gegenstände oder Flächen zu vermeiden und somit nosokomiale Infektionen zu reduzieren.

Grundsätzliche Hygieneregeln

- Topfpflanzen sind aufgrund der hohen Zahl an pathogenen Keimen in der Erde verboten.
- Was in den Pflegewagen, Verbandwagen, Visitenwagen etc. gehört, darf nicht im Patientenbett abgelegt werden.
- Was auf den Fußboden kam oder kommt, darf nicht wieder ins Patientenbett, Stuhl, Tisch oder Fensterbank.
- Drainage-, Katheterbeutel usw. dürfen nicht auf dem Fußboden abgelegt werden.
- Schutzkittel werden bei allen unreinen Arbeiten, Feuchtigkeit oder möglicher zu erwartender Kontamination über der Dienstkleidung getragen.
- Berufs- und Privatkleidung sind strikt voneinander zu trennen.
- Staubaufwirbeln vermeiden, z. B. Bettdecken nicht ausschütteln.
- Was ins Patientenbett gehört, z. B. Bettdecke, Lagerungshilfsmittel, Steckbecken, darf nicht auf Boden, Fensterbank, Tisch oder Stuhl abgelegt werden.

Hygieneregeln bei der Vor- und Nachbereitung einer Pflegemaßnahme

- Erforderliche Materialien vollständig vorbereiten
- Arbeitsfläche vorher desinfizieren
- Materialien sinnvoll ordnen
- Arbeitsplatz in eine reine und unreine Seite trennen
- nach Abschluss der Maßnahmen Arbeitsfläche und benutzte Materialien desinfizieren

Hygieneregeln im Umgang mit Wäsche

- Saubere Wäsche ist in geschlossenen Schränken und Pflegewagen aufzubewahren.
- Benutzte Wäsche kommt ohne Zwischenablage, z. B. Stuhl oder Fußboden, direkt in einen Wäschesack.
- Benutzte Wäsche fern vom Körper (Arbeitskleidung) transportieren
- Aufbereitung der Wäsche nach Hygieneplan des Hauses

Hygieneregeln im Umgang mit Lebensmitteln

Im Lebensmittel- und Futtermittelgesetzbuch (LFGB) werden Herstellung und Umgang mit Lebensmitteln grundsätzlich geregelt. Ergänzend dazu fordert das Infektionsschutzgesetz (IfSG), dass alle Personen, die Lebensmittel herstellen oder verteilen, eine Belehrung durch das Gesundheitsamt erhalten.

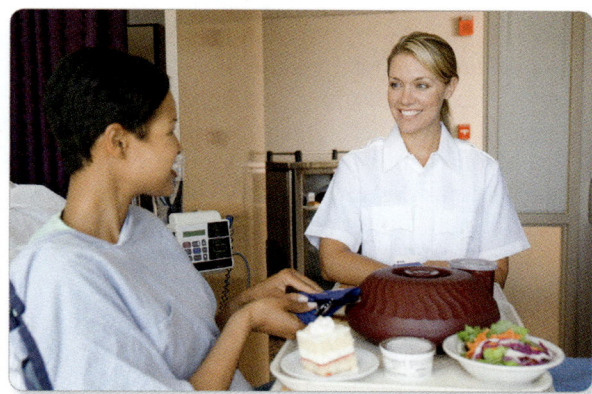

Abb. 4.11: Umgang mit Lebensmitteln oder Essen anreichen

Auf den meisten Pflegestationen (Klinik oder Heim) wird das Essen heute nicht mehr selbst zubereitet oder Lebensmittel werden dort gelagert. In der Regel kommt das Essen aus der Klinik- oder Großküche und wird auf Station bei Bedarf aufgewärmt. Zumeist wird das Essen bereits fertig in einem großen Essenwagen geliefert, welcher die erforderliche Temperatur der Speisen konstant hält.

Unter dieser Voraussetzung gelten folgende „Grundsätze im Umgang mit Lebensmitteln":

- Patienten ist der Zutritt zur Stationsküche nicht erlaubt.
- Personal mit ansteckenden Erkrankungen oder Kolonisation ist der Zutritt zur Stationsküche nicht erlaubt.
- Ein Handwaschbecken zur Reinigung und Desinfektion der Hände muss in der Stationsküche vorhanden sein.
- Lagerung von Lebensmitteln in der Stationsküche soll vermieden werden.
- Der Kühlschrank soll eine Temperaturkontrolle besitzen.
- Die Kühlschranktemperatur soll zwischen 2-7 °C liegen.

Hygiene

- Lebensmittel nicht mit der bloßen Hand berühren (Handschuhe tragen).
- Händedesinfektion vor Kontakt mit Lebensmitteln, deren Zubereitung oder Servieren an die Patienten.
- Das Wiedererwärmen von Speisen ist nicht gestattet.
- Das Personal darf Speisen der Patienten nicht verkosten.
- Reste müssen entsorgt werden.

4.10 Anker zum Kapitel

- Die Teilgebiete der Hygiene umfassen die Individual-, Sozial-, Psycho-, Umwelthygiene und Hygiene in Gesundheitseinrichtungen.
- Zur Hygiene gehören Maßnahmen der Prävention – Primär-, Sekundär- und Tertiärprävention.
- Nosokomiale Infektionen sind Erkrankungen, welche in Gesundheitseinrichtungen erworben wurden.
- Zu den häufigsten nosokomialen Infektionen gehören Wundinfektionen, Harnwegsinfektionen, Atemwegsinfektionen, Diarrhö und die Sepsis.
- Maßnahmen der Hygiene unterbrechen die Infektionskette und schützen Patienten und das Personal vor folgeschweren Infektionen.
- Die Hauptinfektions- und Übertragungsquelle von Keimen sind die Hände.
- Pflegekräfte tragen Schutzhandschuhe zum Selbstschutz, z. B. bei unreinen Arbeiten oder beim Umgang mit Körperflüssigkeiten.
- Sterile Handschuhe werden angelegt zum Schutz des Patienten, z. B. beim Verbandwechsel.
- Reinigung, Desinfektion, Sterilisation und Isolation sind Maßnahmen zur Keimreduktion und -abtötung.
- Der unsachgemäße Umgang mit Antibiotika und gravierende Hygienemängel führen zur Entstehung von „Multiresistenten Erregern MRE".

4.11 Wissen festigen und vertiefen

1. Was umfasst der Begriff „Hygiene"? (→ 4.1)
2. Nennen Sie die Stufen der Prävention und bringen Sie je ein Beispiel! (→ 4.1)
3. Erläutern Sie, durch welche Gesetze, Richtlinien, Verordnungen etc. die Einhaltung der Hygiene in Kliniken und Heimen geregelt wird. (→ 4.2)
4. Formulieren Sie in kooperativer Teamarbeit beispielhaft einen Hygienestandard für Ihre Klasse, z. B. für die Müllentsorgung, Umgang mit und Entsorgung von benutzten Taschentüchern, erkälteter Schülerin. (→ 4.2)
5. Was bedeutet „nosokomiale Infektion"? (→ 4.2)
6. Wo können Sie aktuelle statistische Daten zu nosokomialen Infektionen und Hygieneempfehlungen für Kliniken und Heime nachlesen? (→ 4.2)
7. Begründen Sie, warum die persönliche Hygiene für eine professionelle Pflegkraft besonders wichtig ist! (→ 4.3)
8. Welche Anforderungen muss die Berufskleidung in der Pflege erfüllen? (→ 4.4)
9. Erläutern Sie den Begriff „Infektionskette" am Beispiel „Grippewelle". (→ 4.5)
10. Sortieren Sie folgende Tätigkeiten nach dem Prinzip „von rein zu unrein": Ganzkörperpflege, Wäschewechsel, Reinigung des Nachttisches, Müllentsorgung (→ 4.5)
11. Erläutern Sie, warum die korrekte Händehygiene im Pflegealltag so wichtig ist. (→ 4.6)
12. Erläutern Sie die Folgen unsachgemäßer oder unterlassener Händedesinfektion. Überlegen Sie Pro und Kontra-Argumente zur standardisierten Händedesinfektion. (→ 4.6.2)
13. Überlegen Sie mit einem Mitschüler eine individuelle Händedesinfektionsmethode, welche Ihnen im Berufsalltag sinnvoller, aber trotzdem hygienisch korrekt erscheint. Stellen Sie diese Methode als praktische Präsentation dem Klassenteam vor. Prüfen Sie den Erfolg möglichst unter Schwarzlicht! (→ 4.6.2)
14. Erläutern Sie einem Mitschüler den Begriff „Isolierung" und unterscheiden Sie „Quellenisolation" von der „Umkehrisolation". (→ 4.7)
15. Erläutern Sie die Begriffe Asepsis und Antisepsis einem Mitschüler. (→ 4.7)
16. Unterscheiden Sie Reinigung, Desinfektion und Sterilisation voneinander und bringen Sie je ein Beispiel aus der Praxis, bei dem diese Verfahren eingesetzt werden. (→ 4.7)
17. Nennen Sie die Ursachen für die Entstehung und Verbreitung von MRE. (→ 4.8)

5 Pflege als Interaktion

Interaktion in der Pflegebeziehung
- verrichtungsbegleitende Gespräche
- kleine Gespräche
- entlastende Gespräche
- unterstützende Gespräche

Voraussetzungen für gute Kommunikation
- zuhören können
- richtige Fragetechnik individuell anwenden
- je nach Gesprächsform: passende Rahmenbedingungen (Zeit, Ort usw.) schaffen

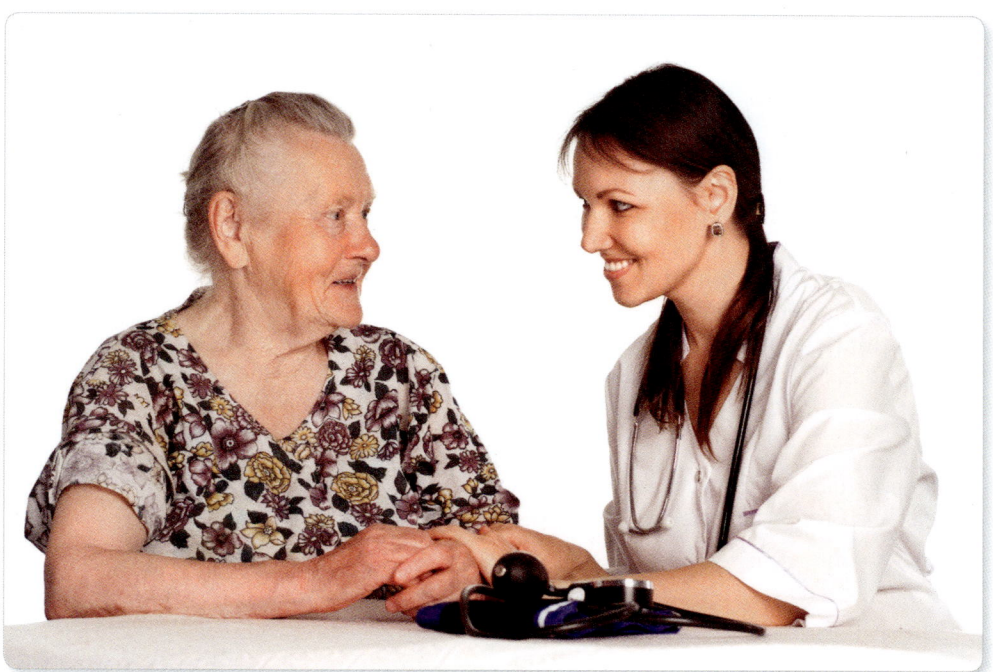

Pflegeassistenten

- kommunizieren
  - einfühlend, empathisch
  - wertschätzend
  - kongruent (echt)
- informieren und leiten Patienten und Bewohner an
- arbeiten **biografisch**

- Soziale Daten zu Wohnform, Wohnumfeld, Kontakten, Aktivitäten, Kompetenzen und Ressourcen
- Daten aus der Lebensgeschichte
- Besonderheiten, Vorlieben, Abneigungen, Hobbys

Pflege als Interaktion

Vier Minuten für Heinz

Alte Menschen brauchen Zuwendung, doch die Pflege ist durchgetaktet. Wie Chef und Mitarbeiter eines Pflegedienstes mit diesem Dilemma umgehen.

Es ist 6.34 Uhr, als Patrick Scheithauer in ein fremdes Schlafzimmer tritt und das Licht anschaltet. Vor dem 26-Jährigen liegt unter Federbetten mit Blümchenbezug ein altes Ehepaar. „Guten Morgen, Heinz", sagt Scheithauer leise. Die Frau rührt sich nicht, doch der Mann ist wach und streckt seine Hand aus. „Patrick!" – „Gut geschlafen?" – „Ja." Scheithauer schlägt die Bettdecke am Fußende zurück und zieht dem Mann Kompressionsstrümpfe an. Dann Socken darüber. „Tschüss, Heinz, bis morgen", sagt er. Noch einmal geben sie sich die Hand. Um 6.38 Uhr tritt er bereits ins nächste Schlafzimmer. Fünf Patienten besucht er in diesem Haus für betreutes Wohnen. Insgesamt braucht er dafür 15 Minuten. Auf seinem Smartphone hakt er alle Arbeitsschritte ab, die er erledigt hat.

(…) Der Pflegemanager Jakob ruft auf dem Bildschirm vor sich ein Programm mit Patientendaten auf. Für die Pflegezeiten gibt es wie bei einem Konto eine Soll- und eine Ist-Spalte. Was Patrick Scheithauer geleistet hat, wird hier aufgeführt: Bei einem Patienten war er heute von 9.52 bis 10.24 Uhr. Das sind 32 Minuten, vorgesehen waren aber 25. Der Mann ist groß und schwer, ihn zu waschen, ist nicht einfach. Scheithauer hat außerdem ein wenig mit der Frau des Patienten geredet – über das Geburtstagsgeschenk für ihren Enkel, das sie gerade in Geschenkpapier einpackte. Sie freute sich, ein paar Worte zu wechseln, denn mit ihrem dementen Mann kommt sie nur selten raus. Als Scheithauer ging, war er sieben Minuten im Minus.

(…) In der Pflege trifft aufeinander, was nicht zusammenpasst. Auf der einen Seite stehen Menschen, denen das Alter die Muskeln von den Beinen frisst, den Rücken krümmt, die Hände steif werden lässt. Die oft einsam sind und geduldige Zuwendung brauchen. Auf der anderen Seite stehen die Zahlen: die Minuten und Stunden im Computerprogramm. [1]

Aufgaben

Bilden Sie Kleingruppen zu je 4 Personen und nummerieren Sie die Gruppen. Bearbeiten Sie anschließend den Arbeitsauftrag.

Versetzen Sie sich in die Lage des Pflegebedürftigen Heinz (Gruppen mit ungerader Nummer) oder des Pflegers Patrick (Gruppen mit gerader Nummer). Wie zufrieden wären Sie mit der geschilderten Begegnung? Hätten Sie sich einen anderen Verlauf gewünscht? Schildern Sie diesen.

Suchen Sie eine Gruppe, die sich in die Lage der anderen Person versetzt hat, und tauschen Sie sich über Ihre Ergebnisse aus. Fassen Sie die Gemeinsamkeiten und Unterschiede stichwortartig zusammen.

5.1 Miteinander kommunizieren

Im Pflegealltag dient Kommunikation unterschiedlichen Zielen:
- Kontakte knüpfen
- Beziehungen pflegen
- Pflegehandlungen begleiten
- Informationen geben
- Probleme lösen
- Angehörige begleiten

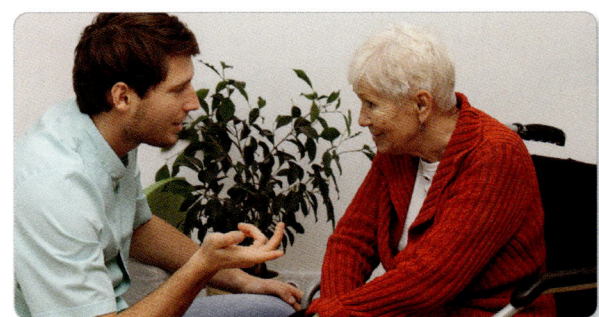

Abb. 5.1: Im Pflegealltag gibt es viele Gelegenheiten und Anlässe für Gespräche.

5.1.1 Verbale und nonverbale Kommunikation

Pflege ist immer mehr als nur das Durchführen bestimmter Tätigkeiten an pflegebedürftigen Menschen. Fester Bestandteil aller pflegerischen Tätigkeit ist die **Kommunikation.**

> **DEFINITION** **Kommunikation** leitet sich vom lateinischen Wort communare ab und bedeutet „verbinden, vereinigen". Die Pflegende redet also nicht nur mit den Menschen, die sie pflegt, sie tritt auch in eine Beziehung zu ihnen ein.

Wie ein Gespräch verläuft, hängt zum großen Teil von der Pflegeperson ab. Um auf die Situation des Betroffenen angemessen eingehen zu können, muss die Gesprächsführung erlernt werden.

Es gibt unterschiedliche Möglichkeiten, sich zu verständigen:
- Die **verbale, sprachliche Kommunikation** ist ein wechselseitiger sprachlicher Austausch. Sie besteht zunächst aus der inhaltlichen Mitteilung, aus den Wörtern, die gesprochen werden. Eine Unterstreichung des Inhalts ist begrenzt durch die Wortwahl möglich.
- Die **nonverbale, nichtsprachliche Kommunikation** zeigt Gefühle auf, die hinter einer Mitteilung stehen.
  - In welcher Lautstärke wird gesprochen?
  - Wie ist der Tonfall, die Geschwindigkeit?
  - Wie ist der Gesichtsausdruck (die Mimik)?
  - Gibt es Blickkontakt oder eine Berührung?
  - Wie ist die Körperhaltung und -bewegung (Gestik)?

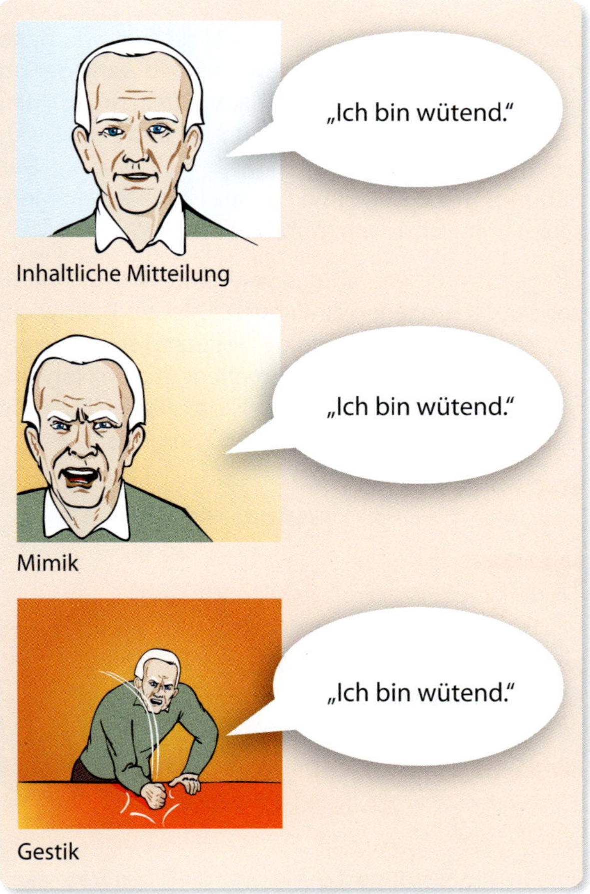

Eine stimmige Kommunikation zeichnet sich dadurch aus, dass sich sprachliche und nicht sprachliche Kommunikation decken, d. h. zueinander passen (Abb. 5.2).

Verbale Kommunikation

Der Spracherwerb ist eine erstaunliche Entwicklungsleistung des Menschen. Der Prozess des Spracherwerbs der Muttersprache ist beim Erwachsenen abgeschlossen, im Alter kann die verbale Kommunikationsfähigkeit nachlassen. Zu den Aufgaben von Pflegenden gehört es dann, die Kommunikation zu fördern und somit die Lebensqualität der zu Betreuenden zu erhalten oder sogar zu steigern. Störungen in der verbalen Kommunikation können auftreten bei:

Einschränkungen des Hörvermögens
- Hintergrundgeräusche können durch Hörgeräte verstärkt werden. Schalten Sie Nebengeräusche aus, z. B. das Radio, Straßenlärm.
- Das Richtungshören ist erschwert, es wird nicht gehört, wo die Geräusche herkommen. Sprechen Sie den Hörgeschädigten von vorne an, schauen Sie ihn an und halten Sie Blickkontakt (Abb. 5.3).

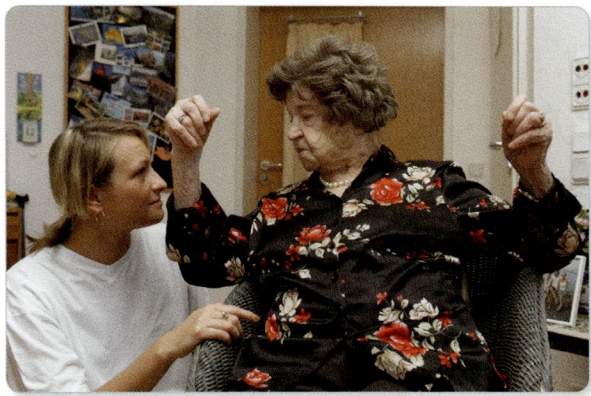

Abb. 5.2: Verbale und nonverbale Kommunikation

Abb. 5.3: Der Blickkontakt wird gehalten.

Einschränkungen der Merkfähigkeit
- Sprechen Sie langsam und deutlich.
- Bilden Sie einfache, kurze Sätze.
- Machen Sie Pausen, damit der Inhalt verarbeitet werden kann.
- Vergewissern Sie sich, ob der Inhalt verstanden wurde.
- Nutzen Sie mehrere Kommunikationswege, sprechen und zeigen Sie gleichzeitig.
- Geben Sie Handlungshinweise nacheinander, nicht in Kettenaufträgen.

Einschränkungen des sprachlichen Ausdrucks
- Stellen Sie geschlossene Fragen (S. 95).
- Wenden Sie Mimik und Gestik verstärkt an.
- Lassen Sie den Betroffenen bei Wortfindungsstörungen sein Anliegen umschreiben.
- Haben Sie Geduld, unterbrechen Sie unverständliche Äußerungen nicht.
- Beruhigen Sie und sagen Sie: „Wir werden schon herausfinden, was Sie möchten."
- Nicht kritisieren, jeden Erfolg loben.

Muttersprachliche Einschränkungen
Wenn die Kommunikation gestört ist, weil die Muttersprache des Pflegebedürftigen nicht deutsch ist, dann ist es günstig, wenn Mitarbeiter unterschiedlicher Herkunft zusammenarbeiten und so übersetzen können. Als Notbehelf dienen Bildtafeln (Piktogramme, Abb. 5.4), die die wichtigsten Informationen zu den Aktivitäten des täglichen Lebens geben können, wie Essen und Trinken oder Waschen und Kleiden.

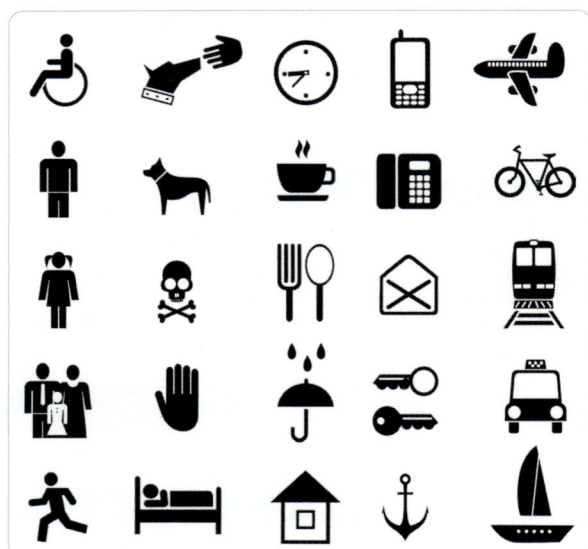

Abb. 5.4: Piktogramme zur Sprachergänzung

Nonverbale Kommunikation
Die nonverbale Kommunikation äußert sich in Mimik, Gestik, Körperhaltung und Körperbewegung, aber auch durch Blickkontakt und das räumliche Verhalten gegenüber dem Kommunikationspartner. Je weniger ein Wortwechsel in der pflegerischen Betreuung möglich ist, umso wichtiger wird die nonverbale Kommunikation.

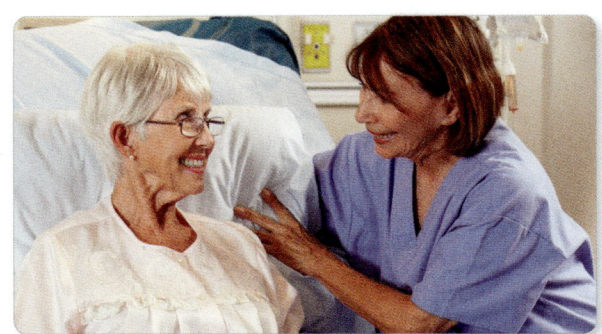

Abb. 5.5: Kommunikation auf Augenhöhe: Bei der nonverbalen Kommunikation ist zu beachten, dass der Pflegende sich auf gleicher Höhe mit dem pflegebedürftigen Menschen unterhält und nicht „von oben herab" mit ihm kommuniziert.

Der Abstand zum Gegenüber drückt aus, wie nahe man ihm ist. Man kann den Abstand sehr gering halten und sein Gegenüber dadurch einengen. Man kann zu weit von ihm entfernt sein und damit vielleicht ausdrücken, dass man ihn nicht mag. Das Bedürfnis nach Nähe und Distanz ist bei jedem Menschen unterschiedlich (Abb. 5.6).

Pflegende müssen während der Arbeit oft in die Intimzone der Betroffenen eindringen. Deshalb ist es wichtig, trotzdem die notwendige Distanz zu signalisieren, z. B. indem man die einzelnen pflegerischen Notwendigkeiten genau erklärt. Durch das Reden über die Handlung wird der nötige Anstand hergestellt.

Intimzone (Flüsterzone) bis 50 cm

Persönliche Zone (Noch-berühr-Zone) 50 bis 120 cm

Soziale, gesellschaftliche Zone (Kollegen-Vorgesetzten-Zone) 120 bis 350 cm

Öffentliche Zone (Bühne-Publikum-Zone) mehr als 350 cm

Abb. 5.6: Nähe und Distanz: Gesellschaftliche Regeln bestimmen, welcher Körperabstand korrekt ist.

5.1.2 Grundlagen der Gesprächsführung

Wenn Menschen miteinander reden, kann einiges schiefgehen. Die Worte, die gesagt werden, können unterschiedlich gemeint sein oder auch unterschiedlich beim Gegenüber ankommen. Eine wirksame Kommunikation hängt nicht nur vom „guten Willen" ab, sondern auch von den Kommunikationsfähigkeiten, die man besitzt, um auf Mitmenschen angemessen reagieren zu können.

Der Psychologe **Friedemann Schulz von Thun** entwickelte in den 1970er-Jahren das „Sender-Empfänger-Modell" der zwischenmenschlichen Kommunikation (Abb. 5.7). Es ist ein Hilfsmittel, um typische Störungen in der alltäglichen zwischenmenschlichen Kommunikation und Beziehung zu erkennen und zu klären. Zur menschlichen Kommunikation gehören mindestens zwei Personen. Die eine Person teilt etwas mit, gibt eine Nachricht. Sie wird

Das Sender-Empfänger-Modell

Die 4 Seiten einer Nachricht
Jede Nachricht enthält gleichzeitig vier unterschiedliche Botschaften (Seiten). Folgender Fall verdeutlicht die vier Seiten der Nachricht

Der Sachinhalt: Da ist ein Fleck.
Der Appell: Wechseln Sie die Bluse!
Nachricht: Meine Mutter hat einen Fleck auf der Bluse
Die Selbstoffenbarung: Mir ist Sauberkeit wichtig.
Die Beziehung: Sie übersehen den Fleck.

Die 4 Seiten des Empfangs
Genauso, wie die Nachricht unterschiedliche Seiten enthält, kann der Empfang auf verschiedene „Ohren" treffen:

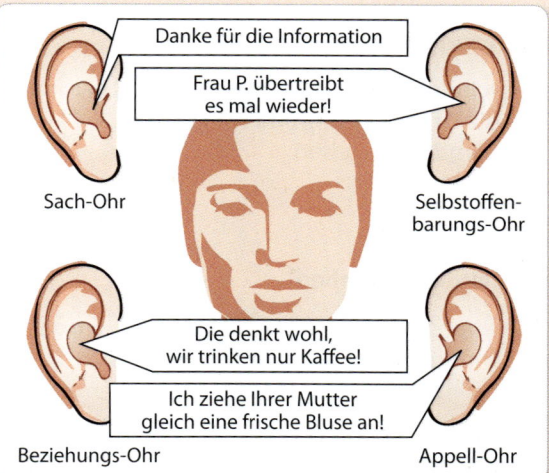

Der Sachinhalt
Die Pflegeperson erhält eine Information über den Zustand der Bluse der Mutter von Frau P. „Meine Mutter hat einen Fleck auf der Bluse."
Der Sender informiert.

Die Selbstoffenbarung
Der Sender sagt indirekt etwas über sich aus. Diese Selbstoffenbarung könnte bei Frau P. sein: „Mir ist Sauberkeit sehr wichtig, ich bin besorgt."
Der Sender teilt mit, wie er sich sieht.

Die Beziehung
Aus der Nachricht geht hervor, welche Meinung der Sender über den Empfänger hat. Hier könnte es sein: „Sie übersehen, dass meine Mutter eine schmutzige Bluse trägt."
Der Sender teilt mit, wie er den Empfänger sieht.

Der Appell
Der Sender möchte, dass der Empfänger auf die Nachricht reagiert. Hier könnte es sein: „Achten Sie in Zukunft besser auf Sauberkeit oder wechseln Sie die Bluse."
Der Sender will auf den Empfänger Einfluss nehmen.

Das Sach-Ohr
„Danke für die Information, Frau P."
Der Empfänger hört auf den Sachinhalt.
Diese Antwort stimmt mit der Nachricht überein, wenn der Sender auch eine Information geben wollte.

Das Selbstoffenbarungs-Ohr
„Frau P. übertreibt es wieder mit der Sauberkeit!"
Der Empfänger hört, was der Sender über sich aussagt.
Die Äußerung bezieht sich nicht auf das Handeln des Empfängers, sondern auf die Situation des Senders.

Das Beziehungs-Ohr
„Frau P. denkt, wir trinken den ganzen Tag nur Kaffee!"
Der Empfänger hört, was der Sender von ihm hält.
Der Empfänger bezieht die Äußerung von Frau P. auf sich, nimmt sie persönlich.

Das Appell-Ohr
„Ich ziehe Ihrer Mutter gleich eine frische Bluse an!"
Der Empfänger hört auf den „Appell" des Senders.
Der Empfänger fühlt sich aufgefordert, die Erwartungen des Senders zu erfüllen.

Abb. 5.7: Die vier Seiten von Nachricht und Empfang von Schulz von Thun

Sender genannt. Die andere Person nimmt die Mitteilung auf. Sie wird als **Empfänger** bezeichnet.

Der Empfänger kann auf verschiedenen „Ohren" hören, also die Nachricht unterschiedlich empfangen. Stimmt die Nachrichtenseite des Senders mit der Seite des Empfängers überein, gibt es keine Schwierigkeiten in der Kommunikation. Reagieren die Empfänger über andere „Ohren" auf die Nachricht des Senders, kann die Kommunikation erschwert und schwierig werden.

> **MERKE** Es gibt meistens Störungen in der Kommunikation, wenn beide Gesprächspartner nicht auf der gleichen Seite senden und empfangen.

Haltungen der Gesprächsführung

Der Psychologe **Carl Rogers** beschrieb Haltungen, die für die Gesprächsführung wichtig sind:
- Einfühlendes Verstehen
- Wertschätzung
- Echtheit

Einfühlendes Verstehen

Einfühlendes Verstehen wird auch als **Empathie** bezeichnet. Es erfordert die Fähigkeit, sich in das Erleben, die Stimmung und die Erwartungen anderer Menschen hineinzuversetzen, auch wenn man selbst anders denkt und fühlt.

> **BEISPIEL** Richtiges Verhalten:
> „Fühlen Sie sich alleine? Das kann ich verstehen. Sollen wir Ihre Tür offen lassen?"
>
> Falsches Verhalten:
> „Ach, das tut mir aber leid, dass Sie so oft alleine sind."

Wertschätzung

Wertschätzung wird auch als **Akzeptanz** bezeichnet. Es bedeutet, jemanden so anzunehmen, wie er ist. Die Person wird – unabhängig von dem, was sie empfindet, sagt oder tut – akzeptiert und nicht bewertet oder beurteilt.

> **BEISPIEL** Sie sehen eine Bewohnerin, die trotz körperlicher Einschränkungen Krümel sorgfältig vom Boden aufhebt.
> Richtiges Verhalten: „Das sieht ja wieder tipptopp aus. Wenn wir Sie nicht hätten."
> Falsches Verhalten: „In Ihrem Alter brauchen Sie sich doch nicht mehr so anzustrengen. Dafür haben wir doch die Putzfrau."

> **Aufgaben**
> Herr Köhler ist Gast in einer Tagespflege. Er hat früher Kaninchen gezüchtet und erzählt gerne von seinem Hobby. Die anderen Tagesgäste wollen ihm aber nicht mehr zuhören.
>
> Was tun Sie, damit die andern es zulassen können, dass Herr Köhler über seine Kaninchen redet?

Echtheit

Echtheit wird auch als **Kongruenz** bezeichnet. Es bedeutet, dass das, was ich denke und fühle, übereinstimmt mit dem, was ich sage und wie ich handele. Das, was ich sage, meine ich auch so. Ich bin echt. Somit kann mein Gesprächspartner mich einschätzen und weiß, woran er ist. Das ist die Grundlage für Vertrauen.

> **BEISPIEL** Eine Bewohnerin erzählt Ihnen sehr ausführlich über die Hochzeit eines Kronprinzen. Sie haben Kopfschmerzen, können sich schlecht konzentrieren.
> Richtiges Verhalten: „Entschuldigen Sie bitte, Frau K., das war bestimmt eine schöne Hochzeit, aber ich habe Kopfschmerzen und kann mich gar nicht auf das Thema konzentrieren."
> Falsches Verhalten: „Das ist ja alles sehr interessant." Aber Sie verziehen dabei das Gesicht.

Zuhören

Voraussetzungen für gutes Zuhören

Der Gesprächspartner muss das Gefühl haben, dass ihm tatsächlich zugehört wird (Abb. 5.8). Es darf nicht der Eindruck von Teilnahmslosigkeit erweckt werden. Durch verschiedene Möglichkeiten wird dem Gesprächspartner gezeigt, wie wichtig das ist, was er mitteilen möchte. Durch Äußerungen wie

„Ach!", „So?", „Mmmh", „Ja?" wird die Aufmerksamkeit bekundet.

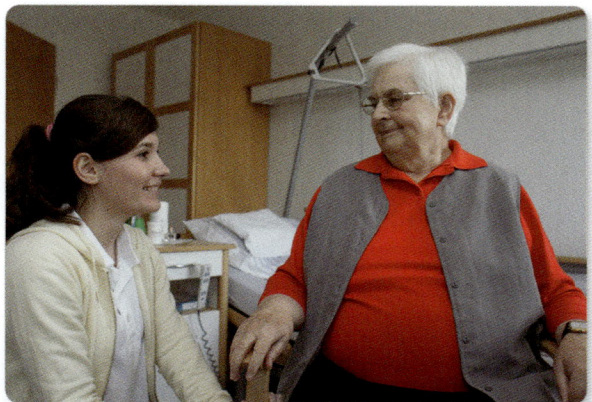

Abb. 5.8: Ein Sprichwort sagt: Man kann erst reden, nachdem man zugehört hat, man kann erst hören, nachdem man gesprochen hat.

Das Gleiche gilt auch für die Körpersprache. Es kann mit dem Kopf genickt oder die Aufmerksamkeit durch eine passende Geste ausgedrückt werden. Der Blick ruht auf dem Gesprächspartner.

Oft passiert es, dass der Gesprächspartner etwas erzählt, das man aus seinem eigenen Leben kennt. Es ist wichtig, den anderen weiterreden zu lassen und nicht gleich zu sagen „Das kenne ich auch", um dann die eigene Geschichte zu erzählen. Unterbrechen ist die verletzendste Form des Nichtzuhörens.

> **BEISPIEL** „Gestern habe ich einen Zahn gezogen bekommen."
>
> Richtig:
> „Wie kann ich Ihnen helfen? Da haben Sie sicher noch Schmerzen."
>
> Falsch:
> „Das kenne ich. Letzten Monat habe ich auch einen Zahn gezogen bekommen. Das sind Schmerzen ..."

Fragetechniken

Durch die Art, wie wir Fragen stellen, beeinflussen wir die Kommunikation mit Mitmenschen. Man unterscheidet zwischen **offenen** und **geschlossenen** Fragen.

Offene Fragen

Bei offenen Fragen hat der Gesprächspartner ausreichend Freiraum, um die Fragen zu beantworten. Er kann sich knapp erklären oder auch weit ausholen.

Durch offene Fragen können Informationen gesammelt, Wünsche und Bedürfnisse ermittelt und Ziele geklärt werden.

> **BEISPIEL** Für Fragen, die offen gestellt werden, eignen sich die sogenannten W-Fragen:
> Was ...? Welche ...? Wieso ...? Weshalb ...? Warum ...? Wer ...? Wo ...? Wie ...?
> Offene Fragen können nicht mit Ja oder Nein beantwortet werden. Beispiele: „**Was** hat der Doktor gesagt?" oder „**Wie** denken Sie darüber?"

Geschlossene Fragen

Bei geschlossenen Fragen hat der Gesprächspartner wenig Freiraum, die Fragen zu beantworten.

> **MERKE** Geschlossene Fragen werden in der Regel nur mit „Ja" oder „Nein" beantwortet.

Geschlossene Fragen helfen, sich auf das Wesentliche zu konzentrieren, und geben die Möglichkeit, einen Wunsch klar zu äußern. Sie sind dann notwendig, wenn Menschen kaum in der Lage sind, sich zu äußern (z. B. nach einem Schlaganfall). Sie beginnen in der Regel mit einem Verb.

> **BEISPIEL** „**Haben** Sie gut geschlafen?"
> „**Möchten** Sie Pudding zum Nachtisch?"
> „**Können** Sie sich den rechten Arm alleine waschen?"
> „**Ist** es Ihnen recht, wenn ich das Fenster etwas öffne?"

Alternativfragen

Der Gesprächspartner muss sich zwischen zwei vorgegebenen Möglichkeiten entscheiden. Der Fragende trifft eine Vorauswahl. Alternativfragen sind angebracht, wenn ein Mensch kaum in der Lage ist, Entscheidungen zu treffen (z. B. bei schwerer Depression oder beginnender Demenz). Alternativfragen können sowohl mit einem Verb eingeleitet als auch als W-Frage gestellt werden.

> **BEISPIEL** „**Möchten** Sie den braunen oder den blauen Pullover anziehen?"
> „**Möchten** Sie spazieren gehen oder lieber ein Spiel spielen?"
> „**Was** möchten Sie lieber: Kaffee oder Tee?"

Rangierfragen

Rangierfragen helfen, das Gespräch auf das Wesentliche zu konzentrieren, den roten Faden zu halten. Sie sind immer dann notwendig, wenn sich Gespräche ins Uferlose ausdehnen oder abschweifen. Rangierfragen können sowohl mit einem Fragewort als auch mit einem Verb beginnen.

> **BEISPIEL** „Das ist sehr interessant. **Wo** waren wir in der Übergabe stehen geblieben?"
> „Ich bin ganz Ihrer Meinung. **Sollten** wir uns nicht wieder unserem Thema zuwenden?"
> „**Wollen** wir nicht erst einmal Ihren Essenswunsch besprechen?"

Spiegelungsfragen

Spiegelungsfragen verhindern, dass aneinander vorbeigeredet wird, und signalisieren, dass man ganz bei der Sache ist. Sie geben den Inhalt der vorangegangenen Aussagen wieder. In der Regel beginnen sie nicht mit einem Fragewort.

> **BEISPIEL** „**Wenn** ich Sie richtig verstehe, meinen Sie also …?"
> „**Sie** sind also der Auffassung, dass …?"
> „**Sie** halten es somit für denkbar, dass …?"

Multiple Fragen

Bei multiplen Fragen werden mehrere Fragen auf einmal gestellt. Für Menschen mit Konzentrationsstörungen (z. B. bei Demenz) sind sie sehr schwierig. Meist wird nur noch die letzte Frage behalten und beantwortet.

> **BEISPIEL** Multiple Fragen sollten vermieden werden:
> „War Ihre Tochter zu Besuch? Hat sie mit Ihnen darüber gesprochen, einen neuen Wintermantel zu kaufen? Welchen hätten Sie denn gerne?"
>
> Besser:
> „War Ihre Tochter zu Besuch?" Antwort abwarten …
> „Hat sie mit Ihnen darüber gesprochen, einen neuen Wintermantel zu kaufen?" Antwort abwarten …
> „Welchen hätten Sie denn gerne?"

Türöffner

Türöffner sollen helfen, ein Gespräch in Gang zu setzen. Manchmal trauen sich Menschen nicht, ein Gespräch anzufangen oder gar über ihre Probleme zu sprechen. Sie brauchen eine Starthilfe. Hier eignen sich nicht festlegende Aufforderungen, die vorzugsweise als Fragen formuliert werden.

> **BEISPIEL** Ein Bewohner steht im Türrahmen und sagt nichts. Pflegeperson: „Herr Stein, ich habe den Eindruck, Sie möchten mit mir reden."
>
> Weitere Möglichkeiten:
> „Möchten Sie darüber reden?"
> „Kann ich Ihnen helfen?"
> „Gibt es etwas, worüber Sie reden möchten?"

Ein Türöffner kann auch nonverbal signalisieren, dass man für ein Gespräch bereit ist, z. B. durch Lächeln oder Zunicken.

> **Aufgaben**
> Welche Fragetechnik eignet sich für die folgende Situation?
>
> Eine Bewohnerin liegt tagsüber auf ihrem Bett. Sie hat gerötete Augen. Auf die Frage, ob sie einen Kaffee trinken möchte, antwortet sie nicht.

5.1.3 Gesprächsformen

Das verrichtungsbegleitende Gespräch

Im verrichtungsbegleitenden Gespräch sind Sie auf unterschiedliche Weise gefordert: Sie müssen handeln **und** zuhören **und** reden. Jede Gesprächssituation stellt sich anders dar. Je nach Situation müssen Sie angemessen auf den Betroffenen eingehen können.

> **MERKE** In einem verrichtungsbegleitenden Gespräch gestalten Sie die Beziehung zum Pflegebedürftigen, führen Alltagsgespräche, leiten zu Selbstständigkeit an, informieren und beraten, loben und motivieren, hören zu und lösen Probleme.

Miteinander kommunizieren

BEISPIEL „Guten Morgen Frau Gruner", … die Pflegende legt eine Hand auf den Arm von Frau Gruner … wartet, bis sie reagiert. „Frau Gruner, ich bin Eva … Es ist Zeit für die Morgentoilette … Ich ziehe Ihnen jetzt das Nachthemd aus, damit ich Sie waschen kann … Können Sie versuchen, das rechte Bein etwas anzuheben? … Schön, das klappt ja heute Morgen gut … So, jetzt noch ein frisches Hemd anziehen … So langsam brauchen Sie wohl Ihre Weste, der Herbst kommt dieses Jahr früh … Und fertig sind Sie für den neuen Tag …"

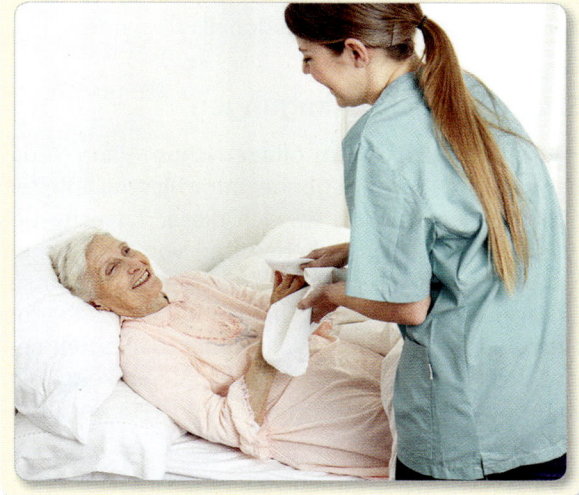

Gerade bei Zeitmangel sind die verrichtungsbegleitenden Gespräche eine Möglichkeit, zu zeigen: „Jetzt habe ich Zeit für Sie". Wenn Sie freundlich und zugewandt sind, fühlt sich der Betroffene gut betreut und traut sich, Fragen zu stellen.

Verrichtungsbegleitende Gespräche beginnen bei der Begrüßung am Morgen, setzen sich fort beim Bettenmachen und Essenreichen. Es erfolgen Informationen über den Tagesablauf, Unterhaltung beim Spaziergang, Erzählen beim Kaffeetrinken, Motivieren zur Aktivierung. Kontakte ergeben sich bei der Betreuung, beim Gang zur Toilette, bis hin zum Auskleiden am Abend.

Das kleine Gespräch

Das sogenannte kleine Gespräch, der **Smalltalk**, dient der Beziehungsarbeit. Er zeigt dem anderen: Ich interessiere mich für dich, ich habe Zeit für dich.

Das kleine Gespräch kann zwischendurch geführt werden, sollte allerdings mindestens vier Minuten dauern. Kürzere Gespräche wirken hektisch. Es geht dabei um das Kennenlernen oder darum, den Kontakt zu einem Menschen zu pflegen. Es ist wichtig für die Beziehungsarbeit und sollte häufig angewendet werden.

BEISPIEL

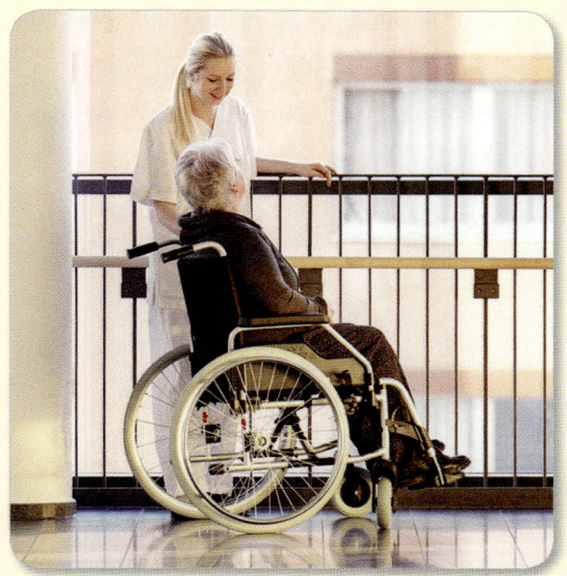

„Herrliches Wetter heute." „Frau Sommer … Haben Sie eine neue Frisur? … Die steht Ihnen toll …"

Um zwanglos ins Gespräch zu kommen, sind alltägliche Themen wie Wetter, Enkelkinder, Garten, Tiere, Handarbeiten, Kochen, Sport, Reisen, Bücher, Filme, Musik, von „früher" erzählen lassen geeignet. Nicht geeignet sind problembeladene und strittige Themen wie Sozialpolitik, das Dritte Reich oder Einsamkeit im Alter.

Je mehr die Interessen der einzelnen Gesprächspartner bekannt sind, umso gezielter können Fragen gestellt werden und umso höher ist die Chance, dass sich ein Gespräch entwickelt. Da die meisten Menschen gerne von sich erzählen, bleibt das Gespräch mühelos in Gang, wenn der Gesprächspartner ermutigt wird, von sich zu reden. Wer Gehör findet, fühlt sich anerkannt.

Das entlastende und unterstützende Gespräch

Ein Gespräch ist eine Form von **Zuwendung**. Durch Zuwendung wird ein Mensch zur Kenntnis genommen und anerkannt. In einem Entlastungsgespräch teilt ein Mensch mit, wie es ihm geht und was ihn bedrückt. Nach dem Gespräch soll er sich erleichtert fühlen. Bei schwierigen Gesprächen ist es wichtig, genügend inneren Abstand zum Gesprächspartner zu haben.

Pflege als Interaktion

BEISPIEL Frau Peters hatte einen schweren Schlaganfall. Eine Pflegeassistentin soll sie beim Aufstehen und Platznehmen im Sessel unterstützen. Frau Peters will nicht in den Sessel gesetzt werden und schlägt um sich. Die Pflegeassistentin reagiert nicht auf die Aggression von Frau Peters. Sie versucht, im Gespräch herauszufinden, warum Frau Peters so reagiert. Sie weiß, dass die Aggression eine Reaktion auf ihre Situation ist und kein persönlicher Angriff.

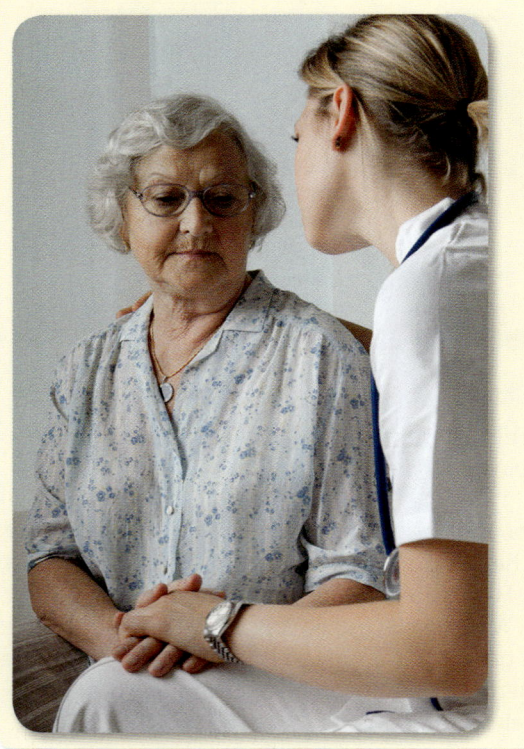

Vorgehensweise
- die Situation wahrnehmen
- das Gefühl des Betroffenen erspüren
- versuchen zu fühlen, wie es einem selbst in der Situation ergehen würde
- die Situation genau durchdenken

Erst dann kann man sprechen oder handeln. Dabei ist es wichtig, nicht auf dem Beziehungs-Ohr zu hören, nicht sofort eine Antwort, einen Ratschlag oder eine Lösung parat zu haben. Wir können den Betroffenen nur darin unterstützen, seine eigene Lösung zu finden. Oft reicht es, wenn man zuhört und in der schwierigen Situation zur Seite steht.

5.2 Informieren und anleiten

Die meisten Menschen möchten so lange wie möglich in ihrer eigenen häuslichen Umgebung bleiben. Um dies zu gewährleisten, benötigen sie im Krankheits- oder Pflegefall nicht nur eine Form der Hilfe, die verlorene Fähigkeiten ersetzt, sondern auch „Hilfe zur Selbsthilfe", um möglichst lange selbstständig zu bleiben. Dabei werden sie häufig von ihren Familien unterstützt. Damit diese Aufgaben bewältigt werden können, brauchen sowohl pflegebedürftige Menschen wie auch deren Angehörige **Informationen und Anleitung** durch professionell Pflegende.

5.2.1 Rahmenbedingungen

Häufig ergeben sich im pflegerischen Alltag Situationen, in denen Pflegende informieren, anleiten oder beraten. Wichtig ist, sich dieser Tatsache bewusst zu sein und die Bedeutung von alltäglichen Beratungssituationen für den Patienten zu erkennen. Es kann evtl. sinnvoller sein, in einer Stresssituation eine Tätigkeit erst einmal vollständig zu übernehmen und den Patienten erst zu einem späteren Zeitpunkt, wenn etwas mehr Ruhe eingekehrt ist, in der Tätigkeit anzuleiten.

Für ein gezieltes **Informations- oder Fachgespräch** (Kap. 5.2.2) sollte aber immer ein
- Termin vereinbart werden,
- ausreichend Zeit vereinbart werden,
- ein ruhiger Ort zur Verfügung stehen.

MERKE Das Gespräch darf nicht durch andere Arbeiten gestört werden. Im Gespräch stellt man sich auf den Partner ein, hört zu und spricht eine Sprache, die der Ratsuchende versteht.

Die geplante **Anleitung** findet vor Ort in der Situation, z. B. am Pflegebett, statt. Auch hier muss auf den zeitlichen Rahmen und die ruhige Atmosphäre geachtet werden.

Zur Unterstützung des Informationsgesprächs und zur Erklärung und Darstellung von pflegerischen Situationen sind **Informationsbroschüren** geeignet. Sie können auch als Vorinformation an Interessierte ausgegeben werden. In Krankenhäusern und Arztpraxen gibt es **Aufklärungsblätter** über Untersuchungen und Operationen.

TIPP Informationsmaterialien können von Gesundheitsministerien, den sozialen Einrichtungen der Städte, den Wohlfahrtsverbänden und Vereinen sowie von privaten Anbietern bezogen werden. Auch Sanitätshäuser, Geräte- und Arzneimittelhersteller bieten Informationsmaterial an.

Internet

Im Internet erhält man eine Vielzahl von Informationen. Allerdings ist es für den Ratsuchenden oft schwer, diese Informationen zu bewerten und einzuordnen. Hilfestellung leisten hier Checklisten oder Gütesiegel, wie z. B. der Health on the Net Foundation HON (www.hon.ch).

TIPP Checklisten zur Beurteilung der Qualität von Gesundheitsinformationen veröffentlichen u. a. die Krankenkassen, z. B. www.aok.de, www.barmer-gek.de, www.tk.de.

5.2.2 Informieren

MERKE Ziel eines Informationsgesprächs:
Betroffene und/oder ihre Bezugspersonen erhalten in angemessener Form die notwendigen Informationen,
- um sich in neuen Situationen zurechtzufinden,
- um angeleitete Handlungen umsetzen zu können und
- ihre gesundheitliche und soziale Situation richtig einschätzen und verstehen zu können.

Im beruflichen Alltag kommen **Informationsgespräche** vor, wenn z. B. ein Patient ins Krankenhaus aufgenommen wird, einem neuen Bewohner die Räumlichkeiten der Einrichtung gezeigt werden oder der Ablauf des Alltags in der Gruppe erklärt wird. Informationsgespräche können auch über Krankheiten und Untersuchungen aufklären oder das Gutachtenverfahren der Pflegeversicherung erläutern.

Informationen, z. B. über Krankheitsbilder und die damit verbundenen Störungen, helfen Betroffenen und Angehörigen, schwierige Situationen zu verstehen und die Veränderungen zu akzeptieren. So wird z. B. ein Ehemann, der weiß, dass seine an Demenz erkrankte Frau ihn irgendwann nicht mehr erkennen kann, vielleicht nicht so entsetzt sein, wenn es soweit ist. Er hat dann die Chance, gelassener mit der Situation umzugehen.

MERKE Zur Erstinformation sind Informationsblätter wichtig. Sie können jedoch nicht das nötige Gespräch ersetzen. Mündliche Informationen bieten die Möglichkeit, auf die persönliche Situation des Betroffenen und seiner Angehörigen einzugehen und ihre Fragen zu beantworten.

Die Information von Pflegebedürftigen und Pflegenden erfolgt in drei Stufen:
- **Erhebung des Informationsbedarfs,** z. B.
  - Welche Informationen werden benötigt?
  - Welches Vorwissen ist vorhanden?
  - Welche Ressourcen stehen zur Verfügung?
- **Vermittlung der Information** erfolgt
  - auf möglichst verständliche Art,
  - ohne unnötige Fachbegriffe,
  - mit Beispielen zur Erläuterung schwieriger Sachverhalte
- **Einholen von Rückmeldung**
  - Haben die Informationen den zuvor erhobenen Bedarf gedeckt?
  - Fühlen sich Patient sowie seine Angehörigen ausreichend informiert?
  - Hat sich die Situation verbessert?

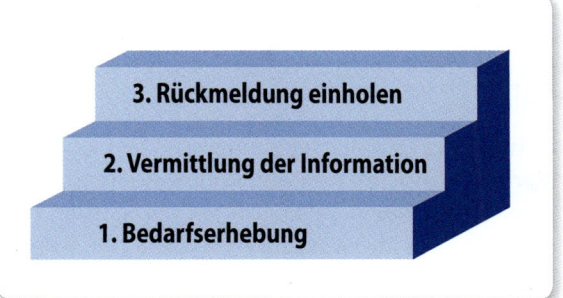

Abb. 5.9: Eine Information erfolgt in drei Stufen.

BEISPIEL Verständliche Information
„Durch den Schlaganfall wurde auch der Schluckreflex gestört. Das bedeutet, dass Ihr Vater sich häufig verschluckt. So können Essensreste in die Luftröhre gelangen. Dies kann dann zu einer Lungenentzündung führen …"

5.2.3 Anleiten

DEFINITION **Anleiten:** Dem Betroffenen werden Fähigkeiten und Fertigkeiten praxisnah vermittelt, die er zur Selbstpflege oder zur Pflege einer Bezugsperson benötigt.

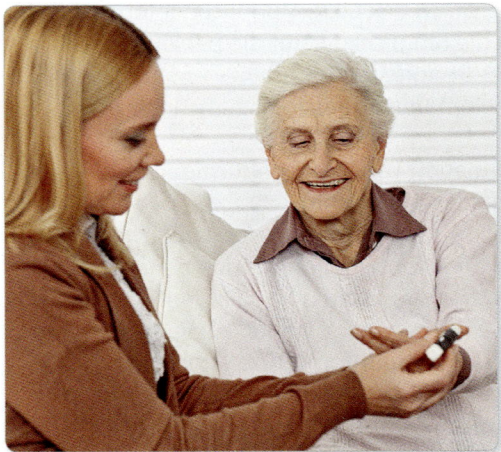

Abb. 5.10: Anleitesituation Insulinverabreichung: Ziel ist größtmögliche Selbstständigkeit des Patienten.

Menschen möchten ihre Selbstständigkeit und Unabhängigkeit erhalten, auch wenn sie Einschränkungen durch Behinderungen oder Krankheit haben. Eine **Anleitung** zum angemessenen Umgang mit ihren Einschränkungen unterstützt sie in ihrer Selbstständigkeit und fördert ihre Möglichkeiten. Auch Angehörige, die ihre Nächsten betreuen, benötigen Anleitung, um den täglichen Anforderungen gewachsen zu sein.

Die Anleitung erfolgt in vier Stufen:
- **Vorbereitung**, um den Anleitungsbedarf zu ermitteln, die Ziele und Bedingungen gemeinsam festzulegen. Die theoretischen Grundlagen werden erarbeitet.
- Der **Anleiter führt die Handlung durch** und erklärt sie. Beim Vorführen wird jeder Schritt der Handlung gezeigt und erklärt, der Anzuleitende sieht und hört zu.
- Der **Anzuleitende ahmt die Handlung nach** und erklärt, was er tut. Der Anzuleitende lernt, die Handlung praktisch durchzuführen. Bei jedem Schritt erklärt er, was er tut. Er kann so zeigen, ob er die Handlung ausführen kann und verstanden hat, was er tut. Zudem kann er in dieser Phase Fragen stellen. Der Anleiter sieht, ob es noch Probleme gibt, spricht Fehler an und gibt positive Rückmeldung.
- Der **Anzuleitende führt die Handlung selbstständig durch**, der Anleiter kontrolliert den Lernerfolg. Die Durchführung der Handlung wird mehrmals wiederholt. Dabei ist der Anleiter zunächst noch anwesend. Er überprüft den Lernerfolg, greift ggf. korrigierend in das Geschehen ein und gibt ein positives Feedback. Nach einiger Zeit setzen sich Anleiter und Anzuleitender noch einmal zusammen, um zu klären, ob die Anleitung geholfen hat und der Betroffene zurechtkommt.

5.3 Biografiearbeit

DEFINITION **Biografie** (griech.): Lebensbeschreibung

Biografiearbeit: Methode, um mithilfe der Lebensbeschreibung eines Menschen Verständnis für ihn zu gewinnen und auf seine individuellen Bedürfnisse einzugehen. Hat besondere Bedeutung in der Pflege demenzkranker Menschen.

5.3.1 Wertevorstellungen und Lebensumstände früher und heute

Lebensphasen und Lebensbereiche

Von Biografen wird die **Lebensgeschichte** häufig in vier Phasen eingeteilt:
- die Kindheit
- die Jugendzeit
- das Erwachsenen(Erwerbs-)alter
- der Ruhestand

Neben den Lebensphasen, also dem zeitlichen Ablauf, spielen die **Lebensverhältnisse** eine bedeutende Rolle. Sie können in vier Lebensbereiche gegliedert werden:
- Wohnen
- Arbeit
- Freizeit
- Bildung

Diese Bereiche stellen den räumlichen, sozialen und individuellen Lebensrahmen eines Menschen dar.

Aufgaben
Vergleichen Sie die Fotos in Abb. 5.11 und stellen Sie die Unterschiede mithilfe einer Tabelle heraus.

Biografiearbeit

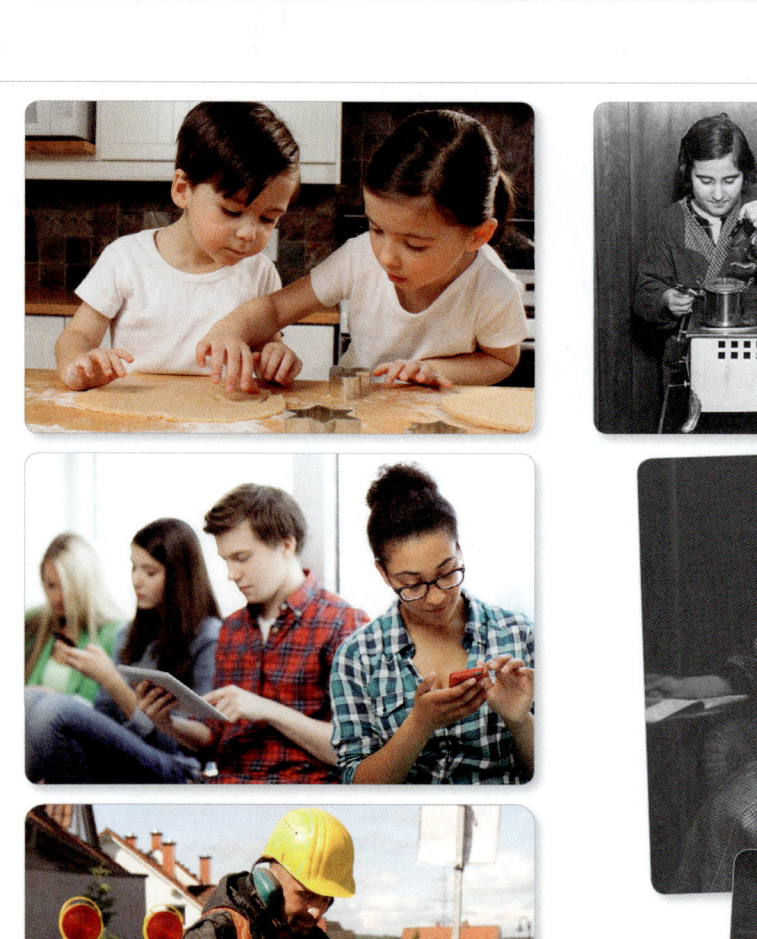
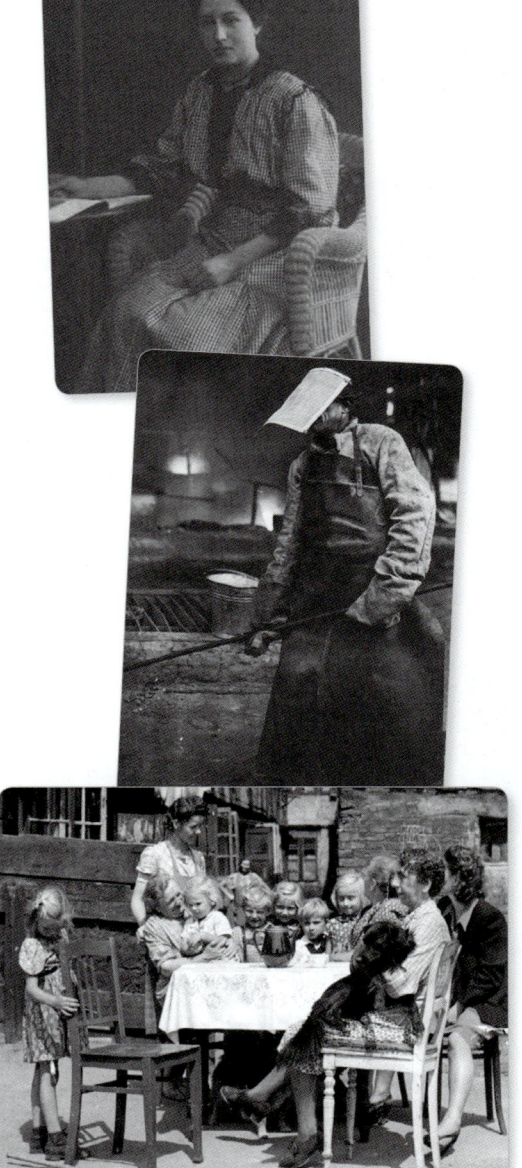

Abb. 5.11: Die vier Lebensphasen heute und früher

Wohnen

Die Wohnung ist ein Ort der Individualität, des Rückzugs, der Gestaltung und der Selbstdarstellung – ein Bereich, in dem sich Menschen wohlfühlen sollten.

Welchen Stellenwert das **Wohnen** für einen Menschen hat, hängt von seiner Lebenssituation ab. Ein älterer Mensch, der nur mit fremder Hilfe die Wohnung verlassen kann, hält sich überwiegend in seiner Wohnung auf. Bei einem jüngeren Menschen ist die Zeitspanne des Wohnens vielleicht nur sehr kurz, weil er außerhalb der Wohnung arbeitet, sich bildet oder seine Freizeit verbringt.

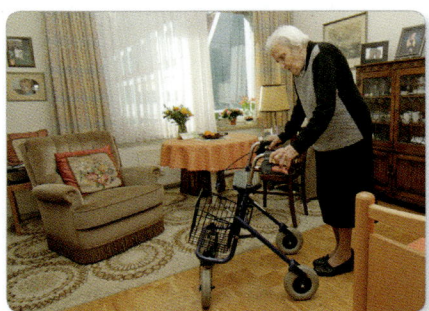

Abb. 5.12: Lebensbereich Wohnen

Arbeit

Arbeit ist zielgerichtetes Handeln zur Existenzsicherung (einschließlich Haushaltsführung und Kindererziehung) und dient der Befriedigung von Einzelbedürfnissen.

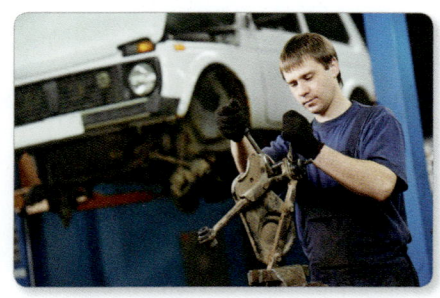

Abb. 5.13: Lebensbereich Arbeit

Ein großer Teil der Bevölkerung zwischen dem 18. und 65. Lebensjahr geht einer Arbeit nach. Die Bedeutung von Arbeit und ihr Stellenwert werden dann deutlich, wenn jemand zum Beispiel aus Altersgründen aus dem Arbeitsprozess ausscheidet und es zu einer Verschiebung der Lebensbereiche kommt, da ein ganzer Bereich plötzlich wegfällt.

Freizeit

Mit **Freizeit** ist die Zeit gemeint, die nach der Arbeit zur Erholung zur Verfügung steht. Diese Zeit wird individuell gefüllt. Die sozialen Bedingungen haben eine große Bedeutung bei der Freizeitgestaltung.

In der Lebensphase des Ruhestands bekommt dieser Lebensbereich eine große Bedeutung. Ältere Menschen, die nach der Berufstätigkeit endlich Zeit für ihre Hobbys und Interessen finden, sehen diesem Lebensabschnitt mit Freude entgegen. Andere wiederum haben große Angst vor der Leere.

Die Freizeit von Menschen in Pflegeeinrichtungen kann aufgrund der körperlichen Verfassung von diesen in vielen Fällen nicht geplant werden. Deshalb ist Unterstützung notwendig. Mithilfe der Biografiearbeit gelingt es leichter, die Wünsche der Betroffenen herauszufinden und zu erfüllen.

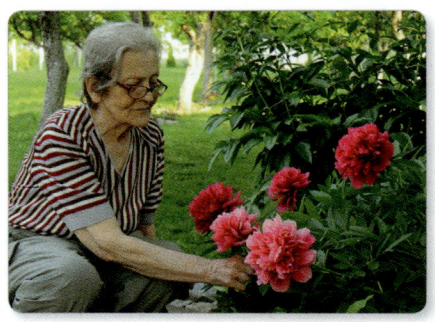

Abb. 5.14: Lebensbereich Freizeit

Bildung

Unter **Bildung** versteht man die Entwicklung des Menschen im Hinblick auf seine geistigen, seelischen, kulturellen und sozialen Fähigkeiten. Bildung ist ein lebenslanger, nie abgeschlossener Prozess. Er wird unterschieden in (Berufs-)Ausbildung und Allgemeinbildung (Abb. 5.15).

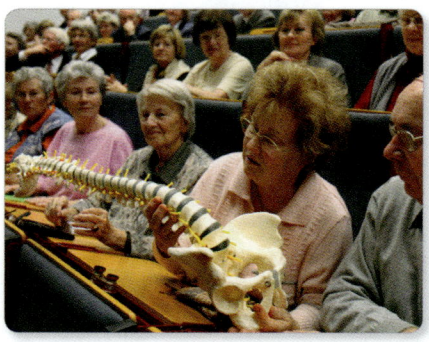

Abb. 5.15: Lebensbereich Bildung

Durch sinnvolle Tätigkeiten in der Freizeit wird der Mensch, in die Lage versetzt, sich an ihn interessierenden, selbst ausgewählten Themen freiwillig zu bilden. In der Ausbildung hingegen wird ein von außen vorgegebenes Ziel, ein Abschluss, eine Prüfung, ein Zertifikat angestrebt.

Biografiearbeit

> **BEISPIEL** **Gewichtung der vier Lebensbereiche**
>
> Die Pflegeassistentin Corinna Krüger, 30 Jahre alt, verheiratet, eine Tochter (6 Jahre). Frau Krüger arbeitet 22 Stunden in der Woche in einem Pflegeheim. Familie Krüger wohnt in einem Reihenhaus. Die Tochter besucht die 1. Klasse der Grundschule im Wohnbezirk. In der Freizeit geht die Familie begeistert ihrem Hobby, dem Hockeyspielen, nach. Frau Krüger absolviert gerade an 5 Wochenenden eine Schiedsrichterausbildung. Ihr Mann ist ein leidenschaftlicher Koch und verwöhnt die Familie oft mit einem schönen Essen. Die Hausarbeit ist auf alle drei Familienmitglieder aufgeteilt, sodass alle ihren Verpflichtungen im schulischen, beruflichen und häuslichen Bereich nachkommen können.
>
>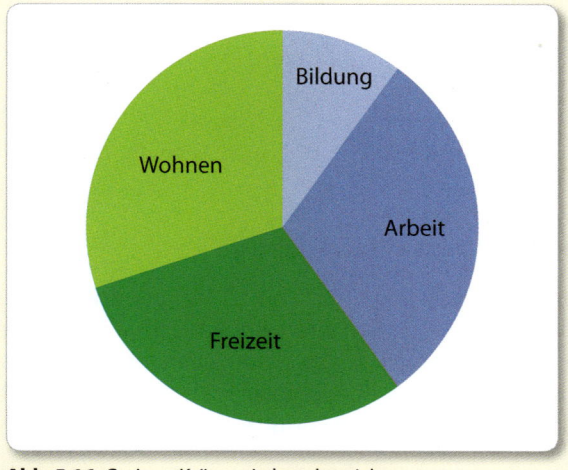
>
> **Abb. 5.16:** Corinna Krügers Lebensbereiche

Die Gewichtung der Lebensbereiche wird durch die unterschiedlich großen Kreisflächen gekennzeichnet.

> **Aufgaben**
> - Zeichnen Sie die Gewichtung Ihrer Lebensbereiche in einen Kreis und schreiben Sie stichwortartig Ihre eigenen Prioritäten in das jeweilige Feld.
> - Zeichnen Sie den Kreis der Lebensbereiche für einen alten Menschen, den Sie gut kennen. Überlegen Sie, welche Aspekte diesem Menschen heute wichtig sind, und machen Sie diese kenntlich.
> - Vergleichen Sie Ihren eigenen Kreis mit dem des alten Menschen. Welche Unterschiede fallen Ihnen auf?

Werte und Normen

Um die Bedeutung der Biografiearbeit in der Pflege alter Menschen zu verstehen und Erkenntnisse über das Leben eines alten Menschen einordnen zu können, ist es wichtig Wertvorstellungen und Normen aus dem 20. Jahrhundert zu kennen.

Werte (S. 3) sind grundlegende Zielvorstellungen. Sie geben Sinn und Orientierung für das Handeln und das soziale Zusammenleben. Werte sind abhängig von Einzelnen, von einer Gruppe, einer gesellschaftlichen Schicht oder einer gesamten Gesellschaft. In der deutschen Gesellschaft herrschen andere Werte als zum Beispiel in Lateinamerika. Jede Gruppe legt für sich Werte fest oder übernimmt festgelegte Werte.

Normen lassen sich aus Werten ableiten. Sie sind konkreter, beinhalten Regeln und setzen Maßstäbe zum Verhalten der Menschen in einer Gruppe. Normen bieten eine Orientierung und Stabilität des Einzelnen in einer Gemeinschaft. Außerdem bieten sie Schutz für den Einzelnen innerhalb einer Gemeinschaft, da immer nach einem festgelegten Regelwerk vorgegangen wird.

Im Laufe der Generationen verändern sich Werte und Normen einer Gesellschaft (Abb. 5.17). Da sie jedoch eine Orientierung für die Menschen sind, irritiert es gerade Ältere, wenn sie mit diesen Veränderungen konfrontiert werden. Die alten und bekannten Regeln geben Sicherheit und einen Sinn. Die Öffnung für Neues oder ein Hinterfragen der alten Werte schafft Unsicherheit und ist somit ein schwieriger Prozess.

> **MERKE** Jeder Mensch nimmt seine eigene Situation als subjektiv wahr. Deshalb ist es sinnvoll, sich die eigenen Bewertungskriterien und Prioritäten bewusst zu machen, um die Situation von anderen Menschen zu verstehen.

Pflege als Interaktion

> **BEISPIEL** **Die Werte von Herrn L.**
>
> Herr L. ist 75 Jahre alt. Er sagt: „Früher war alles anders". So beginnen häufig Gespräche mit älteren Menschen. Er berichtet vom starken Zusammenhalt der Familie. Herr L. bewirtschaftete einen Garten gemeinsam mit seinem Vater und ging an den Wochenenden gerne angeln. Damit trug er erheblich zur Versorgung der Familie mit Nahrungsmitteln bei. Darüber hinaus erhielt er viel Anerkennung für seine Tätigkeiten.
>
> Auch später, als er schon verheiratet war, lebten er und seine Frau bei seinen Eltern, da sie nicht sofort eine bezahlbare Wohnung fanden.
>
> Herr L. schwärmt von seiner Arbeit als Fliesenleger. Alle in der Firma wussten, was sie zu tun hatten. Der Chef sagte, was gearbeitet werden sollte, und alle richteten sich danach. Da wurde nicht viel gefragt. Pünktlichkeit und Fleiß waren selbstverständlich.
>
> Große Bedenken äußert Herr L. zur Situation seiner Schwiegertochter. Sie arbeitet als Verwaltungsangestellte. Die Kinder gehen nach der Schule in einen Hort und kommen erst um 16.30 Uhr nach Hause. Früher war eine Mutter zu Hause und die Kinder sind nach der Schule zum Mittagessen gekommen.
>
> So wie Herr L. denken viele Menschen aus seiner Generation. Seine Werte und Normen sind beispielhaft für viele ältere Menschen.

Besonders hervorzuheben sind in diesem Beispiel die Themen
- Pünktlichkeit und Fleiß,
- die Rolle des Chefs,
- die Rolle der Frau,
- die Einstellung zur Familie.

5.3.2 Biografie – Methoden der Informationssammlung

Es ist wichtig, die Situation anderer Menschen zu verstehen, um professionell handeln zu können. Dazu sind **Informationen über die Lebenssituation** notwendig. Es sollten objektive Tatsachen wie auch die individuelle Beurteilung des Betroffenen zusammengetragen werden.

Folgende Methoden stehen zur Verfügung:
- Gespräch mit dem Betroffenen
- Gespräch mit Angehörigen
- Akteneinsicht
- runder Tisch mit allen Beteiligten
- Einsatz von z. B. Lebensbaum, Fotoalben, „Schatzkisten" …

Welche Daten sind wichtig?

In der Regel ist ein Stammblatt für jeden Pflegebedürftigen vorhanden. Dort finden sich alle Informationen zur Person, zu den Bezugspersonen und Kostenträgern, zum Pflegegrad, Therapie etc. Für die Biografiearbeit sind weiterführende Daten notwendig:

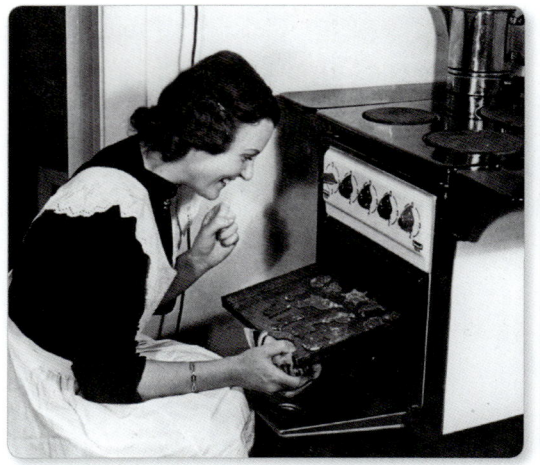 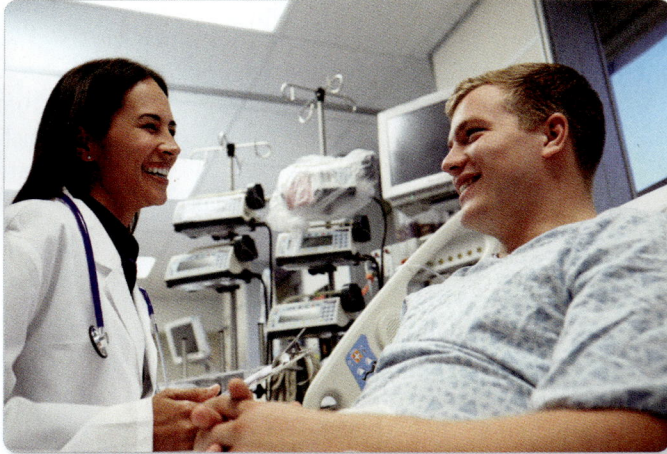

Abb. 5.17: Rolle der Frau im Wandel. Links: in den 1950er-Jahren des letzten Jahrhunderts, rechts heute

Soziale Daten
- Wohnform und Wohnumfeld
- Kontakte (Familie, Vereine, Einzelpersonen, Gruppen, Nachbarn usw.)
- Aktivitäten
- Kompetenzen und Ressourcen

Daten aus der Lebensgeschichte
- Herkunft
- Gestaltung der Lebensphasen
- Besonderheiten in der Biografie
- Seit wann ist die Unterstützung im täglichen Leben notwendig?

Besonderheiten
- Vorlieben und Abneigungen, z. B. (Lieblings-)Musik, (Lieblings-)Essen, (Lieblings-)Kleidung
- Hobbys

Die Informationen können formlos oder mit Unterstützung eines strukturierten Fragebogens gesammelt werden. Beigefügte Fotografien erweitern das Gesamtbild.

Folgende Geschichte zeigt, wie das Wissen um die Biografie eines Menschen hilft, mit ihm im Alter würdig und individuell umzugehen.

BEISPIEL Frau Jause lebt seit drei Monaten in einem Seniorenheim. Sie leidet an Demenz und wird in einer speziell für diesen Personenkreis eingerichteten Gruppe betreut. Sie fühlt sich nach kurzer Eingewöhnungszeit sehr wohl in der Gemeinschaft. Ein festes Ritual in der Gruppe ist das gemeinsame Einnehmen der Mahlzeiten.

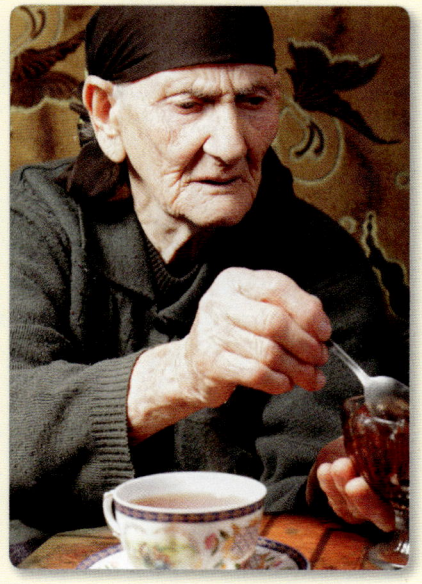

Beim Frühstück schenkt sich Frau Jause jeden Morgen eine Tasse Tee ein. Danach greift sie zur Erdbeermarmelade, nimmt einen Löffel Marmelade und füllt diesen in ihren Tee. Die Pflegekraft versucht ihr klarzumachen, dass der Zucker zum Süßen auch auf dem Tisch steht. Frau Jause tut diesen Einwand mit einem Achselzucken ab.

Im Gespräch mit dem Sohn wird dieses Verhalten, diese Gewohnheit thematisiert. Der Sohn berichtet, dass die Mutter auf dem Land aufgewachsen ist. In der Kriegs- und Nachkriegszeit wurde aus Mangel an Zucker mit Marmelade gesüßt. Dies hat die Mutter beibehalten.

Es gibt also eine nachvollziehbare Erklärung für das Verhalten von Frau Jause. Da jüngere Menschen diese Art der Improvisation nicht erlebt haben, konnte das Verhalten erst einmal nicht erklärt werden. Mithilfe der Biografie wurde die Erklärung gefunden. Frau Jause darf weiterhin ihren Tee mit Marmelade süßen. Das Verhalten wird nicht als dumm, sondern richtig eingeschätzt und ins richtige Licht gerückt.

5.4 Anker zum Kapitel

- Gute Pflege benötigt eine einfühlsame und wertschätzende Kommunikation.
- Fachkundige Kommunikation erfolgt nach klaren Regeln.
- Die Weitergabe von Information erfolgt gezielt in drei Stufen.
- Die Biografiearbeit hilft dabei, die Situation eines Menschen zu verstehen und die individuellen Bedürfnisse zu erkennen.

5.5 Wissen festigen und vertiefen

1. Nennen Sie sechs Kommunikationsziele im Pflegealltag. (→ 5.1)
2. Üben Sie im Rollenspiel den Umgang mit Menschen, die Einschränkungen in der verbalen Kommunikation haben. (→ 5.1.1)
   Beispiele:
   - Wortfindungsstörung bei Demenz
   - Muttersprache mazedonisch, kaum Deutschkenntnisse
   - Halbseitenlähmung
3. Reaktivieren Sie Ihre Praxiserfahrungen und erarbeiten Sie ein Beispiel für das Sender-Empfänger-Modell von Schulz von Thun. (→ 5.1.2)
4. Stellen Sie sich eine schwer pflegebedürftige Bewohnerin vor, die nicht mehr spricht. Wie erkennen Sie ihre Bedürfnisse? (→ 5.1.1)
5. Mimik, Gestik und sprachlicher Ausdruck stimmen in der Regel überein. Was geschieht, wenn dies nicht der Fall ist? Versuchen Sie, mit einem lächelnden Mund etwas Negatives zu sagen. Was beobachten Sie? Versuchen Sie, mit hochgezogenen Augenbrauen sich aggressiv zu verhalten. Was beobachten Sie? (→ 5.1.1)
6. Welche Ziele hat ein Informationsgespräch? (→ 5.2)
7. Welche Fragen müssen geklärt sein, bevor eine Anleitung stattfinden kann? (→ 5.2)
8. Nennen Sie Methoden der Informationsgewinnung von Biografiedaten. (→ 5.3)
9. Erarbeiten Sie mithilfe des Abschnitts „Welche Daten sind wichtig" eine Tabelle. Tragen Sie die Daten einer Bewohnerin/eines Bewohners oder einer Klientin/eines Klienten und ihre persönlichen Daten ein. Wo liegen die größten Unterschiede? Worin liegt die Bedeutung dieser Unterschiede? Versuchen Sie, gemeinsam mit Ihren Mitschülern Antworten zu finden. (→ 5.3.2)
   - Warum ist Biografiearbeit nicht nur bei älteren Menschen wichtig? Nennen Sie Gründe und erläutern Sie diese.
   - Was verstehen Sie unter Werten und Normen?
   - Wahrscheinlich teilen nicht alle Menschen die gleichen Werte und Normen. Überlegen Sie gemeinsam mit Ihren Mitschülern, worin sich diese bei Menschen
     - innerhalb des gleichen Kulturkreises und
     - zwischen unterschiedlichen Kulturkreisen unterscheiden können.
     - Gibt es Gemeinsamkeiten über unterschiedliche Kulturkreise hinweg?
   - Warum ist es für Sie und den Pflegebedürftigen wichtig, dass Sie gegenseitig Ihre Wertvorstellungen respektieren? Diskutieren Sie gemeinsam mit Ihren Mitschülern.

6 Gesundheit erhalten und fördern

Gesundheitsförderung

Warum bleiben Menschen gesund?
Unter welchen Bedingungen bleiben Menschen gesund?
Welche Faktoren schützen und erhalten Gesundheit?

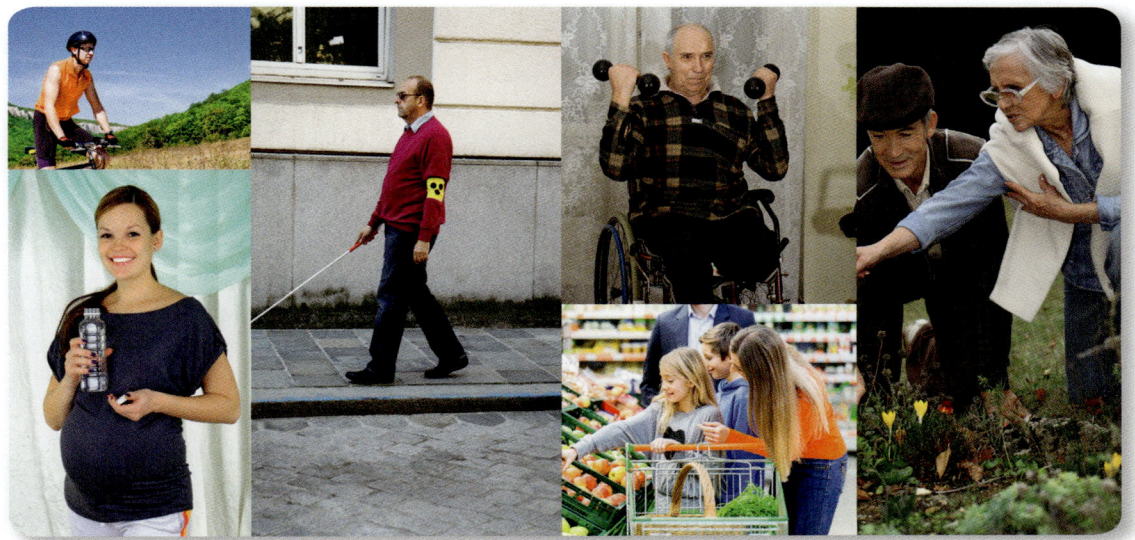

Öffentliche Gesundheitsförderung durch
- Staat
- Kirche
- Wohlfahrtsverbände
- Vereine
- Selbsthilfegruppen

Prävention
- primär, z. B. Impfungen
- sekundär, z. B. Früherkennungsprogramme
- tertiär, z. B. Rauchentwöhnung

Rehabilitation
- medizinisch
- beruflich
- sozial

Pflegeassistenten

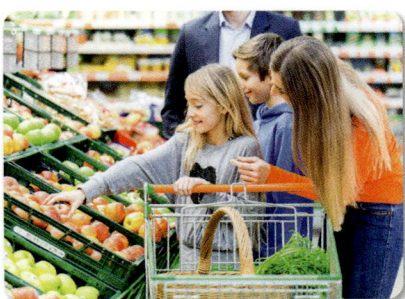

Maßnahmen des Arbeitgebers
- Vermeidung von Risiken durch Arbeitsschutz-/Unfallverhütungsmaßnahmen
- Verbesserung der Gesundheitssituation der Mitarbeiter durch betriebliche Gesundheitsförderung

Persönliche Maßnahmen
- Hautschutz und Hygiene
- rückenschonendes Arbeiten
- Kinästhetik
- Besuch von Fortbildungen, z. B. zur Stressbewältigung
- kollegiale Beratung
- Supervision

Gesundheit erhalten und fördern

Auszug aus dem DAK-BGW Gesundheitsreport 2006, Ambulante Pflege, Arbeitsbedingungen und Gesundheit in ambulanten Pflegediensten

Die Ergebnisse der für diesen Report durchgeführten bundesweiten Umfrage unter Pflegenden, die in ambulanten Diensten tätig sind, zeigen auf, dass die Beschäftigten hohen körperlichen und psychischen Belastungen ausgesetzt sind. Dennoch lieben sie ihren Beruf und nehmen die Tätigkeit als abwechslungsreich und vielseitig wahr. (…)

Die Arbeit in Pflegediensten ist mit erheblichen Belastungen der Wirbelsäule, insbesondere Hebe- und Tragetätigkeiten verbunden. Organisationsbedingte Belastungen wie Zeitdruck, Fehlen von Pausen und Leistungsdruck können Stressreaktionen verstärken, die in ihrer Folge zu psychischen Erkrankungen führen können. (…)

Bei den Berufskrankheiten liegt der Fokus auf hautbedingten Erkrankungen: Mehr als drei Viertel aller anerkannten Berufskrankheiten sind auf Hauterkrankungen zurückzuführen. In diesem Bereich sind daher verstärkt Präventionsmaßnahmen zu fördern. (…) Die Unfalldaten der BGW der Jahre 1998 bis 2004 unterstreichen die Befragungsergebnisse. Stolper-, Sturz- und Rutschunfälle dominieren das Unfallgeschehen bei den Arbeitsunfällen und weisen auf die Notwendigkeit von Gefährdungsanalysen hin (z. B. Gefahren durch rutschige Böden oder Stolperfallen wie Schwellen, Teppichböden etc.). In der ambulanten Pflege ist im Jahr 2004 gegenüber 2002 die Zahl der Arbeitsunfälle insgesamt zurückgegangen. Dieses Resultat kann als Indikator für erfolgreiche Präventionsarbeit gewertet werden.

Aus der besonderen Arbeitssituation in der Klientenwohnung entsteht auch häufig ein enger Kontakt zu den Klienten und Angehörigen. Die Pflegenden müssen in dieser Interaktion Beziehungsarbeit leisten und Emotionen der Hilflosigkeit und Überforderung abfangen. Zur Verarbeitung dieser Erfahrungen sollte den Pflegenden ihrerseits professionelle Unterstützung angeboten werden. (…)

Einrichtungen der ambulanten Pflege sollten daher nicht nachlassen, die Arbeitsbedingungen ihrer Beschäftigten zu optimieren sowie gesundheits- und persönlichkeitsförderlich zu gestalten. [1]

Aufgaben
Stellen Sie sich vor, Sie leiten einen ambulanten Pflegedienst. Was können Sie tun, um die Arbeitsbedingungen Ihrer Angestellten gesundheits- und persönlichkeitsfördernd zu gestalten? Was würden Sie selber sich wünschen?

DEFINITION **Gesundheit** ist der Zustand des vollständigen körperlichen, geistigen und sozialen Wohlbefindens und nicht nur des Freiseins von Krankheit und Gebrechen. (Definition der WHO)
Gesundheitsförderung: Maßnahmen, die den Menschen darin unterstützen, gesund zu bleiben und unter gesunden Bedingungen zu leben.
Prävention: Maßnahmen, die Krankheiten und Unfällen sowie deren Folgen vorbeugen.

Gesundheitsförderung und Prävention folgen dem Ziel: „Gesund alt werden". Die Grenze zwischen Gesundheitsförderung und Prävention ist fließend. Sie betreffen körperliche, seelische und soziale Bereiche des Menschen und verfügen über ein großes Spektrum unterschiedlicher Angebote.

6.1 Gesundheitsförderung, Prävention und Rehabilitation

Im Jahr 1986 fand in der kanadischen Stadt Ottawa eine Konferenz der Weltgesundheitsorganisation (WHO) statt. Auf dieser Konferenz wurde der Begriff der Gesundheitsförderung definiert; diese Definition prägt bis heute unser Verständnis. In der sogenannten Ottawa-Charta [2] heißt es:

- Gesundheitsförderung zielt auf einen Prozess, allen Menschen ein höheres Maß an Selbstbestimmung über ihre Gesundheit zu ermöglichen und sie damit zur Stärkung ihrer Gesundheit zu befähigen.

- Grundlegende Bedingungen (…) von Gesundheit sind Frieden, angemessene Wohnbedingungen, Bildung, Ernährung, Einkommen, ein stabiles Öko-System, eine sorgfältige Verwendung vorhandener Naturressourcen, soziale Gerechtigkeit und Chancengleichheit.

Für die WHO ist Gesundheitsförderung viel mehr als medizinische, pflegerische und soziale Versorgung. Gesundheit ist so bedeutsam, dass sie auf allen Ebenen politischer Entscheidung mitbedacht werden muss. Politiker müssen sich der gesundheitlichen Konsequenzen ihrer Entscheidungen und ihrer Verantwortung für Gesundheitsförderung jederzeit bewusst sein. Es ist deshalb notwendig, dass Regierungen, Gesundheits- und Sozialeinrichtungen, Wirtschafts- und Bildungsbereiche zusammenarbeiten.

Gesundheitsförderung hat den Blick auf den Bereich der gesundheitserhaltenden Maßnahmen erweitert. Nicht nur das Heilen von Erkrankungen ist wichtig, sondern auch das Schaffen von Bedingungen, die die Chancen erhöhen, gesund zu bleiben.

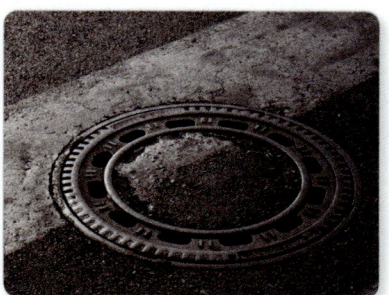

Abb. 6.1: Eine öffentliche Maßnahme zur Gesundheitserhaltung: Die Kanalisation – sie verhindert den Ausbruch von Seuchen.

6.1.1 Salutogenese – ein Modell zur Gesundheitsförderung

DEFINITION Salutogenese (lat. salus = Gesundheit, Wohlbefinden und griech. genese = Entstehung): Gesundheitsentstehung

Die meisten Menschen erachten Gesundheit als etwas Normales, das einfach da ist und das man nicht hinterfragen muss. Für sie wird Gesundheit erst bedeutsam, wenn sie fehlt.

Der amerikanische Soziologe **Aaron Antonovsky** (1923–1994) hat sich gefragt, wie Gesundheit eigentlich entsteht:
- Warum bleiben Menschen gesund?
- Unter welchen Bedingungen bleiben sie gesund?
- Welche Faktoren schützen und erhalten Gesundheit?

In der Beschäftigung mit diesen Fragen hat er das Modell der Salutogenese entwickelt.

Kernbegriffe dieses Modells sind:
- das Kohärenzgefühl (Gefühl der Stimmigkeit),
- das Gesundheits-Krankheits-Kontinuum,
- Stressoren und Spannungszustände sowie
- Widerstandsressourcen.

Kohärenzgefühl

Der Gesundheits- bzw. Krankheitszustand eines Menschen wird bestimmt durch seine individuelle Grundhaltung gegenüber seinem Leben und der Umwelt. Je mehr ein Mensch mit sich und der Welt stimmig ist, also je ausgeprägter sein **Kohärenzgefühl** ist, desto gesünder sollte er sein oder desto schneller sollte er wieder gesund werden.

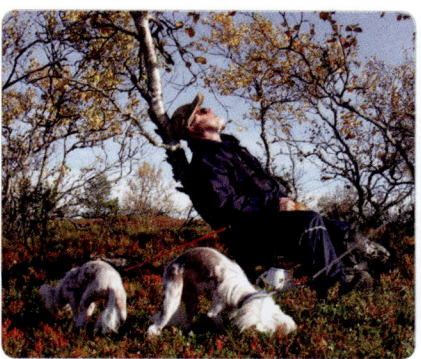

Abb. 6.2: Ausgeprägtes Kohärenzgefühl

Diese Grundhaltung setzt sich aus drei Elementen zusammen:
- Das Gefühl der **Verstehbarkeit** beschreibt die Fähigkeit eines Menschen, die Welt zu verstehen, Eindrücke und Reize als Informationen verarbeiten zu können und von ihnen nicht überfordert zu sein.
- Das Gefühl der **Bewältigbarkeit** beschreibt die Überzeugung eines Menschen, dass er mit Schwierigkeiten umgehen und sie bewältigen kann.
- Das Gefühl der **Sinnhaftigkeit** beschreibt, dass ein Mensch sein Leben als sinnvoll empfindet und eine positive Erwartung an das Leben hat. Ohne dieses Gefühl empfindet der Mensch das Leben als Last.

Gesundheits-Krankheits-Kontinuum

Für Antonovsky gibt es keine Trennung zwischen gesund **oder** krank. Seiner Überzeugung nach sind völlige Gesundheit oder völlige Krankheit für einen Menschen nicht zu erreichen. Gesundheit und Krankheit sind die beiden Pole eines Kontinuums (**Gesundheits-Krankheits-Kontinuum**). Jeder Mensch befin-

Gesundheit erhalten und fördern

det sich dauerhaft in Bewegung zwischen diesen beiden Polen, ist mehr oder weniger gesund und gleichzeitig mehr oder weniger krank, je nachdem, wie weit er von den beiden Polen entfernt ist.

Stressoren und Spannungszustände

Stressoren sind Anforderungen, die von außen kommen. Werden sie den Menschen bewusst, entsteht ein **Spannungszustand** und das emotional und körperliche Gleichgewicht des Organismus wird gestört. Nur durch eine Handlung kann dieser Spannungszustand gelöst und das Gleichgewicht wiederhergestellt werden. Wenn die Spannungsbewältigung glückt, wirkt sie gesundheitserhaltend oder -fördernd.

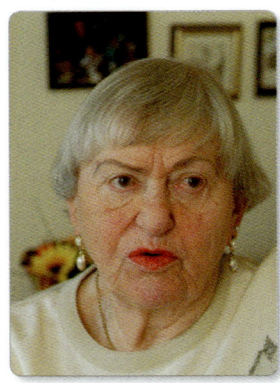

Abb. 6.3:
Stressor und Spannungszustand. Frau Behrens denkt: „Die Pflegerin heut' Morgen war ziemlich unfreundlich zu mir. Soll ich sie noch einmal ansprechen?"

Widerstandsressourcen

Widerstandsressourcen erleichtern eine erfolgreiche Spannungsbewältigung. Sie erhöhen die Widerstandskraft eines Menschen und haben Einfluss auf den Erhalt oder die Verbesserung der Gesundheit.

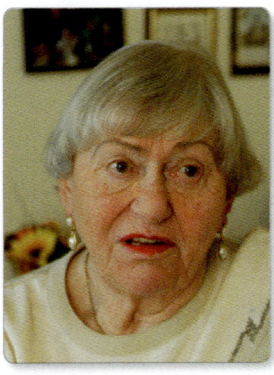

Abb. 6.4:
Spannungszustand und Widerstandsressource. Frau Behrens denkt weiter: „Ach, so schlimm war es auch nicht, jeder kann ja mal einen schlechten Tag haben, ich frage einfach, was los war."

Widerstandsressourcen können sein:
- individuelle Faktoren, wie ein gesundes Immunsystem, Intelligenz, finanzielle Mittel
- soziale Faktoren, beispielsweise Unterstützung durch die Familie
- kulturelle Faktoren, z. B. ein Rollenverhalten, das Sicherheit gibt

Die Widerstandsressourcen ermöglichen es einem Menschen, positive Erfahrungen zu machen und Herausforderungen zu bewältigen.

6.1.2 Öffentliche Gesundheitsförderung

Die **öffentliche Gesundheitsförderung** hat das Ziel,
- die Lebenskompetenz der Bevölkerung zu fördern,
- ein eigenverantwortliches Gesundheitshandeln zu unterstützen,
- die Entwicklung von gesundheitlichen Ressourcen zu stärken,
- das Risiko, krank zu werden, zu vermindern,
- die Menschen, die bereits Gesundheitseinschränkungen haben, zu befähigen, selbstbestimmt damit zu leben und ihre Gesundheit zu stärken.

Öffentliche Gesundheitsförderung verfolgt einen umfassenden Ansatz, indem sie die körperlichen und seelischen Ressourcen sowie das soziale Umfeld einbezieht. Daher arbeiten in der öffentlichen Gesundheitsförderung unterschiedliche Institutionen eng zusammen, wie z. B. Landeszentralen für Gesundheitsförderung, der öffentliche Gesundheitsdienst, kirchliche Einrichtungen, Wohlfahrtsverbände, Vereine oder Selbsthilfegruppen.

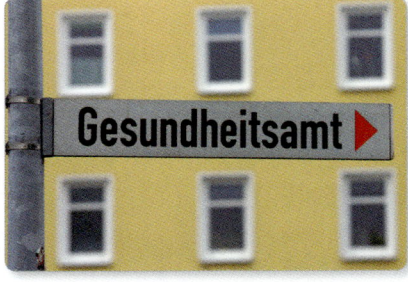

Abb. 6.5: Eine wichtige Institution im Rahmen des öffentlichen Gesundheitsdienstes ist das Gesundheitsamt.

> **MERKE** **Der öffentliche Gesundheitsdienst** hat u. a. folgende Aufgaben:
> - Prävention, Gesundheitsförderung, Gesundheitshilfe und Schutz der Gesundheit der Bevölkerung
> - Infektionsschutz
> - Aufsicht über die Berufe und die Einrichtungen des Gesundheitswesens
> - gesundheitlicher Verbraucherschutz
> - Überwachung des Verkehrs mit Arzneimitteln einschließlich der Überwachung des Verkehrs mit frei verkäuflichen Arzneimitteln außerhalb von Apotheken

6.1.3 Prävention

Im Rahmen von **Prävention** werden drei Maßnahmen unterschieden. Je nach dem Zeitpunkt, an dem die Maßnahmen vorgenommen werden, spricht man von:
- Primärprävention,
- Sekundärprävention,
- Tertiärprävention.

Primärprävention

Maßnahmen im Rahmen der **Primärprävention** setzen vor Eintreten der Krankheit ein. Sie sollen Erkrankungen verhindern. Beispiele für Primärprävention sind z. B. Impfungen, um eine Infektionserkrankung zu verhindern. Im Rahmen professioneller Pflege zielt die Primärprävention darauf ab, Risikofaktoren zu identifizieren und die damit verbundenen Schäden zu verhindern. Sämtliche **Prophylaxen** (Kap. 10.4) fallen deshalb in den Bereich der Primärprävention.

Gesundheitsfördernde Angebote: S. 57

Sekundärprävention

Sekundärprävention setzt an, wenn der Mensch schon erkrankt ist, sich die Krankheit aber noch im Vor- oder Frühstadium befindet. Sie dient der Früherkennung von Krankheiten (Abb. 6.6) und soll das Fortschreiten der Erkrankung aufhalten oder bremsen. Im Rahmen der gesetzlichen Krankenversicherung (GKV) besteht ein regelmäßiger Anspruch auf Leistungen zur Früherkennung von Herz-Kreislauf-, Nierenerkrankungen und Diabetes mellitus sowie von bestimmten Krebserkrankungen. Zu den Früherkennungsuntersuchungen zählen auch Untersuchungen bei Schwangeren, Neugeborenen und Kindern.

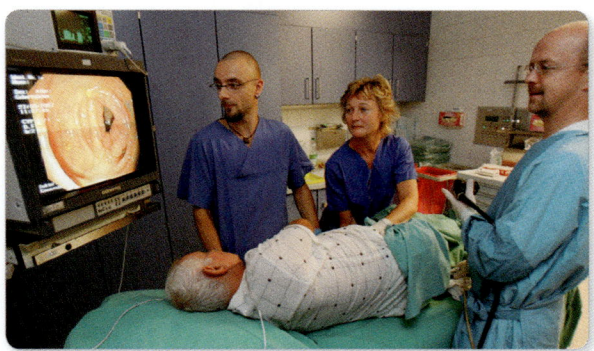

Abb. 6.6: Früherkennungsuntersuchung von Darmkrebs

Tertiärprävention

Die **Tertiärprävention** soll Krankheitsverläufe günstig beeinflussen, Verschlimmerungen, Komplikationen, Begleiterkrankungen und Rückfälle verhindern (Abb. 6.7). Die tertiäre Prävention leitet fließend in die Rehabilitation über.

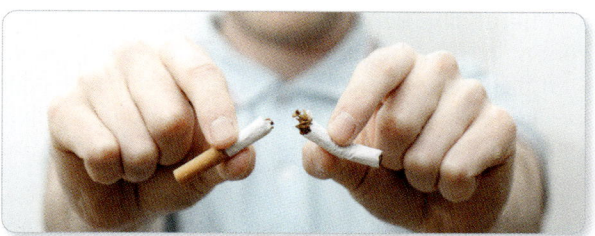

Abb. 6.7: Bei einem Herzinfarkt umfasst die Tertiärprävention alle Maßnahmen, die dazu dienen, einen weiteren Infarkt zu verhindern, z. B. Rauchentwöhnung.

6.1.4 Rehabilitation

> **DEFINITION** **Rehabilitation** (lat. Wiederherstellung) umfasst alle Maßnahmen zur Wiedereingliederung eines Menschen in seinen Alltag oder sein berufliches Leben.

Die **medizinische Rehabilitation** versucht, einen Gesundheitsschaden, der durch Unfall oder Krankheit entstanden ist, zu beseitigen, zu lindern oder seine Verschlimmerung zu verhüten. Leistungen nach dem Gesetz sind:
- Behandlung durch Ärzte, Zahnärzte und Angehörige anderer Heilberufe
- Arznei- und Verbandmittel
- Heilmittel einschließlich physikalischer Therapie, Sprach- und Beschäftigungstherapie
- Psychotherapie als ärztliche und psychotherapeutische Behandlung
- Hilfsmittel
- Belastungserprobung und Arbeitstherapie

Die **geriatrische Rehabilitation** ist eine spezielle Form der medizinischen Rehabilitation. Sie hat zum Ziel, ein größtmöglich selbstständiges Leben auch bei chronischer Erkrankung oder Behinderung zu erhalten oder zurückzuverlangen. Kompetenzen werden wiederhergestellt, vorhandene Fähigkeiten aktiviert und gefördert.

Abläufe können z. B. eingeübt werden:
- selbstständige Nahrungsaufnahme
- selbstständiges An- und Auskleiden
- Transfer auf die Toilette (Toilettenstuhl)

Gesundheit erhalten und fördern

- Gehfähigkeit innerhalb der Wohnung
- Treppen steigen

Der Betroffene erhält die notwendigen Hilfsmittel. Die Wohnung und das Wohnungsumfeld werden angepasst, ambulante Dienste und Haushaltshilfen unterstützen, falls erforderlich, die Selbstständigkeit.

Die **berufliche Rehabilitation** versucht, den Betroffenen in den beruflichen Alltag zu integrieren. Berufliche Einschränkungen sollen verhindert oder beseitigt, die Erwerbsfähigkeit erhalten oder wiederhergestellt werden oder es erfolgt eine berufliche Umorientierung.

Die **soziale Rehabilitation** umfasst alle Leistungen, die es ermöglichen, ein selbstbestimmtes und möglichst unabhängiges Leben zu führen und am Leben in der Gemeinschaft teilzunehmen.

Rehabilitationsträger sind die gesetzlichen Krankenkassen, Unfall- und Rentenversicherungen, die Bundesagentur für Arbeit, die Kriegsopferversorgung, die öffentliche Jugendhilfe und die Sozialhilfe.

Rehabilitation kann in unterschiedlichen **Einrichtungen** stattfinden:
- im Krankenhaus unmittelbar nach Abklingen der akuten Phase, z. B. in der Geriatrie (Frührehabilitation)
- in speziellen Rehabilitationseinrichtungen nach der Krankenhausbehandlung im ambulanten, teilstationären und stationären Bereich, z. B. in Rehabilitationskliniken

Rehabilitationsteam

Die Ziele der Rehabilitation beziehen sich auf körperliche, seelische und soziale Bereiche der Betroffenen. Deshalb ist es notwendig, dass ein Team aus unterschiedlichen Berufsgruppen mit den Betroffenen zusammen alle Aspekte der Rehabilitation erarbeitet (Abb. 6.8).

Die Aufgaben der Pflegenden, die Selbstständigkeit zu fördern und den Pflegebedarf zu vermindern, sind die grundsätzlichen Aufgaben der rehabilitativen Pflege. Erreicht werden können diese Ziele durch:
- Milieugestaltung
- Beobachtung
- Motivation
- Unterstützung der therapeutischen Maßnahmen
- aktivierende Pflege

Beispiele für rehabilitativ-pflegerische Aufgaben
- Durchführung von Pflegekonzepten, z. B. Pflege nach Bobath (S. 540)
- Mobilität fördern, wie Lageveränderungen im Bett, sich aufsetzen, stehen
- Unterstützung beim Wiedererlangen der Fähigkeiten zur Körperpflege
- Hilfestellung bei der Nahrungsaufnahme, z. B. bei Schluckstörungen
- Toiletten- und Kontinenztraining
- Vorbereitung auf den Alltag zu Hause, wie: Zubereitung von Mahlzeiten, Wäschepflege, Benutzung von Transportmitteln
- Gesundheitserziehung und -training, z. B. Veränderung von Ess- und Trinkgewohnheiten

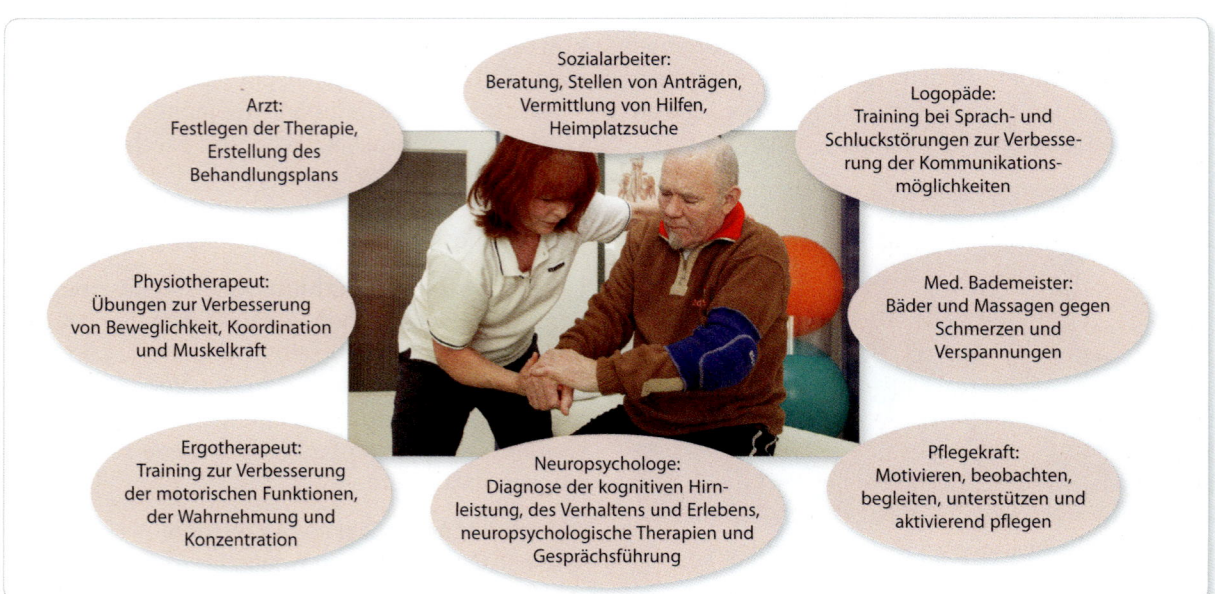

Abb. 6.8: Aufgaben der Berufsgruppen im Rehabilitationsteam

6.2 Die eigene Gesundheit erhalten

Die Arbeit in einem Pflegeberuf kann Belastungen mit sich bringen, die auf Dauer krank machen können. Die **körperliche, psychische und soziale Gesundheit** kann daher stark beeinträchtigt werden. Aber der Umgang mit Belastungen kann eingeübt werden, gezielte Maßnahmen können helfen, gesundheitsschädigende Auswirkungen zu verringern oder zu vermeiden.

> **TIPP** Informationen und aktuelle Zahlen zu den Arbeitsbedingungen Pflegender finden sich z. B. im „Factsheet 10 Arbeit in der Pflege – Arbeit am Limit? Arbeitsbedingungen in der Pflegebranche" www.baua.de/dok/5479728.

Pfleglich mit sich selbst umzugehen, bedeutet nicht nur Schutz vor Risikofaktoren und Krankheiten, sondern auch die Erhaltung der Gesundheit oder sogar eine Verbesserung des individuellen Wohlbefindens.

6.2.1 Arbeitsschutz und Unfallverhütungsmaßnahmen

In Krankenhäusern müssen Menschen mit akuten Erkrankungen in für sie extremen Situationen gepflegt werden. Durch die Tatsache, dass viele Menschen ihr Lebensende gerne zu Hause erleben möchten, in Kombination mit einer verbesserten finanziellen Versorgung für ambulante Pflege, gehen alte Menschen immer später in stationäre Einrichtungen der Altenpflege. Als Folge müssen dort meist Menschen mit hohen Pflegegraden gepflegt werden. Diese Schwer- und Schwerstpflege stellt hohe berufliche Anforderungen.

In der Häuslichkeit erschweren häufiger strukturelle Bedingungen die Pflege. Selten sind Wohnungen so zugeschnitten oder z. B. Betten so gebaut und gestellt, dass die Pflege erleichtert wird.

Gleichzeitig sind die finanziellen Ressourcen knapp. Das wirkt sich ungünstig auf die personelle Situation aus, da der größte Kostenfaktor aus Sicht eines Arbeitgebers das Personal ist. Gerade deshalb sind ein optimaler Arbeitsschutz und die Verhütung von Unfällen unabdingbar.

Für die **Unfallverhütung** und für den **Arbeitsschutz** existieren gesetzliche Regelungen der verschiedenen Berufsgenossenschaften. Für Krankenhäuser, Altenheime und ambulante Pflegebetriebe ist die **Berufsgenossenschaft für Gesundheitsdienst und Wohlfahrtspflege (BGW)** zuständig. Eine ihrer Hauptaufgaben ist es, die Zahl der Arbeitsunfälle und berufsbedingten Erkrankungen so niedrig wie möglich zu halten (§§ 14 bis 25 SGB VII). Ebenso gewährt die Berufsgenossenschaft Versicherungsschutz auf dem Weg von und zur Arbeit sowie bei allen Tätigkeiten, die mit dem Betrieb in Zusammenhang stehen. Bei Erkrankungen oder Verletzungen ist eine entsprechende Heilbehandlung bzw. eine Rehabilitation gewährleistet.

Arbeitsunfälle und berufsbedingte Erkrankungen können reduziert werden, wenn entsprechende Maßnahmen zur Vermeidung getroffen werden.

> **Aufgaben**
> Fragen Sie bei Ihrem nächsten Praktikum nach den Maßnahmen, welche der Betrieb zur Vermeidung von Arbeitsunfällen ergriffen hat. Tauschen Sie danach Ihre Erfahrungen in der Klasse aus.

Darüber hinaus entwickeln die Berufsgenossenschaften ein Bündel von Angeboten,
- um **Arbeitsbelastungen zu erkennen** (Leitfaden zur systematischen Ermittlung von Belastungen und Gefährdungen im Betrieb, Mitarbeiterbefragung zur psychischen Belastung) und
- um **Schäden zu vermeiden** (Optimierung von Arbeitsabläufen, Angebote für Pflegende mit Haut- und Rückenproblemen zur Vermeidung von Berufserkrankungen).

> **MERKE** Jede Schädigung auf dem Weg von und zur Arbeit und am Arbeitsplatz muss den Dienstvorgesetzten gemeldet werden. Medizinische Untersuchungen und die Erstbehandlung haben durch einen Unfallarzt zu erfolgen. Um den Schutz durch die Berufsgenossenschaft zu sichern, muss unbedingt ein schriftlicher Antrag gestellt werden.

6.2.2 Hautschutz

Die Hände sind das wichtigste Arbeits- und Kommunikationsmittel in der Pflege. Über die Hände wird Zuneigung, Mitgefühl und Vertrauen vermittelt. Hände halten und pflegen die Pflegebedürftigen. Dabei wird die Haut, auch wenn Handschuhe getragen werden, stark beansprucht.

Gesundheit erhalten und fördern

Schädlich für die Haut ist vor allem der häufige Kontakt mit Wasser und Wasch-, Reinigungs- und Desinfektionsmitteln sowie mit allergieauslösenden Stoffen wie Latex (Handschuhe), Duft- und Farbstoffen. Erste Alarmsignale für eine Hautschädigung sind gerötete, eingerissene, geschwollene oder auch juckende Hautstellen (**Ekzem** S. 387). Eine frühzeitige Behandlung kann die Schädigung stoppen und heilen.

Händehygiene und -desinfektion: S. 78 f.

6.2.3 Rückenschonendes Arbeiten

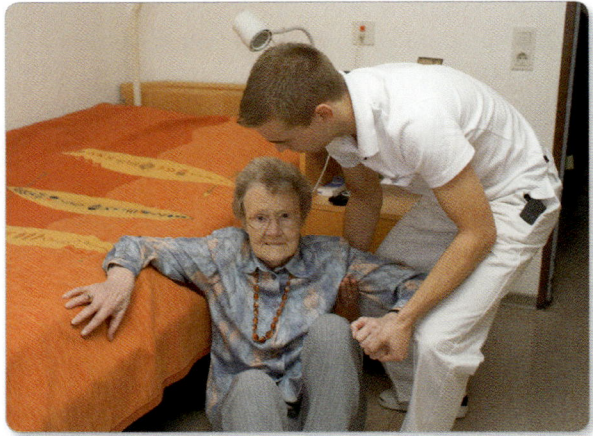

Abb. 6.9: Zahlreiche Situationen beanspruchen den Rücken

In Pflegeberufen gehören Rückenschäden zu den Berufskrankheiten. Diese Schäden können durch die Beachtung der Prinzipien des **rückenschonenden Arbeitens** vermieden werden. Allerdings müssen dabei Arbeitsorganisation, Arbeitsplatz, Hilfsmitteleinsatz und persönliches Verhalten ineinandergreifen.

Rückenschule

Im Rahmen einer **Rückenschule** werden Muskelkraft und rückengerechte Bewegungsabläufe zum richtigen Heben durch gezielte Übungen trainiert.

> **BEISPIEL** Einen schweren Gegenstand aufheben
>
> **Schritt 1:** Aufrechte Körperhaltung, Beine hüftbreit stellen, Fußspitzen zeigen leicht nach außen.
>
> **Schritt 2:** Knie und Hüfte beugen, Oberschenkel bei gerade gestreckter Wirbelsäule nach vorn neigen. Beine gehen in die Hocke, Arme Richtung Boden.
>
> **Schritt 3:** Gegenstand vom Boden aufheben.
>
> **Schritt 4:** Gegenstand möglichst körpernah halten. Die Wirbelsäule bleibt beim Erheben gestreckt. Übung: Ganz allmählich das Gewicht steigern.

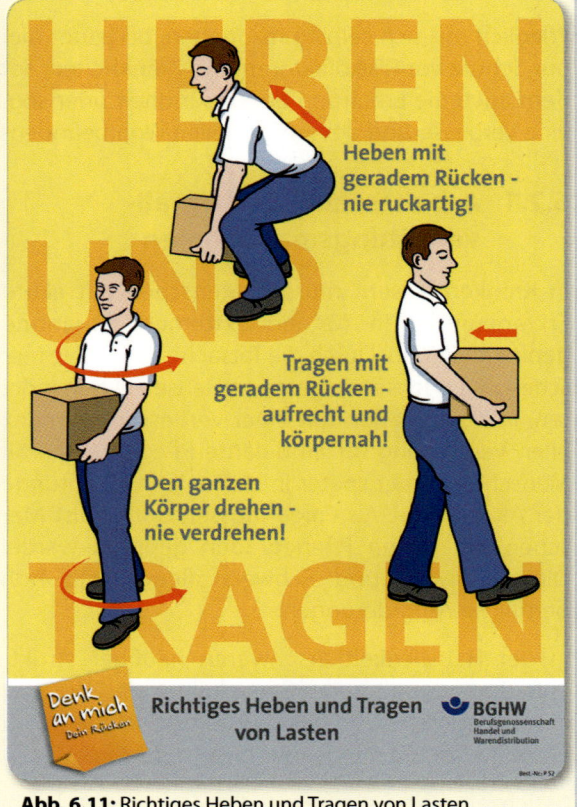

Abb. 6.11: Richtiges Heben und Tragen von Lasten

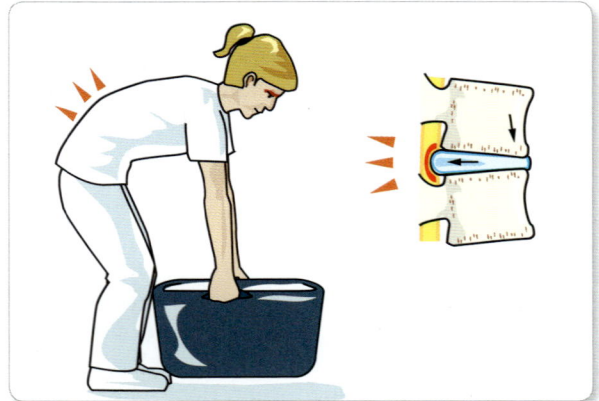

Abb. 6.10: Mögliche Schädigung der Bandscheibe

Die eigene Gesundheit erhalten

Rückenschonendes Verhalten im Alltag

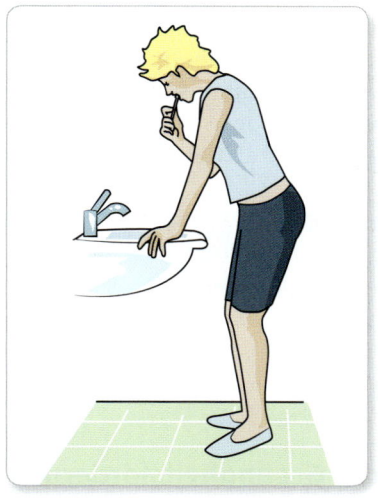

Abb. 6.12: Rückengerechte Haltung beim Zähneputzen

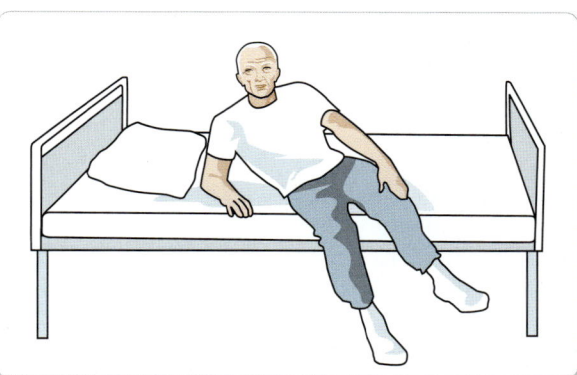

Abb. 6.15: Zuerst auf die Seite rollen, dann Beine nach unten und mit gestrecktem Oberkörper nach oben in den Sitz kommen.

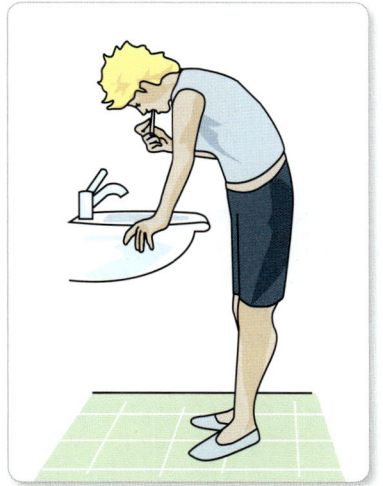

Abb. 6.13: Diese Haltung schadet dem Rücken.

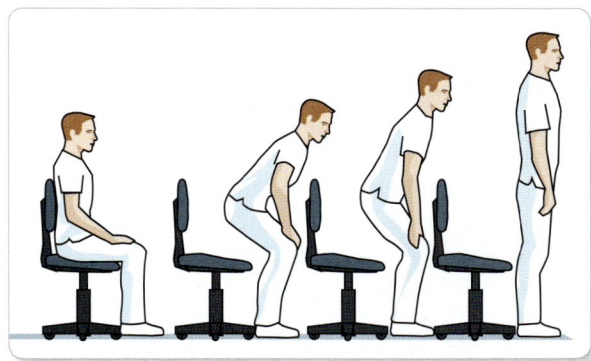

Abb. 6.16: Das Aufstehen erfolgt immer mit gerade gestreckter Wirbelsäule.

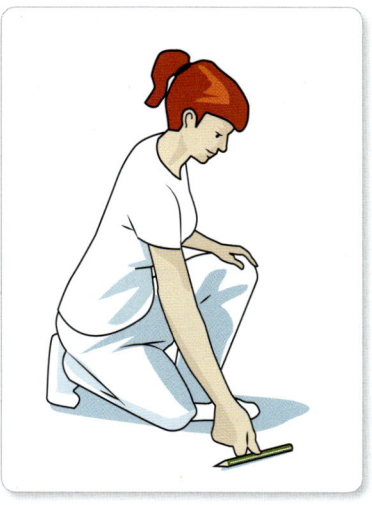

Abb. 6.14: So heben Sie leichte Gegenstände richtig auf.

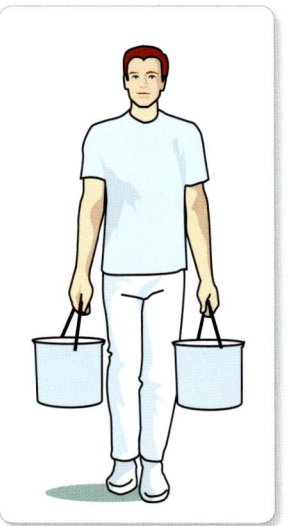

Abb. 6.17: Zwei leichtere Taschen sind besser zu tragen.

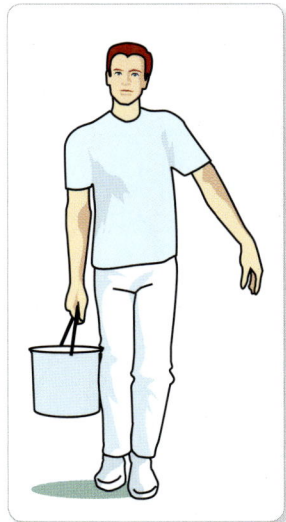

Abb. 6.18: Eine schwere Tasche belastet einseitig die Wirbelsäule.

6.2.4 Kinästhetik

> **DEFINITION** **Kinästhetik** (auch Kinaesthetics, griech. kinesis = Bewegung und aesthesis = Wahrnehmung): „Kunst von der Bewegungswahrnehmung"

Die **Kinästhetik** hat ihren Einzug in die Kranken- und Gesundheitspflege Mitte der 1980er-Jahre gefunden. Kinästhetik ist ein Konzept, das Vorteile für den Patienten und die Pflegende bietet. Sie ist ein Bewegungskonzept, dessen Ziel darin besteht, die Beziehungsaufnahme zwischen dem Pflegebedürftigen und der Pflegenden zu verbessern und ihre Handlungsfähigkeit zu erweitern.

Pflegende erfahren eine Entlastung durch die Möglichkeit, Bewegungsabläufe mit möglichst geringem Kraftaufwand und in rückenschonender Weise durchführen zu können. Statt mit hohem Kraftaufwand durch die Pflegende aus dem Bett in den Stuhl gesetzt zu werden, kann ein Pflegebedürftiger z. B. über die Seitenlage zum Sitzen gebracht werden oder auch auf dem Umweg über die Bauchlage aufstehen. Die Eigenbeweglichkeit des Pflegebedürftigen wird optimal genutzt.

Bewegungsabläufe, z. B. das Drehen einer Person im Bett, werden in diesem Konzept über die Verlagerung der einzelnen Massen (Abb. 6.19) realisiert. Die Massen des Pflegebedürftigen werden angefasst und die Zwischenräume genutzt, um auch stark bewegungseingeschränkte Personen optimal und rückenschonend passiv zu bewegen.

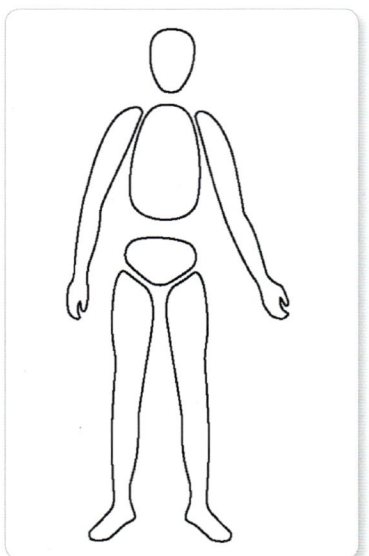

Abb. 6.19: Massen und Zwischenräume in der Kinästhetik

In der Kinästhetik werden komplexe Bewegungsabläufe in einzelne Bewegungsschritte aufgeteilt. Der Pflegebedürftige wird also nicht als Ganzes bewegt, sondern in Teilen von einer Position in die nächste gebracht. Es werden die Bewegungsressourcen, die der Pflegebedürftige besitzt, sowie die Tatsache, dass Teile leichter zu bewegen sind als das Ganze, genutzt.

> **TIPP** **Erfahrungen mit Kinaesthetics**
> - Die Erfahrungen einer pflegebedürftigen Frau mit Kinästhetik: https://www.youtube.com/watch?v=NiM1KO5xAO4 (9.1.2015).
> - European Kinaesthetics Association: https://www.youtube.com/user/KinaestheticsEurope

6.2.5 Betriebliche Gesundheitsförderung

Die **Ziele betrieblicher Gesundheitsförderung** sind:
- Verringerung der Arbeitsbelastung
- Verringerung von arbeitsbedingten Beschwerden
- Absenkung des Krankenstands
- Verbesserung der Arbeitszufriedenheit
- Erhöhung der Arbeitsleistung

Der Krankenstand in einer Einrichtung hat wahrscheinlich nicht nur medizinische Ursachen, sondern hängt auch von der Einstellung und der Motivation der Mitarbeiter ab. Wer sich in seiner Arbeit ernst genommen fühlt und Wertschätzung erfährt, ist womöglich auch bereit, bei kleineren Befindlichkeitsstörungen seiner Arbeit nachzukommen. Bei schlechten Arbeitsbedingungen hingegen würde er sich vielleicht schon bei einer leichten Erkältung krankschreiben lassen.

Aus diesem Grund spielen die **Arbeitsbedingungen** in einem Betrieb eine wichtige Rolle. Wesentliche Faktoren sind:
- Zeitrahmen der Tätigkeit (Schichtsystem, Feiertagsarbeit)
- Führungsverhalten der Vorgesetzten
- Art der Tätigkeiten
- Möglichkeit, auf die eigene Arbeit Einfluss zu nehmen und sie mitzugestalten
- Stress durch Überforderung

Arbeitsabläufe sollten gestaltbar, beeinflussbar und vor allem verstehbar sein. Dies erhöht die Motivation für die Arbeit, die Arbeitsbereitschaft steigt und Fehlzeiten sinken.

BEISPIEL **Umsetzung der betrieblichen Gesundheitsförderung**

Betriebe können Gesundheitszirkel einrichten (Tab. 6.1). Unter Leitung eines Moderators treffen sich Mitarbeiter, Vorgesetzte, der Betriebsrat und Experten für Arbeitsschutz in einem Arbeitskreis. Anstehende Probleme werden von den Betroffenen dargestellt und mit den anderen Gruppen und externen Fachleuten diskutiert. Es wird versucht, Lösungen zu finden, die sowohl für den Betreiber der Einrichtung wie auch für den Beschäftigten umsetzbar sind und Vorteile mit sich bringen.

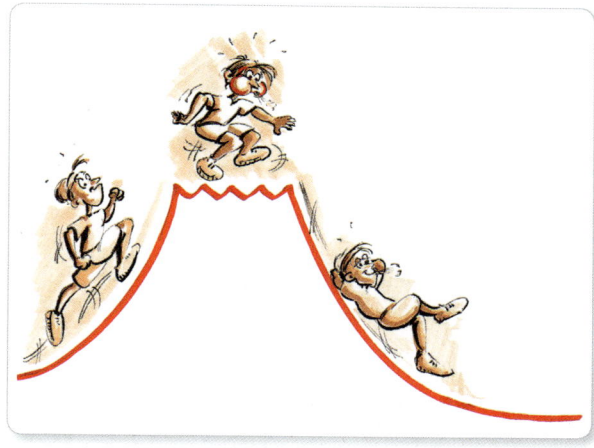

Abb. 6.20: Einmalstress

6.2.6 Stressbewältigung

DEFINITION **Stress** ist eine unspezifische Reaktion des Körpers auf Anforderungen unterschiedlichster Art.

Zwei Arten von Stress

Stress ist keine „Erfindung" der Neuzeit, sondern eine lebensnotwendige Reaktionsmöglichkeit des Körpers auf Gefahrensituationen. Kurzfristig werden dabei alle verfügbaren Kraftreserven mobilisiert, z. B. bei einer Prüfung, einer sportlichen Leistung oder einem freudigen Ereignis. Man spricht auch von **positivem Stress** oder **Eustress** (Vorsilbe eu, lat. gut, wohl).

Besteht allerdings eine dauerhafte Stresssituation, muss der Organismus ständig Höchstleistungen erbringen, kommt es zu Erschöpfungszuständen wegen fehlender Erholungspausen, später zu Gesundheitsschäden. **Negativer Stress** wird auch **Disstress** (Vorsilbe dis, lat. hinweg, verneinend) genannt.

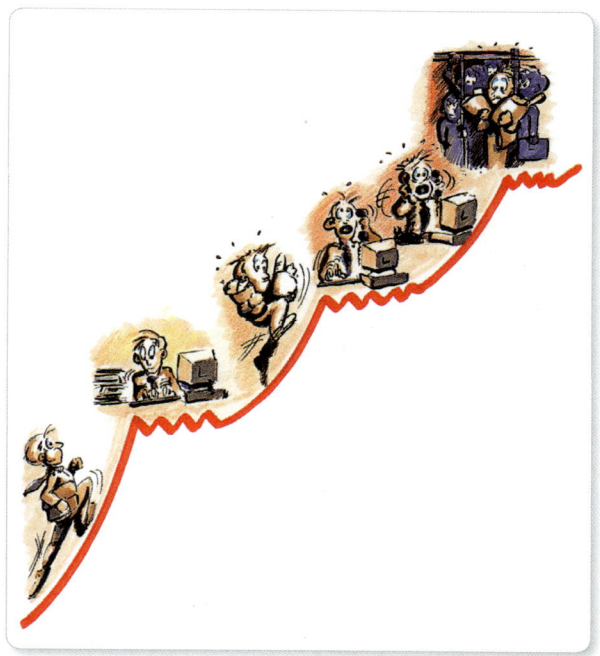

Abb. 6.21: Dauerstress

	Auf Organisationsstrukturen gerichtet	Direkt an die Mitarbeiter gerichtet
Verbesserung der Gesundheitssituation der Mitarbeiter	• Einführung eines Arbeitskreises Gesundheit • Erhöhung der Transparenz betrieblicher Entscheidungen • Einführung von Gruppenarbeit • mitarbeiterorientierte Arbeitszeitregelungen	• Kommunikationstraining • Stressbewältigungsprogramme • Sportangebote • Gesundheitsberatung
Vermeidung von Gesundheitsrisiken	• Abbau von Über- oder Unterforderung durch Umorganisation von Abläufen • Arbeits- und Unfallschutz • Vermeidung physikalischer und chemischer Gefährdungen • an Belastungen angepasste Pausenzeitenregelungen	• Rückenschulen mit kombiniertem Arbeitsplatzprogramm • Bereitstellung bedarfsgerechter Arbeitsmittel • Suchtpräventionsprogramme • Ernährungsprogramme

Tab. 6.1: Gesundheitsförderung: Beispiele für Arbeitsergebnisse eines Gesundheitszirkels

Krank durch Dauerstress

Auslöser von Dauerstress, sog. Stressoren, sind u. a.:
- berufliche Überlastung
- Leistungsdruck
- schlechtes Betriebsklima
- familiäre Probleme
- Anspannung im Straßenverkehr
- Lärm, Angst, Hetze
- beengte Wohnverhältnisse
- erzwungenes enges Zusammenleben

Auch Lebensereignisse oder Schicksalsschläge können als Stressoren wirken:
- Tod eines Ehe- oder Lebenspartners bzw. nahen Angehörigen
- Scheidung oder Trennung
- eigene schwere Erkrankung
- Kündigung und Arbeitslosigkeit

> **Aufgaben**
> Überlegen Sie in der Gruppe, welche Belastungen für jeden Einzelnen am bedeutendsten sind.
>
> In der Schule:
> - totale Erschöpfung nach einem Schultag
> - psychische Niedergeschlagenheit nach Misserfolgen
> - Streit mit anderen
> - Sorge um den Fortgang der Ausbildung
>
> Im Praktikum:
> - totale Erschöpfung nach Feierabend
> - „schwierige" Pflegebedürftige
> - Zeitmangel bei der Arbeit
> - ständige Konzentration bei der Arbeit
> - Umgang mit schwerer Krankheit und Sterben

Als Folge von Dauerstress finden sich zunächst:
- Verhaltensauffälligkeiten wie Gereiztheit, Hektik, Leistungsabfall
- allgemeine körperliche Missempfindungen
- Kopfschmerzen, Schlafstörungen
- Appetitlosigkeit

Bei Fortdauer der Belastung kommt es zu Organschäden.

Methoden der Stressbewältigung

Die Lösung liegt nicht darin, gar keinen Stress mehr haben zu wollen. Sowohl ein Zuviel an Disstress als auch ein Zuwenig an Eustress können längerfristig krank machen. Wichtig ist, die persönliche Balance zwischen beiden zu finden (Tab. 6.2).

Disstress vermindern	Eustress fördern
- Lärm und Schadstoffe vermeiden - Ärger sofort abreagieren (auf den Tisch hauen) - Gefühle ausleben - Belastungen ansprechen, mit anderen teilen - berufliche Supervision (S. 119) - Entspannungsübungen (autogenes Training, progressive Muskelentspannung nach Jacobson, Qigong, Tai-Chi, Yoga) - meditative Musik und Düfte	- Ausgleichssport - Bewegung in der Natur - Tätigkeiten ausüben, die Spaß machen - mehrmals täglich lachen - ein Hobby betreiben - mitmenschliche Kontakte suchen - Gemeinschaft pflegen (Ausflüge, Spiele) - anderen und sich selbst ein Erfolgserlebnis bereiten (kleine Geschenke, anerkennende Worte)

Tab. 6.2: Stressbewältigung (Beispiele)

6.2.7 Kollegiale Beratung

In manchen Fällen kann es sinnvoll sein, sich Rat zu holen, bevor man eine Entscheidung fällt. Manchmal versteht man das Verhalten von Patienten oder Bewohnern nicht, bezieht Äußerungen auf sich selbst oder glaubt, dass man als Einziger in eine problematische Situation geraten ist. Auch in solchen Fällen kann es sehr hilfreich sein, sich Hilfe in Form von Beratung durch Kollegen zu suchen. Eine gute Möglichkeit, dies zu tun, bietet die Methode der kollegialen Fallberatung. Die **kollegiale Beratung** dient dem systematischen Austausch von Erfahrungen und Handlungsideen in der pflegerischen Praxis. Mit ihrer Hilfe können das praktisch vorhandene Wissen, die vorhandenen Kompetenzen und Problemlösungsstrategien der beteiligten Pflegenden sichtbar gemacht werden. Nicht nur der Ratsuchende, sondern häufig auch die Beratenden selbst profitieren von den Erfahrungen ihrer Kollegen, die sie ansonsten nicht kennengelernt hätten.

Die kollegiale Fallberatung findet unter Kollegen statt. Es gibt daher auch keine Pflegedienst-, Stations- oder Wohnbereichsleitung, die die Antworten auf Probleme oder Fragen kennt und anordnet, wie mit bestimmten Problemen umzugehen ist. Im Gegensatz zur Supervision ist auch kein externer Berater anwesend. Beratungsgespräche im Rahmen der kollegialen Fallberatung finden regelmäßig statt. An ihnen nehmen zwischen sechs und neun Kollegen teil. Jeweils ein Kollege bringt ein akutes Problem aus dem Berufsalltag ein und wird zu diesem von den anderen beraten. Jede kollegiale Beratung folgt dabei einer fest vorgegebenen Beratungsstruktur, sodass alle Teilnehmenden schnell mit der Methode vertraut sind und verschiedene Rollen (Beratener, Moderator, Beratende) übernehmen können. Das feste Gerüst mit Zeitvorgaben hilft der Gruppe zudem, sich auf ihre Arbeit zu konzentrieren und nicht vom Thema abzuschweifen. Die Beratung kann so im Zeitrahmen von etwa einer Stunde durchgeführt werden.

Um die kollegiale Beratung kompetent und wirksam durchführen zu können, brauchen die Gruppenmitglieder die notwendigen Methodenkompetenzen sowie Übung. Beim Erlernen der Methodik hilft ein Beratungsexperte nur so lange, bis die Gruppe selbstständig weiterarbeiten kann.

> **MERKE** Damit kollegiale Beratung gelingen kann, muss innerhalb der Gruppe eine Atmosphäre von Vertrauen, Offenheit, Hilfsbereitschaft und Wertschätzung herrschen. Nur so ist es möglich, dass Menschen auch wirklich von ihren Problemen berichten können.

Die **sechs Phasen der kollegialen Fallberatung** (nach Tietze, 2012):
- **Casting:** Zu Beginn jeder Beratung werden die verschiedenen Rollen besetzt:
  - Fallerzähler = bringt das Problem ein und möchte zu diesem Problem von seinen Kollegen beraten werden
  - Moderator = führt die Gruppe durch die Beratungen
  - Berater = führen die Beratung durch
  - Sekretär = ein Kollege aus der Gruppe der Berater. Er protokolliert die Vorschläge und Ideen der Berater, damit der Fallerzähler in Ruhe zuhören kann.
- **Spontanerzählung:** Der Moderator bittet den Fallerzähler, seinen Fall vorzutragen. Dafür hat er ca. zehn Minuten Zeit. Der Moderator kann nachfragen, um evtl. Unklares zu schärfen. Die Berater hören einfach nur zu. Am Ende der Fallerzählung gibt ihnen der Moderator ca. fünf Minuten Zeit, um Verständnisfragen zu stellen.
- **Schlüsselfrage:** Der Moderator bittet den Fallerzähler, eine Schlüsselfrage zu seinem Fall zu formulieren. Der Fallerzähler muss sich also überlegen, wozu ganz genau er beraten werden will. Diese Phase ist häufig schwierig, da man nicht immer genau weiß, was man an einer bestimmten Situation als besonders problematisch empfunden hat. Moderator und Berater können den Fallerzähler beim Finden seiner Schlüsselfrage unterstützen.
- **Methodenwahl:** Je nach Problem oder Fragefokus stehen unterschiedliche Beratungsmethoden zur Verfügung. Der Moderator leitet die Auswahl der Methode. Er stellt die Methoden ggf. noch einmal vor. Am Ende dieser Phase entscheidet der Fallerzähler, nach welcher Methode er beraten werden will.
- **Beratung:** Zu Beginn dieser Phase erläutert der Moderator nochmals kurz die gewählte Methode. Anschließend äußern die Berater ihre Vorschläge, Anregungen Sichtweisen und Reaktionen zum Fall mit Blick auf die Schlüsselfrage und in Einklang mit der gewählten Methode. Der Fallerzähler hört den Beratern zu, äußert sich aber nicht zu den Beiträgen. Der Sekretär notiert die Beiträge der Berater. Die Beratungsphase dauert ca. zehn Minuten.
- **Abschluss:** Der Moderator erkundigt sich beim Fallerzähler, ob ihm die Beratung geholfen hat, welche Ideen er bedenkenswert, hilfreich oder weiterführend findet. Der Sekretär übergibt sein Protokoll an den Fallerzähler. Die Berater können ihrerseits kommentieren, welche Erkenntnisse sie selber aus der kollegialen Beratung für sich und ihre eigene Praxis ziehen. Die Phase endet mit einer kurzen Reflexion zu Qualität des Beratungsprozesses sowie zum Verhalten des Moderators.

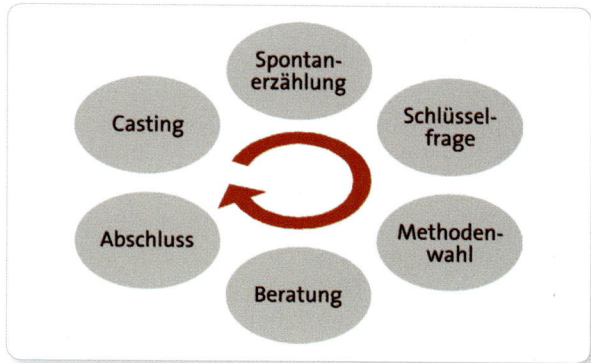

Abb. 6.22: Die sechs Phasen der kollegialen Beratung nach Tietze

6.2.8 Supervision

> **DEFINITION** **Supervision** (lat. Über-Blick):
> - ursprüngliche Bedeutung: Kontrolle und Beaufsichtigung
> - berufsbezogene Selbstreflexion mithilfe eines Außenstehenden, des Supervisors

In vielen Pflegediensten, Krankenhäusern oder Altenpflegeeinrichtungen gehört die **Supervision** mittlerweile zum festen Bestandteil des Arbeitsprozesses und wird als Arbeitszeit anerkannt.

Die Supervision kann dazu dienen,
- Fälle zu bearbeiten,
- die Teamentwicklung zu fördern,
- Arbeitsabläufe zu optimieren.

Supervision verbindet vier Perspektiven:
- Person
- berufliche Rolle
- Organisation
- Pflegeperson/Bewohner, Patient

und ist damit zu unterscheiden von Psychotherapie, Fortbildung oder Organisationsberatung

Durchführung der Supervision

Zu Beginn der Supervision wird durch die Teilnehmer gemeinsam festgelegt, auf welche Weise die Ergebnisse erreicht werden sollen. Ferner werden die Dauer, Frequenz und die äußeren Bedingungen formuliert. In der Pflege wird meist eine Gruppensupervision durchgeführt.

Der Supervisor ist u. a. für die Einhaltung der Abmachungen verantwortlich. Es findet ein Gespräch statt, in dem die Teilnehmer zur Reflexion ihres Tuns angehalten werden. Sie werden bei der Erarbeitung von Lösungen ihrer Probleme unterstützt. Der Supervisor darf dabei das berufliche Handeln der Teilnehmer nicht kritisieren. Er bietet von sich aus niemals Lösungen des Problems an, sondern unterstützt die Teilnehmer z. B. durch aktives Zuhören darin, die Lösungen selber zu finden. Je nach Problem oder Teilnehmergruppe kann er z. B. auch Rollenspiele oder Übungen als Bearbeitungsmethode einsetzen. Wichtig ist dabei immer, dass der Supervisor zum Stillschweigen verpflichtet ist: Keine Äußerung verlässt den Raum. Damit soll es den Teilnehmern erleichtert werden, offen über ihre Probleme zu sprechen, ohne Angst vor Sanktionen durch ihre Vorgesetzten haben zu müssen.

Fallsupervision

In der Pflege wird häufig die **Fallsupervision** durchgeführt. Dabei werden das eigene Rollenverständnis und die Handlungen vor dem Hintergrund der beruflichen Anforderungen und der Pflegebeziehung betrachtet. Durch das Vorgehen wird die Fähigkeit gefördert, konstruktiv zu streiten, Mobbing (S. 35) wird vermieden, Burn-out (S. 44) wird vorgebeugt und die Stressbearbeitung gefördert.

6.3 Anker zum Kapitel

- Eine absolute Trennung zwischen Gesundheit und Krankheit ist nicht möglich.
- Der Aufbau von Widerstandsressourcen stabilisiert die Gesundheit.
- Prävention (Vorbeugung) kann vor dem Ausbruch von Krankheiten schützen, hilft Krankheiten rechtzeitig zu erkennen und vermindert einen Wiederausbruch der Erkrankung.
- Maßnahmen zum Schutz der eigenen Gesundheit sind für Pflegende unbedingt notwendig, um lange im Beruf arbeiten zu können.

6.4 Wissen festigen und vertiefen

1. Welche Hauptaufgaben hat die Berufsgenossenschaft für Gesundheitsdienste und Wohlfahrtspflege? (→ 6.2.1)

2. Welche Arbeitsbelastungen treten im Rahmen pflegerischer Tätigkeiten auf? Beschreiben Sie Maßnahmen zum effektiven Hautschutz. Überprüfen Sie in Ihrem nächsten Praktikum, ob diese eingehalten werden. Falls nicht, stellen Sie die Hinderungsgründe zusammen. Was verstehen Sie unter Rückenschule? Was können Sie tun, um Ihren Rücken zu schonen? (→ 6.2)

3. Welche Vorteile biete das Konzept „Kinästhetik" für Pflegebedürftige und Pflegende? (→ 6.2.4)

4. Was sind die Ziele betrieblicher Gesundheitsförderung? (→ 6.2.5)

5. Nennen Sie die Reaktion des Körpers bei Stress. Nennen Sie Organschäden bei Dauerstress. (→ 6.2.6)

6. Was verstehen Sie unter kollegialer Beratung? (→ 6.2.7)

7. Was verstehen Sie unter Supervision? (→ 6.2.8)

8. Worin besteht der Unterschied zwischen kollegialer Beratung und Supervision? (→ 6.2.7, 6.2.8)

9. Warum ist ein Supervisor zur Verschwiegenheit verpflichtet? (→ 6.2.8)

7 Menschen bei ihrer Lebensgestaltung unterstützen

Lebensgestaltung

Der Mensch ist ein soziales Wesen, das
- in Kontakt zu anderen Menschen steht,
- von anderen Menschen lernt.

→ Dies erfüllt sein Leben mit Sinn!

Soziale Netzwerke haben positiven Einfluss auf Gesundheit; sie bestehen aus

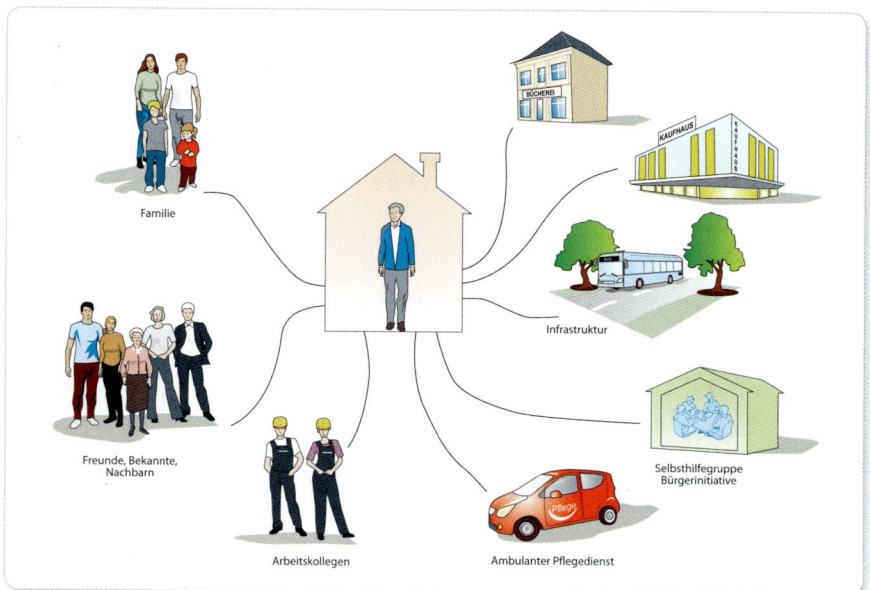

Primär:
- Familie
- Freunde
- Bekannte, Arbeitskollegen, Nachbarn

Sekundär:
gesellschaftliche Netzwerke, z. B. soziale Dienste, öffentliche Einrichtungen oder Verkehrssysteme

Tertiär:
Netzwerke mit vermittelnder Funktion, z. B. Selbshilfegruppen, Bürgerinitiativen, ambulante Pflegedienste

Pflegeassistenten arbeiten aktivierend

Beschäftigung ist ein Grundbedürfnis des Menschen, die z. B.

- dem Leben Struktur gibt
- den Tag gliedert
- das soziale Miteinander fördert
- Isolation vermeidet
- Spaß vermittelt
- Anerkennung bringt

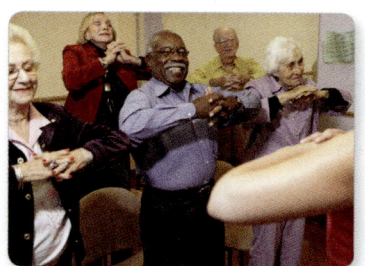
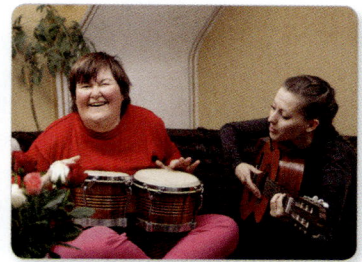
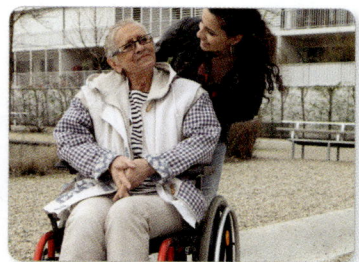

Menschen bei ihrer Lebensgestaltung unterstützen

Psyche und Gesundheit: Einsamkeit schadet genauso wie Rauchen

Wofür sind Freunde gut? Ganz einfach: Sie bereichern nicht nur das Leben – sie verlängern es auch. In einer Studie mit Daten von über 300 000 Menschen haben Forscher herausgefunden, dass Einsamkeit für die Gesundheit genauso schädlich ist wie Rauchen.

Der Mensch ist ein soziales Wesen. Freundschaft, Gespräche, Liebe, Geborgenheit – all das funktioniert nur im Austausch mit anderen. Nur zu zweit kann sich der Mensch fortpflanzen, nur als Gemeinschaft kann er Zivilisationen hervorbringen. Doch das moderne Leben der industrialisierten Länder hat die Beziehungsgeflechte der Menschen nachhaltig verändert – und bringt immer mehr Einzelgänger hervor.

Die Vereinsamung ist ein wachsendes Problem westlicher Zivilisationen – hat sie aber auch Auswirkungen auf die Gesundheit? Ja, antworten Julianne Holt-Lunstad und Timothy Smith von der Brigham Young University im US-Bundesstaat Utah jetzt im Fachmagazin „PLoS Medicine". Sozial aktive Menschen, so das Fazit der Forscher, können sich im Schnitt über ein längeres Leben freuen als Einzelgänger.

Sich vollkommen allein zu fühlen, ist eines der erdrückendsten Gefühle überhaupt. Das kann Depressionen und andere psychische Erkrankungen auslösen. 140 Studien mit Daten von mehr als 300 000 Menschen vor allem aus westlichen Ländern haben die Forscher analysiert und daraus das Sterberisiko statistisch errechnet. Das Ergebnis war eindeutig: Die Überlebenswahrscheinlichkeit erhöht sich gegenüber sozial weniger aktiven Menschen um 50 Prozent, wenn man einen guten Freundes- und Bekanntenkreis hat.

Holt-Lundstad und Smith verglichen das Risiko mit anderen Effekten. Demnach kann man die gesundheitsschädlichen Folgen eines sozial schwachen Umfelds in etwa so mit anderen Risikofaktoren vergleichen:

- Einsamkeit ist genauso schädlich wie der Konsum von 15 Zigaretten am Tag
- Einsamkeit schadet genauso viel wie Alkoholmissbrauch
- Einsamkeit ist schädlicher als keinen Sport zu treiben
- Einsamkeit ist doppelt so schädlich wie Fettsucht [3]

Aufgaben

1. Sie bekommen eine Woche (Lebens-)Zeit geschenkt – Sie müssen nicht arbeiten, fahren aber auch nicht in Urlaub.
   - Wie verbringen/gestalten Sie diese Woche/die Tage?
   - Welche täglichen Aufgaben müssen erledigt werden?
   - Welche anderen Aktivitäten würden Sie machen, zu denen Sie im beruflichen Alltag sonst keine Zeit haben?
   - Was machen Sie, weil Sie nicht darauf verzichten möchten?

   Erstellen Sie einen Wochenplan.

2. Tauschen Sie sich in der Kleingruppe aus (4–5 Pers.). Stellen Sie sich Ihre Wochenpläne vor und vergleichen Sie.
   - Welche Gemeinsamkeiten gibt es?
   - Welche Unterschiede sehen Sie?

   Halten Sie diese stichwortartig fest.

3. Befragen Sie zwei Personen aus Ihrem privaten Umfeld nach deren täglichen Aufgaben und Aktivitäten und erstellen Sie je einen Wochenplan (s. o.). Wählen Sie **eine** Person, die ca. 25–30 Jahre älter ist als Sie, eine **zweite** soll ca. 50 Jahre älter sein.

4. Stellen Sie sich in Ihrer Kleingruppe die mitgebrachten Wochenpläne vor. Vergleichen Sie diese auch mit Ihren eigenen und halten Sie Gemeinsamkeiten und Unterschiede fest.

5. Welche Erkenntnisse/Hinweise können Sie aus den Wochenplänen ableiten, die Ihnen bei der Beschäftigung und Aktivierung von Pflegebedürftigen helfen können? Welche verschiedenen Bereiche/Aktivitäten sollten vertreten sein? Sind die Ausführungen aus dem Einleitungstext berücksichtigt?

7.1 Lebenswelten und soziale Netzwerke

Die **Lebenswelt** von Menschen wird geprägt von ihren persönlichen **sozialen Netzwerken.** Sie gewähren ihnen Sicherheit, unterstützen sie bei der Bewältigung praktischer Probleme, geben ihnen in Krisensituationen Kraft, aber auch das Gefühl emotionaler Geborgenheit. Soziale Netzwerke sind in Teilen vergleichbar mit einem Auffangnetz, das unter dem Hochseil eines Zirkusartisten gespannt ist. Es fängt ihn nicht nur auf, sondern gibt ihm schon vorher Sicherheit. Selbst wenn er es nicht bei jedem Auftritt benötigt, weiß er um seine Existenz und kann so seinen Hochseilakt beruhigt durchführen.

7.1.1 Soziale Netzwerke

Zum **persönlichen sozialen Netzwerk (primäres Netzwerk)** gehören neben der Familie auch Freunde, Bekannte, Nachbarn und ehemalige Arbeitskollegen. Daneben gibt es **gesellschaftliche Netzwerke (sekundäres Netzwerk).** Hierzu zählen u. a. soziale Dienste, öffentliche Einrichtungen oder Verkehrssysteme. Auch diese sind für die Entwicklung im Alter wichtig. Ist der Zugang zu ihnen eingeschränkt, verkleinert sich die Lebenswelt des älteren Menschen. Neben den genannten Netzwerken existieren deshalb auch Netzwerke mit einer **vermittelnden Funktion (tertiäres Netzwerk).** Zu ihnen zählen z. B. Bürgerinitiativen, Selbsthilfegruppen, aber auch professionelle Dienstleister wie ambulante Pflegedienste.

7.1.2 Familienbeziehungen

Lebensformen und Familienstrukturen

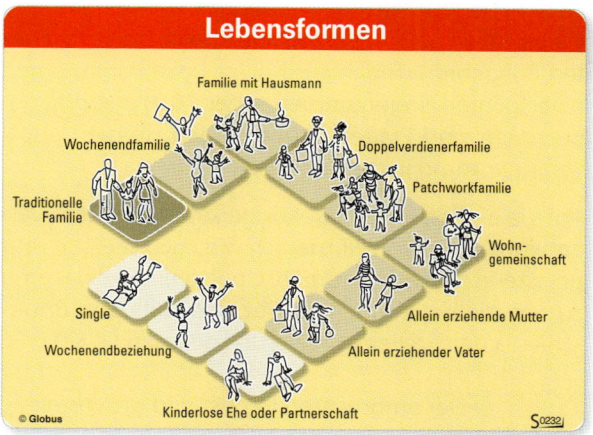

Abb. 7.2: Vielfalt der Lebensformen

Der demografische Wandel der Gesellschaft sowie die ökonomischen und politischen Veränderungen der letzten 20 Jahre haben dafür gesorgt, dass neue Familienformen entstanden sind (Abb. 7.2). Die sogenannte **Kernfamilie,** die nur aus Eltern und Kindern besteht, beginnt sich zu wandeln. Eine Vielfalt neuer Lebens- und damit auch Familienformen ist entstanden.

Kennzeichen einer Familie ist die **Bereitschaft** verschiedener Generationen (Kinder, Eltern, Großeltern), **füreinander einzutreten,** ohne dafür eine direkte Bezahlung zu erwarten. Neuere Untersuchungen haben gezeigt, dass es für die einzelnen Familienmitglieder bei der Frage nach gegenseitiger Unterstützung nicht von ausschlaggebender Bedeutung ist, ob die verschiedenen Generationen im gleichen Ort wohnen oder gar in einem gemeinsamen Haushalt leben. Entscheidend ist vielmehr der menschliche Zusammenhalt, der über die Familie geschaffen wird – also ein soziales Netzwerk.

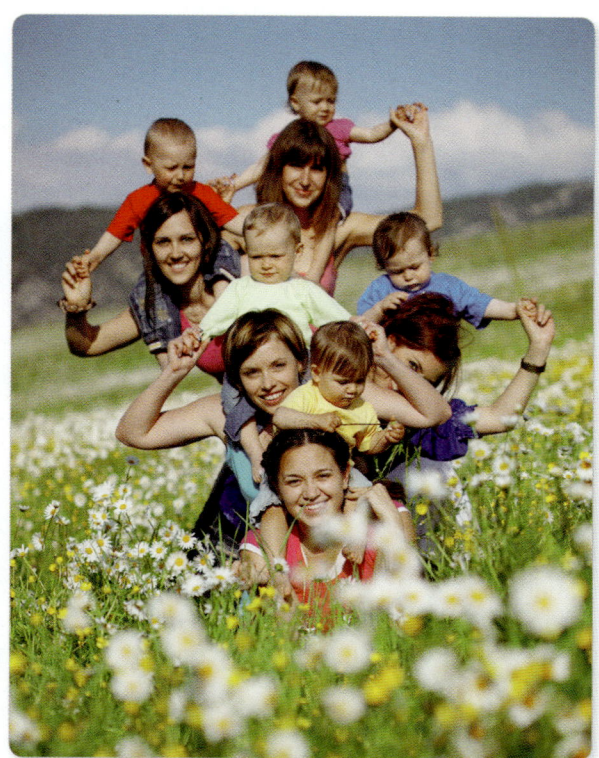

Abb. 7.1: Soziale Netzwerke

> **MERKE** Hauptmerkmale einer Familie sind Solidarität und Fürsorge zwischen den Familienmitgliedern. Dabei wird nicht zwischen Haushalts- und Familienmitgliedern differenziert.

Pflegende Angehörige

Im Jahr 2015 waren in Deutschland ca. 2,9 Millionen Menschen pflegebedürftig. Von ihnen wurden ca. 2,08 Millionen zu Hause versorgt, fast 1,4 Millionen ausschließlich durch **pflegende Angehörige**. In Zukunft wird dieser Anteil noch größer werden [4].

Ist der Pflegebedürftige verheiratet, so übernimmt in vielen Fällen der Ehepartner die Pflege, bei verwitweten Pflegebedürftigen wird diese Rolle häufig durch eine Tochter eingenommen. Über 70 % aller Pflegepersonen sind Frauen. Damit tragen sie die Hauptverantwortung in der familiären Pflege.

Auf viele pflegende Angehörige kann sich diese Verantwortung sowohl körperlich wie auch seelisch sehr belastend auswirken. Um ihre persönliche Belastung zu reduzieren, können sie Rat und Hilfe von unterschiedlichen Stellen in Anspruch nehmen (S. 54).

> **MERKE** Der ambulanten Pflege wird grundsätzlich Vorrang vor stationärer Pflege gegeben und damit dem Wunsch der Menschen entsprochen, trotz Pflegebedürftigkeit in ihrer Häuslichkeit zu verbleiben.

Pflegende Angehörige in die Pflege integrieren

Die sogenannte **Angehörigenorientierung** spielt in der professionellen Pflege eine große Rolle. Mit ihr nehmen Pflegekräfte den Angehörigen als **Partner** wahr, der sein Wissen in die Pflege des alten Menschen einbringen kann. Diese Sichtweise beruht auch auf der Tatsache, dass Pflege heute nicht mehr als reines Versorgungs- und Behandlungskonzept gesehen wird. Pflege soll den alten Menschen vielmehr unterstützen und aktivieren – so weit wie möglich – in seiner vertrauten Lebenswelt. Es ist deshalb notwendig, mit den wichtigsten Partnern dieser Lebenswelt zusammenzuarbeiten (Abb. 7.3). Angehörigenorientierung ist eine Haltung, die jede Pflegende selbst einnehmen kann. Dazu kann es sehr hilfreich sein, sich selbst in die Situation eines Angehörigen zu versetzen.

> **TIPP** Informieren Sie sich über das Modell von Marie-Luise Friedemann: Die Theorie des systematischen Gleichgewichts.

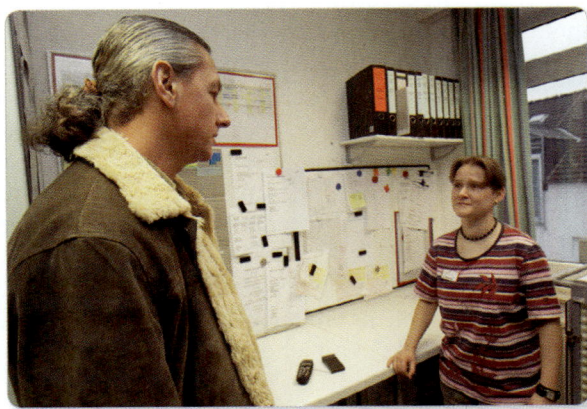

Abb. 7.3: Gemeinsame Absprache der Pflegemaßnahmen

> **MERKE** Ein professioneller Umgang mit der Pflegesituation begreift Angehörige als Teil dieser Situation und nimmt sie ernst, d. h.
> - Kompetenz des Angehörigen anerkennen
> - Angehörige als Partner in der Pflege betrachten
> - Pflege als Unterstützungsangebot für den alten Menschen auffassen
> - Lösungsversuche der Familie ernst nehmen und in die professionelle Pflege integrieren

7.1.3 Migration und kultursensible Pflege älterer Menschen

Migration und Alter

> **DEFINITION** **Migration** bedeutet Wanderung.

Migranten sind eine sehr heterogene Gruppe, es gibt nicht „die" Migranten, ebenso wenig wie es „die" Deutschen gibt. Viele Migranten sind heute Einheimische und besitzen einen deutschen Pass. Für diejenigen, die nicht die deutsche Staatsbürgerschaft haben, gilt das Ausländerrecht oder das Asylrecht, wenn sie als Flüchtlinge nach Deutschland gekommen sind. Zu den Migranten zählen auch die Spätaussiedler: Personen deutscher Herkunft, die in den Nachfolgestaaten der GUS, in Polen, Rumänien und Ungarn sowie in der ehemaligen Tschechoslowakei und im ehemaligen Jugoslawien lebten und wieder nach Deutschland zurückgewandert sind.

Lebenswelten und soziale Netzwerke

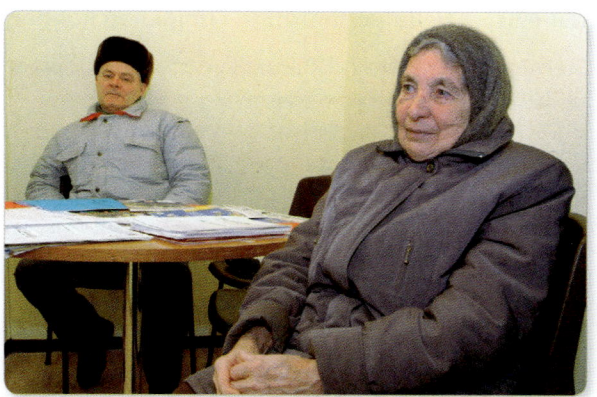

Abb. 7.4: Russlanddeutsche Spätaussiedler

Aufgaben
Tauschen Sie sich in Kleingruppen aus:
- Haben Sie oder Ihre Eltern Migrationserfahrung?
- Haben Sie Freunde, die migriert sind? Was war der Grund für die Migration?

Viele der heute hier lebenden älteren Migranten kamen als Arbeitsmigranten in den Jahren 1955 bis 1973, als insbesondere aus den Mittelmeerländern Arbeitskräfte als sogenannte Gastarbeiter angeworben wurden, um den westdeutschen Wirtschaftsaufschwung zu unterstützen.

Von den im Jahre 2013 rund 15 Millionen deutschen und ausländischen Mitbürgern mit Migrationshintergrund sind 1,5 Millionen über 65 Jahre alt, davon 48 % männlich. Es wird erwartet, dass die ältere Bevölkerung mit Migrationshintergrund bis zum Jahr 2040 auf 2,3 Millionen anwächst. [5]

Menschen kultursensibel pflegen

Integration darf nicht als Anpassung an die vorherrschende Kultur verstanden werden, sondern verlangt auch von der Aufnahmegesellschaft die Bereitschaft und **Sensibilität,** die eingewanderten Menschen und ihre Kultur besser zu verstehen und ihnen näherzukommen. Eine kultursensible Pflege ist deshalb ein Schwerpunkt, der sowohl von den Trägern als auch von den Pflegekräften verlangt, die besonderen Bedürfnisse von Migranten zu berücksichtigen.

Nimmt man das Pflegemodell von **Monika Krohwinkel** als Grundlage (S. 28) und betrachtet dies aus dem Blickwinkel der **kultursensiblen Pflege,** ergeben sich Besonderheiten bei einigen Lebensaktivitäten:

Kommunizieren können

Ältere Migranten haben oft schlechte Deutschkenntnisse. Um eine gemeinsame Kommunikationsbasis zu finden, ist deshalb der Einsatz von Dolmetschern, von bildlichen Darstellungen oder von nonverbaler Kommunikation zu erwägen. Zu beachten ist jedoch, dass Mimik und Gesten in unterschiedlichen Kulturen verschieden sind.

BEISPIEL

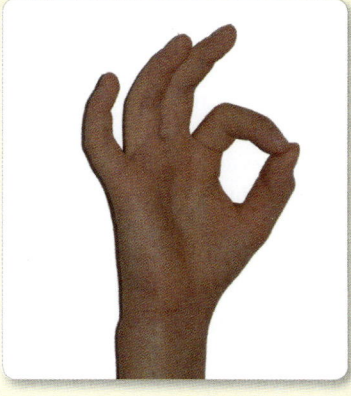

Abb. 7.5: Diese Geste hat unterschiedliche Bedeutungen

- in Nordamerika, in Teilen Europas: „o.k.", „gut so"
- in Frankreich, Belgien: „null", „wertlos"
- in Japan: „Geld"
- in Tunesien, Griechenland, der Türkei und in Russland ist dies eine sehr obszöne Geste

Sich bewegen können

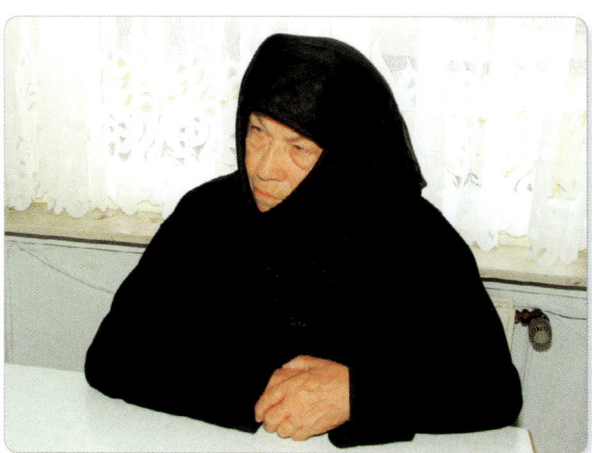

Abb. 7.6: Türkische Seniorin im Pflegeheim

Das Bild von mobilen Senioren, die bis ins hohe Alter sportlich aktiv sind, wird nicht von allen Kulturen geteilt. Dort, wo Alter mit Würde gleichgesetzt wird, können aktivierende Angebote wie Seniorentanz oder -gymnastik auf Unverständnis stoßen. Für strenggläubige Musliminnen ergeben sich bei sportlicher Betätigung auch oft Probleme mit der islamischen Kleiderordnung.

Essen und trinken können

Essen und Trinken zählen zu den augenscheinlichsten Beispielen für kulturelle Unterschiede. Gerade alte Menschen sind wenig bereit, sich anders als bisher zu ernähren, teilweise verbieten religiöse Regeln ihnen sogar bestimmte Nahrungsmittel oder Zubereitungsarten.

> **BEISPIEL** Muslime dürfen kein Schweinefleisch essen und keinen Alkohol zu sich nehmen. Es gibt bestimmte Fastenregeln, wie z. B. im Ramadan, zwischen Sonnenauf- und Sonnenuntergang nicht zu essen und zu trinken. Nach den jüdischen Regeln für koscheres Essen dürfen Fleisch- und Milchprodukte nicht vermischt werden. Ein Rahmschnitzel wäre also nicht koscher.

Ausscheiden können

In diesem Bereich begegnen Pflegekräfte häufiger Schamgefühlen bei Migranten. Der Einsatz von Pflegekräften des gleichen Geschlechts kann deshalb sinnvoll sein.

Sich kleiden können

Auch an der Kleidung lassen sich oft kulturelle Unterschiede festmachen.

> **BEISPIEL** Bei den Sikhs, einer indischen Religionsgemeinschaft, tragen Männer einen Turban und Frauen ein dünnes Kopftuch.

Die eigene Sexualität leben können

Das Rollenverständnis von Frauen und Männern ist in anderen Kulturen unterschiedlich geprägt. Dies betrifft auch das Verhältnis von Frau und Mann zueinander.

> **BEISPIEL** Muslimische Männer dürfen Frauen, mit denen sie nicht nah verwandt sind, nicht berühren.

Mit existenziellen Erfahrungen umgehen können

Sterben und Trauer sind kulturell und religiös geprägt (S. 10):
- Nach jüdischen Glaubensregeln werden im Trauerhaus nach der Beerdigung die Spiegel verhängt.
- Serbisch-orthodoxe Christen teilen bei der Trauerfeier Weizenbrot als Zeichen der Auferstehung.
- In Japan und anderen östlichen Kulturen ist Weiß die Farbe der Trauer.
- Steht bei Muslimen der Tod unmittelbar bevor, soll der Sterbende möglichst so gelegt werden, dass das Gesicht nach Mekka schaut.

Interkulturelle Öffnung

Wenige Migrantinnen und Migranten nutzen die Altenpflegeeinrichtungen. Zum einen findet Pflege häufiger im familiären Umfeld statt, zum anderen sind die Vorurteile gegenüber Pflegeheimen groß, ebenso wie die Ängste, dort nicht entsprechend dem jeweiligen kulturellen Hintergrund behandelt zu werden. Eine Öffnung von Pflegeeinrichtungen für verschiedene Kulturen (interkulturelle Öffnung) ist deshalb erforderlich.

7.1.4 Sexualität im Alter

Sexualität und Alterungsprozess

Sexualität im Alter ist in unserer Gesellschaft mit vielen **Tabus** belegt. Dabei ist Sexualität ein bedeutender Teil menschlichen Lebens und erfüllt verschiedene Funktionen:
- Sexuelle Erfahrungen helfen Menschen bei **Bildung ihrer Identität** als Mann oder Frau. Ein Mensch möchte nicht nur als Mensch, sondern speziell als Frau oder Mann begehrt werden und ebenso selber eine Frau oder einen Mann begehren können.
- Sexualität ermöglicht das Genießen und **Gewähren von Nähe,** die für Menschen als soziale Wesen unerlässlich ist. Diese Nähe lässt sie das Gefühl von Geborgenheit erfahren.

Sexualität ist Ausdruck menschlicher Emotionen (Gefühle). Sie dient dem Gewinn und der Befriedigung von Lust.

Schließlich dient Sexualität natürlich auch der menschlichen Fortpflanzung.

> **MERKE** Sexualität ist eine Grunderfahrung und Grundfunktion menschlichen Lebens.

Lebenswelten und soziale Netzwerke

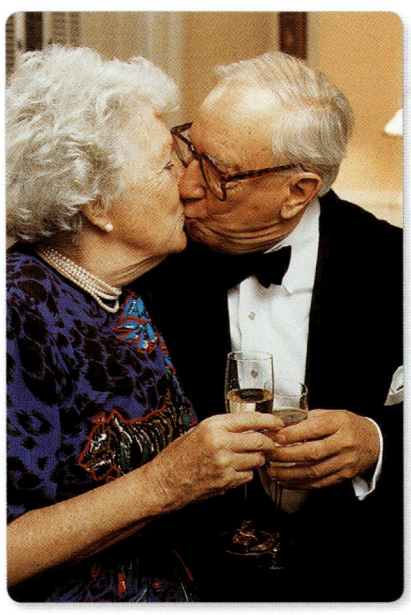

Abb. 7.7: Austausch von Zärtlichkeiten

Aufgaben
Entleihen Sie den Film „Wolke 9" von Andreas Dresen (2008). Es ist ein Drama um „Sex und Lust im fortgeschrittenen Alter". Diskutieren Sie im Klassenverband über Ihre Eindrücke nach dem Anschauen des Films.

Sexualität ist aber nicht einfach mit Geschlechtsverkehr gleichzusetzen. Sie kann sich in verschiedenen Formen äußern. Sexualität kann als Wunsch nach Zärtlichkeiten auftreten. Der damit verbundene Wunsch nach Streicheln, In-den-Arm-Nehmen oder Küssen bleibt bei der Mehrheit der Menschen bis ins hohe Alter erhalten. Insgesamt nehmen mit zunehmendem Alter das sexuelle Interesse und die sexuelle Aktivität bei Menschen ab, sie erlöschen jedoch nur bei ganz wenigen Menschen vollkommen.

Sexualität und Pflege

Bewohner und Bewohnerinnen von Altenheimen leben nicht länger in dem ihnen vertrauten Umfeld. Für sie sind das Pflegeheim und die dort arbeitenden Pflegekräfte zu ihrem Lebensmittelpunkt geworden. Der Anteil von Partnerschaften in Altenheimen ist allerdings relativ gering.

Beziehungen unter Bewohnern

Natürlich lernen sich auch in Altenheimen Menschen neu kennen und es können neue Partnerschaften entstehen. Häufig werden diese Partnerschaften vom Umfeld zunächst nicht zur Kenntnis genommen oder es wird versucht, sie zu ignorieren. Dies ist der eingangs geschilderten Tabuisierung des Themas Sexualität geschuldet. Auf der einen Seite spricht das Pflegepersonal die neu entstandene Situation nicht an, auf der anderen Seite fällt es auch den Heimbewohnern schwer, sich zu artikulieren. Sie leben in einem Umfeld mit hoher Öffentlichkeitspräsenz, sei es durch die Mitbewohner oder durch die Pflegekräfte.

Bedingt durch die Tatsache, dass weder Bewohner noch Mitarbeiter über Partnerschaften im Altenheim sprechen, ergeben sich immer wieder Situationen, in denen Heimbewohner bei sexuellen Handlungen „erwischt" werden. Diese Situationen sind sowohl für die Betroffenen wie auch das Personal in aller Regel mit Scham und großer Unsicherheit verbunden.

BEISPIEL Frau Hinrichs und Herr Grund leben in einem Altenheim. In den letzten Wochen sind sie sich – zu ihrem eigenen Erstaunen – nähergekommen und haben sich ineinander verliebt. Beiden ist ihre neue Partnerschaft sehr wichtig, trotzdem versuchen sie, sie so gut wie möglich zu verstecken.
Schließlich passiert es: An einem arbeitsreichen Tag wollen Sie Frau Hinrichs nur kurz von einer Bekannten grüßen. Da viel zu tun ist, betreten Sie gedankenverloren das Zimmer von Frau Hinrichs, ohne anzuklopfen, und entdecken sie eng umschlungen mit Herrn Grund. Ihre erste Reaktion besteht darin, mit rotem Kopf sofort wieder das Zimmer zu verlassen. Um die Situation nicht ungeklärt zu lassen, beschließen Sie, nachdem Sie nachgedacht haben, beiden ein Gespräch anzubieten. In dem Gespräch erfahren Sie, dass beide sehr glücklich miteinander sind, aber unter der Heimlichtuerei leiden.

Aufgaben
Diskutieren Sie in Kleingruppen:
- Wie könnte man die Situation von Herrn Grund und Frau Hinrichs verbessern?
- Gibt es Möglichkeiten, dass die beiden sich ganz „normal" treffen?

Pflegesituationen und Sexualität

Ein wichtiger Aspekt im Zusammenhang mit Sexualität sind Pflegehandlungen und Intimpflege. Die

Pflege von Menschen ist häufig durch eine große körperliche Nähe gekennzeichnet. Wichtig ist es, sich bewusst zu sein, dass dem Pflegebedürftigen diese Situationen unangenehm sein können.

Durch die Pflegebedürftigkeit gibt ein Mensch weder sein Schamgefühl noch seine Würde ab. Er hat also ein Anrecht auf respekt- und würdevollen Umgang. Dies kann bedeuten, dass er, wenn er es wünscht, nur von einer Pflegenden gleichen Geschlechts bei der Intimpflege unterstützt wird. Es bedeutet aber auch, dass er so viele Handlungen wie möglich selbst durchführen darf.

Wahrung der Intimsphäre

Grundregeln zur Wahrung der Intimsphäre:
- Vor dem Betreten des Zimmers klopfen (und auf das „Ja", „Herein" warten).
- Einhalten von Zeiten, in denen ein Zimmer gar nicht betreten wird.
- Das Anbringen eines Schildes „Bitte nicht stören" und das Respektieren dieses Wunsches.
- Respektieren von Bewohnerwünschen, auch wenn diese manchmal dem eigenen Verständnis von Pflege nicht entsprechen. So kann z. B. auch auf die tägliche Ganzkörperwäsche verzichtet werden, wenn der Bewohner dies wünscht.
- Die Möglichkeit schaffen, dass zwei Bewohner ein Zimmer beziehen können, auch wenn sie sich erst in der Einrichtung kennengelernt haben.
- Die Möglichkeit eines Rückzugsraums schaffen.
- Die Möglichkeit bieten, sich von einer Pflegenden gleichen Geschlechts helfen zu lassen.
- Nach Möglichkeit sollte immer ein und dieselbe Person bei der Intimpflege helfen, da dann ein vertrauensvolles Verhältnis aufgebaut werden kann und der Bewohner nicht den Blicken aller preisgegeben ist.

Professionelle Distanz

Die Intimität pflegerischer Handlungen kann zu Missverständnissen führen. Viele dieser Handlungen sind mit einem hohen Maß an körperlichem Kontakt verbunden. Dieser körperliche Kontakt gehört zur Pflege und ist für alte Menschen sehr wichtig. Trotzdem kann es zu Situationen kommen, in denen Annäherungsversuche älterer Menschen die Pflegenden überfordern.

Pflegende sollten in diesen Fällen ihren Widerwillen sofort deutlich kundtun. Dies gilt auch für körperliche „Übergriffe" seitens eines Pflegebedürftigen. So wie die Pflegende die Würde des zu Pflegenden zu respektieren hat, gilt dies umgekehrt natürlich auch. Die Situation sollte sofort mit dem Betroffenen geklärt werden. Geschehen die Übergriffe häufiger, müssen sie im Team besprochen werden. Eine mögliche Lösung könnte kurzfristig sein, den Pflegebedürftigen durch eine andere, z. B. gleichgeschlechtliche Pflegekraft betreuen zu lassen.

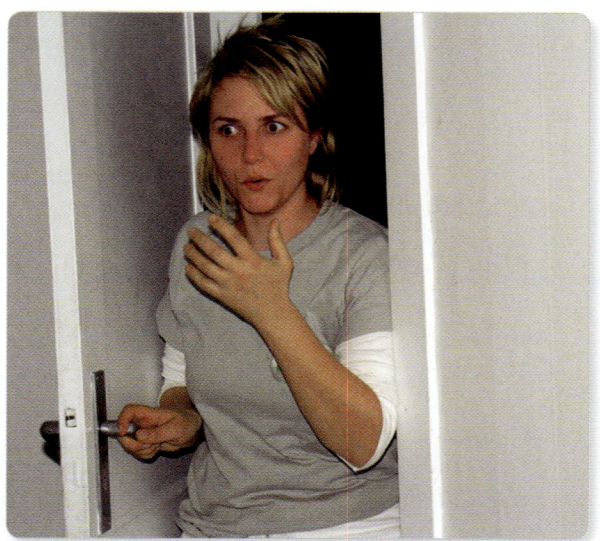

Abb. 7.8: Wahrung der Intimsphäre – vorher anklopfen

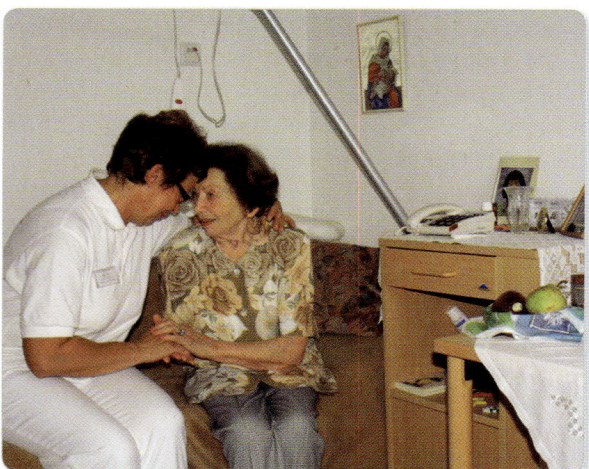

Abb. 7.9: Enge Kontakte haben nicht unbedingt mit Sexualität zu tun.

7.2 Menschen beschäftigen und aktivieren

Der **Tagesablauf** eines Menschen ist in der Regel aufgeteilt in Tätigkeiten, die notwendig und verpflichtend sind, wie
- die Versorgung der eigenen Person,
- die Versorgung der Familie und des Haushalts,
- Schulausbildung,
- Berufsausbildung oder Beruf,

oder denen freiwillig nachgegangen wird, z. B.
- Hobbys,
- Kontakte zu anderen Menschen,
- Urlaub.

Wenn der Mensch aktiv ist, hat er die Möglichkeit, sein Leben zu gestalten und Anerkennung durch die Gesellschaft zu erlangen. Er steht als soziales Wesen täglich in Kontakt mit anderen Menschen. Er kann von anderen Menschen lernen, sich neuen Situationen und Herausforderungen stellen, sein Wissen weitergeben, kurzum sein Leben mit Sinn erfüllen.

Lassen die geistigen oder körperlichen Fähigkeiten nach oder ist der Mensch z. B. wegen einer Krankheit nicht mehr in der Lage, die Wohnung selbstständig zu verlassen oder wird z. B. im Krankenhaus versorgt, wird der Bereich, aktiv zu sein und soziale Kontakte zu pflegen, eingeschränkt. Die selbstbestimmte Lebensführung ist dadurch gefährdet. Dies trifft besonders auf Menschen in Alten- und Pflegeheimen zu. Die Tätigkeiten der bisherigen Alltagsgestaltung wie Mahlzeiten zubereiten und die Wohnung reinigen, entfallen durch die überwiegende Versorgung und die eingeschränkten Fähigkeiten. Die Pflichten und die Beteiligung am sozialen Leben nehmen immer mehr ab. Der ältere Mensch hat keine Aufgaben mehr, er fühlt sich nutzlos und von niemandem gebraucht. Der Tagesablauf reduziert sich oft auf das Warten auf die nächste Betreuungsmaßnahme.

Langeweile, Mangel an Beschäftigung, Kommunikation und eigener Lebensgestaltung erhöhen das Risiko, körperlich und seelisch krank zu werden. Somit wirken Aufgaben, Beschäftigungsangebote, Anerkennung und soziale Kontakte stabilisierend auf die Lebensqualität und die Gesundheit.

7.2.1 Tagesstrukturierende Maßnahmen

Tagesstruktur

Ältere, selbstständig lebende Menschen haben häufig einen **regelmäßigen Tages- und Wochenablauf.** Sie teilen sich ihren Tag ein, viele Tätigkeiten werden zu Ritualen.

Die Gestaltung des Tagesablaufs in einer Pflegeeinrichtung dient der äußeren Strukturierung des Tages. Sie gliedert ihn in Aktivitäts- und Ruhezeiten; denn nur wer aktiv ist und Aufgaben nachgeht, kann auch seine freie Zeit genießen und einen sinnvollen Tag verleben.

Die Tagesstruktur gibt Informationen:
- Wann kann ich aufstehen?
- Wie sind die Essenszeiten?
- Welcher Tätigkeit kann ich nachgehen?

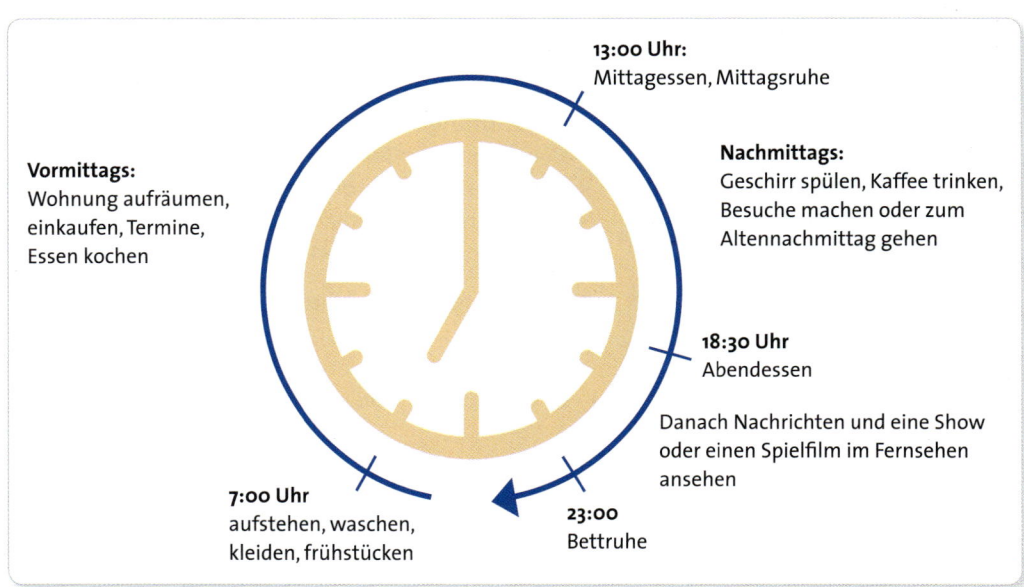

Abb. 7.10: Tagesablauf einer älteren Dame in der eigenen Wohnung

- Welche Angebote gibt es?
- Wann kann ich in Gesellschaft sein oder auch alleine etwas tun?

Somit bietet die Tagesstruktur einen Rahmen, der die Orientierung erleichtert und Sicherheit gewährt (Abb. 7.10).

Tages- und Wochenpläne

Im **Tages- oder Wochenplan** werden verschiedene Angebote einer Einrichtung aufgeführt. Sie sind an den unterschiedlichen Interessen, Fähigkeiten, Fertigkeiten und Einschränkungen der Bewohner ausgerichtet. Es werden gemeinschaftsorientierte Gruppen und individuelle Aktivitäten angeboten.

Der Plan muss strukturiert und übersichtlich gestaltet sein und in lesbarer großer Schrift gut sichtbar an einem zentralen Ort aufgehängt werden.

Angebote für bettlägerige Bewohner

Die **Aktivierung von Bettlägerigen** ist noch notwendiger als die Beschäftigung mit mobilen älteren Menschen. Sie brauchen Anregungen ihrer Sinne, geistige Aktivierung und körperliche Bewegung.

Zur Anregung der Sinne wird die Umgebung des Bettes nach den Prinzipien der **Basalen Stimulation**® (S. 534) gestaltet. Der Bettlägerige wird, so oft es geht, aus dem Zimmer in Gemeinschaftsräume geschoben, die Zimmertür bleibt hin und wieder geöffnet, damit die Außenwelt auch wahrgenommen werden kann. Mitbewohner können motiviert werden, Bettlägerige zu besuchen.

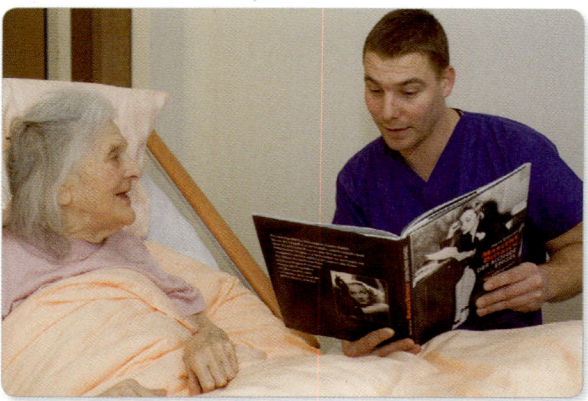

Abb. 7.11: Geistige Aktivierung

Viele der üblichen Beschäftigungsangebote eignen sich auch für Bettlägerige. Es sollte täglich eine Einzelaktivierung angeboten werden. Es eignen sich:
- Brett-, Karten- und Gedächtnisspiele
- gemeinsam Fotos anschauen, vorlesen oder gemeinsam singen
- interessenorientierte Rundfunk- und Fernsehsendungen

Allgemeine Planungskriterien für tagesstrukturierende Maßnahmen

Folgende Planungsschritte sind nötig, um ein Angebot erfolgreich durchzuführen.

Vorüberlegungen
- Auswahl
- Anleitungsgrundlagen (Bastelanleitung, Gymnastikübungen, Spielanleitung, Liedgut etc.)
- Zielstellungen (allgemeine und angebotsspezifische)
- Zeitplanung
- Teilnehmer (Anzahl, Interessen, Ressourcen und Einschränkungen)

Vorbereitung
- Sachbezogene Vorbereitung
  - Einladung (Aushang, persönliche Einladung), Materialien zusammenstellen
  - Räumlichkeit vorbereiten (Licht, Raumtemperatur, ggf. Stolperstellen beseitigen, ggf. Sitzordnung)
  - Getränke bereitstellen
- Personenbezogene Vorbereitung
  - Hilfsmittel (Brille, Hörgeräte)
  - persönliche Utensilien (Taschentuch, kleine Tasche …)
  - Toilettengang vor dem Angebot ermöglichen

Durchführung
- Begrüßung der Teilnehmer
- Erläuterung des Angebots
- Durchführung, Motivation und ggf. Hilfestellung, Ausklang des Angebots

Nachbereitung, Auswertung
- Aufräumen, ggf. mit Unterstützung der Teilnehmer
- Teilnehmer in ihre Zimmer begleiten, Auswertung anhand der Zielstellungen

7.2.2 Beschäftigungsangebote

Sich zu beschäftigen und individuellen Interessen nachzugehen, ist ein Grundbedürfnis. Wenn Menschen längere Zeit erkranken oder älter werden, besonders wenn sie in eine Pflegeeinrichtung kommen, verlieren sie plötzlich viele Aufgaben und Funktionen, die sie bisher ausfüllten.

MERKE Beschäftigungsangebote müssen sich an der Biografie, an Interessen, an Fähigkeiten und Ressourcen orientieren.

Beschäftigungs-bereich	Beispiele
Gesundheitsfördernde Angebote	Seniorengymnastik), Seniorentanz, Sitztanz, Entspannungstechniken, Spaziergänge
Musizieren und Singen	Musik hören, Musizieren, Singen
Spielen	Würfel- und Brettspiele, Kartenspiele, Geschicklichkeitsspiele
Haushaltsnahe Beschäftigungsangebote	Kochen, Backen, Einkaufen, Wäschepflege
Gedächtnistraining	Rätsel und Sprichwörter, Konzentrationsübungen, Gedächtnisspiel
Werken und Gestalten	Handarbeiten, Drucktechniken, Techniken mit Papier, Ton, Stoff, Holz, Metall
Wahrnehmungsfördernde Angebote	KIM-Spiele, Snoezelen (S. 135)
Verbale Aktivierung	Lesen/Vorlesen, Körpersprache, Aktives Zuhören
Einsatzmöglichkeiten von Tieren	Tierhaltung und Versorgung, Tierparkbesuche
Medienangebote	PC- und Internetnutzung, Bücher, Hörbücher, Zeitungen, Film, Fernsehen, Radio
Kurzzeitaktivierung	10-Minuten-Aktivierung
Feste/Veranstaltungsangebote	Feste mit jahreszeitlichem Bezug, Feste mit persönlichem Bezug, Veranstaltungen und Ausflüge (S. 136)

Tab. 7.1: Auswahl an Beschäftigungsangeboten

Bewegungsfördernde Angebote

Der Mangel an Bewegung in der heutigen Gesellschaft ist zu einem großen Risikofaktor für das Leben und die Gesundheit geworden. Durch gezielte Förderung der Bewegung, z. B. mit **Seniorengymnastik**, kann die Gesundheit bis ins hohe Alter erhalten oder verbessert werden.

Wirkung

- Stärkung von Ausdauer und Kraft
- Aktivieren des Geistes
- Stärkung des Selbstvertrauens
- Förderung des sozialen Miteinanders

Diese Übungen sind ein Angebot für hochbetagte oder beeinträchtigte Menschen. Die Gymnastik wird im Sitzen durchgeführt und soll die Beweglichkeit, die für das Alltagsleben und die Selbstständigkeit notwendig ist, so lange wie möglich erhalten. Die Seniorengymnastik ist allerdings kein Ersatz für ärztlich verordnete Krankengymnastik.

Musik hören, Musizieren und Singen

Musik ist ein wichtiger Bestandteil des Lebens und kommt in allen Kulturen vor. Sie begleitet uns in den unterschiedlichsten Situationen: Sie beruhigt uns schon im Mutterleib, hat Bedeutung bei religiösen Anlässen und traditionellen Festen, unterstreicht politische und gewerkschaftliche Veranstaltungen, untermalt Filme und treibt die Stimmung bei Sportveranstaltungen an. Und sie gibt uns die Möglichkeit, uns ganz persönlich auszudrücken. Sie zieht sich durch unser Leben, denn nahezu jeder hört Musik.

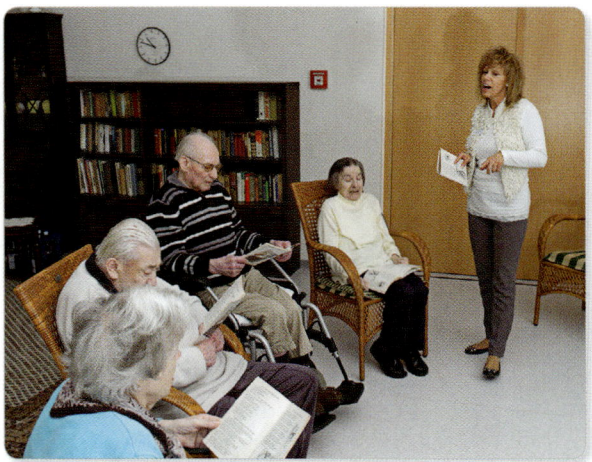

Abb. 7.12: Eine Singgruppe

Wirkung von Musik und Gesang

- Der Mensch ist entspannter, fröhlicher und weniger gestresst nach dem Musikhören oder Singen.
- Durch das Singen können Gefühle freigesetzt werden und die Erstarrung kann sich lösen. Musik leistet einen Beitrag zu unserem körperlichen Wohlbefinden. Beim Singen wird die Atmung geschult, man atmet automatisch tiefer ein und langsamer aus.

Menschen bei ihrer Lebensgestaltung unterstützen

- Durch Musik wird der Körper angesprochen und zu Bewegungen wie Klatschen oder Schunkeln animiert.
- Das Gedächtnis wird trainiert. Auch wenn bereits das Arbeitsgedächtnis nachgelassen hat, können noch Liedertexte aus dem Langzeitgedächtnis abgerufen werden.

Einsatzmöglichkeiten von Musik

Durch das breite Wirkungsspektrum kann Musik unterschiedlich eingesetzt werden:
- zur Geselligkeit, zum Erleben von Spaß und Freude und zur Ablenkung vom Alltag
- als Erinnerungsarbeit und zu Gedächtnisübungen
- zur Hilfe im Alltag bei pflegerischen Verrichtungen und zur Kommunikation

Übungen für die Bewegungsfähigkeit des Kopfes:	Übungen für Bauch und Becken:	Übungen zur Aufrichtung des Rückens:
• Kopf langsam nach rechts und nach links drehen • Kopf nach unten senken, abwechselnd zur linken und rechten Schulter schauen • Ohr abwechselnd auf die linke und die rechte Schulter legen	• Den Rücken anlehnen, dann die Beine abwechselnd nach vorn so hoch wie möglich strecken und halten • Den Rücken anlehnen, beide Beine nach vorne strecken, öffnen und wieder schließen • Knie fest zusammendrücken und mit den Händen versuchen zu öffnen	• Hände zur Faust ballen und langsam zur Decke strecken, den Kopf dabei gerade halten und geradeaus schauen • Handflächen nach oben abknicken, abwechselnd rechten und linken Arm nach oben drücken, als ob man etwas wegdrücken wollte
	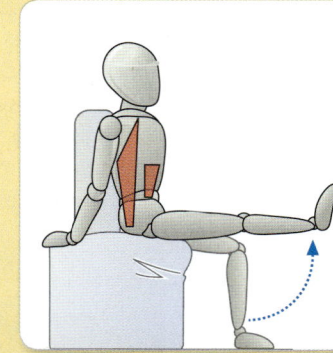	
Übungen für die Arme, Hände und Finger:	**Übungen für die Schultergelenke:**	**Übungen für die Beine und Füße:**
• Finger spielen in der Luft Klavier • Eine Hand flach auf den Oberschenkel legen und die Finger nacheinander anheben und auf den Oberschenkel klopfen • Finger spreizen und zur Faust schließen Unterarme umeinander kreisen • Arme vorstrecken, Hände abwechselnd nach oben anwinkeln und senken	• Rechten Arm über den Kopf zum linken Ohr führen und umgekehrt • Brustschwimmübungen nachmachen • Linke Hand auf die rechte Hüfte legen, vorne am Körper vorbei, wechseln	• Auf der Stuhlkante sitzend abwechselnd die Beine anbeugen und seitlich, nach vorn und nach hinten ausstrecken • Abwechselnd mit gestreckten Beinen rechts- und linksherum kreisen • Fußgelenke rechts- und linksherum kreisen • Zehen abwechselnd spreizen und krallen
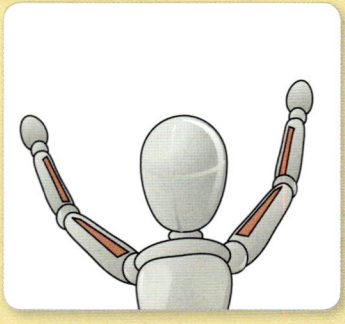	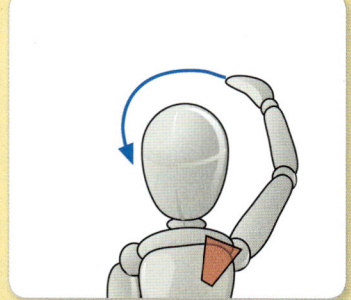	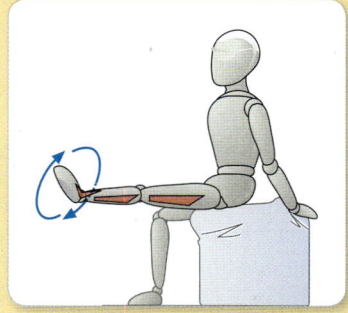

Tab. 7.2: Übungen zur Aktivierung des Bewegungsapparats und der Motorik. Übungen nur in Absprache mit dem Arzt oder Physiotherapeuten durchführen.

MERKE Musik hören, Musizieren und Singen können im Einzelkontakt und in der Gruppe stattfinden, spontan oder geplant sein.

Spielen

Spielen ist eine freiwillige Beschäftigung im Gegensatz zur Arbeit. Im Vordergrund stehen Geselligkeit und Freude. Das Spiel ist an kein Alter gebunden. Es gibt Menschen, die richtige Spielernaturen sind und ihr Leben lang gespielt haben, und solche, die eher „Spielmuffel" sind und zum Spielen nicht motiviert werden können.

Wirkung des Spielens
- Spielen bedeutet Ablenkung vom Alltag, der Eintönigkeit und der Langeweile.
- Im Spiel werden Gefühle angesprochen: Man kann sich freuen oder ärgern, Begeisterung verspüren und auch erfahren, nicht verlieren zu können. Die Emotionen können ausgelebt werden.
- Spielen regt Herz und Kreislauf an, die Muskulatur und das Gehirn werden besser durchblutet.
- Das Spielen fordert zum Mitdenken auf, die Spielregeln müssen begriffen und angewendet werden. Konzentration und Gedächtnisleistung werden angeregt.
- Durch das gemeinsame Spielen wird die Beziehung der Spieler untereinander gefördert. Beim Spielen muss man miteinander sprechen und Kontakt zu den Mitspielern aufnehmen.

Gedächtnistraining

Ein funktionierendes Gedächtnis ist die Grundlage zur Bewältigung des Alltags, zur Kommunikation mit der Umwelt und zur eigenständigen Gestaltung des Lebens.

Viele Menschen lassen im Alter ihre geistigen, körperlichen und sozialen Fähigkeiten verkümmern. Merkschwäche, zunehmende Vergesslichkeit, Wortfindungsstörungen oder nachlassende Konzentrationsfähigkeit können bei gesunden Senioren auf mangelndes Training zurückzuführen sein. Als Folge sind sie immer weniger in der Lage, ihr Leben aktiv zu gestalten. Das Training der geistigen Fähigkeiten ist genauso wichtig wie das Training der körperlichen Fähigkeiten.

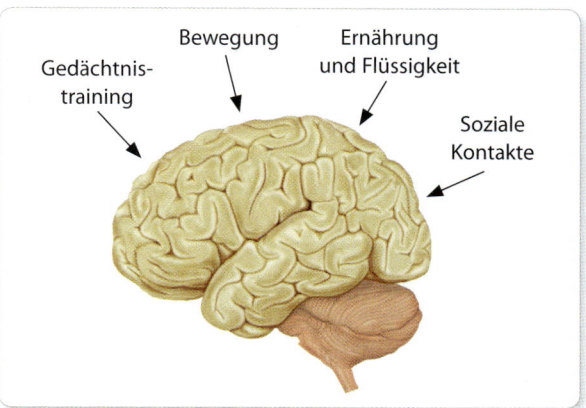

Abb. 7.13: Faktoren zur Förderung der Gedächtnisleistung

Wirkung des Gedächtnistrainings
- Kognitive Fähigkeiten, wie sich erinnern und konzentrieren, lernen, behalten und wiedergeben, wahrnehmen, vorstellen und denken können, werden weiterentwickelt, zurückgewonnen oder erhalten.
- Fantasie, Gefühle, Erfahrungen und Erwartungen werden angesprochen.
- Selbstbewusstsein wird gefördert.
- Sozialer Austausch und Kommunikation werden in der Gruppe begünstigt.
- Dabei stehen Spaß und Freude im Mittelpunkt.

Anforderungen an den Spielleiter
- Möglichkeiten geben, sich untereinander kennenzulernen, die Kommunikation untereinander fördern und ein lebendiges Miteinander anregen.
- Die Selbstständigkeit der Teilnehmer unterstützen, Anregungen geben und sich sonst zurückhalten.
- Erfolgserlebnisse vermitteln, auf jeden Einzelnen mit seinen Fähigkeiten eingehen, auf das Können hinweisen, Mut machen, das Selbstbewusstsein stärken.
- Die Zusammenarbeit der Bewohner untereinander anregen, sodass sie sich bei der Lösung von Aufgaben gegenseitig helfen.
- Die Eigeninitiative fördern.
- Das Gedächtnistraining so abwechslungsreich gestalten, dass die unterschiedlichen Hirnleistungen angesprochen werden.

Gestalten und Werken

In jedem Menschen sind Kreativität, Erfahrungen und Fähigkeiten verborgen. Es gibt solche, die schon immer gerne gestrickt, gemalt, gebastelt oder gewerkelt haben, und andere, die eher verunsichert sind und sich nichts zutrauen. Anhand der manuellen Beschäftigung können Fähigkeiten aus der Vergangenheit wiederentdeckt und Fantasie und Kreativität gefördert werden, das Selbstbewusstsein wird gestärkt: Man hat etwas zu tun, freut sich über das eigene Schaffen und stellt etwas her.

Wirkung von Gestalten und Werken
- Die handwerklichen Tätigkeiten bieten eine Tagesstruktur, Ablenkung von der Langeweile und der alltäglichen Routine.
- Die alten Menschen lernen, sich mit unterschiedlichen Materialien zu beschäftigen.
- Ihre geistige und körperliche Beweglichkeit wird gefördert und die motorischen und sensorischen Fähigkeiten werden geschult.
- Sie entwickeln Freude am Tun und erleben Spaß.

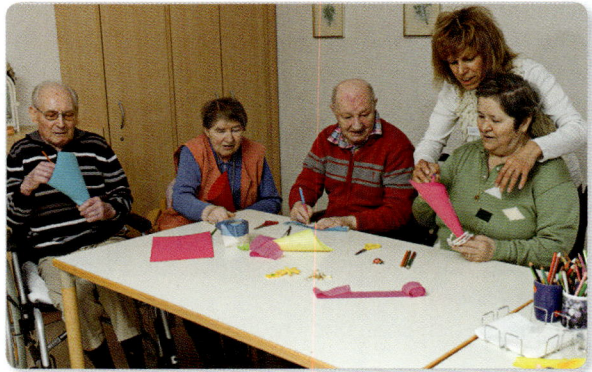

Abb. 7.14: Kreativ tätig sein

Die 10-Minuten-Aktivierung

Die **10-Minuten-Aktivierung** wurde in den 1990er-Jahren von Ute Schmidt-Hackenberg entwickelt. Sie ist als Werklehrerin, Maltherapeutin und Dozentin tätig. Die 10-Minuten-Aktivierung ist eine Methode, die speziell **demenziell erkrankte Menschen** anspricht und sie aktiviert. Die Vorgehensweise stützt sich auf die Erkenntnis, dass demenziell Erkrankte durch Gegenstände aus ihrer Lebensgeschichte angeregt werden, sich zu erinnern und darüber zu sprechen. Die Dauer der Aktivierung ist zeitlich begrenzt, da die Konzentrationsfähigkeit dieser Personen nach 10 Minuten aufgebraucht ist.

Die Methode eignet sich für Bettlägerige und kann auch nachts bei unruhigen Bewohnern durchgeführt werden. Sie kann im Einzelkontakt oder in Gruppen stattfinden.

Wirkung der Aktivierung

Die Biografiearbeit ist Basis der Aktivierung. Wenn die Lebensgewohnheiten und Hobbys des demenziell Erkrankten bekannt sind, können die passenden Gegenstände aus seiner Vergangenheit für die Aktivierung ausgesucht werden. Die Betroffenen werden während der Aktivierungszeit in die Gegenwart geholt.

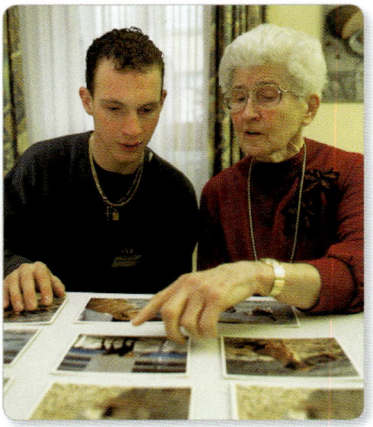

Abb. 7.15: Aktivierung mit themenspezifischen Fotos

Materialien

Einfache vertraute Gegenstände werden zu themenspezifischen Sammlungen zusammengestellt, in Plastikbeuteln oder Kartons geordnet und in einem „Erinnerungsschrank" aufbewahrt.

Eine 10-Minuten-Aktivierung durchführen

Die Teilnehmer der Gruppe sollten ähnliche Interessen haben. Eine günstige Zeit ist kurz vor dem Mittagessen oder nach dem Nachmittagskaffee, wenn alle Bewohner aufgestanden sind und nicht extra geholt werden müssen.

Nach der Begrüßung mit Namen wird der Karton zum ausgewählten Thema gezeigt, um die Neugier zu wecken. Jeder darf sich etwas herausnehmen. Die Pflegende ergreift einen Gegenstand, befühlt ihn, riecht an ihm, veranschaulicht somit die Handlungen. Jeder untersucht nun seinen Gegenstand, während die Pflegende ein Gespräch in Gang zu bringen versucht, um die Erinnerungen wachzurufen. Dazu stellt sie einfache Fragen:
- Was ist das für ein Gegenstand?
- Aus welchem Material ist er? Wie fühlt er sich an? Wie riecht er? Wie hört er sich an?
- Welche Farbe hat er? Wie ist er gearbeitet?
- Wozu wird dieser Gegenstand verwendet?
- Welche Erinnerungen werden damit verbunden?

Die Antworten jedes Einzelnen werden bestätigt und positiv unterstrichen, es wird eine Atmosphäre zum Wohlfühlen geschaffen. Die Teilnehmer werden nicht korrigiert. Mit den Alltagsgegenständen können auch Bewegungsübungen durchgeführt werden: Mit Schraubenziehern können z. B. die typischen Drehbewegungen durchgeführt werden, Kaffeemühlen regen zu Mahlbewegungen an, Taschentücher können ordentlich zusammengefaltet und Kreisel in Bewegung gesetzt werden.

Snoezelen

Die Methode des **„Snoezelens"** wurde in Holland in den 1970er-Jahren für den Umgang mit geistig schwerstbehinderten Menschen entwickelt. Der Begriff „Snoezelen" setzt sich aus den Worten doezelen (dösen, entspannen) und snuffelen (schnuppern, schnüffeln) zusammen. Seit den 1990er-Jahren wird Snoezelen in Deutschland in der Altenarbeit und besonders mit Demenzkranken durchgeführt.

Wirkung des Snoezelens

Snoezelen fördert keine intellektuellen und verbalen Fähigkeiten. Es dient dem Wohlbefinden und ist frei von Leistungsdruck und Angst vor Misserfolgen.

Snoezelen eignet sich für Menschen, die von Umweltreizen überfordert werden, wenn sie z. B. aufgrund einer Demenz die Reize nicht mehr verarbeiten können, oder für solche, die kaum Anregungen erfahren, weil sie z. B. pflegebedürftig und bettlägerig sind. Die Nutzer erleben einzelne Sinneserfahrungen anstatt einer Überflutung von Reizen. Die Wahrnehmung wird gezielt angeregt.

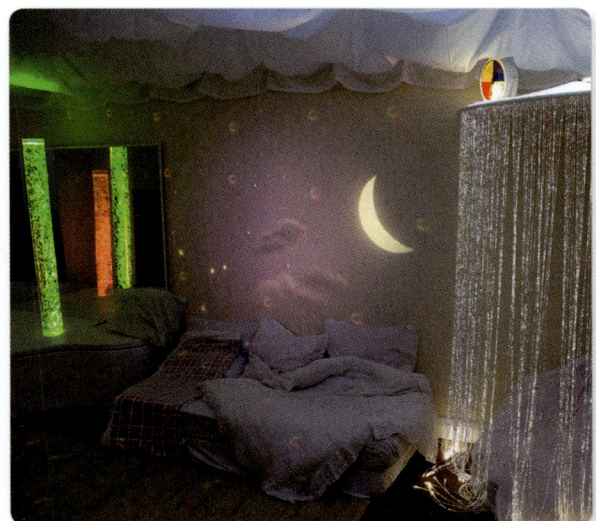

Abb. 7.16: Beispiel für einen Snoezelen-Raum

Der Snoezelen-Raum

Snoezelen erfolgt meist in speziell ausgestatteten, von Außenreizen abgeschirmten Räumen (Abb. 7.16). Es können aber auch Snoezelen-Ecken auf Stationen und in Wohngruppen eingerichtet werden. Außerdem gibt es mobile Snoezelen-Einheiten, die besonders bei Bettlägerigen zum Einsatz kommen.

Tiere halten und betreuen

Seit den 1970er-Jahren wird die Wirkung des Zusammenlebens mit Haustieren auf das körperliche, seelische und soziale Befinden erforscht. Tiere fördern das seelische Wohlbefinden des Menschen. Sie sind aufmerksam und geben Zuwendung, gleichgültig, welchen sozialen Status man hat, ob man alt oder jung, krank oder gesund ist. Das Selbstwertgefühl des Menschen wird dadurch gesteigert. Durch ein Haustier entstehen neue soziale Kontakte. Tiere bieten immer Gesprächsstoff und Anknüpfungspunkte.

Wirkung von Tieren

- **Kommunikation**
  Es ist leichter, sich einem Tier anzuvertrauen als einem Menschen.
- **Zuwendung geben und erhalten**
  Der Mangel an Nähe und Berührungen, unter dem alte Menschen meistens leiden, kann durch die Wärme und das Streicheln eines Tieres ausgeglichen werden. Die Tiere genießen das Streicheln und fühlen sich wohl, die Senioren geben dem Tier somit Zuwendung und Geborgenheit, erleben sich auch als Gebende.
- **Aufgaben haben**
  Die Beschäftigung mit einem Tier bringt richtige Arbeit, Aufgaben und verlangt Kompetenzen. Die Versorgung der Tiere trägt zur Tagesstrukturierung bei.
- **Wirkung bei Demenzkranken**
  Tiere sind ein Weg, Menschen mit Demenz in ihrer Welt zu erreichen. Sie lächeln unvermittelt, zeigen ihre Freude und blühen auf. Mit einem Tier auf dem Schoß entspannen sich unruhige Menschen schnell (Abb. 7.17).

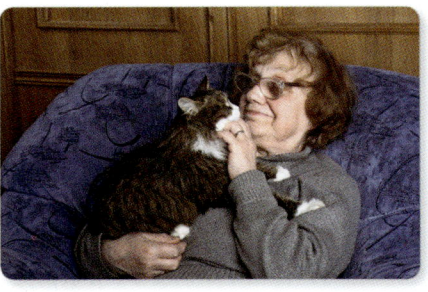

Abb. 7.17: Ein Tier zu streicheln wirkt entspannend.

Feste und Veranstaltungsangebote

- **Wirkung auf die Seele**
  Ein Fest bringt Ablenkung, Spaß und Freude in den Alltag. Erinnerungen an unvergessene Familienfeste werden wach – mit Gefühlen wie Geborgenheit, Rührung, aber auch Trauer.
- **Wirkung auf den Körper**
  Körperliche Beschwerden werden für kurze Zeit vergessen, Herz und Kreislauf werden angeregt.
- **Wirkung auf den Geist**
  Durch gemeinsames Essen, Singen und Bewegen, Ratespiele und die gesellschaftlichen Kontakte werden viele Reize geboten und die Sinne aktiviert.
- **Soziale Wirkung**
  Ein Fest ermöglicht ein geselliges Beisammensein. Es erleichtert die Begegnungen mit anderen.

Veranstaltungen innerhalb der Einrichtung

Solche Veranstaltungen finden im geschützten Rahmen statt. Es können Pausen geplant werden, man kann zwischendurch zur Toilette gehen oder die Veranstaltung verlassen.

Beispiele:
- Filme, Diavorträge
- Lesungen
- Musikdarbietungen
- Theater- und Tanzvorführungen

Veranstaltungen außerhalb einer Einrichtung

Die Angebote sollen ansprechend sein, den Betagten etwas erleben lassen und ihm Freude bereiten.

Beispiele:
- Kinobesuche
- Zirkusbesuche
- Sportveranstaltungen
- Museumsbesuche
- Konzert, Operette, Oper, Theater
- Gottesdienste
- Ausflüge, z. B. ins Café, in den Tierpark oder zum Wochenmarkt

Medienangebote

Medien erklären die sich immer rascher wandelnde Welt und bringen sie ins Haus. Ältere Menschen gelten als intensive Nutzer von Medien. Gerade wenn die Mobilität nachlässt, werden Fernsehen, Radio, Zeitung, Zeitschriften und Bücher sowie zunehmend auch das Internet wichtiger, um Informationen aus der Welt zu bekommen.

Fernsehen und Radiohören

Beliebt sind Informationssendungen und Familiensendungen der öffentlich-rechtlichen Programme. Die dritten Programme bieten regional orientierte Informations- und Unterhaltungssendungen und werden deshalb von älteren Zuschauern gern gesehen. Fernsehsendungen bieten Informationen zu Politik, Gesellschaft, Sport und Kultur, Unterhaltung, Ablenkung und eine Beschäftigung.

Das Radio erfüllt zwei Funktionen:
- Man hört es nebenbei und wird vom Radio den Tag über begleitet oder
- man hört gezielt spezielle Radiosendungen.

Lesen

Lesen ist eine Form der Beschäftigung, bei der man sich informieren, anregen, entspannen und unterhalten kann oder in eine andere Welt eintaucht. Es gibt Menschen, die immer gerne gelesen haben und das auch im Alter tun, und solche, die nie großen Wert auf Lesen gelegt haben, aber vielleicht motiviert werden können.

> **TIPP** Eine Alternative zum Lesen sind Hörbücher. Sie werden immer attraktiver, auch für Sehende. Die gängige Literatur wird in großer Auswahl angeboten.

Wirkung des Lesens
- **auf den Geist**
  Lesen fördert die Konzentrationsfähigkeit. Durch Lesen von Zeitungen und Zeitschriften kann Interesse an gesellschaftlichen, kulturellen und politischen Themen geweckt oder aufrechterhalten werden.
- **auf die Seele**
  Durch das Lesen von Erzählungen können Empfindungen wie Freude und Trauer, Hoffnung und Enttäuschung erlebt und Erinnerungen wach werden.
- **auf das Sozialverhalten**
  Das Gelesene liefert Gesprächsstoff und fördert die Kommunikation untereinander.

Neue Technologien und Internet

In den letzten Jahren ist das Interesse an der Nutzung von PC, Tablet und Internet gestiegen. Allerdings wird bei der älteren Generation von Fernsehen, Zeitung und Rundfunk noch deutlich öfter Gebrauch gemacht.

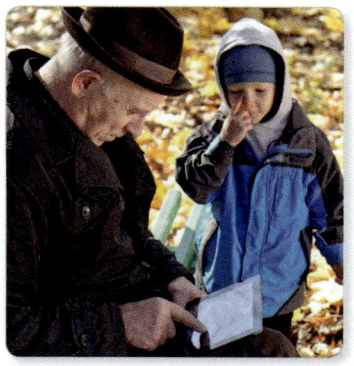

Abb. 7.18: Senioren nutzen zunehmend neue Technologien.

Beispiele für Anwendungsmöglichkeiten:
- E-Mails schreiben und erhalten
- Einkaufen im Internet
- Bestellen von Essenslieferung
- Informationen erhalten über Freizeitgestaltung, Therapien bei Krankheiten, Reisen, Kultur und Geschichte
- Spiele spielen
- (Familien-)Fotos ansehen

7.2.3 Bürgerschaftliches Engagement

Kitt der Gesellschaft

Ein Heer von Freiwilligen: Jeder dritte Deutsche arbeitet ehrenamtlich. Wer gebildet ist, ein hohes Einkommen hat oder auf dem Land lebt, hilft häufiger.

Rosemarie, 68, ist Amateurschauspielerin. Ohne Bezahlung tritt ihre Theatergruppe in Kinderheimen auf. Michael, 33, hat jahrelang Rettungswagen für das Rote Kreuz gefahren und seine Samstage in Bereitschaft auf Fußballplätzen verbracht, wo es „nur 'ne Wurstsemmel" gab. Marie-Claire, 19, ist ein paar Monate lang ins Altenheim gegangen und hat dort einen Todkranken besucht, bis er starb. Sibylle, 47, ist Mitglied im Pfarrgemeinderat und kümmert sich um Erwachsenenbildung.

Sich ehrenamtlich zu engagieren, ist in Deutschland weiter verbreitet, als viele annehmen. Jeder Dritte kümmert sich in seiner Freizeit ohne Vergütung um einen guten Zweck. [2]

Bedeutung des bürgerschaftlichen Engagements

Der kurze Zeitungsausschnitt zeigt, dass sich Menschen aller Altersstufen im Ehrenamt engagieren. Gerade Menschen, die älter werden, möchten ihre Fähigkeiten weiterhin einsetzen. Durch bürgerschaftliches Engagement haben sie die Möglichkeit, sich in der nachberuflichen Phase sinnvoll zu betätigen, mitverantwortlich zu sein und eine soziale Isolation zu vermeiden. Ein bürgerschaftliches Engagement kommt der nachfolgenden Generation zugute und ist ein Gewinn für alle.

> **TIPP** Folgende Bedingungen sind an ein bürgerschaftliches Engagement geknüpft:
> - Freiwilligkeit
> - kein materieller Gewinn
> - Orientierung am Gemeinwohl
> - Öffentlichkeit

Die **Motivation** zum bürgerschaftlichen Engagement von Älteren hat unterschiedliche Gründe: Sie können sich religiös oder humanitär verpflichtet fühlen, solidarisch sein oder Mitleid haben, sie möchten Einfluss nehmen und an der Gestaltung der Gesellschaft aktiv beteiligt sein, sie wollen ihre Erfahrungen einbringen und neue Fähigkeiten erwerben, sie möchten Kontakte knüpfen oder Spaß haben.

Das **freiwillige Engagement** kann liegen
- im sozialen und kirchlichen Bereich, z. B. Besuchsdienste in Pflegeeinrichtungen oder als Ersatzgroßeltern junge Familien unterstützen.
- im kulturellen Bereich, z. B. Theatergruppen leiten.
- im Bereich Sport und Gesundheit, z. B. den örtlichen Sportverein in Verwaltungsaufgaben unterstützen.
- im Bereich Bildung und Wissen, z. B. Hausaufgaben betreuen, Berufsanfänger unterstützen oder mit seinem Erfahrungswissen Einrichtungen beraten.

Selbsthilfe

„Das Schicksal selbst in die Hand nehmen." Menschen mit unterschiedlichen krankheitsbedingten, seelischen oder sozialen Einschränkungen versuchen, durch ein selbstbestimmtes und eigenverantwortliches Handeln, ihre Probleme zu bewältigen und an ihrer Situation etwas zu verändern.

> **MERKE** Durch die Selbsthilfe kommt man aus der Passivität heraus.

Die **Selbsthilfe** trägt einen wichtigen Anteil zur Gesunderhaltung und Bewältigung von Problemsituationen in der Gesellschaft bei. Die Krankenkassen erkennen das an und fördern Selbsthilfe in freiwilliger Leistung.

Menschen bei ihrer Lebensgestaltung unterstützen

In Deutschland gibt es ca. 100 000 Selbsthilfegruppen. Sie haben unterschiedliche gesellschaftliche, soziale und gesundheitliche Themenbereiche und wenden sich an Betroffene oder Angehörige. Die Mitglieder organisieren sich selbst, arbeiten eigenverantwortlich und werden nicht von Fachleuten geleitet. Von jedem Teilnehmer wird erwartet, dass er kontinuierlich und aktiv mitarbeitet.

Selbsthilfeorganisationen sind Zusammenschlüsse auf Landes- und Bundesebene. Nach dem Motto „Gemeinsam sind wir stark" sollen die Interessen durch Verbände besser vertreten werden. Die Selbsthilfeorganisationen bestehen aus Betroffenen und Fördermitgliedern.

Seniorenvertretungen und Seniorenbeiräte

Vor ca. 20 Jahren entstanden in Deutschland die ersten **Seniorenvertretungen** auf kommunaler Ebene. Sinn und Zweck dieser Vertretungen ist, sich gegenüber Politik und Verwaltung für die Belange älterer Menschen einzusetzen. Das oberste Ziel ist es, die Selbstständigkeit älterer Menschen zu erhalten (Abb. 7.19), ihre gesellschaftliche Beteiligung zu ermöglichen und sie auch einzufordern. Auf diese Weise werden ihre Interessen nicht von Verwaltungsangestellten oder Vertretern der Politik repräsentiert, sondern durch sie selbst.

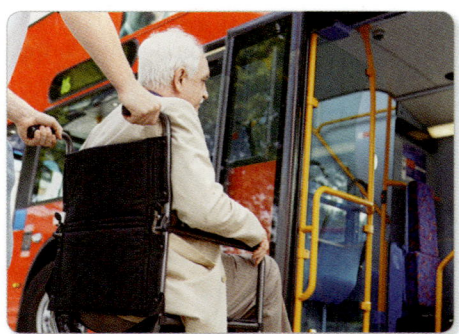

Abb. 7.19: Der Erhalt der Mobilität älterer Menschen ist ein wichtiges Thema für Seniorenvertretungen.

Die Themen beziehen sich z. B. auf:
- Sicherheit und Verkehr (Installation akustischer Signale an Fußgängerüberwegen, verlängerte Ampelphasen, Niederflurbusse und -straßenbahnen usw.)
- Wohnen im Alter (Unterstützung von Modellprojekten für altersgemäßes Wohnen, Erhalt öffentlicher Toiletten usw.)
- Bildung und Kultur (Einsatz für Kulturangebote am Nachmittag, Computerschulungen für Senioren, Angebote von Freizeitaktivitäten usw.)

7.3 Anker zum Kapitel

- Soziale Kontakte sind lebensnotwendig.
- Kultursensible Pflege benötigt gegenseitigen Respekt.
- Nähe, Distanz und Intimsphäre müssen bewusst im Pflegeprozess berücksichtigt werden.
- Strukturierte Tages- und Wochenabläufe helfen den Menschen, sich klar zu orientieren.
- Beschäftigungsangebote fördern das Gedächtnis und die Lebensqualität.

7.4 Wissen festigen und vertiefen

1. Nennen Sie die drei Arten sozialer Netzwerke und erklären Sie deren Funktion. (→ 7.1.1)
2. Geben Sie einen Überblick über Lebens- und Familienformen. (→ 7.1.2)
3. Nennen Sie Gründe, warum die Angehörigenpflege überwiegend von Frauen übernommen wird. (→ 7.1.2)
4. Welche Möglichkeiten der Entlastung von pflegenden Angehörigen sieht das SGB XI vor? (→ 7.1.2)
5. Stellen Sie die Bedeutung von Beschäftigung und Aktivität im Alter heraus. Gehen Sie dabei insbesondere auf bettlägerige Pflegebedürftige ein. (→ 7.2)
6. Warum ist eine Tagesstrukturierung auch in Pflegeeinrichtungen für den alten Menschen wichtig? (→ 7.2.1)
7. Nutzen Sie Ihren nächsten Praxiseinsatz und befragen Sie drei Klienten/Bewohner über ihre Bewegungsgewohnheiten. Fragen Sie nach Schulsport, Sportverein, Sportaktivitäten.
8. Was beeinflusst die Gedächtnistätigkeit im Alter positiv und was negativ? (→ 7.2.2)
9. Welches Fest feiern Sie besonders gern und warum? Tauschen Sie sich im Unterricht aus.
10. Welches Medienangebot nutzen Sie am liebsten und warum?
11. Welche Bedeutung hat das bürgerliche Engagement mit Blick auf den demografischen Wandel? (→ 7.2.3)

8 Ernährung

Gesunde, altersgerechte Ernährung gewährleisten

Bausteine der Ernährung:

- Kohlenhydrate
- Fette
- Eiweiß
- Ballaststoffe
- Mineralstoffe
- Vitamine
- Wasser
- Sekundäre Pflanzenstoffe

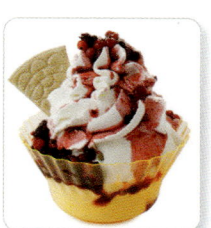
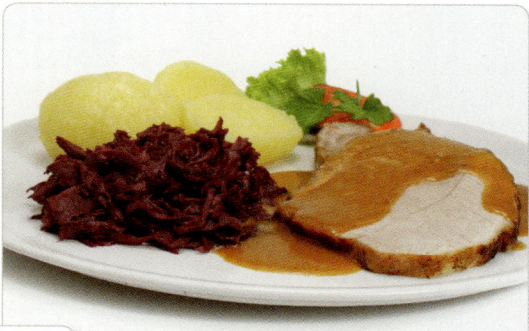
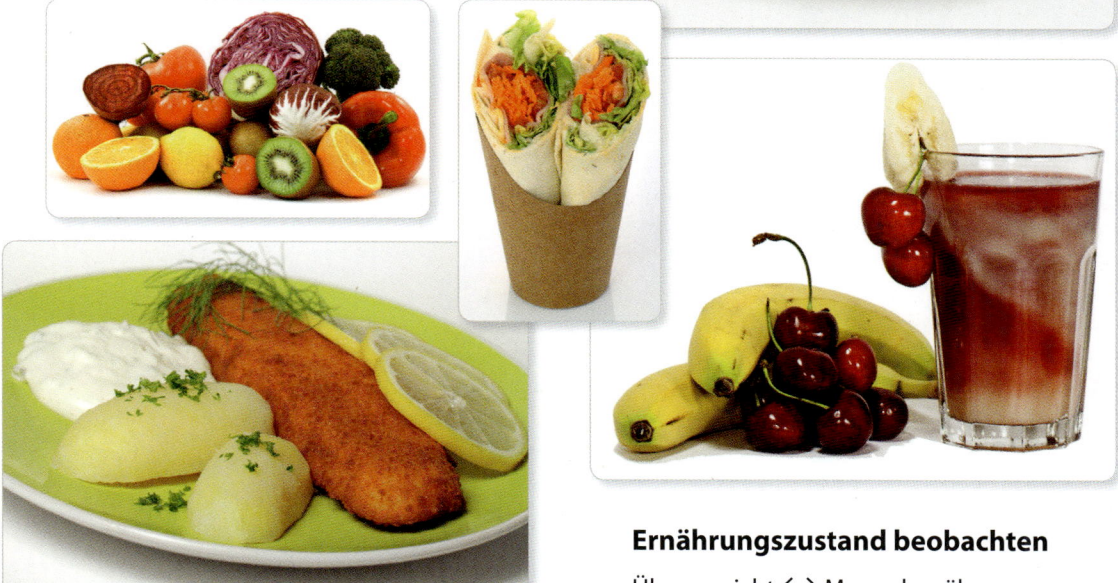

Ernährungszustand beobachten

Übergewicht ↔ Mangelernährung

Pflegeassistenten

- beobachten bei der Nahrungs- und Flüssigkeitsaufnahme
- geben Hilfestellung bei der Nahrungs- und Flüssigkeitsaufnahme
- berücksichtigen Ernährungsgewohnheiten und passen sie individuell an
- verwenden sinnvolle, individuelle Hilfsmittel
- leiten zur gesunden, ausgewogenen Ernährung an
- wirken bei der Verabreichung von Sondenkost mit

Ernährung

Der alte Großvater und der Enkel

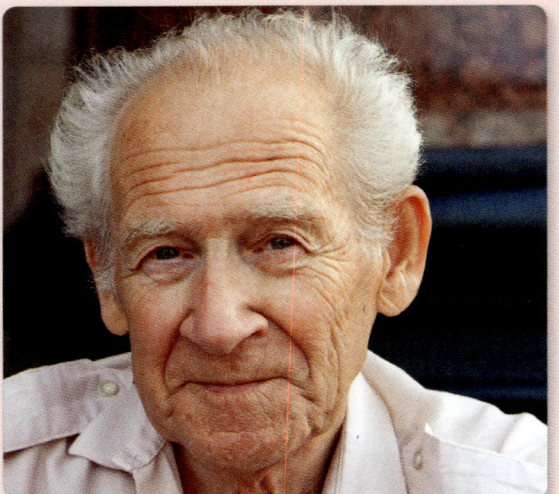

Es war einmal ein steinalter Mann, dem waren die Augen trüb geworden, die Ohren taub und die Knie zitterten ihm. Wenn er nun bei Tische saß und den Löffel kaum halten konnte, schüttete er Suppe auf das Tischtuch und es floss ihm auch etwas wieder aus dem Mund. Sein Sohn und dessen Frau ekelten sich davor und deswegen musste sich der alte Großvater endlich hinter den Ofen in die Ecke setzen und sie gaben ihm sein Essen in ein irdenes Schüsselchen und noch dazu nicht einmal satt; da sah er betrübt nach dem Tisch und die Augen wurden ihm nass. Einmal auch konnten seine zitterigen Hände das Schüsselchen nicht festhalten, es fiel zur Erde und zerbrach. Die junge Frau schalt, er sagte aber nichts und seufzte nur. Da kaufte sie ihm ein hölzernes Schüsselchen für ein paar Heller, daraus musste er nun essen. Wie sie da so sitzen, so trägt der kleine Enkel von vier Jahren auf der Erde kleine Brettlein zusammen.

„Was machst du da?", fragte der Vater. „Ich mache ein Tröglein", antwortete das Kind, „daraus sollen Vater und Mutter essen, wenn ich groß bin." Da sahen sich Mann und Frau eine Weile an, fingen endlich an zu weinen, holten sofort den alten Großvater an den Tisch und ließen ihn von nun an immer mitessen, sagten auch nichts, wenn er ein wenig verschüttete. [3]

Aufgaben
Welche Bedeutung hat gemeinsames Essen im Familien- oder Freundeskreis für Sie? Diskutieren Sie in Kleingruppen.

8.1 Grundlagen der Ernährung

Nahrungsmittel sind Lebensmittel, die der Ernährung dienen. **Genussmittel** wie Alkohol, Tee und Kaffee zählen nach der Definition ebenfalls zu den Lebensmitteln, auch wenn sie nicht für die Ernährung notwendig sind. Nicht zu den Lebensmitteln gehören Tabakwaren und Arzneimittel.

Nahrungsmittel enthalten **Nährstoffe**. Diese erfüllen im Körper unterschiedliche Aufgaben (Tab. 8.1).

Nährstoff	Aufgabe für den Körper	Lebensmittel
Kohlenhydrate	Energielieferant	Getreide, Kartoffeln, Obst
Fette	Energielieferant	Öle, Margarine, Butter, Nüsse, Fleisch
Eiweiß	Aufbau und Erhalt von Zellen und Gewebe	Milch, Quark, Käse, Fisch, Fleisch, Hülsenfrüchte
Vitamine	ermöglichen Energie- und Eiweißproduktion	Obst, Gemüse, Fisch, Fleisch, Getreide
Mineralstoffe	unterstützen biologische Körpervorgänge	Obst, Gemüse, Fisch, Fleisch, Getreide
Wasser	Transport- und Lösungsmittel für Stoffwechselvorgänge	Saft, Milch, Gurke, Tomate, Melone

Tab. 8.1: Nährstoffe: Aufgaben und Vorkommen

8.1.1 Energiebedarf

Alle Lebensvorgänge – sowohl auf der Ebene der Zellen als auch der Ebene der Organe und Organsysteme – verbrauchen **Energie**. Und das nicht nur bei körperlicher und geistiger Aktivität, sondern auch in Ruhe.

Die im Körper benötigte Energie wird im Wesentlichen aus **Kohlenhydraten, Fetten** und **Eiweißen** gewonnen (Abb. 8.1). Eiweiß nimmt dabei eine Sonderrolle ein: Es ist nicht nur Energieträger, sondern wird auch zum Aufbau von Körperstrukturen benötigt.

In einem chemischen Prozess in den Zellen werden die kleinsten Bausteine der Nährstoffe aufgespalten und unter Wärmeabgabe in Energie umgewandelt. Dabei entstehen Kohlendioxid und Wasser, bei den Eiweißen zusätzlich Harnstoff.

> **DEFINITION** **Joule** (J): Standardeinheit für Energie, 1 Joule (J) = 0,239 Kalorie (cal)
>
> **Kalorie** (cal): Wärmemenge, um 1 g Wasser von 14,5 auf 15,5 °C zu erwärmen. Statt Joule wird meistens Kilokalorien (kcal) verwendet, 4,187 J = 1 cal

Um die tägliche Energiemenge zu berechnen, bestimmt man zunächst den Grundumsatz.

Grundumsatz

> **DEFINITION** **Grundumsatz:** Energie, die bei völliger Ruhe verbraucht wird, also für die notwendigen Stoffwechselvorgänge und zum Aufrechterhalten der Körpertemperatur.

Der Grundumsatz wird folgendermaßen berechnet:
- Mann: (11,2 × Gewicht) – (3,47 × Alter) + 1010 = Grundumsatz in kcal
- Frau: (11,2 × Gewicht) – (3,47 × Alter) + 770 = Grundumsatz in kcal

Leistungsumsatz

Um auf den täglichen Energiebedarf zu kommen, wird zum Grundumsatz der **Leistungsumsatz** addiert. Dieser ergibt sich aus der Summe der täglichen Aktivitäten. Hierzu gehören:

- Muskeleinsatz wie körperliche Arbeit, Sport, Muskelzittern oder Unruhe
- Wärmeregulation, also das Anpassen an unterschiedliche Temperaturen
- krankheitsbedingter Energiemehrbedarf, z. B. bei Fieber, Tumorleiden und Entzündungen
- geistige Tätigkeit

Der Leistungsumsatz ist eine variable Größe, die sich von Tag zu Tag ändert. Man rechnet deshalb mit Durchschnittswerten. Für die Pflege gut einsetzbar sind die PAL-Werte (PAL = physiologischer Aktivitätslevel).

> **DEFINITION** **PAL** (Physical Activity Level): Maß für die körperliche Aktivität. Körperliche Aktivitäten werden je nach Energiebedarf entsprechenden PAL-Werten zugeordnet (Tab. 8.2).

Aktivität	PAL-Wert
Nachtruhe	0,95
hohes Alter und stark eingeschränkte Aktivität	1,2
normale Alltagsaktivität im Alter	1,4
Schüler oder Berufstätige mit überwiegend sitzender Tätigkeit	1,6–1,7
Hausfrauen oder Berufstätige mit überwiegend stehender Tätigkeit	1,8–1,9
starke körperliche Anstrengung	2,0–2,4

Tab. 8.2: PAL-Werte

Der Grundumsatz multipliziert mit dem jeweiligen PAL-Wert ergibt die Summe aus Grund- und Leistungsumsatz.

> **MERKE** Unabhängig von allen Berechnungen sollte die tägliche Energiemenge bei über 65-Jährigen nicht unter 1 600–1 800 kcal liegen.

8.1.2 Energieliefernde Nährstoffe

Energieliefernder Nährstoff	Energiemenge pro Gramm
Kohlenhydrate	4,1 kcal = 17,2 kJ
Fette	9,3 kcal = 37,0 kJ
Eiweiß	4,1 kcal = 17,2 kJ
Alkohol	7 kcal = 29,3 kJ

Tab. 8.3: Energiegehalt der energieliefernden Nährstoffe

Ernährung

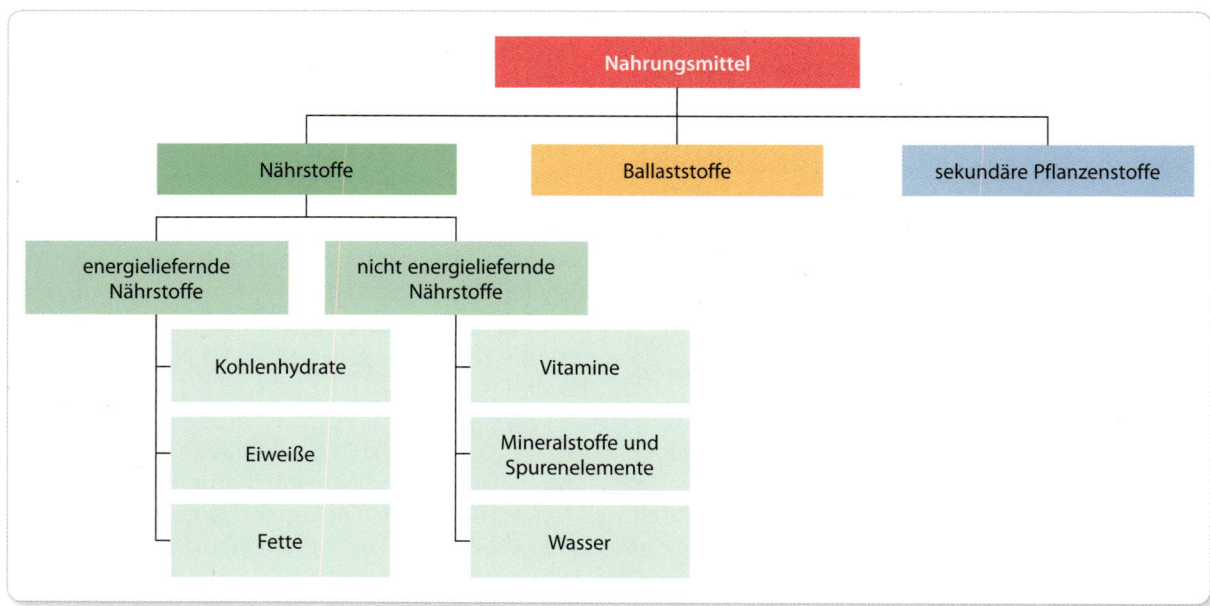

Abb. 8.1: Übersicht der Nährstoffe in Nahrungsmitteln

> **MERKE** Empfehlung zur Nährstoffrelation für Erwachsene:
> - 10–15 % der Energie aus Eiweiß
> - 30 % aus Fett
> - 55–60 % aus Kohlenhydraten

Kohlenhydrate

Kohlenhydrate sind Zucker, sogenannte **Saccharide**. Sie sind wichtige Nährstoffe und können zum größten Teil vom menschlichen Organismus verwertet werden (Abb. 8.2). Eine Ausnahme bildet z. B. **Zellulose**. Dieser Vielfachzucker ist unverdaulich und zählt deshalb zu den Ballaststoffen. Aus Kohlenhydraten kann der Körper besonders schnell Energie bereitstellen, etwa dreimal schneller als aus Fetten. Kohlenhydrate können darüber hinaus von allen Körperzellen zur Energiegewinnung genutzt und in Form von Glykogen in der Muskulatur und der Leber gespeichert werden. **Glukose** (Traubenzucker) liegt im menschlichen Körper in gelöster Form vor und kann so von allen Zellen aufgenommen werden. Das Hormon Insulin ist für den Transport von Glukose in die Zellen zuständig.

Fette

Fette werden auch als Lipide bezeichnet. Sie sind Energieträger und -speicher, schützen als Baufett die Organe, sind Bestandteil von Zellwänden und Grundbaustein von Hormonen. Außerdem werden sie zur Aufnahme fettlöslicher Vitamine benötigt.

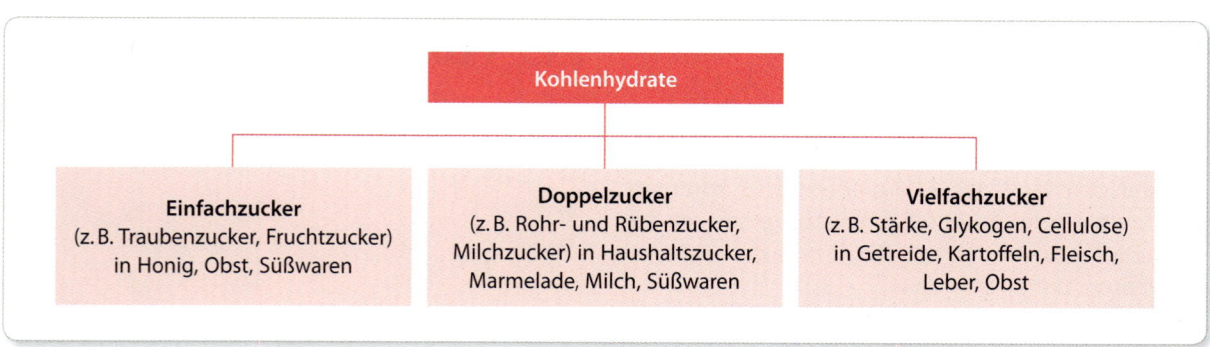

Abb. 8.2: Übersicht der Kohlenhydrate

Die Fette in der Nahrung sind sogenannte **Triglyzeride.** Die Fettsäuren haben unterschiedliche Wirkungen im Körper und sind zum Teil essenziell, d.h., sie müssen mit der Nahrung aufgenommen werden, weil der menschliche Körper sie nicht selbst bilden kann.

Fettsäuren werden in Fettzellen gespeichert. Die Fettzellen sitzen im Wesentlichen unter der Haut, im Unterhautfettgewebe und im Bauchraum um die inneren Organe herum. Auch die Muskulatur enthält kleine Fetttröpfchen.

Nach einer fettreichen Mahlzeit steigen die Fette im Blut an und werden vermehrt im Fettgewebe gespeichert. Bei hoher Aktivität mit entsprechendem Energieverbrauch sinkt der Blutfettspiegel hingegen und die Triglyzeride werden gespalten, damit aus den Fettsäuren Energie gewonnen werden kann.

Auch Cholesterin gehört zu den Fetten. Es wird mit der Nahrung aufgenommen, der größere Teil wird in der Leber produziert. Cholesterin ist die Grundsubstanz u.a. für Gallensäure und viele Hormone, z.B. das Kortisol und Sexualhormone. Es spielt eine wichtige Rolle in der Entstehung der Arteriosklerose (S. 295).

Eiweiß

Eiweiße heißen auch **Proteine.** Sie finden sich im Körper in unterschiedlichen Formen und erfüllen unterschiedliche Aufgaben, z.B.:
- als Struktureiweiße bestimmen sie den Aufbau der Zellen und damit die Beschaffenheit von Geweben und der Körperstruktur
- als Enzyme sind sie an chemischen Reaktionen beteiligt
- Transporteiweiße wie Hämoglobin und Transferrin transportieren Sauerstoff bzw. Eisen
- als Hormone regeln Proteine Vorgänge im Körper, z.B. die Glucoseaufnahme in die Zellen
- als Antikörper wehren sie Krankheitserreger ab

Eiweiße sind große Moleküle, die sich aus Aminosäuren zusammensetzen. Menschliche Eiweiße bestehen aus 20 verschiedenen Aminosäuren, die der Körper teilweise selbst herstellen kann. Wie bei den Fetten gibt es aber auch neun Aminosäuren, die beim Erwachsenen mit der Nahrung aufgenommen werden müssen, die essenziellen Aminosäuren.

Der Eiweißbedarf eines Erwachsenen liegt etwa bei 0,8 g pro kg Körpergewicht.

BEISPIEL Eine 60 kg schwere Person benötigt ca. 48 g Eiweiß täglich.

Für Kinder und Jugendliche liegt die empfohlene Eiweißmenge etwas höher: Im Alter von 1–4 Jahren werden 1,0 g pro kg Körpergewicht empfohlen, zwischen dem 4. und dem 15. Lebensjahr dann 0,9 g/kg pro Tag. [1]

Diese Menge wird mit einer ausgewogenen Mischkost üblicherweise erreicht. Bei extremer körperlicher Belastung und nach größeren Verletzungen oder operativen Eingriffen wird mehr Eiweiß benötigt, bei einer Niereninsuffizienz muss die Zufuhr oft reduziert werden.

Folgende Nahrungsmittel liefern besonders viel Eiweiß:
- Fleisch und Fisch
- Eier
- Milchprodukte
- Hülsenfrüchte
- Kartoffeln
- Getreideprodukte

MERKE Der Eiweißbedarf sollte zu mindestens $2/3$ aus pflanzlichen Lebensmitteln gedeckt werden.

Mit tierischen Nahrungsmitteln lässt sich vor allem der Bedarf an essenziellen Aminosäuren leichter abdecken.

8.1.3 Nicht energieliefernde Nährstoffe

Ballaststoffe

Diese unverdaulichen Bestandteile der Nahrung haben positive Auswirkungen bei Erkrankungen wie Arteriosklerose, Diabetes mellitus oder Darmkrebs und sollten in der Ernährung nicht fehlen. Die Deutsche Gesellschaft für Ernährung empfiehlt eine Ballaststoffzufuhr von ca. 30 g pro Tag.

Ballaststoffe im Verdauungstrakt
- binden giftige Substanzen und machen sie so unschädlich,
- erhöhen das Stuhlvolumen und verkürzen die Passagezeit,
- beugen bei ausreichendem Trinken Verstopfungen vor.

Mineralstoff	Vorkommen (Auswahl)	Wirkung/Beteiligung
Kalzium	Milch, Käse, Gemüse, Nüsse	Knochenaufbau, Blutgerinnung, Erregungsleitung im Nervensystem
Phosphor	Fleisch, Fisch, Milchprodukte, Hülsenfrüchte	Knochenaufbau, Energietransport
Magnesium	Fleisch, Fisch, Gemüse, Nüsse	Erregungsleitung im Nervensystem, Aktivierung von Enzymen
Natrium	Speisesalz, Käse, Wurst, Konserven, Brot	Wasserhaushalt, Erregungsleitung im Nervensystem
Kalium	Gemüse, Obst, Hülsenfrüchte, Reis	Wasserhaushalt, Erregungsleitung im Nervensystem
Eisen	rotes Fleisch, Leber, Eigelb, Hülsenfrüchte, Gemüse, Vollkornprodukte	Sauerstofftransport
Jod	Seefisch, Eier, Zusatz zu Speisesalz und Backwaren	Schilddrüsenfunktion
Fluor	schwarzer Tee, Zusatz z. T. im Trinkwasser	Zahnschmelzerhalt
Zink	Fleisch, Käse, Getreide, Nüsse	Aktivierung von Enzymen, Insulin, Eiweißaufbau
Selen	Fleisch, Fisch, Eier, Knoblauch	Immunsystem, Schutz der Zellmembranen

Tab. 8.4: Empfohlene Mineralstoffzufuhr für Erwachsene und Senioren (orientiert an der DGE)

Mineralstoffe

Mineralstoffe sind nichtorganische Nährstoffe, die für den Körper lebensnotwendig sind. Sie müssen mit der Ernährung zugeführt werden (Tab. 8.4). Je nachdem, wie viel der Körper von einem Mineralstoff benötigt, spricht man von **Mengen-** oder **Spurenelementen**.

Mineralstoffe werden bei der Nahrungszubereitung kaum geschädigt. Allerdings laugen beim Kochen die Mineralstoffe zum Teil in die Garflüssigkeit aus. Deshalb sollte man mit wenig Flüssigkeit garen und diese möglichst weiterverwenden, z. B. für Soßen.

Bei einer ausgewogenen Ernährung treten Mangelerscheinungen normalerweise nicht auf. Bei alten Menschen sollte allerdings darauf geachtet werden, dass sie ausreichend mit Kalzium versorgt werden, um z. B. eine Osteoporose (S. 481) zu vermeiden.

Erhöhter Mineralstoffbedarf bei
- starkem Schwitzen,
- gehäuften Durchfällen,
- entwässernden Medikamenten.

> **TIPP Eisenzufuhr bei Anämie** (S. 332)
> Eisen nimmt der Körper am besten in Verbindung mit Vitamin C auf. Deshalb sollten eisenreiche Nahrungsmittel mit Vitamin-C-haltigen Säften oder frischem Obst kombiniert werden. Schwarzer Tee, Kaffee, Milch und Kleie behindern die Aufnahme von Eisen.

Vitamine

Vitamine sind Substanzen, die der Körper braucht, aber nicht selbst herstellen kann, und die er nicht als Energielieferant oder Baustoff benutzt. Vitamine sind unerlässlich für den Stoffwechsel. Dies verdeutlicht der Wortteil „Vita", der für Leben steht. Da die Vitamine nicht oder nur ungenügend im Körper synthetisiert werden, müssen sie mit der Nahrung zugeführt werden.

Alle mit der Nahrungszubereitung zusammenhängenden Prozesse wie Lagerung, Zerkleinerung und Kochen senken den Vitamingehalt der Nahrungsmittel. Zu höheren Verlusten kommt es durch:
- Wärme,
- UV-Strahlung,
- Herauslösen durch Wasser,
- Sauerstoffkontakt.

Fettlösliche Vitamine (Tab. 8.5) können im Darm nur aufgenommen werden, wenn gleichzeitig Fett gegessen wurde. Diese Vitamine sind relativ hitzestabil, aber sauerstoffempfindlich. Fettlöslich sind die Vitamine A, D, E und K.

> **MERKE** Fettlösliche Vitamine: E-De-K-A

Wasserlösliche Vitamine (Tab. 8.6) werden durch Hitze teilweise zerstört. Darauf ist bei der Nahrungszubereitung zu achten.

Fettlösliche Vitamine	Vorkommen	Funktion
Retinole = Vitamin A	• Leber, Eigelb • Karotten, grünes Gemüse, Tomaten • Aprikosen	• Sehvorgang • Zellwachstum, • Immunsystem
Calciferole = Vitamin D	• Fettfische • Eigelb • Emmentaler	• Knochenaufbau
Tocopherole = Vitamin E	• Pflanzenöl • Vollkornprodukte • Nüsse • grünes Gemüse	• Schutz der Zellmembranen • Immunsystem
Phyllochinone = Vitamin K	• grünes Gemüse • Milchprodukte • Fleisch, Eier • Getreide, Obst	• Blutgerinnung • Knochenstoffwechsel

Tab. 8.5: Fettlösliche Vitamine (Empfehlungen und Richtwerte der DGE für Erwachsene und Senioren)

Der **Vitaminbedarf** unterscheidet sich von Mensch zu Mensch. Folgende Belastungen und Gewohnheiten lassen den Vitaminbedarf ansteigen:
- körperliche Belastungen
- nervliche Belastungen
- Krankheit
- Rauchen
- Alkoholmissbrauch

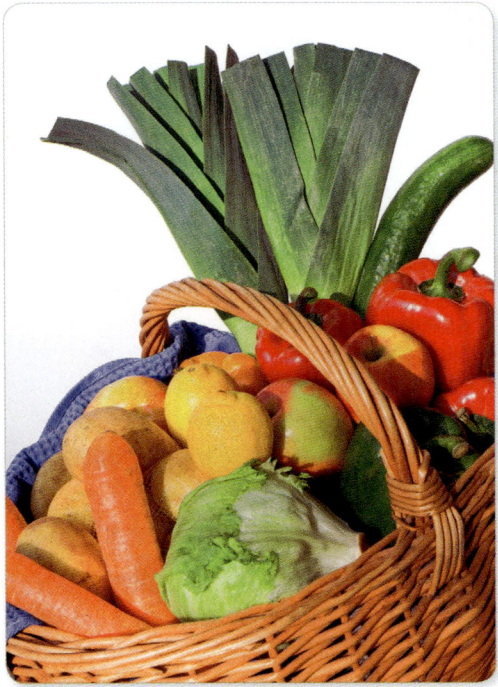

Abb. 8.3: Täglich Obst und Gemüse unterstützen die Vitaminzufuhr.

Wasserlösliche Vitamine	Vorkommen	Funktion
Thiamin = Vitamin B1	• Fleisch • Vollkornprodukte • Hülsenfrüchte • Kartoffeln	• Kohlenhydrat- und Eiweißstoffwechsel • Nervensystem
Riboflavin = Vitamin B2	• Milchprodukte • Eier, Fleisch, Fisch • Vollkornprodukte	• Energiegewinnung in den Zellen
Niacin	• Fleisch, Eier, Fisch • Milchprodukte • Gemüse • Vollkornprodukte	• Energiegewinnung in den Zellen
Pantothensäure	• Eigelb, Fleisch, Fisch • Milchprodukte • Vollkornprodukte • Hülsenfrüchte	• alle Stoffwechselvorgänge
Pyridoxin = Vitamin B6	• Fleisch, Fisch • Gemüse • Hülsenfrüchte • Kartoffeln • Vollkornprodukte	• Energie- und Kohlenhydratstoffwechsel • Immunsystem
Biotin	• Leber, Eigelb • Soja • Vollkornprodukte • Pilze • Nüsse	• Kohlenhydrat- und Fettstoffwechsel • Eiweißabbau
Folsäure	• Blattgemüse • Vollkornprodukte • Kartoffeln • Hülsenfrüchte	• Zellteilung • Eiweiß- und Fettstoffwechsel • Blutbildung
Cobalamin = Vitamin B12	• ausschließlich tierische Lebensmittel • mikrobiell vergorene Produkte	• Zellwachstum • Blutbildung
Ascorbinsäure = Vitamin C	• Obst, Fruchtsäfte • Gemüse • Kartoffeln	• Antioxidans • Kollagenaufbau • Eisenaufnahme

Tab. 8.6: Wasserlösliche Vitamine (Empfehlungen und Richtwerte der DGE für Erwachsene und Senioren)

Sekundäre Pflanzenstoffe

Die Gruppe der **sekundären Pflanzenstoffe** umfasst Tausende von chemisch unterschiedlichen Substanzen, die ausschließlich in Pflanzen vorkommen. Viele von ihnen sind Farbstoffe oder Aromen, manche beeinflussen aber auch die Funktionen des Körpers und werden deshalb als bioaktive Substanzen bezeichnet. Obst und Gemüse sind vor allem aufgrund der sekundären Pflanzenstoffe so gesund. Täglich sollte man davon fünf Portionen verzehren – roh, gekocht oder als Saft.

Wasser

Wasser ist unerlässlich für alle Körperfunktionen. Während es möglich ist, längere Zeit ohne feste Nahrung auszukommen, muss die tägliche Versorgung mit Flüssigkeit sichergestellt sein. Wasser ist:
- Hauptbestandteil des menschlichen Körpers
- Lösungsmittel
- Transportmittel für Stoffwechselprodukte
- Wärmeregulator (Schwitzen)
- Voraussetzung für die Weitergabe von Nervenimpulsen im Gehirn, plötzliche Verwirrtheit im Alter entsteht meist durch Flüssigkeitsmangel

Ohne Wasser verlieren die Zellen ihre Form und die in ihnen ablaufenden Vorgänge kommen zum Erliegen. Etwa 60–70 % des menschlichen Körpers bestehen aus Wasser. Mit zunehmendem Alter nimmt der Wassergehalt allerdings ab.

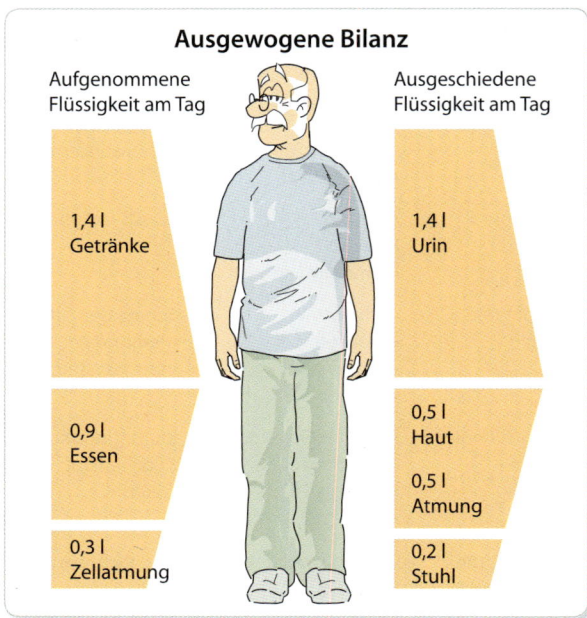

Abb. 8.5: Ausgeglichene Flüssigkeitsbilanz

8.2 Altersgerechte Ernährung

Alte Menschen können dieselben Nahrungsmittel wählen wie junge. Ausnahmen bilden Krankheiten, Untergewicht oder Übergewicht. Die Zusammensetzung sollte ausgewogen und möglichst abwechslungsreich sein, um den Appetit zu erhalten. Um die verschiedenen Nahrungsmittel richtig zusammenzustellen, kann man sich am **Ernährungskreis der DGE** orientieren (Abb. 8.6).

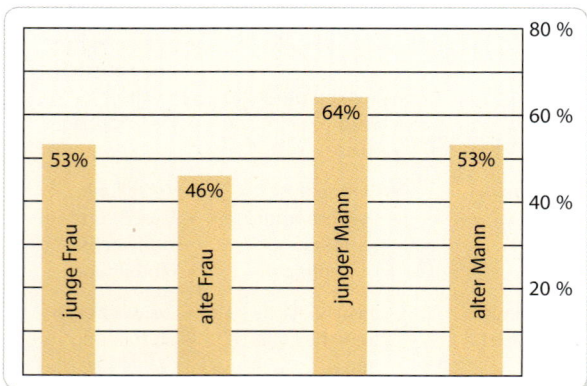

Abb. 8.4: Veränderung des Wassergehalts mit dem Alter

Wasser wird über den Verdauungstrakt aufgenommen und über die Nieren als Urin, über die Atmung und die Haut wieder ausgeschieden. Das Wasser, das so verloren geht, muss über Getränke und Essen wieder aufgenommen werden (Abb. 8.5).

> **MERKE** Der Wasserbedarf ist bei starkem Schwitzen, z. B. durch Anstrengung oder Fieber, bei Erbrechen, Durchfall und bei hohem Kochsalz- und Eiweißverzehr erhöht.

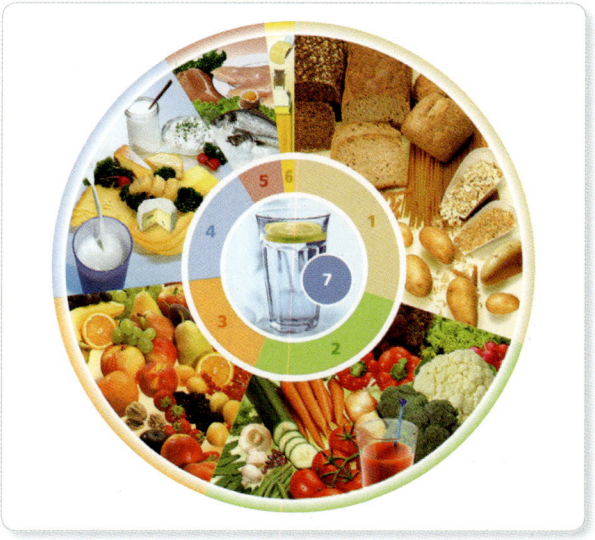

Abb. 8.6: Der Ernährungskreis der DGE (Copyright: Deutsche Gesellschaft für Ernährung e. V., Bonn)

Altersgerechte Ernährung

Der Ernährungskreis der Deutschen Gesellschaft für Ernährung e. V. (DGE) dient als Wegweiser für eine vollwertige Ernährung. Er teilt das reichhaltige Lebensmittelangebot in sieben Gruppen ein und erleichtert so die tägliche Lebensmittelauswahl. Je größer ein Kreissegment ist, desto größere Mengen sollten täglich aus der Gruppe verzehrt werden. Lebensmittel aus kleinen Segmenten sollten sparsam verwendet werden. Für eine abwechslungsreiche Ernährung sollte die Lebensmittelvielfalt der einzelnen Gruppen genutzt werden.

Gesundes Essen

Die **Deutsche Gesellschaft für Ernährung e. V. (DGE)** hat auf der Basis wissenschaftlicher Erkenntnisse **10 Regeln** formuliert, die helfen, genussvoll und gesunderhaltend zu essen. Diese Regeln treffen auf jede Altersgruppe zu. [2]

Die 10 Regeln der Deutschen Gesellschaft für Ernährung (DGE) für gesundes Essen
1. Vielseitig essen. Abwechslungsreiche Auswahl, geeignete Kombinationen wählen und angemessene Menge nährstoffreicher und energiearmer Lebensmittel.
2. Reichlich Getreideprodukte und Kartoffeln. Brot, Nudeln, Reis, Getreideflocken; fettarme Zutaten bevorzugen.
3. Gemüse und Obst: Nimm „5" am Tag. Fünf Portionen Gemüse und Obst am Tag, möglichst frisch, nur kurz gegart, oder auch eine Portion als Saft.
4. Täglich Milch und Milchprodukte; ein- bis zweimal in der Woche Fisch; Fleisch, Wurstwaren sowie Eier in Maßen.
5. Wenig Fett und fettreiche Lebensmittel. Insgesamt 60–80 g Fett pro Tag reichen aus. Auf unsichtbares Fett (in Fleischerzeugnissen, Milchprodukten, Gebäck und Süßwaren sowie in Fast-Food- und Fertigprodukten) achten.
6. Zucker und Salz in Maßen. Zum Würzen Kräuter und Gewürze und wenig (jodiertes) Salz verwenden.
7. Reichlich Flüssigkeit. Rund 1,5 Liter Flüssigkeit jeden Tag, am besten Wasser – ohne oder mit Kohlensäure – und andere kalorienarme Getränke. Alkoholische Getränke sollten nur gelegentlich und nur in kleinen Mengen konsumiert werden.
8. Schmackhaft und schonend zubereiten.
9. Sich Zeit nehmen und genießen.
10. Auf das Gewicht achten und in Bewegung bleiben.

Einflussfaktoren auf die Ernährung im Alter

Allgemeine physiologische Veränderungen im Alter
- Der Energiebedarf ist geringer. Der Grundumsatz sinkt, weil körperliche Anstrengungen meistens weniger werden.
- Das Durst- und Hungergefühl, aber auch die Fähigkeit, zu schmecken und zu riechen, wird schwächer.
- Die Produktion von Magensäure und Intrinsic-Faktor (S. 393) nimmt ab.

Veränderungen im Mund- und Rachenbereich:
- Die Speichelproduktion ist vermindert.
- Die Schleimhäute bilden sich zurück. Dadurch treten Schluckstörungen auf.
- Zahnverlust, ungenügend sanierte Zähne oder schlecht sitzende Prothesen verursachen Kauprobleme (Schluckstörungen S. 404).

Allgemeine körperliche Faktoren wie
- Immobilität,
- eingeschränkte Beweglichkeit von Armen oder Händen,
- Koordinationsprobleme,
- Sehstörungen und
- Schwäche

erschweren die Nahrungszubereitung und Nahrungsaufnahme.

Soziale Faktoren wie
- Einsamkeit,
- nicht mehr (so) leben wollen,
- finanzielle Probleme und
- eine ungünstige Wohnsituation
- führen zu Fehl- und Mangelernährung.
- Großküchenessen wird abgelehnt oder nicht vertragen.

Krankheitsbedingte Faktoren
- Viele Erkrankungen, z. B. Infekte, Krebsleiden, rheumatische, Magen-Darm- und psychische Erkrankungen, führen zu Appetitlosigkeit.
- Bei vielen Erkrankungen, z. B. einer Überfunktion der Schilddrüse (Hyperthyreose), wird mehr Energie benötigt.
- Die Aufnahme der Nahrung und von Nährstoffen ist eingeschränkt, z. B.:
  - Vitamin-B12-Mangel bei Intrinsic-Faktor-Mangel durch eine Gastritis (S. 423)
  - eingeschränkte Magen- und/oder Darmmotilität (Bewegung), z. B. bei Diabetes mellitus (S. 425)
  - verminderte Resorptionsfähigkeit des Darms, z. B. bei Morbus Crohn

- Verwirrtheit und Vergesslichkeit bei einer Demenzerkrankung schränken das Hunger- und Durstgefühl ein.
- Die unerwünschten Wirkungen von Medikamenten tragen zu Appetitlosigkeit, Übelkeit oder Durchfall bei.

8.3 Ernährungsgewohnheiten

Ernährungsgewohnheiten entwickeln sich schon in der Kindheit – man lernt am Beispiel von Eltern, Geschwistern und anderen Kindern. Regelmäßig durchgeführte Handlungen verfestigen menschliches Verhalten. Deshalb lassen sich individuelle Ernährungsgewohnheiten nur sehr schwer ändern: Diätversuche scheitern häufig und auch eine krankheitsbedingte Ernährungsumstellung wird meist nur schwer akzeptiert. Das liegt daran, dass Essen für den Menschen nicht nur eine physiologische Notwendigkeit, sondern auch ein Genuss ist.

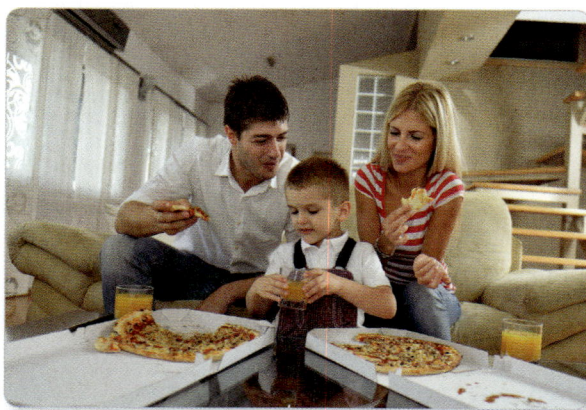

Abb. 8.7: Ernährungsgewohnheiten entwickeln sich bereits in der Kindheit.

Bis zu einem Alter von etwa zehn Jahren prägen die familiären und regional bevorzugten Speisen die Vorlieben für ein ganzes Leben (8.7). Vorlieben, aber auch Abneigungen der Kindheit werden kaum jemals vergessen. Neben den „Leibgerichten" sind auch die Essensrituale individuell. Beispiele:
- Es schmeckt besser mit Familie und Freunden
- zum Frühstück nur Süßes, Müsli oder Kaffee
- Salat vor dem Essen; Salat zum Essen
- Suppe vor dem Essen
- warme Mahlzeiten mittags und abends
- pünktlich um 12 Uhr Mittagessen
- Sonntagsrituale
- Fastenregeln der jeweiligen Religion

Ernährungsgewohnheiten können zu Problemen führen, wenn die Nahrung nicht mehr selbst zubereitet oder aufgenommen werden kann. In einem Pflegeheim oder einem Krankenhaus werden z. B. die Speisen in anderer Form dargereicht, es gibt andere Essenszeiten, andere Rituale und es müssen häufig krankheitsbedingt besondere Kostformen eingehalten werden.

> **TIPP** Ebenso wie zur Planung der Pflege in der Altenhilfe die Biografiearbeit gehört, sollte die Ernährungsanamnese sicherstellen, dass die Vorlieben und Gewohnheiten weitestgehend berücksichtigt werden. Für die Lebensaktivität „Essen und Trinken" sind in diesem Zusammenhang folgende Fragen wichtig:
> - In welcher Region wurde die Kindheit verbracht?
> - Welche Familiensituation besteht und welche Essensrituale gibt es?
> - Gibt es besondere Essenstraditionen in der Familie und Region?
> - Wurden in der Familie besondere Tischsitten befolgt, z. B. Gedeck, Unterhaltung, Anwesenheitspflicht?

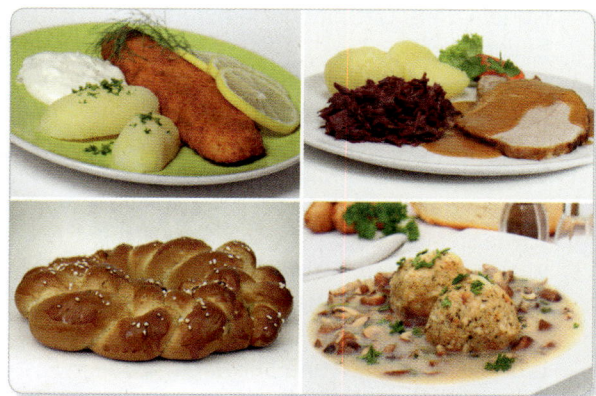

Abb. 8.8: Vielfalt der Speisen

Noch größere Unterschiede als bei den regionalen und familiären Essgewohnheiten ergeben sich beim Vergleich mit anderen Nationen. So können viele Menschen hier wenig mit eingelegtem Chinakohl, dem „kimchi", anfangen, der in Korea fast täglicher Bestandteil der Mahlzeiten ist. Umgekehrt stehen Asiaten Milchprodukten sehr reserviert gegenüber, da viele eine Laktoseintoleranz haben.

Wichtig im Hinblick auf die Nahrungszubereitung können **religiöse Normen** sein. Einige Vorschriften sind:

- koscheres Kochen im **Judentum**
  - kein Schweinefleisch
  - nur Fische mit Schuppen und Flossen, keine anderen Meerestiere
  - Milchprodukte dürfen nicht gleichzeitig mit Fleischprodukten verarbeitet und verzehrt werden, z. B. kein Rahmspinat zur Roulade und keine Bolognese mit Sahne
  - kein Verzehr von Blut (Blutwurst, Schwarzsauer)
- im **Islam**
  - absolutes Alkoholverbot, d. h. kein Tiramisu, keine Eierlikörtorte
  - kein Schweinefleisch
  - kein Verzehr von Blut (Blutwurst, Schwarzsauer)
  - Einhaltung des Fastenmonats Ramadan, also kein Essen und Trinken während des Tageslichts
- im **Christentum**
  - kein Fleisch und kein Alkohol am Karfreitag und bei Katholiken auch am Aschermittwoch
  - Passionszeit zwischen Karneval und Ostern mit Reglementierungen
  - freitags traditionell Fisch

In allen Religionen gibt es Erleichterungen dieser Vorschriften für Kranke und geschwächte Menschen.

> **TIPP** Zur Vertiefung ist die Broschüre „Handbuch Religionen" der evangelischen Kirche im Rheinland geeignet. Herunterzuladen unter www.ekir.de.

8.4 Ernährungszustand

Um den Ernährungsstatus zu überprüfen, genügen wenige Informationen:
- Gewichtszunahme bzw. -abnahme
- Appetit
- Veränderungen der Ernährungsgewohnheiten
- Übelkeit, Erbrechen, Durchfall, Heißhunger
- körperliche Leistungsfähigkeit

Gewichtsveränderungen

Kleine Gewichtsveränderungen im Alter sind nichts Ungewöhnliches, denn bei älteren Menschen ändert sich die Zusammensetzung des Körpers: Der Wasseranteil und die Muskulatur nehmen ab, der Fettanteil steigt hingegen.

Das Körpergewicht lässt sich mit dem **Body-Mass-Index** (BMI) beurteilen (S. 405).

> **MERKE** Nach den Qualitätsprüfungsrichtlinien des MDS (Medizinischer Dienst des Spitzenverbandes Bund der Krankenkassen e. V.) für stationäre Einrichtungen muss bei Pflegebedürftigen mindestens quartalsweise das Gewicht gemessen werden. [4]

Auch bei Personen, die nicht abgemagert sind, sollte bei der Pflegeanamnese gefragt werden, ob in den letzten Monaten Gewicht verloren wurde. Dabei ist zunächst zu klären, ob die Gewichtsabnahme auf veränderte Ernährungsgewohnheiten zurückzuführen ist. Wenn nicht, ist sie ein erstes Zeichen für eine Erkrankung, die abgeklärt werden sollte.

Mangelernährung

> **DEFINITION** **Mangelernährung:** eine erhebliche Unterversorgung mit Energieträgern und lebenswichtigen Stoffen, z. B. Eiweiß oder Vitamine (S. 148)

In der Altenpflege ist nicht Überernährung das Problem, sondern **Mangelernährung.** Nach Schätzungen von 2006 sind in Deutschland 1,6 Millionen Menschen untergewichtig, die meisten davon sind alt. Ihr BMI liegt unter 18,5. Besonders bedenklich ist, dass unter den über 75-Jährigen jeder Zweite bei einer Krankenhausaufnahme unterernährt ist und sich dieser Zustand während des Aufenthalts noch verschlechtert. Etwa 5–10 % der zu Hause lebenden älteren Menschen sind unterernährt. Bei in Heimen lebenden Menschen liegen bei 25–50 % Zeichen von Mangelernährung vor (Abb. 8.9).

In Pflegeeinrichtungen bzw. bei den Betroffenen können folgende Faktoren eine Mangelernährung begünstigen:
- mangelnder Appetit, mangelndes Hungergefühl
- Erkrankungen, die zu einer verminderten Nahrungsaufnahme führen
- Nebenwirkungen von Therapien, z. B. Medikamenten
- unzureichend aufbereitete Nahrung
- mangelhafter Geschmack und Zustand des Essens
- zu wenig Zuwendung während der Nahrungsaufnahme
- ablehnende Haltung gegenüber den Tischgenossen
- falsche Essenszeiten (sehr häufig zu früh abends)
- mangelnde Mundhygiene
- schlecht sitzende Zähne
- Langeweile
- fehlender Lebenssinn

Ernährung

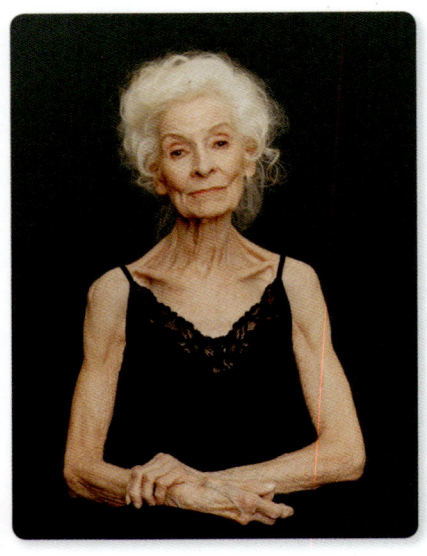

Abb. 8.9: Unterernährung

Oft wissen Betroffene und Pflegende nicht ausreichend über den Energiehaushalt von alten und kranken Menschen Bescheid. Der Energiebedarf steigt z. B. bei Pflegebedürftigen mit motorischer Unruhe aufgrund einer Demenzerkrankung (S. 551), aber auch bei Personen mit starkem Zittern im Rahmen einer Parkinson Krankheit (S. 544).

Maßnahmen

Wird eine Mangelernährung festgestellt, müssen zunächst die Hintergründe geklärt werden.
- Einschätzung der Ernährungssituation
- Unverträglichkeiten und Vorlieben erfragen, z. B. Lieblingsspeisen
- Beratung und Unterstützung bei der Auswahl und Zubereitung der Nahrungsmittel
- Hilfreich sind auch eine besondere Atmosphäre beim Essen und, falls erforderlich, den Umständen angepasste Essbestecke
- Liegen Schluckbeschwerden vor, sollte der Logopäde diese abklären.
- Kaubeschwerden lassen sich meist durch eine Sanierung des Gebisses beseitigen.
- Wenn der Pflegebedürftige aufgrund von Krankheit oder Medikamenten keinen Appetit hat, kann die Behandlung verändert werden.

Reichen diese Maßnahmen nicht aus, sollten zunächst die Speisen auf natürliche Weise angereichert werden, z. B. mit Sahne, sowie mehr Mahlzeiten pro Tag angeboten werden. Die nächtliche Nahrungskarenz (Zeit zwischen Abendessen bzw. letzter Mahlzeit und Frühstück) sollte möglichst kurz sein. Ziel: nicht mehr als 10 Stunden. Am Morgen vor körperlicher Anstrengung ist ein kalorienreiches Getränk, z. B. Saft oder Kakao, sinnvoll, da dann die Energiereserven nicht aus den Muskeln geholt werden. Im nächsten Schritt werden dem Essen Nährstoffkonzentrate zugegeben. Spezielle energiereiche Trinknahrung kann zusätzlich angeboten werden. In besonders schwierigen Fällen wird künstlich über implantierte Sonden, z. B. eine PEG-Sonde, ernährt (S. 412).

TIPP Energiereiche Trinknahrung schmeckt gekühlt meist besser!

8.5 Nahrungsaufnahme

Durch die tägliche Nahrungsaufnahme erhält der Mensch die Energie, die er für seine täglichen Aktivitäten braucht. Aber auch Menschen, die körperlich nicht oder kaum aktiv sind, z. B. aufgrund einer Lähmung, benötigen Nahrung.

8.5.1 Beobachtung der Nahrungsaufnahme

Die Pflegende beobachtet
- das **Essverhalten,** z. B. Anzahl der Mahlzeiten innerhalb von 24 Stunden, Zeitpunkt der Mahlzeiten, Regelmäßigkeit, Menge
- **Anzeichen von Mangelernährung**
- die **Trinkmenge** und Vorlieben bei der Auswahl
- **Anzeichen von Flüssigkeitsmangel** (Dehydratation)
  - Durst
  - konzentrierter, riechender Urin
  - trockene Zunge und Schleimhäute
  - verminderte Hautspannung
  - zu niedriger Blutdruck (S. 306)
  - allgemeine Schwäche
- **Anzeichen eines Flüssigkeitsüberschusses** (Hyperhydratation)
  - glatte, gespannte, glänzende Haut
  - Gewichtszunahme durch Ödembildung
  - erhöhter Blutdruck (S. 304)
- den **Hilfebedarf** bei der Nahrungs- und Flüssigkeitsaufnahme
  - Unterstützung bei der Vorbereitung bzw. Nachbereitung der Mahlzeit
  - Hilfebedarf während der Mahlzeit
  - Ursachen für den Hilfebedarf, z. B. Bewegungseinschränkungen, Schluckprobleme

- die **Verträglichkeit** bzw. **Unverträglichkeit** von Speisen und Getränken

> **TIPP** Ernährungs- bzw. Trinkprotokolle ermöglichen eine objektive Beobachtung und Dokumentation der Nahrungs- und Flüssigkeitsaufnahme.

8.5.2 Hilfestellung beim Essen

Die **Hilfestellung beim Essen** ist von vielen Faktoren abhängig, auch die Kultur spielt eine Rolle. In westlichen Ländern geht man davon aus, dass ein erwachsener Mensch, der nicht mit dem Essbesteck umgehen kann, Hilfe benötigt. In Indien hingegen ist es nicht ungewöhnlich, mit der Hand zu essen. Niemand würde in diesem Fall zur Hilfe eilen und dem betreffenden Menschen das Essen anreichen.

Zweifellos gefällt es nicht jedem Menschen, mit den Händen zu essen. Auch ist es nicht sinnvoll, einen Menschen zum Essen mit den Händen zu überreden. Isst hingegen beispielsweise ein Demenzerkrankter von selbst mit den Händen, so ist es Aufgabe der Pflegenden, ihn dabei zu unterstützen, z. B. indem sie
- auf die richtige Temperatur des Essens achtet,
- Lebensmittel anbietet, die gut mit der Hand gegessen werden können, und
- ihn bei Bedarf anleitet, vor der Mahlzeit die Hände zu waschen.

Dem alten Menschen in dieser Situation das Essen anzureichen, obschon er allein zurechtkäme, widerspricht der aktivierenden Pflege, schränkt die Selbstständigkeit ein und verursacht Mehrarbeit, die nicht notwendig wäre.

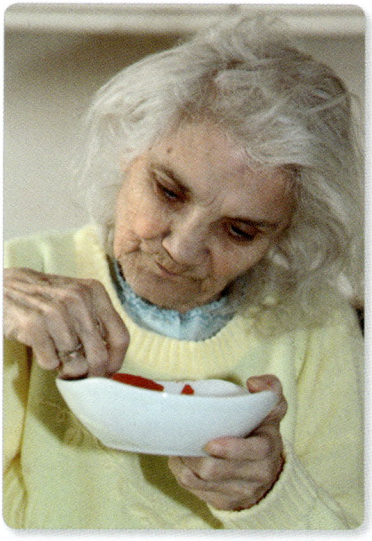

Abb. 8.10: Als Erwachsene mit den Fingern zu essen ist in westlichen Ländern unüblich. Kann der Mensch allerdings auf diese Weise selbstständig essen, so spricht nichts dagegen.

Hilfsmittel zur Nahrungsaufnahme

Die Hilfsmittel zur Nahrungsaufnahme zeigen eine große Bandbreite. Ihr Ziel ist stets gleich: dem alten Menschen zu ermöglichen, soweit wie möglich selbstständig zu essen.

	Hilfsmittel	Funktion
	• Die Griffe des Bestecks sind für Links- und Rechtshänder geformt. Auch erhältlich ist dieses Besteck mit neutralem Griff, der durch den Betroffenen selbst einmalig angepasst werden kann.	• Die Griffe ermöglichen, mit verformten und steifen Fingern zu essen und Nahrung zuzubereiten.
	• Teller mit erhöhtem Rand und Antirutschgummi auf der Unterseite	• Der erhöhte Rand verhindert, dass Nahrung über den Tellerrand hinausgeschoben wird. Der Gummiring an der Unterseite sorgt dafür, dass der Teller stabil auf dem Tisch steht, ohne zu verrutschen.
	• Antirutschunterlage aus Gummi	• Die gummierte Unterlage „klebt" leicht am Tisch und ebenso an der Rückseite des Tellers. Auf diese Weise kann der Teller nicht versehentlich verschoben werden. Spezialteller ersetzen die Matte meist, indem unter dem Teller ein Gummiring fest angebracht ist.

Tab. 8.7: Hilfsmittel, die das selbstständige Essen erleichtern

Ernährung

Notwendig werden die Hilfsmittel bei Behinderungen und Einschränkungen, bei denen der Pflegebedürftige die Nahrung nicht mit „normalen" Utensilien zerkleinern, auf das Besteck bringen oder zum Mund führen kann.

Nahrung anreichen

Je nach den Fähigkeiten des Pflegebedürftigen reicht die Pflegende ihm teilweise oder komplett die Mahlzeit an oder ist bei bestimmten Handgriffen, z. B. beim Zerschneiden der Nahrung, behilflich. Liegt beispielsweise eine Halbseitenlähmung nach einem Schlaganfall (S. 537) vor, so reicht die Pflegende dem Betroffenen die für ihn geeigneten Hilfsmittel und ordnet Gläser und Besteck so, dass er mit der nicht betroffenen Seite darauf zugreifen kann.

> **MERKE** Der Begriff „Füttern" ist für erwachsene Menschen unpassend und wird nur in der Pflege von Säuglingen und Kleinkindern verwandt.

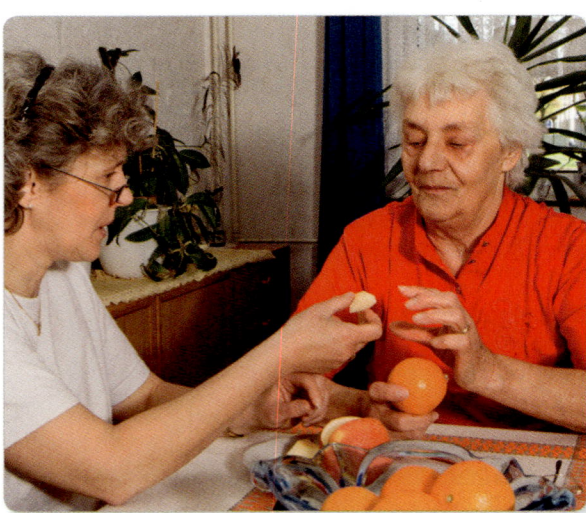

Abb. 8.11: Eine Obstmahlzeit zwischendurch bringt Flüssigkeit und Vitamine. Sie wirkt einer Mangelernährung entgegen und der alte Mensch erhält Zuwendung.

> **MERKE** Kann sich der Pflegebedürftige nicht sprachlich äußern, so ist eine gute Beobachtungsgabe gefragt. Das Ziel ist, dem Pflegebedürftigen die Nahrungsmittel anzureichen, die er essen möchte, und zwar in der Menge, die er sich vorstellt. Er sollte weder hungrig die Mahlzeit beenden, noch sollte die Pflegende ihm mehr Nahrung anreichen als er essen möchte. Bevor die Pflegenden Nahrung anreichen, achten sie darauf, ob eine Schluckstörung vorliegt.

Kann der Pflegebedürftige kauen und schlucken, die Nahrung jedoch nicht selbst zum Mund führen, so reicht die Pflegende die Nahrung an:
- Vorab klären, welche Speisen der Pflegebedürftige in welcher Menge essen möchte.
- Pflegebedürftiger legt den Zeitpunkt des Essens wenn möglich selbst fest.
- Eigene Hände waschen und desinfizieren
- Dem Pflegebedürftigen ermöglichen, sich die Hände zu reinigen
- Zahnprothese auf Wunsch vorab reinigen, Sitz der Prothese prüfen
- Serviette vorlegen

> **MERKE** Der Begriff „Lätzchen" wird für Babys und Kleinkinder verwandt. In der Pflege von Erwachsenen ist dieser Begriff unangemessen.

- Die Mahlzeit so bereitstellen, dass der alte Mensch sie sehen kann
- Pflegende und Pflegebedürftiger sitzen auf gleicher Höhe, sie können sich ins Gesicht sehen

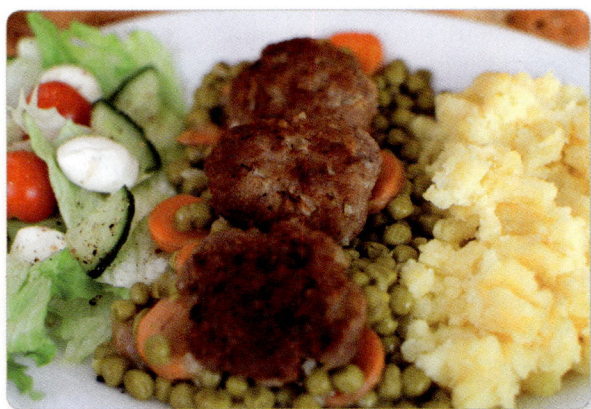

Abb. 8.12: Ist der Pflegebedürftige blind, so erklärt die Pflegende ihm, welches Essen sich auf dem Teller befindet. Isst er selbstständig, so erklärt sie ihm zudem die Positionierung der einzelnen Speisen.

Beim Anreichen der Nahrung achtet die Pflegende darauf, dass
- die Größe der Bissen bzw. die Menge der Lebensmittel auf dem Löffel dem entspricht, was der Pflegebedürftige kauen bzw. schlucken kann,
- die Temperatur der Nahrung nicht zu heiß ist, sodass er sich verbrennen könnte,
- sie die Gabel bzw. den Löffel nicht zu weit in den Mund schiebt, um einen Würgereflex zu vermeiden, aber auch
- dass sie die Gabel bzw. den Löffel weit genug in den Mund schiebt.

TIPP Die Pflegende nimmt sich Zeit, um die Nahrung anzureichen. Der alte Mensch bestimmt die Geschwindigkeit und auch die Reihenfolge, in der die Pflegende die Speisen anreicht. Erst wenn er geschluckt hat, reicht die Pflegende den nächsten Bissen an. Das Ende der Mahlzeit bestimmt der Pflegebedürftige.

Nach der Mahlzeit bietet die Pflegende dem Pflegebedürftigen eine Mund- und Zahnreinigung (S. 368) bzw. Prothesenpflege (S. 369) an und achtet auf die Atmung des Pflegebedürftigen. Ebenso hilft sie ihm bei Bedarf erneut, die Hände zu reinigen. Nachdem sie das Geschirr aus dem Zimmer entfernt hat, reinigt sie den Betttisch bzw. das Tablett. Sie lüftet das Zimmer, um Essensgerüche zu entfernen und desinfiziert ihre Hände.

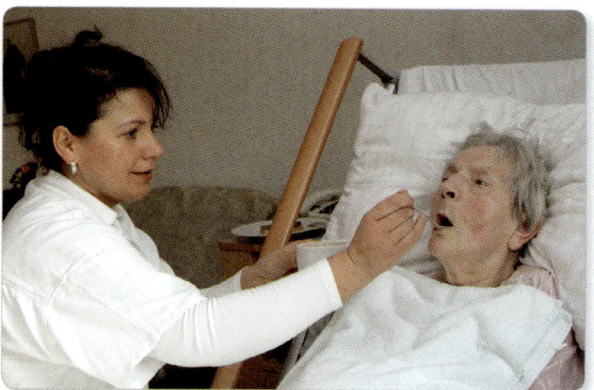

Abb. 8.13: Beim Anreichen der Nahrung hält sich die Pflegende an die Essgeschwindigkeit, die der alte Mensch vorgibt.

Kau- und Schluckprobleme

Schluckstörungen: S. 404

Kau- und Schluckprobleme stellen eine besondere Herausforderung dar. Sie können krankheitsbedingt sein. Aber auch Ursachen, die mit dem Alter zusammenhängen, kommen infrage. Eine schlecht sitzende Prothese beispielsweise kann den Kauvorgang erschweren. Manche alten Menschen können, wenn sie flach liegen, nicht so leicht schlucken wie sonst. Verschluckt sich der Pflegebedürftige bei der Nahrungsaufnahme, leitet die Pflegende ihn zum Husten an. Bei Bedarf ruft sie einen Arzt.

MERKE Oft werden gleichzeitig mit der Mahlzeit Medikamente verabreicht. Bei vielen Medikamenten ist es nicht egal, wann sie eingenommen werden. Die Pflegende achtet daher darauf, dass
- bei Bedarf der korrekte Abstand zwischen Medikament und Mahlzeit oder umgekehrt eingehalten wird,
- das Medikament ohne oder mit Nahrungsmitteln gemeinsam eingenommen wird – entsprechend den Angaben in der Packungsbeilage,
- Nahrungsmittel, die nicht gemeinsam mit dem Medikament eingenommen werden dürfen, nicht auf dem Speiseplan stehen und dann
- der Pflegebedürftige bei Bedarf ausreichend Flüssigkeit erhält, um das Medikament zu schlucken.

Der höchste Grad an weicher Kost wird erreicht, wenn das Essen püriert bzw. passiert wird. Dadurch gehen entscheidende Reize der Nahrung verloren: Die Konsistenz ist anders und auch das Aussehen der Nahrung ändert sich sehr, beispielsweise wenn man an ein püriertes Schnitzel oder pürierten Spargel denkt.

Nahrung im Bett anreichen

Das **Anreichen im Bett** ähnelt stark dem Vorgehen, bei dem der alte Mensch auf dem Stuhl oder Sessel sitzt. Um ihn in eine möglichst aufrechte Lage zu bringen, stellt die Pflegende nach Optimierung der Lage des Patienten, das Kopfteil hoch. Allerdings sollte der Pflegebedürftige nicht in einem 90°-Winkel sitzen, da auf diese Weise die Verdauungsorgane eingeengt werden würden. Dies wiederum würde ein vorzeitiges Völlegefühl fördern und könnte zu einer verminderten Nährstoffaufnahme führen.

Da es dem bettlägerigen Menschen nicht möglich ist, am Waschbecken die Hände zu waschen, stellt die Pflegende eine kleine Waschschüssel bereit. Nach der Mahlzeit bringt sie ihn in die gewünschte Position.

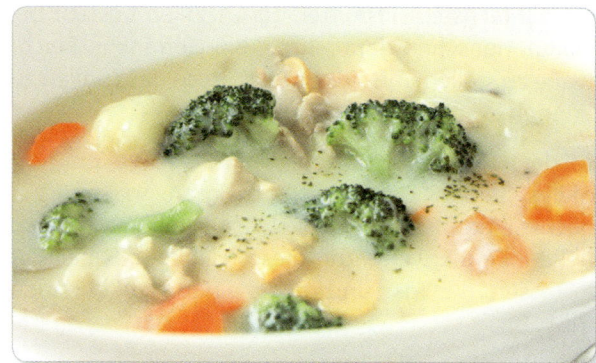

Abb. 8.14: Auch die Zubereitungsart entscheidet darüber, ob ein Mensch mit Kauproblemen mit dem Essen zurechtkommt. Weich gekochtes Gemüse ist immer attraktiver als passierte Kost.

Ernährung

Aspirationsprophylaxe

Bei Schluckproblemen besteht die Gefahr des Verschluckens, der sogenannten **Aspiration**. Dies kann wiederum eine Pneumonie (S. 268) nach sich ziehen. Um eine Aspiration zu vermeiden, beachten Pflegende folgende Grundregeln:
- ruhige, stressfreie Atmosphäre beim Essen
- im Sitzen essen und trinken
- unterschiedliche Konsistenzen, z. B. Brühe mit Einlage, vermeiden
- Getränke bei Bedarf andicken
- auf kohlesäurehaltige Getränke verzichten
- kleine, mundgerechte Portionen anreichen und ausreichend Zeit für den Schluckvorgang lassen
- Mundhöhle ggf. kontrollieren, ob vollständig geschluckt werden konnte; ggf. zum Nachschlucken auffordern

8.5.3 Hilfestellung beim Trinken

Die Indikation zur Hilfestellung beim Trinken besteht immer, wenn der Pflegebedürftige nicht in der Lage ist, selbstständig ausreichend zu trinken. Somit liegt auch dann eine Indikation vor, wenn die Hilfestellung darin besteht, ihn an das Trinken zu erinnern, z. B. weil er desorientiert ist und nicht selbst daran denkt. Die Pflegenden erfragen das Wunschgetränk des Pflegebedürftigen und bieten es ihm an.

Die Hilfestellung beim Trinken hat zum Ziel, dass der alte Mensch ausreichend Flüssigkeit aufnimmt und Folgen von Flüssigkeitsmangel, z. B. Kreislaufprobleme, Gedächtnisstörungen und Probleme der Nieren sowie Harnwege, vermieden werden.

Hilfsmittel zum Trinken

Das einfachste „Hilfsmittel" zum Trinken besteht bei vielen Menschen darin, ihnen ein Getränk in Reichweite zu stellen und sie regelmäßig an das Trinken zu erinnern.

Ist der Pflegebedürftige nicht in der Lage, ein normales Glas an den Mund zu führen, so kann zunächst eine Tasse mit Henkel ausreichen, um ihm zu helfen. Eine Erweiterung dieses Hilfsmittels besteht in Tassen, die links und rechts einen Henkel haben (Abb. 8.15).

Fällt es dem Pflegebedürftigen hingegen schwer, das Trinkgefäß im richtigen Winkel zu kippen, so besteht die Gefahr, das Getränk über den Oberkörper zu verschütten. In diesem Fall können ihm ein Trinkhalm (Abb. 8.16) oder ein Spezialgefäß helfen, selbstständig zu trinken. Ist auch dies nicht möglich, so reicht ihm die Pflegende das Getränk an.

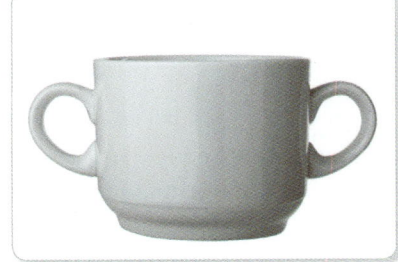

Abb. 8.15: Gerade Menschen, die sehr zittrig sind, kann eine Tasse mit zwei Henkeln helfen, diese ruhiger zum Mund zu führen.

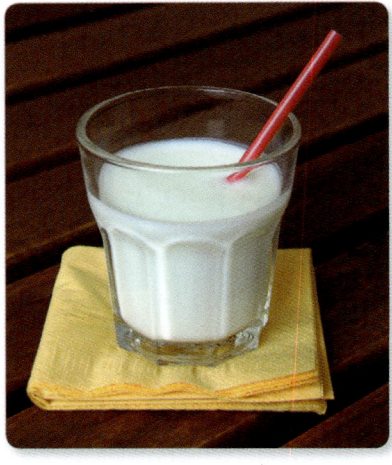

Abb. 8.16: Trinkhalme sind leicht zu beschaffen und helfen alten Menschen, die das Trinkgefäß nicht kippen können.

Weit verbreitet unter den Spezialgefäßen sind sogenannte Schnabeltassen oder Schnabelbecher. Auf den ersten Blick erscheinen sie als praktisches Hilfsmittel, da die Flüssigkeit nicht herauslaufen und verschüttet werden kann. Aber Schnabelbecher sind längst nicht für jeden alten Menschen geeignet.

Eine vorteilhafte Alternative bieten Becher, deren Auslaufschutz nach innen verlegt ist, oder sogenannte Nasenbecher (Abb. 8.17).

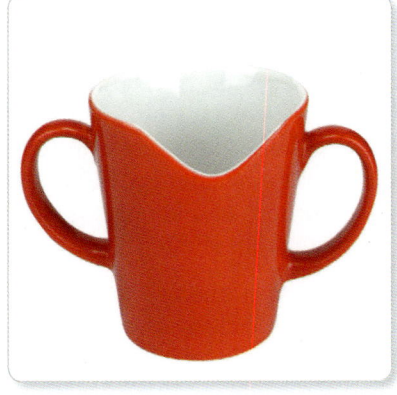

Abb. 8.17: Beim Trinken aus einem Nasenbecher muss der Kopf nicht so stark nach hinten gebeugt werden wie bei einem normalen Becher.

8.5.4 Nahrungsaufnahme in der ambulanten Pflege

In der ambulanten Pflege unterstützt die Pflegende den Pflegebedürftigen je nach Erforderlichkeit bei seiner Ernährung durch:
- Feststellung des Ernährungszustands (Ernährungsanamnese)
- Kontrolle des Gewichtsverlaufs
- Kontrolle der regelmäßigen Nahrungsaufnahme, d.h. bei „Essen auf Rädern" auch stichprobenhaft, ob die Mahlzeiten wirklich gegessen werden, Kühlschrankinhalt
- Kontrolle der Flüssigkeitsaufnahme, z.B. Zahl der geleerten Wasserflaschen pro Tag oder pro Woche
- Einkaufshilfen, Einkauf erledigen oder zum Einkauf begleiten
- Hilfe bei „Essen auf Rädern", wie Bestellung, Auswahl, Sicherstellung der korrekten Anlieferung, Öffnen der Verpackung
- Überwachung von besonderen Kostformen
- Verabreichung von Sondenkost oder parenteraler Ernährung (künstliche Ernährung)
- Hilfe bei der Nahrungszubereitung
- Beratung in Ernährungsfragen
- gemeinsames Aufstellen von Kostplänen
- Beratung bei der Lebensmittellagerung
- Beratung der Angehörigen hinsichtlich der
- angepassten Versorgung bei Problemen
- im Bedarfsfall Einschaltung von weiteren Experten, z.B. Ernährungsberatung, Ergotherapie in Absprache mit dem Hausarzt

8.6 Künstliche Ernährung

Menschen, die nicht mehr richtig schlucken können oder gerade eine Operationen hinter sich haben, sowie Menschen mit fehlendem Hungergefühl sind zum Teil nicht einmal in der Lage, pürierte Kost aufzunehmen. In diesen Fällen ist eine sogenannte **künstliche Ernährung** oder eine **bilanzierte Diät** erforderlich. Künstlich wird diese Kostform genannt, weil keine normalen Lebensmittel und Speisen, sondern Nährstofflösungen den täglichen Energiebedarf oder einen Teil davon decken.

Künstliche Ernährung ist über unterschiedliche Wege möglich (Abb. 8.18), je nach den speziellen Problemen des Menschen.

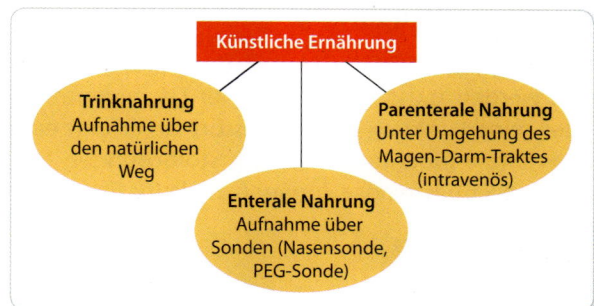

Abb. 8.18: Verabreichungsformen künstlicher Ernährung

Trinknahrung

Trinknahrung wird immer dann eingesetzt, wenn die normale Nahrungsaufnahme nicht ausreicht. Dazu kann aber weiter normal gegessen und getrunken werden. Die Zubereitungen sind je nach Bedarf entweder besonders kalorienreich – 1,4–1,6 kcal/ml – oder eiweißreich. Um den Wünschen nach Abwechslung und Geschmack entgegenzukommen, werden unterschiedliche süße oder herzhafte Varianten angeboten. Hinzu kommen Varianten für bestimmte Indikationen, z.B. Diabetes mellitus.

Enterale Ernährung

Enterale Ernährung kommt bei Menschen zum Einsatz, deren Nahrungsaufnahme gestört ist, die aber noch einen intakten Magen-Darm-Trakt haben. Über eine Sonde (Abb. 8.19) wird die Nährstofflösung in den Magen oder direkt in den Dünndarm geleitet (S. 412).

Vorteile sind:
- natürliche (physiologische) Zufuhr
- Gesunderhaltung der Darmschleimhaut
- Erhaltung der Funktion des Magen-Darm-Trakts

TIPP Übersichtliche Informationen finden sich unter www.enterale-ernaehrung.de.

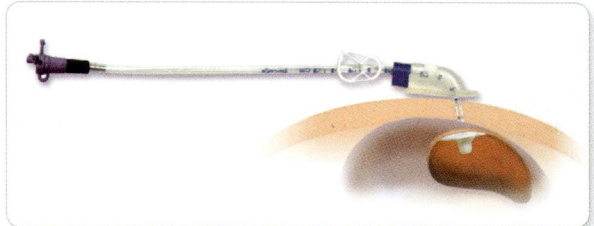

Abb. 8.19: Verabreichung von Sondennahrung über eine PEG (perkutane endoskopische Gastrostomie)

Parenterale Ernährung

In Fällen, in denen der Magen-Darm-Trakt umgangen werden muss, z. B. nach einer Darmoperation, oder seine Funktion schwer gestört ist, erfolgt eine parenterale Ernährung. Die Nährstofflösungen fließen dabei über venöse Zugänge direkt ins Blut.

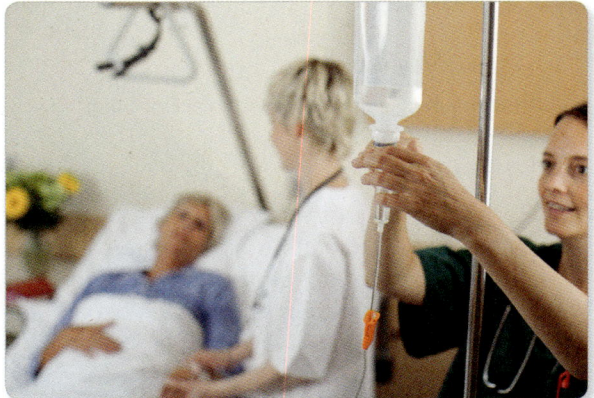

Abb. 8.20: Parenterale Ernährung umgeht den Magen-Darm-Trakt.

8.7 Anker zum Kapitel

- „Du bist was du isst."
- Eine ausgewogene Ernährung fördert die Gesundheit und kann vor Krankheiten schützen.
- Der individuell berechnete Kalorienbedarf und Flüssigkeitsbedarf muss abgedeckt werden, damit der Mensch leben kann.
- Mangelernährung muss rechtzeitig erkannt und behandelt werden.
- Hilfsmittel erleichtern die Nahrungsaufnahme für Pflegebedürftige.
- Schluckprobleme können zum Verschlucken führen und eine Lungenentzündung auslösen.

8.8 Wissen festigen und vertiefen

1. Erklären Sie die Begriffe „Grundumsatz" und „Leistungsumsatz". (➔ 8.1.1)
2. Erläutern Sie die Bedeutung von Wasser für den menschlichen Organismus. (➔ 8.1.3)
3. Erheben Sie in der Gruppe gegenseitig eine Ernährungsanamnese. (➔ 8.3)
4. Erstellen Sie ein Plakat zum Thema „Ernährungsprobleme bei Demenzerkrankung. (➔ 8.4)
5. Beschreiben Sie die Vorgehensweise des Essenanreichens bei bettlägerigen Personen. (➔ 8.5.2)
6. Nennen Sie Gründe für eine künstliche Ernährung. (➔ 8.6)

9 Menschen in ihrem Lebensumfeld unterstützen

Wohnformen

- eigenes Zuhause
- gemeinschaftliches Wohnen
  - Mehr-Generationen-Wohnen
  - Haus- und Wohngemeinschaft
  - betreutes Wohnen
  - stationäre Pflegeeinrichtung

Gestaltung des Pflegezimmers bei Bettlägerigkeit

Anforderungen:
- auf individuelle Bedürfnisse abgestimmt
- wohnlich
- genug Platz für Pflegehandlungen
- sicher
- anregend für die Sinne

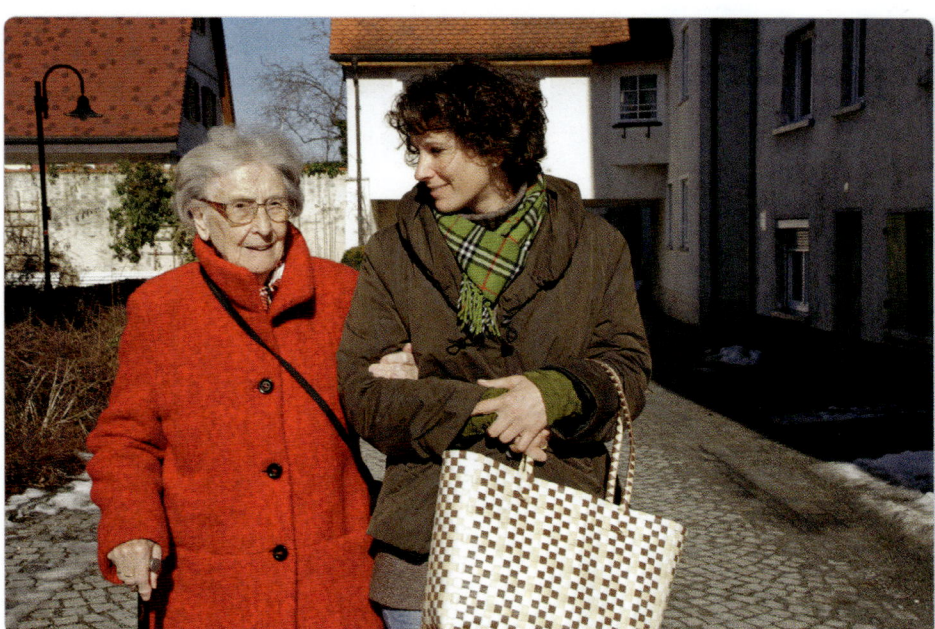

Pflegeassistenten

- gestalten Wohnräume gesundheitsfördernd, z. B.
  - Raumtemperatur
  - Geräuschpegel
  - Luftfeuchtigkeit/-qualität
  - Beleuchtung
- vermeiden/minimieren Gefahren, z. B. Sturz-/Unfallgefahr
- unterstützen bei Fragen zur Wohnraumanpassung
- geben Hilfestellung bei der Haushaltsführung

Menschen in ihrem Lebensumfeld unterstützen

Die eigene Wohnung hat in den unterschiedlichen Phasen des Lebens auch unterschiedliche Bedeutung für den Menschen. Der Bedarf ist davon abhängig, ob Kinder in der Wohnung groß werden oder ob eine gewisse Ruhe gesucht wird. Immer soll die Wohnung aber ein Ort der Geborgenheit und des Wohlfühlens sein.

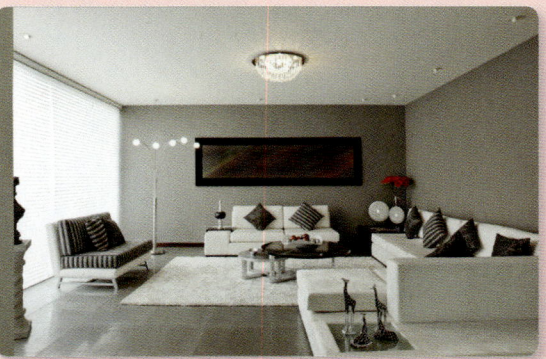
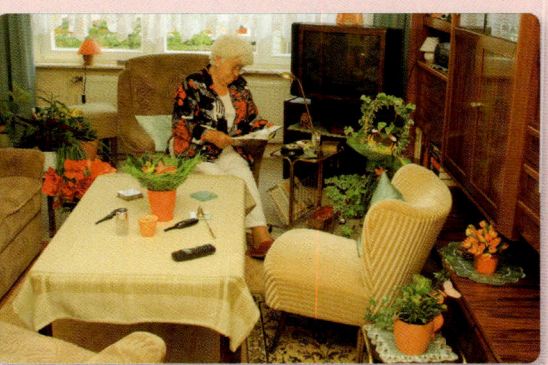

Aufgaben
Notieren Sie:
Was brauchen Sie, um sich in Ihrer Wohnung wohlzufühlen?
Worauf könnten Sie verzichten?
Was darf auf gar keinen Fall in einer Wohnung fehlen, damit Sie sich wohlfühlen können?

Das **Wohlbefinden** in einer Wohnung ist von individuellen Vorstellungen, Vorlieben und Gewohnheiten geprägt, z. B.:
- wie die Möbel gestellt sind,
- wie mit Pflanzen umgegangen wird,
- ob und welche dekorativen Elemente eingesetzt werden (Bilder, Kalender, Nippes, Farbgestaltung),
- wie der Fußboden gestaltet ist (Fliesen, Kunststoff, Teppichboden, Holzboden),
- welche Gestaltung die Fenster durch Gardinen haben (offene Sicht, verdeckte Sicht).

Unabhängig davon, was man selbst für wichtig hält, gilt es, den zu Pflegenden in seiner Wohnung bzw. seinem Zimmer seinen Gewohnheiten gemäß zu unterstützen, d. h., er entscheidet:
- wie und wie oft gelüftet wird (Schlafen bei offenem/geschlossenem Fenster),
- wie warm es in der Wohnung sein soll (kaltes Schlafzimmer),
- wie das Abschließen gehandhabt wird (Schnäpper, mehrfache Sicherung),
- ob Fremde sofort in die Wohnung gelassen werden oder zunächst an der Tür eine gewisse Vorklärung erfolgt.

MERKE Auch mit einem Auftrag bleibt der Pflegende immer Gast in der Wohnung des Pflegebedürftigen.

9.1 Wohnraum gestalten

Gerade für kranke, alte oder behinderte Menschen ist es wichtig, in einer Wohnung zu leben, in der sie – trotz ihrer Einschränkungen – möglichst selbstständig leben können. Für „barrierefreies Wohnen" gibt es Standards; diese sind in der sogenannten Planungsnorm DIN 18040-2 festgelegt. Man unterscheidet innerhalb von Wohnungen zwischen
- barrierefrei nutzbaren Wohnungen und
- barrierefrei und uneingeschränkt mit dem Rollstuhl nutzbaren Wohnungen.

TIPP Informationen zur Planungsnorm und eine Checkliste zur Wohnraumanpassung: www.nullbarriere.de

Wohnraum gestalten

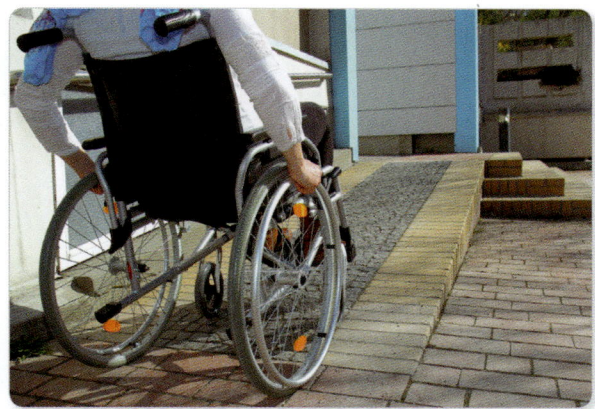

Abb. 9.1: Barrierefreies Wohnen

Barrierefreiheit bedeutet in diesem Zusammenhang, dass die Gebäude und Wohnungen „für behinderte Menschen in der allgemein üblichen Weise, ohne besondere Erschwernis und grundsätzlich ohne fremde Hilfe zugänglich und nutzbar sind". (§ 4 Behindertengleichstellungsgesetz)

Für **„seniorengerechtes" Wohnen** gibt es keine derartig festgelegten Merkmale. Die folgenden Kriterien können aber hilfreich sein bei der Entscheidung für eine Wohnung, für gezielte Um- und Ausbauten oder die Ausrüstung mit Hilfsmitteln:
- guter Zugang (Aufzug, keine Stufen oder Schwellen)
- passende Größe (je nach Anzahl der Personen getrennter Wohn- und Schlafbereich, Küche und Bad ausreichend groß)
- ausreichende Bewegungsmöglichkeit auch mit Gehhilfe oder Rollstuhl (Türbreiten mind. 80 cm)
- Zentralheizung
- ausreichender Tageslichteinfall, Fenster in Sitzhöhe, leicht zu öffnen und zu schließen
- Zugang zu Balkon, Terrasse oder Garten
- ausreichender Lärmschutz

(nach Stiftung Warentest, Broschüre 2006)

Auch für die **Lage innerhalb des Wohnorts** gibt es Beurteilungskriterien:
- gute Erreichbarkeit mit dem öffentlichen Nahverkehr
- Einkaufsmöglichkeiten für den täglichen Bedarf in der Nähe (Erreichbarkeit zu Fuß)
- Arztpraxis in der Nähe
- gute Erreichbarkeit durch ambulante Dienste
- Kinos, Restaurants, Seniorentreffs, Altentagesstätten in erreichbarer Nähe
- Parks oder Grünanlagen in der Nähe

9.1.1 Wohnraum gesundheitsfördernd gestalten

Nicht nur die Atmosphäre in einer Wohnung entscheidet über das Wohlbefinden, sondern auch das **Raumklima,** also Temperatur, Luftfeuchtigkeit, Geräuschpegel und Beleuchtung.

Raumtemperatur

Was vom Einzelnen als behaglich empfunden wird, ist sehr unterschiedlich und situationsabhängig. Oft verändert sich im Alter und bei Krankheit das Temperaturempfinden und es werden höhere Raumtemperaturen verlangt. Die empfohlenen Temperaturen sind daher Mittelwerte (Tab. 9.1).

Raum	°C
Wohnzimmer	20
Küche	20
Bad	21
Schlafzimmer, Tag	18
Schlafzimmer, Nacht	14–16

Tab. 9.1: Empfohlene Temperaturen im Wohnbereich

Luftfeuchtigkeit und -qualität

Wesentlich für ein angenehmes Raumklima ist die optimale Luftfeuchtigkeit. Diese liegt bei etwa 40–60 % relativer Feuchte. Bei **zu hoher Luftfeuchtigkeit** funktioniert die wärmeregulierende Verdunstung über die Haut schlecht. Zudem ist sie häufiger Grund für Schimmelbildung (z. B. im Badbereich).

Bei **zu niedriger Luftfeuchtigkeit** kommt es zu Austrocknungserscheinungen wie
- Augenbrennen,
- Hautreizungen,
- Hustenreiz.

Zur Regulierung der Luftfeuchtigkeit kann geheizt und/oder gelüftet werden. Da die Heizung meist über Thermostate gesteuert wird, konzentrieren die Maßnahmen sich auf das Lüften. Dies beeinflusst auch die **Raumluftqualität,** die durch den aktuellen Sauerstoffgehalt der Luft, aber auch durch gas- oder staubförmige Verunreinigungen bestimmt wird.

Richtig Lüften bedeutet:
- von drinnen nach draußen, d. h. Austausch wärmerer (feuchter) gegen kältere (trockenere) Luft

- möglichst durch zwei gegenüberliegende Fenster (Querlüftung)
- unabhängig vom Wetter (auch bei Regen ist die kalte Außenluft trockener als die warme Zimmerluft)
- kurzzeitig, aber intensiv lüften (Stoßlüftung) mit vollständig geöffnetem Fenster
- bei dichten Isolierglasfenstern häufiger lüften

Zeitpunkt	Maßnahmen
morgens	alle Fenster und Türen öffnen, vollständiger Luftaustausch
vor- und nachmittags	Zimmer, in denen sich Personen aufhalten, mehrmals lüften
abends	vollständiger Luftaustausch, auf jeden Fall im Schlafzimmer
zusätzlich	nach oder während Duschen oder Baden, nach oder während Kochen, Bügeln, Wäschetrocknen

Tab. 9.2: Lüftungsplan

MERKE Das Lüften mit gekipptem Fenster hat nur geringen Effekt und kostet Heizenergie.

Geräuschpegel

„Musik wird störend oft empfunden, dieweil sie mit Geräusch verbunden." Dieses Wilhelm Busch zugeschriebene Zitat verdeutlicht sowohl die Bedeutung von Geräuschen bzw. deren Lautstärke für den Menschen als auch deren subjektive Bewertung im Einzelfall.

Empfehlungen für eine **Reduzierung der Lärmbelastung** in der Wohnung:
- Einhalten der gesetzlichen Ruhezeiten
- Musik, Fernsehen auf Zimmerlautstärke, eventuell Einsatz von Kopfhörern
- Telefon- und Türklingeln nicht auf maximale Lautstärke stellen (bei Bedarf Unterstützung durch Lichtsignalanlagen)
- geräuscharme Elektrogeräte

Beleuchtung

Ausreichend Licht ermöglicht die sichere Ausübung notwendiger Tätigkeiten (Abb. 9.2). Für die einzelnen Wohnbereiche gibt es unterschiedliche Beleuchtungsempfehlungen (Tab. 9.3).

Ort	Beleuchtung
Flur	Gesamtausleuchtung mit Deckenlampe oder Wandfluter, Nachtlicht
Wohnzimmer	Gesamtausleuchtung durch Deckenfluter oder dimmbare Deckenlampen, direkte Beleuchtung in Sitzecken mit Steh- oder Wandlampen
Schlafzimmer	Gesamtausleuchtung mit Deckenlampen, zusätzlich Nachttischleuchten
Küche	Gesamtausleuchtung mit Deckenlampen, Leuchtstoffröhren zum Ausleuchten der Arbeitsflächen (Sicherheit!)
Bad	Gesamtausleuchtung wie Küche, Zusatzbeleuchtung für Waschbecken und Spiegel

Tab. 9.3: Beleuchtungsempfehlungen

Aufgaben
Prüfen Sie bei Ihrem nächsten Praktikum, ob die Räume, in denen Sie arbeiten, den beschriebenen Anforderungen entsprechen. Und wie ist es in Ihrer eigenen Wohnung?

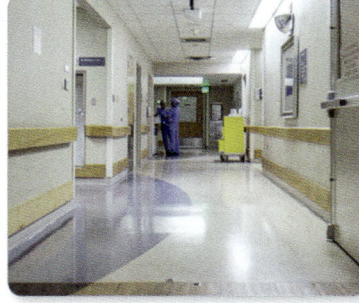

Abb. 9.2: Spiegelungen auf dem Flur im Krankenhaus oder Altenheim irritieren, wenn sie als Wasserflecken fehlgedeutet werden.

Verhüten von Unfällen und Stürzen

Rund 81 % der **Haushaltsunfälle** sind Stürze. Betroffen sind meist über 65-Jährige. Sturzfolgen zählen zu den acht häufigsten Todesursachen älterer Menschen. Die **Ursachen** für Stürze sind einmal in der Person selbst begründet. Im Erwachsenenalter, besonders bei eher passivem Lebensstil, kommt es zu einem Rückgang der Muskulatur um 20 bis 40 % und zu einer Verschlechterung der Koordination. Unsicherheit und Angst vor dem Fallen erhöhen das Risiko (Sturzprophylaxe, S. 193).

MERKE Die meisten Stürze passieren in der Wohnung. Hier gibt es eine Reihe von Stolperfallen, die es zu entdecken, zu entschärfen oder zu beseitigen gilt.

Wohnraum gestalten

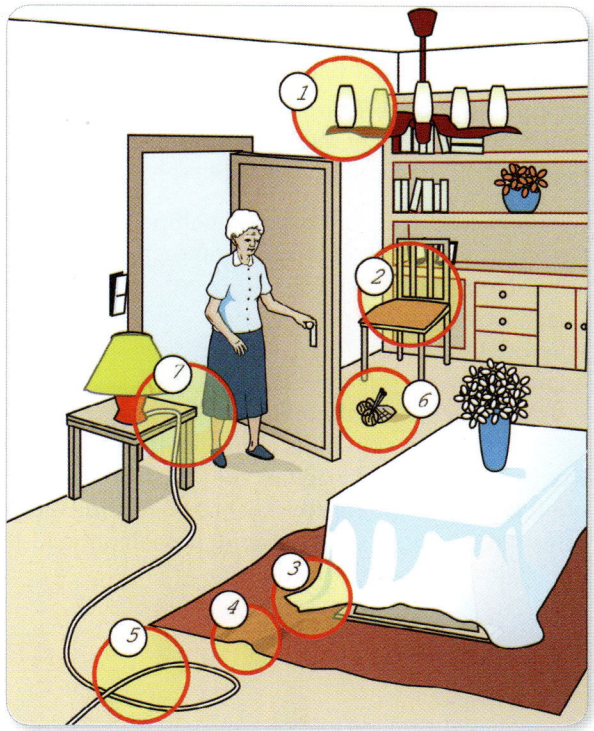

Abb. 9.3: Typische Stolperfallen im Wohnbereich

- ausreichende Beleuchtung in allen Räumen
- Sicherheitsbeleuchtung (neben dem Bett, im Flur, im Bad)
- rutschsichere Teppiche, Brücken und Badematten (auf Bettvorleger verzichten)
- Gerätekabel fixieren (Klebehalterungen, Überlängen aufgerollt verstauen)
- sichere Trittleitern für Arbeiten über Reichhöhe
- Griffe als Einstieghilfen oder zum Aufstehen (Badewanne, Toilette)
- Feuchtigkeit auf Fliesen sofort beseitigen
- Stolperfallen, z. B. Schwellen, herumliegende Gegenstände beseitigen

Notrufsysteme

Viele ältere Menschen fühlen sich in ihren Wohnungen unsicher und wünschen sich die Möglichkeit, bei Bedarf Hilfe zu bekommen. Häufig sind es auch Angehörige, die sicher sein wollen, dass im Notfall Hilfe angefordert werden kann.

Telefonanlagen sind für diese Zwecke ungeeignet, weil häusliche Unfälle meist nicht direkt neben dem Telefon stattfinden. Typisches Beispiel ist der Sturz auf der Toilette bei nach innen öffnender Tür. Als Lösung bieten sich **Hausnotrufsysteme** an.

Zur Auslösung des Notrufs wird üblicherweise der **Notrufsender** (Funkfinger) betätigt, der am Körper getragen wird (Halskette, Kleidungsclip).

> **Aufgaben**
> Suchen Sie bei Ihrem nächsten Praktikum in den Wohnungen der Betreuten nach typischen Stolperfallen. Überlegen Sie in einer Gruppe, was zu verändern wäre, und führen Sie eine Beratung im Rollenspiel durch.

Vorkehrungen zur **Verhütung** von Stürzen:
- durchgehende, griffsichere Handläufe an Treppen
- trittsichere Treppenstufen
- gute Ausleuchtung der Treppe

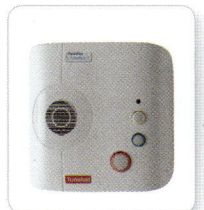 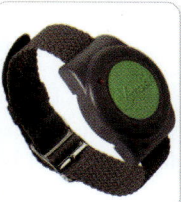 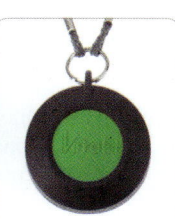

Abb. 9.4: Basisstation und Funkfinger

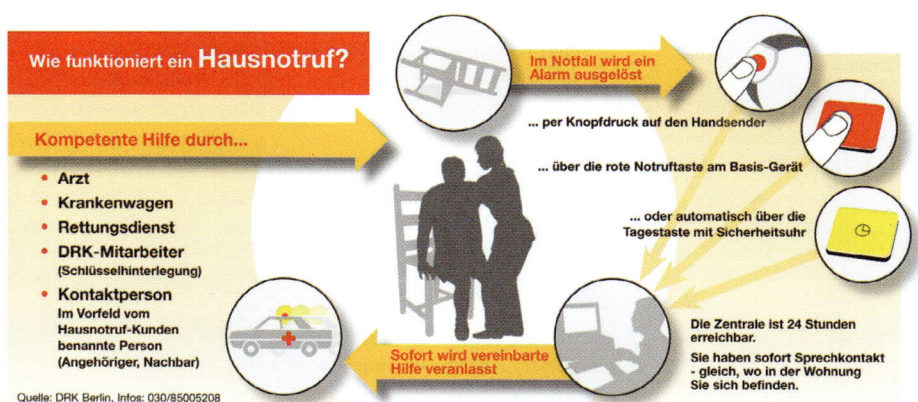

Abb. 9.5: So funktioniert der Hausnotruf.

9.1.2 Wohnraum anpassen

Bestandsaufnahme

Vor der Planung und Ausführung einer Wohnraumanpassung oder Hilfsmittelbestellung sollte eine Bestandsaufnahme der Wohnung vorgenommen werden (Tab. 9.4).

Maßnahmen der Wohnraumanpassung

Grundsätzlich ist jeder für die Ausstattung seiner Wohnung oder die Wohnumstände selbst verantwortlich. Im Falle körperlicher oder geistiger Beeinträchtigungen gibt es allerdings durch die **Sozialversicherungsträger** (Pflegeversicherung § 40 Abs. 4 SGB XI) oder die **Sozialhilfe** Möglichkeiten, von Kosten entlastet zu werden.

Die sogenannten „Maßnahmen zur Verbesserung des individuellen Wohnumfelds" dienen der Anpassung bereits vorhandenen Wohnraums. Bei Wohnungseigentum sind dabei erforderliche Umbaumaßnahmen kein Problem. In einer Mietwohnung sind sie abhängig von der Zustimmung des Vermieters.

Allerdings werden nicht alle Maßnahmen gefördert. Gefördert werden können Maßnahmen für technische Hilfen im Haushalt wie
- festinstallierte Rampen,
- Verbreiterung von Türen,
- Entfernen von Türschwellen,
- Umbauten in Badezimmern und Küchen,
- Einbau eines Treppenlifts oder Sitzlifts (Abb. 9.6), wenn dadurch im Einzelfall die häusliche Pflege ermöglicht oder erheblich erleichtert oder eine möglichst selbständige Lebensführung des Pflegebedürftigen wiederhergestellt wird.

Zugang zur Wohnung	Toilette/Bad
• Beleuchtung im Eingangsbereich, Zugänglichkeit (Stufen, Rampe) und Platz im Eingangsbereich • Sicherheit der Treppenstufen (Stufenbreite, Steigewinkel, Rutschsicherheit) • Geländer (einseitig, beidseitig), Handläufe, Zugang zum Fahrstuhl • Beleuchtung im Treppenhaus • Abstellplatz/-erlaubnis für Rollator, Sitzmöglichkeit auf dem Treppenabsatz	• Rutschsicherheit • Beleuchtung (Helligkeit, Erreichbarkeit), Zugang zur Toilette • Benutzung und Verlassen der Toilette, Handhabung des Papiers, Auslösen der Spülung • Zugang zur Badewanne • Zugang zur Dusche • Höhe von Ablagen, Spiegel, Handtuchhalter, Waschbeckennutzung (Unterfahren, Sitzen)
Wohnungsflur	**Wohnzimmer**
• Begehbarkeit (lose Gegenstände, Möblierung, Kabel) • Beleuchtung • Türbreiten, Türanschlag, Schwellen, Bewegungsmöglichkeiten mit Gehhilfen, Abstellmöglichkeiten (Rollator) • Türspion, Wechselsprechanlage mit Türöffner • Wechselschloss	• Zugang (Türbreite, Türanschlag), Bewegungsraum mit Hilfsmitteln • Trittsicherheit des Bodens • Sturzfallen • Höhe der Sitzmöbel • Zugänglichkeit Fernsehen, Radio, Telefon • Beleuchtung
Küche	**Schlafzimmer**
• Höhe der Arbeitsflächen und Schränke, Beleuchtung • Bewegungsraum für Hilfsmittel, Arbeitsflächennutzung (im Sitzen), Möglichkeiten zur Nahrungsaufnahme, Transportwege für Nahrungsmittel • elektrische Geräte • Küchenkleingeräte (Töpfe, Pfannen, Dosenöffner, Flaschenöffner, Messer)	• Zugang (Türbreite, Türanschlag), Bewegungsraum mit Hilfsmitteln • Beleuchtung (Helligkeit, Erreichbarkeit), Erreichbarkeit des Bettes • Betthöhe • Platz für Nachttisch, Verstellbarkeit der Liegeposition • Trittsicherheit des Bodens • Raum für Hilfsmitteleinsatz • Zugang zum Bett für Hilfeleistungen
	Balkon, Terrasse
	• Zugang (Schwellen, Stufen) • Türöffnung (Breite, Flügel-/Schiebetür)

Tab. 9.4: Raster zur Bestandsaufnahme für eine Wohnungsanpassung

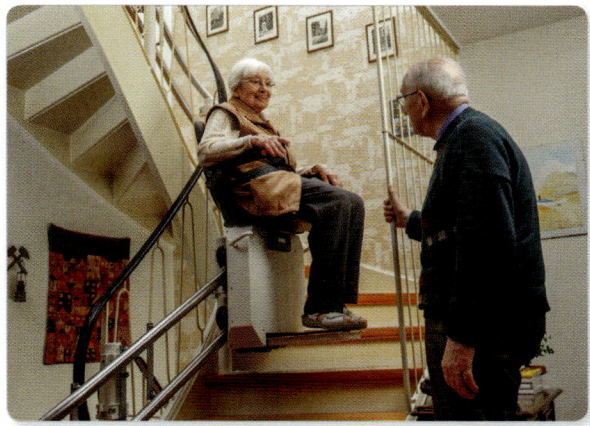

Abb. 9.6: Der Einbau eines Treppenlifts kann finanziell gefördert werden, wenn er eine selbstständige Lebensführung sichert.

- Krankenpflegeartikel, z. B. behindertengerechte Betten, Bettzubehör wie Aufrichthilfen, Stechbecken (Steckbecken), Bettschutzeinlagen
- Mobilitätshilfen (Abb. 9.8), z. B. Lifter, Drehscheiben, Rutschbretter

Aufgaben
Probieren Sie bei einem Praktikum einen Badewannenlifter aus (trocken).

Welche körperlichen Voraussetzungen sind für die Nutzung erforderlich, für wen ist der Lifter nicht geeignet?

Hilfsmittel

DEFINITION **Hilfsmittel** sind sächliche Mittel oder technische Produkte, die von zugelassenen Leistungserbringern abgegeben werden. (Hilfsmittel-Richtlinien, 2014 [2])

Bei der Hilfsmittelversorgung werden im Wesentlichen zwei Versorgungswege unterschieden:
- Versorgung über die **Krankenkasse** mit Hilfsmitteln zum Ausgleich einer Behinderung
- Versorgung über die **Pflegekasse** mit Pflegehilfsmitteln

Die Spitzenverbände der Krankenkassen erstellen ein **Hilfsmittelverzeichnis**, in dem alle verordnungsfähigen Hilfsmittel aufgeführt sind.

TIPP Hilfsmittelverzeichnis online unter www.gkv-spitzenverband.de

Das **Hilfsmittelverzeichnis** ist nach Produktgruppen gegliedert. Es listet u. a. folgende Produktgruppen auf:
- Adaptionshilfen, z. B. Anziehhilfen, Ess-/Trinkhilfen, Greifhilfen
- Applikationshilfen, z. B. Insulinpen
- Gehhilfen, z. B. Gehstöcke, Unterarmgehstützen, Rollatoren
- Badehilfen (Abb. 9.7), z. B. Badewannenlifter, Duschstühle, Badewannengriffe
- Inkontinenzhilfen, z. B. Inkontinenzvorlagen, Urinal-Kondome, Einmalkatheter, Ballonkatheter
- Kommunikationshilfen, z. B. Signalanlagen für Gehörlose

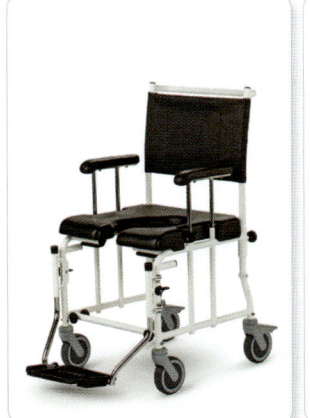

Abb. 9.7: Duschrollstuhl   **Abb. 9.8:** Fahrbarer Lifter

Einrichtung eines Pflegezimmers

Das **Pflegezimmer** muss so eingerichtet sein, dass der alte Mensch eine individuell auf ihn abgestimmte Wohnatmosphäre wahrnehmen kann.

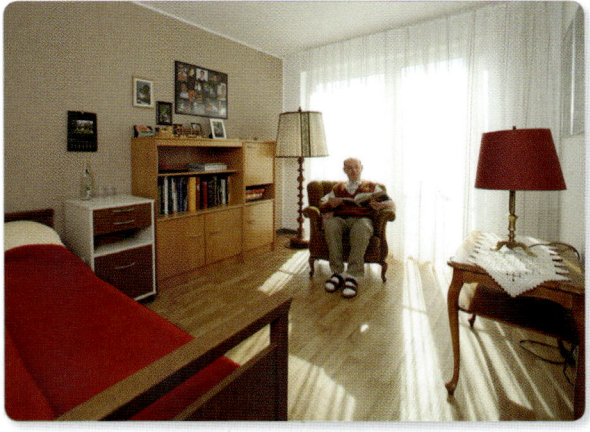

Abb. 9.9: Ein wohnlich eingerichtetes Pflegezimmer

Dabei sollte das **Bett/Pflegebett**, wenn es die notwendigen Pflegehandlungen zulässt, in einer Ecke stehen und so das Gefühl der Geborgenheit verstärken. Der Pflegebedürftige muss hereinkommende Personen von seinem Bett aus sehen können.

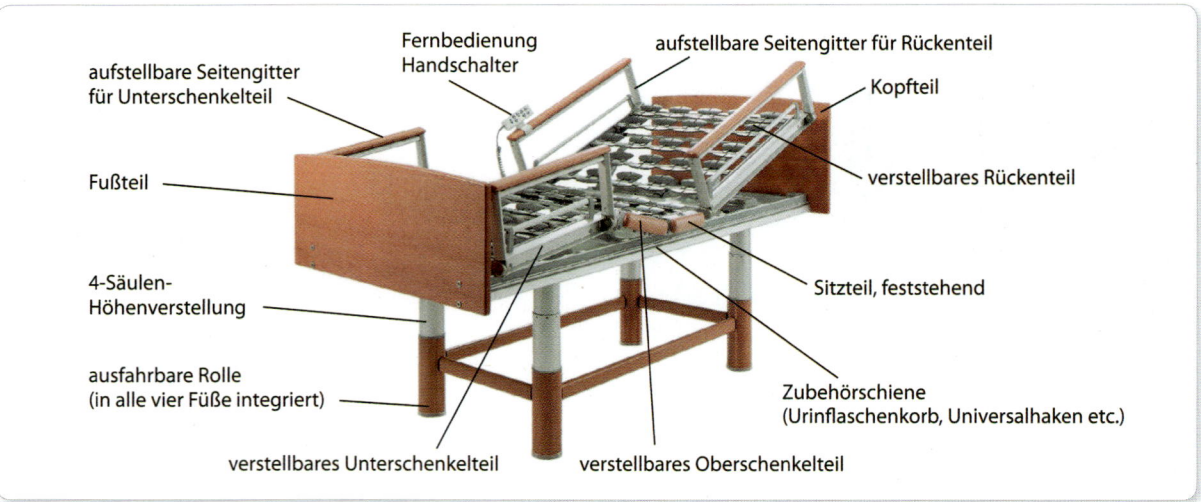

Abb. 9.10: Aufbau und Zubehör eines Pflegebetts

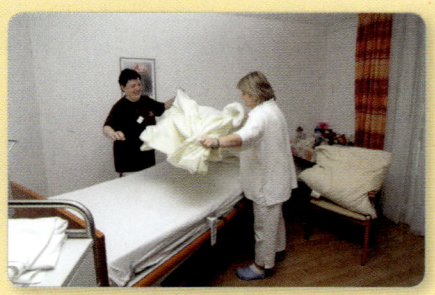	• Wäschewagen, Wäschesack und Abwurfbehälter bereitstellen (Grundsätze beachten, S. 166) • Bett auf Arbeitshöhe einstellen • Arbeitsfreiheit schaffen, ggf. Nachttisch verschieben • Ablagefläche für Kissen und Bettdecke schaffen • Kopfteil flach stellen • Kissen, Bettdecke, Lagerungsmittel aus dem Bett entfernen
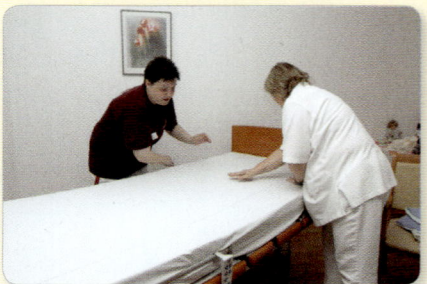	• Laken und Stecklaken ausspannen • Verschmutzte Laken auswechseln • Matratzenschutz (falls vorhanden) glatt ziehen • Laken wieder straff und faltenfrei einspannen • Stecklaken an beiden Seiten unter der Matratze fixieren • Wichtig: Bei Wechseldruckmatratzen das Laken nur locker aber faltenfrei fixieren, um den Effekt der Matratze nicht zu behindern
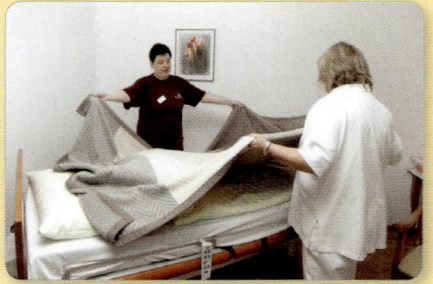	• Kopfkissen aufschütteln • Lagerungsmittel im Bett positionieren • Bettdecke über Kopfhöhe halten und leicht ausschütteln, dabei prüfen, ob Decke korrekt im Bezug ist • Bettdecke je nach Gepflogenheit über das Bett legen • Bett ggf. mit einer Tagesdecke abdecken • Bett wieder auf gewünschte Höhe bringen, Nachttisch zurückstellen • Kontrolle des Zimmers: „Alles okay?" • Material nachbereiten

Tab. 9.5: Vorgehen beim Herrichten des leeren Betts

Betten und Wäschewechsel mit einem bettlägerigen Patienten

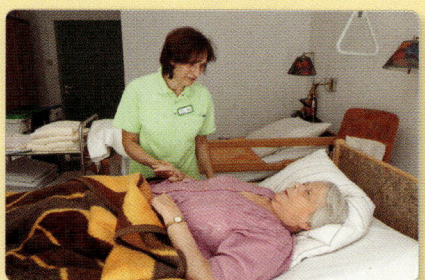

- Materialien vorbereiten und Grundsätze dabei beachten (S. 166)
- Bett auf Arbeitshöhe bringen und Arbeitsfreiheit schaffen
- Ablagefläche für Kissen und Bettdecke schaffen
- Kissen und Decke entfernen, falls vom Pflegebedürftigen toleriert, ggf. kleines Kopfkissen anbieten

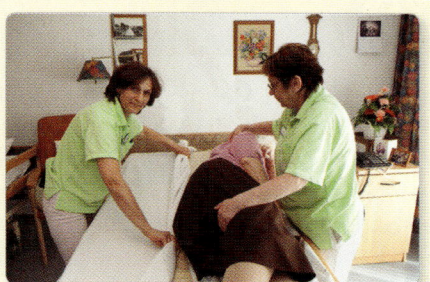

- Kopfteil so flach wie möglich stellen, Gesundheitszustand des Pflegebedürftigen beachten
- Den Pflegebedürftigen zur Seite drehen und sicher halten
- Laken auf der freien Seite ausspannen und zum Rücken des Bewohners hin einrollen
- Neues Laken auf der Arbeitsseite einspannen, danach längsseitig einrollen und dicht bis an den Rücken des Pflegebedürftigen vorschieben
- Bei Verwendung eines Stecklakens oder einer Vliesunterlage wird diese mit eingespannt und eingerollt

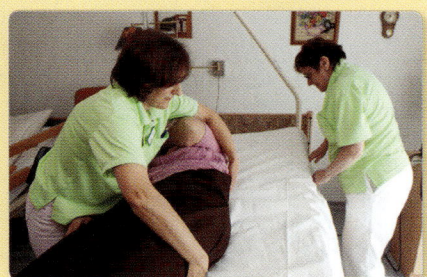

- Den Pflegebedürftigen vorsichtig über die Rolle hinweg zur anderen Seite drehen und halten
- Das benutzte Laken und ggf. die Unterlage herausziehen und im Wäschesack bzw. im Abfallbehälter entsorgen
- Das frische Laken (und ggf. Stecklaken oder Vliesunterlage) zur freien Seite hin glatt ziehen und einspannen
- Ggf. prophylaktische Maßnahmen durchführen
- Person wieder zurückdrehen
- Kopfteil hochstellen

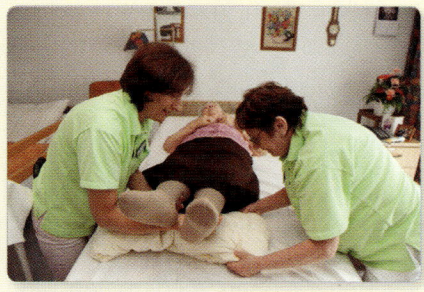

- Dauberes Nachthemd oder Schlafanzug anziehen
- Kopfkissen und Lagerungsmittel positionieren
- Bettdecke richten
- Nach Wohlbefinden und Wünschen fragen
- Nachtschrank zurückstellen
- Benötigte Gegenstände in Reichweite stellen, Getränk anbieten
- Zimmer lüften, Blick durch das Zimmer: „Alles okay?"
- Material nachbereiten

Tab. 9.6: Wäschewechsel von der Seite

Wünschenswert ist die Ausstattung des Raums mit persönlichen Bildern, Mobiles und Pflanzen, die als Sinnesreiz dem mitunter monotonen Alltag entgegenwirken sollen. Es ist darauf zu achten, dass die Gegenstände auch aus dem Sichtfeld des im Bett liegenden Menschen wahrgenommen werden. Eine zusätzliche Anregung bietet der freie Ausblick aus dem Fenster. Bei der farblichen Gestaltung des Zimmers und z. B. auch der Bettwäsche sind freundliche, helle Töne zu wählen.

Zur **Ausstattung eines Pflegebetts** gehören:
- Matratze (übliche Größe 90 x 200 cm)
  - aus Schaumstoff in verschiedenen Härtegraden
  - Spezialmatratzen, z. B. Antidekubitusmatratze
- Matratzenschutzbezug, z. B. bei Inkontinenz oder starkem Schwitzen
- Kopfkissen, Bettdecke aus waschbaren (bis 95 °C) Synthetikmaterialien
- Beistelltisch, Nachttisch

- Klingelanlage, Fernbedienung zum selbstständigen Einstellen des Kopfteils und der Betthöhe
- Bettbügel, Aufrichthilfe
- ggf. Seitengitter, gepolsterter Bettrahmen (auf Indikation bzw. richterlichen Beschluss achten)
- ggf. Lagerungshilfsmittel
- ggf. Bettverlängerung/-verkürzung, Fußaktivstütze zur Thrombose- und Kontrakturprophylaxe

Herrichten eines leeren Bettes

Grundsätze:
- Pflegebedürftigen über die Maßnahme informieren und verständliche Anweisungen und Informationen über den Ablauf geben
- Fenster und Türen schließen, Zugluft vermeiden
- Intimsphäre des Pflegebedürftigen beachten
- Hygienisch arbeiten, z. B. vorab hygienische Händedesinfektion (S. 79) durchführen, Schmutzwäsche sofort in den Wäschesack
- Rückenschonend arbeiten (S. 114)
- Nachbereitung:
  - Gebrauchtes Material entsorgen
  - Flächen desinfizieren
  - Wäschewagen auffüllen
  - Hände desinfizieren
  - Pflegemaßnahme dokumentieren und Besonderheiten an die zuständige Fachkraft melden

Der Ablauf des **Wäschewechsels vom Kopf- zum Fußende** ähnelt dem Wäschewechsel von der Seite. Auch hier wird jeweils ein Teil des Bettes zunächst ab- und dann bezogen, bevor die Pflegende diesen Vorgang am anderen Teil des Bettes wiederholt. Voraussetzung ist, dass der Pflegebedürftige sowohl den Oberkörper als auch das Gesäß anheben kann.

9.2 Wohnformen im Alter und bei Pflegebedürftigkeit

Wohnverhältnisse können anregend sein und Anforderungen stellen, die die Entwicklung von Fertigkeiten und Fähigkeiten fördern. Sie können aber auch, wenn von ihnen keine Anregungen ausgehen, längerfristig zu einer Abnahme der Fähigkeit zur Alltagsbewältigung führen.

Die **Wohnform** ist also nicht beliebig, sondern muss so weit wie möglich mit den Bedürfnissen der Bewohner übereinstimmen. Ob eine neue, andere Wohnform angenommen wird, hängt mit deren Gestaltung und Lage und den damit verbundenen Vorteilen zusammen, die sie gegenüber der eigenen Wohnung bietet.

Eigene Häuslichkeit

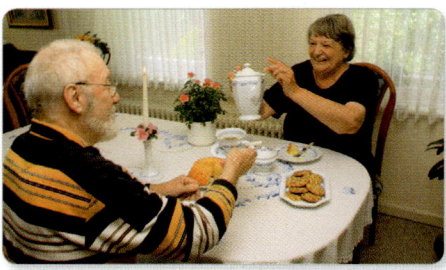

Abb. 9.11: Wohnen in vertrauter Umgebung

Nach Umfragen verbringen Menschen im Rentenalter bis zu 80 % des Tages in der Wohnung, wobei Pflegebedürftigkeit häufig das Verlassen der Wohnung überhaupt nicht mehr zulässt. Gleichzeitig wächst die Verbundenheit mit dem vertrauten Wohnumfeld. Wohnort- oder Wohnungswechsel werden seltener. Rund zwei Drittel aller Befragten einer Studie der Universität Kassel wollten in ihrer gewohnten Umgebung bleiben. Der Spruch: „Einen alten Baum verpflanzt man nicht", kennzeichnet diese Haltung und auch die damit verbundenen Ängste.

Gemeinschaftliches Wohnen

Gemeinschaftliches Wohnen ermöglicht
- selbstständig zu leben, ohne allein zu sein,
- Verantwortung für andere zu übernehmen,
- Probleme nicht allein lösen zu müssen,
- das Ausmaß der Hilfestellung selbst bestimmen zu können.

Mehr-Generationen-Wohnen

Während das Wohnen mit den eigenen Kindern als Modell zumindest in Deutschland keine wesentliche Bedeutung hat, wird der Gedanke des Zusammenlebens mehrerer Generationen wiederbelebt. Jung und Alt können sich bei dieser Wohnform gegenseitig in ihren Fähigkeiten unterstützen und ergänzen. Der Erfolg und das Interesse an dieser Form des Lebens und Wohnens sind darauf zurückzuführen, dass die Zusammensetzung der Gruppen freiwillig und selbstbestimmt ist.

> **MERKE** Sinnvoll ist ein Umzug nur dann, wenn auch die Wohnverhältnisse deutlich verbessert werden, z. B. Aufzug, da viele Serviceleistungen auch in der eigenen Wohnung organisiert werden können.

Haus- und Wohngemeinschaften

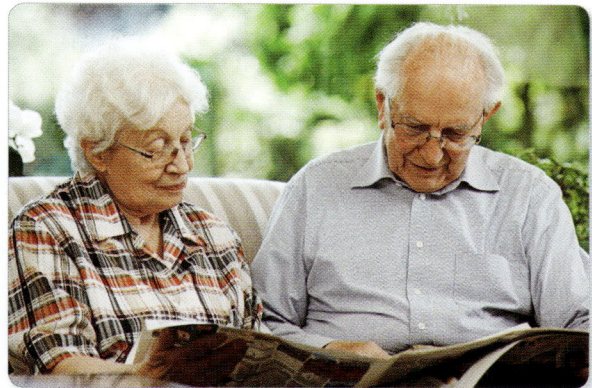

Abb. 9.12: Seniorenwohngemeinschaft

Gemeinschaftliches Wohnen mit Gleichaltrigen findet auch bei älteren Menschen zunehmend Interesse. Aus der Vielfalt der Ansätze haben sich dabei Hausgemeinschaften mit einzelnen Wohnungen durchgesetzt. Neben Hausgemeinschaften gibt es auch Wohngemeinschaften, in denen die einzelnen Bewohner nur über ein eigenes Zimmer verfügen und Küche und Bad gemeinschaftlich nutzen.

Spezielle Formen von Wohngemeinschaften wurden für die Belange von **Demenzkranken** geschaffen und stellen eine Alternative zur stationären Versorgung dar. Hier leben Menschen in einer Umgebung zusammen, die eine familiäre Atmosphäre schafft, bei gleichzeitiger Möglichkeit einer Betreuung und/oder Pflege rund um die Uhr.

Betreutes Wohnen (Servicewohnen)

Diese Wohnform soll den alten Menschen durch ergänzende Betreuungsangebote in die Lage versetzen, möglichst lange selbstbestimmt leben zu können. Das Maß an Privatheit ist dabei größer als in einer Haus- oder Wohngemeinschaft.

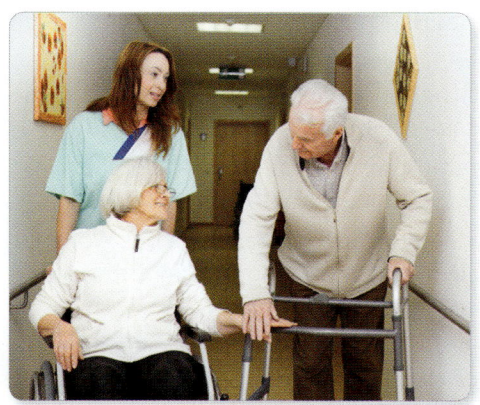

Abb. 9.13: Betreutes Wohnen

Stationäre Einrichtungen

Die Pflegeeinrichtung bietet ein sicheres Wohnumfeld, ermöglicht Kontakte zu anderen Menschen und verfügt über Angebote zur Freizeitgestaltung. Sie sichert die medizinische und pflegerische Versorgung rund um die Uhr. Zusätzliche Angebote – wie das Wohngruppenprinzip in der Pflege oder spezielle Angebote für Menschen mit Demenz – machen Heime zu einer geeigneten Versorgungsalternative.

Unter einem **Altenheim** wird heute eine Einrichtung verstanden, die Menschen versorgt, die in der Haushaltsführung eingeschränkt sind. Sie können meist über ein Zimmer mit Bettnische verfügen und haben ein eigenes Bad. Eine Teeküche oder eine kleine Küchenzeile können genutzt werden.

Mit Einführung der Pflegeversicherung 1996 (stationäre Pflege) wurden viele Altenheime in **Pflegeheime** umgewandelt. Dies bedeutet für die Interessenten, dass sie nur mit einem Pflegegrad Aufnahme finden können. In Pflegeheimen werden Menschen betreut, die sich nicht selbst versorgen können und täglich auf pflegerische Hilfe angewiesen sind.

9.3 Grundlagen der Haushaltsführung

Wohnung reinigen

Vielen älteren, allein lebenden Menschen fällt es schwer, die regelmäßig anfallenden Tätigkeiten im Haushalt (Tab. 9.7) allein zu bewerkstelligen.

Hauptgründe hierfür sind:
- Einschränkung der Sinnesorgane lassen Schmutz nicht mehr sicher erkennen und spezifische Gerüche nicht mehr ausreichend wahrnehmen.
- Die körperlichen Kräfte lassen nach, sodass nur noch das Nötigste gemacht wird.
- Alleinstehende reduzieren leicht ihren Radius – auch in der eigenen Wohnung – und sorgen sich dann nur noch um das direkte Umfeld.
- Soziale Isolation führt leicht zu Vernachlässigung, weil es keine Anreize mehr gibt, einen „Aufwand" für sich selbst zu betreiben.
- Die Unfähigkeit, sich von Dingen zu trennen, kann mitunter zu einem Problem werden.

Hauswirtschaftliche Tätigkeiten bei:	
Wann	**Was**
Täglich	Küche (Reinigung, Geschirr spülen, aufräumen)
	Bad (Reinigung, Seifen und Shampoos auffüllen, Handtücher tauschen, falls erforderlich)
	Toilette (Reinigung, Papier auffüllen)
	Müllbeseitigung
	Blumenpflege
Wöchentlich	Staub saugen, gesamte Wohnung
	Wäsche waschen
	Bettwäsche wechseln
Monatlich	Fenster putzen
	Kühlschrank reinigen

Tab. 9.7: Hauswirtschaftliche Tätigkeiten, die regelmäßig anfallen

Haushaltshygiene

Normale Reinigung mit üblichen Reinigungsmitteln ist sowohl im Privathaushalt als auch im Wohnbereich eines Pflegeheims in der Regel völlig ausreichend.

> **MERKE** Hauptübertragungsquelle sind die Hände (Kap. 4.6.1), deshalb: Händewaschen vor und nach Tätigkeiten im Haushalt!

Bei der Hausarbeit sollte saubere Arbeitskleidung getragen werden, bei Reinigungsarbeiten sind Handschuhe zum eigenen Schutz erforderlich.

> **MERKE** Pflegende, die mit der Herstellung von Speisen betraut sind, müssen sowohl im ambulanten als auch im stationären Bereich eine Belehrung nach §§ 42 und 43 Infektionsschutzgesetz (S. 74) erhalten.

Unterstützung beim Einkauf von Lebensmitteln

In der ambulanten Pflege unterstützen Pflegende je nach Erforderlichkeit beim Einkauf von Lebensmitteln. Folgende Aspekte spielen dabei eine Rolle:
- **Lebensmittelqualität.** Bei verpackten Lebensmitteln geben die aufgedruckten Informationen Hinweise auf die Lebensmittelqualität. Für Verpackungen gibt es Kennzeichnungselemente, die vorgeschrieben sind. Auf lose angebotenen Waren gibt es weniger Pflichtangaben.
- **Nährwertkennzeichnung.** Angaben, etwa zum Energiegehalt oder zu Vitaminen und Mineralstoffen, sind freiwillig auf Verpackungen zu kennzeichnen, müssen aber stimmen (Abb. 9.14). Allerdings beziehen sich Werte in „Prozent des Tagesbedarfs" teilweise auf geringere Zufuhrempfehlungen anderer Länder oder auf nicht näher erklärte Altersstufen. [1]
- Mindesthaltbarkeitsdatum und Verbrauchsdatum
- Allergenkennzeichnung

9.4 Anker zum Kapitel

- Menschen benötigen einen Lebensraum, indem sie sich wohlfühlen.
- Lebensräume wie Wohnungen oder Patientenzimmer sollten gesundheitsfördernd und bedürfnisorientiert gestaltet werden.
- Eine Unterstützung bei der Haushaltsführung kann die Selbstständigkeit bewahren.

9.5 Wissen festigen und vertiefen

1. Erarbeiten Sie in einer Gruppe die „ideale Wohnung" für einen alten Menschen. (➔ 9.1)
2. Benennen Sie die Komponenten des Raumklimas. (➔ 9.1.1)
3. Erläutern Sie die Begriffe Querlüftung und Stoßlüftung. (➔ 9.1.1)
4. Untersuchen Sie Ihre eigene Wohnung nach Schimmelpilzen, wo finden sich welche und warum? (➔ 9.1.1)
5. Benennen Sie die körperlichen Auswirkungen von dauerhaftem Lärm. (➔ 9.1.1)
6. Nennen Sie Maßnahmen zur Verhinderung von Stürzen. (➔ 9.1.1)
7. Erläutern Sie in einer „Werbebotschaft" die Vorteile eines Hausnotrufsystems. (➔ 9.1.1)
8. Nennen Sie Unterschiede bei der Versorgung von Hilfsmitteln durch die Kranken- und die Pflegekassen. (➔ 9.1.2)
9. Diskutieren Sie die Vor- und Nachteile einer Mehr-Generationen-Wohnform. (➔ 9.2)
10. Stellen Sie die Vor- und Nachteile des Wohnens in einer Pflegeeinrichtung und in der eigenen Wohnung gegenüber. (➔ 9.2)
11. Nennen Sie Einschränkungen, die eine selbstständige Haushaltsführung behindern. (➔ 9.3)

10 Menschen pflegen

Menschen professionell zu pflegen bedeutet,

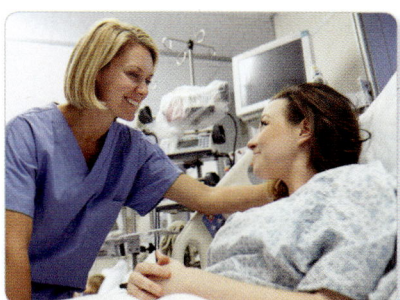

- umfassend wahrzunehmen, z. B. Gesundheitsprobleme oder Ressourcen
- zielgerichtet zu beobachten
- Einflussfaktoren auf die Wahrnehmung zu kennen
- Beobachtetes zu bewerten und in den Pflegeprozess einfließen zu lassen

- im Rahmen des Pflegeprozesses zu arbeiten
  1. Einschätzen
  2. Benennen von Ressourcen und Problemen
  3. Festlegen von Pflegezielen
  4. Planen der Maßnahmen
  5. Durchführen
  6. Überprüfen
- qualitätssichernd zu arbeiten

Pflegeassistenten

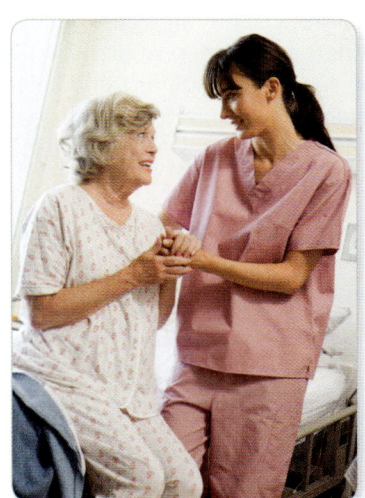

… beobachten
- subjektiv
- objektiv
- systematisch und zielgerichtet

… helfen mit
- bei der Pflege von Menschen mit Schmerzen

… arbeiten vorbeugend, indem sie Prophylaxen durchführen
- Pneumonie- und Atelektasenprophylaxe
- Obstipationsprophylaxe
- Intertrigoprophylaxe
- Thromboseprophylaxe
- Dekubitusprophylaxe
- Zystitisprophylaxe
- Kontrakturenprophylaxe
- Sturzprophylaxe
- Soor- und Parotitisprophylaxe

Wahrnehmung und Beobachten sind für die Pflege besonders wichtig. Sie bilden das Fundament pflegerischer Versorgung. Auf ihnen beruht die Einschätzung, wo Menschen Pflegebedarf haben und wie ihnen geholfen werden kann. Von besonderer Bedeutung wird dies, wenn Pflegebedürftige sich nicht mehr selber äußern können und auch keine Angehörigen oder Freunde befragt werden können. Für Pflegende ist es deshalb wichtig, ihre Wahrnehmungen und Beobachtungen und die Schlüsse, die sie aus diesen ziehen, immer wieder kritisch zu hinterfragen und zu überprüfen. Besonders vorsichtig sollten Sie in diesem Zusammenhang mit dem Begriff der Objektivität umgehen. Nicht alles, von dem Menschen glauben, es sei objektiv, so wie sie es sehen, muss auch wirklich so sein. Häufig ist es die individuelle Auslegung des Beobachteten, was uns als objektiv erscheint, weil wir es vielleicht so gelernt haben oder nicht anders kennen.

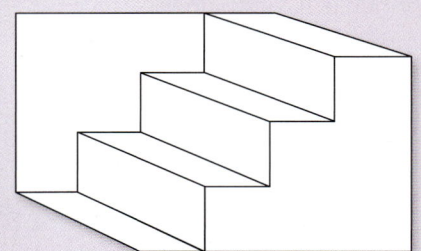

Anregung zum Nachdenken

Sehen Sie sich die Zeichnung einmal etwas länger an. Die meisten von uns werden in ihr eine Treppe erkennen, auf deren Stufen man von oben schaut. Dies ist jedoch nicht die einzige Möglichkeit, die Zeichnung zu betrachten. Wenn Sie etwas länger auf das Bild schauen, können Sie feststellen, dass es umkippt. Plötzlich sehen Sie die Treppe von unten. Nach einer Weile kippt das Bild erneut. Nach wie vor hat sich an der Zeichnung nichts geändert und auch die Netzhaut Ihres Auges wird die Zeichnung unverändert aufnehmen. Stellen Sie sich weiter vor, Sie würden das Bild einem Menschen zeigen, der einem Naturvolk angehört und keine Treppen kennt. Was würde er wohl erkennen? Experimente bei einigen afrikanischen Stämmen haben gezeigt, dass sie die Zeichnung als zweidimensionales Linienmuster erkennen, weil in ihrer Kultur die perspektivische Zeichnung unbekannt ist.

Es zeigt sich, dass die wahrgenommenen Eindrücke in diesem Fall nicht nur von unseren Augen abhängig sind, sondern auch kulturabhängig und von der Erfahrung, dem Wissen und den Erwartungen des Betrachters abhängig sind.

Unsere Wahrnehmungen und Beobachtungen sind häufig nicht so objektiv wie wir es vielleicht glauben. Sich in der Pflege mit dem Pflegebedürftigen, Angehörigen und Kollegen über die eigenen Beobachtungen und Wahrnehmungen auszutauschen, ist deshalb von großer Bedeutung.

10.1 Wahrnehmen und Beobachten

Die Qualität der Pflege und Betreuung hängt in großem Umfang von der **Wahrnehmungs- und Beobachtungsgabe** der Pflegenden ab. Durch Wahrnehmen und Beobachten können u. a. Informationen gewonnen werden, die die Grundlage im Pflegeprozess (Kap. 10.2) bilden.

Daher hat die Schulung der Wahrnehmungs- und Beobachtungsfähigkeiten in der Ausbildung große Bedeutung.

10.1.1 Wahrnehmen

DEFINITION **Wahrnehmung** ist ein Prozess, bei dem mithilfe der Sinnesorgane aus Umwelt- und Körperreizen Informationen gewonnen werden. Diese Informationen werden durch seelische und geistige Prozesse beeinflusst bzw. bearbeitet.

Im Pflegealltag werden viele Informationen zufällig und unbewusst wahrgenommen.

Wahrnehmen und Beobachten

BEISPIEL Beim Gang über die Station nimmt eine Pflegende wahr, dass Frau M. in der Sitzecke eine Zeitung liest, Herr K. und Frau L. sich unterhalten, das Telefon klingelt, es nach Essen riecht und der Arzt ein Zimmer betritt.

Der Wahrnehmungsprozess

Die **Wahrnehmung** verläuft in vier Schritten (Abb. 10.1), die aufeinanderfolgen:
- Aufnahme der Information (des Reizes) über das Sinnesorgan, z. B. Hand auf einer warmen Herdplatte (Sinnesorgan = Haut)
- Weiterleitung des Reizes an das Gehirn
- Interpretation des Reizes, z. B. bemerken, dass die Finger heiß sind und dass die Ursache dafür die Herdplatte ist
- Reaktion auf die Interpretation, z. B. die Hand wird von der Herdplatte genommen

Sinnesorgan	Aufnahme des Reizes	Verarbeitung des Reizes
Auge	Mund	Ich sehe einen lächelnden Mund, der bei mir ein freudiges, angenehmes Gefühl hervorruft.
Ohr	Sirene	Ein schriller Ton von einer Sirene warnt vor Gefahr. Ich bekomme einen Schreck.
Nase	Rose	Der Geruch kommt von einer Rose. Er ist angenehm, da ich Rosen liebe.
Hand	Wolle	Ich taste eine flauschige, weiche Wolle, wie sie nur von Angorakaninchen stammen kann.

Tab. 10.1: Der Wahrnehmungsprozess

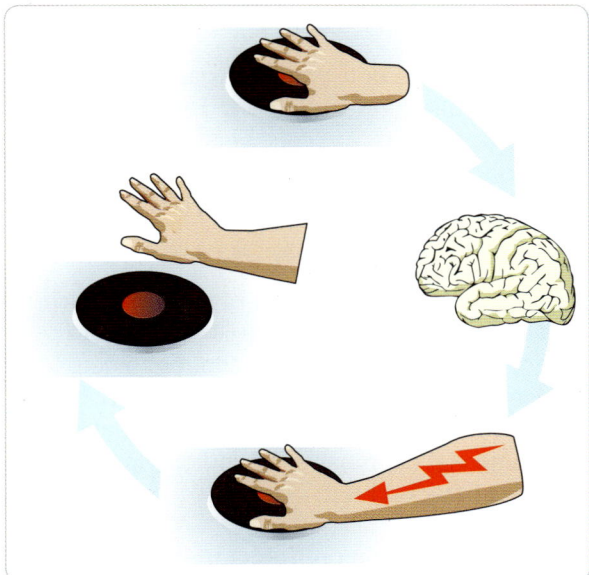

Abb. 10.1: Der Wahrnehmungsprozess am Beispiel der heißen Herdplatte

Die **Sinnesorgane** nehmen zunächst einen **Reiz** (eine Information) auf. Der Reiz wird dann an das Gehirn weitergeleitet und dort verarbeitet. Anschließend erfolgt eine Reaktion auf die Interpretation, die das Gehirn vorgenommen hat.

Das bedeutet, dass alles, was je über diesen Reiz (Information) gelernt und erfahren wurde, Einfluss nimmt. Die Wahrnehmung ist zufällig und ungezielt. Sie kann aber in eine gezielte Beobachtung (des Betroffenen oder der Situation) übergehen.

Einwirkung auf die Wahrnehmung

In die Wahrnehmung fließen erlerntes Wissen, eigene Erfahrung und persönliche Empfindungen ein. Dadurch ergeben sich Schlussfolgerungen, die subjektiv geprägt sind.

BEISPIEL Die Altenpflegerin Frau Arndt bemerkt in der Gymnastik-Übungsstunde, dass der Bewohner Herr Schmidt immer teilnahmsloser wird. Sie denkt sich: „Ach, der Arme, vielleicht denkt er wieder an seine verstorbene Frau, die war ja eine begeisterte Sportlerin." Die anwesende neue Praktikantin Kerstin bemerkt dies auch und denkt: „Das ist typisch, Männer machen bei solchen Angeboten nie gern mit."

Was kann Ursache für die unterschiedliche Schlussfolgerung sein?

Die **Wahrnehmung** kann
- durch aktuelle Einflüsse wie Übermüdung, Zeitdruck, Überforderung gestört,
- durch Freude an der Arbeit oder eine gute Arbeitsatmosphäre begünstigt sowie
- durch die persönliche, soziale und seelische Entwicklung und Berufserfahrung beeinflusst werden.

Mechanismen, die die Wahrnehmung beeinflussen

Stereotype sind vorgefasste Einstellungen. Sie werden auch oft als „Schubladendenken" bezeichnet.

Hier werden dem einzelnen Menschen einer Gruppe die gleichen Eigenschaften nachgesagt.

> **BEISPIEL**
> - Alle alten Menschen sind schwerhörig.
> - Alle Rheinländer haben ein fröhliches Gemüt.
> - Junge Menschen haben heutzutage keine Achtung vor dem Alter.

Umgebungsreize: Ein Mensch wird danach beurteilt, mit welchen Gegenständen er sich umgibt, z. B. welches Auto er fährt, ob er Markenkleidung trägt.

Erster Eindruck: „Der erste Eindruck ist der bleibende." In den ersten Minuten der Begegnung wird sich ein Bild von einem Menschen gemacht, das nur noch schwer zu korrigieren ist. Die Schwerpunkte der Wahrnehmung sind dabei: Aussehen, Körperbau und Kleidung, Stimme und Aussprache, Benehmen, weniger der Inhalt des Gesprächs. Entsprechend den eigenen Wertmaßstäben wird jemand durch den ersten Eindruck beispielsweise als unhöflich, intelligent, ungepflegt oder sympathisch eingestuft.

Generalisierung: Ein einmal beobachtetes Verhalten wird verallgemeinert und im Folgenden immer wieder wahrgenommen. „Wer einmal lügt, dem glaubt man nicht und wenn er doch die Wahrheit spricht."

Umgang mit Wahrnehmungen

Nach der Wahrnehmung erfolgt eine Beurteilung der Situation, eine Reaktion in Form einer Berichterstattung oder Pflegehandlung. Auch diese werden von unterschiedlichen Mechanismen beeinflusst.

Interpretation: Aus der Wahrnehmung können unterschiedliche Schlüsse gezogen werden.

> **BEISPIEL** Warum verschenkt Frau Peters Blumen?
>
>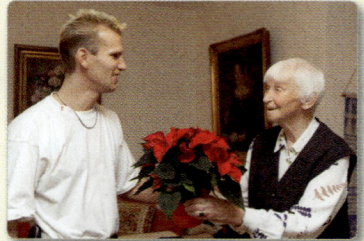
>
> „Sie mag mich." (Ausdruck einer Beziehung)
> „Sie verschenkt gerne Blumen." (Ausdruck von Emotion)
> „Sie möchte, dass man sie nett findet." (Ausdruck der Persönlichkeit)

Aussagen von Dritten können die eigene Wahrnehmung beeinflussen.

Wechselwirkungen: Hier wird das Verhalten der einzelnen Personen wechselseitig beeinflusst.

> **BEISPIEL** Sie kommen morgens gut gelaunt ins Zimmer und fragen den Bewohner mit freundlichen Worten, wie er geschlafen hat. Sie erwarten eine positive Antwort und er gibt sie auch. Die Atmosphäre im Zimmer ist entspannt.
>
> Wie würden Sie reagieren, wenn er negativ antworten würde?

Der Milde-/Strenge-Effekt: Jemanden, den man sympathisch findet, beurteilt man milder als jemanden, den man unsympathisch findet.

Weitergabe von Wahrnehmungen: Wird eine Wahrnehmung **subjektiv** weitergegeben, ist sie in der Regel wertend und oft auch pauschal, z. B. „Herr Werner ist schwierig".

Mit dieser Äußerung wird der ganze Mensch als schwierig gesehen. Außerdem kann jeder unter „schwierig" etwas anderes verstehen, z. B., Herr Werner nörgelt über alles Mögliche, ist nicht zufrieden mit der Pflege, erwartet mehr Leistungen, wird leicht aggressiv.

> **MERKE** Die **Wahrnehmung** ist ein unbeabsichtigter Prozess, der durch viele Faktoren beeinflusst wird. Man kann dem Rechnung tragen, indem man nicht vorschnell urteilt, Wahrnehmungen von mehreren Pflegekräften zusammenfügt und erst dann bewertet und dies im Pflegeprozess berücksichtigt.

Wird eine Wahrnehmung **objektiv** weitergegeben, beschreibt sie eine Situation ohne Wertung:

„Herr Werner lässt sich nur unter Protest waschen, beschimpft dabei seine Frau und den Altenpfleger."

10.1.2 Beobachten

> **DEFINITION** **Beobachtung** ist die zielgerichtete, geplante Wahrnehmung und Bewertung von Menschen, Ereignissen und Gegenständen mit bestimmten Beobachtungsmerkmalen in festgelegten Situationen.

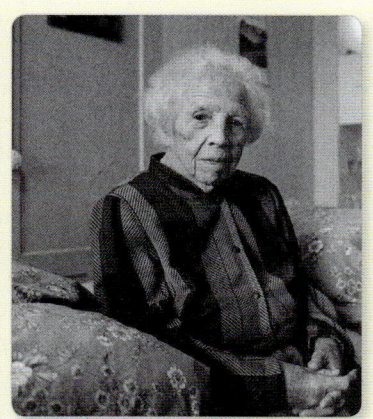

Aufgaben
- Betrachten bzw. beobachten Sie Frau Ruch.
- Welche Aussagen können Sie zum Gesichtsausdruck und zur Haltung machen?
- Wie ist ihre Stimmung?
- Wie ist ihr Pflegezustand?
- In welcher Umgebung hält sie sich auf?
- Wie würden Sie den Gesamteindruck beschreiben?

Objektive, subjektive und systematische Beobachtung

Eine **objektive** Beobachtung ist neutral, bezieht sich auf Fakten, also anerkannte **Sachverhalte** oder **Messungen**.

BEISPIEL
- Am Kreuzbein befindet sich eine Hautrötung. Es könnte sich um einen Dekubitus 1. Grades handeln.
- Die Blutdruckmessung ergibt 190/110 mm/Hg. Der Blutdruck ist zu hoch.
- Die Farbe des Urins ist sehr dunkel, dies deutet auf einen Flüssigkeitsmangel hin.

Eine **subjektive** Beobachtung bezieht sich auf die **Eindrücke** und **Gefühle** des Beobachters.

BEISPIEL Ein Pfleger sagt montags während der Übergabe: „Herr Stephan hat sich das Wochenende fast nur auf seinem Zimmer aufgehalten. Er wirkt auf mich irgendwie traurig. Könnt ihr das bestätigen?"

Um zielgerichtet bzw. systematisch beobachten zu können, muss man wissen, was man beobachten soll.

Eine Orientierungshilfe bieten Checklisten (z. B. Aktivitäten des Lebens, Dokumentationssystem). Eine andere Möglichkeit ist die gezielte Beobachtung einer Auffälligkeit, z. B. der Stimmung von Herrn Stephan (s. o.).

Der Beobachtungsprozess

Aus einer Wahrnehmung heraus ergibt sich die Notwendigkeit der Beobachtung.	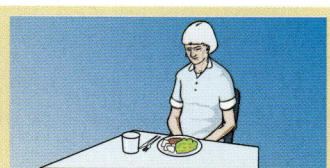
Die Informationen aus der Wahrnehmung werden nun mit bekannten Informationen, die durch Erfahrungen oder durch Lernen bereits vorliegen, verglichen.	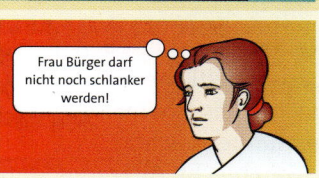
Die Beobachtung wird bewertet und eingegrenzt.	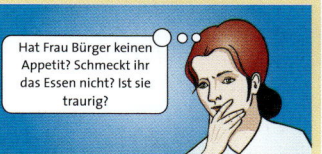
Die Beobachtung wird überprüft, indem z. B. im Pflegeteam nachgefragt wird, ob die gleichen Beobachtungen schon einmal gemacht, die betroffene Person zu ihrem Befinden befragt oder Messungen durchgeführt wurden.	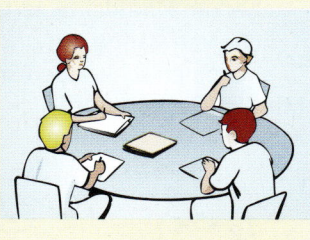
Auf die Beobachtung folgt die Reaktion in Form einer pflegerischen Handlung.	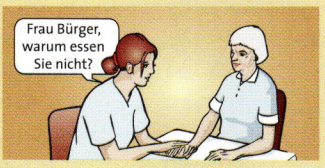

Tab. 10.2: Der Beobachtungsprozess verläuft in mehreren Schritten.

Ziele der Beobachtung
- Die Ressourcen und Einschränkungen des Betroffenen erfassen. **Beobachtung der Alltagsfähigkeiten:** Was kann der Betroffene, was kann er nicht? Wo braucht er Anleitung oder Unterstützung? Wo müssen Maßnahmen teilweise oder vollständig übernommen werden?
- Den Erfolg von Pflegemaßnahmen bewerten. **Beobachtung der Pflegemaßnahmen:** Wirken sie, sind sie sinnvoll, sind sie erfolgreich?

- Veränderungen im körperlichen, seelischen und sozialen Bereich feststellen. **Beobachtung von Veränderungen:** Gibt es Veränderungen im körperlichen Zustand, hat sich etwas verbessert oder verschlechtert? Wie ist die Stimmung? Gibt es Änderungen in der sozialen Situation?
- Drohende Gefahren erkennen und verhindern. **Beobachtung auf eine Gefährdung hin:** Welche Risikofaktoren bestehen?

10.1.3 Allgemeine Beobachtungen in der Pflege

Neben der speziellen Beobachtung, bezogen auf gesundheitliche Probleme, sind für die Gestaltung der pflegerischen Beziehung auch **allgemeine Beobachtungen** wichtig.
- **Geschlecht, Alter und Statur:**
  – Handelt es sich um einen Mann oder um eine Frau?
  – Stimmen tatsächliches Alter und das geschätzte Alter überein, wirkt der Mensch älter oder jünger?
  – Handelt es sich um eine große und starke oder eher um eine kleine, zarte Person? Ist die körperliche Verfassung gut oder macht der Betroffene eher einen schwachen Eindruck?
- **Mimik** (Gesichtsausdruck) als nichtsprachlicher Ausdruck von Gefühlen

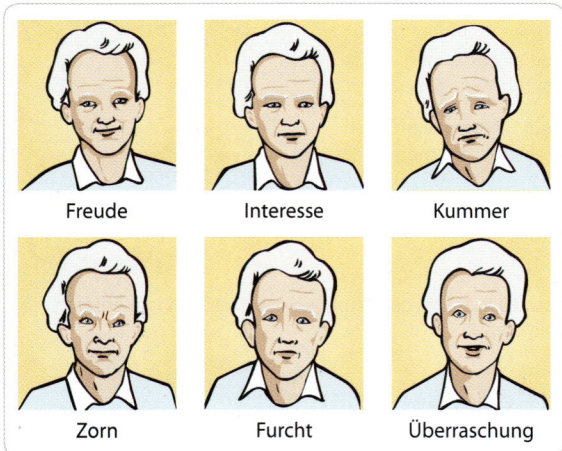

Abb. 10.2: Mimik unterstreicht oder ersetzt die Sprache. Es gibt zehn sogenannte elementare Emotionen, die durch Mimik (und Gestik) ausgedrückt werden können, zum Teil aber ohne Gestik schwer erkennbar sind: Interesse, Freude, Überraschung, Ekel, Scham, Kummer, Zorn, Verachtung, Furcht, Schuld. Diese Abbildung zeigt sechs deutlich erkennbare Gesichtsausdrücke.

- **Gestik**
  – Bewegungen der Arme unterstreichen, verstärken oder ersetzen das Gefühlte und Gesagte.
  – Jeder Mensch hat seine für ihn typische Gestik, z. B. Wippen mit einem Fuß bei innerer Unruhe.
  – Gestik kann anmutig oder ungeschickt, lebhaft oder gehemmt, ruhig oder hastig sein.
- **Haltung:** Schmerzen, Trauer oder Verlassenheit drücken sich durch eine gebeugte, gekrümmte oder zusammengekauerte Haltung aus (Abb. 10.3). Eine gerade und offene Haltung signalisiert: Mir geht's gut, ich interessiere mich für meine Umwelt. Durch natürliche Veränderungen hat der alte Mensch oft eine gebückte und unsichere Haltung.

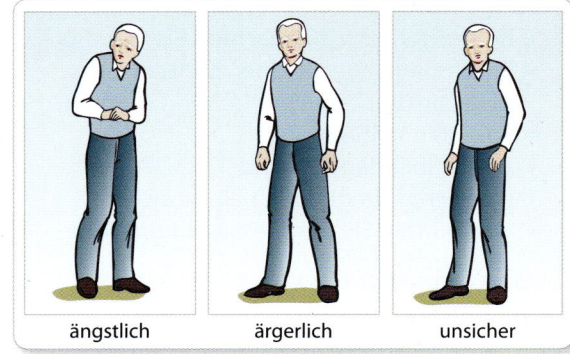

Abb. 10.3: Körperhaltungen

- **Gang:** Der Gang eines Gesunden ist aufrecht, elastisch und federnd, die Arme schwingen mit. Der Gang ist unverwechselbar und man erkennt eine Person schon von Weitem an ihrem Gang. Ältere Menschen haben oft durch ihre unterschiedlichen körperlichen Einschränkungen einen kraftlosen, unsicheren oder schleppenden Gang.
- **Sprache und Stimme:**
  – Die **Sprache** ermöglicht eine Verständigung untereinander. Die Sprache kann langsam oder schnell sein, klar oder verwaschen, zögernd, stockend, wortreich oder wortarm, der Sprachfluss kann unzusammenhängend oder wirr sein. Die Sprache weist darauf hin, in welcher Region man aufgewachsen ist.
  – Die **Stimme** hat die Möglichkeit, durch Lautstärke, Stimmlage und Klang den Ausdruck zu unterstreichen. Sie kann laut, leise, schwach oder stark sein, die Stimmlage hoch oder niedrig, der Klang einförmig oder abwechslungsreich. Die Stimme kann sich traurig oder fröhlich anhören, sie kann schneidend oder bebend sein, abweisend, unbeherrscht, aggressiv oder beleidigend. Sie kann krächzend sein oder „versagen".

- **Stimmung** bezeichnet einen gefühlsmäßigen Zustand, der sich durch unterschiedliche Äußerungen der Gesichts- und Körperbewegungen sowie der Stimme ausdrücken kann.
  - Lachen und Zugewandtsein, mit einem freundlichen Gesichtsausdruck und offener Gestik deuten auf eine heitere Stimmung, auf Fröhlichkeit hin.
  - Eine traurige Stimmung äußert sich beispielsweise in geschlossener Körperhaltung, traurigem oder bewegungslosem Gesichtsausdruck, leiser Sprache.
  - Die Stimmung kann angemessen, ausgeglichen, gleichmütig, fröhlich, glücklich, überschwänglich, bedrückt, resigniert, gereizt, gesteigert oder erregt sein und sie kann schwanken.
- **Persönliche Hygiene und Bekleidung** zeigen die Fähigkeiten zur Selbstpflege an. Genauso können sie auch Ausdruck eines Lebensgefühls oder der Stimmung sein (Abb. 10.4). Das gilt gleichermaßen für Frisur, Nägel, Rasur und Kleidung.
  - Die äußere Erscheinung kann gepflegt, sauber oder ungepflegt, schmutzig und verwahrlost sein; man kann ordentlich oder nachlässig wirken.
  - Durch dezentes oder starkes Schminken oder durch „Natürlichkeit" wird der eigene Typ unterstrichen.
  - Auch der Geruch eines Menschen sagt etwas über seine persönliche Hygiene aus oder lässt auf Erkrankungen schließen (z. B. Mundgeruch, Uringeruch).
- **Beobachtung der Haut:** Durch die Haut wird das Aussehen eines Menschen geprägt. Sie verrät aber auch das seelische Befinden und zeigt den körperlichen Zustand an (S. 353).
- **Ernährungszustand:** Durch das Gewicht wird der erste Eindruck eines Menschen geprägt. Bei einem gesunden Ernährungszustand ist das Gewicht der Körpergröße und dem Alter angepasst (Kap. 8.4).
- **Geistige Fähigkeiten:** Der gesunde Mensch nimmt seine Umwelt über die Sinnesorgane (S. 487) wahr, verarbeitet sie und kommuniziert mit seiner Umwelt. Er reagiert, wenn er angesprochen wird. Er kann sich konzentrieren, sich etwas merken, kann denken, verstehen, was gesagt wird. Er findet sich zeitlich zurecht, weiß, an welchem Ort und in welcher Situation er sich befindet und wer er ist. Bei unterschiedlichen gesundheitlichen Störungen kann eine betroffene Person Informationen nicht mehr ausreichend verarbeiten und versteht nicht, was gesagt wird. Das Denken wird langsamer, die Konzentration und Merkfähigkeit lassen nach oder gehen verloren. Die Folge ist eine zunehmende Desorientierung.
- **Kommunikations- und Kontaktfähigkeit:** Der gesunde Mensch zeigt Interesse an anderen Menschen und nimmt sie wahr. Um Kontakt aufzunehmen, wendet er sich anderen zu. Das Interesse am anderen Menschen kann reduziert sein. Das äußert sich durch Rückzug in die eigenen vier Wände. Man ist lieber alleine, isoliert sich, wendet sich ab.

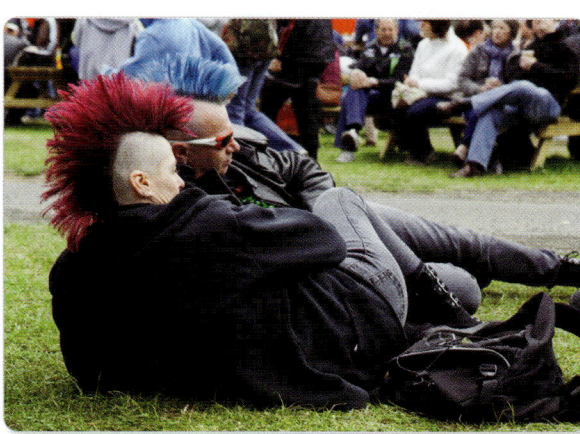

Abb. 10.4: Individuelle äußere Erscheinung

> **MERKE** Die **objektive und subjektive Beobachtung** eines gesunden oder pflegebedürftigen Menschen gibt wertvolle Hinweise auf seine augenblickliche Situation. Sie ist Voraussetzung, um den Pflegeprozess sinnvoll zu planen.

10.2 Der Pflegeprozess – ein Handlungskreislauf

Der **Pflegeprozess** ist ein Handlungskreislauf. Er gleicht dem prozesshaften Denken und Handeln, nach dem Menschen bei nahezu jeder Aufgabe oder Tätigkeit vorgehen. Diese Handlungsweise lernt und übt der Mensch schon im Kindesalter. Im Zuge des Erwachsenwerdens laufen diese Prozesse immer schneller ab.

Jeder Mensch durchläuft jeden Tag viele Handlungsprozesse, z. B. wenn er Hunger hat, einkaufen gehen möchte oder einen Freund um Rat bittet.

Menschen pflegen

> **MERKE** **Handlungsprozesse** verlaufen in folgenden Schritten:
> - Zunächst betrachtet der Mensch die Situation und Ausgangsbedingungen.
> - Dann überlegt er, welches Ziel er erreichen möchte.
> - Anschließend bedenkt er, welche Handlungen notwendig sind, um das Ziel zu erreichen.
> - Dann führt er diese Handlungen aus.
> - Schließlich kann er beurteilen, ob er das Ziel, das er sich vorgenommen hat, erreicht hat oder nicht.

Das **Krankenpflegegesetz** fordert in § 3 (2), dass Gesundheits- und Krankenpfleger den Pflegebedarf eigenverantwortlich erheben und feststellen, die Pflege planen, organisieren, durchführen, dokumentieren und schließlich evaluieren, also das Ergebnis überprüfen. Weitere Aufgaben sind die Sicherung und Entwicklung der Qualität der Pflege.

Das **Altenpflegegesetz** fordert in § 3 die „sach- und fachkundige, den allgemein anerkannten pflegewissenschaftlichen, insbesondere den medizinisch-pflegerischen Erkenntnissen entsprechende, umfassende und geplante Pflege".

Zwar gelten diese Forderungen für die Ausbildung von Pflegefachkräften, aber es ist dennoch auch für Gesundheits- und Pflegeassistenten von Bedeutung, diese Ziele der Pflege zu kennen – schließlich versorgen sie die gleichen Pflegebedürftigen.

10.2.1 Der Pflegeprozess als Hilfsmittel

Der **Pflegeprozess hilft** den Pflegenden, die Pflege nach dem oben beschriebenen Handlungsprozess zu durchdenken und entsprechend zu handeln. Er bildet den Rahmen für
- eine strukturierte Vorgehensweise, die sich an den Bedürfnissen der Pflegebedürftigen orientiert.
- eine Planung und Durchführung der Pflege, die sich auf Fachwissen stützen und somit die Pflegequalität sichern.
- die Zusammenarbeit aller Beteiligten.
- die Dokumentation der Pflegeleistungen.

10.2.2 Pflegeprozess und Pflegeplanung

Eine der heute gängigen Darstellungen des Pflegeprozesses besteht aus sechs Schritten, die miteinander in Verbindung stehen und sich aufeinander beziehen (Abb. 10.5). Die Veränderung eines Schritts zieht somit Veränderungen in den anderen Schritten nach sich. Die sechs Schritte des Pflegeprozesses lauten wie folgt:
1. Informationen sammeln
2. Probleme und Ressourcen benennen
3. Pflegeziele festlegen
4. Maßnahmen planen
5. Maßnahmen durchführen
6. Pflegezustand überprüfen

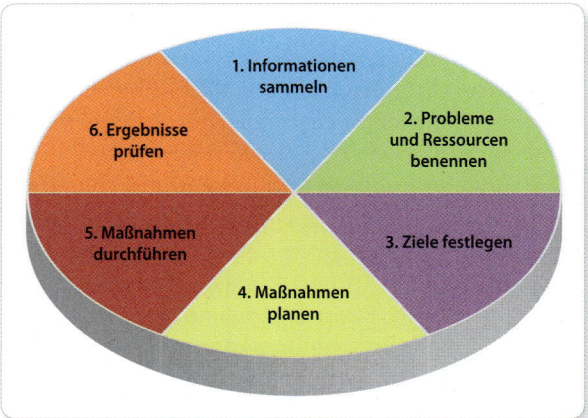

Abb. 10.5: Der sechsstufige Pflegeprozess nach Fiechter und Meier

> **DEFINITION** Der Teil des Pflegeprozesses, der zusammenhängend dokumentiert wird – nämlich die Probleme/Ressourcen des Pflegebedürftigen, die Pflegeziele und -maßnahmen –, wird als **Pflegeplanung** bezeichnet (Abb. 10.6). In der Alten- und ambulanten Pflege geht man allerdings zunehmend dazu über, von „Maßnahmenplan" zu sprechen und den Dokumentationsaufwand auf ein Minimum zu verkürzen (Kap. 10.2.4).

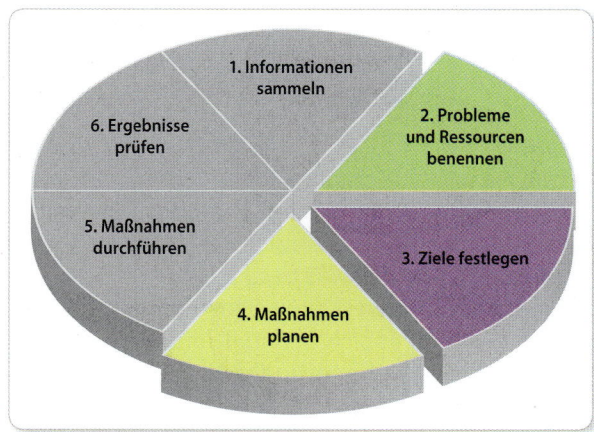

Abb. 10.6: Die Pflegeplanung ist Teil des Pflegeprozesses.

Die Pflege zu planen und die Pflegeplanung zu dokumentieren, ist Aufgabe der Pflegefachkräfte. Dennoch ist es für Gesundheits- und Pflegeassistenten sehr wichtig, die Pflegeplanung des jeweiligen Pflegebedürftigen zu kennen und zu verstehen. Denn auch sie führen die Pflegemaßnahmen entsprechend der Pflegeplanung durch. Halten sie sich nicht an die geplanten Maßnahmen,

- gilt es als fahrlässig, dem Pflegebedürftigen notwendige Maßnahmen vorzuenthalten, zudem
- wird der Grund unklar, wenn das Pflegeproblem auch nach dem festgelegten Zieltermin (S. 179) noch besteht: Wurde die falsche Maßnahme angewandt oder wurden die richtigen Maßnahmen nur zu selten durchgeführt?

Eine konsequent durchgeführte Pflegeplanung bietet hingegen folgende Vorteile:
- Die Pflegeprobleme stehen fest und können bei Bedarf nachgelesen werden.
- Alle Pflegemaßnahmen sind auf Ziele ausgerichtet.
- Fortschritte des Pflegebedürftigen können auf bestimmte Maßnahmen zurückgeführt werden – und Anhaltspunkte für andere Pflegeplanungen sein.
- Nicht alle Pflegenden müssen sich jeweils überlegen, wie ein Pflegebedürftiger zu versorgen ist.

MERKE Ändert sich der Zustand des Pflegebedürftigen, kann es notwendig sein, die Pflegeplanung anzupassen. Gegebenenfalls werden in diesem Zusammenhang auch die Maßnahmen geändert – und müssen fortan anders durchgeführt werden.

Informationen sammeln (Anamnese)

Im ersten Schritt des Pflegeprozesses werden die **Informationen** zum Pflegebedürftigen **zusammengetragen.** Im Mittelpunkt stehen dabei das Gespräch mit dem Pflegebedürftigen und seine Ansicht zu seinem Pflegebedarf. Ferner kommen jedoch auch Dokumente, z. B. ein Überleitungsbericht aus einer anderen Einrichtung oder Befunde diagnostischer Untersuchungen, für die Einschätzung infrage. Ist der Pflegebedürftige nicht in der Lage, seinen Pflegebedarf selbst zu beschreiben, können seine Angehörigen als Informationsquelle befragt werden. Auf Basis der erhobenen Informationen schätzen die Pflegenden den Pflegebedarf ein. Die in diesem Schritt erhobenen Informationen bilden die Grundlage des Pflegeprozesses. Allerdings können die Informationen auch später noch ergänzt werden, z. B. wenn sich während der pflegerischen Versorgung Ressourcen oder Probleme zeigen, die zuvor nicht bekannt waren.

Zunächst tragen die Pflegenden die Grunddaten, z. B. Geburtsdatum, Anschrift, im sogenannten **Stammblatt** zusammen. Anschließend erfragen sie
- den Gesundheitszustand,
- die soziale Situation und Lebensgeschichte,
- die seelische Situation,
- körperliche und geistige Fähigkeiten sowie deren Auswirkungen auf die Alltagsbewältigung.

Informationen einholen	Beispiel
Wie ist die aktuelle Situation?	Frau A. wird in ihrer Wohnung betreut. Sie wiegt 45 kg bei einer Körpergröße von 1,65 m (BMI 16,53).
Gibt es einen körperlichen oder geistigen Grund für die Einschränkung?	Frau A. sagt, dass sie keinen Appetit habe. Dabei wirkt sie sehr traurig. Körperliche Erkrankungen liegen laut Arzt nicht vor.
Welche Erfahrungen hat der Pflegebedürftige, um mit Einschränkungen umzugehen?	Frau A. sagt, als ihr Ehemann noch gelebt habe und sie zusammen gegessen hätten, habe sie nie Appetitmangel verspürt.
Welche Möglichkeiten hat der Pflegebedürftige, etwas zu ändern oder mit den Einschränkungen zu leben?	Frau A. kann sich vorstellen, dass sie in Gesellschaft wieder mehr Appetit hätte.
Welche Hilfe ist notwendig?	Es wird eine Möglichkeit gesucht, dass Frau A. ihre Mahlzeiten in Gesellschaft einnehmen kann, z. B. durch die Teilnahme am Mittagstisch im nahe gelegenen Seniorenzentrum.
Welche Wünsche und Bedürfnisse hat der Pflegebedürftige?	Frau A. ist erfreut über die Möglichkeit, sie fühlt sich nur etwas unsicher und wünscht sich, dass sie beim ersten Mal nicht allein in das Seniorenzentrum gehen muss.
Welche Gewohnheiten und Vorlieben liegen vor?	Frau A. hofft, dass ihr das Essen zusagt. Sie isst gern viel Gemüse und nicht so gern Fleisch.

Tab. 10.3: Fragestellungen zur Informationssammlung

Menschen pflegen

> **MERKE** Die **Anamnese** – so wird die Informationssammlung auch genannt – wird in den meisten Fällen von einer Pflegefachkraft durchgeführt. Diese führt ein Gespräch mit dem Pflegebedürftigen und notiert dabei – möglichst nah am Wortlaut des Pflegebedürftigen – dessen Aussagen. Da es jedoch nicht möglich ist, ein ganzes Gespräch aufzuschreiben und es auch viel zu lange dauern würde, das alles nachzulesen, fasst die Pflegefachkraft die Informationen meist in Stichpunkten zusammen. In der Übergabe wird in der Regel ausführlicher über neu aufgenommene Pflegebedürftige gesprochen. Abgerundet wird die Anamnese durch die Beobachtung und bei Bedarf durch eine körperliche Untersuchung. Ist der Gesundheits- und Pflegeassistentin etwas unklar oder benötigt sie weitere Informationen, fragt sie im Gespräch nach – nur so kann sie den Pflegebedürftigen anschließend fachgerecht versorgen.

Um nichts zu vergessen, verwenden die meisten Einrichtungen Checklisten, die alle Themen beinhalten, die in der Informationssammlung angesprochen werden sollten. Da Pflege bedeutet, den Pflegebedürftigen bei den Alltagsaktivitäten, die er nicht mehr allein bewältigen kann, zu unterstützen, stehen die Alltagsaktivitäten auch in der Informationssammlung im Vordergrund. Beispiele hierfür sind:

- Kommunizieren: Geklärt wird, ob der Pflegebedürftige Schwierigkeiten hat, Informationen von anderen Menschen zu verstehen oder seine Bedürfnisse selbst zu äußern.
- Körperpflege: Besprochen wird, ob und gegebenenfalls welche Unterstützung der Pflegebedürftige bei der Körperpflege benötigt.
- Schlafen: Hat der Pflegebedürftige Probleme ein- oder durchzuschlafen, sollten die Pflegenden dies ebenso wissen, wie sie Rituale oder Besonderheiten der Umgebung, die zum Schlafen benötigt werden, kennen sollten.
- Soziale Kontakte: Fühlt sich der Pflegebedürftige einsam, hat er einen gesetzlichen Betreuer, der für ihn Entscheidungen trifft, welche Angehörigen stehen ihm sehr nah – all diese Informationen sollten den Pflegenden bekannt sein.

Viele Einrichtungen greifen bei ihrer Informationssammlung ein Modell für Alltagsaktivitäten auf, z. B. ATL oder ABEDL®.

Ressourcen und Probleme benennen (Pflegediagnose)

Im zweiten Schritt des Pflegeprozesses werden aus den gesammelten Informationen die **Ressourcen** und **Probleme** benannt. In diesem Schritt werden auch **Pflegediagnosen** erstellt.

> **DEFINITION** **Ressourcen** sind Fähigkeiten, die der Pflegebedürftige und/oder seine Umgebung haben, um Probleme zu lösen, zu verringern oder um zu lernen, mit Problemen umzugehen. Kann ein Mensch, der gehörlos ist, beispielsweise gut von den Lippen lesen, ist dies eine Ressource.
>
> Ein **Problem** besteht dann, wenn die selbstständige Durchführung der Alltagsaktivitäten beeinträchtigt ist und der Pflegebedürftige dies nicht allein ausgleichen kann. In der Dokumentation ist es wichtig, das Problem kurz, genau und unmissverständlich zu dokumentieren.
>
> Ein Problem, das durch eine Ressource aufgehoben wird, wird nicht als Problem bezeichnet bzw. dokumentiert.

Schon im ersten Schritt des Pflegeprozesses wird in der Regel deutlich, wo die Probleme des Pflegebedürftigen liegen. Im zweiten Schritt fassen die Pflegenden die Ressourcen und Probleme zusammen. Sie ordnen sie nach Dringlichkeit und thematisieren sie mit dem Pflegebedürftigen.

> **MERKE** Was ein Pflegeproblem ist, legt nicht allein die Pflegefachkraft, sondern mit ihr zusammen der Pflegebedürftige fest. Bei Bedarf wird im Pflegeteam besprochen, wo genau die Probleme des Pflegebedürftigen liegen. Aber auch in diesem Fall wird die Erkenntnis mit dem Pflegebedürftigen besprochen und nicht über seinen Kopf hinweg entschieden.

Gerade wenn ein Pflegebedürftiger sehr viele Pflegeprobleme aufweist, klären die Pflegenden mit ihm, welche Probleme aus seiner Sicht am dringlichsten sind. Diese Probleme gehen sie dann mit ihm zuerst an. Lebensbedrohliche Probleme stehen dabei immer an erster Stelle.

Pflegediagnosen

Anstelle von freien Problemformulierungen können im zweiten Schritt des Pflegeprozesses auch **Pflegediagnosen** verwendet werden. Sie beschreiben

- die Reaktion einer Person auf Gesundheitsprobleme oder Lebensprozesse,
- die Folgen der Probleme auf die Durchführung der Alltagsaktivitäten und
- den daraus resultierenden Pflegebedarf.

Werden Pflegediagnosen verwendet, bilden sie die Grundlage, um die notwendigen Pflegemaßnahmen auszuwählen.

Die Beschreibung eines Pflegeproblems durch eine Pflegediagnose ermöglicht eine einheitliche Sprache. Unterschiedliche Pflegende bezeichnen daher mit einer Pflegediagnose das gleiche Problem bei unterschiedlichen Pflegebedürftigen in der gleichen Art und Weise. Die Qualität der Kommunikation zwischen Pflegenden, z. B. bei einer Verlegung eines Pflegebedürftigen in eine andere Einrichtung, kann so gefördert und durch die gemeinsame Sprache erleichtert werden.

> **DEFINITION** Die vermutlich bekanntesten **Pflegediagnosen** sind die der **NANDA International**. Die NANDA-I definiert Pflegediagnose wie folgt:
>
> „Eine Pflegediagnose stellt eine klinische Beurteilung der Reaktion eines Individuums, einer Familie oder Gemeinde auf aktuelle oder potenzielle Gesundheitsprobleme/Lebensprozesse dar. Pflegediagnosen bilden die Grundlage für die Auswahl von pflegerischen Interventionen, um die aufgestellten Pflegeziele und erwünschten Pflegeergebnisse zu erreichen, wofür die Pflegeperson verantwortlich ist."

Pflegeziele festlegen

Im dritten Schritt des Pflegeprozesses werden die **Pflegeziele** benannt, die erreicht werden sollen.

> **DEFINITION** Ein **Pflegeziel** ist ein angestrebter Zustand oder die Verhaltensweise eines Pflegebedürftigen, der/die durch die Tätigkeit der Pflegenden erlangt werden soll.
>
> Auch wenn zwei Pflegebedürftige das gleiche Pflegeproblem aufweisen, muss das Pflegeziel nicht bei beiden gleich sein: Während beim einen der Erhalt der vorhandenen Fähigkeit, z. B. drei Schritte zu laufen, wichtig ist, streben die Pflegenden beim anderen an, dessen Fähigkeiten wieder zu verbessern, z. B. mehr als drei Schritte zu laufen.

Die Pflegenden besprechen gemeinsam mit dem Pflegebedürftigen, welches Pflegeziel erreicht werden soll. Dabei gilt: Ein Pflegeziel bedeutet nicht zwangsläufig, dass der Pflegebedürftige etwas Neues erlernt oder unabhängiger wird. Gerade in der Pflege älterer oder chronisch kranker Menschen kann das Pflegeziel darin bestehen, vorhandene Fähigkeiten zu erhalten oder trotz eingeschränkter Fähigkeiten ein zufriedenes Leben zu führen. Unterschieden werden können:
- **Nahziele,** die kurzfristig erreichbar sind.
- **Fernziele,** die in längerer zeitlicher Entfernung erreicht werden können, z. B. in der Rehabilitation.
- **Erhaltungsziele,** die sich am aktuellen Zustand des Pflegebedürftigen, der so lange wie möglich aufrechterhalten werden soll, orientieren.

Pflegeziele formulieren

Wichtig ist, dass die **Formulierung** der Pflegeziele **SMART** ist:
- **S** = spezifisch. Das heißt: Pflegeziele müssen spezifisch sein, z. B. eine bestimmte Tagestrinkmenge angeben und nicht einfach nur „trinkt gut", denn das würde jede Pflegende anders bewerten.
- **M** = messbar. Das heißt: Pflegeziele müssen messbar bzw. beobachtbar sein. Bei der täglich getrunkenen Menge ist dies der Fall. Aber auch wenn das Ziel in Zufriedenheit besteht und der Pflegebedürftige äußert, dass er zufrieden ist, ist dies beobachtbar.
- **A** = akzeptiert. Das heißt: Auch der Pflegebedürftige sollte dem Ziel zustimmen, denn es hilft nichts, wenn die Pflegenden z. B. eine tägliche Trinkmenge von zwei Litern anstreben, der Pflegebedürftige aber der Meinung ist, dass auch ein Liter ausreicht.
- **R** = realistisch. Das heißt: Das Pflegeziel muss auch erreichbar sein. Einen 80-Jährigen nach einer Operation so aktivierend zu pflegen, dass er die gewohnten Strecken im Alltag wieder gut meistern kann, kann durchaus realistisch sein. Ihn zum Marathon anmelden zu wollen, ist kaum realistisch.
- **T** = terminiert. Das heißt: Es ist nicht egal, wann das Ziel erreicht wird. Vielmehr sollte ein Zeitpunkt festgelegt werden, bis zu dem das Ziel erreicht sein sollte. Je nach Ziel kann es hier um wenige Tage oder auch Wochen gehen. Wird das Ziel jedoch zum geplanten Zeitpunkt nicht erreicht, überlegen die Pflegenden, ob das Ziel vielleicht nicht den SMART-Kriterien entsprochen hat – oder ob die Pflegemaßnahmen angepasst werden müssen.

> **MERKE** Pflegeziele drücken das Ziel des Pflegebedürftigen aus, das er erreichen möchte. Sie beschreiben nicht die Pflegehandlung.

Maßnahmen planen

Im vierten Schritt des Pflegeprozesses werden die **Pflegemaßnahmen** geplant, die notwendig sind, um das Pflegeziel zu erreichen. Die Pflegenden berücksichtigen dabei den aktuellen Wissensstand.

> **DEFINITION** **Maßnahmen** sind pflegerische Handlungen. Sie müssen geeignet sein, das vorgegebene Pflegeziel zu erreichen und richten sich nach den Problemen, Ressourcen und Zielen, die bereits formuliert wurden. Wichtig dabei ist: Das pflegerische Wissen ändert sich. Was Pflegende in der Ausbildung lernen sollte dem aktuellen Stand des Wissens entsprechen, in zehn Jahren ist das ehemals gelernte Wissen jedoch wahrscheinlich zumindest teilweise nicht mehr aktuell. Gerade aus diesem Grund ist es wichtig, Fortbildungen zu besuchen und Fachzeitschriften zu lesen.

Maßnahmen formulieren

Die **Formulierung der Maßnahmen** sollte **genau**, **kurz** und **verständlich** sein. Hilfreich sind die sogenannten W-Fragen.

- Was ist durchzuführen? – Als Erstes ist es wichtig, klar zu beschreiben, was zu tun ist. Bei seltenen oder komplizierten Maßnahmen kann hier eine genauere Erklärung notwendig sein, als bei Maßnahmen, die in der jeweiligen Einrichtung sehr gängig sind.
- Womit wird es durchgeführt? – Hier gilt es nicht, alle verwendeten Materialien aufzulisten. Dass z. B. zum Waschen Wasser, Waschlappen und Handtuch benötigt werden, sollte selbstverständlich sein. Sind jedoch spezielle Gegenstände notwendig, werden diese notiert.
- Wie soll es durchgeführt werden? – Auch hier gilt: Was selbstverständlich ist, muss nicht in der Pflegeplanung dokumentiert werden. Gibt es jedoch Besonderheiten, ist z. B. ein ganz konkretes Vorgehen beim Transfer eines Pflegebedürftigen vom Bett in den Rollstuhl notwendig, sollte dies notiert sein.
- Welche Unterstützung benötigt der Pflegebedürftige? – Die aktivierende Pflege (S. 361) sieht vor, dass vorhandene Fähigkeiten des Pflegebedürftigen erhalten und neue Fähigkeiten eingeübt werden. Aus diesem Grund ist es wichtig, dass das gesamte Pflegeteam weiß, welche Unterstützung benötigt wird – damit der Pflegebedürftige genau das richtige Maß an Hilfe erhält.
- Wann soll es durchgeführt werden? – Je nach Maßnahme kann diese täglich, nur an bestimmten Tagen oder nur in bestimmten Situationen notwendig sein. Relevant zu dokumentieren ist zudem die Uhrzeit, zu der eine Maßnahme durchzuführen ist.
- Wie oft/wie lange wird es durchgeführt? – Manche Maßnahmen, z. B. Bewegungsübungen, sollten weder zu oft oder zu lange noch zu kurz oder selten angewendet werden. Das genau richtige Maß wird in der Pflegeplanung dokumentiert.
- Wo wird die Maßnahme durchgeführt? – Auch hier gilt: Selbstverständlichkeiten werden nicht notiert, wohl aber Besonderheiten.
- Wer führt es durch? – Einige Pflegemaßnahmen dürfen nur von Pflegefachkräften durchgeführt werden, auch dies sollte aus der Pflegeplanung hervorgehen, zumindest solange es keine hausinternen Standards hierzu gibt.

Pflegestandards

Anstelle von frei formulierten Pflegezielen und Maßnahmen können im dritten und vierten Schritt des Pflegeprozesses **Pflegestandards** verwendet werden.

Pflegestandards geben vor,
- **was** Pflegende in einer konkreten pflegerischen Situation leisten sollen,
- **welche Fähigkeiten** sie mitbringen sollen,
- **wie** die Pflegeleistung auszusehen hat,
- **welches Ergebnis** erzielt werden soll und
- unter **welchen Bedingungen** die Pflege stattfinden soll.

Pflegestandards für die Praxis („Praxisstandards") entwickelt das Pflegeteam gegebenenfalls unter Mitarbeit des Leitungsteams. Praxisstandards berücksichtigen die Rahmenbedingungen und das zu leistende Qualitätsniveau der jeweiligen Pflegeeinrichtung.

Von den Praxisstandards abzugrenzen sind die sogenannten **Expertenstandards.** Sie werden von Pflegeexperten auf wissenschaftlicher Basis erarbeitet. Der entwickelte Standard wird dann in der Fachöffentlichkeit diskutiert und bei Bedarf werden

Anpassungen vorgenommen, bevor der Expertenstandard für verbindlich erklärt wird. Expertenstandards spiegeln somit den fachlichen Stand der Pflegewissenschaft wider. Im Streitfall werden Expertenstandards als „vorweggenommenes Sachverständigengutachten" gewertet. Bislang liegen zu folgenden Themen Expertenstandards in der Pflege vor:
- Dekubitusprophylaxe
- Entlassungsmanagement
- Schmerzmanagement bei akuten Schmerzen
- Schmerzmanagement bei chronischen Schmerzen
- Sturzprophylaxe
- Förderung der Harnkontinenz
- Pflege von Menschen mit chronischen Wunden
- Ernährungsmanagement zur Sicherung und Förderung der oralen Ernährung

Eine Sonderstellung nimmt der Expertenstandard „Erhaltung und Förderung der Mobilität" ein. Dieser wurde nicht – wie die anderen Expertenstandards – in Eigeninitiative des Deutschen Netzwerks für Qualitätsentwicklung in der Pflege (DNQP) entwickelt, sondern dort von Vertretern der Pflegeeinrichtungen und den Pflegekassen in Auftrag gegeben. Notwendig geworden war dies, weil der Gesetzgeber seit dem Pflege-Weiterentwicklungsgesetz vorsieht, Expertenstandards zu entwickeln und zu aktualisieren. Der Expertenstandard „Erhaltung und Förderung der Mobilität" wurde nach dem bewährten Verfahren des DNQP entwickelt und an den Spitzenverband der gesetzlichen Krankenversicherung (GKV-Spitzenverband) übergeben. Die Vertreter der Pflegeeinrichtungen und die Pflegekassen werden nun über die verbindliche Einführung des Expertenstandards entscheiden.

> **TIPP** Weitere Informationen zu Expertenstandards unter www.dnqp.de.

Die Pflege nach Pflegestandards bedeutet nicht, dass bei allen Pflegebedürftigen die gleichen Maßnahmen angewendet werden müssen. Die Individualität ist jederzeit zu berücksichtigen. Die Pflegenden passen das Vorgehen individuell an und begründen und dokumentieren bei Bedarf Abweichungen vom Pflegestandard.

Maßnahmen durchführen

In der **Durchführung** werden die Pflegemaßnahmen wie geplant umgesetzt. Weichen die Pflegenden von den geplanten Maßnahmen ab, z. B. weil sich der Gesundheitszustand des Pflegebedürftigen verändert hat, ist die Abweichung begründend zu dokumentieren. Denn ansonsten sind die geplanten Maßnahmen für das gesamte Pflegeteam verbindlich. Zudem empfiehlt es sich, Abweichungen mit einer Pflegefachkraft zu besprechen und auch in der Übergabe darauf einzugehen.

Denn auf der anderen Seite ist es nicht immer gut, Maßnahmen unermüdlich weiterzuführen. Dies trifft z. B. zu, wenn
- der Erfolg der Maßnahme ausbleibt,
- sich das Problem sogar verschlimmert oder
- der Pflegebedürftige sich gegen die Maßnahmen wehrt bzw. Widerwillen äußert.

Pflegezustand überprüfen (Evaluation)

In der **Überprüfung**, die oft auch als **Evaluation** bezeichnet wird, klären die Pflegenden, inwieweit die gesteckten Ziele erreicht wurden. Wurde ein Ziel nicht erreicht, ist zu klären, wo die Ursache dafür liegt (Abb. 10.7).

Die Abstände der Überprüfung richten sich nach Vorgaben des Qualitätsmanagements, Vorgaben in Pflegestandards und auch nach dem Fachwissen der Pflegefachkräfte. Manche Ziele sind mehrmals täglich offensichtlich, z. B. wenn das Ziel darin besteht, am Steiß-/Kreuzbein keinen Dekubitus zu entwickeln und die Pflegenden die Region des Steißbeins mehrmals täglich bei der Versorgung mit Inkontinenzhilfsmitteln beurteilen können. Andere Ziele können nicht jeden Tag beobachtet, sondern eher über mehrere Tage oder gar Wochen hinweg beurteilt werden, z. B. eine Tendenz beim Appetit.

Die Pflegenden beziehen den Pflegebedürftigen nach Möglichkeit in die Überprüfung ein – denn schließlich hat er auch das zu erreichende Ziel mit festgelegt. Je nach Bedarf werden nach der Prüfung die geplanten Maßnahmen
- beibehalten,
- geändert oder
- gegebenenfalls komplett neu zusammengestellt.

Ebenso kann es nötig sein, neue Pflegeprobleme und damit auch neue Ziele und Maßnahmen in der Pflegeplanung zu berücksichtigen, wenn sich der Pflegezustand des Pflegebedürftigen verändert hat. Die Erkenntnisse aus der Evaluation werden ansonsten im Pflegebericht dokumentiert.

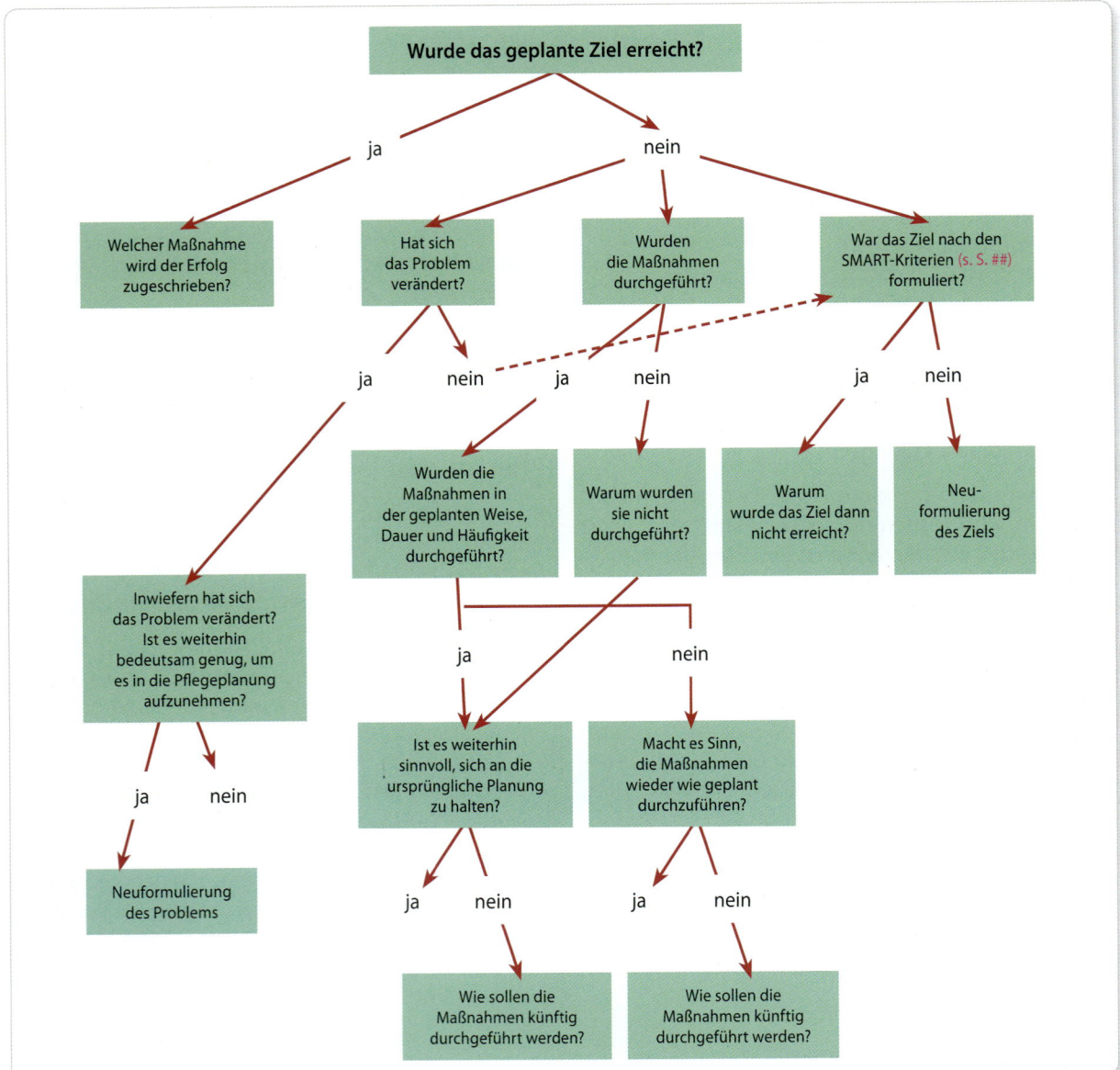

Abb. 10.7: So gehen die Pflegenden systematisch vor, wenn ein geplantes Ziel nicht erreicht wurde.

10.2.3 Pflegedokumentation

In einigen Einrichtungen findet die **Pflegedokumentation** auf Papier statt, andere dokumentieren in einem elektronischen Dokumentationssystem. Vor- und Nachteile bringen beide Dokumentationsarten mit sich. Relativ einheitlich bezeichnet sind jedoch die „Blätter", auf denen dokumentiert wird. Hierzu gehören:

- Stammdatenblatt – für jeden Pflegebedürftigen
- Pflegeanamnesebogen – für jeden Pflegebedürftigen
- „Fieber"-Kurve – für jeden Pflegebedürftigen
- Pflegebericht – für jeden Pflegebedürftigen
- Durchführungs-/Leistungsnachweis – in der Regel bei allen Pflegebedürftigen, u.a. zur Zeitersparnis, z.B. wenn die morgendliche Körperpflege als ein „Gesamtkomplex", der schriftlich in einem Standard festgelegt ist, dokumentiert werden kann
- Pflegeplanungsbogen bzw. Tagesstruktur bzw. Maßnahmenbogen – bei allen Pflegebedürftigen
- Assessmentbögen – nur bei Bedarf für besondere Probleme, z.B. Inkontinenz
- Skalen – nur bei Bedarf, um besondere Probleme zu messen, z.B. Schmerzskalen

Sinn und Zweck der Pflegedokumentation

Die **Pflegedokumentation** wird oft als unnütze Bürokratie angesehen, die die Pflegenden nur von der eigentlichen Arbeit abhält, nämlich sich um den Pflegebedürftigen zu kümmern. Diese Ansicht ist jedoch nicht richtig, denn die Pflegedokumentation hat verschiedene, sehr sinnvolle Funktionen, sie

- hilft, die pflegerische Versorgung zu optimieren – indem die eine Pflegende weiß, was die andere getan hat und entsprechend handelt. Die Pflegedokumentation ist damit auch ein Kommunikationsmittel zwischen den Pflegenden.
- stellt den Pflege- bzw. Gesundheitszustand im Verlauf dar.
- hilft, die Qualität der pflegerischen Versorgung zu sichern. Denn wenn alle an einem Strang ziehen und nicht jeder pflegt, „wie er gerade meint", lassen sich Pflegeziele besser erreichen.
- dient dazu, durchgeführte Maßnahmen nachzuweisen.
- ermöglicht den Pflegenden, sich gegen Haftungsansprüche abzusichern. Käme es nämlich zu einem Haftungsfall, z.B. weil der Pflegebedürftige eine Einrichtung verklagt, weil er meint, er habe einen Dekubitus, weil er nicht fachgerecht versorgt wurde, kommt es darauf an, welche Maßnahmen dokumentiert wurden. Maßnahmen, die nicht dokumentiert wurden, gelten im Rechtsstreit als nicht durchgeführt.

Eine ausufernde Pflegedokumentation kann im Übrigen auch damit zusammenhängen, dass die Pflegenden nicht so viel wie nötig, sondern so viel wie möglich dokumentieren. Gerade das ist jedoch einerseits falsch und andererseits aufwendig. Dabei ist es ganz einfach, sich zu merken, was zu dokumentieren ist:

- Die Pflegenden dokumentieren, **was sie wahrnehmen,** also hören, sehen, fühlen, riechen, messen.
- Die Pflegenden dokumentieren, **was sie getan haben.** Gleichzeitig achten sie jedoch darauf, Doppeldokumentation zu vermeiden. Das heißt: Eine dokumentierte Maßnahme, die im Durchführungsnachweis abgehakt ist, muss nicht auch noch im Pflegebericht erwähnt werden. Es sei denn, es gab Besonderheiten, die in den Pflegebericht gehören.
- Dokumentiert werden nur Wahrnehmungen und Maßnahmen, die für den **Pflege- und Gesundheitszustand** des Pflegebedürftigen **relevant** sind.

MERKE Die Pflegenden dokumentieren stets, wann sie etwas wahrgenommen oder eine Maßnahme durchgeführt haben. Je lebensbedrohlicher der Zustand des Pflegebedürftigen ist, desto genauer – auf die Minute – ist der Zeitpunkt oder der Zeitraum zu dokumentieren.

Praktische Hinweise

- Äußerungen des Pflegebedürftigen notieren die Pflegenden möglichst wörtlich und setzen sie in Anführungsstriche.
- Doppeldokumentationen sind stets zu vermeiden.
- Korrekturen streichen die Pflegenden so durch, dass man sie noch lesen kann. Nur so ist der Verdacht der nachträglichen Manipulation zu vermeiden.
- Die Pflegenden verwenden dokumentenechte Stifte. Bleistifte kommen nicht infrage.
- Frei bleibende Zeilen oder Felder streichen die Pflegenden deutlich sichtbar durch.
- Felder und Tabellen nutzen die Pflegenden so, wie vorgesehen. Würden sie z.B. ein Feld „zweckentfremden", bestünde die Gefahr, dass dort niemand nach der entsprechenden Information sucht.
- Da die Erinnerung umso mehr täuschen kann, je länger die Situation vergangen ist, dokumentieren die Pflegenden umgehend, wenn sie eine Maßnahme durchgeführt oder eine Beobachtung gemacht haben.
- Es dokumentiert stets die Pflegende, die eine Maßnahme durchgeführt bzw. eine Beobachtung gemacht hat. Die Dokumentation kann nicht an andere delegiert werden.

10.2.4 Maßnahmenplanung und Strukturierte Informationssammlung (SIS)

Wie schon erwähnt, wird die Pflegedokumentation manchmal fälschlicherweise als unnützer bürokratischer Aufwand angesehen. Sie hat dennoch viele wichtige Funktionen. Es gab und gibt jedoch Verbesserungspotenzial, um den Aufwand der Dokumentation gering zu halten.

Aus diesem Grund fand in den Jahren 2013 und 2014 ein Projekt im Auftrag des Bundesgesundheitsministeriums statt, das zur Aufgabe hatte, Vereinfachungspotenzial bei der Pflegedokumentation in Erfahrung zu bringen. Das Ergebnis dieses Projekts ist die **Strukturierte Informationssammlung (SIS)**.

Der Pflegeprozess in vier Schritten

Die wichtigste „Neuheit" bei der Strukturierten Informationssammlung besteht darin, den Pflegeprozess in vier Schritten darzustellen (Abb. 10.8). Gleichwohl ist der vierschrittige Pflegeprozess an sich nicht neu – die Weltgesundheitsorganisation (WHO) verwendet ihn nämlich auch.

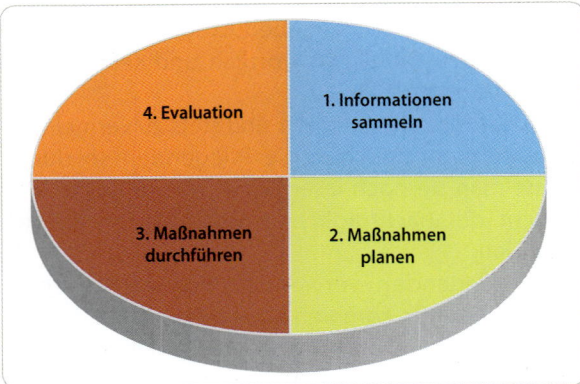

Abb. 10.8: Der vierschrittige Pflegeprozess der WHO

Im Vergleich zum sechsschrittigen Pflegeprozess fehlen beim vierschrittigen Pflegeprozess folgende Schritte:
- Pflegeprobleme und Ressourcen benennen
- Pflegeziele festlegen

Dies bedeutet jedoch nicht, dass die Pflegenden sich nach der Informationssammlung keine Gedanken über Probleme und Ressourcen machen. Auch streben die Pflegenden trotzdem ein Pflegeziel an. Der Grund dafür, dass die beiden oben genannten Schritte hier fehlen, ist vielmehr: Diese Schritte sollten selbstverständlich sein und aufgrund des Fachwissens der Pflegenden immer mitgedacht werden. Zeigt sich bei der Informationssammlung beispielsweise, dass der Pflegebedürftige eine verstopfte Nase hat und im Gespräch immer wieder pausieren muss, weil ihm das Luftholen schwerfällt, brauchen Pflegende nicht lange zu überlegen: Aufgrund ihres Fachwissens ist ihnen schnell klar, dass der Pflegebedürftige
a) ein **Problem** mit einer erschwerten Atmung hat und dass
b) das **Pflegeziel** darin besteht, dem Pflegebedürftigen die Atmung so weit wie möglich zu erleichtern.

Strukturierte Informationssammlung (SIS)

Die **Strukturierte Informationssammlung (SIS)** wird im Rahmen des Erstgesprächs bzw. der Anamnese eingesetzt. Sie umfasst folgende Bereiche:
- Kognition und Kommunikation
- Mobilität und Bewegung
- krankheitsbezogene Anforderungen und Belastungen
- Selbstversorgung
- Leben in sozialen Beziehungen
- zusätzlich für die ambulante Pflege: Haushaltsführung

Diese sieben Punkte stammen aus dem sogenannten **Neuen Begutachtungsassessment (NBA)**, mit dem der Grad der Selbstständigkeit von Pflegebedürftigen ermittelt wird. Viele Einrichtungen haben zuvor ein Modell der Alltagsaktivitäten genutzt, z. B. ABEDL, ATL oder ADL.

Neben den oben genannten Bereichen erfasst die Pflegende im Rahmen der Strukturierten Informationssammlung auch, ob der Pflegebedürftige ein relevantes Risiko hat,
- einen Dekubitus zu bekommen,
- zu stürzen,
- Schmerzen zu entwickeln,
- eine Inkontinenz oder
- Mangelernährung zu bekommen oder
- in anderen individuellen Bereichen ein Risiko zu erleiden.

Diese Risiken werden von den Pflegefachkräften in der sogenannten **Risikomatrix** dokumentiert.

Im Gegensatz zur Pflegeplanung (S. 176) werden die Informationen bei der SIS nur im Anamnesebogen notiert – und zwar möglichst im Wortlaut des Pflegebedürftigen. Die Probleme und Ressourcen werden hier nicht erneut aufgeschrieben – weil sie eben schon schriftlich festgehalten sind.

Maßnahmenplan

Wie sich der Maßnahmenplan von der Pflegeplanung abgrenzt, zeigt Tab. 10.4.

Der Maßnahmenplan ist also wesentlich weniger aufwendig zu schreiben als die Pflegeplanung. Zudem bietet er den Vorteil, dass er leicht in die Tagesstruktur des Pflegebedürftigen eingetragen werden kann und auf diese Weise schnell erkennbar ist, wann welche Maßnahmen zu erledigen sind.

Schritt im Pflegeprozess	Vorgehen in der Pflegeplanung	Vorgehen in der Maßnahmenplanung
Probleme und Ressourcen	• Stehen i. d. R. im Anamnesebogen • Werden auf dem Pflegeplanungsbogen zusätzlich dokumentiert	Stehen in der Strukturierten Informationssammlung und werden nicht erneut in der Maßnahmenplanung dokumentiert
Pflegeziele	Werden auf dem Pflegeplanungsbogen dokumentiert	• Sollten den Pflegenden aufgrund ihres Fachwissens bekannt sein, auch ohne sie zu dokumentieren • Konkrete Details, z. B. die angestrebte Trinkmenge, können mit in die SIS aufgenommen werden – maßgeblich ist dabei das Ziel des Pflegebedürftigen
Pflegemaßnahmen	Werden auf dem Pflegeplanungsbogen dokumentiert	Werden in der Tagesstruktur dokumentiert

Tab. 10.4: Schritte im Pflegeprozess und Umgang damit in der Pflegeplanung bzw. Maßnahmenplanung

10.3 Qualitätssicherung in der Pflege

Der Pflegeprozess ist nicht nur ein Hilfsmittel in der Pflege, sondern dient auch der Qualitätssicherung.

> **DEFINITION** **Qualität** (lat. qualitas): Beschaffenheit, Merkmal, Eigenschaft, Zustand; Grad, in dem ein Satz inhärenter Merkmale Forderungen erfüllt. (Deutsche Gesellschaft für Qualität DGQ)

Nach der Definition der DGQ ist Qualität also nicht nur gut oder schlecht, der Begriff **Grad** sagt aus, dass es auch Zwischenstadien gibt, z. B.: geringe oder mittlere Qualität.

Der Begriff **Satz** ist im Sinne von Set gemeint und bezieht sich auf mehrere Merkmale, die ein Produkt oder eine Dienstleistung hat. Übertragen auf die Pflege bedeutet dies, dass die Pflegequalität nicht nur von der konkreten Durchführung der Pflegetätigkeiten abhängt. Um von einer guten Pflegequalität sprechen zu können, müssen weitere Merkmale erfüllt sein, z. B., dass Pflegemaßnahmen in Absprache mit den Pflegebedürftigen erfolgen.

Inhärent bedeutet, dass die Merkmale aus dem Produkt selbst kommen. Geht es z. B. um Speiseeis, so wird dies an den Merkmalen wie Geschmack, Konsistenz und Temperatur festgemacht. Ob der Eisverkäufer freundlich ist, ist hingegen kein Merkmal, das mit dem Eis selbst zu tun hat.

Schlussendlich ist aber auch noch der Kunde bedeutsam. Der Begriff **Forderung** nimmt die Sichtweise des Kunden auf, der an das Produkt oder die Dienstleistun-

Fragen zur Definition von Pflegequalität	Antworten
Warum ist Qualität in der Pflege ein Dauerthema, wenn sie sowieso von Mensch zu Mensch unterschiedlich empfunden wird?	Die Ansicht über Qualität unterscheidet sich zwar von Mensch zu Mensch, in den seltensten Fällen jedoch würde ein Mensch die gleiche pflegerische Versorgung als quasi qualitätslos beurteilen, während ein anderer Mensch sie als qualitativ hochwertig empfindet. D. h., die Richtung der Qualitätsbeurteilung ist bei unterschiedlichen Menschen in der Regel gleich.
Warum muss die Pflegequalität gesichert werden, wenn jeder Mensch sie unterschiedlich bewertet?	In der Pflege geht es um Dienstleistungen, die an Menschen verrichtet werden. Auch wenn sich diese Aussage sehr maschinell anhört, so ist doch zu bedenken, dass durch eine qualitativ schlechte pflegerische Versorgung im schlimmsten Fall das Leben und die Gesundheit eines Menschen gefährdet werden. Zudem geht es in der Pflege um Menschen, die unterstützungsbedürftig oder gar komplett hilflos sind. Diese Menschen auf einem qualitativ hohen pflegerischen Niveau zu versorgen, ist ein moralischer Anspruch, den jede Pflegende an sich stellen sollte.
Kann Pflegequalität nur von pflegebedürftigen Menschen selbst bewertet werden?	Nein, Pflegequalität kann auch von Angehörigen, Pflegenden, Experten und anderen Personen bewertet werden. Allerdings bewertet auch hier jeder Mensch die Qualität der Pflege aus seinem jeweiligen Blickwinkel. Und was für die eine Person eine sehr wichtige und gut erfüllte Anforderung ist, kann von einer anderen Person ganz anders bewertet werden.

Tab. 10.5: Fragen zur Qualität, Qualitätssicherung und -bewertung in der Pflege

gen bestimmte Erwartungen hat (Forderungen stellt). Diese müssen nicht bei allen Kunden gleich sein.

Übertragen auf die Pflege ließe sich Qualität also wie folgt definieren: Qualität ist das Ausmaß, in dem verschiedene Merkmale der Pflege die Anforderungen der Pflegebedürftigen erfüllen. Wenn aber die Anforderungen von Pflegebedürftigen an Qualität in der Pflege unterschiedlich sein können, wie kann man dann überhaupt von Qualität sprechen?

10.3.1 Qualitätsebenen

Um die Qualität bewerten zu können, werden in der Pflege üblicherweise drei verschiedene Ebenen unterschieden: Strukturqualität, Prozessqualität und Ergebnisqualität.

Ebene der Qualität	Erklärung nach § 114 SGB XI und Beispiele für die Qualitätsebene
Strukturqualität	Die Strukturqualität richtet sich nach den Rahmenbedingungen, unter denen Pflegeleistungen erbracht werden. Oft wird in diesem Zusammenhang von **Aufbauorganisation** gesprochen. Die Strukturqualität wird u.a. durch Antworten auf die folgenden Fragen festgelegt: • Wie sieht die Anzahl und Qualifikation der Mitarbeiter aus? • Liegt ein Pflegekonzept vor? • Liegt ein Pflegedokumentationssystem vor?
Prozessqualität	Die Prozessqualität betrachtet den Ablauf, die Durchführung und die Überprüfung der erbrachten Leistungen. In diesem Zusammenhang wird oft auch von **Ablauforganisation** gesprochen. Die Prozessqualität wird u.a. durch Antworten auf die folgenden Fragen festgelegt: • Werden die Expertenstandards in der täglichen Praxis berücksichtigt? • Wird auf eine hohe Versorgungskontinuität geachtet? • Finden regelmäßig Dienstbesprechungen mit einem fachlichen Austausch statt? • Wird die Pflegedokumentation fachgerecht geführt?
Ergebnisqualität	Die Ergebnisqualität beschreibt den **Pflegezustand** und die **Wirksamkeit** der Pflegemaßnahmen. Die Ergebnisqualität wird u.a. durch Antworten auf die folgenden Fragen festgelegt: • Erhält jeder alte Mensch seine Medikamente nach der 6-R-Regel? • Sind Sturzereignisse dokumentiert? • Sind die alten Menschen mit ihrer Versorgung zufrieden?

Tab. 10.6: Ebenen der Qualität und Beispiele

10.3.2 Qualitätssicherungsmaßnahmen

Die Notwendigkeit zur Durchführung einer Qualitätssicherung ist gesetzlich geregelt. In § 112 (2) des Elften Sozialgesetzbuchs heißt es: „Pflegeeinrichtungen sind verpflichtet, Maßnahmen zur Qualitätssicherung sowie ein Qualitätsmanagement (…) durchzuführen". Außerdem müssen sie Expertenstandards anwenden.

In Bezug auf die stationäre Altenpflege wird festgelegt, dass sich die Maßnahmen der Qualitätssicherung nicht allein auf die pflegerische Versorgung beziehen, sondern dass z.B. auch die Qualität der Unterkunft sicherzustellen ist.

Alle Einrichtungen im Gesundheitswesen (Krankenhäuser, stationäre oder teilstationäre Pflegeeinrichtungen, ambulante Pflegedienste etc.) haben eigene interne Qualitätssicherungssysteme Dazu werden häufig Qualitätsbeauftragte eingesetzt. Sie sind in vielen Einrichtungen der Pflegedienst- oder Heimleitung zugeordnet. Häufig wird auch eine Arbeitsgruppe mit dem Ziel des Qualitätsmanagements eingesetzt. Im Idealfall ist jede Abteilung in dieser Arbeitsgruppe vertreten. Auf diese Weise können Informationen aus der Gruppe in die Abteilungen bzw. Berufsgruppen getragen werden (Multiplikatoreneffekt).

> **MERKE** Für die Qualität der Pflege und Betreuung ist jeder Mitarbeiter und damit auch jede Pflegekraft zuständig und verantwortlich.

10.4 Prophylaxen in der Pflege

> **DEFINITION** **Prophylaxe** (griech. behüten, beschützen): alle vorbeugenden Maßnahmen, um die Entstehung einer Krankheit zu verhindern.
>
> **Adhärenz** (engl. einhalten, befolgen): beschreibt das Einverständnis des Patienten, die mit dem Arzt oder der Pflege gemeinsam vereinbarten Therapieempfehlungen oder -ziele nach besten Möglichkeiten einzuhalten oder daran mitzuarbeiten.

Die Planung, Durchführung und Überprüfung der Wirksamkeit von **Prophylaxen** sind fester Bestandteil pflegerischer Tätigkeiten.

Prophylaxen in der Pflege

Im Rahmen des Pflegeprozesses (S. 175) werden nach der **Einschätzung der Gefährdung** (Risikobewertung) für jeden Patienten erforderliche Prophylaxen festgelegt. Um die Wirksamkeit und den Erfolg der geplanten prophylaktischen Pflegemaßnahmen zu sichern, ist die Mitarbeit (im Sinne von Adhärenz) und somit das Einverständnis des Patienten erforderlich, daher informiert die Pflegende den Patienten über Inhalt und Ziel der geplanten Maßnahmen ausführlich.

Prophylaxen bestehen meist aus verschiedenen **Maßnahmen.** Manche Maßnahmen sind spezifisch für eine bestimmte Prophylaxe, z. B. das Einlegen von Leinenläppchen oder Mullkompressen in Hautfalten zur Intertrigoprophylaxe. Andere Maßnahmen hingegen wirken vorbeugend gegen mehrere Erkrankungen oder Krankheitsfolgen. Die Bewegung und Mobilisation beispielsweise wirken vorbeugend gegen Thrombose, Dekubitus, Kontraktur, Sturz und Obstipation. Auf diese Weise kann die Pflegende mit einer Maßnahme mehrere Ziele verfolgen.

Nach Möglichkeit gemeinsam mit dem Pflegebedürftigen erstellt die Pflegende einen **Maßnahmenplan** (S. 183). Dieser klärt,
- welche Maßnahmen eingesetzt werden,
- die Art und Weise, wie die Maßnahmen umgesetzt werden
  - Wer (z. B. Pflegekraft/Patient)
  - Was (z. B. ASE, S. 189)
  - Wann (Tag, Zeit)
  - Wo (Ort, z. B. Gehtraining auf dem Flur)
  - Wie oft (z. B. Frequenz, Häufigkeit),
- Ressourcen, die einbezogen werden können.

Des weiteren siehe: Aspirationsprophylaxe (S. 154), Dehydratationsprophylaxe (S. 444), Kontinenzförderung (S. 449), Mangelernährung vermeiden (S. 149)

10.4.1 Pneumonie- und Atelektasenprophylaxe

> **DEFINITION** **Pneumonie** (griech. pneumon = die Lunge betreffend): akute oder chronische Entzündung des Lungenparenchyms (Funktionsgewebe).
>
> **Atelektasen** (griech. Ateles = unvollständig, ektasis = Ausdehnung): nicht belüftete oder luftleere Lungenbläschen, die nicht mehr am Gasaustausch teilnehmen und aus denen sich langfristig eine Pneumonie entwickeln kann.

Die **Pneumonie- und Atelektasenprophylaxe** beinhaltet Maßnahmen, um die Entstehung von Atelektasen sowie einer Pneumonie zu vermeiden.

Im Krankenhaus, in Pflegeheimen und der ambulanten Pflege sind die Hauptursachen für die Entstehung einer Pneumonie:
- die sogenannte „Bett-Pneumonie" aufgrund von Immobilität oder eingeschränkter Mobilität und somit verminderter Atemfrequenz und Atemtiefe;
- die nosokomiale Pneumonie (S. 269), an welcher derzeit 40 000 Patienten pro Jahr in deutschen Krankenhäusern erkranken. [1]

Risikoerfassung/Assessment

Zum **Assessment** des Pneumonie- und Atelektasenrisikos kann die Pflegekraft Instrumente wie die Atemerfassungsskala nach Bienstein nutzen. Sie erfasst u.a.
- Bereitschaft zur Mitarbeit
- vorliegende, akute Atemwegserkrankungen
- frühere Lungenerkrankungen
- Raucher
- Schmerzen
- Schluckstörungen
- Mobilitätseinschränkungen
- Bewusstseinslage
- Atemfrequenz

Weitere Risikofaktoren für die Entstehung von Atelektasen oder einer Pneumonie sind:
- hohes Alter (älter als 65 Jahre)
- Herzerkrankungen
- Erkrankungen der Lunge, z. B. COPD
- Operationen am Brustkorb (Thorax) oder Bauchraum (Abdomen)
- Immobilität, z. B. postoperativ
- Aspirationsgefahr, z. B. Schluckstörung bei Schlaganfall (Apoplex)
- Immunschwäche, z. B. herabgesetzter Ernährungs- und Allgemeinzustand, Krebstherapie

Grundsätzlich beziehen sich alle prophylaktischen Maßnahmen zur Vermeidung einer Pneumonie oder von Atelektasen auf die Hauptprobleme:
- ungenügende Belüftung der Lunge
- Sekretstau in den Atemwegen
- Infektionsgefahr
- Aspirationsgefahr

Wesentliche Maßnahmen der Pneumonieprophylaxe:
- **strenge Hygiene** im Mund- und Nasenbereich: Mund- und Nasenpflege
- **ausreichende Flüssigkeitszufuhr:** Bei bestehender Herzinsuffizienz erst Rücksprache mit dem Arzt.

Atemübung und Atemtraining

> **DEFINITION** **Atemübung und Atemtraining:**
> Verfahren oder Übungen zur Verbesserung der Lungenfunktion durch Beeinflussung und Training der Ein- und Ausatmung, mit dem Ziel der Erhöhung der Lungenventilation.
>
> **SMI-Atemtrainer:** Sustained-Maximal-Inspiration
>
> **VRP-Atemtraining:** Vario-Resistance-Pressure
>
> **Blubberbecher oder -flasche:** Becher oder Flasche, in der sich Wasser und ein Strohhalm befinden.

Beispiel 1: Atemtraining

Indikationen für ein Atemtraining (S. 264) oder eine Atemübung sind ungenügende Belüftung der Lunge durch flache Atmung, z. B. bei Immobilität, Schmerzen, bestehende Atemwegserkrankungen oder postoperativ.

Vorbereitung:
- Patienten über die geplante Maßnahme informieren und Einverständnis einholen
- Körperliche Verfassung und Vitalzeichen prüfen
- Arbeitsplatz und Materialien vorbereiten, z. B. SMI-Atemtrainer, frisches Mundstück
- Anordnung prüfen (Was soll trainiert werden? Einatmung oder Ausatmung?)

Durchführung:
- Hygienische Händedesinfektion (S. 79)
- Patientenbett auf Arbeitshöhe einstellen und Patienten mit erhöhtem Oberkörper bequem positionieren oder
- Patienten bequem am Tisch im Stuhl platzieren
- Patienten das Mundstück mit dem Mund fest umschließen lassen
- Patient soll den Ball im **SMI-Atemtrainer** in 1. oder 2. Kammer durch Einatmung zum Schweben bringen oder
- Patient soll in das **VRP-Gerät** tief und gegen den Widerstand ausatmen. Ein Ball im Inneren des Geräts erhöht den Widerstand oder
- Patient pustet gleichmäßig durch den Strohhalm in den **Blubberbecher** oder die -flasche und bringt das enthaltene Wasser zum Blubbern bzw. Sprudeln.
- Trainingsdauer max. 10 Minuten, bei ungeübten Patienten mit einer Minute beginnen
- Trainingsfrequenz mindestens 3-mal täglich, geübte Patienten können z. B. mit dem Blubberbecher oder der -flasche zwischendurch selbstständig üben

Nachbereitung:
- Patienten in bequeme Lage bringen
- Bett auf gewünschte Höhe stellen
- Raum und Materialien aufräumen, ggf. Materialien sachgerecht entsorgen
- Hygienische Händedesinfektion durchführen (S. 79)
- Dokumentation der durchgeführten Maßnahmen

Beispiel 2: (einfache) Atemübung

Atemübungen sind mit wenig Aufwand und Vorbereitung verbunden und können vom Patienten häufig selbstständig durchgeführt werden. Mit diesen einfachen Maßnahmen kann der Patient aktiv und eigenverantwortlich in den Pflegeprozess einbezogen werden.

Vorbereitung:
- Patienten über die geplante Maßnahme informieren und Einverständnis einholen.

Durchführung:
- Hygienische Händedesinfektion (S. 79)
- Patientenbett auf Arbeitshöhe einstellen und Patienten mit erhöhtem Oberkörper bequem positionieren oder
- Patienten bequem am Tisch im Stuhl platzieren
- Patient atmet bei der **dosierten Lippenbremse** (Abb. 12.33, S. 276) durch die Nase ein und über die leicht zusammengepressten Lippen geräuschvoll aus oder
- Patient atmet bei der **Kontaktatmung** gegen die locker auf den Bauch oder Brustkorb aufgelegten Hände der Pflegekraft oder
- der Patient wird durch die Pflegekraft aufgefordert und motiviert, **tief durchzuatmen** und dieses selbstständig, z. B. halbstündlich, zu wiederholen.

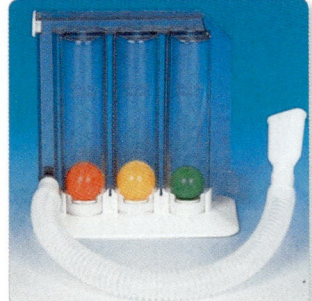

Abb. 10.9:
SMI-Training der Einatmung. Dieses Gerät ist nur für den Gebrauch durch eine Person bestimmt.

Nachbereitung:
- Patienten bequem positionieren
- Hygienische Händedesinfektion durchführen (S. 79)
- Dokumentation der durchgeführten Maßnahmen

Beispiel 3: Atemstimulierende Einreibung (ASE)

Die **ASE** hat neben der Vertiefung der Atmung eine beruhigend-entspannende und wahrnehmungsfördernde Wirkung.

Vorbereitung:
- Patienten über die geplante Maßnahme informieren und Einverständnis einholen
- Fenster und Türen schließen, Schild „Bitte nicht stören" an der Tür anbringen
- Angenehme Raumtemperatur herstellen
- Materialien vorbereiten (großes Handtuch, unparfümierte fettreiche Körperlotion oder Massageöl)

Durchführung:
- Hygienische Händedesinfektion (S. 79)
- Handschuhe tragen
- Patientenbett auf Arbeitshöhe einstellen
- Im Liegen: Patienten in Seitenlage (135°) mit freiem Oberkörper bequem positionieren
  oder
- Im Sitzen: Patienten bequem im z. B. Kutschersitz mit auf einem Tisch oder der Stuhllehne aufgestützten Armen positionieren (Abb. 12.16)
- Lotion oder Öl in den eigenen Händen erwärmen
- Lotion oder Öl in langen, gleichmäßigen Strichen von oben nach unten auf dem Rücken des Patienten verteilen

> **ACHTUNG** Zur Wahrnehmungsförderung, grundsätzlich nie beide Hände gleichzeitig vom Körper des Patienten lösen.

- Die Hände auf den Schultern des Patienten ruhen lassen
- Eine leichte Hohlhand bilden, Finger inklusive Daumen liegen aneinander
- Hände gleiten in kreisenden Bewegungen von oben nach unten (Abb. 10.10)
- Die Handinnenkanten (Daumen und Zeigefinger-Seite) üben dabei einen leichten Druck aus
- Den Patienten (laut) **ausatmen** lassen und mit den Händen in kreisender Bewegung von der Wirbelsäule in Richtung Brustkorbseiten gehen
- Patient **atmet ein,** den Kreis ohne Druck der Handkanten, in Richtung Wirbelsäule schließen
- Die Kreisbewegungen bis zum unteren Rücken fortsetzen und anschließend wieder an den Schultern beginnen
- Trainingsdauer 2–10 Minuten, bei ungeübten Patienten mit einer Minute beginnen **oder** 6–8 Wiederholungen
- Trainingsfrequenz mindestens 2-mal täglich, z. B. im Rahmen der Körperpflege
- Abschließend den Rücken gleichmäßig vom Nacken bis zum unteren Rücken ausstreichen

Nachbereitung:
- Patienten bequem positionieren und mindestens 20 Min. ruhen lassen
- Raum und Materialien aufräumen, ggf. Materialien sachgerecht entsorgen
- Hygienische Händedesinfektion durchführen (S. 79)
- Dokumentation der durchgeführten Maßnahmen

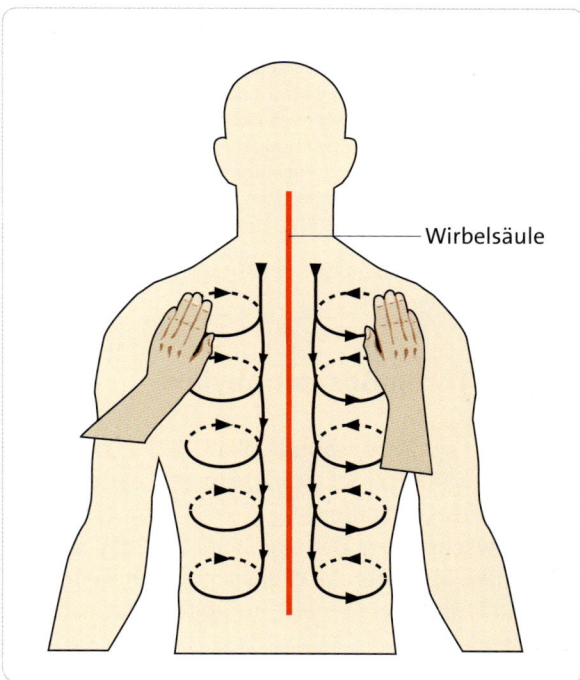

Abb. 10.10: Gleichmäßig mit beiden Händen kreisend reibt die Pflegende den Rücken ein (durchgezogene Linie = Bewegung mit leichtem Druck, gestrichelte Linie = Bewegung ohne Druck). Beide Hände bleiben dabei immer am Körper.

> **MERKE** Führt der Patient die Übungen zu schnell durch, besteht die Gefahr der Hyperventilation und infolge dessen Bewusstlosigkeit. Daher beobachtet die Pflegekraft den Patienten kontinuierlich und leitet ihn an.

Ziel	Maßnahmen
• Ventilationssteigerung • Tiefe Ein- und Ausatmung	• ASE • Atemübung (z. B. dosierte Lippenbremse) • Atemtraining (z. B. SMI-Trainer) • Schmerztherapie bei Schonatmung • (Früh-)Mobilisation • aktive und passive Bewegungsübungen
• Freie und geräuschlose Ein- und Ausatmung • Sekretabfluss/Abhusten aus den Atemwegen	• Flüssigkeitszufuhr anpassen, mind. 1,5 l am Tag, Trinkprotokoll • Inhalation z. B. Aerosoltherapie • Absaugen • Atemunterstützende oder -erleichternde Lage/Position • Vibrationsmassage
• Infektionsprophylaxe • Veränderungen rechtzeitig erkennen	• ggf. Umkehrisolation • Infektionsprophylaxe (S. 78)
• Aspirationsprophylaxe • Veränderungen rechtzeitig erkennen	• Schlucktraining • Logopädie • Prothesenanpassung • Verbot der oralen Nahrungsaufnahme, ggf. PEG bei Indikation • Hilfe bei der Nahrungsaufnahme • Absauggerät in Reichweite • Temperaturkontrolle vor und 30 Min. nach der Nahrungsaufnahme • 0,5 °C Erhöhung bei stiller Aspiration

Tab. 10.7: Maßnahmen zur Pneumonie- und Atelektasenprophylaxe und ihre Ziele

10.4.2 Thromboseprophylaxe

DEFINITION **Thrombose:** Lokale Bildung eines Thrombus (Blutpfropf) innerhalb eines arteriellen oder venösen Gefäßes.
Virchowsche Trias: Der Mediziner Rudolf Virchow beschrieb als Erster die drei wichtigsten Faktoren, die die Entstehung einer Thrombose begünstigen können.
1. **Gefäßwandschädigung** durch z. B. Operationen, Unfälle, Entzündungen der Gefäße (Thrombophlebitis)
2. **Erhöhte Gerinnungsneigung** durch z. B. Operationen, Störung der Gerinnungsfaktoren, Unfälle, Flüssigkeitsmangel, Flüssigkeitsverlust bei Durchfällen, Erbrechen oder Blutungen, im Wochenbett oder bei Fieber
3. **Verlangsamung der Blutströmung** durch z. B. Immobilität, Lähmungen, chronisch venöse Insuffizienz (CVI), Herzinsuffizienz, Flüssigkeitsmangel

Im Rahmen der pflegerischen Tätigkeit beinhaltet die Thromboseprophylaxe in erster Linie Maßnahmen zur Beeinflussung der Strömungsgeschwindigkeit des Bluts, welche aber auch einen positiven Einfluss auf die Gerinnungsneigung haben.

Risikoerfassung/Assessment

Zum Assessment des Thromboserisikos eines Patienten stehen unterschiedliche Assessmentinstrumente, wie z. B. die TVT-Skala nach Frowein oder die deutsche Version der Autar-DVT-Skala zur Verfügung. Letztendlich gibt es derzeit keinen verlässlichen Test, der alle Risikopatienten ausreichend erfasst. Die S3-Leitlinie zur Prophylaxe der venösen Thromboembolie [2] benennt folgende Risikofaktoren:
- hohes Alter (älter als 50 Jahre)
- Herzerkrankungen
- frühere Thrombosen
- Blutgerinnungsstörungen
- Übergewicht BMI > 30
- Kontrazeptiva („Antibabypille") oder Hormontherapie
- Schwangerschaft
- bestehende Varikosis (Krampfadern)
- Immobilität (z. B. postoperativ)
- maligne (bösartig) Tumorerkrankungen
- Immunschwäche
- Infektionen oder Sepsis

Basismaßnahmen

Frühmobilisation und Bewegungsübungen

Sofern möglich sollten alle Patienten so früh und so oft wie möglich aufstehen. Die Aufgabe der Pflegekraft ist es, den Patienten über die positive Wirkung zu informieren und ihn bei der Mobilisation zu unterstützen. Ziel ist es, die Muskelpumpe zu aktivieren und somit den venösen Rückfluss zu fördern. **Ausgenommen** sind Patienten mit einer tiefen Venenthrombose, hier muss zunächst mit dem Arzt gesprochen werden, welche Mobilisation ggf. möglich ist.

Zudem ist es wichtig, den Patienten zu motivieren, die Bewegungsübungen selbstständig und mehrfach am Tag zu wiederholen.

Neben dem aktiven Gehen außerhalb des Bettes stehen dem Patienten Bewegungsübungen im Bett zur Verfügung, welche er selbstständig mehrmals am Tag wiederholen sollte. Hierzu gehören:
- Zehen spreizen und einkrallen
- Füße kreisen, beugen und strecken

Prophylaxen in der Pflege

- Bein im Hüftgelenk und Knie beugen und wieder weg strecken
- Bein nach außen abspreizen wieder heranziehen und Beine anheben und überkreuzen
- Wadenmuskulatur anspannen und entspannen im Wechsel
- Beine anheben und im Bett „Bettfahrrad" fahren
- Bauchmuskulatur tief in Richtung Wirbelsäule ziehen, einige Sekunden halten und abrupt loslassen
- tief in den Brustkorb ein- und ausatmen
- Arme seitlich ausstrecken und im Schultergelenk kreisen
- Arme seitlich ausstrecken und im Wechsel die Finger spreizen und die Hand zur Faust ballen, dabei die Arme seitlich am Körper langsam auf und ab bewegen

Maßnahme	Venöse Strömungs-geschwindigkeit in %
Ausgehend von der Rückenlage	100
Zehengymnastik	160
Fußgymnastik	190
Stehen	60
Gehen	120
Beine 20°-Hochlagerung	250
Beine 90°-Hochlagerung	370
Atemübungen	130
Bettfahrrad	440
Elastische Strümpfe (MTS)	190

Tab. 10.8: Veränderung der venösen Strömungsgeschwindigkeit im Bein bei unterschiedlichen Maßnahmen. [5]

Das Ausstreichen der Venen

Das Ausstreichen der Venen kann im Rahmen der Körperpflege (z. B. Eincremen der Beine) durchgeführt werden. Es dient jedoch in erster Linie der Steigerung des Wohlbefindens der Patienten und hat keinen tatsächlichen Effekt im Rahmen der Thromboseprophylaxe.

Da diese Maßnahme nur einen kurzfristigen Effekt hat, eignet sie sich nur zur Unterstützung anderer Maßnahmen, z. B. Venen entstauen vor dem Anziehen der medizinischen Thromboseprophylaxestrümpfe (MTS).

Sollte der Patient bereits eine Thrombose haben oder bestanden bereits früher Thrombosen, darf diese Methode **nicht eingesetzt** werden, da sich ein (Mikro-)Thrombus lösen, mit dem Blutstrom ausgeschwemmt werden und z. B. eine Lungenembolie auslösen kann.

> **DEFINITION** **Thrombus** (griech. Klumpen, Pfropf): Blutgerinnsel in einem venösen oder arteriellen Blutgefäß, welches an der Gefäßwand anhaftet und dort seinen Entstehungsursprung hat.
>
> **Embolus:** Blutpfropf, der sich zunächst in der Blutbahn bewegt und zu einer **Embolie** führen kann, wenn er sich z. B. in einem Gefäß der Lunge festsetzt.

Vorbereitung:
- Patienten über die geplante Maßnahme informieren und Einverständnis einholen
- Materialien vorbereiten (z. B. Creme, Handschuhe, Handtuch)

Durchführung:
- Patienten bequem im Bett positionieren
- Fußteil des Betts im Winkel von 20–30° hochstellen
- Beine entkleiden, Handschuhe anziehen, Handtuch unterlegen
- Bein herzwärts von der Ferse in Richtung Oberschenkel bis oberhalb des Knies unter minimalem Druck ausstreichen
- Vorgang mindestens 5-mal wiederholen, dann Bein wechseln

Nachbereitung:
- Arbeitsplatz aufräumen (z. B. Bett richten)
- Materialien wegräumen
- Hygienische Händedesinfektion (S. 79)
- Patienten ankleiden (lassen)

Physikalische Maßnahmen

> **MERKE** Das Ziel der **Venenkompression** ist es, die Fließgeschwindigkeit des Bluts zu erhöhen und somit den Rückfluss des venösen Bluts zum Herzen zu steigern. Dies geschieht durch äußere Kompression der Venen mittels Kompressionsverband (z. B. in Pütter- oder Fischer-Technik), durch medizinische Thromboseprophylaxestrümpfe (MTS) oder durch intermittierende pneumatische Kompression (IPK). So wird der Innendurchmesser der Gefäße verkleinert und die Fließgeschwindigkeit erhöht sich.
>
> Die Durchführung der Venenkompression bedarf jedoch der ärztlichen Anordnung.

Das Anziehen von medizinischen Thromboseprophylaxestrümpfen (MTS)

Vorbereitung:
- Patienten über die geplante Maßnahme informieren und Einverständnis einholen
- Materialien vorbereiten (ggf. Anziehhilfe, Strümpfe, ggf. Anziehhandschuh, Maßband)
- Patienten mindestens 15 Minuten vorher ruhen lassen; um die Venen zu entstauen, können auch die Beine leicht erhöht gelagert werden

Durchführung:
- Patienten bequem im Bett positionieren
- Beinteil der Strümpfe auf links über den Fußteil ziehen (Abb. 10.11a)
- Fußteil wie einen Strumpf über den Fuß ziehen (Abb. 10.11b)
- Strumpfteil nach oben abrollen/ziehen (Abb. 10.11c)
- Strumpf auf korrekten Sitz kontrollieren (faltenfrei, keine Einschnürungen, richtige Länge, gut durchblutete Zehen, Abb. 10.11d)

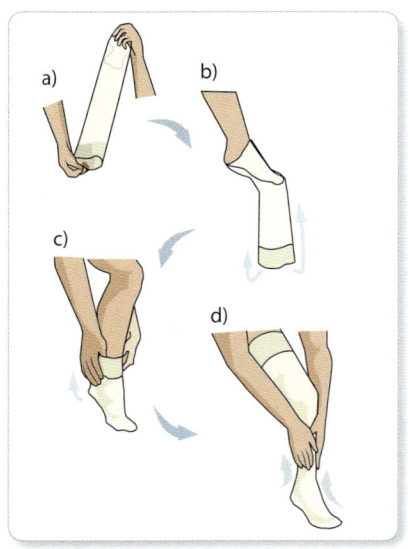

Abb. 10.11: Anziehen von Thromboseprophylaxestrümpfen

Nachbereitung:
- Arbeitsplatz aufräumen (z. B. Bett richten)
- Materialien wegräumen
- Hygienische Händedesinfektion (S. 79)
- Verschmutzte Strümpfe in die Wäsche geben

> **ACHTUNG** Aus hygienischen Gründen sollten MT-Strümpfe nach ca. 2 Tagen gewechselt werden. Je nach Hersteller können MT-Strümpfe 15-mal gewaschen werden, bevor sie ihre Funktion nicht mehr erfüllen.

Intermittierende pneumatische Kompression (IPK)

Die Anwendung der **intermittierenden pneumatischen Kompression (IPK)** erfolgt vorwiegend bei Risikopatienten, z. B. Patienten der Intensivstation, welche sich nicht oder wenig bewegen können oder dürfen. [3]

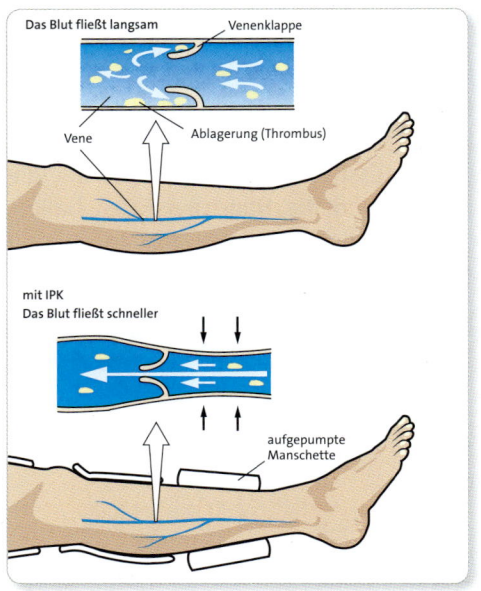

Abb. 10.12: Veränderung der Strömungsgeschwindigkeit durch intermittierende pneumatische Kompression

Zur Durchführung der IPK werden dem Patienten knie- oder oberschenkellange Beinmanschetten mit aufblasbaren Luftkammern angelegt, die sich intermittierend (im Wechsel) aufblasen und entleeren (Abb. 10.13). Hierbei werden die Venen der Beine wellenartig in Herzrichtung ausgepresst und so die Strömungsgeschwindigkeit erhöht. Die IPK sollte in Kombination oder im Wechsel mit einer MTS-Anwendung durchgeführt werden, auch um die Mobilität des Patienten nicht dauerhaft einzuschränken. **Die Mobilität kontinuierlich zu fördern, ist immer oberstes Ziel.**

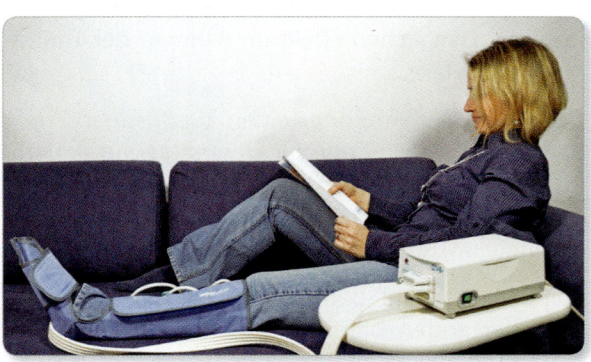

Abb. 10.13: Patient mit IPK

Ziel	Maßnahmen
Venösen Rückfluss fördern	• (Früh-)Mobilisation, zum Gehen motivieren • Venenkompression (MTS, IPK) • aktive und passive Bewegungsübungen (z. B. Bettfahrrad, Fuß- und Zehenübungen, Atemübungen) • Übergewicht reduzieren • einengende Kleidung vermeiden, z. B. einschnürende Wäsche oder Strümpfe
Gerinnungsneigung senken	• Medikamente, z. B. Heparin oder Azetylsalizylsäure (ASS) nach Arztanordnung verabreichen • Flüssigkeitszufuhr anpassen mindestens 1,5 Liter pro Tag

Tab. 10.9: Maßnahmen zur Thromboseprophylaxe und ihre Ziele

10.4.3 Sturzprophylaxe

DEFINITION **Sturz:** unfreiwilliges, plötzliches, unkontrolliertes Herunterfallen oder -gleiten des Körpers auf eine tiefere Ebene z. B. Fußboden oder Sessel. Als Sturz bzw. Beinahe-Sturz ist auch zu verstehen, wenn dieser verhindert wird, z. B. durch das Auffangen durch eine andere Person oder durch Festhalten an einem Mobiliar. [7]

Ein **Sturz** kann in jedem Alter auftreten. Kinder und Jugendliche stürzen häufiger als Erwachsene, jedoch sind die Stürze im Alter folgenschwerer. Das niedrigste Sturzrisiko besteht im Erwachsenenalter. Im Alter zwischen 20 und 65 Jahren liegt das Risiko für ein Sturzereignis innerhalb von 2 Jahren bei 20 %. Das Risiko, innerhalb eines Jahres zu stürzen, steigt ab dem 65. Lebensjahr auf 30 %, ab dem 80. Lebensjahr auf über 45 % und mehr und ist bei Menschen mit Gesundheitsbeeinträchtigung oder Behinderung höher. Bewohner von Alten- und Pflegeheimen, aber auch erwachsene Patienten in akutstationärer Versorgung haben ein weitaus höheres Risiko, zu stürzen. Gleiches gilt für ältere Personen, die in der häuslichen Umgebung leben. Das Deutsche Netzwerk für Qualitätsentwicklung in der Pflege (DNQP) widmet der **Sturzprophylaxe** aus diesem Grund einen eigenen Expertenstandard.

Die meisten Stürze führen zu Verletzungen wie Knochenbrüchen, Wunden oder Prellungen, können aber auch das psychische Befinden oder die soziale Teilhabe negativ beeinflussen. Gerade ältere Patienten leiden nach einem Sturz nicht nur an den körperlichen Folgen, sondern schränken ihr soziales Leben ein, aus Angst, erneut zu stürzen. Dieses Verhalten legt unbewusst die Basis für ein neues Sturzereignis, da die Patienten ihre Bewegung und ihren Bewegungsradius einschränken und somit u. U. an Mobilität und Bewegungssicherheit verlieren. Um dies zu vermeiden, ist es wichtig, das individuelle **Sturzrisiko** des Patienten zu ermitteln, um gemeinsam mit dem Patienten Maßnahmen zur Sturzprophylaxe zu ergreifen.

TIPP Aktuelle Version (Auszug) des Expertenstandards **Sturzprophylaxe in der Pflege** des DNQP: www.dnqp.de

Risikoerfassung/Assessment

Ein Sturz kann viele Ursachen haben. Zur Erhebung des individuellen Sturzrisikos eines Patienten gibt es unterschiedliche Assessmentinstrumente, mit denen intrinsische (personenbezogen) und extrinsische (von außen) Risikofaktoren erfasst werden. Die Pflegenden erfassen bei dem Pflegebedürftigen, z. B. im Rahmen des pflegerischen Aufnahmegesprächs und auch im späteren Verlauf, systematisch alle Sturzrisikofaktoren und besprechen mit dem Patienten mögliche sturzprophylaktische Maßnahmen.

Zu den **intrinsischen Risikofaktoren** zählen:
- Beeinträchtigung funktioneller Fähigkeiten, z. B. Einschränkungen in den Lebensaktivitäten, Beeinträchtigung sensomotorischer Funktionen und/oder der Balance wie
- eingeschränkte Gehfähigkeit oder Balance-Störungen
- Depression
- Gesundheitsstörungen, die mit Schwindel, kurzzeitigem Bewusstseinsverlust oder ausgeprägter körperlicher Schwäche einhergehen z. B. Herzinsuffizienz
- kognitive Beeinträchtigungen (akut und/oder chronisch), z. B. Demenz oder Delir
- Kontinenzprobleme
- Sehbeeinträchtigungen
- Angst vor einem Sturz
- vorangegangene Stürze

Zu den **extrinsischen Risikofaktoren** zählen:
- Einnahme von Medikamenten wie Blutdrucksenker, Antiarrhythmika, Beruhigungsmittel, Psychopharmaka
- zu große, enge oder weite Kleidung oder inadäquates Schuhwerk
- Hilfsmittel wie Gehstützen, Rollator, Rollstuhl, Toilettenstuhl, Sitzerhöhung, Fußtritt etc.

Menschen pflegen

- freiheitsentziehende Maßnahmen (FEM), z. B. Bettgitter
- Gefahren in der Umgebung (S. 161)

Maßnahmen zur Sturzprophylaxe

Maßnahmen zur Sturzprophylaxe können einen großen Einfluss auf die persönliche Lebensführung der Patienten haben und stellen mitunter einen gravierenden Eingriff dar. Für eine erfolgreiche Umsetzung von Sturzprophylaxemaßnahmen ist es deshalb zwingend erforderlich, den Patienten in die Maßnahmenplanung einzubeziehen. So können die betroffenen Patienten selbstbestimmt entscheiden oder ablehnen. Eine wichtige Grundlage und Voraussetzung für die Adhärenz des Patienten (S. 186) ist eine umfassende Information und Beratung des Patienten zum Sturzrisiko und zu möglichen Interventionen.

Körperliches Training

Das Ziel eines **körperlichen Trainings** mit z. B. Kraft-, Balance-, Ausdauer- oder Koordinationsübungen besteht darin, die Muskeln des Pflegebedürftigen aufzubauen und sein Gleichgewicht sowie seinen Gang zu trainieren. Beispiele für Kraft- und Balance-Übungen sind:
- Hüftkreisen
- über die Schulter schauen
- im Rollstuhl gehen
- Armkreisen

MERKE Kommt es trotz Prophylaxe zu einem Sturz, so dokumentiert die Pflegende folgende Angaben in einem Sturzprotokoll:
- Name und Geburtsdatum des gestürzten Pflegebedürftigen
- Datum und Zeit des Sturzes
- Ort des Sturzes
- Sturzumgebung und Sturzhergang
- Situation und Tätigkeiten des Pflegebedürftigen vor dem Sturz
- Situation beim Auffinden des Pflegebedürftigen
- sichtbare sturzbedingte Verletzungen
- eingeleitete Sofortmaßnahmen

Damit die langfristigen Auswirkungen von Maßnahmen zur Sturzprophylaxe in der gesamten Einrichtung bewertet werden können, muss die Auswertung aller Sturzgeschehen auch auf dieser Ebene stattfinden.

Anpassung der Wohnumgebung

Die **Anpassung der Wohnraumumgebung** durch geschultes Personal kann in der häuslichen Pflege dazu beitragen, Stürze zu verhindern. Maßnahmen sind z. B. Überprüfung und Anpassung (S. 162).

Hüftprotektoren

Hüftprotektoren dienen nicht der Sturzprophylaxe, sondern dazu, **Sturzfolgen** zu **minimieren** (Abb. 10.14). Unabhängig davon, um welches Modell es sich handelt, ist das **Ziel** eines Hüftprotektors stets, hüftgelenksnahe Frakturen zu vermeiden. Um die Vorteile eines Hüftprotektors zu nutzen, ist entscheidend, dass der Pflegebedürftige die Hose, in die die Protektoren eingenäht sind oder hineingeschoben werden, auch trägt. Fehlt die Bereitschaft (Adhärenz) des Pflegebedürftigen, die Hüftprotektoren zu tragen, so erklärt die Pflegende im Bedarfsfall wiederholt die Vorteile dieses Hilfsmittels und die möglichen Folgen eines Sturzes ohne Hüftprotektoren.

Das letzte Wort hat jedoch der Patient und ist maßgebend für die Pflege.

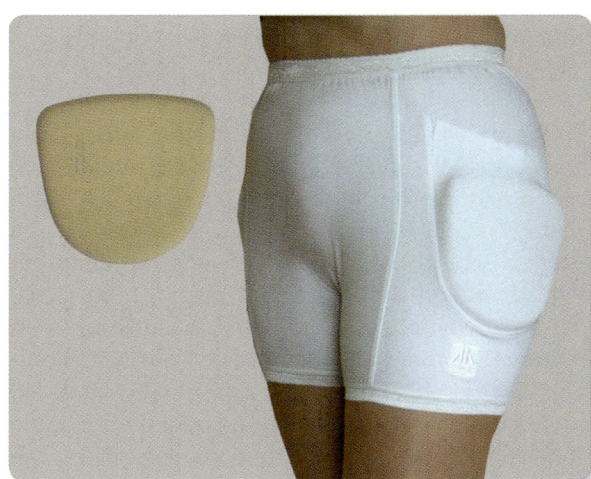

Abb. 10.14: Hüftprotektor (SafeHip®)

TIPP Das An- und Auskleiden kann, je nach Kleidungsstück und Vorgehensweise, zu Schwindel oder Standunsicherheit führen:
- Eine Lösung kann beispielsweise darin bestehen, dass der Patient sich Hosen, Röcke und Strumpfhosen soweit wie möglich sitzend anzieht und sich erst am Ende hinstellt.
- Als Schuhwerk sind sichere Schuhe ohne rutschige Sohlen oder lose Schnürsenkel geeignet.

Zusammenfassung der Maßnahmen zur Sturzprophylaxe

Ziel	Maßnahme
Förderung (psycho-)motorischer Funktionen	Körperliches Training mit Kraft-, Balance-, Ausdauer- oder Koordinationsübungen
Umgebung optimal gestalten	Anpassung der Wohnumgebung
Minimierung des Sturzrisikos	Anpassung der Medikation, Pflegefachkraft hält im Bedarfsfall Rücksprache mit dem Arzt!
Minimierung von Sturzfolgen	Hüftprotektoren
Halt geben und sicheres Laufen ermöglichen	Unterstützung des Pflegebedürftigen beim Laufen
Umgebung optimal gestalten	Bedarfsgerechter Einsatz von Niedrigbetten, Sturzfallen, z. B. Kabel, Teppichkante entfernen
Wahrnehmung der Umgebung fördern	Prüfung der Sehfähigkeit, bei Hilfsmittelversorgung, Brillenanpassung ist die erhöhte Aufmerksamkeit der Pflegenden in der Zeit der Eingewöhnung wichtig!

Tab. 10.10: Maßnahmen zur Sturzprophylaxe und ihre Ziele

10.4.4 Dekubitusprophylaxe

DEFINITION **Dekubitus:** eine durch äußere längerfristige Druckeinwirkung oder Scherkräfte mit Kompression von Gefäßen entstandene ischämische Gewebeschädigung mit Nekrosen, Mazeration, evtl. Infektion. Es handelt sich nicht um eine eigenständige Krankheit, sondern ist meist Folge von Immobilität.

Ein Dekubitus kann nur die obere Hautschicht betreffen, aber auch bis zum Knochen reichen.

Dekubitusentstehung: Kap. 15, S. 382

Risikoerfassung/Assessment

Fest steht, dass **Druck**einwirkung über einen längeren **Zeit**raum und **Gewebetoleranz** eine entscheidende Rolle in der Entstehung eines Dekubitus spielen. Bei Pflegebedürftigen, die sich selbstständig bewegen, stets in Bewegung bleiben, und seien es kleine Mikrobewegungen im Sitzen, ist die Druckeinwirkung geringer.

Um rechtzeitig zu erkennen, ob ein erhöhtes Risiko besteht, einen Dekubitus zu bekommen, achtet die Pflegende in ihrem **Assessment** auf Ursachen oder Anzeichen für erhöhte oder verlängerte **Druckeinwirkung** sowie Scherkräfte. Hierzu gehören:

- Einschränkungen in der Aktivität, Mobilität oder Selbstständigkeit
- Einschränkungen zur selbstständigen Positionsveränderung (Mikrobewegungen) im Liegen oder Sitzen
- Abhängigkeit von Gehhilfsmitteln
- Abhängigkeit von professioneller Unterstützung beim Gehen oder dem Transfer
- Abhängigkeit von der Nutzung eines Rollstuhls
- Gegenstände, die Druck auf die Haut ausüben können, z. B. Katheter, Schienen, Sonden

Beispiele für mangelnde **Gewebetoleranz** als Faktor für das Risiko einer Dekubitusentstehung:

- Bei **Mangelernährung** oder **Kachexie** fehlt ein gut ausgebildetes Unterhautfettgewebe oder Muskulatur, dadurch ist die Druckverteilung ungünstig, Knochenvorsprünge werden nicht abgepolstert und können von innen punktuellen Druck ausüben
- im **Alter** nehmen der Zellstoffwechsel sowie die Zellregeneration ab, das Bindegewebe erschlafft und der Muskeltonus sinkt
- **Flüssigkeitsmangel** führt zur Abnahme der Hautelastizität
- **Fieber** erhöht den Sauerstoffbedarf im Gewebe und **Schwitzen** führt zum Flüssigkeitsmangel, zur Austrocknung der Haut und zum Elastizitätsverlust
- **Erkrankungen,** die zu einer Reduzierung der Sauerstoffversorgung und Gefäßveränderungen führen z. B. chronisches Asthma bronchiale, Lungenerkrankungen, Herz- und Gefäßerkrankungen, Hypotonie, Diabetes mellitus, Anämie
- **Missempfindungen der Haut,** z. B. Kribbeln, Taubheitsgefühl
- **Adipositas** führt zu einem erhöhten Sauerstoffbedarf im Gewebe und erhöht den körpereigenen Gesamtdruck

Lange Zeit wurden Skalen eingesetzt, mit denen das Risiko für einen Dekubitus ermittelt werden sollte. Am gängigsten waren die **Norton-Skala** sowie die **Braden-Skala**. Wissenschaftliche Studien zeigen, dass der Einsatz von Risikoerhebungsinstrumenten nicht unbedingt einen Effekt auf die Dekubitusprophylaxe hat. Im Vordergrund stehen die professionelle Hautinspektion sowie die individuelle Dispositionskontrolle und -erfassung. Die Nutzung von Skalen kann als Strukturierungshilfe für die professionelle Beobachtung sinnvoll sein.

Menschen pflegen

> **TIPP** Aktuelle Version (Auszug) des Expertenstandards **Dekubitusprophylaxe in der Pflege** des DNQP: www.dnqp.de

Dekubitusgefährdete Körperstellen: Kap. 15, S. 382

> **MERKE** Zentrales Element, um einen Dekubitus frühzeitig zu erkennen, ist die regelmäßige Beobachtung der Haut (S. 353). Ein Dekubitus ersten Grades ist an einer nicht wegdrückbaren Rötung erkennbar.

Stadien des Dekubitus: Abb. 15.28, S. 383

Maßnahmen zur Dekubitusprophylaxe

Damit die Hauptursachen für die Entstehung eines Dekubitus (Druck und Zeit) minimiert werden, gilt der Druckentlastung und -verteilung das Hauptaugenmerk. Diese erfolgt durch:
1. Bewegungsförderung als oberstes Ziel
2. Positionierung nach dem Bewegungsförderungskonzept
3. Einsetzen von Mobilisationshilfsmittel

Bewegungsförderung hat das Ziel, die Selbstständigkeit des Patienten zu erhalten und zu fördern. Bewegung führt zur Entlastung einzelner Körperpartien, erhöht die Durchblutung sowie die Sauerstoffversorgung im Körper, verteilt das Gewicht auf größere Flächen, reduziert den Auflagedruck und die Dauer der Druckeinwirkung und führt insgesamt zur Steigerung des Wohlbefindens und zur Minimierung der Risikofaktoren. Zur Bewegungsförderung gehören alle Bewegungen und Bewegungsanbahnungen, selbst Mikrobewegungen. Je nach Bewegungsmöglichkeit des Patienten werden entsprechende Maßnahmen zur Bewegungsförderung geplant. Im Vordergrund steht die Förderung der Eigenbewegung des Patienten. Hierbei erscheint die Einbeziehung und professionelle Nutzung der kinästhetischen Konzepte sinnvoll (S. 116).

Positionierungsmöglichkeiten

Der **Positionswechsel** sollte in individuell festgelegten Intervallen durchgeführt werden, um eine völlige Druckentlastung der gefährdeten Körperregionen zu gewährleisten.

30°-Lage mit 2 Kissen

Zur **Durchführung** der 30°-Lagerung stellt die Pflegende zunächst das Bett flach und positioniert den Kopf des Patienten mit seinem Einverständnis auf einem Kopfkissen. Ist der Patient selbstständig dazu in der Lage, so lässt sie ihn an die Bettkante rutschen, bei Bedarf unterstützt sie ihn dabei. An den Rücken des Patienten legt sie von der Schulter bis zum Knochenvorsprung am Oberschenkel (Trochanter) ein langes Kissen oder einen Bettkeil unter die Matratze. Die aufliegende Schulter entlastet sie mithilfe des Kopfkissens.

Um die Lage zu überprüfen, kontrolliert die Pflegende, ob der Patient seinen Arm frei bewegen kann. Damit die Knie nicht aufeinander Druck ausüben, legt die Pflegende ein flaches Kissen zwischen die Beine. Das aufliegende Bein ist im Hüftgelenk leicht gestreckt und im Kniegelenk leicht gebeugt (Abb. 10.16).

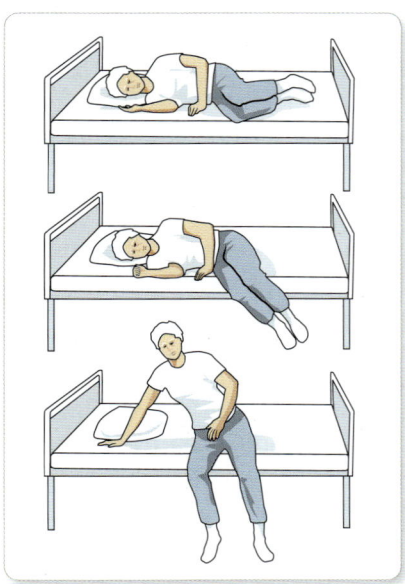

Abb. 10.15: Bewegungsablauf beim Aufstehen aus dem Bett

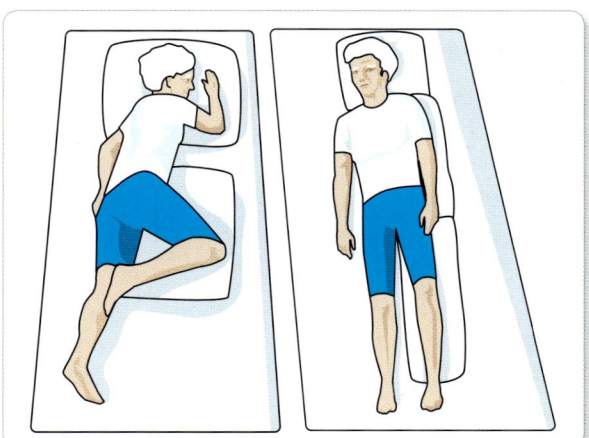

Abb. 10.16: a) Die 135°-Seitenlage entlastet den Rücken. Das Blickfeld ist allerdings stark eingeschränkt. Daher wird die Lage nicht von allen Menschen toleriert. **b)** Die 30°-Seitenlage hat zum Ziel, die hoch gelagerte Körperseite von Druck zu entlasten.

Druckentlastung der Ferse

Gefährdete Körperteile, wie die Fersen, können durch untergelegte Hilfsmittel druckentlastet werden (Abb. 10.17).

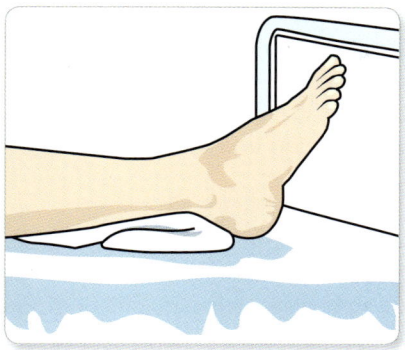

Abb. 10.17: Druckentlastung der Ferse mithilfe eines kleinen, faltenfrei zusammengelegten Handtuchs.

ACHTUNG Keinen punktuellen Druck auf die Achillessehne.

Druckverteilende **Bewegungshilfsmittel** werden häufig dann eingesetzt, wenn die Bewegungsförderung zur Druckentlastung nicht mehr ausreicht. Hierzu gehören z. B. Antidekubitus- und Superweichmatratzen. Wasserkissen, Felle, Fersenschoner etc. haben laut wissenschaftlicher Studien keinen Einfluss auf die Druckentlastung oder Gewebetoleranz und sind daher für die Dekubitusprophylaxe nicht geeignet.

ACHTUNG Antidekubitus- oder Superweichmatratzen schränken die Bewegungsfähigkeit des Patienten erheblich ein und verändern das Körperschema und die Selbstwahrnehmung. Sie können zu einer Immobilisierung des Patienten führen. Daher sind diese Hilfsmittel zur Dekubitusprophylaxe nur bedingt geeignet und sollten bei Patienten mit Eigenbewegung und dem Ziel der Bewegungsförderung nicht eingesetzt werden.

Grundsätzlich gilt, druckentlastende Bewegungshilfsmittel dürfen die (Eigen-)Bewegung des Patienten nicht wesentlich einschränken. Bei der Wahl des geeigneten Hilfsmittels ist auf Folgendes zu achten:
- Therapieziele sowie Wünsche und Ziele des Patienten beachten
- Förderung der Eigenbewegung des Patienten
- gefährdete Körperregionen
- Gewicht des Patienten
- Kosten und Nutzen

Zusammenfassung der Maßnahmen zur Dekubitusprophylaxe

Ziel	Maßnahme
Veränderungen rechtzeitig erkennen	Beobachtung der Haut
• Optimale Druckverteilung, Druckentlastung • Erhöhung der Durchblutung und Sauerstoffversorgung • Förderung der Selbstständigkeit • Steigerung des Wohlbefindens	Bewegungsförderung unter Einbeziehung der kinästhetischen Konzepte
Druckentlastung	Anwendung eines Bewegungsförderungs- bzw. Lagerungsplans mit individuellen Intervallen des Positionswechsels
• Druckverteilung, Druckentlastung	Bewegungshilfsmittel nutzen
Druckentlastung	Positionierung (Lagerung), z. B. 30°-Lage
• intakte Haut	Fachgerechte Hautpflege unter der Vermeidung feuchter Kammern

Tab. 10.11: Maßnahmen zur Dekubitusprophylaxe und ihre Ziele

10.4.5 Kontrakturenprophylaxe

DEFINITION **Kontraktur** (lat. contrahere = zusammenziehen): Dauerhafte Verkürzung von Muskeln, Sehnen und Bändern mit der Folge einer dauerhaften Funktions- und Bewegungseinschränkung des betreffenden Gelenks bis hin zur Versteifung. Die Ursachen für eine Kontraktur können Immobilität, Bettlägerigkeit, Inaktivität (z. B. bei Extensionsbehandlung oder Gipsanlage), Lähmungen (z. B. Querschnitt, Schlaganfall, MS etc.), Schonhaltung bei Schmerzen oder großflächige Narbenbildung nach Verbrennungen sein.

Ein besonders hohes Risiko für eine Kontraktur haben Pflegebedürftige, die teilweise oder vollständig immobil sind. Durch eine Kontraktur kann die Immobilität noch verstärkt und Selbstständigkeit des Patienten dauerhaft eingeschränkt werden. Aus diesen Gründen ist eine **Kontrakturenprophylaxe** so wichtig.

Kontrakturen werden nach der Art ihrer Fehlstellung unterschieden in **Beugekontraktur** (Streckung nicht möglich), **Streckkontraktur** (Beugung nicht möglich), **Abduktionskontraktur** (Heranziehen nicht möglich) und **Adduktionskontraktur** (Abspreizen nicht möglich).

Beispiel einer Streckkontraktur „Spitzfuß"

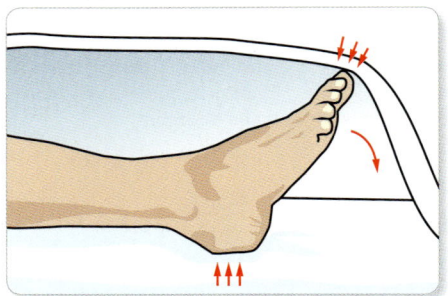

Abb. 10.18: Spitzfußentstehung

Ein Spitzfuß kann durch den Auflagedruck der Bettdecke entstehen; es besteht gleichzeitig die Gefahr der Dekubitusentstehung.

Risikoerfassung/Assessment

Entscheidend für das **Assessment** zur Beurteilung des Kontrakturrisikos ist zunächst die Erfassung des Gelenkstatus des Patienten. Es stehen unterschiedliche Assessmentinstrumente zur Verfügung, um die aktuelle Gelenkbeweglichkeit zu dokumentieren. Zudem ist es notwendig aktuelle Risiken für die Entstehung einer Kontraktur zu erfassen. Hierzu gehören:
- Immobilität
- Lähmungen oder Spastiken
- Schonhaltungen bei Schmerzen
- Ruhigstellung von Extremitäten, z. B. nach Operationen, Gipsanlage

Assessmentinstrument zur Erfassung des Bewegungsstatus

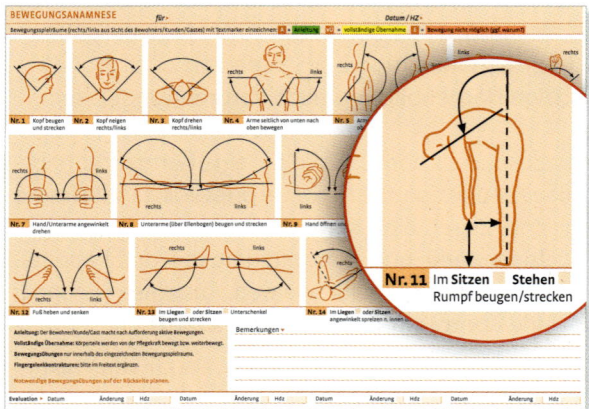

Abb. 10.19: Formular zur Bewegungsanamnese (Firma PFLEGE ZEIT® Dokumentationssysteme)

Maßnahmen zur Kontrakturenprophylaxe

MERKE Maßnahmen der Kontrakturenprophylaxe können in alltägliche oder pflegerische Tätigkeiten integriert werden und lassen sich mit anderen Prophylaxen (Dekubitus-, Pneumonie-, Thromboseprophylaxe) kombinieren. Ziel ist der Erhalt der vorhandenen Gelenkbeweglichkeit. Dies kann nur durch frühzeitige und kontinuierliche Bewegungsförderung und Mobilisation erreicht werden.

Die Basis aller prophylaktischen Maßnahmen ist die Mitarbeit und Adhärenz des Patienten (S. 186). Daher müssen alle Maßnahmen gemeinsam mit dem Patienten geplant werden und das Ziel für den Patienten transparent gemacht werden.

TIPP Aktuelle Version (Entwurf) des Expertenstandards **Erhaltung und Förderung der Mobilität in der Pflege** www.gkv-spitzenverband.de (→ Pflegeversicherung → Qualität und Transparenz → Expertenstandards)

Zusammenfassung der Maßnahmen zur Kontrakturenprophylaxe

Ziel	Maßnahme
Gelenkbeweglichkeit des Pflegebedürftigen erhalten, physiologischen Muskeltonus erhalten	Mobilisation
Gezielt bewegen	Anwendung eines Bewegungsförderungsplans in alltägliche Handlungen integrieren, z. B. Körperpflege oder andere Prophylaxen
Sehnen, Bänder und Muskeln beugen und strecken	Positionierungen und Lagewechsel in individuell festgelegten Zeitintervallen
Vorhandene Fähigkeiten erhalten und fördern	Aktivierende Pflege: Alle Aufgaben, die der Pflegebedürftige selbst durchführen kann, übernimmt er selbst. Aufgaben, die er erlernen kann, leitet die Pflegende an und zieht sich Stück für Stück zurück.
Eigenbewegung ermöglichen	Verzicht auf übermäßige Verwendung von Lagerungshilfsmitteln oder Weichlagerungen unter Beachtung des Dekubitusrisikos

Tab. 10.12: Maßnahmen zur Kontrakturenprophylaxe und ihre Ziele

Die Vorbeugung von Kontrakturen fällt nicht nur in das Aufgabengebiet der Pflegenden. Im Idealfall arbeitet sie mit einem Physiotherapeuten zusammen.

10.4.6 Obstipationsprophylaxe

> **DEFINITION** **Obstipation** (Verstopfung): Stuhlentleerung weniger als dreimal wöchentlich, meist mit hartem und schmerzhaftem Stuhl verbunden. Bei einer Obstipation handelt es sich weniger um eine eigenständige Erkrankung als vielmehr um ein Symptom für eine Erkrankung oder Fehlfunktion. [4]

Die Ausscheidungsfrequenz variiert individuell von 1- bis 2-mal täglich bis 3-mal wöchentlich.

Ursachen für eine Obstipation können Bewegungsmangel, Flüssigkeitsverlust oder mangelnde Flüssigkeitszufuhr (Exsikkose), Mangelernährung, psychische Störungen, Fehlernährung, Missbrauch von Abführmitteln, Hämorrhoiden, Darmerkrankungen, z. B. Darmverschluss (Ileus) oder Darmtumore, Medikamente sowie Stoffwechselstörungen sein. Eine Obstipation hat für den Betroffenen Krankheitswert, da sie zu Übelkeit, Leibschmerzen, Völlegefühl, Kopfschmerzen und allgemeinem Unwohlsein führen kann.

Eine Obstipation kann Hämorrhoiden oder Analfissuren (kleine Risse am Anus) nach sich ziehen, wenn der Betroffene beim Stuhlgang stark gepresst hat.

Risikoerfassung/Assessment

Hat der Pflegebedürftige in der Woche weniger als dreimal Stuhlgang, so spricht man von einer **Obstipation** Entscheidend ist auch, in welcher Frequenz er früher Stuhl ausgeschieden hat [6]. Scheidet ein Patient also alle 2–3 Tage Stuhl aus, so ist dies für ihn normal. Ein anderer Patient hat für gewöhnlich täglich mindestens einmal eine Stuhlausscheidung, so hat eine Verzögerung von 2–3 Tagen einen möglichen Krankheitswert.

Tritt eine Pflegebedürftigkeit ein, so birgt diese oft das Risiko für eine Obstipation. Im Rahmen des **Assessments** beachtet die Pflegende die Intimsphäre des Pflegebedürftigen und seine eventuelle Scham, über dieses Thema zu sprechen. Sie erfragt zunächst Gewohnheiten des Patienten bezogen auf Nahrungsaufnahme und Ausscheiden, um Veränderungen rechtzeitig erkennen zu können und bedürfnisorientiert zu pflegen.

- Stuhlausscheidung
  - Stuhlkonsistenz
  - Stuhlfrequenz
  - Gewohnheiten bei der Stuhlausscheidung, z. B. Zeitung lesen, Ruhe, viel Zeit nehmen
- Bewegung und Aktivitäten
  - Art der Aktivität, z. B. Spaziergang, Wege innerhalb der Wohnung, Teilnahme an Gymnastikgruppen
  - zeitliche Dauer der Aktivität in 24 Stunden
  - allgemeine Mobilität
  - Möglichkeit, im Bett die Lage zu wechseln
- Nahrungsaufnahme
  - bevorzugte Getränke, z. B. Kaffee zum Frühstück, Tee am Abend
  - Trinkmenge in 24 Stunden
  - Art der Ernährung, z. B. vegan, Vollwertkost, viel oder wenig Rohkost
  - vorhandene Unverträglichkeiten, z. B. Laktose, oder Allergien, z. B. Nüsse
  - Anzahl der Mahlzeiten
  - Menge der Mahlzeiten
  - regelmäßig verzehrte Lebensmittel
  - Zubereitungsart der Lebensmittel
  - bekannte Zusammenhänge zwischen Ernährung und Stuhlgang, z. B. Kaffee am Morgen

Maßnahmen zur Obstipationsprophylaxe

Ein Mensch, der sich ausreichend bewegt, seinem Flüssigkeitsbedarf gerecht wird und auf eine vollwertige, ballaststoffreiche Ernährung achtet, ist in der Regel nicht von einer Obstipation betroffen. Veränderungen im Leben (z. B. Krankenhausaufenthalt, ungewohnte Umgebung, Angst, Schmerz) können die Stuhlausscheidung jedoch beeinflussen und ggf. zu einer Obstipation führen.

> **TIPP** Von Mensch zu Mensch können sich Lebensmittel unterschiedlich auf den Stuhlgang auswirken. Auf einige Menschen haben beispielsweise Trockenfrüchte eine abführende Wirkung. Bei anderen Personen hingegen sorgen sie für eine Obstipation. Mit dem Wissen, welche Lebensmittel beim jeweiligen Patienten die Verdauung positiv beeinflussen, kann die Pflegende diese regelmäßig auf den Speiseplan setzen, wenn keine anderen Gründe dagegen sprechen, z. B. Diätvorschriften oder Unverträglichkeiten.

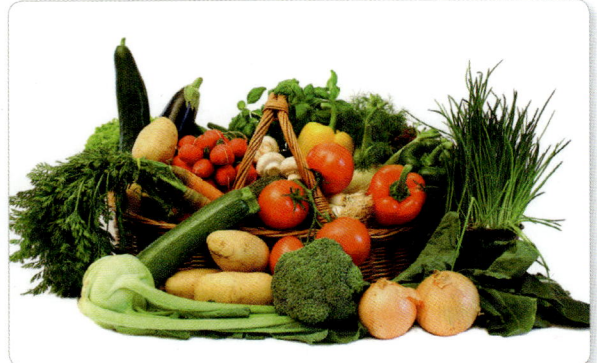

Abb. 10.20: Ausreichend Gemüse ist gut für die Verdauung und vermeidet Obstipation.

Nicht jeder Mensch reagiert auf den Verzehr von Ballaststoffen mit einer optimierten Darmentleerung. Gerade bei der Umstellung der Ernährung von ballaststoffarmer zur ballaststoffreichen Ernährung, kann dies zu unerwünschten Effekten wie schmerzhaften Blähungen oder Völlegefühl bis hin zur Obstipation führen.

Daher ist es wichtig, Ballaststoffe immer gemeinsam mit anderen Nahrungsmitteln und viel Flüssigkeit zu sich zu nehmen.

Zusammenfassung der Maßnahmen zur Obstipationsprophylaxe

Ziel	Maßnahme
Darmperistaltik anregen	• Mobilisation • Kolonmassage
für weicheren Stuhl sorgen	ausreichende Flüssigkeitszufuhr mind. 2 l pro Tag
Stuhlvolumen vergrößern	• ballaststoffreiche Ernährung • zusätzlich Flohsamen oder Weizenkleie

Tab. 10.13: Maßnahmen zur Obstipationsprophylaxe und ihre Ziele

10.4.7 Soor- und Parotitisprophylaxe

> **DEFINITION** **Soor:** Sammelbegriff für weißliche Beläge auf den Schleimhäuten bei Candidose (Pilzbesiedlungen)
>
> **Parotitis:** Entzündung der Ohrspeicheldrüse

Die **Ursachen** und **Risikofaktoren** liegen in einer bestehenden Abwehrschwäche, Mundtrockenheit, Nahrungskarenz, ballaststoffarmer und zuckerhaltiger Ernährung, mangelnder Mundhygiene oder bei bestehender Antibiotika-Therapie.

Nicht nur die Mundpflege, sondern auch das regelmäßige Essen und Trinken sorgen dafür, dass der Mundraum gesund, intakt und frei von Infektionen bleibt. Wird der Mund nicht regelmäßig genutzt, so besteht die Gefahr eines **Soors** und/oder einer **Parotitis**. Durch die entsprechende **Prophylaxe** können diese weitgehend verhindert werden.

Risikoerfassung/Assessment

Besonders gefährdet sind Patienten mit
- schlechtem Ernährungs- und Allgemeinzustand
- Chemo-, Strahlen oder Antibiotikatherapie
- Tumorerkrankungen (besonders im Mundraum)
- Diabetes mellitus
- Nahrungskarenz oder Sondenernährung (z. B. Schlaganfall)
- ungenügender Mundhygiene
- Appetitlosigkeit oder ungenügender Kautätigkeit (z. B. schlecht sitzende Zahnprothese)
- Beatmung

Maßnahmen der Soor- und Parotitisprophylaxe

Speichelfluss anregen und Mundschleimhaut feucht halten durch:
- Anpassen der Flüssigkeitszufuhr
- Mundspülung mit z. B. Kamillentee, ggf. Schleimhautdesinfektion
- Auswischen der Mundhöhle mit z. B. Kamillentee
- Massage der Ohrspeicheldrüse 2- bis 3-mal täglich
- sorgfältige Mundpflege (S. 368)

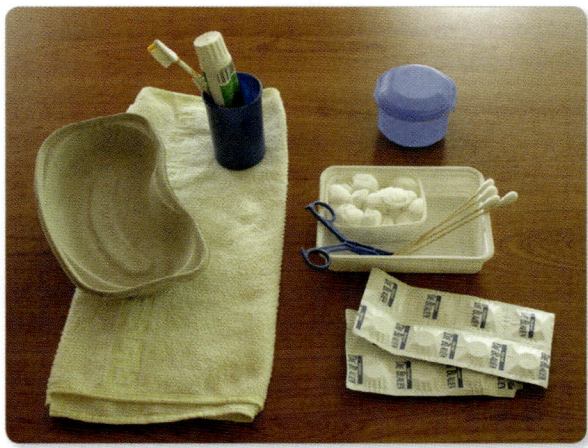

Abb. 10.21: Mundpflegeset

> **TIPP** Zur Inspektion der Mundhöhle verwendet die Pflegende einen Spatel und eine kleine Taschenlampe.

Zusammenfassung der Maßnahmen zur Soor- und Parotitisprophylaxe

Ziel	Maßnahme
Aktivierung des Speichelflusses und der Mund-, Kaumotorik	• orale Ernährung • Kauen von zuckerfreiem Kaugummi • Lutschen auf Eiswürfel oder Zitronenscheibe • Massage der Ohrspeicheldrüse
Veränderungen rechtzeitig erkennen	Tägliche Inspektion der Mundhöhle
Mundschleimhaut feucht halten	• Anpassen der Flüssigkeitszufuhr • Auswischen der Mundhöhle (z. B. Kamillentee)
Keimbesiedelung und Infektion vermeiden	• regelmäßige Mund- und Zahnhygiene (ggf. spezielle Mundpflege) (S. 368) • Mundspülung mit z. B. Kamillentee (ggf. Schleimhautdesinfektion)

Tab. 10.14: Maßnahmen zur Soor- und Parotitisprophylaxe und ihre Ziele

10.4.8 Intertrigoprophylaxe

> **DEFINITION** Intertrigo (lat. inter = zwischen, terere = reiben), auch bekannt als Wundsein oder Hautwolf, ist eine gerötete, nässende und teilweise juckende oder brennende Hautentzündung. Verursacht wird eine Intertrigo meist durch mazerierte (aufgeweichte) Haut. Sie entsteht durch Feuchtigkeit, z. B. bei starkem Schwitzen, bei Inkontinenz oder Reibung (von Haut auf Haut).

Eine Intertrigo ist besonders häufig an Körperstellen zu beobachten, an denen Haut auf Haut liegen kann, wie unter der weiblichen Brust, an der Oberschenkelinnenseite, in der Analfalte, in der Bauchfalte und in der Leistenbeuge.

Eine **Intertrigo** gehört zu den Erkrankungen, die durch eine fachgerechte pflegerische Versorgung oft vermieden werden kann. Sowohl die Beobachtung der Haut und besonders der gefährdeten Körperregionen als auch die **Intertrigoprophylaxe** lassen sich gut in die Körperpflege integrieren (Kap. 15).

Risikoerfassung/Assessment

Zum **Assessment** gehören in erster Linie die Hautbeobachtung der gefährdeten Stellen sowie die Risikobewertung anhand folgender Kriterien:
- Hautsituation des Patienten (trocken, rissig, feucht)
- hohes Körpergewicht und Hautfaltenbildung (z. B. unter der Brust, Leisten und Bauch)
- starkes Schwitzen (z. B. Patienten mit Fieber)
- Inkontinenz
- Hauterkrankungen (z. B. Ekzeme, Pilzerkrankungen, Neurodermitis)

Zusammenfassung der Maßnahmen zur Intertrigoprophylaxe

Ziel	Maßnahme
Veränderungen rechtzeitig erkennen	Hautbeobachtung der gefährdeten Körperregionen
Reibung und feuchte Kammern vermeiden	• weiche, luftdurchlässige Kleidung • gut sitzende Kleidung (z. B. BH der Frau) • Leinenläppchen oder Mullkompressen in Hautfalten einlegen
Bildung einer feuchten Kammer vermeiden	Hautfalten nach dem Waschen sorgfältig und schonend trocknen
Intakte Haut	regelmäßige Körperpflege mit rückfettenden Pflegemitteln
Feuchtigkeit auf der Haut vermeiden	• Förderung der Harnkontinenz • aufsaugende Vorlagen häufig wechseln
Feuchtigkeit auf der Haut vermeiden	Kleidung und Bettwäsche häufig wechseln (z. B. bei Patienten mit Fieber)

Tab. 10.15: Maßnahmen zur Intertrigoprophylaxe und ihre Ziele

10.4.9 Zystitisprophylaxe

> **DEFINITION** Zystitis: Harnblasenentzündung, meist durch Bakterien oder Viren verursacht.

Besonders gefährdet sind Patienten mit transurethralem Blasenkatheter oder Inkontinenz (S. 441).

Kennzeichen einer Zystitis sind:
- Schmerzen und Brennen beim Wasserlassen (der Miktion)
- häufiges Wasserlassen (meist nur geringe Mengen)
- Blutbeimengungen im Urin
- trüber, stark riechender Urin
- leichtes bis mäßiges Fieber
- allgemeines Unwohlsein und Schwäche

Diese Erkrankung kann mit einigen einfachen Maßnahmen vermieden werden.

Maßnahmen zur Kontinenzförderung: S. 449

Risikoerfassung/Assessment

Folgende Faktoren bzw. Umstände begünstigen eine Zystitis:
- liegender transurethraler Blasenkatheter
- unzureichende Flüssigkeitszufuhr
- unzureichende Intimpflege
  - aufgrund mangelnden Wissens hinsichtlich einer guten Intimpflege
  - aufgrund mangelnder Fähigkeiten, die Intimpflege durchzuführen
- ungünstiges Ausscheidungsverhalten, z. B. zu langes Anhalten aufgrund von Problemen, die Toilette zu erreichen
- Restharnbildung
- weibliches Geschlecht (kürzere Harnröhre als bei Männern, Anus und Harnröhrenöffnung liegen näher beieinander)
- Stuhl- und Harninkontinenz

Zusammenfassung der Maßnahmen zur Zystitisprophylaxe

Ziel	Maßnahme
Veränderungen rechtzeitig erkennen	Urinbeobachtung auf: • Beimengungen • Farbe • Geruch • Menge (Miktionsprotokoll)
Keimbesiedelung der Harnröhre vermeiden	• regelmäßige und sorgfältige Intimpflege • bei liegendem Katheter: Pflege mind. 2 x tgl.
Harnwege spülen	ausreichende Flüssigkeitszufuhr, mind. 1,5 l (Trinkprotokoll)
regelmäßige Blasenentleerung	Unterstützung beim Toilettengang bzw. Toilettentraining
Bildung einer feuchten Kammer vermeiden	• Baumwollunterwäsche • Kontinenzhilfsmittel häufig und regelmäßig wechseln
Eintrittspforte von Erregern minimieren	Verzicht auf transurethrale Katheter soweit möglich, ggf. suprapubischer Katheter

Tab. 10.16: Maßnahmen zur Zystitisprophylaxe und ihre Ziele

10.4.10 Bewegung fördern, Bettlägerigkeit und Immobilität verhindern

Eine **Bettlägerigkeit** zieht viele Probleme nach sich. Sie wirkt sich auf die Kreislaufsituation des Pflegebedürftigen aus. Sein Bewegungsapparat wird weniger gefordert und verliert an Übung. Der Bewegungsmangel erhöht das Risiko für Folgeerkrankungen wie (Bett-)Pneumonie, Thrombose, Dekubitus, Kontraktur, Obstipation und langfristige Immobilität. Steht der Pflegebedürftige nach einer Phase der Bettlägerigkeit auf, so ist zudem sein Risiko zu stürzen erhöht, da er die Bewegung nicht mehr gewohnt ist.

All diese Gründe sprechen dafür, die Bewegung und Mobilität zu fördern, um Bettlägerigkeit und Immobilität zu verhindern.

Risikoerfassung/Assessment

Risikofaktoren:
- Einschränkungen der Mobilität (z. B. Probleme mit dem Gleichgewicht oder beim Gehen)
  - kürzere, veränderte Bewegungsabläufe
  - kürzere Gehstrecken
- Folgen oder Veränderungen in der selbstständigen Lebensführung
- Einsatz von Hilfsmitteln
- Veränderungen in den letzten Monaten
  - Krankenhausaufenthalte
  - Sturzereignisse
  - veränderter Unterstützungsbedarf in den Lebensaktivitäten

Die **Immobilisierung** des Patienten verläuft in **fünf Phasen,** jedoch können die Übergänge fließend sein. Durch gezielte Förderung der Bewegung besteht die Möglichkeit der Rückbildung der Einschränkung.

In allen Phasen können sinnvolle, am Leben des Patienten orientierte präventive Maßnahmen umgesetzt werden, welche die Bewegung fördern und die fortschreitende Immobilisierung verhindern (Tab. 10.17).

Maßnahmen zur Bewegungsförderung

Biografieorientierte Bewegungsangebote

Die wenigsten Pflegebedürftigen waren „schon immer" immobil. Um die Bettlägerigkeit zu vermeiden, nutzt die Pflegende auch die Biografiearbeit. Sie bespricht mit dem Pflegebedürftigen, welche Aktivitäten ihm früher gefallen haben, ob er eine Sportart

Prophylaxen in der Pflege

1. Phase „Instabilität"	• Zunehmende Probleme mit dem Gehen • Wackliger und vorsichtiger Gang	• Häufige Pausen • Nutzung von Gehilfen
2. Phase „akutes Ereignis"	• Klinikaufenthalt oder Kurzzeitpflege (z. B. nach Sturz) als initiales Ereignis • Patienten fühlen sich alt und abgeschoben • Rückzug und Einschränkung des bisherigen Bewegungsradius	
3. Phase „Immobilität im Raum"	• Zunehmende Bewegungseinschränkung • Patienten wechseln nur noch (selten) zwischen Sessel, Sofa und Bett innerhalb eines Raums • Haben Angst, zu lange allein ohne Hilfe zu sein • Legen sich auch tagsüber gern ins Bett oder auf das Sofa • Gefahr der fortschreitenden Immobilisierung	
4. Phase „Ortsfixierung"	• Patienten können selbstständig den Ort (Sessel, Rollstuhl etc.) nicht verlassen oder wechseln • Patienten richten ihre nahe Umgebung mit den für sie wichtigen Dingen ein (z. B. Ausstaffieren des Betts, Heranholen und Mitführen von persönlichen Dingen) • Patienten fühlen sich wie „festgenagelt" und drücken dies auch aus	
5. Phase „Immobilität/ Bettlägerigkeit"	• Patienten liegen ganztags im Bett • Sie fühlen sich minderwertig und ausgegrenzt • Sie verlieren die Kontrolle über ihre Privatsphäre und ihr Eigentum • Sie verlieren schnell ihr Körperschema • Gefahr von Folgeerkrankungen (z. B. Dekubitus, Pneumonie)	

Tab. 10.17: Phasen der Immobilisierung bis hin zur Bettlägerigkeit

betrieben hat und wie er sich heute gern bewegen würde (Abb. 10.22). Bestand das frühere Hobby z. B. darin, Fußball zu spielen, so kann die Pflegende für mehrere interessierte Personen ein Ballspiel anbieten: im Laufen oder auch im Sitzen.

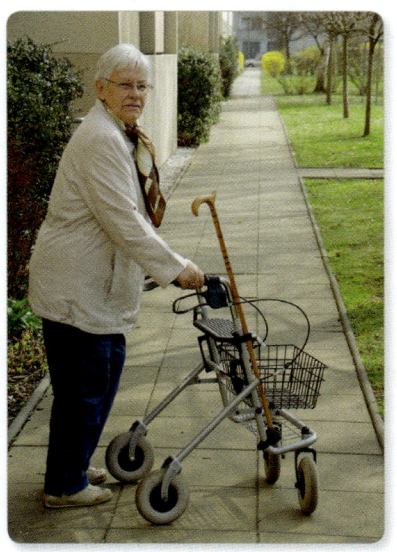

Abb. 10.22: Den Pflegebedürftigen so lange wie möglich mobil sein zu lassen, ihn die Bewegungen, die er beherrscht, ausführen zu lassen oder sie mit ihm zu üben, ist die beste Prophylaxe gegen Bettlägerigkeit.

Das Drei-Schritte-Programm

Das Drei-Schritte-Programm, das von einer Forschungsgruppe der Universität Witten-Herdecke entwickelt wurde, ist darauf ausgerichtet, dass Menschen, die nur noch wenig gehen können, bei jedem Weg die letzten drei Schritte selbst gehen. Auf diese Weise werden Fähigkeiten erhalten oder auch ausgebaut. [9]

Maßnahmen zur Bewegungsförderung

Ziel	Maßnahme
Bewegungsfähigkeit erhalten, Kreislaufsituation stärken	Mobilisierung verknüpft mit sinnvollen Alltagstätigkeiten
Bewegungen gezielt üben	Anwendung eines Bewegungsplans, orientiert an den Lebensaktivitäten des Patienten
Bewegungsarmut vermeiden, Sicherheit empfinden	Ängste vor der Bewegung besprechen und entsprechend Hilfestellung anbieten, z. B. beim Gehen
Fähigkeiten erhalten	• Zum Bewegen aktivieren und motivieren (Aktivierende Pflege) • Rollstühle bei Menschen, die noch gehen können, selten einsetzen
Alltagsfähigkeiten erhalten	Aktivierungs- und Bewegungsgruppen anbieten
Bewegungsabläufe einüben	• Transfers unabhängig von der jeweiligen Pflegekraft einheitlich durchführen • Kinästhetik nutzen
Sicherheit in der Umgebung	• Möbel oder Gegenstände, die die Mobilität behindern, entfernen • Umgebung für Mobilität mit einbeziehen
Ursachen soweit wie möglich beseitigen	Bei abnehmender Mobilität Ursachen klären/erfragen, z. B. Sturzangst
Beweglichkeit der Füße erhalten und fördern	Fußstützen von Rollstühlen abnehmen (jedoch nicht, wenn der Rollstuhl geschoben wird)

Tab. 10.18: Maßnahmen zur Verhinderung von Bettlägerigkeit und ihre Ziele

10.5 Menschen mit Schmerzen pflegen

> **DEFINITION** **Schmerz** ist eine komplexe subjektive Sinneswahrnehmung. Als akutes Geschehen hat die Schmerzwahrnehmung Warn- und Schutzfunktion. Als chronisches Schmerzgeschehen hat es den Charakter des Warnsignals verloren. Der chronische Schmerz gilt heute als eigenständiges Krankheitsbild.

Schmerzen – ob chronisch oder akut – können mit Gewebeschäden verbunden sein oder mit Begriffen einer solchen Schädigung beschrieben werden: z. B. „Mein Kopf platzt …", „Es zerreißt mir das Herz …"

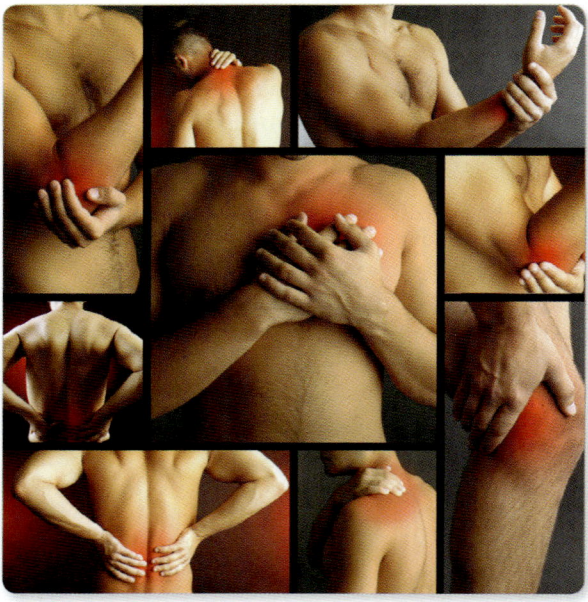

Abb. 10.23: Schmerz ist eine subjektive Sinneswahrnehmung.

Schmerzen sind seit jeher der Wegbegleiter der Menschheit. Die Wahrnehmung und Interpretation des Schmerzes unterscheidet sich von Mensch zu Mensch (Abb. 10.23). Das Erleben von Schmerz wird durch sogenannte **individuelle Schmerzkonzepte** wie persönliche Schmerzerfahrungen, kulturelle Prägung, sozialer und ökonomischer Hintergrund, Schuldgefühle, Geschlechterprägung, Angst, Stress etc. beeinflusst. Als rein subjektives Erleben ist Schmerz nur schwer mitteilbar.

Schmerzen haben trotz ihrer sinnvollen Warnfunktion auch unerwünschte Folgen. Lang andauernde oder wiederkehrende Schmerzereignisse, z. B. Migräne, können zur Ausbildung eines **Schmerzgedächtnisses** führen. Die Empfindlichkeit für Schmerzreize steigt dann an und die **Schmerztoleranz** sinkt. Schmerzen können aber auch zu Depressionen, Schlafstörungen, Ängsten, sozialem Rückzug bis hin zum Suizid führen.

Aufgabe und Ziel von Therapie und Pflege ist es, ein optimales, individuelles **Schmerzmanagement** für den Patienten zu erarbeiten. Dies trägt zur Linderung seines Leidens und zum Erhalt der eigenständigen Lebensführung bei.

10.5.1 Schmerzentstehung und -wahrnehmung

Schmerz entsteht in den **Schmerzrezeptoren** (Nozirezeptoren). Es handelt sich dabei um freie Nervenendigungen, die sich überall in der Haut und in vielen Regionen des Körperinneren befinden. Sie reagieren auf verschiedene Reize:
- thermische Reize (Hitze, Kälte)
- mechanische Reize (Druck, Verletzung)
- chemische Reize (Entzündung, Säuren, Gifte)

Schmerzrezeptoren benötigen einen vergleichsweise starken Reiz, um erregt zu werden, und adaptieren nicht (d. h., schnell wiederholter Reiz führt nicht zu einer Verminderung der Erregbarkeit). Die Aktivierbarkeit von Schmerzrezeptoren wird durch chemische Botenstoffe, sog. **Schmerzmediatoren**, verändert, im Allgemeinen erhöht. Zu diesen Botenstoffen gehören u. a. Serotonin, Prostaglandine und Histamin, welche auch bei Entzündungsreaktionen oder Verletzungen freigesetzt werden.

Ebenfalls zu einer erhöhten Erregbarkeit führen Sauerstoffmangel im Gewebe (z. B. bei Herzinfarkt, S. 630), Absinken des pH-Werts oder einer Änderung der Elektrolytkonzentration im Blut.

Die Nervenfasern, welche die Schmerzinformation weiterleiten, können in schnelle „A-Delta-Fasern" und langsame „C-Fasern" unterteilt werden. Die A-Delta-Fasern gelten als „1. Schmerz", der als scharf oder stechend empfunden wird. Über afferente Nervenbahnen wird der Schmerzreiz über das Rückenmark an das Gehirn weitergeleitet. In der Hirnrinde (Kortex) wird der Schmerz „bewusst" und im limbischen System „emotional" bewertet. Diesen Prozess nennt man auch **Nozizeption** (Abb. 10.24).

Die Nozeption verläuft in 4 Phasen:

1. Transduktion: Der Schmerz entsteht durch z. B. Verletzungen oder Entzündungen im Gewebe. Es werden die Schmerzmediatoren ausgeschüttet und die Schmerzrezeptoren aktiviert.

2. Transmission: Weiterleitung des Schmerzreizes über das Rückenmark (durch afferente Nervenbahnen, die von den Rezeptoren in den Sinnesorganen zum Gehirn ziehen).

3. Schmerzwahrnehmung: Die Schmerzwahrnehmung und Bewertung findet im Gehirn statt.

4. Modulation: Durch Ausschüttung von Endorphin erfolgt eine Hemmung oder Ausschaltung der Schmerzreaktion über das Rückenmark (über efferente Nervenbahnen, die vom Gehirn zu den Muskeln, Drüsen usw. verlaufen). Einige Schmerzmittel, z. B. Opiate, setzen an dieser Stelle an. Dies ist notwendig, damit die Schmerzreaktion nicht zur Ausschaltung lebenswichtiger Handlungsabläufe (z. B. Fluchtreflex) führt. Diesen Prozess nennt man auch **Gate-Control,** der eine große Rolle in der Therapie und Pflege von Schmerzpatienten spielt.

Auch physikalische Maßnahmen (Wärme, Kälte, Massage) oder alternative Methoden (z. B. Entspannung, Musik, Gespräche) können zum Abbruch oder zur Hemmung der Schmerzreaktion führen **(Gate-Control-Theorie)** und den Einsatz von Schmerzmedikamenten ggf. verringern.

Die **Schmerzwahrnehmung** wird beeinflusst von:
- gemachten Erfahrungen (Schmerzgedächtnis)
- Bewertung der Schmerzreize
- Kompetenz zur Schmerzbewältigung
- subjektiver Einstellung zum Schmerz
- Vorhandensein von Behandlungsmöglichkeiten
- Auswirkungen des Schmerzes auf das Alltagsleben

Eine **unzureichende Schmerzbehandlung** kann die Gesundheit und Lebensqualität der Betroffenen erheblich beeinträchtigen.

> **MERKE** Schmerz ist, was der Betroffene als Schmerz empfindet.

10.5.2 Schmerzerleben

Das **Schmerzerleben** wird von sehr subjektiven Einflussfaktoren bestimmt. Im Laufe des Lebens entwickelt jeder Mensch seine ganz persönlichen Strategien im Umgang mit Schmerz. Dies hängt eng mit dem jeweiligen sozialen und kulturellen Hintergrund zusammen. Bedeutsam ist besonders, wie ein Mensch gelernt hat, sich zu verhalten und welches Verhalten seine Bezugspersonen gezeigt haben. Gab es Reaktionen wie „Ein Indianer kennt keinen Schmerz" oder tröstende Worte und Mitleid? Wie weit kann z. B. ein alter Mensch, der Zeit seines Lebens verinnerlicht hat, „tapfer" sein zu müssen, sich zugestehen, seine Schmerzen zu äußern?

10.5.3 Schmerzformen

Schmerzen lassen sich abhängig von ihrem Entstehungsort in **somatische** (den Körper betreffend), **viszerale** (die Eingeweide betreffend), **neurogene** (die Nerven betreffend) und **somatoforme/psychogene** (die Psyche/Seele betreffend) Schmerztypen einteilen. Diese Schmerztypen können akut (plötzlich, kurz dauernd) oder chronisch (dauerhaft, wiederkehrend) auftreten.

- **Somatischer Schmerz** weist auf Verletzungen oder Schädigungen von Haut, Muskeln, Knochen oder Eingeweiden bei intaktem Nervensystem hin. Er ist hell, stechend und meist örtlich eingrenzbar.
- **Viszeraler Schmerz** wird als dumpf, ziehend oder drückend empfunden. Häufig verursacht er Schweißausbrüche, Übelkeit oder Erbrechen. Er entsteht, wenn im Brust- oder Bauchraum Hohlorgane gedehnt oder gereizt werden, z. B. bei Gallen- oder Nierensteinen, Blähungen. Eingeweideschmerz kann auch entstehen, wenn Tumorgewebe die Hohlorgane durchwandert.

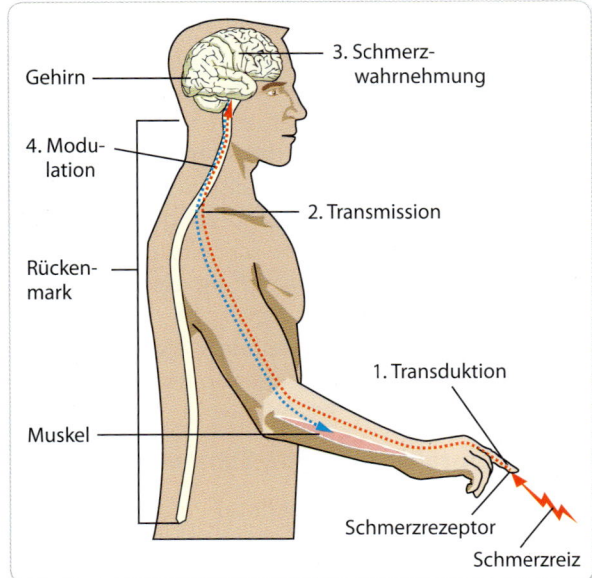

Abb. 10.24: Prozess der Schmerzwahrnehmung: Nozeption

- **Neurogene Schmerzen** entstehen durch Schädigung der peripheren Nerven, der Nervenwurzeln oder des Zentralnervensystems bei intaktem Körper. Im Unterschied zum somatischen und viszeralen Schmerz entspricht der Entstehungsort des Schmerzes häufig nicht dem Schmerzort (z. B. Multiple Sklerose, Polyneuropathie). Es handelt sich um einen brennenden, einschießenden Schmerz, der häufig mit einem „Schraubstock-Gefühl" oder „Elektroschock"-ähnlichen Empfindungen verbunden ist.
- Als **somatoforme** oder **psychogene Schmerzen** bezeichnet man Funktionsstörungen, für die keine organischen Ursachen gefunden werden können. Somatoforme oder psychogene Schmerzen finden sich bei unzureichender Verarbeitung von Belastungen und Konflikten bei intakten Nerven und intaktem Körper.

10.5.4 Pflege bei Schmerzen

Schmerz hat Einfluss auf soziale Aktivitäten und Freude am Leben und bestimmt somit wesentlich die Lebensqualität. Eine Reduktion des Allgemeinzustands und zunehmende Immobilität verstärken häufig chronische Schmerzen. Auch seelisches Leid aufgrund von Depression, Angst, Verzweiflung oder Einsamkeit kann die Schmerzwahrnehmung und -verarbeitung beeinflussen.

> **MERKE** Bei schmerzgefährdeten Patienten führt die Pflegende im Rahmen der Informationssammlung (Einschätzungsphase, S. 177) eine Schmerzeinschätzung durch. So kann eine Schmerztherapie rechtzeitig eingeleitet und Schmerzen reduziert oder verhindert werden. Schmerzen sollten immer in Ruhe und bei Aktivität eingeschätzt werden.

Differenziertes Schmerzassessment

Das differenzierte Schmerzassessment sollte sowohl die aktuelle Schmerzsituation als auch die Vorgeschichte des Patienten erfassen und nachfolgende Aspekte umfassen:
- Lokalisation des Schmerzes (Angabe z. B. in Körper-Skizze eintragen)
- Schmerzintensität (hier stehen unterschiedliche Skalen zur Verfügung)
- verstärkende oder lindernde Faktoren (z. B. bei Bewegung)
- zeitliches Auftreten (Wann tritt der Schmerz auf? Wann trat er das erste Mal auf?)
- Qualität des Schmerzes (brennend, stechend, ziehend, bohrend, klopfend, krampfartig)
- Auswirkungen auf den Alltag (Angaben über Einschränkungen)

Instrumente zur Einschätzung der Schmerzstärke und Verlaufskontrolle

Gesichtsskalen werden häufig bei Kindern und älteren Menschen eingesetzt. Hier kann die Schmerzstärke einem Gesichtsausdruck zugeordnet werden.

Bei der **numerischen Rangskala (NRS)** ordnet der Patient seine Schmerzstärke einem Zahlenwert von 0–10 zu, wobei 0 = keine Schmerzen und 10 = stärkster vorstellbarer Schmerz bedeutet.

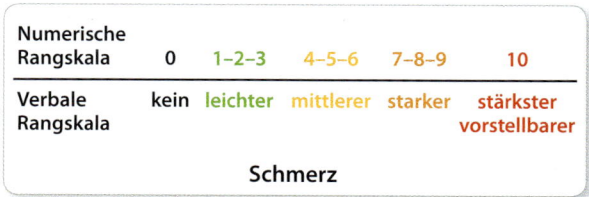

Abb. 10.25: Numerische Rating Skala

Bei der **verbalen Rangskala (VRS)** ordnet der Patient seine Schmerzstärke festgelegten Schmerzausdrücken wie „kein Schmerz", „leichter Schmerz", „mittlerer Schmerz", „starker Schmerz" oder „stärkster vorstellbarer Schmerz" zu.

Zur **Verlaufskontrolle** im Rahmen der Schmerztherapie und Diagnostik kann der Patient ein sog. „Schmerztagebuch" führen und selbstständig seine Schmerzstärken, lindernde und verstärkende Faktoren sowie die Wirkung der Schmerztherapie, z. B. medikamentös oder physikalisch, dokumentieren. Dies ist notwendig, um Veränderungen (positiv und negativ) und deren Ursache schnell zu erkennen, um dann die Schmerztherapie ggf. anpassen zu können.

> **MERKE** Akut auftretende und starke Schmerzen können auf eine Notfallsituation hinweisen!

Fremdeinschätzung von Schmerzen

Wenn Menschen nicht mehr zu eindeutigen Äußerungen in der Lage sind, besteht die Gefahr, dass Schmerzen nicht erkannt und damit nicht behandelt werden. Kognitive Einschränkungen (lat. cognitio = Erkennen) sind ein Hindernis für eine zuverlässige Schmerzeinschätzung.

Hier ist die Schmerzeinschätzung für Pflegende eine enorme Herausforderung. Ein Patentrezept gibt es nicht. Der Einschätzung durch Angehörige und Professionelle kommt aufgrund des persönlichen Bezugs, der Erfahrung und des Wissens eine besondere Bedeutung zu (Tab. 10.19). Dennoch gilt die Empfehlung, dass eine Schmerzeinschätzung vonseiten des Betroffenen immer Vorrang gegenüber einer Fremdeinschätzung hat.

Beobachtungen
Atmung (unabhängig von Lautäußerungen): • gelegentlich angestrengt atmen • kurze Phasen von Hyperventilation (beschleunigte Atmung) • lautstark angestrengt atmen • lange Phasen von Hyperventilation • Cheyne-Stokes-Atmung (periodisches Atmen, S. 259)
Lautäußerungen: • gelegentlich stöhnen oder ächzen • sich leise negativ oder missbilligend äußern • wiederholt beunruhigt rufen • laut stöhnen oder ächzen • weinen
Gesichtsausdruck: • traurig • ängstlich • sorgenvoller Blick • grimassierend
Körpersprache: • angespannt • nervös hin und her gehen • nesteln • starr geballte Fäuste • angezogene Knie • sich entziehen oder wegstoßen • schlagen
Trost: • ablenken oder beruhigen durch Stimme oder Berührung möglich • trösten, ablenken, beruhigen nicht möglich

Tab. 10.19: Auffällige Beobachtungen bei Menschen mit kognitiven Einschränkungen, nach: BESD-Skala (Beurteilung von Schmerzen mit Demenz). Deutsche Fassung der PAINADScale [8]

10.5.5 Bei der Schmerztherapie mitwirken

Medikamentöse Schmerzbehandlung

Die Anordnung der **Schmerzmedikamente** (Analgetika) erfolgt durch den Arzt, sie wird entsprechend der Schmerzintensität stufenweise angepasst.

Aufgabe der Pflegenden ist in diesem Zusammenhang die Krankenbeobachtung hinsichtlich der Wirkung (z. B. Reduktion der Schmerzintensität, gemessen mit einem Assessmentinstrument) und der unerwünschten Wirkung.

WHO-Stufenschema

Die Auswahl der Analgetika (Schmerzmittel) erfolgt nach dem **WHO-Stufenplan** (Abb. 10.26).

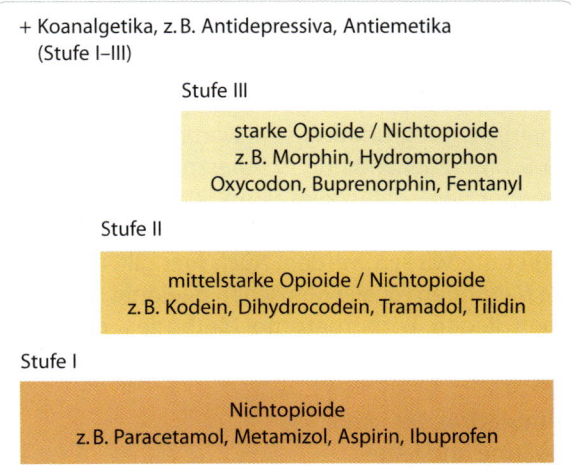

Abb. 10.26: WHO-Stufenschema

Die Schmerzmittel werden entsprechend der Schmerzintensität stufenweise angepasst.
- Als Basismedikation bei **leichten Schmerzen** werden Medikamente der WHO-Stufe I verabreicht.
- **Mittelstarke Schmerzen** können mit schwachen Opioiden der WHO-Stufe II behandelt werden, bei Bedarf kombiniert mit Nichtopioiden und sogenannten Koanalgetika. Dies sind Medikamente, welche je nach Auslöser der Schmerzen die Schmerztherapie unterstützen.
- **Starke Schmerzen** werden mit starken Opioiden der WHO-Stufe III behandelt, in Kombination mit Nichtopioiden und ggf. Koanalgetika.

Die Kombination von Opioiden und Nichtopioiden verstärkt die schmerzlindernde Wirkung und senkt den Bedarf an Opioiden.

Opioide in der Schmerztherapie

Als **Opioide** werden alle Substanzen bezeichnet, welche im Zentralnervensystem narkotisch wirken. Sie haben einen sehr guten schmerzlindernden Effekt, führen bei richtiger Dosierung selten zu Organschäden und weisen nur geringe Nebenwirkungen auf. Damit sind sie die wichtigste Medikamentengruppe zur Behandlung starker Schmerzen.

Begleitmedikamente (Koanalgetika)

Koanalgetika sind unterstützende Begleitmedikamente, die ursprünglich nicht zur Schmerzbehandlung zugelassen sind. Sie erzielen jedoch bei speziellen Schmerzformen, z. B. neuropathischen Schmerzen, eine gute schmerzlindernde Wirkung.

Nichtmedikamentöse Maßnahmen zur ergänzenden Schmerzlinderung

Nichtmedikamentöse Maßnahmen (S. 205, Gate-Control-Theorie) sind trotz z. T. geringer wissenschaftlicher Begründung eine wertvolle Ressource in der Schmerzbehandlung. Schmerzpatienten und ihre Angehörigen sollten dieses Angebot in Ergänzung zur medikamentösen Schmerztherapie erhalten und darin unterwiesen werden. Auch hier gilt, dass nicht alle Methoden für alle Menschen geeignet sind. Dem einen liegen körperbetonte Methoden mehr, der andere ist am ehesten über den Geist „ansprechbar".

Stimulation der Haut
- Wärme und Kälte
- Druckpunktmassage (Akupressur)
- allgemeine Massagen, auch wirksam an Füßen und Händen
- Vibrationen, elektrisch oder mit Hand

Der Effekt einer **Stimulation** besteht darin, dass die Schmerzintensität während oder für eine bestimmte Zeit nach der Stimulation abnimmt. Trotz der Einfachheit der Mittel kann eine sehr effektive Schmerzlinderung erzielt werden. Anzuwenden ist die Stimulation nur bei intakter Haut. Einige Methoden haben eine entspannende oder ablenkende Wirkung, andere hemmen die Übermittlung einer Schmerznachricht. Vibration oder Kaltanwendungen können die Schmerzsensibilität herabsetzen, in manchen Fällen auch eine Anästhesie oder Taubheit der Haut bewirken.

Lagewechsel/Positionswechsel

Allein die z. T. erzwungene Unbeweglichkeit kann bei bettlägerigen Patienten Schmerzen in der Muskulatur verursachen. Eine Änderung der Lage wird häufig als lindernd empfunden. Die Auswahl der Hilfsmittel und Positionen richtet sich nach dem Schmerzgeschehen und dem subjektiven Empfinden der Betroffenen. Bestimmte Positionierungen können z. B. die Atemfunktion unterstützen, Druckstellen an Fersen, Ellenbogen und Ohren entlasten und/oder die Bauchdecke entspannen.

Ablenken

Die Strategie des Ablenkens eignet sich für kurze Schmerzepisoden:
- Die Aufmerksamkeit richtet sich auf andere Reize als den unerfreulichen Schmerzstimulus.
- Der Schmerz wird an den Rand des Bewusstseins gedrängt.

Entspannen

Muskelspannung, Angst und Schmerzen können sich gegenseitig aufschaukeln. Zudem verstärkt eine erhöhte Spannung der Skelettmuskulatur durch Belastung und Druck den Schmerz.

Entspannung ist durch eine Vielzahl von Methoden erreichbar, z. B. Atemtechniken, Musik, Meditation und progressive Muskelentspannung nach Jacobson.

Imagination

Unter **Imagination** wird das Vermögen verstanden, im Wachzustand innere Bilder wahrzunehmen. Der Unterschied zu Traumbildern besteht darin, dass diese Bilder willentlich erzeugt und thematisch verändert werden können.
- In einer ruhigen Atmosphäre werden die Betroffenen an ihre Bilder herangeführt oder nutzen die erreichte Entspannung nach einer der oben beschriebenen Methoden.
- Es werden Bilder benutzt, welche geeignet sind, vom Schmerz wegzuführen, z. B. Strandspaziergänge, Bäche und Urlaubserinnerungen.

10.6 Anker zum Kapitel

- Die gezielte Beobachtung und Wahrnehmung ist die Grundlage für den Pflegeprozess und jede Pflegemaßnahme.
- Wahrnehmung und Beobachtung können Fehler enthalten.
- Fehler können verringert werden, wenn die beeinflussenden Faktoren bekannt sind.
- Der Pflegeprozess verläuft in mehreren Schritten, die in einem Regelkreis angeordnet sind.
- Pflegediagnosen beschreiben den Verantwortungsbereich der Pflegenden.
- Die zeitgerechte Dokumentation schützt vor Dokumentationsfehlern.
- Pflegequalität kann mithilfe von Merkmalen gemessen, gesichert und verbessert werden.

- Prophylaxen sind vorbeugende Maßnahmen, um die Entstehung einer Erkrankung oder Krankheitsfolgen zu vermeiden.
- Zu den häufigsten Prophylaxen in der Pflege zählen die Pneumonie- und Atelektasenprophylaxe, die Thromboseprophylaxe, die Sturzprophylaxe, die Kontrakturprophylaxe, die Dekubitusprophylaxe, die Obstipationsprophylaxe, die Soor- und Parotitisprophylaxe, die Intertrigoprophylaxe, die Zystitisprophylaxe und die Immobilitätsprophylaxe.
- Alle prophylaktischen Maßnahmen sollen mit dem Patienten gemeinsam besprochen werden, um eine hohe Adhärenz zu erzielen.
- Der Schmerz hat eine Warn- und Schutzfunktion für den Organismus, als chronischer Schmerz hingegen besitzt er Krankheitswert und ist ein eigenständiges Krankheitsbild.
- Das Schmerzerleben ist von Mensch zu Mensch unterschiedlich und ist daher immer individuell einzuschätzen und zu therapieren.
- Zur Einschätzung der Schmerzstärke können unterschiedliche Skalen eingesetzt werden, bei Kindern gerne die sogenannten „Gesichtsskalen", bei Erwachsenen eher die numerischen Rangskalen.
- Bei der Schmerztherapie wird das „WHO-Stufenschema" herangezogen.

10.7 Wissen festigen und vertiefen

1. Erklären Sie den Unterschied zwischen Wahrnehmung und Beobachtung. (→ 10.1)
2. Im Wohnbereich: Sie kommen aus einem Zimmer, gehen den sonnendurchfluteten Flur entlang, vorbei am Essraum bis ins Dienstzimmer. Auf dem Gang halten sich Bewohner auf. Sie sehen Herrn Meyer, einen neuen Bewohner. Er sitzt allein und in gebeugter Haltung in einer Ecke. Ein Bild hängt schief, die Pflanze könnte Wasser gebrauchen. Was haben Sie wahrgenommen? Was haben Sie beobachtet? (→ 10.1)
3. Erläutern Sie subjektive und objektive Beobachtung. (→ 10.1)
4. Nennen Sie die Gesichtspunkte für die „allgemeine Beobachtung". (→ 10.1)
5. Erläutern Sie den Begriff Pflegeprozess und zählen Sie die Teilschritte auf. (→ 10.2)
6. Erstellen Sie eine Informationssammlung während eines Rollenspiels. Wählen Sie dazu sechs Aktivitäten des Lebens als Grundlage aus. Überlegen Sie, welche Informationen wichtig für die Pflege wären. (→ 10.2)
7. Stellen Sie sich Pflegebedürftige mit folgenden Einschränkungen vor:
   - Gelenkversteifung
   - Diabetes mellitus

   Welche Ressourcen fallen Ihnen zu diesen pflegebedürftigen Menschen ein? Nutzen Sie dazu Ihre Praxiserfahrungen. (→ 10.2)
8. Was verstehen Sie unter dem Begriff Qualität? (→ 10.3)
9. Was verstehen Sie unter „guter Qualität" bei einem Smartphone? Überlegen sie zunächst alleine und vergleichen Sie Ihre Ergebnisse dann mit denen Ihrer Mitschüler. (→ 10.3)
10. Welche Instrumente der Qualitätssicherung kennen Sie? (→ 10.3)
11. Beschreiben Sie einem Mitschüler mit eigenen Worten den Begriff Prophylaxe. (→ 10.4)
12. Erläutern Sie, warum Prophylaxen einen wichtigen Teil des Pflegeprozesses darstellen. (→ 10.4)
13. Was bedeutet Adhärenz und wie können Sie diese fördern? Erläutern Sie an einem Beispiel! (→ 10.4)
14. Bringen Sie das Krankheitsbild Pneumonie mit dem Auftreten von Atelektasen in Zusammenhang und gehen Sie dabei auch auf die Ursachen für die Entstehung der beiden Krankheitsbilder ein. (→ 10.4.1)
15. Nennen Sie Maßnahmen der Pneumonie und Atelektasenprophylaxe und beschreiben Sie deren Wirkung. (→ 10.4.1)
16. Welche Gefahr besteht unter Umständen bei der Durchführung von Atemübungen oder Atemtraining für den Patienten und wie können Sie dem vorbeugen? (→ 10.4.2)
17. Beschreiben Sie die Wirkung einer Venenkompression auf die Virchowsche Trias. (→ 10.4.2)
18. Was unterscheidet einen Thrombus von einem Embolus? (→ 10.4.2)
19. Erläutern Sie die Ursachen der Entstehung einer Thrombose! (→ 10.4.2)

20. Erläutern Sie den Begriff „Sturz" und unterscheiden Sie mithilfe von Beispielen den Sturz vom „Beinahe-Sturz". (→ 10.4.3)

21. Überlegen Sie, wie häufig Patienten in Ihrer Pflegeeinrichtung pro Monat stürzen. Benennen Sie mögliche Ursachen für Stürze von Patienten! (→ 10.4.3)

22. Begründen Sie, warum die Weichlagerung keine effektive Maßnahme zur Dekubitusprophylaxe sein kann und welche unerwünschten Folgen auftreten könnten. Überlegen und erläutern Sie effektive Maßnahmen zur Dekubitusprophylaxe. (→ 10.4.4)

23. Nennen Sie Ursachen und Formen von Kontrakturen sowie gefährdete Patientengruppen! (→ 10.4.5)

24. Welche Maßnahmen zur Kontrakturenprophylaxe können ergriffen werden und wie sieht das Assessment aus? (→ 10.4.5)

25. Inwieweit können Sie Maßnahmen der Kontrakturenprophylaxe in alltägliche oder pflegerische Tätigkeiten integrieren? Beschreiben Sie dies anhand eines Beispiels! (→ 10.4.5)

26. Was ist ein „Spitzfuß" und wie entsteht dieser? (→ 10.4.5)

27. Nennen Sie Ursachen und Symptome einer Obstipation. (→ 10.4.6)

28. Beraten Sie, in Form eines Rollenspiels, einen fiktiven Patienten zum Thema Obstipationsprophylaxe. Gehen Sie dabei auch auf mögliche patientenspezifische Ursachen und prophylaktische Maßnahmen ein. (→ 10.4.6)

29. Beschreiben Sie die Symptome eines Mundsoors sowie einer Parotitis. (→ 10.4.7)

30. Erstellen Sie in einer Kleingruppe einen Pflegestandard zum Thema „Soor- und Parotitisprophylaxe". (→ 10.4.7)

31. Was bedeutet der Begriff „Intertrigo"? (→ 10.4.8)

32. Welche Patienten sind potenziell Intertrigo gefährdet und warum? (→ 10.4.8)

33. An welchen Körperstellen kann eine Intertrigo auftreten und welche prophylaktischen Maßnahmen können Pflegekräfte ergreifen? (→ 10.4.8)

34. Warum sind besonders Menschen mit einem transurethralen Blasenkatheter gefährdet, eine Zystitis zu bekommen? (→ 10.4.9)

35. Wie können Sie eine Zystitis erkennen und welche Maßnahmen ergreifen Sie zur Zystitisprophylaxe am Beispiel „liegender transurethraler Blasenkatheter"? (→ 10.4.9)

36. Beschreiben Sie die „5 Phasen der Immobilisierung" und geben Sie ein Beispiel aus der Pflegepraxis! (→ 10.4.10)

37. Wie können Sie Maßnahmen zur Immobilitäts- und Bettlägerigkeitsprophylaxe in den pflegerischen und patientenbezogenen Alltag integrieren? Beschreiben Sie anhand eines selbst gewählten Fallbeispiels Ihre geplanten Maßnahmen und Ziele! (→ 10.4.10)

38. Beschreiben Sie mit eigenen Worten, was „Schmerz" für Sie bedeutet! (→ 10.5)

39. Was verstehen Sie unter den Begriffen Schmerzgedächtnis und Schmerzkonzept und welche Bedeutung haben diese für Therapie und Pflege? (→ 10.5)

40. Beschreiben Sie den Prozess der Schmerzentstehung und Wahrnehmung, gehen Sie dabei auch auf die Bedeutung der Modulation ein. (→ 10.5)

41. Welche Maßnahmen der Schmerztherapie kennen Sie? Gehen Sie dabei auch auf die „Gate-Control-Theorie" und deren Bedeutung für Therapie und Pflege ein. (→ 10.5)

11 Gynäkologie, Geburtshilfe und Pädiatrie

Pflegeassistenten

- assistieren bei der pflegerischen und medizinischen Versorgung von kranken und sterbenden Neugeborenen, Säuglingen und Kindern, begleiten und unterstützen die Eltern (Kap. Palliativpflege 22.4)

- arbeiten eng mit anderen Berufsgruppen in der Gynäkologie, Geburtshilfe und Pädiatrie zusammen

- assistieren bei diagnostischen und therapeutischen Maßnahmen in der Gynäkologie, Geburtshilfe und Pädiatrie

- schützen ihre Patienten vor Infektionen durch hygienisches Arbeiten

- beherrschen das korrekte Handling von Neugeborenen und Säuglingen

- beobachten und dokumentieren im Rahmen des Pflegeprozesses

- unterstützen Hebammen sowie Gesundheits- und Kinderkrankenpflegekräfte bei der Versorgung von gesunden und kranken Neugeborenen, Säuglingen und Kleinkindern

- unterstützen bei Bedarf gynäkologische und pädiatrische Patienten und deren Familie im Rahmen ihres Kompetenzbereiches in allen Bereichen des täglichen Lebens

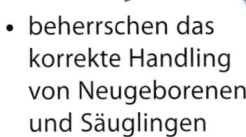

Gynäkologie, Geburtshilfe und Pädiatrie

Die **pflegerischen Aufgabenbereiche** in der **Gynäkologie, Geburtshilfe und Pädiatrie** sind vielfältig und umfassen neben den grundsätzlichen pflegerischen Aufgaben sowie der Assistenz bei diagnostischen und therapeutischen Maßnahmen auch und vermehrt die Prävention, psychische Betreuung und Beratung gesunder Frauen und deren Familien wie auch erkrankter Frauen und Kinder. In der Geburtshilfe arbeiten Pflegekräfte eng mit den Hebammen zusammen, begleiten, beraten und betreuen Frauen vor, während und nach der Geburt sowie in Krisensituationen. Auch das Alter der Patienten unterscheidet sich zu anderen Fachbereichen, denn hier kann der jüngste Patient unter einem Jahr sein und die Betreuung und Kommunikation gestaltet sich anders.

Aufgaben
Tauschen Sie sich in der Kleingruppe über folgende Fragen/Themen aus:
- Reflektieren Sie Ihre eigenen Vorstellungen zum Thema Familie und Familiengründung, z. B. Ehe, Schwangerschaft, Geburt, Vereinbarkeit von Beruf und Familie.
- Wie unterscheidet sich Ihrer Meinung nach die gynäkologische und pädiatrische Pflege von anderen pflegerischen Bereichen?
- Was würde Ihrer Meinung nach eine gute Pflegekraft in der Gynäkologie und Pädiatrie kennzeichnen?
- Welche Fähigkeiten und Fertigkeiten müssten Sie noch erwerben, um in diesem Fachbereich arbeiten zu können?

Halten Sie Ihre Gruppenergebnisse z. B. auf einem Plakat fest und stellen Sie diese der Gesamtgruppe vor.

11.1 Die Geschlechtsmerkmale

Mann und Frau unterscheiden sich durch ihre spezifischen Geschlechtsmerkmale. Unterschieden werden **primäre**, **sekundäre** und **tertiäre Geschlechtsmerkmale**.

Zu den **primären Geschlechtsmerkmalen** gehören alle zur Fortpflanzung notwendigen Organe. Sie sind von Geburt an vorhanden.

Im Unterschied zu den primären Geschlechtsmerkmalen entwickeln sich die **sekundären Geschlechtsmerkmale** erst zum Zeitpunkt der Pubertät und beginnenden Geschlechtsreife. Dieses erfolgt unter Einwirkung der dann vermehrt gebildeten Geschlechtshormone.

Unter den **tertiären Geschlechtsmerkmalen** fasst man alle geschlechtstypischen Verhaltensweisen zusammen, welche zum Teil angeboren, zumeist aber durch geschlechtsspezifische Sozialisation erworben wurden. Diese drücken sich im Verhalten aus und werden oft auch als „**Gender**"-Merkmale bezeichnet. Hierzu gehören z. B. die genderspezifische Kleidung, Mutter- und Vaterrolle, Spielverhalten, Berufswahl.

Frau	Mann
Scheide	Penis
Gebärmutter	Hoden
Eierstöcke	Nebenhoden
Eileiter	Samenwege

Tab. 11.1: Primäre Geschlechtsmerkmale Frau und Mann

Frau	Mann
weibliche Brust	Adamsapfel (sichtbar prominenter Kehlkopf)
Schambehaarung	Barthaare
weibliche Proportionen im Körperbau	Schamhaare
	zunehmende Körperbehaarung

Tab. 11.2: Sekundäre Geschlechtsmerkmale Frau und Mann

11.2 Die Geschlechtsorgane

Geschlechtsorgane: Kap. 17.1.2, S. 437; Kap. 17.2.5, S. 445

11.2.1 Weibliche Geschlechtsorgane

Der sichtbare Teil der äußeren weiblichen Geschlechtsorgane wird zusammenfassend **Vulva** genannt (Abb. 17.6). Hierzu gehören:
- Schamberg (Venushügel)
- Schambehaarung
- **große Schamlippen** (Labien), die folgende Bereiche umschließen:
  - **Klitoris**, die bei Stimulation für den weiblichen Orgasmus sorgt
  - Harnröhrenmündung
  - **Scheidenvorhof** mit Talg-, Schweiß- und Duftdrüsen
  - **kleine Schamlippen**

Die kleinen Schamlippen bedecken den Scheidenvorhof. Zudem umschließen sie die Klitoris. Circa 2 cm unterhalb der Klitoris mündet die Harnröhre, dann folgt die **Vagina**, bevor der **Damm** den Bereich zwischen Vagina und Anus verbindet. In die Vulva münden Drüsen, die den Eingang der Vagina bei sexueller Erregung anfeuchten. Die kleinen Schamlippen verfügen über Talgdrüsen, die **Smegma** (S. 445) produzieren. Sowohl die kleinen als auch die großen Schamlippen schützen die Harnröhrenöffnung, die Klitoris und die Vagina vor Infektionen und Verletzungen.

Die Vagina ist ein mit Schleimhaut ausgekleideter Schlauch von 8–10 cm Länge, der den Penis beim Geschlechtsverkehr aufnimmt. Stützmuskulatur und Schwellgewebe können die Vagina erweitern und verengen. Auch in diesem Bereich sorgen spezielle Drüsen für Gleitfähigkeit. Milchsäurebakterien im Inneren der Vagina produzieren Milchsäure, die Erreger tötet.

In die Vagina hinein ragt der **Muttermund** (Portio), ein Teil des **Uterus**. Der Uterus ist ein birnenförmiger, dickwandiger Hohlmuskel. Er ist mit einer speziellen Schleimhaut ausgekleidet. In diese nistet sich nach einer Befruchtung die Eizelle ein und wird von hier versorgt. Während der Schwangerschaft verschließt sich der Muttermund und schützt so den Embryo bzw. Fetus.

Bleibt eine Schwangerschaft aus, wird die Schleimhaut am Ende des Monatszyklus abgestoßen, es kommt zur **Menstruationsblutung**. Der Muttermund wird von einem zähen Schleimpfropf verschlossen, der sich nur während des Eisprungs verflüssigt, sodass in dieser Zeit Samenzellen eindringen können.

Am oberen Ende des Uterus gehen rechts und links feine, ca. 10–15 cm lange Schläuche ab, die **Eileiter**. Sie münden in einem offenen Ende und fangen so die in den **Eierstöcken** gebildeten und gereiften **Eizellen** auf und transportieren sie zum Uterus. Gleichzeitig produzieren die Eierstöcke Geschlechtshormone. Die Befruchtung erfolgt im Eileiter, wo sich Eizelle und Spermium treffen.

Bei der Frau beginnt die Geschlechtsreife mit der ersten Menstruationsblutung, die als **Menarche** bezeichnet wird, und endet etwa mit Beginn des fünften Lebensjahrzehnts, dem **Klimakterium** (Wechseljahre).

Veränderungen im Alter

Die wichtigste Veränderung der Geschlechtsorgane der Frau im Alter ist die **Unfruchtbarkeit**. Diese setzt mit dem Klimakterium ein. Zeitgleich nimmt die Hormonproduktion in den Eierstöcken ab, häufig verringern sich dadurch sexuelle Bedürfnisse. Zudem produzieren die Drüsen der Vagina weniger Sekret, was zu einer zunehmenden **Trockenheit der Vagina** führt.

Die Muskeln und Bänder des Beckenbodens werden schwächer, wodurch das Risiko für eine **Gebärmuttersenkung** (Uterusprolaps) steigt. Gleichzeitig erhöht sich damit das Risiko einer **Harninkontinenz**.

11.2.2 Männliche Geschlechtsorgane

Der sichtbare Anteil der männlichen Geschlechtsorgane besteht aus dem **Penis** und dem **Hodensack** (Abb. 17.7). Der Penis besteht aus **Schwellkörpern**, die sich bei sexueller Erregung mit Blut füllen und versteifen, um das Eindringen in die Vagina zu ermöglichen.

Der Penis ist von Haut bedeckt, die an der Spitze in einer Falte umgeschlagen ist. Diese Hautfalte umhüllt die **Eichel** und wird **Vorhaut** genannt. Sie schützt die Eichel vor Verletzungen und Infektionen. Durch ihre Massage erzeugt die Eichel den Orgasmus und sorgt für die Ausschüttung der **Samenflüssigkeit.** In der Mitte der Eichel mündet die Harnröhre. Am hinteren Rand der Eichel befinden sich Talgdrüsen, die Smegma (S. 445) produzieren.

Der Hodensack besteht aus einer dünnen Muskelschicht und ist mit behaarter Haut überzogen. Er schützt die **Hoden**, die in ihm lagern, und sorgt für einen Temperaturausgleich, da die **Spermien** (Samenzellen), die in ihm heranreifen, sehr temperaturempfindlich sind. Gleichzeitig produzieren die Hoden auch Hormone. Reife Spermien gelangen über den **Nebenhoden**, in dem sie gespeichert werden, in den **Samenleiter**. Dieser führt durch den Leistenkanal in die Bauchhöhle und öffnet sich zu den **Samenbläschen**, die oberhalb der Prostata zwischen Blase und Enddarm liegen. Ein feiner Gang erstreckt sich durch die Prostata und mündet in die Harnröhre, von wo aus die Spermien beim Geschlechtsverkehr ausgestoßen werden. Beim Mann kennzeichnet die erste **Ejakulation** (Samenerguss) den Beginn der Geschlechtsreife. Die Zeugungsfähigkeit eines Mannes kann für den Rest seines Lebens erhalten bleiben.

Die etwa 20 g leichte Prostata umgibt die Harnröhre. Die dünnflüssige, milchige **Samenflüssigkeit** (Ejakulat) entsteht erst, wenn sich die Samenzellen mit dem Sekret der Prostata vermischen. Durch das Prostatasekret werden die Samenzellen beweglich und können den langen für die Befruchtung notwendigen Weg in die Eileiter zurücklegen. Ca. 2–6 ml Samenflüssigkeit enthalten 20 bis 150 Millionen Spermien. Gleichzeitig neutralisiert das Prostatasekret das saure Milieu der Vagina.

> **MERKE** Für die Samenproduktion sowie die Bildung und Entwicklung der männlichen Geschlechtsmerkmale ist das Sexualhormon **Testosteron** verantwortlich.

Veränderungen im Alter

Die wichtigste Veränderung der Geschlechtsorgane des Mannes im Alter ist die zunehmende **Vergrößerung der Prostata**. Durch diese können das Verlangen nach Geschlechtsverkehr, aber auch die Fähigkeit zur Erektion abnehmen. Da **Erektionsstörungen** jedoch auch auf Ablagerungen in den gesamten arteriellen Gefäßen (S. 286) hindeuten können, sind sie vom Arzt abzuklären.

Krankhafte Veränderungen der Prostata stören fast immer die **Blasenentleerung**, ein Problem, das viele ältere Männer betrifft.

11.3 Die Sexualhormone des Menschen

Geschlechtshormone: Kap. 16, S. 400

> **DEFINITION** **Hormone** (Kap. 16.1.8) sind körpereigene Botenstoffe, die die biologischen Abläufe im Körper, das Verhalten und auch die Empfindungen des Menschen beeinflussen und steuern.

Fast alle Hormone werden in speziellen Organen gebildet und gelangen über das Blut zum jeweiligen Zielorgan.

Die Hormonausschüttung (**Sekretion**) wird durch Regelkreise gesteuert, vergleichbar mit der modernen Heizungssteuerung. Sinkt der Hormonspiegel unter einen bestimmten **Sollwert**, so veranlasst der Regler eine stärkere Ausschüttung von Hormonen im jeweiligen Organ und der Hormonspiegel steigt wieder.

Der oberste Regler ist der **Hypothalamus** (S. 517). Der Hypothalamus produziert das **Releasing-Hormon (RH)** (releasing = engl. auslösend, freisetzend), welches die Hormonproduktion in den Zielorganen anregt. Soll die Hormonproduktion gehemmt werden, wird das **Inhibiting-Hormon (IH)** (inhibit = engl. hemmen) ausgeschüttet. Somit ist der Hypothalamus in der Lage, die Hormonproduktion anzuregen oder diese zu hemmen.

Folgende Hormone werden im Hypothalamus produziert:

Das **Gonadotropin-releasing Hormon (Gn-RH)** bewirkt in der Hypophyse die Bildung des **follikelstimulierenden Hormons (FSH)** und des **luteinisierenden Hormons (LH)**.

Das **Thyreotropin-releasing Hormon (TRH)** regt die Hypophyse an, das **Thyreoidea stimulierende Hormon (TSH)** zu bilden. TSH fördert in der Schilddrüse die Produktion von Schilddrüsenhormonen

	Frau	Mann
FSH	• Östrogenbildung in den Ovarien • Eibildung • Brustwachstum	• Spermienbildung • Spermienreifung
LH	• Gelbkörperbildung und Progesteronausschüttung • Eireifung • Eisprung	• Spermienreifung • Testosteronbildung in den Testes

Tab. 11.4: Wirkung von FSH und LH

(T3, T4), welche den Stoffwechsel, Wachstum, Reifung und den Herzschlag anregen. Das **Growth-hormone-releasing Hormon (GH-RH)** stößt in der Hirnanhangsdrüse die Bildung des Wachstumshormons **Somatotropin (STH)** an, das viele Wachstumsvorgänge im Körper anregt. Das **Corticotropin-releasing Hormon (CRH)** fördert in der Hirnanhangsdrüse die Produktion des **adrenocorticotropen Hormons (ACTH)**. ACTH stimuliert die Nebennierenrinde zur Produktion von Kortison, Kortisol und Androgenen, z. B. Testosteron.

11.4 Der Menstruationszyklus

Im Zeitraum vom Beginn der monatlichen Blutungen (**Menarche**) bis zu ihrem Aufhören (**Menopause**) treten in regelmäßigen Abständen (periodisch) in der Gebärmutterschleimhaut Veränderungen auf. Diese Veränderungen sind hormonell gesteuert und dienen der Vorbereitung der Gebärmutter auf eine mögliche Schwangerschaft und somit der Schaffung optimaler Bedingungen für die Einnistung einer befruchteten Eizelle. Sollte keine befruchtete Eizelle zur Verfügung stehen, wird die Gebärmutterschleimhaut abgeblutet.

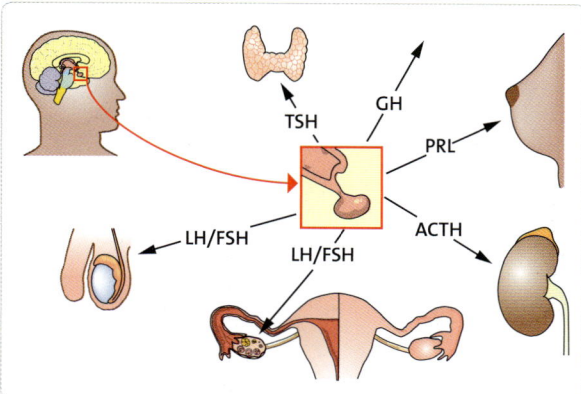

Abb. 11.1: Hormone der Hirnanhangsdrüse

> **DEFINITION** Die **Menarche** ist der Zeitraum des ersten Auftretens der Menstruation. In der Regel mit Beginn der Pubertät zwischen dem 9. und 16. Lebensjahr, durchschnittlich mit dem 13. Lebensjahr.
>
> Die **Menopause** ist der Zeitpunkt der letzten spontanen ovariell gesteuerten Menstruation. In der Regel zwischen dem 50. und 52. Lebensjahr. Die Übergangsphase bis zur Menopause nennt man **Klimakterium** (Wechseljahre).
>
> Die **Menstruation** ist die am Anfang eines Menstruationszyklus auftretende monatliche Regelblutung oder Hormonentzugsblutung. Hierbei wird die Gebärmutterschleimhaut (Stratum functionale) abgestoßen.

Im Durchschnitt beträgt der **Menstruationszyklus** 28 Tage, dieser ist jedoch individuellen Schwankungen unterworfen. Die Dauer des Menstruationszyklus kann durch den Lebensrhythmus, Stress etc. beeinflusst werden und somit nach oben oder unten abweichen. Dabei muss es sich nicht um pathologische Veränderungen handeln.

11.4.1 Die Phasen des Menstruationszyklus

Der **Menstruationszyklus** wird in **vier Phasen** unterteilt und der Einfachheit halber ab dem 1. Blutungstag berechnet, obwohl die Regelblutung am Ende des Menstruationszyklus liegt.

Abkürzung	Hormon	Zielorgan	Wirkung
TSH	schilddrüsenstimulierendes Hormon	Schilddrüse	Stoffwechsel, Wachstum, Reifung, Herzschlag
ACTH	Nebennierenrindenstimulierendes Hormon	Nebennierenrinde	Reaktion auf Hunger, Stress, Infektionen, Geschlechtstrieb usw.
LH	luteinisierendes Hormon	Geschlechtsdrüsen (Ovarien/Testes)	Fortpflanzung, Geschlechtsmerkmale
FSH	Follikelstimulierendes Hormon	Geschlechtsdrüsen (Ovarien/Testes)	Fortpflanzung, Geschlechtsmerkmale
STH	Somatotropin	Leber	Stoffwechsel, Wachstum, Entwicklung, Körperfettverteilung, Muskulatur
PRL	Prolaktin	Brustdrüse	Milcheinschuss und Milchfluss

Tab. 11.5: Hormone und ihre Wirkung

Phasen	Zyklustag	Wirkung
1. Menstruationsphase	1.–4. Tag	• Gelbkörper und Progesteron sinken. • Der Hormonentzug führt zum Absterben und Abbluten der obersten Gebärmutterschleimhautschicht, der Functionalis.
2. Proliferationsphase	5.–14. Tag	• LH, FSH und Östrogen steigen an. • Durch die Östrogenwirkung kommt es in der Functionalis zur Proliferation (Aufbau). • Die Schleimhaut der Gebärmutter wächst bis zum Ende der Phase 8–11 mm an.
3. Sekretionsphase	15.–28. Tag	• LH, FSH und Östrogen beginnen zu sinken, Progesteron steigt an. • Sekretionsphase wird durch den Eisprung eingeleitet (ca. 14. Tag). • Vorbereitung der Schleimhaut auf eine mögliche Schwangerschaft (Einnistung einer befruchteten Eizelle). • Gebärmutterschleimhaut wird mit Nährstoffen, insbesondere Gykogen (Vielfachzucker) angereichert.
4. Ischämiephase	Tag 0	• Abbruch der Progesteronsekretion führt zur Mangeldurchblutung der Functionalis. • Durch den bestehenden Mangel an Nährstoffen und Sauerstoff kommt es zum Absterben der Functionalis. • Diese Phase ist manchmal von spürbaren Gebärmutterkontraktionen begleitet. • Diese Phase dauert nur einige Stunden und leitet die Menstruationsphase ein.

Tab. 11.6: Die vier Phasen des Menstruationszyklus und ihre Wirkungen

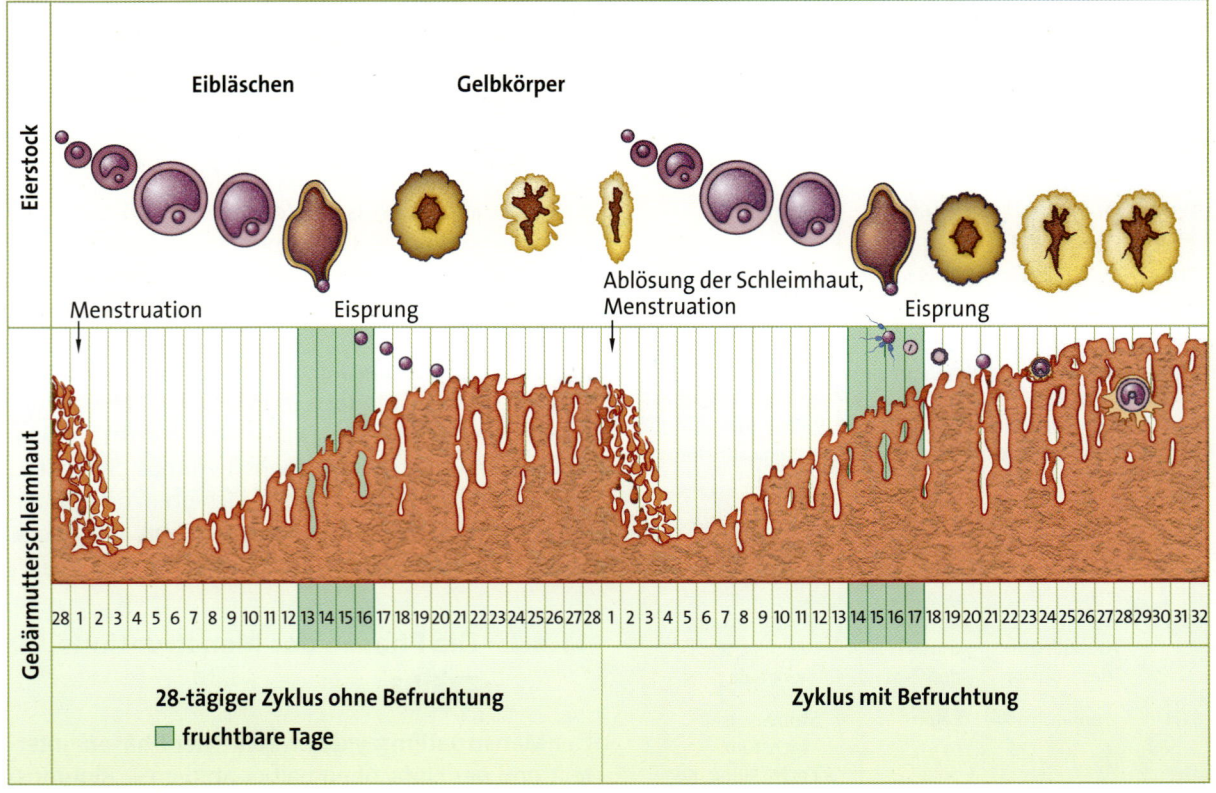

Abb. 11.2: Der Menstruationszyklus

11.4.2 Die Empfängnis

Durch den **Eisprung** am Ende der Proliferationsphase gelangt eine reife und befruchtungsfähige Eizelle vom Eierstock in den Eileiter.

Trifft nun die Eizelle auf ihrem Weg in die Gebärmutter auf befruchtungsfähige Spermien, kann es zur Verschmelzung von Eizelle und Samenzelle kommen. Diesen Prozess nennt man **Konzeption** (Befruchtung, Empfängnis).

Die Eizelle nimmt den Kopf des Spermiums auf, der Schwanz wird abgestoßen. Jede Eizelle kann nur eine Samenzelle aufnehmen. Ist der Kopf des Spermiums in die Samenzelle eingedrungen, verschmelzen die Zellkerne der Samenzelle und der Eizelle miteinander. Es entsteht eine neue Zelle, die **Zygote**.

Die Zygote enthält den doppelten (diploid) Chromosomensatz, 23 Chromosomen von der Mutter und 23 Chromosomen vom Vater.

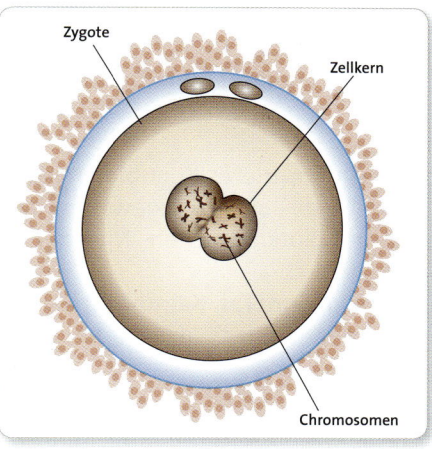

Abb. 11.4: Verschmelzen der Zellkerne, diploider Chromosomensatz, Entstehung der Zygote

Nach der Vereinigung zur **Zygote**, teilt sich diese mehrfach, bis sich eine beerenförmige Zellkugel, die **Morula**, gebildet hat. Die Morula wandert durch den Eileiter bis zur Gebärmutter und teilt sich auf ihrem Weg zu einer **Blastozyste** (Keimblase). Die Blastozyste enthält die Keimanlagen (Embryoblast), aus denen der Embryo gebildet wird, und einen Hohlraum, der **Blastozystenhöhle** oder **Trophoblast** genannt wird, aus dem sich die Plazenta entwickelt.

Die Einnistung in die Gebärmutter

Vier bis fünf Tage nach der Befruchtung nistet sich die Blastozyste in die Gebärmutterschleimhaut ein. Zudem wird nach der Einnistung der Blastozyste das Hormon **HCG (Humanes Choriongonadotropin)** gebildet, welches die Schwangerschaft schützt und die Gelbkörperfunktion aufrechterhält.

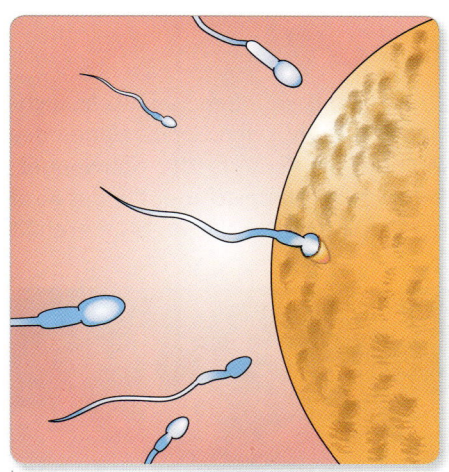

Abb. 11.3: Vereinigung von Samenzelle und Eizelle

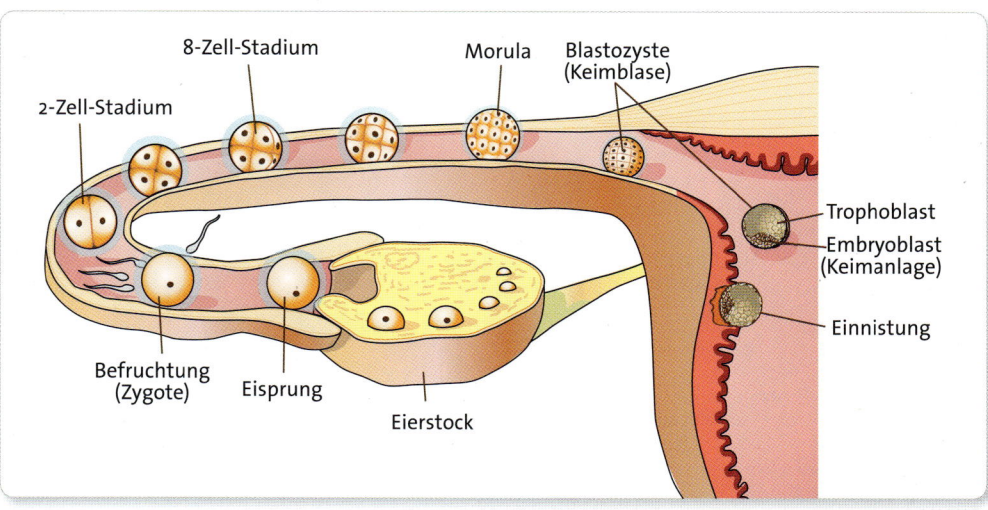

Abb. 11.5: Einnistung einer befruchteten Eizelle in die Gebärmutter

Kurz nach dem Einnisten in die Gebärmutterschleimhaut, bildet die Blastozyste drei Keimblätter aus:
- Aus dem **Ektoderm (äußeres Keimblatt)** bilden sich das spätere Nervensystem, die Haut und die Sinnesorgane.
- Aus dem **Mesoderm (mittleres Keimblatt)** bilden sich das Muskel-, Binde- und Stützgewebe, Herz, Geschlechtsorgane, Blutkörperchen, Nieren und lymphatische Organe.
- Aus dem **Entoderm (inneres Keimblatt)** bilden sich die Schilddrüse, Pankreas, das Atmungssystem, Darm und Blase.

Zudem bildet das Ektoderm das **Amnion (Fruchthülle)** und somit die Amnionhöhle, ein flüssigkeitsgefüllter Hohlraum, in dem sich der Embryo befindet und heranwächst.

Die Plazenta

Das **Chorion** bildet den kindlichen Anteil der **Plazenta (Mutterkuchen)** und enthält somit auch die kindlichen Kapillargefäße. Der mütterliche Anteil der Plazenta wird aus dem **Endometrium (Gebärmutterschleimhaut)** gebildet.

> **MERKE** Die Plazenta dient grundsätzlich dem **Stoffaustausch** zwischen kindlichem und mütterlichem Organismus.

Die Plazenta stellt auch einen Filter dar, welcher mütterliches und kindliches Blut trennt. Diesen Filter nennt man "**Plazentaschranke**". Die Plazentaschranke ermöglicht oder verhindert den Übertritt von verschiedenen im Blut gelösten Substanzen. Sauerstoff, Nährstoffe, Elektrolyte und besonders wichtig die IgG-Antikörper werden an den kindlichen Organismus abgegeben. Aber auch eine Vielzahl von (Umwelt-)Gift oder einige Viren, z. B. Röteln, können über die Plazentaschranke an den kindlichen Organismus gelangen. Bakterien hingegen werden von der Plazentaschranke zurückgehalten.

Eine weitere wichtige Funktion der Plazenta ist die Bildung von Östrogen und Progesteron, diese Funktion übernimmt sie vom Gelbkörper ab ca. der 12. Schwangerschaftswoche (SSW). Zudem bildet sie ein Hormon, welches zur Brustdrüsenentwicklung und zu Vorbereitung auf die Milchproduktion notwendig ist, das sogenannte **HPL (humanes Plazentalaktogen)**.

Die Nabelschnur

Vom Chorion ausgehend sprießen Gefäße in Richtung Embryo, wo sie sich mit den Gefäßanlagen des Embryos vereinigen. Im Verlaufe der Schwangerschaft entwickelt sich die **Nabelschnur**, die das Kind mit der Plazenta verbindet. Die Nabelschnur enthält

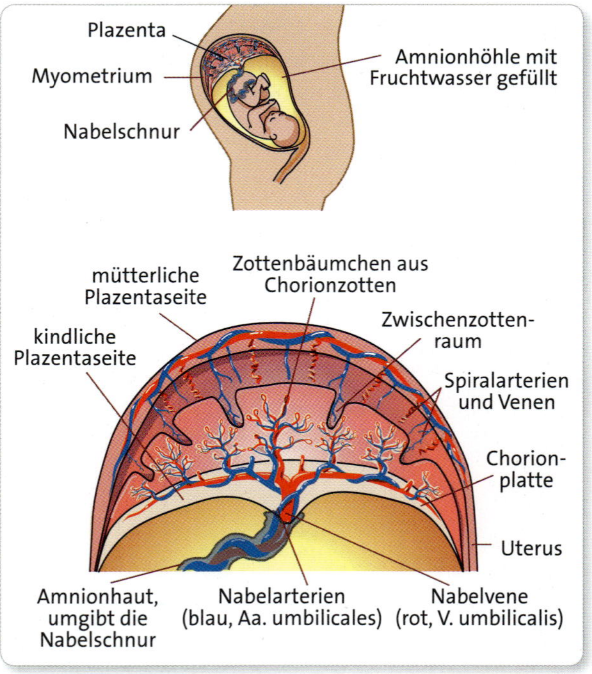

Abb. 11.6: Aufbau der Plazenta

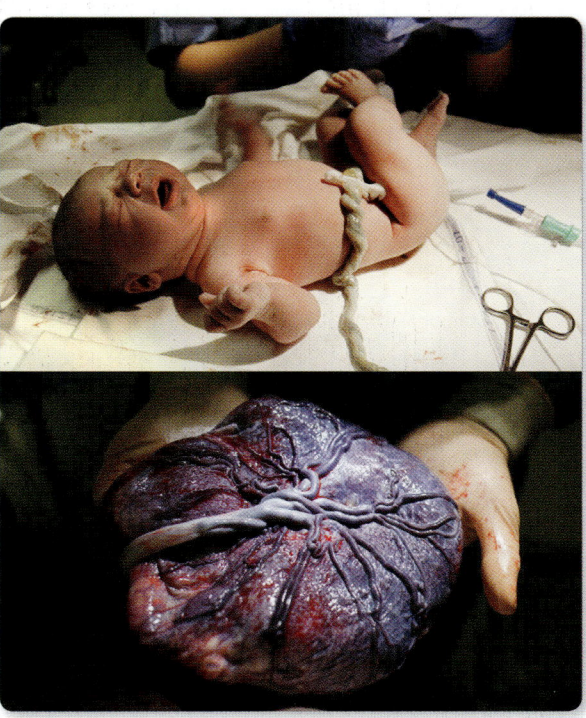

Abb. 11.7: Neugeborenes mit Nabelschnur und Plazenta

zwei Arterien, welche das Blut vom Kind zur Plazenta transportieren, und eine Vene, welche das Blut von der Plazenta zum Kind transportiert. Die Nabelschnur wächst im Verlauf der Schwangerschaft und passt sich der Größe des Kindes an.

11.5 Die Empfängnisverhütung

Zur **Empfängnisverhütung** gibt es unterschiedliche Methoden. Allerdings bietet keine Methode den absolut sicheren Schutz vor einer Schwangerschaft.

Die am häufigsten eingesetzten Verhütungsmethoden sind:

- **das Kondom**, auch Präservativ (lat. Praeservare = vorbeugen, verhüten) genannt, ist eine dünne (Kunststoff-)Hülle, die über den erigierten Penis gestreift wird. Neben der Empfängnisverhütung, dient ein Kondom auch und in erster Linie dem Schutz vor sexuell übertragbaren Krankheiten. Hierzu gehören z. B. Gonorrhö, Syphilis, Hepatitis B, C, D und HIV-Infektion/AIDS.

> **TIPP** Nähere Informationen können Sie beim RKI unter folgendem Link erhalten: www.rki.de/DE/Content/InfAZ/S/STI/STD.html

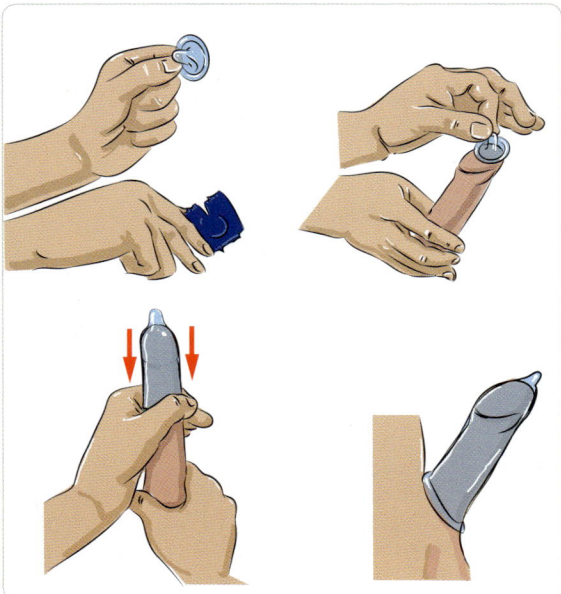

Abb. 11.8: Die Anwendung eines Kondoms bedarf Übung und sollte vor dem ersten Geschlechtsverkehr an- und ausprobiert werden, um die Technik zu üben und die passende Größe herauszufinden. Das Kondom sollte weder zu groß noch zu klein sein.

Nach dem Samenerguss sollte der Penis aus der Scheide gezogen werden, bevor dieser erschlafft ist. Das Kondom könnte sonst beim Herausziehen abgestreift werden und der Samen so in die Scheide gelangen.

- Die Anwendung der **Pille** ist die zweithäufigste Verhütungsmethode. Sie wird über die Dauer von drei Wochen täglich eingenommen und enthält Hormone, die den Eisprung verhindern. Nach einer dreiwöchigen Einnahme wird diese für sieben Tage unterbrochen. In dieser Zeit kommt es durch den Hormonentzug zu einer sogenannten Hormonentzugsblutung. Die Pille bietet bei regelmäßiger und möglichst zeitgleicher Einnahme einen sehr sicheren Schutz vor einer ungewollten Schwangerschaft. Bei Erbrechen oder Durchfall kann man sich auf ihren Schutz jedoch nicht mehr verlassen. Grundsätzlich ist die Pille gut verträglich. Wie aber jedes Medikament hat auch die Pille Nebenwirkungen, z. B. die Bildung von Blutgerinnseln und ein Thrombo-Embolie-Risiko. Dieses Risiko erhöht sich mit zunehmendem Alter, aber auch bei Raucherinnen oder Stoffwechselerkrankungen, z. B. Diabetes mellitus. Daher sollte die Pille nie ohne vorherige ärztliche Untersuchung und Beratung eingenommen werden. Die Pille kann ab dem 16. Lebensjahr ohne Einwilligung und Wissen der Eltern von einem Arzt verschrieben werden.

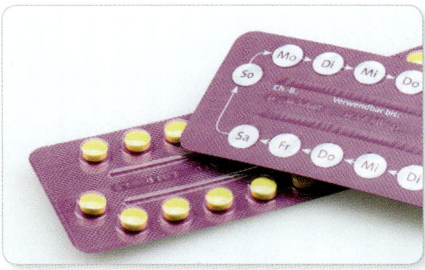

Abb. 11.9: Antibabypille

- Neben der Pille gibt es auch **Hormonpflaster**, welche auf die Haut aufgeklebt werden oder hormonhaltige **Vaginalringe**, welche in die Scheide eingeführt werden.

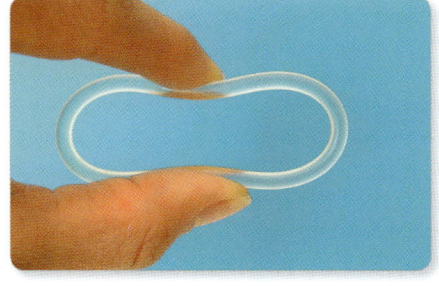

Abb. 11.10: Vaginalring

- **„Die Pille danach"** verhindert nicht die Befruchtung, sondern die Einnistung des befruchteten Eis in die Gebärmutterschleimhaut und zählt daher strenggenommen nicht zu den klassischen Verhütungsmitteln. „Die Pille danach" wird, wie der Name schon andeutet, nach (max. 72 Stunden) dem ungeschützten Geschlechtsverkehr eingenommen. Dieses Präparat kann vom Arzt verschrieben werden, ist jedoch seit einigen Jahren apothekenpflichtig.

- Die **Spirale oder das Intrauterinpessar (IUP)** besteht aus Kunststoff oder Metall und kann zusätzlich ein Hormonreservoir enthalten. Die Spirale wird vom Gynäkologen ambulant und unter sterilen Bedingungen in die Gebärmutterhöhle eingelegt. Sie verhindert die Einnistung des befruchteten Eis in die Gebärmutterschleimhaut.

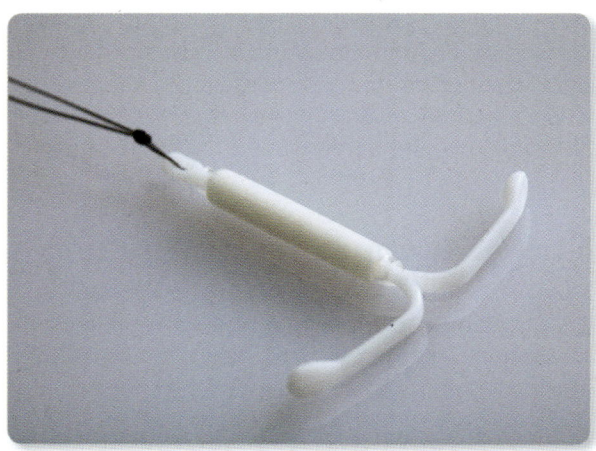

Abb. 11.11: Spirale

Methode	Prinzip	Vor-/Nachteile
natürliche Verhütungsmethoden, z. B. Kalendermethode, Temperaturmethode, Computermethode	beschränken den Geschlechtsverkehr auf die „unfruchtbaren" Tage ab drei Tage nach dem Eisprung bis zur nächsten Menstruation	• kein Arztbesuch erforderlich • hohe Disziplin nötig (Verzicht auf Geschlechtsverkehr an vielen Tagen) • trotzdem unzuverlässig wegen häufiger Schwankungen des Menstruationszyklus, gerade bei jungen Mädchen und Frauen
chemische Verhütungsmethoden (Spermizide), z. B. Vaginalzäpfchen, Gele	werden vor dem Geschlechtsverkehr in die Scheide eingeführt und sollen Spermien abtöten	• werden nur gebraucht, wenn man wirklich Geschlechtsverkehr hat • kein Arztbesuch nötig • lokale Reizungen möglich • bei alleiniger Anwendung unzuverlässig
• Diaphragma • verschiedene Verhütungskappen	werden vor dem Geschlechtsverkehr mit Spermizid bestrichen, dann von der Frau in die Scheide eingeführt und nach ein paar Stunden wieder entfernt	• kein Eingriff in den Körper • teilweise Anpassung/Größenbestimmung durch den Arzt nötig • teilweise schwieriges Einsetzen • mäßige Zuverlässigkeit
• Minipille • Dreimonatsspritze • implantierte „Hormonstäbchen"	enthalten nur Gestagene, verhindern das Aufsteigen von Spermien durch den Gebärmutterhals	• zuverlässig • Minipille: je nach Präparat täglich ziemlich pünktliche Einnahme erforderlich • häufig Störung des Menstruationszyklus • bei Dreimonatsspritze und „Hormonstäbchen" teilweise lange Dauer bis nach Absetzen Zyklus wieder normal
Spirale (mit und ohne Gestagenfreisetzung)	wird vom Arzt in die Gebärmutterhöhle eingelegt und verhindert über drei – fünf Jahre die Einnistung einer Eizelle	• zuverlässig • kein Vergessen möglich • vor allem für Frauen geeignet, die schon ein Kind geboren haben • Eingriff in den Körper

Tab. 11.7: Am häufigsten wird mit „Pille" und Kondom verhütet. Daneben gibt es jedoch noch weitere Empfängnisverhütungsmethoden. [5]

11.6 Ungewollt schwanger, was nun?

Auch wenn ein Paar verhütet, um somit eine Schwangerschaft zu vermeiden, kann es trotz aller Umsicht zu einer Schwangerschaft kommen, denn keine Verhütungsmethode bietet den 100 %igen Schutz.

Eine mögliche Elternschaft verändert das Leben eines Paars grundsätzlich, daher entscheiden sich Paare bei einer ungewollten Schwangerschaft eventuell für deren frühzeitige Beendigung.

11.6.1 Schwangerschaftsabbruch

Gesetzliche Regelung

In Deutschland ist laut § 218 StGB der Schwangerschaftsabbruch grundsätzlich strafbar. Maßnahmen zur Verhinderung der Einnistung des befruchteten Eies in der Gebärmutter, z. B. „Die Pille danach", gelten nicht als Schwangerschaftsabbruch im Sinne dieses Gesetzes.

Seit 1995 gilt in Deutschland die sogenannte eingeschränkte „**Fristenregelung**".

Danach ist der von einem Arzt vorgenommene Schwangerschaftsabbruch **nicht rechtswidrig**, wenn nach §§ 218a und 219:

- die Einwilligung der Schwangeren vorliegt
- eine Gefahr für das Leben oder die Gefahr einer schwerwiegenden Beeinträchtigung des körperlichen oder seelischen Gesundheitszustands der Schwangeren abzuwenden ist – „**medizinische Indikation**" und die Gefahr nicht auf eine andere für sie zumutbare Weise abgewendet werden kann
- die Schwangerschaft Folge einer Straftat, z. B. Notzuchtdelikt, ist – „**kriminologische Indikation**"

Der Schwangerschaftsabbruch auf Wunsch der Schwangeren ist **rechtswidrig, aber straffrei**, wenn:

- die Schwangere sich mindestens 3 Tage vor dem Eingriff durch eine anerkannte Beratungsstelle hat beraten lassen
- der Abbruch durch einen Arzt vorgenommen wird
- die Schwangerschaft nicht länger als 12 Wochen besteht, d. h. seit der letzten Regelblutung nicht mehr als 14 Wochen

> **MERKE** Die Kosten für einen Schwangerschaftsabbruch werden nur bei vorliegender kriminologischer oder medizinischer Indikation von den Krankenkassen getragen.

Hier sollen nun einige gängige **Methoden** zum **Schwangerschaftsabbruch (Abruptio)** sowie Alternativen vorgestellt werden. Welche Methode die richtige ist, sollte jede Frau, wenn möglich mit dem Partner und nach gesetzlich vorgeschriebener Beratung, entscheiden.

> **DEFINITION** **Abruptio** lat. Abruptio = das Abreißen, der Abbruch
>
> **Graviditatis** lat. = Schwangerschaft
>
> **Abruptio graviditatis** lat. = der Schwangerschaftsabbruch, wird fälschlich auch als Interruptio bezeichnet und bedeutet Schwangerschaftsunterbrechung, welches ein Fortsetzen ein und derselben Schwangerschaft impliziert

Medikamentöser Schwangerschaftsabbruch

Der **medikamentöse Schwangerschaftsabbruch** wird nur bis zur 7. Schwangerschaftswoche durchgeführt. Die Schwangere erhält ein Antigestagen (Mifegyne®), welches die Wirkung des Progesterons aufhebt.

Zusätzlich bekommt die Frau ein Prostaglandin verabreicht, welches die Wehentätigkeit (Uteruskontraktion) anregt. Die Ausstoßung des Embryos erfolgt dann innerhalb von 24 Stunden und gleicht einem Frühabort.

> **DEFINITION** Eine **Fehlgeburt**, auch **Abort** (lat. abortus) genannt, ist eine vorzeitige Beendigung der Schwangerschaft mit oder ohne Ausstoßung der toten Frucht und vor Beginn der 24. Schwangerschaftswoche. [3]
>
> **Frühabort**: bis zur 16. SSW
> **Spätabort**: nach der 16. SSW

Bei einem medikamentösen Schwangerschaftsabbruch nach der 12. SSW muss eine geburtsähnliche Fruchtausstoßung, z. B. mit Prostaglandin, eingeleitet werden. Dies ist für die Frau psychisch und physisch äußerst belastend.

Nach dem medikamentösen Schwangerschaftsabbruch muss eine Ultraschalluntersuchung durchgeführt werden, um sicherzustellen, dass keine Schwangerschaftsreste in der Gebärmutter verblieben sind. Zusätzlich wird bei einem Abort nach der 12. SSW eine Abrasio (siehe operativer Schwangerschaftsabbruch) durchgeführt, um mögliche Schwangerschaftsreste sicher zu entfernen.

Gynäkologie, Geburtshilfe und Pädiatrie

Alle Frauen erhalten postoperativ zur Förderung der Uteruskontraktion Oxytocin.

Operativer Schwangerschaftsabbruch

Ein **operativer Schwangerschaftsabbruch** kann unter Vollnarkose oder örtlicher Betäubung, stationär oder ambulant durchgeführt werden.

Bei einem operativen Schwangerschaftsabbruch wird die **Zervix (Cervix uteri = Gebärmutterhals)** mit sogenannten „Hega-Stiften" soweit gedehnt, dass eine Saugkürette oder stumpfe Kürette eingeführt werden kann.

Bei der Saugkürette werden die Gebärmutterschleimhaut, die Fruchtblase und der Embryo über ein schmales Röhrchen abgesaugt. Bei der Kürettage (Ausschabung) wird die Gebärmutterschleimhaut, Fruchtblase und Embryo mit einem löffelartigen Instrument ausgeschabt. Die Kürettage wird häufig bei Fehlgeburten eingesetzt, um ggf. Schwangerschaftsreste zu entfernen.

Pflegeschwerpunkte nach Schwangerschaftsabbruch

Im Vordergrund steht bei einem Schwangerschaftsabbruch immer die **psychosoziale Betreuung** der Frau. Unabhängig aus welchem Grund die Schwangerschaft abgebrochen wurde, sie bedeutet für die Frau den Verlust ihres Kindes. Nach einem Schwangerschaftsabbruch wird die Trauerarbeit erschwert durch Tabus, Selbstvorwürfe, Scham und Schuldgefühle. Häufig sprechen die Frauen weder mit dem Partner noch mit der besten Freundin über ihren Verlust.

Daher ist es für die Pflegekraft wichtig, eigene Wertvorstellungen zurückzustellen und der Frau offen und respektvoll entgegenzutreten.

Für die Pflegenden gilt daher:
- die persönliche Einstellung der Frau zu respektieren und das Verhalten nicht zu verurteilen
- Gesprächsbereitschaft zu signalisieren, aber die Frau nicht zu bedrängen
- falls gewünscht, die Frau über Methoden der Schwangerschaftsverhütung zu beraten oder eine Beratung zu organisieren bzw. zu vermitteln
- ggf. eine Trauerbegleitung zu organisieren
- allgemeine postoperative Pflege (Kap. 24.7.2)

11.7 Schwangerschaft, Geburt und Wochenbett

Schwangerschaft und **Geburt** sind einschneidende Erlebnisse im Leben einer Frau und eines Paares. Ob eine Schwangerschaft lang ersehnt oder unerwartet ist, die bevorstehende Geburt eines Kindes verändert das Leben beider Elternteile entscheidend, eine neue Etappe im Leben der werdenden Eltern beginnt. Dieses kann bei Frau und Mann sowohl Freude als auch Verunsicherung hervorrufen. Plötzlich werden aus Paaren Eltern und nichts ist so, wie es einmal war. Wer sich aber vorbereitet und weiß, was ihn als Elternteil erwartet, kann mit den bevorstehenden Veränderungen besser umgehen.

11.7.1 Die physiologische Schwangerschaft

Die Dauer einer **physiologischen Schwangerschaft (Gravidität)** beträgt 280 Tage (40 Wochen) und wird ab dem ersten Tag der letzten Menstruationsblutung berechnet. Ab dem Zeitpunkt der Befruchtung sind es real nur 38 Wochen, also 266 Tage.

Die gebräuchlichste Berechnung ist die **pm (post menstruationem = nach der Menstruation)**, da dieser Zeitpunkt sicher festzustellen ist.

Die Berechnung des Geburtstermins erfolgt nach der „Naegele-Regel":

1. Tag der letzten Menstruationsblutung
+ 7 Tage
− 3 Monate
+ 1 Jahr
+/− Abweichung vom normalen 28-Tage-Zyklus
= Entbindungstermin

> **BEISPIEL** Frau Möller ist schwanger. Der erste Tag ihrer letzten Regelblutung war am 5. Mai, sie hat einen 26-Tage-Zyklus.
>
> Berechnungsbeispiel:
> 5. Mai 2016
> + 7 Tage = 12. Mai 2016
> − 3 Monate = 12. Februar 2016
> + 1 Jahr = 12. Februar 2017
> − 2 Tage = 10. Februar 2017
> = Entbindungstermin ist der 10. Februar 2017

Schwangerschaft, Geburt und Wochenbett

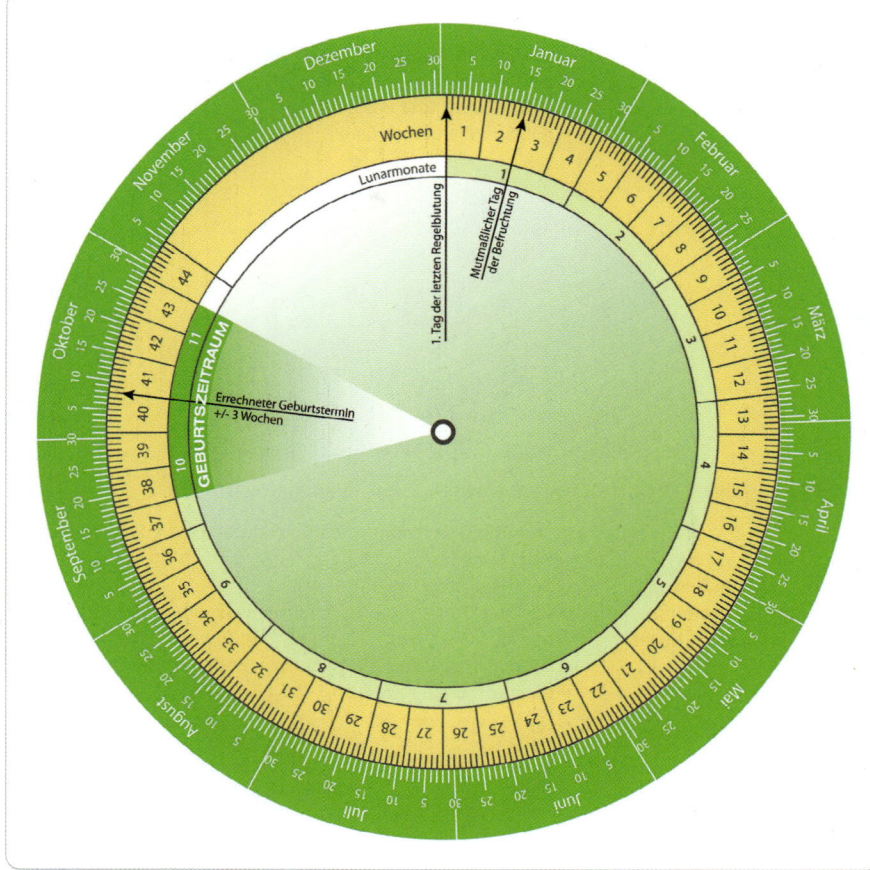

Abb. 11.12:
Das „Gravidarium": Mithilfe des Gravidariums kann der Geburtstermin errechnet und dargestellt werden. Wird der Pfeil der vorderen Drehscheibe auf den Tag der letzten Periode gedreht (hintere Scheibe), so kann danach der voraussichtliche Geburtstermin, die Schwangerschaftswoche und das Trimenon abgelesen werden.

> **MERKE** Die Schwangerschaft wird in **drei Abschnitte (Trimenon)** aufgeteilt:
> - **erstes Trimenon** = Frühschwangerschaft = 1.–3. Monat
> - **zweites Trimenon** = 4.–6. Monat
> - **drittes Trimenon** = Spätschwangerschaft = ab dem 7. Monat

Sichere und unsichere Schwangerschaftszeichen

Zu den **sicheren Schwangerschaftszeichen** zählen:
- sonografischer Nachweis von Fruchtblase, Herzaktion
- Tasten von Kindsteilen und Fühlen von Kindsbewegungen zwischen 18. und 20. SSW

Zu den **unsicheren und wahrscheinlichen Schwangerschaftszeichen** zählen:
- Ausbleiben der Regelblutung
- HCG-Nachweis im Urin (kann auch bei einigen Tumoren auftreten)
- Auflockerung des Uterus
- Übelkeit und Erbrechen (meist am Morgen)
- Geruchsempfindlichkeit
- abnorme Gelüste
- Müdigkeit
- Gewichtszunahme
- Kreislaufschwankungen
- Sekretion aus der Brustwarze (kann auch bei Tumoren vorkommen)

Beratung und Vorsorge

Die bevorstehende Geburt, insbesondere des ersten Kindes, kann neben großen Glücksgefühlen auch Sorge um die soziale, berufliche und finanzielle Zukunft mit sich bringen. In der gesamten Schwangerschaft sollte die Frau durch den Arzt und/oder die Hebamme psychisch begleitet werden und auch praktische Informationen erhalten, z. B. „Erstausstattung" des Säuglings, Kinderzimmer, finanzielle Unterstützung durch den Staat oder andere Institutionen, Ernährung in der Schwangerschaft, Säuglingsernährung, Wahl der Geburtsklinik oder des Geburtshauses.

Gynäkologie, Geburtshilfe und Pädiatrie

Phase	Kind	Mutter
erstes Trimenon	• von der Blastozyste zum Embryo • Ausbildung aller Organsysteme (Organogenese) • Differenzierung der Gewebearten (Muskel, Haut, Nervengewebe etc.) 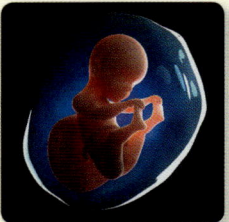 9. SSW, Organsysteme sind angelegt, das Herz zeigt Aktion	• keine sichtbaren körperlichen Veränderungen • ggf. Müdigkeit • ggf. Übelkeit und Erbrechen • ggf. Spannen der Brüste 9. SSW
\multicolumn{3}{l}{In dieser Zeit ist das Kind besonders anfällig für schädigende Einflüsse z. B. Viren, Alkohol, Nikotin, Umweltgift etc.}
zweites und drittes Trimenon	• Wachstum des Kindes • Organreifung • das Kind übt für das Leben in der Außenwelt (es trinkt Fruchtwasser, bewegt sich mehr, lässt Urin, schläft, nuckelt am Daumen, tastet) 20.–24. SSW 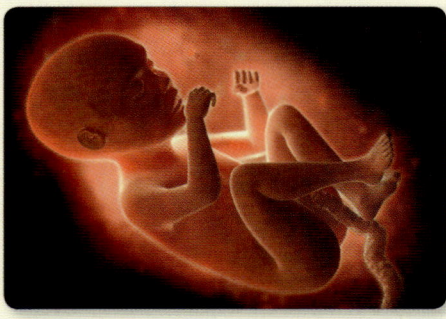 38. SSW	**Im zweiten Trimenon**, wird auch körperlich die Schwangerschaft sichtbar: • der Bauch und die Brüste wachsen • stärkere Pigmentierung der Brustwarzen und der Bauchmittellinie • Gewichtszunahme (11 kg bis zum Ende sind normal) • die Blutmenge steigt um 1–1,5 l 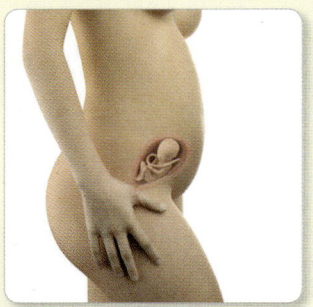 20. SSW **Im dritten Trimenon** wird es für die meisten Schwangeren beschwerlich: • der dicke Bauch stört beim Gehen, Sitzen, Liegen • Leistungsfähigkeit sinkt • viele Frauen haben Sodbrennen • ggf. eine leichte Blasenschwäche • geschwollene Beine • die Kindsbewegungen entschädigen jedoch jede werdende Mutter und die Freude auf den Tag der Geburt steigt 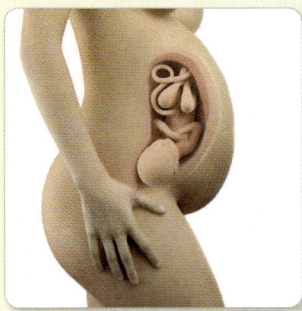 40. SSW

Tab. 11.8: Entwicklung des Kindes und Veränderungen des Körpers der Schwangeren

Die **Schwangeren-Vorsorgeuntersuchung** beinhaltet **10 Vorsorgeuntersuchungen**, welche in den Mutterpass eingetragen werden – zu Beginn der Schwangerschaft alle 4 Wochen, später in engeren Abständen.

Umfang der **Vorsorgeuntersuchung**:
- **Anamnese** und Errechnung des **Geburtstermins**
- **Blut- und Urinuntersuchungen** zum Ausschluss von Infektionen, Ermittlung von Eisenwert, Blutzuckerwert oder Blutgruppenunverträglichkeit
- **Untersuchung auf Schwangerschaftsdiabetes** zwischen der 24. und 28. SSW
- **Gewichtskontrolle** und **körperliche Untersuchung** inklusive vaginaler Untersuchung
- **Blutdruckkontrolle** zum Ausschluss von Hypertonie in der Schwangerschaft, dies kann Mutter und Kind schädigen
- **Drei Sonografien** (erste zwischen der 9. und 12. SSW, zweite zwischen der 19. und 22. SSW und dritte zwischen der 29. und 32. SSW) zur Kontrolle des Entwicklungsstands und Ausschluss von Erkrankungen des ungeborenen Kindes
- **CTG** (**C**ardio**to**co**g**raphy) wird im späten Stadium der Schwangerschaft zur Kontrolle der kindlichen Herztöne durchgeführt und gibt Aufschluss über die Situation des Kindes im Mutterleib

Vorbereitung auf die Geburt

Wahl des Geburtsorts und der Hebamme

Die werdende Mutter sollte sich frühzeitig überlegen, wo und wie sie entbinden möchte. Ob **Geburtsklinik**, **Geburtshaus** oder **Hausgeburt,** sollte mit dem behandelnden Gynäkologen und der betreuenden Hebamme besprochen werden. Die Entscheidung sollte vom Verlauf der Schwangerschaft, der psychischen Verfassung der werdenden Mutter und auch den gegebenen örtlichen Bedingungen (ist eine Klinik im Notfall schnell erreichbar?) abhängig gemacht werden.

Zudem ist es wichtig, sich bereits zu Beginn der Schwangerschaft um eine betreuende **Hebamme** zu kümmern. Nicht alle Hebammen entbinden ambulant oder betreuen auch nach der Geburt des Kindes die Wöchnerin und den Säugling weiter. Die Betreuung vor, während und nach der Geburt sollte frühzeitig geplant und organisiert werden, um Stress und unangenehme Situationen am Entbindungstag zu vermeiden.

Geburtsvorbereitungskurse

Ab der 25. SSW kann die Schwangere einen **Geburtsvorbereitungskurs** besuchen. Die Kosten werden für 14 Stunden von der Krankenkasse getragen, wenn dieser Kurs von einer Hebamme geleitet wird.

Die Kurse beinhalten mindestens:
- Maßnahmen zur Stärkung des Selbstvertrauens der Schwangeren
- Schwangerschaftsgymnastik, um Verspannungen zu lösen und auf die Geburt vorzubereiten
- Entspannungsübungen
- praktische Übungen zur Geburt (Gebärposition, Atemübungen etc.)
- Geburtsorte, z. B. Wannengeburt, Geburtshocker und Geburtsmethoden
- ggf. Handling- und Säuglingspflegetipps

Die Kosten für eine längere Kursdauer oder den Partner übernimmt die Krankenkasse in der Regel nicht.

11.7.2 Die Geburt des Kindes

> **DEFINITION** Die **physiologische Geburt** ist die spontane Entbindung der Schwangeren von einem reifen, normalgewichtigen Kind in vorderer Hinterhauptslage nach einer Schwangerschaftsdauer von 38–42 Wochen.

Der normale **Geburtsverlauf** wird in **drei Perioden** eingeteilt:
- **Eröffnungsperiode**: Mit der Eröffnungsperiode beginnt die Geburt. Diese Periode ist gekennzeichnet durch das Einsetzen regelmäßiger Wehentätigkeit oder den Blasensprung. Durch regelmäßige Kontraktionen des Uterus wird der Muttermund geweitet. Die Periode ist abgeschlossen, wenn der Muttermund vollständig (10–12 cm Durchmesser) eröffnet ist und kann bei Erstgebärenden bis zu 10 Stunden dauern.
- **Austreibungsperiode**: Ist der Muttermund vollständig geöffnet und der kindliche Kopf in der richtigen Position, setzen die Presswehen ein. Dieses empfinden die meisten Frauen als Erleichterung, weil sie aktiv mitarbeiten können und das Ende der Geburt in Sicht ist. Bei Erstgebärenden kann diese Periode bis zu zwei Stunden dauern. Die Hebamme unterstützt die Geburt des Kindes in dieser Phase aktiv und leitet die Gebärende zum aktiven Atmen und Pressen sowie zur Inaktivität an. Ist das Kind vollständig geboren, schließt diese Periode mit dem Durchtrennen der Nabelschnur ab.

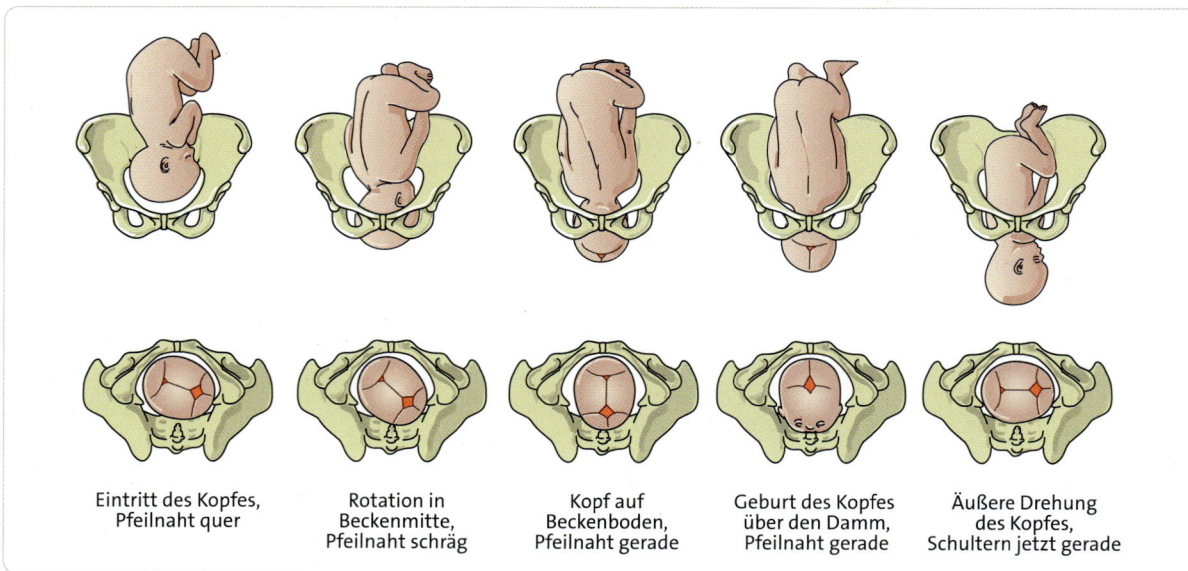

| Eintritt des Kopfes, Pfeilnaht quer | Rotation in Beckenmitte, Pfeilnaht schräg | Kopf auf Beckenboden, Pfeilnaht gerade | Geburt des Kopfes über den Damm, Pfeilnaht gerade | Äußere Drehung des Kopfes, Schultern jetzt gerade |

Abb. 11.13: Austreibungsperiode

- **Nachgeburts- und Plazentaperiode:** Einige Minuten nach der Geburt des Kindes setzen erneut Wehen ein, welche den Uterus verkleinern und die Plazenta von der Uteruswand ablösen. Die Plazenta wird ausgestoßen und die Hebamme kontrolliert diese auf Vollständigkeit (Abb. 11.7). In der Plazentaperiode werden evtl. Geburtsverletzungen oder Dammschnitt versorgt. Das Pflegepersonal oder die Hebamme unterstützt die Mutter bei der Körperpflege, kontrolliert die Vitalzeichen, die Nachblutungen und bietet Getränke und einen kleinen Imbiss an. Nach ca. 20 bis 30 Minuten sollte die Frau das erste Mal aufstehen, zur Thromboseprophylaxe und um den Kreislauf zu aktivieren. Geht es Mutter und Kind gut, können sie nach ca. zwei Stunden auf die Wöchnerinnen- bzw. Neugeborenenstation verlegt werden.

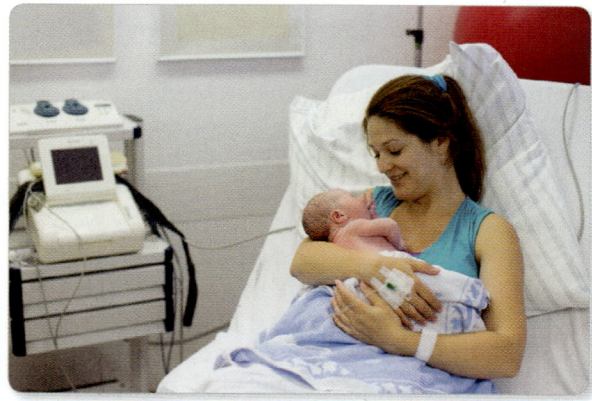

Abb. 11.14: Mutter und Kind geht es gut, sodass sie auf die Wöchnerinnenstation verlegt werden können.

11.7.3 Schwangerschaftsbedingte Erkrankungen (Gestosen)

MERKE **Gestosen** sind Erkrankungen, deren Ursachen in der Schwangerschaft liegen.

Hyperemesis gravidarum

Hyperemesis gravidarum bezeichnet ein Krankheitsbild, welches zumeist im ersten Schwangerschaftstrimenon auftritt und mit übermäßigem Erbrechen einhergeht. Durch das übermäßige und zum Teil unstillbare Erbrechen verlieren Mutter und Kind viel Flüssigkeit und wertvolle Elektrolyte in kürzester Zeit, somit besteht u. U. Lebensgefahr für Mutter und Kind.

Symptome und potenzielle Probleme:
- unstillbares Erbrechen, unabhängig von der Nahrungsaufnahme, ab der ca. 6. SSW
- Gewichtsabnahme
- Durch den Flüssigkeitsmangel besteht
  - Exsikkosegefahr,
  - Kollapsneigung,
  - Stoffwechselentgleisung.
- Fieber (Durstfieber)
- Leberschäden mit Ikterus (Gelbfärbung der Haut und Skleren)
- Nierenschädigung
- Benommenheit bis hin zur Bewusstlosigkeit

Therapie und Pflegeschwerpunkte:
- Gesprächsbereitschaft signalisieren
- Vitalzeichenkontrolle (bei Bedarf 3 x täglich)

- Kontrolle der Leber und Nierenwerte laut AVO
- Exsikkoseprophylaxe (S. 444)
- ggf. Infusionstherapie zum schnellen Ausgleich des Elektrolyt- und Flüssigkeitshaushalts
- Flüssigkeitsbilanzierung
- Schwangere beim Erbrechen unterstützen (Mund- und Zahnpflege ermöglichen)
- zu Beginn Nahrungskarenz oder Schonkost, später Nahrungsaufbau und Wunschkost
- Erbrechen auslösende Einflüsse ausschalten, z.B. zu viel Besuch (Stress), unangenehme Gerüche (Parfüm, Essen etc.)
- laut Arztverordnung leichte Sedierung, Antiemetika-Gabe und bedingte Bettruhe
- psychische Betreuung, z.B. durch Psychologen

SIH – Schwangerschaftsbedingte Hypertonie

Bei der **SIH** (früher EPH-Gestose) handelt es sich um eine sogenannte Spätgestose, da diese erst im letzten Schwangerschaftstrimenon (ab 20. SSW) auftritt. Der Blutdruckwert liegt über 140/90 mm Hg ohne Proteinurie (Ausscheidung von Eiweißen über den Urin) bei einer zuvor normotensiven (normaler Blutdruck) Schwangeren.

> **DEFINITION** **Präeklampsie**: SIH mit Proteinurie, die nach der abgeschlossenen 20. SSW aufgetreten sind.
>
> **Eklampsie**: Im Rahmen einer Präeklampsie auftretende Krampfanfälle, die keiner anderen Ursache zugeordnet werden können. Notfall!

Symptome und potenzielle Probleme:
- Ganzkörper-Ödeme (lat. **E**dema), **P**roteinurie, **H**ypertonie = **EPH-Gestose**
- Krampfanfälle
- Herz-Kreislauf-Dekompensation
- Bewusstlosigkeit

Therapie und Pflegeschwerpunkte:
- regelmäßige Blutdruck- und Urinkontrollen
- Kontrolle des Körpergewichts (Ödembildung)
- vitamin- und eiweißreiche Kost
- Bettruhe, Besuchsregelung und Unterbringung im Einzelzimmer
- psychische Betreuung, ggf. durch Seelsorger
- ggf. Vorbereitung auf eine drohende (Früh-)Geburt, z.B. Fotoalbum mit Bildern vor der Geburt und danach, Gespräche mit der Bezugspflegekraft, Hebamme und dem Neonatologen
- sorgfältige Krankenbeobachtung auf **Präeklampsie** und **Eklampsie**
  - Kopfschmerz/Ohrgeräusche
  - Schwindel/Bewusstseinsstörung
  - Sehstörung
  - Erbrechen
  - Abnahme der Urinmenge (Nierenversagen)
  - Krampfanfälle (bei Eklampsie)
  - Überwachung des Kindes (CTG, Sonografie engmaschige)
- bei Verdacht auf **Präeklampsie** oder **Eklampsie**
  - nach Arztverordnung Verlegung auf die Intensivstation
  - ggf. sofortige Entbindung (Kaiserschnitt), abhängig von der SSW und dem körperlichen Zustand der Mutter

HELP-Syndrom

Das **HELP-Syndrom** stellt eine Sonderform der Gestose dar und wird begleitet durch:
- **H**ämolyse = Auflösung der roten Blutkörperchen
- **e**rhöhte **L**eberwerte
- Thrombozytopenie (engl. **l**ow **p**latelets) = sinkende Thrombozytenzahl und Blutungsneigung

Symptome und potenzielle Probleme:
- rechtsseitiger Oberbauchschmerz
- Hypertonie
- ggf. Proteinurie
- ggf. neurologische Symptomatik

Therapie und Pflegeschwerpunkte:
- siehe auch Präeklampsie
- zusätzlich Gabe von Schmerzmitteln
- engmaschige Überwachung von Mutter und Kind
- ggf. vorzeitige Entbindung [1]

11.7.4 Die Pflege im Wochenbett

Verläuft die Nachgeburts- und Plazentaperiode komplikationslos und geht es Mutter und Kind gut, kann die Wöchnerin gemeinsam mit ihrem Neugeborenen den Kreißsaal verlassen.

Die Wochenbett- und Neugeborenenstation

Bei der Übernahme der Wöchnerin werden folgende Punkte mit der Hebamme und der Wöchnerin besprochen (Übergabegespräch):
- persönliche Daten der Wöchnerin
- Mutterpass
- Vitalzeichen

- Verlauf der Geburt
- Art der Entbindung (Kaiserschnitt, physiologische Geburt etc.)
- psychisches Befinden der Wöchnerin
- ggf. Medikation (Schmerzmedikation)
- Dammschnitt (Episiotomie) oder Dammriss ja/nein
- erste Mobilisation
- Blasenentleerung ja/nein
- Name und Geschlecht des Kindes
- Zustand des Kindes
- Beziehung zwischen Mutter und Kind (Wunschkind, gute Kontaktaufnahme, Ablehnung des Kindes, ggf. Adoption)
- Stillen ja/nein, wenn ja, wurde das Kind bereits an die Brust angelegt
- Unterbringungswunsch, z. B. Familienzimmer, ggf. Entlassung nach Hause
- Bezugspersonen (Name, Telefon)
- Besucherregelung (wann und wer darf Mutter und Kind besuchen)

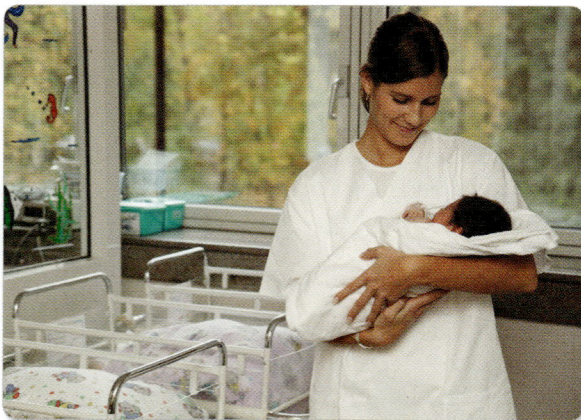

Abb. 11.15: Neugeborenenzimmer

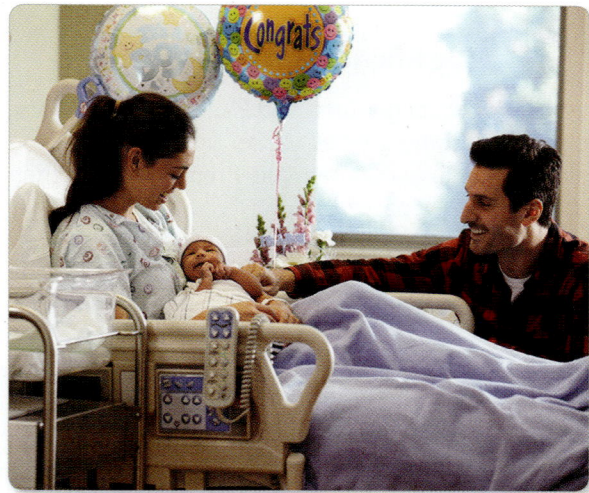

Abb. 11.16: Rooming-in/Familienzimmer

Nachdem die Wöchnerin auf der Station aufgenommen wurde und es ihr und dem Kind gut geht, wird gemeinsam entschieden, welche Unterbringungsform für Mutter und Kind sinnvoll erscheint.

Beim **Rooming-in** ist das Neugeborene ganztägig oder teilweise (Teilzeit-Rooming-in) bei der Mutter. Ideal für die evtl. noch von der Geburt geschwächte Mutter ist das „**offenes Rooming-in**", bei dem das Kind je nach Ruhebedarf der Mutter im Neugeborenenzimmer abgegeben werden kann.

Das physiologische Wochenbett

Beim **Wochenbett** (Puerperium, Kindbett) handelt es sich um die Zeit unmittelbar nach der Ausstoßung der Plazenta, bis zur Rückbildung aller Schwangerschaftsveränderungen. Dauer etwa 6 bis 8 Wochen.

In dieser Zeit kommt es:
- zur Rückbildung des Uterus (Uterusinvolution)
- zur Ausscheidung der Wassereinlagerungen, Ödeme bilden sich zurück
- zur Festigung der Bauch- und Beckenbodenmuskulatur
- dazu, dass die Haut an Elastizität und Spannkraft gewinnt
- zur Vernarbung von Schwangerschaftsstreifen
- zur Festigung des Bindegewebes, der Sehnen und Bänder
- zum Abheilen der Wunde im Uterus und Wochenfluss (Lochien)

> **DEFINITION** **Lochien (Wochenfluss)** ist das uterine Wundsekret nach der Geburt. Zellreste, Leukozyten und Blutgerinnsel werden mithilfe der Lochien nach außen abtransportiert.

Uterusgröße/Fundusstand	Wochen nach der Geburt	Lochien
1. Tag	1. Woche	blutig (lochia ruba)
5. Tag	2. Woche	rotbraun (lochia fusca)
10. Tag	3. Woche	gelb (lochia flava)
	Ende der 3. Woche	weiß-grau (lochia alba)
	4.–6. Woche	versiegend

Tab. 11.9: Lochien und Uterusrückbildung

Pflegeschwerpunkte:
- strenges hygienisches Arbeiten (Kapitel 4)
- tägliche Temperaturkontrolle von Mutter und Kind (Unterkühlung vermeiden) zum Ausschluss von Infektionen
- Frühmobilisation (Thrombose-, Pneumonie-, Dekubitus und Obstipationsprophylaxe)
- Kontrolle des Fundusstands/Gebärmuttergröße
- Lochienkontrolle und Wechsel der Vorlagen stündlich
- Brust und Milchfluss (Laktation) kontrollieren zum Ausschluss von Milchstau/Mastitis (Brustdrüsenentzündung)
- Überwachung der Ausscheidung (Harnverhalt, Obstipation)
- Beratung der Wöchnerin zur Körperhygiene
- psychische Betreuung, Gesprächsbereitschaft signalisieren
- zur Wochenbett- und Rückbildungsgymnastik anleiten oder begleiten (Krankengymnastik)
- Ernährungsberatung (siehe Stillen)
- Stillberatung
- Beratung zur Säuglingspflege und Zeit nach der Krankenhausentlassung
- ggf. Vermittlung einer nachbetreuenden Hebamme

Beratung der Wöchnerin zur Körperhygiene:
- keine parfümierten Pflegeprodukte verwenden, da diese die Haut belasten und den sensiblen Geruchssinn des Säuglings irritieren
- duschen statt baden, bis der Lochialfluss versiegt ist, es besteht Infektionsgefahr (Brust- und Uterusinfektion)
- Keimverschleppung vermeiden durch den Gebrauch zweier getrennter Handtücher für die Brust- und Intimpflege, tägl. Wechsel
- äußere Genitalspülungen täglich und nach jedem Toilettengang durchführen
- zur sorgfältigen Händehygiene anleiten
- zur sorgfältigen Brusthygiene (mind. 1 x tägl. ohne Seife waschen) anleiten
- gut sitzenden Still-BH tragen und bei Verschmutzung (mind. 1 x tägl.) wechseln

Das pathologische Wochenbett

Der Lochialstau

Ist der Muttermund verlegt, z. B. Blutkoagel, Schleimhautreste, oder hat sich verschlossen, können die Lochien nicht abfließen und sammeln sich in der Gebärmutterhöhle. Es kommt zum **Lochialstau**.

Klassische Symptome:
Die Wöchnerin bekommt hohes Fieber, die Bauchdecke und der Uterus sind stark druckschmerzhaft, der Uterus hat sich nicht zurückgebildet und die Lochien sind (fast) versiegt.

Therapie:
In der Regel bekommt die Wöchnerin zunächst krampf- und schmerzlösende Medikamente sowie Kontraktionsmittel zur Uteruskontraktionsförderung. Unter Umständen ist auch eine Dilatation (Aufdehnung) des Muttermunds mit „Hega-Stiften" erforderlich.

Pflegeschwerpunkte:
- regelmäßige Temperaturkontrolle (siehe Pflege bei Fieber)
- Kontrolle des Lochialabflusses
- Rückbildungsgymnastik anleiten
- zur Kontraktionsförderung des Uterus regelmäßige Mobilisation und häufiges Anlegen des Kindes (fördert Oxytocinbildung)

Puerperalfieber

> **DEFINITION** **Puerperalfieber** oder auch **Kindbettfieber** sind alle fieberhaften Erkrankungen im Wochenbett, die durch bakterielle Infektionen der Geburtswunde bedingt sind.
>
> Hierzu gehören:
> - **Endometritis** (Entzündung der Uterusschleimhaut)
> - **Myometritis** (Entzündung der Uterusmuskulatur)

Symptome:
- verzögerte Rückbildung des Uterus
- Druck- und Bewegungsschmerz im Unterbauch (Uterus)
- übel riechende Lochien
- hohes Fieber

Therapie:
- Gabe von Antibiotika
- Gabe von krampf- und schmerzlösenden Medikamenten
- beim Auftreten einer „Puerperalsepsis" Entfernung der Gebärmutter

Pflegeschwerpunkte:
- siehe Pflege bei Fieber, Schmerz, nach Operationen

Gynäkologie, Geburtshilfe und Pädiatrie

Back in Shape – mit Rückbildungsgymnastik

babyclub.de

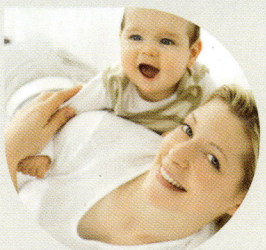

Während der Schwangerschaft durchlebt der weibliche Körper viele Veränderungen. Mit Übungen zur Rückbildungsgymnastik stärkst du deinen Beckenboden und erlangst schnell deine körperliche Fitness zurück. Außerdem: Auch das Baby kann mitmachen und in das Sportprogramm integriert werden.

1 Leichte Einstiegsübung
Ausgangsposition: Rückenlage. Beine hüftbreit aufstellen. Beim Einatmen das Steißbein in Richtung Bauchnabel ziehen und diesen gleichzeitig einziehen. Beim Ausatmen zurück in die Ausgangslage. Unterkörper dabei nicht anheben.
→ 10–15 Wiederholungen.

2 Hoch hinaus
Ausgangsposition: Rückenlage. Beckenboden anspannen und Bauchnabel einziehen. Beim Ausatmen den Po so weit anheben, bis Oberschenkel und Rücken eine Linie bilden. Beim Ausatmen den Po wieder senken, aber nicht ablegen. → 10–15 Wiederholungen.

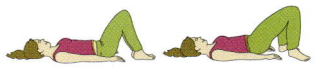
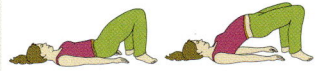

3 Beine hoch
Ausgangsposition: Rückenlage, Hände unter das Becken schieben. Zehenspitzen nach vorne strecken, Beine senkrecht nach oben. Mit geschlossenen Beinen Kreise in die Luft zeichnen. → Im Wechsel. 10–15 Wiederholungen.

4 Luft schieben
Ausgangsposition: Rückenlage. Beine im rechten Winkel anheben. Zehen zum Gesicht ziehen. Beim Einatmen die Unterschenkel nach vorne schieben. Beim Ausatmen wieder zurück.
→ 5–10 Wiederholungen.

5 Die Schere
Ausgangsposition: Rückenlage, Beine sind gestreckt. Bauch anspannen, Schultern und Kopf anheben und die Beine in der Luft abwechselnd auf und ab bewegen. Einige Sekunden halten und den Oberkörper wieder senken. → 4–10 Wiederholungen.

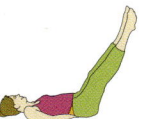
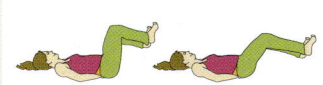
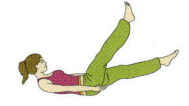

6 Die Sphinx
Ausgangsposition: Bauchlage, aufgestützt auf die Unterarme. Blick nach vorne. Bauchmuskeln angespannt, Rücken gerade. Beim Einatmen Beckenboden anspannen und Bein anheben. Beim Ausatmen Bein senken und Beckenboden entspannen.
→ Im Wechsel. 5–10 Wiederholungen.

7 Der Ellenbogenstand
Ausgangsposition: Zehen und Unterarme liegen auf dem Boden auf, Beine und Rücken bilden eine Linie. Mit den Unterarmen das Gewicht nach oben stemmen. 10 Sekunden verharren.
→ 3 Wiederholungen.

8 Der Katzenbuckel
Ausgangsposition: Vierfüßlerstand, Blick nach vorne. Einatmen und sanft ins Hohlkreuz gehen. Beim Ausatmen die Wirbelsäule in einen runden Katzenbuckel drücken. Der Kopf blickt in Richtung Bauchnabel. → 10–15 Wiederholungen.

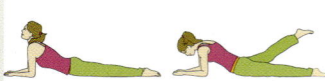

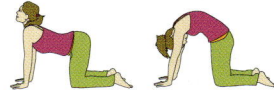

9 Streck dich
Ausgangsposition: Vierfüßlerstand, Beckenboden anspannen. Gleichzeitig rechten Arm gerade nach vorne, linkes Bein gerade nach hinten strecken und einatmen. Beim Ausatmen Arm und Bein einziehen. Der Ellenbogen berührt dabei das Knie.
→ Pro Seite 8 Wiederholungen.

10 Süße Küsschen
Ausgangsposition: Liegestützenhaltung auf den Knien über dem Baby. Hände so aufstützen, dass das Gesicht über dem des Babys ist. Bauchnabel einziehen und Beckenboden anspannen. Arme beugen und Oberkörper über dem Baby senken. Beim Ausatmen wieder in die Höhe drücken.
→ 5–10 Wiederholungen.

11 Der Lift
Ausgangsposition: Hüftbreiter Stand, das Baby vor dem Oberkörper. Bauchnabel einziehen und Beckenboden anspannen. Ausatmen und Po nach hinten schieben, einatmen und die Beine wieder strecken.
→ 20 Wiederholungen.

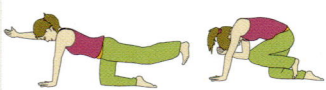
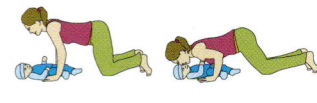
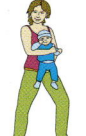
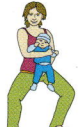

Abb. 11.17: Rückbildungsgymnastik

Milchstau und Mastitis puerperalis

Der **Milchstau** und die **Mastitis puerperalis (Brustdrüsenentzündung)** sind die häufigsten Wochenbetterkrankungen.

Einer Mastitis puerperalis geht häufig ein Milchstau voraus. Dieser wird verursacht durch eine mangelnde Entleerung der Brust beim Stillen oder eine Milchabflussbehinderung, z. B. ausgelöst durch Stress.

Aber auch Bakterien können über die Brustwarze (Mikroverletzungen oder wunde und rissige Brustwarzen) in das Brustgewebe einwandern. Im weichen und lockeren Brustgewebe finden die Bakterien einen idealen Nährboden und können sich schnell vermehren. Liegt noch ein Milchstau vor, ist dies für die Bakterien ein ruhiger und nährstoffreicher Ort.

Symptome:
- Schwellung, Schmerz und Überwärmung der betroffenen Brustpartie
- Fieber und allgemeines Krankheitsgefühl
- bei Mastitis ggf. Abszessbildung nach 1 bis 3 Tagen

Therapie:
- ggf. Antibiotikagabe laut AVO
- Kühlen, z. B. Kühlpack, Quarkumschläge, und Ruhigstellen (Still-BH) der Brust
- Ruhe und psychische Betreuung
- Besuchsregulation
- Abpumpen der Milchreste, Ausstreichen der Brust nach dem Stillen
- ggf. Abszessspaltung, -ausräumung

Pflegeschwerpunkte:
- hygienisches Arbeiten (S. 75 ff.)
- Verbandwechsel bei Abszessspaltung
- Vitalzeichenkontrolle
- Pflege bei Fieber (S. 334)
- Ruhe und psychische Betreuung ermöglichen
- Selbstwert als Frau und Mutter stärken und Gesprächsbereitschaft signalisieren, z. B. durch Lob, Erfolgserlebnisse hervorheben, Zeit zum Gespräch ermöglichen
- Stillberatung und Ermunterung zum häufigen Anlegen des Kindes an die Brust
- zur Mastitisprophylaxe beraten (S. 232)
- bei Bettruhe Prophylaxen, z. B. Pneumonie-, Dekubitus-, Thromboseprophylaxe

Das Stillen

> **MERKE** **Stillen** ist nicht nur die vollwertigste und natürlichste Art der Nahrungszufuhr für den Säugling, es bedeutet auch einen innigen Kontakt zwischen Mutter und Kind. Durch das Stillen wird die **Mutter-Kind-Bindung** gefördert und das **Urvertrauen** des Säuglings gestärkt.

Bereits in der Schwangerschaft nimmt das Brustdrüsengewebe an Größe zu und die Brust bereitet sich auf die Produktion von Muttermilch vor. Am Ende einer Schwangerschaft kommt es bei manchen Frauen bereits zur Absonderung von **Vormilch (Kolostrum)** aus den Brustwarzen.

Unmittelbar nach der Geburt bis spätestens 1 bis 2 Tage danach kommt es durch das Absinken des (Schwangerschaft-)Hormonspiegels zur vermehrten Produktion von **Prolaktin (Milchbildungshormon)** und **Oxytocin (Milchspendehormon)**, welche die Milchproduktion anregen und den Rückbildungsprozess, z. B. Gebärmutterkontraktion, anstoßen.

In dieser Zeit sind die Brüste der Frau prall, spannen und schmerzen. Besonders in dieser Zeit und bei Erstgebärenden besteht die Gefahr des Milchstaus und der Mastitis-puerperalis-Entstehung. Eine gute **Stillberatung** durch ausgebildete und erfahrene **Stillberaterinnen (Hebamme, Krankenpflege)** ist erforderlich, um Komplikationen zu vermeiden.

Stillberatung/Anleitung und Mastitisprophylaxe:
Das erste Anlegen des Säuglings sollte bereits in der ersten Stunde nach der Geburt erfolgen.

Grundsätzlich gilt beim Stillen:
- ruhige Atmosphäre für Mutter und Kind schaffen
- Stressauslöser, z. B. Ungeduld, Zeitdruck, Erfolgsdruck, vermeiden
- kontrolliert die Brustwarze ansteuern, den Säugling an die Brustwarze führen, nicht umgekehrt
- der Säugling liegt Bauch an Bauch mit der Mutter; Ohr, Schulter und Hüfte bilden eine Linie
- der Mund des Kindes befindet sich auf Höhe der Brustwarze
- der Arm der Mutter ist abgestützt und die Schultern sind entspannt
- Nasenspitze und Kinn des Säuglings berühren die Brust während der gesamten Stillmahlzeit
- zum Lösen des Säuglings von der Brust, den (kleinen) Finger sanft zwischen Brustwarze und Mundwinkel des Säuglings schieben

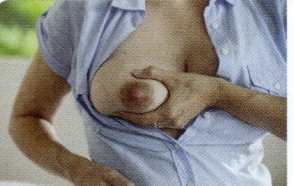 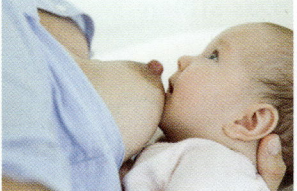 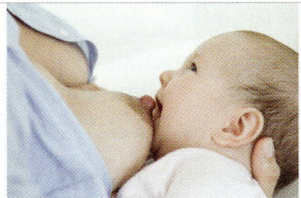 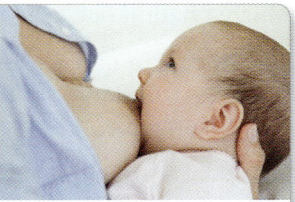

| Die Brust in C-Form halten. Finger und Daumen hinter dem Warzenhof platzieren. | Die Brustwarze zeigt in Richtung Nase. Der Kopf ist leicht nach hinten geneigt. Kinn und Unterlippe berühren die Brust. | Die Oberlippe des Babys mit der Brustwarze berühren, so dass es den Mund weit öffnet. | Das Baby mit weit offenem Mund schnell aber sanft zur Brust führen. Unter- und Oberlippe sind ausgestülpt. |

Abb. 11.18: Anlegetechnik zeigen und üben lassen

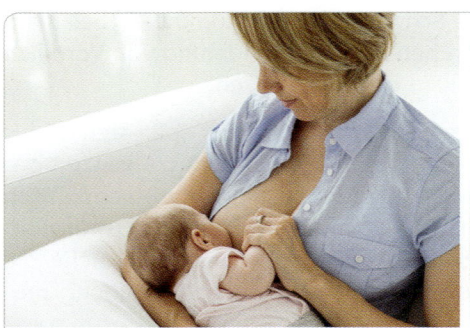 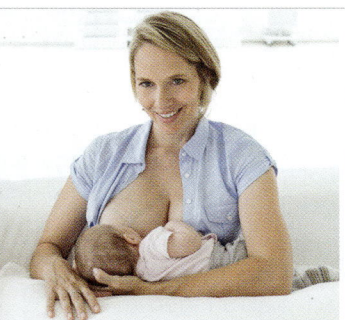 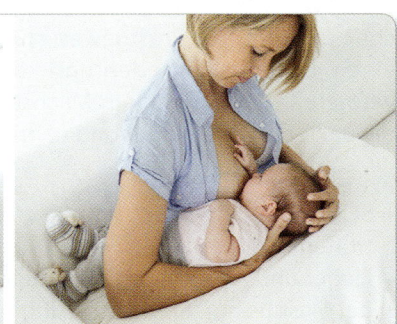

Klassische Wiegehaltung · Modifizierte Wiegehaltung · Seitenhaltung

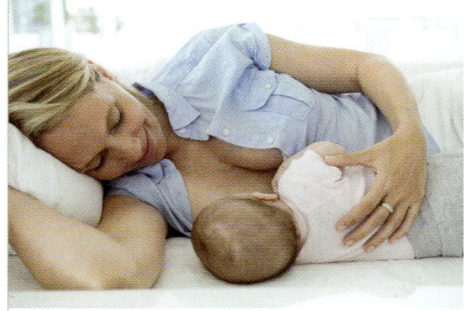 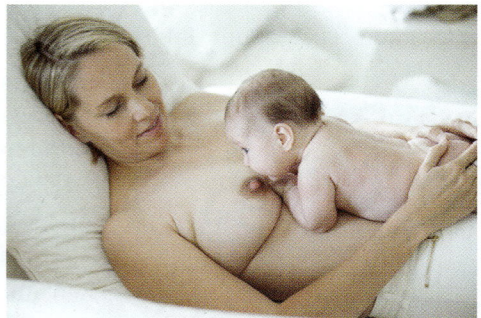

Stillen im Liegen in Seitenlage · Bauchstilllage

Abb. 11.19: Positionierung des Säuglings

Mastitis- und Milchstauprophylaxe:
- Brustwarze pflegen, z. B. vor und nach dem Stillen mit Wasser reinigen, gut trocknen und mit Muttermilch oder Lanolin (Wollfett) dünn bestreichen
- bei Bedarf Brustwarzenschutz oder Stillhütchen verwenden
- häufiges und korrektes Anlegen des Kindes an die Brust
- Milchreste ausstreichen oder abpumpen
- Ruhe für Mutter und Kind
- Kontakt zwischen Lochien und Brustwarze vermeiden
- festen und gut sitzenden Still-BH tragen

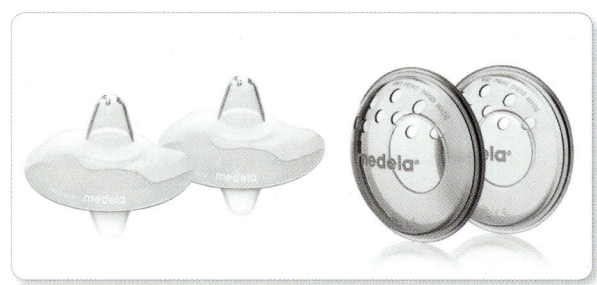

Abb. 11.20: Stillhütchen und Brustwarzenschoner

11.8 Säuglingspflege (Entwicklung des Kindes im ersten Lebensjahr)

11.8.1 Versorgung des Säuglings nach der Geburt

Das gesunde Neugeborene beginnt direkt nach der Geburt zu atmen.

Zur **Erstversorgung nach der Geburt** gehören:

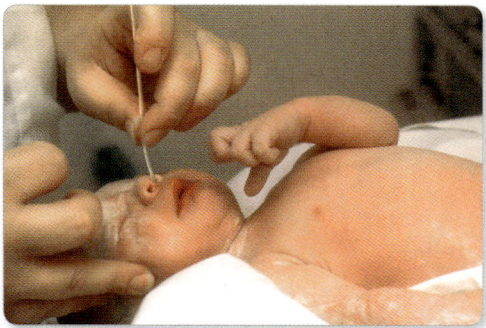

Abb. 11.21: Absaugen und somit Freimachen der Atemwege von Fruchtwasser

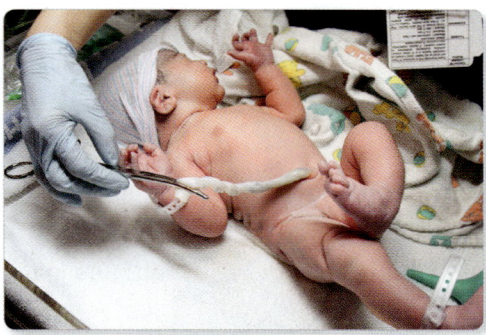

Abb. 11.22: Abnabeln des Säuglings

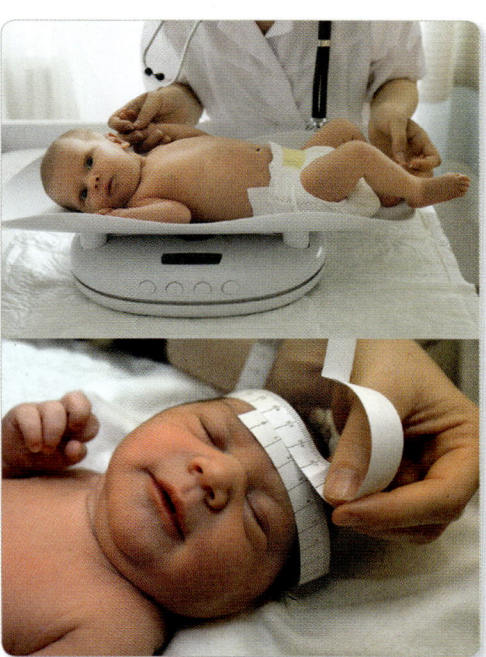

Abb. 11.23: Wiegen, Messen und Kennzeichnen des Neugeborenen. Je nach Hausstandards, wird das Neugeborene gebadet oder nur leicht von Blut und Geburtsresten befreit.

Kontrolle der Vitalwerte

Beurteilungskriterien	0 Punkte	1 Punkt	2 Punkte
Atmung	Apnoe (keine)	unregelmäßig, flach	regelmäßig, kräftig, schreiend
Puls	keinen	< 100/Minute	>100/Minute
Grundtonus (Muskeln, Aktivität)	schlaffer Muskeltonus, keine Bewegung	geringer Muskeltonus, zögerliche, schwache Bewegungen	guter Muskeltonus, aktive Bewegungen
Aussehen (Hautfarbe)	zyanotisch, blass	blaue Extremitäten, Körperstamm rosa	rosa, gut durchblutet
Reflexe	keine	Grimmassen, leichte Reaktion	Schreien, Husten, Niesen, Abwehrreaktion
Gesamtbewertung: gesundes unauffälliges Neugeborenes = 7–10 Punkte mäßig gefährdetes Neugeborenes = 4–6 Punkte akut gefährdetes Neugeborenes = weniger als 4 Punkte			

Tab. 11.10: Vitalwerte werden nach einer Minute, fünf Minuten und zehn Minuten nach der Geburt anhand des **ABGAR-Schemas** bestimmt.

Um eine **Vitamin-K-Mangelblutung** zu vermeiden, erhält das Neugeborene direkt nach der Geburt zwei Tropfen Vitamin-K (Konakion), welches nach 3 bis 10 Tagen und 4 bis 6 Wochen beim Kinderarzt wiederholt wird.

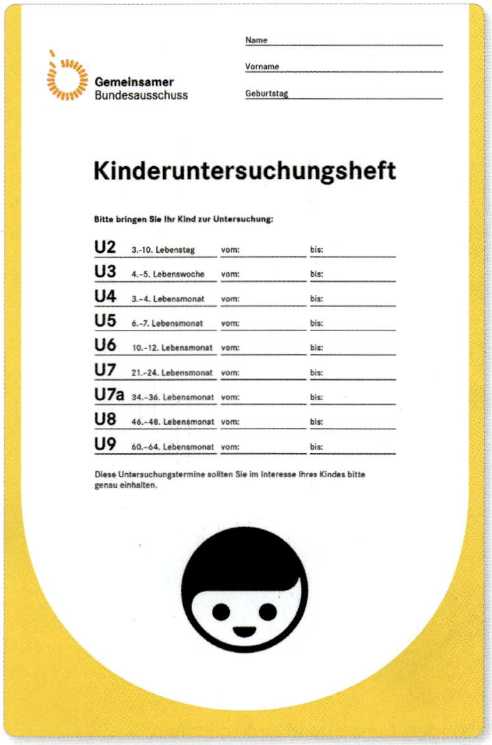

Gemeinsamer Bundesausschuss

Name

Vorname

Geburtstag

Kinderuntersuchungsheft

Bitte bringen Sie Ihr Kind zur Untersuchung:

U2	3.–10. Lebenstag	vom:	bis:
U3	4.–5. Lebenswoche	vom:	bis:
U4	3.–4. Lebensmonat	vom:	bis:
U5	6.–7. Lebensmonat	vom:	bis:
U6	10.–12. Lebensmonat	vom:	bis:
U7	21.–24. Lebensmonat	vom:	bis:
U7a	34.–36. Lebensmonat	vom:	bis:
U8	46.–48. Lebensmonat	vom:	bis:
U9	60.–64. Lebensmonat	vom:	bis:

Diese Untersuchungstermine sollten Sie im Interesse Ihres Kindes bitte genau einhalten.

Abb. 11.24: Die „Neugeborenen-Erstuntersuchung" U1 findet innerhalb von 24 Stunden statt, die U2 am 3. bis 10. Lebenstag. Weitere Vorsorgeuntersuchungen erfolgen nach Plan beim Kinderarzt.

11.8.2 Handling und Pflege

Das Handling

Durch **Handling** (richtige Handhabung, bezogen auf richtige Berührung oder Impulssetzung) können Babys in ihrer Entwicklung unterstützt werden.

Kinästhetik-Infant-Handling (engl. = Infant = Kind, engl. = handling = Berührung, Handhabung) ist ein **Konzept zur Frühförderung des Kindes**. Für jedes Neugeborene bedeutet die Umstellung nach der Geburt, sich plötzlich mit der Schwerkraft auseinanderzusetzen. Infant Handling hilft dem Neugeborenen und Säugling dabei, sich mit dieser Umstellung zurechtzufinden und sich wohlzufühlen. Durch die Aktivierung und Einbeziehung aller Sinne, zielgerichtete Interaktion, Orientierung und Einbeziehung des Kindes, kann das Kind sich und seine Umwelt begreifen. Tägliche Aktivitäten, wie Essen, Trinken, Ausscheiden, Schlafen, Kleiden, Spielen, Positionen einnehmen oder Sichfortbewegen, lernen Kinder von ihrer Umwelt, insbesondere den Bezugspersonen (Eltern, Geschwister etc.).

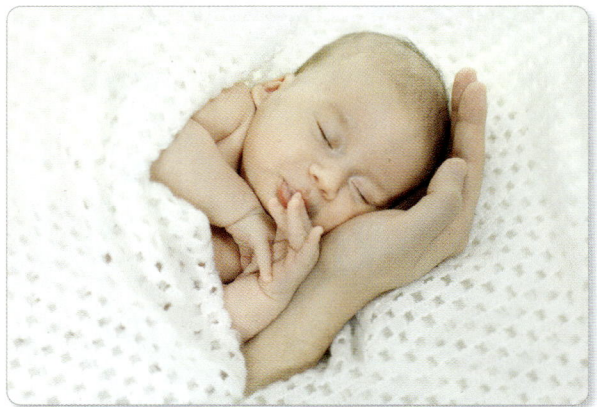

Abb. 11.25: Das Kind interagiert mit seiner Umwelt über die **Sinne** (Sehen, Hören, Riechen Schmecken, Tasten und den taktil-kinästhetischen Sinn). Diese Interaktionen vollziehen sich sehr häufig über Berührung und Bewegung. Eltern, Geschwister, Pflegende und Betreuerinnen sind die natürlichen Entwicklungsbegleiterinnen von Babys und Kindern und sollten sich deren Rolle auch bewusst sein.

Nachfolgend wird das **Kinästhetik-Infant-Handling** in alltäglichen Aktivitäten beispielhaft dargestellt:

Hinlegen und Aufnehmen des Babys aus und in die Rückenlage

MERKE **Achtung**: Beim Aufnehmen des Säuglings aus der Rückenlage erfolgt die Reihenfolge umgekehrt.

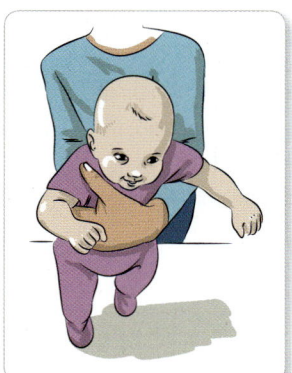

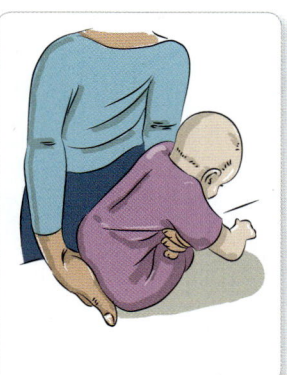

Abb. 11.26: Füße haben Kontakt zur Unterlage, Hand umgreift von vorn das Schultergelenk, Brustkorb liegt auf dem Unterarm.

Abb. 11.27: Becken sitzt seitlich auf die Unterlage

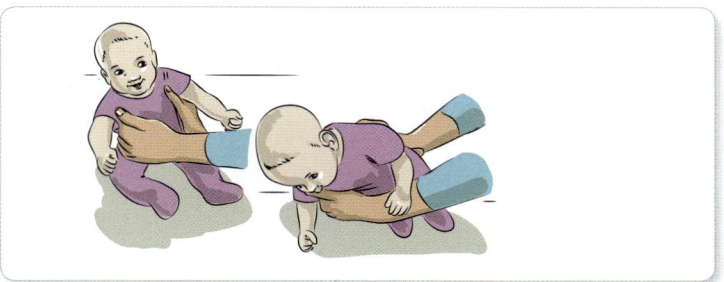

Abb. 11.28:
Beide Hände umgreifen die Schultergelenke, Kind wird spiralig über die Seite auf die Unterlage gelegt Der Kopf muss nicht gestützt werden, das Kind kann dieses in dieser Position selbstständig.

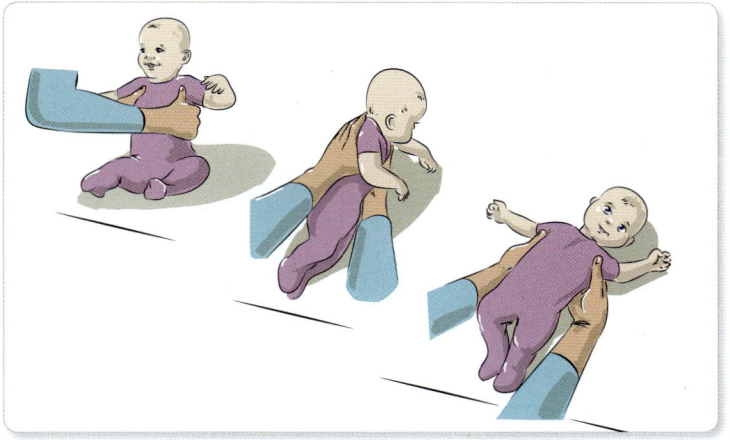

Abb. 11.29:
Ablegen des Säuglings spiralig über die Seite auf den Rücken

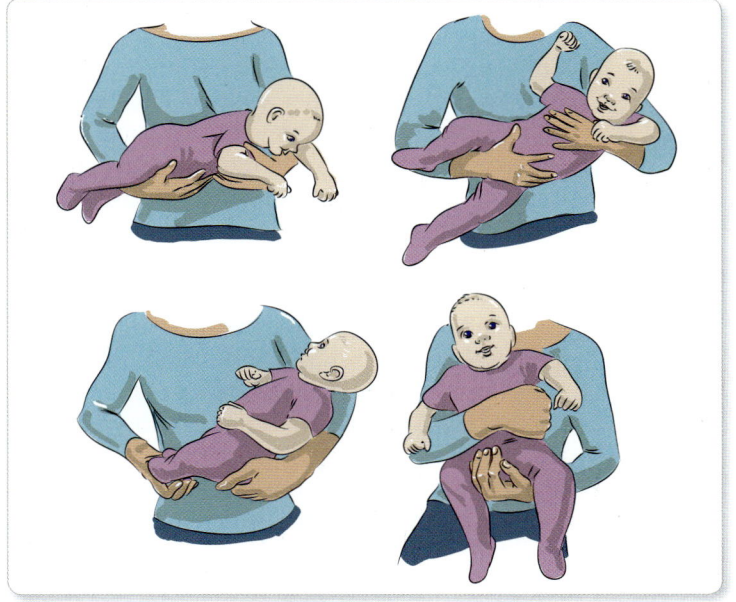

Abb. 11.30:
Halte- und Tragevarianten

Körperpflege

Die **Körperpflege** wird häufig übertrieben. Neugeborene werden außer im Windelbereich meist nicht schmutzig. Zudem ist die Haut des Neugeborenen und Säuglings empfindlicher als bei Erwachsenen. Die Talg- und Schweißdrüsen arbeiten noch eingeschränkt und der Säureschutzmantel, welcher die Haut des Menschen vor äußeren Einflüssen schützt, ist noch nicht vollständig aufgebaut.

Neugeborene sollten vorzugsweise gewaschen, nur selten und nach dem Austrocknen und Abfallen des Nabelrests gebadet werden.

Die Nabelpflege

In der Neugeborenenpflege wird der **Nabelpflege** besondere Aufmerksamkeit geschenkt, denn sie dient der Infektionsprophylaxe.

Nach dem Abnabeln bleibt noch ein 2 bis 10 cm langer Nabelstumpf zurück, welcher innerhalb von 7 bis 10 Tagen eintrocknet und abfällt. Die verbleibende Wunde heilt (ohne bestehende Infektion) schnell ab und es bleibt eine normale Hautfalte (der Bauchnabel) zurück.

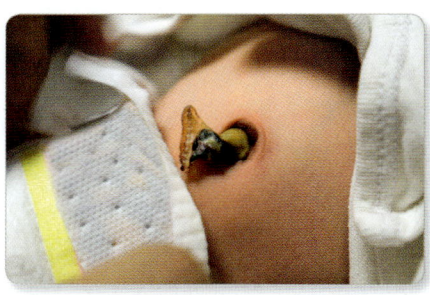

Abb. 11.31: Nabelpflege

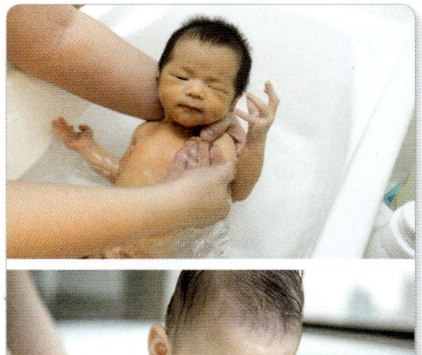

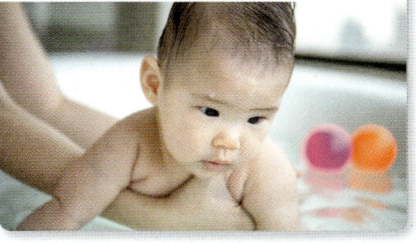

Abb. 11.32: Handling Baby-Bad

Je nach „Hausstandard" wird der Nabel meist trocken versorgt:
- Händedesinfektion/Handschuhe tragen bei infektiösem Nabel und zur Infektionsprophylaxe
- die Wundabdeckung, z. B. kleine Kompresse, wird entfernt
- Schmutz oder Wundsekret werden mit z. B. isotonischer Kochsalzlösung und einem Tupfer/Wattestäbchen entfernt
- Haut und Wunde um den Nabelstumpf werden getrocknet
- neue saubere/sterile Kompresse wird unter und auf den Nabelstumpf gelegt
- der Nabelstumpf wird nicht von der Windel überdeckt (Bildung einer feuchten Kammer)
- Materialien zur Nabelpflege werden entsorgt

Das Säuglingsbad

Vorbereitung:
- Wärmelampe einschalten
- Händedesinfektion und ggf. Einmalhandschuhe bereitstellen
- Fenster und Türen schließen
- Raumtemperatur anpassen (ca. 23 °C)
- Spielutensilien für die Pflegezeit nach dem Bad bereitlegen
- Wickelutensilien und Kleidung bereitlegen
- Handtuch und großen Waschlappen (zum Abdecken des Oberkörpers im Bad)
- Po des Säuglings vor dem Bad reinigen

Durchführung:
- Hände desinfizieren
- Säugling unter Wärmelampe entkleiden
- Säugling auf den Arm nehmen (Verweis auf Handling)
- mit den Füßen zuerst in das Wasser tauchen
- Säugling langsam ins Wasser gleiten lassen
- der Kopf/Nacken des Kindes ruht auf dem Unterarm und die Hand umklammert mit angepasstem Griff das Schultergelenk
- Gesicht und Oberkörper werden mit der freien Hand vorsichtig gewaschen
- Ohren vorsichtig an der Ohrmuschel reinigen
- Hautfalten vorsichtig reinigen und z. B. Krümel oder Schmutz entfernen
- Hände und Arme, Beine und Füße waschen, auch zwischen den Fingern und Zehen
- anschließend den Oberkörper mit einem Waschlappen abdecken (Schutz vor Auskühlung)
- Säugling entspannt sich und kann frei strampeln
- danach den Säugling kinästhetisch über die Seite auf den Bauch drehen
- dabei unterstützt der unten liegende Arm den Brustkorb, die Hand umfasst den Rumpf oder das Schultergelenk
- nun werden der Rücken und der Po gewaschen
- anschließend den Säugling aus der Wanne heben
- ins Handtuch kuscheln, gründlich abtrocknen/-tupfen
- Hautfalten, Achseln, Leisten, Pofalten und zwischen den Zehen und Fingern trocknen
- Hautbeobachtung durchführen
- Windel anlegen und ankleiden
- Spielzeit, freies Strampeln und Sinnesaktivierung während der Körperpflege nie vergessen

Säuglingspflege (Entwicklung des Kindes im ersten Lebensjahr)

> **MERKE** Beim Baden und Eincremen ist weniger mehr. Bitte nur wenige und dafür natürliche Pflegeprodukte ohne Konservierungs-, Farb- und Duftstoffe verwenden (Allergieauslöser). Das Säuglingsbad kann auch mit Kamille (Tee) vorbereitet werden.

Infant-handling

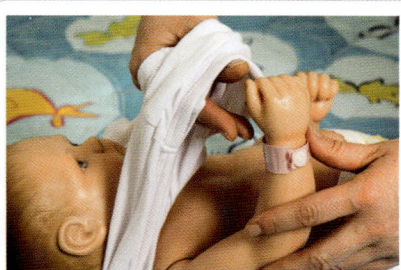

Body, Pullover oder Händchen vorsichtig über den Kopf streifen. Arm des Säuglings durch den Ärmel führen (Händchen reichen). Nicht ziehen, der Bewegung des Säuglings folgen.

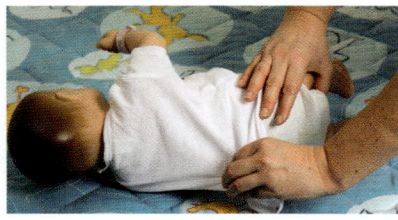

Body glattziehen und Säugling kinästhetisch auf den Rücken drehen (Becken beginnt).

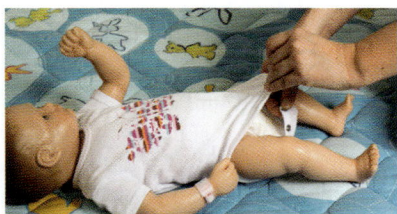

Body verschließen.

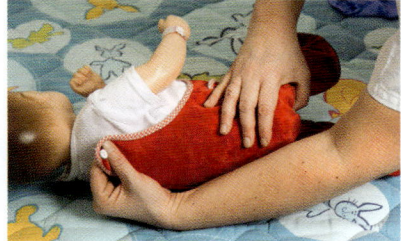

In Rückenlage Hose, Strampelhose oder Latzhose ankleiden, dann wie beschrieben kinästhetisch auf die Seite bewegen (Becken-Bein zuerst). Rückenteil verschließen und nach demselben kinästhetischen Prinzip auf die andere Seite bewegen.

Abb. 11.33: An- und Auskleiden

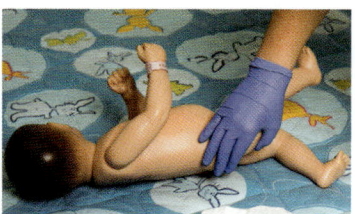

Über das Becken die Bewegung auf die Seite anbahnen. Masse für Masse (spiraliges Muster) bewegen. Säugling folgt dem Bewegungsimpuls mit dem Oberkörper. Ggf. Hilfe durch die Hand anbieten.

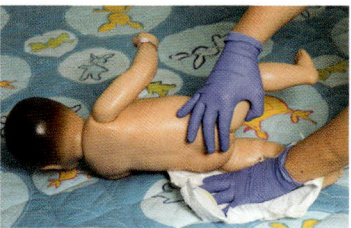

Über das Becken die Bewegung auf die Seite anbahnen. Massen für Masse (spiraliges Muster) bewegen. Säugling folgt dem Bewegungsimpuls mit dem Oberkörper. Ggf. Hilfe durch die Hand anbieten. Windel korrekt unterlegen.

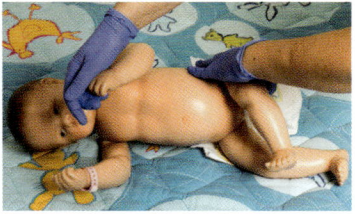

Über das Becken die Bewegung auf die andere Seite anbahnen. Masse für Masse (spiraliges Muster) bewegen. Säugling folgt dem Bewegungsimpuls mit dem Oberkörper, ggf. Hilfe durch die Hand anbieten.

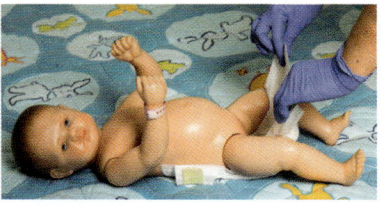

Windel verschließen.

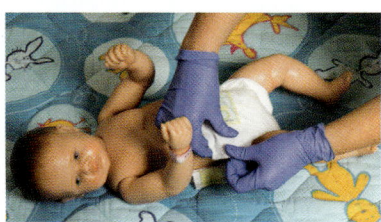

Windel sorgfältig schließen. Bewegungsfreiraum für die Beinchen lassen, Windel darf nicht einschnüren oder die Bewegung einschränken.

Abb. 11.34: Windeln anlegen

Die Haar- und Nagelpflege

In den ersten Wochen werden die feinen Haare des Säuglings nur mit klarem Wasser gewaschen, Verkrustungen, z. B. Milchschorf, oder Verklebungen, z. B. Muttermilchreste, werden vorher eingeweicht (Öl oder Wasser) und abgelöst.

Ist der Säugling älter, können die Haare mit einem milden Babyshampoo gewaschen werden.

Finger- und Fußnägel werden in den ersten vier Wochen nach der Geburt nicht geschnitten, da die Gefahr einer Schnittverletzung oder Nagelhautverletzung zu groß ist und die Nägel noch sehr weich sind. Ist der Säugling älter, müssen die Nägel regelmäßig und nach Bedarf geschnitten werden, da sich der Säugling sonst selbst (teilweise im Schlaf) kratzt und verletzt.

11.8.3 Ernährung des Säuglings im ersten Lebensjahr

Ein Säugling benötigt im 1. Lebensjahr eine spezielle Ernährung, da sein Verdauungssystem noch nicht voll ausgereift ist. Hinzu kommt, dass gerade Säuglinge im Verhältnis zu ihrem Körpergewicht besonders viel Energie und Nährstoffe aufnehmen müssen, um sich körperlich und geistig gut entwickeln zu können. Werden ein paar einfache Regeln beachtet, ist die Ernährung eines Säuglings aber nicht so kompliziert, wie man oft meint.

> **MERKE** Die Weltgesundheitsorganisation (WHO) empfiehlt das vollständige Stillen eines Säuglings in den ersten sechs Lebensmonaten. Danach neben geeigneter Beikost weiter so lange stillen, wie von Mutter und Kind gewünscht.

Die Ernährung im 1. Lebensjahr wird in drei Abschnitte unterteilt:
- In den ersten Lebensmonaten erhält das Baby Muttermilch durch das Stillen oder eine Säuglingsanfangsnahrung, die der Muttermilch in ihrer Zusammensetzung sehr nahekommt.
- Frühestens nach dem 4. Lebensmonat werden Monat für Monat die einzelnen Milchmahlzeiten durch verschiedene Breie ersetzt.
- Etwa ab dem 10. Lebensmonat beginnt der schrittweise Übergang zur Familienkost.

Das Stillen: Ernährung mit Muttermilch

Vorteile des Stillens für Mutter und Kind:
- Optimale Nährstoffzusammensetzung der Muttermilch:
  - passt sich dem jeweiligen Entwicklungsstand des Babys an
  - während der Stillmahlzeit verändert sich die Milch: Erst ist sie dünn und löscht den Durst, dann wird sie fettreich, um den Hunger zu stillen.
- Muttermilch wirkt beim Baby vorbeugend gegen Krankheiten wie Magen-Darm-Infektionen oder Allergien. Sie enthält u. a. auch Wachstumshormone, die den gesamten Verdauungsapparat schneller ausreifen lassen.
- Das Saugen an der Brust fördert die Entwicklung des Kiefers und Zahnfehlstellungen kann vorgebeugt werden.
- Muttermilch ist praktisch: Sie ist hygienisch, gut temperiert, jederzeit verfügbar und kostenlos.
- Das Stillen nach Bedarf fördert das natürliche Hunger- und Sättigungsgefühl des Babys. Dies ist eine Vorbeugung im Hinblick auf spätere Essstörungen und Übergewicht.
- Stillen fördert die emotionale Bindung zwischen Mutter und Kind.
- Stillen fördert die Uterusrückbildung und Glückshormone werden ausgeschüttet.

Ernährungsempfehlung während des Stillens:
- Obst- und Gemüsesorten auswählen, die in der Region angebaut werden und Saison haben. Sie sind weniger chemisch behandelt und haben kurze Transportwege.
- Ökologisch angebaute Produkte, z. B. Ökosiegel, Bioland, bevorzugen.
- Auf Alkohol, Nikotin und andere Drogen verzichten. Dies fördert nicht nur die ungestörte Entwicklung des Kindes im Mutterleib, sondern senkt auch den Gehalt schädlicher Stoffe in der Muttermilch.
- Auf blähende Nahrungsmittel wie Kohl, Erbsen, Bohnen etc. verzichten, um Koliken bei dem Säugling zu vermeiden.
- Sehr säurehaltige oder stark gewürzte Lebensmittel meiden, sie fördern Durchfälle und einen wunden Po.
- Anis, Fenchel und Kümmel, z. B. als Tee, fördern die Darmgesundheit des Säuglings, wirken beruhigend und fördern die Laktation (Milchproduktion und Milchfluss) bei der Mutter.

Die Stillmenge und somit der Bedarf des Säuglings richtet sich nach dem Entwicklungsstand des Kindes.

Entwickelt sich der Säugling gut, wird auch kontinuierlich der Milchbedarf steigen und der Stillrhythmus verändert sich.

> **MERKE** Auf das Zufüttern von Tee, Wasser, Zuckerlösung, Säften oder Milch sollte bei einem gesunden Baby, das an der Brust trinkt, verzichtet werden.

Ernährung mit industrieller Säuglingsmilchnahrung

Bezeichnung	Merkmale	Beurteilung
Säuglings-anfangs-nahrung „PRE"	In Konsistenz und Zusammensetzung der Muttermilch weitgehend angeglichen.	Für die Ernährung im gesamten 1. Lebensjahr geeignet.
Säuglings-anfangs-nahrung „1"	Enthält neben Milchzucker noch Stärke. Kann Kristallzucker oder andere Zuckerarten enthalten.	Für die Ernährung im gesamten 1. Lebensjahr geeignet.
Folgenahrung, Folgemilch „2", „3" und Kindermilch	Hat einen höheren Gehalt an Eiweiß und Mineralstoffen und enthält Milchzucker, Stärke und andere Zuckerarten. Sie kann auch Geschmacksstoffe und Aromen enthalten.	Nicht geeignet. Durch den süßen Geschmack kann die spätere Umstellung auf Kuhmilch erschwert werden.
HA-Nahrungen	Das in der Milch enthaltene Eiweiß ist stark aufgespalten (hydrolysiert) und somit weniger allergieverursachend.	Empfehlenswert für allergiegefährdete Säuglinge, die nicht gestillt werden. (vgl. FKE, 2013)

Tab. 11.11: Ein Überblick über unterschiedliche handelsübliche Säuglingsnahrungen und ihre Vor- und Nachteile unterstützt die Entscheidung für das eine oder andere Produkt.

Wenn ein Säugling nicht gestillt wird, ist die Verwendung einer industriell hergestellten Säuglingsmilchnahrung die Alternative. Diese Milch ist im Nährstoff- und Energiegehalt der Muttermilch ähnlich, hygienisch unbedenklich und schadstoffarm. Damit ein gleichbleibender Qualitätsstandard der Säuglingsmilch bei allen Herstellern gewährleistet wird, hat die Europäische Union strenge Vorschriften erlassen, nach denen die Zusammensetzung der Säuglingsnahrung einheitlich geregelt ist.

Es gibt unterschiedliche Produkte auf dem Markt. Hat sich das Baby jedoch an eine Sorte Milch gewöhnt, sollte die Marke nicht mehr gewechselt werden. Das Verdauungssystem des Kindes stellt sich darauf ein, ein Wechsel kann Verdauungsstörungen auslösen.

> **MERKE** Von der Selbstzubereitung von Säuglingsmilch aus Kuh-, Ziegen- oder Stutenmilch sowie Mandel-, Reis- oder Frischkorn-„Milch" ist abzuraten, da kein ausgewogener Nährstoffgehalt erreicht wird. Eine Ernährung mit diesen Milchsorten kann zu Wachstumsstörungen beim Säugling führen.

Zubereitung von Säuglingsmilch

Die Zubereitung industrieller Säuglingsmilch ist einfach: Die Anleitung dafür befindet sich auf der Verpackungsrückseite und ist von Milchsorte zu Milchsorte unterschiedlich. Um Ernährungsfehlern vorzubeugen, ist die genaue Einhaltung der Anleitung wichtig.

Wichtige Hinweise:
Beachten Sie bei der Zubereitung von Säuglingsnahrung genau die Gebrauchsanweisung. Unsachgemäße Zubereitung und Lagerung kann zu gesundheitlichen Beeinträchtigungen durch Wachstum unerwünschter Keime führen. Bereiten Sie die Nahrung vor jeder Mahlzeit frisch zu und füttern Sie diese sofort. Nahrungsreste nicht wiederverwenden. Flasche, Sauger und Ring gründlich reinigen und 5 Minuten auskochen. Erwärmen Sie Säuglingsnahrung nicht in der Mikrowelle (Verbrühungsgefahr).

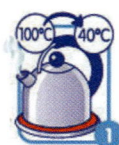 Hände gründlich waschen. Frisches Trinkwasser fünf Minuten abkochen und auf 40 °C abkühlen lassen.

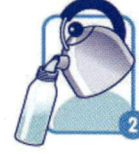 2/3 der benötigten Wassermenge in die Flasche geben.

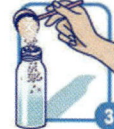 Mit dem beiliegenden Messlöffel die erforderliche Pulvermenge abmessen und hinzugeben. Bitte keine gehäuften Messlöffel verwenden.

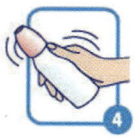 Flasche verschließen und gut schütteln.

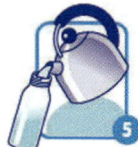 Verbleibende Wassermenge hinzufügen und gut schütteln.

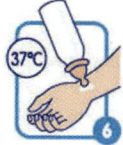 Flascheninhalt auf Trinktemperatur (ca. 37 °C) überprüfen.

Abb. 11.35: Verpackungsrückseite einer Säuglingsmilch mit Zubereitungsanleitung

Folgende Hygieneregeln müssen beachtet werden, um z. B. Durchfälle bei Säuglingen zu vermeiden:
- Leitungswasser vor der Zubereitung abkochen. 1 bis 2 Minuten sprudelnd kochen lassen oder für Säuglinge geeignetes Mineralwasser gut verschlossen im Kühlschrank aufbewahren und vor Gebrauch ebenfalls abkochen.
- Packungen mit Milchpulver nach Gebrauch sorgfältig verschließen.
- Flaschen und Sauger nach jeder Mahlzeit gründlich reinigen und sterilisieren.
- Nur sterilisierte Flaschen und Sauger zur Zubereitung der Milch verwenden.

MERKE Jede Milchflasche immer frisch zubereiten und keine Reste wieder aufwärmen. So kann eine schnelle Vermehrung krank machender Erreger vermieden werden.

Reinigung und Sterilisation der Flaschen und Sauger

Das Reinigen und Sterilisieren der Milchflaschen und Sauger ist wichtig zur Vorbeugung von Verdauungsbeschwerden beim Kind. Es sollte in drei Schritten erfolgen:
- Flaschen und Sauger kalt abspülen
- Mit heißem Wasser, Spülmittel und Flaschenbürste reinigen
- Sterilisieren

Folgende Sterilisiermethoden sind möglich:
- Auskochen der Flaschen und Sauger im Kochtopf, 10 Minuten sprudelnd kochen.
- Dampfsterilisieren im Sterilisiergerät, im Mikrowellengerät oder im Schnellkochtopf, Anleitung für das Gerät beachten.
- Reinigen in der Spülmaschine, wenn ein spezielles Babyflaschenprogramm vorhanden ist; für Sauger nicht geeignet.

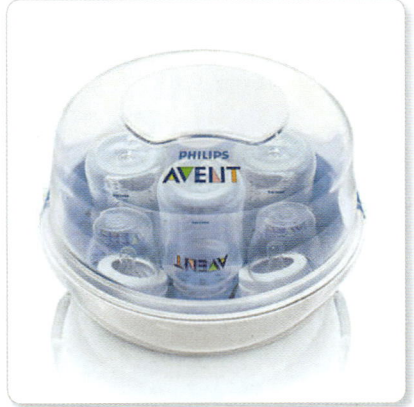

Abb. 11.36: Sterilisiergerät für Flaschen und Sauger

Nach den ersten 6 Lebensmonaten des Säuglings ist das Sterilisieren der Flaschen und Sauger sowie das Abkochen des Wassers nicht mehr notwendig, da sich das Verdauungssystem des Säuglings weiterentwickelt hat und nicht mehr so empfindlich reagiert.

Beikosteinführung: Brei

Frühestens nach dem 4. Monat, bei voll gestillten Babys nach ca. dem 6. Monat, wird eine Milchmahlzeit durch einen Brei ersetzt. Die Nährstoffe der Milch genügen dem Baby nun nicht mehr. Ob der richtige Zeitpunkt für den ersten Brei gekommen ist, zeigt das Baby in der Regel von sich aus an, indem es großes Interesse an dem Essen der Erwachsenen und der größeren Kinder zeigt und gerne nach dem Löffel greift.

Der erste Brei: Mittagsbrei

Für den ersten Brei wird die Mittagsmahlzeit ausgewählt, da das Kind am Tag am besten beobachtet werden kann, ob es ggf. ein Nahrungsmittel nicht gut verträgt. Ein reiner Gemüsebrei ohne weitere Zutaten (wie etwa Salz), der aus **Karotten**, **Pastinaken** oder **Kürbis** besteht, eignet sich für den Start mit der Beikost. Aufgrund des süßlichen Geschmacks werden diese Sorten vom Baby am Anfang gut angenommen. Nach den ersten Löffeln Gemüse wird das Kind gestillt oder bekommt die Flasche wie bisher, damit es satt wird. Mag das Kind das Gemüsepüree und kann es gut schlucken, kann die Menge des Breis langsam gesteigert werden.

Nach ca. einer Woche wird zum **Gemüse-Kartoffel-Brei** übergegangen, 2/3 Gemüse und 1/3 Kartoffeln. Nach spätestens vier Wochen sollte das komplette Mittagessen durch den **Gemüse-Kartoffel-Fleisch-Brei** oder den vegetarischen **Gemüse-Kartoffel-Getreide-Brei** ersetzt werden.

Fleisch ist ein guter **Eisenlieferant** in der Ernährung des Menschen. Die regelmäßige Zufuhr dieses Mineralstoffs ist für das Baby wichtig, da sich die eigenen Eisenreserven nach den ersten sechs Lebensmonaten erschöpfen. Dennoch möchte nicht jeder jeden Tag Fleisch zubereiten und damit sein Kind ernähren. Als **eisenreiche Alternative** bietet sich ein Mittagsbrei an, bei dem das Fleisch durch **Hafer- oder Hirseflocken** ersetzt wird, da diese Getreidesorten sehr eisenreich sind. Bei der Zubereitung sollte auf die Zugabe von Vitamin-C-reichem Saft geachtet werden. Vitamin C sorgt dafür, dass das Eisen aus dem Getreide leichter im menschlichen Körper verarbeitet werden kann.

Säuglingspflege (Entwicklung des Kindes im ersten Lebensjahr)

Gemüse-Kartoffel-Brei	
100 g Gemüse 50 g Kartoffeln 10 g Öl (ca. 1 EL) 1–2 EL Vitamin-C-reicher Saft oder Obstpüree	**Zubereitung** Gemüse und Kartoffeln waschen, putzen oder schälen und klein schneiden. Circa 4 EL Wasser in einem kleinen Topf zum Kochen bringen, Gemüse, Kartoffeln und Fleisch zugeben und in ca. 10 Minuten weich dünsten. Anschließend alles fein pürieren und Öl und Saft hinzufügen. Die Verwendung von Salz oder Gemüsebrühe ist überflüssig, da das Salz von den Nieren des Babys noch nicht vollständig verarbeitet werden kann und das reine Gemüse für das Baby einen ausreichend würzigen Geschmack hat.
Gemüse-Kartoffel-Fleisch-Brei	
100 g Gemüse 50 g Kartoffeln 30 g mageres fein geschnittenes Fleisch oder frisch durchgedrehtes Hackfleisch 10 g Öl (ca. 1 EL) 1–2 EL Vitamin-C-reicher Saft oder Obstpüree	**Zubereitung** Gemüse und Kartoffeln waschen, putzen oder schälen und klein schneiden. Circa 4 EL Wasser in einem kleinen Topf zum Kochen bringen, Gemüse, Kartoffeln und Fleisch zugeben und in ca. 10 Minuten weich dünsten. Anschließend alles fein pürieren und den Vitamin-C-reichen Saft sowie das Öl hinzufügen. Ist der Brei zu dick, kann noch etwas abgekochtes Wasser zugegeben werden.
Vegetarischer Gemüse-Kartoffel-Getreide-Brei	
100 g Gemüse 50–60 g Kartoffeln 10 g Vollkornflocken, z. B. Hafer oder Hirse 40 ml Wasser 10 g Öl 4 EL Vitamin-C-reicher Saft	**Zubereitung** Das Gemüse und die Kartoffeln waschen, putzen oder schälen und klein schneiden. In einem kleinen Topf ca. 4 EL Wasser zum Kochen bringen, Gemüse und Kartoffeln zugeben, den Topf gut verschließen und alles weich dünsten. Anschließend die Flocken einstreuen und 5 Minuten mitgaren. Instantflocken erst zum Schluss in den heißen Brei einrühren. Alles fein pürieren. Ist der Brei zu dick, etwas mehr Wasser zugeben. Anschließend Öl und Saft unterrühren.

Tab. 11.12: Rezeptvorschläge und Zubereitung

Der zweite Brei: Vollmilch-Getreide-Brei am Abend

Nach dem 5. bzw. bei voll gestillten Babys nach dem 7. Lebensmonat wird die nächste

Stillmahlzeit durch einen Abendbrei, den Vollmilch-Getreide-Brei, ersetzt.

Vollmilch-Getreide-Brei	
200 ml Vollmilch, industrielle Säuglingsmilch oder Muttermilch 20 g Vollkorngetreide-flocken 20 g Vitamin-C-reicher Saft oder Obstmus	**Zubereitung** Bei der Verwendung von Instantflocken: Milch erhitzen und Flocken einrühren. Die Flocken quellen auf und machen den Brei dick. Bei der Verwendung von herkömmlichen Getreideflocken: Flocken in kalte Milch einrühren und mit der Milch ca. 3–5 Minuten aufkochen. Wird Säuglingsmilchpulver verwendet, wird der Brei mit Wasser gekocht und anschließend das Milchpulver untergerührt. Muttermilch sollte immer nur erwärmt und nicht aufgekocht werden. Zum Schluss den Obstsaft zugeben, damit das hitzeempfindliche Vitamin C nicht zerstört wird.

Tab. 11.13: Rezeptvorschlag und Zubereitung

Der dritte Brei: Getreide-Obst-Brei

Als Letztes erfolgt nach dem 6. bzw. 8. Lebensmonat die Einführung des Nachmittagsbreis als Getreide-Obst-Brei.

Getreide-Obst-Brei	
90 ml Wasser 20 g Vollkorngetreideflocken 100 g Obst 5 g Öl (ca. 1 TL)	**Zubereitung** Vollkornflocken in kaltes Wasser geben, aufkochen und 3–5 Minuten quellen lassen. Instantflocken in heißes Wasser einrühren und quellen lassen. Obstmus und Öl zufügen, alles gut verrühren.

Tab. 11.14: Rezeptvorschlag und Zubereitung

Hinweise zur Beikosteinführung für allergiegefährdete Kinder

Bei der Ernährung im 1. Lebensjahr und dem Einkauf von Produkten für die Beikost sind folgende Punkte zu beachten:
- Allergiegefährdete Kinder werden genau wie nicht allergiegefährdete Kinder nach dem FKE-Ernährungsplan (www.fke-do.de) ernährt.

- Neue Lebensmittel sollten einzeln und im wöchentlichen Abstand eingeführt werden. Allergische Reaktionen können so rechtzeitig erkannt werden. Außerdem kann sich der Geschmackssinn des Babys so besonders fein entwickeln.
- Zutaten wie Gewürze, Nüsse, Schokolade, Kakao oder Aromen meiden, da sie Allergien auslösen können.
- Zuckerzusätze fördern Karies und sind zu meiden. Salzfreie Produkte wählen.
- Sehr fettarme Produkte (manche Gläschenkost) kann mit Rapsöl aufgewertet werden. Mengen siehe Brei-Rezepte.
- Nur den Milch-Getreide-Brei mit Milch zubereiten, da zu viel Eiweiß Leber und Nieren schädigt.
- Bei Gläschenkost auf eine einfache Zusammensetzung achten. Zusatzstoffe und Aromen meiden.
- Zur Allergievorbeugung bereits frühzeitig unterschiedliche Obst-, Gemüse- und Getreidesorten anbieten.

MERKE Kinder mit bestehenden Allergien dürfen in einer Einrichtung nur in enger Absprache mit den Eltern und/oder dem Kinderarzt ernährt werden. Es ist sicherer, sich eine Liste mit unverträglichen Lebensmitteln geben zu lassen.

MERKE Kinder verschlucken sich häufig. Deshalb sind kleine und harte Lebensmittel wie Nüsse oder Weintrauben zu meiden. Diese können in die Luftröhre gelangen und das Kind kann ersticken.

Das selbstständige Essen sollte durch eine „kleckerfreundliche" Umgebung erleichtert werden. Kinder wollen Essen nicht nur schmecken, sondern mit allen Sinnen erfassen.

Riechen und Fühlen von Essen sind für sie wichtige Erlebnisse. Die Eltern oder Pflegekraft können das Essenlernen unterstützen, indem sie Fortschritte in der Selbstständigkeit loben und bei Schwierigkeiten in der Handhabung des Bestecks unterstützend tätig werden. Außerdem dient das gemeinsame Essen dem Modelllernen; dem Vorbild entsprechend imitieren die Kinder das Essverhalten der Erwachsenen. Dem Wunsch nach dem Berühren-Wollen der Speisen kann man durch Anbieten von Fingerfood gerecht werden, wie Obststücke, Snacks etc.

Übergang zur Familienkost

Ab ca. dem 10. Lebensmonat interessiert sich das Kind immer mehr für das Essen der Erwachsenen bzw. älteren Kinder und möchte den eigenen Löffel und z. B. Brot, weiche Kartoffel-, Gemüse- oder Obststücke selbst in die Hand nehmen. Wichtig ist nach wie vor, dass das Kind alle Lebensmittel langsam kennen lernt und das Essen nicht zu fett, süß, salzig oder stark gewürzt ist. Die vier gleich großen Milch- und Breimahlzeiten gehen langsam in drei Haupt- und zwei kleinere Zwischenmahlzeiten über.

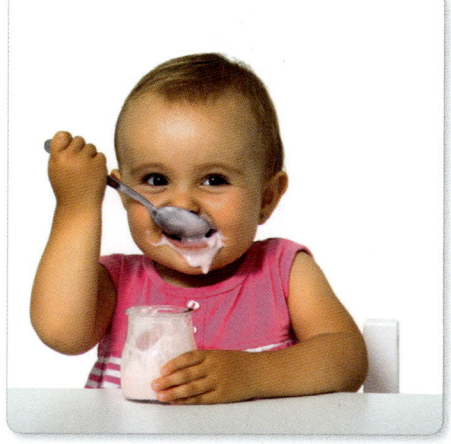

Abb. 11.37: Ein großer Schritt zur Selbstständigkeit: allein essen

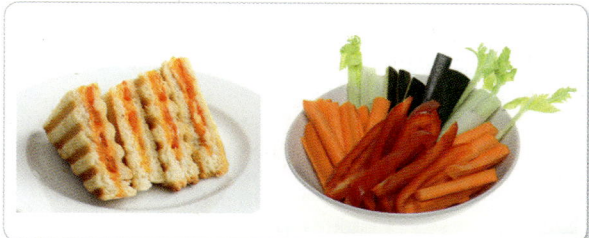

Abb. 11.38: Fingerfood

Frühstück/ Abendessen	Mittagessen	Zwischenmahlzeiten
Statt Milch oder Brei werden kleine Brotstücke in die Hand gegeben. Es gibt Milch aus der Tasse, Naturjoghurt, Schnitt- und Frischkäse.	Die Bestandteile bleiben gleich. Die Zutaten werden aber nicht mehr wie bisher püriert, sondern zerdrückt.	Der Nachmittagsbrei entfällt. Die Zwischenmahlzeiten bestehen aus weichem Obst sowie Stücken von Zwieback, Reiswaffel usw.

Tab. 11.15: Rezeptvorschläge

Getränke

Solange dem Säugling ausschließlich Mutter- oder industrielle Säuglingsmilch gegeben wird, ist zusätzliche Flüssigkeit nur dann evtl. notwendig, wenn das Kind stark schwitzt oder eine fiebrige Erkrankung hat. Mit der Einführung der Beikost wird die Nahrung fester, der Säugling kann häufiger Durst haben. Spätestens aber mit der Einführung der Familienkost sollte das Kind regelmäßig zusätzlich Flüssigkeit zu sich nehmen.

> **MERKE** Mit einem Jahr benötigt ein Kind mindestens 600 ml zusätzliche Flüssigkeit am Tag.

Gesunde Durstlöscher sind:
- Trinkwasser aus dem Wasserhahn
- Mineralwasser, anfangs ohne Kohlensäure
- ungesüßte Kräuter- und Früchtetees
- Rotbuschtee
- Frucht- oder Gemüsesaft-Schorlen (2/3 Wasser und 1/3 Saft) ohne Salz- und Zuckerzusatz

Zum Schutz vor Karies und Allergien sollten Kinder keine Getränke mit Zusätzen, z. B. Zucker oder Aromen, erhalten. Auch wenn eine Verpackung die Aufschrift „kristallzuckerfrei" trägt, kann sich Zucker hinter vielen anderen Namen verbergen, z. B. Glukose. Fruchtsäfte enthalten von Natur aus Zucker und sollten deshalb stark verdünnt werden.

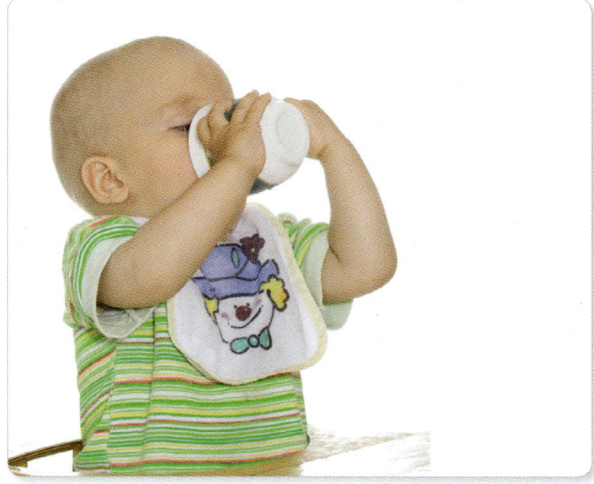

Abb. 11.39: Auch kleine Kinder sind bei etwas geduldiger Anleitung und Übung geschickt beim Trinken aus dem Becher oder der Tasse, gegebenenfalls ist etwas Unterstützung von der Bezugsperson notwendig. Schnabeltassen oder Flaschen mit Sauger sind nicht notwendig und sollten für die zusätzlichen Getränke nicht verwendet werden.

[4]

11.8.4 Entwicklung des Kindes im ersten Lebensjahr

Lebensmonat	Motorik	Sinne/Sprache	Sozialverhalten
0–1	• Extremitäten sind angezogen, gebeugt • Hände zu Fäusten geschlossen • Kopfkontrolle schwach	• gutturale (lat. guttur = Kehle) Laute • zeigt erste Reaktion auf Geräusche	• vollkommen abhängig • Entwicklung von Vertrauen vs. Misstrauen • schreit bei Unwohlsein, z. B. Hunger, Angst
2–3	• Rückenstabilität wächst • hebt den Kopf in Bauchlage • Ellenbogen-Becken-Stütz entwickelt sich	• verfolgt Spielzeug mit den Augen • entdeckt seine Hände und ertastet sie mit dem Mund • dreht den Kopf in Richtung Geräuschquelle	• zeigt spontanes Lächeln bei Freude und Zuwendung durch vertraute Personen

Gynäkologie, Geburtshilfe und Pädiatrie

Lebensmonat	Motorik	Sinne/Sprache	Sozialverhalten
4–6	• Auge-Hand-Fuß-Spiel • Hand-Becken-Stütz	• kann Füße greifen, betasten zum Mund führen • räumliches Sehen entwickelt sich • Sprachentwicklung von Silbenlauten, -ketten, z. B. „da-da-da"	• das Lächeln steigert sich bis zum Juchzen • kann strengen vom freundlichen Tonfall unterscheiden (weint oder lacht entsprechend)
7–9	• Hand-Knie-Stütz • kann sich vom Rücken auf den Bau und zurück drehen • beginnt zu robben	• optische und räumliche Wahrnehmung differenziert sich, ertastet z. B. die Augen einer Puppe oder erkennt Geräusche außerhalb des Raumes	• Fremdelphase • lächelt oft nur bei vertrauten Personen • weint im fremden Umfeld • erstes soziales Spiel, z .B. „Kuckuck" mit Tuch oder Versteckspiel
10–12	• kommt über die Seite in den Sitz • Vierfüßlerstand • Ein-Bein-Knie-Stand • krabbelt frei • zieht sich hoch zum Stand	Sprache und Sprachverständnis entwickeln sich schnell, z. B. kann das Kind Dinge benennen oder zeigen, wenn es danach gefragt wird, z. B. Tutut für Auto oder Nana für Banane	• ahmt Gesten nach, z. B. Handkuss, Winken, Klatschen • spielt gern in Gesellschaft • wird selbstständig und fordert dies ein, z. B. Löffel selber halten beim Essen, Keks in die Hand nehmen
nach 12	beginnt frei zu stehen und zu laufen	Die Sprachentwicklung schreitet voran und bald kann das Kind sinnvolle Worte wie Mama, Papa, Opa bilden.	• spielt mit vertrauten Gleichaltrigen und Erwachsenen • isst und trinkt selbstständig

Tab. 11.16: Entwicklung des Kindes im 1. Lebensjahr [4]

11.8.5 Vorsorgeuntersuchungen für Kinder und Jugendliche

Kinder-Vorsorgeuntersuchungen sollen sicherstellen, dass Erkrankungen bei Neugeborenen, Säuglingen, Kindern und Jugendlichen möglichst schnell durch einen Kinder- und Jugendarzt oder Hausarzt erkannt werden, um früh eine entsprechende Therapie einleiten zu können. Aber auch Fälle von Vernachlässigung, Verwahrlosung, Kindesmisshandlung oder sexuellem Missbrauch sollen frühzeitig erkannt und Maßnahmen zum Schutz von Kindern und Jugendlichen ergriffen werden. In einigen Bundesländern ist ein verbindliches Einlade- und Meldewesen eingerichtet worden. Kommen Eltern ihrer Vorstellungspflicht trotz Einladung nicht nach, werden die verantwortlichen Stellen (i.d.R. das Jugendamt) verständigt. Zudem dienen die Vorsorgeuntersuchungen auch der Information der Eltern, z. B. über die notwendigen Impfungen im Kindesalter, den aktuellen Entwicklungsstand und mögliche Maßnahmen zur Förderung und Unterstützung der Kinder.

Die Kosten der Vorsorgeuntersuchungen werden von den Krankenkassen getragen.

• U1 direkt nach der Geburt • U2 3. bis 10. Lebenstag	Untersucht werden der allgemeine Gesundheitszustand, der Reifegrad, evtl. Geburtsverletzungen, Herz und Lunge, die Haut bezüglich der Durchblutung sowie die Muskelspannung und die angeborenen Reflexe. In der Regel werden Vitamin-K-Tropfen zur Verbesserung der Blutgerinnung verabreicht. In der U2 erfolgt eine Untersuchung des Hüftgelenks. Mittels Blut aus der Ferse erfolgen Untersuchungen zu Stoffwechselkrankheiten.
• U3 4. bis 5. Lebenswoche	Der Arzt kontrolliert die altersgemäße Entwicklung und überprüft die Körperfunktionen, das Hörvermögen, die Reflexe sowie die Entwicklung der Hüftgelenke mittels Ultraschall. Es werden Themen wie Trinken, Verdauung und Schlafverhalten des Babys besprochen.
• U4 3. bis 4. Lebensmonat • U5 6. bis 7. Lebensmonat • U6 10. bis 12. Lebensmonat	Es erfolgt eine Untersuchung der Organe, der Geschlechtsteile, des Hör- und Sehvermögens. Die Knochenlücke (Fontanelle) am Kopf wird überprüft. Sie muss für das Wachstum des Schädels ausreichend groß sein. Der Arzt bespricht das Thema Impfen. Mit etwa 7 Monaten sollte das Kind gezielt greifen und sich in Bauchlage abstützen können. Im 12. Lebensmonat werden die sprachliche Entwicklung untersucht und Auffrischimpfungen besprochen.
• U7 mit ca. 2 Jahren • U7a mit ca. 3 Jahren	Im Vordergrund steht bei dieser Untersuchung die geistige Entwicklung. Das Kind sollte 2-Wort-Sätze bilden, einfache Gegenstände benennen und einfachen Aufforderungen folgen können. Die Körperfunktionen und die Milchzahnbildung werden überprüft sowie auf evtl. fehlende Impfungen hingewiesen. Untersuchung der körperlichen und psychischen Gesundheit. Überprüfung auf sonstige Auffälligkeiten.
• U8 mit ca. 4 Jahren • U9 mit ca. 5 Jahren	Es werden alle Organe auf ihre Funktion untersucht. Es erfolgt ein Seh- und Hörtest. Im Vordergrund stehen die Entwicklung der Sprache und die geistige Reife des Kindes. Sein Sozialverhalten wird erfragt. Liegen Entwicklungsverzögerungen vor, klärt der Arzt über Fördermöglichkeiten auf, z. B. Logopädie. Blutdruck und Urin werden kontrolliert.
• J1 mit 12 bis 14 Jahren	In dieser Gesundheitsberatung werden Themen wie Pubertät, Sexualität/Verhütung und Schulprobleme angesprochen. Untersuchung des Körpers und der Organe sowie von Blut und Urin. Fehlhaltungen, chronische Krankheiten, Hautkrankheiten und Essstörungen können frühzeitig erkannt werden.

Tab. 11.17: U-Untersuchungen und J-Untersuchung [4]

11.9 Pflege des kranken Kindes

11.9.1 Häufige Erkrankungen im Kindesalter (Kinderkrankheiten)

DEFINITION **Kinderkrankheiten** sind im weiteren Sinne Erkrankungen, die vorwiegend im Kindesalter vorkommen oder wegen der besonderen Situation des körperlichen Wachstums und der Entwicklung einen besonderen Verlauf nehmen.

Mangelerkrankungen wie Rachitis sind in den Industrieländern durch bewusste Ernährung nahezu verschwunden. Des Weiteren sind die vorwiegend im Kindesalter vorkommenden Infektionskrankheiten wie Scharlach, Masern, Röteln, Mumps, Keuchhusten, Diphtherie, Windpocken und Kinderlähmung seltener geworden. Gegen die meisten Kinderkrankheiten kann erfolgreich geimpft werden (**Impfkalender**, Abb. 14.18, S. 326).

Von den Kinderkrankheiten werden die Säuglingskrankheiten der Kinder unter einem Jahr abgetrennt. Um folgenschwere Komplikationen zu vermeiden, können Kinderkrankheiten durch die regelmäßige Teilnahme an Vorsorge- und Früherkennungsuntersuchungen (siehe Vorsorgeuntersuchungen) rechtzeitig vom Kinderarzt (Pädiater) erkannt, vorgebeugt und behandelt werden. [6, 7]

Gynäkologie, Geburtshilfe und Pädiatrie

Krankheitsbild	Ursachen/Symptome	Therapie	Pflegeschwerpunkte	Prophylaxe
Mumps (Parotitis epidemica)	**Erreger:** • Mumpsvirus • Tröpfchen-, Schmierinfektion **Inkubationszeit:** 17–21 Tage **Symptome:** • Fieber • schmerzhafte Schwellung der Ohrspeicheldrüse • zunehmende Schmerzen beim Kauen **Komplikationen:** • Orchitis • Adnexitis • Pankreatitis • Meningitis • langfristig ggf. Sterilität oder Zeugungsunfähigkeit	• Isolation • Fieber senken • Bettruhe • kühlende Umschläge • pürierte Kost • kühle Getränke, Eis lutschen lassen	• Pflege bei Fieber • Pflege bei Schmerzen • Wunschkost • Soor- und Parotitisprophylaxe • Intertrigoprophylaxe • Thromboseprophylaxe • Exsikkoseprophylaxe	Impfung
Masern	**Erreger:** • Masernvirus • Tröpfcheninfektion **Inkubationszeit:** 9–14 Tage **Symptome:** • hohes Fieber, • Schnupfen, • Rachenrötung + fleckiger Belag, • fleckiger Ausschlag am ganzen Körper **Komplikationen:** • Pneumonie • Otitis media • Meningitis • Masern-Krupp • in der Frühschwangerschaft, Risiko einer Missbildung des Kindes	• Isolation • Fieber senken • Bettruhe • pürierte Kost • Schmerzlinderung	• Pflege bei Fieber • Pflege bei Schmerzen • Wunschkost • Soor- und Parotitisprophylaxe • Intertrigoprophylaxe • Thromboseprophylaxe • Exsikkoseprophylaxe • Hautpflege	Impfung
Kinderlähmung (Poliomyelitis)	**Erreger:** • Poliovirus; • Tröpfchen- und Schmierinfektion, **Inkubationszeit:** 3–14 Tage **Symptome:** • Grippegefühl • allg. Krankheitsgefühl • Fieber • Kopf-, Bauch und Halsschmerzen • Nackensteifigkeit • Berührungsschmerz • Muskelschmerzen **Komplikation:** • lebenslange Lähmung • Tod	• Bettruhe • Isolation • symptombezogene Therapie, • Physiotherapie, • Reha, • Pflege(stufe)	• Pflege bei Fieber • Pflege bei Schmerz • Dekubitusprophylaxe • Pneumonieprophylaxe • Exsikkoseprophylaxe • Kontrakturprophylaxe • Pflege nach Bobath oder Vojta	Impfung

Pflege des kranken Kindes

Krankheitsbild	Ursachen/Symptome	Therapie	Pflegeschwerpunkte	Prophylaxe
Keuchhusten (Pertussis)	**Erreger:** • Bordetella-Stäbchen-Bakterium • Tröpfcheninfektion **Inkubationszeit:** 9–10 Tage **Symptome:** • Grippesymptome, • heftige Hustenattacken (Stakkatohusten) • Dyspnoe • Apnoe • zäher Auswurf gekoppelt mit Erbrechen • kein Fieber **Komplikationen:** • Atemstillstand • Pneumonie • Säuglinge unter einem Jahr sind besonders gefährdet (Tod)	• Bettruhe • Isolation • antibiotische Therapie • je nach Schwere und Alter des Kindes, intensivmedizinische Versorgung zur Sicherung der Vitalfunktionen	• Hilfe beim Abhusten, z. B. Kutschersitz • Atembeobachtung • Pflege bei Pneumonie • ggf. Reanimation • psycho-soziale-Betreuung, Kind nie allein lassen • Dekubitusprophylaxe • Pneumonieprophylaxe • Exsikkoseprophylaxe • Kontrakturprophylaxe	Impfung
Diphtherie	**Erreger:** • Corynebacterium diphtheriae • Tröpfcheninfektion **Inkubationszeit:** 1–7 Tage **Symptome:** Mandel-Rachen-Diphterie: • Fieber und schweres Krankheitsgefühl • Rachen und Mandeln gerötet und geschwollen mit grauweißem Belag • süßlich-fader Mundgeruch • Halslymphknoten schmerzhaft geschwollen Kehlkopfdiphtherie: Zu den vorherigen Symptomen kommen • Heiserkeit • bellender Husten • Dyspnoe • Erstickungsanfälle **Komplikationen:** • Diphtherie-Krupp mit Apnoe und Herzstillstand • Meningitis • Myokarditis • Endokarditis	• Fiebersenkung • Isolation • antibiotische Therapie • je nach Schwere und Alter des Kindes, intensivmedizinische Versorgung zur Sicherung der Vitalfunktionen Sauerstofftherapie • ggf. Reanimation	• Hilfe beim Abhusten, z. B. Kutschersitz • Atembeobachtung • Pflege bei Pneumonie • ggf. Reanimation • psycho-soziale-Betreuung, Kind nie allein lassen	Impfung

Gynäkologie, Geburtshilfe und Pädiatrie

Krankheitsbild	Ursachen/Symptome	Therapie	Pflegeschwerpunkte	Prophylaxe
Scharlach	**Erreger:** • Streptokokken • Kontakt- und Tröpfcheninfektion **Inkubationszeit:** 2–4 Tage **Symptome:** • hohes Fieber • Kopf- und Halsschmerzen • Erbrechen • eitrige Mandelbeläge • Himbeerzunge (Zunge ist rot und die Papillen vergrößert) • Hautausschlag am Rumpf und Innenschenkelseiten • Haut schält sich ab dem 3. Tag **Komplikationen:** • ggf. Endo- Myokarditis • i.d.R. komplikationsloser Verlauf	• Bettruhe • Isolation • Fiebersenkung • Antibiotikatherapie	• Pflege bei Fieber • Pflege bei Schmerzen • Wunschkost • Soor- und Parotitis- Prophylaxe • Intertrigoprophylaxe • Thromboseprophylaxe • Exsikoseprophylaxe • Hautpflege	keine Impfung, Mehrfachinfektionen möglich
Röteln	**Erreger:** Rötelnvirus **Symptome:** • leichtes Fieber • Erkältungssymptome • Hautausschlag (hellrote Flecken) am ganzen Körper • Juckreiz • Lymphknotenschwellung **Komplikationen:** Eine Infektion der Schwangeren (1.–4. Monat) kann Missbildungen des Kindes (**Rötelnembryopathie**) hervorrufen	• Isolation • Juckreiz lindern	• Pflege bei Fieber • Hautpflege mit z. B. juckreizstillender Lotion, kühlen Waschungen	Impfung

Tab. 11.18: Die wichtigsten Kinderkrankheiten werden hier exemplarisch vorgestellt.

11.9.2 Aufgaben der Kinderkrankenpflege

Der Beruf der Gesundheits- und Kinderkrankenpflege ist ebenso anspruchsvoll wie die der Gesundheits- und Krankenpflege. Die Aufgabenbereiche ähneln sich, doch das Alter der zu betreuenden Klienten unterscheidet beide Berufe voneinander.

Folgende **Aufgaben** sollen Gesundheits- und Kinderkrankenpflegekräfte **eigenverantwortlich** durchführen: (siehe auch Krankenpflegegesetz)
- Erhebung und Feststellung des Pflegebedarfs, Planung, Organisation, Durchführung und Dokumentation der Pflege
- Evaluation der Pflege, Sicherung und Entwicklung der Qualität der Pflege
- Beratung, Anleitung und Unterstützung von zu pflegenden Menschen und ihrer Bezugspersonen in der individuellen Auseinandersetzung mit Gesundheit und Krankheit
- Einleitung lebenserhaltender Sofortmaßnahmen bis zum Eintreffen der Ärztin oder des Arztes

Folgende **Aufgaben** sollen Gesundheits- und Kinderkrankenpflegekräfte im Rahmen der **Mitwirkung** ausführen: (siehe auch Krankenpflegegesetz)
- eigenständige Durchführung ärztlich veranlasster Maßnahmen
- Maßnahmen der medizinischen Diagnostik, Therapie oder Rehabilitation
- Maßnahmen in Krisen- und Katastrophensituationen

Zudem sollen sie interdisziplinär mit anderen Berufsgruppen zusammenarbeiten, um dabei multidisziplinäre und berufsübergreifende Lösungen von Gesundheitsproblemen zu entwickeln.

Das **Aufgabengebiet der Gesundheits- und Kinderkrankenpflege** umfasst
- die medizinisch-pflegerische Versorgung gesunder, kranker und sterbender Neugeborener, Säuglinge, Kinder und Jugendlicher,
- die medizinisch-pflegerische Versorgung psychisch erkrankter Kinder und Jugendlicher,
- die psychosoziale Betreuung und Unterstützung der Eltern und anderer Bezugspersonen

sowohl in der klinischen als auch in der ambulanten Betreuung.

Im Rahmen dessen stehen die Gesundheits- und Pflegeassistenten den Pflegekräften bei diagnostischen und pflege-therapeutischen Maßnahmen assistierend zur Seite, dokumentieren Pflegemaßnahmen und betreuen Angehörige im Rahmen ihres Kompetenzbereichs. [2]

Es wird ersichtlich, dass sich die Gesundheits- und Kinderkrankenpflege nicht wesentlich von der Gesundheits- und Krankenpflege unterscheidet.

11.10 Anker zum Kapitel

- Hormone sind körpereigene Botenstoffe und steuern alle lebenswichtigen Funktionen im Körper wie die Fortpflanzung, Emotionen, Herz-Kreislauf-Funktion, Stoffwechselprozesse usw.
- Mann und Frau unterscheiden sich durch ihre spezifischen Geschlechtsmerkmale.
- Primäre Geschlechtsmerkmale sind bereits ab Geburt vorhanden.
- Sekundäre Geschlechtsmerkmale entwickeln sich erst ab der Pubertät.
- Tertiäre Geschlechtsmerkmale sind meist durch Erziehung und Sozialisation erworben und prägen das geschlechtsspezifische Verhalten.
- Die Hormonausschüttung wird durch Regelkreise gesteuert.
- Der Hypothalamus kann als oberster Regler die Hormonproduktion anregen oder hemmen.
- Der Menstruationszyklus einer Frau durchläuft vier Phasen: Menstruationsphase, Proliferationsphase, Sekretionsphase und Ischämiephase.
- Die Empfängnis (Konzeption) ist der Prozess der Verschmelzung einer reifen Eizelle mit dem befruchtungsfähigen Samen des Mannes.
- Ein Schwangerschaftsabbruch unterliegt strengen gesetzlichen Regelungen, ist grundsätzlich rechtswidrig, kann aber unter bestimmten Bedingungen straffrei durchgeführt werden.
- Die Dauer einer physiologischen Schwangerschaft beträgt 280 Tage oder 40 Wochen.
- Der Geburtstermin wird nach der „Naegele-Regel" berechnet.
- Die Schwangerschafts-Vorsorgeuntersuchung beinhaltet zehn Vorsorgeuntersuchungen und wird von den Krankenkassen bezahlt.
- Die normale Geburt verläuft in drei Perioden: Eröffnungsperiode, Austreibungsperiode, Nachgeburts- und Plazentaperiode.

- Schwangerschaftsbedingte Erkrankungen heißen Gestosen.
- Das physiologische Wochenbett dauert 6 bis 8 Wochen und umfasst die Zeit von der Ausstoßung der Plazenta bis zur Rückbildung aller Schwangerschaftszeichen.
- Unter Wochenfluss (Lochien) versteht man das Wundsekret, welches nach der Geburt aus der Gebärmutter abgesondert wird.
- Stillen ist die natürlichste und vollwertigste Art der Säuglingsernährung, enthält wertvolle Abwehrstoffe für das Neugeborene und fördert die Mutter-Kind-Bindung sowie das „Ur-Vertrauen" des Säuglings.
- „Infant-Handling" ist ein Konzept zur Frühförderung des Kindes bereits nach der Geburt.
- Kindervorsorgeuntersuchungen sollen sicherstellen, dass Erkrankungen bei Neugeborenen, Säuglingen, Kindern und Jugendlichen vorgebeugt, erkannt und zeitnah therapiert werden können, um schwerwiegende Folgeschäden zu vermeiden.
- Die meisten Kinderkrankheiten kommen dank guter Vorsorge und Impfung in Deutschland kaum noch vor, können aber schwerwiegende Folgeschäden nach sich ziehen.

11.11 Wissen festigen und vertiefen

1. Erläutern Sie einem Mitschüler den Wirkmechanismus der Hormonausschüttung. Gehen Sie dabei auf die Rolle des Hypothalamus ein. (→ 11.3)

2. Nennen Sie die Sexualhormone der Hypophyse (Hirnanhangdrüse), deren Zielorgane und Wirkungen. (→ 11.3)

3. Erläutern Sie einem Mitschüler die Unterschiede zwischen den primären, sekundären und tertiären Geschlechtsmerkmalen. Gestalten Sie dann ein anschauliches Plakat zum Thema „genderspezifische Sozialisation". Gehen Sie dabei auch auf kulturelle Unterschiede ein. (→ 11.1)

4. Erläutern Sie einem Mitschüler die Phasen des Menstruationszyklus und beschreiben Sie die Hormonwirkung in den einzelnen Phasen. (→ 11.4)

5. Konzeption umschreibt den Prozess der Empfängnis:
   a) Beschreiben Sie den weiteren Entwicklungsprozess der Schwangerschaft
   b) Erläutern Sie die Aufgabe der Plazenta
   c) Welche Auswirkungen können Alkohol, Medikamente oder Drogen auf die Entwicklung des Kindes haben? (→ 11.4.2)

6. Gestalten Sie ein Plakat zum Thema „Empfängnisverhütung". Stellen Sie
   a) zwei Verhütungsmethoden,
   b) deren Anwendung,
   c) sowie Pro und Kontra vor. (→ 11.5)

7. Erläutern Sie, ob und wann ein Schwangerschaftsabbruch in Deutschland erlaubt ist. Diskutieren Sie kontrovers. (→ 11.6.1)

8. Nennen Sie sichere und unsichere Schwangerschaftszeichen. (→ 11.7.1)

9. Nennen Sie drei schwangerschaftsbedingte Erkrankungen. (→ 11.7.3)

10. Nennen Sie Pflegeschwerpunkte der Wochenbettpflege. (→ 11.7.4)

11. Was bedeutet „Rooming-in"? (→ 11.7.4)

12. Was ist der Lochialstau? Nennen Sie Ursachen und Symptome. (→ 10.7.4)

13. Nennen Sie die Vorteile des Stillens für Mutter und Kind und gestalten Sie ein anschauliches Plakat zum Thema „Stillen". (→ 11.7.4)

14. Was bedeutet „APGAR-Schema"? (→ 11.8.1)

15. Üben Sie das Handling eines Säuglings
    a) beim Anziehen/Ausziehen.
    b) beim Baden und Wickeln. (→ 11.8.2)

16. Erläutern Sie die Notwendigkeit von Vorsorgeuntersuchungen für Säuglinge, Kinder und Jugendliche. (→ 11.8.5)

12 Die Atmung

Atmungssystem

Aufgabe:
Sauerstoff-Aufnahme (O_2)
Kohlendioxid-Abgabe (CO_2)

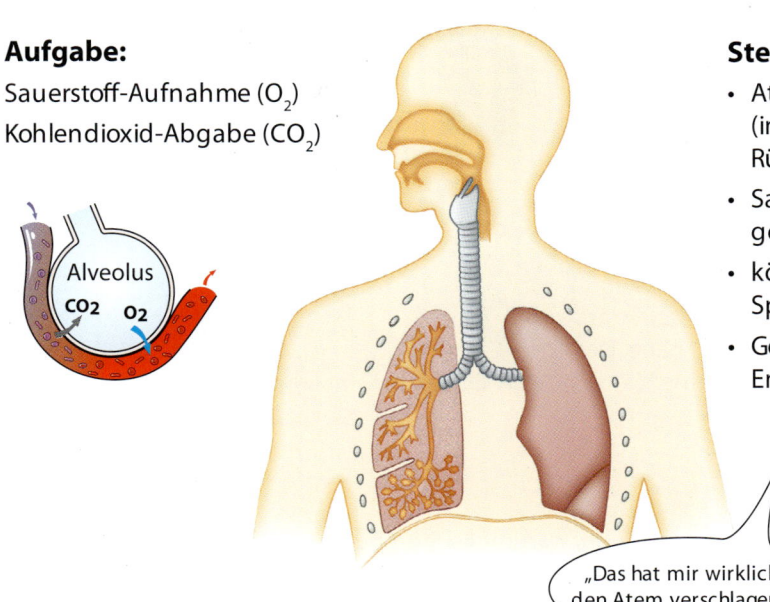

Steuerung und Einfluss:
- Atemzentrum im Gehirn (im verlängerten Rückenmark)
- Sauerstoff- und Kohlendioxidgehalt im Blut
- körperliche Beanspruchung, Sport, Ruhe, Schlaf …
- Gefühle/Emotionen

„Das hat mir wirklich den Atem verschlagen!"

„Jetzt halt aber mal die Luft an!"

„Das war so spannend… Mir stockte der Atem!"

Pflegeassistenten

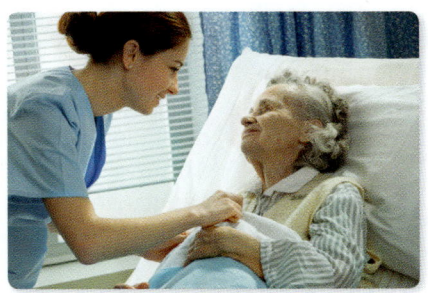

… beobachten
- Atemfrequenz
- Atemtiefe
- Atemrhythmus
- Atemgeräusche
- Atemgeruch
- Sauerstoffsättigung

… wirken mit an der Pflege bei
- akuten Erkrankungen wie Schnupfen, Bronchitis
- chronischen Erkrankungen wie Asthma bronchiale, COPD, Lungentumoren

… unterstützen bei

Atemnot

Patient nicht alleine lassen, beruhigen, enge Kleidung lockern, für Frischluft sorgen, ggf. Arzt benachrichtigen

Husten und Auswurf (Sputum)

Inhalation, Trinkmenge steigern, Atemtraining, Vibrationsmassage, Absaugen

Die Atmung

Zwischenfall an Schule – Kinder klagen über Atembeschwerden

„Aufregung an einer Grundschule in Hamburg-Wilhelmsburg: 18 Kinder einer 3. Klasse klagten am Mittwoch nach dem Betreten der Schulräume über Atembeschwerden und Reizhusten. Die Feuerwehr rückte mit mehreren Rettungswagen an und brachte fünf Kinder vorsorglich in ein Krankenhaus, wie ein Polizeisprecher sagte. Die Schüler seien aber nicht ernstlich verletzt. Auch ein Rettungshubschrauber wurde zur Rettungswache Wilhelmsburg beordert. Eine Ursache des Zwischenfalls sei für die Feuerwehr nicht erkennbar, hieß es. Der Sprecher schloss nicht aus, dass jemand Reizgas in der Schule versprüht habe. Der Hausmeister der Schule lüftete die Räume." [2]

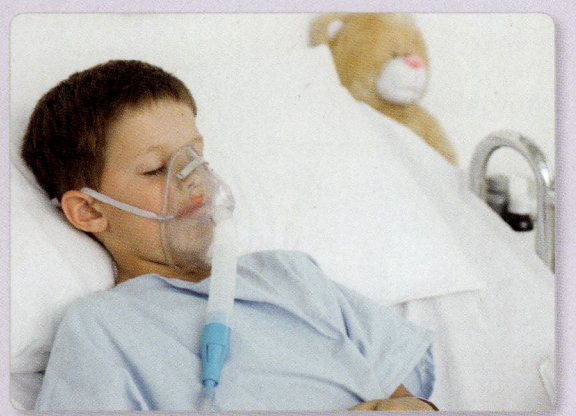

Abb. 12.1: Zwischenfall an Hamburger Schule

Aufgaben
Erklären Sie einem Mitschüler/einer Mitschülerin, warum die Störung der Atmung lebensbedrohlich werden kann.
Beschreiben Sie eine Situation, in der Sie Ihre Atmung bewusst bemerkt haben.
Überlegen Sie, wann Ihnen die Atmung schwerer oder leichter fällt.

Die meisten Menschen machen sich über ihre **Atmung** keine Gedanken. Erst wenn „der Atem stockt" oder „die Luft wegbleibt", gerät der Atem ins Bewusstsein. Die Atmung ist eine **lebensnotwendige Körperfunktion** und gehört zu den Vitalzeichen (S. 288).

Nach nur wenigen Minuten, in denen ein Mensch nicht atmet und sein Gehirn nicht mit Sauerstoff versorgt wird, kommt es zu dauerhaften körperlichen Schädigungen bzw. zum Tod. Diese Schäden entstehen dadurch, dass die Körperzellen ersticken.

Das Ersticken kann durch Reizgase, Fremdkörper in Luft- und Speiseröhre, Schwellungen im Mund- und Rachenraum (z. B. durch Insektenstiche) und Ertrinken hervorgerufen werden.

NOTFALL Die schwere Störung der Atmung stellt einen akuten Notfall dar und erfordert schnelles Handeln (S. 630).

12.1 Aufbau und Aufgaben des Atmungssystems

Durch die Atmung wird **Sauerstoff** aufgenommen, in die Zellen transportiert und dort durch die „**innere Atmung**" (Zellatmung) zur Energiegewinnung genutzt. Im Gegenzug wird **Kohlendioxid** (CO_2) produziert und abgegeben.

MERKE Die äußere und die innere Atmung werden unterschieden:
- **äußere Atmung:** Atemgase werden mit der Umwelt ausgetauscht. Dazu zählen die Ein- und Ausatmung (Ventilation), die Aufnahme von Atemgasen und deren Transport im Blut.
- **innere Atmung:** Im Prozess der Zellatmung wird Energie für die Arbeit der Körperzellen gewonnen.

Bei der **Einatmung** (Inspiration) wird die Luft über den folgenden Weg in die **Lungenbläschen** (Alveolen) gesogen. Der Sog entsteht durch die Ausdehnung des Brustkorbs (Thorax) und das Zusammenziehen des Zwerchfells.

Aufbau und Aufgaben des Atmungssystems

- **Nasenhöhle/Mundhöhle:** Die Atemluft wird gereinigt, angefeuchtet und erwärmt (Abb. 12.2).
- **Rachen** (Pharynx): Hier kreuzen sich Luftweg und Speiseweg.
- **Kehlkopf** (Larynx): Der Kehlkopf verschließt die Luftröhre beim Schlucken und unterstützt die Stimmbildung.
- **Luftröhre** (Trachea) und **Hauptbronchus** rechts und links: Die Atemluft wird weitergeleitet und gereinigt, angefeuchtet und erwärmt.
- **Lunge** mit:
  - **Bronchien** und **Bronchiolen:** Die Atemluft wird weitergeleitet und gereinigt, angefeuchtet und erwärmt.
  - **Lungenbläschen:** Hier findet der Gasaustausch mit dem Blut statt. Die Luftwege geben Sauerstoff (O_2) an das Blut ab. Das Blut gibt Kohlendioxid (CO_2) an die Lungenbläschen ab.

- **Atemluft anfeuchten:** Der wasserhaltige Schleim gibt ständig Wasserdampf an die vorbeiziehende Luft ab.

Für diese Aufgaben wird ein spezielles Gewebe benötigt – das **Flimmerepithel** (Abb. 12.3). Dieses verfügt über Flimmerhärchen (Kinozilien) und schleimproduzierende Becherzellen, die zusammen einen umfassenden Selbstreinigungsmechanismus ergeben. Mithilfe des Flimmerepithels werden der Bronchialschleim und ggf. eingedrungene kleinere Fremdkörper und Mikroorganismen ständig aus den Atemwegen hinausbefördert.

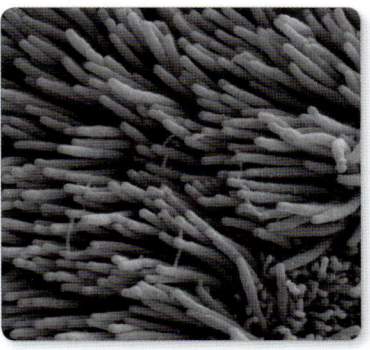
Abb. 12.3: Flimmerepithel

Obere Atemwege

Zu den **oberen Atemwegen** (Abb. 12.4) gehören die Nase mit der Nasenhöhle und der Rachen. Der **Kehlkopf** bildet die Grenze zwischen den oberen und unteren Atemwegen.

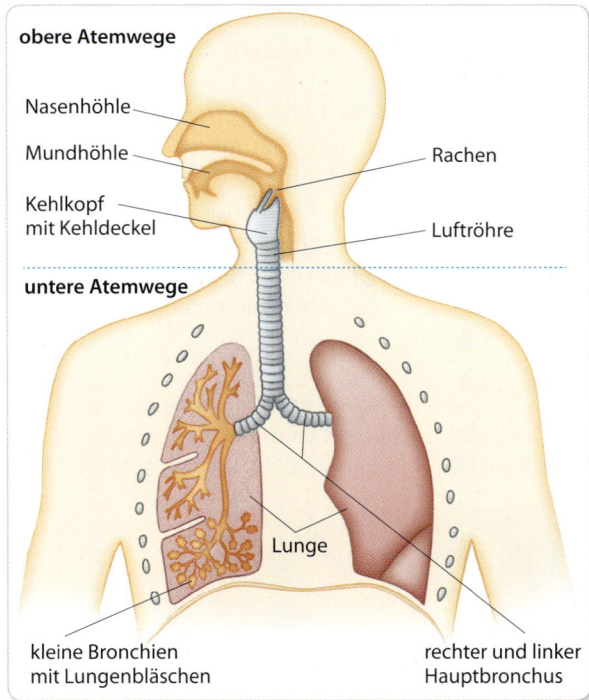
Abb. 12.2: Atemwege

12.1.1 Atemwege

Die luftleitenden **Atemwege** haben drei Aufgaben:
- **Atemluft erwärmen:** Die Luft fließt an den gut durchbluteten und daher warmen Schleimhäuten der Atemwege vorbei.
- **Atemluft reinigen:** Schmutzpartikel kleben am Schleim fest, kleine Flimmerhärchen transportieren den Schmutz aus den Atemwegen heraus.

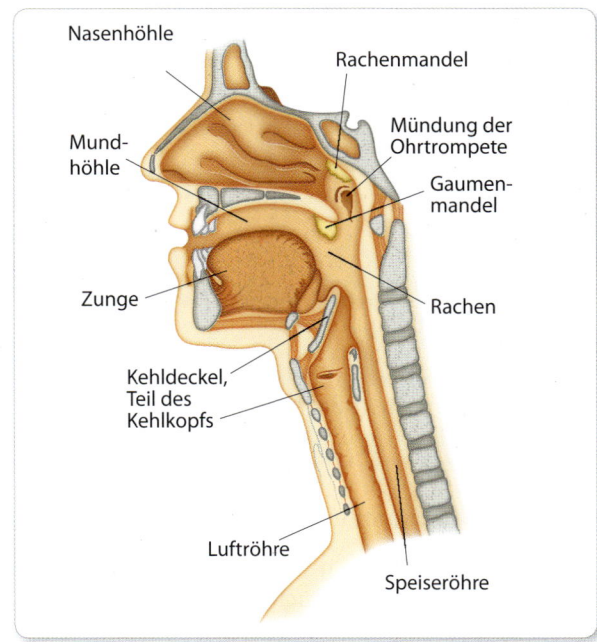
Abb. 12.4: Obere Atemwege im Längsschnitt

Die Atmung

Äußere Nase, Nasenhöhle, Nasennebenhöhlen

Beim Einatmen fließt die Luft durch die **Nase**. Gesunde Menschen atmen überwiegend durch die Nase und nur selten durch den **Mund**. Die Mundatmung hilft z. B. beim schnellen Laufen, wenn sehr viel Luft transportiert werden muss, oder wenn die **Nasenschleimhäute** geschwollen sind, z. B. bei einer Erkältung. Die **Nasenscheidewand** teilt die Nase in eine rechte und linke Nasenhöhle.

Die **Nasennebenhöhlen** (Abb. 12.5) sind Hohlräume in den Knochen des Gesichtsschädels. Sie dienen als Resonanzraum beim Sprechen und verringern das Gewicht des Schädels. Sie sind über kleine Öffnungen mit den Nasenhöhlen verbunden. Die **Stirnhöhlen** liegen oberhalb, die **Kieferhöhlen** liegen unterhalb der Augenhöhlen. Die **Siebbeinzellen** und die **Keilbeinhöhle** liegen hinter der Nasenhöhle. Entzündungen der Nasennebenhöhlen (Sinusitis) sind sehr langwierig.

Am Übergang zwischen Mundhöhle und Pharynx liegen beiderseits die Gaumenmandeln (Tonsillen), die als lymphatisches Gewebe zum Abwehrsystem des Körpers (S. 316) gehören.

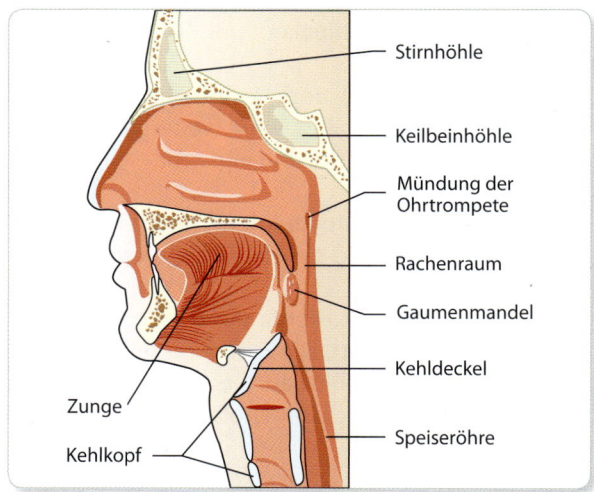

Abb. 12.6: Aufbau der Mundhöhle und des Nasenraums

Die **Mundhöhle** (Abb. 12.6) wird von Lippen, Wangen, Mundboden und Gaumen mit Zäpfchen begrenzt. In der Mundhöhle finden sich die Zunge und Zähne. Die Mundhöhle dient vor allem der Nahrungsaufnahme. Sie erweitert jedoch auch die Atemmöglichkeiten. Die Ohrtrompeten, die das Mittelohr belüften, münden auf der Höhe des unteren Nasengangs in den Pharynx.

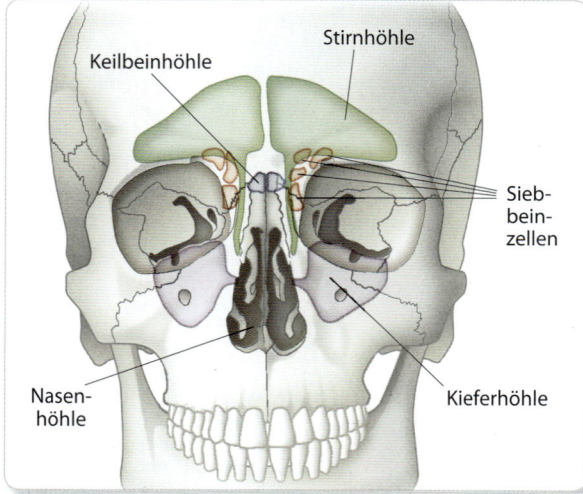

Abb. 12.5: Nasenhöhle und Nasennebenhöhlen

> **TIPP** Bei einer trockenen Nasenschleimhaut, z. B. durch trockene Raumluft, ist eine regulierende Nasenpflege notwendig.
>
> Bei einer Erkältung hilft eine Nasenspülung mit Meersalz beim Abschwellen der Schleimhaut. Der Schleim kann so besser abfließen.

Mund- und Rachenraum

Die eingeatmete Luft gelangt durch die hinteren Nasenausgänge in den **Rachenraum** (Pharynx), der an die Mundhöhle grenzt. Mund- und Rachenraum sind ebenfalls mit einer Schleimhaut ausgekleidet.

> **GEFAHR** Ein Insektenstich, z. B. Wespenstich, im Bereich des Rachens lässt die Schleimhaut anschwellen und kann zum Ersticken führen.

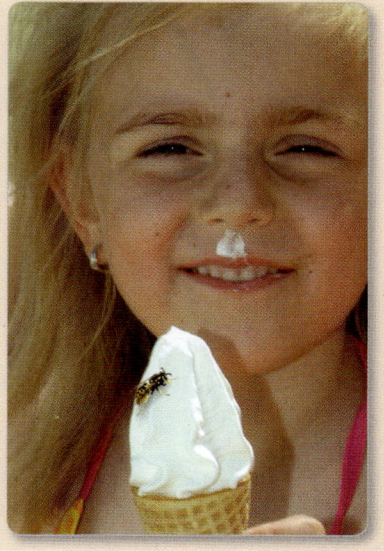

Abb. 12.7: Insbesondere das Eisessen im Sommer birgt die Gefahr, in einem unaufmerksamen Moment z. B. von einer Wespe gestochen zu werden.

Untere Atemwege

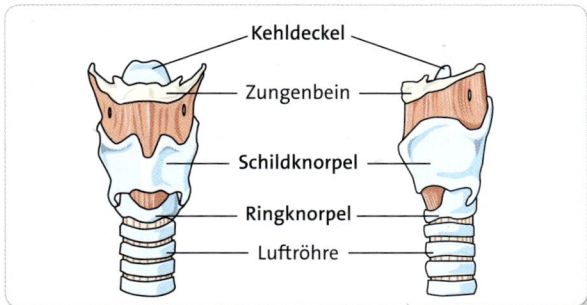

Abb. 12.8: Kehlkopf von vorn und von der Seite

Der **Kehlkopf** (Larynx, Abb. 12.8) sitzt am Eingang der **Luftröhre.** Beim Schlucken von Nahrung verschließt der **Kehldeckel** (Epiglottis) die Luftröhre und verhindert so, dass Nahrung in die Luftröhre gelangt.

> **MERKE** Da sich im Rachen (Abb. 12.9) Luft- und Speiseweg kreuzen, besteht die Gefahr des Verschluckens (Aspiration). Der Kehldeckel hat eine wichtige Schutzfunktion: Beim Schlucken legt er sich über den Kehlkopfeingang und verschließt so die Luftröhre, dass keine Nahrung oder Flüssigkeit in die Luftröhre gelangen kann.

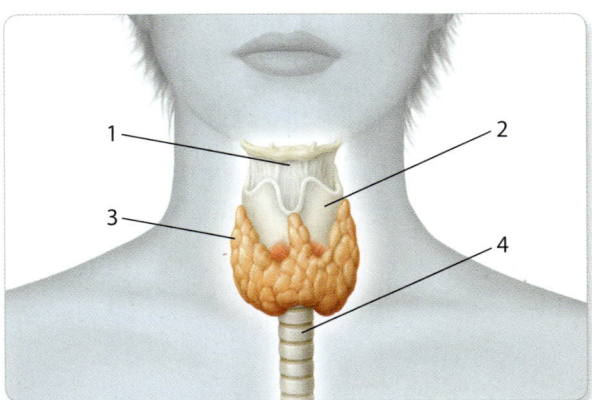

Abb. 12.9: 1. Rachen, 2. Schildknorpel des Kehlkopfs, 3. Schilddrüse, 4. Luftröhre

Im Kehlkopf befinden sich mit Schleimhaut überzogene Sehnen, die **Stimmlippen (Stimmbänder).** Sie werden durch den Luftstrom der Ausatmung in Schwingungen gebracht. Die Schwingungen erzeugen einen Ton, der beim An- und Entspannen der Stimmlippen höher oder tiefer klingt. Verändert man den Luftraum in der Mundhöhle, werden Laute gebildet, aus denen sich die Sprache zusammensetzt. Luftraumveränderungen sind zudem mit der Zunge, den Wangen und dem Gaumen möglich.

Der Kehlkopf geht in die Luftröhre über. Diese ist beim Erwachsenen gut 10 cm lang. Sie zieht vom Hals in den Brustraum. Die Luftröhre wird durch hufeisenförmige Knorpelspangen offen gehalten und ist ebenfalls mit Schleimhaut ausgekleidet. Ihre Flimmerhärchen transportieren Staubteilchen, die trotz des Schutzes durch die Nase bis hierher gelangt sind, nach oben in Richtung Rachen, wo sie verschluckt werden.

Die Luftröhre verzweigt sich in der **Luftröhrengabelung** nach rechts und links in die beiden **Hauptbronchien,** die in die Lungen ziehen. Der rechte Hauptbronchus läuft steiler nach unten als der linke, da er durch das darunter liegende Herz etwas nach oben gedrückt wird.

Bronchialbaum innerhalb der Lungen

Die Hauptbronchien verzweigen sich immer weiter: zuerst in die **Lappenbronchien,** dann in die **Segmentbronchien** und schließlich in die kleinen **Bronchiolen.** Da diese Aufzweigungen an die immer kleiner werdenden Äste eines Baums erinnern, spricht man vom **Bronchialbaum** (Abb. 12.10.)

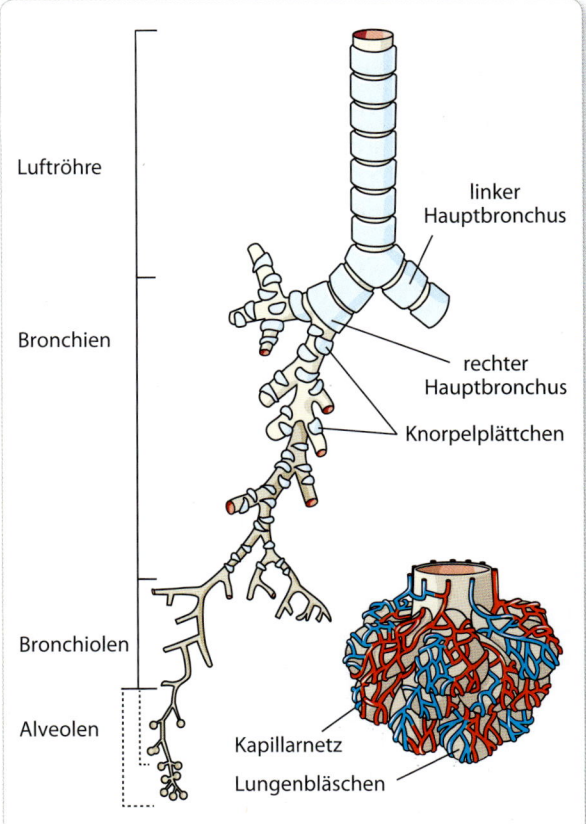

Abb. 12.10: Bronchialbaum

Die Atmung

12.1.2 Die Lunge

Die Lunge (Pulmo) liegt im Brustkorb. Seitlich werden die **zwei Lungenflügel** von den Rippen umschlossen und geschützt, unten grenzen sie an das Zwerchfell und oben überragen sie ein klein wenig die Schlüsselbeine. Ein Unterdruck im Pleuraspalt ermöglicht, dass die Lungenflügel beim Ein- und Ausatmen den Bewegungen des Brustkorbs folgen (Abb. 12.12). Bei Verletzung der Pleura und dem Verlust des Unterdrucks, zieht sich die Lunge zusammen und der Mensch kann sehr schlecht atmen. In schweren Fällen besteht Lebensgefahr (Therapie, Abb. 12.30).

Zwischen den Lungenflügeln liegen unter anderem das Herz, die dazugehörenden großen Blutgefäße und die Speiseröhre.

Jede Lunge hat zur Mitte hin eine Nische, die **Lungenwurzel** (Lungenhilum, Abb. 12.11). Hier gelangen der Hauptbronchus, die Lungenarterie und die Lungenvene in die Lunge.

Eine doppelwandige Hülle, das **Brustfell** (Pleura), umhüllt die beiden Lungenflügel. Der mit der Lunge verwachsene Teil heißt **Lungenfell,** der mit den Rippen verwachsene Teil heißt **Rippenfell.**

Zwischen Lungen- und Rippenfell befindet sich ein feiner Spalt, der **Pleuraspalt,** den eine kleine Menge klarer Flüssigkeit ausfüllt. Die Flüssigkeit ermöglicht eine reibungsfreie Bewegung der Lunge im Brustraum beim Ein- und Ausatmen.

12.1.3 Ablauf der Atmung

Die Atemmechanik: ein- und ausatmen

Die Atmung erfordert eine aktive Muskelarbeit. Die **Atemmuskulatur** besteht aus der Zwischenrippenmuskulatur und dem Zwerchfell. Beim **Einatmen** (Inspiration) heben sich die Rippen, sodass sich der Brustraum weitet. Muskeln, die zwischen den Rippen schräg verlaufen, heben die Rippen. Daraufhin zieht sich das Zwerchfell zusammen, die Zwerchfellkuppel flacht ab und vergrößert den Brustraum ebenfalls. Die Lungenflügel folgen diesen Bewegungen – durch den Unterdruck und die Haftung im Pleuraspalt zieht das Brustfell das Lungenfell mit. Die Lungen dehnen sich aus und die Luft strömt nun passiv über die Atemwege bis in die **Alveolen.**

Beim **Ausatmen** (Exspiration, Abb. 12.12) senken sich die Rippen und das Zwerchfell erschlafft, sodass sich der Brustraum zunächst ohne Anstrengung verkleinert. Die Bauchmuskeln drücken zusätzlich auf die inneren Organe des Bauchraums. Daraufhin wölbt sich das Zwerchfell wieder in den Brustraum. Die elastischen Lungen ziehen sich zusammen. Die in den Lungen vorhandene Luft wird herausgedrückt und ausgeatmet.

Bei erschwerter Atmung kommen zusätzlich sogenannte **Atemhilfsmuskeln** zum Einsatz, hierzu zählen Brust-, innere Zwischenrippen- und Halsmuskeln bei der Einatmung und Bauch- und Rückenmuskulatur bei der Ausatmung.

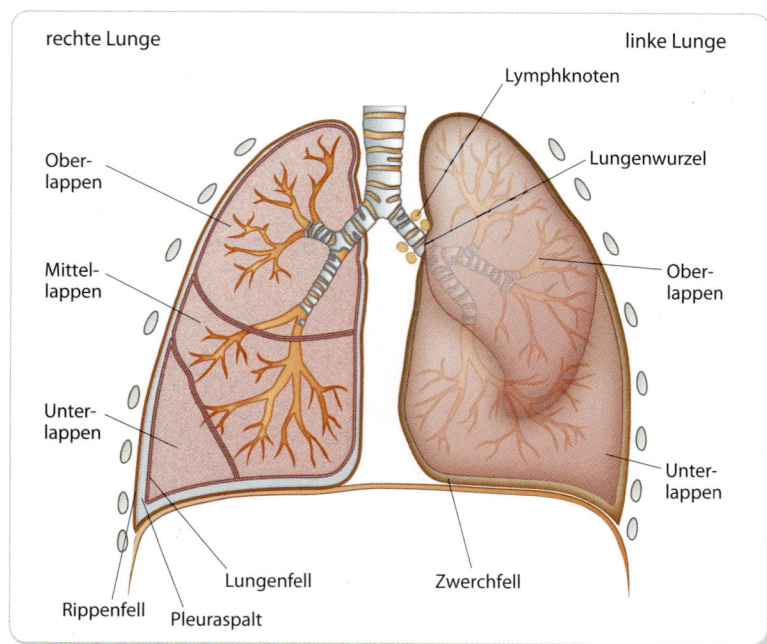

Abb. 12.11:
Lunge mit Lungenwurzel, Rippenfell, Lungenfell und Zwerchfell

Aufbau und Aufgaben des Atmungssystems

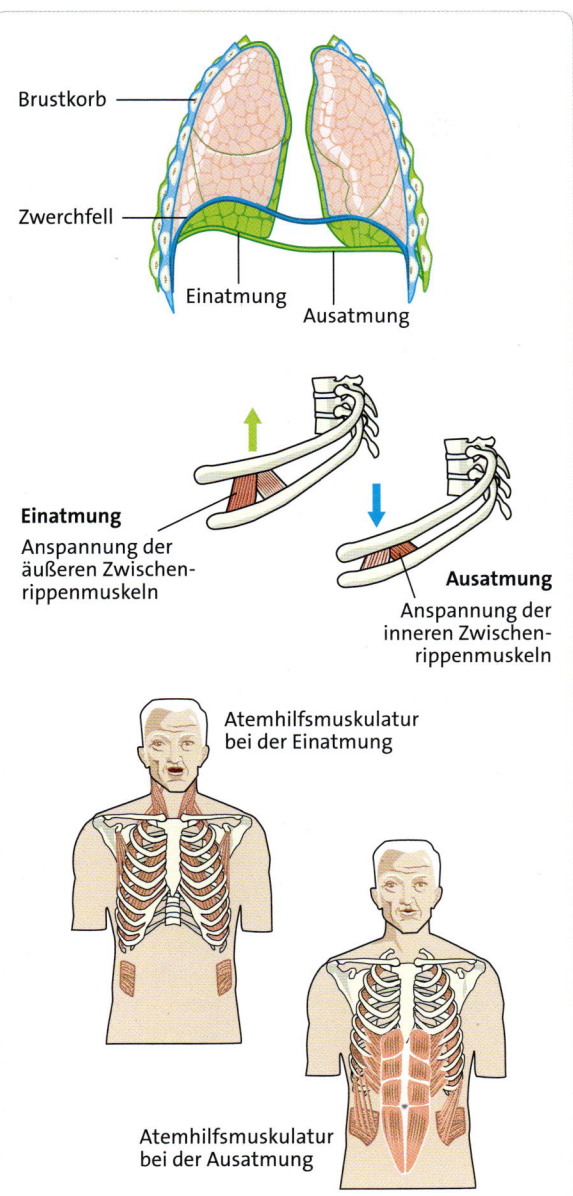

Abb. 12.12: Ein- und Ausatmung

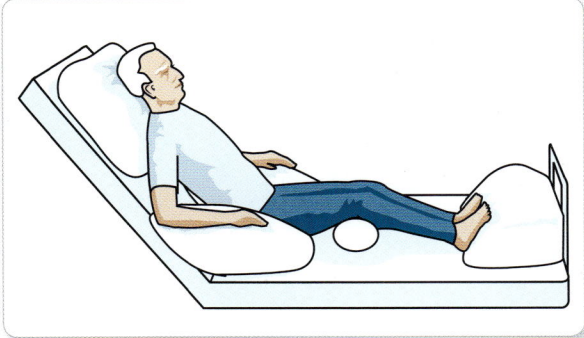

Abb. 12.13: Oberkörperhochlage als atemerleichternde Position

TIPP Die **atemerleichternde Position** erlaubt, die Atemhilfsmuskulatur besser einzusetzen. Deshalb ist sie die erste Maßnahme bei Atemnotfällen. Der Oberkörper befindet sich in einer aufrechten Position, die Arme sind seitlich aufgestützt. Die Muskeln des Halses und Schultergürtels heben den Brustkorb beim Einatmen an. Angewinkelte Beine erleichtern die Ausatmung, weil sie die Bauchmuskeln entspannen.

Brust- und Bauchatmung

Atembewegungen sind von außen sichtbar: Die Rippenhebung und -senkung lassen den Brustkorb größer und kleiner werden – man spricht von **Brustatmung** oder Rippenatmung. Durch die Zwerchfelltätigkeit wölbt sich bei der Einatmung der Bauch vor und wird bei der Ausatmung wieder flacher. Dies wird als **Bauchatmung** oder Zwerchfellatmung bezeichnet. Normalerweise werden Brust- und Bauchatmung kombiniert.

Gasaustausch

Die sauerstoffreiche Luft, die wir durch Mund und Nase einatmen, gelangt über die oberen und unteren Atemwege in die Lunge. Dort nimmt das Blut den Sauerstoff aus der Luft auf und gibt das Kohlendioxid ab. Die Aufnahme und Abgabe von Sauerstoff (O_2) und Kohlendioxid (CO_2) wird **Gasaustausch** genannt.

Die Blutgefäße verteilen das sauerstoffreiche Blut im Körper. Den Hauptteil des Sauerstoffs transportieren die Erythrozyten (rote Blutkörperchen, S. 315). Den übrigen Teil des Sauerstoffs und alle anderen Gase, auch das CO_2, transportiert das Blutplasma (S. 315) zu den Körperzellen. Die Körperzellen gewinnen mit dem Sauerstoff ihre Energie, die sie für den Zellstoffwechsel benötigen.

GEFAHR Die Erythrozyten verändern ihre Farbe ins Bläuliche, wenn sie keinen Sauerstoff transportieren. Leidet ein Mensch an Sauerstoffmangel, färbt sich daher seine Haut bläulich. Dies wird als **Zyanose** bezeichnet, die vor allem an den Lippen und unter den Fingernägeln sichtbar wird.

Beeinflussung der Atmung

Das **Gehirn** steuert die Atmung und passt sie dem aktuellen Bedarf des Körpers an, ohne dass wir uns bewusst darum kümmern müssen. Die Atemtätigkeit hängt von den folgenden Faktoren ab:

- **Kohlendioxid- und Sauerstoffgehalt** im Blut der Aorta und der Halsschlagader: Steigt der Kohlendioxidgehalt oder sinkt der Sauerstoffgehalt, dann verstärkt sich die Atemtätigkeit.
- **Körperliche Bewegung** steigert die Atemtätigkeit; körperliche Ruhe vermindert sie.
- **Innere Unruhe** (Angst, Zorn, Erregung) steigert die Atemtätigkeit; Ruhe und Schlaf vermindern sie.

Aufgaben
Beobachten Sie Ihre Atmung beim Sport und vor dem Einschlafen. Zählen Sie die Atemzüge und beachten Sie die Bewegungen von Zwerchfell und Brustkorb.

TIPP Sobald der Pflegebedürftige bemerkt, dass die Pflegenden auf seine Atmung achten, wird sich diese verändern. Daher misst die Pflegeassistentin unbemerkt die Atmung, z.B. direkt im Anschluss an die Pulsmessung: Die Pflegeassistentin hält für eine weitere Minute das Handgelenk und zählt dabei nicht die Pulsschläge, sondern die Anzahl der Atemzüge.

Bei einigen chronischen Lungenerkrankungen ist wegen der gestörten Ausatmung der Kohlendioxidgehalt im Blut ständig erhöht. Das **Atemzentrum** reagiert dann immer weniger auf eine Kohlendioxiderhöhung und nur noch auf einen Abfall des Sauerstoffgehalts im Blut. Täuscht nun eine künstliche Sauerstoffzufuhr eine ausreichende Atmung vor, fällt der Atemantrieb weg! Die Pflegenden bedenken dieses Risiko bei der künstlichen Sauerstoffgabe.

12.2 Beobachten und beurteilen

Die **Beobachtung** der Atmung gehört zur regelmäßigen Vitalzeichenkontrolle.

MERKE Zur Beobachtung der Atmung gehören:
- **Atemfrequenz** (Atemzüge pro Minute)
- **Atemqualität** (flache oder tiefe Atmung)
- **Atemrhythmus** (Rhythmus der Ein- und Ausatmung)
- **Atemgeruch**
- **Atemgeräusche** (Geräusche der Ein- und Ausatmung)

12.2.1 Atemfrequenz

Die **Atemfrequenz** zeigt an, wie oft der Mensch atmet. Die Ein- und Ausatmung wird gemeinsam als ein Atemzug gezählt. Erwachsene atmen in Ruhe zwischen 16- und 20-mal pro Minute.

MERKE Die Normwerte für die Atemfrequenz hängen vom Lebensalter ab. In Ruhe beträgt die Atemfrequenz normalerweise:
- Neugeborenes: ca. 40–45 Atemzüge/Min.
- Säugling: ca. 35–40 Atemzüge/Min.
- Kleinkind: ca. 20–30 Atemzüge/Min.
- Kind: ca. 16–25 Atemzüge/Min.
- Erwachsener: ca. 16–20 Atemzüge/Min.

Weist der Mensch eine sehr **flache Atmung** auf, z.B. bei Bewusstlosigkeit, erfühlt die Pflegende die Atembewegungen. Dazu legt sie ihre flache Hand auf den unteren Rippenbogen.

Die Ruheatemfrequenz wird durch verschiedene Faktoren verändert (Tab. 12.1).

Atmung	Atemfrequenz	Mögliche Ursache
normale Atmung	16–20	
beschleunigte Atmung (Tachypnoe)	> 20	Anstrengung Aufregung Schmerzen Fieber
verlangsamte Atmung (Bradypnoe)	< 12	Schlaf Schädigung des zentralen Nervensystems Vergiftung Stoffwechselstörung
Atemstillstand (Apnoe)	0	Tod Schlafapnoe = längere Atempause zwischen zwei Atemzügen

Tab. 12.1: Veränderung der Atemfrequenz

Auch im **Schlaf** kann die Atemfrequenz unbemerkt gemessen werden. Bei ruhigem Schlaf ist die Atemfrequenz allerdings niedriger als beim wachen Menschen.

12.2.2 Atemtiefe

Die **Atemtiefe** hängt davon ab, wie kräftig ein Mensch einatmet. Bei der **flachen Atmung** atmet der Mensch nur sehr oberflächlich ein. Seine Atmung ist leicht und geschieht mit wenig Anstrengung. Die Menge der eingeatmeten Luft pro Atemzug, das sogenannte Atemzugvolumen, ist gering. Ursache einer flachen Atmung können z. B. Schmerzen sein, denn tiefere Atemzüge würden die Schmerzen verstärken und werden daher bewusst vermieden. Man spricht von **Schonatmung.**

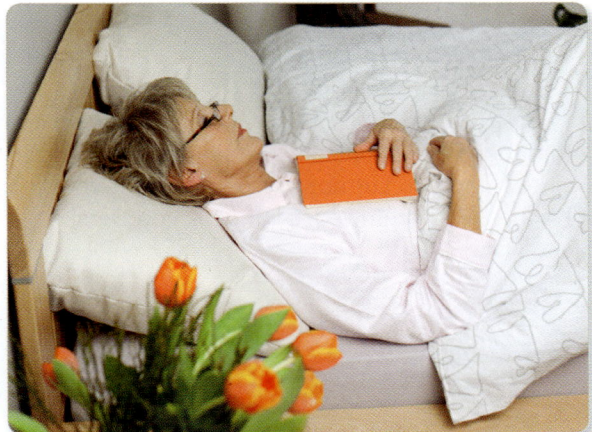

Abb. 12.14: Langes Liegen fördert eine flache Atmung – und erhöht das Risiko für eine Pneumonie (S. 268). Es sind vorbeugende Maßnahmen (Prophylaxen) notwendig.

Die Atemtiefe kann bewusst gesteuert werden. Unbewusst wird die Atemtiefe durch die Atemgase (CO_2/O_2) und den ph-Wert im Blut reguliert.

> **NOTFALL** Bei der **Hyperventilation** atmet der Betroffene übermäßig schnell und tief. Dies führt zu einem verringerten CO_2-Gehalt im Blut und nachfolgend zu Muskelkrämpfen. Die Pflegenden versuchen, den Menschen zu beruhigen. Nach Absprache mit einer Pflegefachkraft oder dem Arzt kann in eine Plastiktüte ein- und ausgeatmet werden. Dadurch wird mehr CO_2 zurückbehalten und die Atmung normalisiert sich. Als Ursache für eine Hyperventilation kommen z. B. psychischer Stress, aber auch Fieber infrage.

12.2.3 Atemrhythmus

Der **Atemrhythmus** beschreibt die Regelmäßigkeit der Atmung eines Menschen. Ein gesunder Mensch atmet gleichmäßig tief ein und aus. Dabei dauert die Ausatmung etwa doppelt so lange wie die Einatmung. Zwischen zwei Atemzügen ist eine kurze Atempause zu beobachten. Ist der Atemrhythmus unregelmäßig oder weicht das Verhältnis zwischen Ein- und Ausatmung ab, spricht man von einem **pathologischen Atemmuster.** Tab. 12.2 zeigt verschiedene Beispiele.

Atemmuster		Häufige Ursachen
Normale Atmung		
Kussmaul-Atmung		Stoffwechselentgleisung, z. B. diabetisches Koma
Cheyne-Stokes-Atmung		Herzerkrankungen, Schlaf
Schnappatmung		kurz vor Todeseintritt
Biot-Atmung		erhöhter Hirndruck

Tab. 12.2: Normale Atmung und krankhaft veränderte Atemmuster

12.2.4 Atemgeräusche

Die Atmung des gesunden Menschen ist kaum hörbar. Auffällige **Atemgeräusche** zeigen, dass die Atemwege beeinträchtigt sind.
- **Rasselgeräusche:** Eine Sekretansammlung im Bereich der Bronchien, z. B. durch eine Pneumonie (S. 268), führt zu Rasselgeräuschen.
- **Pfeifende Geräusche (Stridor):** Die Verengung der Atemwege ruft ein pfeifendes Geräusch hervor. Je nachdem, an welcher Stelle die Atemwege verengt sind, kommt es bei der Ein- oder Ausatmung zu einem Stridor.
- **Schnarchen:** Solange das Schnarchen nicht von längeren Atempausen, sogenannten Schlafapnoen, begleitet wird, ist es unbedenklich und kein Krankheitszeichen.

> **GEFAHR** Atemgeräusche können auf einen akuten Notfall hinweisen! Der Arzt muss umgehend informiert werden.

12.2.5 Atemgeruch

Die ausgeatmete Luft ist normalerweise geruchlos. Nachvollziehbare ernährungsbedingte Veränderungen des Atemgeruchs treten auf, wenn der Mensch zuvor z. B. Knoblauch oder Kaffee zu sich genommen hat. Ein unangenehmer und nicht nachvollziehbarer **Atemgeruch** wird als **Foetor ex ore** bezeichnet. Er kann auf eine **mangelhafte Mundhygiene** oder auf eine **Erkrankung** hindeuten (Tab. 12.3).

Die Atmung

Atemgeruch	Mögliche Ursache
obstartig (Azeton, wie Nagellackentferner)	diabetisches Koma
süßlich	eitrige Bronchitis
Urin	Nierenversagen
faulig	Krebserkrankung (Karzinom) der Mundhöhle

Tab. 12.3: Atemgerüche und mögliche Ursachen

12.2.6 Sauerstoffsättigung

Bei besonders gefährdeten Patienten wird die **Sauerstoffsättigung** kontinuierlich mithilfe der **Pulsoxymetrie** (Abb. 12.15) überwacht. Ein Pulsoxymeter ist ein medizinisches Gerät, das den Puls (S. 288) und die Sauerstoffsättigung im kapillären Blut misst.

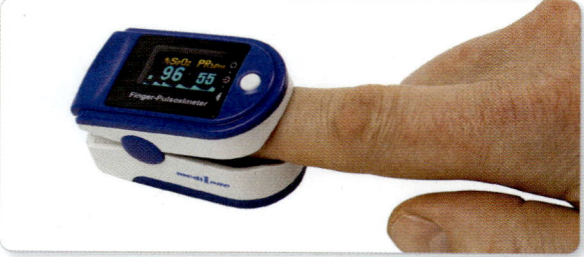

Abb. 12.15: Pulsoxymeter

> **MERKE** Die Sauerstoffsättigung gibt an, wie viel Prozent des gesamten roten Blutfarbstoffs (Hämoglobin) mit Sauerstoff beladen sind. Der Normalwert für das arterielle Blut liegt bei 97–98 %.

12.3 Pflege bei Erkrankungen der Atemwege

> **BEISPIEL** Herr G. ist 77 Jahre alt und Witwer. Er lebt in einer schönen Wohnung im 4. Stock. Leider hat das Haus, in dem er seit 35 Jahren wohnt, keinen Aufzug. Seit einiger Zeit hat Herr G. Probleme, wenn er die Treppe zu seiner Wohnung hinaufsteigt. Er ist dann immer sehr erschöpft, hustet stark und hat vermehrten Auswurf. Heute ist es sehr schlimm und als er sich keuchend auf die Treppe setzen muss, kommt seine Nachbarin gerade aus der Tür. Sie erschrickt, als sie Herrn G. sieht, und ruft sofort den Notarzt.

12.3.1 Allgemeine Symptome (Krankheitszeichen)

Atemnot (Dyspnoe)

> **MERKE** **Atemnot** ist ein Warnsignal. Es ist schnell zu klären:
> - Wird ein Notarzt benötigt?
> - Ist Erste Hilfe zu leisten?

Atemnot ist das subjektive Gefühl des erschwerten Atmens und von Luftnot (Dyspnoe). Die häufigsten Ursachen sind Atemwegs-, Lungen- und Herzkrankheiten.

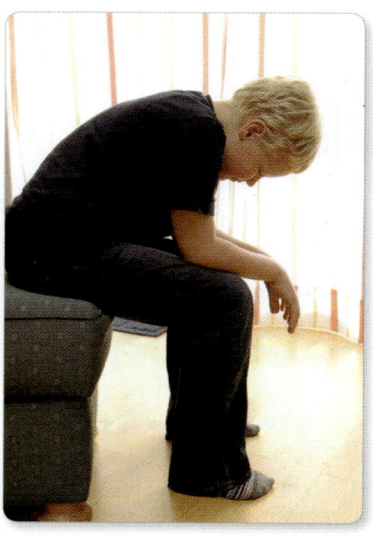

Abb. 12.16: Sitzhaltung bei Atemnot: Kutschersitz

Kennzeichen der Atemnot sind:
- mühevolles Ringen nach Luft
- aufgerichteter Oberkörper
- seitliches Abstützen der Arme, um die Schulter- und Atemhilfsmuskulatur (Abb. 12.16) zu aktivieren
- Hervortreten der Atemhilfsmuskulatur am Hals
- weit geöffneter Mund
- Sauerstoffsättigung unter 95 %
- Zyanose der Lippen oder Fingernägel

Nicht jeder Mensch weist bei Atemnot alle oben genannten Kennzeichen auf. Auch wenn eines oder mehrere Kennzeichen fehlen, kann eine Atemnot vorliegen. Umgekehrt müssen allein ein weit geöffneter Mund und ein aufgerichteter Oberkörper nicht zwangsläufig eine Atemnot bedeuten.

> **ACHTUNG** Ein eindeutiges Zeichen für **Sauerstoffmangel** ist die **Zyanose**.

Pflege bei Erkrankungen der Atemwege

Erstmaßnahmen bei Atemnot:
- den Patienten nicht allein lassen
- den Patienten über alle Maßnahmen informieren und beruhigen
- einengende Kleidung lockern
- für Frischluft sorgen, bei Bedarf Sauerstoff verabreichen (Abb. 12.17, Abb. 12.18)
- Lippenbremse (Abb. 12.35) und atemunterstützende Position anleiten (Abb. 12.16)
- unerwünschte Beobachter fernhalten

TIPP Sauerstoff ist ein Medikament, das eine ärztliche Anordnung benötigt.

Die **Sauerstoffgabe** erhöht die Sauerstoffsättigung im Blut. Sie kommt zum Einsatz bei Personen, die zwar selbstständig atmen, aber aufgrund von Erkrankungen nicht ausreichend Sauerstoff aufnehmen, z. B. bei einer chronisch obstruktiven Lungenerkrankung (S. 271).

Sauerstoff kann über eine spezielle Sonde, Sauerstoffbrille oder -maske verabreicht werden.

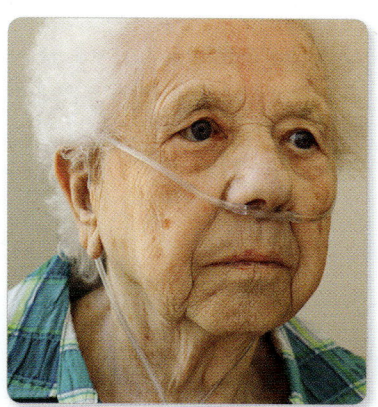

Abb. 12.17: Sauerstoffgabe über eine Sauerstoffbrille

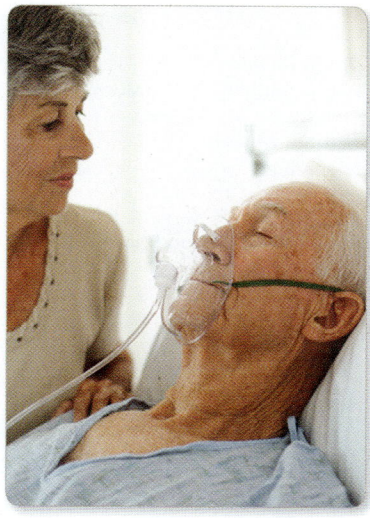

Abb. 12.18: Sauerstoffmaske

Husten und Auswurf

Der akute **Husten** ist ein Schutzreflex, um die Atemwege von Fremdkörpern oder Sekret zu befreien. Von chronischem Husten spricht man, wenn dieser länger als drei Wochen anhält.

Beim **produktiven Husten** lösen sich Sekrete und der Patient bringt Sputum (unten) hervor. Dieser Vorgang wird als Abhusten bezeichnet.

Hustet der Mensch aufgrund einer Reizung der Atemwege oder bei sehr fest sitzenden Sekreten, die sich nicht abhusten lassen, spricht man vom **trockenen Reizhusten**. Dieser kann sehr schmerzhaft sein.

MERKE Häufige oder länger andauernde **Hustenanfälle** strengen an. Wichtig ist,
- den Patienten aufrecht zu positionieren,
- durch leichten Druck auf den Brustkorb zu unterstützen,
- für eine ruhige Umgebung zu sorgen und
- starke körperliche Anstrengungen zu vermeiden.

Die Pflegenden verabreichen nach ärztlicher Anordnung **schleimlösende Substanzen**, sogenannte **Sekretolytika**. Dies kann in Form von oral eingenommenen Arzneimitteln, z. B. Hustensaft, oder als Zusatz zur Inhalation (S. 262) geschehen. Gleichzeitig achten sie darauf, dass der Patient Gelegenheit hat, das gelöste Sekret abzuhusten, z. B. durch eine atemunterstützende Position (S. 257).

TIPP Auch eine gute Flüssigkeitsaufnahme dient der Schleimlösung (Sekretolyse). Erwachsene sollten täglich mindestens 1,5 l Flüssigkeit aufnehmen. Besonders geeignet sind Mineralwasser, Tee oder Saftschorlen.

Viele Menschen halten sich als **Hygienemaßnahme** beim Husten die Hand vor den Mund. Sinnvoll ist dies, um Erreger nicht im Raum zu verteilen. Fasst man allerdings nach dem Husten z. B. einen Türgriff an oder schüttelt einem anderen Menschen die Hand, so verteilt man auf diesem Weg die Erreger weiter.

> **MERKE** Der Mensch hustet
> - in die Ellenbeuge oder
> - in ein sauberes Taschentuch und entsorgt dieses anschließend.

Die Pflegende leitet den Patienten zu diesem Vorgehen an bzw. bittet ihn, wenn er in die Handfläche hustet, anschließend die Hände zu waschen und zu desinfizieren.

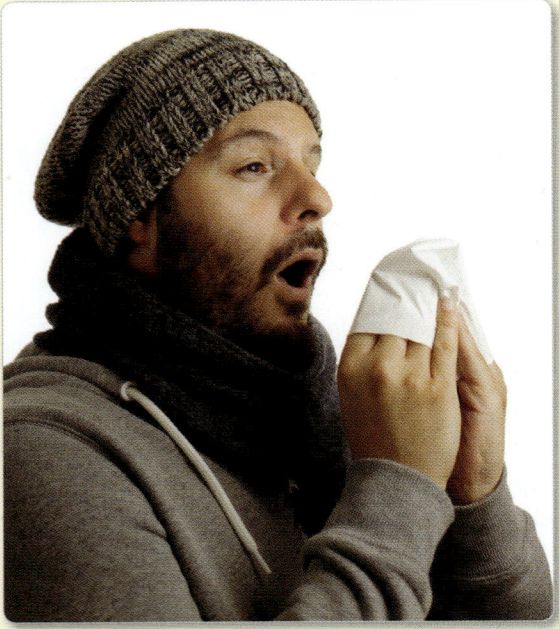

Abb. 12.19: Verhinderung der Keimverbreitung durch Niesen in ein Taschentuch.

In geringen Mengen ist ein glasig-farbloses **Sputum**, auch **Auswurf** genannt, beim Husten normal. Ein vermehrtes und damit krankhaftes (pathologisches) Sputum erkennt die Pflegende an
- der Farbe, z. B. rostfarben, gelblich,
- der Beschaffenheit, z. B. zäh, schleimig, flüssig,
- der Menge und ggf.
- Beimengungen, z. B. Blut, Eiter.

> **MERKE** Sputum gilt grundsätzlich als infektiös. Deshalb tragen Pflegende im Umgang mit Sputum Handschuhe. Nach jedem Kontakt desinfizieren sie ihre Hände. Patienten werden angehalten, Tücher, die Sputum beinhalten, sofort zu entsorgen. Die Pflegenden leiten den Patienten zur Händedesinfektion an.

12.3.2 Allgemeine Pflege bei Atemwegserkrankungen

Inhalation

> **DEFINITION** **Inhalation** (lat. inhalare: hauchen): Einatmung von Gasen, Dämpfen oder Aerosolen, um Atemwegserkrankungen zu vermeiden oder zu therapieren.

> **ACHTUNG** Die Inhalation von Arzneimitteln mittels speziellen Inhalationsgeräten, z. B. Vernebler oder Dosieraerosolen, darf nur nach ärztlicher Anordnung angewendet werden.

Die **Inhalation** hat verschiedene Ziele:
- Sekret in den Atemwegen lösen = **Sekretolyse**
- Verkrampfungen und Schwellungen der Atemwege lösen = **Spasmolyse**
- Atemwege **befeuchten**, um eine Erkrankung zu vermeiden

Neben den **Inhaltsstoffen** des Dampfs ist die **Tröpfchengröße** der bei der Inhalation zugeführten Stoffe entscheidend. Je kleiner die Tröpfchen, desto tiefer können sie in die Atemwege eindringen. Für eine Inhalation stehen zur Verfügung:
- Pulverinhalator
- Aerosolgeräte
- Respimat
- Ultraschallvernebler

Bei der therapeutischen Inhalation atmet der Pflegebedürftige Nebel mit oder ohne zugesetzte Arzneimittel ein (Tab. 12.4).

Inhalationsform	Prinzip	Erreichte Atemwege
Aerosolgerät	Durch Druckluft wird Flüssigkeit verwirbelt.	bis zu den Alveolen
Dosieraerosol	Durch Treibgas wird ein Medikament in die Alveolen befördert.	bis zu den Alveolen

Tab. 12.4: Inhalationsformen, ihre Prinzipien und die jeweils erreichten Bereiche der Atemwege

Als Vorbereitung
- informiert die Pflegeassistentin den Patienten und bereitet das Gerät nach ärztlicher Anordnung vor,
- der Patient inhaliert mit aufrechtem Oberkörper und
- atmet zunächst langsam aus.

Pulverinhalatoren

Bei den Pulverinhalatoren (Abb. 12.20) liegt der Wirkstoff als treibgas- und FCKW-freies Pulver vor. Er wird mit der Einatmung freigesetzt und inhaliert.

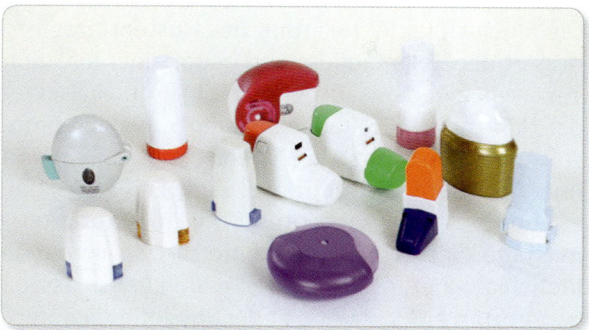

Abb. 12.20: Pulverinhalatoren

Aerosolgeräte

Aerosolgeräte (Abb. 12.21) haben gegenüber Dampfbädern folgende Vorteile:
- Die Gefahr von Verbrühungen entfällt.
- Die zu feinen Tröpfchen zerstäubte Inhalationsflüssigkeit erreicht tiefere Bereiche der Atemwege.
- Arzneimittel können leicht zugemischt und ihre vollständige Einnahme gesichert werden.

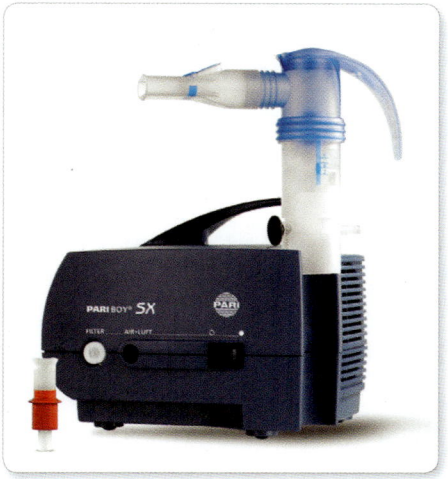

Abb. 12.21: Aerosolgerät

Für eine erfolgreiche Inhalation mit dem Aerosolgerät berücksichtigt die Pflegeassistentin folgende Punkte:
- Sie selbst oder der Patient löst die Inhalation aus, dann
  - atmet der Patient tief ein,
  - hält den Atem für etwa 5–10 Sekunden an, damit das Medikament die Wirkung entfalten kann, und
  - atmet langsam wieder aus.
- Bis zur nächsten Inhalation wartet der Patient mindestens eine Minute.

> **Aufgaben**
> Üben Sie die Inhalation mit isotoner Kochsalzlösung 0,9 % mit einer Mitschülerin/ einem Mitschüler.

Respimat

Der Respimat (Abb. 12.22) erzeugt eine sich sehr langsam ausbreitende, lang anhaltende und feine Sprühwolke.

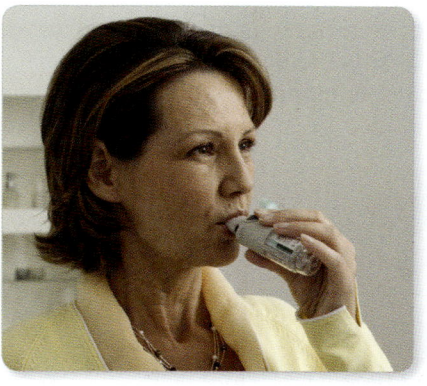

Abb. 12.22: Respimat

> **TIPP Internet**
> Ein Video zeigt die Anwendung des Respimats:
> http://www.atemwegsliga.de/respimat.html

> **MERKE** Lesen Sie vor der Anwendung der Inhalatoren unbedingt die Bedienungsanleitung, da jedes Gerät unterschiedlich gehandhabt wird. Bei falscher Anwendung gelangt der Wirkstoff nicht in Bronchien und Lungen.

Ultraschallvernebler

Ultraschallvernebler sind als Möglichkeit der Inhalation in die **Kritik** geraten. Grund dafür ist:
- Sie vernebeln die Flüssigkeit im ganzen Raum. Unklar ist, wie viel der Patient davon abbekommt. Gleichzeitig atmen auch andere Personen den Nebel ein.
- Ultraschallvernebler brauchen eine sehr aufwendige Wartung und Pflege, damit sie neben der zu vernebelnden Flüssigkeit nicht auch sogenannte Pfützenkeime, die sich in Flüssigkeitsresten bilden, vernebeln und dadurch zum Gesundheitsrisiko werden.

Die Atmung

Atemtrainer

Als **Atemtrainer** (Abb. 12.23) bezeichnet man Geräte, die dazu dienen, die Ein- oder Ausatmung zu trainieren. Atemtrainer gelten als Hilfsmittel und werden vom Arzt verordnet. Ihre Anwendung wird mehrmals täglich wiederholt.

> **MERKE** Atemübungen (S. 188) und Atemtraining dürfen nur auf ärztliche Anordnung durchgeführt werden, da die Technik von der Erkrankung abhängt und eine falsche Technik einen Schaden verursachen kann.

Die Pflegefachkraft leitet die Verwendung der Atemtrainer an. Die Pflegeassistentin erinnert den Patienten bei Bedarf an die **regelmäßige Benutzung**. Je nach Herstellerangaben sorgen die Pflegenden für eine fachgerechte **Reinigung** und **Desinfektion** des Geräts.

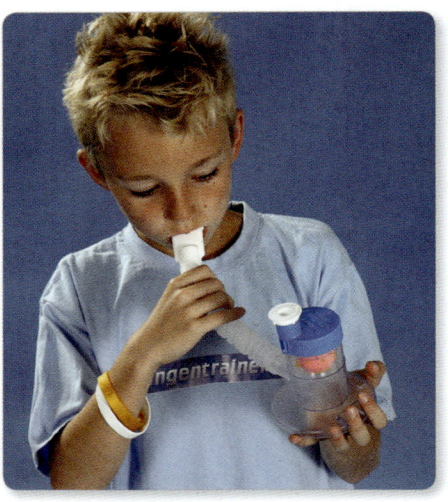

Abb. 12.23: Atemtrainer

> **MERKE** Mit dem Atemtrainer kann je nach Einstellung die Einatmung oder die Ausatmung trainiert werden.

> **Aufgaben**
> Besorgen Sie sich aus Ihrer Einrichtung einen Atemtrainer und lesen die Bedienungsanleitung. Finden Sie heraus, ob der Trainer die Einatmung oder Ausatmung trainiert. Fragen Sie einen Arzt, ob Sie ohne Bedenken mit diesem Gerät üben können. Trainieren Sie dann eine Woche und notieren Sie Ihre Erfahrungen.

Da die Atmung eine lebenswichtige Funktion ist, nimmt die Pflegeassistentin das **Atemtraining** ernst und integriert es in den Alltag des Pflegebedürftigen.

Pflege der Bronchien

Die regelmäßige **Aktivierung des Hustenreizes** verbessert den Sekretabfluss und beugt einer Infektion vor, weil mit dem ausgehusteten Bronchialsekret der Nährboden für Krankheitserreger aus den Bronchien befördert wird. Der Patient atmet tief ein und unter leichtem Räuspern aus. Zum Ende der Ausatmung hustet er konzentriert ab. Eine **Vibrationsmassage** kann das Abhusten unterstützen, indem sie Bronchialsekret löst. Die gezielte Vibrationsmassage gehört zum Aufgabengebiet der Physiotherapeuten.

Die Vibrationsmassage, im Alltag oft fälschlich als „Abklopfen" bezeichnet, schließt sich an die Maßnahmen der **Schleimlösung** an. Die Pflegenden führen die Vibrationsmassage nach Anleitung durch einen Physiotherapeuten durch. Das Prinzip ist dabei stets, an den unteren äußeren Enden der Lungenflügel zu beginnen und sich zu den oberen Enden der Lungenflügel vorzuarbeiten. Die Wirbelsäule wird ausgespart.

> **MERKE** In den folgenden Fällen darf keine Vibrationsmassage durchgeführt werden:
> - akuter Herzinfarkt (S. 630)
> - Herzrhythmusstörungen (S. 298)
> - Blutungen der Atemwege
> - Thrombose/Embolie (S. 308)
> - Frakturen im Brust- und Rückenbereich
>
> Nur nach Rücksprache mit dem Arzt:
> - nach Schlaganfall (S. 537)
> - bei Osteoporose (S. 481)

Atemwege absaugen

Das **Absaugen** der Atemwege dient dazu, die Nase sowie den Mund- und Rachenraum von Sekret zu befreien. Auch tiefere Bereiche der Atemwege können abgesaugt werden, z. B. bei beatmeten Patienten oder bei Trägern einer Trachealkanüle. Diese Aufgabe ist jedoch Pflegefachkräften vorbehalten und wird ärztlich verordnet.

Klinische Zeichen, die ein Absaugen nötig machen, sind:
- fehlende Kraft, Nase, Mundhöhle und Rachenraum selbstständig von Sekret zu befreien
- Schluckstörungen und -lähmungen
- Aspirationsgefahr (Gefahr des Verschluckens)

Das Ziel des Absaugens besteht darin,
- Sekret zu entfernen,
- eine freie Nasenatmung zu ermöglichen und
- eine Aspiration mit ggf. nachfolgender Infektion der Atemwege zu verhindern.

12.3.3 Schnupfen (Rhinitis)

> **DEFINITION** **Schnupfen bzw. Rhinitis** (griech. rhinos = Nase, Schnupfen): akute oder chronische Entzündung der Nasenschleimhaut. Die Ursachen sind meistens infektiös, häufig allergisch und selten pseudoallergisch.

Krankheitsentstehung und -verlauf

Die **infektiöse Rhinitis** ist eine der häufigsten Erkrankungen der Atemwege. Sie wird meistens von **Rhinoviren** ausgelöst. Eine Neuinfektion mit einem anderen Rhinoviren-Stamm ist jederzeit möglich. Rhinoviren werden durch **Tröpfcheninfektion** (Abb. 12.24) übertragen.

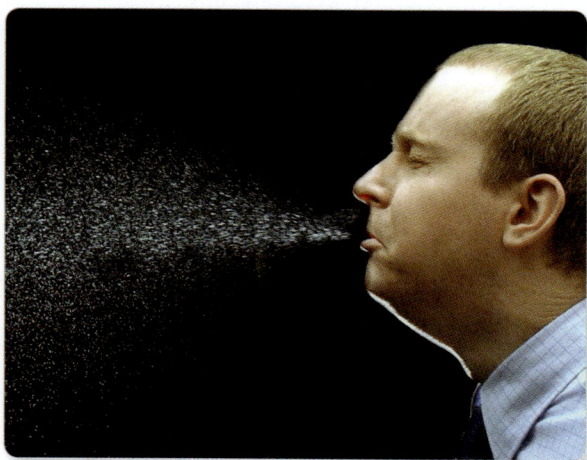

Abb. 12.24: Übertragungsweg Tröpfcheninfektion: Tröpfchen können bis zu zwei Meter weit verteilt werden.

> **TIPP** Bei kalten Füßen beispielsweise verengen sich die Schleimhautgefäße in der Nase und die Schleimhaut wird anfälliger für Viren. Warme, trockene Füße beugen einer Erkältung also tatsächlich vor.

Symptome

Nach einer Inkubationszeit von 1–3 Tagen beginnt die Krankheit mit
- Schwellung der Nasenschleimhaut und nachfolgend verstopfter Nase
- behinderter Nasenatmung
- Niesattacken
- Juckreiz, kratzendem Hals
- laufender Nase (klares oder gelbliches Sekret), wunde Nase, evtl. Nasenbluten
- Geschmacks- und Geruchsstörungen
- Druckgefühl im Kopf, Frösteln und allgemeinem Krankheitsgefühl

Diagnose

Der Arzt befragt den Patienten und untersucht ihn körperlich. Eventuell findet eine Blutuntersuchung statt. Bei der Diagnosefindung hilft zudem:
- Beurteilung des Sekrets (klares Sekret deutet eher auf Viren hin, gelbliches eher auf eine bakterielle Ursache)
- Allergietest
- Ausschluss von Fremdkörpern in der Nase

Therapie

Ziel der Behandlung ist, die Nasenschleimhäute abschwellen zu lassen und den Schleim zu lösen. Dies wird erreicht durch
- Inhalation mit schleimlösendem und entzündungshemmendem Wirkstoff
- Wärmeanwendung, z. B. Rotlicht-Bestrahlung
- Steigerung der Trinkmenge
- frische Luft
- Nasenspülungen, z. B. mit Salzwasser

> **TIPP** Einige Experten raten, den Schleim der Nasenhöhle ab und zu hochzuziehen statt zu schnäuzen. Beim Schnäuzen bewirkt der erhöhte Druck, dass das Sekret in die Nasennebenhöhlen gepresst wird. Damit steigt das Risiko einer Nasennebenhöhlenentzündung (Sinusitis).

In den meisten Fällen ist der Schnupfen die Folge eines grippalen Infekts. Weitere, seltenere Auslöser sind:
- Allergie
- besonders sensible Nase
- hormonelle Umstellung, z. B. Schwangerschaftsschnupfen
- Nebenwirkung bestimmter Medikamente

Die Atmung

Die **allergische Rhinitis** wird oft **Heuschnupfen** genannt. Allerdings ist Heu eher selten das auslösende Allergen. Häufig sind Blütenpollen, Gräser oder Nahrungsmittel wie Erdnüsse oder Erdbeeren der auslösende Faktor.

Wichtige Pflegemaßnahmen

Im Vordergrund der **Pflege** stehen:
- körperliche Schonung
- vitaminreiche, leicht verdauliche Ernährung
- Pflege der Nasenschleimhaut
- Hilfe bei ggf. auftretendem Nasenbluten (unten)

> **GEFAHR** Bei Säuglingen kann eine behinderte Nasenatmung zur Sauerstoffunterversorgung und zu Trinkproblemen führen. Die Pflegeassistentin informiert eine Gesundheits- und Kinderkrankenpflegerin oder den Arzt.

> **TIPP** Nasentropfen mit abschwellender Wirkung, die z. B. bei einer Mittelohrentzündung an der Mündung der Ohrtrompeten wirken sollen, werden am besten liegend oder bei weit nach hinten gelegtem Kopf gegeben. Anschließend hält der Pflegebedürftige den Kopf einige Sekunden in dieser Lage, damit die Flüssigkeit bis in den Rachen fließen kann.

Erste Hilfe bei Nasenbluten

- gerade sitzen, Kopf leicht nach vorn beugen und die Nase in ein Taschentuch bluten lassen
- stoppt die Blutung nicht: Nasenflügel mit Daumen und Zeigefinger zusammenpressen
- Blut, das sich im Mund sammelt, ausspucken
- kalte Kompresse auf Nacken oder Nase legen

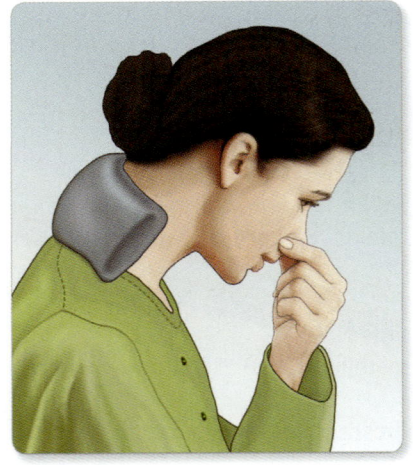

Abb. 12.25: Pflege bei Nasenbluten

> **TIPP** „Coolpacks" können zusätzlich einen Kältekopfschmerz provozieren und werden daher nicht verwandt.

Bei starkem Nasenbluten legt der Arzt eine Tamponade in die Nasenhöhle ein.

12.3.4 Keuchhusten (Pertussis)

> **DEFINITION** Keuchhusten: akute Infektionskrankheit der Atemwege, die durch ein Bakterium *(Bordetella pertussis)* ausgelöst wird. Keuchhusten ist sehr ansteckend.

Krankheitsentstehung

Die Übertragung erfolgt durch **Tröpfcheninfektion**. Betroffen sind überwiegend Kinder, jedoch zunehmend auch Jugendliche und Erwachsene.

Gegen Keuchhusten gibt es eine **Impfung.** Es ist zunächst eine sogenannte Grundimmunisierung nötig, die zu einem späteren Zeitpunkt aufgefrischt werden muss.

Symptome

- zuerst: erkältungsähnliche Symptome
- später: Anfallsstadium (Stadium convulsivum)
  - Hustenanfälle mit anschließendem Keuchen
  - zäher, glasiger Auswurf
  - Erbrechen des Auswurfs
  - nächtliche Häufung der Symptome

Diagnose

- typischer anfallsartiger Husten, ggf. mit keuchendem Geräusch beim Einatmen
- Rachenabstrich zum Nachweis des Erregers
- Blutabnahme zum Nachweis von Antikörpern (ab Anfallsstadium möglich)

Therapie und wichtige Pflegemaßnahmen

- frühzeitig Antibiotikum
- ruhige Umgebung
- viel Flüssigkeit und häufige kleine Mahlzeiten
- kühle und feuchte Raumluft, z. B. durch das Aufhängen feuchter Tücher im Zimmer
- ggf. auf ärztliche Anordnung Hustenprotokoll mit Zeit und Dauer der Anfälle führen [3]

12.3.5 Grippe (Influenza)

Grippe: Kap. 14.6.2, S. 336

> **DEFINITION** **Grippe:** plötzlich auftretende fieberhafte Infektionskrankheit, für die bestimmte Viren (Grippeviren) verantwortlich sind. Anders als eine Erkältung (grippaler Infekt) ist die Grippe eine ernste Erkrankung, die mit Komplikationen verbunden sein und zum Tod führen kann.

Krankheitsentstehung und -verlauf

Einer Grippe kann durch eine **Impfung** vorgebeugt werden. Der optimale Zeitpunkt für die Grippe-Schutzimpfung (Abb. 12.26) liegt vor Beginn der Grippesaison (ca. Oktober bis November). Es ist ratsam, die Grippeimpfung jährlich erneuern zu lassen, weil sich die Viren, die durch **Tröpfcheninfektion** übertragen werden, ständig verändern.

Zusätzlich kann z. B. Bewegung an der frischen Luft, eine ausgewogene Ernährung und ausreichend Schlaf das Immunsystem stärken.

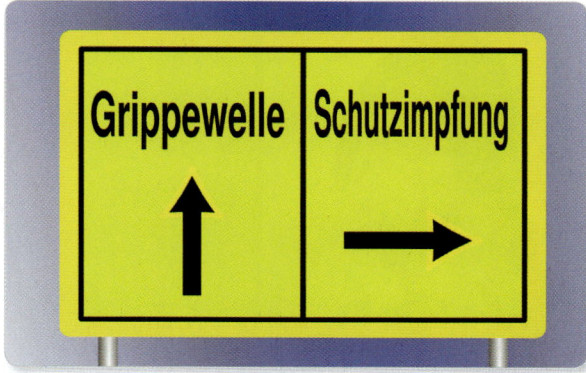

Abb. 12.26: Vorbeugende Maßnahme: Grippe-Schutzimpfung

Folgende Personengruppen haben ein **erhöhtes Risiko:**
- Personen über 60 Jahre
- Schwangere
- Menschen mit chronischen Erkrankungen, z. B. chronische Lungen-, Herz-Kreislauf-, Leber-, Nierenkrankheiten, Stoffwechselkrankheiten (z. B. Diabetes), neurologische Erkrankungen, HIV-Infektion
- Personen mit umfangreichem Publikumsverkehr, z. B. Pflegende, Ärzte [4]

Der **Verlauf** kann sehr unterschiedlich sein. Es sind milde und unkomplizierte, aber auch schwere Verläufe mit tödlichem Ausgang möglich. Tödliche Verläufe sind eher selten.

Symptome

Zu den ersten Anzeichen einer Grippe gehören ein **plötzliches hohes Fieber** mit Temperaturen von mehr als 39 °C, **Schnupfen** und eine **Rachenentzündung.** Weitere Symptome sind:
- Schüttelfrost, Schweißausbrüche
- starke Kopfschmerzen
- Muskelschmerzen, Gliederschmerzen
- Übelkeit, Appetitlosigkeit
- Reizhusten
- Heiserkeit, Halsschmerzen

Diagnose

Mindestens zwei der vier Kriterien – akuter Beginn, Husten, Fieber und Schmerzen – sprechen für eine Virusgrippe. Zusätzlich zur körperlichen Untersuchung wird das Blut untersucht, um Entzündungszeichen zu bewerten. Zum Ausschluss einer Lungenentzündung wird eine Röntgenaufnahme der Lunge angefertigt.

Therapie

Die Therapie zielt zunächst auf die Linderung der Symptome. Bei Risikogruppen und schweren Verläufen werden Medikamente eingesetzt, die die Vermehrung der Viren hemmen (Virostatika).

Wichtige Pflegemaßnahmen

- Vitalzeichen, besonders Temperaturverlauf, regelmäßig erheben und dokumentieren
- Grundregeln des Infektionsschutzes einhalten:
  - in ein Taschentuch niesen und husten
  - nach Kontakt Hände desinfizieren
  - Papiertaschentücher verwenden und sofort entsorgen
  - Mundschutz und Schutzschürze tragen
- Flüssigkeitsverluste (z. B. durch starkes Schwitzen) ausgleichen
- ressourcenorientierte Hilfestellung bei der Körperpflege
- besonders konsequente Mundhygiene
- Nasenpflege (S. 370)
- Prophylaxen durchführen (S. 186)
- vitaminreiche, leichte Kost
- Bettruhe nach Arztanordnung beachten
- für optimales Sauerstoffangebot sorgen:
  - atemerleichternde Position, keine beengende Kleidung
  - frische Luft
  - Sauerstoffgabe nach Anordnung

12.3.6 Akute Bronchitis

DEFINITION **Akute Bronchitis:** Entzündung der Luftröhre und Bronchien. Je nachdem, welcher Abschnitt betroffen ist, spricht man von Tracheitis (Luftröhrenentzündung), Tracheobronchitis oder Bronchitis.

Krankheitsentstehung und -verlauf

Eine akute Bronchitis entsteht meist als Folge einer Erkältung, bei der die oberen Atemwege entzündet sind. Häufigster Auslöser sind Viruserkrankungen.

Symptome

- heftiger Husten
- durch den Husten Schmerzen im Brustkorb
- Abhusten von Schleim
- Kopf- und Gliederschmerzen, Schnupfen, Halsschmerzen
- pfeifende Geräusche (= Giemen) beim Atmen
- ggf. Fieber

Diagnose

Die Symptome und das Abhören der Bronchien reichen aus, um eine Diagnose zu stellen. Eine akute Bronchitis kann chronisch werden, wenn die Infektion nicht richtig behandelt wird (S. 334).

Therapie und wichtige Pflegemaßnahmen

- körperliche Schonung, Frühmobilisation (S. 190) nach Besserung der Symptome
- viel trinken, um den erhöhten Flüssigkeitsverlust auszugleichen und den Schleim flüssig zu halten
- frische Luft, aber Auskühlen vermeiden
- Luft anfeuchten, mit physiologischer Kochsalzlösung inhalieren
- Pflege der Bronchien (S. 264)
- Medikamente nach Anordnung:
  - bei verengten Atemwegen: Broncholytika zur Weitung der Atemwege
  - ggf. schleimlösende Medikamente (Sekretolytika)
  - ggf. Schmerzmittel
  - ggf. Antibiotika bei bakterieller Bronchitis

Greifen die Erreger der Bronchitis auf das Lungengewebe über, entsteht eine Lungenentzündung. Diese Komplikation tritt vor allem bei geschwächten Personen auf.

MERKE Husten ist ein Reinigungsreflex der Atemwege. Hustenstiller dämpfen den Reinigungsreflex, daher sollte möglichst auf sie verzichtet werden. Kann ein Patient jedoch nächtelang wegen des Hustens nicht schlafen, verordnet der Arzt unter Berücksichtigung der Kontraindikationen ggf. einen Hustenstiller für die Nacht.

12.3.7 Pneumonie (Lungenentzündung)

BEISPIEL Frau P., eine 25-jährige Modekauffrau, stellt sich mit den folgenden Worten bei ihrem Hausarzt vor: „Ich fühle mich sehr schlecht. Die letzte Fiebermessung nach einem Schüttelfrost lag bei 39,6 °C. Ich habe häufige Hustenattacken mit gelbem Auswurf und bekomme kaum Luft. Ich fühle eine drückende Müdigkeit. Was ist nur mit mir los?"

Es steht die Verdachtsdiagnose einer Pneumonie im Raum.

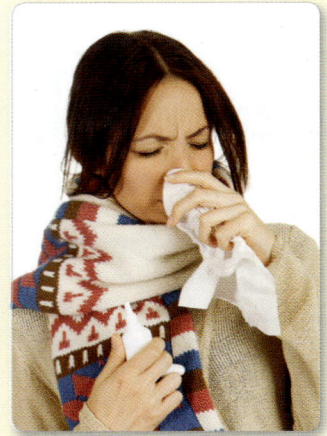

DEFINITION **Pneumonie** (oder Broncho-Pneumonie): akute oder chronische Entzündung des Lungengewebes (Lungenbläschen oder Zwischenzellraum).

Krankheitsentstehung und -verlauf

Folgende Personen gelten als **Risikogruppen** für eine Pneumonie:

- Menschen mit geschwächtem Abwehrsystem
- Schmerzpatienten mit flacher Schonatmung
- ältere Menschen, vor allem bei Bettlägerigkeit
- Kleinkinder

Die Pneumonie wird durch Bakterien (in ca. 70 % Pneumokokken), Viren oder Pilze ausgelöst. Die Erreger gelangen aufgrund einer verminderten Schutzbarriere in das Lungengewebe und lösen dort eine Entzündung aus.

Weitere Auslöser können eine Aspiration oder Hypostase (unten) sein, auf deren Vermeidung die Pflegenden achten.

Aspirationspneumonie

> **DEFINITION** **Aspiration** (lat. aspirare = einflößen): Nahrungsbestandteile oder Erbrochenes geraten in die Trachea (Luftröhre), werden also verschluckt.

Als **Folge** einer Aspiration kann eine Pneumonie auftreten, insbesondere wenn Magensaft das Lungengewebe schädigt. Magensaft reizt die Schleimhaut der Atemwege und erleichtert Bakterien die Infektion.

Besonders gefährdet sind Menschen mit Schluckstörungen, z. B. bei einer Halbseitenlähmung oder Lähmungen im Gesichtsbereich.

Hypostatische Pneumonie

Eine **hypostatische Pneumonie** entsteht, wenn die unteren Lungenbereiche unzureichend belüftet oder durchblutet werden.

Zur Risikogruppe zählen ältere Menschen, da die Elastizität der Lunge und des Brustkorbs im Alter nachlässt. Die Folge ist eine oberflächliche Atmung, die Belüftung der unten gelegenen Lungenabschnitte ist vermindert. Auch Schmerzen im Brust- oder Bauchbereich führen zu einer flachen Schonatmung, die zu einer Minderbelüftung führt. In den schlecht belüfteten Bereichen der Lunge haben Erreger besonders gute Wachstumsbedingungen und es droht eine Entzündung.

Aus medizinischer Sicht werden folgende Pneumonien unterschieden:
- **typische** Pneumonie: Der Verlauf ist typisch. Die Alveolen des betroffenen Lungenbereichs füllen sich mit Flüssigkeit, in die Lymphozyten einwandern. Die Flüssigkeit wird fest. Ab dem 8. Tag verflüssigt sich das eitrige Exsudat (abgesonderte Flüssigkeit) und wird ausgehustet. Erreger sind Bakterien.
- **atypische** Pneumonie: Die Entzündung ist nicht klar begrenzt, der Verlauf nicht regelmäßig. Erreger sind Mykoplasmen, Chlamydien, Legionellen oder Viren.
- **nosokomiale** Pneumonie: Der Patient hat die Pneumonie im Krankenhaus oder in der Pflegeeinrichtung erworben.

Symptome

- typische bakterielle Pneumonie:
  – plötzlicher Beginn mit Schüttelfrost und Fieber
  – Husten mit Auswurf (gelblich/rotbraunes Sputum)
  – Schonatmung mit „Nasenflügeln" (Blähen der Nasenflügel zur besseren Sauerstoffaufnahme)
  – Dyspnoe (S. 630) mit Zyanose
  – Bewusstseinsveränderungen, Verwirrtheit
- atypische Pneumonie:
  – schleichender Verlauf
  – ähnlich einer Grippe
  – leichtes bis hohes Fieber
  – trockener Husten, kaum Sputum
  – kaum Schmerzen
  – Allgemeinzustand weniger beeinträchtigt

> **TIPP** Besteht die Gefahr, angehustet zu werden, tragen die Pflegenden einen Mundschutz.

Eine Pneumonie ist immer eine lebensbedrohliche Erkrankung. Folgende **Komplikationen** können auftreten:
- Kreislaufkollaps, Schock mit Kreislaufversagen: Daher kontrollieren die Pflegenden regelmäßig die Vitalzeichen.
- Lungenabszess (Eiteransammlung in der Lunge)
- Pleuraerguss (Flüssigkeitsansammlung im Pleuraspalt) oder Pleuraempyem (Eiteransammlung)
- Herzinsuffizienz (S. 300)
- Sepsis (S. 616)

Diagnose

- Röntgenaufnahme des Thorax (Brustkorbs), um Entzündungsherde zu erkennen
- Abhören (Auskulation): hörbare Atemgeräusche, insbesondere bronchiales Atmen („Röhrenatmen", klingt nach „ch") und Rasselgeräusche
- Abklopfen (Perkussion): Beim Abklopfen der Lunge klingt das Klopfgeräusch über dem erkrankten Lungenabschnitt gedämpfter.
- Erregernachweis in Sputum und Blut

Therapie

Ist die Diagnose gesichert, schätzt der Arzt ab, welche Erreger am wahrscheinlichsten sind. Entsprechend leitet er eine Therapie mit den folgenden Zielen ein:

- Infektionsbekämpfung: bei bakterieller Pneumonie mit Antibiotika; bei Viren, Pilzen und Parasiten spezielle Medikamente
- körperliche Schonung: Bettruhe je nach Schweregrad der Pneumonie und ärztlicher Anordnung
- Sauerstoffgabe nach Anordnung
- Fieber senken: kühlende Waschungen (S. 334), Wadenwickel (S. 335), Medikamente nach Anordnung (z. B. Azetylsalizylsäure oder Paracetamol)
- ggf. Schmerzbehandlung (S. 207)

Wichtige Pflegemaßnahmen

Bei sogenannten Risikopatienten, z. B. bettlägerige Menschen, wenden die Pflegenden die Pneumonieprophylaxe an, um die Erkrankung erst gar nicht entstehen zu lassen (S. 187).

> **MERKE** Eine unzureichende hygienische Arbeitsweise, besonders im Bereich der Nase, und eine fehlende Mundhygiene kann im Krankenhaus oder Pflegeheim eine Pneumonie hervorrufen.

Krankenbeobachtung

Die Pflegenden beobachten und messen folgende Bereiche:

- Temperatur, besonders bei Temperaturanstieg/-abfall
- Hautfarbe und Feuchtigkeit der Schleimhäute
- Atmung
- Sputum: Menge, Farbe, Konsistenz, Geruch, Beimengungen
- Puls und Blutdruck (S. 288, 290)
- Ausscheidungen und Schweiß

Pflegemaßnahmen

- durch Mundpflege (S. 368) gesunde Mundflora fördern, damit keine weiteren Keime in die Atemwege eindringen
- Aspirationsprophylaxe (S. 154)
- atemerleichternde Positionen anleiten (Abb. 12.27)

> **TIPP** Längeres Liegen auf dem Rücken ohne Lagewechsel vermindert die Belüftung der unteren Lungenabschnitte. Es sammelt sich Sekret an, das im Liegen nur schwer oder nicht abgehustet werden kann.
>
> Durch verschiedene Lagerungen/Positionen lassen sich unterschiedliche Lungenabschnitte belüften. Zudem ändern die Pflegenden die Position nach individuell festgelegten Zeitabständen, um Schäden an der Haut, z. B. Druckgeschwüre (S. 382), zu vermeiden.

> **Aufgaben**
> Informieren Sie sich in Kapitel 17.4 über die verschiedenen Positionierungen. Lassen Sie sich die korrekte Durchführung zeigen. Führen Sie die Positionen in der Lerngruppe gegenseitig durch und beobachten Sie Ihre Atmung.

- Arzneimittel nach Anordnung verabreichen
- Komplikationen vermeiden:
  – Vitalzeichen überwachen
  – Thrombose-, Dekubitus- und Intertrigoprophylaxe (S. 190, 195, 201)
- für frische Luft ohne Zugluft sorgen
- Mobilisation (S. 472), sobald kein Fieber mehr vorhanden und der Kreislauf stabil ist
- Maßnahmen zur Schleimlösung:
  – Inhalation nach Anordnung (S. 262)
  – Flüssigkeitsaufnahme unterstützen, ggf. vorhandene Einschränkungen der Trinkmenge beachten
  – Hustentraining, um Sekret zu lösen und hinauszubefördern

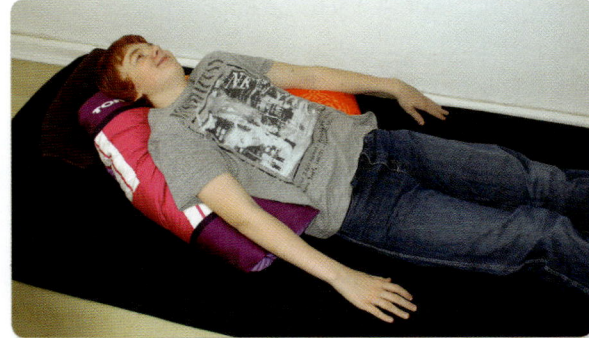

Abb. 12.27: Durch die A-Lage fällt die Atmung leichter, da die oberen Lungenabschnitte gedehnt werden.

12.3.8 Chronische Bronchitis

DEFINITION **Chronische Bronchitis:** zunächst schleimiger Auswurf, Husten und Rasselgeräusche über den Bronchien. Keine Atemnot, Patient fühlt sich nicht krank. Häufigste Form: Raucherbronchitis mit typischem Abhusten großer morgendlicher Auswurfmengen.

Der Patient zeigt in zwei aufeinanderfolgenden Jahren, während mindestens drei aufeinanderfolgenden Monaten pro Jahr produktiven Husten.

Krankheitsentstehung und -verlauf

Hauptauslöser der chronischen Bronchitis sind
- Rauch, insbesondere Tabakrauch (Abb. 12.28),
- Staub und
- virale und bakterielle Infekte.

Hinzu kommt oft eine gegenüber Umweltreizen besonders empfindliche Bronchialschleimhaut. Häufig ist eine Verschlimmerung in der kalten Jahreszeit.

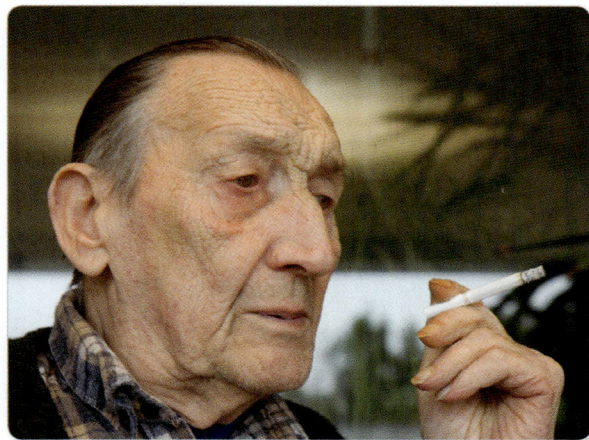

Abb. 12.28: Rauchen: Hauptauslöser der chronischen Bronchitis

Die einzig wirksame Form der Behandlung ist die Vorbeugung, insbesondere das Aufgeben des Rauchens.

Bei einer chronisch obstruktiven Bronchitis (COB) haben sich die Atemwege dauerhaft verengt (lat. obstructio = Sperrung/Verengung).

Symptome

- Husten und Auswurf, oft morgendliches Abhusten von Sputum
- Dyspnoe bei körperlicher Belastung
- verminderte Leistungsfähigkeit

Diagnose

- Anamnese: Rauchen/Passivrauchen, Husten und Auswurf mit Zeitpunkt, Menge, Beschaffenheit
- beim Abhören der Lungen: abgeschwächtes Atemgeräusch, feuchte Rasselgeräusche, Brummen und Giemen sind Zeichen für Verengung der Bronchien

Therapie und wichtige Pflegemaßnahmen

- auslösende Reize ausschalten, besonders das Rauchen
- Sekretolyse (S. 261)
- Atemtraining (S. 188)
- bei bakterieller Infektion: Antibiotika
- Impfung gegen Pneumokokken und Grippe, um Komplikationen vorzubeugen
- Sauerstofftherapie nach Anordnung

Die chronische Bronchitis und die COPD (unten) sind manchmal schwer voneinander abzugrenzen.

12.3.9 Chronisch obstruktive Lungenerkrankung (COPD)

BEISPIEL In der Leitstelle der Feuerwehr geht der folgende Notruf ein: „Mein Mann bekommt seit zwei Stunden nicht mehr richtig Luft." Ein Notarzt trifft beim Patienten ein und findet diesen mit starkem Husten und nach Luft ringend am Tisch sitzend vor. Der Patient berichtet, dass er schon seit einigen Monaten von einem Husten mit Auswurf gequält wird. Nach dem Rauchen sei der Husten oft noch schlimmer geworden. Das Abklopfen und Abhören ergibt den Verdacht auf eine Lungenerkrankung. Der Notarzt organisiert die Einweisung ins Krankenhaus.

Die Atmung

> **DEFINITION** **Chronisch obstruktive Lungenerkrankung** (COPD = chronic obstructive pulmonary disease, COLD = chronic obstructive lung disease): dauerhafte, fortschreitende Lungenerkrankung, die durch zunehmende Einengung der luftleitenden Atemwege mit einer zunehmenden Störung des Luftstroms einhergeht. Es steht nicht genügend Luft für den Sauerstoff- und Kohlendioxid-Austausch zur Verfügung.

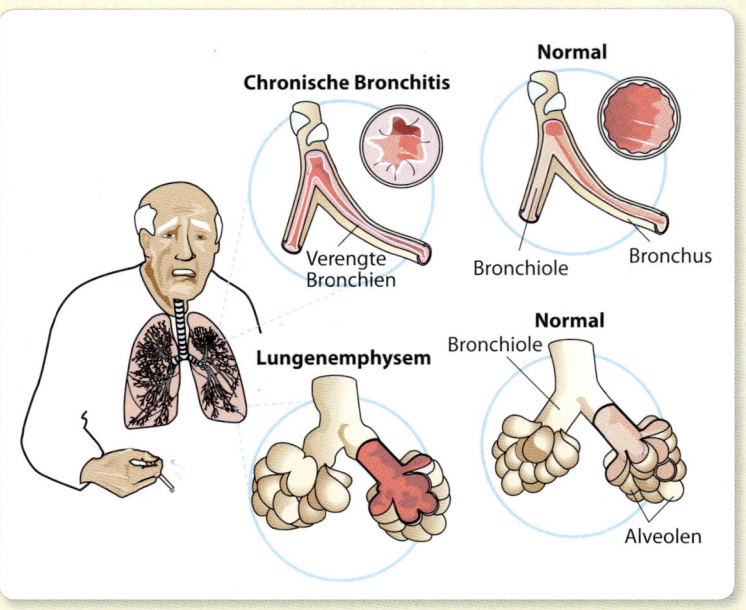

Abb. 12.29: COPD

Die chronisch obstruktive Lungenerkrankung (Abb. 12.29) ist keine eigenständige Krankheit. Sie umfasst verschiedene Erkrankungen der Lunge, die sich in ihren Symptomen ähneln. Beispiele sind:
- **chronisch obstruktive Bronchitis,** die durch verengte (= obstruktive) Bronchien gekennzeichnet ist
- **Lungenemphysem,** bei dem das Lungengewebe überbläht ist; funktionsfähiges Lungengewebe und die Elastizität gehen verloren

Krankheitsentstehung und -verlauf

Der Hauptrisikofaktor für eine COPD ist das Rauchen. Auch das jahrelange Einatmen schädlicher Stoffe (giftiger Staub, Dämpfe, z. B. in Chemiefabriken oder im Bergbau) und Autoabgase sind Risikofaktoren und Auslöser.

Eine chronisch obstruktive Bronchitis ist in der Regel nicht vollständig heilbar. Ein rauchfreies Leben kann die Symptome jedoch lindern und einen fortschreitenden Verlauf aufhalten. Die Lebenserwartung kann sich bei schweren Verläufen um einige Jahre verringern. Eine frühe Diagnose verbessert den Verlauf.

> **MERKE** Eine wichtige Maßnahme, um die Entstehung einer COPD zu vermeiden, besteht darin, Risikofaktoren zu verringern. Komplikationen einer COPD können durch eine Grippe-Schutzimpfung und eine Pneumokokken-Schutzimpfung vermieden werden.

Symptome

Die wichtigsten Symptome einer COPD sind:
- Husten
- Auswurf
- Atemnot

Am Anfang der Erkrankung steht ein **chronischer Husten** (bekannt als Raucherhusten). Dieser fördert einen gelbbraun gefärbten Auswurf aus dem Bronchialsystem. Mit zunehmender Atemnot vermindert sich auch die körperliche Leistungsfähigkeit.

Folgende **Komplikationen** können auftreten:
- akute Verschlechterung mit extremer Atemnot, vermehrtem Husten, verstärkter Produktion von eitrigem Schleim, Fieber und Abgeschlagenheit
- hoher Blutdruck in den Lungenarterien, der zur Schädigung des rechten Herzens (Rechtsherzinsuffizienz) führt
- Wasseransammlung in den Lungen
- Pneumonie durch bakterielle Infektion, die zu Lungenversagen führen kann
- Pneumothorax: Ansammlung von Luft im Pleuraspalt (S. 256); die Lunge wird zusammengedrückt und steht für die Atmung nicht mehr zur Verfügung. Die Luft wird durch eine Drainage (Abb. 12.30) abgesaugt, bis die Lunge wieder entfaltet ist.

Pflege bei Erkrankungen der Atemwege

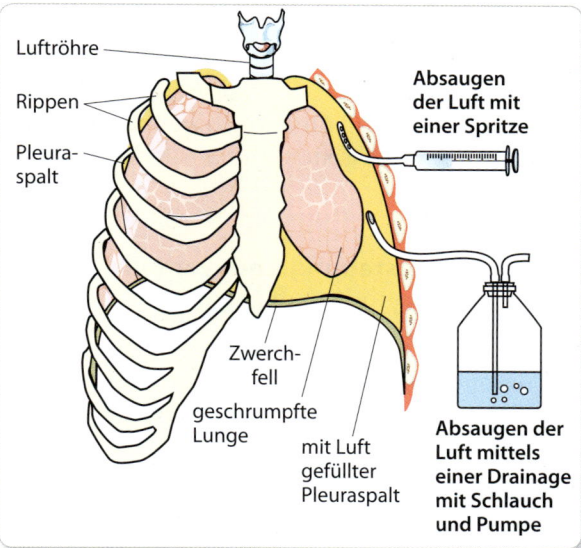

Abb. 12.30: Thoraxdrainage

> **ACHTUNG**
> - Eine Verschlechterung der COPD erhöht das Risiko für einen Herzinfarkt und Schlaganfall.
> - Psychische Folge der Krankheit kann z. B. eine Depression sein mit nachfolgender Einschränkung der Lebensqualität.
> - Zunehmende Atemnot führt zu Beeinträchtigungen im Berufs- und Familienleben.

Diagnose

- Anamnese: Ist der Patient Raucher oder war er giftigen Gasen ausgesetzt?
- Symptome beobachten: Husten, Auswurf, Atemnot
- Laboruntersuchung des Sputums
- Lungenfunktionsprüfung: Mithilfe von technischen Messgeräten wird die Leistungsfähigkeit der Lunge beurteilt (Abb. 12.31)
- Röntgenaufnahme der Lunge (kurz: Rö.-Thorax)

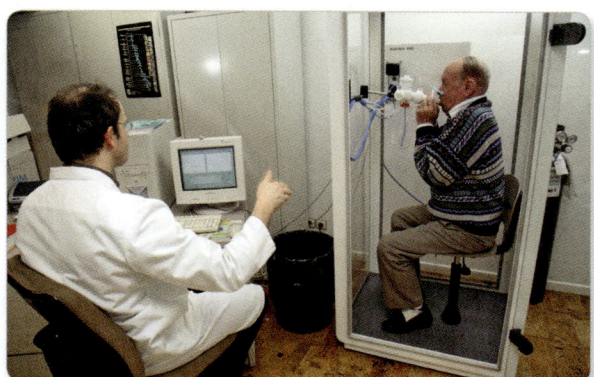

Abb. 12.31: Lungenfunktionsprüfung

Therapie

Da eine Heilung der COPD nicht möglich ist, sind die Ziele der Therapie
- die Symptome abzuschwächen,
- die Anfallshäufigkeit zu reduzieren,
- die Lungenfunktion zu verbessern und
- Komplikationen zu verhindern.

Die Therapie richtet sich nach dem Schweregrad der Erkrankung und umfasst:
- **Beta-2-Sympathomimetika** zur Erweiterung der Atemwege, üblicherweise als Inhalation. Sie lindern Atemnot, Husten und Auswurf.
- **Broncholytika** (griech. lysis = Auflösung) lösen die Bronchusverengung und weiten die Bronchien.
- **Theophyllin** erweitert die Atemwege. Besonders bei hoher Dosierung können jedoch unerwünschte Wirkungen auftreten, z. B. Übelkeit, Diarrhö, Tachykardie, andere Herzrhythmusstörungen, arterielle Hypotonie, Kopfschmerzen. Theophyllin darf bei akutem Myokardinfarkt und bei Herzrhythmusstörungen nie verabreicht werden.
- **Inhalationen** mit schleimlösenden Zusätzen.
- **Kortisonspray** oder -pulver hilft bei nicht durch Erreger verursachten Entzündungen und Schwellungen der Schleimhaut.
- Bei bakteriellen Infekten mit gelbgrünem Auswurf und Fieber sind **Antibiotika** erforderlich. Antibiotika werden auch notwendig, wenn sich die Symptome der Erkrankung verschlimmern.
- Im fortgeschrittenen Stadium der COPD wird **Sauerstoff** gegeben, meist über 16–24 Stunden täglich.

Wichtige Pflegemaßnahmen

Bei COPD-Patienten stehen folgende Pflegeschwerpunkte im Vordergrund:
- beim Atmen und in der Atemnot (S. 260) unterstützen
- Sauerstoffgabe nach Anordnung
- Pflege der Bronchien (S. 264)
- zur Selbsthilfe anleiten

Für COPD-Patienten ist es sehr wichtig, dass die Medikamente die Bronchien und Lungen erreichen. Deshalb ist es unbedingt erforderlich, die Grundprinzipien der Inhalation einzuhalten.

Die Atmung

12.3.10 Asthma bronchiale

BEISPIEL Eine 24-jährige Frau wird im Anschluss an eine Geburtstagsparty mit akuter Atemnot in einer Notaufnahme vorstellig. Vom Hausarzt wurde „Asthma" als Verdachtsdiagnose geäußert. Die Patientin lehnte aber bis zum heutigen Tag weitere Untersuchungen ab. Die Atemfrequenz beträgt aktuell 32 Atemzüge pro Minute und es sind pfeifende Atemgeräusche zu hören.

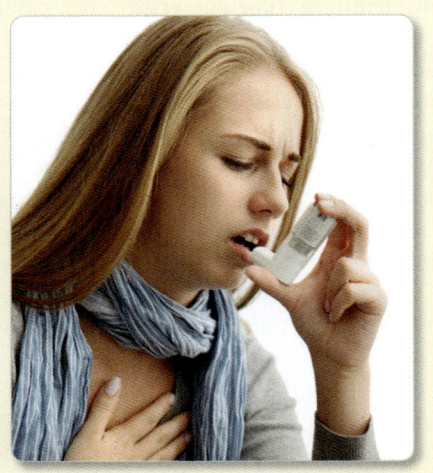

DEFINITION **Asthma bronchiale** (kurz: Asthma): chronische, entzündliche Erkrankung der Atemwege, gekennzeichnet durch bronchiale Überempfindlichkeit und Atemwegsverengung (Obstruktion), die teilweise umkehrbar/rückläufig sein kann.

Krankheitsentstehung und -verlauf

Durch sich verkrampfende Muskeln verengen sich vor allem die Bronchiolen, die keinen Knorpel haben, der sie offen hält. Zusätzlich behindern geschwollene Schleimhäute und zäher, glasiger Schleim die Atmung.

Asthmatiker reagieren besonders empfindlich auf Reizungen der Schleimhaut in den Atemwegen. Reize, die einen Anfall auslösen können, sind:
- allergische Reaktionen
- Virusinfektionen
- reizende Stoffe, z. B. Schmuck mit Nickel, Kobalt und Chrom, Reinigungsmittel, Lösungsmittel, Schmierstoffe (Maschinenöl), Amalgam (Zahnfüllungen), Weichmacher in Kunststoffen
- Klimareize
- seelische Belastungen

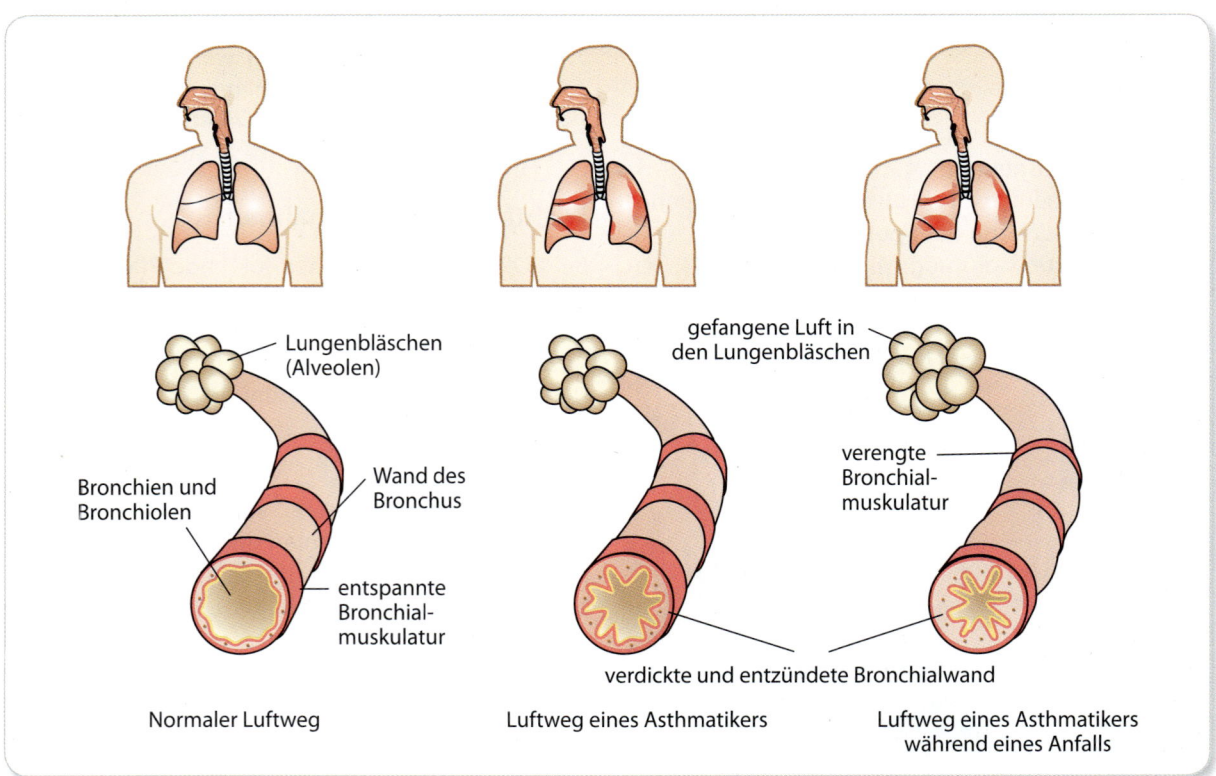

Abb. 12.32: Veränderung der Atemwege bei einem Asthmaanfall

Die Reizung regt die Abwehrzellen in der Schleimhaut an, Histamin auszuschütten. Histamin wiederum führt dazu, dass sich die glatten Muskelzellen zusammenziehen und dadurch Atemnot verursachen.

Da die Bronchiolen wegen des Zusammenziehens der Muskeln und wegen der Schleimhautschwellung verengt sind, staut sich die Luft in den Alveolen. Versucht der Patient nun, die Luft durch mehr Druck auf die Lungen aus den Alveolen zu pressen, werden die Bronchiolen vielerorts ganz zusammengedrückt. Zusätzlich verwirbelt die Luft in den engen Atemwegen und behindert die Atmung zusätzlich. Der Versuch, unter Aufbietung aller Kräfte auszuatmen, verschlechtert die Atmung noch mehr. Die massive Atemnot trotz Anstrengung löst Angst aus (S. 304).

Folgende **Asthma-Formen** werden unterschieden:
- allergisches Asthma:
  - durch Allergene ausgelöst
  - tritt in manchen Familien gehäuft auf, ist also genetisch bedingt
  - auch saisonales Asthma, das aufgrund einer Allergie gegen bestimmte Pollen auftritt und vom jeweiligen Pollenflug abhängt
- nichtallergisches Asthma: Es laufen ebenfalls Abwehrreaktionen im Körper ab, die aber durch andere Auslöser hervorgerufen werden, z. B. durch Infektionen der Atemwege, Stress und andere Umweltfaktoren
- gemischtförmiges Asthma

Beim Asthma liegen häufig Mischformen vor. Meistens entwickelt sich das gemischtförmige Asthma aus einem ursprünglich allergischen Asthma.

Symptome

- Atemnot: anfallsartig, häufig nachts und am frühen Morgen
- erschwerte und verlängerte Ausatmung
- Kurzatmigkeit, Engegefühl in der Brust
- pfeifende oder brummende Atemgeräusche (Giemen)
- Zyanose
- trockener Husten
- ggf. Reizhusten mit glasig-zähem Schleim, der sich kaum abhusten lässt
- Beschwerden werden durch bestimmte Auslöser hervorgerufen oder verstärkt
- beim allergischen Asthma: Beschwerden bereits wenige Minuten nach Kontakt mit der Substanz (Allergen)
- beschwerdefreies Intervall zwischen den Anfällen
- häufig unterschiedliche Messwerte bei der Lungenfunktionsprüfung
- bei Kindern Besonderheiten im Atemrhythmus

Diagnose

Für die Diagnose eines Asthmas ist es neben der Beobachtung der Symptome sowie einer Lungenfunktionsprüfung wichtig, das Asthma von der COPD abzugrenzen (Tab. 12.5).

MERKE Schwere Asthmaanfälle können ohne Behandlung lebensgefährlich sein. Bei einer schweren Asthmaerkrankung, die nicht optimal therapiert wird, können die Lungen und das Herz dauerhaft und schwer geschädigt werden.

	COPD	Asthma
Alter bei Erstdiagnose	erstmalige Feststellung der Erkrankung am häufigsten zwischen dem 50. und 60. Lebensjahr	meist in der Kindheit oder Jugend
Tabakrauchen	betroffen sind überwiegend Raucher	Rauchen als Ursache für Asthma nicht gesichert
Auftreten von Atemnot	bei Belastung	anfallsartig
Vorhandensein einer Allergie	selten	häufig
Rückbildung der Verengung der Atemwege nach der Inhalation atemwegserweiternder Medikamente	Verengung bildet sich nicht voll zurück, kann sogar schlimmer werden	Verengung bildet sich gut zurück
Besserung durch Kortison	gelegentlich	regelhaft

Tab. 12.5: Unterschiede zwischen COPD und Asthma [1]

Therapie

Zur Therapie des Asthmas gehört:
- auslösende Faktoren vermeiden
- medikamentöse Therapie:
  - Betasympathomimetika erweitern die Bronchien, entspannen die Atemmuskulatur und erweitern die Atemwege mit sofortiger Wirkung
  - Bekämpfung der chronischen Entzündung der Bronchien, oft als Dosieraerosol

- inhalierbare Kortisonpräparate haben einen entzündungshemmenden Effekt und damit die beste Wirkung auf das Asthma (Wirkung tritt verzögert ein)
- Sauerstoffgabe nach Anordnung
- ausreichende Flüssigkeitszufuhr
- sedierende Medikamente, die den Atemantrieb dämpfen, vermeiden
- Antibiotika, falls eine bakterielle Atemwegsinfektion den Asthmaanfall ausgelöst hat
- physikalische Therapie
- Asthmaschulung:
  - Auslöser und Verstärker kennenlernen
  - Peak-Flow-Meter zur Messung des Ausatemvolumens selbstständig anwenden lernen
  - Ausdauertraining
  - Schulungen zur atemunterstützenden Haltung/Position und dosierten Lippenbremse

Wichtige Pflegemaßnahmen

In **Schulungen** wird den Patienten Wissen zu Ursachen und Therapiemöglichkeiten des Asthmas vermittelt. Eine wichtige Trainingseinheit ist das „Verhalten im Notfall". Durch praktische Übungen wird die Angst vor dem befürchteten Anfall reduziert.

Vorgehen beim **Asthmaanfall** (Abb. 12.32).
- Hektik kann den Anfall verschlimmern, die Pflegenden beruhigen den Patienten
- Inhalation nach Anordnung
- Anleitung zu atemerleichternden Körperhaltungen, z. B. „Kutschersitz" oder „Torwartstellung"
- Sauerstoffgabe nach Anordnung
- Vitalzeichen regelmäßig kontrollieren
- Material für venösen Zugang und Blutentnahme bereithalten
- Entspannungsübungen und Kontaktatmung (S. 188) zur Wahrnehmung der Atmung anleiten
- dosierte Lippenbremse (Abb. 12.33) und Kutschersitz anleiten
- Einnahme von Notfallmedikamenten gemäß Anordnung unterstützen

Gefahr und Vorbeugung

Die Pflegenden besprechen bei unbekannten Medikamenten die Gefahr der Atembeeinträchtigung mit dem Arzt.

Sie besprechen mit dem Arzt einen Notfallplan, dokumentieren ihn und hinterlegen ihn an einem festgelegten Ort.

Bestimmte Medikamente, z. B. Azetylsalizylsäure, können einen Asthmaanfall auslösen. Die Pflegenden besprechen neue Medikamente vor der Verabreichung mit dem Arzt.

Asthmaanfälle bei Kindern sind unberechenbar. Die Pflegenden benachrichtigen sofort einen Arzt.

> **TIPP** Die Pflegenden schauen sich den Verordnungsplan für den Notfall regelmäßig an. Die (Notfall-)Medikamente bewahren sie an einem festgelegten Ort auf, um im Notfall schnell darauf zugreifen zu können.

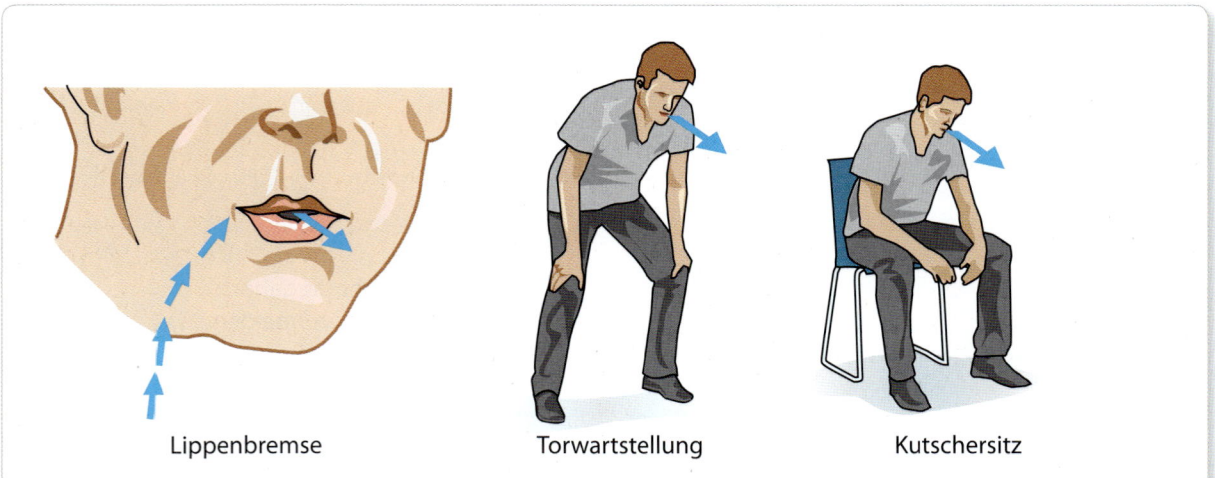

Lippenbremse — Torwartstellung — Kutschersitz

Abb. 12.33: Die Lippenbremse verlangsamt den Atemstrom und verbessert so die Atmung. Der Asthmatiker atmet mit leicht geschlossenen Lippen aus. Dadurch entsteht ein leichter Überdruck in den Atemwegen, die so offen gehalten werden. Durch aufrechtes Sitzen kann der Patient die Atemhilfsmuskulatur nutzen.

12.3.11 Bronchial- oder Lungentumor

DEFINITION **Bronchialtumor:** bösartige Neubildung (Krebserkrankung), die von Zellen der unteren Luftwege (Bronchien) ausgeht.

Krankheitsentstehung und -verlauf

Bei **Krebserkrankungen** der unteren Atemwege (Lungenkrebs) handelt es sich meist um ein Bronchialkarzinom. Der Tumor entwickelt sich aus dem Gewebe der Bronchialschleimhaut. Es besteht ein direkter Zusammenhang mit **Tabakrauch** als Ursache des Bronchialkarzinoms. Auch sogenannte „Passivraucher" haben ein erhöhtes Risiko. Das Erkrankungsalter liegt typischerweise zwischen dem 50. und 70. Lebensjahr. Männer erkranken 8- bis 10-mal häufiger als Frauen, der Anteil der Frauen nimmt jedoch stetig zu.

Symptome

Symptome einer Erkrankung können sein:
- neu auftretender Husten
- Verschlimmerung eines chronischen Hustens
- Auswurf, unter Umständen mit Blutbeimengung
- Atemnot
- Schmerzen in der Brust
- allgemeiner Kräfteverfall

Die **ersten Anzeichen** eines Lungentumors sind so allgemein, dass leicht an eine verschleppte Virusinfektion gedacht wird. Jeder nicht zu lindernde Husten, der länger als drei Wochen besteht, sollte jedoch abgeklärt werden.

Nicht selten entwickelt sich bei fortgeschrittener Erkrankung eine begleitende Pneumonie. Verlegt der Tumor einen Bronchus, wird der betreffende Lungenabschnitt nicht mehr ausreichend belüftet. Zudem ist eine Reizung des Rippenfells mit Pleuraerguss (Pleuritis) möglich. Das Bronchialkarzinom bildet Tochtergeschwülste (Metastasen) vorwiegend in den Knochen und in der Leber.

Diagnose

- Röntgenaufnahme, Computer- oder Kernspintomografie von Brustkorb und Oberbauch
- Bronchoskopie mit Biopsie (Gewebeentnahme)

Therapie

Wird die Erkrankung frühzeitig erkannt, kann etwa ein Drittel der Patienten erfolgreich **operiert** werden. Zusätzlich wird immer eine **Chemotherapie** durchgeführt. In einigen aktuellen Studien führte eine **postoperative Bestrahlung** zu einer Verringerung der Neubildung von Krebszellen. Die Strahlen töteten neue Krebszellen ab. Sie können aber auch gesundes Gewebe schädigen.

Wichtige Pflegemaßnahmen

- physische (körperliche) und psychische (seelische) Unterstützung bei der Krankheitsbewältigung sowie bei den Folgen der Operation und Chemo- sowie Strahlentherapie, z. B. Appetitlosigkeit, Übelkeit, Erbrechen
- Rauchentwöhnung unterstützen
- Atemtraining nach ärztlicher Anordnung und Anleitung durch Physiotherapeuten

12.4 Anker zum Kapitel

- Der rechte Lungenflügel ist etwas größer als der linke Lungenflügel.
- Härchen in der Nase helfen, die Atemluft zu reinigen und sie zu erwärmen.
- Eine verschlechterte Atmung führt zur Unterversorgung des Menschen mit Sauerstoff.
- Bei fehlender Atmung stirbt der Mensch und es müssen Notfallmaßnahmen eingeleitet werden (Notfallmaßnahmen, Kap. 25).
- In den oberen Atemwegen wird die Luft angefeuchtet und erwärmt.
- Atemübungen können die benutzte Anzahl von Lungenbläschen steigern und die Atemmuskulatur kräftigen.
- Im Ruhezustand atmen Erwachsene etwa 12- bis 15-mal pro Minute und Kinder 22- bis 26-mal.
- Frauen atmen etwas schneller als Männer.
- Ein Erwachsener verbraucht in Ruhe ca. 6,0 Liter Atemluft jede Minute.
- Täglich verlieren wir mit der Atemluft einen halben Liter Wasser.
- Tabakkonsum – ob aktiv oder als „Passivraucher" – trägt zur Entstehung vieler Lungenerkrankungen bei.

12.5 Wissen festigen und vertiefen

1. Beschreiben Sie den Unterschied zwischen der „äußeren" und „inneren" Atmung. (→ 12.1)

2. Erklären Sie, welche Schutzfunktion besteht, damit beim Schlucken keine Nahrungsbestandteile in die Atemwege gelangen. Nennen Sie die Gefahr, die bei einer Störung des Schluckvorgangs besteht. (→ 12.1.1)

3. Nennen Sie vier Beobachtungsmerkmale zur Beobachtung der Atmung. (→ 12.2)

4. Wie hoch ist die normale Atemfrequenz bei Kindern und Erwachsenen? (→ 12.2.1)

5. Erklären Sie einem Patienten, welcher Wert mit einem Pulsoxymeter gemessen wird, und nennen Sie den entsprechenden Normalwert für das arterielle Blut. (→ 12.2.6)

6. Was ist im Falle von Atemnot schnell zu klären? (→ 12.3.1)

7. Nennen Sie zwei Maßnahmen zur Unterstützung beim Hustenanfall. (→ 12.3.1)

8. Erklären Sie, warum man in die Ellenbeuge husten sollte. (→ 12.3.1)

9. Nennen Sie zwei Maßnahmen, die im Umgang mit Sputum beachtet werden sollten. (→ 12.3.1)

10. Beschreiben Sie die Funktion eines Atemtrainers. (→ 12.3.2)

11. Nennen Sie Erkrankungen, bei denen keine Vibration zur Sekretlösung angewandt werden darf. (→ 12.3.2)

12. Erklären Sie den Sinn des Hustenreflexes. (→ 12.3.6)

13. Nennen Sie die mögliche Folge einer unzureichenden Hygiene im Bereich der Nasen- und Mundhöhle. (→ 12.3.7)

14. Nennen Sie wichtige Risikofaktoren für eine COPD. (→ 12.3.9)

15. Welche Folgen kann ein nicht oder nicht ausreichend behandeltes Asthma mit sich bringen? (→ 12.3.10)

13 Das Herz-Kreislauf-System

Aufgaben

- **Herz pumpt Blut** durch die Gefäße
- **Gefäßsystem transportiert** Blut und somit Sauerstoff, Kohlendioxid, Nährstoffe
- **Lymphsystem transportiert** Flüssigkeit aus den Zellzwischenräumen und Fette in die obere Hohlvene und **dient der Abwehr** körperfremder Stoffe

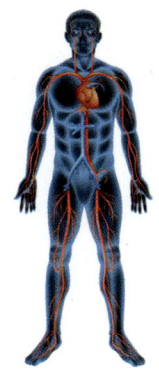

Steuerung und Einfluss

- Selbstständige Erregungsleitung am Herzen
- Vegetatives Nervensystem mit Sympathikus (erhöht die Herzfrequenz) und Parasympathikus (senkt die Herzfrequenz)
- Psychische und soziale Aspekte: Ruhe, Stress, Ärger, Einsamkeit …

Pflegeassistenten

… beobachten

- Puls
- Blutdruck
- allgemeine Krankheitszeichen, wie Bewusstseinsstörungen, Brustschmerzen, plötzliche Luftnot

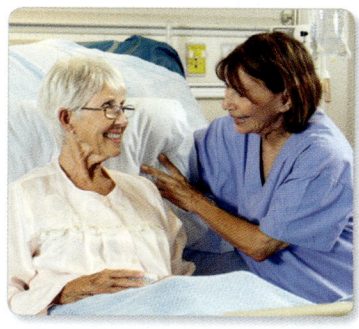

… wirken mit bei der Pflege bei

- Durchblutungsstörungen am Herzen
- Herzrhythmusstörungen
- Herzinsuffizienz
- arteriellen Erkrankungen, z. B. Hypertonie, Hypotonie, pAVK
- venösen Erkrankungen, z. B. Venenthrombose, Ulcus cruris

… unterstützen bei

Erkrankungen des Herzens

Pflegemaßnahmen schonend durchführen, Stress vermeiden, Ängste wahrnehmen; Pat. nicht allein lassen, beruhigen; Herzbettlage durchführen; zu einem gesunden Lebensstil anleiten; Angehörige einbeziehen

Erkrankungen der Arterien

Hypertonie:
Vitalzeichen kontrollieren; Pat. zu gesundem Lebensstil anleiten; Medikamenteneinnahme sicherstellen

Hypotonie:
Kopf tief und Beine hochlagern (Sofortmaßnahme); Medikamenteneinnahme sicherstellen

pAVK:
Behandlung der Grundkrankheit; zu gesundem Lebensstil anleiten, Medikamenteneinnahme sicherstellen

Erkrankungen der Venen

Venenthrombose:
Kompressionstherapie; Mobilisation; Antikoagulationstherapie sicherstellen

Ulcus cruris:
Wundbehandlung; Kompressionstherapie; Pat. zu gesundem Lebensstil anleiten

Das Herz-Kreislauf-System

„Es ist der 14. April 2012. Im Fußballstadion von Pescara treffen die italienischen Zweitligisten Delfino Pescara 1936 und AS Livorno aufeinander. In der 30. Minute geht der Mittelfeldspieler Piermario Morosini plötzlich auf die Knie.
Zweimal versucht er aufzustehen, schließlich kippt er bewusstlos zur Seite. Zehntausende entsetzter Fans sehen mit an, wie Helfer und Ärzte um das Leben des Kickers kämpfen.
Nach sieben Minuten wird der 25-Jährige mit dem Rettungswagen ins Santo-Spirito-Krankenhaus gebracht, wo er kurz darauf stirbt. Piermario Morosini sei an einem genetisch bedingten Herzdefekt gestorben, heißt es nach der Obduktion, eventuell aber auch an den Folgen einer Myokarditis.

Immer wieder brechen scheinbar kerngesunde Fußball-Profis mitten im Spiel zusammen und erleiden einen Herzstillstand. So unterschiedlich die Ursachen im Einzelfall sind, so eindeutig klingt die Diagnose: plötzlicher Herztod." [5]

Aufgaben
- Beschreiben Sie eine Situation, in der Sie Ihr Herz bewusst wahrgenommen haben.
- Beschreiben Sie, was genau Sie am Herzen gefühlt haben.
- Beschreiben Sie drei regelmäßige Handlungen, die Sie für Ihre Herzgesundheit durchführen.

13.1 Aufbau und Aufgaben des Herz-Kreislauf-Systems

Durch den **Aufbau** und die **Aufgaben des Herz-Kreislauf-Systems** kann es vorkommen, dass einem Menschen, der zu schnell aufsteht, schwarz vor Augen wird. Die Ursache ist eine zu geringe Blutversorgung des Gehirns. Das Beispiel zeigt, wie wichtig es ist, dass alle Organe gleichmäßig mit Sauerstoff versorgt werden. Dazu benötigt der Mensch

- ein gesundes **Herz,** das Blut durch die Gefäße pumpt,
- ein gesundes **Gefäßsystem,** das alle Zellen erreicht, und
- genügend **rote Blutzellen.**

Das Herz ist wie eine Saug- und Druckpumpe mit vier Kammern. Es pumpt das Blut durch den Körper.

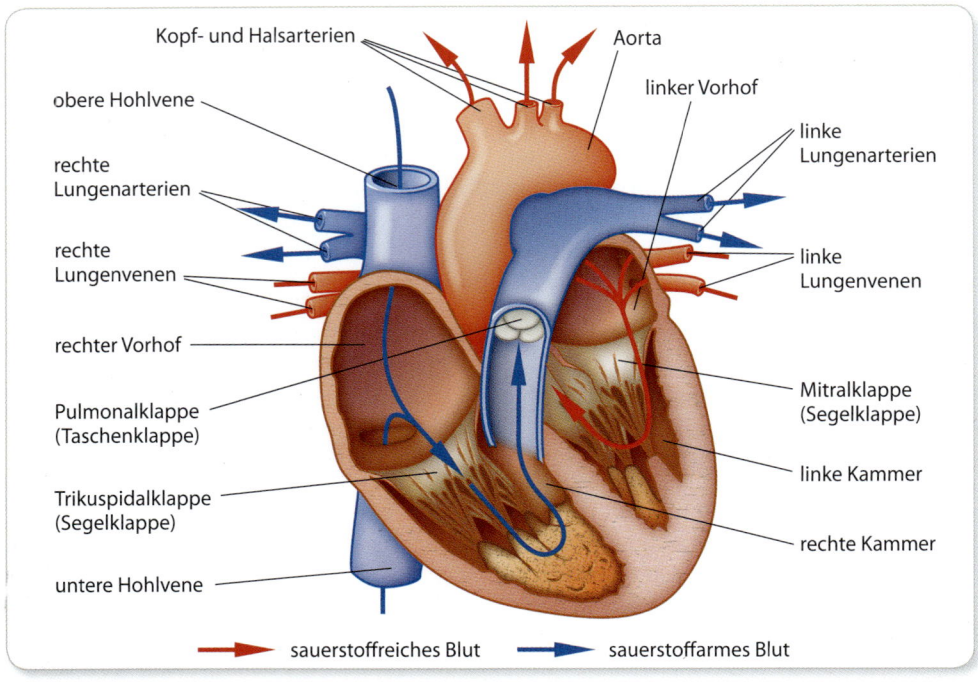

Abb. 13.1: Herz im Längsschnitt

Das Herz ist ein großer Muskel. Er besteht aus:
- Herzbeutel,
- Wand mit drei Schichten,
- vier Herzkammern: zwei Vorhöfe und zwei Hauptkammern,
- vier Herzklappen: zwei Segelklappen und zwei Taschenklappen,
- einer eigenen Blutversorgung (Herzkranzgefäße) und
- einer eigenen elektrischen Versorgung (Reizleitung).

13.1.1 Anatomie, Form und Lage des Herzens

Das Herz (Abb. 13.1) hat die **Form** eines seitlich geneigten Kegels. Es liegt in der Brusthöhle zwischen den Lungenflügeln (Abb. 13.2). Der Raum, in dem das Herz liegt, wird **Mittelfellraum** (Mediastinum) genannt.

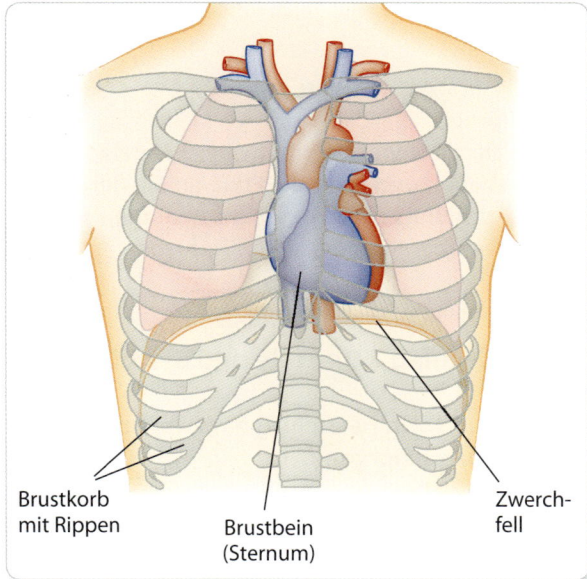

Abb. 13.2: Lage des Herzens

Die **Wand des Herzmuskels** besteht aus drei Schichten (Abb. 13.3).
- Von innen kleidet eine glatte Epithelschicht das Herz aus, die **Herzinnenhaut.** Sie heißt Endokard (griech. endo = innen).
- Die **Muskelschicht** der Herzwand liegt in der Mitte und heißt Myokard (griech. myo = Muskel).
- Die **Herzaußenschicht** bildet den äußeren Teil. Sie heißt Epikard und wird vom Herzbeutel umschlossen.

Die Herzinnenhaut sorgt für einen reibungslosen Blutfluss. Die Herzmuskelschicht besteht aus speziellem Herzmuskelgewebe und ist für die eigentliche Herzarbeit zuständig. Sie saugt das Blut an und drückt es wieder aus dem Herzen heraus. Dazu erschlafft das Herz, bevor es sich wieder zusammenzieht. Beides geschieht viele Male in der Minute.

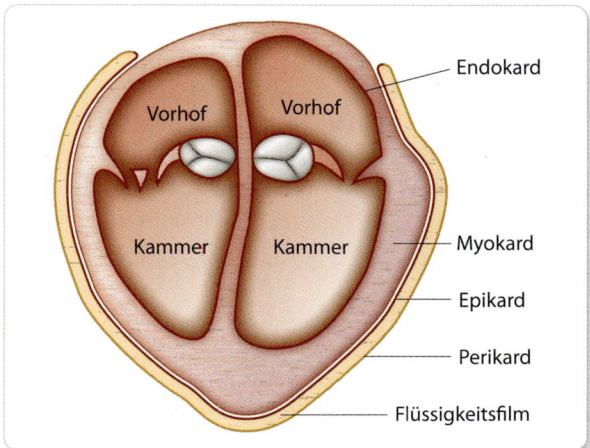

Abb. 13.3: Herzwand und Herzbeutel

Um das Herz zu schützen und ein Gleitlager zu bilden, umgibt der **Herzbeutel** (Perikard, griech. peri = um herum eingehüllt) das Herz. Zwischen der Herzaußenschicht und dem Herzbeutel befindet sich eine Flüssigkeit. Damit kann sich das Herz nahezu reibungslos bewegen und arbeiten.

Linke und rechte Herzhälfte

Eine Scheidewand (**Septum,** Ventrikelseptum) teilt das Herz in **zwei Hälften.** Insgesamt hat das Herz vier Hohlräume. Diese füllen sich zunächst mit Blut und geben es dann wieder ab. Der linke und der rechte Raum, in dem das Blut ankommt, heißen Vorhof (**Atrium).** Der linke und der rechte Raum, aus dem das Blut abgegeben wird, heißen Herzkammer (**Ventrikel).**

Das Herz versorgt zwei Blutkreisläufe. Über die obere und untere **Hohlvene** gelangt das sauerstoffarme Blut in die rechte Herzhälfte. Über die **Lungenarterie** (Pulmonalis) gelangt das Blut dann in den Lungenkreislauf. In der Lunge nimmt das Blut Sauerstoff auf und gibt Kohlendioxid ab. Dann fließt das Blut durch die **Lungenvene** in die linke Herzhälfte. Von dort aus gelangt das sauerstoffreiche Blut über die **Hauptschlagader** (Aorta) in den Körperkreislauf (Abb. 13.4). Hier versorgt es die Organe mit Sauerstoff und nimmt gleichzeitig Kohlendioxid mit. Das sauerstoffarme Blut wird aus den Organen abtransportiert und über die obere und untere Hohlvene wieder in die rechte Herzhälfte gebracht.

Das Herz-Kreislauf-System

Wenn das sauerstoffreiche Blut die Organe erreicht, wird es über immer kleinere Arterien im gesamten Körper verteilt. Ist der Sauerstoff verbraucht, dann geben die Gewebe des Körpers Kohlendioxid (CO_2) an das Blut ab, welches das CO_2 abtransportiert. Hierzu sammelt sich das sauerstoffarme und gleichzeitig kohlendioxidreiche Blut in den **Venolen,** das sind sehr kleine Blutgefäße. Diese fließen zu **Venen** zusammen. Die Venen schließlich fließen in der unteren und oberen **Hohlvene** zusammen. Die Hohlvenen transportieren das Blut zum rechten **Vorhof.** Damit ist der Blutkreislauf geschlossen – wie ein Schlauch, der mal dicker und mal dünner ist, aber nirgendwo offen ist.

> **Aufgaben**
> Erklären Sie, warum der Mensch ein „rechtes" und ein „linkes" Herz für die Versorgung des Körpers mit Sauerstoff benötigt.

Herzklappen

Damit das Blut nicht in die falsche Richtung läuft, gibt es vier **Herzklappen.** Diese wirken wie das Ventil eines Fahrradschlauchs, das die Luft nur in eine Richtung in den Schlauch lässt. Ist die Herzklappe geschlossen, stoppt das Blut. Ist die Herzklappe offen, kann das Blut fließen.

Die Klappen zwischen den Vorhöfen und den Herzkammern heißen **Segelklappen.** Die Klappen zwischen Herzkammern und den Arterien (Aorta und Lungenarterie) heißen **Taschenklappen.**

Die Segelklappe der rechten Herzhälfte ist dreizipfelig und heißt **Trikuspidalklappe.** Die Segelklappe der linken Herzhälfte hat nur zwei Zipfel, sie heißt **Mitralklappe.** Die Taschenklappe des rechten Herzens heißt **Pulmonalklappe,** sie lässt das Blut in die Lungenarterie (Pulmonalis). Die Taschenklappe des linken Herzens heißt **Aortenklappe,** sie lässt das Blut in die Aorta.

> **Aufgaben**
> Das Herz hat vier Herzräume, vier Herzlappen, Venen und Arterien. Erklären Sie den Weg des Bluts durch das Herz. Beginnen Sie mit der oberen und unteren Hohlvene.

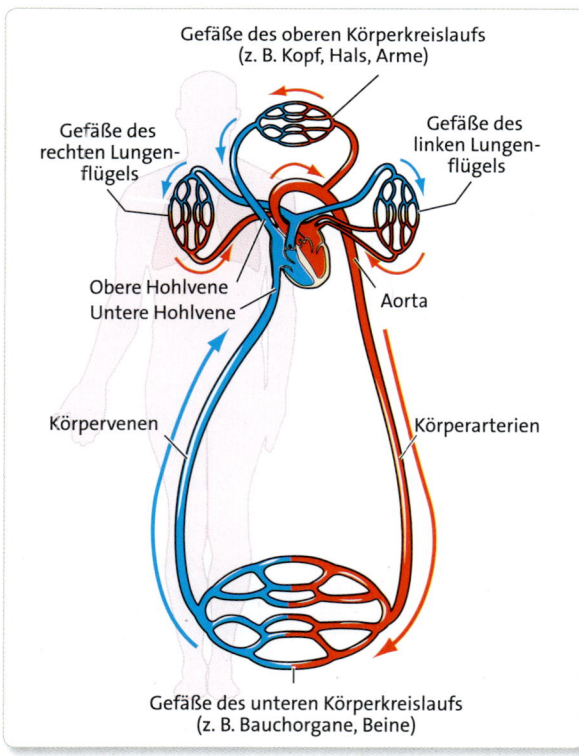

Abb. 13.4: Körperkreislauf und Lungenkreislauf

> **MERKE** Unabhängig vom Sauerstoffgehalt gilt:
> - Venen sind Gefäße, die zum Herzen hinführen.
> - Arterien sind Gefäße, die vom Herzen wegführen.

Der Herzschlag – Diastole und Systole

> **DEFINITION** Ein Herzschlag hat **zwei Phasen** mit jeweils **zwei Teilphasen.**
>
> - **Systole: Pumpphase** der Vorhöfe und Kammern mit den Teilphasen:
>   - Anspannungsphase
>   - Auswurfphase
> - **Diastole: Füllungsphase** der Vorhöfe und Kammern mit den Teilphasen:
>   - Entspannungsphase
>   - Füllungsphase

Der **Herzschlag** verläuft in zwei Schritten (Abb. 13.5). Im ersten Schritt wird das Blut durch die Vorhöfe aus den Venen angesaugt. Dieser Vorgang heißt **Diastole** (griech. die Ausdehnung). Im zweiten Schritt wird das Blut durch die Kammern in die Arterien ausgestoßen, man spricht von **Systole** (griech. das Zusammenziehen). Um das Blut in die Gefäße zu pumpen, ziehen sich beide Herzkammern gleichzeitig zusammen.

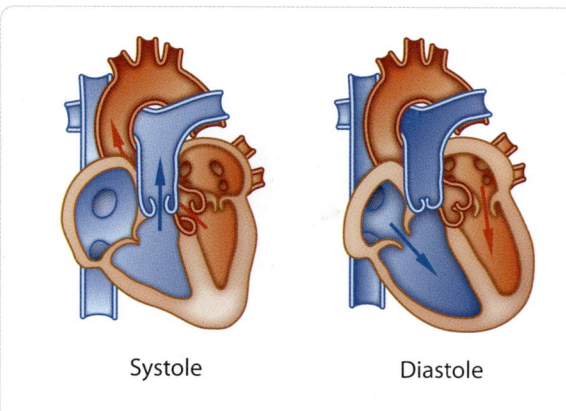

Abb. 13.5: Systole und Diastole

Aufgaben
Füllen Sie eine Spritze mit Wasser, indem Sie am Kolben ziehen (Sog in der Diastole). Halten Sie die Spritze am Ausgang (Konus) zu. Drücken Sie leicht auf den Kolben (Anspannungsphase der Systole). Haben Sie ausreichend Druck aufgebaut, öffnen Sie den Spritzenausgang (Austreibungsphase der Systole).

MERKE Die **Herzfrequenz,** also die Anzahl der Herzschläge pro Minute, sinkt im Laufe des Lebens. Frühgeborene haben also eine höhere Herzfrequenz als alte Menschen.

Bei einer Herzfrequenz von über 100 Schlägen pro Minute spricht man beim Erwachsenen von einer **Tachykardie.**

Bei einer Herzfrequenz von unter 60 Schlägen pro Minute spricht man von einer **Bradykardie.**

In beiden Fällen informieren die Pflegenden umgehend einen Arzt.

Herzgröße

Das Herz ist normalerweise etwa so groß wie die Faust des Menschen. Durch sportliches Training, aber auch durch eine krankhafte Überlastung des Herzens kann sich die **Masse des Herzmuskels** vergrößern.
- Herzgewicht untrainiert: 300 g
- Herzgewicht trainiert: 500 g

Wiegt das Herz mehr als 500 g, besteht die Gefahr, dass die Herzmuskelfasern nicht ausreichend Sauerstoff erhalten. Dies liegt daran, dass die Herzkranzgefäße (Koronararterien, S. 284) nicht mitwachsen, wenn sich das Herz vergrößert.

Regelmäßiges körperliches Training erhöht die Fähigkeit der Muskelzellen, Energie zu speichern. Deshalb benötigen trainierte Herzmuskeln weniger Sauerstoff als untrainierte Herzmuskeln. Daher ist ein dosiertes – also nicht übertriebenes – Ausdauertraining bei vielen Herzerkrankungen sinnvoll.

Erregungsleitung

Der regelmäßige Herzschlag ist lebensnotwendig. Deshalb ist es sehr wichtig, dass sich das Herz selbst erregen kann, man spricht von einer autonomen (selbstständigen) **Erregung.** Zuständig ist das **Erregungsleitungssystem** (Abb. 13.6). Es besteht aus spezialisierten Herzmuskelzellen und Herzmuskelfasern und funktioniert ähnlich wie ein elektrisches Kabel, das die elektrische Erregung auf alle Herzmuskelzellen verteilt. Erfolgreich ist der Herzschlag dann, wenn sich alle Herzmuskelzellen in der richtigen Reihenfolge zusammenziehen und wieder entspannen.

Der elektrische Startimpuls für den Herzschlag geht vom **Sinusknoten** aus. Der Sinusknoten ist der natürliche Herzschrittmacher. Er liegt in der Vorderwand des rechten Vorhofs und sorgt für eine **Herzfrequenz** von etwa 60–80 Schlägen in der Minute. Die regelmäßigen Schläge nennt man **Sinusrhythmus.**

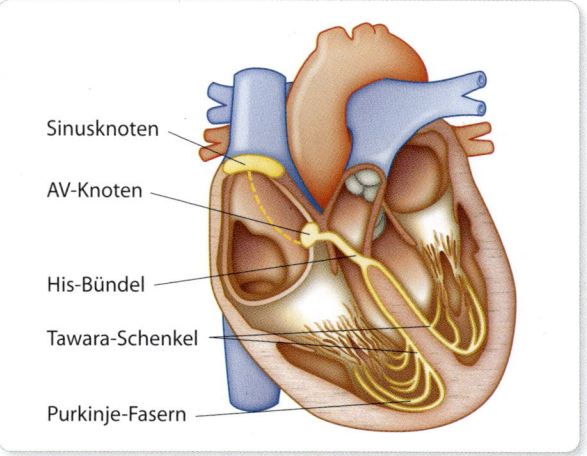

Abb. 13.6: Autonomes Reizleitungssystem des Herzens. Die elektrischen Erregungen entstehen im Sinusknoten. Dann werden sie über Nervenbahnen zum AV-Knoten geleitet. Dieser überträgt sie an die His-Bündel und Purkinje-Fasern, die den Reiz auf die Muskeln der Herzkammern übertragen.

Vom Sinusknoten wird die elektrische Erregung zum **AV-Knoten** geleitet. AV steht für Atrioventrikularknoten. Aus dem Namen erkennt man, dass der Knoten die Vorhöfe (Atrium) mit den Kammern (Ventrikel) verbindet. Der AV-Knoten überträgt den elektrischen Impuls über das **His-Bündel** und die **Purkinje-Fasern** auf die Muskelzellen der Herzkammern.

Fällt der Sinusknoten aus, hilft der AV-Knoten als Sicherheitsreserve, indem er die Schrittmacherfunktion übernimmt: mit etwa 50 Schlägen pro Minute.

Sympathikus und Parasympathikus

Mit dem **Sympathikus** und dem **Parasympathikus** wird auch die Herzfrequenz gesteuert, sie passen den Körper ständig an neue Anforderungen an. Sie registrieren körperliche Belastungen und die aktuelle Befindlichkeit des Menschen.
- Der Sympathikus erhöht die Herzfrequenz und die Kraft, mit der sich das Herz zusammenzieht, um Blut in die Arterien zu pumpen. Notwendig ist dies z. B. bei körperlicher Arbeit oder bei Angst.
- Der Parasympathikus senkt die Herzfrequenz bei einer extremen Reizung sogar bis zum Herzstillstand. Dies kann z. B. beim Bolustod passieren, wenn ein sehr großer Bissen nicht geschluckt werden kann: Der N. vagus (S. 520) wird im Bereich des Kehlkopfs gereizt und führt zum reflektorischen Herzstillstand.

> **Aufgaben**
> Rennen Sie eine Minute auf der Stelle. Beobachten Sie dabei Ihren Herzschlag.

Herzminutenvolumen

Das Herz eines Erwachsenen fördert bei jedem Schlag ca. 70 ml Blut, wenn sich der Mensch ruhig verhält. Man spricht vom **Schlagvolumen.** Multipliziert man diese Blutmenge mit der Anzahl der Herzschläge pro Minute, so ergibt sich das **Herzminutenvolumen** (HMV) oder auch **Herzzeitvolumen** (HZV).

HMV = Herzfrequenz (70 Schläge/Min.) × Schlagvolumen (70 ml) = 4 900 ml oder 4,9 Liter.
Das Herz pumpt also 4,9 Liter Blut pro Minute durch den Körper eines Erwachsenen.

Herzkranzgefäße

Das Herz ist eine Art „Supermuskel", der ständig arbeitet. Dafür benötigt das Herz viel Energie. Um diese zu erzeugen, werden Brennstoffe (Traubenzucker, freie Fettsäuren oder Milchsäure) und Sauerstoff benötigt.

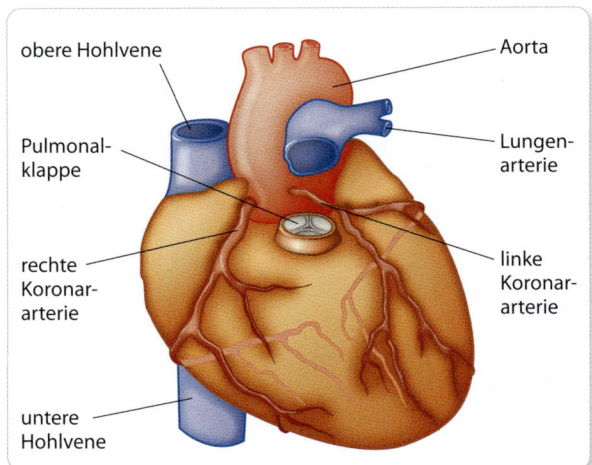

Abb. 13.7: Die Koronararterien versorgen das Herz mit Nährstoffen und Sauerstoff.

All diese Brennstoffe und der Sauerstoff gelangen mit dem Blut zum Herzen. Deshalb muss auch das Herz selbst mit Blut versorgt werden. Dies geschieht über die **Herzkranzgefäße** (Koronararterien, Abb. 13.7). Die Herzkranzgefäße gehen kurz über der Aortenklappe (S. 282) von der Aorta ab und ziehen sich rechts und links kranzförmig wie Äste um das Herz herum. Schließlich gehen sie in Venen über, sie fließen zu einem Gefäß zusammen, münden direkt in den rechten Vorhof.

Die Herzkranzgefäße können sich bei Belastung weiten. Dadurch steigt die Durchblutung des Herzmuskels auf das 4- bis 6-Fache.

Psychische und soziale Aspekte des Herzens

Die Arbeit des Herzens ist ein Wechsel aus **Anspannung** und **Entspannung** – genauso wie auch ein Mensch mal angespannt oder entspannt ist. Dies ist sicher ein Grund, warum das Herz auch im Denken des Menschen eine zentrale Rolle einnimmt.

> **BEISPIEL** *„Man sieht nur mit dem Herzen gut. Das Wesentliche ist für die Augen unsichtbar."* (Antoine de Saint-Exupéry, 1900–1944)
>
> In diesem, aber auch in vielen anderen Zitaten wird das Herz als Sitz der Seele beschrieben – auch wenn die Funktion des Herzens seit dem 17. Jahrhundert medizinisch geklärt ist.
>
> Viele Redewendungen beziehen sich auf das Herz: Man „verliert sein Herz an jemanden", es „bricht einem das Herz", einem „sackt das Herz in die Hose".

Psychische Erkrankungen, z. B. Depressionen, und **psychosoziale Faktoren,** z. B. fehlende soziale Kontakte oder ein fehlender emotionaler Rückhalt, können Herzerkrankungen begünstigen und deren Behandlung negativ beeinflussen.

Schmerzen im Bereich des Herzens, z. B. bei einer Angina pectoris (S. 295) oder einem Herzinfarkt (S. 630), gehen häufig mit einem **„Vernichtungsgefühl"** einher.

Psychische Anforderungen oder Erwartungen, **Angst** oder Erschrecken steigern die Herzfrequenz. Das Gleiche gilt für Gefühle wie Wut.

Stress oder Schlafentzug beschleunigen ebenfalls den Herzschlag und sie erhöhen den Blutdruck (S. 290). Dauerhafter Stress kann deshalb dazu führen, dass der betroffene Mensch denkt, er hätte eine ernsthafte Erkrankung des Herzens.

Bei der Behandlung und Pflege von Herzerkrankungen ist deshalb auch die **seelische Befindlichkeit** zu beachten.

13.1.2 Der Kreislauf des Bluts

Alle **Blutgefäße** des Menschen sind entweder direkt oder indirekt mit dem Herz verbunden. Sie ermöglichen, dass nahezu jede Körperzelle mit Blut versorgt wird, man spricht vom **Blutkreislauf** (Abb. 13.8).

> **MERKE** Die Blutgefäße sind wie ein Schlauchsystem, das das Herz mit den Organen verbindet.
>
> Zu den Blutgefäßen gehören:
> - **Arterien** (Schlagadern), die das Blut vom Herz wegbefördern,
> - **Kapillaren** (kleine Haargefäße), die in den Organen, mit der Haut und überall im Körper den Austausch von Sauerstoff und Kohlendioxid sowie Nährstoffen ermöglichen,
> - **Venen,** die das Blut zum Herz zurückleiten.

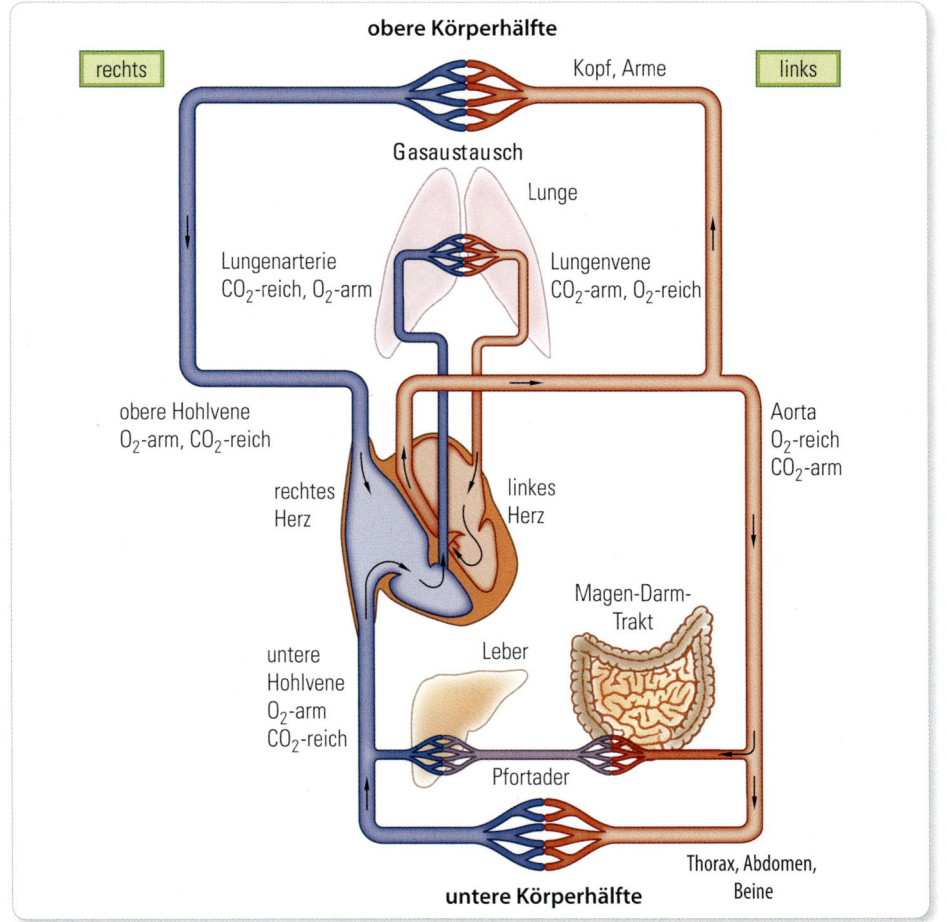

Abb. 13.8: Blutkreislauf

Arterielles und venöses System

Die **Arterien** und **Venen,** die einem Schlauchsystem ähneln, sind elastisch und haben verschiedene Schichten.

Die Wände der Blutgefäße bestehen aus drei Hauptschichten (Abb. 13.9).
- Die **innere Schicht** (Tunica intima) ist glatt, damit das Blut ungehindert fließen kann. Ist diese Schicht verletzt, können sich Blutplättchen (Thrombozyten) zusammenballen. Die Gefahr, dass sich ein Blutgerinnsel (Thrombus, S. 307) bildet, ist erhöht.
- Die **mittlere Schicht** (Tunica media) besteht aus elastischem Bindegewebe und glatten Muskelzellen.
- Die **äußere Schicht** (Tunica externa oder Adventitia) besteht aus Bindegewebe. Sie verbindet das Blutgefäß mit dem umliegenden Gewebe.

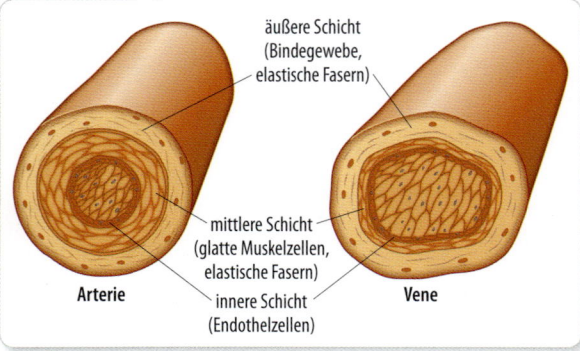

Abb. 13.9: Blutgefäße im Querschnitt

Im arteriellen System hält sich immer etwa 25 % des gesamten Bluts auf. Die restlichen 75 % befinden sich im venösen System.

Die Arterien werden nach dem Organ benannt, das sie versorgen, oder nach der Region, in der sie liegen. Eine Ausnahme ist die Körperschlagader, die **Aorta.**

Die Aorta ist sehr elastisch. Wirft das Herz in der Systole eine große Blutmenge aus, kann die Aorta das Blut aufnehmen, indem sie sich stark weitet. In der Ruhephase, wenn sich das Herz gerade mit Blut füllt, zieht sich die Aorta zusammen und gibt das Blut kontinuierlich an das Gefäßsystem ab. Dieser Vorgang heißt **Windkesselfunktion.**

Die Namen der Venen entsprechen ebenfalls dem Organ oder der Region, in der sie liegen. Ausnahmen sind die obere **Hohlvene** (Vena cava inferior), die untere Hohlvene (Vena cava superior) sowie die **Pfortader** (Vena portae).

Das Herz und die Lunge werden vom gesamten Blut durchströmt. Die Verteilung des Bluts in den übrigen Organen hängt von der Dehnbarkeit der Gefäße und dem Bedarf der einzelnen Organe ab. Die Durchblutung der Bauchorgane steigert sich z. B. nach der Nahrungsaufnahme, die Muskulatur hingegen wird bei Bewegung verstärkt durchblutet. Sehr stabil ist die Durchblutung von Gehirn, Rückenmark und Nieren.

Der **Pfortaderkreislauf** (Abb. 13.8) ist ein Nebenkreislauf zum venösen System. Er transportiert das Blut aus dem Magen-Darm-Trakt und der Milz über die Pfortader zur Leber und von dort zur unteren Hohlvene. Deshalb gelangen die meisten Nährstoffe und oral aufgenommene Medikamente zuerst zur Leber und erst dann in den Körperkreislauf (S. 281). Dieser **First-Pass-Effekt** führt dazu, dass
- Glukose in der Leber gespeichert werden kann,
- Nährstoffe umgebaut werden und
- einige Medikamente nicht oral gegeben werden können, weil sie dann komplett oder fast komplett in der Leber abgebaut würden und nicht mehr im Körper wirken könnten.

Aus diesem Grund tritt die Wirkung von oral eingenommenen Medikamenten langsamer ein als bei Medikamenten, die z. B. als Infusion über die Vene gegeben werden.

Altersbedingte Besonderheiten

Neugeborene und **Kleinkinder** haben physiologisch eine höhere Herzfrequenz und können eine langsame Herzfrequenz (Bradykardie) nur sehr schlecht tolerieren. Im **Alter** kann die Pumpleistung des Herzens abnehmen. Es kommt zur **Herzinsuffizienz** (Herzschwäche): Das geschwächte Herz kann dem erhöhten Sauerstoffbedarf nicht gerecht werden.

Zudem tritt im Alter häufig **Arteriosklerose** (S. 295) auf: Ablagerungen verengen und verhärten die Arterien von innen. Dadurch werden auch die Herzkranzgefäße enger, die Durchblutung des Herzens verschlechtert sich und die Herzleistung nimmt ab. Gleichzeitig muss das Herz gegen einen erhöhten Widerstand anpumpen, der durch die zunehmend starren Gefäßwände entsteht. Der Druck des Bluts in der Auswurfphase (Systole) steigt.

Die Herzfrequenz passt sich im Alter weniger an Belastungen an. Veränderungen im Reizleitungssystem des Herzens (S. 283) können zu **Herzrhythmusstörungen** führen.

Häufig kommt es auch zu Problemen mit der Segelklappe der linken Herzhälfte (Mitralklappe), wenn diese verkalkt oder versagt. Ist die Öffnung der Mitralklappe eingeengt, spricht man von **Mitralstenose.** Auch Verengungen der Taschenklappen und der Aorta nehmen im Alter zu (Aortenklappenstenose). All dies macht im Alter häufiger Operationen am Herzen notwendig.

13.1.3 Das Lymphgefäßsystem

Die **Lymphe** (lat. lympha = klares Wasser) ist eine wässrige bis schwach milchige Körperflüssigkeit. Sie entsteht im Bereich der Kapillaren. Ein Teil der Blutflüssigkeit verlässt dort die Blutgefäße und sickert in die Zellzwischenräume der Gewebe. 90 % dieser Gewebsflüssigkeit werden im venösen Teil der Blutkapillaren wieder aufgenommen. 10 % sammeln sich in einem besonderen Gefäßsystem, den **Lymphgefäßen.**

Die Lymphgefäße beginnen als Lymphkapillaren. Ähnlich wie die Venen gehen sie allmählich in immer größere Lymphgefäße über und vereinigen sich schließlich in einem Hauptstamm, dem **Brustmilchgang** (Ductus thoracicus, Abb. 13.10).

Klappen in den Lymphgefäßen sorgen dafür, dass der Lymphstrom immer in die gleiche Richtung fließt.

Größere Lymphgefäße ziehen sich ca. 10- bis 12-mal in der Minute rhythmisch zusammen. Auf diese Weise leiten sie die Lymphe weiter. Kleinere Lymphgefäße transportieren die Lymphe, indem benachbarte Arterien mit ihren Pulswellen oder benachbarte Muskeln, während sie sich zusammenziehen, auf die Wand der Lymphgefäße drücken.

Das **Lymphsystem** hat drei Aufgaben:
- Flüssigkeit aus den Zellzwischenräumen abfließen lassen
- Fette vom Darm zur oberen Hohlvene transportieren
- körperfremde Stoffe abwehren

Ist der Abfluss der Lymphe behindert, sammelt sich Lymphflüssigkeit im Gewebe. Es entsteht ein Ödem (S. 353, 576).

Wie aneinandergereihte Perlen liegen im Verlauf des Lymphsystems 500–1 000 **Lymphknoten.** In diese münden zahlreiche kleine Lymphgefäße, aber nur ein einziges größeres Lymphgefäß verlässt den Knoten wieder. In den Lymphknoten befinden sich viele Leukozyten (S. 315). Kommt es zu einer Entzündung, richten sich die Leukozyten gegen die Erreger, dadurch werden die normalerweise sehr weichen und nicht tastbaren Lymphknoten größer, härter, tastbar und schmerzhaft.

Auch Krebszellen werden über die Lymphe von Tumoren wegtransportiert, in den Lymphknoten herausgefiltert und dort meistens zerstört. Gelingt es Krebszellen, in den Lymphknoten zu wachsen, entstehen Lymphknotenmetastasen.

13.2 Beobachten und beurteilen

Schwerpunkte der Beobachtung und Symptome

Die folgenden Symptome (Krankheitszeichen) können bei einer Erkrankung des Herz-Kreislauf-Systems auftreten. Daher achten die Pflegenden auf diese Symptome:
- Schmerzen hinter dem Brustbein
- erschwerte Atmung (Dyspnoe)
- unregelmäßiger Herzschlag
- Bewusstseinsstörung bis zum Bewusstseinsverlust
- Wasseransammlung (Ödeme) in den Beinen
- Schmerzen in den Beinen

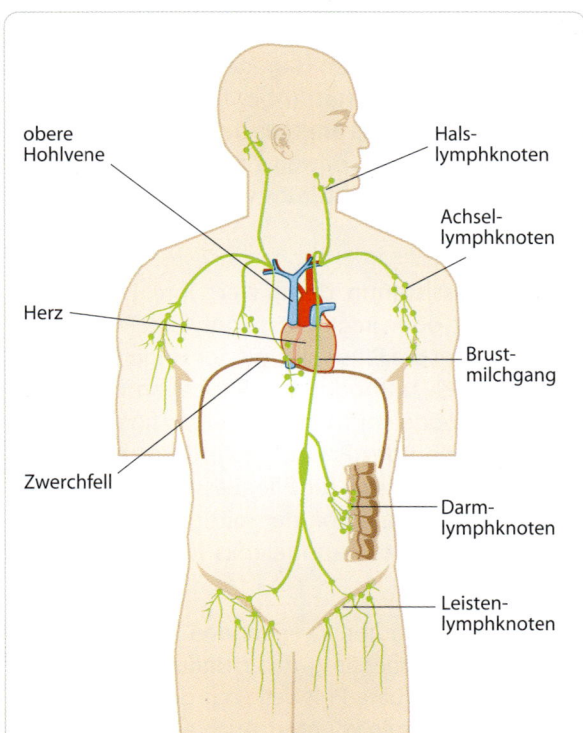

Abb. 13.10: Lymphgefäßsystem

> **MERKE** **Vitalzeichen** geben Auskunft über die lebenswichtigsten Organe des Körpers. Zu den Vitalzeichen gehören:
> - Puls
> - Blutdruck (S. 290)
> - Atmung (S. 258)
> - Temperatur
> - Bewusstsein und Schmerz
>
> Mit den Vitalzeichen schätzen die Pflegenden die Gesundheit des Herz-Kreislauf-Systems ein.

13.2.1 Puls messen

Der Blutausstoß des Herzens in der Systole setzt sich als Pulswelle an den Gefäßwänden der Arterien fort. Diese wellenförmige Bewegung kann als **Puls** (lat. pulsus = Stoß) an bestimmten Körperstellen getastet werden (Abb. 13.11).

Ziel

Mit der **Pulsmessung** werden grundsätzlich drei Eigenschaften der Herzfunktion ermittelt.
- Die **Pulsfrequenz** zeigt an, wie oft das Herz in einer bestimmten Zeit (in der Regel pro Minute) schlägt.
- Der **Pulsrhythmus** zeigt den „Takt" des Pulses an. Im Normalfall ist der Puls regelmäßig und gleich stark.
- Die **Pulsqualität** wird durch die Spannung der Arterien und deren Füllungszustand beeinflusst, sie kann eher hart oder eher weich sein.

Der Puls ist ein aussagekräftiges Beobachtungskriterium und dient dazu, den Herzschlag zu beurteilen.

Material

Uhr mit Sekundenzeiger oder Pulsuhr

Durchführen

Die Pflegenden messen den Puls grundsätzlich in Ruhe, man spricht vom **Ruhepuls.** Da Aufregung und körperliche Anstrengung den Puls erhöhen, warten die Pflegenden bei Bedarf ca. 10 Minuten mit der Pulsmessung, bis sich der Pflegebedürftige beruhigt hat.

> **TIPP** Die erste Pulsmessung führen die Pflegenden an beiden Armen durch, um eventuell vorliegende Unterschiede zu erkennen. Unterschiede teilen sie dem Arzt mit.

Da sich der Puls im Laufe des Tages ändern kann, z. B. durch Erschöpfung, messen die Pflegenden den Puls immer zur gleichen Tageszeit. Zuvor besprechen sie mit dem Arzt, wann die Wirkung der Medikamente, die die Herzleistung beeinflussen, am höchsten ist. Diese Zeit schließen sie für die Pulsmessung aus.

Für die Pulsmessung palpieren (ertasten) die Pflegenden den Puls. Jeder Mensch hat
- **zentrale Pulsmesspunkte,** die kräftiger sind, weil sie an größeren Arterien liegen, und
- **periphere Pulsmesspunkte,** an denen sich der Puls leichter anfühlt, weil es sich um weniger große Arterien handelt (Abb. 13.11).

Den **zentralen Puls** tastet die Pflegeassistentin an der
- Halsschlagader (A. carotis),
- Oberschenkelschlagader (A. femoralis) oder
- Schlüsselbeinschlagader (A. subclavia).

Den **peripheren,** also den vom Herz entfernten Puls tastet sie an den übrigen Arterien, z. B.
- an den Handgelenken (A. ulnaris und A. radialis),
- an der Schläfe (A. temporalis) oder
- am Hals (A. carotis).

Die Beindurchblutung kann z. B. getastet werden
- in der Kniekehle (A. poplitea),
- am vorderen Fußrücken (A. dorsalis pedes) oder
- an der Innenseite des Fußknöchels (A. tibialis posterior).

> **Pulsmessung**
> - An der A. radialis am Handgelenk findet die Routinemessung statt (Abb. 13.12).
> - Die Arteria carotis am Hals darf nicht zu kräftig gedrückt werden, da sonst reflektorisch der Herzschlag und Blutdruck verändert werden könnte.

Die Pflegeassistentin desinfiziert ihre Hände. Der Patient sitzt oder liegt entspannt. Die Pflegeassistentin ertastet die Pulswelle mit der Fingerkuppe des Zeige-, Mittel- und/oder Ringfingers an der Innenseite des Handgelenks. Um den Puls zu finden, gleitet sie am Daumen des Patienten hinunter zum Handgelenk bzw. tastet sich die Pflegeassistentin zum Auffinden der A. radialis von der mittigen Muskelsehne der Innenseite des Handgelenks in Richtung Daumenseite vor.

Ihren eigenen Daumen verwenden die Pflegenden nicht für die Pulsmessung, da sie dadurch ihre eigene, im Daumen spürbare Pulswelle mit dem Puls des Patienten verwechseln könnten. Auch ein zu schwaches oder zu starkes Drücken kann Messfehler auslösen.

Beobachten und beurteilen

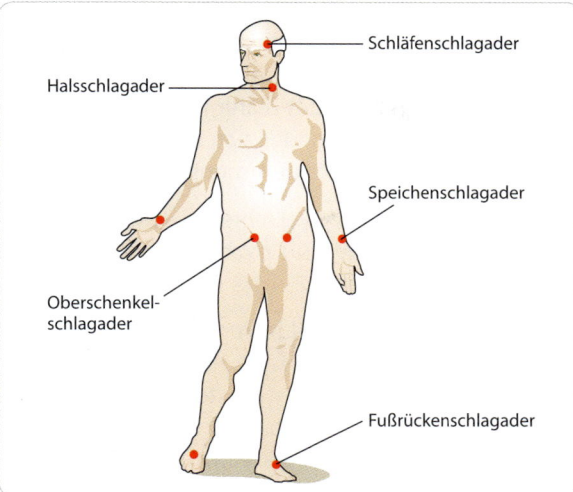

Abb. 13.11: Zentrale und periphere Pulsmesspunkte

> **TIPP** Durch einen leichten Druck der Finger auf die Arterie ist der Puls leichter zu spüren. Erst wenn der Puls eindeutig zu spüren ist, beginnt die Pulsmessung.

Für eine korrekte Dauer der Pulsmessung verwendet die Pflegeassistentin eine Uhr mit Sekundenzeiger oder eine **Pulsuhr.** Sie zählt die Pulsschläge über einen Zeitraum von 15 Sekunden. Den ermittelten Wert multipliziert sie mit vier, um die Pulsfrequenz für eine Minute zu errechnen.

> **BEISPIEL** gezählte Pulsschläge in 15 Sekunden: 16
> 16 x 4 = 64 Pulsschläge pro Minute

In den folgenden Fällen misst die Pflegeassistentin den Puls eine volle Minute. Die Multiplikation entfällt dann:
- Neuaufnahme
- Herz-Kreislauf-Erkrankungen
- sehr langsame oder schnelle Herzaktion
- unregelmäßiger Pulsrhythmus

Ist der ermittelte Wert unklar oder nicht plausibel, kontrolliert die Pflegeassistentin den Puls am anderen Handgelenk. Eine Wartezeit bis zur nächsten Messung ist nicht notwendig.

> **GEFAHR** Weicht der ermittelte Wert stark von den normalen Pulswerten (Tab. 13.1) oder von den anderen Messwerten des Patienten ab, hält die Pflegeassistentin Rücksprache mit einer Pflegefachkraft bzw. dem Arzt. Zudem misst sie den Puls engmaschig weiter.

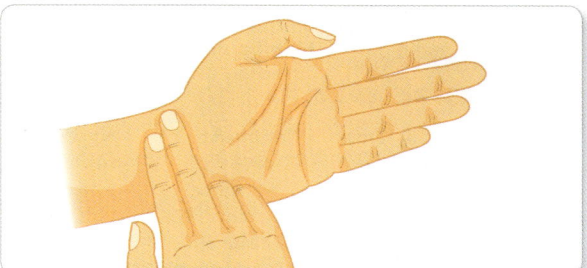

Abb. 13.12: Technik des Pulsfühlens

Nachbereitung
- Patient über Messwerte informieren
- Entscheiden, ob eine Gesundheits- und Krankenpflegerin oder der Arzt zu informieren ist. Hierzu beurteilt die Pflegeassistentin den Puls:
  - Pulsfrequenz: Passt die Frequenz zum Alter? Spielen äußere Einflüsse eine Rolle, z. B. Aufregung oder Ruhe? Tab. 13.2 zeigt mögliche Ursachen für eine Pulsveränderung.
  - Pulsrhythmus: Ist der Rhythmus gestört, z. B. durch kurze, unregelmäßige Pausen, oder folgen zwischenzeitlich Pulsschläge sehr schnell aufeinander? Dies ist ein Hinweis auf Herzrhythmusstörungen (Tab. 13.3).
  - Pulsqualität: Ist der Puls auffällig hart, besonders weich und schwach oder fadenförmig?
- Material reinigen, desinfizieren bzw. entsorgen
- Hände und Flächen desinfizieren
- Maßnahme, gemessenen Puls und ggf. Besonderheiten dokumentieren
- weitere Bedürfnisse erfragen

> **GEFAHR** Ein fadenförmiger Puls ist kaum tastbar und hat meist eine hohe Frequenz. Er zeigt eine ungenügende Füllung des Gefäßsystems bei Kollaps- oder Schockzuständen an.

Lebensalter	Pulsfrequenz (Schläge pro Minute)
Neugeborene	140
2 Jahre	120
4 Jahre	100
10 Jahre	90
14 Jahre	85
erwachsene Männer	60–80
erwachsene Frauen	75
Senioren	80–85

Tab. 13.1: Normale Pulsmesswerte nach Altersstufen [1]

Das Herz-Kreislauf-System

Pulsfrequenz beim Erwachsenen	Bezeichnung	Beispiele für mögliche Ursachen	Symptome
< 60 Schläge pro Minute	Bradykardie, zu langsamer Puls	• Herzinfarkt (S. 630) • Schlafapnoe-Syndrom (S. 529) • Medikamente, z. B. Schlafmittel	• Schwindel • Übelkeit • Synkope (S. 306)
60–100 Schläge pro Minute	Normokardie, normaler Puls		
> 100 Schläge pro Minute	Tachykardie, zu schneller Puls	• Störung der Erregungsleitung des Herzens • Herzinsuffizienz (S. 300) • Hyperthyreose (S. 634)	Je nach Ursache, z. B. • Atemnot • Schwindel • Schwäche • Synkope • kardiogener Schock

Tab. 13.2: Beispiele für krankhafte Abweichungen der Herzfrequenz

Bezeichnung	Typische Zeichen	Bedeutung
Arrhythmie	unregelmäßige Pulswellen	• Störung der Erregungsleitung • Herzklappenerkrankungen
Extrasystolie	zusätzliche Herzaktionen	• Herzerkrankungen • Medikamentennebenwirkung
Bigeminuspuls, auch Zwillingspuls genannt	doppelte Pulswellen	• Überdosierung von Digitalispräparaten • koronare Herzkrankheit
Asystolie	fehlender Herzschlag	Herzstillstand

Tab. 13.3: Herzrhythmusstörungen, ihre typischen Zeichen und Bedeutungen.

> **MERKE** Bei Säuglingen und Kindern unter zwei Jahren wird die Herzfrequenz mit einem Stethoskop abgehört, weil das Tasten des Pulses zu ungenau ist.

13.2.2 Blutdruck messen

Damit die Gewebe des Körpers ausreichend mit Blut versorgt werden, muss das Blut mit einem gewissen Druck in die Arterien gepumpt werden. Der **Blutdruck** ist abhängig von
- der Kraft des Herzmuskels,
- dem Schlagvolumen, also der Menge des ausgestoßenen Bluts pro Herzschlag,
- der Flüssigkeitsmenge in den Gefäßen,
- der Flüssigkeitsviskosität (Zähigkeit) und
- dem Gefäßwiderstand, der sich aus der Weite und Elastizität der Gefäße zusammensetzt.

Körperliche Betätigung, verschiedene Medikamente, aber auch Suchtstoffe und psychische Faktoren beeinflussen den Blutdruck.

Man unterscheidet zwei Blutdruckwerte.
- **Systolischer Blutdruck:**
  - der höchste Druck, der entsteht, wenn das Blut aus dem Herz gestoßen wird
  - bei der Messung das **erste hörbare Geräusch**
  - die Spitzenbelastung für die Gefäßwände
- **Diastolischer Blutdruck:**
  - der niedrigste Druck, kurz bevor wieder Blut aus dem Herzen gestoßen wird
  - bei der Messung das **letzte hörbare Geräusch**
  - die Dauerbelastung der Gefäßwände

Man schreibt z. B. 120/80. Der vordere Wert ist der systolische, der hintere Wert der diastolische Blutdruck. Die Maßeinheit für den Blutdruck lautet mmHg und bedeutet Millimeter Quecksilbersäule. Neuere elektronische Blutdruckmessgeräte geben die Werte in der Einheit kPa (Kilopascal) an.

Neben den oben genannten Blutdruckwerten ist auch die **Blutdruckamplitude**, also der Abstand zwischen den beiden Werten wichtig.

In der Medizin und Pflege ist, wenn von Blutdruck gesprochen wird, stets der Druck innerhalb der größeren Arterien gemeint. Die übliche Abkürzung für den Blutdruckwert ist **RR**, sie steht für **Riva-Rocci**. Scipione Riva-Rocci war ein italienischer Kinderarzt und Internist, der von 1863–1937 lebte und das erste Gerät zur **unblutigen Messung** des Blutdrucks erfand. Die Blutdruckmanschetten gehen auf ihn zurück.

Ziel

Der Blutdruck gehört zu den **Vitalzeichen.** Er wird regelmäßig kontrolliert, um die Kreislaufsituation zu beurteilen. Ziel ist,
- krankhafte Abweichungen zu erkennen,
- vitale Bedrohung (Lebensgefährdung) zu erkennen und einzuschätzen und
- therapeutische Maßnahmen, z. B. die Gabe von Medikamenten, die sich auf den Blutdruck auswirken, zu überwachen.

Beobachten und beurteilen

Der Blutdruck passt sich den körperlichen Anforderungen an: Bei Anstrengung steigt auch der Blutdruck. Der Blutdruck in Ruhe sollte jedoch in engen Grenzen konstant sein (Tab. 13.4). Ein zu niedriger Blutdruck führt zur Unterversorgung mit Sauerstoff und Nährstoffen. Ein zu hoher Blutdruck schädigt auf Dauer die innere Schicht der Blutgefäße.

Systolischer Wert (mmHg)	Diastolischer Wert (mmHg)	Bewertung
< 110 beim Mann < 100 bei der Frau (unter Ruhebedingungen)	< 60 (unter Ruhebedingungen)	Hypotonie, zu niedriger Blutdruck
< 120	< 80	optimal
< 130	< 85	normal
130–139	85–89	hoch normal
≥ 140	≥ 90	Hypertonie, Bluthochdruck

Tab. 13.4: Systolische und diastolische Blutdruckwerte und ihre Bewertung beim Erwachsenen.

Die **Beobachtung** des Blutdrucks ist z. B. wichtig bei:
- Neuaufnahme
- Herzerkrankungen
- Lungenerkrankungen
- Fieber
- akuten Erkrankungen
- Schwindel und Übelkeit
- Sauerstoffgabe
- Bewusstlosigkeit

Gründe (Indikationen) für eine regelmäßige Blutdruckmessung auf **ärztliche Anordnung** sind:
- akute Herz-/Gefäßkrankheiten
- Arteriosklerose (S. 294)
- Gabe von Arzneimitteln, die den Blutdruck beeinflussen, z. B. Antihypertonika

In den folgenden Situationen messen die Pflegenden bei Bedarf aus **Eigeninitiative** den Blutdruck und teilen dem Arzt auffällige Ergebnisse mit:
- Übelkeit
- Sehstörungen
- akute Kreislaufprobleme, z. B. Schock
- Stoffwechselentgleisungen, z. B. hypoglykämisches Koma (S. 427)
- Vergiftungen

NOTFALL Im Notfall kontrollieren die Pflegenden immer Atmung, Puls und Blutdruck (Vitalzeichen). Beim Atemstillstand ist sofort mit Wiederbelebungsmaßnahmen (Kap. 25) zu beginnen.

Material

geeichte Blutdruckmanschette mit Federmanometer und Stethoskop oder vollautomatisches Gerät

MERKE Vollautomatische Geräte (Abb. 13.13) weisen, je nach Hersteller, Besonderheiten auf. Die Pflegenden
- nehmen an einer Einweisung in das Gerät (Geräteschulung) teil und
- wenden das Gerät nach Herstellerangaben an.

Durchführen

Der Blutdruck wird stets in Ruhe gemessen, da Stress und Hektik den Blutdruck beeinflussen. Seit der letzten Aktivität des Patienten sollten mindestens fünf Minuten vergangen sein. Der Patient sitzt oder liegt.

TIPP Bei der ersten Blutdruckmessung misst die Pflegeassistentin an beiden Armen. So kann sie Unterschiede feststellen, z. B. bei einer arteriellen Durchblutungsstörung. Unterschiede zwischen den Werten an den Armen teilt sie dem Arzt mit. Die weiteren Messungen führt die Pflegeassistentin an dem Arm durch, der den höheren Wert aufgewiesen hat.

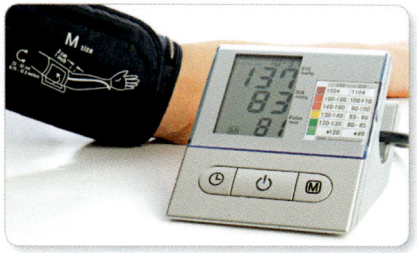

Abb. 13.13: Vollautomatisches Blutdruckmessgerät: Die meisten Geräte geben auch die Pulsfrequenz an.

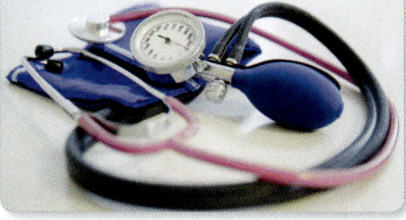

Abb. 13.14: Blutdruckmessgerät mit Manschette und separatem Stethoskop

MERKE
- Blutdruck nie an verletzten, geschwollenen, entzündeten oder gelähmten Armen oder Beinen messen.
- Immer am gleichen Arm messen.
- Patient zur Messung immer in die gleiche sitzende oder liegende Position bringen.

Das Herz-Kreislauf-System

Die Pflegeassistentin wählt die **Größe** der Blutdruckmanschette nach dem Umfang des Oberarms aus. Die Manschette sollte ca. drei Viertel der Länge des Oberarms umschließen. Dann bereitet die Pflegeassistentin die Messung vor und führt sie durch:

- Hände desinfizieren
- Luft aus der Manschette entweichen lassen, dann **Ventil** verschließen
- Oberarm entkleiden oder Ärmel nach oben schieben, Kleidung darf nicht zu eng anliegen, damit die Durchblutung nicht behindert wird
- Manschette um den Oberarm legen, Abstand der Manschette zur Ellenbeuge: ca. 2,5 cm
- Unterarm in Herzhöhe, z. B. auf einem Tisch, positionieren, Ellbogen leicht angewinkelt
- Manschette aufpumpen, dabei Radialispuls am Handgelenk fühlen
- Sobald der Radialispuls nicht mehr spürbar ist: Manschette weitere 30 mmHg aufpumpen
- Stethoskop (Abb. 13.15) auf die Ellenbeuge setzen, Luft langsam ablassen, ca. 2–3 mmHg pro Sekunde
- Auf den Zeiger des Manometers achten

> **MERKE** Der Wert, der angezeigt wird, sobald man den ersten Ton hört, ist der systolische Blutdruckwert.

- Wert merken

> **MERKE** Der Zeigerstand, bei dem der letzte Ton zu hören ist, zeigt den diastolischen Blutdruckwert an.

- Wenn der diastolische Wert feststeht: restliche Luft aus der Manschette entweichen lassen
- Hände desinfizieren
- Ermittelte Werte und ggf. Besonderheiten dokumentieren

> **TIPP** Bei alten Menschen ist aufgrund von Arteriosklerose häufig bis zum Ende ein Strömungsgeräusch zu hören. In diesem Fall gilt das deutliche Abnehmen des Geräusches als Messpunkt für den diastolischen Blutdruck.

Sind die Strömungsgeräusche schlecht zu hören, wird die **palpatorische Blutdruckmessung** angewandt. Auf ein Stethoskop wird verzichtet. Der Ablauf ähnelt der oben beschriebenen manuellen Messung. Die Pflegeassistentin fühlt den Puls, während sie die Luft aus der Manschette lässt. Der Messwert beim ersten fühlbaren Puls ist der systolische Blutdruck. Der diastolische Wert wird bei der palpatorischen Messung nicht gemessen.

> **TIPP** Bei fehlerhaften Messungen oder nicht realistischen Werten wartet die Pflegende mindestens fünf Minuten bis zur nächsten Messung und kontrolliert den Wert möglichst am anderen Arm.

Auffällige Werte und starke Blutdruckschwankungen melden die Pflegenden dem Arzt.

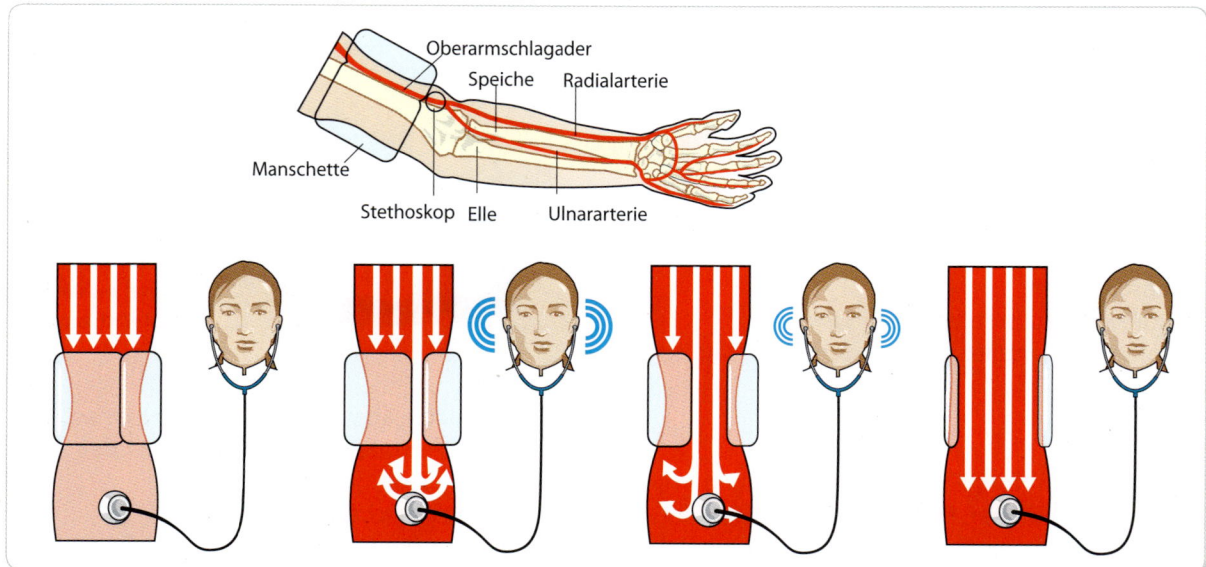

Abb. 13.15: RR-Messung mit Stethoskop

Nachbereitung

- Patient informieren
- Entscheiden, ob eine Gesundheits- und Krankenpflegerin oder der Arzt zu informieren ist. Hierzu beurteilt die Pflegeassistentin den Blutdruck:
  - Weichen die Werte stark von Normwerten ab?
  - Weichen die Werte stark von anderen Werten desselben Patienten ab?
- Material reinigen, desinfizieren bzw. entsorgen
- Hände und Flächen desinfizieren
- Maßnahme, ermittelten Wert und ggf. Besonderheiten dokumentieren

Blutdruckkrisen

Eine **hypertensive Krise** ist ein kurzfristig auftretender, sehr hoher systolischer und diastolischer Blutdruck. Sie kann sowohl bei Menschen auftreten, die normalerweise einen normalen Blutdruck haben, als auch bei Menschen, die generell einen erhöhten Blutdruck aufweisen. Um eine hypertensive Krise frühzeitig zu erkennen, achten die Pflegenden auf folgende Symptome:
- Kopfschmerzen
- Schwindel
- Ohrensausen
- Sehstörungen

> **GEFAHR** Ein **hypertensiver Notfall** besteht bei einem kritischen Anstieg des Blutdrucks auf systolisch >230 mm Hg bei gleichzeitig bestehender Schädigung von Organen.

Unter einer **hypotonen Krise** versteht man einen kurzfristig sehr niedrigen Blutdruck. Es besteht die Gefahr eines Kreislaufkollaps. Um diesen zu vermeiden, achten die Pflegenden auf:
- starkes Schwitzen
- kalte Arme und/oder Beine
- Schwarzsehen
- Schwindel

> **GEFAHR**
> - Schwindel kann eine Hypertonie oder Hypotonie anzeigen und ist immer ernst zu nehmen.
> - Ein erhöhter oder erniedrigter Blutdruck kann jederzeit auftreten. Die Pflegeassistentin nimmt daher Andeutungen oder Äußerungen zu Schwindel, Kopfschmerzen und Kreislaufproblemen immer ernst. Im Zweifelsfall überprüft sie ihren Eindruck, indem sie Puls und Blutdruck misst.

13.2.3 Ärztliche Untersuchungen

Es gibt verschiedene **Untersuchungen,** um herauszufinden, welche Erkrankung des Herz-Kreislauf-Systems vorliegt. Der Arzt wählt aus, welche Untersuchung sinnvoll ist. Ebenso informiert er den Patienten. Beispiele für Untersuchungen des Herz-Kreislauf-Systems sind:
- Elektrokardiogramm (EKG)
- Echokardiografie
- Linksherz-Katheteruntersuchung
- Magnetresonanztomografie (MRT)
- Mehrschicht-Spiral-Computertomografie
- Angiografie
- Blutuntersuchung

Eine kurze Erklärung zu diesen Untersuchungen finden Sie in Kapitel 23.3 (S. 591).

13.3 Pflege bei Erkrankungen des Herzens

Herzinfarkt (Myokardinfarkt): S. 630

Neben der Atmung ist das Herz-Kreislauf-System lebensnotwendig und die **Pflege** von Menschen mit Herz-Kreislauf-Erkrankungen entsprechend wichtig. Das Herz-Kreislauf-System sorgt dafür, dass das Blut und mit ihm Sauerstoff und Nährstoffe in alle Bereiche des Körpers transportiert werden. Er ist damit eine Art Lieferservice für die Ernährung und Gesunderhaltung der Zellen und damit für alle Organe und Körperteile.

> **MERKE** Eine Erkrankung des Herzens, der Blutgefäße oder des Bluts bedeutet immer einen Sauerstoffmangel für die Organe, weil diese nicht ausreichend mit sauerstoffreichem Blut versorgt werden können. Die Patienten fühlen daher eine Atemnot.

> **BEISPIEL** Für Sebastian L. (56), gelernter Kraftfahrer, war es ein normaler Morgen nach einer langen Nacht auf der Autobahn. Doch plötzlich beginnt sein Herz zu rasen, hinzu kommen Schmerzen in der Brust. Sebastian L. hat große Angst, denn die Schmerzen werden immer stärker. Hinzu kommen Übelkeit und eine feuchte, verschwitzte Haut. Der Alkohol und das Rauchen haben wohl Spuren am Herz hinterlassen, schießt ihm ein Gedanke durch den Kopf. Schon seit einem halben Jahr verspürt

Das Herz-Kreislauf-System

er fast täglich diesen Druck auf der Brust. Aber heute ist es anders. Der Druck lässt nicht nach und Herr L. muss erbrechen. In Panik ruft er den Notarzt.

Der Notarzt weist Herrn L. ins Krankenhaus ein, wo er auf die Intensivstation gebracht wird. Die Diagnose lautet: akuter Herzinfarkt. Mithilfe eines Herzkatheters wird das verstopfte Gefäß wieder geöffnet. Auf der Station werden ständig Messungen durchgeführt, die Herr L. nicht versteht. Aber die Schmerzen sind verschwunden, dafür fällt ihm das Atmen schwer. Herr L. hat das Gefühl, nicht genug Luft zu bekommen. Bei der Visite hat er das Wort „Herzmuskelschwäche" gehört und macht sich große Sorgen über die Zukunft. Sebastian L. möchte sich informieren, um seinen Körper und die Krankheit besser zu verstehen. Am Nachmittag bittet er um ein Informationsgespräch.

13.3.1 Allgemeine Symptome (Krankheitszeichen)

Erkrankungen des Herzens und der Blutgefäße haben einen Sauerstoffmangel zur Folge, dadurch können die folgenden Symptome auftreten:
- Bewusstseinsstörung bis zum Bewusstseinsverlust durch Sauerstoffmangel im Gehirn
- Brustschmerzen durch Sauerstoffmangel am Herzmuskel
- plötzliche Luftnot (Dyspnoe) durch verminderte Herzleistung

Aufgaben
Lesen Sie das Beispiel und nennen Sie die Symptome, die bei Sebastian L. auftreten.

ACHTUNG Jedes einzelne der oben genannten Symptome kann zu einem Notfall führen. Die Pflegenden teilen die Symptome daher umgehend dem Arzt mit, um lebensbedrohliche Komplikationen zu vermeiden.

13.3.2 Allgemeine Pflege bei Herzerkrankungen

Unabhängig davon, welche Herzerkrankung genau vorliegt, gibt es **allgemeine Pflegehinweise,** die bei der Pflege von herzkranken Patienten immer zu beachten sind:
- Hygienerichtlinien einhalten
- Vitalzeichen nach Verordnung des Arztes und bei Auffälligkeiten kontrollieren
- Stress vermeiden
- Je nach Schwere der Erkrankung und ärztlicher Anordnung: ggf. Bettruhe beachten
- Herzbettlagerung beachten (S. 471)
- Schonend mobilisieren, je nach ärztlicher Anordnung belasten
- Regelmäßige, leichte Stuhlentleerung unterstützen: Obstipationsprophylaxe (S. 199)
- Ängste wahrnehmen und Gesundheits- und Krankenpflegerinnen bzw. Arzt darauf hinweisen
- Angehörige einbeziehen und ihre Fragen weiterleiten
- Zu einem gesunden Lebensstil beraten, z. B. Herzsportgruppe vermitteln

GEFAHR Die Gefahr der Sauerstoffunterversorgung des Herzmuskels besteht besonders bei sehr schnellem Herzschlag oder einem erhöhten Blutdruck. Die Pflegenden beobachten daher bei Herzpatienten die Vitalzeichen sowie Bewusstsein, Befinden und die Wirkung von Medikamenten.

13.3.3 Durchblutungsstörungen am Herzmuskel (koronare Herzkrankheit, KHK)

DEFINITION Bei der **koronaren Herzkrankheit (KHK)** handelt es sich um eine Unterversorgung des Herzmuskels mit Sauerstoff. Ursache dafür ist eine Durchblutungsstörung in den Herzkranzgefäßen. Dieser Sauerstoffmangel verursacht Schmerzen und ein Engegefühl hinter dem Brustbein.

Krankheitsentstehung

Ursache für die gestörte Herzdurchblutung ist häufig eine Arteriosklerose in den Herzkranzgefäßen.

Arteriosklerose

Die **Arteriosklerose** (Abb. 13.16) – auch Arterienverkalkung genannt – ist eine Erkrankung der Arterien. Sie entsteht durch Blutfette, Blutgerinnsel, Kalk und Bindegewebe, die sich an der Gefäßinnenwand ablagern. Der innere Durchmesser des Gefäßes wird dadurch kleiner, die Durchblutung wird verringert.

Inzwischen sind Zusammenhänge zwischen bestimmten Risikofaktoren und Herz-Kreislauf-Erkrankungen bekannt.

Beeinflussbare Risikofaktoren:
- Tabakkonsum
- arterieller Bluthochdruck
- hohe Blutfettwerte
- Bewegungsmangel
- Diabetes mellitus Typ I und II
- Übergewicht
- Alkoholkonsum
- Infektionen
- persönlicher dauerhafter Stress

Nicht veränderbare Risikofaktoren:
- höheres Lebensalter
- Frauen in der Postmenopause
- Herzerkrankungen in der Familie (genetische Vorbelastung)
- Armut

Symptom: Angina pectoris (Brustenge)

> **DEFINITION** **Angina pectoris** (angina: „die Enge"; pectus: „der Brustkorb/die Brust"): Brustenge, anfallsweiser Schmerz in der Herzgegend, der dumpf, drückend, krampfartig oder bohrend sein kann und manchmal in andere Körperregionen ausstrahlt. Die Angina pectoris (Abb. 13.17, Abb. 13.18) ist ein **Symptom** für die koronare Herzkrankheit.

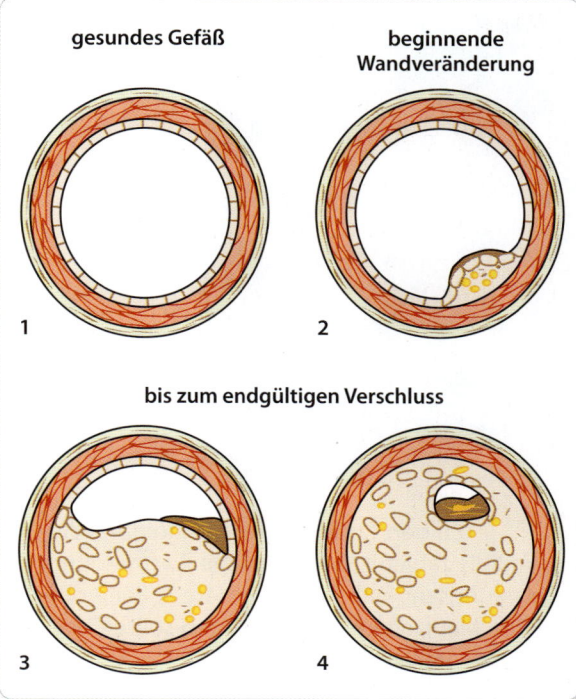

Abb. 13.16: Entwicklung der Arteriosklerose

Es werden zwei Formen der Brustenge unterschieden:
- **Stabile Angina pectoris:** Schon zuvor ist ein Angina-pectoris-Anfall mit den gleichen Beschwerden aufgetreten. Die Schmerzen sind innerhalb weniger Minuten verschwunden, entweder durch Medikamente (z. B. Nitrospray) oder durch Ausruhen.
- **Instabile Angina pectoris:**
  - Die Beschwerden sind gegenüber vorangegangenen Angina-pectoris-Anfällen stärker geworden und dauern länger an.
  - Oder der Anfall tritt in Ruhe auf.
  - Oder es handelt sich um den ersten Angina-pectoris-Anfall.
  - Oder durch Medikamentengabe tritt keine oder kaum Besserung ein.

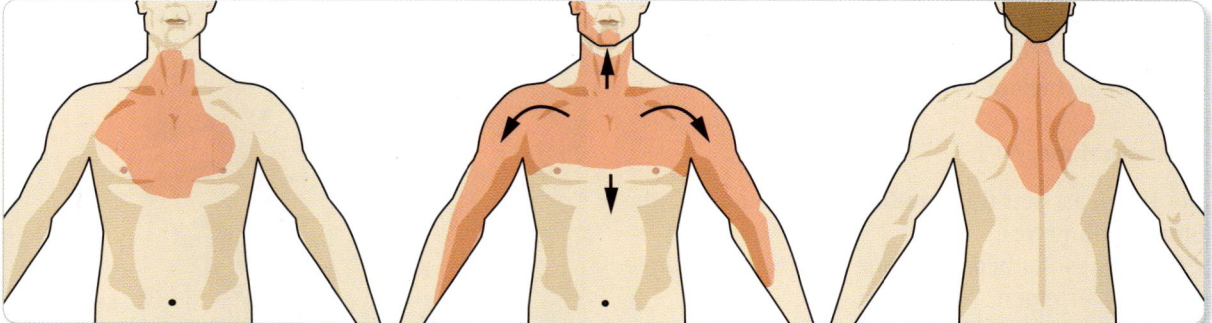

Abb. 13.17: Schmerzausbreitung bei Angina pectoris

Das Herz-Kreislauf-System

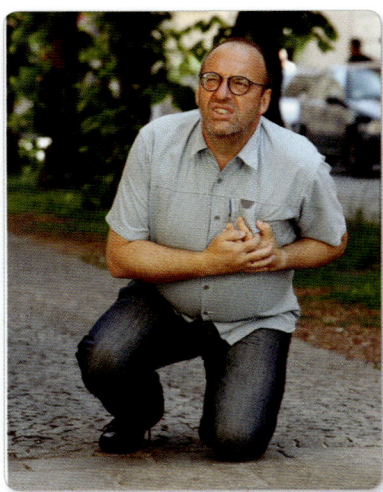

Abb. 13.18: Mann mit Angina-pectoris-Anfall

MERKE Zu den Auslösern eines Angina-pectoris-Anfalls zählen z. B. körperliche Anstrengungen (Belastungsangina), seelischer Stress, Kälte oder üppige Mahlzeiten. Diese Faktoren sollten bei Herzpatienten vermindert werden.

Komplikationen der KHK

Die koronare Herzkrankheit kann verschiedene **Komplikationen** verursachen:
- Herzinfarkt (S. 630)
- Herzrhythmusstörungen (S. 298)
- plötzlicher Herztod
- Herzmuskelschwäche (Linksherzinsuffizienz) (S. 301)

Diagnose

Im Rahmen der Diagnose erfragt der Arzt verschiedene Informationen, untersucht den Patienten und ermittelt Werte.

Anamnese
- Verlauf vorangehender Angina-pectoris-Anfälle
- allgemeine Risikofaktoren
- Risikofaktoren des Herzens und der Gefäße, insbesondere Bluthochdruck und Diabetes mellitus
- Größe, Gewicht und BMI (S. 405)

Blutentnahme

Die Pflegeassistentin bereitet das Material für die **Blutentnahme** vor.
- Ein kleines Blutbild kann eine Eisenmangelanämie (S. 144) anzeigen.
- Blutfettwerte (Lipide) und Blutzucker zeigen, ob der Patient Risikofaktoren aufweist.

Körperliche Untersuchung

Der Arzt hört das Herz und die Lunge ab.

Untersuchung mit Geräten
- Blutdruckmessung (S. 290)
- Ruhe-EKG mit 12 Ableitungen
- Langzeit-EKG
- Belastungs-EKG (Ergometrie, Abb. 13.19)
- Mehrschicht-Spiral-CT
- Koronarangiografie
- Herzkatheteruntersuchung (Abb. 13.20)

ACHTUNG Ein Belastungs-EKG kann einen schweren Zwischenfall verursachen – eben weil die Patienten einer Belastung ausgesetzt sind, die sie nicht gut vertragen. Daher beobachten die Pflegenden den Patienten im Verlauf der Untersuchung sehr genau und brechen die Untersuchung ab, wenn ein Notfall droht. Ein Belastungs-EKG darf nicht durchgeführt werden bei:
- instabiler Angina pectoris
- frischem Herzinfarkt
- schwerer Herzinsuffizienz
- Entzündungen am Herzmuskel
- schweren Herzrhythmusstörungen
- sonstigen schweren Erkrankungen des Herzens und der Gefäße
- schweren fieberhaften Infekten

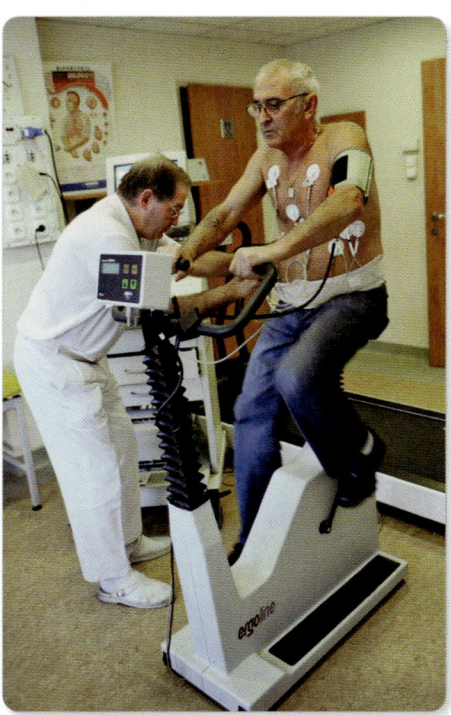

Abb. 13.19: Belastungs-EKG

Pflege bei Erkrankungen des Herzens

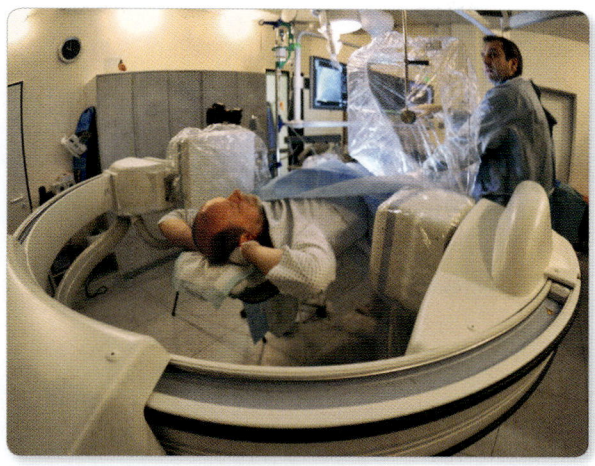

Abb. 13.20: Herzkatheteruntersuchung

Therapie

Die Therapie der KHK besteht aus:
- Medikamenten
- invasiven Therapien, also Therapien, die in den Körper eingreifen und ihn dabei verletzen
- Vermeidung von Risikofaktoren

Medikamentöse Therapie

Ziel der **medikamentösen Therapie** ist, das Fortschreiten der Arteriosklerose zu verhindern. Aufgabe der Pflegenden ist, die Medikamente zu verabreichen und auf unerwünschte Wirkungen zu achten (Tab. 13.5).

Invasive Therapien

Invasiv bedeutet, dass der Körper für die Therapie verletzt werden muss, z. B. wenn ein Schnitt in die Haut notwendig ist. Die Therapie ist nur möglich, wenn der Patient sein Einverständnis schriftlich bestätigt.

Es gibt viele verschiedene invasive Therapiemaßnahmen. Je nach Art der Maßnahme bereiten die Pflegenden den Patienten vor, sie begleiten ihn gefühlvoll und überwachen ihn nach der Maßnahme.

Ein Beispiel für eine invasive Maßnahme ist die **Ballondilatation mit Stenteinlage.** Mithilfe eines Herzkatheters, also eines langen, dünnen Schlauchs, der unter Ultraschallbeobachtung in die Herzkranzgefäße geschoben wird, kann ein verschlossenes Gefäß erweitert (dilatiert) werden. Damit diese Erweiterung längerfristig hält, wird meistens ein kleines Gitterröhrchen (Stent) eingelegt.

Eine andere invasive Therapie ist die **Herzchirurgie.** Dabei wird die koronare Herzerkrankung durch eine Bypass-Operation (Umgehungskreislauf um den Verschluss) operativ versorgt.

Risikofaktoren ausschalten

Damit der betroffene Patient langfristig weniger Beschwerden der Herzkranzgefäße aufweist, beraten die Pflegenden ihn in **gesundheitsförderlichem Verhalten,** z. B. bezüglich Bewegung, Überlastung und einer ausgewogenen Ernährung (S. 147).

Wirkstoff/Wirkung	Unerwünschte Wirkung		Besonderheiten
Acetylsalicylsäure (ASS), z. B. Aspirin: verhindert das Verklumpen der Thrombozyten (Blutplättchen)	• Magen-Darm-Beschwerden wie Übelkeit, Erbrechen, Bauchschmerzen • Hautreaktionen • selten: Blutungen		S. 206, Schmerztherapie
Betablocker: senken den Sauerstoffbedarf des Herzmuskels durch Senkung von Herzfrequenz und Blutdruck	Verlangsamung der Herzfrequenz (Bradykardie)		Bei Asthmapatienten und bestimmten Herzrhythmusstörungen dürfen keine Betablocker gegeben werden. Bei niedrigem Blutdruck: vor Medikamentengabe Arzt fragen, ob die Tablette verabreicht werden soll
Statine: senken überhöhten Cholesterin- und Blutfettspiegel	• Verstopfung • Blähungen • Übelkeit • Durchfall • allergische Reaktionen • Schlaflosigkeit	• Kopfschmerzen • Benommenheit • Kribbeln • Hautausschlag • Juckreiz • Muskelschmerzen	eher abends einnehmen Es können Leber- und Nierenprobleme auftreten.

Tab. 13.5: Medikamente, mit denen Durchblutungsstörungen am Herzen behandelt werden.

Wichtige Pflegemaßnahmen

Die Pflegenden beachten folgende Pflegeschwerpunkte, um die Therapie der koronaren Herzerkrankung zu unterstützen:

- auf Notfälle vorbereitet sein: sorgfältig auf Komplikationen achten, z. B. Kammerflimmern
- Patient nur nach ärztlicher Absprache und in Begleitung einer erfahrenen Gesundheits- und Krankenpflegerin transportieren
- körperliche Belastung nur nach ärztlicher Verordnung
- keine i.m.-Injektionen und im akuten Stadium auch keine s.c.-Injektionen
- Prophylaxen durchführen (S. 186)
- bei der Körperpflege nicht abklopfen oder abklatschen
- bei Lyse-Therapie (medikamentöse Auflösung des Gefäßverschlusses): auf Blutungszeichen achten
- bei Bypass-Operationen OP-Vorbereitung und -Nachbereitung

> **MERKE** Gerade in der akuten Phase ist die körperliche (physische) und seelische (psychische) Unterstützung sehr wichtig, um den Sauerstoffbedarf des Herzmuskels gering zu halten.

Den Patienten beobachten
Ziel: Veränderungen und Komplikationen rechtzeitig erkennen
- Befinden, Bewusstsein und Vitalzeichen: regelmäßig beurteilen und dokumentieren
- zentralen Venendruck nach Verordnung messen und dokumentieren
- Sauerstoffsättigung kontrollieren

Zur Entlastung beitragen
Ziel: Sauerstoffverbrauch des Herzmuskels reduzieren
- auf Bettruhe achten, körperliche Belastung nach Stufenplan
- anstrengungsarme Bewegung durch Anwendung der Kinästhetik (S. 116)
- bei der Körperpflege unterstützen, nicht überfordern, bei Bedarf sogar bremsen
- mediterrane Kost
- Obstipationsprophylaxe
- Besuchszeiten mit Patient und Mitpatienten absprechen, um Aufregung zu reduzieren

Weitere Maßnahmen
Ziel: Hilfe zur Selbsthilfe
- Prophylaxen anleiten, besonders Pneumonie- und Thromboseprophylaxe (S. 187 und 190)
- Atemtraining anleiten
- Kontakt zum Sozialdienst herstellen, falls berufliche Veränderung notwendig
- den Patienten über Anschlussheilbehandlung informieren

Wichtige Pflegemaßnahmen beim Angina-pectoris-Anfall

- körperliche Ruhe
- frische Luft, enge Kleidung öffnen
- nach ärztlicher Anordnung Sauerstoff verabreichen
- auf Komplikationen achten
- medikamentöse Therapie nach Anordnung (Tab. 13.6)

Die Erstbehandlung der Angina pectoris heilt nicht die Ursache der Beschwerden. Die Ursache ist die koronare Herzkrankheit (KHK), die untersucht und behandelt werden muss.

Wirkstoff/Wirkung	Unerwünschte Wirkung	Pflegehinweise
Nitrate, Nitroglyzerin: verringern venösen Rückfluss, dadurch weniger Herzarbeit, dadurch sinkt der Sauerstoffverbrauch	• Blutdruckabfall • Kopfschmerzen	• Nitroglyzerin kann unter die Zunge gegeben werden • vor der Gabe immer Blutdruck kontrollieren • bei niedrigem Blutdruck verboten

Tab. 13.6: Wirkung, unerwünschte Wirkung und Pflegehinweise für die medikamentöse Therapie bei Angina pectoris.

> **MERKE** Bei erstmaligem Auftreten von Schmerzen in der Brust und bei jeder instabilen Angina pectoris ist eine umfassende medizinische Diagnostik erforderlich, da es sich auch um einen Herzinfarkt handeln könnte.

13.3.4 Herzrhythmusstörungen

> **DEFINITION** Eine **Herzrhythmusstörung** ist ein unregelmäßiger, stark beschleunigter oder verlangsamter Herzrhythmus. Von krankhaften Herzrhythmusstörungen spricht man erst, wenn sie häufiger auftreten, länger anhalten oder besonders gefährlich sind. Krankhafte Herzrhythmusstörungen stören den Blutkreislauf und gefährden die Blutversorgung der Organe.

Krankheitsentstehung

Der Ablauf der Erregungsleitung (Abb. 13.7) stellt sicher, dass Vorhof und Kammer nicht gegeneinander arbeiten. Die Erregung erfasst zunächst die Vorhöfe, die sich zusammenziehen, dann die Kammern, die pumpen, während die Vorhöfe wieder erschlaffen. Durch verschiedene Erkrankungen am Herzen, z. B. koronare Herzkrankheit, Entzündung des Herzmuskels, und Störungen im Salzhaushalt kann diese normale Abfolge der Erregungsleitung durcheinandergeraten. Dadurch wird der gleichmäßige Herzrhythmus gestört und es entsteht eine Herzrhythmusstörung.

Es gibt folgende **Formen** der Herzrhythmusstörungen:
- **Bradykardie** (griech. brady = kurz): Herzfrequenz <60/Min. (beim Erwachsenen)
- **Tachykardie:** Herzfrequenz >100/Min. (beim Erwachsenen)
- **Extrasystole:** zusätzliche Herzaktion
- **Asystolie:** Herzstillstand, keine Erregung, daher keine Kontraktion
- **Arrhythmie:** unregelmäßige Herzaktionen
- **Vorhofflattern:** Vorhoftachykardie von 250–350/Min., eher regelmäßiger Rhythmus mit noch geringer Pumpleistung des Vorhofs
- **Vorhofflimmern:** unregelmäßige Kontraktionen von 300–600/Min., keine nennenswerte Pumpleistung
- **Kammerflattern:** >200/Min., Pumpleistung nimmt ab
- **Kammerflimmern:** >300/Min., unregelmäßig, keine nennenswerte Pumpleistung

Symptome

Bei Herzrhythmusstörungen werden die Symptome unterschiedlich wahrgenommen. Leichte Herzrhythmusstörungen werden manchmal gar nicht bemerkt, während schwere Störungen für den Menschen sehr bedrohlich wirken können.

Die folgenden Symptome können auftreten:
- Herzstolpern, Herzrasen
- Schwindel
- Benommenheit
- kurzzeitige Bewusstseinsverluste („Kreislaufkollaps")
- Benommenheit
- vorübergehende Störungen der Sinnesfunktionen (Sehen, Sprechen, Hören)

Diagnose

Aufschluss über die Art der Herzrhythmusstörung gibt das **Elektrokardiogramm** (EKG, S. 591).

Therapie

Herzschrittmacher

> **DEFINITION** Ein **Herzschrittmacher** ist ein in den Körper eingeführtes (implantiertes) elektronisches Gerät (Abb. 13.22), das eine stabile Herzfrequenz gewährleistet. Das Gerät reizt das Herzmuskelgewebe durch einen leichten Stromstoß. Der Arzt stellt die Herzfrequenz ein.
>
> Ein **Kardioverter-Defibrillator** wird wie ein Herzschrittmacher implantiert. Durch einen stärkeren Stromstoß, z. B. bei Kammerflimmern, sorgt er für einen normalen Herzrhythmus. Schlägt das Herz im normalen Rhythmus, ruht das Gerät.

Ein Herzschrittmacher wird in einer Operation meist unterhalb des Schlüsselbeins unter die Haut gelegt. Er ist durch Elektroden mit dem Herz verbunden. Die Elektroden erreichen das Herz durch die obere Hohlvene. Sie sind, je nach Aufgabe, im rechten Vorhof und der rechten Kammer verankert. Bei Herzschrittmachern zur Behandlung der Herzinsuffizienz (S. 300) führt eine dritte Elektrode zur linken Kammer.

Die Operation, um einen Herzschrittmacher einzusetzen, findet in örtlicher Betäubung statt und ist in jedem Alter möglich. Der Wechsel eines Herzschrittmachers ist meist komplikationslos und von der Laufzeit der Batterie abhängig. Der Computer des Herzschrittmachers überwacht den Herzschlag.

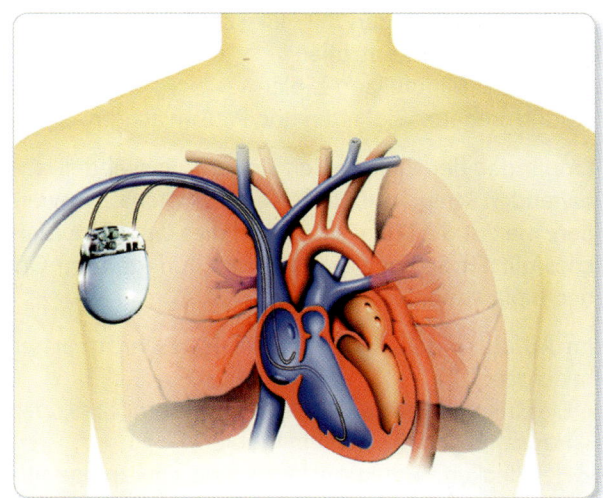

Abb. 13.21: Lage des Herzschrittmachers

TIPP Orte, an denen Gefahren für Menschen mit Schrittmacher bestehen, sind meist mit Warnsymbolen gekennzeichnet (Abb. 13.21). Bei Flugreisen oder in Museen sollte der Patient seinen Schrittmacherausweis vorlegen, um die Metalldetektoren umgehen zu dürfen.

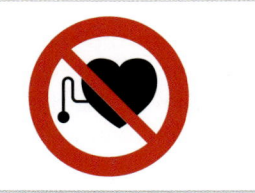

Abb. 13.22:
Warnhinweis für Menschen mit Herzschrittmacher

Ansonsten kann ein Mensch mit Herzschrittmacher seinen normalen Tätigkeiten nachgehen und die gewohnten Hobbys ausüben. Vor Untersuchungen oder Behandlungen sollte der Patient nach dem Vorhandensein eines Herzschrittmachers gefragt werden, um mögliche Gefahren zu überdenken.

Medikamentöse Therapie

Medikamentös lassen sich Herzrhythmusstörungen mit den sogenannten **Antiarrhythmika** (Arzneimittel gegen Herzrhythmusstörungen) behandeln. Sie verändern die Erregungsleitung am Herzmuskel.

Wichtige Pflegemaßnahmen

TIPP Zu den Pflegeschwerpunkten bei Patienten mit Schrittmacher gehört, immer auf Notfälle vorbereitet zu sein und besonders auf Symptome zu achten.

Bei Pflegebedürftigen mit Herzschrittmacher erfolgt täglich eine **Pulskontrolle:**
- Puls eine Minute lang zählen
- auf Unregelmäßigkeiten und Pausen achten

Empfindet der Patient Herzklopfen, Schwindel, anhaltenden Schluckauf, Herzrasen oder Atembeschwerden, meldet die Pflegeassistentin dies dem Arzt. Gleiches gilt für Schmerzen und Entzündungen am Ort der Implantation.

Im **Alltag** sollten Patienten mit Herzschrittmacher beachten:
- **Elektrische Geräte** wie Fernseher, Computer oder Haushaltsgeräte sind kein Problem.
- Heizdecken, Induktionsherde und Therapiegeräte zur Schmerzbehandlung (TENS-Geräte) können den Herzschrittmacher stören.
- **Mobiltelefone** stets auf der gegenüberliegenden Seite des Herzschrittmachers halten.
- Nähe von Rundfunksendeanlagen und Umspannstationen von Kraftwerken meiden.
- Starken elektrischen Feldern aus dem Weg gehen, z. B. einem laufenden Automotor.
- Starke elektrische Felder oder Magnetfelder meiden bzw. genügend Abstand halten:
  - Alltagsgeräte (Wasch- und Geschirrspülmaschine, Bohrmaschine), große Lautsprecher, ca. 30–50 cm Abstand
  - nicht über einen laufenden Automotor bei geöffneter Motorklappe beugen
  - nicht lange unter Hochspannungsleitungen und Sicherungsanlagen aufhalten
  - bei medizinischen Untersuchungen, z. B. MRT, CT, unbedingt den Arzt über den Schrittmacher informieren

Die Pflegeassistentin dokumentiert die Krankenbeobachtung sowie die Vitalzeichen. Veränderungen und Auffälligkeiten meldet sie dem Arzt.

13.3.5 Herzinsuffizienz

DEFINITION Herzinsuffizienz (lat. in … = un …, sufficiens = ausreichend): Das Herz leistet nicht mehr die Pumpleistung, die notwendig ist, um alle Organe ausreichend mit Sauerstoff und Nährstoffen zu versorgen. Dadurch nimmt die körperliche Leistungsfähigkeit ab.

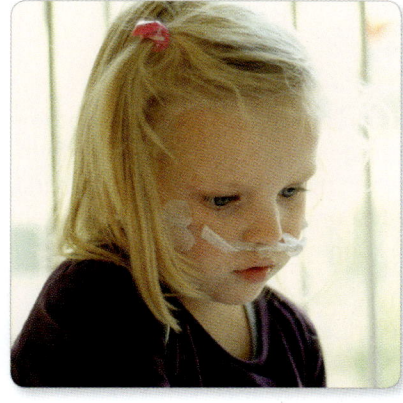

Abb. 13.23:
Auch bei Kindern kann schon eine Herzinsuffizienz vorliegen: Sauerstofftherapie

Krankheitsentstehung und Verlauf

Für die Krankheitsentstehung und den Verlauf der Herzinsuffizienz ist entscheidend, ob der Lungenkreislauf (rechter Kreislauf) oder der Körperkreislauf (linker Kreislauf) betroffen ist. Ist die rechte Herzhälfte betroffen, spricht man von Rechtsherzinsuffizienz

(S. 302). Bei einer Schwächung der linken Herzhälfte besteht eine **Linksherzinsuffizienz**. Die Insuffizienz der rechten und linken Herzhälfte wird **Globalinsuffizienz** genannt.

Da das Herz aber ein Organ ist, das dem Lungen- und Körperkreislauf als Pumpe dient, beeinträchtigt die Insuffizienz der einen Herzhälfte immer auch die andere Herzhälfte.

Ursache für eine Insuffizienz können die folgenden Krankheiten sein. Sie schädigen den Herzmuskel entweder direkt oder sie überlasten ihn.
- Arteriosklerose
- koronare Herzkrankheit
- Herzinfarkt
- Bluthochdruck
- Herzklappenfehler
- chronische Lungenerkrankungen

Es gibt verschiedene Einteilungen der Herzinsuffizienz:
- **kompensierte Herzinsuffizienz:** Zustand bleibt nach Behandlungsbeginn stabil.
- **dekompensierte Herzinsuffizienz:** Zustand verschlechtert sich trotz Behandlung, es kommt zu bedrohlichen Komplikationen (Abb. 13.24).

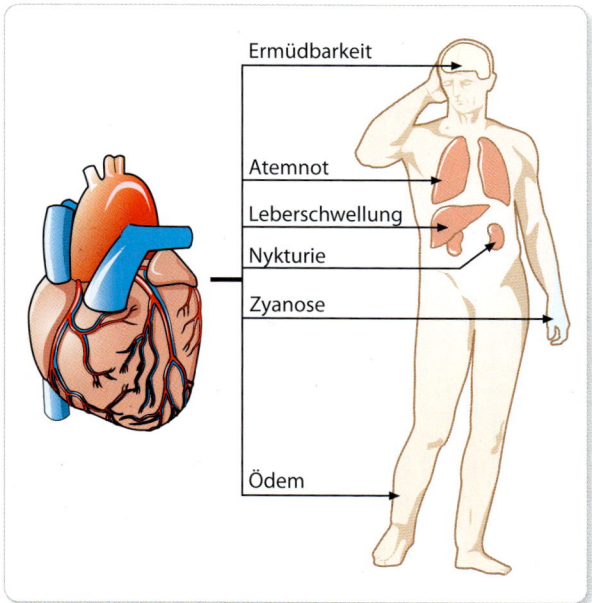

Abb. 13.24: Folgen der Herzinsuffizienz für die Organe

Die **NYHA** (**N**ew **Y**ork **H**eart **A**ssociation) unterscheidet vier Stadien der Herzinsuffizienz, nach denen sich auch die Behandlung richtet:
- **Stadium I:** keine Belastungseinschränkung
- **Stadium II:** Einschränkung bei überdurchschnittlicher Belastung
- **Stadium III:** Einschränkung bei alltäglicher Belastung
- **Stadium IV:** keine Belastung möglich, Patient meist bettlägerig

Linksherzinsuffizienz

Bei der **Linksherzinsuffizienz** pumpt die geschwächte linke Herzhälfte zu wenig Blut in den Körperkreislauf. Dadurch kann im fortgeschrittenen Stadium der notwendige arterielle Blutdruck nicht aufrechterhalten werden. Das in der linken Kammer verbleibende Blut staut sich zurück in die Lunge. Das linke Herz versucht, die verminderte Leistung durch verschiedene Mechanismen, z. B. schnellen Herzschlag (Tachykardie), auszugleichen. Die zum Anfang hilfreichen Mechanismen führen im Verlauf jedoch eher zu einer Zunahme der Herzinsuffizienz und müssen durch Medikamente unterbrochen werden.

Symptome der Linksherzinsuffizienz

- durch Rückstau des Blutes in die Lunge:
  - zunächst Atemnot bei Belastung, später auch bei Ruhe, Tachykardie
  - schwere Atemnot mit Einsatz der Atemhilfsmuskulatur (S. 257)
  - Wasseransammlung im Lungengewebe (Lungenödem)
- durch verminderte Pumpleistung
  - Abfall des arteriellen Blutdrucks, Schwächegefühl, körperlicher Leistungsabfall
  - eingeschränkte Gehirnleistung

Folgende Symptome treten sowohl bei einer Links- als auch einer Rechtsherzinsuffizienz (S. 302) auf:
- Tachykardie
- feuchte kalte Haut
- nächtliches Wasserlassen (Nykturie)
- Herzvergrößerung

Komplikationen der Linksherzinsuffizienz

- Lungenödem:
  - schwerste Atemnot
  - hörbares „Brodeln" beim Atmen
  - blutig schaumiger Auswurf
  - Todesangst
  - aufrechte Sitzhaltung, um die Atmung zu erleichtern
  - aschfahle, kaltschweißige Haut
  - bläulich verfärbte Lippen und Finger
- kardiogener Schock
- Herzrhythmusstörungen

> **NOTFALL** Ein **Lungenödem** ist lebensbedrohlich. Der Patient wird schnellstmöglich atmungserleichternd gelagert und die Rettungsleitstelle oder der diensthabende Arzt informiert.

Diagnostik der Linksherzinsuffizienz

- Symptome nach NYHA (oben) beobachten
- Echokardiografie
- Röntgen des Thorax
- MRT
- Herzkatheter-Untersuchung
  - Laboruntersuchungen werden benötigt, um Ursachen und Komplikationen der Herzinsuffizienz zu erkennen, z. B. Diabetes mellitus, Niereninsuffizienz, Elektrolytstörungen

Therapie der Linksherzinsuffizienz

- Ursache behandeln, z. B. Therapie der KHK und des Hypertonus
- Risikofaktoren der KHK verringern (S. 297)
- kaliumreiche, kochsalzarme Diät
- medikamentöse Therapie
  - **ACE-Hemmer, AT1-Blocker** erweitern die Arterien, das Herz muss gegen einen geringeren Widerstand „anpumpen".
  - **β-Rezeptorenblocker** senken die Herzfrequenz, der Herzmuskel wird besser mit Sauerstoff versorgt.
  - **Diuretika** entwässern den Körper, das Herz muss nur noch eine geringere Menge Blut durch den Körper transportieren.
  - **Digitalispräparate** stärken die Kontraktionskraft des Herzens und senken die Herzfrequenz, das Herz kann mehr leisten. Wegen möglicher unerwünschter Wirkungen bei einer etwas zu hohen Einnahmemenge, z. B. Übelkeit, körperliche Schwäche, Herzrhythmusstörungen, wird Digitalis heute zurückhaltend eingesetzt.
- Leistung durch angepasstes betreutes Ausdauertraining steigern
- ggf. Herzschrittmacher, künstliches Herz oder Herztransplantation

Wichtige Pflegemaßnahmen bei akuter Linksherzinsuffizienz

- sitzende Lagerung, Patient nicht allein lassen
- Notruf aktivieren
- Patienten beruhigen
- Sauerstoffgabe nach ärztlicher Anordnung (S. 260)
- Kontrolle der Vitalzeichen

Rechtsherzinsuffizienz

Bei einer **Rechtsherzinsuffizienz** erbringt die rechte Herzkammer nicht mehr die erforderliche Leistung. Blut staut sich in die Venen des Körperkreislaufs zurück. Das am Anfang einer Kapillare ins Gewebe gepresste Blutplasma fließt am Ende der Kapillare nicht mehr ausreichend ins Gefäß zurück. Die verbleibende Flüssigkeit lagert sich als **Ödem** im Gewebe ein (S. 353).

Staut sich das Blut bis in die Leber zurück, schwillt diese an und schmerzt bei Druck. Durch den Rückstau in das Pfortadersystem (S. 286) befindet sich viel Blut im Verdauungstrakt. Die Folge kann eine Magenschleimhautentzündung sein, eine **Stauungsgastritis**.

Den **Nieren** hingegen fehlt Blut. Sie produzieren nicht mehr ausreichend Harn. Die Flüssigkeit wird also nicht ausgeschieden, sondern sie fließt in die Beine und bildet Ödeme.

Im Liegen, z. B. nachts, tritt die Ödemflüssigkeit wieder vom Gewebe ins Blut über, sodass die Blutmenge plötzlich steigt. Häufig tritt dann ein rascher, als unangenehm empfundener Herzschlag auf, weil das Herz plötzlich die größere Blutmenge bewältigen muss. Nachts besteht verstärkter Harndrang (Nykturie).

Wird die Rechtsherzinsuffizienz nicht behandelt, kann sich Flüssigkeit aus dem Gewebe in die Körperhöhlen verlagern, z. B. in die Bauchhöhle oder in den Pleuraspalt.

> **DEFINITION** **Aszites:** Flüssigkeitsansammlung im Bauch
>
> **Pleuraerguss:** Flüssigkeitsansammlung im Pleuraspalt (Lunge)

Symptome der Rechtsherzinsuffizienz

Wegen der nicht ausreichenden Durchblutung nimmt die allgemeine Leistungsfähigkeit ab. Symptome der Herzinsuffizienz sind:
- Ödembildung, zunächst am Fußrücken, dann am Köperstamm (Abb. 13.25)
- Gewichtszunahme durch eingelagertes Wasser
- vergrößerte, ggf. schmerzhafte Leber
- Stauungsnieren

Pflege bei Erkrankungen des Herzens

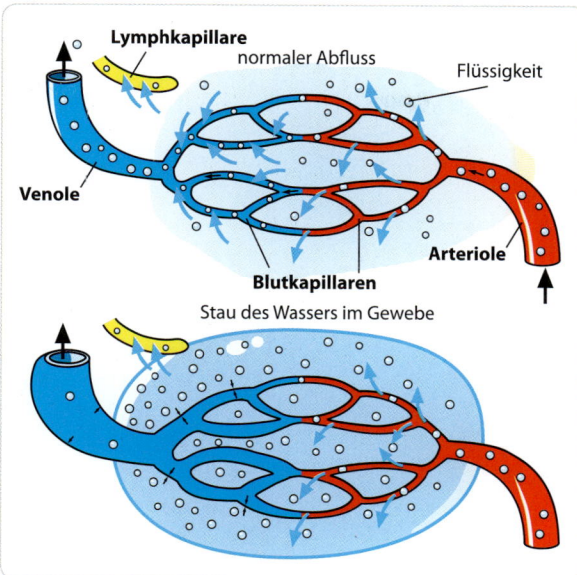

Abb. 13.25: Entstehung eines Ödems

> **TIPP** Bei der Rechtsherzinsuffizienz zeigen sich oft gestaute Halsvenen.

Diagnostik der Rechtsherzinsuffizienz

Die Diagnostik gleicht der Linksherzinsuffizienz.

Therapie der Rechtsherzinsuffizienz

Die Therapie gleicht der Linksherzinsuffizienz, im Vordergrund steht die medikamentöse Therapie.

Wichtige Pflegemaßnahmen bei Herzinsuffizienz

Die Pflege bei Herzinsuffizienz gilt der Anpassung der
- täglichen Belastung,
- Ernährung und
- Flüssigkeitszufuhr.

Zudem leiten die Pflegenden die Patienten an, mit Kurzatmigkeit umzugehen und sich bei akuter Atemnot richtig zu verhalten.

Ist ein Patient zu schwach, um Alltagsaktivitäten, z. B. die Körperpflege oder Nahrungsaufnahme, selbstständig durchzuführen, unterstützen die Pflegenden ihn. Die Pflegenden kontrollieren täglich, bei Bedarf auch mehrmals, die Vitalzeichen.

> **TIPP** Auffälligkeiten bei den Vitalzeichen, im Verhalten des Patienten oder z. B. Ödeme melden die Pflegenden umgehend dem Arzt.

Belastung anpassen

- Belastungen nicht komplett vermeiden
- Bei beginnender Herzinsuffizienz vorsichtiges körperliches Training unter fachlicher Anleitung, z. B. Herzsportgruppe
- Ist das Herz stark geschwächt: schwere Lasten nur mit Unterstützung heben und tragen
- Obstipationsprophylaxe (S. 199)
- Gesprächsbereitschaft der Pflegenden mildert Aufregung

Bemerken die Pflegenden, dass bestimmte Betätigungen zu Atemproblemen führen, dokumentieren sie diese und melden sie dem Arzt.

Ernährung beachten

- Normalgewicht anstreben
- leicht verdauliche, ballaststoffreiche Mischkost mit wenig Fett
- Kohlenhydrate möglichst in Form von Gemüse und Getreideprodukten
- kochsalzarme Ernährung (max. 6 g pro Tag), um Ödeme auszuschwemmen, zudem:
  – beim Kochen würzen statt salzen
  – keinen Salzstreuer auf den Esstisch stellen
  – Lebensmittel mit hohem Kochsalzanteil meiden
  – kochsalzarme Lebensmittel bevorzugen

Flüssigkeitsaufnahme beachten

Die Pflegeassistentin beobachtet die **Flüssigkeitsaufnahme.** Die allgemein empfohlene Trinkmenge von 1,5–2 l/Tag kann bei einer Herzinsuffizienz zu hoch sein, z. B. wenn die Nieren nicht mehr ausreichend arbeiten. Da jedoch auch bei einer Herzinsuffizienz die Gefahr der **Austrocknung** (Exsikkose, S. 444) besteht, sind die für den Patienten richtigen Mengenangaben jeweils mit dem Arzt zu besprechen.

> **MERKE** Es gilt grob die Regel: Flüssigkeitsaufnahme etwa 500 ml über der Urinmenge des Vortags. Dabei achtet die Pflegeassistentin auch auf stark wasserhaltige Lebensmittel, z. B. klare Suppen.

Ggf. ist eine Flüssigkeitsbilanzierung (S. 443) oder eine Gewichtskontrolle notwendig.

TIPP Ein geschwollener Unterschenkel, auf dem ein Fingerdruck eine Delle hinterlässt, die nur langsam verschwindet, deutet auf ein Unterschenkelödem hin. Auch eine rasche Gewichtszunahme kann auf Wassereinlagerungen hinweisen. Bei Austrocknung bleiben abgehobene Hautfalten stehen.

Körpergewicht jeden Tag ermitteln:
- nach dem Wasserlassen am Morgen
- unbekleidet
- immer auf derselben Waage
- Waage nicht verstellen

Die gemessenen Werte werden dokumentiert und dem Arzt gezeigt.

MERKE Eine Gewichtszunahme von mehr als 1 kg in 2–3 Tagen sollte umgehend dem Arzt mitgeteilt werden.

Atemunterstützende Lagerung

- bei Rechtsherzinsuffizienz: Oberkörperhochlagerung und aufrechtes Sitzen
- bei Linksherzinsuffizienz: Kutschersitz (S. 260)
- so wenig wie möglich liegen, um Immobilität (S. 470), Pneumonie (S. 268) und Dekubitus (S. 382) zu vermeiden
- Während der Nachtruhe besonders auf Atemaussetzer (Schlafapnoe) achten.
- Herzbettpositionierung (s. Abb. 18.15, S. 471)

MERKE Führen Atemprobleme zu Schluckstörungen, informiert die Pflegeassistentin eine Gesundheits- und Krankenpflegerin bzw. den Arzt.

Bei bettlägerigen Patienten Dekubitusprophylaxe (S. 195) und Pneumonieprophylaxe (S. 187) anwenden.

Angst vermindern

Atemnot ist oft mit **Angst** verbunden (Abb. 13.26). Die Pflegenden erklären dem Patienten diesen Zusammenhang. Sie üben mit ihm die geeigneten Maßnahmen zur Atemerleichterung ein.

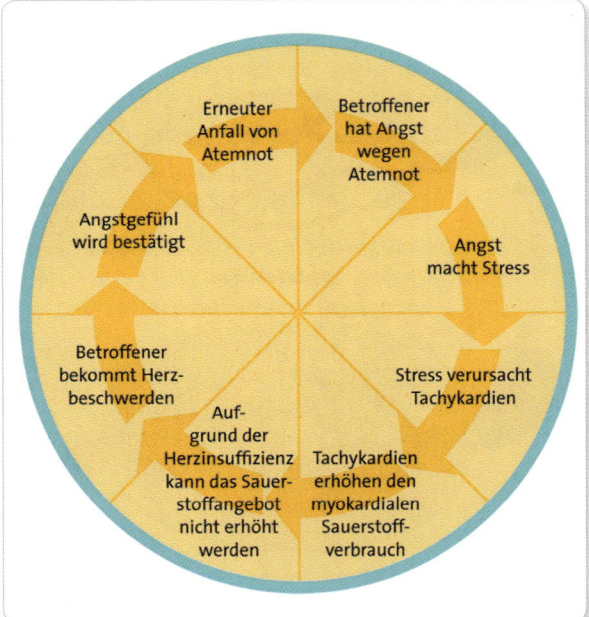

Abb. 13.26: Angst und Atemnot

13.4 Erkrankungen der Arterien

13.4.1 Arterielle Hypertonie

DEFINITION **Hypertonie** (Bluthochdruck): chronische Erhöhung des arteriellen Blutdrucks. Es besteht eine Hypertonie, wenn in körperlicher Ruhe und unabhängig vom Alter ein Blutdruck gemessen wird, der 140/90 mmHg übersteigt (Tab. 13.7).

systolisch (mmHg)	diastolisch (mmHg)	Bewertung
< 120	< 80	optimal
< 130	< 85	normal
< 140	< 90	noch normal
≥ 140	≥ 90	Bluthochdruck

Tab. 13.7: Bewertung des Bluthochdrucks nach der Deutschen Hochdruckliga. [2]

Krankheitsentstehung

Folgende Hypertonien werden unterschieden:
- **primäre** oder essenzielle Hypertonie
- **sekundäre** Hypertonie als Folge anderer Erkrankungen

Bei der **primären Hypertonie** spielt die Vererbung eine große Rolle. Rauchen, erhöhter Salzkonsum,

Erkrankungen der Arterien

kaliumarme Kost, Übergewicht, übermäßiger Alkoholgenuss und psychosozialer Stress begünstigen die Krankheitsentstehung. Etwa 30–40 Millionen Bundesbürger haben eine Hypertonie. [3]

Die körperlichen Ursachen für die arterielle Hypertonie sind noch nicht sicher bekannt. In zahlreichen Studien hat sich jedoch gezeigt, welche Faktoren die arterielle Hypertonie begünstigen. Dazu gehören die Erbanlagen, wenig Bewegung, unausgewogene Ernährung, Übergewicht und chronischer Stress.

Eine **systolische Hypertonie** liegt vor, wenn nur der systolische, also der erste Wert erhöht ist. Der diastolische Wert ist normal oder erniedrigt. Ursache ist meist ein Verlust der Elastizität der Gefäße im Alter.

Arteriosklerose und Hypertonie hängen eng zusammen und beeinflussen sich gegenseitig: Durch die weniger elastischen Gefäße bei Arteriosklerose erhöht sich der Druck innerhalb des Gefäßes. Der erhöhte Druck wiederum schädigt die Innenhaut der Arterien, was die Arteriosklerose verschlimmert.

Symptome

Die Weltgesundheitsorganisation (WHO) unterscheidet drei **Schweregrade** der Hypertonie.
- **Grad I:** Hochdruck ohne Organschäden
- **Grad II:** Hochdruck mit leichten Organschäden, z. B. verdickte Wand der linken Herzkammer und verengte Netzhautgefäße im Auge
- **Grad III:** Hochdruck mit schweren Organschäden, z. B. ungenügende Leistung der linken Herzkammer, Einblutungen in Netzhaut und Gehirn

Menschen mit einer Hypertonie sind lange Zeit beschwerdefrei. Im Krankheitsverlauf kommt es zu Kopfschmerzen, Schwindel, Herzklopfen und Atemnot bei Belastung. Häufig treten Sehstörungen, Ohrensausen und Nasenbluten oder Einblutungen in die Bindehaut des Auges auf. Dies sind Folgen des erhöhten Drucks auf Gehirn, Herz und Nieren.

Eine **Hochdruckkrise** erkennt man an
- hohen systolischen Werten und
- Funktionsbeeinträchtigung von Herz und Gehirn.

Blutdruckwerte über 230/130 mmHg sind lebensbedrohlich; es kann sich ein hypertensiver Notfall mit Organschäden entwickeln.

Häufig kommt es zu Kopfschmerzen oder Verwirrtheit. Wegen der starken Belastung der linken Herzhälfte können auch ein Lungenödem (S. 301) oder eine Angina pectoris (S. 295) eintreten.

> **TIPP** Bei Hochdruckkrisen sofort den Blutdruck senken und die Rettungsleitstelle bzw. den diensthabenden Arzt alarmieren.

Diagnose

- Blutdruck messen, ggf. Langzeitblutdruckmessung
- Eigen- und Familienanamnese zu Nierenkrankheiten, Sehstörungen, Kopfschmerzen, Diabetes mellitus, Schlaganfall, Herzinfarkt
- Klärung der Risikofaktoren Nikotin, Alkohol, Stress, ungesunde Ernährung, Bewegungsmangel
- körperliche Untersuchung, besonders zu Übergewicht, Augenhintergrund, Allgemeinzustand
- Blutuntersuchung, Urinuntersuchung
- Ausschluss von Herzerkrankungen
- Ausschluss von Nierenerkrankungen

Therapie

Ziel der Therapie ist, den Blutdruck auf Normalwerte zu senken. Zu den Grundpfeilern der Hochdrucktherapie gehören folgende **Verhaltensänderungen:**
- Gewicht normalisieren
- Kochsalzkonsum reduzieren
- ausreichend schlafen
- ständige psychische Belastungen vermeiden
- nicht rauchen
- Alkohol nur mäßig oder gar nicht konsumieren

Die **medikamentöse Therapie** setzt unterschiedlich an und wird durch regelmäßige Blutdruckmessungen (S. 290) überwacht.
- Gefäßerweiternde Mittel reduzieren den Widerstand des Gefäßsystems. Beispiele: ACE-Hemmer, AT1-Blocker
- Entwässernde Substanzen senken den Blutdruck, indem sie das Blutvolumen verringern.
- β-Rezeptorenblocker senken die Herzschlagfrequenz.

> **GEFAHR** Blutdrucksenkende Medikamente selbstständig und ohne Rücksprache mit dem Arzt abzusetzen, ist gefährlich. Der Blutdruck kann krisenhaft ansteigen.

Zu den **Spätfolgen** der Hypertonie gehören vor allem die Nieren- und Linksherzinsuffizienz. Bluthochdruck begünstigt zudem einen Herzinfarkt und Schlaganfall. Die oben genannten Verhaltensänderungen senken also auch das Risiko, diese Erkrankungen zu erleiden.

Wichtige Pflegemaßnahmen

- Informationen aushändigen, um dem Patienten die Möglichkeit zur Mitarbeit zu geben
- Blutdruck und Herzfrequenz messen
- Stressbewältigung
- Auf Verhaltensänderungen (S. 305) hinweisen, Patienten darin unterstützen
- Einnahme der blutdrucksenkenden Medikamente sicherstellen und auf unerwünschte Wirkungen achten, z. B. anfallsweise Rötung von Gesicht/Oberkörper, starker Blutdruckabfall, Herzrhythmusstörungen, Kopfschmerzen

Treten unerwünschte Wirkungen auf, informieren die Pflegenden sofort den Arzt.

13.4.2 Arterielle Hypotonie

DEFINITION **Hypotonie** (niedriger Blutdruck): systolische Werte unter 100 mmHg und diastolische Werte unter 60 mmHg.

Krankheitsentstehung

Die Hypotonie kann vielfältige **Ursachen** haben:
- konstitutionell: Vor allem junge Frauen leiden nicht selten an niedrigem Blutdruck.
- Herzinsuffizienz
- Austrocknung
- Kreislaufregulationsstörungen bei Infektionskrankheiten
- entwässernde und gefäßerweiternde Medikamente

Einer der häufigsten Gründe für eine akute Hypotonie bei alten Menschen ist eine **orthostatische** (kreislaufbedingte) **Dysregulation**. Dabei versacken größere Blutmengen durch zu rasches Aufstehen in den Beinen. Dabei sollte normalerweise die Herzfrequenz beim Aufstehen reflektorisch erhöht werden und das Versacken verhindern.

Symptome

- Schwindel
- „Schwarzwerden vor Augen"
- Müdigkeit
- Ohrensausen
- Hautblässe

Bei körperlicher oder seelischer Belastung kann die Hirndurchblutung vorübergehend vermindert sein. Die Folge ist eine **Synkope** (Ohnmacht, Kollaps).

DEFINITION **Synkope** (Kreislaufkollaps): plötzliche, kurz andauernde Bewusstlosigkeit aufgrund einer vorübergehenden Minderdurchblutung des Gehirns, die spontan wieder aufhört.

Neben der kreislaufbedingten Synkope gibt es Synkopen, die von den Nerven, vom Herz oder vom Gehirn ausgehen. Während einer Synkope ist der Pflegebedürftige vorübergehend nicht ansprechbar, blass und der Puls ist schnell.

Diagnostik

- Blutdruck messen
- Flüssigkeitshaushalt und Trinkmenge prüfen
- Blutuntersuchung
- Untersuchung der Herzleistung
- unerwünschte Medikamentenwirkungen ausschließen

Therapie

Als **Soforttherapie** werden die Beine hoch und der Kopf flach auf der Unterlage gelagert. Eine medikamentöse Behandlung ist nur bei schweren Beeinträchtigungen erforderlich. Meist wird ein Medikament gegeben, das die Gefäße eng stellt.

TIPP Alte Menschen reagieren bei Hypotonie oft mit Verwirrtheit, bei nächtlichen Blutdruckabfällen auch mit Schlaflosigkeit. Eine Tasse Kaffee am frühen Abend beugt nächtlichem Blutdruckabfall vor.

Wichtige Pflegemaßnahmen

- Vitalzeichen kontrollieren
- Trinkmenge nach ärztlicher Verordnung einhalten
- Mobilisation (S. 472) gut vorbereiten und langsam durchführen

13.4.3 Periphere arterielle Verschlusskrankheit (PAVK)

DEFINITION Die **periphere arterielle Verschlusskrankheit** ist eine langsam fortschreitende (chronische) Durchblutungsstörung der Aorta und der Becken- und Beinarterien. Sie wird überwiegend durch eine Arteriosklerose (S. 295) verursacht. [4]

Krankheitsentstehung

Ursächlich für die periphere arterielle Verschlusskrankheit sind langsame Einengungen der Arterien in den Beinen und (seltener) Armen. Diese erschweren die Sauerstoff- und Nährstoffversorgung des Beins bzw. Arms.

Hauptrisikofaktoren für die Erkrankung sind:
- Rauchen
- Diabetes mellitus
- arterielle Hypertonie

Durch diese entwickelt sich eine fortschreitende Arteriosklerose, die die Arterien zunehmend einengt. Kommt es zu einem kompletten Verschluss, stirbt das Gewebe der betroffenen Extremität ab (Abb. 13.27).

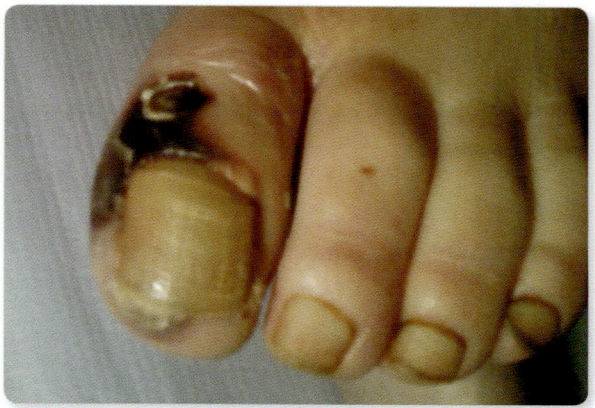

Abb. 13.27: Gewebe, das aufgrund einer Durchblutungsstörung abgestorben ist

Symptome

Die folgenden Symptome deuten auf eine Durchblutungsstörung hin. Die Pflegenden informieren umgehend den Arzt:
- Schmerz
- Kälte und Blässe der betroffenen Gliedmaße
- Gefühlsstörungen: Kribbeln, Gefühllosigkeit
- Lähmung des Beins/Arms
- Schock
- Pulslosigkeit (unterhalb des Verschlusses)

Je nach den Beschwerden werden vier Stadien unterschieden:
- **Stadium I:** fast beschwerdefrei, kalte Füße, Kribbeln in den Beinen bzw. Armen
- **Stadium II:** eingeschränkte schmerzfreie Gehstrecke (Schmerzen in den Waden/Füßen zwingen zum Stehenbleiben)
  - **IIa:** Gehstrecke über 200 m
  - **IIb:** Gehstrecke unter 200 m
- **Stadium III:** Ruheschmerzen in der Muskulatur von Beinen/Armen
- **Stadium IV:** zusätzlich zum Ruheschmerz Absterben von Gewebe (Nekrose, Gangrän, Ulcus)

Je weiter die Erkrankung fortschreitet, desto kürzer wird die Wegstrecke, die der Patient ohne Schmerzen zurücklegen kann.

Komplikationen

Als Komplikation kann es zu einem akuten arteriellen Verschluss (S. 306) kommen, der durch einen Embolus ausgelöst wird.

> **DEFINITION** **Embolus:** Ein verschleppter Thrombus wird Embolus (griech. emballo = hineinwerfen) genannt. Dieser bewegt sich im Blut und kann ein Blutgefäß verschließen (Abb. 13.28), man spricht von **Embolie**. Auch in den Gefäßen verschleppte Fremdkörper wie Bakterienklümpchen oder Luftblasen werden Embolus genannt.
>
> Mögliche Folgen eines Embolus in den Arterien sind ein Schlaganfall (S. 537), akuter Arterienverschluss, Niereninfarkt, Darminfarkt.
>
> Die Folge eines Embolus im venösen System kann eine Lungenembolie sein.

Diagnose

- Krankenbeobachtung: kalte Haut, blasse Hautfarbe, fehlende oder geringe Tastbarkeit der Bein- und Fußpulse, Bewegungsstörungen, sichtbare Nekrosen

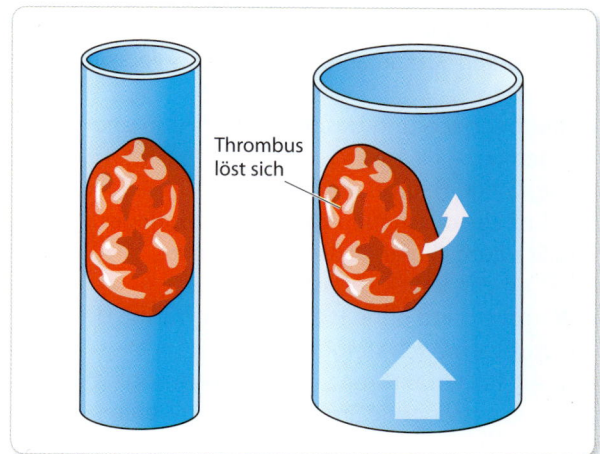

Abb. 13.28: Thrombus links, Embolus rechts: Der Embolus behindert den weiteren Blutfluss.

- Dopplersonografie, die den Blutfluss durch die Blutgefäße hörbar macht, und Blutdruckmessung an Armen und Beinen
- Klären von Herzerkrankungen, Risikofaktoren für Arteriosklerose und Beschwerden
- Gehtest zur Ermittlung der Gehstrecke
- Angiografie (bildliche Darstellung der Gefäßverschlüsse)
- Ausschluss einer KHK (S. 294) und möglicher Verschlüsse in den Hirngefäßen

Therapie

- Behandlung der Grundkrankheit
- Risikofaktoren ausschalten
- Gehtraining unter fachkundiger Kontrolle, z. B. Physiotherapie
- medikamentöse Therapie mit Thrombozytenaggregationshemmern, die das Verklumpen der Thrombozyten hemmen
- Aufdehnung der Gefäßengen mit Kathetern
- Operationen:
  – Ausschälen der Engen über einen Schnitt und Eröffnung des Gefäßes
  – Bypassoperation (operativ angelegter Umgehungskreislauf)
  – Amputation als letzte lebenserhaltende Maßnahme

Wichtige Pflegemaßnahmen

- Vitalzeichen kontrollieren, einschließlich Messung der Fußpulse
- DMS-Kontrolle: **D**urchblutung über Fußpulse, **M**otorik über Bewegungsübungen, **S**ensibilität über Berührungsempfindungen
- Schmerzmanagement (S. 335)
- zum tiefen Atmen anleiten, Pneumonieprophylaxe (S. 187)
- Hautbeobachtung besonders der Füße und Unterschenkel
- sorgfältige Hautpflege
- Fußpflege durch medizinischen Fußpfleger
- in Stadium III und IV: Beine tieflagern
- Fersen von Druck entlasten
- Watteverband ohne Hitzestau, da Wärme den Sauerstoffverbrauch steigern würde
- über Risikofaktoren, Verletzungsmöglichkeiten und ausgewogene Ernährung informieren

> **ACHTUNG** Bei einer zusätzlichen Venenerkrankung dürfen **Kompressionsstrümpfe** nur nach ärztlicher Anordnung und nur nach vorheriger Kontrolle der Fußpulse, die zwingend vorhanden sein müssen, angelegt werden, denn die Kompression verschlechtert zusätzlich die arterielle Durchblutung.
>
> Verletzungen, z. B. durch eine falsche Fußpflege oder zu enge Schuhe, sind unbedingt zu vermeiden, da die Wundheilung bei der peripheren arteriellen Verschlusskrankheit erheblich verschlechtert ist.

13.5 Erkrankungen der Venen

13.5.1 Venenthrombose

> **DEFINITION** **Venöse Thrombose:** Einengung einer Vene durch einen Thrombus (Verklumpung von Blutbestandteilen, z. B. von Thrombozyten an der Venenwand durch Faktoren der Virchow-Trias, Abb. 13.29).
>
> **Thrombophlebitis:** Entzündung von oberflächlichen Venen, die in der Folge zur Bildung einer Thrombose führt.
>
> **Phlebothrombose:** Thrombose der tiefen Becken-Beinvenen.

Krankheitsentstehung

Im venösen Gefäßsystem entwickeln sich wesentlich häufiger Thromben als im arteriellen Gefäßsystem, da das Blut in den Venen langsamer strömt. Thrombosen zählen insbesondere bei Bettlägerigkeit und nach Operationen zu den häufigen **Komplikationen eines Krankenhausaufenthalts.**

Die sogenannte **Virchow-Trias** (Abb. 13.29), benannt nach dem Arzt Rudolf Virchow (1821–1902), nennt die Bedingungen, die die Entstehung einer Thrombose fördern:

- **verlangsamter Blutstrom** durch
  – Immobilität/Bettlägerigkeit
  – Bewegungsmangel
  – ruhiggestellte Gliedmaßen, z. B. in Verbänden
  – Varikosis (Krampfadern)
  – Herzinsuffizienz (S. 300)
  – Flüssigkeitsmangel
- **verletzte Gefäßinnenwand** durch
  – zerstörte Venenklappen bei Varikosis

- Venenentzündungen
- Druck oder Stoß von außen
- **erhöhte Gerinnungsneigung** des Bluts durch
  - vermehrte Produktion von Gerinnungsfaktoren, besonders nach Operationen
  - Rauchen bei Einnahme der Antibabypille

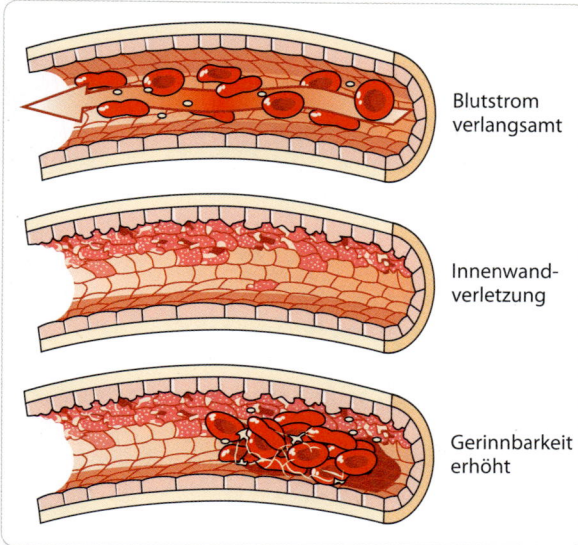

Abb. 13.29: Virchow-Trias

Symptome

- Schwellung des betroffenen Beins
- Gefühl der Spannung oder Schwere im betroffenen Bein
- Schmerzen:
  - Druckschmerzen im Verlauf der Venen
  - Wadenschmerzen
- Überwärmung der Haut
- Blaufärbung (Zyanose)

> **TIPP** Auch bei fehlenden eindeutigen Symptomen kann eine Thrombose vorliegen.

Komplikation

Lungenembolie (S. 635)
Postthrombotisches Syndrom (S. 635)

Diagnose

- Klärung der Risikofaktoren: langes Stehen/Sitzen, Antibabypille, aktuelle Operationen, Rauchen, Adipositas
- Wahrscheinlichkeitsbestimmung mithilfe eines Fragebogens
- Blutuntersuchung
- Farbduplexsonografie: spezieller Ultraschall, der Blutgefäße mit höchster Auflösung darstellt und ggf. vorhandene Ablagerungen sichtbar macht
- ggf. CT und MRT

Therapie

Die Therapie der Venenthrombose hat drei Ziele, sie verhindert
- das Ablösung des Thrombus und damit das Risiko einer Lungenembolie,
- eine Zunahme des Thrombus und
- Spätfolgen an den Gefäßen, z. B. ein postthrombotisches Syndrom.

Zur Therapie gehören:
- **Venenkompression** (Abb. 13.31)
- frühzeitige **Mobilisation** (S. 472) nach Operationen
- Therapie mit **Antikoagulanzien** (Medikamente, die die Blutgerinnung hemmen), mit Heparin oder Heparin-Ersatzstoffen

Wichtige Pflegemaßnahmen

- Vitalzeichen kontrollieren
- DMS-Kontrolle: **D**urchblutung über Fußpulse, **M**otorik über Bewegungsübungen, **S**ensibilität über Berührungsempfindungen
- Messung des Umfangs von Unterschenkel/Oberschenkel
- Absolute Ruhigstellung ist bei konsequenter Therapie (oben) nicht unbedingt notwendig. [4]
- Bettruhe bei

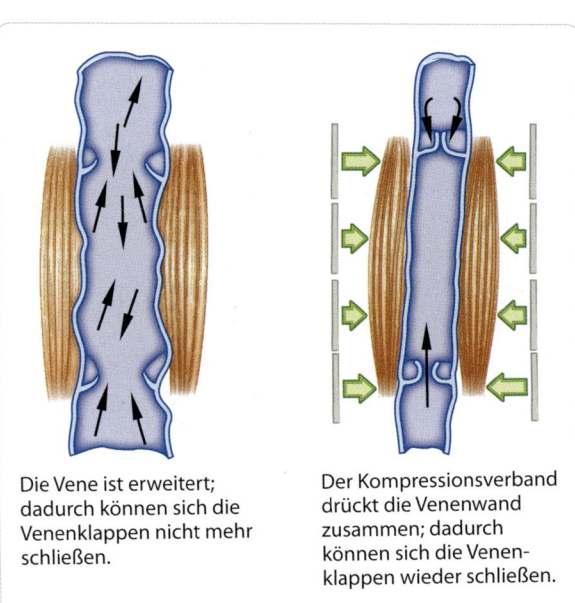

Die Vene ist erweitert; dadurch können sich die Venenklappen nicht mehr schließen.

Der Kompressionsverband drückt die Venenwand zusammen; dadurch können sich die Venenklappen wieder schließen.

Abb. 13.30: Varize ohne und mit Kompressionsstrumpf

Das Herz-Kreislauf-System

– ärztlicher Anordnung
– akuter Beckenvenenthrombose
– Durchführung der therapeutischen Maßnahmen
– schmerzhaften Beinschwellungen

Kompressionstherapie

Kompressionsstrümpfe und **Kompressionsverbände** (Abb. 13.31) komprimieren die oberflächlichen Venen. Das Blut in den tieferen Venen fließt so schneller herzwärts, da weniger Blut in den oberflächlichen Venen versackt. Zudem unterstützen Kompressionsstrümpfe bzw. -verbände die Muskulatur und verstärken den Effekt der Muskelpumpe.

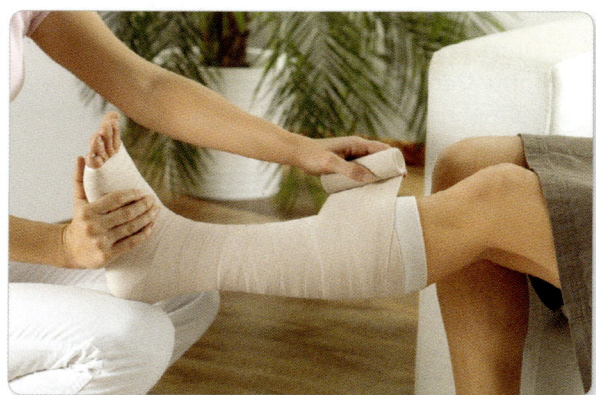

Abb. 13.31: Kompressionsverband

> **MERKE** Kompressionstrümpfe und -verbände sind nur nach ausdrücklicher ärztlicher Anordnung erlaubt. Kontraindikationen (Gegenanzeigen/Verbote für Kompression) sind:
> - arteriellen Durchblutungsstörungen,
> - Polyneuropathie,
> - allergischer Reaktion auf das Strumpfmaterial,
> - dekompensierter Herzinsuffizienz (S. 300).

> **TIPP**
> - Gummihandschuhe verbessern den Griff von Kompressionsstrümpfen und schonen das Material,
> - Die Pflegenden achten beim Anlegen darauf, dass
>   – Zehengrundgelenk und Ferse mitgewickelt sind,
>   – gefährdete Stellen gepolstert werden,
>   – der Druck vom Fuß zum Oberschenkel hin abnimmt und
>   – die Zehen gut durchblutet sind.

Bei einem Kompressionsverband wickelt eine Pflegefachkraft die Beine. Entscheidend ist der korrekt dosierte Zug beim Anlegen der Binden. Pflegeassistenten führen diese Maßnahme nur nach einer entsprechenden Zusatzschulung durch. Die häufigste Wickelmethode ist der Kompressionsverband nach Pütter, bei dem zwei Binden eingesetzt werden. Die erste wird von innen nach außen gewickelt. Die zweite setzt an der Ferse von außen nach innen an.

Kompressionsstrümpfe sind in verschiedenen Größen in den Kompressionsklassen I–IV erhältlich. Es gibt sie als Wadenstrumpf, Schenkelstrumpf oder Strumpfhose. Maßbänder und Größentabellen helfen, die richtige Größe zu ermitteln. Beim Maßnehmen werden
- Beinlänge,
- die dickste Stelle am Oberschenkel,
- die dickste Stelle am Unterschenkel und
- die Fessel gemessen.

Stimmen die Messwerte nicht mit den Konfektionsmaßen überein, müssen die Strümpfe in einem Sanitätsfachgeschäft individuell gefertigt werden. Für die Kompressionsbehandlung der Arme gibt es spezielle Armstrümpfe.

Der Arzt legt die **Kompressionsklasse** je nach Vorerkrankung oder erforderlichem Effekt fest.

Die oben beschriebenen Methoden der Kompressionstherapie beugen Thrombosen bei mobilen Pflegebedürftigen vor. Liegt allerdings eine Bettlägerigkeit oder weitgehende Immobilität vor, sind es **medizinische Thromboseprophylaxestrümpfe**, kurz **MT-Strümpfe** (Abb. 13.32) genannt, die die Gefahr einer Thrombose verringern. Die Anpassung erfolgt nach Beinlänge, Dicke des Oberschenkels und Wadenumfang.

> **ACHTUNG** Beine regelmäßig auf Symptome von Durchblutungsstörungen (S. 307) beobachten, um Schäden rechtzeitig zu erkennen.

Bei Bettlägerigkeit können weitere Prophylaxen notwendig werden:
- Obstipationsprophylaxe (S. 199), um einen erhöhten Druck im Bauch zu vermeiden
- Pneumonieprophylaxe (S. 187), jedoch ohne den Pflegebedürftigen abzuklopfen, und sorgfältige Mundpflege

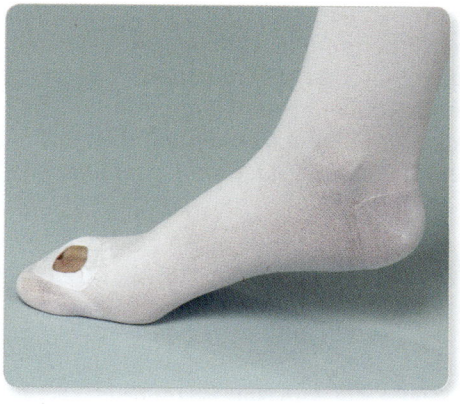

Abb. 13.32: MT-Strumpf zur Entlastung des Venensystems

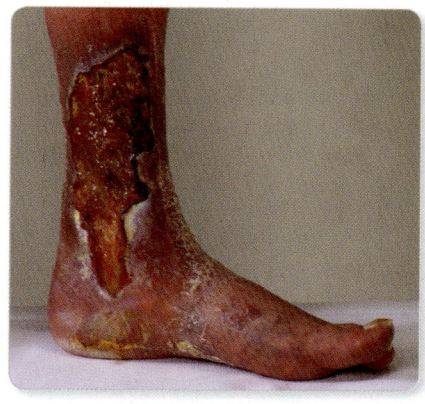

Abb. 13.33: Venöses Ulcus cruris

MT-Strümpfe sind immer oberschenkellang und üben durch ihre Herstellungsart einen fast gleichmäßigen Druck auf das Gewebe des ganzen Beins aus. Sie unterscheiden sich dadurch von den oben beschriebenen Kompressionsstrümpfen, bei denen der Druckverlauf von unten nach oben abnimmt.

13.5.2 Ulcus cruris

DEFINITION **Ulzeration:** Geschwür, Defekt der Haut oder Schleimhaut. Eine Ulzeration entsteht, wenn Gewebe zerfällt.

Venöses Ulcus cruris: Geschwür des Unterschenkels (Abb. 13.33)

Krankheitsentstehung

Von einem Ulcus cruris können alle Hautschichten und auch tiefer liegende Gewebe wie Unterhautfettgewebe, Muskeln oder Sehnen betroffen sein. Unterschieden werden:
- **venöses** Ulcus cruris
- **arterielles** Ulcus cruris

Das **venöse Ulcus cruris** ist eine Komplikation der chronisch-venösen Insuffizienz, wenn sich Blut in den Venen staut. Der Blutstau stört die Mikrozirkulation des Bluts und die Gewebeernährung.

Das **arterielle Ulcus cruris** ist Folge einer mangelnden Blutversorgung in den Arterien. Oft ist zeitgleich die Mikrozirkulation des Bluts gestört, z. B. bei Diabetes mellitus (S. 425).

Bevor ein Ulcus cruris therapiert werden kann, ist also zunächst die Ursache zu klären. Infrage kommen:
- chronisch-venöse Insuffizienz
- periphere arterielle Verschlusskrankheit
- periphere Neuropathie bei Diabetes mellitus

Symptome

Ein **venöses Ulcus cruris** tritt typischerweise im Bereich des Innenknöchels auf und wird meist von einem Unterschenkelödem begleitet. Es ist wenig schmerzhaft. Die Haut in der Umgebung ist verhärtet, verfärbt und häufig entzündet.

Das **arterielle Ulcus cruris** entsteht meist an der Außenseite des Unterschenkels und ist sehr schmerzhaft. Das Bein ist blass und kühl, Fußpulse sind nicht zu tasten.

Diagnose

- ärztliche Anamnese, z. B. zur familiären Belastung, Begleiterkrankungen wie Diabetes, Herzinsuffizienz, Risikofaktoren
- Haut auf Veränderungen untersuchen, z. B. Ödem, Ekzem, Unverträglichkeiten gegenüber Wundauflagen und Pflegeprodukte
- Ulcus im Rahmen der Wundanamnese dokumentieren
- Tetanus-Impfschutz klären
- auf Ödeme, Ekzeme, Narben beobachten
- Wundabstrich Entzündungszeichen (S. 588)
- Durchblutung, Mobilität und Sensibilität prüfen
- Dopplersonografie der Beinarterien und -venen

Therapie

Die Therapie des Ulcus cruris entspricht der Therapie des Dekubitus (S. 383). Es erfolgt eine feuchte **Wundbehandlung** sowie zusätzlich eine konsequente **Kompressionstherapie** mit Bewegungstraining zur Aktivierung der Muskelpumpe.

Beim arteriellen Ulcus cruris ist es sinnvoll, die arterielle Blutungsstörung zu behandeln (vgl. periphere arterielle Verschlusskrankheit, S. 306). Bei Ödemen ist zusätzlich eine Entstauungstherapie notwendig.

Das Herz-Kreislauf-System

Wichtige Pflegemaßnahmen

Die Mobilität wird durch ein Ulcus cruris stark eingeschränkt. Zudem geht die Erkrankung mit Angst und Schmerzen einher. Die Lebensaktivitäten werden erheblich beeinflusst, was sich negativ auf Zufriedenheit und Lebensqualität des Betroffenen auswirkt.

Die Pflege geht daher über die Wundbehandlung hinaus. Die Pflegenden schulen den Pflegebedürftigen im Umgang mit der Wunde und beraten ihn in folgenden allgemeinen Maßnahmen:
- **Risikofaktoren** wie Übergewicht, Rauchen und Bewegungsmangel: verringern oder beseitigen
- **Ernährung** optimieren:
  - ausreichende Eiweißversorgung
  - fett- und kohlenhydratreiche Speisen meiden
  - ausreichende Flüssigkeits-, Mineralstoff-, Vitamin- und Ballaststoffzufuhr
- viel **Bewegung** und Gymnastik, z. B. Fußgymnastik, fördert den venösen Rückfluss
- vorwiegend stehende und sitzende Tätigkeiten meiden

MERKE **L-S-Regel: L**aufen und **L**iegen statt **S**tehen und **S**itzen

Die Pflege des venösen und arteriellen Ulcus cruris unterscheidet sich in folgenden Punkten:
- **venöses** Ulcus cruris:
  - Kompressionstherapie
  - betroffene Extremität im Liegen **hochlagern**
- **arterielles** Ulcus cruris:
  - **keine** Kompressionstherapie
  - betroffene Extremität im Liegen **tieflagern**

13.6 Anker zum Kapitel

- Das Herz-Kreislauf-System ist für die Versorgung des Organismus mit Sauerstoff und Nährstoffen lebensnotwendig.
- Es besteht aus dem Herzmuskel und den Blutgefäßen (Arterien, Kapillaren und Venen).
- Der Mensch besitzt einen Lungen- und einen Körperkreislauf.
- Durch die Messung von Puls und Blutdruck lassen sich viele Aussagen über die Herzleistung treffen.
- Bei der Pflege von herzkranken Menschen kommt es auf das richtige Maß an Ruhe und Belastung an.
- Wenn Blutgefäße erkranken oder verstopfen, kommt es zu einer Sauerstoffunterversorgung der Organe.
- Viele Herz-Kreislauf-Erkrankungen lassen sich mit der richtigen Ernährung günstig beeinflussen.
- Rauchen gehört zu den gefährlichsten Risikofaktoren für Herz- und Gefäßerkrankungen.
- Erkrankungen der Blutgefäße können die Lebensqualität des Pflegebedürftigen stark beeinflussen.

13.7 Wissen festigen und vertiefen

1. Beschreiben Sie den Aufbau des Herzens. (→ 13.1)
2. Die Blutgefäße, die vom Herz wegführen, heißen … (→ 13.1.1)
3. Erklären Sie die Begriffe „Tachykardie" und „Bradykardie". (→ 13.1.1)
4. Erläutern Sie die Aufgaben von Arterien, Kapillaren und Venen. (→ 13.1.2)
5. Beschreiben Sie vier Vitalzeichen. (→ 13.2)
6. Erklären Sie, was zu beachten ist, wenn Pflegende ein Medizinprodukt, z. B. ein Blutdruckmessgerät, anwenden. (→ 13.2.2)
7. Nennen Sie drei Regeln für die Messung des Blutdrucks. (→ 13.2.2)
8. Erläutern Sie, woran Sie bei der manuellen Blutdruckmessung den systolischen Blutdruckwert erkennen. (→ 13.2.2)
9. Erklären Sie, wie Sie bei der manuellen Blutdruckmessung den diastolischen Blutdruckwert ermitteln. (→ 13.2.2)
10. Erklären Sie, warum Patienten bei einer Herzerkrankung Atemnot spüren können. (→ 13.3)
11. Nennen Sie Faktoren, die einen Angina-pectoris-Anfall auslösen können und bei Risikopatienten vermieden werden sollten. (→ 13.3.3)
12. Begründen Sie, warum die körperliche und seelische Unterstützung in der akuten Phase der koronaren Herzkrankheit so wichtig ist. (→ 13.3.3)
13. Nennen Sie die Begründung, warum bei erstmaligen Schmerzen in der Brust eine ausführliche Diagnostik notwendig ist. (→ 13.3.3)
14. Beschreiben Sie die grobe Regel zur Flüssigkeitsaufnahme bei Herzinsuffizienz. (→ 13.3.5)
15. Ab wann sollte eine Gewichtszunahme bei Herzinsuffizienz dem Arzt mitgeteilt werden? (→ 13.3.5)
16. Erklären Sie das Vorgehen, wenn Atemprobleme zu Schluckstörungen führen. (→ 13.3.5)
17. In welchen Situationen dürfen Kompressionsstrümpfe/-verbände nicht bzw. nur mit ausdrücklicher ärztlicher Anordnung angewandt werden? (→ 13.5.1)

14 Blut und das Abwehrsystem des Körpers

Aufgaben des Bluts

- Transport von
  - Sauerstoff
  - Kohlendioxid
  - Nährstoffen
  - Botenstoffen
  - Abfallstoffen
- Wärmeleitung
- Schutzfunktion
  - Blutstillung und -gerinnung
  - vor Krankheitserregern
- Informationsvermittlung zwischen den Körperzellen durch Botenstoffe

Bestandteile

- Blutplasma
- rote Blutkörperchen (Erythrozyten)
- weiße Blutkörperchen (Leukozyten)
- Blutplättchen (Thrombozyten)

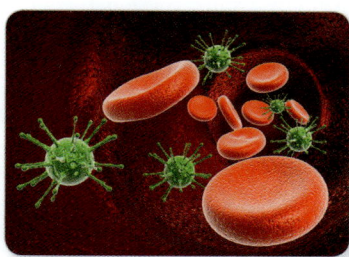

Aufgaben des Immunsystems

- krank machende Mikroorganismen erkennen und zerstören
- Krebszellen erkennen und zerstören

Bestandteile

- Knochenmark
- Thymusdrüse
- Milz
- Lymphknoten
- Mandeln
- Darm

Pflegeassistenten

… beobachten

klassische Entzündungszeichen
- Rötung
- Schwellung
- Überwärmung
- Schmerzen
- Funktionseinschränkungen

Körpertemperatur
- Fieberzeichen
- Fieberphasen
- Fiebertypen

… wirken mit bei der Pflege bei

- Fieber, z. B. durch fiebersenkende Waschungen und Wadenwickel
- Schutz- und Hygienemaßnahmen

… unterstützen bei

Erkrankungen des Bluts
- Anämie
- Leukämie

Infektionskrankheiten wie
- Grippe
- Gastroenteritis, Salmonellen
- MRSA
- Diphterie
- Hepatitis A und B
- AIDS

„Multiresistente Keime auf Vormarsch, die Zeitbombe tickt"

„Multiresistente Bakterien breiten sich weltweit und auch in Deutschland immer weiter aus. Ursache ist der oft fahrlässige Umgang mit Antibiotika, der dazu führt, dass sich eine Vielzahl bakterieller Erreger auf die Arzneimittel eingestellt hat. Die Keime werden multiresistent gegen die Antibiotika.

Multiresistente Bakterien sind nach Einschätzung von Experten in Deutschland weiter auf dem Vormarsch. ‚Das ist eine Zeitbombe, die in allen Krankenhäusern tickt', sagte der Präsident der Paul-Ehrlich-Gesellschaft für Chemotherapie (PEG), Gert Höffken, auf der Jahrestagung in Dresden." [1]

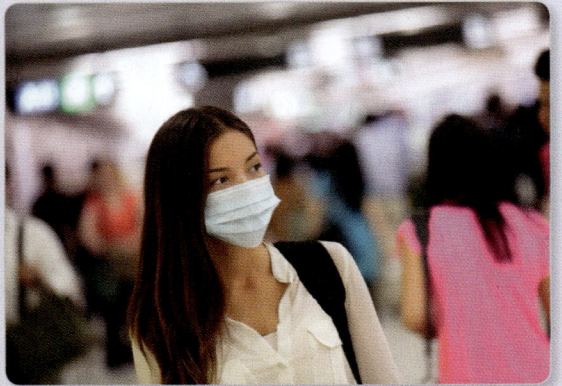

Abb. 14.1: Ein Mund-Nasen-Schutz kann das Eindringen vieler Keime in den Nasen-Rachen-Raum verhindern.

Aufgaben
Suchen Sie in einer aktuellen Tageszeitung nach ähnlichen Meldungen über Infektionskrankheiten oder aktuelle Erreger und lesen Sie diese.

Besprechen Sie Ihren Zeitungsartikel mit einem Mitschüler/einer Mitschülerin und überlegen Sie, ob diese Information eine Auswirkung auf Ihr Leben hat.

Schreiben Sie Möglichkeiten auf, um das Risiko von Resistenzen zu minimieren.

14.1 Zusammensetzung und Aufgaben des Bluts

Das **Blut** ist ein Organ wie andere Organe, z. B. das Herz und die Nieren, es kann nicht künstlich hergestellt werden. Benötigt ein Patient fremdes Blut, z. B., weil er bei einer Operation sehr viel Blut verloren hat, ist er auf gespendetes Blut angewiesen.

> **MERKE** Das Blut hat **vier Hauptfunktionen:**
> - Transportfunktion (Sauerstoff, Kohlendioxid, Nährstoffe, Botenstoffe, Abfallstoffe)
> - Wärmeleitung
> - Schutzfunktion
>   – Schutz vor Blutverlust (Blutstillung und Blutgerinnung)
>   – vor Krankheitserregern
> - Informationsvermittlung zwischen den Körperzellen durch Botenstoffe (S. 317)

Für jede Aufgabe benötigt das Blut spezielle Bestandteile: einen flüssigen Anteil, das **Blutplasma,** und einen festen Anteil, die **Blutzellen.**

Die Gesamtmenge an Blut in den Blutgefäßen beträgt rund 8 % des Körpergewichts. Eine 70 kg schwere Person besitzt demnach ungefähr 5,6 l Blut.

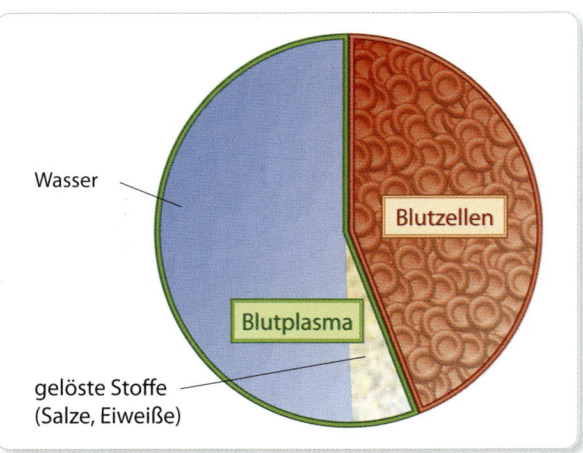

Abb. 14.2: Blutzellen und Blutplasma

Blutplasma

Das **Blutplasma** (Abb. 14.2) besteht zu 90 % aus Wasser. Darin gelöst sind verschiedene Eiweiße, Salze, Nährstoffe und Abwehrstoffe, z. B. Antikörper (S. 318) und Hormone (S. 398) Bilirubin, das beim Zerfall des Blutfarbstoffs entsteht (unten), verleiht dem Plasma seine gelb-rötliche Farbe.

7 % des Plasmas bestehen aus Eiweiß. Insgesamt sind über 100 verschiedene Eiweißarten im Blut vorhanden. Die zwei häufigsten sind Albumine und Globuline.

Blutzellen

Zu den **Blutzellen** gehören:
- Erythrozyten (rote Blutkörperchen)
- Leukozyten (weiße Blutkörperchen)
- Thrombozyten (Blutplättchen)

Die Bildung der Blutzellen erfolgt im **roten Knochenmark,** das sich in den platten Knochen, den Wirbelkörpern und den Gelenkenden der Röhrenknochen befindet.

Erythrozyten

Erythrozyten (Abb. 14.3) machen etwa 95 % aller Blutzellen aus. Sie haben die Form eines Drops mit eingedellter Mitte. Dadurch sind sie sehr flexibel und können sich auch durch die engsten Kapillaren bewegen (Abb. 14.4). Hierzu werden sie ovaler und falten sich etwas ein. Durch diese Formveränderung können sie zudem Sauerstoff und Kohlendioxid leichter aufnehmen.

> **MERKE** Die Hauptaufgabe der **Erythrozyten** ist der **Sauerstofftransport.**

In den Erythrozyten befindet sich der **rote Blutfarbstoff** (Hämoglobin) in gelöster Form. Er enthält Eisen, das Sauerstoff und Kohlendioxid binden und transportieren kann. Hat ein Patient zu wenig Eisen im Blut (Anämie, S. 332) nimmt auch der Hämoglobingehalt der Erythrozyten ab. In der Folge können sie nur noch weniger Sauerstoff transportieren.

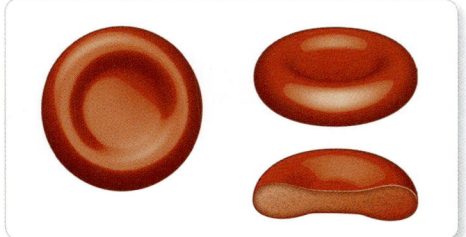

Abb. 14.3: Erythrozyt

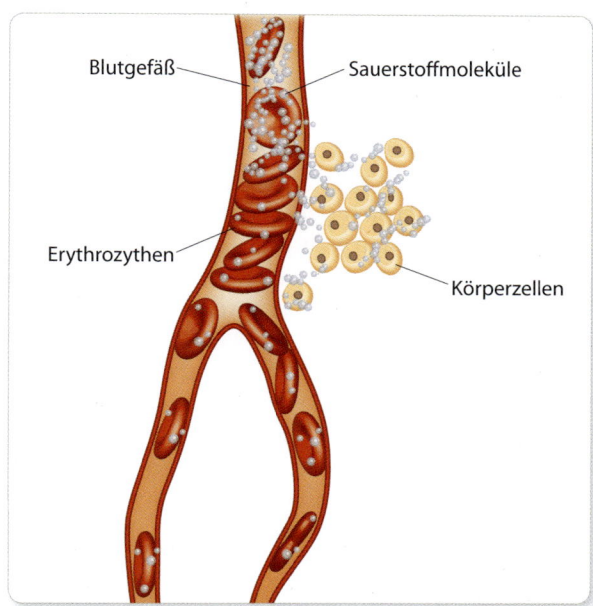

Abb. 14.4: Erythrozyten im Kapillargebiet geben Sauerstoff ab.

Da Erythrozyten keinen Zellkern und daher auch keine DNA haben, können sie z. B. keine Enzyme nachbilden und leben nur ca. 120 Tage. Hat ein Erythrozyt seine Lebensdauer erreicht, wird er in der Leber und Milz abgebaut. Dabei zerfällt das Hämoglobin in Eisen und das gelblich aussehende **Bilirubin.** Das Eisen wird als **Ferritin** gespeichert und für den Aufbau von neuem Hämoglobin verwendet.

Leukozyten

Leukozyten (Abb. 14.5) werden auch weiße Blutkörperchen genannt, weil sie teilweise bei der Betrachtung mit dem Mikroskop weiß erscheinen.

Die Leukozyten werden bei Erwachsenen im Knochenmark der Beckenknochen und des Brustbeins und bei Kindern zusätzlich in einigen Knochen der Arme und Beine gebildet. Ein Erwachsener hat etwa 3.800 bis 10.500 Leukozyten pro Mikroliter Blut (vgl. Tab. 14.1) Bei Kindern kann die Anzahl etwas höher ausfallen. Im Fall einer Infektion steigt die Anzahl der Leukozyten an, damit die Krankheitserreger schnell bekämpft werden können. Nach der überstandenen Infektion normalisiert sich beim gesunden Menschen die Menge der weißen Blutkörperchen wieder. Damit alle Krankheitserreger und Fremdstoffe erreicht werden, können einige Leukozyten die Blutbahn verlassen und in die Gewebe einwandern.

> **MERKE** Die Hauptaufgabe der **Leukozyten** ist die **Abwehr von Krankheitserregern.**

Es gibt drei Gruppen von Leukozyten:
- **Monozyten** – sie bilden sich im Gewebe zu **Fresszellen** (Makrophagen) um und haben die Fähigkeit zur Phagozytose. Sie zerlegen Bakterien, Viren, Parasiten, Tumorzellen u.a. in nicht mehr funktionstüchtige Zellbestandteile und lösen diese dann auf. Zusätzlich geben sie über die Zellmembran Informationen weiter, die die Vermehrung der Lymphozyten (unten) einleiten.
- **Granulozyten** (lat. granula = Körnchen) – sie machen die größte Gruppe der Leukozyten aus und werden nach ihrem Aussehen und dem Färbeverhalten in verschiedene Formen eingeteilt: neutrophile Granulozyten, eosinophile Granulozyten, basophile Granulozyten. Die verschiedenen Granulozyten arbeiten bei unterschiedlichen Abwehrmechanismen mit. Sie übernehmen Aufgaben bei der unspezifischen Abwehr von Pilzen, Bakterien und Parasiten. Sterben Granulozyten bei der Immunreaktion ab, kann sich Eiter bilden.
- **Lymphozyten** differenzieren sich zu verschiedenen Zellformen:
  - B-Lymphozyten verändern sich zu Plasmazellen, welche dann **Antikörper** bilden.
  - T-Lymphozyten (S. 317)
  - Natürliche Killerzellen zerstören Zellen, die mit Viren infiziert sind, und können Krebszellen töten.

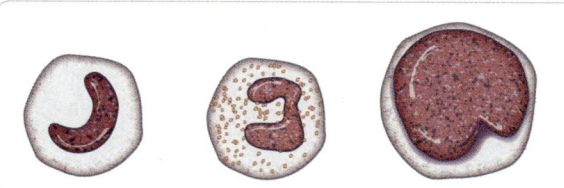

Abb. 14.5: Leukozyten

Thrombozyten

Thrombozyten sind unregelmäßig geformte kleine Plättchen ohne Zellkern. Sie entstehen, indem Teile von Riesenzellen (Megakaryozyten) im Knochenmark abgeschnürt werden. Ihre Lebensdauer liegt bei 7 Tagen. Bei Gefäßverletzungen sorgen sie schnell für Blutstillung, indem sie verklumpen. Allerdings verklumpen sie auch, wenn das Blut nicht fließt und führen dann z.B. zu einer Thrombose (S. 308)

Durch bestimmte Medikamente wie Aspirin (Wirkstoff Acetylsalizylsäure) kann das Zusammenballen der Thrombozyten vermindert werden, um Thrombosen zu verhindern.

> **MERKE** Das Zusammenballen der Thrombozyten kann durch Medikamente (Thrombozytenaggregationshemmer, vgl. Tab. 13.5) vermindert werden. In der Pflege ist vermehrt auf Hämatome und Schleimhautblutungen zu achten.

Das kleine Blutbild

Um die grobe **Zusammensetzung des Bluts** zu beurteilen, wird im Labor ein **kleines Blutbild** erstellt (Tab. 14.1). Abweichende Werte können auf Erkrankungen hinweisen.

Blutbestandteil	Männer	Frauen
Erythrozyten	4,3–5,6 Mio./µl	4,0–5,4 Mio./µl
Leukozyten	3.800–10.500/µl	3.800–10.500/µl
Thrombozyten	140.000–345.000/µl	140.000–345.000/µl
Hämatokrit (Anteil der Blutzellen am Gesamtblut)	40–54 %	37–47 %
Hämoglobin	13–17 g/dl	12–16 g/dl

Tab. 14.1: Normwerte der Blutbestandteile und ihre Verteilung bei Männern und Frauen: g = Gramm; µl = Mikroliter = 10^{-6} = 1 millionstel Liter; dl = Deziliter (100 Milliliter)

14.2 Das Abwehrsystem (Immunsystem)

Der Mensch selbst besteht aus Zellen und lebt mit unzähligen **Mikroorganismen** (S. 322) zusammen. Unzählige Bakterien leben auf der menschlichen Haut und im Darm (S. 390) und sind für die Gesundheit des Menschen sehr wichtig.

Ohne die **Darmbakterien** könnte der Mensch seine Nahrung nicht endgültig verdauen und die Darmwand würde durchlässiger für schädliche Mikroorganismen. Die Bakterien auf der Haut sind Teil der **Hautschutzbarriere**. Neben den nützlichen Bakterien gibt es jedoch eine Vielzahl an **pathogenen** (krank machenden) Mikroorganismen (Tab. 14.2), die unser Immunsystem abwehren muss.

> **MERKE** Das Abwehrsystem hat **zwei zentrale Aufgaben:**
> - krank machende Mikroorganismen erkennen und zerstören
> - Krebszellen erkennen und zerstören

Das Abwehrsystem (Immunsystem)

Organe des Abwehrsystems

Folgende **Organe** sind am Abwehrsystem des Menschen beteiligt:
- Knochenmark
- Thymusdrüse
- Milz
- Lymphknoten
- Mandeln
- Darm

Sie stellen Abwehrzellen her, spezialisieren die Abwehrzellen, speichern sie und sortieren sie aus. Über den Blutkreislauf (S. 285) und das Lymphsystem (S. 287) sind die Organe verbunden.

> **MERKE** Das Abwehrsystem des Menschen besteht aus **drei Stufen**, die ineinander greifen:
> 1. Schutzbarrieren (Abb. 14.6, Abb. 14.7)
> 2. allgemeine, unspezifische (angeborene) Abwehr
> 3. spezifische Abwehr, die zu bestimmten Erregern passt und erworben wurde

Schutzbarrieren

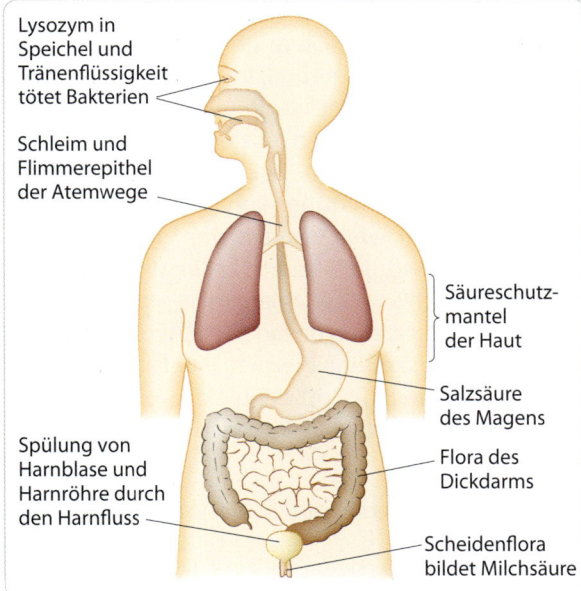

Abb. 14.6: Schutzbarrieren des Abwehrsystems

Die **Schutzbarrieren** bieten vielfältigen Schutz:
- Das feste Zellgefüge der Haut mit einer verhornten Schicht bietet einen **mechanischen Schutz**, den Erreger nicht leicht durchdringen können.
- Die Sekrete der Schweiß- und Talgdrüsen, die Fette und abgestorbenen Zellen der obersten Hautschicht bilden einen **chemischen Schutzfilm**, den **Säureschutzmantel** der Haut.
- Die Schleimhäute, z. B. der Atemwege, bilden schleimige Sekrete. Sie hüllen eingedrungene Mikroorganismen und andere kleine Fremdkörper ein. Flimmerhärchen (S. 253) befördern die Partikel in Richtung Rachen, wo sie mithilfe des Hustenreflexes abgehustet werden.
- Haut und Schleimhäute des Mund-, Nasen- und Rachenraums und der weiblichen Scheide verfügen über einen **biologischen Schutz,** denn ihre Oberfläche ist von schützenden Bakterien besiedelt, die Krankheitserreger verdrängen. Zusätzlich wehrt ein saures Milieu, z. B. im Magen und in der Scheide, schädliche Mikroorganismen ab.

> **MERKE** Harmlos sind die Bakterien der natürlichen Besiedelung, der **Flora,** nur an ihrem jeweils natürlichen Aufenthaltsort. Das Bakterium Escherichia coli beispielsweise ist ein normaler Bestandteil der Darmflora. Gelangt es jedoch in die Blase, löst es eine Blasenentzündung (S. 201) aus. Gelangt es in die Lunge, löst es eine Pneumonie (S. 268) aus.

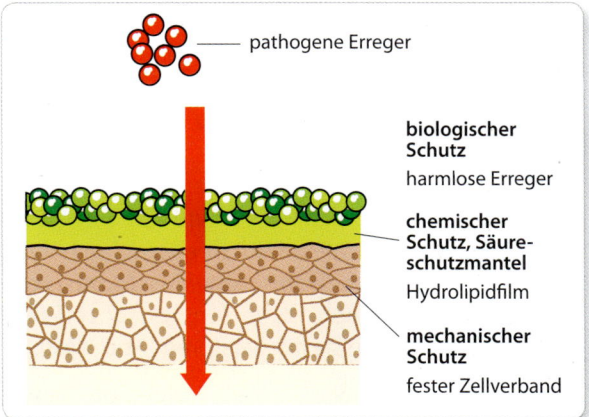

Abb. 14.7: Äußerer Schutz der Haut

Abwehrzellen (zelluläre Abwehr)

Zu den **Abwehrzellen** gehören verschiedene Arten von Leukozyten (S. 315). Neben den Monozyten, den Granulozyten, den B-Lymphozyten und den natürlichen Killerzellen gehören auch die **T-Lymphozyten** dazu.

Abwehrstoffe und regulierende Stoffe (humorale Abwehr)

Neben den Leukozyten sind **regulierende Eiweiße** und **Enzyme** Teil des Abwehrsystems. Beispiele für diese sind:

- **Zytokine:** regulierende Eiweiße, die von den Abwehrzellen produziert werden. Über die Zytokine wissen die Abwehrzellen, wo und welche Zellen vernichtet werden sollen.
- **Lysozym:** Enzym, das durch seine antibakterielle Wirkung zur Funktion des Abwehrsystems beiträgt. Es leitet die Auflösung von Bakterien ein.

Ist es den Krankheitserregern – auch **Antigene** genannt – gelungen, die äußeren Schutzbarrieren zu durchbrechen, werden die weiteren Stufen des Abwehrsystems aktiviert.

> **DEFINITION** Als **Antigene** werden Teilchen von Erregern bezeichnet, z. B. Eiweiße, die eine Abwehrreaktion des Immunsystems auslösen können. Gegen Antigene bildet das Immunsystem spezielle Antikörper (unten).

> **ACHTUNG** Im Krankenhaus und in allen anderen Gesundheits- und Pflegeeinrichtungen ist eine strenge und zuverlässige Hygiene (S. 87) notwendig, um die Pflegebedürftigen, aber auch die Mitarbeiter vor gefährlichen Erregern und Infektionen zu schützen.

Unspezifische und spezifische Abwehr

Unspezifische Abwehr

Sobald Krankheitserreger wie Bakterien, Viren und Pilze die Haut bzw. Schleimhaut überwunden haben, beginnt die **unspezifische Abwehr**. **Monozyten** erkennen die Antigene und „fressen" (phagozytieren) den Erreger, wodurch sie ihn zerstören (Abb. 14.8).

Sind die Erreger in hoher Anzahl vorhanden, locken die Monozyten durch den Botenstoff Zytokin die **Granulozyten** an, die ebenfalls die Erreger fressen. **Natürliche Killerzellen** werden vorwiegend bei Krebszellen, die auch als Antigen erkannt werden, aktiviert und vernichten die Tumorzellen.

Spezifische Abwehr

Die **spezifische Abwehr** bildet speziell auf den Erreger zugeschnittene **Abwehrzellen** und **Antikörper**.

Übernehmen die Lymphozyten die Abwehr selbst, spricht man von einer **zellulären spezifischen Abwehr**. Bilden die Lymphozyten hingegen nur die Abwehrstoffe und geben diese an das Blut ab, spricht man von einer **humoralen spezifischen Abwehr**.

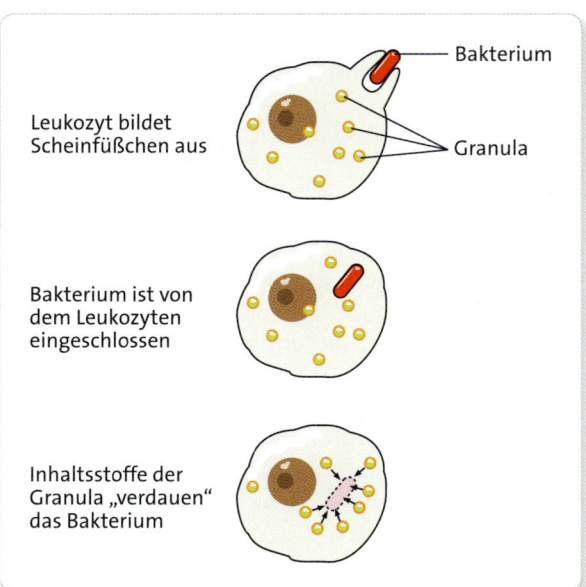

Abb. 14.8: Ein Leukozyt „frisst" ein Bakterium (Phagozytose).

Zelluläre spezifische Abwehr

Die **zelluläre spezifische Abwehr** (Abb. 14.9) wird durch Leukozyten, vor allem durch die Untergruppe der **T-Lymphozyten**, gemeistert. Diese unterteilen sich noch einmal in vier Unterformen:
- **T-Helferzellen** erkennen infizierte Zellen. Sie informieren die Monozyten. Zudem bilden sie Botenstoffe, die die Bildung von T-Killerzellen und T-Unterdrückerzellen veranlassen.
- **T-Killerzellen** töten infizierte Zellen durch Enzyme, indem sie sich an diese anlagern.
- **T-Unterdrückerzellen** beenden die Abwehrreaktion.
- **T-Gedächtniszellen** bleiben auch nach einer Erkrankung im Blut. Tritt der gleiche Erreger erneut in den Körper ein, beschleunigen sie dann die Abwehrreaktion.

Nachdem der Erreger durch Monozyten oder Granulozyten zerlegt ist, zeigen diese die Antigene des Erregers an ihrer Oberfläche. Die T-Lymphozyten heften sich nun an das Antigen. Dadurch werden weitere T-Lymphozyten aktiviert und ihre Bildung gefördert.

Vermehren sich die T-Killerzellen auch dann noch weiter, wenn die Krankheit überwunden ist, gefährden sie den Organismus, da sie sich möglicherweise auch gegen gesunde Zellen richten. Die T-Unterdrückerzellen hemmen deshalb nach dem Ende der Erkrankung die weitere Produktion der T-Killerzellen.

Das Abwehrsystem (Immunsystem)

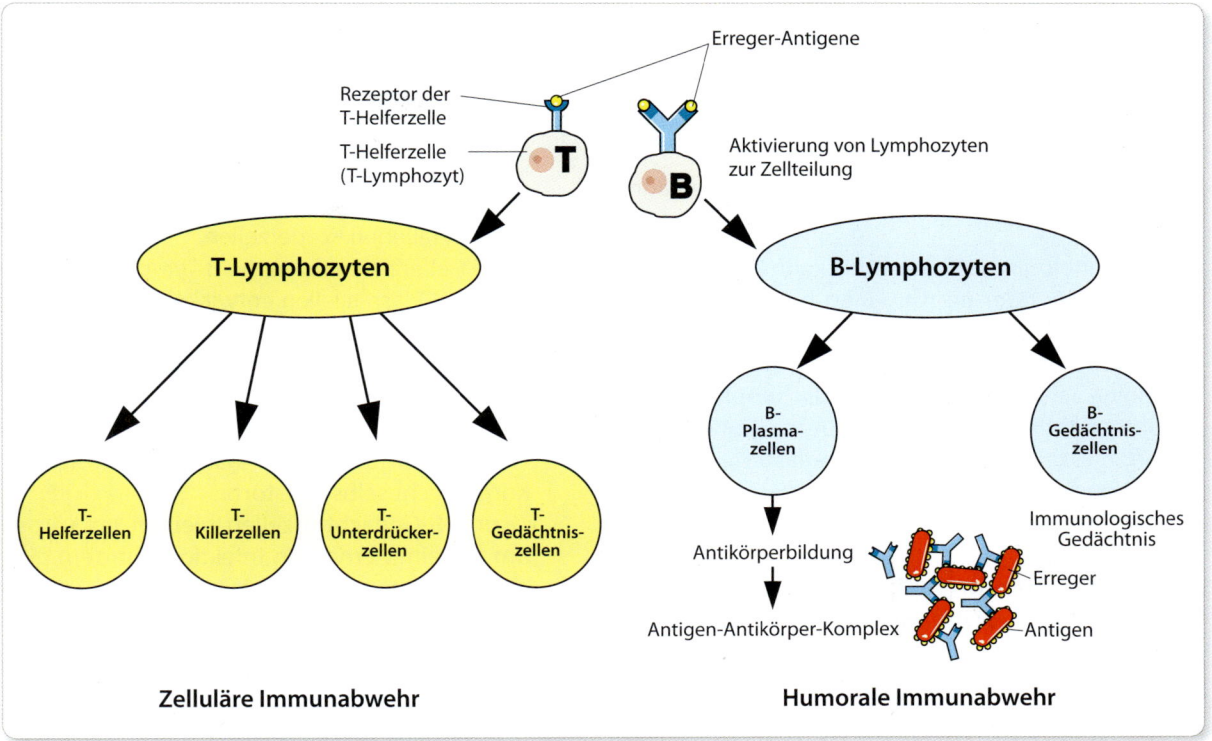

Abb. 14.9: Zelluläre und humorale spezifische Abwehr

Humorale spezifische Abwehr

Bei der **humoralen spezifischen Abwehr** (lat. humor = Flüssigkeit) bilden **B-Lymphozyten** Antikörper, die sich an ganz bestimmte Antigene einer bestimmten Erregerart anheften können. Die so beladenen Erreger werden dann von Fresszellen – Monozyten und Granulozyten – erkannt und zerstört.

Die Erreger-Antigene regen die B-Lymphozyten zur Zellteilung an: Es entstehen
- B-Plasmazellen und
- B-Gedächtniszellen.

Die B-Plasmazellen vermehren sich sehr stark und produzieren jede Sekunde einige Tausend Antikörper, sogenannte **Immunglobuline.** Diese verteilen sich in der Blutbahn und in der Lymphe.

Antigen-Antikörper-Komplex (Immunkomplex)

Gegen jedes Antigen richtet sich ein ganz spezifischer Antikörper Dies erklärt die ungeheuer große Anzahl von etwa 10 Millionen verschiedenen Antikörpern, die der menschliche Organismus bilden kann. Antigen und Antikörper verbinden sich wie Puzzleteile, die genau zueinander passen, zu einem **Antigen-Antikörper-Komplex** (Abb. 14.10). Dabei verklumpen die Erreger oder deren eiweißhaltige Giftstoffe. Die Beweglichkeit der Erreger wird herabgesetzt oder ganz aufgehoben. Anschließend fressen die Monozyten und Granulozyten die Antigen-Antikörper-Komplexe, sodass diese rasch abgebaut werden.

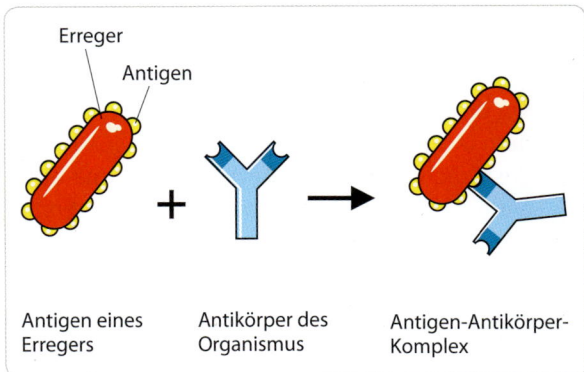

Abb. 14.10: Bildung eines Antigen-Antikörper-Komplexes

Immunologisches Gedächtnis

B-Gedächtniszellen entwickeln ein **immunologisches Gedächtnis.** Verursacht die gleiche Erregerart später erneut eine Infektion, erkennen die B-Gedächtniszellen den Erreger sofort wieder. Sie vermehren sich dann schlagartig und produzieren

Antikörper. Die Erreger haben keine Zeit, sich zu vermehren und eine Krankheit auszulösen. Der Mensch ist also immun gegen diese Erregerart.

Nach einer durchgemachten Krankheit kann **Immunität** entstehen. Dabei kann die Krankheit auch „stumm" verlaufen, sodass der Betroffene sie kaum oder überhaupt nicht bemerkt.

Das immunologische Gedächtnis kann je nach Erreger für immer oder nur für einen bestimmten Zeitraum bestehen. Bei Poliomyelitis (Kinderlähmung) und Tetanus beispielsweise dauert die Immunität nur einige Jahre. Durch eine **Auffrischimpfung** wird die Immunität erneut hergestellt. Auch gibt es Infektionen, die keine Immunität hinterlassen, weil sich die Antigene der Erreger ständig verändern. Dies ist z. B. bei Grippeviren der Fall.

Ablauf einer Abwehrreaktion (vereinfachte Darstellung)

- Krankheitserreger überwindet die **Schutzbarriere** und dringt in den menschlichen Organismus ein.
- Die **unspezifische Abwehr** beginnt sofort:
  - Natürliche Killerzellen, dendritische Zellen und Monozyten inspizieren jede Zelle des Körpers auf fremde Eigenschaften.
  - Werden fremde Antigene wie Bakterien, Viren, Pilze oder Krebszellen erkannt, die nicht zum gesunden Körper gehören, wird sofort das Immunsystem aktiviert. Weiße Blutkörperchen der unspezifischen Abwehr wie die Makrophagen, Granulozyten, natürliche Killerzellen oder verschiedene Abwehrstoffe, z. B. Zytokine, bekämpfen diese fremden Zellen und Teilchen von Erregern (Antigene).
  - Zusätzlich werden Stoffe im Blutplasma aktiv, die die unspezifischen Abwehrzellen unterstützen.
- Die spezifische Abwehr entwickelt speziell auf den Krankheitserreger zugeschnittene Abwehrmaßnahmen:
  - Den T-Lymphozyten wird eine Art „Fingerabdruck" des Erregers gezeigt, mit der Aufforderung: „Bau ein spezielles Werkzeug dagegen."
  - Die aktivierten T-Killerzellen zerstören die von Viren befallenen Körperzellen.
  - Die T-Helferzellen rufen die B-Lymphozyten, die sich zu B-Plasmazellen entwickeln und spezielle Antikörper bilden.
  - Die Antikörper bilden mit den Antigenen den Antigen-Antikörper-Komplex (unten).
  - T-Unterdrückerzellen bremsen nach erfolgreicher Abwehr das Abwehrsystem, damit sich der Körper nicht selbst zerstört.
  - T- und B-Gedächtniszellen bleiben im Körper, um bei einer erneuten Infektion mit dem gleichen Erreger rasch reagieren zu können. Der Mensch ist nun gegen diesen Erreger immun.

14.3 Aufgaben des Abwehrsystems

Die **Hauptaufgabe** des Abwehrsystems ist Krankheitserreger und Krebszellen zu töten.

14.3.1 Krankheitserreger

Krankheitserreger lassen sich unterteilen in:
- Bakterien
- Viren
- Pilze
- Prionen
- Parasiten wie Würmer, Flöhe und Läuse
- Protozoen (Einzeller, Tab. 14.2)

Krankheits-erreger	Bakterien	Viren	Pilze	Parasiten	Protozoen (Einzeller)	Prionen
Beispiele für Krankheiten	• Tetanus • Tuberkulose • Salmonellose (S. 338) • Scharlach • Keuchhusten • Diphterie (S. 341)	• Grippe (S. 267) • Gastroenteritis (Brechdurchfall, S. 337) • Masern • Mumps • Röteln • Hepatitis (S. 342) • AIDS (S. 343)	• Candidose • Soor	• Wurmerkrankungen • Scabies (Krätze)	• Malaria • Amöbenruhr • Toxoplasmose	• Enzephalopathien (Sammelbegriff für sämtliche Erkrankungen des Gehirns)

Tab. 14.2: Krankheitserreger und mögliche Krankheiten

Bakterien

Bei **Bakterien** handelt es sich um einzellige, kugel- oder stabförmige Lebewesen (Abb. 14.12). Sie besitzen keinen Zellkern, die DNA liegt frei in der Zelle (Abb. 14.11).

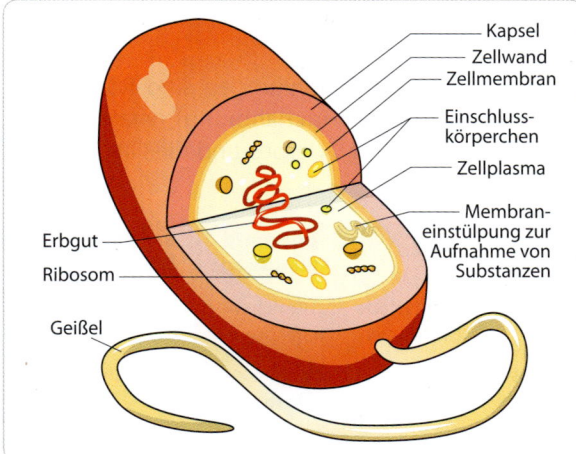

Abb. 14.11: Schematischer Aufbau von Bakterien

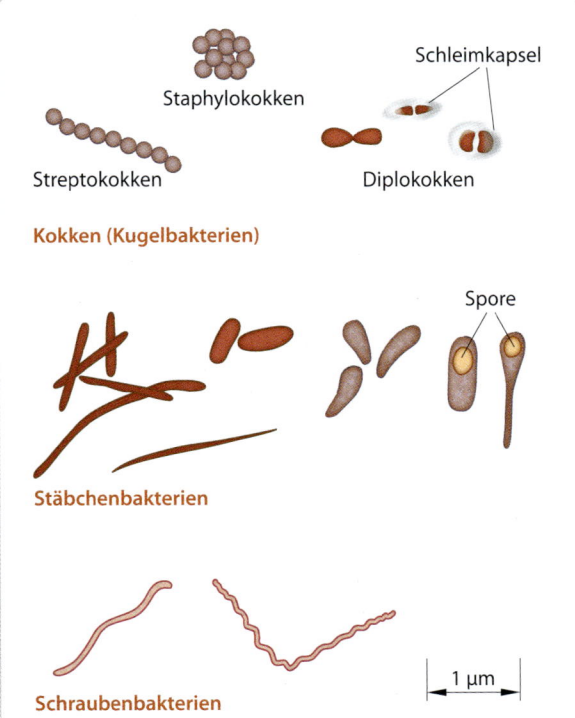

Abb. 14.12: Bakterienformen

Bakterien sind praktisch überall vorhanden: in der Luft, im Wasser, im Erdreich, in Lebensmitteln, auf der Haut und im menschlichen Darm. Die Gesamtheit der vorhandenen Bakterien einer Körperregion wird **Flora** genannt. So unterstützen z. B. die Bakterien der **Hautflora** die Abwehr von Krankheitserregern. Die **Darmflora** wehrt ebenfalls Krankheitserreger ab und unterstützt die Verdauung.

Kugelbakterien, die, wie der Name schon sagt, kugelförmig sind, werden als Kokken bezeichnet. Hierzu zählen die Eitererreger Staphylokokken (Haufenkokken) und Streptokokken (Kettenkokken). **Stäbchenbakterien,** z. B. Coli-Bakterien, gehören zur natürlichen Darmflora (Tab. 14.3). Ein Beispiel für gefährliche Stäbchenbakterien sind Salmonellen.

> **MERKE** Bakterien vermehren sich durch Zellteilung. Bei manchen Bakterien benötigt diese nur 10–20 Minuten. Diese schnelle Teilung erklärt, warum sich aus 1 000 Bakterien innerhalb von drei Stunden über 500 000 Bakterien bilden können, die die Gesundheit sehr stark gefährden.

Schädlich für den Körper sind die **Bakterientoxine.** Dies sind Gifte, die die Bakterien entweder abgeben oder freisetzen, wenn sie sterben.

Ein sehr ernstes Problem ist die Entwicklung einer **Resistenz** (Unempfindlichkeit) gegen Antibiotika, die bestimmte Bakterien töten. Liegt eine Antibiotika-Resistenz vor, hilft das Medikament dem Erkrankten nicht, die Bakterien zu töten. Die Krankheitserreger vermehren sich weiter und eine Heilung wird zunächst verhindert.

> **TIPP** Um Resistenzen zu vermeiden, verordnen Ärzte im Idealfall Antibiotika nur nach strenger Indikationsstellung. Patienten können zur Vermeidung von Resistenzen beitragen, indem sie Antibiotika genau nach ärztlicher Anordnung einnehmen und die Einnahme vor allem nicht zu früh beenden.

Bakterienstamm	Vorkommen	Beispiele für Erkrankungen
Staphylokokken	Haut, Schleimhäute	Abszess, Wundinfektion, Pneumonie, Sepsis, auch Problemkeime wie MSRA
Streptokokken	Schleimhäute	Wundinfektion, Eiterung, Rachenentzündung
Enterobakterien	Darm	Blasenentzündungen

Tab. 14.3: Bakterien, ihr Vorkommen und Beispiele für Erkrankungen

Viren

Viren (lat. virus = Schleim, Gift) sind im engeren Sinne keine „lebendigen" Mikroorganismen, da sie keinen eigenen Stoffwechsel haben, nicht wachsen, keine Nahrung aufnehmen und keine eigenen Ausscheidungen produzieren. Ihre Gestalt kann kugelig, oval, quader-, stäbchen- oder fadenförmig sein.

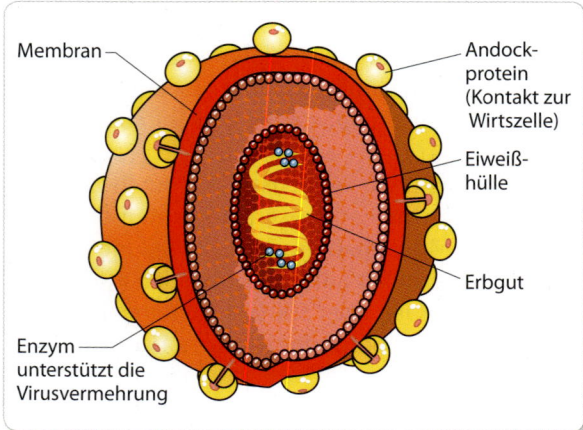

Abb. 14.13: Schematischer Aufbau eines Virus

Viren bestehen aus Nukleinsäure, die das Erbgut enthält, und einer Eiweißhülle. Manche Viren haben eine weitere Außenhülle (Abb. 14.13). Sie heften sich an Zellen, dringen in diese ein oder werden von Zellen aufgenommen und machen sie zu ihrer **Wirtszelle**.

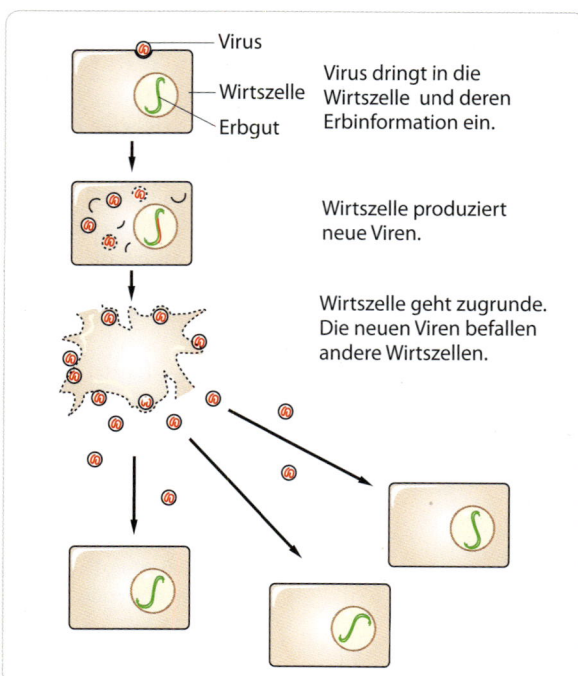

Abb. 14.14: Mechanismus der Vireninfektion

Viren bringen die Wirtszelle dazu, „Bauteile" der Viren zu produzieren. Das Virus setzt sich dann aus den Bauteilen zusammen und hat sich so vermehrt (Abb. 14.14). Die Wirtszelle stirbt meistens und setzt die Viren frei. Diese befallen dann die nächsten Zellen. Manche Viren bleiben jedoch auch lange unentdeckt und ruhig in einer Zelle, z. B. Varizellen, die die Windpocken auslösen.

Beispiele für virale Erkrankungen sind Röteln, Masern, Poliomyelitis (Kinderlähmung), virale Hepatitis (Leberentzündung), Herpes und die HIV-Infektion (vgl. Tab. 14.4).

Gruppe	Viren	Übertragungsweg	Beispiele für Erkrankungen
Influenzaviren	wechselnde Untertypen	Tröpfcheninfektion	Grippe
Herpesviren	Herpes-simplex-Virus	Schmierinfektion	Lippenherpes
	Varizellen	• Schmierinfektion • Tröpfcheninfektion	nach Ersterkrankung mit Windpocken (Varizellen) Auftreten von Herpes zoster (Gürtelrose)
Gastroenteritis-Viren	Rotaviren Noroviren	• fäkal • oral	Magen-Darm-Erkrankung wie Gastroenteritis

Tab. 14.4: Virale Erkrankungen

Weitere Krankheitserreger

Neben Bakterien und Viren gibt es noch etliche **weitere Krankheitserreger,** die Tab. 14.5 darstellt.

14.3.2 Infektion und Infektionskrankheit

> **DEFINITION** **Infektionskrankheit:** durch eine **Infektion** hervorgerufene, häufig mit Fieber einhergehende Krankheit.

Eine **Infektion** liegt vor, wenn Krankheitserreger in den menschlichen Körper eindringen und sich in ihm vermehren. Der Mensch ist somit der **Wirt**. Nach der Infektion dauert es je nach Erreger einige Stunden bis Wochen, bis die Infektionskrankheit ausbricht. Nicht jede Infektion führt zu einer Erkrankung.

Erreger	Beschreibung	Beispiele für Erkrankungen
Prionen	• Prionen sind Proteine, die im tierischen Organismus vorkommen und je nach Form harmlos sind oder – selten – krank machen. Prionen sind keine Lebewesen, sondern eher Gifte mit virusähnlichen Eigenschaften.	• verursachen wahrscheinlich die Creutzfeldt-Jakob-Krankheit bei Menschen und BSE („Rinderwahn") bei Rindern
Pilze	• Pilzzellen bilden zentimeterlange Fäden, die sich zu einem Pilzgeflecht verschlingen. Besonders gut entwickeln sich Pilze in einer feuchten, warmen Umgebung, z. B. zwischen den Zehen. • Pathogene (krank machende) Pilze wachsen zwischen den Zellen des Wirts oder dringen in Zellen ein. Sie setzen schädigende Gifte frei und verursachen Allergien. Dies gilt z. B. für Schimmel an feuchten Wänden. Schimmelpilze auf Nahrungsmitteln erzeugen den krebserregenden Stoff Aflatoxin.	• Fußpilz • Vaginalpilz • Mundsoor
Parasiten	• Parasiten benötigen andere Organe als Wirt, um zu überleben oder sich zu vermehren.	• Würmer, z. B. Spulwurm, Bandwurm • Milben • Kopf- und Filzläuse
Einzeller (Protozoen)	• Einzeller bestehen, wie der Name schon sagt, aus nur einer Zelle. Im Gegensatz zu den Bakterien haben sie einen echten Zellkern.	• Amöbenruhr • Toxoplasmose • Trichomoniasis

Tab. 14.5: Weitere Krankheitserreger im Überblick

Begriffe der Infektionslehre

DEFINITION **Pathogenität:** Eigenschaft bestimmter Erreger, den Organismus krank zu machen.

Virulenz: Aggressivität eines Erregerstamms.

Disposition: Empfänglichkeit eines Menschen für den Erreger. Die Disposition erhöht sich z. B. altersbedingt oder wenn die natürlichen Abwehrkräfte durch eine andere Erkrankung geschwächt sind.

Nosokomiale Infektion: im Krankenhaus erworbene Infektion (Krankenhausinfektion), wobei der Aufnahmegrund nicht die Infektion war.

Schritte einer Infektion

- **Übertragung:** Um eine Übertragung von Krankheitserregern zu vermeiden, ist es wichtig, die möglichen Übertragungswege (S. 76) zu kennen und effektive Hygiene- und Schutzmaßnahmen durchzuführen.
- **Eindringen:** Um das Eindringen in den Körper zu vermeiden, ist die Eintrittspforte zu schützen.
- **Vermehrung:** Gegen eine Vermehrung helfen ein starkes Abwehrsystem oder Medikamente.

Verlauf einer Infektionskrankheit

Der **Verlauf** von Infektionskrankheiten wird in verschiedene Phasen eingeteilt:

- **Infektion** (= Ansteckung): Krankheitserreger dringen in den Körper ein.
- **Inkubation** (= Festsetzen der Krankheitserreger): Zeit zwischen der Infektion und dem Ausbruch der Krankheit, der Betroffene weiß selbst noch nicht, dass er infiziert ist.
- **Krankheit:** Krankheitserreger befallen gesunde Körperzellen, erste Symptome (Krankheitszeichen) zeigen sich. Je nach Schwere der Erkrankung kommt es zu leichten Beschwerden, z. B. leichte Kopfschmerzen, oder auch zu schweren Symptomen, z. B. hohes Fieber, Abgeschlagenheit, körperliche Schwäche.
- **Überwindungs- und Gesundungsphase:** Das Abwehrsystem tötet die Krankheitserreger. Zur Unterstützung können Medikamente eingesetzt werden. Der Körper erholt sich.

Die beschriebenen Phasen geben einen Anhaltspunkt zum Verlauf von Infektionskrankheiten. Es gibt jedoch auch Ausnahmen. So bleibt z. B. der Erreger der Windpocken (Varizellen), das Varicella-Zoster-Virus, auch nach überstandener Infektion noch im Körper und kann später den Herpes zoster (Gürtelrose) verursachen.

Die Schwere einer Infektionskrankheit hängt vom Krankheitserreger und von der Abwehrkraft des Menschen ab. Erkrankt eine Gruppe von Menschen am gleichen Erreger, spricht man von einer **Epidemie,** z. B. einer Grippeepidemie. Viele Infektionskrankheiten treten als Epidemien auf und wandern über weite Gebiete.

Die Infektionsquellen, Übertragungswege und Eintrittspforten sind vielfältig und sehr unterschiedlich (S. 71).

> **TIPP** Wichtige gesetzliche Regelungen zum Umgang mit Infektionen und Erregern sind das Infektionsschutzgesetz (IfSG, S. 74) sowie die Biostoffverordnung.

Eintrittspforten und Ausbreitung der Erreger

Die **Eintrittspforte** (Abb. 14.15) ist die Stelle, an der der Erreger in den Menschen gelangt. Manche Erreger können über unterschiedliche Eintrittspforten in den Organismus eindringen und jeweils andere Zielorgane erreichen, sodass sich daraus unterschiedliche Krankheitsbilder ergeben. Werden z. B. Tuberkulosebakterien eingeatmet, entsteht eine Lungentuberkulose, gelangen sie hingegen über Nahrungsmittel in den Magen-Darm-Trakt, bildet sich eine Darmtuberkulose, erreichen sie über die Blutbahn verschiedenste Organe, entwickelt sich eine Organtuberkulose.

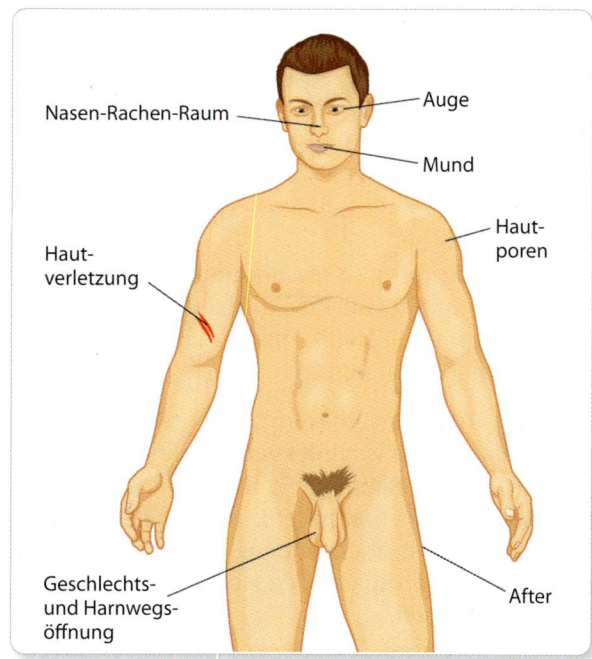

Abb. 14.15: Eintrittspforten für Krankheitserreger

Normalerweise treffen Erreger auf eine natürliche Barriere in Form von Haut oder Schleimhäuten. Ausnahme ist der Eintritt über Wunden oder durch Geräte, die die Haut oder Schleimhaut durchdringen, z. B. Injektionskanülen oder Operationsinstrumente.

> **MERKE** Eine **Kontamination** (Verunreinigung mit Erregern) liegt vor, wenn Krankheitserreger an Menschen oder Gegenständen haften und diese damit zu einer potenziellen Infektionsquelle machen. Die **Dekontamination** umfasst alle Maßnahmen, die dazu dienen, die Erreger unschädlich zu machen oder zu entfernen.

Impfungen

Im Jahr 1798 führte Edward Jenner die erste **Impfung** durch. Er injizierte Kuhpocken und erzielte damit eine Immunität gegen Pocken, eine virale Erkrankung, die nach Aussagen der WHO seit 1979 nicht mehr auftritt. [2]

Hintergrund der erfolgreichen Impfung war, dass sich die Antigene von Kuhpocken und „echten" Pocken sehr ähneln. Durch die Impfung wurde der Patient mit Kuhpocken infiziert, was sein Abwehrsystem veranlasste, spezifische Antikörper und Gedächtniszellen gegen den Erreger zu bilden. Aufgrund ihrer Ähnlichkeit wirkten diese auch gegen die „echten" Pocken.

Aktive Immunisierung

Eine Impfung mit getöteten Erregern oder mit Bruchstücken von Erregern regt den Organismus an, Antikörper zu bilden. Denn um die passenden Antikörper zu entwickeln, benötigt das Abwehrsystem lediglich das **Antigen,** nicht den vollständigen Erreger. Bei einer späteren Infektion mit den Erregern ist der Geimpfte dann immun. Dieses Vorgehen wird als **aktive Immunisierung** bezeichnet (Abb. 14.16, Abb. 14.18).

Der Impfschutz beginnt, nachdem sich eine ausreichende Menge an **Antikörpern** gebildet hat. Die Konzentration der Antikörper im Blut lässt sich messen, man spricht vom **Titer.** Mit diesem kann der Erfolg einer Impfung oder eine stattgefundene Infektion nachgewiesen werden.

Aufgaben des Abwehrsystems

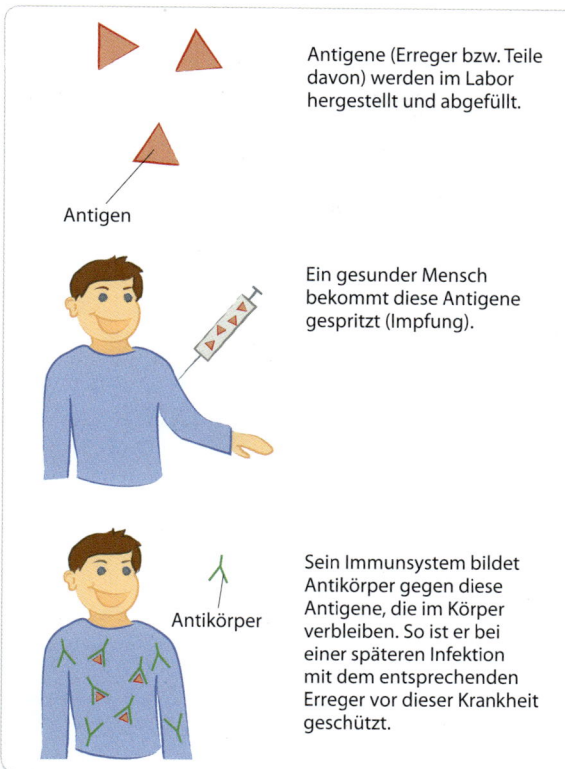

Abb. 14.16: Aktive Immunisierung

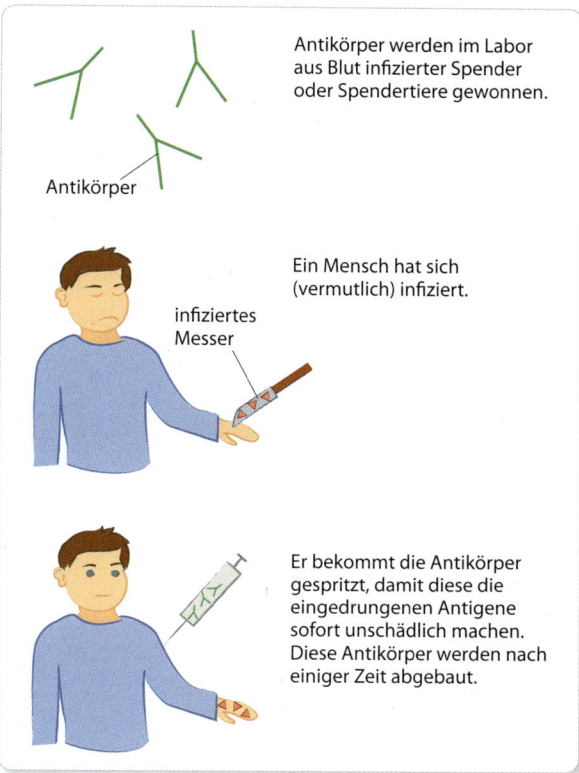

Abb. 14.17: Passive Immunisierung

Passive Immunisierung

Besteht bereits eine akute Infektion, ist es für eine aktive Immunisierung zu spät. Eine **passive Immunisierung** ist jedoch möglich. In diesem Fall erhält der Patient spezifische **Immunglobuline,** die aus dem Blut von Tieren stammen. Die Tiere wurden zuvor mit den entsprechenden Antigenen geimpft und haben daraufhin die Immunglobuline gebildet. Zudem ist die Produktion von Immunglobulinen in speziellen Zellkulturen möglich.

Bei der **passiven Immunisierung** setzt der Schutz sofort ein, er hält allerdings auch nur kurz an, meist nicht länger als vier Wochen (Abb. 14.17). Bei Verdacht z. B. auf eine Tetanusinfektion wird häufig eine kombinierte passive und aktive Immunisierung eingesetzt. Dabei gibt die passive Immunisierung einen sofortigen Schutz, für den Fall, dass der Verletzte noch nicht oder nicht ausreichend gegen Tetanus geimpft ist. Die aktive Tetanusimmunisierung baut gleichzeitig einen längerfristigen Schutz auf.

Maßnahmen zur Stärkung des Abwehrsystems

Infektionskrankheiten können zumindest zum Teil auch vermieden werden, indem das Abwehrsystem gestärkt wird. Maßnahmen zur **Stärkung des Abwehrsystems** sind z. B.:
- ausgewogene **Ernährung** mit Obst und Gemüse
- regelmäßige moderate **Bewegung**
- regelmäßige Phasen der **Entspannung** und Vermeidung von dauerhaftem privatem oder beruflichem Stress
- regelmäßiger und ausreichender **Schlaf**

14.3.3 Fehler der körpereigenen Abwehr

Allergien

Normalerweise unterscheidet das Abwehrsystem zwischen harmlosem, gefährlichem und dem Eiweiß von Krankheitserregern. Bei manchen Menschen liegt jedoch eine Überempfindlichkeit vor: Das Abwehrsystem hält harmlose Substanzen, z. B. Blütenpollen oder Fischeiweiß, für ein gefährliches Fremdeiweiß (Tab. 14.6). Es kommt zu einer **Abwehrreaktion,** die als **Allergie** bezeichnet wird.

Blut und das Abwehrsystem des Körpers

Impfung	Alter in Wochen	Alter in Monaten					Alter in Jahren					
	6	2	3	4	11–14	15–23	2–4	5–6	9–14	15–17	ab 18	ab 60
Tetanus		G1	G2	G3	G4	N	N	A1	A2		A (ggf. N) [e]	
Diphtherie		G1	G2	G3	G4	N	N	A1	A2		A (ggf. N) [e]	
Pertussis		G1	G2	G3	G4	N	N	A1	A2		A (ggf. N) [e]	
Hib H. influenzae Typ b		G1	G2 [c]	G3	G4	N	N					
Poliomyelitis		G1	G2 [c]	G3	G4	N	N		A1		ggf. N	
Hepatitis B		G1	G2 [c]	G3	G4	N		N				
Pneumokokken [a]		G1		G2	G3	N						S [g]
Rotaviren	G1 [b]	G2		(G3)								
Meningokokken C					G1 (ab 12 Monaten)		N					
Masern					G1	G2	N			S [f]		
Mumps, Röteln					G1	G2	N					
Varizellen					G1	G2	N					
Influenza											S (jährlich)	
HPV Humane Papillomviren									G1 [d] G2 [d]	N [d]		

Erläuterungen

- G Grundimmunisierung (in bis zu 4 Teilimpfungen G1–G4)
- A Auffrischimpfung
- S Standardimpfung
- N Nachholimpfung (Grund- bzw. Erstimmunisierung aller noch nicht Geimpften bzw. Komplettierung einer unvollständigen Impfserie)

- a Frühgeborene erhalten eine zusätzliche Impfstoffdosis im Alter von 3 Monaten, d. h. insgesamt 4 Dosen.
- b Die 1. Impfung sollte bereits ab dem Alter von 6 Wochen erfolgen, je nach verwendetem Impfstoff sind 2 bzw. 3 Dosen im Abstand von mindestens 4 Wochen erforderlich.
- c Bei Anwendung eines monovalenten Impfstoffes kann diese Dosis entfallen.
- d Standardimpfung für Mädchen im Alter von 9–13 bzw. 9–14 Jahren (je nach verwendetem Impfstoff) mit 2 Dosen im Abstand von 6 Monaten, bei Nachholimpfung beginnend im Alter > 13 bzw. > 14 Jahren oder bei einem Impfabstand von < 6 Monaten zwischen 1. und 2. Dosis ist eine 3. Dosis erforderlich (Fachinformation beachten).
- e Td-Auffrischimpfung alle 10 Jahre. Die nächste fällige Td-Impfung einmalig als Tdap- bzw. bei entsprechender Indikation als Tdap-IPV-Kombinationsimpfung.
- f Einmalige Impfung mit einem MMR-Impfstoff für alle nach 1970 geborenen Personen ≥ 18 Jahre mit unklarem Impfstatus, ohne Impfung oder mit nur einer Impfung in der Kindheit
- g Einmalige Impfung mit Polysaccharid-Impfstoff

Abb. 14.18: Impfkalender (Standardimpfungen) der STIKO

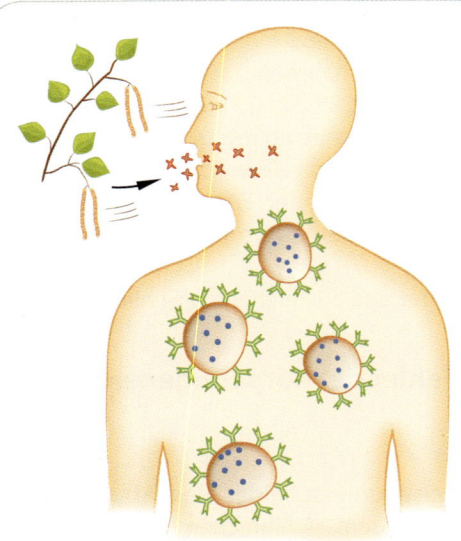
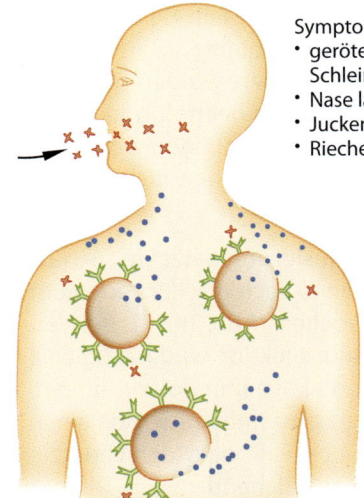

Symptome:
- gerötete, geschwollene Schleimhäute
- Nase läuft
- Jucken
- Riechen ist erschwert

Erster Kontakt:
Das Immunsystem bildet nach dem ersten Kontakt mit einem Allergen (z. B. Birkenpollen) fälschlicherweise IgE-Antikörper.

Erneuter Kontakt:
Der Mensch hat im folgenden Jahr wieder mit diesem Allergen (Birkenpollen) Kontakt. Die Allergene binden sich an die IgE-Antikörper, dabei platzen die Mastzellen und Histamin wird frei.

Abb. 14.19: Ablauf einer allergischen Rhinitis (Schnupfen)

Auslöser an der äußeren Hautoberfläche	Auslöser an der inneren Hautoberfläche	Auslöser an der Magen-Darm-Schleimhaut	Auslöser an der Atemwegsschleimhaut
• Pflanzen, z. B. Pollen • Tiere, z. B. Haare • Schmuck, z. B. Nickel • Latex • Duftstoffe • Waschmittel	• Insektengifte • Medikamente wie Penizillin • Injektionen • Impfstoffe	• Medikamente in Tablettenform • Nahrungsmittel wie Nüsse, Erdbeeren, Schalentiere • Farbstoffe, Konservierungsstoffe	• Milbenkot • Schimmelpilze • Pollen • Tierhaare

Tab. 14.6: Häufige Auslöser von Allergien

Nach dem ersten Kontakt mit dem allergieauslösenden Stoff, dem **Allergen**, bildet der Organismus Antikörper und Gedächtniszellen. Bei erneutem Kontakt kommt es zu einer **immunologischen Reaktion** wie gegen gefährliche Krankheitserreger.

Allergie vom Soforttyp

Die **Allergie vom Soforttyp** (Typ-I-Allergie) ist auf **Mastzellen** zurückzuführen. Mastzellen sind kleinere spezialisierte Leukozyten, die Histamin und andere Botenstoffe enthalten. Diese Abwehrzellen sind im Bindegewebe als „Gewebsmastzellen" und seltener im Blut zu finden. Sie unterstützen die Immunreaktion, indem sie nach dem Kontakt mit dem Antigen-Antikörperkomplex ihren Zellinhalt (unter anderem Histamin) ausschütten. Dadurch werden vor Ort die Blutgefäße geweitet und die Kapillaren durchlässiger. Damit können andere Abwehrzellen besser zum Ort der Immunreaktion einwandern. Zusätzlich werden weitere Abwehrzellen angelockt. Die übermäßige Freisetzung von Histamin kann allerdings auch eine allergische Reaktion auslösen, die sich bis zum allergischen Schock verschlimmern kann (Abb. 14.19).

Die Abwehrreaktion tritt nach wenigen Minuten bis zu einer Stunde nach dem Kontakt mit dem Allergen auf. Allergien vom Soforttyp beginnen oft mit Juckreiz oder Schnupfen. Es drohen Atemnot, Blutdruckabfall, Hautausschlag, Hautquaddeln, Übelkeit und Erbrechen.

> **Lebensgefahr**
> Bei besonders empfindlichen Menschen kann Sekunden bis Minuten nach Kontakt mit dem Allergen ein lebensgefährlicher anaphylaktischer Schock (S. 628) auftreten, bei dem die Kreislaufregulation gestört ist. Alarmsymptome sind heftiger Juckreiz an Kopfhaut und Zunge, großflächige Hautrötung, Atemnot, Erbrechen, Stuhlgang und Schweißausbruch. Die Pflegenden rufen sofort einen Arzt.

Allergie vom Spättyp

Bei der **Allergie vom Spättyp** (Typ-IV-Allergie) sind **T-Zellen** (S. 317) aktiv. Sie bewirken, dass nach vier bis zwölf Stunden Leukozyten in die Haut einwandern. Es kommt zu Hautausschlag mit Rötung, Quaddelbildung und starkem Jucken.

Behandlung

Zur **Behandlung** von Allergien werden **Antihistaminika** eingesetzt, dies sind Medikamente, die die überschießenden Reaktionen des Abwehrsystems dämpfen.

Bei der **Hyposensibilisierung** werden kleinste Mengen des Allergens injiziert, um den Körper an das Allergen zu gewöhnen und so die allergische Reaktion zu unterdrücken.

Autoimmunerkrankungen

Richtet sich das Abwehrsystem gegen körpereigenes Gewebe, führt auch dies zur Erkrankung. Zusammenfassend spricht man von **Autoimmunerkrankungen** (griech. auto = selbst, Tab. 14.7). Diese besondere Erkrankungsform kann alle Gewebe betreffen und äußert sich daher sehr vielfältig. Oft ist eine lebenslange Behandlung notwendig.

Organsystem	Krankheiten
Magen-Darm-Trakt	Morbus Crohn, Colitis ulcerosa (S. 634)
Hormonsystem	Diabetes mellitus Typ I (S. 425)
Haut	Psoriasis
Nervensystem	Multiple Sklerose (S. 541)
Bewegungsapparat	rheumatoide Arthritis (S. 484)

Tab. 14.7: Beispiele für Autoimmunerkrankungen

Ursache ist eine falsche Steuerung des Abwehrsystems, bei der das eigene Gewebe als „fremd" bekämpft wird. Man vermutet, dass Viren, Medikamente oder besondere körperliche Zustände, z. B.

eine Schwangerschaft, die Fehlsteuerung verursachen. Der Körper verwechselt die Oberflächenstruktur des körpereigenen Gewebes mit der eines Erregers. Die Antikörper erkennen den Unterschied nicht und richten sich gegen das Gewebe. Als Therapie werden **Immunsuppressiva** genannte Medikamente eingesetzt, die die fehlerhafte Reaktion des Abwehrsystems unterdrücken.

14.4 Beobachten und beurteilen

Der Verlauf und die Symptome einer Infektionserkrankung hängen vor allem vom Erreger und vom betroffenen Organ ab. Verschiedene Infektionskrankheiten führen zu unterschiedlichen Symptomen. Es gibt jedoch Symptome, die bei allen Infektionen zu beobachten sind. Die Pflegeassistentin achtet auf diese Symptome und teilt sie einer Pflegefachkraft bzw. dem Arzt mit.

In der Langzeitpflege, z. B. im Pflegeheim oder in der ambulanten Pflege, lernen die Pflegenden den Pflegebedürftigen intensiver kennen. **Veränderungen**, z. B. im Essverhalten, Appetitlosigkeit oder ein schlechteres Befinden, erkennen sie als Hinweise auf eine beginnende Infektionskrankheit.

> **TIPP** Oft ergibt sich ein Hinweis auf eine Infektionskrankheit erst aus der Zusammenfassung unterschiedlicher Beobachtungen.

Symptome einer Infektionskrankheit sind:
- Entzündung
- Fieber
- allgemeines Krankheitsgefühl, Abgeschlagenheit

> **MERKE** Unter einer Entzündung versteht man eine Reaktion des Körpers auf einen schädigenden Reiz. Die Reaktion hat zum Ziel, die Voraussetzungen für Abwehr- und Heilungsvorgänge zu schaffen. Die Entzündungsreaktion kann auf eine Körperstelle begrenzt bleiben (lokale Reaktion) oder auf den gesamten Körper übergreifen (systemische Reaktion). Ferner kann sie kurz und sehr heftig – bis zum Tod – verlaufen oder aber auch chronisch werden, also über einen langen Zeitraum oder für immer bestehen (Abb. 14.20).

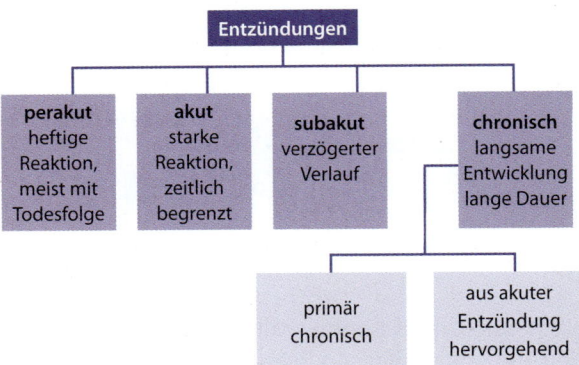

Abb. 14.20: Entzündungsverläufe

Entzündungen haben drei wesentliche **Aufgaben**:
- körpereigene Abwehrreaktion verstärken, indem zusätzliche Immunzellen angelockt werden
- Barriere aufbauen, um eine Ausbreitung zu verhindern
- zerstörtes Gewebe reparieren

> **MERKE** Medizinische Fachbegriffe für Entzündungen enden mit der lateinischen Silbe -itis bzw. in der Mehrzahl mit -itiden.

14.4.1 Lokale Entzündung

Lokale Entzündungen betreffen meist nur Zellen oder Bereiche eines Gewebes, selten ganze Organe. In den entzündeten Bereichen sorgen Mediatoren (Vermittler) dafür, dass die Blutgefäße weiter und durchlässiger werden. Der entzündete Bereich wird dadurch besser durchblutet, Abwehrzellen gelangen besser vom Gefäß ins Gewebe.

Klassische Entzündungszeichen sind:
- Rötung
- Schwellung
- Überwärmung

Im betroffenen Gewebe lagert sich Flüssigkeit ein, ein Wundödem entsteht. Wundödeme, die auf Nervenenden drücken, lösen **Schmerzen** aus. Die Schwellung und die Schmerzen führen zu **Funktionseinschränkungen** des Gewebes bzw. Körperteils.

14.4.2 Systemische Entzündung

Gelingt es der körpereigenen Abwehr nicht, die Entzündung einzugrenzen oder zu beenden, greift die Entzündung auf den ganzen Körper über. Man spricht von einer **systemischen Entzündung.** Typische Symptome einer systemischen Entzündung sind ein allgemeines Krankheitsgefühl und Fieber. Die schwerste Form einer systemischen Infektion ist die Sepsis (S. 616).

14.4.3 Eitrige Entzündung

Bei einer eitrigen Entzündung bildet sich **Eiter,** eine gelbliche bis grünliche Flüssigkeit, die aus Blutplasma, den Resten zerstörter Zellen, Abwehrzellen und sogenannten Eitererregern besteht. Eitererreger sind besondere Bakterien, z. B. Streptokokken, Gonokokken oder Pneumokokken (Tab. 14.8).

Entzündungsform	Beschreibung
Phlegmone	flächenhafte Entzündung mit Eiteransammlung, meist von Streptokokken verursacht
Abszess	Eiteransammlung in einem durch Zellzerstörung entstandenen Hohlraum, z. B. in den Schweißdrüsen; Furunkel sind Abszesse, die von Haarwurzeln und Talgdrüsen ausgehen.
Empyem	Eiteransammlung in einem Hohlorgan oder in einer Körperhöhle, z. B. in der Gallenblase als Gallenblasenempyem oder im Lungenfell als Pleuraempyem
(feuchte) Gangrän	Eiteransammlung in Gebieten mit abgestorbenem Gewebe (Nekrose), von Fäulnisbakterien ausgelöst

Tab. 14.8: Besondere Formen eitriger Entzündungen

14.4.4 Fieber

> **MERKE** **Fieber** ist eine Erhöhung der Körperkerntemperatur über 38 °C unter Ruhebedingungen. Der Körper erzeugt Fieber, um die Abwehr von Krankheitserregern zu unterstützen.

Das Fieber ist grundsätzlich nützlich, um Krankheitserreger zu bekämpfen:
- Fieber regt die Abwehrmechanismen an und beschleunigt sie.
- Es erhöht die Beweglichkeit der Makrophagen und verlangsamt die Vermehrung der Bakterien.
- Es verbessert die Durchblutung der Organe und damit die Sauerstoffversorgung sowie den Abtransport von Stoffwechselabbauprodukten. Dies unterstützt den Heilungsvorgang.

Sehr hohes Fieber jedoch belastet den Kreislauf und kann lebenswichtige Strukturen zerstören. Aus diesem Grund achten die Pflegenden auf Fieberzeichen und ermitteln regelmäßig die Körpertemperatur. Der Arzt legt fest, wann welche fiebersenkenden Maßnahmen (S. 334) angewendet werden.

Temperaturbereich (Kerntemperatur in °C)	Bezeichnung
< 36,0	Hypothermie, Untertemperatur
36,0–37,4	normale Körpertemperatur
37,5–38,0	subfebrile Temperatur/erhöhte Temperatur
38,1–39,0	mäßiges Fieber
39,1–40,0	hohes Fieber
> 40,0	sehr hohes Fieber

Tab. 14.9: Temperaturstadien von der Hypothermie bis zum sehr hohen Fieber

Die **normale Körpertemperatur** des Menschen liegt zwischen 36,0 und 37,4 °C. Je nach Messort kann die Körpertemperatur um bis zu 0,5 °C schwanken (Tab. 14.10).

Von der **Kerntemperatur** spricht man bei einem rektal ermittelten Wert. Wird die Körpertemperatur außerhalb des Körpers ermittelt, z. B. bei der axillaren Messung, spricht man von **Schalentemperatur.**

Auch bei Temperaturen, die die normale Körpertemperatur über- oder unterschreiten, werden verschiedene **Temperaturstadien** unterschieden (Tab. 14.9).

Fieberzeichen

Folgende **Fieberzeichen** werden unterschieden:
- subjektive Fieberzeichen
  - allgemeines Krankheitsgefühl
  - Schwäche, Müdigkeit, Appetitlosigkeit
  - abwechselnde Hitze- und Kälteempfindung
  - erhöhte Muskelspannung
  - Kopf- und Gliederschmerzen
  - großer Durst
- objektive Fieberzeichen
  - erhöhte Temperatur
  - erhöhte Herz- und Atemfrequenz

Fieberphasen

Meist lassen sich vier **Fieberphasen** beobachten, die durch jeweils unterschiedliche Anzeichen gekennzeichnet sind. Die Pflegenden ergreifen, je nach Fieberphase, unterschiedliche Maßnahmen. Abb. 14.21 zeigt die Fieberphasen, ihre Kennzeichen sowie die Maßnahmen.

Fiebertypen

Je nach Verlauf und Höhe der erreichten Körpertemperatur werden vier **Fiebertypen** unterschieden:

- **kontinuierliches Fieber:** Die Temperatur liegt mehrere Tage lang um 39 °C und schwankt um ca. 1 °C. Ursache kann z. B. eine Entzündung der Herzinnenhaut (S. 281) sein.
- **remittierendes Fieber:** Das Fieber schwankt stark, die Körpertemperatur ist jedoch mindestens subfebril (Tab. 14.9) und die Fieberspitzen kehren wieder. Ursache kann z. B. ein Harnwegsinfekt sein.
- **intermittierendes Fieber:** Fieberspitzen und Körpertemperaturen im Normalbereich wechseln sich ab. Auch eine Hypothermie ist zwischendurch möglich. Als Ursache kommen eitrige Entzündungen infrage.
- **Rückfallfieber:** Fieberschübe, die mehrere Tage andauern, werden von fieberfreien Tagen unterbrochen. Ursache kann z. B. eine Borreliose sein.

Je nachdem welche Infektionskrankheit vorliegt unterscheiden sich Fiebertyp und der Verlauf der Fieberphasen.

Körpertemperatur messen

Die meisten Körperfunktionen hängen von der **Körpertemperatur** ab. Daher ist die Körpertemperatur bei allen gesunden Menschen im Rahmen einer kleinen Spannweite gleich – unabhängig vom Alter.

Ziel der Temperaturmessung

Die Körpertemperatur gibt den Pflegenden einen Einblick in den Gesundheits- und Allgemeinzustand des Pflegebedürftigen.

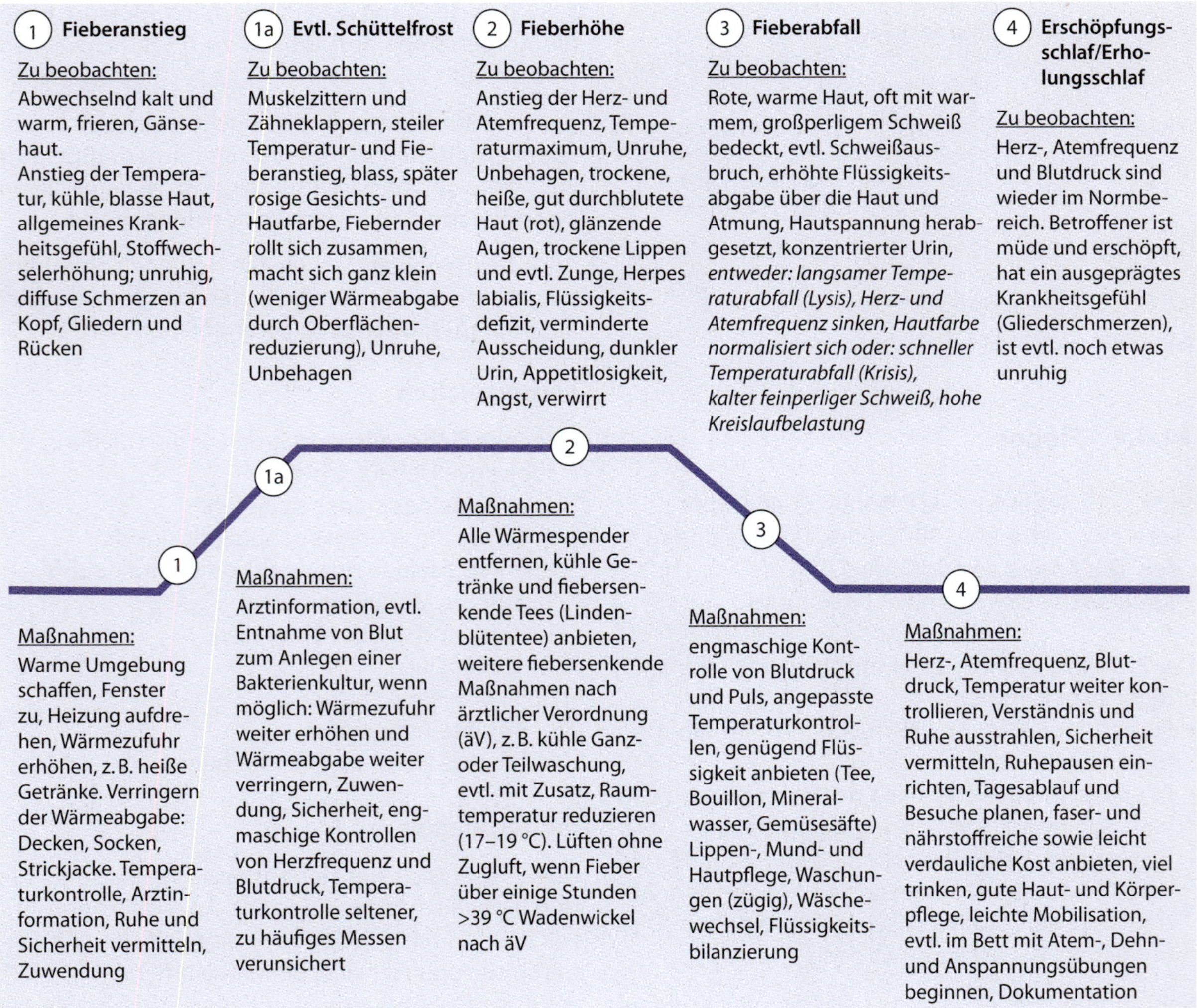

(1) Fieberanstieg	(1a) Evtl. Schüttelfrost	(2) Fieberhöhe	(3) Fieberabfall	(4) Erschöpfungsschlaf/Erholungsschlaf
Zu beobachten: Abwechselnd kalt und warm, frieren, Gänsehaut. Anstieg der Temperatur, kühle, blasse Haut, allgemeines Krankheitsgefühl, Stoffwechselerhöhung; unruhig, diffuse Schmerzen an Kopf, Gliedern und Rücken	**Zu beobachten:** Muskelzittern und Zähneklappern, steiler Temperatur- und Fieberanstieg, blass, später rosige Gesichts- und Hautfarbe, Fiebernder rollt sich zusammen, macht sich ganz klein (weniger Wärmeabgabe durch Oberflächenreduzierung), Unruhe, Unbehagen	**Zu beobachten:** Anstieg der Herz- und Atemfrequenz, Temperaturmaximum, Unruhe, Unbehagen, trockene, heiße, gut durchblutete Haut (rot), glänzende Augen, trockene Lippen und evtl. Zunge, Herpes labialis, Flüssigkeitsdefizit, verminderte Ausscheidung, dunkler Urin, Appetitlosigkeit, Angst, verwirrt	**Zu beobachten:** Rote, warme Haut, oft mit warmem, großperligem Schweiß bedeckt, evtl. Schweißausbruch, erhöhte Flüssigkeitsabgabe über die Haut und Atmung, Hautspannung herabgesetzt, konzentrierter Urin, *entweder: langsamer Temperaturabfall (Lysis)*, Herz- und Atemfrequenz sinken, Hautfarbe normalisiert sich *oder: schneller Temperaturabfall (Krisis), kalter feinperliger Schweiß, hohe Kreislaufbelastung*	**Zu beobachten:** Herz-, Atemfrequenz und Blutdruck sind wieder im Normbereich. Betroffener ist müde und erschöpft, hat ein ausgeprägtes Krankheitsgefühl (Gliederschmerzen), ist evtl. noch etwas unruhig
Maßnahmen: Warme Umgebung schaffen, Fenster zu, Heizung aufdrehen, Wärmezufuhr erhöhen, z. B. heiße Getränke. Verringern der Wärmeabgabe: Decken, Socken, Strickjacke. Temperaturkontrolle, Arztinformation, Ruhe und Sicherheit vermitteln, Zuwendung	**Maßnahmen:** Arztinformation, evtl. Entnahme von Blut zum Anlegen einer Bakterienkultur, wenn möglich: Wärmezufuhr weiter erhöhen und Wärmeabgabe weiter verringern, Zuwendung, Sicherheit, engmaschige Kontrollen von Herzfrequenz und Blutdruck, Temperaturkontrolle seltener, zu häufiges Messen verunsichert	**Maßnahmen:** Alle Wärmespender entfernen, kühle Getränke und fiebersenkende Tees (Lindenblütentee) anbieten, weitere fiebersenkende Maßnahmen nach ärztlicher Verordnung (äV), z. B. kühle Ganz- oder Teilwaschung, evtl. mit Zusatz, Raumtemperatur reduzieren (17–19 °C). Lüften ohne Zugluft, wenn Fieber über einige Stunden >39 °C Wadenwickel nach äV	**Maßnahmen:** engmaschige Kontrolle von Blutdruck und Puls, angepasste Temperaturkontrollen, genügend Flüssigkeit anbieten (Tee, Bouillon, Mineralwasser, Gemüsesäfte) Lippen-, Mund- und Hautpflege, Waschungen (zügig), Wäschewechsel, Flüssigkeitsbilanzierung	**Maßnahmen:** Herz-, Atemfrequenz, Blutdruck, Temperatur weiter kontrollieren, Verständnis und Ruhe ausstrahlen, Sicherheit vermitteln, Ruhepausen einrichten, Tagesablauf und Besuche planen, faser- und nährstoffreiche sowie leicht verdauliche Kost anbieten, viel trinken, gute Haut- und Körperpflege, leichte Mobilisation, evtl. im Bett mit Atem-, Dehn- und Anspannungsübungen beginnen, Dokumentation

Abb. 14.21: Fieberphasen, ihre Kennzeichen und einzuleitende Maßnahmen

Beobachten und beurteilen

Indikationen für die Messung der Körpertemperatur sind:
- allgemeines Krankheitsgefühl
- reduzierter Allgemeinzustand
- akute Erkrankung
- diffuse Schmerzen

Das Ziel der Messung besteht darin, frühzeitig zu erkennen, ob sich der Körper mit eigenen Mitteln gegen eine Erkrankung wehrt.

Weitere Ziele sind:
- Krankheitsverlauf beurteilen
- Wirksamkeit von Medikamenten, z. B. Antibiotika, kontrollieren
- prä- und postoperative Phase überwachen

MERKE Erhöht sich die Körpertemperatur um 1 °C, steigt die Pulsfrequenz aufgrund des erhöhten Stoffwechsels um ca. 8 Schläge pro Minute. Daher messen die Pflegenden bei einer erhöhten Temperatur immer auch den Puls.

Material

geeichtes Thermometer

Durchführen

Im Idealfall misst die Pflegeassistentin die **Kerntemperatur.** Da die meisten Patienten eine rektale Messung jedoch als unangenehm empfinden und weil sie in die Intimsphäre des Patienten eingreift, weichen die Pflegenden meist auf andere Messorte aus. An folgenden Körperstellen ist eine Messung möglich:
- Achselhöhlen = **axillare** Messung
- Leistenbeugen = **inguinale** Messung
- unter der Zunge = **sublinguale** Messung
- Enddarm = **rektale** Messung
- Ohr = **aurikuläre** Messung

MERKE
- Die axillare Temperatur liegt in der Regel 0,5 °C unter der Kerntemperatur.
- Die sublingual gemessene Temperatur liegt in der Regel 0,3 °C unter der Kerntemperatur.

Die Pflegeassistentin beachtet diese Unterschiede, da für fiebersenkende Maßnahmen die Kerntemperatur entscheidend ist!

Die beliebtesten Messorte sind die Achselhöhlen und der Mund. Beide sind leicht zugänglich und beeinflussen die Intimsphäre weit weniger als die rektale Messung. Vor der Messung schaltet die Pflegeassistentin das digitale Thermometer an und wartet den Signalton ab, der anzeigt, wann das Thermometer bereit ist und eingeführt werden kann. Das Ende der Messung ist durch einen Signalton erkennbar. Digitale Thermometer sind für alle Messorte, nur nicht für das Ohr geeignet.

Messorte	Normbereiche (°C)
axillare Messung	36,0–37,0
rektale Messung	36,5–37,4
sublinguale Messung	36,2–37,2

Tab. 14.10: Messorte zur Temperaturmessung und Normbereiche

Die aurikuläre Messung im Ohr wird immer beliebter. Je nach Gerät (Abb. 14.22) sind bestimmte Punkte bei der Anwendung zu beachten, z. B., in welche Richtung die Spitze des Infrarot-Thermometers zeigen soll. Die Pflegenden verwenden das Gerät nach den Angaben des Herstellers.

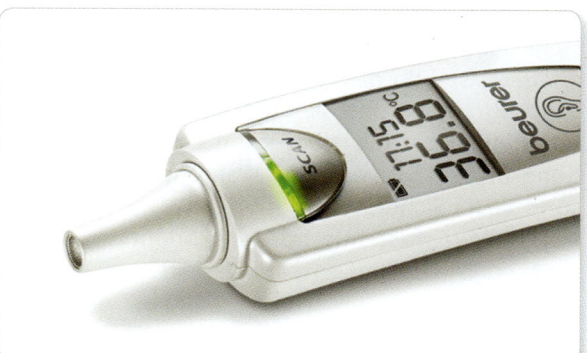

Abb. 14.22: Infrarot-Thermometer

Der Vorteil bei der Messung im Ohr besteht in der Schnelligkeit. Ein Nachteil besteht darin, dass bei starker Cerumenbildung (S. 493) keine verlässlichen Werte geliefert werden.

TIPP Körperliche Anstrengung erhöht den Stoffwechsel und damit auch die Körpertemperatur. Die Pflegeassistentin misst die Temperatur frühestens 30 Minuten nach der Aktivität.

Axillare Messung

Die Pflegeassistentin platziert das Thermometer mit der Spitze in der trockenen **Achselhöhle.** Während des Messvorgangs hält der Patient den Arm dicht am Körper und verhält sich ruhig.

Sublinguale Messung

Etwa 15 Minuten vor der Messung verzichtet der Patient auf heiße oder kalte Nahrungsmittel bzw. Getränke, um das Messergebnis nicht zu verfälschen. Die Pflegeassistentin platziert das Thermometer mit der Spitze rechts oder links **unter der Zunge**. Während der Messung hält der Patient die Lippen geschlossen.

> **ACHTUNG** Bei Patienten mit Atemnot oder Husten und bei unruhigen, bewusstlosen oder benommenen Patienten ist die sublinguale Messung nicht sinnvoll, zum Teil sogar gefährlich.

Rektale Messung

Während der **rektalen Messung** kann der Patient auf dem Bauch oder auf dem Rücken liegen. Am sichersten ist jedoch die Seitenlage mit angezogenen Beinen. Die Pflegeassistentin überzieht das Thermometer mit einer Schutzhülle. Steht keine Schutzhülle zur Verfügung, benetzt sie die Spitze mit Wasser oder fettfreier Salbe, um das Einführen zu erleichtern.

Liegt der Patient auf dem Rücken, unterpolstert die Pflegeassistentin das Gesäß mit einem Kissen oder Sandsack. Dann führt sie die Spitze des Thermometers unter Sicht mit einer leicht drehenden Bewegung in den Enddarm ein. Während der Messung sorgt sie für Sichtschutz.

- Die Pflegeassistentin führt das Thermometer nie gegen Widerstand ein, um Darmverletzungen zu vermeiden.
- Bei ausgeprägten Hämorrhoiden misst die Pflegeassistentin nicht rektal.
- Bei unruhigen, verwirrten oder bewusstlosen Personen hält die Pflegeassistentin das Thermometer während der Messung fest.

Nachbereitung

Nach der Messung **desinfiziert** die Pflegeassistentin das Thermometer fachgerecht nach Angaben des Herstellers. Weitere Aufgaben sind:
- Material reinigen, desinfizieren bzw. entsorgen
- Hände und Flächen desinfizieren
- klären, ob die Temperatur im Normbereich liegt oder ob eine Pflegefachkraft oder der Arzt zu informieren ist
- Maßnahme und ggf. Besonderheiten dokumentieren

14.5 Pflege bei Blutkrankheiten

14.5.1 Anämie

> **DEFINITION** **Anämie** (Blutarmut) ist ein Mangel an Hämoglobin oder an Erythrozyten.

Krankheitsentstehung

Eine Anämie kann verschiedene **Ursachen** haben:
- zu geringe Eisenaufnahme
- erhöhter Blutverlust
- Verwertungsstörungen bei Tumoren oder chronischen Entzündungen
- Vitamin-B12-Mangel (Vitamin B12 ist am Aufbau der Erythrozyten beteiligt)

Eine Anämie verschlechtert die Sauerstoffversorgung der Organe, was zu den unten genannten Symptomen führt.

Symptome

- zunächst Leistungsschwäche, später schnelle Ermüdbarkeit
- Tachykardie (S. 283) und niedriger Blutdruck, um den Sauerstoffmangel zu kompensieren, ggf. Schwindel beim Aufstehen
- blasse, manchmal fahlgelbe Haut (Abb. 14.23)
- helle Schleimhäute, z. B. in der Augenbindehaut
- spröde, rissige Haut mit Rhagadenbildung (schmale Risse an den Mundwinkeln)
- strohiges, glanzloses Haar
- brüchige Nägel
- bei Blutungsanämie mit Blutung im Verdauungstrakt:
  – Teerstuhl (schwarzer Stuhl durch „altes" Blut)
  – Kaffeesatzerbrechen (braunes, an Kaffeesatz erinnerndes Erbrochenes durch „altes" Blut)

> **MERKE** Ein **Hämoccult-Test** weist auch verstecktes, mit dem bloßen Auge nicht sichtbares Blut im Stuhl nach (S. 407)

Diagnose

Die Diagnose wird durch einen **Laborbefund** gestellt.

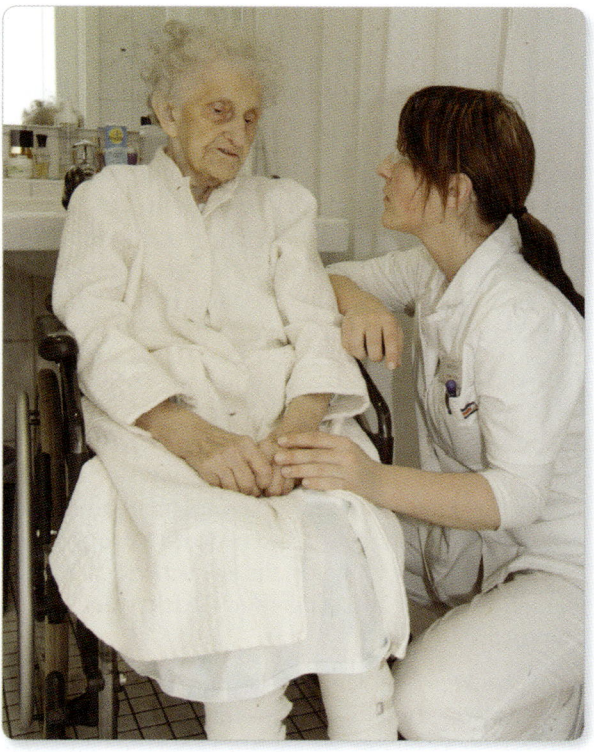

Abb. 14.23: Ausgeprägte Blässe bei einer Anämie

Therapie
- bei zu geringer Eisenaufnahme und erhöhtem Blutverlust: Einnahme von Eisenpräparaten in Tablettenform
- bei Verwertungsstörungen: Behandlung der Grunderkrankung, ggf. Erythrozytentransfusion
- bei Vitamin-B12-Mangelanämie: intramuskuläre Injektionen mit Vitamin B12

Wichtige Pflegemaßnahmen
- Vitalzeichen kontrollieren
- auf Anzeichen von Sauerstoffmangel achten:
  - zunehmende Müdigkeit am Tag
  - Kurzatmigkeit
  - körperliche Leistungsschwäche mit Gangunsicherheit und Sturzgefahr
  - Bewusstseinsveränderungen
- ggf. Sturzprophylaxe (S. 193) und Dekubitusprophylaxe (S. 195)
- atemerleichternde Lagerung
- bei Frieren/kühlen Gliedmaßen: wärmende Kleidung oder Bettdecke
- Mundhöhle auf Defekte beobachten
- Haut auf Blässe beobachten
- Patienten in Absprache mit dem Arzt über richtige Einnahme von Eisenpräparaten informieren:
  - möglichst nüchtern 1–3 Stunden vor dem Mittag- oder Abendessen mit Wasser oder Orangensaft, nicht mit schwarzem Tee, Kaffee, Cola, Milchgetränken
  - bei Übelkeit oder Magenbeschwerden: Einnahme vor dem Schlafen oder mit dem Essen
- nach ärztlicher Anordnung Sauerstoff verabreichen
- auf eisenreiche Ernährung achten (S. 144)

14.5.2 Leukämie

Akute myeloische Leukämie: Kap. 22.2.3, S. 577

> **DEFINITION** Die **Leukämie** ist eine bösartige Krebserkrankung, die die Knochenmarkzellen betrifft, welche die Leukozyten bilden. Es entstehen zu viele unreife und funktionslose Leukozyten. Das führt zu einem Mangel an gesunden Leukozyten und Erythrozyten.

Krankheitsentstehung

Folgende Faktoren gelten als **begünstigend** für die Entstehung einer Leukämie und sollten daher möglichst gemieden werden:
- ionisierende Strahlung, z. B. bei Strahlentherapie
- chemische Substanzen, z. B. Lösungsmittel, Medikamente zur Krebstherapie
- genetische Vorbelastung, z. B. Trisomie 21 (Downsyndrom)

Symptome

Viele Symptome der **akuten Leukämie** können auch bei anderen Erkrankungen vorkommen, dazu zählen:
- häufige Infektionen, Fieber
- Müdigkeit, Abgeschlagenheit, Blässe
- Neigung zu Nasen- oder Zahnfleischbluten, zu punktförmigen Hautblutungen (Petechien), blauen Flecken (Hämatomen) und zu verzögerter Blutstillung nach Verletzungen
- Appetitlosigkeit, ungewollter Gewichtsverlust
- Knochenschmerzen
- vergrößerte Lymphknoten, z. B. am Hals, in den Achselhöhlen oder der Leiste
- vergrößerte Milz
- Druckschmerz im Oberbauch

Die **chronische Leukämie** entwickelt sich langsam, bis zu den ersten Symptomen kann es Monate oder gar Jahre dauern. Zu den Symptomen zählen Fieber unklarer Ursache und starkes nächtliches Schwitzen (Nachtschweiß).

Diagnose

Um die Diagnose zu stellen, erfragt der Arzt das Allgemeinbefinden, zudem
- tastet er die Lymphknoten, Leber und Milz ab,
- führt eine Blutuntersuchung durch, um eine erhöhte Leukozytenzahl zu erkennen, und
- untersucht das Knochenmark.

Therapie

- Chemotherapie (S. 573)
- zielgerichtete Medikamente gegen die Tumorzellen
- bei hohem Rückfallrisiko: Stammzelltransplantation

Wichtige Pflegemaßnahmen

Unterstützung bei der Chemotherapie:
- Pflege bei Übelkeit und Erbrechen
- Pflege bei Haarausfall
- Pflege bei erhöhter Infektionsneigung: konsequente Hygiene, ggf. Umkehrisolierung
- psychosoziale Begleitung

14.6 Pflege bei Infektionskrankheiten

14.6.1 Allgemeine Pflege bei Infektionskrankheiten

Pflege bei Fieber

Da **Fieber** ein häufiges Krankheitssymptom ist, stehen Pflegeassistenten immer wieder vor der Aufgabe, Patienten mit Fieber zu pflegen. Welche Maßnahmen in welcher Fieberphase ergriffen werden, zeigt Abb. 14.21.

Indikationen und Ziele

Indikationen zu pflegerischen Maßnahmen bei Fieber bestehen in allen Fieberphasen ab einer subfebrilen Temperatur (Tab. 14.9). Welche Maßnahmen notwendig sind, hängt ab von:
- Fieberphase,
- Temperaturhöhe,
- Toleranz des Pflegebedürftigen,
- Verhalten und Bedürfnisse des Pflegebedürftigen.

Das Ziel der Pflege bei Fieber besteht darin,
- die Fiebersenkung zu unterstützen,
- eine gute Kreislaufsituation zu erhalten und
- für Wohlbefinden zu sorgen.

Allgemeine Maßnahmen bei Fieber

Durch das starke Schwitzen bilden sich leicht feuchte Kammern. Die Pflegenden achten daher auf eine sorgfältige **Intertrigoprophylaxe** (S. 201).

Manchmal braucht die vom Fieber und hohen **Flüssigkeitsverlust** ausgetrocknete Haut zusätzliche Pflege. Hierzu verwenden die Pflegenden eine Öl-in-Wasser-Lotion mit einem möglichst geringen Fettgehalt. Eine Fettsalbe würde die Hautporen verstopfen und den Wärmestau fördern.

Fiebernde Patienten bevorzugen meist Flüssigkeiten – wenn sie überhaupt Nahrung zu sich nehmen möchten. Da Flüssigkeit nicht gekaut werden muss, werden die Speicheldrüsen wenig aktiviert. Daher sorgen die Pflegenden für eine regelmäßige **Mundpflege** (S. 368) sowie eine **Parotitisprophylaxe** (S. 200). Zusätzlich bieten sie erfrischendes Mundwasser, frisches Obst oder auch zuckerfreies Kaugummi an.

Bettruhe kann bei Fieber erforderlich und sinnvoll sein, um die bereits bestehende Stoffwechselbelastung nicht weiter zu steigern. Auf der anderen Seite führt dauerhaftes Liegen zu
- Kreislaufbelastung,
- erhöhtem Pneumonierisiko,
- erhöhtem Dekubitusrisiko und
- erhöhtem Thromboserisiko.

Die Pflegenden mobilisieren den Patienten daher regelmäßig, um diese Risiken zu minimieren. Bei Bedarf führen sie Prophylaxen (S. 186) durch.

Fiebersenkende Körperpflege

Die Pflegenden wenden **fiebersenkende Körperpflege** an:
- im Stadium der **Fieberhöhe,** wenn das Fieber nicht mehr ansteigt, sondern konstant hoch bleibt, oder
- im Stadium des **Fieberabfalls,** wenn die Temperatur wieder sinkt. Sinkt sie zu rasch, droht ein Kreislaufkollaps

In diesen Phasen bildet der Körper vermehrt Schweiß, um die Haut zu kühlen. Die fiebersenkende Waschung unterstützt dieses Ziel und fördert zudem das Wohlbefinden.

Ist eine Ganzkörperwaschung für den Patienten zu anstrengend oder lässt seine Kreislaufsituation eine Ganzkörperwaschung nicht zu, ist eine Teilwaschung möglich, z. B. des Gesichts und der Arme.

> **ACHTUNG** Voraussetzung für eine fiebersenkende Waschung sind ein stabiler Kreislauf und ein warmer Körper.

Die **Wassertemperatur** liegt höchstens 10 °C unter der aktuellen Körpertemperatur. Eine niedrigere Wassertemperatur würde einen Kältereiz hervorrufen, der die Gefäße verengt, und das Fieber würde weiter ansteigen.

Vor der Maßnahme desinfiziert die Pflegeassistentin ihre Hände. Je nach Vorliebe und Toleranz des Pflegebedürftigen fügt sie dem Wasser **Zusätze** wie Zitrone oder Pfefferminztee bei, wenn diesbezüglich keine Allergien bekannt sind. Diese Zusätze kühlen die Hautoberfläche zusätzlich.

Wenn der Pflegebedürftige es toleriert, trocknet die Pflegefachkraft ihn nicht ab, um den Effekt der **Verdunstungskälte** zu nutzen.

> **MERKE** Je größer die gewaschene Körperfläche, desto intensiver die Wirkung, aber auch die Kreislaufbelastung.

Nach der fiebersenkenden Waschung wechselt der Patient seine Wäsche, die Pflegeassistentin bezieht das Bett neu. Danach desinfiziert sie ihre Hände.

Die Pflegeassistentin **dokumentiert**:
- Körpertemperatur vor der Waschung
- Zeitpunkt der Waschung
- gewaschene Körperbereiche
- verwendete Zusätze
- Nutzung der Verdunstungskälte
- Kreislaufsituation während der Waschung
- Äußerungen des Patienten und ggf. besondere Vorkommnisse
- Wechsel der Wäsche und des Bettbezugs
- Körpertemperatur ca. 30 Min. nach der Waschung

Wadenwickel

Wadenwickel (Abb. 14.24) senken die Körpertemperatur bei Fieber, das mehrere Stunden mit über 39 °C besteht. Die Pflegeassistentin führt Wadenwickel nur in Absprache mit der Pflegefachkraft durch. Ziel ist, die Körpertemperatur um 1 °C zu senken.

> **MERKE** Zusätze wie Pfefferminzöl kann in der Schwangerschaft Fehlgeburten und bei Kindern Atemstörungen auslösen und sollten daher bei diesen Gruppen nicht angewendet werden.

> **ACHTUNG** Die Pflegeassistentin führt Wadenwickel **nicht** durch bei:
> - offenen Wunden am Unterschenkel,
> - Lähmungen, Durchblutungs- oder Empfindungsstörungen am Unterschenkel,
> - Kreislaufinstabilität,
> - kalten Beinen oder anderen kalten Körperteilen.

Bevor die Pflegenden Wadenwickel anlegen, stellen sie eine angenehme Zimmertemperatur nach den Wünschen des Patienten her. Da die Wickel ihre Wirkung nur zeigen, wenn sie eine bis anderthalb Stunden lang – mit zwischenzeitlicher Erneuerung – durchgeführt werden, sucht der Patient bei Bedarf vorher die Toilette auf.

Die Pflegeassistentin desinfiziert ihre Hände. Um sicherzustellen, dass die Kreislaufsituation des Patienten stabil ist, misst sie Puls, Atmung, Blutdruck und Temperatur. Zudem kontrolliert sie den Bewusstseinszustand.

Die **Wassertemperatur** sollte 10 °C unter der aktuellen Körpertemperatur liegen. Ist dem Patienten das Wasser zu kalt, kann wärmeres Wasser verwandt und die Wassertemperatur im Laufe der Durchgänge langsam gesenkt werden. In jedem Fall liegt die Temperatur des Wassers unter der Körpertemperatur.

Die Pflegeassistentin legt einen Bettschutz unter die Waden sowie unter jede Wade ein Frottiertuch. Dann taucht sie die Innentücher aus Baumwolle oder Leinen in die Waschschüssel mit Wasser und wringt sie aus. Damit der Patient nicht erschrickt, informiert sie ihn, dass sie die nassen Tücher nun um die Waden legen wird. Sie wickelt die Tücher glatt um die Waden. Um die nassen Tücher wickelt sie jeweils das Frottiertuch. Bei Bedarf legt sie ein dünnes Baumwolllaken über die Beine.

Während die Wadenwickel liegen, beobachtet und prüft die Pflegeassistentin regelmäßig:
- Atmung, Puls und Blutdruck
- Kreislaufsituation
- Empfinden des Patienten, Anzeichen des Frierens
- Wärme der Füße
- Schweiß auf der Stirn

Da die Pflegeassistentin einerseits den Patienten beobachtet und andererseits die Wadenwickel erneuert, bleibt sie während der Maßnahme beim Patienten.

Nach 5–15 Minuten – bevor die Innentücher warm sind – nimmt sie die Tücher ab und wäscht sie gut aus, damit sie erneut kühl werden. Zeigen die Waden eine gute Hautfarbe und sind sie nicht zu blass, legt die Pflegeassistentin die Tücher erneut um die Waden. Je nach **Kreislaufsituation** des Patienten wiederholt sie diese Prozedur drei- bis viermal. Dann legt sie eine Pause ein und kontrolliert die Körpertemperatur. Ist diese um 1 °C gesunken, beendet sie die Maßnahme.

> **ACHTUNG** Zeigt der Patient Anzeichen einer Kreislaufinstabilität, ist ihm unwohl, friert er oder sind seine Unterschenkel kalt, bricht die Pflegeassistentin die Maßnahme sofort ab.

Nach der Maßnahme trocknet die Pflegeassistentin die Unterschenkel ab und achtet auf Hautschäden. Auf Wunsch zieht sie dem Patienten Strümpfe an, deckt ihn zu und sorgt für Ruhe. Abschließend desinfiziert sie ihre Hände.

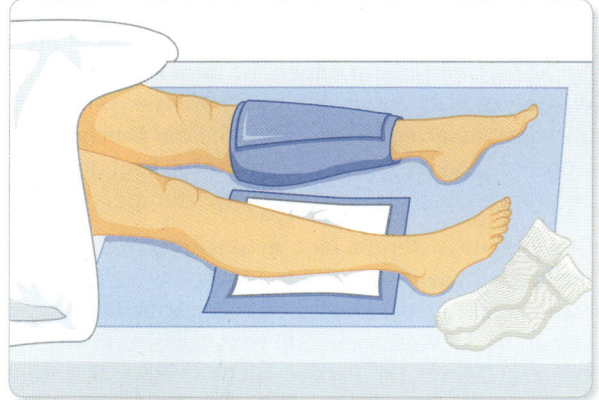

Abb. 14.24: Wadenwickel sind eine effektive, nicht medikamentöse Möglichkeit, um Fieber zu senken.

14.6.2 Grippe (Influenza)

Grippe: Kap. 12.3.5, S. 267

> **DEFINITION** Die **Grippe** wird durch sogenannte Influenzaviren ausgelöst. Eine Impfung (S. 324) ist möglich, allerdings verändern sich Influenzaviren schnell, sodass der Impfstoff in jedem Jahr wechselt – je nachdem, welcher Virenstamm gerade am häufigsten ist. Die beste Zeit für eine Grippeschutzimpfung ist Oktober/November.

Krankheitsentstehung

Influenzaviren werden von Mensch zu Mensch über Tröpfcheninfektion (Abb. 14.25) oder im direkten Kontakt, z. B. beim Händeschütteln, übertragen. Bis zu einer Woche nach dem Ausbruch der Krankheit sind Patienten ansteckend. Die **Inkubationszeit** beträgt 1–2 Tage.

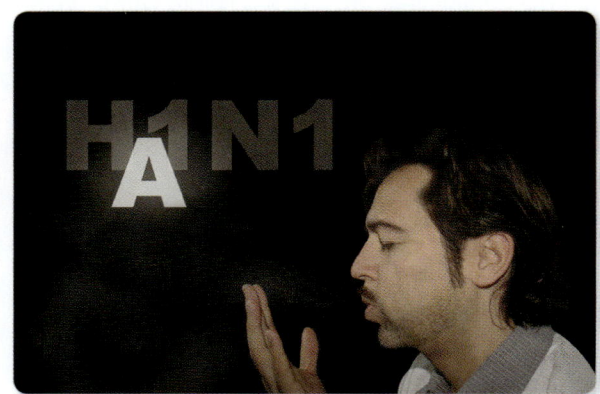

Abb. 14.25: Durch Tröpfcheninfektion werden die Grippeviren übertragen.

Symptome

- Entzündung der oberen Luftwege
- hohes Fieber, starke Kopf- und Gliederschmerzen
- Lichtempfindlichkeit
- Bronchitis und/oder Pneumonie

Das Grippevirus schwächt den Körper und erleichtert anderen Infektionen die Entstehung. Daher kann eine Grippe auch tödlich verlaufen.

Diagnose

- Beobachtung der Symptome
- Schnelltest durch Nasenabstrich
- PCR-Test (Polymerase-Kettenreaktion) identifiziert das Erbgut des Virus

Therapie

- Virustatika (Medikamente, die die Vermehrung von Viren hemmen) bei Influenza vom Typ A, möglichst innerhalb der ersten 48 Stunden nach dem Auftreten der ersten Symptome
- Behandlung der Symptome mit fiebersenkenden Schmerzmitteln

Wichtige Pflegemaßnahmen

Die Pflege entspricht der allgemeinen Pflege bei Infektionskrankheiten, im Vordergrund stehen die Pflege bei Fieber sowie die Pflege bei Atemwegsinfekten (S. 262).

Schutz- und Hygienemaßnahmen

- erkrankte Patienten möglichst nur durch geimpfte Pflegende versorgen
- persönliche Schutzausrüstung tragen:
  - Schutzkittel
  - Einmalhandschuhe
  - Atemschutzmasken der Klasse FFP2 (filtern bei korrekter Anwendung bis zu 92 % der Erreger aus der eingeatmeten Luft)
- Patienten anleiten:
  - in Einmalpapiertaschentuch oder in die Ellenbeuge bzw. den Arm zu husten/niesen
  - nach dem Naseputzen Hände desinfizieren
- hygienische Händedesinfektion nach allen Kontakten mit dem Patienten und seinem Umfeld
- Kontaktflächen, Geräte und Pflegehilfsmittel täglich und nach jeder Nutzung aufbereiten
- Geschirr in geschlossenem Wagen/Behälter zur Routineaufbereitung (>60 °C) transportieren
- Wäsche im Doppelsackverfahren der desinfizierenden Aufbereitung zuführen
- Abfall im Zimmer sammeln, entsprechend dem hauseigenen Hygienekonzept im Doppelsackverfahren entsorgen

> **ACHTUNG** Zur Desinfektion verwenden die Pflegenden Produkte, die „begrenzt viruzid" wirken, dies sind in der Regel die verwendeten Standardprodukte.

- Isolierung im Einzelzimmer oder – bei mehreren Grippepatienten – in der Gruppe isolieren (Kohortenisolierung)

> **MELDEPFLICHT** Für die saisonale (jährlich wiederkehrende) Grippe gibt es keine generelle Meldepflicht. Nur bei Ausbrüchen mit Influenza müssen Krankenhäuser und Pflegeeinrichtungen das zuständige Gesundheitsamt informieren. Ausnahme: Die sog. „Vogelgrippe" ist immer meldepflichtig!

14.6.3 Gastroenteritis durch Noroviren

> **DEFINITION** Beim **Norovirus** handelt es sich um einen hochinfektiösen Erreger der Gastroenteritis (S. 409). Bereits 10 Viren können eine Infektion auslösen. Da es über zwanzig verschiedene Untergruppen des Norovirus gibt, die sich zudem noch verändern, entsteht durch eine Erkrankung kein Schutz gegen eine erneute Ansteckung.

Krankheitsentstehung

Für die Infektion mit dem Norovirus kommen folgende **Übertragungswege** infrage:
- Kontakt mit Stuhl oder Erbrochenem
- Einatmen des Virus durch das beim Erbrechen entstehende Aerosol
- kontaminierte Getränke oder Speisen, Kontakt mit kontaminierten Gegenständen

Besonders gefährdet sind Menschen in Gemeinschaftseinrichtungen, z. B. Bewohner und Personal von Pflegeheimen.

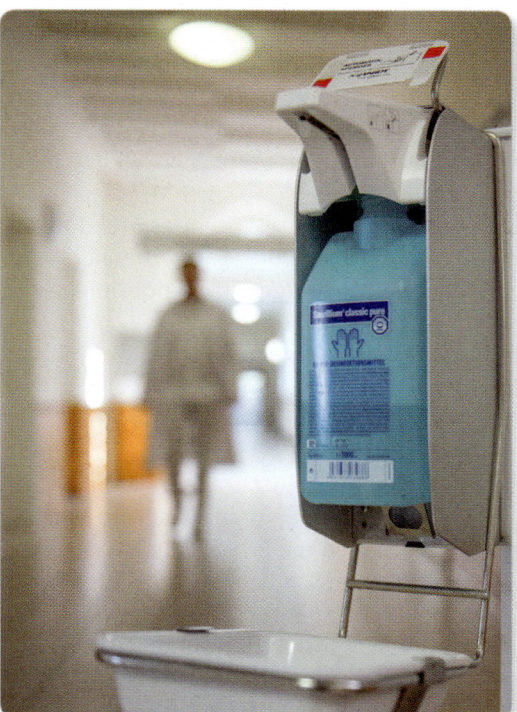

Abb. 14.26: Auch Besucher sind in der Händedesinfektion anzuleiten, um die Weiterverbreitung der Noroviren außerhalb der Einrichtung zu vermeiden.

Symptome

- starke Übelkeit
- plötzlich einsetzendes Erbrechen
- Diarrhö
- Bauchkrämpfe

Diagnose

- Symptome beobachten
- Erregernachweis im Labor

Therapie

Die Therapie erfolgt in erster Linie symptomatisch, im Vordergrund steht der Ausgleich des Flüssigkeitsverlusts durch Infusion (bei stationärer Aufnahme). Bei sehr starkem Erbrechen können Antiemetika (Anti-Brechmittel) zum Einsatz kommen.

Wichtige Pflegemaßnahmen

- Infizierte Personen mit eigenem Bad isolieren.
- Eine sorgfältige Hautpflege im Analbereich kann Schädigungen und Reizungen der Haut verhindern.
- Gewissenhafte Hygiene:
  - Händedesinfektion nach jedem Kontakt mit einem voll **viruziden** (Viren tötenden) Desinfektionsmittel, z. B. Sterilium virugard® (Einwirkzeit 2 Minuten) oder Softa-Man® (Einwirkzeit 1 Minute)
  - mind. einmal täglich Flächendesinfektion der Kontaktflächen (Türgriffe, Sanitärbereich usw.) mit einem voll viruzidem Flächendesinfektionsmittel
  - Desinfektion der genutzten Hilfsmittel mit voll viruzidem Desinfektionsmittel
  - Umgang mit Geschirr, Wäsche und Abfall: vgl. Vorgehen bei Grippe (S. 336)
  - Mund- und Nasenschutz tragen, wenn der Patient beim Erbrechen unterstützt wird und bei jeglichem Umgang mit Erbrochenem
  - flüssigkeitsdichten Schutzkittel und Einmalhandschuhe bei allen Patientenkontakten tragen
- nach Ende der Symptome frühzeitige Flüssigkeitsaufnahme

ACHTUNG Die Pflegenden führen die Isolation nach Ende der Symptome noch für weitere 48 Stunden fort, da der Patient in dieser Phase noch hoch ansteckend ist. Auch bis zu zwei Wochen danach scheidet er noch Noroviren in geringer Zahl aus. Daher ist auch nach dem Ende der Einzelunterbringung eine gute Hände- und Toilettenhygiene sehr wichtig.

- Zimmer nach Ende der Isolation komplett mit viruzidem Desinfektionsmittel aufbereiten

MELDEPFLICHT Für Noroviren besteht eine Meldepflicht bei
- Vorliegen einer Häufung von Erkrankungen (mindestens zwei Personen, bei denen die Erkrankung in einem Zusammenhang steht) und bei
- jedem Erkrankten, der mit Lebensmitteln arbeitet.

14.6.4 Salmonellen-Enteritis

DEFINITION Eine **Salmonellen-Enteritis** ist eine Durchfallerkrankung, die durch Salmonellen-Bakterien verursacht wird.

Krankheitsentstehung

Salmonellen werden von infizierten Menschen oder Tieren übertragen. Als **Infektionswege** kommen infizierte Lebensmittel, z. B. Hühnereier und Geflügelfleisch, infrage (Abb. 14.27). Von Mensch zu Mensch wird die Salmonellen-Enteritis über Fäkalien durch Schmierinfektion übertragen. Die **Inkubationszeit** beträgt 6–24 Stunden.

TIPP Folgende Maßnahmen helfen, einer Salmonellen-Enteritis vorzubeugen:
- Speisen mit Frischei meiden
- Bratgut durchbraten
- Auftauwasser von Geflügel sorgfältig entsorgen

Pflege bei Infektionskrankheiten

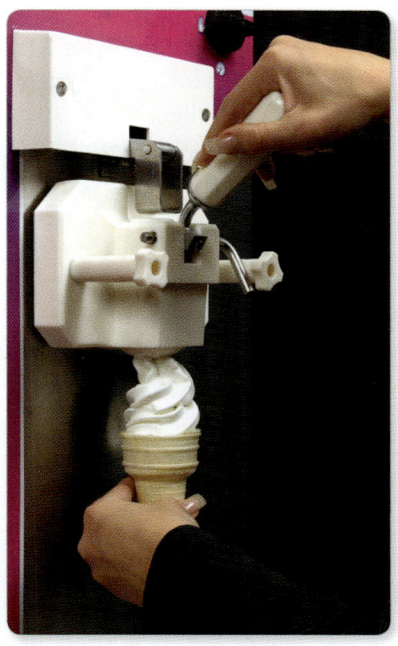

Abb. 14.27: Wird die Kühlkette unterbrochen oder ist die Kühlung nicht ausreichend, können sich gerade in tierischen Produkten Erreger schnell vermehren, z. B. auch in Eis.

- Kontaktflächen, Geräte und Pflegehilfsmittel täglich und nach jeder Nutzung aufbereiten
- Umgang mit Geschirr, Wäsche und Abfall: vgl. Vorgehen bei Grippe (S. 336)

Bei guter Einhaltung der Hygienemaßnahmen durch den Patienten kann auf eine Einzelunterbringung verzichtet werden. Ist die Einhaltung nicht gewährleistet, bringen die Pflegenden den Patienten in einem Isolierungszimmer unter.

MELDEPFLICHT Bei Salmonellen besteht die gleiche Meldepflicht wie bei Noroviren (oben). Zusätzlich ist jeder Verdacht, die Erkrankung und der Tod an Salmonella typhi und paratyphi meldepflichtig.

14.6.5 MRSA (methicillinresistenter Staphylococcus aureus), MRGN (multiresistente gramnegative Erreger)

Hygiene: Kap. 4.8, S. 84

DEFINITION MRE (multiresistente Erreger): Erreger, die gegen eine Vielzahl an Antibiotika resistent (widerstandsfähig) sind (S. 322).

MRSA (methicillinresistenter Staphylococcus aureus): kugelförmige Bakterien, die gegen Antibiotika, die Methicillin enthalten und in der Vergangenheit gegen das Bakterium eingesetzt wurden, resistent sind.

MRGN (multiresistente gramnegative Stäbchen/Erreger): bestimmte stäbchenförmige Bakterien, die gegen drei (3MRGN) oder vier (4MRGN) verschiedene Antibiotikaklassen resistent sind.

Symptome

Die häufigsten Symptome sind Durchfall, Fieber und Erbrechen. Im schlimmsten Fall sind auch Nierenversagen oder eine lebensgefährliche Kreislaufschwäche mit Todesfolge gerade bei älteren Menschen möglich.

Diagnose

Die Diagnose erfolgt durch Laboruntersuchung einer **Stuhlprobe**.

Therapie

Im Vordergrund der Therapie steht der Ausgleich von Flüssigkeits- und Mineralstoffverlusten. Gerade bei älteren Menschen kommen auch Antibiotika infrage.

Wichtige Pflegemaßnahmen

- auf ausreichende Flüssigkeitszufuhr achten
- Vitalzeichen und Stuhl beobachten
- sorgfältige Hautpflege im Intim- und Analbereich

Schutz- und Hygienemaßnahmen

- persönliche Schutzausrüstung tragen:
  - Schutzkittel
  - Einmalhandschuhe
- Desinfektion mit Standarddesinfektionsmitteln:
  - Händedesinfektion nach allen Kontakten mit dem Patienten und seinem Umfeld

Krankheitsentstehung

Eine Infektion mit einem MRSA oder MRGN entsteht auf dem gleichen **Infektionsweg** wie eine Erkrankung mit einem nicht resistenten Erreger. Entsprechend können z. B. die Nasenschleimhaut, die Atemwege, eine Wunde oder auch jeder andere Bereich des Körpers betroffen sein. Vor allem in warmen, feuchten und behaarten Körperregionen wie den Achselhöhlen, der Stirn-Haar-Grenze oder im Bereich von Genital und Anus können die meisten Erreger gut überleben.

Zu unterscheiden ist die **Infektion,** also die akute Erkrankung durch einen MRE, von der **Kolonisation.** Bei der Kolonisation liegen keine Symtome vor, der Patient trägt den resistenten Keim aber auf oder in sich. Verschlechtert sich der Zustand des Menschen, kann durch eine Erkrankung oder eine Operation aus der Kolonisation eine Infektion entstehen.

Der Unterschied zu einem anderen Erreger besteht darin, dass eine Infektion mit einem MRSA oder MRGN erheblich schwerer zu bekämpfen ist. Wie andere Erreger auch, können sich multiresistente Erreger zudem auch über das Blut ausbreiten und eine Sepsis (S. 616) verursachen.

> **TIPP** **Eintrittspforten** für multiresistente Erreger sind zudem alle Einstichstellen, z. B. bei Injektionen, Infusionen sowie Drainagen, aber auch z. B. Blasenkatheter und Ernährungssonden. Auch hier ist ein äußerst hygienisches Vorgehen wichtig.

Symptome

Die Symptome hängen maßgeblich davon ab, welcher Bereich von der Infektion bzw. Besiedlung mit MRSA bzw. MRGN betroffen ist. Die Symptome gleichen dabei der Erkrankung mit nicht resistenten Erregern eines verwandten Erregerstamms.

Diagnose

Die Diagnose wird durch eine Laboruntersuchung des Bluts oder eines Abstrichs, z. B. aus der Nase, gestellt.

Therapie

Die Therapie einer MRSA-Kolonisation besteht in der sogenannten **Sanierung,** dies bedeutet, dass alle krank machenden, resistenten Keime aus dem menschlichen Körper entfernt werden. Auf welche Art die Sanierung stattfinden soll, wie lange sie dauert und welche Körperbereiche einbezogen werden, legt der Arzt fest, infrage kommen z. B. bei einer rein lokalen Besiedlung einer Wunde die regelmäßige Desinfektion der Wunde mit geeigneten Antiseptika. Bei einer Ganzkörperbesiedlung hingegen waschen die Pflegenden den Patienten für mehrere Tage mit antiseptischen Seifen und verwenden zusätzlich, nach ärztlicher Anordnung, eine gegen den Keim wirksame Mundspüllösung und Nasensalbe.

Um den Grad der Sanierung zu prüfen, werden in bestimmten zeitlichen Abständen **Abstriche** von den besiedelten Bereichen untersucht. Erst wenn drei Abstriche von allen Körperstellen, die vormals mit dem Erreger besiedelt waren, auf denen also MRSA nachgewiesen wurden, an unterschiedlichen Tagen negativ sind, ist der betreffende Körperbereich saniert und der Arzt hebt die Schutzmaßnahmen auf.

Ärzte können auf die Bildung von multiresistenten Erregern Einfluss nehmen, indem sie **Antibiotika** zurückhaltend einsetzen. Ist ein Antibiotikum notwendig, sollte es so lange angewandt werden, bis alle Erreger getötet sind und nicht letzte überlebende Bakterien übrig bleiben, die resistent werden – und weitere resistente Erreger nach sich ziehen.

Für MRGN gibt es noch keine wirksamen Konzepte, um eine Kolonisation zu beseitigen.

Liegt eine Infektion mit einem MRE vor, führt der Arzt auf Basis der mikrobiologischen Befunde eine Therapie mit einem der verbliebenen Reserveantibiotika durch. Allerdings gibt es bereits erste Bakterienstämme, gegen die es keine wirksamen Antibiotika mehr gibt.

Wichtige Pflegemaßnahmen

- Bildung und Verbreitung von multiresistenten Erregern vermeiden durch:
  - Dauer und Zeitpunkt der Antibiotikaeinnahme genau nach ärztlicher Anordnung
  - korrekte Hände und Flächenhygiene zur richtigen Zeit, am richtigen Ort, mit der richtigen Desinfektionsmittelkonzentration (S. 80)
- bei betroffenen Patienten auf besondere Hygienemaßnahmen achten (S. 84)
- klären bzw. mit dem Arzt besprechen:
  - Gibt es Personen, die einen besonderen Schutz benötigen, z. B. aufgrund einer Abwehrschwäche?
  - Welche Personen sind zu informieren? Nur wer informiert ist und geschult bzw. angeleitet wurde, vor allem in der Händedesinfektion, kann sich gezielt schützen und einer Weiterverbreitung entgegenwirken (Abb. 14.28).
  - Wie und wann erfolgt die Sanierung?

Weitere konkrete Pflegemaßnahmen ergeben sich aus der Erkrankung des Patienten, so sind beispielsweise bei einer Pneumonie andere Maßnahmen notwendig als bei einer mit MRSA infizierten Wunde.

Pflege bei Infektionskrankheiten

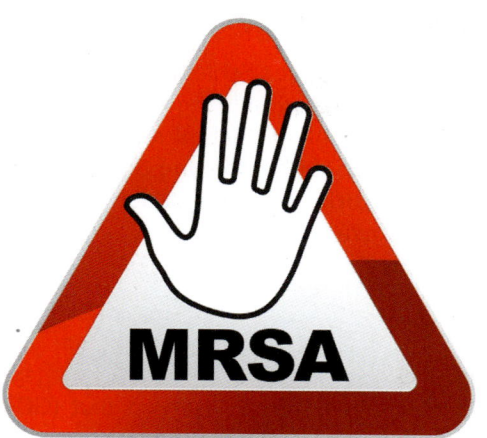

Abb. 14.28: Ist eine MRSA-Infektion bekannt, sollten alle Personen, die Kontakt zum Patienten haben, darüber informiert sein, um Hygieneregeln einzuhalten.

> **MELDEPFLICHT** Nachweise von MRSA aus sterilem Material, z. B. Blut oder Liquor, sind meldepflichtig.
>
> Für MRGN gelten je nach Bundesland unterschiedliche Meldevorgaben.

> **MERKE** Für die infizierten Personen ist es wichtig, nicht durch Schutzmaßnahmen den Kontakt zum sozialen Umfeld zu verlieren. Zu Hause ist ein normaler sozialer Kontakt zwischen dem Pflegebedürftigen und seinen Familienmitgliedern in der Regel ohne spezielle Maßnahmen möglich.
>
> Körperlicher Kontakt mit schwer kranken Patienten oder mit offenen Wunden sollte jedoch auch im häuslichen Umfeld vermieden werden.

14.6.6 Diphtherie

> **DEFINITION** Die **Diphtherie** ist eine Atemwegserkrankung, die durch ein **Toxin** (Giftstoff) des Corynebacteriums diphteriae ausgelöst wird.
>
> Der Erkrankung kann durch eine Schutzimpfung vorgebeugt werden, die bereits im Kindesalter empfohlen wird und danach alle 10 Jahre eine Auffrischimpfung benötigt.

Krankheitsentstehung

Der Erreger der Diphterie wird durch **Tröpfchen-** oder **Schmierinfektion** bei direktem Kontakt von Mensch zu Mensch übertragen. Die Übertragung durch verunreinigte Gegenstände ist selten. Die Inkubationszeit beträgt 2–5 Tage, selten auch bis zu 8 Tage.

Symptome

- Entzündung der Gaumenmandeln
- Pneumonie
- Lähmung der Atemmuskeln
- Herzversagen

Diagnose

- Abstriche aus Nasen- und Rachenraum für eine Bakterienkultur. An den so gewonnenen Erregern wird das Diphterietoxin nachgewiesen.

Therapie

- Bei Verdacht **sofortige** Gabe von Diphtherie Antitoxin („Gegengift")
- Antibiotika

Wichtige Pflegemaßnahmen

- Lokale Behandlung der Rachenbeschwerden, z. B. kühlende Umschläge
- Engmaschige Krankenbeobachtung in der Akutphase
- Sauerstoffgabe nach Arztanordnung

Schutz- und Hygienemaßnahmen

- Erkrankte Patienten möglichst nur durch geimpfte Pflegende versorgen
- Persönliche Schutzausrüstung tragen:
  - Schutzkittel
  - Einmalhandschuhe
  - Mund-Nasen-Schutz
- Desinfektion mit Standarddesinfektionsmitteln:
  - hygienische Händedesinfektion nach allen Kontakten mit dem Patienten und seinem Umfeld
  - Kontaktflächen, Geräte und Pflegehilfsmittel täglich und nach jeder Nutzung aufbereiten
  - Umgang mit Geschirr, Wäsche und Abfall: vgl. Vorgehen bei Grippe (S. 336)
  - Patienten in Einzelzimmer mit eigenem Sanitärbereich unterbringen
  - Hygienemaßnahmen durchführen, bis drei Rachenabstriche im Abstand von jeweils 24 Stunden negativ waren

ACHTUNG Bei allen engen Kontaktpersonen (Mitbewohner, Patienten im selben Zimmer, Pflegende) sollte nach Auftreten einer Diphterie ein Rachenabstrich genommen werden. Für diese Personen ist der Impfschutz zu prüfen und ggf. aufzufrischen. Je nach ärztlicher Entscheidung kann für die Kontaktpersonen eine prophylaktische Antibiotikatherapie sinnvoll sein.

MELDEPFLICHT Bereits der Verdacht, aber auch die Erkrankung und der Tod an Diphterie sind dem Gesundheitsamt unverzüglich zu melden.

14.6.7 Hepatitis B

DEFINITION Die **Hepatitis B** ist eine infektiöse Erkrankung der Leber, die durch das Hepatitis-B-Virus (HBV) verursacht wird. Neben der Hepatitis B gibt es weitere Hepatitiden, z. B. Hepatitis A, Hepatitis C. Diese Viren gehören jedoch zu verschiedenen „Familien", gemeinsam ist ihnen nur, dass sie Leberzellen angreifen und infizieren.

Krankheitsentstehung

Übertragungswege des Hepatitis-B sind:
- Schmierinfektion durch infizierte Gegenstände, im Gesundheits- und Pflegewesen, z. B. Nadelstichverletzungen; potenziell auch über unsaubere Instrumente bei Tätowierungen und Piercings
- Geschlechtsverkehr mit infizierten Personen
- Bluttransfusionen (in Deutschland sind Testungen für Blutspender und Blutprodukte vorgeschrieben)
- Schwangere können eine Hepatitis B auf ihr Kind übertragen

Die **Infektiosität** besteht bereits vor dem Auftreten der ersten Symptome, die sich meist eine Woche nach dem Infektionsereignis zeigen. Die **Inkubationszeit** beträgt 45–180 Tage.

Leberzirrhose und Leberkarzinom kommen als Spätfolgen einer Hepatitis-B-Infektion infrage.

MERKE Einer Hepatitis B kann vorgebeugt werden, z. B. durch:
- Impfung, besonders von Pflegepersonal und Ärzten
- Nutzung von Kondomen
- hygienisches Arbeiten

Symptome
- Gelbfärbung von Haut, Schleimhäuten und Skleren
- brauner Urin, heller Stuhlgang
- allgemeines Krankheitsgefühl mit Abgeschlagenheit, Appetitlosigkeit, Kopf- und Gliederschmerzen
- Völlegefühl, Übelkeit, Widerwillen gegen Essen und Essensgerüche
- erhöhte Temperatur

Diagnose
- Laboruntersuchung:
  - Anstieg der Transaminasen im Blut (GOT und GPT)
  - Nachweis der Antigene (des Erregers) und der Antikörper (als Reaktion des Körpers auf die Infektion) im Blut
  - Nachweis der DNA des Erregers

Therapie
- bei akuter Hepatitis symptomatische Therapie: Verzicht auf Alkohol, körperliche Schonung
- bei chronischer Hepatitis: Virustatika

Wichtige Pflegemaßnahmen
- Hygienemaßnahmen einhalten, besonders beim Umgang mit Blut und Körperflüssigkeiten
- allgemeine Maßnahmen wie Bettruhe, bei Bedarf Prophylaxen (S. 186)
- Kontaktpersonen in der Händedesinfektion anleiten; diese ist durchzuführen, wenn sie das Zimmer des Patienten verlassen.

Schutz- und Hygienemaßnahmen
- Erkrankte Patienten möglichst nur durch geimpfte Pflegende versorgen
- Schutzausrüstung tragen bei (potenziellem) Kontakt mit infektiösen Sekreten:
  - Schutzkittel
  - Einmalhandschuhe
  - bei Gefahr von Aerosolbildung, z. B. beim offenen Absaugen: Mund-Nasen-Schutz und Schutzbrille
- Desinfektion mit Standarddesinfektionsmitteln:
  - hygienische Händedesinfektion nach allen Kontakten mit dem Patienten und seinem Umfeld
  - Umgang mit Geschirr, Wäsche und Abfall: vgl. Vorgehen bei Grippe (S. 336)
  - scharfe und spitze Gegenstände sicher entsorgen

MELDEPFLICHT Sowohl der Verdacht als auch die Erkrankung und der Tod an **jeder** neu aufgetretenen Virushepatitis ist dem zuständigen Gesundheitsamt mit dem Namen des Patienten zu melden.

TIPP Stichverletzungen sind unverzüglich dem Betriebsarzt zu melden. Je nach Impfstatus und Verletzung leitet dieser eine Post-Expositionsprophylaxe (PEP) ein.

14.6.8 Hepatitis A

DEFINITION Die **Hepatitis A** ist eine infektiöse Erkrankung der Leber, die durch das Hepatitis-A-Virus (HAV) verursacht wird. Neben der Hepatitis A gibt es weitere Hepatitiden, z. B. Hepatitis B, Hepatitis C.

Krankheitsentstehung

Der **Infektionsweg** der Hepatitis A ist fäkal-oral. Die **Infektionsquelle** ist also Stuhl, der das Virus enthält. Infizierte Menschen hatten also entweder direkten Kontakt zu infiziertem Stuhl oder aber das Virus wurde über kontaminierte (verunreinigte) Nahrungsmittel oder Trinkwasser, die Spuren des Stuhls und damit des Virus enthalten haben, verursacht. Häufig sind Schmierinfektionen, die auf schlechte hygienische Verhältnisse zurückzuführen sind.

Symptome

Die Symptome ähneln denen der Hepatitis B, im Allgemeinen handelt es sich um einen milden und komplikationslosen Verlauf.

Diagnose

Die Diagnose erfolgt durch **Blutuntersuchung,** bei der nach Antigenen und Antikörpern gesucht wird.

Therapie

- bei akuter Hepatitis symptomatische Therapie: Verzicht auf Alkohol, körperliche Schonung
- lebertoxische Medikamente in Absprache mit dem Arzt absetzen
- fettarme, kohlenhydratreiche Kost

Wichtige Pflegemaßnahmen

Im Vordergrund der Pflege stehen neben der Behandlung der Symptome **hygienische Maßnahmen:**
- Isolierung von Patienten mit nicht kontrollierbaren Durchfällen, die die erforderlichen Hygienemaßnahmen nicht einhalten können
- Schutzkittel oder Einmalschürze: bei möglichem Kontakt mit Stuhl; Wechsel mindestens einmal täglich oder nach Verschmutzung
- Einmalhandschuhe: bei Kontakt mit Ausscheidungen, Körperflüssigkeiten, kontaminierten Körperbereichen und Gegenständen (z. B. verschmutzte Bettwäsche)
- Händedesinfektion: mit viruzidem Desinfektionsmittel nach direktem Kontakt mit infektiösem Material, nach Ausziehen der Handschuhe, zwischen Pflegemaßnahmen

Schutz- und Hygienemaßnahmen

- Erkrankte Patienten möglichst nur durch geimpfte Pflegende versorgen
- Schutzausrüstung tragen:
  - Schutzkittel
  - Einmalhandschuhe
- Desinfektion mit Standarddesinfektionsmitteln:
  - Hygienische Händedesinfektion nach allen Kontakten mit dem Patienten und seinem Umfeld
  - Umgang mit Geschirr, Wäsche und Abfall: vgl. Vorgehen bei Grippe (S. 336)
  - Im Krankenhaus benötigt der Patient bis zu 2 Wochen nach Beginn der Erkrankung eine eigene Toilette!

14.6.9 AIDS (acquired immune deficiency syndrome)/HIV

DEFINITION Als **AIDS** wird das späte Stadium einer HIV-Infektion verstanden.

HIV: HI-Virus (humanes Immunschwäche-Virus), das die Immunabwehr durch Infektion der T-Lymphozyten (S. 317) schädigt.

Krankheitsentstehung

Das HI-Virus wird von Mensch zu Mensch übertragen durch eine infektiöse Körperflüssigkeit, die in eine Wunde oder auf eine entsprechende Schleimhaut gelangt oder durch den Kontakt von Schleimhäuten, z. B. Vorhaut-, Penis-, Vaginalschleimhaut.

Mögliche HIV-infizierte Körperflüssigkeiten:
- Samenflüssigkeit
- Flüssigkeitsfilm auf Schleimhäuten, z. B. Anusschleimhaut, Scheidenschleimhaut, Penisschleimhäute
- Blut
- Muttermilch

Infektionswege:
- sexueller Kontakt ohne Kondom
- gemeinschaftlicher Gebrauch von infizierten Injektionskanülen oder Nadelstichverletzungen
- Bluttransfusionen (heute eher selten)
- entzündete Hautschichten stellen auch eine mögliche Eintrittspforte dar

Während der Geburt kann der Virus von einer HIV-infizierten Mutter auf das Kind übertragen werden. Das Risiko lässt sich erheblich verringern, wenn die infizierte Mutter ihre Viruslast durch eine Therapie senken konnte und die Geburt in einer für HIV-Geburten spezialisierten Klinik erfolgt. Allerdings sollten HIV-infizierte Mütter nicht stillen. [3]

Die **Inkubationszeit** beträgt Monate bis Jahre.

Bei Verdacht auf oder Möglichkeit einer HIV-Infektion, z. B. nach einer Nadelstichverletzung, ist eine mehrwöchige Therapie mit Blutkontrollen erforderlich, eine **HIV-Postexpositionsprophylaxe.** Die Nadelstichverletzung ist dem Betriebsarzt zu melden.

Symptome

Die Krankheit kann in drei Phasen eingeteilt werden.

1. Phase: Akute HIV-Infektion mit stärkeren oder schwachen grippeähnlichen Symptomen

2. Phase: Beschwerdefreie Phase trotz Ansteckung (Latenzphase) Diese Phase kann einige Jahre andauern.

3. Phase: Voller Ausbruch der Immunschwäche AIDS. Es treten schwere, durch die Immunschwäche verursachte Begleiterkrankungen wie Pneumonien, Hautkrebs und Erkrankungen des Nervensystems auf.

Diagnose

Je früher die Diagnose gestellt wird, umso länger kann der Ausbruch hinausgezögert werden. Risikogruppen sollten sich deshalb früh testen lassen. Es gibt einen HIV-Antikörper-Test und die Möglichkeit, den Virus oder dessen Bestandteile direkt nachzuweisen. Über die Aussagegenauigkeit und die Sicherheit der verschiedenen Testverfahren kann man sich beim RKI oder der Deutschen AIDS-Hilfe informieren. Die Durchführung der Tests kann anonym erfolgen.

> **TIPP** Eine Zulassung eines HIV-Tests für Zuhause ist auch in Deutschland geplant.

Therapie

Die Erkrankung ist nicht heilbar (Abb. 14.29), aber sie lässt sich eindämmen. Die Therapie erfolgt bei spezialisierten Ärzten, durch welche regelmäßig die Virenlast (Menge der Viren im Blut) kontrolliert wird.

Nach der Diagnosestellung kann schon vor Ausbruch der 3. Phase – in der Latenzphase - durch eine antivirale Behandlung verlängert werden. Dadurch kann der Ausbruch von AIDS verzögert werden. Nach Ausbruch der dritten Phase bewirkt die antivirale Therapie eine Verminderung der Begleiterkrankungen und kann dadurch die Lebensqualität erheblich verbessern.

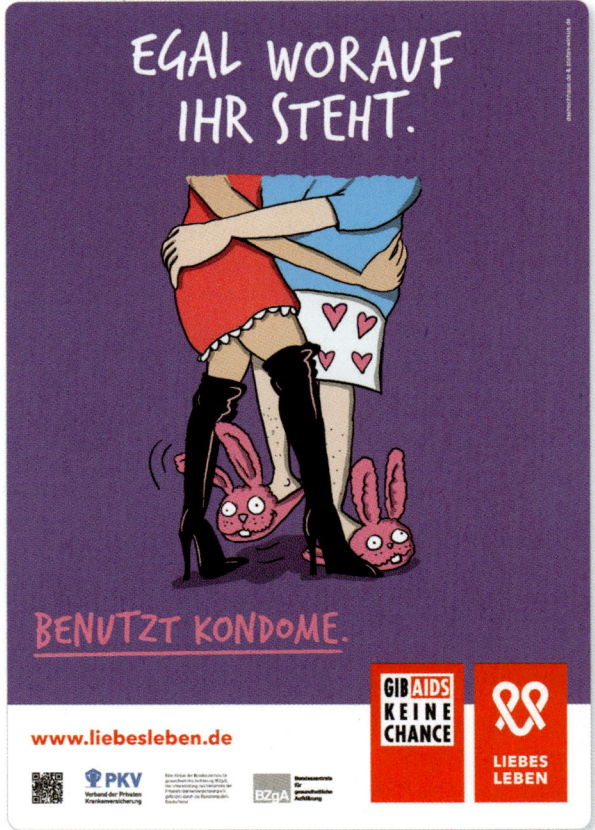

Abb. 14.29: Kondome bieten einen einfachen Schutz, um sich vor der Übertragung von HIV-Viren und Geschlechtskrankheiten zu schützen.

Wichtige Pflegemaßnahmen

- Ein Einzelzimmer ist nicht generell, sondern nur bei Bedarf als Umkehrisolation notwendig.
- Hygienisch besonders sorgsam handeln, z. B. Obst und Gemüse immer waschen
- Infektions- und Verletzungsquellen reduzieren, z. B. bei der Zahnpflege oder Rasur
- Haut und Schleimhaut hinsichtlich Infektionen beobachten
- Sorgfältige Haut- und Mundpflege
- Regelmäßige Gewichtskontrollen
- Zu erwartende unerwünschte Wirkungen der antiviralen Therapie mit dem Arzt besprechen und womöglich gegensteuern
- Bewusstseinsstatus beobachten
- Auf sozialen Rückzug und depressive Verstimmung achten und besprechen (mit Patient und Arzt)

Weitere Pflegemaßnahmen richten sich nach dem aktuellen Gesundheitszustand bei Ausbruch der Erkrankung, z. B. Pflege bei Fieber, Diarrhö, lokale Entzündungen.

Schutz- und Hygienemaßnahmen

- Schutzausrüstung bei (potenziellem) Kontakt mit infektiösen Sekreten:
  - Schutzkittel
  - Einmalhandschuhe
  - seitlich geschlossene Schutzbrille und Mund-Nasen-Schutz, wenn die Gefahr von Spritzern des infektiösen Materials ins Auge oder die Mundhöhle besteht, z. B. während einer Operation, beim Zahnarzt
- Desinfektion mit Standarddesinfektionsmitteln
- Scharfe und spitze Gegenstände sicher entsorgen
- Schnitt- und Stichverletzungen unverzüglich dem Betriebsarzt melden, ggf. leitet dieser eine Post-Expositionsprophylaxe (PEP) ein.

MELDEPFLICHT Neu aufgetretene HIV-Fälle werden ohne Nennung des Patientennamens durch das Labor an das Gesundheitsamt gemeldet.

TIPP Informationen und kostenlose Unterlagen: www.bzga.de.

14.7 Anker zum Kapitel

- Etwa 5 Liter Blut fließen durch den Körper einer Frau, bei Männern sind es ca. 6 Liter.
- Blut besteht zu etwa 90 % aus Wasser, zu den Blutzellen gehören: Erythrozyten, Leukozyten und Thrombozyten.
- Erythrozyten transportieren den Sauerstoff zu den Zellen.
- Leukozyten sind für die Abwehr von Krankheitserregern zuständig.
- Thrombozyten dienen der Blutstillung nach einer Verletzung. Gleichzeitig wird die Blutgerinnung aktiviert.
- Die Einhaltung von Hygienerichtlinien stellt eine lebenswichtige Unterstützung des Abwehrsystems dar. Hat der Mensch eine Infektionserkrankung oder ist er abwehrgeschwächt, ist die Hygiene umso wichtiger – um andere nicht anzustecken bzw. sich selbst nicht zu infizieren.
- Infektionskrankheiten können den Kreislauf belasten, die Vitalzeichen werden regelmäßig kontrolliert.
- Für einige Infektionserkrankungen besteht Meldepflicht nach dem Infektionsschutzgesetz.

14.8 Wissen festigen und vertiefen

1. Nennen Sie die vier Hauptfunktionen des Bluts. (→ 14.1)
2. Nennen Sie die Hauptaufgabe der Erythrozyten. (→ 14.1)
3. Nennen Sie die Hauptaufgabe der Leukozyten. (→ 14.1)
4. Nennen Sie die Hauptaufgabe der Thrombozyten. (→ 14.1)
5. Erläutern Sie die zentralen Aufgaben des Abwehrsystems. (→ 14.2)
6. Nennen Sie die drei Stufen der Abwehr von Krankheitserregern beim Menschen. (→ 14.2)
7. Erklären Sie, wie sich Bakterien vermehren und welche Gefahr dabei besteht. (→ 14.3.1)
8. Erklären Sie den Begriff Dekontamination. (→ 14.3.2)

9. Beschreiben Sie, was unter einer Entzündung zu verstehen ist. (→ 14.4)

10. Woran kann man bei einem medizinischen Fachbegriff erkennen, dass es sich um eine Entzündung handelt? (→ 14.4)

11. Erklären Sie die Funktion von Fieber. (→ 14.4.4)

12. Begründen Sie, warum mit der Körpertemperatur auch der Puls kontrolliert wird. (→ 14.4.4)

13. Erklären Sie, wie viel °C Unterschied zwischen der axillaren und der sublingualen Temperatur im Vergleich zur Körperkerntemperatur liegen. (→ 14.4.4)

14. Wie hängt bei der fiebersenkenden Waschung die Größe der gewaschenen Körperfläche mit der Wirkung der Waschung und der Kreislaufbelastung zusammen? (→ 14.6.1)

15. Nennen Sie Möglichkeiten, wie im beruflichen und privaten Leben eine Hepatitis-B-Infektion vermieden werden kann. (→ 14.6.7)

15 Die Haut

Aufgaben

- Sinneswahrnehmung von
  - Druck
  - Vibration
  - Juckreiz
  - Temperatur
  - Schmerz
- Schutz vor
  - Umwelteinflüssen
  - Krankheitserregern
  - Austrocknung und Auskühlung

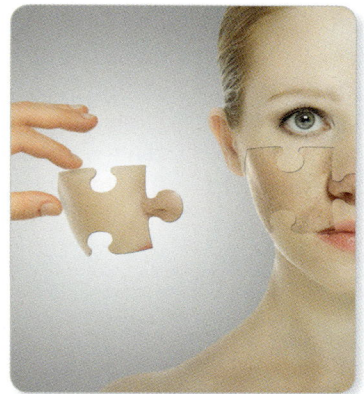

Psychosoziale Aspekte

- Kommunikation
- Körperkontakt
- Ausdruck von **Empfindungen**

Er kann eben nicht raus aus seiner Haut …

Da muss man ein dickes Fell haben …

Das ist doch zum Aus-der-Haut-Fahren …

Pflegeassistenten

… beobachten

- Hautfarbe und Hauttemperatur
- Hauttyp
- Missempfindungen der Haut, z. B. Taubheitsgefühl, Juckreiz
- Schweißbildung
- Hautschäden, auffällige Veränderungen
- Haare und Nägel
- Drainagen, Sonden und Katheter
- Körperschmuck, z. B. Tätowierung

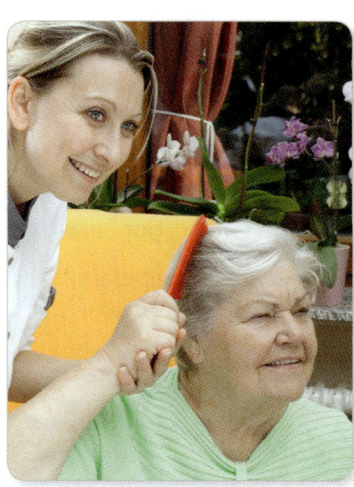

… wirken mit bei der Pflege bei

- Hauterkrankungen
- Dekubitus
- Intertrigo
- Mykosen
- Virusinfektionen, z. B. Herpes simplex

… unterstützen

- bei der Körperpflege, z. B.
  - Ganzkörperpflege im Bett
  - Duschen und Baden
  - Hautpflege
  - Mund- und Zahnpflege
  - Nasen-, Ohren- und Augenpflege
  - Rasur und Haarpflege
  - Intimpflege
  - Hand- und Fußpflege
- beim An- und Auskleiden

„Cody hat den Handwaschlappen schon übergestülpt. Zwei Linsen in seinem flachen schwarzen Kopf fixieren das freigelegte Bein der Patientin. Dann legt er los. Zwar wirkt der Blechpfleger aus dem Healthcare Robotics Lab des Georgia Institute of Technology bei der folgenden Körperpflege etwas ungelenk, doch aller Anfang ist bekanntlich schwer.

Roboter sollen in Zukunft Pflegekräfte entlasten und alten Menschen dabei helfen, ihre Autonomie so lange wie möglich zu wahren. Was auf den ersten Blick verstörend wirkt, ist ein globaler Trend. Die International Federation of Robotics zählt weltweit über 200 Produktideen, Demonstratoren und Prototypen für fast jede Tätigkeit im Haushalts- und Pflegebereich." [2]

Aufgaben

Lesen Sie noch einmal Kapitel 2, S. 21 und erläutern Sie Ihr Verständnis von Pflege.

Sammeln Sie nun Argumente für und gegen den Einsatz von Pflegerobotern bei der Hautpflege.

Lassen Sie sich von einer Freundin/einem Freund in Badekleidung waschen und schreiben Sie Ihre Erfahrungen auf.

15.1 Aufbau der Haut

Die Haut ist das größte **Organ** des Menschen. Sie bedeckt mit ihren fast 2 m² die gesamte **Körperoberfläche.** Sie nimmt Tast-, Druck-, Schmerz- und Temperaturreize auf. Gleichzeitig schützt sie vor Umwelteinflüssen und verhindert, dass Krankheitserreger in den Körper eindringen. Sie bewahrt den Körper davor, auszutrocknen und auszukühlen.

15.1.1 Hautschichten

Epidermis

Die **Epidermis** (Oberhaut, Abb. 15.1) ist die äußerste Hautschicht. Sie erneuert sich ständig. Die neuen Hautzellen entstehen, wenn sich die Zellen der untersten Zelllage der Epidermis teilen. Die neuen Zellen drücken die älteren nach außen in Richtung Hautoberfläche. Dort verhornen die älteren Zellen und lösen sich schließlich als weißliche Hornschuppen von der Hautoberfläche. Eine Zelle lebt etwa 28 Tage, denn so lange dauert es, bis eine neu gebildete Zelle an die Hautoberfläche gelangt. Deshalb verblasst eine Urlaubsbräune etwa nach dieser Zeit.

Korium

Das **Korium** (Lederhaut) ist durch zapfenartige Vorstülpungen, die **Papillen,** mit der Keimschicht der Epidermis verzahnt.

Elastische und kollagene Bindegewebsfasern machen das Korium besonders reißfest und elastisch. Gleichzeitig ist das Bindegewebe des Koriums ein guter Flüssigkeitsspeicher. Die aufgenommene Flüssigkeit erhöht den Innendruck im Gewebe. Daraus folgt eine höhere Gewebespannung, die als **Hautturgor** bezeichnet wird.

Epidermis und Korium bilden zusammen die **Kutis,** die eigentliche Haut.

Subkutis

Die **Subkutis** (Unterhaut) besteht vorwiegend aus Fettgewebe und lockerem Bindegewebe, das die Haut verschieblich macht. Die Bindegewebsfasern unterteilen das Fettgewebe in zahlreiche, mehrere Millimeter große Fettkissen. An Bauch, Hüfte und Gesäß können die Fettpolster der Subkutis bis zu 10 cm dick sein.

Die Subkutis dient vor allem als **Speicher-** oder **Depotfett.** Sie sammelt überschüssige Nahrungsenergie aus dem Stoffwechsel. Zudem schützt sie den Körper aufgrund ihrer schlechten Wärmeleitung als **Isolationsfett** vor dem Auskühlen.

Aufbau der Haut

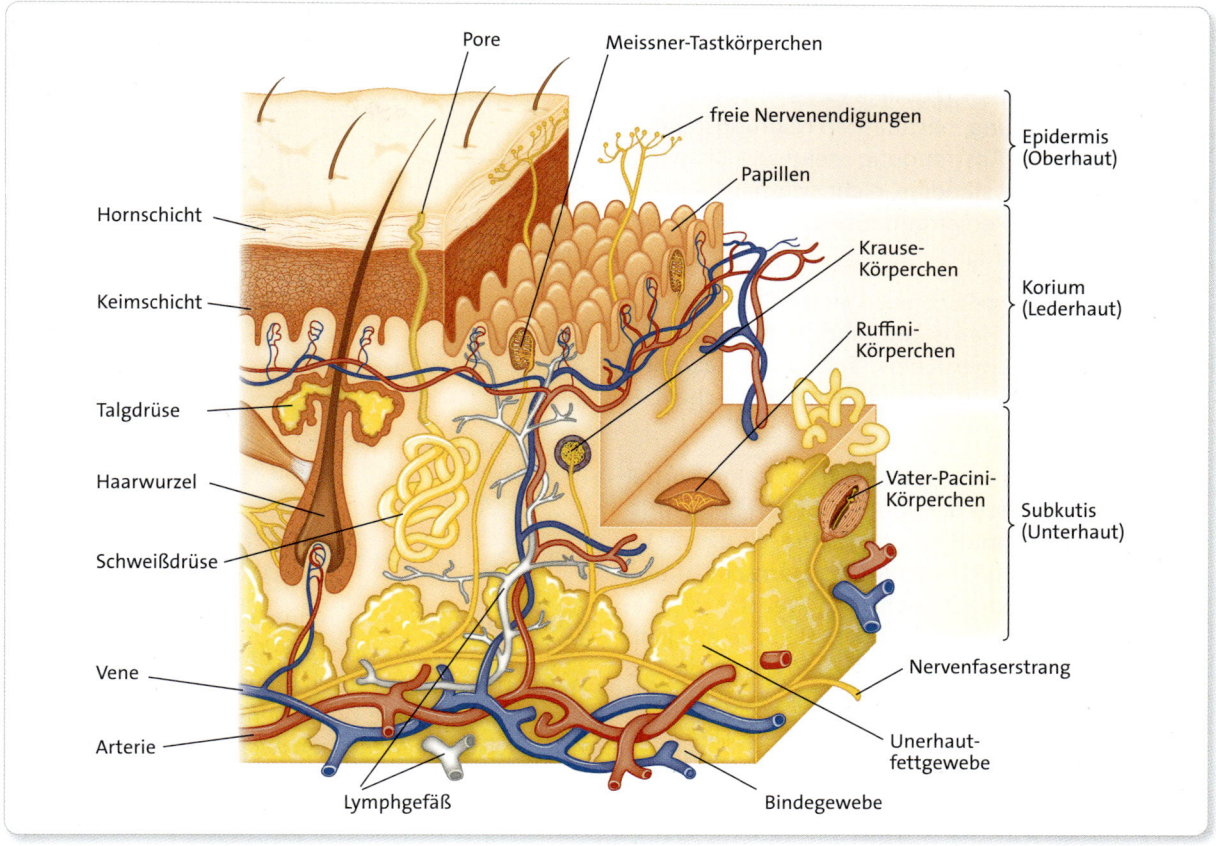

Abb. 15.1: Querschnitt durch die Haut

Ihre Funktion als **Polsterfett** findet die Subkutis an Handflächen und Fußsohlen sowie in der Wangenhaut und als Auskleidung der Augenhöhlen. Das Polsterfett wird im Normalfall nicht verstoffwechselt. Erst bei extremer Mangelernährung oder bei auszehrenden Erkrankungen, z. B. bei Krebs, verbraucht der Körper das Polsterfett. Wangen und Augen erscheinen dann eingefallen, die Hände sind abgemagert.

Blut- und Nährstoffversorgung der Haut

Zahlreiche **Blutgefäße** versorgen das Korium und die Subkutis mit Sauerstoff und Nährstoffen. Die nicht durchblutete Epidermis erhält ihre Nährstoffe aus den Kapillaren des Koriums.

Druckbelastung, gerade wenn sie längere Zeit anhält, kann die Versorgung mit Sauerstoff und Nährstoffen erheblich einschränken. Normalerweise regeneriert sich die Haut nach der Druckentlastung. Regeneriert sie sich nicht, entsteht ein Dekubitus (S. 382).

15.1.2 Hautanhangsgebilde

Zu den **Hautanhangsgebilden** zählen:
- Hautdrüsen
- Kopfhaare
- Körperhaare
- Fingernägel
- Fußnägel

Hautdrüsen

Talgdrüsen

Talgdrüsen sondern Talg ab, der Haare und Haut einfettet und sie geschmeidig hält. Die meisten Talgdrüsen münden in einen Haarkanal. Nicht an Haare gebundene Talgdrüsen haben einen trichterförmigen Ausgang, der als mehr oder weniger große Pore in der Haut erkennbar ist. Ist die Öffnung des Ausführungsgangs einer Talgdrüse verschlossen, bildet sich ein **Komedo** (Mitesser).

Fettige Haut und fettiges Haar zeigen eine starke Talgsekretion an. Trockene und spröde Haut entsteht, wenn die Drüsen wenig Talg produzieren.

Schweißdrüsen

Schweißdrüsen produzieren Schweiß, der vor allem die Körpertemperatur reguliert (S. 329). Bei Wärme, psychischer Erregung, bestimmten Nahrungsmitteln und körperlicher Anstrengung steigt die Schweißproduktion an. Die ständige, nicht sichtbare Abgabe von Schweiß, die **Perspiratio insensibilis,** beträgt in Ruhe etwa ½ l pro Tag.

Schweiß besteht zu 98 % aus Wasser. Der Rest sind Salze, Harnstoff, Harnsäure und Fettsäuren. Frischer Schweiß ist geruchlos. Erst wenn Bakterien den Schweiß abbauen, entsteht ein übel riechender Geruch.

Der schwach saure Schweiß bildet zusammen mit dem Talg und Resten der abgestorbenen Epidermiszellen den **Hydrolipidfilm** oder **Säureschutzmantel** der Haut. Dieser durchfeuchtet die Hornschicht und hält sie geschmeidig. Gleichzeitig wehrt er Krankheitserreger ab (S. 76) und schützt die unteren Hautschichten bis zu einem gewissen Grad gegen die UV-Strahlen der Sonne. Darüber hinaus reduziert der Hydrolipidfilm die Verdunstung über die Haut und vermeidet damit deren Austrocknung.

Haare

Haare (Abb. 15.2) dienen der Tastempfindung und dem Wärmeschutz. Sie entstehen aus Epithelzellen der Epidermis, die sich flaschenförmig durch das Korium bis in die Subkutis einstülpen. Man spricht vom **Haarbalg.** In diesen mündet eine Talgdrüse und in bestimmten Körperregionen zusätzlich eine Schweißdrüse. Der untere verdickte Teil des Haarbalgs ist die **Haarpapille** mit Nerven und Blutgefäßen. In ihrem Haarkeim entsteht das Haar. Die neu gebildeten Haarzellen schieben die älteren Zellen nach außen, sodass diese zu einem biegsamen, relativ zugfesten Haar werden. Der Teil des Haars, der in der Haut verbleibt, heißt **Haarwurzel.** Der über die Haut hinausragende Teil ist der **Haarschaft.**

An jedem Haarbalg sitzt ein glatter Muskel, der sich bis zur Oberseite des Koriums erstreckt. Friert der Mensch, zieht sich der Muskel zusammen und das Haar richtet sich auf bzw. sträubt sich. **Gänsehaut** entsteht, weil sich an der Austrittsstelle des Haars die Epidermis ausbuchtet. Die Gänsehaut bietet dennoch keinen Schutz gegen Kälte, denn anders als bei Tieren vermehren die aufgerichteten Haare nicht die isolierende Luftschicht um den Körper.

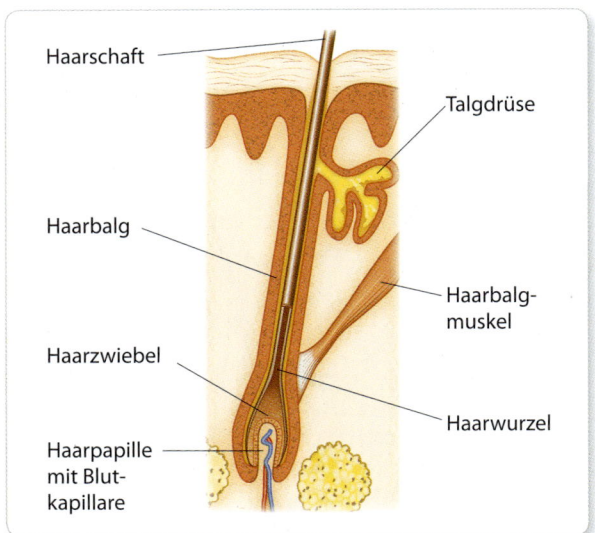

Abb. 15.2: Aufbau eines Haars

Kopfhaare erreichen ein durchschnittliches Alter von 7 Jahren. Sie wachsen in drei Tagen etwa 1 mm. **Wimpern** und **Brauen** werden nur wenige Monate alt, die feinen Körperhaare noch weniger. Brauen wachsen nicht bei jedem Menschen nach.

Der Anteil und die Art der **Pigmente,** insbesondere das **Melanin,** bestimmen die **Haarfarbe.** Bei „grauen" Haaren handelt es sich um unpigmentierte Haare.

Nägel

Nägel sind Hornplatten der Epidermis, die ständig nach außen wachsen (Abb. 15.3). Sie schützen die Endglieder von Fingern und Zehen und unterstützen beim Greifen oder Kratzen. Zudem dienen sie als Gegenlager für die Tastballen auf der Unterseite der Finger- und Zehenkuppen. Das Wachstum der Nägel geht von der **Nagelmatrix** (Nagelwurzel) aus. Sie ist im vorderen Bereich als helles Halbmöndchen

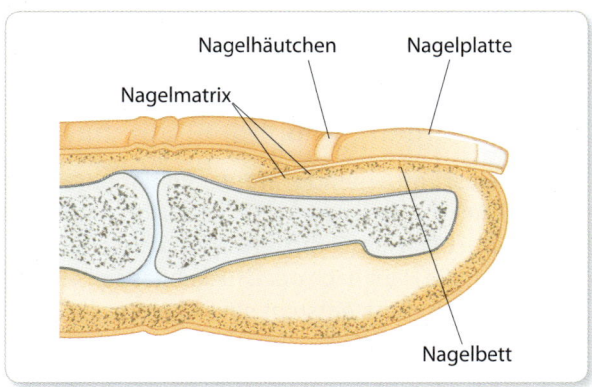

Abb. 15.3: Aufbau des Fingernagels

zu sehen. Die gewölbte **Nagelplatte** ist fest mit dem **Nagelbett** verbunden. Das **Nagelhäutchen** bedeckt hufeisenförmig den unteren Rand des Nagels.

15.2 Aufgaben der Haut

Schutz und Regulation

Folgende Strukturen sind am **Schutz** und an der **Regulation** der Haut beteiligt:
- Hautschichten
- Hautdrüsen
- Hautsinneszellen
- Hautanhangsgebilde

> **MERKE** Die Haut hat vor allem **vier Aufgaben:**
> - Schutz
> - Regulation der Körpertemperatur
> - Regulation des Salz- und Wasserhaushalts
> - Wahrnehmung von Druck-, Tast- und Schmerzempfindungen

Schutzfunktion: Die Haut schützt den Körper vor chemischen, mechanischen und thermischen Einflüssen. Der **Säureschutzmantel** wehrt Krankheitserreger ab. Die äußere Hornschicht schützt vor Verletzungen und Austrocknung, zudem stößt sie Erreger ab.

Vor intensiven Sonnenstrahlen, vor allem vor UV-Strahlen, schützt das Pigment **Melanin.** Ob ein Mensch über viel oder wenig Melanin verfügt, hängt vom Hauttyp sowie von der Sonneneinstrahlung ab. Je dunkler die Haut ist, desto mehr Melanin enthält sie.

Die Haare schützen vor Wärmeverlust, Kälte und Nässe.

Die **Regulation der Körpertemperatur** wird über die Schweißproduktion (S. 354) und die Weitstellung (bei Wärme) bzw. Engstellung der Blutgefäße (bei Kälte) in der Haut gesteuert. Auf diese Weise wird je nach Bedarf viel oder wenig Wärme an die Umgebung abgegeben.

Die **Regulation des Salz- und Wasserhaushalts** ist notwendig, um den Körper vor Austrocknung zu schützen, aber auch um den Körper durch Abgabe von Flüssigkeit und Salz in Form von Schweiß zu kühlen.

Durch die **Wahrnehmung von Druck-, Tast- und Schmerzempfinden** können wir z. B. Gefahren erkennen, indem wir eine Reibung frühzeitig spüren.

Die verschiedenen Sinneswahrnehmungen der Haut (unten) stellen ebenfalls eine Schutzfunktion dar.

> **Aufgaben**
> Malen Sie den Querschnitt der Haut ab und beschriften Sie Ihre Zeichnung. Ordnen Sie jedem Bestandteil der Haut eine Funktion zu.

Sinneswahrnehmung

Die Haut vermittelt uns verschiedene **Sinneswahrnehmungen:**
- die Qualität einer Oberfläche, z. B. eines Kleidungsstücks
- Berührungen der Haut, z. B. beim Streicheln
- Vibrationen, z. B. bei sehr lauter Musik

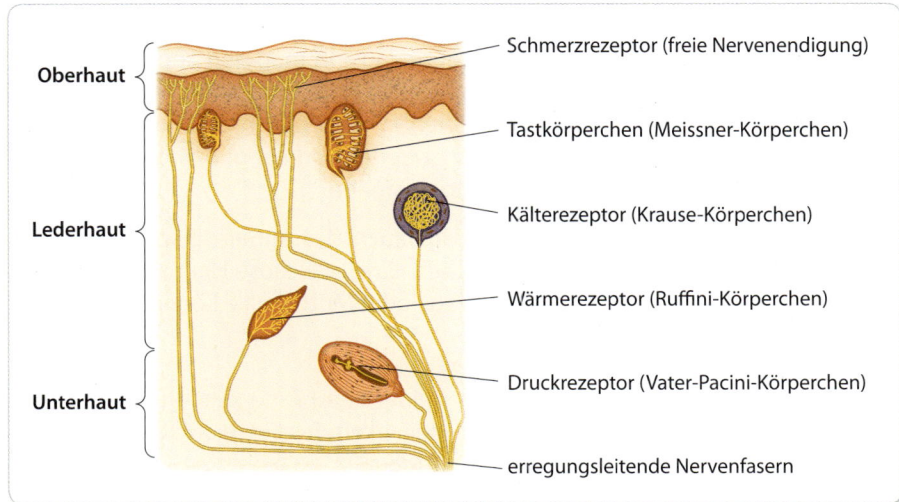

Abb. 15.4:
Die Haut als Sinnesorgan

- Juckreiz und Kitzelempfindungen
- Wärme und Kälte
- Schmerz, z. B. bei Verletzungen oder einer gestörten Organfunktion

Aber auch Haare unterstützen unsere Sinneswahrnehmung: Da ein Haarbalg von Nervenfasern umsponnen ist, genügt oft schon ein Luftzug, um die Richtung des Haars zu ändern – und auch die spüren wir.

Druckempfindung

In der Haut befinden sich verschiedene **Rezeptoren**, die mechanische Reize als **Druckempfindung** wahrnehmen. Die Sinneszellen, die auf eine schwache mechanische Reizung reagieren, heißen **Meissner-Tastkörperchen** (Abb. 15.4). Sie liegen in den Papillen des Koriums und reagieren hauptsächlich auf Druckänderungen.

Merkel-Zellen liegen in der Keimschicht der Epidermis, sie reagieren auf stärkere mechanische Reize. Sie sind so klein wie andere Zellen, finden sich jedoch fast überall in der Haut. Sie reagieren auf Druck und produzieren so lange Impulse, wie der Druck anhält.

Vibrationsempfindung

Für die **Vibrationsempfindung** sind die **Vater-Pacini-Lamellenkörperchen** in der Subkutis zuständig. Sie reagieren auf sich schnell ändernde Berührungsreize, auf Vibrationen.

Kitzelempfindung und Juckreiz

Schwache Bewegungsreize, z. B. ein leichtes Streicheln über die Haut, lösen eine **Kitzelempfindung** aus. Sie entsteht, wenn **freie Nervenendigungen** in der Epidermis gereizt werden. Auf die gleiche Weise entsteht **Juckreiz**.

Temperaturempfindung

Kälte- und **Wärmeempfindungen** werden von besonderen freien Nervenendigungen, sogenannten Temperaturrezeptoren, aufgenommen. Die **Krause-Körperchen** registrieren Kälte, die **Ruffini-Körperchen** erkennen Wärme. Die größte Dichte dieser freien Nervenendigungen und damit die höchste Empfindlichkeit für Temperaturänderungen befindet sich im Mund und an den Lippen.

Temperaturen, z. B. die Hauttemperatur der Bauchdecke bei Fieber, erfühlen die Pflegenden mit dem Handrücken und nicht mit den Fingerspitzen, obwohl die Zahl der **Temperatursensoren** in den Fingern höher ist. In den Fingern jedoch überlagert und verfälscht der Tastsinn den Temperatureindruck.

Schmerzwahrnehmung

Vgl. Menschen mit Schmerzen pflegen, S. 204

Im ganzen Körper verteilt finden sich **freie Nervenendigungen,** die **Schmerzreize** aufnehmen. In der Haut reichen sie bis in die verhornte Schicht der Epidermis. Schon bei einer oberflächlichen Schürfwunde werden die Nervenendigungen gereizt und senden Impulse an das Zentralnervensystem (S. 517).

> **TIPP** Schmerz ist ein Warnsignal, auf das die Pflegenden stets achten. Gegebenenfalls kann die geplante Körperpflege erst nach Behandlung des Schmerzes erfolgen (S. 206).

Psychosoziale Aspekte der Haut

Menschen drücken über die Haut – häufig ungewollt – **Empfindungen** aus: Wir schwitzen vor Aufregung, Scham lässt uns erröten, Angst lässt uns erblassen. Redewendungen wie „aus der Haut fahren", „nicht aus seiner Haut heraus können" oder „dickfellig sein" verdeutlichen die enge Verknüpfung von Haut und **Psyche.**

Die **Kommunikation** über die Haut ist eine Möglichkeit, den Kontakt mit einem Menschen aufzunehmen, gerade wenn andere Kontakte, z. B. die Sprache oder Augenkontakt, nicht möglich sind.

Es ist jedoch Fingerspitzengefühl nötig, um zu beurteilen, ob eine **Berührung** erwünscht ist oder nicht. Enger **Körperkontakt** wird meist nur dann als angenehm empfunden, wenn man den anderen als sympathisch empfindet. Mit fremden Menschen meidet man eher einen zu engen Kontakt. So ist es vielen Menschen unangenehm, dicht gedrängt im Bus oder in der U-Bahn zu stehen.

Die Haut prägt auch das äußere Erscheinungsbild eines Menschen. Eine makellose Haut wirkt attraktiv. Hautausschläge oder Muttermale können abstoßend wirken.

> **MERKE** Vor einer Berührung klären die Pflegenden nach Möglichkeit das Einverständnis des Pflegebedürftigen.

15.3 Beobachten und beurteilen

Vor der Körperpflege **beobachten und beurteilen** die Pflegenden den **Hautzustand.** Ist eine Hauterscheinung behandlungsbedürftig, informiert die Pflegeassistentin die Pflegefachkraft.

Ein besonderes Risiko, Hautprobleme nicht rechtzeitig zu erkennen, besteht, wenn der Pflegebedürftige seine Körperpflege selbst übernimmt, Veränderungen der Haut jedoch nicht erkennt, z. B. bei einem eingeschränkten Sehvermögen. In diesem Fall vereinbart die Pflegeassistentin mit dem Pflegebedürftigen ein Vorgehen, um Hautprobleme möglichst frühzeitig zu entdecken.

Die Pflegeassistentin achtet insbesondere auf:
- Hautfarbe und Hauttemperatur
- Hauttyp im Gesicht und am Körper
- Missempfindungen der Haut, z. B. Taubheitsgefühl, Juckreiz
- Schweißbildung
- Hautschäden, Effloreszenzen (S. 355) und auffällige Veränderungen, z. B. Parasiten (S. 320)
- Hautpilz (S. 385)
- Haare und Nägel
- Drainagen, Sonden und Katheter (S. 452)
- Körperschmuck, z. B. Tätowierung

Die Pflegenden beurteilen den Hautzustand regelmäßig, um Hautschäden und hautbezogene Krankheitszeichen rechtzeitig zu erkennen.

Hautfarbe und Hauttemperatur

Die **Hautfarbe** wird durch folgende Faktoren bestimmt:
- Durchblutung
- Hautdicke
- Pigmentierung

Die Haut eines hellhäutigen Menschen ist normalerweise leicht rosig. Je nach Hauttyp kann sie bei einigen Menschen auch im Winter wie leicht gebräunt wirken.

Farbveränderungen sind meist ein wichtiger Hinweis auf eine Erkrankung (Tab. 15.1).

Die **Hauttemperatur** hängt von der Durchblutung der Haut ab. Da die Haut im Alter schlechter durchblutet wird, ist die Haut alter Menschen oft kühl. Eine heiße Haut weist auf eine erhöhte Durchblutung durch Weitstellung der Gefäße hin, sie kann eine Hypertonie (S. 304) oder eine Entzündung anzeigen.

Beobachtungen	Mögliche Ursachen
Rötung	Vermehrte Durchblutung, z. B. bei • Fieber (S. 329) • Entzündung (S. 328) • Bluthochdruck (S. 304) • Verbrennung/Verbrühung ersten Grades (S. 612) • Sonnenbrand
Blässe	Verminderte Durchblutung, z. B. bei • Hypothermie (S. 329) • Anämie (S. 332) • arterielle Durchblutungsstörung (bei örtlicher Begrenzung der Blässe)
Blaufärbung/Zyanose	• starke Unterkühlung • Herzinsuffizienz (S. 300) • Atemnot (S. 260)
Gelbfärbung/Ikterus	Erkrankungen der Leber (S. 407)
Pigmentstörungen/-mangel	• Vitiligo • Addison-Krankheit

Tab. 15.1: Pathologische Veränderungen der Hautfarbe

Spannungszustand der Haut

Im jungen Alter ist die Haut elastisch und ohne Falten. Im Alter nimmt der **Spannungszustand** der Haut ab. Körperstellen, die oft und stark der Witterung ausgesetzt waren, z. B. Hände und Gesicht, zeigen zunehmend eine natürliche Faltenbildung. Gefördert wird dies durch die Trockenheit der Haut, insbesondere wenn sie nicht ausreichend mit Feuchtigkeit versorgt wird.

Da das Durstgefühl im Alter oft abnimmt, kann es leicht zur **Dehydratation** (S. 444) kommen, welche die Trockenheit und Faltenbildung verstärkt. Hebt die Pflegende eine Hautfalte des Pflegebedürftigen ab, z. B. am Unterarm, bleibt diese bei einer Dehydratation zunächst kurz stehen. Man spricht von einem niedrigen **Hautturgor.**

Sieht die Haut eines alten Menschen hingegen wieder glatt und elastisch aus, wenn sie dies zuvor nicht war, kann eine **Wassereinlagerung** im Gewebe die Ursache sein (Abb. 15.5). Diese wird als **Ödem** bezeichnet. Ein Ödem ist dadurch erkennbar, dass zunächst eine Delle zurückbleibt, wenn man das Gewebe mit einem Finger eindrückt.

Ursache eines Ödems kann z. B. sein:
- Herzinsuffizienz (S. 300)
- Niereninsuffizienz (S. 455)
- Mangel an Albumin (einem bestimmten Eiweiß im Blut)
- Störung des Lymphabflusses

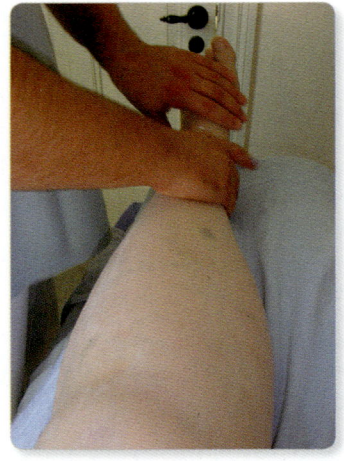

Abb. 15.5: Das schlanke Fußgelenk und die verstrichene Falte unterhalb des Knies zeigen ein Ödem an. Die Schwellung des Unterschenkels bestätigt diese Anzeichen.

MERKE Die Pflegenden nehmen Ödeme stets ernst, da sie eine schwere Erkrankung anzeigen können. Der Umfang von Ödemen und neu aufgetretene Ödeme werden immer dokumentiert und dem Arzt gemeldet.

Hauttypen

Für die Bewertung des **Hauttyps** sind vor allem der Feuchtigkeits- und Fettgehalt der Haut entscheidend. Allgemein werden drei Hauttypen unterschieden:
- fettiger Hauttyp
- trockener Hauttyp
- Mischhauttyp

Im Alter wird die Haut dünner, die Fettschicht nimmt ab. Dies führt dazu, dass alte Menschen meist eine eher trockene Haut haben. Durch die sinkende Elastizität ist die Haut leichter verletzlich. Die geringere Durchblutung bewirkt, dass Verletzungen langsamer heilen. Damit haben Keime über eine längere Zeit eine Eintrittspforte und das Infektionsrisiko bei Wunden steigt.

Neben akuten Hautproblemen entscheidet vor allem der Hauttyp darüber, welche Körperpflegeprodukte für einen Menschen geeignet sind.

Missempfindungen der Haut

Folgende **Missempfindungen** können im Bereich der Haut auftreten:
- Taubheitsgefühl
- Überempfindlichkeit, z. B. gegenüber Schmerz oder Berührungen
- Juckreiz

Ein **Taubheitsgefühl** entsteht durch die Beeinträchtigung der sensorischen Nervenfunktion am Ort des Taubheitsgefühls oder durch eine längere Minderdurchblutung.

Eine **Überempfindlichkeit** der Haut kann Folge einer chronischen Nervenentzündung sein, z. B. nach einem Herpes zoster. Ebenso können entzündliche Erkrankungen des Gehirns, z. B. eine Enzephalitis, zu einer erhöhten Berührungsempfindlichkeit führen.

Juckreiz stellt eine besonders quälende Missempfindung der Haut dar. Der Drang zu kratzen führt jedoch – wenn er ausgelebt wird – nur zu einer kurzfristigen Besserung. Langfristig wird der Juckreiz durch das Kratzen stärker.

TIPP Ist der Kratzdrang nicht oder nur schwer zu unterdrücken, leitet die Pflegende den Menschen an, leicht mit der flachen Hand über die Haut zu reiben, statt sie zu kratzen. Auf diese Weise wird eine weitere Schädigung der Haut durch die Fingernägel vermieden, der Juckreiz wird etwas geringer.

Eine weitere Möglichkeit, dem Juckreiz zu begegnen, besteht darin, die Haut vorsichtig zu kühlen, z. B. mit einem Coldpack, das die Pflegende in ein Handtuch einwickelt.

Schweißbildung

Starke Emotionen, z. B. Angst, oder Schmerzen können zu einer vermehrten Schweißproduktion führen. Zu den physiologischen Ursachen einer vermehrten Schweißbildung zählen auch hormonelle Veränderungen in der Menopause.

Eine überschießende Schweißproduktion ist den meisten Menschen unangenehm und kann psychisch stark belasten. Die Ursachen für eine vermehrte Schweißproduktion sind vielfältig, z. B.:
- Fieberhöhe und -abfall (S. 330)
- Tuberkulose (S. 640) führt zu vermehrtem Nachtschweiß
- Hypoglykämie (S. 427) führt zu kaltem Schweiß
- Schock (S. 628) führt zu kaltem Schweiß

ACHTUNG Kalter, klebriger Schweiß ist immer ein Zeichen für eine akute, bedrohliche Erkrankung. Die Pflegeassistentin kontrolliert umgehend Puls, Blutdruck, Atmung und Bewusstsein des Pflegebedürftigen und ruft den Arzt.

Eine extrem verminderte Schweißproduktion kann ebenfalls auftreten. Ursachen sind z. B. Schädigungen durch Strahlen und Gifte.

Hautschäden und Effloreszenzen (Ausschläge)

Die Haut kann durch verschiedene Ursachen geschädigt werden:
- **Verletzungen**
- Erkrankungen, die sich als **Effloreszenz** (Tab. 15.2) auf der Haut niederschlagen

> **DEFINITION** **Effloreszenz** (lat. efflorescere: erblühen): pathologische Hautveränderungen.

Ursachen für **Verletzungen** der Haut kommen stets von außen:
- **thermische Ursachen,** z. B. Verbrennungen und Erfrierungen (S. 612)
- **physikalische Ursachen,** z. B. Schürfungen, Quetschungen
- **chemische Ursachen,** z. B. Verätzungen

Bei den **Effloreszenzen** hingegen werden Erkrankungen als Ausschlag erkennbar, je nach Lokalisation unterscheidet man:
- **Exanthem** = Effloreszenzen auf der Haut
- **Enanthem** = Effloreszenzen auf einer Schleimhaut

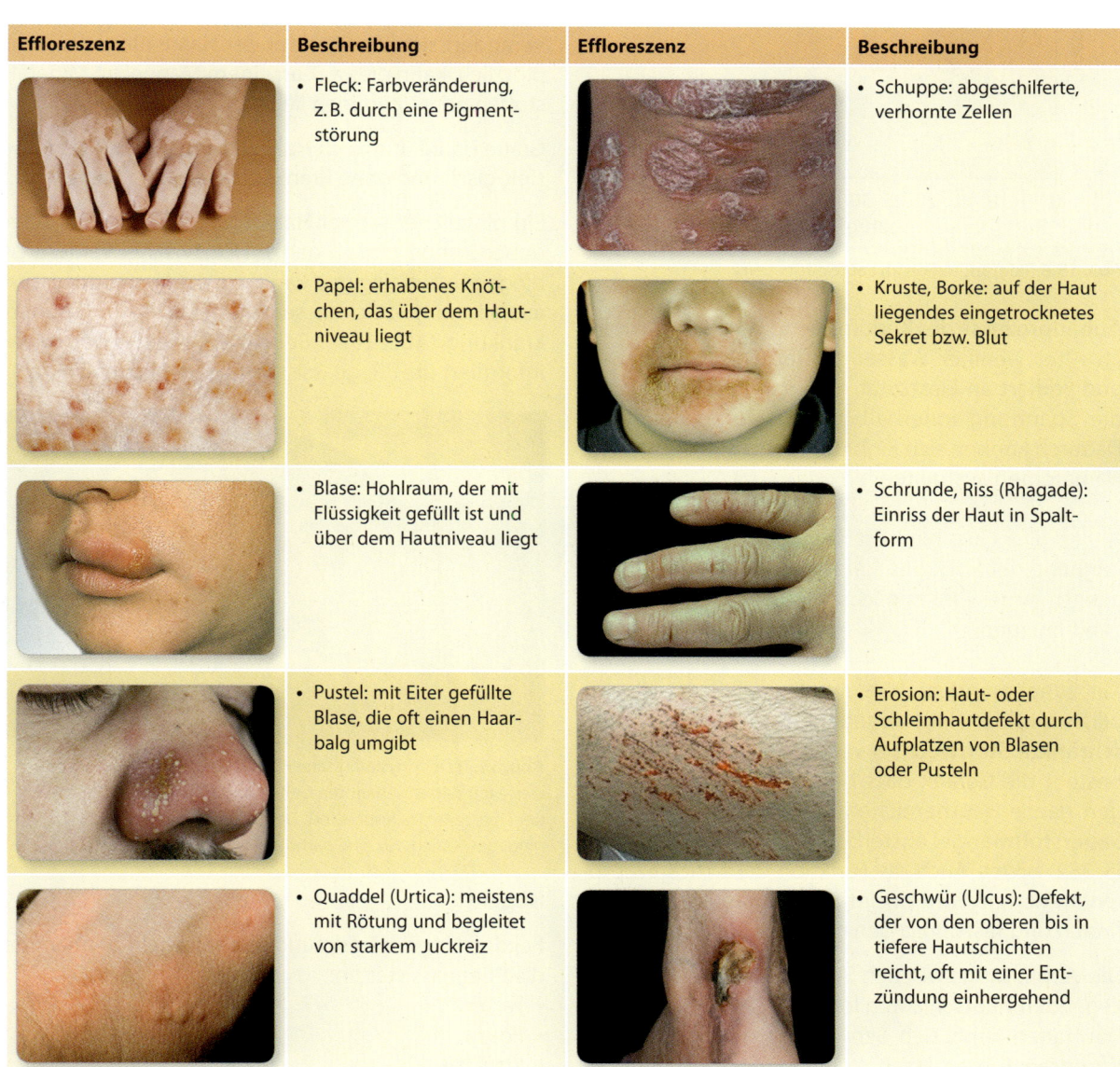

Effloreszenz	Beschreibung	Effloreszenz	Beschreibung
	Fleck: Farbveränderung, z. B. durch eine Pigmentstörung		Schuppe: abgeschilferte, verhornte Zellen
	Papel: erhabenes Knötchen, das über dem Hautniveau liegt		Kruste, Borke: auf der Haut liegendes eingetrocknetes Sekret bzw. Blut
	Blase: Hohlraum, der mit Flüssigkeit gefüllt ist und über dem Hautniveau liegt		Schrunde, Riss (Rhagade): Einriss der Haut in Spaltform
	Pustel: mit Eiter gefüllte Blase, die oft einen Haarbalg umgibt		Erosion: Haut- oder Schleimhautdefekt durch Aufplatzen von Blasen oder Pusteln
	Quaddel (Urtica): meistens mit Rötung und begleitet von starkem Juckreiz		Geschwür (Ulcus): Defekt, der von den oberen bis in tiefere Hautschichten reicht, oft mit einer Entzündung einhergehend

Tab. 15.2: Verschiedene Effloreszenzen und ihre Beschreibungen

Altersveränderungen der Haut

Mit zunehmendem **Alter** verringern sich die Zellen der Epidermis. Dadurch wird die Haut dünner und verletzlicher. Schon geringste Belastungen verletzen kleine Gefäße und führen zu **Einblutungen** in die Haut.

Gleichzeitig lässt die **Talgproduktion** nach (Abb. 15.6), die Haut wird schuppig und beginnt zu jucken.

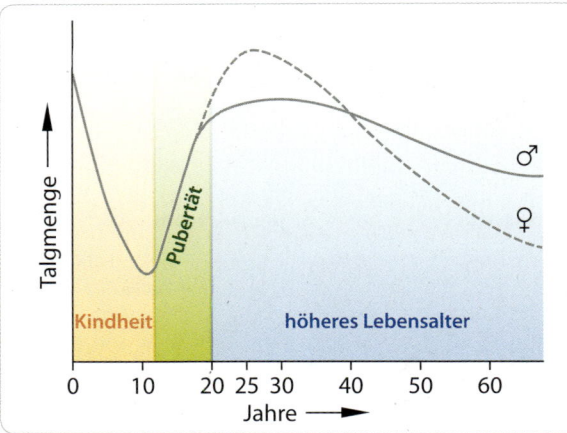

Abb. 15.6: Talgproduktion im Laufe des Lebens

Abbauprozesse des Koriums bewirken, dass die Haut im Alter weniger Wasser bindet. Die Haut spannt und verliert an Elastizität. Es entstehen **Falten**, weil die Spannung innerhalb des Gewebes nachlässt. Dadurch können sich Einblutungen zu flächenhaften Hämatomen ausbreiten.

> **TIPP** Der Flüssigkeitsgehalt des Körpers kann anhand der Haut geschätzt werden: Bei Flüssigkeitsmangel wird zunächst der Haut die Flüssigkeit entzogen.

Mit zunehmendem Alter wird ein Teil der Blutkapillaren in der Haut abgebaut. Der ohnehin **eingeschränkte Stoffwechsel** verlangsamt sich weiter. Es besteht die Gefahr, dass bei zusätzlichen Belastungen ganze Hautbereiche aufgrund von **Nähr- und Sauerstoffmangel** absterben und sich ein Dekubitus (S. 382) bildet. Auch die Funktion der Druckrezeptoren im Korium wird beeinträchtigt, Berührungsempfinden und Tastsinn lassen nach.

Die Verbindung zwischen Subkutis und den darüberliegenden Hautschichten lockert sich im Alter. In den Hautfalten kann sich Schweiß ansammeln und zu **Wundsein** führen. Hautfalten bedürfen deshalb einer besonderen Pflege (S. 362).

Im Alter überwacht das Abwehrsystem die Zellteilung immer weniger, sodass sich Zellen verändern (Tab. 15.3). Diese Neubildungen sind meist harmlos und nur lästig oder kosmetisch auffällig. Hautveränderungen können aber auch die Vorstufe von Krebserkrankungen sein. Gerade nicht pigmentierte Veränderungen und fleckförmige, auffällig raue Hautareale beachtet die Pflegeassistentin und meldet sie dem Arzt.

Haare

Fettige, trockene oder spröde **Haare** haben in der Regel keine Krankheit als Ursache. Die Pflegeassistentin schafft durch die richtige Pflege und passende Pflegeprodukte Abhilfe.

Verändert sich die **Struktur** der Haare hingegen sehr plötzlich, kann dies z. B. an einem Mangel an Mineralstoffen oder Vitaminen liegen.

Graue Haare und auch **Haarverlust** sind im Alter physiologisch und ohne Krankheitswert.

Ein plötzlicher starker Haarausfall, bei dem der Pflegebedürftige täglich ganze Haarbüschel verliert, ist hingegen auffällig und kann wie der kreisrunde Haarausfall ein Anzeichen sein für eine Autoimmunerkrankung (Abb. 15.7). Bei Auffälligkeiten der Haare informiert die Pflegeassistentin eine Pflegefachkraft.

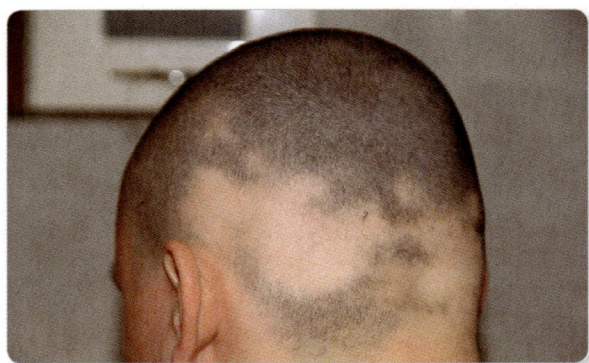

Abb. 15.7: Der physiologische Haarausfall beginnt klassischerweise mit den sogenannten Geheimratsecken und setzt sich auf der Oberseite des Kopfes fort. Der im Bild gezeigte Haarausfall hingegen spricht für eine pathologische Ursache.

Nägel

Bei den **Fingernägeln** und **Zehennägeln** beobachtet die Pflegeassistentin:
- Farbe
- Form
- Struktur
- Auffälligkeiten

Hautneubildung	Beschreibung	Hautneubildung	Beschreibung
	Altersfleck: harmlose Pigmentansammlung, vor allem im Gesicht und auf den Handrücken		**Alterswarze:** pigmentierte Wucherung mit erhabener, rissiger Oberfläche. Entzündliche oder blutende Alterswarzen sollten entfernt werden, bei Neubildungen sind Melanome auszuschließen
	Leberfleck: meist seit Geburt bestehendes Muttermal. Bei Größen- und Farbveränderungen, gehäuftem Auftreten oder Juckreiz sind Melanome (Tab. 15.6) auszuschließen		**Hämangiom** (Blutschwamm): gutartige Gefäßwucherung
	Fibrom: gutartige Geschwulst des Bindegewebes mit weicher, faltiger Oberfläche, reißt bei mechanischer Belastung leicht ab		**Atherom** (Grützbeutel): Verstopfte Ausführungsgänge der Talgdrüsen können Geschwülste besonders am behaarten Kopf bilden.
	Lipom: gutartige Geschwulst der Unterhautfettzellen an Rücken, Armen oder Beinen; Beschwerden nur bei mechanischer Belastung		**Hühnerauge:** runde Hornhautbildung an druckbelasteten Zehengelenken. Ein Dorn im Zentrum verursacht heftige Schmerzen. Abhilfe durch Druckentlastung und medizinische Fußpflege
	Xanthelasmen: harmlose, flache Fettablagerungen aufgrund von Fettstoffwechselstörungen		

Tab. 15.3: Gutartige Hautneubildungen

Die übliche **Form** der Fingernägel ist oval bis leicht länglich. Die Zehennägel gehen etwas mehr in die Breite, sind ovaler und wirken oft eckiger als die Fingernägel.

Die **Struktur** der Nägel ist normalerweise fest und weder faserig noch ausgefranst. Die Zehennägel sind üblicherweise dicker als die Fingernägel. Bei sehr trockenen Händen ist oftmals auch die Nagelhaut trocken und schuppig.

Eine Besonderheit stellen abgekaute Nägel dar. Ursache ist meist Nervosität oder einfach die Angewohnheit, an den Nägeln zu kauen.

Zu den häufigsten krankhaften Veränderungen der Nägel zählen
- **eingewachsene Nägel,** meist durch nicht fachgerechte Pflege (S. 378), und
- **Panaritium,** eine Entzündung des Nagelbetts, die bei guter Hygiene und guter Abwehrlage innerhalb weniger Tage von selbst wieder heilt, andernfalls informieren die Pflegenden den Arzt.

Nägel wachsen unterschiedlich schnell, im Durchschnitt 0,1 mm täglich. Bei Erkrankung kann das Wachstum vorübergehend ausbleiben. Nach einiger Zeit erscheinen dann Querrillen. Auch Stoffwechselstörungen können die Nägel verändern (Tab. 15.4).

Nagelveränderung	Ursachen
weiße Punkte oder Streifen	Verletzungen, Mangel an Kalium oder Zink
Dellen im Nagel	Psoriasis
weiche, brüchige Nägel	Wasserkontakt, Reinigungsmittel, Sonneneinwirkung, Vitaminmangel
splitternde Nägel	Wasserkontakt, Reinigungsmittel
Querfurchen	Infektionsfolgen, Verletzungen des Nagelbetts
Längsfurchen	Alter
Verfärbungen	Chemikalien, Nikotin, Nagelpilz (S. 385), chronische Infekte
hochgebogene Nägel (Löffelnägel)	Chemikalien, Reinigungsmittel, Schilddrüsenerkrankungen
stark gewölbte Nägel (Uhrglasnägel)	Vererbung, Herzerkrankungen, Lungenerkrankungen
blasse Nägel	schlechte Durchblutung der Kapillaren
leicht blaue Nägel	Zyanose (S. 257) bei Sauerstoffmangel
gelbe Nägel	Ikterus (S. 407) oder starker Nikotinkonsum
braune Nägel	sehr starker Nikotinkonsum
schwarze oder dunkelblaue Nägel	Bluterguss unter dem Nagel, z. B. nach einem gequetschten Finger

Tab. 15.4: Nagelveränderungen

15.4 Allgemeine Pflege der Haut

15.4.1 Körperpflege

DEFINITION Unter dem Begriff **Körperpflege** werden verschiedene Bereiche zusammengefasst:
- Reinigung des Körpers und Pflege der Haut
- Pflege des Genital- und Analbereichs
- Mundpflege, Nasenpflege, Augenpflege, Ohrenpflege
- Pflege von Haaren und Nägeln

Im weiteren Sinn auch:
- Pflege der Kleidung
- Pflege einer positiven „Körperwahrnehmung"

Der **erste Eindruck** von einem Menschen ist der wichtigste, heißt es. Er wird fast ausschließlich durch Äußerlichkeiten bestimmt. Welche Kleidung ein Mensch trägt und wie er seinen Körper pflegt wird in westlichen Ländern als sehr wichtig erachtet. Oft entscheiden allein diese Bedingungen darüber, ob man einen Menschen sympathisch findet und sich in seiner Gegenwart wohlfühlt. Auch ob sich nach einem ersten Kennenlernen ein gutes Verhältnis entwickelt, hängt mit von der **Körperpflege** und **Kleidung** ab.

Der Umgang mit der Körperpflege ist individuell: Einige Menschen duschen sich mehrmals täglich, um sich sauber zu fühlen. Manche Menschen waschen sich täglich, wieder andere reinigen sich nur einmal in der Woche. Häufiges Duschen greift den Säureschutzmantel an und reduziert den Fett- und Feuchtigkeitsgehalt der Haut. Die **Ganzkörperwäsche** ist daher nicht einfach eine „alte Mode", sondern oft sinnvoll, um die Haut intakt zu halten.

Der äußere Eindruck ist jedoch nicht der einzige Grund für die Körperpflege.

Allgemeine Ziele der Körperpflege

MERKE Die Körperpflege hat folgende **Ziele:**
- Wohlbefinden steigern, z. B. durch Reduzierung von Körpergeruch
- die Haut als größtes Sinnesorgan anregen, z. B. durch die Basale Stimulation® (S. 534)
- die Haut intakt halten, schädliche Erreger verringern, Schmutz entfernen, Hautinfektionen vorbeugen
- Harnwegs- und Lungeninfektionen vorbeugen

Formen der Körperpflege

Um die oben genannten Ziele zu erreichen, sind verschiedene **Formen der Körperpflege** möglich. Sie richten sich nach dem Allgemeinzustand und Hilfebedarf des Pflegebedürftigen.
- Ganzkörperpflege im Bett, z. B. bei Bettlägerigkeit
- Ganzkörperpflege am Waschbecken, z. B. bei Gipsverbänden
- Teilkörperpflege im Bett oder am Waschbecken
- Ganzkörperdusche
- Ganzkörperbad

Hautpflege

Damit die Haut ihre Schutzfunktionen wahrnehmen kann, muss sie selbst intakt sein. Die **Hautpflege** hat daher einen hohen Stellenwert.

Ziele

Im Alter wird die Haut oft trocken und spröde, mitunter ist sie pergamentartig und leicht brüchig. Dadurch nimmt die natürliche Schutzfunktion der

Allgemeine Pflege der Haut

Haut ab. Diese Veränderungen sind daher **Indikationen** für eine sorgfältige Hautpflege (Abb. 15.8).

Ziel der Hautpflege ist,
- eine intakte Haut zu fördern bzw. sie wiederherzustellen,
- die Haut vor UV-Strahlen zu schützen und
- den Hautstoffwechsel anzuregen.

> **TIPP** **Duft- und Farbstoffe** können Hautreizungen und Allergien hervorrufen und sollten möglichst vermieden werden.

Pflegemittel

Besonders nach dem Waschen, Duschen oder Baden versorgt die Pflegeassistentin die Haut mit **Pflegemitteln.**

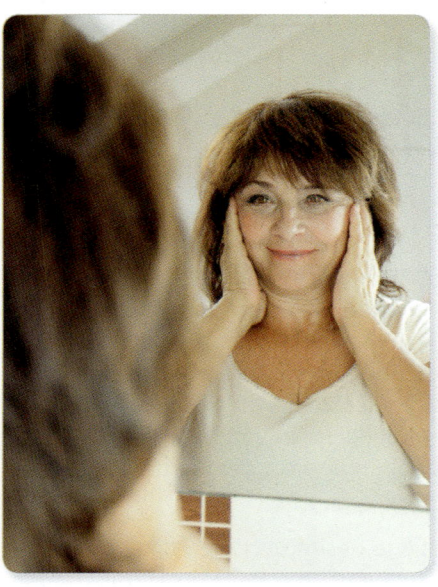

Abb. 15.8: Hautpflege ist Gesundheitspflege

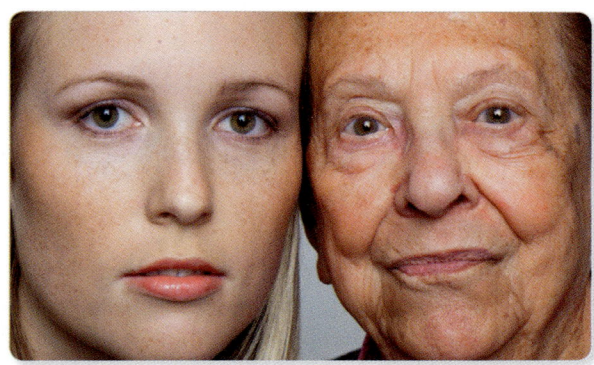

Abb. 15.9: Die Haut benötigt altersgerechte Pflege.

Reinigungsmittel

Die Hautpflege beginnt mit der **Reinigung** der Haut, sei es im Rahmen der Teil- oder Ganzkörperwäsche oder beim Duschen oder Wannenbad. Die Pflegeassistentin vermeidet zu heißes Wasser und sorgt für ein Pflegemittel, das zum Hauttyp (S. 353) passt (Abb. 15.9).

Grundsätzlich sollte die Hautpflege möglichst schonend sein, um den **Säureschutzmantel** der Haut nicht anzugreifen. Die Pflegeassistentin verwendet so wenig Seife wie möglich. Besser geeignet sind **ph-neutrale Waschlotionen,** sogenannte **Syndets,** im Idealfall mit **rückfettenden Stoffen.**

Einen besonders hohen Anteil an rückfettenden Stoffen enthalten Reinigungscremes, die die Pflegeassistentin je nach Hauttyp einsetzt. Noch höher ist der rückfettende Effekt beim Ölbad oder Duschöl. Nach dem Duschen bzw. Baden wird die Haut nur leicht abgetupft, um das Öl nicht direkt mit dem Handtuch abzureiben.

Für bestimmte Hauterkrankungen gibt es spezielle Waschzusätze, die z. B. den Juckreiz stillen. Der Arzt verschreibt diese Waschzusätze bei Bedarf.

Unterschieden werden zwei sogenannte **Emulsionsformen:**
- **Wasser-in-Öl-Emulsion:** Die Wasseranteile sind von Öl umschlossen. Der Ölanteil ist höher als der Wasseranteil. Die Emulsion hat vor allem rückfettende Wirkung. Der Wasseranteil sorgt dafür, dass der ölige Schutzfilm luft- und wärmedurchlässig bleibt.
- **Öl-in-Wasser-Emulsion:** Die Ölanteile sind von Wasser umschlossen. Der Wasseranteil ist höher als der Ölanteil. Die Emulsion spendet vor allem Feuchtigkeit. Sie zieht leicht ein und bildet keinen Fettfilm auf der Haut. Ein Teil der Feuchtigkeit verdunstet und wirkt kühlend.

Neben den Emulsionen werden weitere Darreichungsformen unterschieden, z. B.:
- **Cremes** haben einen hohen Wasseranteil. Es gibt spezielle Cremes für die Pflege des Gesichts, der Hände und Füße. Cremes gibt es in beiden Emulsionsformen.
- **Lotionen** sind etwas flüssiger als Cremes und lassen sich gut auf der ganzen Haut verteilen. Auch sie sind in beiden Emulsionsformen zu haben.
- **Salben** haben einen sehr hohen Fettanteil. Daher besteht die Gefahr, dass sie die Haut mit einer Fettschicht abschließen und den Luft- und Wärmedurchtritt erschweren. Die Pflegeassistentin wendet Salbe nur auf sehr trockener, rissiger Haut und in

geringer Menge an. Salben können auch als Wasser-in-Öl-Emulsion vorliegen.
- **Pflegepuder** hat einen leicht kühlenden Effekt und nimmt überschüssige Feuchtigkeit auf. Die Pflegende setzt es in Bereichen ein, in denen Haut auf Haut liegt, z. B. in der Achselhöhle oder bei Frauen unter der Brust. Ziel ist, eine Intertrigo (S. 384) zu vermeiden. Ist die Haut allerdings feucht oder ist mit Feuchtigkeit zu rechnen, ist Puder nicht geeignet, da es bei Feuchtigkeit Klümpchen bildet, die reiben und die Haut reizen.

TIPP Alkoholhaltige Kosmetika, z. B. Gesichtswässer, erfrischen und reinigen die Haut, aber sie trocknen sie auch aus.

Sonnenschutz

Bei Kindern und im Alter reagiert die Haut besonders empfindlich auf **UV-Strahlen**. Daher wendet die Pflegeassistentin bei Bedarf eine **Sonnenschutzcreme** mit hohem Lichtschutzfaktor an. Die Verwendung von Sonnenschutzcreme ist besonders an Körperregionen wichtig, die der Sonne besonders ausgesetzt sind wie Gesicht, Ohren, Nase, Nacken, Unterarme, Hände und nackte Füße.

MERKE Der **Lichtschutzfaktor** gibt an, wie viel mal länger ein Mensch mit dem Sonnenschutz in der Sonne bleiben kann im Vergleich zur Haut ohne den Sonnenschutz.

Die beste Strategie, um einen **Sonnenbrand** zu vermeiden, besteht darin, die Sonne zu meiden. Die Pflegeassistentin achtet auch auf schützende helle Kleidung, die möglichst den ganzen Körper bedecken sollte. Helle Kleidung hat zusätzlich den Vorteil, dass sie das Sonnenlicht reflektiert. Im Handel ist auch eine spezielle Kleidung mit UV-Schutzfaktor erhältlich. Diese ist besonders bei längeren Aktivitäten im Freien sinnvoll. Weitere Hilfsmittel für einen guten Sonnenschutz sind die Sonnenbrille zum Schutz der Augen, Sonnenhüte und Sonnenschirme. Kinder sollten auf keinen Fall ungeschützt in der Sonne spielen.

ACHTUNG Häufige Sonnenbrände stellen einen Risikofaktor für Hautkrebs dar.

Durchführen

Die Hautpflege wird in der Regel nach der Reinigung des Körpers durchgeführt. Je nach Ziel der Hautpflege kann sie jedoch auch unabhängig davon notwendig sein, z. B. bei einem Aufenthalt in der Sonne am Nachmittag oder wenn eine zusätzliche Hautpflege, z. B. ein Nachcremen von trockener Gesichtshaut, auch unabhängig von der Körperpflege notwendig ist.

Vor der Hautpflege desinfiziert die Pflegeassistentin ihre Hände. Bei Bedarf, z. B. bei Hauterkrankungen, trägt sie Einmalhandschuhe. Ist es notwendig, dass das Pflegemittel zunächst in die Haut einzieht, bevor sich der Pflegebedürftige ankleiden kann, sorgt die Pflegeassistentin dafür, dass er während dieser Zeit nicht auskühlt. Hierzu reicht sie im z. B. einen Bademantel oder ein Handtuch, um die unbekleidete Haut zu bedecken.

Nachbereitung

- auf Hautreaktionen achten
- Material reinigen, desinfizieren bzw. entsorgen
- Hände waschen (sofern keine Handschuhe getragen wurden) und desinfizieren
- Flächen desinfizieren
- Maßnahme und ggf. Besonderheiten dokumentieren

Ganzkörperpflege im Bett

Für die **Ganzkörperpflege im Bett** wird im Folgenden der gesamte Prozess beschrieben. Dadurch werden alle Bereiche der Körperpflege dargestellt. Für andere Formen der Körperpflege werden unten deren Besonderheiten beschrieben.

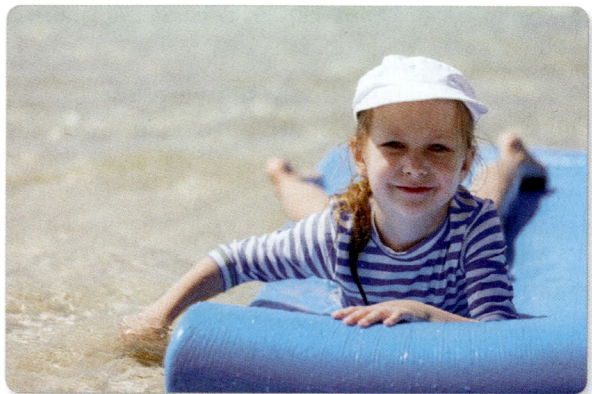

Abb. 15.10: Besonders am Strand ist auf einen umfassenden Sonnenschutz zu achten, auch wenn die Sonnenstrahlung und die Hitze nicht so stark erscheinen.

Allgemeine Pflege der Haut

Biologische Faktoren, z. B.	Psychologische Faktoren, z. B.
• Alter, Geschlecht • Hauttyp • Sinneswahrnehmung • Gesundheitszustand	• Selbstwahrnehmung • Ausgeglichenheit
Soziokulturelle Faktoren, z. B.	Umgebungsfaktoren, z. B.
• Religion • Gewohnheiten, Tradition • Status	• Räumlichkeiten • Lebensstil • Klima

Tab. 15.5: Die Durchführung der Körperpflege ist von verschiedenen Faktoren abhängig.

Die Durchführung der Ganzkörperpflege im Bett ist von verschiedenen Faktoren abhängig (Abb. 15.11).

Die Pflegeassistentin bespricht mit dem Pflegebedürftigen:
- Zeitpunkt der Ganzkörperpflege
- Häufigkeit
- gegebenenfalls Abwechslung mit einem Dusch- oder Wannenbad
- Wünsche im Ablauf, sofern keine medizinischen Gründe dagegen sprechen

TIPP Die meisten Pflegebedürftigen werden einmal am Tag im Bereich der Körperpflege versorgt. In besonderen Fällen bietet die Pflegeassistentin jedoch auch mehrmals täglich eine Teilpflege an, z. B. bei Fieber (S. 329) oder Inkontinenz (S. 441).

Material und Vorbereitung

Auf Grundlage der in Tab. 15.5 dargestellten Faktoren bereitet die Pflegeassistentin die Körperpflege vor.
- Pflegebedarf einschätzen und aktivierende Pflege vorbereiten:
  - Hautzustand (S. 353)
  - Bewegungsfähigkeit (S. 468)
  - Sinneswahrnehmung (Hören, Sehen, Spüren von Berührungen)
  - Möglichkeiten einer belebenden oder beruhigenden Ganzkörperpflege klären
- Arbeitsorganisation:
  - Bett auf rückengerechte Höhe bringen
  - Ablageflächen freiräumen und desinfizieren
  - Raumtemperatur nach Wunsch des Pflegebedürftigen einstellen
  - Fenster schließen und Zugluft vermeiden
  - Abwurfmöglichkeit bereitstellen
  - Sichtschutz zur Wahrung der Intimsphäre schaffen

- Material vorbereiten und in Reichweite legen, um den Pflegebedürftigen während der Ganzkörperpflege nicht verlassen zu müssen

MERKE Die Pflegeassistentin geht **biografieorientiert** (S. 100) vor und bespricht mit dem Pflegebedürftigen dessen Vorlieben bei der Körperpflege und Kleidung. Diese können von den Gewohnheiten der Pflegeassistentin abweichen, müssen deshalb aber nicht schlechter sein. Die hygienischen Richtlinien müssen jedoch eingehalten werden.

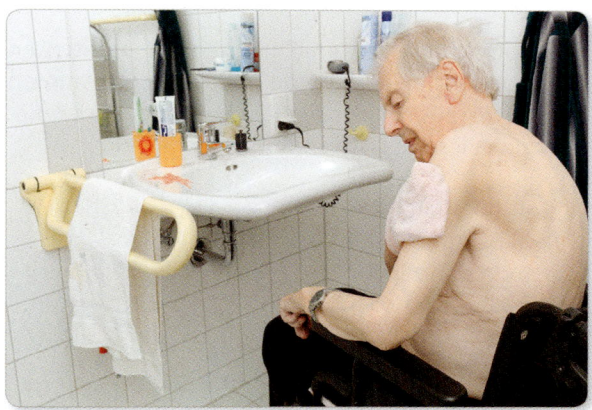

Abb. 15.11: Alle Körperregionen, an die der Mensch selbst heranreicht, wäscht er im Sinne einer aktivierenden Pflege selbst.

Gerade bei der Körperpflege hat die **aktivierende Pflege** einen besonderen Stellenwert: Aufgaben oder Teilschritte, die der Pflegebedürftige selbst übernehmen kann, übernimmt er, um seine Fähigkeiten nicht zu verlieren – auch wenn dies länger dauert als die Durchführung durch die Pflegeassistentin (Abb. 15.11). Aufgaben, die er durch **Beratung** oder **Anleitung** erlernen kann, erlernt er. Die Pflegeassistentin unterstützt den Pflegebedürftigen und zieht sich nach Möglichkeit mehr und mehr aus der Körperpflege zurück, wenn der Pflegebedürftige diese selbst übernehmen kann. Zur Umsetzung einer aktivierenden Pflege ist körperliche Mobilität notwendig. Daher schätzt die Pflegeassistentin das Gangbild (S. 468), die Körperhaltung (S. 468) und die Feinmotorik (S. 469) des Pflegebedürftigen ein. Sie überlegt z. B.:
- Mit welchen Sinnen kann der Pflegebedürftige wahrnehmen und kommunizieren?
- Wie viel Unterstützung braucht er?
- Wohin verlagert er sein Gewicht?
- Ist der Pflegebedürftige angemessen stabil und beweglich?

- Bewegt er sich eher parallel oder spiralig?
- Kann er ziehen und/oder drücken?
- Wie kann die Umgebung gestaltet werden, damit der Pflegebedürftige möglichst selbstständig handeln kann?

MERKE Bei der Versorgung **Sterbender** hat das Bedürfnis des Pflegebedürftigen nach Unterstützung Vorrang vor der Förderung der Selbstständigkeit. Generell richtet die Pflegeassistentin ein besonderes Augenmerk auf die Intimsphäre. Jeden Eingriff, den sie vermeiden kann, indem der Pflegebedürftige selbst tätig wird, vermeidet sie.

Das notwendige Material hängt vom ermittelten Pflegebedarf ab. Folgende Materialien kommen infrage, sie müssen jedoch nicht bei jeder Körperpflegeaktion allesamt notwendig sein.

TIPP Die Pflegenden ermitteln immer erst den Pflegebedarf gemeinsam mit dem Pflegebedürftigen und fragen ihn nach seinen **Wünschen**, um das Material möglichst vollständig vorzubereiten. Sie sparen sich dadurch zeitintensive zusätzliche Arbeitswege.

- Händedesinfektionsmittel, Flächendesinfektionsmittel, Schürze/Kittel, Einmalhandschuhe, Mundschutz
- wasserfeste Unterlage
- Waschschüssel mit Wasser, ggf. zweite Schüssel für die Intimpflege
- Wasserthermometer
- 2 Waschlappen, Einmalwaschlappen für Intimpflege
- 2–3 Handtücher
- Waschlotion, möglichst pH-neutral
- Körperöl, Lotion zur Hautpflege
- Watteträger
- trockene Kompressen
- Kosmetika, Deodorant
- Abwurfbehälter für Müll und Wäsche

Materialien für:
- Mund- und Zahnpflege oder Prothesenpflege (S. 369)
- Nasenpflege (S. 370)
- Rasur (S. 373)
- Nagelpflege (S. 378)
- Haarpflege (S. 374)
- frische Bettwäsche und saubere Kleidung
- Inkontinenzversorgung (S. 450)

- Prophylaxen (S. 186)
- ggf. besonderen Versorgungsbedarf, z.B. bei Wunden (S. 612), Anus praeter (S. 419), Katheter (S. 452)

Durchführen

Die **Durchführung** der Ganzkörperpflege erfolgt nach den folgenden Prinzipien:
- Hygiene einhalten (S. 76)
- Keimverschleppung verhindern
- an den Bedürfnissen des Pflegebedürftigen orientieren und ihn informieren
- Intimsphäre wahren
- Hautgesundheit schützen und fördern
- Die Konzepte der Basalen Stimulation® (S. 534), der Kinästhetik (S. 116) und das therapeutische Bobathkonzept (S. 540) werden entsprechend dem Pflegebedarf und den vorhandenen Personalressourcen umgesetzt.

Um die Bedürfnisse des Pflegebedürftigen zu beachten, berücksichtigt die Pflegeassistentin bei der Körperpflege folgende **Grundsätze:**
- Vor der Ganzkörperpflege ermöglicht sie dem Pflegebedürftigen bei Bedarf, Blase und Darm zu entleeren.
- Die Wassertemperatur stellt sie nach den Wünschen des Pflegebedürftigen ein.
- Bei der Waschreihenfolge berücksichtigt sie die Wünsche und Gewohnheiten des Pflegebedürftigen. Widersprechen diese einer hygienischen Vorgehensweise, informiert die Pflegeassistentin den Pflegebedürftigen und findet mit ihm gemeinsam einen Kompromiss.
- Infizierte Hautareale wäscht sie stets zuletzt.
- Während der gesamten Ganzkörperwäsche schützt sie den Pflegebedürftigen vor Auskühlung, indem sie stets nur die Bereiche entkleidet bzw. aufdeckt, die sie gerade wäscht.
- Hautfalten und Zwischenräume beobachtet sie genau, um eine Intertrigo (S. 384) frühzeitig zu entdecken. Um eine Intertrigo zu vermeiden, trocknet sie Hautfalten und Zwischenräume sorgfältig ab.
- Seifenreste entfernt sie restlos.
- Kommt sie mit Ausscheidungen in Berührung, z.B. durch Inkontinenzhilfsmittel, desinfiziert die Pflegeassistentin sich erneut die Hände, bevor sie andere Körperregionen wäscht.
- Nach der Ganzkörperwäsche desinfiziert sie sich die Hände.
- Die verwandten Utensilien entsorgt sie fachgerecht und unter hygienischen Bedingungen, benutzte Flächen desinfiziert sie.

Allgemeine Pflege der Haut

Der folgende **Ablauf** ist ein Beispiel für eine Ganzkörperpflege im Bett. Da die Pflegenden die **Wünsche** des Pflegebedürftigen berücksichtigen, sind auch andere Abläufe denkbar.

Nach der Vorbereitung desinfiziert die Pflegeassistentin erneut ihre Hände. Sie entfernt Lagerungshilfsmittel und bei Bedarf das Kopfkissen, dann legt sie die Bettdecke bis zur Taille des Pflegebedürftigen zurück. Der Pflegebedürftige liegt nach Möglichkeit auf dem Rücken in leichter Oberkörperhochlage, damit er möglichst viele Körperregionen selbst waschen kann.

Die Pflegeassistentin entfernt die Kleidung des Oberkörpers und legt unter den Kopf und die Schultern ein Schutzhandtuch oder eine wasserdichte Unterlage.

Das Gesicht des Pflegebedürftigen reinigt die Pflegeassistentin, bevor sie den Waschzusatz ins Wasser gibt, mit klarem Wasser. Sie beginnt mit den **Augen** und fährt jeweils vom äußeren Augenwinkel zum inneren und wechselt zwischen den Augen die Stelle des Waschlappens. Danach wäscht sie über die **Lippen**. Bei Bedarf führt sie eine Nasenpflege (S. 370) durch oder sie wäscht die **Nase** lediglich von außen mit Wasser. Anschließend wäscht sie die **Wangen** und die **Stirn**.

Bei Bedarf wäscht und wringt die Pflegeassistentin den Waschlappen zwischenzeitlich in der Waschschüssel aus.

Dann wäscht sie die äußere Ohrmuschel und die Haut hinter dem **Ohr.** Dabei achtet sie auf
- Sekretabsonderung und
- Druckstellen, z. B. durch Brillen oder Hörgeräte.

Anschließend trocknet sie das Gesicht des Pflegebedürftigen ab.

Nun fügt die Pflegeassistentin den Waschzusatz zum Waschwasser und wäscht sowie trocknet den **Hals** des Pflegebedürftigen. Danach entfernt sie das unter Kopf und Schultern liegende Schutzhandtuch und faltet die Bettdecke bis zu den Knien zurück.

> **TIPP** Hat die Pflegeassistentin den Waschzusatz allein gewählt, z. B. weil der Pflegebedürftige sich nicht äußern kann, so beobachtet sie, ob er den Geruch als angenehm empfindet. Äußert er hingegen Unwohlsein, z. B. durch seine Mimik, wechselt die Pflegeassistentin den Waschzusatz.

Der Länge nach legt sie das Schutzhandtuch unter den Arm, an dessen Seite sie steht. Sie wäscht **Finger** für Finger und Handfläche sowie Handrücken. Sie beobachtet, ob Fingernägel gekürzt werden müssen. Danach wäscht sie den **Arm** sowie die Achselhöhle und trocknet alles ab. Beim Anheben des Arms fasst die Pflegeassistentin nicht in die Beugeseiten des Ellenbogengelenks, sondern bewegt den Arm durch Unterstützung des Unterarms.

Sie wiederholt den Vorgang am anderen Arm von der anderen Bettseite aus. Auf diese Weise schont sie ihren Rücken, da sie sich nicht über das Bett lehnen muss.

Als Nächstes wäscht sie die **Brust.** Sie beginnt über dem Schlüsselbein und arbeitet sich über die Brust bis zum **Bauch** vor.

Flusen und abgeschilferte Hautzellen im **Bauchnabel** entfernt die Pflegeassistentin bei Bedarf. Für hartnäckige Borken verwendet sie Körperöl, um die Verkrustung zunächst zu lösen und dann mit einem nassen Watteträger zu entfernen. Ölreste entfernt sie mit Wasser, damit sich im Bauchnabel keine feuchte Kammer bildet, die ein idealer Nährboden für Pilze wäre.

Nachdem die Pflegeassistentin Brust und Bauch abgetrocknet hat, legt sie bei Bedarf trockene Kompressen in die **Hautfalten** ein, um eine Intertrigo zu vermeiden.

Für die Reinigung von **Schultern** und **Rücken** gilt:
- Ist der Pflegebedürftige in der Lage, auf der Bettkante zu sitzen, unterstützt die Pflegeassistentin ihn dabei, diese Position einzunehmen.
- Kann der Pflegebedürftige nicht auf der Bettkante sitzen, dreht die Pflegeassistentin ihn auf die von ihr abgewandte Seite. Das Schutzhandtuch legt sie auf ihre Seite vor den Rücken.

Nun wäscht sie Schultern und Rücken bis zur Taille und trocknet sie ab. Bevor sie den liegenden Pflegebedürftigen wieder in Rückenlage bringt, entfernt sie das Schutzhandtuch. Danach wiederholt sie den Vorgang auf der anderen Seite, um beim liegenden Pflegebedürftigen die andere Schulter und noch nicht erreichte Teile des Rückens zu waschen (Abb. 15.13).

Nach der Reinigung des Oberkörpers kleidet die Pflegeassistentin den Pflegebedürftigen mit frischer Kleidung an und bedeckt bei Bedarf seinen Oberkörper mit einer Decke.

Die Haut

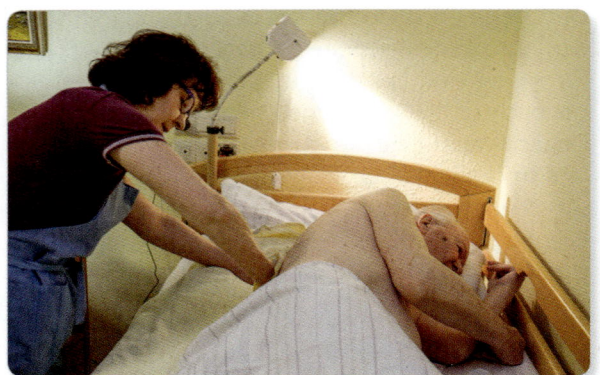

Abb. 15.13: Waschen des Rückens in Seitenlage

MERKE Durch das Hinsetzen bzw. Drehen erlebt der Pflegebedürftige einen Lagewechsel. Dieser verändert die Orientierung im Raum und kann – gerade beim Hinsetzen – zum Versacken des Bluts in die Beine führen. Die in dem Moment verminderte Gehirndurchblutung kann zu Schwindel und Kreislaufproblemen führen.

Anschließend legt sie die Decke, die die Füße bedeckt, zur Seite und legt das Schutzhandtuch unter die Beine und das Gesäß. Dann entkleidet sie den Unterkörper und bedeckt den Intimbereich mit einem Handtuch.

Sie wäscht die **Unter- und Oberschenkel** und trocknet sie ab. Dazu stellt sie sich auf die Seite des jeweiligen Beins, um ihren Rücken zu schonen. Schließlich wäscht sie die **Füße**. Dabei achtet sie besonders auf die Zehenzwischenräume, in denen sich leicht Flusen und Schmutz sammeln. Gleichzeitig beobachtet sie, ob eine Nagelpflege (S. 378) notwendig ist.

TIPP Wie bei den Armen fasst die Pflegeassistentin beim Heben der Beine nicht in die Beugeseite des Kniegelenks, sondern sie unterstützt den Unter- bzw. Oberschenkel.

Einige Menschen sind an den Fußsohlen sehr empfindlich. Mit etwas stärkerem Druck gewaschen zu werden, empfinden viele als angenehmer als ein leichtes „Streicheln" mit dem Waschlappen.

Die Pflegeassistentin deckt die Füße des Pflegebedürftigen wieder zu, wechselt Handtuch, Waschlappen und Wasser und führt die **Genital- und Analpflege** durch (S. 376). Danach desinfiziert sie ihre Hände, kleidet den Menschen an und lässt nur, sofern die Zehennägel zu kürzen sind, die Strümpfe zunächst weg, um die **Nagelpflege** durchzuführen. Anschließend zieht sie die Strümpfe an.

Sie **frisiert** (S. 374) den Pflegebedürftigen und **rasiert** ihn bei Bedarf (S. 373). Danach führt sie bei Bedarf eine **Nagelpflege der Fingernägel** durch.

Die Pflegeassistentin übernimmt die **Mund- und Zahnpflege** (S. 368) nach den Wünschen des Pflegebedürftigen. Es wird empfohlen, die Zähne nach dem Essen zu putzen. Manche Menschen sind es jedoch ihr Leben lang gewohnt, die Zähne vor dem Essen zu reinigen.

Die Pflegende verbindet die Ganzkörperpflege bei Bedarf mit folgenden Maßnahmen:
- Notwendige Prophylaxen (S. 186) werden in die Körperpflege eingebaut, wenn sie den Pflegebedürftigen nicht überfordern.
- Mobilisation (S. 472)
- Hautpflege (S. 358)
- Kleidungswechsel, Bettwäschewechsel, Richten des Betts

Allgemeine Nachbereitung der Körperpflege

- Die Pflegeassistentin reinigt, desinfiziert und entsorgt die benötigten Utensilien sowie Flächen fachgerecht.
- Sie erfragt die aktuellen Bedürfnisse des Pflegebedürftigen, z. B. zu Lagerung, Getränken, Informationen, Frischluft und zu seinem Befinden, z. B. Schmerzen, Übelkeit, Schwindel.
- Bei Verdacht auf Kreislaufprobleme kontrolliert sie die Vitalzeichen (S. 288) und zieht bei Bedarf eine Pflegefachkraft hinzu.
- Sie dokumentiert die durchgeführten Maßnahmen und Wahrnehmungen während der Ganzkörperpflege.
- Sie prüft die Rufanlage sowie die Erreichbarkeit von Telefon, Klingel und benötigten Gegenständen.
- Bei Bedarf organisiert sie Maßnahmen zur Sturzprophylaxe (S. 193).
- Abschließend desinfiziert die Pflegeassistentin ihre Hände.

Waschen am Waschbecken

TIPP Für das Waschen am Waschbecken kann ergänzend zu den allgemeinen Materialien (S. 376) eine Sitzmöglichkeit notwendig sein, auf die sich der Pflegebedürftige bei Bedarf setzen kann. Die Sitzfläche sollte desinfizierbar sein.

Allgemeine Pflege der Haut

Pflegebedürftige, die sich am **Waschbecken** waschen bzw. dort gewaschen werden, sind in der Regel selbstständiger als Pflegebedürftige, die im Bett gewaschen werden. Der **aktivierenden Pflege** kommt damit eine besondere Bedeutung zu.

Die Pflegeassistentin legt auf die Sitzfläche zunächst ein Handtuch. Alle benötigten Utensilien platziert sie so, dass der Pflegebedürftige sie im Sitzen mühelos erreichen kann (Abb. 15.14).

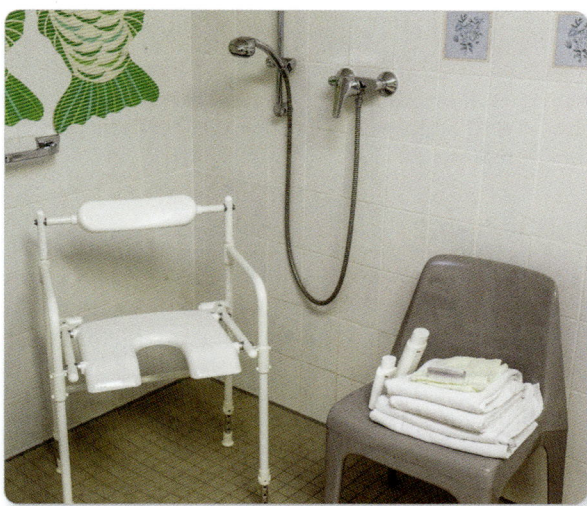

Abb. 15.14: Alle benötigten Utensilien stehen in Griffnähe. Auf diese Weise kühlt der Mensch nicht aus, während Utensilien im Nachhinein besorgt werden müssen. Durch die gute Erreichbarkeit wird die Sturzgefahr minimiert.

Die Pflegeassistentin desinfiziert ihre Hände. Je nach Wunsch des Pflegebedürftigen wäscht er entweder zuerst alle Körperregionen, die er selbst erreichen kann und die Pflegende wäscht anschließend die übrigen Bereiche. Oder aber Pflegebedürftiger und Pflegeassistentin waschen die Körperregionen abwechselnd in der Reihenfolge wie bei der Ganzkörperwäsche.

Während sich der Pflegebedürftige wäscht, bleibt die Pflegeassistentin in der Nähe, falls mit Hilfebedarf zu rechnen ist.

> **MERKE** Bei Bedarf wechselt die Pflegeassistentin zwischendurch das Wasser, das Handtuch sowie den Waschlappen bzw. leitet den Pflegebedürftigen dazu an. Dies ist z.B. notwendig, wenn der Pflegebedürftige zunächst allein den Intimbereich und die Pflegeassistentin anschließend den Rücken wäscht.

Nach dem Ankleiden führt sie den Pflegebedürftigen je nach Bedarf zu einem Stuhl, in ein anderes Zimmer oder ins Bett. Anschließend desinfiziert sie ihre Hände.

Duschen

Aufgrund von Gewohnheit empfinden viele Pflegebedürftige das **Duschen** als gründlicher im Vergleich zur Ganzkörperwäsche. Durch die größere Wassermenge gilt das Duschen als erfrischender.

Oft wird das Duschen mit der Haarwäsche bzw. Nagelpflege kombiniert. Letztere hat nach dem Duschen den Vorteil, dass die Nägel weicher und damit besser zu bearbeiten sind.

Häufiges und langes Duschen schadet jedoch dem **Säureschutzmantel** und macht eine gute Hautpflege unerlässlich.

Da schon der Ein- und Ausstieg in bzw. aus der Dusche eine gewisse Beweglichkeit erfordert, hängt die Häufigkeit des Duschens oft von der Mobilität ab. Allerdings gibt es auch für weniger mobile oder auch bettlägerige Pflegebedürftige oder körperbehinderte Menschen Hilfsmittel, um ihnen das Duschen zu ermöglichen (Abb. 15.15).

- **Ebenerdige Duschen** erleichtern den Ein- und Ausstieg und können mit einem Duschrollstuhl befahren werden.
- **Duschstühle** bieten eine Sitzgelegenheit während des Duschens.
- **Liegeduschen** sind für bettlägerige Pflegebedürftige geeignet.

Ziel und Indikationen

Das **Ziel** des Duschens entspricht den Zielen der Ganzkörperwäsche.

Indikationen für das Duschen sind:
- Der Pflegebedürftige möchte seinen Körper reinigen, empfindet das Waschen am Waschbecken jedoch nicht als ausreichend.
- Der Pflegebedürftige empfindet das Duschen als erfrischender als die Ganzkörperwäsche.
- Es liegen starke oder hartnäckige Verschmutzungen vor, z.B. bei sehr starkem Stuhlgang eines stuhlinkontinenten, bettlägerigen Pflegebedürftigen.

Die Grundsätze der Ganzkörperwäsche (S. 360) beachten die Pflegenden auch beim Duschen. Darüber hinaus kontrollieren sie die **Vitalzeichen** (S. 288), um

Kreislaufprobleme auszuschließen. Sie entkleiden den Pflegebedürftigen erst kurz vor dem Duschen im Badezimmer.

ACHTUNG Durch Wasserspritzer und den Niederschlag der Luftfeuchtigkeit besteht erhöhte Rutschgefahr. Die Pflegeassistentin achtet darauf, dass der Pflegebedürftige beim Ausstieg aus der Dusche nicht stürzt. Sie stützt ihn bei Bedarf und leitet ihn im Gebrauch der Haltegriffe an.

Kontraindikation für das Duschen

- **Offene Wunden**
  - Gefahr der Wundinfektion
  - Eventuell können spezielle Folien den Wundbereich abdecken und ein kurzes Duschen ermöglichen.
  - Im Zweifelsfall bespricht die Pflegeassistentin das Duschen vorab mit dem Arzt.
- **Kreislaufprobleme**
- **Schweres Essen** kurz vor dem Duschen belastet den Kreislauf. Der Pflegebedürftige sollte weder mit leerem noch mit vollem Magen duschen.
- Bei fiebrigen Infekten kann der Pflegebedürftige kurz duschen, wenn der Kreislauf nicht belastet ist. Im Zweifelsfall begleitet ihn die Pflegeassistentin.

Material

- Vgl. Ganzkörperwäsche (S. 361)
- Hilfsmittel für den sicheren Transfer ins Badezimmer, z. B. Rollstuhl oder Lifter
- Hilfsmittel für sichere Körperhaltung in der Dusche
- Verbandmaterial zum Abdecken von Verbänden und Zugängen
- Shampoo
- Duschhaube
- Föhn

Vorbereitung

Ergänzend zum Material und zur Vorbereitung wie bei der Ganzkörperwäsche achtet die Pflegeassistentin darauf, dass die benötigten Hilfsmittel, z. B. Duschstuhl, Antirutschmatte oder Haltegriffe, vorhanden sind. Sie überzeugt sich, dass die notwendige Wassertemperatur von 37 °C erreicht wird. Venöse Zugänge müssen wasserdicht abgedeckt werden.

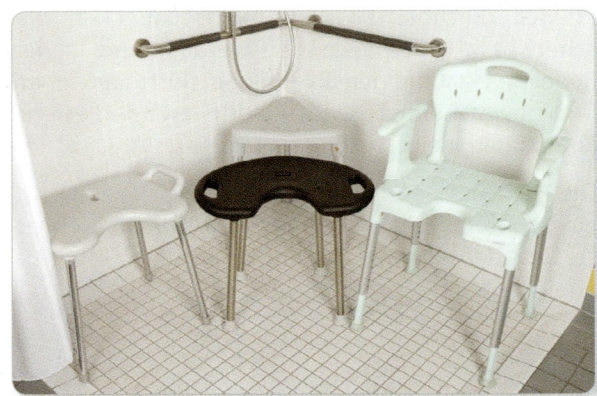

Abb. 15.15: Wenn ein Pflegebedürftiger nicht lange stehen kann, ist ein Duschstuhl ein gutes Hilfsmittel. Die Abbildung zeigt verschiedene Modelle.

Durchführen

Die Pflegeassistentin desinfiziert ihre Hände. Dann unterstützt sie den Pflegebedürftigen beim Auskleiden. Sie reicht ihm einen feuchtwarmen Waschlappen, um das **Gesicht** zu reinigen.

Nun prüft sie erneut die Wassertemperatur und lässt dann den Pflegebedürftigen testen. Dann hilft sie ihm in die Dusche. Zunächst benetzt sie die **Füße oder Hände** des Pflegebedürftigen mit Wasser und fragt ihn erneut, ob die Wassertemperatur für ihn angenehm ist. Bei Bedarf reguliert sie nach. Von den Füßen bzw. Händen aus befeuchtet sie langsam die **Extremitäten** und schließlich den **Oberkörper**.

Ist eine **Haarwäsche** geplant, so befeuchtet die Pflegeassistentin die Haare. Dabei hält sie eine Hand vorne an die Stirn, damit kein Wasser ins Gesicht läuft. Nun stellt sie das Wasser ab, um die Haare zu shampoonieren. Dabei achtet sie darauf, dass kein Shampoo bzw. Schaum ins Gesicht fließt. Damit der Pflegebedürftige nicht auskühlt, geht sie sanft, aber zügig vor. Anschließend spült sie das Shampoo von der Stirn aus über den Hinterkopf sorgfältig aus.

Die **Reihenfolge** der Reinigung der Körperteile entspricht der Reihenfolge bei der Ganzkörperwäsche (S. 363). Während die Pflegeassistentin den Pflegebedürftigen duscht, braust sie ihn immer wieder gleichmäßig mit warmem Wasser ab, damit er nicht auskühlt.

Nach dem Duschen trocknet sie den Pflegebedürftigen sorgfältig ab. Je nach Hauttyp (S. 354) führt sie eine **Hautpflege** (S. 358) durch. Dann kleidet sie den Pflegebedürftigen an.

Allgemeine Pflege der Haut

Ist eine **Fußpflege** (S. 378) notwendig, lässt sie die Füße zunächst unbekleidet. Dann föhnt sie die Haare und **frisiert** den Pflegebedürftigen, da der Wärmeverlust über den Kopf am größten ist. Nun führt sie die Fußpflege durch und zieht die Strümpfe an. Dann desinfiziert sie ihre Hände und führt bei Bedarf eine **Nagelpflege der Fingernägel** (S. 378) durch. Bei Bedarf erneuert sie feucht gewordene Verbände und kontrolliert die Vitalzeichen, sofern der Pflegebedürftige Kreislaufprobleme angibt.

Nachbereitung

Die **Nachbereitung** entspricht der allgemeinen Nachbereitung der Körperpflege (S. 358). Bei der Desinfektion achtet die Pflegeassistentin auch auf genutzte Hilfsmittel, z. B. Antirutschmatten und Duschhocker. Sie lüftet das Badezimmer, um Pilzbefall zu vermeiden. Abschließend desinfiziert sie ihre Hände.

Wannenbad

Ziele und Materialien des **Wannenbads** gleichen im Wesentlichen dem Duschen (S. 365).

Durchführen

Die Pflegeassistentin entkleidet den Pflegebedürftigen erst, nachdem die Badewanne so weit mit Wasser gefüllt ist, dass es bis zum Bauchnabel reicht. Da das zuvor eingefüllte Wasser etwas abkühlt, während sich der Pflegebedürftige auskleidet, sorgt die Pflegeassistentin für eine Wassertemperatur von knapp 39 °C. Wenn der Pflegebedürftige die Wanne betritt, sollte die Temperatur ca. 38 °C betragen. Die Pflegeassistentin lässt den Menschen die Temperatur mit der Hand testen und reguliert sie bei Bedarf nach.

Beim **Einstieg** in die Badewanne unterstützt die Pflegeassistentin den Pflegebedürftigen – bei Bedarf mithilfe eines Badewannenlifters (Abb. 15.16). Sie setzt ihn auf die Sitzfläche des Lifters, während sich seine Beine außen vor der Badewanne befinden. Dann dreht sie ihn in der Hüfte leicht in Richtung Innenseite der Wanne und hebt das Bein, das dem Innenraum näher ist, über den Wannenrand. Gleichzeitig achtet sie darauf, dass der Pflegebedürftige sein Gleichgewicht hält. Bei Bedarf stützt sie ihn, indem sie den Arm um seine Schultern legt. Dann führt sie das zweite Bein über den Rand in die Badewanne und hilft dem Pflegebedürftigen bei Bedarf, mit dem Gesäß in die Mitte des Lifters zu rücken.

Nun fährt sie den Lifter nach unten und lässt, je nach Wunsch und Kreislaufsituation des Menschen, weiteres Wasser in die Wanne laufen.

> **MERKE** **Vollbäder** können den Kreislauf sehr belasten und sollten nicht länger als 20 Minuten dauern. Durch die Wärme werden die Gefäße erweitert, das Blut „versackt" in unteren Körperregionen. Die Pflegeassistentin lässt den Pflegebedürftigen nie allein. Bei Kreislaufbeschwerden, Schwindel oder Unwohlsein bricht sie das Bad sofort ab.

Die **Reihenfolge** beim Waschen entspricht der Reihenfolge der Ganzkörperwaschung (S. 362). Die **Haarwäsche** findet bei Bedarf zum Schluss statt. Hat die Pflegeassistentin zuvor den Genital- und Analbereich gewaschen, desinfiziert sie zwischendurch ihre Hände.

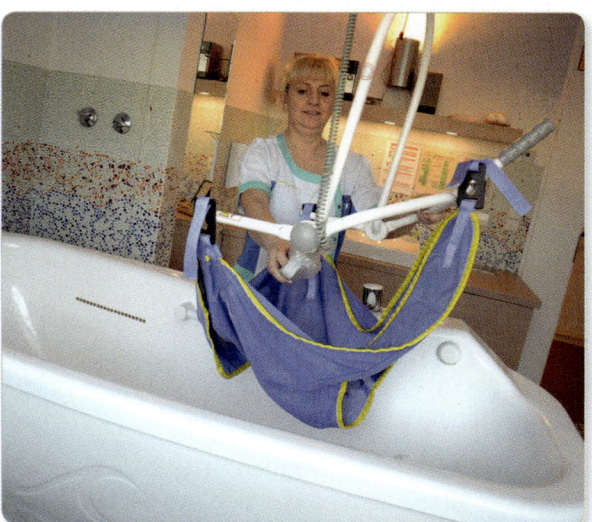

Abb. 15.16: Ein Badewannenlifter bietet Personen, die in ihrer Mobilität eingeschränkt sind, die Möglichkeit, ein Vollbad zu nehmen oder in der Badewanne zu duschen.

Am Ende lässt sie das Wasser aus der Wanne laufen und duscht den Pflegebedürftigen kurz ab, um Reste des Badezusatzes und verschmutztes Wasser zu entfernen. Dann fährt sie den Lifter nach oben und trocknet zuerst das Gesicht, dann die Haare, Hände und in der gleichen Reihenfolge wie beim Waschen den Rest des Oberkörpers.

Nun trocknet sie die Ober- und Unterschenkel ab. Anschließend unterstützt sie den Pflegebedürftigen, mit dem Gesäß in Richtung Badewannenrand zu rücken. Sie führt das Bein, das sich am äußeren Wannenrand befindet, nach außen und achtet wieder auf das Gleichgewicht des Pflegebedürftigen. Dann dreht sie ihn in der Hüfte leicht nach außen. Während sie ihn stützt, führt sie das zweite Bein aus der Wanne heraus. Sitzt der Pflegebedürftige sicher, trocknet sie seine Füße und insbesondere die Zehenzwischenräume ab.

Vor die Badewanne legt sie eine breite, rutschfeste Duschvorlage, auf die sich der Pflegebedürftige stellt. Zunächst trocknet sie den Genital-, dann den Analbereich ab. Bei Bedarf nutzt sie hierzu ein frisches Handtuch. Nach dem Abtrocknen desinfiziert sie ihre Hände.

> **TIPP** Es gibt viele Meinungen dazu, in welcher Reihenfolge ein Mensch abgetrocknet werden sollte. Gleichzeitig ist jeder Mensch verschieden, z.B., was seinen Gleichgewichtssinn und seine Fähigkeit, sicher zu stehen, angeht. Entscheidend ist, dass die Pflegeassistentin darauf achtet, entzündete, infektiöse oder nässende Körperstellen entweder zuletzt oder mit einem separaten Handtuch zu trocknen.
>
> Nach der Versorgung entsprechender Körperstellen sowie nach der Trocknung des Genital- und Analbereichs desinfiziert sich die Pflegeassistentin die Hände, bevor sie mit einem frischen Handtuch weiterarbeitet.

Durch ein Vollbad wird die Haut stärker belastet als beim Duschen. Daher ist die anschließende Hautpflege (S. 358) besonders wichtig. Der weitere Ablauf entspricht dem des Duschens (S. 365).

Nach dem Ankleiden empfiehlt sich eine Ruhezeit von rund 30 Minuten, in der sich der Körper an die kühlere Umgebung gewöhnen und sich der Kreislauf erholen kann.

Mund- und Zahnpflege

Ziele

Die **Mund- und Zahnpflege** ist nicht nur eine Reinigung, sondern verringert auch schädliche Erreger, die sich von Essensresten ernähren. Damit ist die Mundpflege ein entscheidendes Element der Soor- und Parotitis- (S. 423) sowie der Pneumonieprophylaxe (S. 186). Bei Pflegebedürftigen mit eingetrübtem Bewusstsein kann die Mundpflege eine wichtige Sinneserfahrung sein. Die Pflegeassistentin beobachtet dabei den Zustand von Mund und Zähnen.

Im Idealfall werden Mund und Zähne nach jeder Mahlzeit gepflegt, mindestens aber zweimal täglich. Dies gilt auch für die Restbezahnung von Prothesenträgern.

Ziele der Mund- und Zahnpflege sind:
- Wohlbefinden durch ein frisches Gefühl im Mund
- Mundschleimhaut und Zähne gesund erhalten
- Beläge (Plaques), Karies und Zahnfleischentzündungen (Parodontose) vermeiden
- absteigende Infektionen vermeiden, z. B. in die unteren Atemwege
- Mundgeruch vermindern bzw. vermeiden

Orale Stimulation

Eine Grundvoraussetzung, um Nahrung aufzunehmen, zu schlucken und Laute zu bilden, ist das Bewusstsein für den eigenen Mundbereich. Durch die **orale Stimulation** macht die Pflegeassistentin dem Pflegebedürftigen seinen Mund mit dessen vielfältigen Wahrnehmungs- und Bewegungsfunktionen erfahrbar. Dazu setzt sie gezielte **Berührungs- und Geschmacksreize.**

Die Pflegeassistentin desinfiziert ihre Hände, dann streicht sie mit Einverständnis des Pflegebedürftigen die Wangen in Richtung Mund aus, um das Bewusstsein für die Muskulatur im Mundbereich zu fördern. Dieser Berührungsreiz bahnt als Initialberührung (S. 535) die Mundpflege an. Sie findet erst nach vorheriger Kontaktaufnahme mit dem Pflegebedürftigen statt.

Würde die Pflegeassistentin die Lippen mit einem unbekannten Gegenstand oder in ungewohnter Weise berühren, ließen die meisten bewusstseinsgestörten Pflegebedürftigen ihren Mund geschlossen. Dieses Verhalten ist eine Schutzfunktion, da dem Pflegebedürftigen die Situation nicht vertraut ist. Die Pflegeassistentin führt neue Gegenstände und Vorgehensweisen bei der Mundpflege daher langsam ein und erklärt dem Pflegebedürftigen ihr Vorgehen.

> **MERKE** Bevor die Pflegeassistentin Flüssigkeit oder Nahrung in den Mund gibt, klärt sie, ob der **Schluckreflex** intakt ist, um eine Aspiration (Verschlucken) zu vermeiden. Den Schluckreflextest dürfen nur Logopäden oder speziell geschulte Pflegefachkräfte durchführen.

Material und Vorbereitung

- Information des Pflegebedürftigen, Einverständnis einholen und Gewohnheiten erfragen
- Hände und Flächen desinfizieren

Material bereitstellen
- Einmalhandschuhe
- Zahnbürste- und Zungenbürste
- Absaugvorrichtung, Absauggerät und Absaugkatheter
- Interdentalzahnbürste
- Zahnseide, Zahncreme
- Mundspatel
- Mundspiegel
- Taschenlampe
- Mundspüllösung
- Zahnputzbecher mit Wasser, Nierenschale
- ggf. Prothesenschale und Reinigungsmittel
- Handtuch, Waschlappen
- Lippenpflegecreme
- Prothesenaufbewahrungsbehälter
- Mullkompressen mit Klemme
- Abwurfbehälter für Müll und Wäsche

Durchführen

Die Pflegeassistentin achtet darauf, dass die Zahnbürste gut in der Hand des Pflegebedürftigen liegt. Der Bürstenkopf sollte nicht zu groß sein, damit alle Zahnflächen erreicht werden. Um die gesamte Borstenfläche zu nutzen, sollten alle Borsten gleich lang sein (Abb. 15.17).

MERKE Die Pflegeassistentin wechselt die Zahnbürste nach 8 bis 12 Wochen oder wenn das Borstenfeld beschädigt ist.

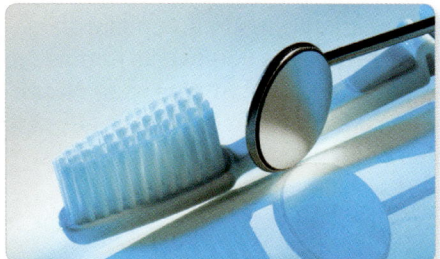

Abb. 15.17: Die gleich langen Borsten sorgen dafür, dass alle Borsten den Zahn berühren. Bei Bedarf hilft ein Spiegel, um zu sehen, ob der gesamte Mundraum gut gereinigt ist.

- Der Pflegebedürftige sitzt aufrecht
- Hände desinfizieren, Einmalhandschuhe anziehen
- Hals- und Brustbereich mit einem Handtuch abdecken
- Mundhöhle inspizieren und ausspülen lassen
- Mundhöhle mit Klemme und angefeuchtetem Tupfer von hinten nach vorne auswischen; Tupfer nach jedem Wischvorgang wechseln

Die Pflegeassistentin putzt die Zähne nach folgendem **Vorgehen**:
- Zahnbürste stets vom Zahnfleisch zum Zahn hin führen (von Rot nach Weiß)
- Jeden einzelnen Zahn putzen, dabei auf Kau-, Innen- und Außenfläche achten
- Keinen Druck mit der Zahnbürste ausüben
- Für große Zahnzwischenräume Interdentalzahnbürste benutzen
- Mund erneut ausspülen

Die Pflegeassistentin beobachtet erneut den Mundraum, um eventuell noch vorhandene Speisereste oder Verletzungen der Mundschleimhaut zu erkennen und bei Bedarf zu versorgen.

Nachbereitung

Bei Bedarf versorgt die Pflegeassistentin die Lippen mit einer Lippenpflegecreme. Die Zahnbürste spült sie unter warmem Wasser aus und stellt sie mit dem Bürstenkopf nach oben in den Becher. Alle anderen Utensilien reinigt, desinfiziert und entsorgt sie fachgerecht. Dann desinfiziert sie ihre Hände und dokumentiert die Durchführung und bei Bedarf Besonderheiten.

Prothesenpflege durchführen

Ersetzt eine Zahnprothese ein ganzes Gebiss, wird sie als **Vollprothese** (Abb. 15.20) bezeichnet. Eine **Teilprothese** (Abb. 15.21) ersetzt nur einen Teil des Gebisses, wenn Teile des natürlichen Gebisses noch vorhanden sind (Abb. 15.18). Die meisten Prothesen sind herausnehmbar und können optimal außerhalb der Mundhöhle gepflegt werden.

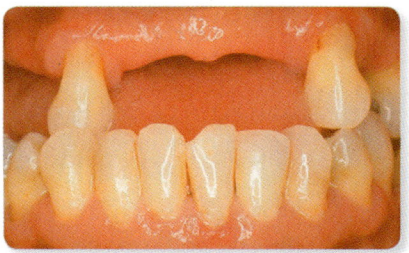

Abb. 15.18: Pfeilerzähne zur Befestigung einer Teilprothese

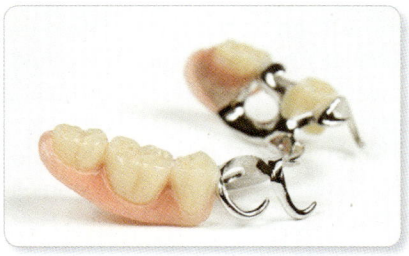

Abb. 15.19: Die Klammerprothese wird an den natürlichen Zähnen befestigt.

Folgende **Grundsätze** gelten für die Pflege von Zahnprothesen:
- Prothese stets sicher halten und vor Brüchen und Beschädigungen schützen
- Entfernte Prothese in einem Glas, einer Schale oder Prothesendose aufbewahren
- Aufbewahrungsbehälter mit dem Namen des Pflegebedürftigen kennzeichnen

Die Pflegeassistentin desinfiziert ihre Hände und zieht Handschuhe an.

Kann der Pflegebedürftige die Prothese nicht selbst aus dem Mund nehmen, fasst die Pflegeassistentin die Prothese mit einer trockenen Mullkompresse. Vollprothesen löst sie vorsichtig mit Daumen und Zeigefinger und nimmt sie in einer leichten Drehbewegung aus dem Mund. Teilprothesen sind z. B. durch Klammern oder Knopfanker an den noch vorhandenen Zähnen befestigt, die Pflegeassistentin löst diese zunächst.

Für die erste **Grobreinigung** spült sie die Prothese unter fließendem Wasser ab. Dabei achtet sie auf Defekte der Prothese. **Hartnäckige Verschmutzungen** und Reste der Haftcreme entfernt sie Zahn für Zahn mit Zahnbürste und speziellen Gelpasten oder einer speziellen Zahnseife. [1]

Die gereinigte Prothese legt sie in einer Schale ab. Nun reicht sie dem Pflegebedürftigen Wasser, um den Mund auszuspülen. Mit einer wassergetränkten Kompresse fährt sie durch die Mundhöhle, um Beläge zu entfernen. Bei starken Belägen verwendet sie mehrere Kompressen. Auf Wunsch spült der Pflegebedürftige erneut den Mund aus. Schließlich beobachtet die Pflegeassistentin die Mundhöhle bei Bedarf mit einer kleinen Taschenlampe und Mundspatel.

TIPP Mindestens einmal täglich legt die Pflegeassistentin die Prothese zusätzlich in eine **Reinigungslösung**. Dabei geht sie nach der Anweisung des Herstellers vor und spült die Prothese anschließend gründlich mit warmem Wasser ab.

Eine zur besseren Haftung verwendete Haftcreme sollte nur nach genauer Anweisung auf der Produktverpackung angewendet werden. Eine übermäßige Anwendung kann, z. B. bei zinkhaltigen Produkten, unerwünschte Wirkungen wie Taubheitsgefühl, Kribbeln, Schwäche der Extremitäten oder Schwierigkeiten beim Gehen verursachen. Bei Bedarf wird Haftcreme aufgetragen, bevor die Pflegeassistentin die Prothese einsetzt. Dann hält sie die Lippe des Pflegebedürftigen leicht ab und führt die Prothese in den Mund ein. Sie positioniert sie und drückt sie vorsichtig an. Dann desinfiziert sie ihre Hände.

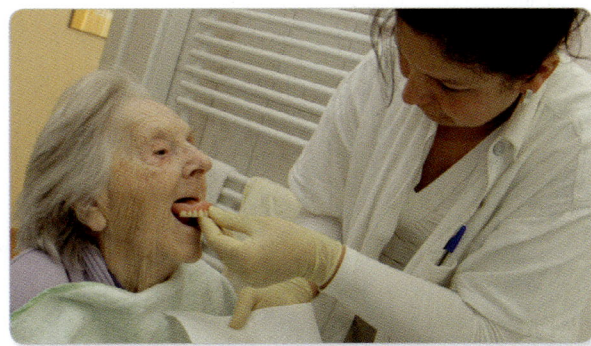

Abb. 15.20: Einsetzen einer Vollprothese

MERKE Wird eine Zahnprothese nicht regelmäßig getragen, verformt sich der Kiefer und der Sitz der Prothese wird beeinträchtigt. Daher sollte eine Prothese regelmäßig getragen werden. Eine Ausnahme bilden bewusstlose Menschen, bei diesen besteht ein erhöhtes Aspirationsrisiko.

Die Nachbereitung entspricht der allgemeinen Mund- und Zahnpflege (S. 368).

Nasenpflege

Ziele

Eine ungehinderte **Atmung** setzt die Funktionsfähigkeit der gesamten Atemwege voraus. Die Atemwege beginnen bei der Nase, daher ist eine gute **Nasenpflege** wichtig, besonders wenn die Atemwege, z. B. durch Schnupfen oder bei staubiger Luft, beeinträchtigt sind.

Weitere **Indikationen** für die Nasenpflege sind:
- Sauerstoffbrille
- Mundatmung
- grippaler Infekt
- Sterbephase

Die Ziele der Nasenpflege sind:
- gesunde Nasenschleimhaut erhalten
- Austrocknung der Nasenschleimhaut verhindern
- Schäden der Nasenschleimhaut vorbeugen
- Durchgängigkeit der Atemwege erhalten bzw. sicherstellen
- Geruchswahrnehmung verbessern, Wohlbefinden steigern

Material

- Watteträger, Kugeltupfer
- physiologische Kochsalzlösung 0,9 %
- Nasensalbe
- Taschentücher
- Gesichtscreme
- Abwurfbehälter für Müll und Wäsche

Durchführen

- Pflegebedürftigen auf dem Rücken in Oberkörperhochlage bringen
- Hände desinfizieren, Einmalhandschuhe anziehen
- Pflegebedürftigen anleiten, die Nase zunächst zu schneuzen
- Watteträger mit Kochsalzlösung befeuchten, jedoch nur im sichtbaren Bereich der Nase verwenden
- grobe Krusten und Borken entfernen, dabei kein Sekret in die Nase hineinschieben
- Vorgang wiederholen, bis der Watteträger sauber aus der Nase kommt
- Watteträger zwischenzeitlich für jedes Nasenloch wechseln
- bei auffälligem Nasensekret, z. B. Blut, Arzt benachrichtigen und ggf. Probe abnehmen

TIPP Die Nasenpflege bei einer liegenden Sauerstoff- oder Ernährungs**sonde** ist im Ablauf identisch. Ein besonderes Augenmerk gilt möglichen Druckstellen oder Reizungen. Die Pflegeassistentin achtet darauf, die Position der Sonde während der Nasenpflege nicht zu ändern. Ist die Sonde durch ein Pflaster fixiert, wechselt sie im Rahmen der Nasenpflege die Fixierungsstelle.

Nachbereitung

Nach der Nasenpflege säubert die Pflegende den **Nasenrücken** und cremt ihn bei Bedarf mit Gesichtscreme ein. Zudem

- reinigt, desinfiziert bzw. entsorgt sie die benutzten Gegenstände,
- desinfiziert sie ihre Hände sowie die benutzten Flächen und
- dokumentiert die Maßnahme und ggf. Besonderheiten.

Ohrenpflege

Bei einem gesunden Menschen reinigt sich der Gehörgang durch das im Ohr produzierte **Zerumen** (Ohrenschmalz) von selbst. Dieses schiebt sich von innen nach außen und schützt das Ohr vor eindringenden Stoffen und Erregern.

Die **Ohrenpflege** bezieht sich daher vor allem auf das äußere Ohr, also die Ohrmuschel und den Teil des Gehörgangs, der von außen einsehbar ist. Die tiefere Reinigung des Ohrs ist Aufgabe des HNO-Arztes. Wenn Ohrenschmalz entfernt werden muss, sollten keine Watteträger sondern spezielle Ohrreiniger verwendet werden.

ACHTUNG Fließt Blut, Sekret oder Eiter aus dem Ohr, informiert die Pflegeassistentin den HNO-Arzt.

Ziele

Die Ohrmuschel wird im Rahmen der Grundpflege gereinigt. **Indikationen** zur gezielten Reinigung des Ohrs sind:

- Zerumen schiebt sich bis an den Eingang des Gehörgangs oder gar bis in die Ohrmuschel
- Ablagerungen, z. B. abgestorbene Hautzellen
- mögliche Druckstellen durch Brille, Hörgerät oder bei Bettlägerigkeit

Das Ziel der Ohrreinigung besteht darin,

- die Hörfähigkeit zu erhalten bzw. zu verbessern,
- Sekret aus den Ohren zu entfernen,
- das Ohr vor Infektionen und Verkrustungen zu schützen,
- Druckstellen früh zu erkennen sowie
- bei Hörgeräten deren einwandfreie Funktion sicherzustellen.

Material

- angefeuchteter Waschlappen oder Kompressen
- spezielle Ohrreiniger
- Pflegeöl
- Abwurfbehälter für Müll und Wäsche

Durchführen

Zunächst wischt die Pflegeassistentin die Ohrmuschel von innen, am Eingang des Gehörgangs beginnend, aus. Sie entfernt sowohl in die Ohrmuschel geratenes Zerumen als auch Staub und Verschmutzungen. Dann reinigt sie die Ohrmuschel von außen (Abb. 15.21).

Ist der Ohrmuschelrand stark gerundet oder die Ohrmuschel sehr fein und eng, verwendet die Pflegeassistentin einen angefeuchteten Watteträger – für jeden Wischgang einen neuen. Den Wischvorgang wiederholt sie, bis der Watteträger bzw. Waschlappen sauber bleibt.

ACHTUNG Durch falsche Reinigung des Gehörganges kann ein Ohrpfropf (Verstopfung des äußeren Gehörgangs mit Ohrenschmalz) entstehen und das Hören verschlechtern.

Stark angetrocknete Verkrustungen in der Ohrmuschel löst die Pflegeassistentin mit etwas Pflegeöl. Die betreffende Stelle wäscht sie mit Wasser nach.

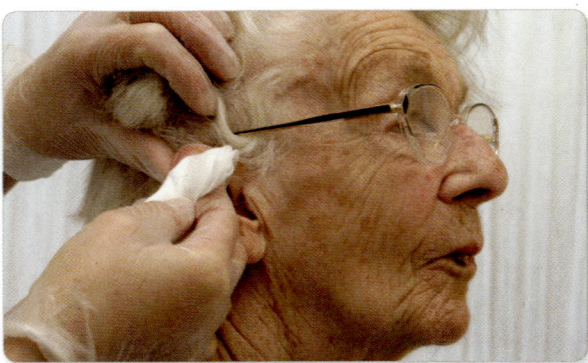

Abb. 15.21: Reinigung der Ohrmuschel

Nachbereitung

- Hörgeräte einsetzen und testen
- Material reinigen, desinfizieren bzw. entsorgen
- Hände und Flächen desinfizieren
- Maßnahme und ggf. Besonderheiten dokumentieren

Augenpflege

Die Pflegeassistentin reinigt die Augen des Pflegebedürftigen täglich, um sie vor Schaden zu schützen. Auch das gesunde Auge sondert Sekret ab.

Bei Verletzungen und nach Operationen führt die Pflegeassistentin die **Augenpflege** nach Rücksprache mit dem Arzt durch. Augenspülungen benötigen eine ärztliche Verordnung.

Ziele

Neben der täglichen Reinigung der Augen gibt es **besondere Indikationen,** die Augen zu pflegen, z. B.:
- reduzierter oder fehlender Lidschlag
- Bewusstseinsstörungen
- Verkrustung des Augenlids
- Erkrankungen des Auges

Ziele der Augenpflege sind:
- Schutzfunktionen des Auges erhalten
  - intaktes Binde- und Hornhautepithel
  - regelmäßiger Lidschlag
  - vollständiger Lidschluss
  - intakter Tränenfilm
- physiologische Verhältnisse am Auge wiederherstellen
- Sekrete, Verkrustungen und ins Auge geratene Fremdkörper entfernen
- Verklebungen vermeiden
- Infektionen vermeiden
- Austrocknung verhindern
- Therapie von Augenerkrankungen unterstützen

Material

- Einmalhandschuhe
- Kompressen oder fusselfreies Tuch
- Wasser ohne Waschzusatz oder NaCl 0,9 %
- Tupfer
- Abwurfbehälter für Müll und Wäsche

Durchführen

Die Pflegeassistentin beachtet bei der Augenpflege folgende **Grundsätze:**
- aseptische Bedingungen
- stets von außen nach innen reinigen und pflegen
- Kontakt der Kompressen mit der Hornhaut vermeiden
- keinen Druck auf die Hornhaut ausüben
- nur fusselfreie Materialien verwenden

ACHTUNG Ist ein Auge infiziert, wird es zum Schluss gereinigt, um eine Keimverschleppung in das andere Auge zu vermeiden. Aber auch generell verwendet die Pflegeassistentin für jedes Auge ein separates Tuch oder sie wechselt die Stelle des verwandten Tuchs.

Die **Reinigung** des Auges findet in der Regel im Rahmen der Ganzkörperwäsche bzw. vor dem Duschen oder Baden statt. Im Bett bringt die Pflegeassistentin den Pflegebedürftigen in Oberkörperhochlage. Seinen Kopf lagert sie etwas nach hinten gebeugt. Sie desinfiziert ihre Hände und zieht Handschuhe an.

Mit dem feuchten Tuch wischt sie vom äußeren Rand des geschlossenen Auges nach innen, um sowohl die Lider als auch die Wimpern zu reinigen. Bei **Verkrustungen** wiederholt sie den Vorgang vorsichtig, bis

Allgemeine Pflege der Haut

sich die Verkrustung löst. Hartnäckige Verkrustungen weicht sie ein, indem sie einen mit NaCl getränkten Tupfer eine bis zwei Minuten auf dem Auge liegen lässt. Währenddessen leistet sie dem Pflegebedürftigen Gesellschaft.

Ist der Pflegebedürftige bewusstseinsgestört, achtet die Pflegeassistentin darauf, dass die Augenlider während der Reinigung geschlossen bleiben. Ist es notwendig, die Augen zur besseren Reinigung zu öffnen, spreizt sie das Auge leicht mit Daumen und Zeigefinger und bittet den Pflegebedürftigen, nach oben zu blicken.

Nachbereitung

- Brille aushändigen bzw. aufsetzen
- Material reinigen, desinfizieren bzw. entsorgen
- Hände und Flächen desinfizieren
- Maßnahme und ggf. Besonderheiten dokumentieren

Rasur

Ziel

Das Ziel der **Rasur** besteht darin, die Gesichtshaut glatt zu halten, wenn sich ein Mann ohne Bartansatz wohler fühlt. Um Verletzungen zu vermeiden, rasiert die Pflegeassistentin den Mann im Idealfall mit einem elektrischen Rasierapparat. Männer, die sich ihr Leben lang nass rasiert haben, äußern oft auch im Alter den Wunsch nach einer Nassrasur mit Rasierschaum und einer Rasierklinge.

Bei **Bartträgern** verhindert die Pflegeassistentin durch tägliches Kämmen des Bartes, dass Verfilzungen und Knoten entstehen.

Einen langen Bart sollte bei Bedarf eine Friseurfachkraft schneiden. Hierzu ist die Zustimmung des Bartträgers bzw. seines rechtlichen Betreuers notwendig, ohne diese gilt die Kürzung des Bartes als Körperverletzung.

Material

- Rasierapparat oder
- Rasierklinge mit Halter, Rasierschaum, Pinsel, kleine Schüssel für Wasser
- Waschlappen
- Handtuch
- Rasierwasser oder Aftershave-Balsam
- Abwurfbehälter für Müll und Wäsche

Vorbereitung

- Hände desinfizieren
- Pflegebedürftigen in aufrechte Position bzw. Oberkörperhochlage bringen
- Gesicht reinigen
- Handtuch über den Oberkörper legen, um abfallende Barthaare bzw. Rasierschaum und Wasser aufzufangen
- bei Nassrasur Schüssel mit Wasser vorbereiten

Trockenrasur

- Mit dem Rasierapparat gegen die Bartwuchsrichtung über Hals und Gesicht fahren
- Haut bei Bedarf straffen:
  - Wange mit den Fingern der freien Hand nach oben ziehen
  - Hals aus Richtung des Schlüsselbeins straffen

Nassrasur

- Bartwuchsbereich mit Rasierschaum und Pinsel in kreisenden Bewegungen einschäumen (Abb. 15.22)
- Alle Bereiche des Bartes mit jeweils ein bis drei Strichen rasieren
- Am Rasierer hängenden Schaum in der Schüssel oder unter fließendem Wasser abstreifen
- Faltige Haut wie bei der Trockenrasur straffen
- Gesicht mit feuchtwarmem Waschlappen gründlich waschen, dann trocknen

ACHTUNG Besonders vorsichtig ist die Pflegeassistentin im Bereich des Kinns und des Unterkiefers.

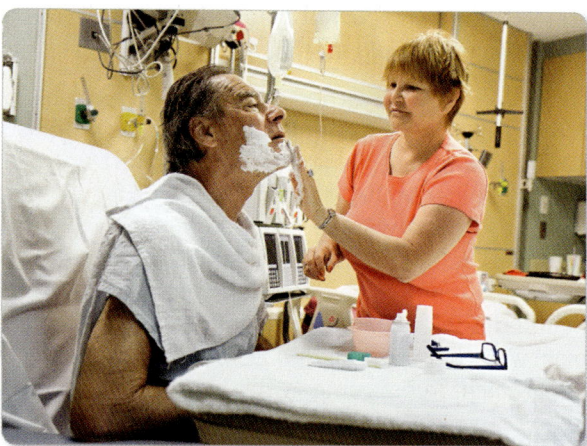

Abb. 15.22: Die sorgfältige Verteilung des Rasierschaums erleichtert die Rasur.

Die Haut

Nachbereitung

- Rasierwasser leicht einklopfen oder Gesicht eincremen
- Rasierapparat gründlich reinigen, bei einer Hauterkrankung zusätzlich das Scherblatt desinfizieren
- Rasierklinge gründlich reinigen, bei Hauterkrankung ggf. entsorgen
- Hände und Flächen desinfizieren
- Maßnahme und ggf. Besonderheiten dokumentieren

Haarpflege

Für viele Menschen beeinflusst die Frisur ihr Wohlbefinden. Im Alter fällt die Haarpflege zunehmend schwer, da die Erreichbarkeit des Kopfs mit den Händen abnimmt. Die **Haarpflege** umfasst das tägliche Frisieren sowie die Haarwäsche.

> **ACHTUNG** Das Schneiden der Haare gilt als Körperverletzung und darf nur mit der Zustimmung des Pflegebedürftigen bzw. seines rechtlichen Betreuers geschehen.

Ziele

Eine **Indikation**, die Haare zu **frisieren**, liegt vor, wenn

- die Haare knotig sind bzw. zu werden drohen oder
- der Pflegebedürftige sich mit dem Aussehen seiner Haare nicht wohlfühlt.

Eine **Indikation** zur **Haarwäsche** besteht, wenn

- die Haare durch die Fett- und Talgproduktion der Kopfhaut fettig aussehen und klebrig am Kopf liegen oder
- eine Erkrankung der Kopfhaut oder Haare die Haarwäsche notwendig macht.

Junge Menschen waschen ihre Haare oft täglich. Im Alter ist dies meist nicht notwendig. Grund dafür ist, dass die Kopfhaut weniger Fett absondert und die Haare weniger schnell strähnig werden. Eine ein- bis zweimalige Haarwäsche pro Woche reicht im Alter oft aus. Die Frequenz der Haarwäsche richtet die Pflegeassistentin nach den Wünschen und Gewohnheiten des Pflegebedürftigen. Bedürfen seine Haare einer Wäsche, weist sie ihn darauf hin, falls er den Bedarf nicht selbst bemerkt.

Kontraindikationen für die Haarwäsche können sein:

- Erkältung, Pneumonie (S. 268), um durch die Kälte am Kopf die Erkrankung nicht zu verschlimmern
- Haarwäsche nur nach Rücksprache mit dem Arzt bei:
  - Wunden an der Kopfhaut
  - Schädel-Hirn-Verletzungen und Verletzungen der Halswirbelsäule

Das Ziel der Haarpflege besteht darin, das Wohlbefinden des Menschen zu steigern und Erkrankungen von Kopfhaut und Haaren zu vermeiden bzw. früh zu erkennen. Die Haarpflege fördert zudem die Durchblutung der Kopfhaut.

Material zum Frisieren

- Einmalhandschuhe
- Kamm, Bürste entsprechend der Dicke und Länge der Haare
- Spiegel
- Haarspray oder Haargel
- Abwurfbehälter für Müll und Wäsche

Durchführung des Frisierens

Die Pflegeassistentin kämmt bzw. bürstet die Haare, bis **Schuppen** entfernt und **Verfilzungen** sowie Knoten in den Haaren gelöst sind.

Bei einer **Kurzhaarfrisur** ist der Frisiervorgang meist mit dem Kämmen beendet. Je nach Wunsch kämmt die Pflegeassistentin einen Scheitel oder bringt Haargel bzw. -spray in das Haar ein.

Bei **längeren Haaren** bindet die Pflegeassistentin auf Wunsch einen Zopf, steckt die Haare hoch oder flicht sie. Bei bettlägerigen Pflegebedürftigen mit langen Haaren kann durch einen dicken Haarwulst eine schmerzhafte Druckstelle entstehen. In diesem Fall kämmt oder bindet die Pflegeassistentin die Haare zu der Seite, auf der der Pflegebedürftige nicht liegt. Nach dem Frisieren ermöglicht die Pflegeassistentin ihm mithilfe eines Spiegels, seine Frisur zu begutachten. Bei Bedarf korrigiert sie die Frisur.

> **TIPP** Bei längeren Haaren kann starkes Ziehen an der Kopfhaut vermieden werden, indem ein Büschel Haare einige Zentimeter von der Kopfhaut entfernt festgehalten und zusammendrückt wird, während weiter unten die Haare gekämmt bzw. gebürstet werden. Den Teil der Haare, der der Kopfhaut anliegt, kämmt oder bürstet die Pflegeassistentin anschließend sehr vorsichtig.

Allgemeine Pflege der Haut

Nachbereitung des Frisierens

Anschließend befreit sie Kämme und Bürsten von Haaren. Liegt eine Erkrankung der Kopfhaut oder Haare vor, desinfiziert sie Kamm und Bürste. Dann desinfiziert sie ihre Hände sowie ggf. genutzte Flächen. Zum Schluss dokumentiert sie die Maßnahme und ggf. Besonderheiten.

Material für die Haarwäsche

- Waschbecken oder
- Haarwaschwanne für das Bett mit 1–2 Ablaufeimern, Gummiunterlage und Litermaß
- Sitzmöglichkeit am Waschbecken
- Shampoo – je nach Haartyp des Pflegebedürftigen und seinen Wünschen
- 1–2 Handtücher
- Haarfestiger
- Abwurfbehälter für Müll und Wäsche

Die Pflegeassistentin legt alle benötigten Utensilien in Reichweite bereit, damit der Pflegebedürftige nicht unnötig auskühlt, während sie Gegenstände besorgen muss.

Haarwäsche durchführen

Im Idealfall erfolgt die Haarwäsche im Rahmen des Duschens oder Badens. Ist dies nicht möglich, werden die **Haare am Waschbecken** oder mit einer Spezialwanne im Bett gewaschen.

Zunächst stellt die Pflegeassistentin eine angenehme Raumtemperatur her und vermeidet Zugluft. Vor der Maßnahme desinfiziert sie ihre Hände.

Danach entkleidet sie die Oberbekleidung des Oberkörpers des Pflegebedürftigen. Das Unterhemd bzw. auch der BH kann anbehalten werden, zumal diese eine kleine Wärmequelle bieten.

Haarwäsche am Waschbecken

- Stuhl oder Hocker möglichst nah am Waschbecken bereitstellen, Menschen mit gutem Stehvermögen können während der Haarwäsche auch stehen.
- Bei Bedarf zum Wärmen Handtuch um die Schultern legen
- Pflegebedürftigen den Kopf möglichst weit über das Waschbecken beugen lassen
- Wassertemperatur testen und durch den Pflegedürftigen testen lassen
- Haar befeuchten
- Je nach Haarlänge Haar mit Shampoo einschäumen
- Schaum sorgfältig und ohne Rückstände ausspülen

Während der Haarwäsche achtet die Pflegeassistentin stets darauf, dass dem Pflegebedürftigen kein Shampoo ins Gesicht läuft.
- Haare vorsichtig auswringen
- Handtuch um den Kopf wickeln
- Pflegebedürftigen entspannt auf den Stuhl setzen
- Haar frottieren und kämmen
- Ggf. Haarfestiger im Haar verteilen und Haare an der Luft trocknen lassen, föhnen oder Lockenwickler eindrehen

Haarwäsche im Bett

Die **Haarwäsche im Bett** ähnelt der Haarwäsche am Waschbecken. In der Regel sind Pflegebedürftige, deren Haare im Bett gewaschen werden, erheblich unselbstständiger. Die Pflegenden führen die Maßnahme zu zweit durch.
- Kopfkissen entfernen
- Oberkörper des Pflegebedürftigen anheben, Kopf dabei stützen
- Währenddessen legt die zweite Pflegende eine Gummiunterlage ins Bett und platziert die Haarwaschwanne (Abb. 15.23).
- Handtuch auf den kühlen unteren, steil abfallenden Bereich der Wanne legen
- Schultern und oberen Teil des Rückens darauf platzieren, ohne den Kopf zu überstrecken
- Ende des Ablaufschlauchs in den Ablaufeimer führen und erneut Hände desinfizieren
- Pflegebedürftigen so weit wie möglich zudecken, um ihn vor Auskühlung zu schützen
- Eine Pflegende holt nun warmes Wasser mit dem Litermaß. Die Wassertemperatur stimmt sie mit dem Pflegebedürftigen ab, indem er seine Hand in das Litermaß hält. Bei Bedarf reguliert die Pflegende die Temperatur nach.
- Die eigentliche Haarwäsche gleicht der Haarwäsche am Waschbecken.

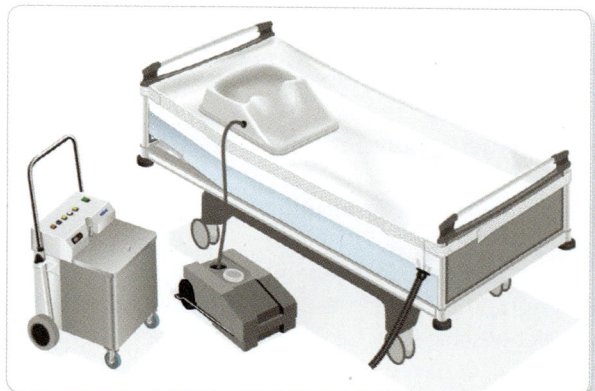

Abb. 15.23: Mobile Haarwaschwanne für den Gebrauch im Bett.

Die Haut

> **TIPP** Die Pflegende achtet stets darauf, dass der Ablaufeimer nicht überläuft.

- Am Ende den Kopf des Pflegebedürftigen anheben, mit einem Handtuch umwickeln und Haarwaschwanne entfernen
- Gummiunterlage wegen des nassen Handtuchs bei Bedarf zunächst im Bett belassen
- Die weitere Versorgung der Haare entspricht der Haarwäsche am Waschbecken.

Nachbereitung der Haarwäsche

- Material reinigen, desinfizieren bzw. entsorgen
- Hände und Flächen desinfizieren
- Maßnahme und ggf. Besonderheiten dokumentieren

Genital- und Analpflege

Die **Genital- und Analpflege** ist eine sensible Aufgabe. Sie betrifft einen Bereich des Körpers, den nach der Kindheit meist nur der Pflegebedürftige selbst oder eventuell ein Partner berührt. Zudem ist der Genital- und Analbereich mit Ausscheidungen verbunden, die in unserer Gesellschaft weitgehend tabuisiert werden. Hinzu kommt, dass die Haut im Intimbereich sehr sensibel und verletzlich ist.

Ziele

Die **Indikation** zur Genital- und Analpflege besteht täglich, besonders nach der Ausscheidung. Weitere Indikationen sind:
- Harninkontinenz (S. 441)
- Stuhlinkontinenz (S. 418)
- Erkrankungen, z. B. Hämorrhoiden (S. 634)

Das Ziel der Genital- und Analpflege besteht darin,
- aufsteigende Infektionen in die Harnwege zu vermeiden, besonders bei liegendem Blasenverweilkatheter,
- den Intimbereich sauber und gesund zu halten,
- die Haut zu schützen und
- Körpergeruch zu vermeiden bzw. zu beseitigen.

Material und Vorbereitung

> **TIPP** Bittet der Pflegebedürftige um die Durchführung durch eine bestimmte Person, z. B. eine gleichgeschlechtliche Person, versuchen die Pflegenden, diesen Wunsch zu erfüllen.

- Für Sichtschutz sorgen, Schild „Bitte nicht stören" an die Tür hängen
- Hände und Flächen desinfizieren
- Toilettengang anbieten
- In Rückenlage mit leicht erhöhtem Oberkörper bringen
- Gute Lichtverhältnisse schaffen

Material
- Schürze, Einmalhandschuhe
- Waschschüssel mit klarem Wasser, ggf. spezielle für die Intimpflege geeignete Waschlotion
- weiche Einmalwaschlappen oder Mullläppchen (Menge nach Grad der Verschmutzung)
- 2 Handtücher
- Gummiunterlage
- Toilettenpapier
- Wundschutzcreme
- Inkontinenzhilfsmittel
- Antiseptikum
- Abwurfbehälter für Müll und Wäsche

Durchführen

Die Pflegeassistentin führt die Intimpflege täglich durch. Bei Menschen mit Harn- und/oder Stuhlinkontinenz ist sie mehrmals täglich notwendig.

> **MERKE** Um eine Verschleppung von Darmkeimen in den Harntrakt zu vermeiden, wird immer zuerst der Genitalbereich und dann der Analbereich versorgt. Bei der Reinigung des Genitalbereichs wischt die Pflegeassistentin stets von der Harnröhre weg. Reinigt sie den Genital- und Analbereich im Rahmen der Grundpflege, wechselt sie zuvor Wasser, Waschlappen und Handtuch.

- Die Pflegende desinfiziert ihre Hände und zieht Einmalhandschuhe an.
- Bei bettlägerigen Pflegebedürftigen legt sie eine wasserfeste Unterlage unter das Gesäß.
- Sie beginnt mit der Intimpflege, geht dabei vorsichtig und einfühlsam vor und vermittelt einen professionellen Eindruck.

Genitalpflege bei der Frau
- Sie bittet die Frau, die Beine anzuwinkeln und zu spreizen.
- Dann befeuchtet sie den Waschlappen mit körperwarmem Wasser.

Allgemeine Pflege der Haut

- Vorsichtig spreizt sie die inneren **Labien** (Schamlippen) und wäscht diese mit je einem Strich. Nach jedem Strich wechselt sie die Stelle des Waschlappens oder des Mullläppchens. Bei starken Verschmutzungen wechselt sie nach jedem Strich das Mullläppchen und wiederholt bei Bedarf die Waschrichtung.
- Nach dem gleichen Vorgehen wäscht sie die Außenseiten der inneren Labien und schließlich die Innenseiten der äußeren Labien.
- Dann reinigt sie die Leistenbeugen und die sogenannte Bikini-Zone.

> **TIPP** Um die Bildung einer feuchten Kammer und damit einen Nährboden für Infektionen zu vermeiden, tupft die Pflegeassistentin den Intimbereich mit einem sehr weichen Handtuch vorsichtig trocken. Die Richtung entspricht der Waschrichtung.

Genitalpflege beim Mann

Bei Männern kann es im Rahmen der Intimpflege beim Zurückziehen der Vorhaut zu einer Erektion kommen. Die Pflegeassistentin versucht, eine solche Situation zu vermeiden durch

- vorheriges Ankündigen der Maßnahme,
- sichere Durchführung und
- ablenkendes Gespräch.

Kommt es dennoch zur Erektion, bleibt die Pflegeassistentin ruhig und reagiert mit Gespür für die Situation. Bei Bedarf unterbricht sie die Intimpflege und führt sie nach einer Ablenkung fort.

- Sie bittet den Mann, die Beine leicht zu spreizen.
- Dann zieht sie die Vorhaut des Penis vorsichtig zurück.
- Die sehr berührungsempfindliche Eichel sowie die Furche zum Penisschaft säubert sie vom Eingang der Harnröhre aus in Richtung Vorhaut.
- Sie tupft die Eichel trocken und schiebt die Vorhaut vorsichtig zurück.
- Nun wäscht sie zunächst den Penis, dann Hodensack und Leistenbeugen. Zur Intertrigoprophylaxe (S. 201) trocknet sie alle Bereiche vorsichtig, aber sorgfältig ab.

> **ACHTUNG** Vergisst die Pflegeassistentin, die Vorhaut zurückzuschieben, kann eine sehr schmerzhafte Schwellung und Durchblutungsstörung der Eichel entstehen. Man spricht von einer **Paraphimose** (S. 635).

Analpflege

- Die Pflegeassistentin bittet den Pflegebedürftigen, auf die Seite zu rollen, bei Bedarf unterstützt sie ihn.
- Grobe Stuhlreste entfernt sie mit weichem Toilettenpapier.
- Dann reinigt sie das Gesäß in Richtung Anus, also mit den Innenseiten der Gesäßhälften sowie der Analfalte beginnend, mit einem gut nassen Waschlappen mit klarem Wasser.
- Nach jedem Wischgang spült sie den Waschlappen gründlich, möglichst unter fließendem Wasser, aus. Bei Bedarf verwendet sie weitere frische Waschlappen.
- Sie trocknet den Analbereich mit einem weichen Handtuch oder Toilettenpapier sorgfältig ab. Bei Bedarf trägt sie eine Wundschutzcreme auf. Sie achtet darauf, nicht zu viel Creme zu verwenden, um
  - Sauerstoff an die Haut zu lassen,
  - eine feuchte Kammer zu vermeiden und
  - nicht die Saugkraft von Inkontinenzmaterialien zu verringern.
- Bei Bedarf legt sie eine neue Inkontinenzvorlage an und achtet darauf, dass diese keine Falten schlägt und an den Beinen nicht einschnürt.

> **MERKE** Bei sehr starken Verschmutzungen und leichtem Wundsein kann ein **Sitzbad** hilfreich sein. Badezusätze verwendet die Pflegeassistentin nur nach ärztlicher Anordnung. Bei starkem Wundsein oder gar offenen Hautstellen informiert sie den Arzt.
>
> Feuchttücher und Reinigungsschaum können eine allergische Reaktion auslösen. Die Pflegeassistentin setzt sie nach Möglichkeit nicht ein.

Besonderheiten bei Blasenverweilkatheter

- Intim- und Katheterpflege zweimal täglich durchführen
- Am Harnröhreneingang mit der Katheterpflege beginnen
- Katheterschlauch sicher fixieren, nicht unter Zug setzen
- Bei sichtbaren Verschmutzungen Antiseptikum verwenden
- Katheterschlauch nicht vom Harnableitungssystem trennen
- Harnableitungssystem immer unter Harnblasenniveau halten
- Intimpflege an die Katheterpflege anschließen

Nachbereitung

- Unterwäsche und Oberbekleidung anziehen
- für frische Luft sorgen
- Material reinigen, desinfizieren bzw. entsorgen
- Hände und Flächen desinfizieren
- Maßnahme und ggf. Besonderheiten dokumentieren

Hand- und Fingernagelpflege

Mit dem Satz „Die Hände sind das Aushängeschild eines Menschen" ist gemeint, dass **gepflegte Hände** dafür sprechen, dass der betreffende Mensch sich auch sonst pflegt und auf seinen Körper achtet. Die Hände eines Menschen sind der Körperteil, mit dem er am häufigsten Kontakt mit anderen Menschen aufnimmt, z. B. bei der Begrüßung.

Ziele

Die **Indikation** für die Hand- und Nagelpflege besteht regelmäßig. Im Rahmen der Körperpflege achtet die Pflegeassistentin stets darauf, ob sie notwendig ist. Wie oft die Nägel tatsächlich gekürzt werden müssen, hängt von ihrer Wachstumsgeschwindigkeit ab. Neben der regelmäßigen Nagelpflege wird diese notwendig bei

- Nagelerkrankungen,
- sichtbaren Verschmutzungen und
- ausgefransten Nägeln.

Optisch saubere und gepflegte Fingernägel und Hände sind das Ziel der Nagelpflege. Weiterhin sollen Nagelerkrankungen verhindert werden. Bei bestehenden Erkrankungen der Nägel unterstützt die Hand- und Nagelpflege das Therapieziel.

Material

- Einmalhandschuhe
- wasserdichte Unterlage
- Watte, Nagellackentferner
- Schüssel mit warmem Wasser
- weiche Nagelbürste
- eigenes oder dem Pflegebedürftigen zugeordnetes Nagelpflegeset mit Feile, Schere usw.
- Waschlotion, Hautpflegemittel, ggf. Nagelpflegemittel
- Abwurfbehälter für Müll und Wäsche

Durchführen

ACHTUNG Bei Pflegebedürftigen mit einer Blutgerinnungsstörung oder bei Einnahme von Antikoagulanzien (S. 309) lässt die Pflegeassistentin besondere Vorsicht bei der Nagelpflege walten, da eine kleine Verletzung zu hohem Blutverlust führen kann.

Die Pflegeassistentin desinfiziert ihre Hände. Besteht ein Gesundheitsrisiko, zieht sie Einmalhandschuhe an. Dann geht sie wie folgt vor:

- Unterlage unter den Händen platzieren
- Reste von Nagellack mit Watte und Nagellackentferner entfernen
- 5- bis 10-minütiges Handbad im lauwarmen Wasser, ggf. mit zugesetzter Waschlotion
- Nägel sanft mit einer weichen Nagelbürste bürsten
- Hände sorgfältig abtrocknen, Handtuch unter die Hände legen
- Nagelhaut vorsichtig mit dem Handtuch oder einem Holz- oder Gummistäbchen zurückschieben
- Schmutzreste unter den Nägeln vorsichtig mit einem abgerundeten Instrument entfernen
- Zu lange Fingernägel mit Nagelfeile kürzen, bei Länge und Form der Nägel Wünsche des Pflegebedürftigen beachten
- Gesunde Nägel auf Wunsch lackieren
- Besonders trockene Nagelhaut mit Nagelöl einstreichen, nach etwa fünf Minuten Einwirkzeit einmassieren
- Zur Durchblutungsförderung und für das Wohlbefinden Hände mit Handpflegecreme massieren

TIPP Auch bei einer sorgfältigen Nagelpflege kann es zu Verletzungen kommen. Tritt eine Verletzung auf, desinfiziert die Pflegeassistentin sie umgehend.

Nachbereitung

- Bett nach Nagelresten absuchen
- Material reinigen, desinfizieren bzw. entsorgen
- Hände und Flächen desinfizieren
- Maßnahme und ggf. Besonderheiten dokumentieren

Fußpflege

Die regelmäßige und sorgfältige Fußpflege unterstützt die Gesundheit und das Wohlbefinden des Menschen. Das Schneiden von Fußnägeln hat mit der gebotenen Sorgfalt zu erfolgen, denn es können

Allgemeine Pflege der Haut

bei fachlich nicht korrekter Durchführung Fußschäden entstehen. Die Formulierung „gebotene Sorgfalt" bedeutet auch, dass die Pflegeassistentin sich bei auftretender Unsicherheit fachliche Hilfe holt. Die medizinische Fußpflege durch einen Podologen (speziell ausgebildeter Fußpfleger) ist auf jeden Fall geboten bei:
- Gerinnungsstörungen, z. B. Menschen mit einer Hämophilie (Bluterkrankheit) oder bei Einnahme von Antikoagulanzien (S. 309)
- Diabetes mellitus (S. 425)
- arterielle Durchblutungsstörungen (S. 295)

In Zweifelsfällen fragt die Pflegeassistentin den Arzt, welcher auch die Verordnung für den Podologen ausstellen kann.

MERKE Besteht der Verdacht auf eine Fußerkrankung, z. B. einen eingewachsenen Zehennagel oder Sensibilitätsstörungen, informiert die Pflegeassistentin eine Pflegefachkraft.

Folgende Maßnahmen **beugen** Fußerkrankungen **vor**:
- Schuhe mehrmals täglich wechseln
- ausreichend weite Schuhe tragen
- moderater Schuhabsatz, hochhackige Schuhe dosiert einsetzen
- Strümpfe täglich wechseln, bei starken Schweißfüßen häufiger
- auf luftdurchlässige Strümpfe aus Baumwolle achten

Ziele

Die **Indikation** zur Fußpflege besteht regelmäßig im Rahmen der Körperpflege, da Fußerkrankungen den gesamten Organismus beeinträchtigen können. Daher achtet die Pflegeassistentin bei jeder Körperpflege auf die Füße. Erkrankungen des Fußes bzw. der Zehennägel stellen eine besondere Indikation zur Fußpflege nach ärztlicher Anordnung dar.

Die Ziele der Fußpflege bestehen darin,
- den Fuß gesund zu erhalten,
- die Beweglichkeit des Fußes zu erhalten bzw. zu fördern und
- Infektionen sowie Verletzungen am Fuß früh zu erkennen.

Material

Das Material der Fußpflege entspricht dem der Fingernagelpflege (S. 378), ggf. sind spezielle Instrumente für Fußnägel aus dem Nagelset notwendig, z. B. ein Nagelknipser. Zusätzlich werden ein Waschlappen und ggf. ein Bimsstein benötigt.

Durchführen

Die Pflegeassistentin desinfiziert ihre Hände und zieht Einmalhandschuhe an. Dann geht sie wie folgt vor:
- Pflegebedürftigen bequem auf einen Stuhl oder Sessel setzen
- Nagellackreste entfernen
- Schüssel mit warmem Wasser bereitstellen, Temperatur durch den Pflegebedürftigen mit der Hand prüfen lassen, bei Bedarf nachregulieren, dann Waschlotion hinzugeben
- Nach etwa 10-minütigem Fußbad die Füße mit einem Waschlappen abreiben, um Schuppen zu lösen
- Zehennägel vorsichtig mit weicher Nagelbürste reinigen
- Füße sorgfältig abtrocknen, auf Besonderheiten wie Verletzungen oder Infektionszeichen achten, besonders in den Zehenzwischenräumen
- Füße auf dem Handtuch platzieren
- Hornhaut vorsichtig mit dem Bimsstein abreiben
- Nagelhaut vorsichtig mit dem Handtuch oder einem Holz- oder Gummistäbchen zurückschieben
- Schmutzreste unter den Nägeln vorsichtig mit einem abgerundeten Instrument entfernen
- Nägel in gerader Form schneiden oder knipsen, um das Einwachsen zu vermeiden, scharfe Kanten feilen
- Gesunde Nägel auf Wunsch lackieren
- Füße sorgfältig mit Fußcreme einreiben, ggf. spezielles Produkt gegen Schweißfüße benutzen

Entsteht im Rahmen der Fußpflege versehentlich eine Verletzung, desinfiziert die Pflegeassistentin diese umgehend.

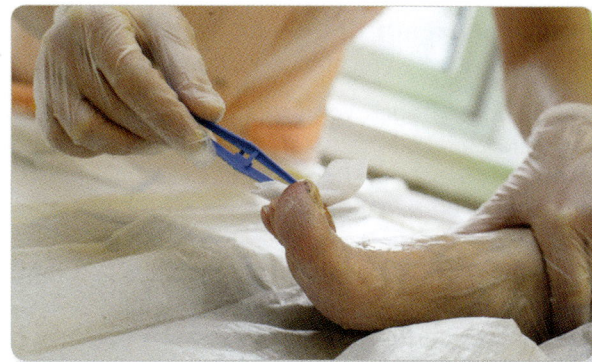

Abb. 15.24: Nagelpflege durch Fachexperten (Podologen), um Verletzungen zu vermeiden

> **ACHTUNG** Frisch eingecremte Füße stellen ein Sturzrisiko dar. Die Pflegeassistentin bittet den Pflegebedürftigen, einige Minuten sitzen zu bleiben, dann kleidet sie Strümpfe und Schuhe an.

> **TIPP** Bei sehr hartnäckiger Hornhautbildung oder sehr trockenen Füßen kann eine Cremepackung über Nacht sinnvoll sein. Die Pflegeassistentin klärt zunächst das Einverständnis des Pflegebedürftigen. Kurz nachdem er ins Bett gegangen ist, cremt sie seine Füße dick mit hornhautreduzierender Creme ein und bezieht diese dann mit Baumwollsocken.

Nachbereitung

Die Nachbereitung entspricht der Nachbereitung bei der Hand- und Fingernagelpflege.

15.4.2 An- und Auskleiden

Die Pflegeassistentin bezieht den Pflegebedürftigen stets in die **Wahl der Kleidung** ein, denn sein Geschmack stimmt nicht immer mit dem der Pflegenden überein. Bei Bedarf gibt die Pflegeassistentin jedoch Anregungen zur Wahl der Kleider, z. B. hinsichtlich der aktuellen Temperatur und Witterung.

Grundsätzlich empfiehlt sich Kleidung aus **atmungsaktiven Stoffen.** Ideal ist Kleidung aus **Baumwolle,** die eine gute Wärmeisolation bietet und durchlässig ist für Hautfeuchtigkeit. Synthetische Fasern eignen sich in der Regel nicht. Eine Ausnahme ist Funktionskleidung aus **Teflonfasern,** die die Feuchtigkeit von der Haut wegleitet. Teflon verhindert bei stark schwitzenden Personen, dass diese beim Verdunsten des Schweißes auskühlen.

Bei Personen mit eingeschränkter Mobilität ist ein **bequemer Schnitt** der Kleidung wichtig, um die Bewegungsfreiheit nicht weiter einzuschränken.

Das ständige Tragen von Schlafkleidung oder eines Krankenhemds erinnert stets daran, krank und pflegebedürftig zu sein. Daher kleidet die Pflegeassistentin auch bettlägerige Menschen tagsüber zumindest in einen Trainingsanzug. Verwirrten Personen erleichtert das Umkleiden häufig die zeitliche Orientierung zwischen Nacht und Tag, eventuell auch zwischen Alltag und Wochenende, z. B. beim Tragen von „Sonntagskleidung".

Bei Bedarf unterstützt die Pflegeassistentin den Pflegebedürftigen beim An- und Auskleiden. Dabei kleidet sie immer zuerst die beeinträchtigte Seite an und danach die besser bewegliche Seite. Beim Ausziehen geht sie umgekehrt vor.

Verschlüsse sollten den feinmotorischen Fähigkeiten des Pflegebedürftigen angepasst sein. Kleine Knöpfe sind schwer zu handhaben, während Klett- und Reißverschlüsse leichter zu bedienen sind. Zusätzlich können spezielle Anziehhilfen die Selbstständigkeit unterstützen. Gerade bei Inkontinenz sollte die Kleidung rasch und einfach zu öffnen sein.

> **ACHTUNG** Die Pflegeassistentin stellt bei allen Zu- und Ableitungsschläuchen, z. B. Sonden und Dauerkatheter, sicher, dass sie nicht durch die Kleidung abgeknickt werden.

15.5 Pflege bei Erkrankungen der Haut

Die Lehre, die sich mit den Erkrankungen der Haut beschäftigt, heißt **Dermatologie** (*derma* „Haut" und *logos* „Lehre"). Sie befasst sich mit der Diagnostik und Therapie von
- infektiösen und nicht infektiösen Erkrankungen der Haut, Haare und Nägel
- Geschlechtskrankheiten
- Allergien (Fachgebiet der Allergologie)
- Erkrankungen der oberflächlichen Venen
- gut- und bösartigen Tumoren der Haut

> **DEFINITION** Unter einer **Hautkrankheit** (Dermatose) versteht man Erkrankungen der Haut und der Hautanhangsgebilde (S. 349) als Reaktion auf innere und äußere schädigende Einflüsse.

Ursachen für Hauterkrankungen können sein:
- Verletzungen wie Schnitt- oder Schürfwunden
- Infektionen
- Stoffwechselstörungen
- Abwehrschwäche
- allergische Reaktionen
- krankhafte Zellveränderungen

Die Ursachen können durch Stress oder ungesunde Ernährung verstärkt werden. Bei einigen Hauterkrankungen spielt Vererbung eine Rolle. Mitunter kann keine genaue Ursache gefunden werden.

Zur **Diagnosestellung** erfragt der Hautarzt (Dermatologe) die Beschwerden des Patienten und untersucht die betroffenen Stellen.

Medikamente zur **Therapie** von Hauterkrankungen werden **Dermatika** genannt. Sie fördern die Wundheilung, indem sie die Haut schützen, pflegen und regenerieren. Einige Salben und Cremes lindern auch Juckreiz. Manche Salben oder Cremes enthalten Kortison und sollten nur kurzfristig angewandt werden.

15.5.1 Allgemeine Symptome (Krankheitszeichen)

Häufige Symptome sind:
- Juckreiz
- Wunden (S. 612)
- Effloreszenzen (Tab. 15.2)
- Schuppen
- Risse und trockene Haut
- Hautrötungen

Juckreiz (Pruritus)

Juckreiz macht auf Fremdkörper auf der Haut aufmerksam, damit diese durch Kratzen entfernt werden. Allerdings reagieren die für den Juckreiz verantwortlichen Nervenendigungen auch auf verschiedene Botenstoffe, die aus der Haut oder aus dem Blut stammen. Das Gehirn löst das Bedürfnis zu kratzen aus.

Einige Hauterkrankungen, z. B. Allergien (S. 325) oder Neurodermitis (S. 387), führen zu unerträglichem Juckreiz. Auch psychische **Ursachen** können Juckreiz auslösen. Weitere Ursachen sind z. B. Störungen der Leber- oder Nierenfunktion, Vitaminmangel, Schilddrüsenfunktionsstörungen oder Krebserkrankungen. Diese Vielfalt macht es oft schwer, die Ursache des Juckreizes zu finden.

Folgende Faktoren verstärken den Juckreiz:
- trockene Haut
- zu hohe Raumtemperatur
- kratzende Kleidung, z. B. aus Wolle
- häufiges Waschen und Baden
- falsche Hautpflege
- Genussmittel, z. B. Alkohol und scharfe Gewürze
- Kratzen mit Gegenständen, die die Hautoberfläche verletzen, z. B. harte Bürsten oder spitze Fingernägel
- chronischer Stress

Kratzen ist ein Reflex, der nicht abgestellt werden kann – auch nicht im Schlaf.

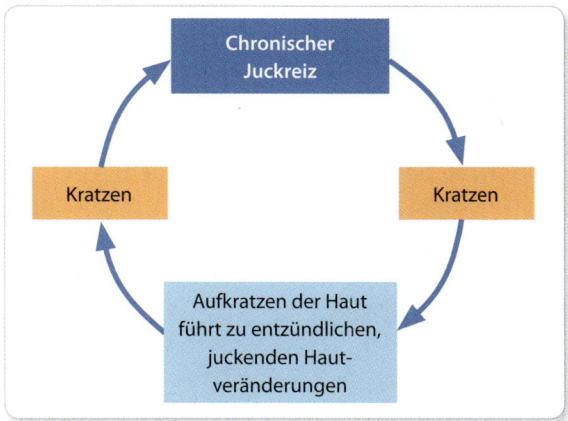

Abb. 15.25: Juckreiz

Lässt sich die Ursache für den Juckreiz nicht finden oder nicht ausreichend behandeln, werden nur die Beschwerden gelindert. Gekürzte Nägel und Baumwollhandschuhe beugen Verletzungen beim Kratzen vor. Kühle verringert den Juckreiz, z. B. durch eine kühle Raumtemperatur und eine leichte Bettdecke, die einen Wärmestau vermeidet. **Chronischer Juckreiz** kann medikamentös behandelt werden.

15.5.2 Allgemeine Pflege bei Hauterkrankungen

Zu den **allgemeinen Pflegemaßnahmen** bei Hauterkrankungen zählen vor allem die **medizinischen Einreibungen.** Hierunter wird das Verreiben von Pflegemitteln (S. 359), die Arzneistoffe enthalten, verstanden. Medizinische Einreibungen werden vom Arzt angeordnet, da es sich hierbei um ein Arzneimittel handelt. Ihr Ziel ist, örtliche Erkrankungen zu behandeln. Einreibungen mit ätherischen Ölen entfalten ihre Wirkung auch beim Einatmen der Wirksubstanz.

Vor einer Einreibung sind möglicherweise vorhandene Allergien des Pflegebedürftigen zu klären. Bei Pflegemitteln, die ätherische Öle enthalten, ist ein Probeauftrag auf einer kleinen Hautfläche des Unterarms sinnvoll.

Die Pflegeassistentin beachtet bei der Durchführung folgende Punkte:
- Zuerst desinfiziert sie ihre Hände.
- Sie zieht Handschuhe an – aus hygienischen Gründen, aber auch, um sich selbst vor der Aufnahme des Arzneistoffs über die Handflächen zu schützen.
- Der Pflegebedürftige nimmt eine möglichst bequeme Haltung ein.

Die Haut

- Der zu behandelnde Hautbereich ist gut zugänglich.
- Das Pflegemittel gibt sie in die hohle Hand, ohne die Tubenspitze zu berühren.
- Die Einreibung erfolgt nach ärztlicher Anordnung und Hinweisen im Beipackzettel. Bei Unsicherheiten spricht die Pflegeassistentin mit dem Arzt.
- Abschließend dokumentiert sie die Maßnahme und ggf. Besonderheiten.

15.5.3 Dekubitus

DEFINITION Eine Verletzung der Haut und des Gewebes, die durch Druck oder Reibung verursacht wurde, ist ein **Dekubitus**. Scherkräfte, die beim Verschieben der Hautschichten zueinander entstehen, z. B. wenn der Pflegebedürftige über das Bett ans Kopfende gezogen würde, können die Entstehung eines Dekubitus fördern. Der Dekubitus ist eine chronische Wunde, die septisch (S. 614) werden kann.

Krankheitsentstehung

Ein Dekubitus kann in sitzender oder liegender Position an jeder Körperstelle auftreten. Besonders gefährdet sind
- Stellen, an denen Knochen dicht unter der Hautoberfläche liegen und wenig „Polsterung" durch Fett und Bindegewebe vorhanden ist (Abb. 15.26),
- Körperareale, die gegen harte Strukturen gepresst werden, z. B. gegen eine Prothese, und
- Weichteile, wenn Gegenstände, z. B. Blasenkatheter, Druck ausüben.

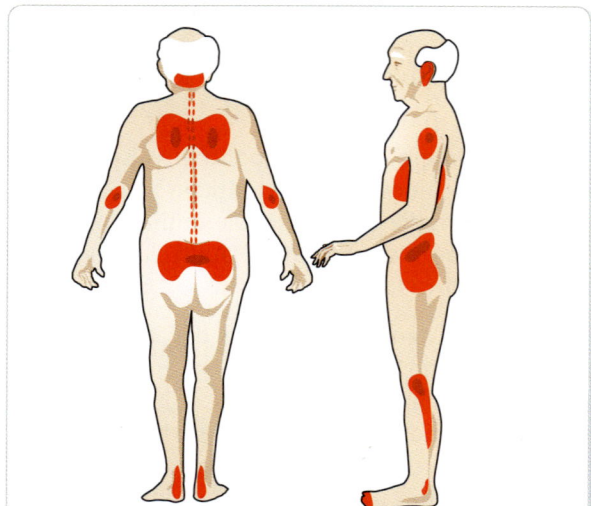

Abb. 15.26: Körperstellen, die – je nach Lage – verstärkt von einem Dekubitus gefährdet sind.

Wirkt von außen **Druck** auf den Körper ein, wird die Durchblutung gestört oder kommt gar ganz zum Stillstand. An der betroffenen Stelle häufen sich saure Stoffwechselprodukte an, die die Zellmembran schädigen. Dadurch tritt Flüssigkeit aus den Kapillaren aus, dies verschlechtert die Durchblutung auch bei Druckentlastung zunächst weiter. Es entsteht eine **Nekrose** (abgestorbenes Gewebe). Wie viel Zeit bis zu diesem Punkt vergeht, hängt von verschiedenen Risikofaktoren ab (Abb. 15.27).

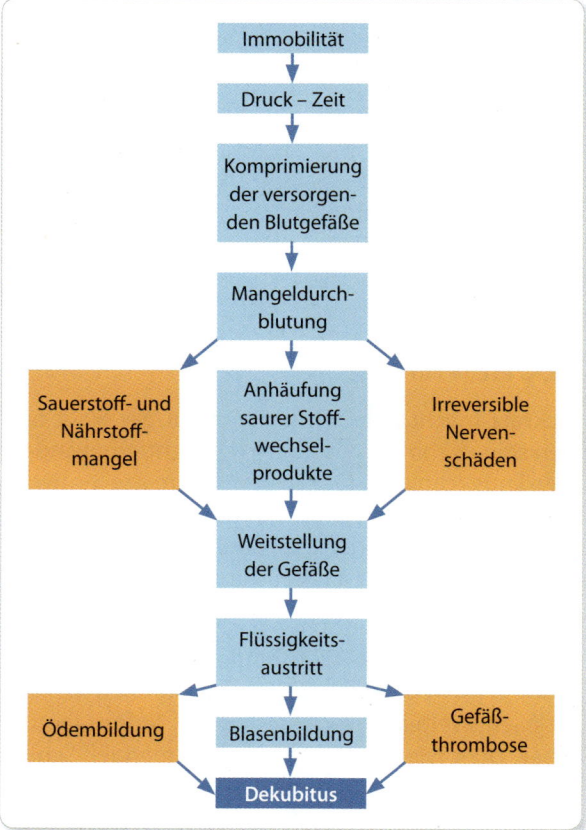

Abb. 15.27: Ablauf einer Dekubitusentstehung

Risikofaktoren

MERKE Jeder Umstand, der den Druck erhöht, die Druckeinwirkung verlängert oder die Toleranz des Gewebes gegenüber dem Druck vermindert, ist ein Risikofaktor.

Die **Risikofaktoren** werden in zwei Gruppen eingeteilt:
- maximale Druckbelastung durch Bewegungsmangel an bevorzugten Stellen (Abb. 15.26)
- Minderdurchblutung und Nährstoffmangel im Gewebe mit nachfolgend verringerter Toleranz des

Gewebes gegenüber einer lokalen Minderdurchblutung

> **MERKE** Die höchste **Dekubitusgefährdung** haben Menschen, deren Spontanbewegung eingeschränkt ist und die einen schlechten Ernährungszustand und eine unzureichende Sauerstoffversorgung aufweisen.

Wie groß die Wirkung des Drucks auf das Gewebe ist, hängt von der Fähigkeit der Zellen ab, eine Unterversorgung mit Blut zu überstehen. Negative zusätzliche **Einflussfaktoren** sind:
- **verminderte Durchblutung** bei Hypotonie (S. 306), Herzinsuffizienz (S. 300) und Dehydratation (S. 444)
- **vermindertes Sauerstoffangebot** bei Anämie (S. 332), chronischer Bronchitis und Pneumonie (S. 268)
- **Steigerung des Sauerstoffbedarfs** bei Fieber
- schlechte Fließeigenschaften des Bluts bei Dehydratation

Relevant sind zudem **Vorschädigungen** der Haut, z. B. durch starkes Schwitzen oder bei Harn- und/oder Stuhlinkontinenz.

> **MERKE** Einem Dekubitus muss durch eine Dekubitusprophylaxe nach nationalem Expertenstandard (S. 195) vorgebeugt werden.

Symptome

Die Entstehung eines Dekubitus verläuft üblicherweise in **Stadien** (Abb. 15.28). Das erste Symptom eines Dekubitus ist anhand des **Fingerdrucktests** erkennbar. Die Pflegeassistentin drückt mit dem Finger auf die Stelle, an der sie einen entstehenden Dekubitus vermutet. Im Normalfall würde diese Stelle zunächst weiß und dann wieder rosig bzw. rot werden. Bleibt die Stelle jedoch auch nach dem Drucktest rot, entsteht mit hoher Wahrscheinlichkeit ein Dekubitus. Eine sofortige Dekubitusprophylaxe ist notwendig. Folgende weitere Symptome ergeben sich aus einem Dekubitus:
- Schmerzen
- eingeschränkte Selbstständigkeit
- eingeschränkte Selbstwahrnehmung
- ggf. soziale Isolation

Diagnose

Die Diagnose eines Dekubitus wird anhand des Hautzustands und des Dekubitusstadiums gestellt.

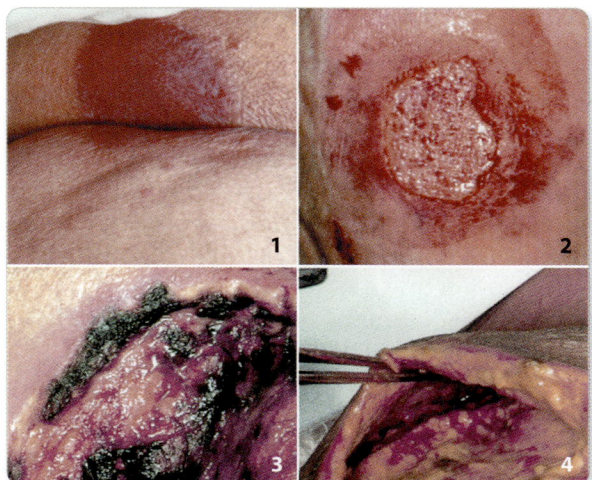

Abb. 15.28: Stadien des Dekubitus:

1 Stadium 1: Zu sehen ist eine umschriebene Hautrötung bei noch intakter Haut. Bei Personen mit dunklerer Hautfarbe ist auf eine Farbänderung, Überwärmung und Verhärtung der Hautpartie zu achten. In diesem Stadium kann durch gezielte Druckentlastung eine Verschlimmerung verhindert werden.

2 Stadium 2: Oberflächliche Schichten (Epidermis/Oberhaut mit Anteilen der Dermis/Lederhaut, siehe Abb. 15.4) sind geschädigt. Im Bild ist ein flaches Geschwür zu sehen. Es ist auch eine Hautabschürfung oder eine Blasenbildung möglich.

3 Stadium 3: In diesem Stadium sind alle Hautschichten bis zum unter der Subcutis/Unterhaut liegenden Bindegewebe geschädigt. Im Bild ist ein tiefes Geschwür mit einer Nekrose (schwarzes abgestorbenes Gewebe) der Unterhaut zu sehen.

4 Stadium 4: Es besteht eine ausgedehnte Schädigung aller Hautschichten, bei der auch Muskeln und Sehnen, Knochengewebe oder die Gelenkkapsel betroffen sein können.

Therapie und wichtige Pflegemaßnahmen

Für die Therapie eines Dekubitus ist es wichtig, den Dekubitus nicht als lokale Störung anzusehen, sondern als Erkrankung des gesamten Körpers. Ziel der Therapie ist, das Druckgeschwür abheilen zu lassen und Faktoren, die die Heilung verzögern, zu beseitigen. Der **Behandlungsplan** baut daher auf folgende Prinzipien:
- phasengerechte Wundbehandlung
- Wunddokumentation (Fotodokumentation)
- Druckentlastung, um die Durchblutung des Gewebes zu verbessern
- Ernährungszustand verbessern
- Sauerstoffversorgung optimieren
- Schmerzen lindern
- abgestorbenes Gewebe entfernen
- Infektionen bekämpfen
- Wundheilung anregen (S. 612)
- Risikofaktoren beseitigen

Druckentlastung

Druckentlastung ist die Grundlage der Dekubitustherapie, ohne diese können alle weiteren Maßnahmen nicht erfolgreich sein. Durch eine entsprechende Lagerung (S. 196) wird das Gewebe entlastet und die Durchblutung im Bereich der kleinen Hautgefäße wiederhergestellt. Die Sauerstoffversorgung wird dadurch verbessert.

Angepasste Nahrungs- und Flüssigkeitszufuhr

Viele Menschen mit einem Dekubitus leiden an einer **Mangelernährung** (S. 149). Daher ist die Nahrungs- und Flüssigkeitszufuhr anzupassen. Neben Proteinen (S. 143) fehlen oft Vitamin B12, Kalzium und Spurenelemente wie Zink und Selen.

Schmerzbehandlung

Zur Linderung von Schmerzen ist ein **Schmerzmanagement** (S. 206) notwendig, insbesondere beim Verbandwechsel und beim Entfernen des abgestorbenen Gewebes. Die Schmerzmittelgabe erfolgt nach ärztlicher Anordnung.

Débridement

Beim **Débridement** wird nekrotisiertes (abgestorbenes) Gewebe entfernt, da dieses die Ansiedelung von Bakterien begünstigt und die Wundheilung verhindert. Zudem kann die Nekroseschicht Infektionen verbergen, die sich dann unbemerkt in die Tiefe ausbreiten. Das Nekrosegewebe wird chirurgisch entfernt. Bei großen Nekrosen ist ein Krankenhausaufenthalt erforderlich.

Sollte ein chirurgischer Eingriff, z. B. wegen eines schlechten Allgemeinzustands, nicht möglich sein, wird versucht, die Nekrosen durch Enzyme (S. 614) zu entfernen. Eingesetzt werden ärztlich angeordnete Salben.

Die **Wundspülung** (S. 615) mit Ringerlösung säubert die Wunde und entfernt Gewebereste, Bakterien und abgestorbene Zellen. Spezielle **Wundauflagen** (S. 615) nehmen überschüssiges Sekret und Gewebereste auf.

Infektionsbekämpfung

Eine **Infektion** des Dekubitus liegt vor, wenn Bakterien in tiefere Hautschichten und die Umgebung eindringen. Erkennbar wird sie an den typischen Entzündungszeichen (S. 328). Ein **Abstrich** aus dem Wundgrund bestimmt die Art der Bakterien und ihre Empfindlichkeit gegenüber Antibiotika, mit denen die Infektion anschließend behandelt wird.

Wundbehandlung

Ein **Verband** schützt die Wunde vor mechanischen Schäden und bakterieller Besiedelung von außen. Bei sachgerechter steriler Vorgehensweise sind zusätzliche antiseptische Maßnahmen nicht nötig. Die Art des Verbands wählen die Pflegenden in Zusammenarbeit mit einem Wundexperten und dem Arzt aus.

> **MERKE** Veraltete, eher schädigende Maßnahmen:
> - mehrstündiges Sitzen ohne Entlastungsphasen – Rollstühle sind keine Sitzmöbel
> - Verwendung von Wasserkissen oder Luftpolstern
> - Verwendung von wirkstoffhaltigen Hautsalben auf geschädigter Haut
> - physikalische Reize (Massagen)

15.5.4 Intertrigo

> **DEFINITION** Die **Intertrigo** ist eine Entzündung im Bereich von Körperfalten, z. B. Leistenbeugen oder unter der weiblichen Brust.

Krankheitsentstehung

Ursachen für eine Intertrigo sind z. B.
- mechanische Reizung wie Kratzen und Reiben oder
- aufweichende Einwirkung von Schweiß und Urin auf die Haut.

Zur Vermeidung einer Intertrigo ist eine **Intertrigoprophylaxe** (S. 201) möglich.

Symptome

- nässende, hochrote Haut
- Feuchtigkeit in der entsprechenden Hautfalte
- Juckreiz, Brennen
- ggf. Schmerzen
- ggf. Infektionszeichen, sofern sich Bakterien auf der entzündeten Haut ansiedeln

Diagnose

- Haut auf Symptome beobachten, besonders an gefährdeten Stellen wie Afterfurche, Gesäßmuskelfurche, Leisten, Achseln und unter der Brust
- Abstriche der entzündeten Haut, um eine Pilzinfektion auszuschließen

Therapie und wichtige Pflegemaßnahmen

Die Therapie einer Intertrigo besteht in erster Linie darin, ihre Ursachen zu vermeiden. Hierzu gehören:
- sorgfältige **Hautreinigung** (S. 360) und **Hautpflege** (S. 358), Haut gut trocknen
- feuchte Kammern in den Hautfalten vermeiden, z. B. durch das Einlegen trockener, weicher Kompressen
- hygienisch arbeiten, um Infektionen zu vermeiden
- Gaze-Streifen (durchlässige Gewebestreifen) in Hautfalten einlegen
- ärztlich angeordnete Salben und Lotionen anwenden
- bei Pilzbefall: ärztlich angeordnetes Antimykotikum anwenden

15.5.5 Mykosen

> **DEFINITION** **Mykosen** (griech. mykes = Pilz): Erkrankungen, die von Pilzen verursacht werden (Tab. 15.5). Pilzerkrankungen verlaufen meist ohne größere Komplikationen. Gefährdet sind insbesondere Menschen mit geschwächter Abwehr.

Unter Mykosen werden Pilzinfektionen der Hautanhangsgebilde, z. B. Nagelpilz, der behaarten Kopfhaut und Pilzinfektionen der freien Haut zusammengefasst. Zu den Pilzinfektionen der Schleimhäute gehören der Scheidenpilz und der Mundsoor.

Pilz	Vorkommen	Erkrankung
Hefepilz	Darm, Schleimhäute	Soor (Candidose)
Hautpilz	Hautoberfläche (Hornsubstanz)	Fußpilz, Nagelpilz
Schimmelpilz	feuchte Böden, faulende Nahrungsmittel	Krebserkrankungen, Leberschäden durch Pilzgift, Pneumonie, Sepsis

Tab. 15.5: Erkrankungen durch Pilze

Candidose

Eine **Candidose** ist eine Pilzerkrankung durch Candida albicans auf der Haut oder – häufiger – auf einer Schleimhaut. Im letzten Fall spricht man von einem **Soor,** der sich durch einen weißen, festen, punktförmigen Belag auf einer entzündlich geröteten Zunge erkennbar macht. Das Abwischen der Beläge führt zu leichten Blutungen.

Eine Candidose kann auch systemisch auftreten: Bei schlechter Abwehrlage dringt der Pilz in tiefere Gewebeschichten und später ins Blut ein. Nun droht eine **systemische Candidose,** die die Lungen, Nieren, Netzhäute der Augen und das Gehirn befallen kann.

Nagelpilz (Onychomykose)

Ein **Nagelpilz** kann sowohl an den Fuß- als auch Fingernägeln entstehen. Ursache sind meist Verletzungen des Nagelbetts, z. B. bei unsachgemäßer Fußpflege.

Fußpilz

Beim **Fußpilz** ist die Haut zwischen den Zehen von Hautpilzen befallen, die sich besonders in verhornenden Zellen der Haut und Hautanhangsgebilde ausbreiten. Der Fußpilz ist die häufigste Pilzerkrankung. Die Infektionsrate steigt mit dem Alter.

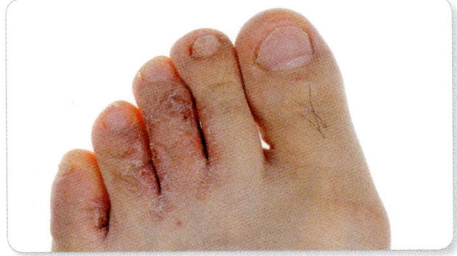

Abb. 15.29: Fußpilz

Krankheitsentstehung

Damit eine Mykose entstehen kann, ist ein feuchtes Milieu erforderlich.

Die **Hauptursachen** der Erkrankung sind somit:
- Schwitzen
- ungenügende Körper- und Hautpflege
- mangelndes Abtrocknen nach dem Waschen, Duschen oder Baden
- Kleidung, die feuchte Kammern entstehen lässt, z. B. Strümpfe aus Kunstfasern, enges Schuhwerk, Gummistiefel

Um eine Mykose zu vermeiden, ist es wichtig, die oben genannten Ursachen zu vermeiden, aber auch Erkrankungen, die eine Pilzinfektion begünstigen, zu behandeln. Hierzu gehört z. B. eine gute Blutzuckereinstellung bei Diabetes mellitus (S. 425).

Fußpilz ist sehr widerstandsfähig und übertragbar. Um einer Erkrankung vorzubeugen, sollten in Schwimmbädern und Saunen eigene Badeschuhe getragen werden. In der Sauna sollte mit eigenen Handtüchern der Kontakt mit den Holzliegen vermieden werden.

Symptome

Die befallenen Hautareale röten sich, jucken oder schmerzen. Unbehandelt kommt es zu nässenden Rissen, die sich unterschiedlich stark entzünden. Über die Risse können Bakterien in den Körper eindringen und Infektionen verursachen.

Diagnose

Um die Diagnose zu sichern, erfolgt ein **Abstrich** durch den Arzt, mit dem im Labor der Erreger nachgewiesen wird. Bei Verdacht auf einen Nagelpilz wird **Nagelmaterial** abgeschabt.

Therapie und wichtige Pflegemaßnahmen

Mykosen werden mit einem **Antimykotikum** – meist in Salbenform – behandelt. Zusätzlich trennt die Pflegeassistentin die Zehen voneinander, z. B. mit Mullstreifen, und hält die Zehenzwischenräume trocken. Schuhe können mit einem Antimykotikum behandelt werden. Die Strümpfe wechselt der Patient täglich. Die Therapie eines Nagelpilzes kann besonders langwierig sein.

15.5.6 Virale Erkrankungen der Haut: Herpes simplex

> **DEFINITION** Hautbläschen an den Lippen, der Mund- oder Nasenschleimhaut, die durch das **Herpes-simplex-Virus** hervorgerufen werden.

Krankheitsentstehung

Durch Erkältungskrankheiten mit Fieber, Stress, starke Sonneneinstrahlung, mechanische Reizung des Mund- und Nasenbereichs, z. B. bei einer Zahnbehandlung oder einem geschwächten Abwehrsystem, kann sich der oft schon im Körper vorhandene Herpes-simplex-Virus vermehren. Es kommt zu einer lokalen Entzündung mit Bläschenbildung.

Die als „Herpes" bezeichnete Bildung von Lippenbläschen sind in der Regel ein Ausbruch spezieller Herpesviren mit örtlicher Hauterscheinung. Es ist jedoch zu bedenken, dass sich unter dem Begriff „Herpesinfektion" noch zahlreiche andere Viren mit anderen Auswirkungen verbergen, die andere Krankheitszeichen ausbilden.

Symptome

Vom Herpes simplex befallen sind vor allem die **Schleimhäute.** Häufig kommt es zu einem **Lippenherpes.** Die betroffene Schleimhaut juckt und spannt, später schwillt sie an und bildet Bläschen.

Diagnostik

- Nachweis des Virus: Bläschen öffnen (verkrustete Stellen sind ungeeignet), Inhalt sofort auf Objektträger fixieren und ans Labor senden
- Antikörpernachweis im Blutserum

Therapie und wichtige Pflegemaßnahmen

Der Herpes simplex wird mit einer **virustatischen Salbe** therapiert. Wird die Therapie früh begonnen, im Idealfall schon dann, wenn noch keine Veränderung zu sehen ist, lässt sich der Krankheitsverlauf deutlich abschwächen.

Zur Prävention sind möglich:
- direkten Hautkontakt mit Infizierten vermeiden, besonders in der Schwangerschaft
- akut erkrankte Pflegende halten sich, besonders im Kreißsaal und auf Neugeborenen- und Wochenstationen, von den Patienten fern

15.5.7 Weitere Hauterkrankungen

Tabelle 15.6 zeigt weitere Hauterkrankungen, auf die Pflegeassistentinnen in der Praxis treffen können.

Name	Häufige Symptome	Therapie und Pflege
Stauungs-dermatitis	• Ödem • gerötete, überwärmte, nässende, rissige und juckende Haut • Infektion durch Bakterien	• bei ursächlichem Ulcus cruris (S. 311) ggf. Kompressionstherapie (S. 310) • Kortison (kurzfristig)
Neurodermitis (atopisches Ekzem)	• raue, sehr trockene und leicht entzündliche Haut • Juckreiz • nässendes Ekzem	• Hautreinigung mit Wasch- und Pflegemitteln, deren pH-Wert 5,5 beträgt • konsequente Hautpflege mit speziellen fetthaltigen Pflegecremes nach ärztlicher Anordnung • auf besonders heiße Wannen- oder Duschbäder verzichten • Haut nach dem Waschen vorsichtig abtupfen • kortisonhaltige Salben: unerwünschte Wirkung ist Pergamenthaut • medikamentöse Therapie nach ärztlicher Anordnung • Lichttherapie
Psoriasis (Schuppenflechte)	• rote, stark gerandete, entzündliche Flecken • ausgeprägte Schuppenbildung • Auftreten vor allem an Ellbogen, Knien und Kopfhaut, ggf. ineinander übergehend	• topische (lokal, örtlich begrenzt) Kortikoidtherapie nach ärztlicher Anordnung (nicht länger als 6 Wochen) • Vitamin-D3-ähnliche Präparate nach ärztlicher Anordnung • Lichttherapie • medikamentöse Therapie nach ärztlicher Anordnung • Pflege bei Juckreiz (S. 354)
Ekzeme	• Rötung • Bildung von Papeln, Bläschen, Krusten • geschwollene, nässende Haut • Juckreiz • in der chronischen Phase: Verdickung der Haut, Vergrößerung der Hautfelderung, Schuppenbildung	• sorgfältige Hautpflege • Vitamin-A-haltige Arzneimittel
Urtikaria (Nesselsucht)	• Quaddeln • brennender Juckreiz • akute Urtikaria: Abklingen der Symptome nach wenigen Tagen • chronische Urtikaria: Symptome bestehen Wochen bis Jahre	• Auslöser vermeiden (sofern bekannt) • Kortison oder Antihistaminika (S. 327)
Rosazea	• anhaltende Gesichtsrötung, vor allem an den Wangen durch kleine, erweiterte Blutgefäße • später Papeln und Pusteln und Ausbreitung auf Hals, Nacken, Kopfhaut, Rücken • knollenartige Wucherung der Nase	• Auslöser in Erfahrung bringen, z. B. Ernährung, Stress, und vermeiden • seifen- und alkoholfreie Reinigungsprodukte, Sonnencreme anwenden • Gesichtsmassage • Cremes, Gel oder Lotion nach ärztlicher Anordnung • Antibiotika nach ärztlicher Anordnung • Therapie mit Laser oder Blitzlampe • chirurgische Maßnahmen, Kälteanwendungen • Eiswürfel lutschen beeinflusst die Gesichtsrötungen kurzfristig
Hautkrebs, z. B. Melanom, Basaliom, Spinaliom	• zunächst beschwerdefrei • ggf. Juckreiz oder Blutungen • später sichtbare und ggf. tastbare Hautveränderungen	• Operation • Chemotherapie • Bestrahlung

Tab. 15.6: Weitere Hauterkrankungen im Überblick

15.6 Anker zum Kapitel

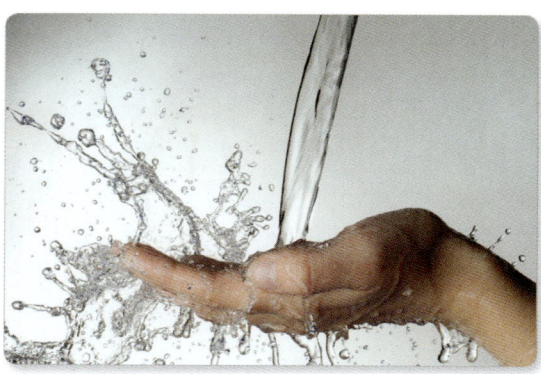

- Die Haut ist das größte Organ des Menschen und setzt sich aus drei Schichten zusammen: Epidermis, Korium und Subkutis.
- Die Haut hat Schutz-, Regulations- und Wahrnehmungsfunktionen.
- Zur Körperpflege gehören: Ganzkörperreinigung mit anschließender Hautpflege, Mundpflege, Nasenpflege, Ohrenpflege, Augenpflege, Pflege von Haaren und Nägeln, Pflege des Genital- und Analbereichs, Pflege der Kleidung
- Hauterkrankungen können bei schwerwiegendem Verlauf zu einer systemischen Erkrankung führen, von der der gesamte Körper betroffen ist.
- Die Pflegeassistentin/der Pflegeassistent achtet bei Erkrankungen der Haut besonders auf:
  - Einhaltung der Hygiene,
  - Effloreszenzen und Infektionszeichen,
  - einfühlsamen Umgang, da Hauterkrankungen auch die Psyche erheblich belasten können.
- Ein Dekubitus muss entsprechend dem nationalen Expertenstandard verhindert werden.

15.7 Wissen festigen und vertiefen

1. Nennen Sie die vier Hauptaufgaben der Haut. (→ 15.2)
2. Überlegen Sie, warum es wichtig ist, einen Pflegebedürftigen vor einer Berührung um sein Einverständnis zu bitten. (→ 15.2)
3. Beschreiben Sie, in welchen Fällen bei einem Ödem ein Arzt zu informieren ist. (→ 15.3)
4. Nennen Sie drei Ziele der Körperpflege. (→ 15.4.1)
5. Erklären Sie, was der Lichtschutzfaktor angibt. (→ 15.4.1)
6. Beschreiben Sie Ihr Vorgehen, um die Gewohnheiten eines Pflegebedürftigen bezüglich der Körperpflege zu erfahren. (→ 15.4.1)
7. Nennen Sie zwei negative Auswirkungen, die beim Drehen oder Hinsetzen eines Pflegebedürftigen auftreten können. (→ 15.4.1)
8. Erklären Sie Gründe, warum während des Waschens am Waschbecken ein Wechsel der Utensilien notwendig werden kann. (→ 15.4.1)
9. Nennen Sie Ursachen für Kreislaufprobleme bei einem Vollbad. Beschreiben Sie, wie Sie vorgehen, wenn Kreislaufprobleme auftreten. (→ 15.4.1)
10. Begründen Sie, warum vor der Mundpflege bekannt sein muss, ob ein intakter Schluckreflex vorhanden ist. (→ 15.4.1)
11. Erklären Sie, wann eine Zahnbürste auszuwechseln ist. (→ 15.4.1)
12. Nennen Sie Gründe für das regelmäßige Tragen einer Zahnprothese. (→ 15.4.1)
13. Beschreiben Sie, in welcher Reihenfolge Genital- und Analbereich gereinigt werden, und begründen Sie diese Reihenfolge. (→ 15.4.1)
14. Beschreiben Sie Ihr Vorgehen bei der Körperpflege, wenn der Verdacht auf eine Fußerkrankung besteht. (→ 15.4.1)
15. Nennen Sie Risikofaktoren, die einen Dekubitus begünstigen. (→ 15.5.3)

16 Das Verdauungs- und Stoffwechselsystem

Aufgaben

- **Mundhöhle und Zunge** zerkleinern die Nahrung und bereiten sie vor
- **Magen** spaltet Eiweiß
- **Magensäure** tötet Krankheitskeime ab
- **Dünndarm** nimmt Kohlenhydrate, Eiweiße und Fette auf
- **Leber** speichert, entgiftet, bildet u. a. Gallenflüssigkeit, Gerinnungsfaktoren und Antikörper
- **Galle** speichert Gallenflüssigkeit
- **Bauchspeicheldrüse** bildet Hormone, z. B. Insulin, und Verdauungsenzyme
- **Dickdarm** entzieht dem Stuhl Flüssigkeit

Steuerung und Einfluss

- Eigenes Nervensystem: das enterische Nervensystem
- Hormone steuern die Ausschüttung von
  - Magenschleim
  - Salzsäure
  - Verdauungsenzymen
  - Muskelbewegungen der Verdauungsorgane

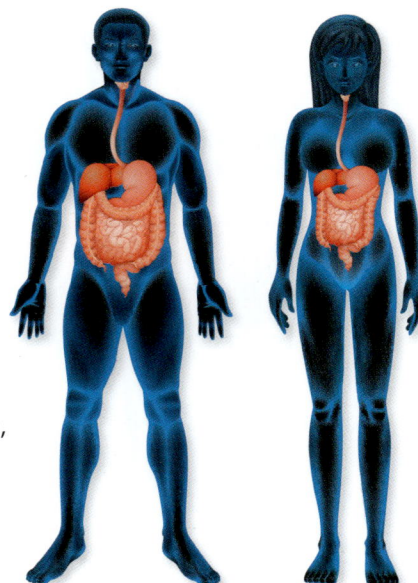

Pflegeassistenten

… beobachten

- die Mundhöhle, insbesondere die Mundschleimhaut
- den Schluckakt
- den Ernährungszustand und das Körpergewicht
- die Verdauung

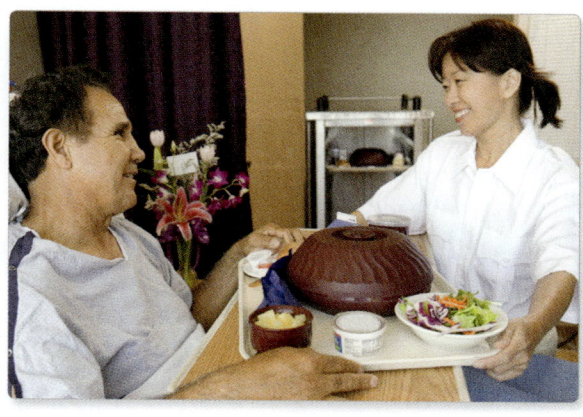

… wirken mit bei der Pflege bei

- Stuhlinkontinenz
- Stomaversorgung
- Parotitis
- Gastritis
- akutem Abdomen
- Dickdarmkrebs
- Diabetes mellitus

… unterstützen bei

- Blähungen
- Übelkeit/Erbrechen
- Durchfall
- Obstipation
- der Ernährung über Sonden
- der assistierten Darmentleerung

Das Verdauungs- und Stoffwechselsystem

„Ganze 82 Kilogramm Lebensmittel wirft jeder Deutsche laut einer Studie des Bundesministeriums für Ernährung und Landwirtschaft jedes Jahr weg. Dass das nur ein winziger Teil der weltweiten Verschwendung von eigentlich Essbarem ist, ist spätestens seit Valentin Thurns Dokumentarfilm ‚Taste the Waste' längst kein Geheimnis mehr. Der Regisseur deckte auf: In der EU werden jährlich rund 90 Millionen Tonnen Lebensmittel entsorgt.

Nicht nur mit Zahlen zu schockieren, sondern tatsächlich Lebensmittel zu retten –, das hat sich nun ein Kölner Filmemacher zur Aufgabe gemacht. Am kommenden Montag wird Sascha Gröhl seine Ehrenfelder Saft- und Suppenbar ‚Grüne Liebe' eröffnen und dabei Obst und Gemüse verarbeiten, das kein Supermarkt haben will: krummes Gemüse." [4]

Aufgaben

Überlegen Sie, worauf es bei einem gesunden Lebensmittel ankommt.

Besprechen Sie bei einem gemeinsamen Essen in der Familie Ihr Wegwerfverhalten bei Lebensmitteln.

Beobachten Sie Ihr eigenes Verdauungsverhalten und dessen Abhängigkeit von verschiedenen Lebensmitteln.

16.1 Aufbau und Aufgaben des Verdauungs- und Stoffwechselsystems

DEFINITION Die **Verdauung** bezeichnet das Zerkleinern und Aufspalten der aufgenommenen Nahrung im Verdauungstrakt (Gastrointestinaltrakt) in aufnahmefähige Bestandteile und die Aufnahme (Resorption) der Bestandteile ins Blut bzw. in die Lymphflüssigkeit. Sie endet mit dem Übertritt der Spaltprodukte der Nährstoffe durch das Darmepithel in die Blut- bzw. Lymphbahn.

Der **Stoffwechsel** (Metabolismus) bezeichnet die Gesamtheit aller Vorgänge im Organismus, die zur Energieerzeugung und zum Aufbau von Körperbestandteilen führen.

Die **Ausscheidung** ist die Abgabe der nicht mehr benötigten Abbauprodukte des Stoffwechsels in Form von Kot, Urin und Erbrochenem an die Umwelt.

Damit der menschliche Organismus leben und seine Aufgaben erfüllen kann, benötigt er **Energie.** Diese nimmt er durch die **Ernährung** auf. Die aufgenommenen Lebensmittel enthalten **Nährstoffe** wie Kohlenhydrate, Fette, Eiweiße, Vitamine und Spurenelemente (S. 144). Die zugeführten Nährstoffe durchlaufen das **Verdauungssystem.** Dies ist die Voraussetzung für den **Stoffwechsel,** der die Energie so bereitstellt, dass der Körper sie verwerten kann. Verdauung ist also nicht gleich Stoffwechsel.

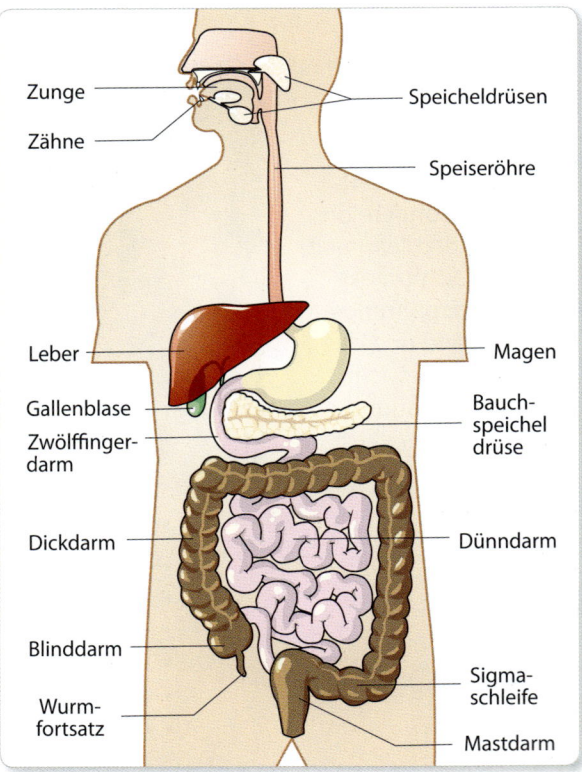

Abb. 16.1: Verdauungsapparat

Die Abfallprodukte, die bei der Energieerzeugung anfallen, und die Reste der Nahrung, die nicht benötigt werden, werden ausgeschieden.

> **MERKE** Zu den **Verdauungsorganen** gehören (Abb. 16.1):
> - Mundhöhle mit Zähnen, Zunge und Speicheldrüsen
> - Speiseröhre
> - Magen
> - Dünndarm
> - Leber und Gallenblase
> - Bauchspeicheldrüse
> - Dickdarm und Anus

16.1.1 Mundhöhle

Die **Mundhöhle** ist der Eingang zum Verdauungstrakt und zu den Atemwegen. Speisen und Atemluft nehmen bis zum Kehlkopf den gleichen Weg. Die Luft strömt dann in die Luftröhre (S. 253), die Speisen werden in die Speiseröhre (Ösophagus) befördert.

Zähne

Die **Zähne** zerkleinern die Nahrung, damit sie geschluckt werden kann und Enzyme (S. 634) eine bessere Angriffsfläche haben.

Sie sind aus mehreren Schichten aufgebaut (Abb. 16.2). Die sichtbare äußere Schicht, der **Zahnschmelz**, ist die härteste Substanz des Körpers. Er ist kaum zu zerstören, aber empfindlich gegen Säuren. Deshalb verursachen Säure produzierende Bakterien **Karies**.

Das vollständige **Gebiss** eines Erwachsenen besteht aus 32 Zähnen. Die Schneidezähne schneiden die Nahrung, die Eckzähne zerreißen sie und die Backenzähne zermahlen sie.

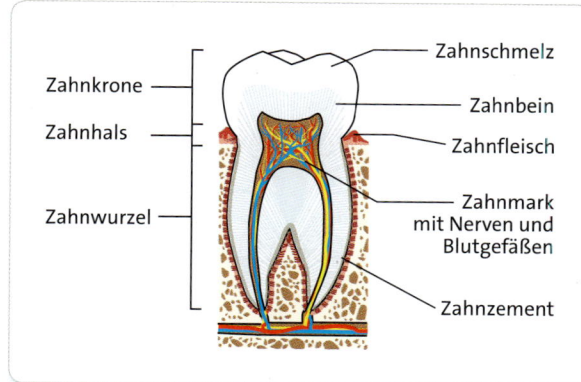

Abb. 16.2: Querschnitt durch einen Backenzahn

Rezeptoren im Bereich der **Zahnwurzel** informieren das Gehirn beim Kauen über die nötige Kraft. Das Gehirn registriert so, wann die Nahrung ausreichend zerkleinert ist, um sie zu schlucken.

Zunge

Die **Zunge** bewegt die Nahrung im Mundraum, um sie zwischen die Zähne zu bringen. Gleichzeitig vermischt sie die Nahrung mit Speichel. Die Zunge ist ein **Muskel** mit vielen Aufgaben. Sie unterstützt das Kauen, Schlucken, Saugen, Sprechen und ist ein empfindliches Tastorgan. Eine Schleimhaut überzieht die Zunge. Die **Papillen** (Geschmacksknospen) machen die Oberfläche der Zunge rau. In den Papillen befinden sich hochempfindliche Nervenenden zur Wahrnehmung von:
- **Geschmack:**
  - süß: Kohlenhydrate, Süßstoffe
  - sauer: niedriger pH-Wert, Zitronensaft, Kohlendioxid im Mineralwasser
  - bitter: pflanzliche Bitterstoffe
  - salzig: Mineralien wie Kochsalz
  - umami: Fleischgeschmack, in bestimmten Geschmackszellen auch Glutamat
- **Temperatur:** heiß, kalt
- **Tasteindrücken**

Wärmerezeptoren am Rachengrund nehmen die Schärfe einer Speise auf und setzen einen Hitze- oder Schmerzreiz in Gang. Der **Geschmackssinn** „warnt" vor verdorbenen oder unverträglichen Speisen und regt die Produktion von Speichel und Magensaft an.

Speicheldrüsen

Im Bereich der gesamten Mundschleimhaut liegen kleine **Speicheldrüsen** (Abb. 16.3). Zudem gibt es paarig angelegte größere Speicheldrüsen:
- Ohrspeicheldrüsen (Parotis)
- Unterkieferspeicheldrüsen
- Unterzungenspeicheldrüsen

Speichel, von dem pro Tag 1–1,5 l produziert werden, verbessert die Gleitfähigkeit der zerkleinerten Nahrung und führt Enzyme (S. 634) zu, die die Verdauung vorbereiten. Die im Speichel enthaltenen Schleimstoffe machen den Nahrungsbrei schluckfähig. Der Speichel löst einzelne Nahrungsbestandteile und startet so den Verdauungsvorgang schon im Mund. Das Enzym **Amylase** leitet die Verdauung der Kohlenhydrate beim Kauen ein, indem es Stärke spaltet. Zudem tötet der Speichel einen Teil der Bakterien, die mit der Nahrung aufgenommen werden.

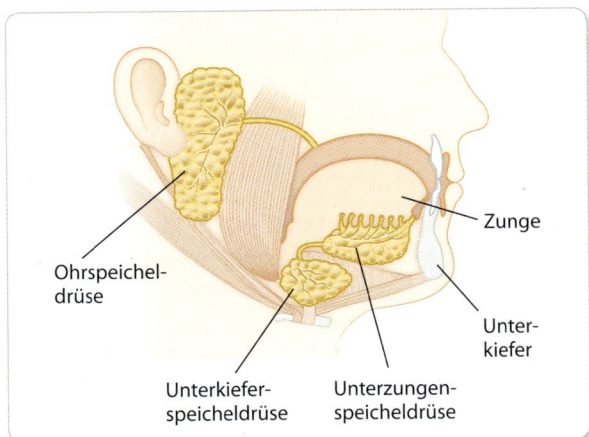

Abb. 16.3: Die drei paarigen Speicheldrüsen

Der **Schluckvorgang** (Schluckakt) ist ein durch Muskeln erzeugter, vom Schluckzentrum (Schluckzentrum im Hirnstamm und bestimmte Areale im Großhirn) kontrollierter, physiologischer Vorgang, der den Speisebrei von der Mundhöhle in den Magen befördert. Dabei wird der Nasenrachenraum und der Kehlkopf verschlossen (Nr. 2 in Abb. 16.4), damit kein Speisebrei in die Nase, Luftröhre und Lunge gelangen kann. Während des Schluckens setzt die Atmung aus. Der Schluckakt verläuft in verschiedenen Phasen, damit der Speisebrei kontrolliert weitergeleitet wird.

ACHTUNG Ein gestörter Schluckvorgang führt zum Verschlucken und zur Aspiration von Speisbrei in die Bronchien. Es besteht die akute Gefahr für eine Lungenentzündung. Aus diesem Grund muss das Schlucken bei gefährdeten Patienten immer genau beobachtet werden. Bei Störungen wird umgehend der Arzt informiert.

Auch dient der Speichel dazu, den Zahnschmelz zu erhalten, indem er saure Bakterienprodukte neutralisiert. Die Fähigkeit des Speichels, Krankheitserreger abzuwehren, beruht auf den im Speichel enthaltenen Immunglobulinen und Lysozym, einem Enzym, das Bakterienwände auflöst. Im Magen angelangt, unterstützt der Speichel dort die Fettverdauung.

16.1.2 Speiseröhre (Ösophagus)

Die **Speiseröhre** ist mit einer glatten Schleimhaut ausgekleidet. Sie beginnt in Höhe des **Kehlkopfs** (Pharynx). Verschließt sich der Kehlkopf, kann keine Nahrung in die Atemwege gelangen (Abb. 16.4). Der Nahrungsbrei wird in ca. 10 Sekunden in den Magen befördert.

Die Speiseröhre ist etwa 25 cm lang und verläuft in dem zwischen den Lungenflügeln (S. 256) liegenden Raum, dem **Mediastinum.** Ab der Speiseröhre ist der Magen-Darm-Trakt aus **drei Schichten** aufgebaut:
- **innere Schleimhautschicht** mit sehr unterschiedlichen Aufgaben
- **mittlere Muskelschicht** aus innen ringförmig und außen längs angeordneten Muskeln
- **äußere glatte Schicht,** die ein Verschieben gegenüber anderen Organen ermöglicht, z. B. bei der Atmung

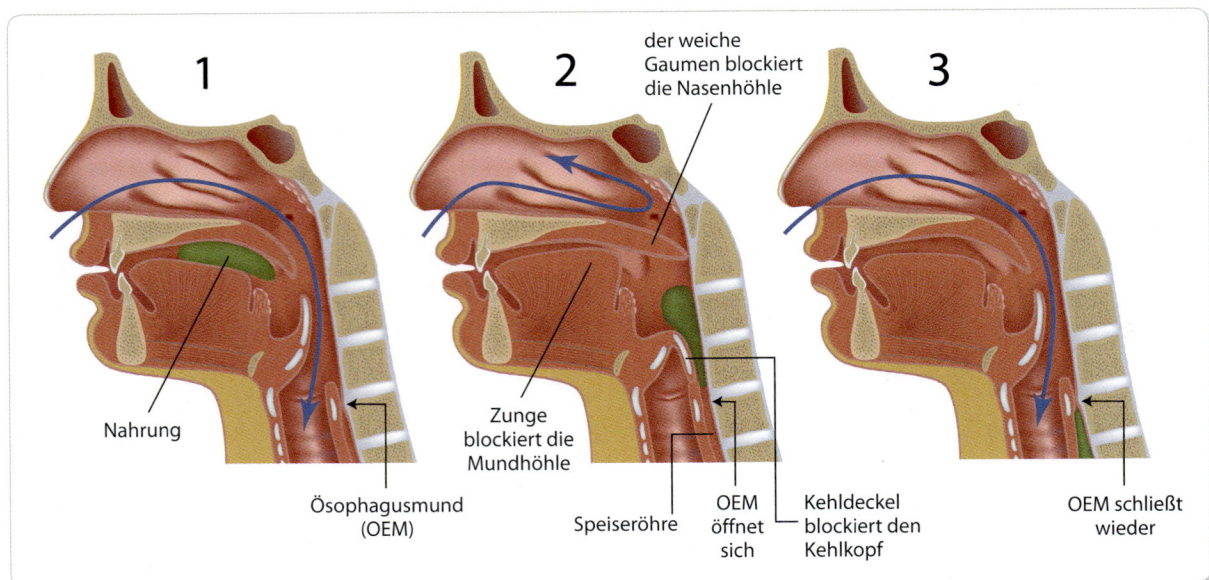

Abb. 16.4: Verschiedene Phasen des Schluckvorgangs (OEM = Eingang in die Speiseröhre)

16.1.3 Magen

Nach dem Schlucken gelangt der Speisebrei über die Speiseröhre in den **Magen** (Abb. 16.5) und von dort in den Darm. In diesen Organen transportiert die **Peristaltik,** das rhythmische Zusammenziehen und Entspannen der Muskeln, den Speisebrei weiter. Ein eigenes Nervengeflecht zwischen den Muskelschichten regelt die Peristaltik. Das Nervengeflecht wird vom vegetativen Nervensystem (S. 520) gesteuert.

In Höhe des Zwerchfells tritt die Speiseröhre in den Magen ein. Der Eingang des Magens heißt **Kardia,** der obere Teil heißt **Fundus** oder Magengrund. Es folgen **Corpus** (Magenkörper), **Antrum** (Magenhöhle) und **Pylorus** (Magenpförtner).

Der Magen hat die Form des zunehmenden Mondes. Die Wandmuskulatur ermöglicht dem Magen, sich dem jeweiligen Füllungszustand anzupassen und ca. 1,5 l Nahrungsbrei aufzunehmen.

Der Magen bewegt den Speisebrei auch dann, wenn er noch nicht in den Darm transportiert werden soll, denn er vermengt ihn so am Tag mit ca. 2 l **Magensaft.** Insgesamt verweilt die Nahrung ca. 1–3 Stunden im Magen, bei sehr fetthaltiger Nahrung bis zu 6 Stunden. Die Schleimhaut des Magens hat Längsfalten, die den Speisebrei in Richtung Darm leiten.

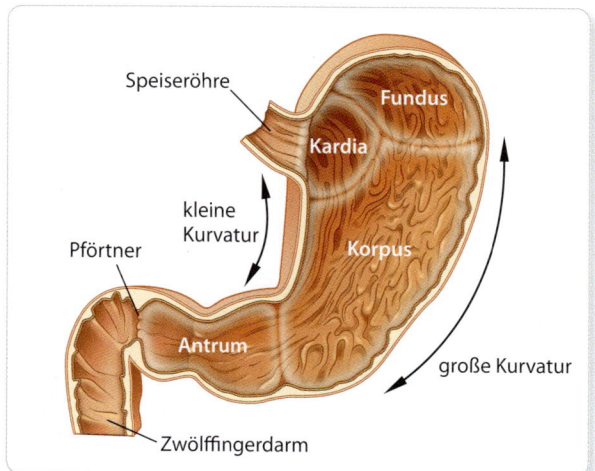

Abb. 16.5: Magen im Längsschnitt

In der Magenschleimhaut befinden sich Drüsen, die in spezialisierten Zellen die Bestandteile des Magensafts produzieren.
- **Endopeptidasen,** Enzyme, die das Eiweiß in der Nahrung spalten.
- **Magenschleim,** der die Magenschleimhautoberfläche schützt.
- **Salzsäure** (HCl) und der **Intrinsic-Faktor,** der notwendig ist, um Vitamin B_{12} im Dünndarm aufzunehmen. Die Salzsäure führt im Magensaft zu einem pH-Wert von 1–1,5.

> **MERKE** Der pH-Wert einer Lösung kennzeichnet ihre saure oder alkalische Wirkung. Werte < 7 sind sauer, Werte > 7 sind alkalisch (basisch).

Die Salzsäure
- wandelt die Endopeptidasen zu Pepsin um und aktiviert es dadurch,
- zerstört die chemische Struktur von Eiweiß (Denaturierung),
- tötet Krankheitskeime, die sich in der Nahrung befinden, und
- setzt Eisen aus der Nahrung frei und fördert so dessen Aufnahme im Dünndarm.

In sehr geringem Umfang ist der Magen auch an der Fettverdauung beteiligt.

16.1.4 Dünndarm

Über den Magenpförtner gelangt der Nahrungsbrei in den **Dünndarm.** Dieser entzieht dem Nahrungsbrei die löslichen Nahrungsbestandteile und gibt Kohlenhydrate und Eiweiße über die Pfortader in das Blut bzw. Fette in die Lymphbahn ab. Insgesamt benötigt der Nahrungsbrei etwa 7–9 Stunden, um den Dünndarm zu durchlaufen.

Der erste Abschnitt des Dünndarms ist der **Zwölffingerdarm** (Duodenum). Hier werden dem Nahrungsbrei der Gallensaft und Sekrete der Bauchspeicheldrüse zugegeben. Sie helfen, die Nahrung so zu zerteilen, dass der Körper die Nährstoffe aufnehmen kann. An den Zwölffingerdarm schließen sich weitere Dünndarmabschnitte an:
- das **Jejunum,**
- das **Ileum.**

Zusammen sind diese drei Abschnitte etwa 3 m lang und stark gewunden.

Die **Dünndarmschleimhaut** (Abb. 16.6) ist in ringförmige Falten gelegt, was die Oberfläche der Schleimhaut vergrößert. Winzige Ausstülpungen, die **Zotten,** vergrößern die Schleimhautoberfläche noch stärker. Sie sind so fein, dass die Schleimhaut samtartig aussieht. Zusätzlich fältelt sich das Epithel. Dadurch entsteht ein **Bürstensaum,** der die Aufnahmefläche und damit Aufnahmeleistung des Dünndarms für die Nährstoffe steigert. Um die Aufnahme von Nahrungsbestandteilen aus dem Darm in die Blut- und Lymphbahn zu erleichtern, findet sich in der Dünndarmwand ein dichtes, bis in die Zotten reichendes Netz an Blut- und Lymphkapillaren (S. 287).

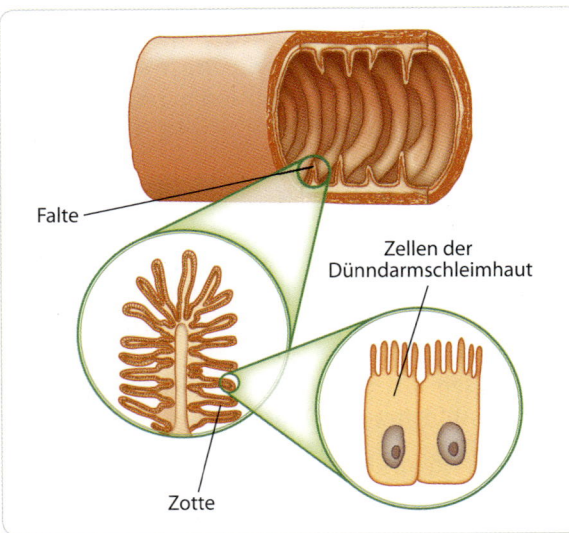

Abb. 16.6: Aufbau der Dünndarmwand

Der Dünndarm nimmt folgende Stoffe auf:
- **Kohlenhydrate,** die hauptsächlich als Zweifachzucker (S. 142) vorliegen, werden von Enzymen zu Einfachzuckern, z. B. Glukose, aufgespalten.
- **Eiweiße,** die schon im Magen in kleinere Einheiten gespalten wurden, werden in Aminosäuren (S. 143) zerlegt.
- **Fette** werden in Fettsäuren und Glyzerin gespalten und dann zum Teil von Blutgefäßen, größtenteils aber von den Lymphgefäßen aufgenommen und in das venöse System abgegeben. Über den Kreislauf erreichen sie die Leber.

Die Kapillaren nehmen Aminosäuren, Monosaccharide, Salze, Vitamine und Spurenelemente auf und transportieren sie über die Pfortader (Abb. 16.7) zur Leber.

16.1.5 Leber und Gallenblase

Die **Leber**
- ist mit etwa 1 500 g die größte Drüse des Körpers.
- Sie liegt unter dem Zwerchfell im rechten Oberbauch und
- ist vom Bauchfell überzogen.
- Sie ist in einen großen rechten und einen kleineren linken Leberlappen unterteilt.
- An der Unterfläche findet sich die sogenannte **Leberpforte,**

- die Leberarterie, die Pfortader und Nerven führen Stoffe und Impulse in die Leber.
- Der rechte und linke Gallengang, Venen und Lymphgefäße transportieren Stoffe aus der Leber.
- Die Lebervenen münden unmittelbar in die untere Hohlvene (S. 286) ein.

Die Blutzufuhr zur Leber erfolgt zu ca. 25 % über die **Leberarterie** und zu ca. 75 % über die **Pfortader.** Die Pfortader verbindet das Verdauungssystem mit der Leber und führt daher nährstoffreiches Blut. Beide Blutgefäße münden in das Kapillargebiet der Leber, Sauerstoff und Nährstoffe werden hier gemischt. Danach werden die im Blut befindlichen Stoffe in den Leberzellen verarbeitet, gespeichert, entgiftet oder direkt weitergeleitet. Das Blut sammelt sich anschließend in den Zentralvenen und verlässt die Leber über die **Lebervenen.** Enthalten sind nun noch Nährstoffe, in der Leber zusammengebaute Eiweiße und Stoffe, die über die Nieren ausgeschieden werden. Die Lebervenen münden in die untere Hohlvene und das Blut gelangt ins rechte Herz.

Wichtige **Funktionen der Leber** sind:
- **Speichern:**
  - Traubenzucker in Form von Glykogen
  - Fett, Eisen, Vitamin B_{12} und Vitamin A sowie Hormone
- **Entgiften** von:
  - geschädigten und alten Erythrozyten
  - Bilirubin (S. 315)
  - Ammoniak, das zu Harnstoff umgewandelt wird
  - Steroidhormonen
  - Alkohol
  - Medikamenten
- **Bildung** von:
  - Gallenflüssigkeit für die Fettverdauung
  - Traubenzucker, z. B. aus Glyzerin, Lactat und manchen Aminosäuren
  - Proteinen wie Gerinnungsfaktoren und Antikörper
  - Ketonkörpern in Hungerzeiten
- **fetale Blutbildung** bis zum 7. Schwangerschaftsmonat

Um den Körper zu entgiften, werden die Stoffwechselendprodukte und auch eine große Zahl von Medikamenten so ab- oder umgebaut, dass der Körper sie über den Urin oder die Gallenflüssigkeit ausscheiden kann.

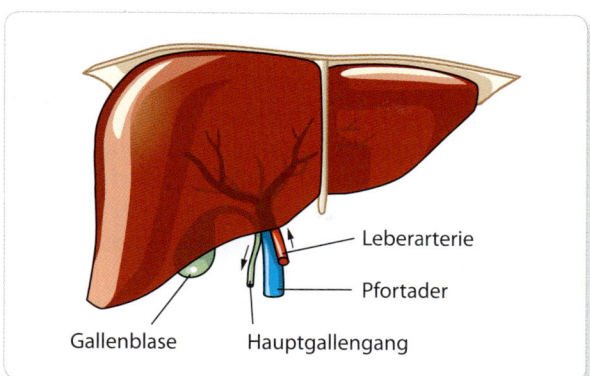

Abb. 16.7: Aufbau der Leber

16.1.6 Bauchspeicheldrüse (Pankreas)

Die **Bauchspeicheldrüse** (Abb. 16.8) ist ein lang gestrecktes, etwa 100 g schweres Organ, das im Mittelbauch oberhalb des Nabels liegt. Das breite Ende und der Kopf der Bauchspeicheldrüse liegen in der Rundung des Zwölffingerdarms.

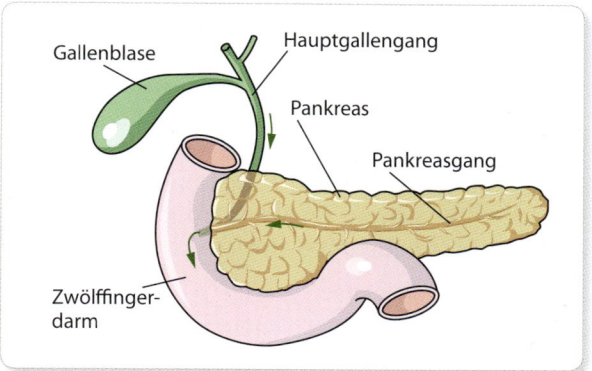

Abb. 16.8: Bauchspeicheldrüse

Die Leber bildet etwa 0,7 l **Gallenflüssigkeit** am Tag. Da sich Fette kaum mit Wasser verbinden, würden sie ohne die Gallenflüssigkeit wie Fettaugen auf dem Nahrungsbrei schwimmen. Damit wären sie für die Enzyme, die die Nahrung zersetzen, sehr schlecht erreichbar. Deshalb machen die **Gallensäuren** in der Gallenflüssigkeit die Fette „wasserlöslich", indem sie sie emulgieren, also fein verteilen.

Die **Gallenblase** liegt an der Rückseite der Leber. Sie nimmt die in der Leber gebildete Gallenflüssigkeit auf und speichert sie. Gallenblase und Leber sind über den **Gallengang** (Abb. 16.7) verbunden. Die muskuläre Wand der Gallenblase zieht sich bei Bedarf zusammen und gibt die Gallenflüssigkeit durch den **Blasengang** in den Gallengang ab. Dieser mündet zusammen mit dem Ausführungsgang der Bauchspeicheldrüse in den Zwölffingerdarm.

Gallenflüssigkeit wird vor allem dann abgegeben, wenn der Nahrungsbrei sehr fett- und aminosäurenreich ist.

Die Leberzellen nehmen das Bilirubin aus dem Blut auf. Sie koppeln es mit der Glukuronsäure, die das Bilirubin unschädlich und wasserlöslich macht. Das gelöste Bilirubin gelangt als Bestandteil der Gallenflüssigkeit in den Dünndarm. Das Bilirubin (S. 315) färbt die Gallenflüssigkeit gelbgrünlich.

Im Darm bauen Bakterien einen Teil des Bilirubins ab. Die Abbauprodukte bewirken die braune Farbe des Stuhls. Teile davon werden im Rektum wieder aus dem Darm aufgenommen, sie umgehen so das Pfortadersystem und werden mit dem Urin ausgeschieden. Bei einem erhöhten Bilirubingehalt im Blutplasma färben sich die Augenbindehaut und später die Haut gelb. Man spricht von einem **Ikterus** („Gelbsucht"). Dieser weist auf eine Überlastung oder Funktionsstörung von Leber und Galle hin.

Die Bauchspeicheldrüse nimmt unter den Drüsen des Hormonsystems eine Sonderstellung ein, da sie sowohl **exokrine** als auch **endokrine Drüsenanteile** besitzt.

> **MERKE**
> - **Exokrine Drüsen** geben ihr Sekret an eine offene Oberfläche ab. Beispiele sind Speicheldrüsen, die den Speichel in den Mundraum geben, Tränendrüsen und der exokrine Teil der Bauchspeicheldrüse.
> - **Endokrine Drüsen** geben ihr Sekret an das Blut ab. Beispiele sind die Schilddrüse und die Inselzellen der Bauchspeicheldrüse.

Im **endokrinen Anteil** der Bauchspeicheldrüse werden die **Hormone** gebildet, die den Blutzuckerspiegel stabil halten. Hierzu gehören:
- **Glukagon,** das den Blutzuckerspiegel steigert,
- **Insulin,** das den Blutzuckerspiegel senkt, und
- **Somatostatin,** das die Verdauung auf vielfältige Weise hemmt.

Störungen des endokrinen Anteils der Bauchspeicheldrüse betreffen vor allem den Kohlenhydratstoffwechsel und führen zu Diabetes mellitus (S. 425).

Die Hormonproduktion findet in speziellen Zellen statt, die wie Inseln in der Bauchspeicheldrüse verteilt sind: die **Langerhans-Inselzellen.**

Das Verdauungs- und Stoffwechselsystem

Im **exokrinen Anteil** der Bauchspeicheldrüse werden Enzyme und Vorstufen von Enzymen für die Eiweiß-, Kohlenhydrat- und Fettverdauung gebildet:
- Eiweiß spaltende **Peptidasen**
- Kohlenhydrat spaltende **Amylasen**
- Fett spaltende **Lipasen**

Die Enzyme sammeln sich im Bauchspeicheldrüsengang, der gemeinsam mit dem Gallengang in den Zwölffingerdarm mündet. Um zu verhindern, dass sich die Bauchspeicheldrüse selbst verdaut, werden die Peptidasen in einer inaktiven Form in den Darm abgegeben. Im Darm werden sie von Bestandteilen des Darmsafts aktiviert. Auch die Lipasen wirken erst, nachdem sie sich im Zwölffingerdarm mit Gallensaft vermischt haben. Die Amylasen liegen in aktiver Form vor.

Das Sekret der Bauchspeicheldrüse lässt den pH-Wert im Darm steigen, der Nahrungsbrei wird alkalisch. Störungen in der Funktion des exokrinen Anteils führen zu Verdauungsbeschwerden, insbesondere der Fettverdauung.

Wirkungen des Insulins

Das **Insulin** gelangt von den Langerhans-Inselzellen über die Venen der Bauchspeicheldrüse und die Pfortader in den Blutkreislauf und so zu allen Körperzellen. Denn alle Körperzellen müssen ständig mit **Glukose** (S. 142) versorgt werden, um daraus Energie zu gewinnen. Dies gilt besonders für die Nervenzellen, da sie Glukose nicht speichern können. Sie werden nur ausreichend mit Glukose versorgt, wenn das Blut genug Glukose enthält.

Auf der anderen Seite schadet ein zu hoher **Blutzucker** dem Körper. Für den Körper ist also ein stabiler Blutzuckerspiegel sehr wichtig. Dafür sorgen Insulin und Glukagon.

Insulin ist auch bei einem normalen Blutzucker erforderlich, denn es ermöglicht, Glukose in die Zellen zu transportieren. Das Insulin bindet sich an bestimmte **Rezeptoren** der Zellmembran, daraufhin öffnen sich Poren, durch die die Glukose in das Zellinnere geschleust wird.

Ist kein Insulin vorhanden, fehlen die Insulinrezeptoren oder ist ihre Funktion gestört, steigt der Blutzuckerspiegel krankhaft an.

Neben der Regulation des Blutzuckerspiegels beeinflusst das Insulin auch folgende Stoffwechselvorgänge:

- Umwandlung von Glukose in **Glykogen**: Ist Glukose im Überschuss vorhanden, z. B. im ruhenden Muskel, wird sie gespeichert. Hierzu werden Glukosemoleküle zu einer Kette, dem Glykogen, verknüpft. Glykogen wird vor allem in Muskel- und Leberzellen gebildet und kann bei Bedarf wieder in Glukose umgewandelt werden.
- Insulin fördert die Nutzung von Glukose in der Zelle zur Energiegewinnung.
- Es fördert die Durchlässigkeit der Zellmembran für Fettsäuren, sodass mehr Fett gespeichert wird.
- Es verzögert den Abbau der Fette und wirkt damit Reduktionsdiäten entgegen.
- Es fördert die Aufnahme von Aminosäuren in die Zelle und den Aufbau von Eiweißen.

Blutzuckerregulation

Damit die Zellen mit ausreichend Energie versorgt sind, muss stets eine bestimmte Menge Glukose im Blut zur Verfügung stehen. Der **Blutzuckerwert** (BZ) beschreibt die Glukosemenge im Blut und wird in der Einheit mg/dl oder mmol/l angegeben. Der Normalwert beträgt:
0,6–1,0 g/l = 60–100 mg/dl = 3,3–5,5 mmol/l.

Funktioniert die **Blutzuckerregulation** durch die Hormone der Bauchspeicheldrüse, zeigt die Blutzuckerkonzentration einen typischen zeitlichen Verlauf:
- Nach einer kohlenhydratreichen Mahlzeit steigt der Blutzuckerspiegel bei Gesunden eine Stunde nach der Nahrungsaufnahme auf Werte bis zu 140 mg/dl an.
- Nach zwei Stunden fällt der Wert auf etwa 120 mg/dl ab.
- Nach etwa drei Stunden erreicht der Blutzucker seinen Ausgangswert.

Die Langerhans-Inselzellen registrieren die Veränderung der Blutzuckerkonzentration. Ist der Spiegel erhöht, wird mehr Insulin ausgeschüttet und der Blutzucker sinkt relativ rasch wieder ab. Der abfallende Blutzuckerspiegel vermindert die weitere Ausschüttung von Insulin.

Gelegentlich ist es problematisch, dass die Geschwindigkeit des **Blutzuckeranstiegs** eine größere Rolle spielt als die tatsächliche Höhe des Blutzuckers:
- Nimmt man Kohlenhydrate zu sich, die der Körper über die Darmschleimhaut schnell aufnehmen kann, z. B. Glukose, steigt der Blutzucker schnell an.
- Es folgt eine dem raschen Blutzuckeranstieg scheinbar angepasste Insulinsekretion.

- Der Blutzucker fällt schnell ab, weil
  - keine Kohlenhydrate mehr im Darm vorhanden sind, die aufgenommen werden könnten, und
  - das Insulin zu wirken beginnt.
- Das ausgeschüttete Insulin wirkt weiter, obwohl der Blutzucker schon wieder normal ist.
- Der Blutzucker sinkt, man bekommt Hunger und isst schnell aufnehmbare Kohlenhydrate.

Der dadurch ständig erhöhte Insulinspiegel sorgt dafür, dass ständig Energie zugeführt wird. Überschüssige Energie wird jedoch als Fett gespeichert. Sowohl zur Gewichtsreduktion als auch zur Blutzuckereinstellung sind daher zu viele schnell aufnehmbare Kohlenhydrate wenig hilfreich.

Das Gehirn registriert den **Abfall des Blutzuckers.** Der Hypothalamus (S. 517) löst daraufhin die Freisetzung von Glukagon aus, das die Bereitstellung von Glukose regelt und damit den Blutzucker anhebt. Das Glukagon steigert den Abbau von Glykogen in den Leberzellen und lässt so den Blutzucker wieder ansteigen.

Die Glukagonabgabe wird ebenfalls durch eine negative Rückkopplung reguliert: Steigt der Blutzuckerspiegel, wird weniger Glukagon freigesetzt.

> **MERKE** Die Skelettmuskeln nehmen bei Beanspruchung Glukose ohne Hilfe des Insulins auf und verwerten es. Daher ist regelmäßiges körperliches Training wichtig für die Prophylaxe und Therapie eines Diabetes.

Bei ausreichender Bewegung und einer Ernährung mit komplexen Kohlenhydraten, z. B. Stärke, steigt der Glukosespiegel langsamer. Es werden nur kleine Insulinmengen ausgeschüttet und die Bauchspeicheldrüse wird geschont.

Ist der Blutzucker länger erniedrigt, z. B. beim Fasten, stellt der Körper seinen Stoffwechsel in der Regel so erfolgreich um, dass eine große Leistungsfähigkeit erhalten bleibt. Der Körper
- erhöht vor allem in der Leber die Glukoseproduktion,
- er produziert aus Fetten Ketonkörper, die das Gehirn nach einer Umstellungsphase von wenigen Tagen statt der Glukose verwerten kann, und
- er spart Energie, reduziert also z. B. den Grundumsatz (S. 141) und stellt weniger Reserven für anstrengende Bewegungen zur Verfügung.

Bei starkem Nährstoffmangel werden auch Eiweiße zur Energiegewinnung herangezogen, vor allem wenn Muskeln nicht beansprucht werden. Daher ist bei jeder kalorienreduzierten Diät auf eine ausreichende Versorgung mit Eiweißen und auf körperliche Bewegung zu achten.

16.1.7 Dickdarm und Anus

An den Dünndarm schließt sich der **Dickdarm** an. Hier wird der Stuhl eingedickt. Gleichzeitig gären die im Stuhl noch vorhandenen Kohlenhydrate. Noch vorhandene Eiweiße faulen.

Der Beginn des aufsteigenden Dickdarms im rechten Unterbauch heißt **Coecum**. An diesem befindet sich als Ausstülpung der etwa kleinfingerlange **Appendix** (Wurmfortsatz, Blinddarm). Abb. 16.9. zeigt die folgenden Abschnitte des Dickdarms.

Die Passagezeit der Nahrung vom Coecum bis zum absteigenden Kolon benötigt 25–30 Stunden.

An das absteigende Kolon schließt sich die **Sigmaschleife** an. Abb. 16.10 zeigt die weiteren Abschnitte des Rektums. In der **Ampulle** befindet sich der Stuhl (Tab. 16.1), bis er abgesetzt wird, dies kann 30–120 Stunden dauern. Der Magen-Darm-Trakt endet mit dem **Anus** (After).

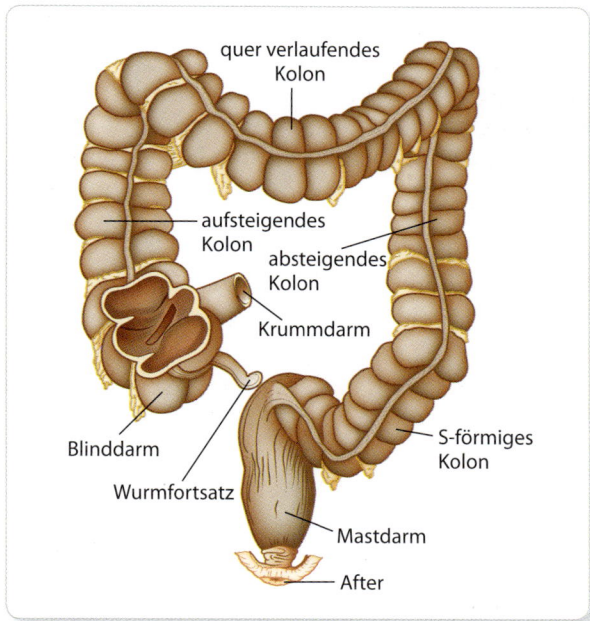

Abb. 16.9: Abschnitte des Dickdarms

Das Verdauungs- und Stoffwechselsystem

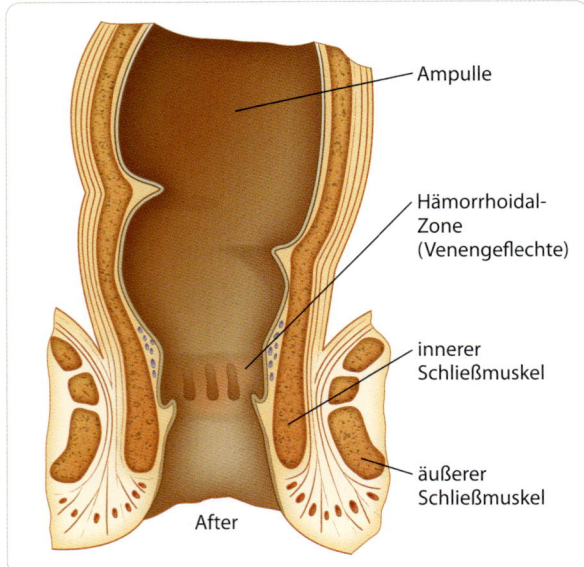

Abb. 16.10: Rektum im Längsschnitt

Die Muskeln am Anus sind ringförmig angeordnet. Glatte Muskelfasern (S. 466) bilden den **inneren Schließmuskel.** Dieser wird von einem **äußeren Schließmuskel** aus quer gestreiften Muskelfasern bedeckt. Unter der Schleimhaut des Anus befindet sich ein Geflecht an Blutgefäßen. Sie verstärken den muskulösen Verschluss wie ein Polster und stellen damit die Kontinenz sicher. Die Dickdarmschleimhaut hat – anders als im Dünndarm – keine Zotten. Die einzelnen Zellen haben aber einen Bürstensaum, der dafür sorgt, dass das Wasser, das mit den Drüsensekreten in den Darm abgegeben wurde, zurückgewonnen wird. Damit hält der Bürstensaum das Flüssigkeitsgleichgewicht im Körper aufrecht. Gleichzeitig sorgt er für eine Konzentration der unverdaulichen Nahrungsreste zum Stuhl. Die Becherzellen des Dickdarms produzieren Schleim, der dem Kot hilft, durch den Darm und aus diesem hinauszugleiten.

Bestandteile des Stuhls	Anteil
Wasser	76 %
Schleimhautzellen	8 %
Bakterien	8 %
unverdaubare Bestandteile	8 %

Tab. 16.1: Zusammensetzung des Stuhls

Auf der Schleimhaut befinden sich **Bakterien,** die unverdauliche Nahrungsbestandteile, wie Zellulose und andere Ballaststoffe, zersetzen. Dabei bilden sie Gase. Gleichzeitig produzieren die Bakterien Vitamine, insbesondere Vitamin K, das die Leber für die Produktion einiger Blutgerinnungsfaktoren benötigt.

16.1.8 Steuerung des Verdauungssystems

Die Arbeit aller Organe im Körper, auch die der Verdauungsorgane, muss ständig **aufeinander abgestimmt** werden, damit die Verdauung, der Stoffwechsel und die Ausscheidung optimal funktionieren. Der Verdauungsvorgang wird sowohl über das enterische Nervensystem als auch durch das Hormonsystem gesteuert.

Das enterische Nervensystem (ENS)

Der Magen-Darm-Trakt besitzt ein eigenes Nervensystem, das **enterische Nervensystem.** Mit diesem kann der Mensch zwar nicht denken, aber es steht mit dem Gehirn in ständigem Kontakt. Das ENS zieht sich von der Speiseröhre bis zum Darmausgang. Es ist ein eigenständiger Anteil des vegetativen Nervensystems (S. 520). Es benachrichtigt z. B. das Gehirn, wenn mit der Nahrung Gifte in den Körper gelangt sind. Das Gehirn löst dann das Erbrechen aus. Umgekehrt können Faktoren, die unser Gehirn beeinflussen, z. B. Stress und Überforderung, auch den Verdauungstrakt schädigen. Dies ist z. B. beim Reizdarm (S. 636) der Fall.

Hormonsystem und Hormone im Verdauungstrakt

> **DEFINITION** **Hormone** sind Botenstoffe, die Organfunktionen, das Verhalten und die Empfindungen eines Menschen entscheidend beeinflussen.

Zusammenspiel Nervensystem/Hormonsystem

Der menschliche Organismus verfügt über zwei unterschiedliche Systeme, um Informationen zu übermitteln. Das eine System ist das **Nervensystem** (Kapitel 19) und das andere das **Hormonsystem**, welches durch chemische Verbindungen (Hormone) Informationen übermittelt. Beide Systeme sind an verschiedenen Stellen miteinander verknüpft. Sie können aber auch völlig unabhängig voneinander arbeiten. Der Hypothalamus im Zwischenhirn, die Hypophyse und die hormonbildenden Organe arbeiten eng zusammen, damit der Organismus gezielt auf bestimmte Reize reagieren und die Tätigkeit der Organe gut abstimmen kann.

Ein Beispiel für diese Zusammenarbeit ist die **Stressreaktion**. Stress bedeutet die körperlichen und seelischen Antworten des Organismus auf belastende Faktoren (Stressoren). Bei der akuten Stressreaktion aktiviert der Hypothalamus das Nebennierenmark, welches das Hormon **Adrenalin** ausschüttet. Adrenalin erhöht dann die Herzfrequenz, den Blutdruck und die Atemleistung. Um dem Körper vermehrt Energie durch die Freisetzung von Glukose bereitzustellen, werden Glucocorticoide wie Kortisol aus der Nebennierenrinde ausgeschüttet. Die Nebennierenrinde wird zur Ausschüttung der Glucocorticoide durch Hormonvorstufen aus der Hypophyse und dem Hypothalamus angeregt. Damit kann der Mensch die akut belastende Situation gut bewältigen.

Aufbau des Hormonsystems

Das Hormonsystem arbeitet nach einer Hierarchie, um die Freisetzung der Hormone gezielt zu regeln.

Die Ausschüttung vieler Hormone wird durch den **Hypothalamus** gesteuert. Der Hypothalamus sendet Botenstoffe zum Hypophysenvorderlappen (HVL). Dieser HVL schüttet dann Hormone, z. B. glandotrope (auf Hormondrüse einwirkend) Hormone aus, die die endokrinen Drüsen (ins Blut absondernde Drüsen) zur Hormonproduktion oder zur Beendigung der Produktion veranlassen.

> **MERKE** Die **Endokrinologie** beschäftigt sich mit den Störungen innerhalb des Hormonsystems.

Das Hormonsystem besteht aus unterschiedlichen endokrinen Drüsen und Hormon produzierenden Zellgruppen in anderen Organen. Zu den endokrinen Drüsen zählen u. a. die Hypophyse, die Nebennieren, die Ovarialfollikel im Eierstock und die Leydig-Zwischenzellen im Hoden, die Langerhansschen Inselzellen der Bauchspeicheldrüse (Pankreas), die Schilddrüse, die Nebenschilddrüse und die Zirbeldrüse. Die Hypophyse (Hirnanhangdrüse) liegt an der Unterseite des Gehirns und kann als Bindeglied zwischen Nervensystem und Hormonsystem angesehen werden. Sie besteht aus zwei Anteilen, dem Hypophysenvorderlappen (HVL) und dem Hypophysenhinterlappen (HHL) Beide Lappen sind über den Hypophysenstiel mit dem Gehirn verbunden. Der Hypophysenvorderlappen (HVL) arbeitet als eigenständige Drüse, welche z. B. das Wachstumshormon bildet. Der Hypophysenhinterlappen (HHL) wird als Teil des Gehirns angesehen und arbeitet mit dem Hypothalamus als übergeordnete Steuerzentrale für das Hormonsystem.

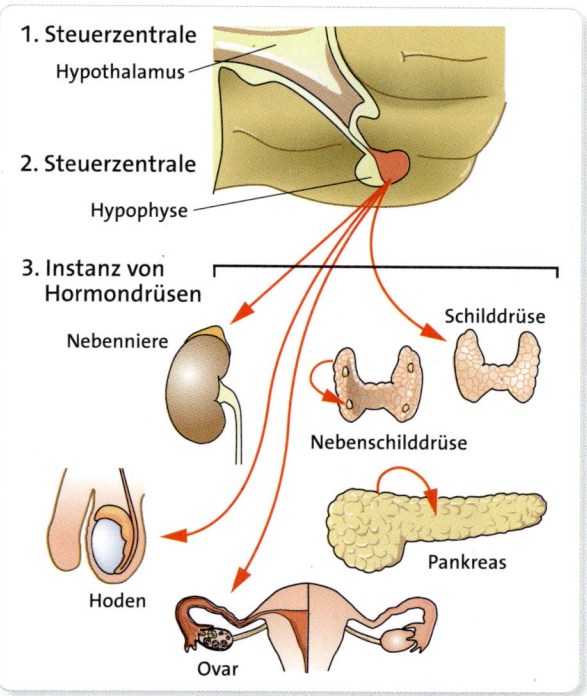

Abb. 16.11: Das Hormonsystem besteht aus unterschiedlichen endokrinen Drüsen und Hormon produzierenden Zellgruppen in anderen Organen.

Hormondrüsen

Es gibt ca. 30 unterschiedliche Hormone, die von verschiedenen Hormondrüsen und spezialisierten Zellen gebildet werden.

Wichtige Hormone

▶ Schlafhormon

Melatonin, das sog. „Schlafhormon", wird nahezu ausschließlich nachts in der Zirbeldrüse (Epiphyse), welche sich im Zwischenhirn befindet, gebildet. Die Aufgaben im menschlichen Körper sind noch nicht abschließend erforscht. Die folgenden Wirkungen werden beschrieben:
- Es macht müde und leitet den Schlaf ein.
- Es steuert den Tag-Nacht-Rhythmus und koordiniert die erforderlichen Organfunktionen im Schlaf.
- Ob es allerdings den Alterungsprozess aufhält, Krebszellen abtötet und vor Herzinfarkten oder Schlaganfällen schützt, ist derzeit wissenschaftlich noch nicht umfassend belegt.

Entsprechend den genannten Wirkungen kann Melatonin als Medikament eingesetzt werden.

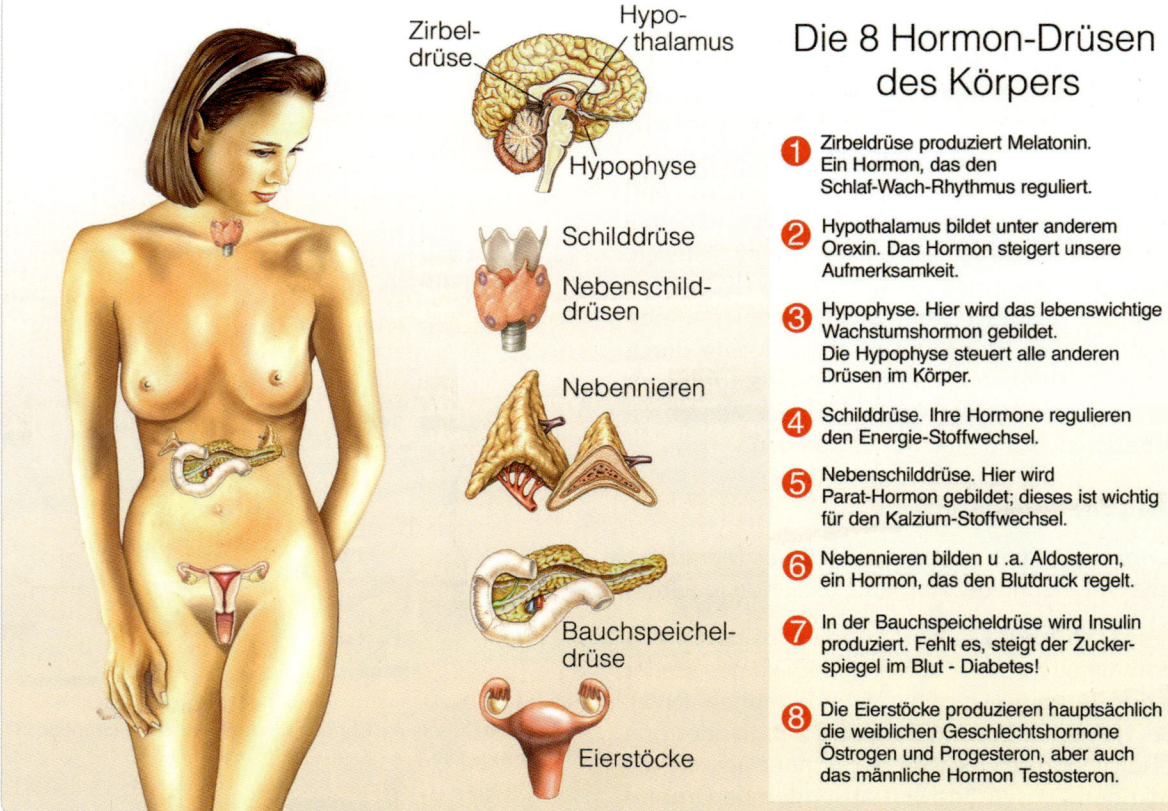

Abb. 16.12: Die acht verschiedenen Hormondrüsen mit Beispielen für die entsprechenden Hormonfunktionen

Aktuell sind in Deutschland Arzneimittel, die Melatonin enthalten, grundsätzlich verschreibungspflichtig, weil die Nebenwirkungen noch nicht ausreichend erforscht sind.

▶ Geschlechtshormone

Sexualhormone: Kap. 11.3, S. 214

Östrogen
Östrogene werden vorwiegend in den Eierstöcken und im Mutterkuchen (Plazenta) gebildet. Auch die Nebennierenrinde produziert geringe Mengen. Wichtige Funktionen sind:
- Verursachung des Eisprungs, Aufbau der Gebärmutterschleimhaut in der ersten Zyklushälfte
- Transport der Eizelle durch den Eileiter
- Beeinflussung der Scheidenschleimhaut und der Gebärmuttersekrete
- Förderung des Brustwachstums
- Ausbildung typischer weiblicher Geschlechtsmerkmale (Brüste, hohe Stimme, Behaarung) in der Pubertät
- Förderung der Knochenreifung
- Senken des Cholesterinspiegels
- Auswirkung auf Stimmung und das Verhalten

Der Östrogenspiegel im Blut schwankt und hängt vom weiblichen Zyklus ab.

Progesteron
Es wird vorwiegend in den Eierstöcken und im Mutterkuchen gebildet. Die Nebennierenrinde produziert bei Erwachsenen beider Geschlechter geringe Mengen. Progesteron überwiegt während der zweiten weiblichen Zyklushälfte und hat die folgenden wichtigen Wirkungen:
- Vorbereitung der Gebärmutter auf das Einnisten der befruchteten Eizelle
- Vorbereitung der Brustdrüse auf die Milchproduktion und die Milchabgabe
- Temperaturerhöhung morgens nach dem Aufwachen (Basaltemperatur)
- Progesteron ist auch ein Baustein für viele andere Hormone, wie Östrogen, Testosteron, Aldosteron

Auch der Blutspiegel des Progesterons hängt vom Zyklus ab und zeigt entsprechende Schwankungen.

Künstlich hergestellte, dem Progesteron ähnliche Substanzen nennt man Gestagene. Diese werden zur Schwangerschaftsverhütung und zur Behandlung einiger Krebserkrankungen eingesetzt.

Prolaktin
Prolaktin wird in der Hypophyse gebildet. Es steuert bei der Frau, neben anderen Funktionen, den Milcheinschuss in die Brust nach der Geburt.

Testosteron
Testosteron wird vor allem in den Hoden nach Stimulation durch die Hypophyse gebildet und ist das wichtigste männliche Geschlechtshormon. Bei Frauen wird es in geringen Mengen in den Eierstöcken und der Nebennierenrinde gebildet. Wichtige Wirkungen sind:
- Förderung des Eiweißaufbaus
- fördert verstärktes Knochen- und Muskelwachstum
- senkt den Cholesterinspiegel
- Entwicklung der Geschlechtsorgane beim Mann (Hoden, Prostata, Penis)
- beeinflusst die Ausbildung der typisch männlichen Geschlechtsmerkmale (Behaarung, tiefe Stimme, spezifische Fettverteilung)
- beeinflusst die Samenbildung

▶ Stresshormone

Adrenalin
Die Bildung erfolgt im Nebennierenmark und im sympathischen Nervensystem. Die Ausschüttung wird bei körperlichem oder seelischem Stress, z.B. Operation, Angst, Ärger, gesteigert. Wichtige Wirkungen sind:
- Erhöhung der Herzfrequenz und des arteriellen Blutdrucks
- Weitstellung der Atemwege und Erhöhung von Atemfrequenz und Atemtiefe
- Weitstellung der Pupillen
- Steigerung des Sauerstoffverbrauchs zur Energiegewinnung

Dopamin
Es wird im Hypothalamus und in der Substantia nigra (schwarze Substanz im Mittelhirn) gebildet. Die folgenden Wirkungen werden genannt:
- Mitwirkung bei vielen motorischen, emotionalen und geistigen Abläufen
- Hemmung der Freisetzung von Prolaktin

Ein Dopaminmangel liegt z.B. bei der Parkinsonschen Krankheit (S. 544) vor und wird auch als Ursache einer sehr tiefen Erschöpfung angegeben. Im Nebennierenmark wird aus Dopamin Adrenalin und Noradrenalin hergestellt. Adrenalin und Dopamin zählen zur Gruppe der Katecholamine (Stoffgruppe, die Rezeptoren des Herz-Kreislauf-Systems bindet und die Herztätigkeit und den Blutdruck steigert).

Serotonin
Dieses Hormon wird hauptsächlich im Hypothalamus und Hirnstamm gebildet. Folgende Wirkungen sind bekannt:
- Engstellung der Blutgefäße und Steigerung von Herzfrequenz sowie der Schlagkraft des Herzmuskels
- Beteiligung an der Steuerung des Schlafrhythmus, Sexualtriebs, der Körpertemperatur und des Gefühlslebens

Erniedrigte Serotoninwerte sind bei Tagesmüdigkeit, Erschöpfung, Kraftmangel und vermehrten Schmerzzuständen (Kopfschmerzen, Migräne) zu beobachten.

▶ Stoffwechsel-Hormone

Insulin
Insulin wird in den Langerhans-Inseln der Bauchspeicheldrüse gebildet und regelt gemeinsam mit Glukagon und dem Somatostatin den Blutzuckerhaushalt. Allerdings kann nur Insulin den Blutzuckerspiegel direkt senken. (S. 396–397)

Schilddrüsenhormone
Die Hormone Trijodthyronin (T3) und Thyroxin (T4) werden in der Schilddrüse hergestellt und zunächst als nicht aktive Hormone an Transporthormone gebunden. Nur ein sehr kleiner Teil der Schilddrüsenhormone liegt in ungebundener Form vor, Erst bei Bedarf werden sie in freie Hormone umgewandelt. Nach Umwandlung haben sie folgende Wirkungen:
- Beeinflussung des Stoffwechsels von Kohlenhydraten, Fetten und Eiweißen
- Einfluss auf den Energiestoffwechsel der Zellen
- Beeinflussung der Funktion des Herz-Kreislauf-Systems und des Magen-Darm-Trakts
- Beeinflussung der geistigen Entwicklung bei Ungeborenen und Kindern

Für die Herstellung der Schilddrüsenhormone wird Iod gebraucht, das mit der Nahrung in Form von Iodid-Ionen aufgenommen werden muss. Bei zu hohen T3/T4 (Schilddrüsenhormonwerten) im Blut spricht man von einer Schilddrüsenüberfunktion (Hyperthyreose). Bei der Überfunktion können folgende Zeichen auftreten: erhöhte Schweißbildung, Schlafstörungen, Unruhe, Nervosität, Erregung,

Hyperaktivität, Vorhofflimmern und Sinustachykardien, Gewichtsverlust bei großem Appetit, Menstruationsstörungen, …

Sind die Werte zu niedrig, liegt eine Schilddrüsenunterfunktion (Hypothyreose) vor.

Die Hypothyreose hat negative Auswirkungen auf das Wachstum und die Entwicklung des Körpers. Gerade im Kindesalter kann dieser Mangel zu geistigen und körperlichen Entwicklungsschäden führen.

Somatotropin

Das Wachstumshormon Somatotropin wird im Hypophysenvorderlappen gebildet und hat folgende Wirkungen:
- Beeinflussung von Wachstum und Stoffwechsel
- Beteiligung an der Steuerung des Körperwachstums nach der Geburt

Die Bildung des Wachstumshormons wird durch Somatostatin, welches im Hypothalamus und in bestimmten Zellen der Bauchspeicheldrüse gebildet wird, gehemmt.

Nicht jede Zelle des Körpers kann die Botschaft eines Hormons verstehen. Die Körperzellen verstehen die Information eines Hormons, indem sie eine spezielle Andockstelle (Hormonrezeptor) haben, die nach dem Schlüssel-Schloss-Prinzip das Hormon aufnimmt. Ist das Hormon angedockt, kann eine entsprechende Reaktion des Organs erfolgen. Diese Reaktionen sind als Wirkungen der verschiedenen Hormone beschrieben.

16.1.9 Stoffwechsel

Lebende Organismen benötigen
- Energie und
- Nährstoffbausteine, die für den Aufbau der verschiedenen Körperbestandteile notwendig sind,

um zu wachsen und die Funktionen des Körpers aufrechtzuerhalten.

Ohne einen funktionierenden **Stoffwechsel** wäre der Mensch nicht in der Lage, sich zu bewegen, zu kommunizieren, zu denken und sich fortzupflanzen.

Die Energie und die Bausteine, die er dafür benötigt, nimmt er mit der Nahrung auf. Durch die Verdauung werden sie in eine für den Körper nutzbare Form gebracht und ins Blut bzw. die Lymphe aufgenommen. Anschließend werden sie in die verschiedenen Organe des Körpers transportiert und dort ab- und umgebaut, um Energie für alle Organfunktionen zu erzeugen.

Jeder Mensch besitzt einen individuellen Stoffwechsel und verwertet die Nahrung ganz unterschiedlich. Aus diesem Grund hat jeder Mensch auch andere Ernährungsgewohnheiten und verträgt Nahrungsmittel unterschiedlich.

Ablauf des Stoffwechsels

Der Energiegehalt der Nahrung wird in **Kilojoule** (kJ) oder **Kilokalorien** (kcal) gemessen (1 kcal = 4,1868 kJ). Energie wird durch die „Verbrennung" (Oxydation) der aufgespaltenen Nährstoffe gewonnen. Dafür zuständig sind zahlreiche Enzyme, die die Stoffwechselprozesse beschleunigen. Es gibt einen anabolen (aufbauenden) Stoffwechsel, der für den Aufbau und das Wachstum von Zellen verantwortlich ist. Der katabole Stoffwechsel wird zur Energiegewinnung und zur Entgiftung benötigt. Die einzelnen Nährstoffe besitzen verschiedene Brennwerte bzw. Energiemengen (Tab. 8.3).

Speicherformen für Energie

Die von den Körperzellen benötigte Energie muss zur richtigen Zeit entsprechend der Aktivität zur Verfügung gestellt werden. Oft essen Menschen aber nicht genau dann, wenn sie Energie benötigen. Daher kann der Körper die Energie auch speichern.

Die langfristige **Energiespeicherung** erfolgt im Fettgewebe. Diese Energie kann innerhalb von Stunden bis Tagen mobilisiert werden. Die schneller, nämlich innerhalb von Minuten benötigte Energie wird vor allem in der Leber und im Muskel in Form von **Glykogen** gespeichert (S. 467).

16.1.10 Darmentleerung (Defäkation)

Die **Darmentleerung** läuft reflektorisch ab und ist willkürlich beeinflussbar.

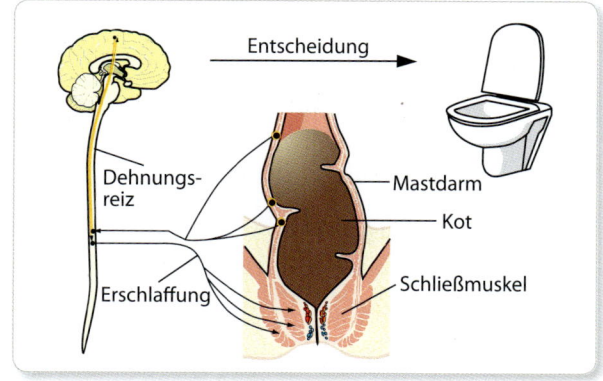

Abb. 16.13: Vorgang der Darmentleerung

Nervenendigungen, die auf **Dehnung** reagieren, signalisieren dem Rückenmark, dass das Rektum gefüllt ist. Als Antwort erschlafft der **innere Schließmuskel** (S. 397). Das Gefühl des Stuhldrangs entsteht. Der Darm entleert sich jedoch erst, wenn auch der **äußere Schließmuskel** erschlafft (Abb. 16.13). Dies geschieht willkürlich über Signale des Großhirns. Zusätzlich muss der **Druck im Bauchraum** erhöht sein. Dies erfolgt, indem sich das Zwerchfell und die Bauchmuskeln zusammenziehen. Die Darmentleerung kann für längere Zeit unterdrückt werden, indem die Beckenbodenmuskulatur, die Bauchmuskulatur und der äußere Schließmuskel angespannt werden. Der Darm reagiert darauf jedoch mit längerer Trägheit, daher ermöglicht die Pflegeassistentin dem Pflegebedürftigen eine ungestörte regelmäßige Darmentleerung.

Folgt der Pflegebedürftige seinem Stuhldrang, entspannt sich der Beckenboden und senkt sich leicht nach unten. Den äußeren Schließmuskel entspannt der Pflegebedürftige bewusst, gleichzeitig spannt er das Zwerchfell und die Bauchmuskeln an, um zu pressen.

> **MERKE** **Regeln für gesunde Darmentleerung**
> - Ein regelmäßiger Stuhlgang zwischen 3-mal am Tag bis zu 3-mal pro Woche gilt als normal.
> - Die Beschaffenheit des Stuhls sollte nicht zu fest und nicht zu weich sein und kann durch viel Flüssigkeit, eine ausgewogene Mischkost und Bewegung positiv beeinflusst werden.
> - Starkes Pressen fördert Hämorrhoiden (S. 634) und sollte daher vermieden werden.
> - Wird der Stuhl oft oder häufig zurückgehalten, kommt es zur Obstipation (Verstopfung).
> - Begleitende Beschwerden, z. B. Schmerzen, sind nicht normal, die Pflegeassistentin informiert die Pflegefachkraft.
> - Im oder auf dem Stuhl sollten sich weder Blut noch Parasiten befinden.

> **DEFINITION** **Stuhlinkontinenz** bezeichnet das unbewusste Entweichen von Darminhalt. Dazu gehören flüssiger oder fester Stuhl und Darmgase.

16.2 Beobachten und beurteilen

16.2.1 Allgemeine Beobachtungen

Mundhöhle beobachten

Um dem Körper Nahrung zuzuführen, wird in erster Linie eine intakte **Mundhöhle** benötigt.

Mögliche Erkrankungen und Beschwerden im Bereich der Mundhöhle sind:
- Schmerzen
- Geschmacksstörungen, z. B. blutiger oder eitriger Geschmack
- Kieferklemme, Probleme beim Kauen
- vermehrter Speichelfluss, Mundtrockenheit
- Schluckstörungen

> **GEFAHR** Erkrankungen und Beschwerden im Bereich der Mundhöhle führen zu Problemen bei der Nahrungsaufnahme. Sie sind daher unbedingt zu beachten und zu behandeln.

Ziel und Nutzen

Das Ziel der Mundhöhleninspektion besteht darin, Veränderungen frühzeitig zu erkennen. Auf diese Weise können eine Aspiration (Verschlucken) durch eine Schluckstörung, eine körperliche Austrocknung und auch eine Mangelernährung (S. 149) verhindert bzw. frühzeitig behandelt werden.

Die Pflegeassistentin inspiziert die Mundhöhle des Pflegebedürftigen vor jeder Nahrungsaufnahme, sofern der Pflegebedürftige den Zustand seines Mundraums nicht selbst einschätzen kann.

Beobachtung des Schluckaktes

Trockene Raumluft und die damit verbundene Austrocknung der Mundschleimhaut können den **Schluckakt** (Abb. 16.4) beeinträchtigen und eine **Schluckstörung** (Dysphagie) verursachen. Weitere mögliche Ursachen für Schluckstörungen sind:
- Erkrankungen der Zähne, Mundschleimhaut oder Speicheldrüsen
- Rachen- und Kehlkopferkrankungen
- Tumoren im Bereich von Mund, Kehlkopf und Speiseröhre
- Erkrankungen der Speiseröhre, z. B. Entzündungen, Stenosen oder Divertikel
- Veränderungen im Bereich des Zentralnervensystems, z. B. nach einem Schlaganfall

Eine Schluckstörung kann den Lippenschluss, die Koordination der Kau- und Zungenbewegungen oder die Funktion der Muskeln des Kehlkopfs betreffen. Unter Umständen schließt zudem der Kehldeckel nicht mehr richtig.

Beobachtungskriterien

Folgende **Anzeichen** können auf eine Schluckstörung hinweisen:
- Speichelfluss aus dem Mund
- Verschlucken von Nahrung oder Flüssigkeit
- vermehrtes Räuspern oder Husten
- gurgelnde oder verschleimt klingende Stimme
- Nahrung, die in der Mundhöhle liegen bleibt
- Verweigerung der Nahrungsaufnahme

MERKE Schluckstörungen sind bei der Nahrungsaufnahme unbedingt zu beachten, ebenso ist eine Behandlung unbedingt notwendig. Denn eine Schluckstörung birgt die Gefahr, dass Nahrungsbrei in die Atemwege gelangt (Aspiration). Dies kann zu einer Pneumonie (S. 268) führen. Fieber unklarer Ursache nach einer Schluckstörung kann auf eine Aspiration hinweisen. Die Pflegenden informieren umgehend den Arzt.

Sofortmaßnahmen bei Verschlucken
- Nahrungsaufnahme stoppen
- Oberkörper und Kopf nach vorne beugen
- zum Abhusten und Ausatmen auffordern
- den Patienten beruhigen
- Notruf betätigen

Diagnostik und Therapie

Die **Diagnostik** einer Schluckstörung erfolgt in der Regel durch Logopäden und Ärzte aus den Fachgebieten Neurologie und Innere Medizin. Sie umfasst ein ausführliches Gespräch und eine Untersuchung des Schluckvorgangs. Mit entsprechenden Apparaten, z. B. einem Video-Endoskop, kann der Schluckakt von innen beobachtet werden. In der Regel führt der Logopäde auf ärztliche Anordnung eine Therapie durch. Pflegerisch steht im Mittelpunkt, eine Mangelernährung und eine Aspiration zu vermeiden.

DEFINITION **Logopäden** führen bei Patienten aller Altersgruppen mit Störungen der Stimme, Sprache, des Redeflusses, der Artikulation oder des Schluckens eine logopädische Diagnostik, Therapie und Beratung durch.

Das Körpergewicht ermitteln

Um den allgemeinen Gesundheitszustand zu beurteilen, ermitteln die Pflegenden das **Körpergewicht** des Pflegebedürftigen. Mithilfe des Körpergewichts können zudem der Ernährungszustand und der Flüssigkeitshaushalt eingeschätzt werden. Das Körpergewicht wird ermittelt
- bei Aufnahme und Entlassung,
- zur Dosisberechnung von Medikamenten,
- zur Therapiekontrolle bei Entwässerung oder Essstörungen,
- vor und nach Nierenersatztherapie (Dialyse) und
- vor/nach einer Entbindung.

Vorbereitung und Material
- Toilettenbesuch empfehlen bzw. unterstützen

Material:
- Unterlage für die Sitzfläche
- Abwurfbehälter für Müll bzw. Wäsche
- geeichte Körperwage

Durchführen

TIPP **Messfehler** können vermieden werden:
- Waage auf geraden Untergrund stellen
- Selbsttestvorgang nicht unterbrechen
- unnötige Kleidung oder Gegenstände in der Hand entfernen, um diese nicht mitzuwiegen
- Festhalten und Abstützen vermeiden

- Hände desinfizieren
- Sitzfläche desinfizieren und abdecken
- Waage tarieren bzw. automatischen Selbsttest durchführen
- Bremsen anziehen
- Schuhe ausziehen und dem Pflegebedürftigen auf die Waage helfen
- Bei mechanischen Waagen erst Kilogramm, dann Gramm einstellen
- Dem Pflegebedürftigen das Messergebnis mitteilen

Nachbereitung
- Material reinigen, desinfizieren bzw. entsorgen
- Hände und Flächen desinfizieren
- Messergebnis dokumentieren, auffällige Werte ggf. dem Arzt mitteilen

Das Körpergewicht allein sagt noch nicht genug aus, daher setzen die Pflegenden es in Beziehung zu
- zuvor gemessenen Werten (Verlaufskontrolle)
- Körpergröße

Den Body-Mass-Index (BMI) berechnen

Der **Body-Mass-Index** berechnet sich wie folgt:

$$BMI = \frac{\text{Körpergewicht}}{\text{Körpergröße in m} \times \text{Körpergröße in m}}$$

Die Einheit des BMI ist demnach kg/m^2.

Dies bedeutet, eine Person mit einer Körpergröße von 160 cm und einem Körpergewicht von 60 kg hat einen BMI von 23,4.

$$\frac{60}{1,6 \times 1,6} = 23,4$$

Tab. 16.2 zeigt die Klassifikation unterschiedlicher BMI-Werte.

Klassifikation	BMI
Untergewicht	<18,5
Normalgewicht	18,5–24,99
Übergewicht	>25
Fettleibigkeit	>30

Tab. 16.2: BMI-Klassifikation der Weltgesundheitsorganisation. [5]

Ein zu hohes Körpergewicht bezogen auf die Körpergröße wird als **Übergewicht** oder bei sehr starker Ausprägung als **Adipositas** bezeichnet. Ein zu geringes Körpergewicht bezogen auf die Körpergröße wird als **Untergewicht** oder im Extremfall als **Kachexie** bezeichnet.

Mögliche Ursachen für Übergewicht sind:
- zu hohe Kalorienzufuhr
- genetische Veranlagung
- Wassereinlagerungen im Gewebe (Ödeme), z. B. bei Herzinsuffizienz

Mögliche Ursachen für Untergewicht sind:
- Mangelernährung (S. 149)
- Verdauungsstörungen, Stoffwechselstörungen
- Krebserkrankungen

16.2.2 Ernährung beobachten und beurteilen

Essverhalten

Ein unausgewogenes **Essverhalten** kann erhebliche Störungen und Schäden hervorrufen. Dies beginnt bei der **Zusammenstellung** der Nahrungsmittel, die möglichst ausgewogen sein sollte. Zudem führt unzureichendes Kauen, z. B. bei Trägern einer Zahnprothese, zu einer erschwerten Verdauung.

Schlecht sitzende Prothesen, Zahnfleischentzündungen, ein Pilzbefall der Mundschleimhaut oder Schmerzen beim Schluck- und Kauvorgang können **Appetitlosigkeit** hervorrufen und bis zur **Nahrungsverweigerung** (S. 412) führen.

Appetit

Die Pflegeassistentin bespricht mit dem Pflegebedürftigen, ob sein **Appetit** normal ist. Als Vergleich zieht sie die Menge und Art der aufgenommenen Nahrungsmittel heran und versucht, die Ursache für einen Appetitmangel zu klären.

Ein andauernder Appetitmangel führt zu **Mangelernährung.** Folgende Faktoren und Erkrankungen können den Appetit stören:
- psychische Störungen, Wahn- und Vergiftungsideen, Depression
- Demenz, Delir
- Trauer, Isolation, Einsamkeit
- mangelnde Flüssigkeitsaufnahme

Aber der Appetit kann auch gesteigert sein, z. B. als Ersatzbefriedigung, bei einer medikamentösen Therapie mit Kortison oder bei psychischen Erkrankungen.

Durstgefühl

Ein häufig zu beobachtendes Pflegephänomen ist die Abnahme des **Durstgefühls** und damit verbunden eine mangelnde Flüssigkeitszufuhr. Im Alter ist das Durstgefühl vermindert, Kinder beachten ihr Durstgefühl oft nicht bewusst.

> **MERKE** Ein vermindertes Durstgefühl kann zu Flüssigkeitsmangel führen.

Die ausreichende Flüssigkeitszufuhr ist ein wesentlicher Bestandteil einer gesunden Ernährung. Die Pflegenden passen die Flüssigkeitszufuhr daher sorgfältig an den körperlichen Zustand des Pflegebedürftigen an. Geschieht dies nicht, besteht die Gefahr einer **Dehydratation** (S. 444). Sowohl bei zu geringer als auch bei zu hoher Flüssigkeitszufuhr oder auch bei bestimmten Erkrankungen, z. B. des Herzens oder der Niere, kann eine **Flüssigkeitsbilanzierung** (S. 443) notwendig sein.

16.2.3 Verdauung beobachten

Die **Beobachtung der Verdauung** spielt vor allem dann eine Rolle, wenn es durch die Verdauung zu Beschwerden kommt, z. B.
- Völle- und Druckgefühl
- Appetitlosigkeit
- Sodbrennen
- ungewöhnlich starker Durst
- Übelkeit
- Erbrechen
- Blähungen
- Diarrhö (Durchfall)
- Blut im Stuhl
- akute Bauchschmerzen (akutes Abdomen, S. 424)
- unklare Gewichtsabnahme

Bei Erkrankungen der Gallenblase können heftigste krampfartige oder bohrende Schmerzen auftreten, die vom Mittel- und Oberbauch bis in die Schulter und den Rücken ausstrahlen können. Aufgrund der Schockgefahr überwachen die Pflegenden den Patienten kontinuierlich. Folgende Symptome können Verdauungsbeschwerden begleiten:
- Veränderungen von Puls und Blutdruck
- Temperaturerhöhung
- Spannung der Bauchdecke bis hin zum brettharten Bauch

Die Pflegenden verständigen sofort den Arzt, der je nach Ursache krampf- und schmerzlindernde Medikamente anordnet oder eine weitere Abklärung in der Klinik veranlasst.

> **TIPP** Eine typische **Schonhaltung**, um die Bauchdecke zu entspannen, besteht im Anziehen der Beine und/oder dem Krümmen des Oberkörpers. Sie kann auf Verdauungsbeschwerden hinweisen.

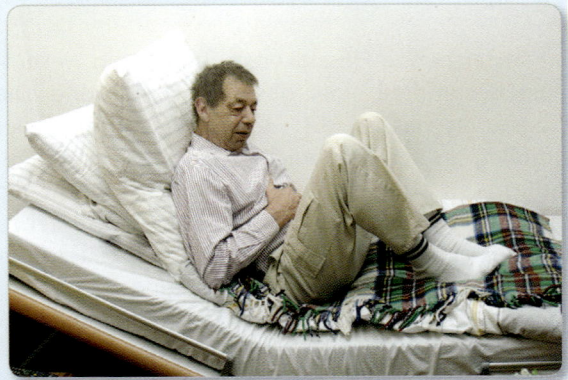

Abb. 16.14: Schonhaltung bei Bauchschmerzen

> **Allgemeinzustand**
> Bei chronischen Erkrankungen und Tumoren der Leber und der Bauchspeicheldrüse verschlechtert sich zunehmend der Allgemeinzustand. Die Patienten fühlen sich matt und müde und verlieren an Gewicht.
>
> Da nicht nur die Verdauungsfunktion der Bauchspeicheldrüse betroffen sein kann, sondern auch deren endokrine Funktion, vor allem die Insulinproduktion, kontrollieren die Pflegenden in regelmäßigen Abständen vor und nach dem Essen den Blutzucker.

16.2.4 Stoffwechselstörungen beobachten

Eine Störung des Stoffwechsels kann in jedem Alter auftreten und wird als **Stoffwechselstörung** bezeichnet. Stoffwechselstörungen betreffen nicht nur ein einziges Organ, sondern sie beeinflussen vielfach auch die Funktion anderer Organe und führen zu einer deutlich eingeschränkten Gesundheit. Stoffwechselstörungen können den Kohlenhydratstoffwechsel, den Eiweißstoffwechsel, den Fettstoffwechsel oder den Mineralstoffwechsel betreffen. Der Diabetes mellitus (S. 425), die Über- und Unterfunktion der Schilddrüse sowie die Gicht (S. 486) gehören zu den Stoffwechselerkrankungen und verursachen unterschiedliche Symptome.

16.2.5 Stuhlgang beobachten und beurteilen

Solange sie keine Beschwerden beim **Stuhlgang** haben, ist es den meisten Erwachsenen unangenehm, über ihren Stuhlgang zu sprechen oder danach gefragt zu werden. Um mögliche Komplikationen früh zu erkennen, sind jedoch Fragen nach dem Stuhlgang notwendig.

> **TIPP** Bei der Frage nach dem Ausscheidungsverhalten geht die Pflegeassistentin sensibel vor und bleibt sachlich. Auch achtet sie darauf, dass möglichst keine anderen Personen beim Gespräch anwesend sind. Allgemein verständlich sind die Ausdrücke „Stuhlgang haben" oder „Verdauung haben".

Beobachtungsfaktoren

Die normale Stuhlausscheidung beträgt je nach Art der Ernährung ca. 100–500 g pro Tag. Nicht jeden Tag Stuhlgang zu haben, gilt jedoch als normal. Experten sind sich uneinig, was genau eine „normale" Stuhlfrequenz ist. Allgemein gilt jedoch eine Stuhlfrequenz von dreimal täglich bis hin zu alle drei Tage als nicht auffällig – zumal die Stuhlfrequenz vom individuellen Verdauungssystem sowie der Art der Ernährung abhängt.

In der Regel ist der Stuhl geformt bis dickbreiig und hat einen charakteristischen Geruch, der ebenfalls von der Art der Ernährung abhängt. Bei der Beobachtung der Stuhlausscheidung achtet die Pflegeassistentin auf:
- **Häufigkeit** des Stuhlgangs
- **Beschaffenheit** und **Menge** des Stuhls (Tab. 16.3)
- **Farbe** und **Geruch** des Stuhls
- **Beimengungen** wie Blut, Schleim, unverdaute Nahrungsbestandteile, verschluckte Fremdkörper

Stuhlveränderung	Mögliche Ursache
dünnflüssig, breiig	Diarrhö, z. B. bei Darminfektion
hart, Kotsteine	Obstipation, geringe Flüssigkeitszufuhr, Bewegungsmangel, einseitige Ernährung
bleistiftdünn	Verengungen des Dickdarms, oft bei Darmkrebs
lehmfarben oder grauweiß	Lebererkrankung
schwarzer Teerstuhl	Blutungen in oberen Darmabschnitten
aufgelagertes Blut	• Hämorrhoiden, Tumoren • Verletzungen durch Pressen beim Stuhlgang
salbenartig glänzend	Beimengungen von Fett bei Störung der Fettverdauung
schleimig	Entzündungen des Dickdarms
fauliger Geruch	Fäulnis- und Gärungsprozesse im Darm bei Verdauungsstörungen

Tab. 16.3: Krankhafte Veränderungen des Stuhls

Bestimmte Medikamente, z. B. Kohletabletten, oder der Genuss bestimmter Lebensmittel, z. B. Rote Bete, können die Stuhlfarbe ebenfalls verändern.

Unsichtbare Blutbeimengungen

Da der Stuhl normalerweise braun ist, können **Blutbeimengungen** unsichtbar (okkultes Blut) sein. Mithilfe einer chemischen Untersuchung lassen sie sich jedoch sichtbar machen, z. B. mit einem kleinen Testbriefchen oder durch eine Stuhluntersuchung im Labor.

> **MERKE** Neben den oben genannten Beobachtungskriterien berücksichtigt die Pflegeassistentin bei der Stuhlbeobachtung auch:
> - Blähungen
> - Wirkung von Abführmitteln
> - Nebenwirkung anderer angeordneter Medikamente

16.2.6 Beobachtungen bei Lebererkrankungen

Ikterus (Gelbsucht)

Im Alter entsteht ein **Ikterus** vor allem dann, wenn Gallensteine oder eine Krebserkrankung der Bauchspeicheldrüse den Gallengang verlegen oder bei einer Hepatitis (S. 342).

Je nach Ursache wird der Ikterus unterschieden in eine prä-, intra- oder posthepatische Form. Die Ursache liegt also vor, in oder hinter der Leber. Tab. 16.4 gibt eine Übersicht.

	Prähepatischer Ikterus	Intrahepatischer Ikterus	Posthepatischer Ikterus
Ursache	verstärkter Abbau von Erythrozyten (Hämolyse), die die Leber nicht schnell genug verarbeiten kann	Leberschäden, z. B. bei Hepatitis, Vergiftung; Leberenzyme gelangen ins Blut	Stau der Gallenflüssigkeit, z. B. durch Gallenstein, Tumoren
Juckreiz	nein	manchmal	fast immer
Urin	normal	dunkel	dunkel
Stuhl	normal	hell oder normal	hell

Tab. 16.4: Verschiedene Ikterusursachen und ihre Anzeichen

Vor allem wasserlösliches, konjugiertes Bilirubin lagert sich im Gewebe ein. Es färbt das betroffene Gewebe gelblich, was vor allem an den Skleren, dem „Weißen" im Auge (S. 490), zu sehen ist. Man spricht von einem **Sklerenikterus** (Abb. 16.15). Im weiteren Verlauf verfärben sich auch Haut und Schleimhäute. Die Schleimhautverfärbungen sind vor allem im Mundraum gut zu erkennen.

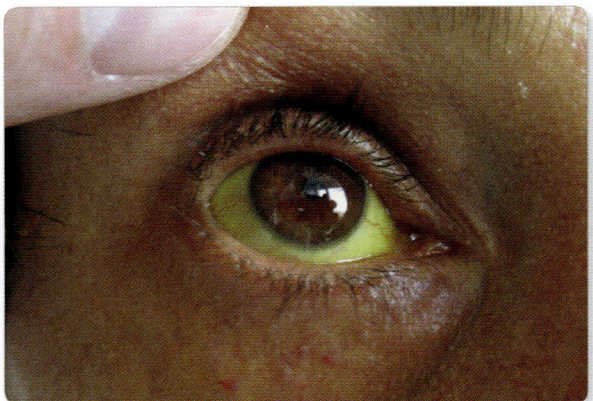

Abb. 16.15: Sklerenikterus

Beim **Stauungsikterus** lagern sich Gallensalze im Gewebe ab und verursachen Juckreiz und Gelenkbeschwerden.

> **TIPP** Beim Ikterus ohne Juckreiz verbessern warme Vollbäder oder feuchtwarme Leibwickel die Haut- und Leberdurchblutung. Dies fördert den Transport des Bilirubins zur Leber und den dortigen Umbau.

Aszites

> **DEFINITION** **Aszites** (Bauchwassersucht): Ansammlung von Wasser im Bauchraum.

Verschiedene Lebererkrankungen, z. B. die Leberzirrhose (S. 634) oder Lebermetastasen (S. 571), führen zu einer erheblichen Flüssigkeitsansammlung im Bauchraum, einem **Aszites** (Abb. 16.16). Der Bauch des Patienten wölbt sich prall hervor. Die Nabelregion erscheint verstrichen (wie eingeebnet). Bei einem fortgeschrittenen Aszites kann der ansteigende Flüssigkeitsdruck in der Bauchhöhle den Nabel auch herausdrücken, es entsteht ein **Nabelbruch.** Entsprechend der Flüssigkeitseinlagerung im Bauch nimmt der Patient an Gewicht zu, während er insgesamt abmagert, was besonders an den Extremitäten erkennbar ist.

Die Pflegenden messen täglich den **Bauchumfang** des Pflegebedürftigen. Dazu markieren sie die Anlagestelle des Maßbands mit einem wasserfesten Stift, um eine Vergleichbarkeit der Messwerte sicherzustellen. Zudem wiegen sie den Pflegebedürftigen täglich.

Um die Flüssigkeit auszuschwemmen, ordnet der Arzt **Diuretika** an, Medikamente, die die Flüssigkeitsausscheidung unterstützen. Bei größeren Flüssigkeitsmengen oder Beschwerden, z. B. einer eingeschränkten Atmung, wird der Aszites punktiert.

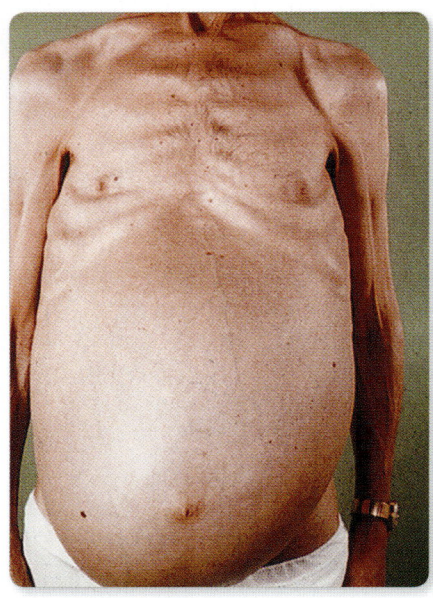

Abb. 16.16: Person mit schwerem Aszites

Durch eine Flüssigkeitsbilanzierung (S. 443) wird der Erfolg der vom Arzt angeordneten entwässernden Therapie erkennbar.

Bei einem ausgeprägten Aszites ist der Druck im Bauchraum so erhöht, dass er die Atmung beeinträchtigt. Der Patient atmet flacher, was eine Pneumonie (S. 268) begünstigt. Die Pflegeassistentin führt eine Pneumonieprophylaxe (S. 187) durch.

Blutungsneigung

Bei einer Leberschädigung ist oft die **Blutungsneigung** erhöht, da die Schädigung die Produktion von Gerinnungsfaktoren beeinträchtigt. Die Pflegenden untersuchen den Pflegebedürftigen regelmäßig auf mögliche Blutungszeichen bzw. leiten ihn zur Selbstuntersuchung an. An der Haut und den Schleimhäuten werden **Petechien,** punktförmige Einblutungen, sichtbar. Schon bei leichten Bagatellverletzungen bilden sich flächige **Hämatome.** Besonders gefährlich sind Blutungen, die zunächst unbemerkt bleiben, z. B. im Verdauungstrakt. Die Pflegeassistentin achtet daher auf **Blutbeimengungen** in Stuhl und

Urin sowie auf Symptome einer Anämie (S. 332). **Risiken für Verletzungen** schaltet sie prophylaktisch aus, die Körpertemperatur wird dementsprechend nicht rektal gemessen, um eine Verletzung der Darmschleimhaut zu vermeiden.

Pfortaderhochdruck

Folgende Symptome können einen **Pfortaderhochdruck** anzeigen:
- vermehrte Venenzeichnung in der Nabelregion
- Gefäßsternchen im Gesicht und im oberen Brustbereich
- gerötete Handinnenflächen
- strangförmige Verhärtungen an den Fingersehnen
- Weißnägel, Lackzunge (Himbeerzunge, Erdbeerzunge)
- Bauchglatze, Gynäkomastie (Brustvergrößerung beim Mann)

Bewusstseinsstörungen

Bewusstseinsstörungen entstehen, wenn die Entgiftungsfunktion der Leber beeinträchtigt ist und durch Ammoniak bedingte Hirnschäden auftreten. Die höchste Stufe der leberbedingten Bewusstseinsstörungen ist das **Leberkoma**. Die Pflegenden überwachen daher sowohl die Vitalzeichen (S. 288) als auch die Bewusstseinslage (S. 525). Im Frühstadium einer leberbedingten Bewusstseinsstörung verringert sich jedoch zunächst der Antrieb, psychomotorische Funktionen verlangsamen sich. Auch Persönlichkeitsveränderungen treten auf. Im späteren Verlauf nimmt die Fähigkeit, Handlungen koordiniert auszuführen, immer weiter ab. Der Patient zeigt Merk- und Sprachstörungen, seine Handschrift verändert sich, die Arme und Hände zeigen ein grobes Zittern, den **Flattertremor**.

16.2.7 Beobachtungen bei Ausfall der Bauchspeicheldrüse

Der exokrine Teil der **Bauchspeicheldrüse** (S. 395) hat eine sehr hohe Reserve. Erst bei einem Funktionsausfall ab ca. 60 % kommt es zu deutlichen Störungen bei der Verdauung von Fetten und Kohlenhydraten. Folgende Symptome können auftreten:
- Gewichtsabnahme
- Fettstühle, Diarrhö
- Blähungen
- Schmerzen im Bauchraum
- Müdigkeit, Gangstörungen

16.3 Pflege bei Erkrankungen des Verdauungs- und Stoffwechselsystems

16.3.1 Allgemeine Symptome (Krankheitszeichen)

Blähungen

Als **Blähungen** werden Luft- oder Gasansammlungen im Darm bezeichnet. Häufig verursachen ballaststoffreiche und deshalb „blähende" Nahrungsmittel, z. B. Kohl, Nüsse und Hülsenfrüchte, diese unangenehme, im Allgemeinen aber ungefährliche Erscheinung. Pflegebedürftige, die beim Essen aufgrund von Schluckstörungen viel Luft schlucken, klagen ebenfalls über Blähungen, die mit Völlegefühl und Bauchschmerzen einhergehen. Ein aufgrund von Blähungen stark gespannter und gewölbter Bauch wird als **Meteorismus** bezeichnet und kann mit einer deutlichen Venenzeichnung auf der Bauchdecke einhergehen.

Übelkeit (Nausea)

Übelkeit ist eine Störung des Wohlbefindens, die auch als „flaues Gefühl" in der Magengegend bezeichnet wird.

Ursachen

Übelkeit tritt häufig als Symptom im Zusammenhang mit anderen Erkrankungen auf. Mögliche Ursachen für Übelkeit sind:
- Infektionskrankheiten, besonders im Magen-Darm-Trakt, z. B. Norovirus (S. 337)
- Magen-Darm-Erkrankungen, z. B. Gastritis (S. 423), Darmverschluss
- akutes Abdomen (S. 424)
- Nahrungsmittelunverträglichkeiten
- Störungen der Gehirnfunktion wie Migräne, Sonnenstich, Schädel-Hirn-Trauma
- psychische Störungen wie Angststörungen oder Magersucht
- Herz-Kreislauf-Erkrankungen, z. B. Herzinfarkt (S. 630)
- postoperativer Zustand
- Schwangerschaft

Bei der Beobachtung von Übelkeit ist es wichtig, auch auf die folgenden Symptome und Faktoren zu achten:
- Gewichtsverlust
- Diarrhö

- Fieber
- Schwindel
- Bauchschmerzen
- aktuelle Medikamenteneinnahme

Die Pflegenden informieren den Arzt umgehend, wenn diese Begleitsymptome auftreten.

Maßnahmen bei Übelkeit

Sobald ein Pflegebedürftiger **Übelkeit** äußert, rechnet die Pflegeassistentin mit Erbrechen (unten). Sie bereitet das entsprechende Material vor und bringt den Pflegebedürftigen in eine Lage, in der eine Aspiration vermieden wird.

Um **Keimverschleppung** zu vermeiden, isoliert sie den Pflegebedürftigen von anderen Personen. Sie achtet darauf, den Pflegebedürftigen möglichst keinen Gerüchen auszusetzen und sorgt für frische Luft.

> **TIPP** Die eigene Übelkeit, z. B. bei oder nach der Versorgung eines Pflegebedürftigen mit stark riechendem Stuhlgang, kann die Pflegeassistentin durch einen Mundschutz mit wohlriechender Substanz mindern.

Erbrechen

Das **Erbrechen** ist ein **Schutzreflex** des Körpers, um schädigende Stoffe aus dem Magen zu entfernen. Folgende Punkte können wichtige Hinweise auf die Ursache (Tab. 16.5) des Erbrechens geben:
- Zeitpunkt, Häufigkeit
- Menge
- auslösendes Ereignis, z. B. Kreislaufschwäche, Aufregung, Hustenanfall, Ekel, Mundpflege, Schmerzen
- Aussehen, Beimengungen und Geruch
- Wirkung von angeordneten Antiemetika (Anti-Brechmittel)
- vorausgegangene Symptome, z. B. Schwindel, Übelkeit
- Situation nach dem Erbrechen, z. B. weiterhin bestehende Übelkeit, körperliche Schwäche
- Äußerungen, z. B. Schmerz

> **ACHTUNG** Zu erbrechen kann sehr belastend sein. Als Komplikation kann Mageninhalt in die Lunge gelangen und es können Herz-Kreislauf-Störungen auftreten. Die Pflegeassistentin kontrolliert daher die Vitalzeichen.

Beobachtung	Mögliche Ursache
Erbrechen nach dem Essen	- Unverträglichkeit bestimmter Speisen - Magenschleimhautentzündung
Erbrechen ohne Vorzeichen	- Hirnschädigung - akute Vergiftung
fauliger Geruch	Magenkrebs
rote, bräunliche oder schwarze Farbe	Beimengungen von frischem oder bereits verdautem Blut, z. B. blutende Magengeschwüre oder Tumoren
gelbgrüne Farbe	Beimengung von Gallensaft aus dem Dünndarm
schleimiges Erbrochenes	keine Nahrung im Magen

Tab. 16.5: Beobachtung von Erbrechen, Erbrochenem und mögliche Ursachen

Formen des Erbrechens:
- **Zerebrales Erbrechen:** Eine Schädigung des Hirns löst das Erbrechen aus, klassischerweise auch ohne vorherige Nahrungsaufnahme.
- **Induziertes Erbrechen:** Der Grund liegt in einer Essstörung, die nicht selten zunächst unentdeckt bleibt. Bei längerer Dauer fallen eine starke Gewichtsabnahme, ein auffälliges Essverhalten und/oder ein verschlechterter Zahnzustand – aufgrund der Säure im Erbrochenen – auf.
- **Gastrisches Erbrechen:** Es liegt eine Erkrankung des Magens vor. Je nach Ursache der Erkrankung kann das Erbrechen nur wenige Stunden oder bis zu mehrere Tage andauern.
- **Verdorbene Lebensmittel** können Erbrechen auslösen. Meist ist ein zeitlicher Zusammenhang mit der Nahrungsaufnahme erkennbar, der jedoch auch von der Verdauungsgeschwindigkeit des jeweiligen Pflegebedürftigen abhängt.

Zu erbrechen ist nie natürlich. Daher gibt es keine Normwerte, nach denen das Erbrechen bzw. Erbrochene beurteilt werden kann.

Pflegerische Unterstützung bei Erbrechen
- Oberkörper aufrecht lagern, Kopf leicht nach vorne geneigt; bei Bewusstseinsstörung stabile Seitenlage wegen Aspirationsgefahr
- Schüssel oder Nierenschale anreichen, bei Bedarf halten
- Handtuch zum Schutz auf Kleidung und Bett legen
- Zellstofftücher zum Abwischen reichen
- Kopf abstützen, bei Bedarf Nacken und Stirn stützen

- Den Patienten beruhigen, auf keinen Fall allein lassen
- Unruhe vermeiden
- Ekelgefühle nicht laut aussprechen

MERKE Patienten, die erbrechen, haben ggf. Angst und das Erbrechen ist ihnen peinlich. Die Pflegeassistentin beruhigt sie.

Gerade beim Erbrechen aufgrund einer **Noroviren-Infektion** ist auch das Aerosol, die angefeuchtete Luft, die beim Erbrechen aufsteigt, ansteckend. Die Pflegeassistentin trägt daher prophylaktisch einen Mundschutz, wenn sie den Pflegebedürftigen beim Erbrechen unterstützt.

Nachbereitung
- Verschmutzte Bettwäsche und Kleidung wechseln
- Mundpflege anbieten
- Vitalzeichen kontrollieren
- Pflegebedürftigen möglichst zur Händedesinfektion anleiten (Achtung: Geruch des Desinfektionsmittels kann den Brechreiz erneut fördern)
- Rufanlage in Reichweite legen
- Erbrechen von Medikamenten mit dem Arzt besprechen und Anweisungen für Ersatz erfragen
- Erbrochenes evtl. zur Untersuchung einschicken, besonders bei Verdacht auf Vergiftungen
- Material reinigen, desinfizieren bzw. entsorgen
- Hände und Flächen desinfizieren
- Beobachtungen des Erbrechens/Erbrochenen und durchgeführte Unterstützungsmaßnahmen dokumentieren

Diarrhö (Durchfall)

DEFINITION Diarrhö (griech. diarrhoia = das Durchfließen. Durchfall): mehr als drei dünnflüssige Stühle pro Tag.

Ursache einer Diarrhö ist eine **Enteritis** (Darmentzündung). Oft tritt diese gemeinsam mit einer **Gastritis** (Magenschleimhautentzündung, S. 423) auf. In der Mehrzahl der Fälle handelt es sich also um eine Magen-Darm-Entzündung: eine **Gastroenteritis,** deren eines Symptom die Diarrhö ist. Da eine Gastroenteritis zu starken Schleimhautschwellungen und Schleimabsonderungen führt, wird sie auch als Magen-Darm-Katarrh (griech. katarrhein = herabfließen) bezeichnet.

Eine Diarrhö äußert sich durch:
- starke, krampfartige Bauchschmerzen, da sich die Peristaltik (Darmbewegung) verstärkt und Darmgase den Darm überdehnen
- dünnflüssigen, häufigen Stuhlgang
- eventuell Fieber

Im Rahmen einer Gastroenteritis kommen die Symptome Übelkeit und Erbrechen hinzu.

Entstehung und Verlauf

Ursachen einer Diarrhö sind meist **Viren,** z. B. Noroviren (S. 337), oder **Bakterien,** z. B. Salmonellen, die über die Nahrung oder auch durch eine **Schmierinfektion** (S. 77) aufgenommen bzw. übertragen werden können. Befanden sich Bakterien in der Nahrung, spricht man von einer **Nahrungsmittelvergiftung** (Lebensmittelvergiftung).

Eine Diarrhö kann auch als unerwünschte Wirkung einer **Antibiotikatherapie** auftreten, weil Antibiotika einige Arten von Darmbakterien schädigen, die dann die pathogenen (krank machenden) Bakterien nicht mehr „in Schach halten".

Auch individuelle **Lebensmittelunverträglichkeiten,** z. B. eine Laktoseintoleranz, können eine Diarrhö verursachen. Zuckeraustauschstoffe, z. B. in Lightgetränken oder Kaugummi, ebenfalls.

Eine Diarrhö klingt in der Regel innerhalb von Stunden oder Tagen wieder ab. Besteht sie länger, informieren die Pflegenden den Arzt. Eine Ursache kann ein Tumor oder eine Funktionsstörung des Darms, z. B. ein Reizdarm oder eine Resorptionsstörung, sein.

Pflege bei Diarrhö
- Nachtstuhl in der Nähe des Bettes positionieren
- Einmalunterlage ins Bett legen
- Unterlagen und Wäsche auch bei geringer Verschmutzung sofort wechseln
- Hygienisch arbeiten, um Schmierinfektionen (S. 77) zu vermeiden
- Reichlich Flüssigkeit zuführen, am besten Tee oder stilles Mineralwasser
- Salzverluste ausgleichen, z. B. durch leichte Brühen
- Leicht verdauliche Kost anbieten, z. B. Zwieback, Getreideschleimsuppe, geriebener Apfel, Banane, Kartoffeln, Möhren
- Kost langsam aufbauen, wenn sich die Beschwerden bessern
- Stuhlprobe bei Infektionsverdacht entnehmen, ggf. Isolierungsmaßnahmen einleiten

Obstipation

> **DEFINITION** **Obstipation** (lat. ob- = zu, stipare = vollstopfen, Verstopfung): erschwerte und zu seltene Darmentleerung, weniger als dreimal wöchentlich.

Die **Obstipation** ist ein Anzeichen für eine Trägheit des Darms. Der Stuhl verbleibt länger als üblich im Dickdarm. Ihm wird mehr Flüssigkeit entzogen und es kommt zur Obstipation, bei der oft nur kleine Mengen harten Stuhls unter starkem Pressen ausgeschieden werden. Eine Obstipation kann verschiedene Ursachen haben (S. 199). Aufgabe der Pflegenden ist, eine Obstipation durch eine entsprechende Prophylaxe (S. 199) zu vermeiden, dem die **Folgen** der Obstipation sind z. B.
- Hämorrhoiden durch zu starkes Pressen beim Stuhlgang
- Divertikulose: Aussackungen des Darms
- erhöhtes Risiko für Darmkrebs durch schädigende Stoffe, die länger als üblich auf die Darmwand einwirken

16.3.2 Allgemeine Pflege

Nahrung anreichen: S. 152

Getränke anreichen: S. 154

Umgang mit Nahrungsverweigerung

Eine Mahlzeit auszulassen, ist für die meisten Menschen kein Problem. Eine **Nahrungsverweigerung**, die sich über mehrere Mahlzeiten hinzieht, kann jedoch viele Ursachen haben, z. B.
- fehlender Appetit
- Schmerzen bei der Nahrungsaufnahme, z. B. aufgrund von Zahnerkrankungen oder Entzündung der Mundschleimhaut
- Übelkeit
- erhöhte Empfindlichkeit im Mundbereich, z. B. häufiges Würgen, Verkrampfung der Kaumuskulatur
- verminderte Empfindlichkeit im Mundbereich, z. B. herabhängende Wangen oder Unterkiefer, kein Lippen- oder Mundschluss, schwache Kautätigkeit
- Wunsch, Protest auszudrücken

Von einer **terminalen Nahrungsverweigerung** spricht man, wenn ein sterbender Mensch keine Nahrung mehr aufnehmen möchte.

Die Pflegenden besprechen mit dem Pflegebedürftigen seine Gründe für die Nahrungsverweigerung und versuchen, gemeinsam mit ihm einen Weg zu finden. Vielleicht ist Wunschkost eine Lösung oder Speisen, die in Temperatur und Konsistenz weniger Schmerzen verursachen. Sobald mit Problemen aufgrund der Nahrungsverweigerung zu rechnen ist, z. B. allgemeine Schwäche, Gewichtsabnahme, Exsikkose (S. 444) oder Parotitis (S. 423), oder die Maßnahmen der Pflegenden keine Lösung bieten, informieren die Pflegenden umgehend den Arzt.

Sonden für Magen und Dünndarm

> **DEFINITION** **Sonde:** Dünner Schlauch, der zur Untersuchung, Behandlung oder enteralen Ernährung (Ernährungssonden) in den Verdauungstrakt eingeführt wird.

Für die Sonden gibt es im Verdauungstrakt verschiedene Einsatzmöglichkeiten:
- Ableitung von aus dem Magen-Darm-Trakt
- zur Untersuchung des Magensafts
- Verabreichung von Medikamenten
- Verabreichung von Sondennahrung

Pflegebedürftige, die vorübergehend oder dauerhaft nicht essen können, können ganz oder teilweise auch auf anderem Weg ernährt werden:
- **parenteral,** unter Umgehung des Magen-Darm-Trakts durch Infusionen (S. 607)
- **enteral,** direkt in den Magen-Darm-Trakt, unter Umgehung von Mundhöhle und Speiseröhre

Zur enteralen Ernährung wird eine **Ernährungssonde** gelegt, durch die **Sondennahrung** direkt in den Magen-Darm-Trakt verabreicht wird.

Aus folgenden **Gründen** kann eine Sondenernährung notwendig werden:
- Der Pflegebedürftige kann nicht essen, z. B. aufgrund von Bewusstlosigkeit oder massiven Schluckstörungen.
- Der Pflegebedürftige möchte nicht essen, z. B. Nahrungsverweigerung bei fortschreitender Demenz, Schmerzen beim Essen.
- Der Pflegebedürftige darf nicht essen, z. B. nach operativen Eingriffen.

Es gibt verschiedene Ernährungssonden, die auf unterschiedlichem Weg gelegt werden:
- **transnasale Ernährungssonden:** durch die Nase und die Speiseröhre hindurch
    - **gastrale Lage:** Die Sondenspitze liegt im Magen.
    - **jejunale Lage:** Die Sondenspitze liegt im Dünndarm.

- Bei Kindern kann wegen der Beeinträchtigung der Nasenatmung bei einer kurzzeitigen Ernährung eine transorale (durch den Mund) Magensonde notwendig werden.
- **perkutane Sonden:** durch die Bauchdecke direkt in den Verdauungstrakt
  - **PEG** (perkutane endoskopische Gastrostomie): Die Sonde führt in den Magen.
  - **PEJ** (perkutane endoskopische Jejunostomie): Die Sonde führt in den Dünndarm.

Transnasale Sonde

Transnasale Sonden (Abb. 16.17) sind vor allem für die **kurzfristige und vorübergehende enterale Ernährung** geeignet. Dabei wird ein dünner Schlauch durch die Nase gelegt, der über den Rachen und die Speiseröhre bis in den Magen bzw. Dünndarm führt. Die Pflegeassistentin legt die Sonde nicht selbst, sie unterstützt jedoch die Vorbereitung und das Legen der Sonde. Nach dem Legen der Sonde prüft die Person, die die Sonde gelegt hat, ob sie korrekt liegt.

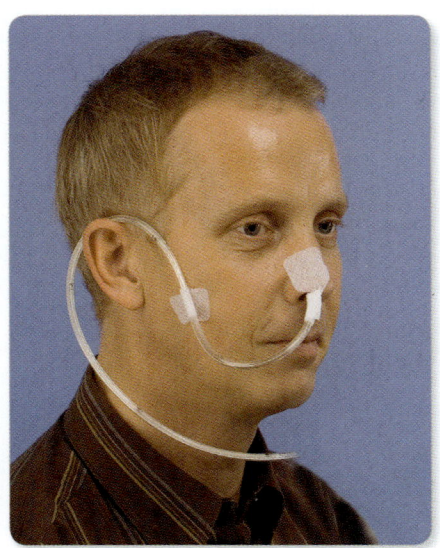

Abb. 16.17: Transnasale Sonde

Sonde fixieren

Für das **Fixieren** der Sonde wird benötigt:
- wasserfester Stift
- Pflasterstreifen, ca. 0,5 cm × 8 cm
- mit medizinischem Alkohol getränkte Kompressen
- weiterer Pflasterstreifen

Die Sonde wird sofort nach dem Legen an ihrem **Austrittspunkt** aus der Nase mit dem Stift markiert. Auf diese Weise kann ein Verrutschen der Sonde, z. B. bei einem Wechsel der Fixierung, schnell erkannt werden.

Um Druckstellen und eine Infektion durch eine Keimbesiedelung zu vermeiden, **wechselt** die Pflegeassistentin in Absprache mit einer Gesundheits- und Krankenpflegerin die **Fixierung** regelmäßig, z. B. im Rahmen der morgendlichen Grundpflege.

> **TIPP** Bei unruhigen Pflegebedürftigen sollte eine zweite Pflegende bei der neuen Fixierung die Sonde in Position halten.

Sondenlage kontrollieren

Nach der Versorgung und vor dem Verabreichen von Sondenkost kontrolliert die Pflegeassistentin in Absprache mit einer Gesundheits- und Krankenpflegerin die korrekte **Lage der Sonde.** Dazu benötigt sie:
- Lackmuspapier
- Spritze, mind. 20 ml

> **ACHTUNG** Die Pflegeassistentin beschriftet die Spritze, damit sie wirklich nur für die Magensonde benutzt wird und keine Medikamente hineingelangen oder die Spritze für die intravenöse Verabreichung eines Medikaments genutzt wird.

- Stethoskop
- Abwurfbehälter für Müll

Dann geht die Pflegeassistentin wie folgt vor:
- Hände desinfizieren
- Markierung überprüfen
- Lagekontrolle durch **pH-Test:** Magensaft mit einer Spritze ansaugen und auf Lackmuspapier geben. Bei korrekter Lage beträgt der pH-Wert 3–4.

> **TIPP** Bei bewusstlosen Pflegebedürftigen kann durch das Ansaugen von Mageninhalt auch überprüft werden, ob sich der Magen nach der letzten Verabreichung von Sondenkost vollständig entleert hat.

- Bei Pflegebedürftigen mit eingeschränktem Husten- und Schluckreflex wird der pH-Test standardmäßig vor jeder Mahlzeit durchgeführt, da es hier häufig zu Fehllagen der Sonde kommen kann, die zu einer Aspiration – Verabreichung von Sondenkost in die Lunge – führen könnte.
- Test durch **Gurgelgeräusche:** Die Pflegeassistentin spritzt etwa 20 ml Luft in die Sonde und hört gleichzeitig mit dem Stethoskop den Magen ab. Bei korrekter Lage sind Gurgelgeräusche aus dem Magen zu hören.

Nach der Maßnahme reinigt, entsorgt und desinfiziert sie das Material, desinfiziert Hände und Flächen und dokumentiert die Maßnahme sowie das Ergebnis.

Entfernt werden darf eine Sonde nur durch eine Pflegefachkraft auf ärztliche Anordnung.

Perkutane Sonde

Perkutane Sonden (Abb. 16.18) werden unter Sichtkontrolle (Endoskop) durch die **Bauchdecke** in den Magen (PEG) oder Dünndarm (PEJ) geschoben. Hierbei handelt es sich um einen chirurgischen Eingriff. Perkutane Sonden gewährleisten einen **direkten und dauerhaften Zugang** zum Magen oder zum Dünndarm. Sie werden sowohl von innen als auch von außen befestigt.

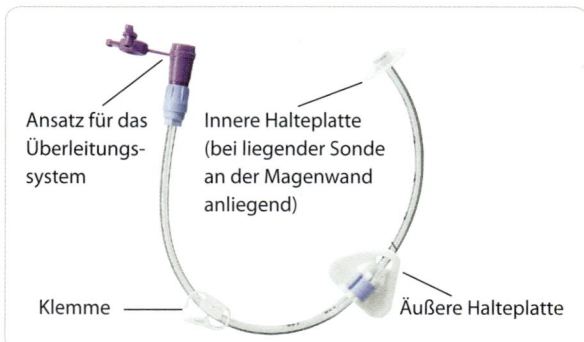

Abb. 16.18: PEG-Sonde

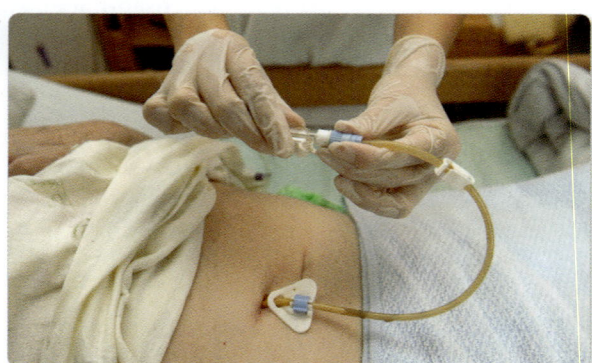

Abb. 16.19: Spülung einer PEG nach Verabreichung von Sondennahrung

Aseptischer Verbandwechsel

Nach dem Legen einer perkutanen Sonde ist bis zum Abheilen der Wunde täglich ein **Verbandwechsel mit Wundkontrolle** notwendig. Später genügen, je nach Hautzustand, zwei bis drei Verbandwechsel pro Woche. Für den Verbandwechsel werden benötigt:

- sterile Kompressen
- Wasser
- Hautdesinfektionsmittel
- sterile Schlitzkompressen
- Fixierpflaster
- Verbandschere
- Abwurfbehälter für Müll

Die Pflegenden gehen wie folgt vor:
- Hände desinfizieren
- Alten Verband unter hygienischen Bedingungen entfernen und entsorgen
- Nach dem Lösen der Fixierklammer lässt sich die äußere Hautplatte etwas verschieben, sodass die Wunde frei liegt.
- Wundbereich mit Kompressen von innen nach außen reinigen und desinfizieren
- Sonde säubern, bei starker Sekretion auch Hautplatte reinigen und desinfizieren
- Hautzustand beobachten, auf Wundsekretion und Blutungen im Bereich der Durchtrittsstelle sowie auf „wildes Fleisch" achten
- Sonde mobilisieren, indem sie etwa 2 cm vorgeschoben und etwas gedreht wird. Auf diese Weise lässt sich die innere, an der Magen- oder Darmwand liegende Fixierplatte auf Freigängigkeit kontrollieren. Sonde danach wieder in Ausgangsposition legen.

ACHTUNG Wird die Sonde nicht mobilisiert, kann sie mit der Magenwand verwachsen.

- Hautplatte erneut mit Klammer fixieren, bei starker Sekretion Schlitzkompresse zwischen Platte und Haut legen
- Fixierpflaster einschneiden, um die Sonde knickfrei durch den Schlitz auszuführen, Sondenschlauch zusätzlich mit Pflasterstreifen fixieren
- Ist die Sonde beschädigt, geknickt oder mit Ablagerungen verstopft, dokumentieren die Pflegenden dies und sprechen den Arzt auf einen Wechsel der Sonde an.
- Regelmäßiges Spülen vermeidet Verfärbungen an der Innenwand der Sonde. Die Funktion der Sonde ist dadurch jedoch nicht beeinträchtigt.

Nach dem Verbandwechsel gehen die Pflegenden wie folgt vor:
- Material reinigen, desinfizieren bzw. entsorgen
- Hände und Flächen desinfizieren
- Maßnahme und ggf. Besonderheiten dokumentieren

MERKE Die PEG-Sonde sollte wegen der **Gefahr von Beschädigungen** nie mit einer Klemme aus Metall abgeklemmt werden. Zum Abklemmen befindet sich am Schlauch eine vormontierte Kunststoffklemme.

Button-System

Bei günstigem Heilungsverlauf kann ein deutlich komfortablerer **Button** (Abb. 16.20) die PEG-Sonde ersetzen. Auf der Hautseite des Buttons befindet sich ein kleiner knopfartiger Anschluss, an den bei Bedarf ein spezieller Sondenschlauch angeschlossen wird. Auf der Magenseite fixiert ein mit physiologischer Kochsalzlösung oder Wasser geblockter Ballon das System so, dass es nicht hinausrutscht. Bei einem komplikationslosen Button-System sind Wund- und Fixierverband nicht notwendig. Bei verstärkter Sekretion wird eine Schlitzkompresse zwischen Button und Haut gelegt und mit einem eingeschnittenen Fixierpflaster fixiert.

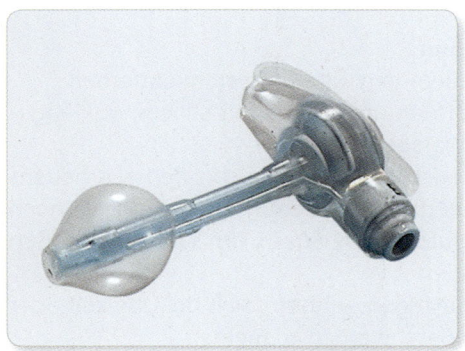

Abb. 16.20: Button-System

Sondennahrung

MERKE Der Energie-Eiweiß- und Flüssigkeitsbedarf hängt von der Erkrankung und dem Ernährungszustand ab und wird vom Arzt berechnet und eine entsprechende Nahrung verordnet.

Bevor die Pflegeassistentin **Sondennahrung** verabreicht, prüft sie in Absprache mit einer Gesundheits- und Krankenpflegerin:
- richtige Lage der Sonde?
- richtige Sondennahrung bzw. Flüssigkeit?
- richtige Zusammensetzung?
- richtige Menge?
- Verpackung unbeschädigt?
- ausreichende Haltbarkeit?

ACHTUNG Angebrochene Sondenkost muss verschlossen im Kühlschrank aufbewahrt und nach Herstellerangaben, spätestens jedoch nach 24 Stunden aufgebraucht oder ansonsten verworfen werden.

Sondennahrung liegt meist fertig zubereitet in Flaschen oder Beuteln vor. Einige Produkte müssen vor der Verabreichung aus Pulvern hergestellt und danach in spezielle Ernährungsbeutel umgefüllt werden. Beide Arbeitsschritte erfordern zusätzlichen Aufwand und eine sehr hygienische Arbeitsweise, denn Sondennahrung ist ein sehr guter Nährboden für Krankheitserreger.

Der Arzt ordnet die Art der Sondennahrung und die Form der Verabreichung an, z. B.
- Die **intermittierende Verabreichung,** auch **Bolusgabe** (griech. bolos = Klumpen) genannt, erfolgt nur über Magensonden, nicht bei Dünndarmsonden. Über den Tag verteilt werden z. B. alle zwei bis drei Stunden kleinere Portionen von etwa 200–300 ml zimmerwarmer Sondenkost gegeben. Die einzelne Mahlzeit dauert ca. 10–30 Minuten. Für den Magen ähnelt dies der physiologischen Nahrungszufuhr. Bei größeren Mengen an Sondenkost rechnet die Pflegeassistentin mit Übelkeit, Erbrechen oder Diarrhö.
- Bei der **kontinuierlichen Verabreichung** (Dauerverabreichung) läuft die Sondennahrung kontinuierlich in einer bestimmten Geschwindigkeit ein. Die Pflegeassistentin setzt ein Schwerkraftsystem ein oder eine Ernährungspumpe, die die Geschwindigkeit genau steuert. Eine vier- bis sechsstündige Nahrungspause innerhalb von 24 Stunden ist sinnvoll, um dem Magen die Gelegenheit zur Aufrechterhaltung seines sauren Milieus zu geben.

SOMMERHITZE An sehr heißen Tagen achtet die Pflegeassistentin darauf, dass die Sondenkost nicht an der Luft verdirbt.

Sondennahrung intermittierend verabreichen (Bolusgabe)

Die Pflegefachkraft leitet die Pflegeassistentin zunächst in der **Verabreichung** von Sondenkost an, bevor die Pflegeassistentin diese Maßnahme übernimmt.

Material

- Sondennahrung in Flasche oder Beutel
- ggf. Überleitsystem (Modell für die jeweilige Ernährungspumpe oder für die Schwerkraftverabreichung), Infusionsständer
- Blasenspritze/Sondenspritze und ggf. Adapter für die Spritze:
  - für die Bolusgabe per Spritze
  - zum Spülen der Sonde, auch wenn die Nahrung mittels Schwerkraft oder Ernährungspumpe verabreicht wird
- Materialien zur Lageprüfung transnasaler Sonden
- Serviette oder kleines Handtuch
- ca. 20–50 ml stilles Wasser zum Spülen

Verabreichung

- Hände desinfizieren
- Sondennahrung kurz aufschütteln, um den Bodensatz zu vermischen
- Nahrung bei Bedarf in Ernährungsbeutel umfüllen und am Infusionsständer aufhängen
- Überleitsystem an Beutel bzw. Flasche anschließen und mit Nahrung durchlaufen lassen
- Pflegebedürftigen möglichst mit erhöhtem Oberkörper lagern, aufsetzen oder 30°-Oberkörperhochlage
- Bei transnasalen Sonden Lage prüfen (oben)
- Pflegebedürftigen nach möglichem Völle- oder Druckgefühl des Magens fragen, um eine ungenügende Entleerung der vorherigen Mahlzeit auszuschließen
- Kleidung und Bettzeug mit einer Serviette vor Verschmutzung schützen
- Perkutane Sonde mit 20–50 ml stilles Wasser durchspülen und auf Durchgängigkeit kontrollieren

Bolusgabe per Blasenspritze

- Sondennahrung in die Spritze aufziehen, Klemme an der Sonde schließen und Verschluss der Sonde öffnen
- Gefüllte Blasenspritze auf der Sonde aufsetzen
- Klemme öffnen, Sondenkost langsam durch leichten Druck auf den Spritzenkolben verabreichen; Vorgang wiederholen, bis die gewünschte Sondenkostmenge verabreicht ist
- Klemme der Sonde schließen

Schwerkraftsystem

Wird die Sondenkost mittels **Schwerkraft** verabreicht, wird das Überleitsystem an die Sonde angeschlossen und der gewünschte Durchfluss nach ärztlicher Anordnung und individueller Verträglichkeit des Pflegebedürftigen mit der Rollklemme eingestellt. Mit zunehmender Magenfüllung kann sich die Tropfgeschwindigkeit der Sondenkost verlangsamen, dies macht eine regelmäßige Kontrolle und ggf. ein Nachregulieren notwendig.

Ernährungspumpe

- Die Pflegenden legen das entlüftete **Überleitsystem** nach Herstellerangabe in die Ernährungspumpe ein. Nach Inbetriebnahme der Pumpe erfolgt zunächst der Selbsttest des Geräts. Die **Durchflussrate** in ml/Stunde wird nach ärztlicher Anweisung eingestellt und ist im Display erkennbar.
- Soll nur eine bestimmte Menge verabreicht werden, stellen die Pflegenden die gewünschte Menge ein. Die Pumpe schaltet sich dann automatisch nach dem Verabreichen dieser Menge ab und gibt ein hörbares Signal.
- **Störungen** meldet die Pumpe ebenfalls über einen Alarmton. Häufige Ursachen für Störungen sind:
  - Luftblasen im Überleitsystem
  - Rückstau der Nahrung durch einen Knick in der Sonde oder eine nicht entfernte Klemme
  - Fehler beim Einlegen des Überleitsystems

Nachbereitung

- Sonde abklemmen, Überleitsystem entfernen
- Klemme öffnen und Sonde mit stillem, ggf. abgekochtem Wasser spülen
- Korrekte Fixierung überprüfen, bei Bedarf erneuern
- Oberkörper des Pflegebedürftigen möglichst noch 20–30 Minuten hoch lagern, um saures Aufstoßen zu vermeiden
- Pflegebedürftigen erinnern, sich bei Übelkeit oder sonstigen Beschwerden zu melden
- Überleitsystem täglich wechseln
- Material reinigen, desinfizieren bzw. entsorgen
- Hände und Flächen desinfizieren
- Maßnahme dokumentieren:
  - Sondenlage
  - Art, Menge und Zeitpunkt der verabreichten Nahrung
  - ggf. zusätzlich zugeführte Speisen und Getränke
  - Verabreichungsform und -geschwindigkeit
  - Haut- und Schleimhautzustand im Bereich der Sonde
  - ggf. Zwischenfälle beim Sondieren
  - Bekömmlichkeit der Nahrung, ggf. Verdauungsbeschwerden

Mögliche **Komplikationen** bei der Sondenkostgabe:
- Durchfall
- Erbrechen, Bauchschmerzen
- Aspiration

Dumpingsyndrom: Sturzentleerung vom Magen in den Dünndarm mit Folgen wie Blutdruckabfall, Kreislaufschwäche, Entgleisung des Blutzuckerspiegels.

Medikamentengabe über Sonde

Immer wieder werden im Krankenhaus erworbene Infektionen beschrieben, die im Zusammenhang mit dem Umgang von Ernährungssonden, Sondenkost und deren Zubehör stehen. Deshalb gilt es im stationären genauso wie im ambulanten Bereich strikt zu beachten:
- allgemeine Händehygiene (S. 78), zudem wird vor der Zubereitung von Speisen oder Sondenkost eine Händewaschung empfohlen [2].
- hygienisches Vorgehen bei der Zubereitung von Speisen (S. 87).

Die **Medikamentengabe über die Sonde** darf nur nach ärztlicher Anordnung und unter Aufsicht einer Pflegefachkraft erfolgen. Gleichzeitig sind folgende **Grundsätze** zu beachten:
- Medikamente grundsätzlich getrennt von Sondennahrung verabreichen.
- Sonde vor und nach Medikamentengabe gut mit stillem, keimfreiem Wasser durchspülen, um Vermischung von Nahrung und Medikament zu vermeiden.
- Flüssige Arzneimittel mit einer Spritze aufziehen und verabreichen.
- Tabletten einzeln fein zermörsern und komplett mit reichlich Wasser in die Spritze geben.

> **ACHTUNG** Nicht alle Medikamente dürfen zerkleinert werden, weil dadurch die Wirkung verstärkt oder vernichtet wird; andere verstopfen die Sonde. Die Sondeneignung von Medikamenten muss immer mit dem Arzt oder Apotheker abgesprochen werden, bevor diese über die Sonde gegeben werden.

16.3.3 Assistierte Darmentleerung

Kann eine **Obstipation** nicht durch Bewegung, eine gute Flüssigkeitszufuhr und ballaststoffreiche Ernährung behoben werden, ist eine **assistierte Darmentleerung** notwendig. Der Arzt ordnet diese an. Halten die Pflegenden diese Maßnahmen für notwendig, können sie sie dem Arzt zur Anordnung vorschlagen. Zur assistierten Darmentleerung gehören:
- **Reinigungseinläufe:** sie bringen größere Flüssigkeitsmengen in den Dickdarm ein, dadurch werden große Teile des Dickdarms gespült, entleert und damit gereinigt.
- **Klistiere:** diese sind kleine Einläufe, bei denen nur 100–300 ml Flüssigkeit in den Darm eingebracht werden, beim **Mikroklist** nur 5 ml (Abb. 16.21). Dadurch werden die unteren Dickdarmabschnitte entleert (unten).

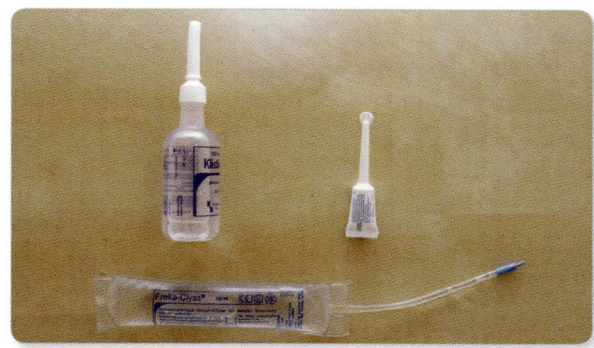

Abb. 16.21: Klistiere, links 150 ml, rechts 5 ml, unten mit Darmrohr

Der **Effekt** von Klistieren und Einläufen beruht auf drei Wirkmechanismen:
- **Dehnungsreiz:** Die Flüssigkeit reizt die Dehnungsrezeptoren in der Darmwand und stimuliert dadurch die peristaltischen Muskelbewegungen.
- **Thermischer Reiz:** Liegt die Temperatur der einlaufenden Flüssigkeit unter der Körperkerntemperatur, verstärkt dies die Darmperistaltik.
- **Chemischer Reiz:** Zusätze wie Salze, Rizinusöl oder Glyzerin erhöhen die Wirkung der Flüssigkeit, indem sie die Darmschleimhaut zusätzlich reizen.

> **MERKE** Der Arzt ordnet die Art der Maßnahme, die Art der Flüssigkeit und die Häufigkeit der Maßnahme an.
>
> Bei unklaren Bauchbeschwerden, akuten Entzündungen der Darmschleimhaut und bei Tumoren oder Stenosen (Verengungen) des Dickdarms dürfen Einläufe und Klistiere nicht angewendet werden.

Klistier verabreichen

Ein **Klistier** in den After einzuführen, verletzt in besonderem Maße die Intimsphäre und das Schamgefühl des Pflegebedürftigen und ist daher psychisch sehr belastend. Die Pflegeassistentin geht sehr einfühlsam und behutsam vor. Sie führt die Maßnahme unter Wahrung der Intimsphäre des Pflegebedürftigen mit Sichtschutz und ohne Beobachtung durch andere Personen durch.

Das Verdauungs- und Stoffwechselsystem

Vorbereitung
- Zeitpunkt festlegen und mit dem Pflegebedürftigen besprechen
- Wünsche und Ängste ermitteln und bei Bedarf besprechen
- Hände und Flächen desinfizieren

ACHTUNG Weist der Pflegebedürftige eine Tachykardie, Hypertonie oder Hämorrhoiden auf, zeigt er keine oder übermäßige Darmgeräusche oder Fieber, spricht die Pflegeassistentin, bevor sie das Klistier verabreicht, den Arzt an. Ggf. sind Vorsichtsmaßnahmen zu treffen oder der Arzt setzt die Maßnahme ab.

Material
- Darmrohr, Einmalklistier
- Einmalhandschuhe
- wasserdichte Unterlage
- Gleitmittel, z. B. Vaseline
- Zellstofftücher
- ggf. Toilettenstuhl oder Steckbecken
- Abwurfbehälter für Müll und Wäsche

Bei der Durchführung geht sie wie folgt vor:
- Klysma auf ca. 36,5–37 °C anwärmen
- Sichtschutz anbringen
- Mobile Patienten oder Besucher hinausbitten
- Hände erneut desinfizieren
- Betthöhe auf Arbeitshöhe anpassen
- Pflegebedürftigen entspannt auf der linken Seite lagern
- Einmalhandschuhe anziehen
- Unterlage unter das Gesäß schieben
- Klistier öffnen und Gleitmittel an dessen Spitze verteilen
- Spannung der Bauchdecke durch Tasten prüfen, Pflegebedürftigen auffordern, Bauchdecke und Schließmuskel zu entspannen
- Klistier in den Anus einführen, Schmerzen erfragen und sehr vorsichtig in Richtung Enddarm vorschieben
- Flüssigkeit langsam vollständig ausdrücken
- Pflegebedürftigen bitten, den Schließmuskel anzuspannen
- Klistier entfernen und mit Zellstoff entsorgen
- Gesäß abtupfen und Pflegebedürftigen über Verzögerung der Stuhlentleerung informieren
- wenn notwendig, Transfer auf Toilettenstuhl oder ins Bad

Zur Nachbereitung gehört:
- Ggf. Vitalzeichen kontrollieren
- Material reinigen, desinfizieren bzw. entsorgen
- Hände und Flächen desinfizieren
- Maßnahme und Ergebnis mit Beschreibung des Stuhls dokumentieren

TIPP Bei allen Darmeinläufen oder Klistieren mit Darmrohr gilt:
- Klistier oder Darmrohr bei spürbarem Widerstand nicht gewaltsam einführen.
- Bei Blutungen oder Schmerzen Maßnahme sofort abbrechen.
- Bei Blutungen am herausgezogenen Darmrohr oder bei der nachfolgenden Stuhlentleerung unverzüglich Arzt informieren.

Digitales Ausräumen

Eine **digitale Ausräumung** erfolgt nur in Ausnahmesituationen, wenn andere Abführmaßnahmen kontraindiziert sind oder nicht den gewünschten Erfolg bringen, z. B. weil Kotsteine die Ausscheidung behindern oder aufgrund einer Darmlähmung keine Peristaltik stattfindet.

Sie ist nur nach ärztlicher Anordnung erlaubt und darf nur von Pflegefachkräften durchgeführt werden, da eine hohe Verletzungsgefahr besteht.

16.3.4 Umgang mit Stuhlinkontinenz

Bei der **Stuhlinkontinenz** werden vier Schweregrade unterschieden (Tab. 16.6).

Folgende **Maßnahmen** können die Stuhlkontinenz verbessern und die Stuhlentleerung bei Obstipation erleichtern:
- Beckenbodentraining (S. 450)
- Obstipationsprophylaxe (S. 199)
- Stuhlentleerungstraining unter Anwendung von Laxantien (Abführmitteln)

Grad	Beschreibung
I	verschmutzte Unterwäsche
II	unwillkürlicher Abgang von dünnflüssigem Stuhl und Darmgasen
III	unwillkürlicher Abgang von breiigem Stuhl
IV	vollständiger Kontrollverlust der Stuhlausscheidung

Tab. 16.6: Schweregrade der Stuhlinkontinenz

Eine **künstliche Darmentleerung** schafft einen Zeitraum von bis zu 48 Stunden, in dem kein Stuhl in die Ampulle gelangt. In dieser Zeit kommt es entsprechend auch nicht zu unwillkürlichem Stuhlabgang.

Spezielle Maßnahmen bei Stuhlinkontinenz sind die **Analtamponade** und das externe Ableiten über einen **Fäkalkollektor**. Analtampons (Abb. 16.22) werden mit einem Applikator in den Darm eingebracht und durch Zug an der heraushängenden Schnur entfernt. Sie sind kurzfristig wirksam, versagen allerdings bei dünnflüssigem Stuhl. Bei immobilen Pflegebedürftigen eignet sich ein Fäkalkollektor, der um den Anus herum geklebt wird.

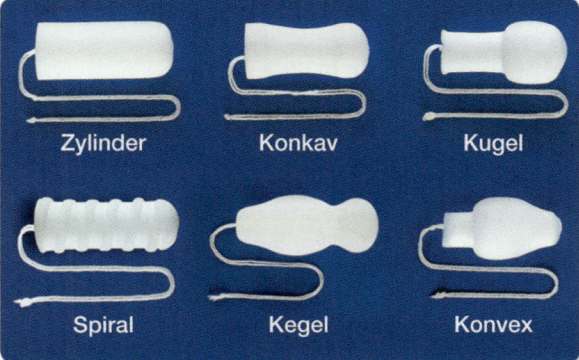

Abb. 16.22: Analtampons

16.3.5 Enterostomapflege

> **DEFINITION** Ein **Enterostoma** (Anus praeter) ist eine in der Bauchdecke operativ hergestellte Öffnung, durch die Stuhl in einen Versorgungsbeutel ausgeleitet wird. Speziell ausgebildete „Stomatherapeuten" weisen in die Versorgung des Stomas ein und wissen bei Problemen mit dem Stoma Rat.

Ein Enterostoma macht die Ausscheidung teilweise öffentlich, da der Darminhalt in einen am Körper getragenen Beutel zu jeder Zeit und an jedem Ort abgeleitet wird. Viele Betroffene empfinden Scham und Angst, ausgegrenzt zu werden. Die Sorge um Gerüche verstärkt diese Gefühle. Die Produkte zur Versorgung des Stomas sollten daher an die Bedürfnisse des Stomaträgers angepasst sein und Sicherheit, Diskretion und Bewegungsfreiheit bieten. Die Pflegeassistentin darf ein Stoma nicht ohne Einweisung versorgen.

> **TIPP** Über das Thema Enterostoma informiert auch die Fachgesellschaft Stoma, Kontinenz und Wunde e. V. unter www.fgskw.org. Es gibt speziell ausgebildete Stomatherapeuten, die angefordert werden können.

Hilfsmittel zur Stomaversorgung

Zur **Stomaversorgung** werden benötigt:
- **Haftende Produkte,** z. B. Hautschutzplatten, Schutzringe, Pasten und Pulver, die eine schützende Schicht zwischen Haut und Versorgungssystem bilden.
- **Stomabeutel** fangen den Stuhl auf, eine **Vliesumhüllung** um den Beutel verhindert die vermehrte Schweißbildung unter dem Beutel.
- **Pasten** oder **Modellierstreifen** gleichen Hautunebenheiten aus, z. B. bei Falten.
- Mit einer **Schablone** wird die Größe des Stomas bestimmt, um die Trägerplatte individuell zuzuschneiden.
- Zur **Hautpflege** im Bereich des Stomas sind spezielle Hautpflegemittel erhältlich sowie Lösungen, mit denen Kleberückstände entfernt werden können.

Inzwischen gibt es eine Vielzahl unterschiedlicher **Auffangsysteme.** Die Auswahl richtet sich nach
- den individuellen Bedürfnissen, z. B. Alter, Hobbys, Versorgungsgeschick,
- Häufigkeit und Konsistenz des Stuhls sowie
- Hautzustand und Hautempfindlichkeit.

Ein- und zweiteilige Systeme

Beim **einteiligen System** sind der Beutel und die auf der Haut klebende Platte eine untrennbare Einheit. Das System passt sich der Haut sehr flexibel an und trägt kaum auf. Zudem ist es leicht handhabbar. Bei jedem Beutelwechsel muss jedoch das gesamte System ausgetauscht werden, was die Haut beansprucht.

Zweiteilige Systeme (Abb. 16.23) bestehen aus einer **Basisplatte** mit Rastring oder beschichteter Oberfläche, an die der **separate Beutel** angebracht wird. Die Basisplatte kann bis zu drei Tage auf der Haut verbleiben, der Beutel wird bei Bedarf gewechselt. Die Platten haften auf trockener und feuchter Haut, lassen sich rückstandslos entfernen und schonen die Haut. Systeme mit Rastring sind einfach in der Handhabung, passen sich aber weniger den Bewegungen des Trägers an als einteilige Systeme.

Das Verdauungs- und Stoffwechselsystem

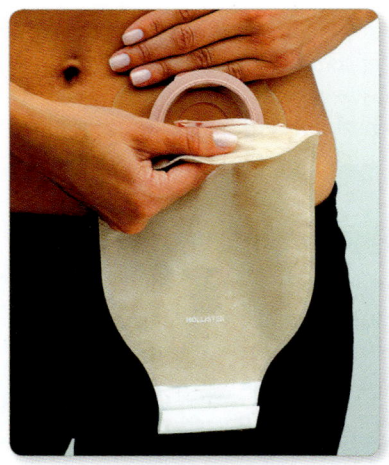

Abb. 16.23: Stomaversorgung mit zweiteiligem System

Offene und geschlossene Systeme

Je länger der Darminhalt den Dickdarm durchlaufen kann, desto mehr entspricht der aufzufangende Stuhl in Menge und Beschaffenheit der normalen Ausscheidung. Beim **endständigen Enterostoma** werden deshalb **geschlossene Systeme** bevorzugt, bei den der Beutel bis zu dreimal täglich gewechselt wird. **Entlüftungsfilter** mit Aktivkohle leiten Darmgase geruchsfrei aus dem Beutel ab und verhindern so, dass sich der Beutel aufbläht.

Ausstreifbeutel (Abb. 16.24) sind **offene Systeme,** sie werden bei einem Ileostoma (Stoma liegt im Ileum, S. 393) oder bei Durchfällen mit großen Mengen dünnflüssigen Stuhls verwandt. Sie besitzen ein verlängertes offenes Ende, das mit einer Klammer verschlossen wird. Mehrmals täglich wird der Beutel in ein Steckbecken oder die Toilette entleert und anschließend wieder verschlossen. Auf diese Weise ist ein Beutelwechsel in der Regel nur einmal täglich notwendig.

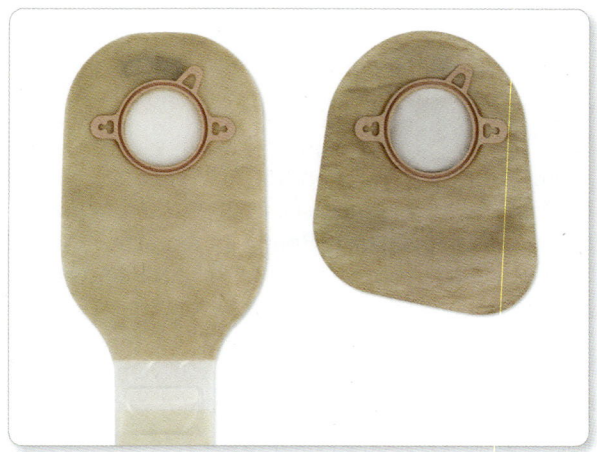

Abb. 16.24: Ausstreifbeutel und geschlossene Versorgung

Stomaversorgung

Die **Versorgung** des Stomas findet möglichst im Badezimmer statt. Ein Spiegel in Bauchhöhe erleichtert dem Stomaträger bei der Selbstversorgung den Blick auf das Stoma.

An Material wird benötigt:
- Einmalhandschuhe
- unsterile Kompressen, Reinigungstücher
- Wasser und Seife bzw. hautfreundliches Syndet (S. 359)
- ggf. Trockenrasierer
- neues Versorgungssystem
- kleine gebogene Schere
- Schablone
- Paste bzw. Modelliermasse
- Abwurfbehälter für Müll

Bei der Versorgung geht die Pflegeassistentin wie folgt vor:
- Hände desinfizieren
- Der Pflegebedürftige sitzt oder steht, bei Bettlägerigkeit liegt er in Rückenlage, wenn möglich etwas erhöht.
- Gebrauchtes System vorsichtig von oben nach unten von der Haut lösen
- Flüssigen oder breiigen Beutelinhalt in die Toilette entleeren, Beutel und Platte entsorgen
- Umgebung des Stomas von außen nach innen reinigen:
  – zunächst grobe Verschmutzungen und Klebereste entfernen
  – Haut mit Wasser und Seife/Syndet waschen
  – mit klarem Wasser nachwaschen
  – trocknen
- Gesäuberte Haut und Stoma auf Verletzungen, Irritationen und Infektionszeichen untersuchen, bei Auffälligkeiten Arzt informieren
- Bei starker Behaarung: Haut in der Umgebung mit Trockenrasierer rasieren

ACHTUNG Wegen der Infektions- und Verletzungsgefahr des Stomas verbietet sich eine Nassrasur.

- Bei unregelmäßig geformter Stoma wird die Größe des Ausschnitts mit einer Schablone bestimmt. Die verbleibende Platte muss alle umgebenden Hautpartien vollständig abdecken, darf das Stoma aber nicht einengen. Die Pflegeassistentin schneidet die Platte mit einer gebogenen Schere zu.

> **MERKE** In der ersten Zeit nach Stomaanlage verändert das Stoma häufig seine Form und wird kleiner. Daher nimmt die Pflegeassistentin bei jeder Versorgung erneut Maß, bevor sie die Platte zuschneidet.

- Bei zweiteiligen Systemen gleicht die Pflegeassistentin Hautunebenheiten um das Stoma mit Paste oder Modellierstreifen aus, um die Basisplatte sicher abzuschließen. Dazu knetet sie ein Stück Modellierstreifen in den Händen warm, formt ihn zu einem dünnen Strang und drückt ihn um das Stoma herum leicht an.
- Sie setzt die neue Platte mit Beutel an und von unten nach oben faltenfrei auf die Haut. Bei bettlägerigen Pflegebedürftigen richtet sie den Beutel von der Körpermitte zur Seite hin aus. Um die Haftung zu verbessern, erwärmt sie die Hautschutzplatte zuvor leicht mit den Händen.
- Ein kleines Luftpolster im Beutel verhindert, dass die Beutelfolie zusammenklebt. Die Ausscheidungen können so ungehindert in den unteren Abschnitt des Beutels gelangen.

Sobald die Hautschutzplatte nicht mehr ausreichend haftet, wird sie erneuert. Ein Beutel kann bei guter Haftung und fehlender Stuhlentleerung bis zu drei Tage verbleiben.

Zur Nachbereitung entsorgt die Pflegeassistentin die Materialien fachgerecht und desinfiziert sie bei Bedarf. Dann desinfiziert sie ihre Hände und benutzte Flächen. Zum Schluss dokumentiert sie die Maßnahme, Menge und Beschreibung des Stuhls sowie bei Bedarf Besonderheiten.

Komplikationen am Stoma

Auch bei einer guten Stomapflege kann es zu **Komplikationen der umgebenden Haut** kommen:
- **Hautirritation:** gereizte Haut, aber ohne Defekt
- **Hautmazeration:** feuchte Absonderungen, Schädigung der oberen Hautschicht
- **Hautulkus:** Gewebsschädigung, reicht bis in die Dermis oder darüber hinaus

Pilz- und Herpesinfektionen sind aufgrund des feuchten und abgeschlossenen Milieus am Stoma häufig. Eine **Kontaktdermatitis** (S. 635) mit schmerzenden, geröteten und nässenden Hautarealen entsteht als Reaktion auf aggressive Ausscheidungen, insbesondere beim Dünndarmstuhl. Auch eine **Allergie** gegen Versorgungsmaterialien kann eine Kontaktdermatitis verursachen. Oft hilft der Wechsel der Versorgungs- und Pflegeartikel.

Komplikationen am Stoma selbst gehören umgehend in ärztliche Behandlung. Hierzu gehören:
- Stoma-Nekrosen als Folge von Durchblutungsstörungen
- Einziehungen unter das Hautniveau
- Blutungen und Verletzungen
- Einengung oder Vernarbung aufgrund von Hautveränderungen

Die Körperpflege ist ein idealer Zeitpunkt, um das Stoma und dessen Umgebung auf Komplikationen zu beobachten.

Ernährung bei Enterostoma

Pflegebedürftige mit einem Stoma können sich in der Regel normal **ernähren.** Günstig ist es, die Speisen auf 4–6 Mahlzeiten am Tag zu verteilen. In der Anfangszeit kann es durch die veränderte Darmsituation zu Unverträglichkeiten wie Blähungen, Völlegefühl und Diarrhö kommen. In diesem Fall hilft es, die Art, Menge und Zeitpunkt der aufgenommenen Speisen in einem Ernährungsprotokoll zu dokumentieren und die Beschwerden zu ergänzen. Auf diese Weise können Nahrungsmittel und Getränke, die die Unverträglichkeiten auslösen, erkannt werden.

16.3.6 Erkrankungen der Mundhöhle

> **DEFINITION** **Erkrankungen der Mundhöhle** sind Erkrankungen, die die in der Mundhöhle befindlichen anatomischen Strukturen betreffen. Dazu gehören Zahnerkrankungen, Zahnfleischerkrankungen, Zungenerkrankungen und Erkrankungen der Speicheldrüsen.

Krankheitsentstehung

Erkrankungen der Mundhöhle sind häufig Folge einer **ungenügenden Mund- und Zahnpflege** oder auch **fehlender zahnärztlicher Behandlung.** Zuckerhaltige Speisen und Süßigkeiten sorgen für ein saures Milieu im Mund. Der Speichel kann dieses nur langsam ausgleichen. In der Zwischenzeit kann die Säure den Zahnschmelz angreifen und **Karies** verursachen. Bei ungenügender Pflege können sich zudem die Bereiche um die Zahntaschen entzünden.

Eiterungen im Kieferbereich, insbesondere an der Zahnwurzel, können zu Streuherden für Bakterien werden, die die Gesundheit erheblich beeinträchtigen und Bakterien auch in andere Organe, z. B. Herzklappen, Gehirn, ausstreuen.

Zu den Zahnfleischerkrankungen gehören:
- **Parodontopathien:** alle Erkrankungen, die das Zahnfleisch betreffen
- **Parodontose:** Atrophie (Rückbildung) des Kieferknochens, nachfolgend auch des Bindegewebes und Zahns, ohne Entzündung
- **Parodontitis:** Entzündung des Zahnfleischs, die von der Zahnwurzelspitze oder den Zahnfleischtaschen ausgeht (Abb. 16.25)

Zu den Zungenerkrankungen gehören:
- **Aphthen:** schmerzhafte, entzündete Stellen im Bereich der Zunge und/oder des Zahnfleischs, der Mundvorhöfe und der Mandeln
- **Soor** (S. 385)
- **Zungenabszess:** Ansammlung von Eiter
- **Zungenkarzinom:** bösartige Krebserkrankung

Symptome
- Foetor ex ore: übel riechende Ausatemluft aufgrund von schlecht gereinigten Zähnen bzw. Zahnprothesen, Schleimhautentzündungen, Stoffwechselerkrankungen oder Pneumonie
- starke Schmerzen, Brennen im Mundraum
- Entzündungszeichen (S. 328)
- ggf. Eiterausfluss
- Atrophie der Mundschleimhaut mit Trockenheit
- unzureichender Speichelfluss
- bei Prothesenträgern: Druckstellen

Diagnose
- Inspektion der Zähne und Zahnzwischenräume auf Beläge und Verfärbungen
- Zahnfleisch beobachten
- Inspektion der Zunge:
  - Zungenbrennen kann auf Eisenmangel hinweisen
  - Eine „glatte" gerötete Zunge (Lackzunge) legt eine Vitamin-B_{12}-Mangelanämie nahe.
  - Blaufärbung (Zyanose) deutet auf eine Sauerstoffunterversorgung hin.
  - Bei einer Exsikkose (S. 444) ist die Zunge trocken und rissig.
  - Eine belegte, trockene Zunge tritt bei Magen-Darm- und Infektionserkrankungen auf.
  - Eine schwarze Zunge (Haarzunge) kann durch eine Antibiotikatherapie entstehen, ist aber oft harmlos.
  - Ein weißer, punktförmiger, zusammenfließender Belag weist auf eine Candida-Mykose (Pilzbefall) hin.
- Inspektion der Mundvorhöfe
  - auf Aphten
  - Essensreste

Therapie
Die Therapie richtet sich nach der Ursache.

Parodontitis:
- professionelle Zahnreinigung mit Entfernung von Zahnstein und Plaque
- Versorgung kariöser Defekte
- ggf. Zahnextraktion
- Schaffung einer glatten Oberfläche durch Bearbeitung von Kronen- und Wurzeloberflächen

Pilzbefall: Zungenbelag mit Antimykotika beheben

Zungenkarzinom: Operation, Zytostatika, Bestrahlung

Wichtige Pflegemaßnahmen

An erster Stelle steht die regelmäßige Mund- und Zahnhygiene mit Mundspülung. Das konsequente Zähneputzen nach jeder Mahlzeit entfernt Essensreste, der Speichelfluss wird angeregt und das Anhaften von Zucker am Zahnschmelz vermieden.

Um die Zungenoberfläche schonend und sanft zu reinigen, können Zungenbürsten oder Zungenschaber verwandt werden.

Bei trockenem Mund bietet die Pflegeassistentin einen zuckerfreien Kaugummi an, sofern keine Schluckstörung vorliegt und der Patient orientiert ist. Eine ausreichende Flüssigkeitsaufnahme dient nicht nur der Behandlung, sondern auch der Vorbeugung von Erkrankungen der Mundhöhle.

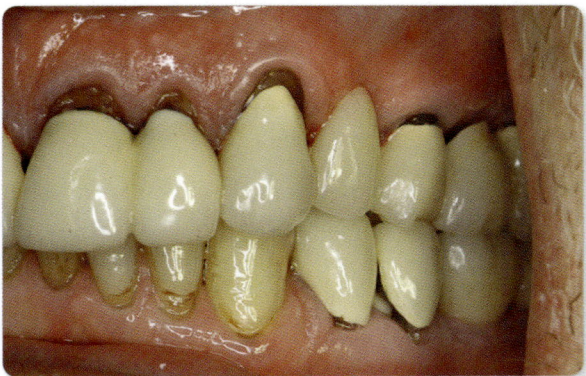

Abb. 16.25: Parodontitis

MERKE **Breikost** schafft keine Abhilfe bei Erkrankungen der Mundhöhle, da sie
- den letzten Rest Kautätigkeit verhindert,
- die Speicheldrüsen weniger anregt,
- die Freude am Essen nimmt und damit auch die Lebensqualität einschränkt und
- die Obstipationsgefahr erhöht.

16.3.7 Parotitis

DEFINITION **Parotitis:** Entzündung der Ohrspeicheldrüse (Parotis).

Die **Parotitis epidemica** wird auch als **Mumps** bezeichnet. Dabei handelt es sich um eine Virusinfektion, gegen die geimpft werden kann und für die im Infektionsfall Meldepflicht besteht.

Krankheitsentstehung

Durch einen verminderten Speichelfluss entzündet sich die Parotis.

Symptome
- Anschwellen der Ohrspeicheldrüse
- Schmerzen beim Öffnen des Mundes sowie beim Kauen
- ggf. Temperaturanstieg

Diagnose
- Abtasten der Ohrspeicheldrüsen
- Entzündungszeichen (S. 328) beurteilen
- Blutuntersuchung
- Sonografie
- selten Gewebepunktion (Biopsie)
- Bei chronischen Verläufen auch Allergietest

Therapie

Je nach Stärke der Entzündung verordnet der Arzt ggf. Antibiotika.

Wichtige Pflegemaßnahmen
- Kautätigkeit anregen
- Mundpflege
- Mundspülungen mit einer entzündungshemmenden Lösung

MERKE Die **Parotitisprophylaxe** (S. 200) kann eine Parotitis verhindern.

16.3.8 Gastritis

DEFINITION **Gastritis:** akute oder chronische Entzündung der Magenschleimhaut.

Krankheitsentstehung und -verlauf

Eine Entzündung der Magenschleimhaut (v. a. durch Helicobacter pylori) wird durch eine übermäßige Bildung der im Magen produzierten Salzsäure begünstigt.

Diese Überproduktion wird durch chronischen Stress, ungünstige Nahrungsgewohnheiten (Kaffee, Alkohol, gebratene Speisen, scharfe Gewürze) und Nikotin ausgelöst. Die Salzsäure schädigt die Schleimhautzellen, sodass diese weniger schützenden Magenschleim bilden. Das weitere Einwirken der Salzsäure verursacht schließlich den Entzündungsprozess. Je nach zeitlichem Verlauf wird die **akute** (plötzlich auftretende) von der **chronischen** Gastritis unterschieden.

Symptome
- Druckgefühl und Schmerzen im Oberbauch, vor allem nach der Nahrungsaufnahme
- Übelkeit
- Erbrechen
- Appetitlosigkeit
- Aufstoßen von Luft
- Sodbrennen

Diagnose

Die Diagnose erfolgt mittels **Gastroskopie:** Ein Schlauch mit einer kleinen Kamera wird in den Magen eingeführt, um so die Magenschleimhaut beurteilen zu können. Gleichzeitig wird eine **Gewebeprobe** (Biopsie) entnommen.

Therapie und wichtige Pflegemaßnahmen
- Ruhe, bei sehr starken Verläufen Bettruhe
- Nahrungsverzicht über 24–36 Stunden
- Flüssigkeitsaufnahme mind. 2 l täglich, um den Flüssigkeitsverlust durch Erbrechen auszugleichen
  - Kamillentee wirkt krampflösend
  - Pfefferminztee wirkt schmerzlindernd
- bei starkem Erbrechen wegen des Salzverlusts: entfettete Brühe
- häufige kleine Mahlzeiten, keine scharf gewürzten, gebratenen oder geräucherten Speisen, sondern fettreduzierte Nahrung, z. B. Haferschleim, püriertes Gemüse

- keine Süßigkeiten, Kaffee, Alkohol, Nikotin
- lokale Wärmeanwendung zur Schmerzlinderung

Helfen diese Maßnahmen nicht, ordnet der Arzt Antazida an, die die Magensäure neutralisieren. Steht das Erbrechen im Vordergrund, können Antiemetika helfen, den Brechreiz zu dämpfen.

16.3.9 Akutes Abdomen

> **DEFINITION** Das **akute Abdomen** ist ein Sammelbegriff für schwere Schmerzzustände im Bauchraum (Abdomen), die viele verschiedene Erkrankungen als Ursache haben können. Das akute Abdomen ist keine Diagnose, sondern beschreibt einen möglicherweise lebensbedrohlichen Zustand, der sofort diagnostisch abgeklärt werden muss.

Krankheitsentstehung und -verlauf

Für den akuten Bauchschmerz gibt es verschiedene Ursachen, die sich über Jahre unbemerkt entwickelt haben können, vom Arzt jedoch unverzüglich gefunden werden müssen, wenn der Patient ein akutes Abdomen aufweist. Zu den Ursachen gehören:
- Appendizitis (Blinddarmentzündung)
- im höheren Alter: Divertikulitis (entzündete Ausstülpungen der Darmschleimhaut), Darmverschluss (Ileus), Darmtumoren, Entzündungen der Bauchspeicheldrüse, Gallenerkrankungen oder Harnsteinleiden
- bei jungen Frauen: gynäkologische Erkrankungen (Zyste am Eierstock, Entzündung der Eileiter)

Diese Erkrankungen führen zu Entzündungsprozessen an den erkrankten Bauchorganen, die die Schmerzen auslösen.

Komplikation

Als Komplikation kann es zur **Peritonitis** (Bauchfellentzündung) kommen. Die Erreger, die zur Peritonitis führen, gelangen meist über einen **Durchbruch** (Perforation) in der Wand eines Darmabschnitts in die Bauchhöhle. Eine Peritonitis kann zu einem septischen Schock führen.

Symptome

- akut auftretende oder sich potenzierende heftige Schmerzen
- Abwehrspannung des Bauchs
- Kreislaufschock (S. 628)
- Übelkeit, Erbrechen
- stark geblähter Bauch
- Störung der Darmentleerung
- Fieber, Exsikkose
- Angst, flache Atmung
- Schonhaltung

Diagnose

- Anamnese:
  – Schmerzcharakter/zeitlicher Verlauf, auslösende Faktoren, Lokalisation
  – Vorerkrankungen/-Operationen
  – Medikamenten- und Drogeneinnahme
  – Verletzung durch Trauma
  – gynäkologische Erkrankungen
- körperliche Untersuchung:
  – Vitalfunktionen
  – Hautfarbe, Hautveränderungen
  – Darmgeräusche
  – Druck-/Loslassschmerz, Klopfschmerz, Bruchpforten im Bauchbereich
  – rektale Untersuchung
  – EKG zum Ausschluss eines Herzinfarkts
  – Blutuntersuchung auf Entzündungszeichen
- apparative Untersuchung:
  – Sonografie des Abdomens
  – Röntgen des Bauchraums und Brustraums
  – CT
- chirurgische Diagnostik:
  – Laparoskopie (Bauchspiegelung)
  – Laparotomie (Eröffnung des Bauchs)

Therapie

Notfalltherapie:
- Nahrungskarenz, Bettruhe
- Schockprophylaxe: mindestens zwei venöse Zugänge
- Volumenersatz (Blut und/oder Flüssigkeit)
- Sauerstoffgabe
- Schmerztherapie, ggf. Antiemetika (Antibrechmittel) auf Anordnung
- ggf. Magensonde zur Entlastung und Aspirationsprophylaxe (S. 154)
- bei Bewusstseinsstörung: S. 525

Die weitere Therapie richtet sich nach der zugrunde liegenden Erkrankung. Bei einer Appendizitis werden Antibiotika verabreicht oder der Appendix wird operativ entfernt.

Wichtige Pflegemaßnahmen

- Pflegebedürftigen in der Akutphase nicht alleine lassen
- Nahrungskarenz überwachen
- Vitalzeichen regelmäßig messen
- Bewusstseinslage regelmäßig prüfen
- Weitere Krankenbeobachtung:
  - Flüssigkeit bilanzieren
  - Stuhlgang, Miktion beobachten
  - Pflege bei Übelkeit und Erbrechen (S. 410)
  - Schmerzcharakter und -verlauf beobachten
- Je nach Risikofaktoren Prophylaxen durchführen (S. 186)
- Ggf. Pflegebedürftigen für Notoperation vorbereiten

16.3.10 Dickdarmkrebs (Kolorektales Karzinom)

DEFINITION Der **Dickdarmkrebs** ist eine bösartige Krebserkrankung des Dickdarms

Krankheitsentstehung und -verlauf

Bösartige Tumoren des Verdauungstrakts entwickeln sich besonders häufig im Dickdarm. Meistens sind sie im Rektum lokalisiert. **Metastasen** finden sich meist in der Leber, da sie über das Pfortadersystem direkt mit dem Dickdarm verbunden ist.

Der Häufigkeitsgipfel liegt zwischen dem 50. und 70. Lebensjahr. Daneben gelten Darmerkrankungen wie die Colitis ulcerosa (S. 634) und Dickdarmpolypen sowie eine ballaststoffarme, fett- und fleischreiche Kost als wichtigste Risikofaktoren.

Symptome

- schleichende Entwicklung
- zunächst keine wesentlichen Beschwerden
- Blut im Stuhl
- später Schmerzen beim Stuhlgang
- Obstipation und Diarrhö im Wechsel
- bleistiftdünner Stuhl
- unklare Gewichtsabnahme
- Anämie

Diagnose

- digital-rektale Untersuchung
- Darmspiegelung mit Probenentnahme

MERKE Eine regelmäßige Darmspiegelung gehört ab dem 55. Lebensjahr zu den von den Krankenkassen übernommenen Früherkennungsmaßnahmen.

- CT oder MRT des Bauchraums bei Verdacht auf Lebermetastasen
- Tumormarker im Blut

Therapie

- operative Entfernung, ggf. mit Anlage eines Enterostomas
- Chemotherapie
- Strahlentherapie

Wichtige Pflegemaßnahmen

Die prä- und postoperative Pflege wird in der Regel von einer Pflegefachkraft durchgeführt. Fallen der Pflegeassistentin folgende Komplikationen auf, informiert sie umgehend die Pflegefachkraft:

- Blutungen im Wundgebiet
- Entzündungszeichen, Fieber
- Insuffizienz der Anastomose (blutiges oder übel riechendes Drainagesekret)

Weitere Pflegemaßnahmen:
- Pflege bei Übelkeit und Erbrechen (S. 410)
- Pflege bei Harnverhalt (S. 442)
- Pflege bei Krebserkrankungen (S. 577)
- Stomaversorgung (S. 419)
- psychosoziale Begleitung

16.3.11 Diabetes mellitus (Zuckerkrankheit)

DEFINITION Der **Diabetes mellitus** (griech. diabainein = hindurchfließen, lat. mellitus = honigsüß) wird auch Zuckerkrankheit genannt, da vor allem der Glukosestoffwechsel betroffen ist. Aufgrund der vielfältigen Wirkungen des Insulins kommt es aber auch zu einer Störung der anderen Stoffwechselwege. Bei längerer Krankheit werden nahezu alle Organsysteme geschädigt.

Auch wenn die Symptome und Spätschäden vergleichbar sind, werden zwei Formen des Diabetes mellitus unterschieden (Abb. 16.26):

- Diabetes mellitus **Typ I**, mit absolutem Insulinmangel
- Diabetes mellitus **Typ II**, mit einem relativen Insulinmangel

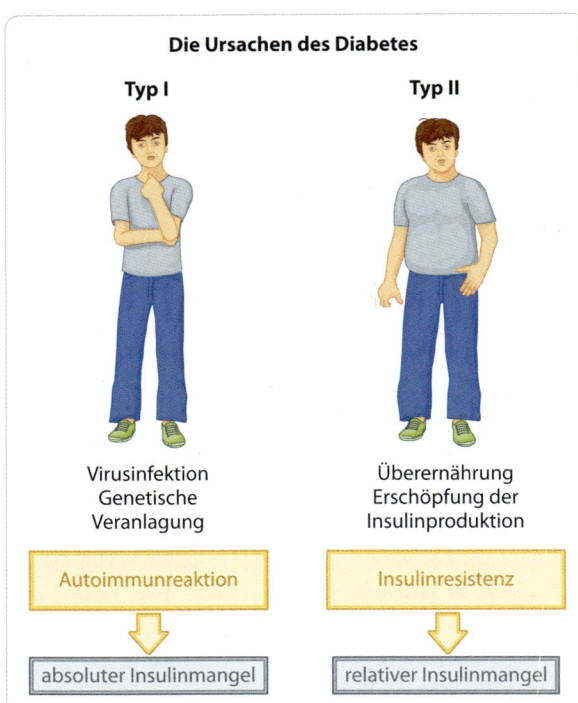

Abb. 16.26: Diabetes Typ I und Diabetes Typ II

Krankheitsentstehung und -verlauf

Die Ursache des **Typ-I-Diabetes** ist die Zerstörung der Insulin bildenden Zellen der Bauchspeicheldrüse. Betroffene haben eine **genetische Veranlagung** für die Erkrankung. Die Zerstörung selbst ist die Folge einer Autoimmunerkrankung.

Wenn etwa 80–90 % der Insulin bildenden Zellen zerstört sind, wird die Blutzuckerregulation so gestört, dass die Krankheit auftritt. Oft beginnt die Erkrankung bereits im Kindes- oder Jugendalter.

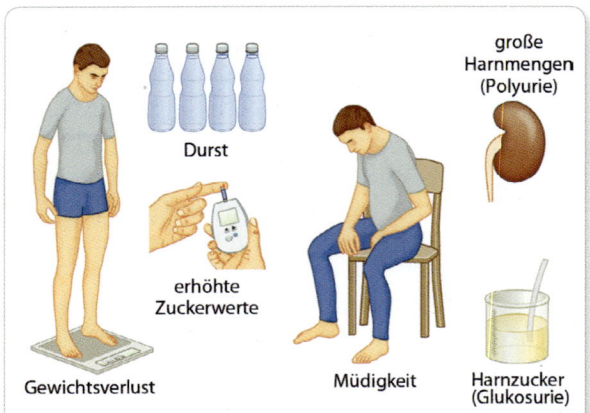

Abb. 16.27: Symptome des Diabetes mellitus

Die Häufigkeit eines **Typ-II-Diabetes** steigt mit dem Alter. 90 % der Erkrankten sind übergewichtig (Typ IIb). Nur 10 % haben Normalgewicht (Typ IIa). Die Unterscheidung zwischen Typ IIa und IIb ist wichtig, da diese die Therapie beeinflusst.

Die Ursache für einen Typ-II-Diabetes liegt in der **Insulinresistenz**: Die Zellen sprechen schlechter auf Insulin an. Die Insulinresistenz wird begünstigt durch:
- stets hohen Insulinspiegel durch ständige Aufnahme zuckerhaltiger Nahrungsmittel
- fehlende Bewegung
- Fettstoffwechselstörungen
- Übergewicht

Als Folge
- nehmen die Zellen weniger Glukose auf,
- speichern die Leberzellen weniger Glykogen und
- stimuliert das erhöhte Insulin die Fettspeicherung und hemmt den Fettabbau, was das häufige Übergewicht erklärt.

Ist die Bauchspeicheldrüse überfordert, kommt es zur Überzuckerung und unter Umständen zu einer sehr schnell abnehmenden Insulinproduktion, die wahrscheinlich auf einer Schädigung der Zellen der Bauchspeicheldrüse durch zu hohe Blutzuckerkonzentrationen beruht.

Neben einer erblichen Komponente erhöhen folgende Lebensweisen das Erkrankungsrisiko:
- Abnahme körperlicher Arbeit
- wenig Bewegung
- Überernährung
- Bevorzugung fetter, süßer Nahrungsmittel

Symptome
- Hyperglykämie (stark erhöhter Blutzuckerspiegel)
- Müdigkeit, Antriebsarmut, Kraftlosigkeit, da zu wenig Glukose bis in die Zellen gelangt und in erhöhtem Maß Fett abgebaut wird
- Juckreiz, Gewichtsverlust, stark erhöhter Durst
- Sehstörungen, Wundheilungsstörungen
- geschwächtes Immunsystem durch erhöhten Eiweißabbau; erhöhte Anfälligkeit für Harnwegs- und Pilzinfektionen sowie Wundheilungsstörungen

Spätfolgen:
- Etwa 1 % der Diabetiker benötigen aufgrund der Gefäßveränderungen eine Amputation im Bereich der Beine.
- 30 % der Diabetiker erleiden schwere Nierenschäden. 40 % aller Dialysepatienten sind Diabetiker.

Hyperglykämie

Bei einer **Hyperglykämie** ist der **Blutzuckerspiegel stark erhöht.** Die sich schleichend über Stunden bis Tage entwickelnden Symptome sind:
- vermehrtes Wasserlassen
- starker Durst
- schneller Herzschlag bei niedrigem Blutdruck
- allgemeine körperliche Schwäche
- Übelkeit, Erbrechen
- Verwirrtheit mit Fehlhandlungen, dann zunehmende Bewusstseinstrübung

ACHTUNG Der Diabetiker und in der ambulanten Pflege auch die pflegenden Angehörigen sollten die Symptome der Hyperglykämie und der Hypoglykämie (unten) kennen, um im Notfall schnell handeln zu können.

Ursachen einer Hyperglykämie bei bekanntem Diabetes mellitus sind meist eine fehlende Einhaltung der Vorgaben zur Ernährung und Medikamenteneinnahme, z. B.
- erhöhte Glukosezufuhr,
- erhöhter Insulinbedarf bei Infekten oder
- fehlendes Insulin, vor allem beim Typ I oder mangelnde Insulinwirkung beim Typ II.

MERKE Magen-Darm-Infekte mit Diarrhö oder Erbrechen können beim Typ-II-Diabetes zu einer Hyperglykämie führen, da die Aufnahme oraler Antidiabetika nicht mehr gewährleistet ist. Ggf. wird kurzfristig eine Insulintherapie verordnet. Bei insulinpflichtigen Diabetikern wird die übliche Insulintherapie eingehalten. Hat der Patient keinen Appetit, muss die Kohlenhydratzufuhr durch Zugabe von Obst oder Säften sichergestellt werden. Die Pflegefachkräfte sprechen die Therapie mit dem Arzt ab.

Die stärkste und gefährlichste Form der Hyperglykämie ist das **hyperglykämische Koma.** Bei diesem wird das Gehirn nicht ausreichend mit Glukose versorgt, obwohl der Blutzuckerspiegel hoch genug ist. Es kommt zur Bewusstlosigkeit. Die Blutzuckerwerte können mehrere Hundert bis zu über Tausend mg/dl betragen. Symptome des hyperglykämischen Komas sind:
- Azetongeruch (ähnlich Nagellackentferner) in der Atemluft
- vertiefte Atmung (Kussmaul-Atmung, S. 259)
- Austrocknung (Exsikkose)

Notwendige **Pflegemaßnahmen** sind:
- Blutzucker messen
- Arzt informieren
- Nahrungszufuhr stoppen, viel zu trinken geben, z. B. ungesüßten Tee oder Mineralwasser

Bei einem hyperglykämischen Koma ist immer ein Krankenhausaufenthalt notwendig. Neben den oben genannten Maßnahmen kontrollieren die Pflegenden auch die Vitalzeichen (S. 288) und behalten Sichtkontakt zum Patienten, um z. B. eine drohende Bewusstlosigkeit früh zu erkennen und den Pflegebedürftigen bei Bedarf in die stabile Seitenlage zu bringen.

Hypoglykämie

Eine **Hypoglykämie,** auch **Unterzuckerung** genannt, entwickelt sich rasch, bei Insulintherapie unter Umständen innerhalb von wenigen Minuten. Symptome sind:
- Heißhunger
- Herzklopfen
- Schwitzen
- Zittern des ganzen Körpers
- Aggressivität
- Verwirrtheit
- Sprechstörungen und andere neurologische Ausfälle, die für einen Schlaganfall gehalten werden können
- zunehmende Bewusstseinstrübung, unter Umständen mit Krampfanfällen

Bei älteren Diabetikern fehlen diese Symptome häufig. Hier sind es
- Verhaltensauffälligkeiten
- nächtliche Verwirrtheitszustände, häufig zwischen zwei und drei Uhr,

die eine Hypoglykämie anzeigen. Die Symptome können völlig ausbleiben, wenn der Patient bestimmte blutdrucksenkende Medikamente einnimmt. Ebenso können Schlafmittel eine nächtliche Hypoglykämie verschleiern, wenn die Benommenheit nicht eindeutig dem Diabetes zugeordnet werden kann.

Als Ursache einer Hypoglykämie kommen infrage:
- überdosiertes Insulin
- zu geringe Nahrungsaufnahme
- starker Alkoholkonsum
- körperliche Überanstrengung
- Fieber, akute Infekte: Es ist eine mindestens zweistündliche Kontrolle des Blutzuckers notwendig.

Die schwerste Form der Hypoglykämie ist das **hypoglykämische Koma,** der Blutzucker liegt unter 50 mg/dl. Sinkt der Blutzucker weiter ab, kommt es zur Bewusstlosigkeit.

Notwendige **Pflegemaßnahmen** bei einer Hypoglykämie sind:
- 20 g Kohlenhydrate, möglichst in Form von Glukose (Traubenzucker) essen oder 200 ml Fruchtsaft (nicht kalorienreduziert!) trinken
- bei schwerer Hypoglykämie mit Bewusstseinseinschränkung: Verzehr von 30 g Glukose unterstützen

ACHTUNG Eine orale Glukosezufuhr darf nur erfolgen, wenn der Patient noch bei Bewusstsein ist, sonst besteht Aspirationsgefahr!

- Ist der Blutzuckerspiegel nach 15 Minuten nicht höher als 50–60 mg/dl, wird die Maßnahme wiederholt.
- Da Hypoglykämien bei einer Therapie mit Antidiabetika länger andauern, kontrollieren die Pflegenden über einen Zeitraum von mindestens zwei Tagen regelmäßig die Blutzuckerwerte.
- Um einer neuen Hypoglykämie vorzubeugen, nimmt der Patient eine Zwischenmahlzeit ein.

TIPP Patienten, bei denen es zu **nächtlichen Hypoglykämien** kommt, sollten immer ein Glas Apfelsaft mit Traubenzucker griffbereit am Bett stehen haben. Die Pflegenden informieren den Arzt, damit dieser die medikamentöse Therapie anpassen kann, um nächtliche Hypoglykämien zu vermeiden.

Bei **Stürzen** unklarer Ursache sollte immer der Blutzuckerwert überprüft werden.

Etwas Traubenzucker als „**Notration**", den der Diabetiker immer bei sich trägt, kann unter Umständen einen Notfall verhindern.

Ein **Notfallausweis** hilft anderen Personen, im Notfall schnell zu handeln.

Bei **Bewusstlosigkeit** gilt
- Stabile Seitenlage anwenden,
- Pflegefachkraft oder geschulter Ersthelfer injiziert 1 mg Glukagon, das als Gegenhormon des Insulins einen raschen, kurz dauernden Blutzuckeranstieg bewirkt, oder
- Ein Arzt verabreicht eine Infusion mit Glukoselösung.

MERKE Kann bei einer unklaren Bewusstseinstrübung nicht der Blutzucker gemessen werden, verabreichen die Pflegenden Traubenzucker. Bei einer Hypoglykämie ist dies genau richtig. Im Fall einer Hyperglykämie schadet die relativ geringe Menge Traubenzucker nicht weiter.

Diagnose

Für die Diagnose eines Diabetes mellitus ist die Zuckerkonzentration im Blut ausschlaggebend. Zur Bestimmung einer erhöhten Blutzuckerkonzentration gibt es verschiedene Möglichkeiten:
- an einem beliebigen Zeitpunkt ein gemessener Blutzuckerwert von 200 mg/dl oder höher
- ein venöser Nüchtern-Blutzuckerwert von über 120 mg/dl
- ein Blutzucker-Langzeitwert (HbA1c Roter Blutfarbstoff, an den sich Glukose angelagert hat) von mehr als 6,5 %

Für die Diagnose des Diabetes mellitus **Typ II** kann zusätzlich zu den genannten Bestimmungen ein **Glukosetoleranztest** (Glukose-Belastungstest) durchgeführt werden: Der Patient muss ungefähr 10 Stunden nüchtern sein und trinkt dann eine konzentrierte Glukoselösung. Davor sowie eine und zwei Stunden nach dem Trinken der Lösung wird der Blutzucker bestimmt, um zu sehen, ob die körpereigene Insulinproduktion ausreicht.

Therapie

Sowohl beim Typ I als auch beim Typ II besteht das Ziel der Therapie darin, den Blutzucker so einzustellen, dass er im Normbereich liegt. Zur Therapie des **Typ I** muss lebenslang Insulin gespritzt werden. In einer **Diabetikerschulung** lernt der Diabetiker bzw. ggf. seine pflegenden Angehörigen
- die Ernährung anzupassen,
- den Blutzucker zu bestimmen,
- am Blutzucker orientiert Insulin zu spritzen,
- die Symptome einer Hyperglykämie und einer Hypoglykämie zu erkennen und
- sich ausreichend zu bewegen.

Beim **Typ II** steht zunächst im Vordergrund, die medikamentöse Behandlung hinauszuschieben, indem auf die **richtige Ernährung** umgestellt und durch **ausreichende Bewegung** das **Gewicht reduziert** wird. Ist dies nicht möglich oder reichen diese Maßnahmen nicht aus, ordnet der Arzt eine Therapie mit oralen **Antidiabetika** oder sogar mit Insulin an.

Orale Antidiabetika
- verbessern die Glukoseverwertung in den Zellen,
- stimulieren eine Restfunktion der Bauchspeicheldrüse,
- verbessern die Insulinwirkung an den Insulinrezeptoren oder
- verzögern die Resorption der Glukose im Darm.

Wichtige Pflegemaßnahmen

- Orale Antidiabetika bzw. Insulin verabreichen in Abhängigkeit von:
  - ärztlicher Anordnung
  - aktuellem Blutzuckerwert
  - geplanter Nahrungsaufnahme
- Blutzucker messen (unten)
- Patienten bei Zusammenstellung der Nahrung unterstützen
- Insulinpflichtige Patienten anleiten, zwischen Insulininjektion und Nahrungsaufnahme den richtigen Abstand einzuhalten

ACHTUNG Die Insulininjektion dürfen nur Pflegefachkräfte durchführen.

Unterstützung bei der medikamentösen Therapie mit Insulin

Je nach **Wirkprofil** unterscheidet man:
- **Normalinsulin** (Altinsulin) wird nach kurzer Zeit in die Blutkapillaren der Subkutis (S. 348) aufgenommen. Die Wirkung tritt etwas verzögert ein. Die Verzögerung ist umso größer, je größer die Dosis ist.

MERKE Wird Insulin wegen einer bevorstehenden Mahlzeit injiziert, muss auch gegessen werden, sonst käme es zu einer Hypoglykämie. Die Pflegende, die die Injektion verabreicht, stellt die Nahrungsaufnahme sicher.

- Bei **Verzögerungsinsulinen** ist die Insulinaufnahme verzögert.
- **Mischinsulin** besteht aus Normalinsulin und Verzögerungsinsulin. Es verbindet den schnellen Wirkungseintritt und das frühe Wirkungsmaximum des Normalinsulins mit der langen Wirkdauer des Verzögerungsinsulins.

Der Arzt ordnet an, welche **Therapieform** der Patient erhält:
- **konventionelle Insulintherapie:** Zweimal am Tag wird Mischinsulin verabreicht. Die Mahlzeiten werden strikt dem Wirkprofil der Insulinzubereitung angepasst.
- **intensivierte konventionelle Insulintherapie:** Der Blutzucker lässt sich besser einstellen als mit der konventionellen Therapie. Morgens wird ein Verzögerungsinsulin gespritzt. Vor den Hauptmahlzeiten und bei Bedarf wird Normalinsulin verabreicht. Der Blutzuckerspiegel wird mehrmals täglich gemessen und der Kohlenhydratgehalt der bevorstehenden Mahlzeit bestimmt (unten). Der Patient kann seine Mahlzeiten sehr flexibel gestalten.
- **Insulinpumpen** (Abb. 16.28) geben kontinuierlich eine kleine Menge Normalinsulin über eine Kanüle mit Schlauchverbindung in das Unterhautgewebe ab. Je nach Blutzuckerwert wird vor der Mahlzeit eine zusätzliche Insulinmenge per Knopfdruck ausgelöst.

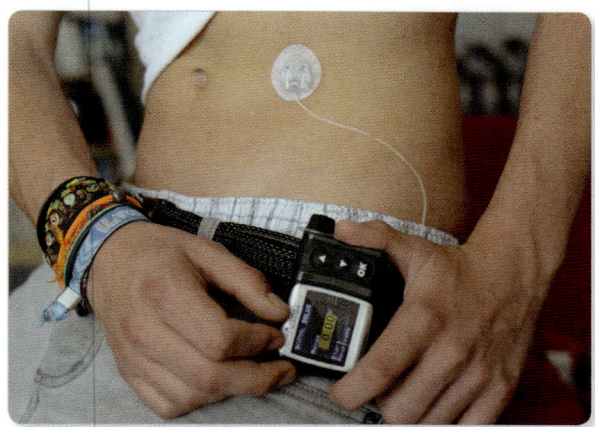

Abb. 16.28: Insulinpumpe

Blutzuckerkontrollen

Wie häufig **Blutzuckerkontrollen** durchzuführen sind, hängt von der Therapieform und den Anordnungen des Arztes ab.

Für die Messung legt die Pflegeassistentin folgendes Material bereit:
- Einmalhandschuhe
- Tupfer
- Lanzette oder automatische Einstichhilfe
- Blutzuckermessgerät
- kodierte Teststreifen
- Abwurfbehälter

TIPP Vor der Messung wäscht der Patient seine Hände gründlich mit warmem Wasser. Mit alkoholischem Desinfektionsmittel könnte der Messwert verfälscht werden. Gleichzeitig fließt das erwärmte Blut leichter aus der Einstichstelle, sodass weniger gepresst werden muss.

Bei der **Durchführung** geht die Pflegeassistentin wie folgt vor:
- Hände desinfizieren
- Einmalhandschuhe anziehen
- Gerät einstellen
- Teststreifen einführen
- Seitlich in die Fingerbeere stechen oder Blut aus dem Ohrläppchen entnehmen
- Großen Blutstropfen auf das Testfeld des Teststreifens bringen (Abb. 16.29)
- Messzeit beachten bzw. akustisches Signal abwarten
- Wert ablesen
- Einstichstelle mit Tupfer fest andrücken, bis die Blutung gestillt ist

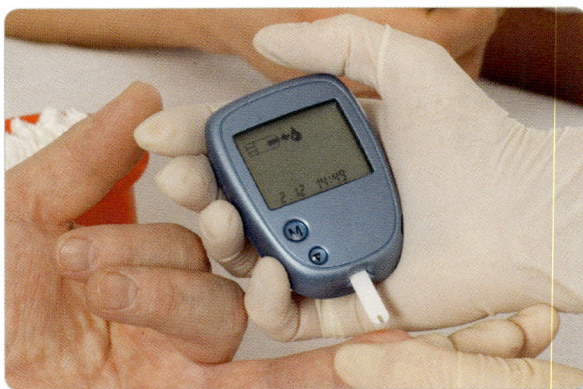

Abb. 16.29: Blutzuckermessung

Nach der Messung reinigt, desinfiziert bzw. entsorgt die Pflegeassistentin das Material. Hände und Flächen desinfiziert sie. Dann dokumentiert sie den Messwert mit genauem Zeitpunkt der Messung.

ACHTUNG Über auffällige Werte – egal ob niedrig oder hoch – informiert die Pflegeassistentin umgehend eine Pflegefachkraft oder den Arzt.

TIPP Einen Orientierungswert über den Blutzucker können auch **Urin-Teststreifen** (Abb. 16.30) liefern. Allerdings können diese nur einen erhöhten Blutzucker anzeigen. Wann eine Messung mit Teststreifen ausreicht und wann der Blutzucker direkt zu messen ist, erfragt die Pflegeassistentin bei der Pflegefachkraft.

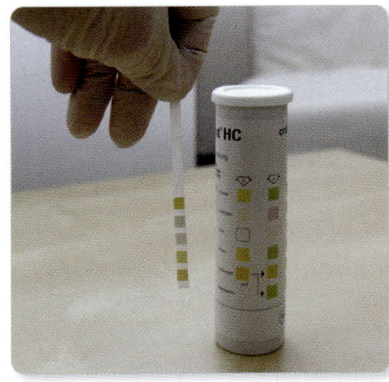

Abb. 16.30: Urintest auf Glukose

Ernährung bei Diabetes

- Ballaststoff- und vitaminreiche Nahrungsmittel: täglich mindestens fünf Portionen Obst, Gemüse und Salat sowie Hülsenfrüchte und Vollkornprodukte
- Haushaltszucker in kleinen Mengen ist möglich, ansonsten können Diabetiker Süßstoffe verwenden.
- Fette: auf Öle mit ungesättigten Fettsäuren achten, z. B. Raps-, Oliven- oder Walnussöl
- Gesättigte und gehärtete Fette, z. B. fette Wurst und fetten Käse, nur eingeschränkt aufnehmen
- Mindestens einmal pro Woche frischen Seefisch essen, z. B. Makrele oder Lachs
- Bei Milch und Milchprodukten fettarme Alternativen wählen
- Süßigkeiten, Gebäck und salzig-fettige Snacks einschränken
- Alkohol nur in Maßen konsumieren
- Nicht täglich Schokolade, Kuchen, Gebäck und Kartoffelchips essen
- Spezielle Diabetiker-Lebensmittel sind nicht notwendig [3]

Es ist wichtig, dass die Menge der aufgenommenen Kohlenhydrate und die zugeführte Insulinmenge bzw. die ggf. noch verbleibende eigene Insulinproduktion zueinander passen. Nur so kann der Blutzuckerspiegel ausgeglichen werden. International wird die Menge an Kohlenhydraten in **Kohlenhydrateinheiten** (KHE) gerechnet. Eine Kohlenhydrateinheit steht für 10 g verwertbare Kohlenhydrate.

Das in Deutschland gebräuchlichere Maß ist die **Broteinheit** (BE). Eine BE entspricht 12 g Kohlenhydraten. Mit einer entsprechenden Tabelle (Tab. 16.7) und einer Küchenwaage mit Grammeinteilung kann der BE-Wert einer gewählten Portion ermittelt werden.

Da eine zu hohe oder zu niedrige Kohlenhydratmenge schnell zu einer Hyper- oder Hypoglykämie führen kann, wird die Nahrungs- bzw. Kohlenhydratmenge von Pflegefachkräften berechnet. Bei Bedarf arbeiten sie mit einer Diätassistentin zusammen. Wichtig ist zudem, dass der Diabetiker selbst bzw. in der ambulanten Pflege die pflegenden Angehörigen lernen, die Ernährung einzuschätzen und auch versteckte Zucker und Fette – die die Kohlenhydrataufnahme beeinflussen – zu erkennen.

Nahrungsmittel	BE
1 mittelgroßer Apfel	1,0
1 Banane	1,8
100 g Kekse	3,7
100 g Früchtemüsli	5,0
100 g Karotten, gekocht	0,3
250 ml Milch	1,0
100 g Kartoffeln, gegart	1,2
100 g Teigwaren, gegart	2,2
100 g Reis, gegart	1,7

Tab. 16.7: Beispiele für BE-Werte ausgewählter Nahrungsmittel

TIPP Verabreicht die Pflegeassistentin die Nahrung, so berichtet sie der Pflegefachkraft anschließend, welche Menge von welcher Speise der Patient tatsächlich gegessen hat. Die Pflegefachkraft kann auf diese Weise entscheiden, ob der Pflegebedürftige noch weitere Kohlenhydrate benötigt oder ggf. die Insulingabe geändert werden muss.

Ein insulinpflichtiger Diabetiker, der nach der intensivierten Insulintherapie (S. 429) behandelt wird, ist recht frei in der Gestaltung seiner Mahlzeiten. Liegt hingegen ein **Diabetes mellitus Typ II** vor, ist die **Ernährung** wesentlicher Bestandteil der Therapie. Daher sollten folgende **Grundsätze** beachtet werden:
- Starkes Übergewicht sollte möglichst abgebaut und das Gewicht gehalten werden.
- Ballaststoffe sind günstig, sie verzögern die Aufnahme von Kohlenhydraten aus dem Darm ins Blut.
- Bei einigen Gemüsesorten, z. B. Gurken, sind Portionen bis zu 200 g ohne Anrechnung auf die Kohlenhydratmenge erlaubt.
- Glukose (Traubenzucker) und Saccharose (Haushaltszucker) sollten gemieden werden, denn sie lassen den Blutzuckerspiegel zu rasch ansteigen. Zuckermengen bis zu drei Teelöffel (10 g) am Tag sind erlaubt, wenn sie zusammen mit ballaststoffreichen Nahrungsmitteln wie Müsli verzehrt werden.

Für alle Diabetiker gilt zudem:
- Alkohol fördert eine Unterzuckerung und sollte daher nur zu besonderen Anlässen und in kleinen Mengen getrunken werden. Geeignet sind trockene Weine.
- Gerade bei alten Menschen kann der Genuss beim Essen mehr im Vordergrund stehen als die Angst vor Langzeitfolgen, die der Mensch vermutlich nicht mehr erleben würde.
- Geregelte Mahlzeiten helfen, den Blutzucker stabil zu halten.
- Auch gesunde Naschereien, z. B. Obst, können den Blutzuckerspiegel nach oben treiben.
- Kohlenhydrathaltige Getränke machen nicht unbedingt satt, steigern aber trotzdem den Blutzuckerspiegel.

Fußpflege

Eine Folge des Diabetes sind Wundheilungs- und Durchblutungsstörungen. Daher ist eine sorgfältige **Fußpflege** besonders wichtig. Im Bedarfsfall verordnet der Arzt eine Fußpflege beim Podologen (medizinischer Fußpfleger). Abb. 16.31 zeigt pflegerische Schwerpunkte bei der Fußpflege, weitere Maßnahmen sind:
- Innenflächen der Schuhe regelmäßig auf Beschädigungen, die Druck ausüben könnten, kontrollieren; vor jedem Anziehen auf kleine Steinchen oder ähnliche Fremdkörper in den Schuhen achten.
- Füße warm halten, bei kalten Füßen warme Bettsocken anziehen.
- Strümpfe täglich wechseln, auf gute Passform, Faltenfreiheit und nicht zu enges Bündchen achten.
- Keine gestopften Strümpfe nutzen.
- Strümpfe mit Zehen- und Fersenpolster schützen den Fuß zusätzlich vor Druckeinwirkung.
- Füße täglich mit handwarmem Wasser und bei Bedarf Syndet (S. 359) waschen, besonders auf Zehenzwischenräume achten; Fußbäder für maximal fünf Minuten mit 37 °C warmem Wasser durchführen.
- Fußhaut mit rückfettender, alkoholfreier Lotion eincremen; Fettsalben nur sparsam einsetzen, um eine feuchte Kammer zu vermeiden.
- Nägel mit Nagelfeile gerade feilen, damit sie nicht einwachsen; Scheren oder andere Instrumente wegen Verletzungsgefahr nicht verwenden.
- Gezielte Bewegung: Füße durch Ausschütteln lockern, abwechselnd kräftig bis zu den Zehen durchbewegen, z. B. indem der Patient die Fußsohlen über einen Ball abrollt oder mit den Zehen Tücher aufnimmt.

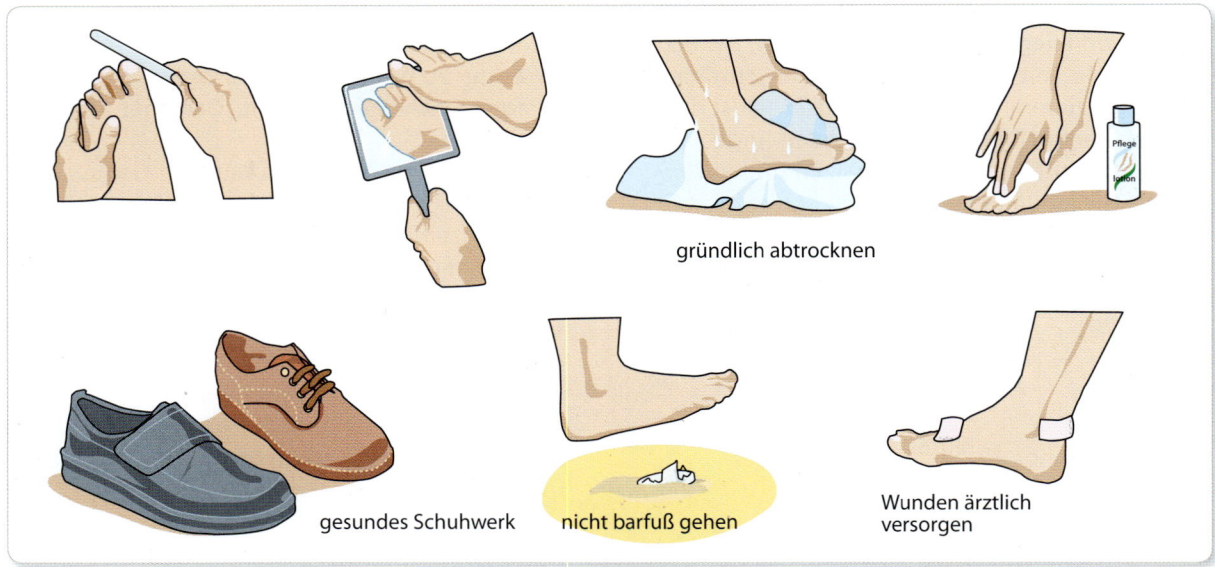

Abb. 16.31: Grundregeln der Fußpflege bei Diabetes

16.4 Anker zum Kapitel

- Die Pflege der Mundhöhle mit entsprechender Zahn- und Zungenpflege ist die grundlegende Voraussetzung für eine gesunde Ernährung.
- Langsames und gutes Kauen der Nahrung erleichtert die spätere Verdauung.
- Bewegung beeinflusst die Verdauung und den Stoffwechsel positiv.
- Ohne ausreichende Ernährung ist der Mensch in seiner Aktivität eingeschränkt und bei einer ausgeprägten Mangelernährung nicht mehr lebensfähig.
- Täglich produziert der Magen etwa 2 l Magensaft.
- Das Sicherstellen einer ausreichenden Ernährung ist eine wesentliche pflegerische Aufgabe.
- Erbrechen bedeutet erhöhte Aspirationsgefahr und belastet den Kreislauf.
- Starke Bauchschmerzen sind immer ärztlich abzuklären.
- Bei Pflegebedürftigen mit Diabetes ist der Blutzuckerspiegel regelmäßig zu prüfen, um eine Hyper- oder Hypoglykämie zu vermeiden und die Nahrung sowie die Insulinzufuhr an den Blutzucker anzupassen.

16.5 Wissen festigen und vertiefen

1. Nennen Sie die Verdauungsorgane in ihrer Reihenfolge von der Nahrungsaufnahme bis zur Ausscheidung. (➔ 16.1)
2. Erklären Sie den pH-Wert. (➔ 16.1.3)
3. Beschreiben Sie den Unterschied zwischen endokrinen und exokrinen Drüsen. (➔ 16.1.6)
4. Beschreiben Sie, welche Gefahr bei einer Schluckstörung besteht. (➔ 16.2.1)
5. Nennen Sie Auswirkungen eines verminderten Appetits und eines verminderten Durstgefühls. (➔ 16.2.2)
6. Nennen Sie sechs Punkte für die Stuhlbeobachtung. (➔ 16.2.5)
7. Erklären Sie den Verbandwechsel einer perkutanen Sonde. (➔ 16.3.2)
8. Nennen Sie Gründe, wann Abführmaßnahmen nicht durchgeführt werden dürfen. (➔ 16.3.3)
9. Erklären Sie das Vorgehen beim Zuschneiden der Stomaplatte. (➔ 16.3.5)
10. Nennen Sie Gründe, warum bei Erkrankungen der Mundhöhle keine Breikost eingesetzt werden sollte. (➔ 16.3.6)
11. Erläutern Sie, wie Magen-Darm-Infekte bei Diabetikern den Blutzuckerspiegel beeinflussen können und was zu tun ist. (➔ 16.3.11)
12. Erklären Sie, was bei einer unklaren Bewusstseinstrübung eines Diabetikers zu tun ist, wenn keine Möglichkeit besteht, den Blutzucker zu messen. (➔ 16.3.11)

17 Niere, Harnsystem und Geschlechtsorgane

Aufgaben

Nieren
- produzieren Harn
- scheiden Stoffwechselprodukte und Fremdstoffe aus
- regulieren den Wasser- und Elektrolythaushalt
- regulieren den Säuren-Basenhaushalt
- regulieren den Blutdruck

Harnpflichtige Substanzen:
- Harnstoff
- Harnsäure
- Kreatinin

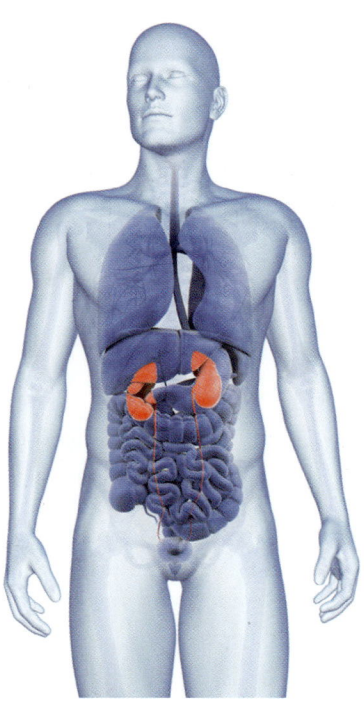

Steuerung und Einfluss

Urinausscheidung
(= Miktion) unterliegt unwillkürlichen und willkürlichen Körperfunktionen:
- Dehnungsrezeptoren in der Blase informieren Nervenzentrum über Füllungszustand
- willkürliche Steuerung des äußeren Schließmuskels der Harnblase verhindert ungewollte Ausscheidung

Pflegeassistenten

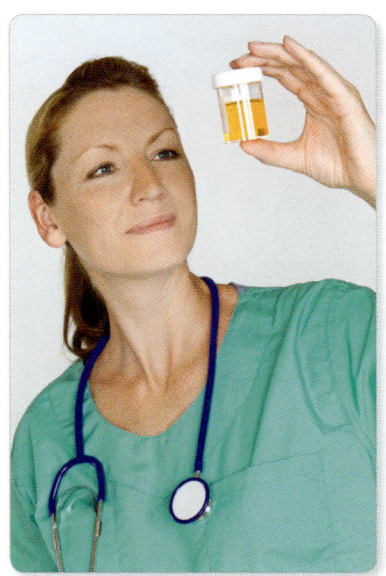

… beobachten
- Durstgefühl
- Flüssigkeitsaufnahme
- Urin: Menge, Farbe, Inhaltsstoffe, Geruch
- Urinausscheidung: Veränderungen der Harnentleerung

… wirken mit bei der Pflege bei
- Dehydratation und Exsikkose
- Überwässerung
- Harnableitung über Blasenkatheter
- Harnwegsinfektionen
- Niereninsuffizienz
- Nierensteinleiden
- Vergrößerung der Prostata

… unterstützen bei
- Miktion, z. B. bei Bewegungseinschränkung
- Harninkontinenz
- Harnverhalten

Niere, Harnsystem und Geschlechtsorgane

„Jeder vierte Deutsche trinkt zu wenig. Doch wer im Sommer das Trinken vernachlässigt, der riskiert seine Gesundheit: Schwindel, Herzrhythmusstörungen und Kreislaufkollaps sind ernste Bedrohungen. (…) Auch wenn der Mensch an sich ganz und gar nicht von durchscheinender Gestalt ist, so besteht der Körper dennoch zu 70 Prozent aus Wasser. Wasser ist nach Informationen des Verbands für Ernährung und Diätetik Lösungs- und Kühlmittel für den Organismus. Lebenswichtige Organe wie Herz und Lunge bestehen sogar zu 80 Prozent daraus, das Gehirn zu 75 Prozent. Fast von selbst erklärt es sich da, dass der Organismus nur richtig funktionieren kann, wenn er mit einer ausreichenden Menge an Wasser versorgt wird." [1]

Aufgaben

Beobachten Sie einen Tag lang, wie viel Flüssigkeit in Form von Getränken Sie zu sich nehmen.

Einige Lebensmittel sind stark wasserhaltig. Überlegen Sie, welche Lebensmittel oder Speisen sehr viel Wasser enthalten.

Überlegen Sie, in welchen Situationen Sie besonders viel Durst hatten. Wie hat sich Ihr Körper dabei angefühlt?

17.1 Aufbau und Funktion der Harnorgane

Die **Harnorgane** (Abb. 17.1) stellen den Urin her und leiten ihn bis zur Ausscheidung weiter. Unterschieden werden Harn produzierende und Harn leitende Organe:
- **Nieren** (griech. nephros): harnproduzierende Organe
- **Harnwege:** harnleitende Organe
  - Nierenbecken
  - Harnleiter (Ureter)
  - Harnblase
  - Harnröhre (Urethra)

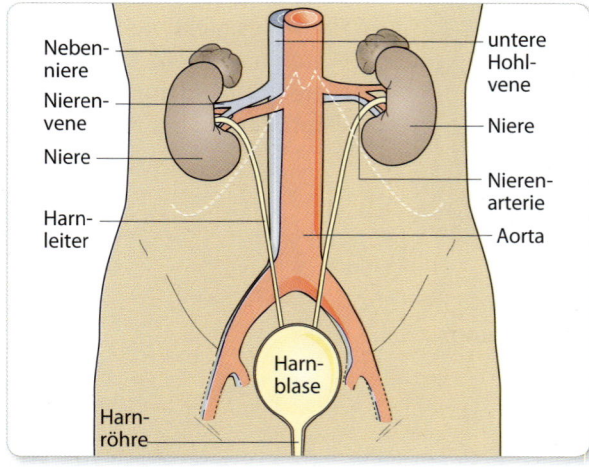

Abb. 17.1: Harnsystem

In enger räumlicher Nähe zur Harnröhre liegen die Geschlechtsorgane. Bei der Pflege und Beobachtung des Intimbereichs spielen beide eine Rolle.

17.1.1 Aufbau und Funktion der Nieren

Die Nieren sind lebenswichtige Organe. Fallen sie aus, kann der Mensch ohne medizinische Hilfe nur etwa 24–36 Stunden überleben.

Aufbau

Die beiden Nieren sind bohnenförmig, von bräunlichroter Farbe und je ca. 160 g schwer. Sie liegen rechts und links der Wirbelsäule und sind etwa zur Hälfte von den Rippen bedeckt. Die rechte Niere steht etwas tiefer, da sie unter der Leber liegt.

Jede Niere ist von einer bindegewebigen Hülle umgeben, deren Rückseite mit der Rumpfwand verwachsen ist. Innerhalb der Hülle schützt ein **Fettpolster** die Niere.

Die Vorderfläche der Niere liegt dem Peritoneum (Bauchfell) an. Bei einer Operation sind die Nieren somit von hinten erreichbar, ohne dass die Bauchhöhle geöffnet werden muss. An der zur Wirbelsäule hin gelegenen Nierenseite treten Arterien und Nerven in die Niere ein (Abb. 17.2). Die Arterien kommen direkt von der Aorta. Die Venen, die direkt zur unteren Hohlvene führen, und der Harnleiter verlassen an dieser Stelle das Organ.

Aufbau und Funktion der Harnorgane

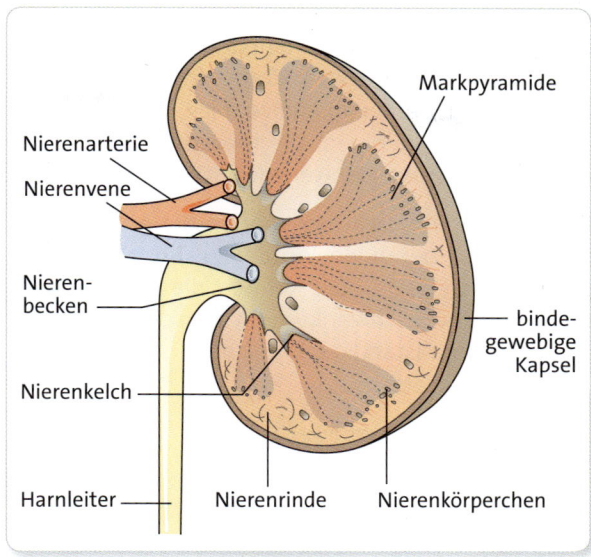

Abb. 17.2: Aufbau der Niere (Längsschnitt)

Würde man eine Niere aufschneiden, sähe man zwei Schichten,
- die **Nierenrinde** und das
- pyramidenförmige **Nierenmark**.

Die Spitzen des Nierenmarks enden in den **Nierenkelchen,** die den Urin auffangen. Sie verbinden sich zum **Nierenbecken** hin, das in den Harnleiter übergeht.

Das trichterförmige Nierenbecken ist mit speziellem Epithelgewebe ausgekleidet und hat eine Wand aus Bindegewebe und glatter Muskulatur. Die Muskeln können sich bei Störungen schmerzhaft verkrampfen, man spricht von **Nierenkolik**.

Auf den Nieren sitzen die **Nebennieren**. Auch wenn es sich so anhört, so haben diese hormonproduzierenden Drüsen nichts mit der Funktion der Nieren zu tun.

Funktion

Die Hauptfunktion der Nieren besteht darin, Urin zu bilden und mit diesem **Stoffwechselendprodukte** und **Fremdstoffe** wie abgebaute Medikamente auszuscheiden. Stoffe, die der Körper nicht verwerten kann und die über die Nieren ausgeschieden werden, heißen **harnpflichtige Substanzen**. Die wichtigsten davon sind Harnstoff, Harnsäure und Kreatinin.

Weitere Aufgaben der Nieren sind:
- Abbauprodukte, z. B. von Medikamenten, entsorgen
- Wasser- und Elektrolythaushalt regulieren
- Säuren- und Basenhaushalt regulieren über die Ausscheidung oder Zurückhaltung von sauren oder basischen Stoffen
- Erythrozytenbildung anregen über die Ausschüttung des Hormons Erythropoetin
- Blutdruck regulieren über das Enzym **Renin:**
  - Gefäßweit- und Engstellung
  - Regulation des Durstgefühls und der Urinmenge
- am Kalziumstoffwechsel mitarbeiten
- am Knochenstoffwechsel mitarbeiten durch die Ausschüttung von Vitamin D

MERKE Der Vorgang der Harnbildung heißt **Diurese**.

Das Nephron

Die Arbeitseinheit, die die oben beschriebenen Aufgaben der Niere bewerkstelligt, ist das **Nephron**. Jede Niere hat 1,2 Mio. Nephrone.

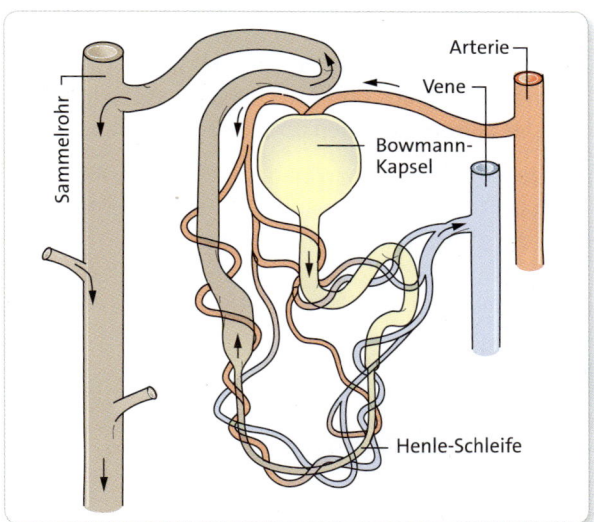

Abb. 17.3: Aufbau eines Nephrons

Jedes Nephron besteht aus:
- **Nierenkörperchen:** Hierzu gehört jeweils ein Kapillarknäuel, das den Nierenarterien entspringt. Es wird **Glomerulum** genannt und ist umgeben von der **Bowman-Kapsel** (Abb. 17.4). Die Nierenkörperchen bilden durch Filtration pro Tag ca. 180 l **Primärharn**. Dabei durchläuft das gesamte Blutplasma die Nieren etwa 60-mal pro Tag. Große Moleküle wie Eiweiße und Zellen wie die Erythrozyten passen nicht durch die Filteröffnungen und finden sich daher weder im Primärharn noch im Urin, der auch **Sekundärharn** genannt wird.

- **Nierenkanälchen** schließen sich an die Bowman-Kapsel an und konzentrieren den Primärharn zum Sekundärharn, der später als Urin ausgeschieden wird. Die Nierenkanälchen werden in drei Abschnitte eingeteilt:
  - proximaler Teil
  - intermediärer Teil, auch **Henle-Schleife** genannt
  - distaler **Tubulus**

Alle Nierenkanälchen münden schließlich in **Sammelrohre,** die sich zum Nierenbecken vereinigen.

Dort, wo die Kapillaren die Bowman-Kapsel verlassen, sammeln sie sich zu einer Arteriole. Diese umspannen die Nierenkanälchen. Durch folgende Prozesse sorgen sie dafür, dass der Sekundärharn gebildet wird (Abb. 17.5):

- **Resorption** (Rückgewinnung): Wasser, Salze und Nährstoffe, die der Körper aus dem Primärharn noch benötigt, werden von den Arteriolen aus den Nierenkanälchen aufgenommen. Dadurch gelangen die Stoffe zurück ins Blut.
- **Sekretion** (Absonderung): Stoffe, die noch nicht ausreichend durch die Filtration im Glomerulum in den Harn gelangt sind, z. B. saure Stoffe, Giftstoffe, können noch aus den Arteriolen zur Ausscheidung in die Nierenkanälchen abgegeben werden.

Durch die Sekundärharnbildung wird aus 180 l Primärharn eine Menge von ca. 1,5–2 l konzentriertem Urin, der ausgeschieden werden kann.

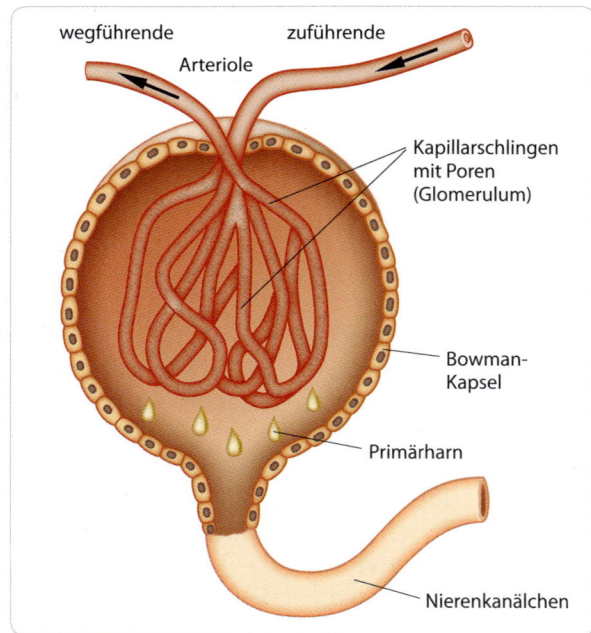

Abb. 17.4: Aufbau eines Nierenkörperchens: Hier wird das Blut gefiltert und gereinigt.

Die Arteriolen versorgen gleichzeitig das Nierengewebe mit Sauerstoff und Nährstoffen und transportieren Kohlendioxid sowie Stoffwechselprodukte ab. Die Arteriolen gehen über in Venolen, die sich zu den Nierenvenen vereinigen. Die **Nierenvenen** münden direkt in die untere Hohlvene (S. 281).

Die Nephrone der Nieren können die großen Blutmengen nur bei einem optimalen **Blutdruck** richtig verarbeiten. Deshalb können die Nieren systolische Blutdruckschwankungen zwischen 180 und 70 mmHg eigenständig ausgleichen.

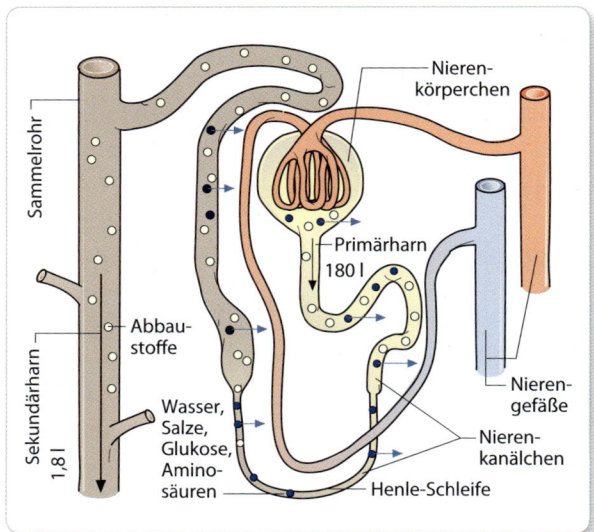

Abb. 17.5: Filtration und Rückgewinnung von Stoffen in der Niere

Unterdrücken Medikamente die Rückgewinnung von Salz und Wasser, steigt die Wasserausscheidung an. Harntreibende Medikamente werden **Diuretika** genannt.

17.1.2 Aufbau und Funktion der Harnwege

Zu den **Harnwegen** zählen alle Strukturen, die den Urin sammeln, halten und aus dem Körper ausscheiden. Überwiegend handelt es sich dabei um muskuläre Hohlorgane, die mit einem für den Transport von Urin geeigneten Epithel (S. 634), sogenanntem Urothel, ausgekleidet sind. Zu den Harnwegen zählen, von der Niere beginnend:

- **Nierenkelche,** die an den Nierenpapillen beginnen und in das **Nierenbecken** münden. Hier laufen die Sammelrohre der Niere zusammen.
- Das Nierenbecken leitet den Urin in den ca. 30 cm langen **Harnleiter.** Indem sich dieser rhythmisch

zusammenzieht, wird der Urin zur **Harnblase** geleitet.
- Die beiden Harnleiter der Nieren münden in die **Blase.** Durch eine Art Klappe wird dabei im Normalfall verhindert, dass Urin zurück in den Harnleiter fließt.
- In der Blase, einem dickwandigen Hohlmuskel, wird der Urin gesammelt und gespeichert. Beim Mann liegt die Blase zwischen Schambein und Rektum, bei der Frau zwischen Schambein und **Uterus** (Gebärmutter).

> **ACHTUNG** **Nierensteine** können in bestimmten Engstellen des Harnleiters hängen bleiben und starke Schmerzen verursachen.

Das maximale Füllvolumen der Blase eines Erwachsenen beträgt ca. 1500 ml. Der **Harndrang** beginnt bei ca. 300–500 ml.

Der **innere Schließmuskel** besteht aus einer Muskelschicht, die die Harnröhre spiralig umschließt. Er ist nicht willkürlich steuerbar, sondern öffnet sich, wenn der Füllungszustand der Blase hoch genug ist. Der **äußere Schließmuskel** gehört zum **Beckenboden**, er besteht aus zirkulär verlaufenden Muskeln und muss beim kontinenten Menschen willkürlich betätigt werden.

Nach der Entleerung der Harnblase gelangt der Urin in die **Harnröhre**, die die Harnblase mit dem Äußeren des Körpers verbindet.

Weibliche Harnröhre

Die **weibliche Harnröhre** ist bis zu 5 cm lang und verläuft zwischen Schambein und der vorderen Scheidenwand (Abb. 17.6). Sie mündet schlitz- oder sternförmig 2–3 cm unterhalb der Spitze der Klitoris (Kitzler). Da die Harnröhre der Frau besonders kurz ist und in ein mit Bakterien besiedeltes Gebiet mündet, erkranken Frauen häufiger an einer **Blasenentzündung** (Zystitis) als Männer.

Männliche Harnröhre

Die **männliche Harnröhre** verläuft zunächst 3–3,5 cm mitten durch die **Prostata** (Vorsteherdrüse, Abb. 17.7). Hier münden die beiden **Samenleiter** sowie die **Drüsenausgänge der Samenbläschen** und der Prostata in die Harnröhre. Ab dieser Stelle ist die Harnröhre zugleich Samenleiter. Nachdem die Harnröhre die Prostata durchlaufen hat, tritt sie durch den Beckenboden hindurch. Dessen willkürliche Muskulatur bildet den äußeren Schließmuskel.

Die Harnröhre verläuft zwischen Schambein und Rektum, bis sie in den Penis eintritt. Auf ca. 15 cm Länge durchläuft sie die **Penisschwellkörper** und mündet in die Eichel.

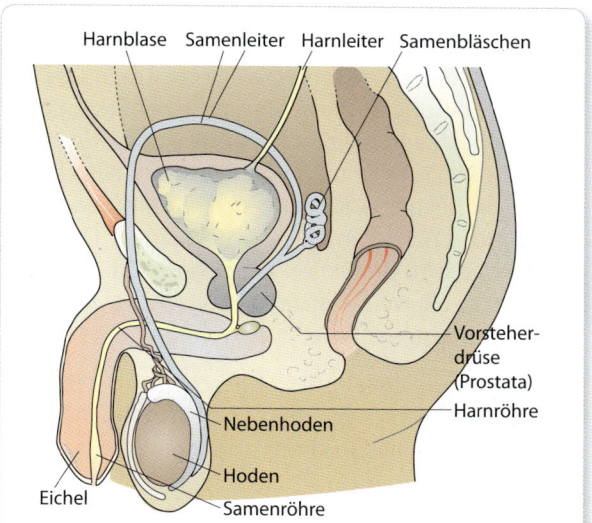

Abb. 17.7: Männliche Harnröhre und Geschlechtsorgane

17.1.3 Urinausscheidung (Miktion)

Nachdem der Urin die Blase erreicht hat, kann diese ab einer ausreichenden Füllung entleert werden. Der Vorgang der **Urinausscheidung** heißt **Miktion**.

Die Urinausscheidung ist ein Vorgang, bei dem unwillkürliche und willkürliche Körperfunktionen ineinandergreifen. Der erste Harndrang entsteht ab

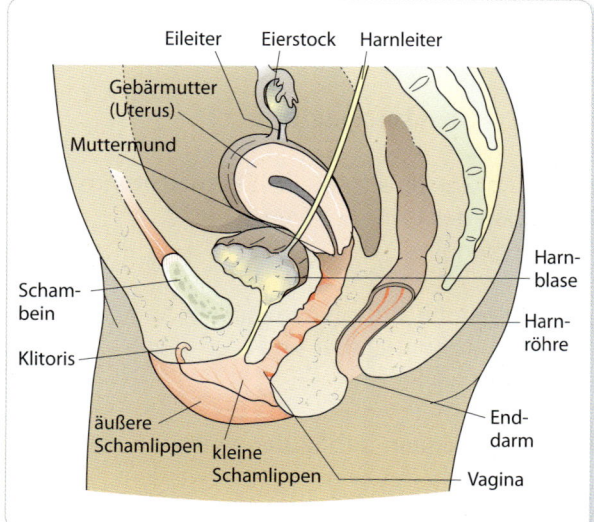

Abb. 17.6: Weibliche Harnröhre und Geschlechtsorgane

Niere, Harnsystem und Geschlechtsorgane

einem Füllungsvolumen von 150–250 ml. Der maximale Harndrang wird bei 300–500 ml ausgelöst. **Dehnungsrezeptoren** in der Blasenwand leiten den Füllungszustand der Harnblase als „Füllungsdruck" an die verschiedenen Miktionszentren im Rückenmark und Gehirn weiter. Der Reflex zur Harnblasenentleerung wird über das sakrale Miktionszentrum im Rückenmark ausgelöst. Damit dieser Reflex nicht unkontrolliert abläuft, helfen spezielle Regionen im Gehirn (die Brücke und spezielle Gebiete im Frontalhirn) bei der Kontrolle der Blasenentleerung. Dadurch kann die Blasenentleerung willentlich gesteuert werden.

Den **äußeren Schließmuskel** kann der Mensch ab einem gewissen Entwicklungsalter (2. bis 4. Lebensjahr) willkürlich steuern. Er kann also die Miktion bewusst einleiten oder unterdrücken. Hat die Miktion einmal begonnen, wird sie unwillkürlich fortgesetzt.

Die Entleerung der Harnblase dauert im Mittel 20–30 Sekunden. Verlängert sich die Miktionsdauer, ist entweder die Blasenmotorik gestört oder der Ausflusswiderstand ist durch psychischen Stress oder Erkrankungen, z. B. vergrößerte Prostata, erhöht.

Die Miktion kann unterstützt werden, indem das Zwerchfell sowie die Bauch- und Beckenmuskeln angespannt werden. Normalerweise entleert sich die Blase vollständig. Ist dies aufgrund einer Erkrankung nicht möglich und bleibt nach der Miktion Urin in der Blase zurück, spricht man von **Restharn.** Nimmt die Menge an Restharn zu, kann sich Urin in den Harnleiter und das Nierenbecken rückstauen. Das Nierengewebe wird durch den Druck geschädigt und es kommt zur Niereninsuffizienz (S. 455). Man spricht von einer **Stauungsniere.**

Ist der äußere Schließmuskel geschwächt, z. B. nach einer Schwangerschaft, kann es bei Druckerhöhung im Bauch zu unwillkürlichem Urinabgang kommen.

Veränderungen im Alter

Bei fast allen alten Menschen ist die Nierenfunktion eingeschränkt. Dies bedeutet, dass weniger harnpflichtige Substanzen und Abbauprodukte von Medikamenten ausgeschieden werden können. Daher ist die Dosis von bestimmten Medikamenten auf die Nierenleistung im Alter anzupassen.

Viele ältere Menschen haben zudem ein **reduziertes Durstgefühl** und Trinkbedürfnis, da die Empfindlichkeit des Durstzentrums mit dem Alter abnimmt. Auch dies wirkt sich auf die Nierenleistung aus.

17.2 Psychosoziale Aspekte von Urinausscheidung und Geschlechtsorganen

Die **Kontrolle über eigene Körperfunktionen** zu erlernen, gehört zu den wichtigen Leistungen der persönlichen Entwicklung. Entsteht hingegen ein Kontrollverlust über eine wichtige Körperfunktion, kann dies zu psychischen Problemen führen, die zunächst verarbeitet werden müssen.

Die **Harninkontinenz** wird, da Körpergerüche als Zeichen ungenügender Pflege gelten, oft tabuisiert. Betroffene fühlen sich sozial ausgegrenzt und entwickeln ein Gefühl der Scham, das sie dazu bringt, ihr Problem möglichst geheim zu halten. Nicht selten verhindert dies eine rechtzeitige Behandlung und führt zu einer hohen Dunkelziffer an Betroffenen.

Da die Ausscheidungs- und Geschlechtsorgane auch eine sexuelle Funktion haben, beeinträchtigt eine Funktionsstörung der Ausscheidung unweigerlich auch die sexuelle Funktion. Damit entstehen Hemmungen, die sich unter Umständen auch auf das **Selbstwertgefühl** auswirken.

17.2.1 Beobachten und beurteilen

Der Urin kann wichtige Informationen geben über die Urinproduktion in den Nieren, die Miktion, die Urinqualität, den Wasserhaushalt des Körpers, aber auch die Funktion verschiedener Organe. Ziel der **Urinbeobachtung** ist, Veränderungen frühzeitig zu erkennen, damit bei Bedarf diagnostische, therapeutische und pflegerische Maßnahmen eingeleitet und Komplikationen verhindert werden können.

17.2.2 Urin beobachten

> **MERKE** Zu den allgemeinen **Beobachtungskriterien des Urins** gehören:
> - Urinmenge
> - Farbe
> - Inhaltsstoffe, die mit dem bloßen Auge oder nur im Labor sichtbar sind
> - Geruch

Zusätzlich können der **Säuregehalt** und das **spezifische Gewicht** des Urins ermittelt werden.

Urinmenge

Ein Erwachsener scheidet täglich ca. 1,5 l Urin aus. Die genaue **Urinmenge** innerhalb von 24 Stunden hängt von verschiedenen Faktoren ab:
- **innere Faktoren,** z. B. Herzleistung, Blutvolumen, Salzkonzentration, Alter, Geschlecht
- **äußere Faktoren,** z. B. körperliche Aktivität, Trinkmenge

Die Mengenangabe bezieht sich auf die Körperoberfläche. Für eine veränderte Urinmenge werden folgende Begriffe verwandt:
- **Oligurie:** 100–500 ml Urin pro Tag (weniger als 200 ml pro m² Körperoberfläche), z. B. bei Flüssigkeitsmangel, Nierenversagen oder Harnabflussbehinderungen
- **Anurie:** weniger als 100 ml Urin pro m² Körperoberfläche pro Tag, z. B. bei Kreislaufschock oder akutem/chronischem Nierenversagen
- **Polyurie:** vermehrte Urinausscheidung von deutlich mehr als 1 500 ml pro m² Körperfläche. Bei 2 m² (normaler erwachsener Mensch) sind das mehr als 3 000 ml, z. B. bei Diabetes mellitus, Überdosierung von Diuretika oder in der Erholungsphase nach akutem Nierenversagen

> **MERKE** Die Pflegenden dokumentieren Abweichungen in der Urinmenge sowie deren Farbe und melden sie dem Arzt.

Bei gefährdeten Patienten mit unklarer Trink- und Urinmenge führen die Pflegenden ein **Trink- und Miktionsprotokoll** (S. 444).

Auf Kinder sind die oben genannten Begriffe nicht uneingeschränkt übertragbar, denn ihre normale Urinproduktion ist geringer als bei Erwachsenen.

Farbe und Inhaltsstoffe

Der gesunde Urin ist hellgelb bis bernsteinfarben. Er besteht zu 95 % aus Wasser, der Rest sind:
- Harnstoff
- Harnsäure
- Kreatinin
- gelöste Salze, z. B. Kochsalz, Kalksalze und Phosphate
- Säuren, z. B. Zitronen- und Oxalsäure
- Farbstoffe
- Hormone
- Reststoffe von Medikamenten
- wasserlösliche Vitamine

Hat ein Mensch zu wenig getrunken oder stark geschwitzt, sieht sein Urin eher dunkel aus. Zudem ist der Urin auch morgens dunkler, da die Flüssigkeitsaufnahme in der Nacht normalerweise gering ist. Trinkt ein Mensch sehr viel, wird der Urin heller, da die Nieren mehr Wasser im Sekundärharn belassen.

Zu den krankhaften Farbveränderungen des Urins zählen:
- **Hämaturie:** Es befinden sich Erythrozyten im Urin.
  - Eine Mikrohämaturie ist nur im Labor nachweisbar.
  - Eine Makrohämaturie ist mit bloßem Auge sichtbar, der Urin ist rot gefärbt.

> **ACHTUNG** Eine Rotfärbung kann auf Blut im Urin hinweisen. Diese Verfärbung können verschiedene Erkrankungen zugrunde liegen, z. B. eine Blasenentzündung oder Krebserkrankung, welche vom Arzt abgeklärt werden müssen. Auch bestimmte Lebensmittel, z. B. Rote Bete, können den Urin rötlich färben.

- **Fleischfarbener Urin** kann auf einen vermehrten Zerfall von Erythrozyten (Hämolyse) hinweisen.
- **Bräunlicher Urin** kann auf eine erkrankte Leber hindeuten.
- Bei einer **Trübung** mit Schlieren oder Flöckchen kann es sich um Eiweiße, Eiter oder Leukozyten handeln.

Geruch des Urins

Urin riecht normalerweise eher unauffällig, bei bestimmten Speisen, z. B. Spargel, kann er jedoch deren Geruch annehmen.

Ein **beißender Uringeruch** auf Toiletten entsteht, wenn Bakterien den Urin zersetzen und dabei **Ammoniak** entsteht. Ein ähnlicher Geruch kann bei Entzündungen der Harnwege entstehen. Zudem nehmen Patienten im Endstadium einer Niereninsuffizienz diesen Geruch an. Ein **fauliger Geruch** kann durch einen Tumor verursacht werden.

Urinuntersuchung

Genauer als eine allgemeine Beobachtung mit dem bloßen Auge ist eine **Urinuntersuchung** mit Teststreifen oder im Labor. Auch liefert sie zusätzliche Informationen über mögliche Erkrankungen.

Niere, Harnsystem und Geschlechtsorgane

Mittelstrahlurin

Unter einem **Mittelstrahlurin** versteht man eine Urinprobe, die aus dem laufenden Urinstrahl gewonnen wird. Vor der Blasenentleerung wird die Gegend um den Harnröhrenausgang gereinigt und getrocknet.
- Der erste Teil des Urinstrahls wird in die Toilette abgelassen.
- Dann wird, ohne Unterbrechung der Blasenentleerung, eine ausreichende Urinmenge mit einem sterilen Becher aufgefangen.
- Der restliche Urin wird verworfen.

Bei Frauen ist die Gewinnung eines Mittelstrahlurins aufgrund der anatomischen Verhältnisse schwieriger. Die Pflegeassistentin klärt vorab mit der Pflegefachkraft, ob die Vulva desinfiziert werden darf.

Alternativ kann ein sogenannter **Katheterurin** über einen Einmalblasenkatheter (S. 452) gewonnen werden. Diese Maßnahme führt ein Arzt oder eine Pflegefachkraft auf dessen Anordnung durch.

Umgang mit Teststreifen

Die **Urinuntersuchung mittels Teststreifen** kann direkt vor Ort ohne ein spezielles Labor durchgeführt werden. Der Teststreifen besteht aus Kunststoff, auf dem sich verschiedene **Testzonen** befinden.

Folgende Hinweise können als Richtlinie für den Umgang mit Teststreifen angesehen werden. Stets ist jedoch auch die Packungsbeilage der jeweiligen Teststreifen zu beachten.
- Schutzhandschuhe tragen.
- Teststreifen sind sofort nach Entnahme aus der Verpackung gebrauchsfertig.
- Teststreifen kurz in frischen Urin eintauchen und sofort wieder herausnehmen – eine lange Eintauchphase kann das Ergebnis verfälschen.
- Überschüssigen Urin abtupfen, dabei auf sauberen Tupfer achten.
- Das Ergebnis zeigt sich im direkten Farbvergleich der Testfelder mit der auf der Verpackung beigefügten Skala.
- Ergebnis dokumentieren und bei Auffälligkeiten Arzt informieren.
- Teststreifen nach der Untersuchung entsprechend dem Hygieneplan entsorgen.

Folgende Werte und Urinbestandteile können ermittelt werden:
- **pH-Wert:** Dieser ist ein Maß dafür, wie sauer oder basisch der Urin ist. Je niedriger der pH-Wert, desto saurer die Lösung (pH-Wert <7 = sauer). Der normale Urin ist leicht sauer.
- **Leukozyten:** Hinweis auf eine mögliche Harnwegsinfektion
- **Nitrit:** Hinweis auf einen möglichen Harnwegsinfekt mit nitritbildenden Bakterien
- **Urobilinogen:** Hinweis auf mögliche Lebererkrankung, Anämie
- **Protein:** Hinweis auf mögliche Nierenschädigung, aber nur, wenn kein Harnwegsinfekt vorliegt
- **Blut:** mögliche Schädigung der Nieren oder Harnwege
- **Dichte:** Aussage über das spezifische Gewicht
- **Ketone:** Hinweis auf mögliche Ketoazidose im Rahmen eines Diabetes mellitus (S. 425)
- **Glukose:** Hinweis auf mögliche Glukosurie im Rahmen eines Diabetes mellitus

Ein Urinstreifentest eignet sich gut für eine schnelle, erste Urinuntersuchung und kann einen Hinweis geben auf mögliche Erkrankungen. Um eine Diagnose zu bestätigen, sind jedoch weitergehende Untersuchungen notwendig, da ein Teststreifen keine präzisen Ergebnisse liefern kann. Hierzu ist eine Urinuntersuchung im Labor notwendig.

17.2.3 Urinausscheidung beobachten

Normalerweise kann die Harnblase beschwerdefrei entleert und der Harndrang bis zu einer gewissen Grenze unterdrückt werden. Die Harnentleerung kann jedoch auch Störungen aufweisen, denen verschiedene Ursachen zugrunde liegen:
- Erkrankungen des Gehirns und Rückenmarks, z. B. Schlaganfall, Demenz, Querschnittslähmung
- psychische Ursachen, psychosomatische Störungen, z. B. Reizblase
- Harnwegsinfektion
- Einengung der Harnröhre, z. B. durch eine Prostatavergrößerung
- Beckenbodenschwäche, z. B. bei Frauen nach einer Geburt

Je nach Ursachen kann es zu unterschiedlichen Symptomen (Krankheitszeichen) kommen.

Symptome einer auffälligen Urinausscheidung

Die folgenden Symptome können auf Erkrankungen der Harnorgane, der Herz-Kreislauf-Organe und des Bluts hinweisen. Die Pflegenden dokumentieren die Symptome und informieren den Arzt.

- **Nykturie:** vermehrte nächtliche Miktionen, z. B. bei Herzinsuffizienz, Blasenentzündung oder Nierenerkrankungen
- **Algurie:** brennende Schmerzen beim Wasserlassen
- **Harnverhalt:** Unfähigkeit, die gefüllte Harnblase zu entleeren
- **Pollakisurie:** Drang zu häufiger Harnentleerung, z. B. bei Blasenentzündung, Blasensteinen, Kältereiz oder Prostatavergrößerung
- **Dysurie:** erschwerte, tröpfchenweise und/oder schmerzhafte Miktion, z. B. bei Harnwegsinfekt oder Tumoren der unteren Harnwege
- **Restharnbildung:** unvollständige Entleerung der Harnblase, z. B. bei Prostatavergrößerung, Tumoren der Blase oder verengter Harnröhre
- **Harninkontinenz:** Unfähigkeit, Urin zu halten

Die Harninkontinenz ist keine Krankheit, sondern ein Symptom für Organveränderungen. Der Harninkontinenz kann vorgebeugt und sie kann therapiert werden, beides erfordert jedoch ein hohes Maß an Motivation. Der erste Schritt ist, das Problem vonseiten der Pflegenden vorsichtig anzusprechen.

Formen der Inkontinenz

Es werden verschiedene **Formen** der Harninkontinenz unterschieden. Um die jeweilige Form zu bestimmen, erfolgt eine eingehende urologische Untersuchung. Zudem hilft ein Miktionsprotokoll (S. 444), die konkrete Form der Inkontinenz festzulegen. Erst dann ist eine gezielte Behandlung der vorliegenden Störung möglich.

Die Betroffenen ziehen sich häufig aus ihrem Sozialleben zurück und entwickeln Strategien des Umgangs, die das Problem nicht lösen. Sie trinken wenig und gehen häufig zur Toilette. Dadurch verringert sich jedoch längerfristig das Fassungsvermögen der Blase, was zu noch häufigeren Toilettengängen führt. Zudem besteht die Gefahr einer Dehydratation (S. 444).

Stressinkontinenz

Auslöser der **Stressinkontinenz** ist erhöhter Druck im Bauchraum bei Husten, Niesen, Lachen oder dem Heben schwerer Lasten (Abb. 17.8). Die Speicherfunktion der Harnblase ist gestört.

Bei betroffenen **Frauen** sind meist die **Beckenbodenmuskeln** geschwächt. Auch Verletzungen des Beckenbodens im Zuge einer Geburt begünstigen eine Stressinkontinenz. In der Folge senken sich Uterus und Blase. Dadurch ändert die Harnröhre ihren nach unten gerichteten Verlauf, was die Funktion der Schließmuskeln weiter verschlechtert. Sinkt die Blase so weit ab, dass die Hinterwand unterhalb des Ausgangs der Harnröhre liegt, bildet sich **Restharn**.

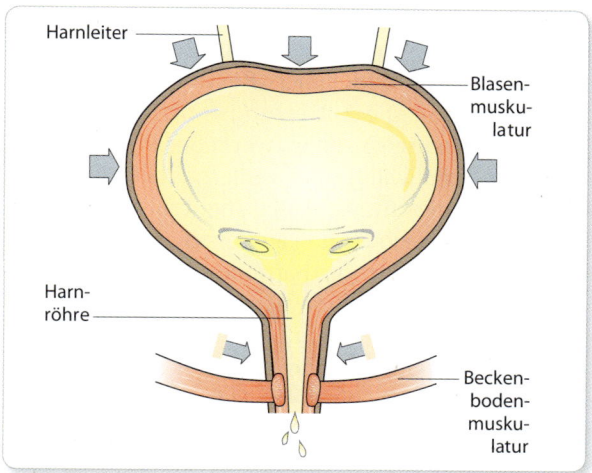

Abb. 17.8: Stressinkontinenz

Sind **Männer** betroffen, ist meist eine **vergrößerte Prostata** der Auslöser. Diese fängt einen Teil des Blasendrucks ab. Dadurch wird der äußere Schließmuskel weniger belastet und verliert an Kraft. Nach einer operativen Prostata-Verkleinerung erweist sich der äußere Schließmuskel als zu schwach, es kommt zur Inkontinenz.

Als Therapie kommt das **Beckenbodentraining** infrage. Der Arzt kann lokal anzuwendende **östrogenhaltige Salben** anordnen, die die Verschlussfunktion der Harnröhre fördern. Helfen diese Maßnahmen nicht, kann eine **Operation** in Betracht kommen.

Dranginkontinenz

Bei der **Dranginkontinenz** sind die nervalen Hemmungsmechanismen der Miktion gestört (Abb. 17.9). Der Blasenmuskel ist ständig angespannt. Mögliche **Ursachen** sind:
- Irritationen der Blasenwand, z. B. Harnwegsinfekte, Blasensteine oder Blasentumoren
- Lageveränderungen der Organe
- neurologische Erkrankungen, z. B. Multiple Sklerose, Morbus Parkinson oder Demenz
- Störungen der Nervenleitung bei Diabetes mellitus und Alkoholkrankheit
- psychische Faktoren

Als Therapie erfolgreich ist ein **Muskelentspannungstraining,** das mit anderen Entspannungstechniken, z. B. autogenem Training, verbunden wird. Daneben

Niere, Harnsystem und Geschlechtsorgane

kommen Medikamente, sogenannte Spasmolytika, zum Einsatz, die die Blasenmuskeln entspannen.

Inkontinenz bei chronischer Harnretention

Die **Inkontinenz bei chronischer Harnretention** beruht auf einer unvollständigen Leerung der Blase (Abb. 17.10). Es bildet sich **Restharn,** der in der Blase verbleibt. Die Entleerungsfunktion der Blase ist gestört und selbst dann, wenn der Pflegebedürftige nicht unfreiwillig Harn verliert, erhöht der Restharn das Risiko für eine Blasenentzündung. Auch eine vergrößerte Prostata kann die Blasenentleerung behindern und zur Restharnbildung führen. Langfristig überdehnt und schwächt der Restharn die Blasenmuskulatur. Die Dehnungsrezeptoren melden den Dehnungszustand der Blase nicht weiter und die Blase füllt sich, bis keine Dehnung der Blasenwand mehr möglich ist. Eine kleine Urinmenge entleert sich unbeabsichtigt, sodass der Druck in der Blase wieder abnimmt. Läuft neuer Urin aus der Niere nach, beginnt der Vorgang erneut. Es besteht die Gefahr, dass sich der Urin bis in die Niere zurückstaut.

Eine Inkontinenz bei chronischer Harnretention wird **operativ** behandelt, dabei wird die Prostata verkleinert oder die Harnröhre im Bereich der Prostata erweitert.

Mischinkontinenz

Bei der **Mischinkontinenz** sind sowohl ein verstärkter Harndrang als auch körperliche Belastung für den ungewollten Urinverlust verantwortlich.

Harnverhalt

> **DEFINITION** **Harnverhalt:** Trotz gefüllter Blase kann kein Wasser gelassen werden.

Ein Harnverhalt kann verschiedene **Ursachen** haben:
- Hauptursache bei Männern: vergrößerte Prostata
- Tumoren der Harnröhre oder Blase nahe der Mündung
- Bandscheibenvorfall
- nach größeren Operationen (postoperativer Harnverhalt)
- psychogene Ursachen, z. B. Schamgefühl oder Stress

> **MERKE** Ein Harnverhalt muss zügig erkannt und behandelt werden, da durch einen Rückstau des Urins die Nieren geschädigt werden können.

Symptome für einen Harnverhalt sind:
- schmerzhafte, tastbare und druckempfindliche Wölbung über dem Schambein
- Unruhe, besonders bei Patienten mit Aphasie oder Demenz

Maßnahmen bei Harnverhalt:
- Wünsche für ungestörte Harnentleerung klären
- Hand in lauwarmes Wasser eintauchen
- Wasser in Hörweite laufen lassen

Reichen die oben genannten Maßnahmen nicht aus, bespricht die Pflegeassistentin das weitere Vorgehen mit einer Pflegefachkraft. Zeigen psychische und physikalische Maßnahmen keinen Erfolg, entlastet der Arzt oder auf dessen Anordnung die Pflegefachkraft die Blase durch eine Einmalkatheterisierung.

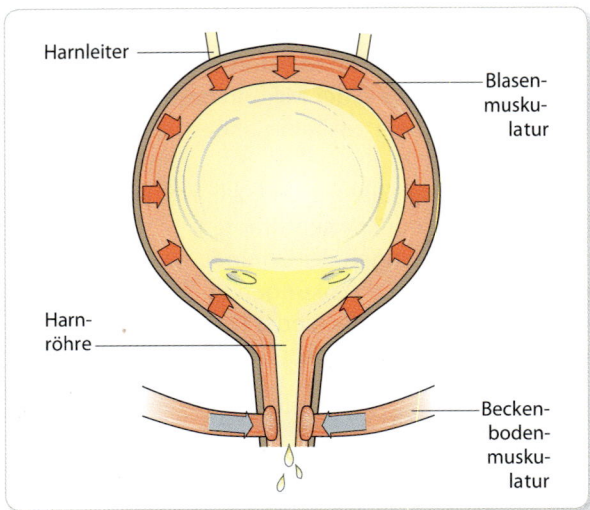

Abb. 17.9: Dranginkontinenz

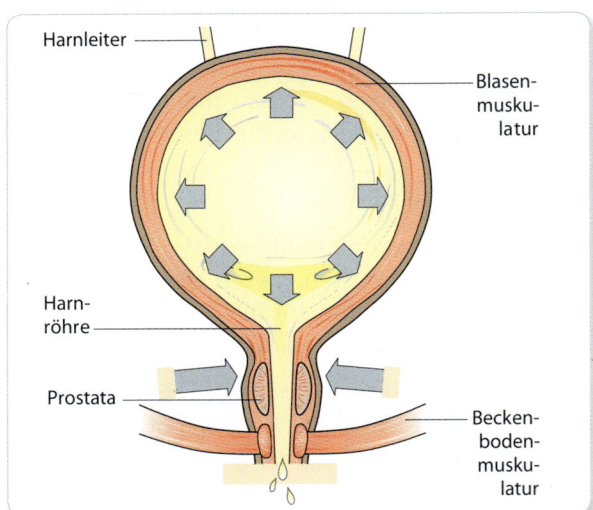

Abb. 17.10: Inkontinenz bei chronischer Harnretention

17.2.4 Flüssigkeitshaushalt beobachten

Durst

Verliert der Körper Wasser, z. B. durch Urinausscheidung, Erbrechen, Schwitzen, kommt es – ausgelöst durch Hormone und das Nervensystem – zum **Durstgefühl**.

Anzeichen für Durst sind:
- Gaumentrockenheit
- zähflüssiger Speichel bis zum Austrocknen der Mundschleimhaut mit Sprachschwierigkeiten
- beschleunigter Puls
- später: Reizbarkeit, Bewusstlosigkeit, im Extremfall bis zum Tod

Das Durstgefühl ist sehr unangenehm. Beruht es auf einer ärztlich angeordneten Flüssigkeitsbeschränkung, ist es Aufgabe der Pflegenden, das Durstgefühl durch eine sorgfältige Mundpflege zu lindern.

Flüssigkeitsbilanz berechnen (Bilanzierung)

> **ACHTUNG** Ein Erwachsener benötigt pro Tag 21–42 ml Flüssigkeit pro kg Körpergewicht. Das entspricht bei einem Menschen, der 75 kg wiegt, 1575–3150 ml Flüssigkeit.

Die **Flüssigkeitsbilanz** setzt die **Einfuhrmenge** (Flüssigkeitsaufnahme) mit der **Ausfuhrmenge** (Flüssigkeitsausscheidung) in Beziehung.

> **MERKE** Die Ausfuhrmenge wird von der Einfuhrmenge abgezogen. Bleibt ein positiver Wert (+) übrig, ist also mehr Flüssigkeit aufgenommen als ausgeschieden worden, spricht man von einer **positiven Bilanz**.
>
> Bleibt ein negativer Wert (–) übrig, ist also weniger Flüssigkeit aufgenommen worden als ausgeschieden wurde, spricht man von einer **negativen Bilanz**.
>
> Sind Einfuhr- und Ausfuhrmenge gleich hoch, spricht man von einer **ausgeglichenen Bilanz**. Je nach Situation kann eine positive, negative oder ausgeglichene Bilanz angestrebt werden.
>
> Beispiel: Gesamteinfuhr 2000 ml – Gesamtausfuhr 1600 ml = + 400 ml Bilanzergebnis

Durch die Flüssigkeitsbilanzierung können die Flüssigkeitsaufnahme und -abgabe kontrolliert und gesteuert werden, z. B. bei Patienten mit Herzinsuffizienz, Niereninsuffizienz, nach Operationen, bei Ödembildung oder starker Gastroenteritis (S. 411).

Material und Vorbereitung
- Protokollblatt anlegen, Stift bereitlegen
- Patient und ggf. Angehörige informieren, dass alle aufgenommenen Getränke mit Uhrzeit, Art und Menge zu dokumentieren sind
- für Trinkgefäße sorgen, die die Flüssigkeitsmenge anzeigen oder deren Fassungsvermögen bekannt ist

Durchführung

Datum, Uhrzeit und Menge dokumentieren von:
- Einfuhr: Getränkeart, Infusionslösung, Spüllösung, Sondenkost, sehr flüssigkeitsreiche Speisen, z. B. Brühe
- Ausfuhr: Urin, Wundsekrete in Drainagen, Rückfluss aus Ernährungssonden, Erbrechen und Durchfall, starkes Schwitzen

Mögliche **Fehlerquellen** bei der Flüssigkeitsbilanzierung sind:
- von anderen Personen nicht dokumentierte Getränke
- starkes Schwitzen, z. B. bei Fieber
- Wundsekrete und Blutverluste, die nicht genau messbar sind
- Mengen an dünnem bis wässrigem Stuhl und Erbrochenes, die nicht genau messbar sind
- Oxidationswasser (Verdunstungswasser), das nicht messbar ist
- Speisen mit hohem Flüssigkeitsgehalt, die nicht berücksichtigt werden
- mangelnde Mitarbeit des Patienten

Nachbereitung
- Bilanz berechnen und mit ärztlicher Anordnung vergleichen, ggf. Arzt informieren
- Patienten über Ergebnis und weiteres Vorgehen informieren.
- bei negativer Bilanz: Vitalzeichen messen; Hautturgor, Zustand der Schleimhäute und Urinfarbe prüfen
- bei positiver Bilanz: auf Störung der Atmung und Ödeme achten

Niere, Harnsystem und Geschlechtsorgane

ACHTUNG Aufgrund der Fehlerquellen kann eine Bilanz nur einen Trend darstellen und ist nicht als absolutes Ergebnis anzusehen.

Die regelmäßige, z. B. tägliche, Ermittlung des Körpergewichts gibt ebenfalls Hinweise auf Veränderungen des Wasserhaushalts. Veränderungen des Flüssigkeitshaushalts können zu gefährlichen Funktionsstörungen des Körpers führen.

Miktionsprotokoll

In einem **Miktionsprotokoll** werden alle Ereignisse, die im Zusammenhang mit der Blasenentleerung stehen, dokumentiert. Das Miktionsprotokoll wird z. B. eingesetzt, um eine Harninkontinenz abzuklären. Tab. 17.1 zeigt ein Miktionsprotokoll.

Dehydratation und Exsikkose

DEFINITION **Dehydratation** (Wasserentzug): Abnahme des Körperwassers durch eine erhöhte Abgabe von Flüssigkeit, z. B. gesteigerte Urinmenge, Diarrhö, Erbrechen, Schwitzen, bei gleichzeitig zu geringer Flüssigkeitsaufnahme.

Exsikkose: extreme Form der Dehydratation, durch die es zur Austrocknung des Körpers kommt.

Durch folgende **Faktoren** kann es zu einer Dehydratation bzw. Exsikkose kommen:
- unzureichende Flüssigkeitszufuhr, z. B. durch mangelndes Durstgefühl, Vergessen zu trinken, körperliche Schwäche, Schluckstörungen
- Fieber
- starkes Schwitzen, akute Diarrhö und/oder Erbrechen
- Verbrennungswunden
- Stoffwechselerkrankungen
- Störungen des Salzhaushalts (Elektrolythaushalt)
- ausschwemmende Medikamente
- schlecht eingestellter Diabetes mellitus

Da sich eine Dehydratation auf den gesamten Körper auswirkt, sind die Symptome entsprechend vielfältig:
- Müdigkeit, Schwäche, Konzentrationsprobleme
- verändertes Durstgefühl
- Verwirrtheit, Halluzination, Teilnahmslosigkeit, Desorientierung
- nachlassende Toilettengänge
- trockene Schleimhäute, insbesondere des Mundes, trockene Zunge
- reduzierter Hautturgor
- Übelkeit, Erbrechen
- Oligurie
- trockene, rote und brennende Augen
- dunkler Urin, Obstipation
- Tachykardie, Hypotonie

KOMPLIKATIONEN Durch eine Dehydratation bzw. Exsikkose kann es zum Volumenmangelschock, zu Bewusstseinsstörungen und zerebralen Krampfanfällen kommen.

Ältere Menschen und Säuglinge sind besonders gefährdet, eine Dehydratation zu entwickeln.

Zur Therapie der Dehydratation wird die Grunderkrankung behandelt. Gegebenenfalls erfolgt nach ärztlicher Anordnung eine intravenöse Flüssigkeitszufuhr. Um eine Dehydratation zu vermeiden, ist eine **Dehydratationsprophylax**e sinnvoll. Hierzu gehören folgende Maßnahmen:
- Risikofaktoren und Ursache ermitteln
- auf ausreichende Trinkmenge achten
- Wünsche des Pflegebedürftigen zu Getränken und Hilfebedarf klären
- Einfuhrprotokoll führen
- in regelmäßigen Abständen zum Trinken motivieren
  - Trinkpausen einlegen
  - Trinkrituale einführen
  - kleine Mengen auf den Tag verteilen, auf große Flaschen verzichten
- passendes Trinkgefäß verwenden

Datum	Uhrzeit	Trinkmenge (ml) und Art des Getränks	Urinmenge (ml)	Harndrang		Schmerzen		Unfreiwilliger Harnabgang Grad I, II, III	Besonderheiten, z. B. Situation
				ja	nein	ja	nein		
3.12.2014	8.30	300 Wasser			X		X		
	9.10				X		X		
	9.20			X			X		
	9.25		150	X		X		Grad I	Husten

I = wenige Tropfen; II = gering (feuchte Unterhose); III = erheblich (Kleiderwechsel erforderlich)
Tab. 17.1: Ausschnitt aus einem Miktionsprotokoll

> **MERKE** Der Körper benötigt ausreichend Wasser, um den arteriellen Blutdruck aufrechtzuerhalten und z. B. Nährstoffe, Sauerstoff und Wärme in die Zellen zu transportieren. All diese Funktionen sind bei einer Dehydratation bzw. Exsikkose eingeschränkt.

Überwässerung (Hyperhydratation)

> **DEFINITION** Überwässerung: Durch eine vermehrte Flüssigkeitszufuhr oder verminderte Flüssigkeitsausscheidung, z. B. bei Niereninsuffizienz, Herzinsuffizienz oder Leberzirrhose, kommt es zu einem Wasserüberschuss im Körper.

Symptome der Überwässerung sind:
- Zunahme des Körpergewichts
- Ödeme an Armen oder Beinen
- starke Füllung der Halsvenen
- Hypertonie

> **KOMPLIKATIONEN** Durch eine Überwässerung des Körpers kann es zu Wassereinlagerungen in der Lunge (Lungenödem) oder im Gehirn (Hirnödem) bzw. zu Herzversagen bei vorliegender Herzinsuffizienz kommen.

Die Therapie der Überwässerung besteht in:
- Beseitigung der Grunderkrankung
- reduzierter Flüssigkeitszufuhr nach ärztlicher Anordnung und Flüssigkeitsbilanzierung
- wasserentziehenden Medikamenten (Diuretika)

17.2.5 Geschlechtsorgane beobachten

Smegma

Smegma ist eine gelblichweiße Substanz, die hauptsächlich aus Talg und Zellbestandteilen besteht. Beim Mann befindet sich zwischen der Vorhaut und der Eichel Smegma, bei der Frau in den kleinen Hautfältchen um Klitoris und Schamlippen. Durch Smegma können Entzündungen hervorgerufen werden, da sich Bakterien in diesem feucht-warmen Milieu sehr wohlfühlen. Daher sollte das Smegma bei der Intimpflege vorsichtig, gründlich entfernt werden.

Beobachtungsschwerpunkte bei der Frau
- Blutungen außerhalb der Menstruation
- Zyklusschwankungen
- verstärkter weißlicher bis gelblichgrüner Ausfluss als Hinweis auf eine Vaginalinfektion
- weißliche Beläge, Juckreiz als Hinweis auf einen Vaginalpilz
- Unterbauchschmerzen und Fieber als mögliche Zeichen einer Gebärmutterentzündung

Beobachtungsschwerpunkte beim Mann
- Nichtzurückziehbarkeit der Vorhaut
- Reizungen an oder Blutungen aus der Vorhautöffnung
- Dysurie
- Harnverhalt
- Erektionsstörungen
- schleimiger, gelblichgrünlicher oder eitrig übelriechender Ausfluss als Hinweis auf eine Entzündung in der Harnröhre
- Juckreiz und Brennen in der Harnröhre als Hinweis auf eine Entzündung
- Erwärmung des Hodens als Hinweis auf eine Hodenentzündung, z. B. als Komplikation bei Tuberkulose oder Mumps

> **MERKE** Hauptursachen einer Harnröhrenentzündung sind Geschlechtskrankheiten wie die Gonorrhö oder eine Chlamydieninfektion.

> **ACHTUNG** Bei einer Hodentorsion haben sich die Hoden innerhalb des Hodensacks um die eigene Achse verdreht. Es handelt sich um einen absoluten Notfall, da die Hodendurchblutung unterbrochen wird. Erkennbar wird eine Hodentorsion an Hodenschwellung mit Rötung, Schmerzen, die ggf. in die Leiste ausstrahlen; bei Babys und Kleinkindern auch durch unklare Bauchschmerzen, unter Umständen auch Übelkeit und Erbrechen.

17.3 Pflege bei Erkrankungen der Nieren und des Harnsystems

17.3.1 Miktion unterstützen

Unterstützung bei der **Miktion** anzunehmen, ist für viele Pflegebedürftige sehr schwer. Denn die Urinausscheidung ist eine Körperfunktion, um die sich der Pflegebedürftige seit dem Kindesalter selbstständig gekümmert hat.

Die Maßnahmen zur Unterstützung der Miktion weisen eine große Bandbreite auf. Folgende Punkte

Niere, Harnsystem und Geschlechtsorgane

können helfen, die Miktion (auf der Toilette) weitestgehend selbstständig zu erledigen:
- Hilfsmittel bereitstellen, mit denen der Pflegebedürftige selbstständig aus dem Bett bzw. vom Stuhl oder Sessel aufstehen kann
- Möglichkeit bieten, sich zu melden, wenn Begleitung zur Toilette benötigt wird
- gute Sichtverhältnisse auf dem Weg zur Toilette und im Badezimmer schaffen
- geringe Entfernung zur Toilette, die der Pflegebedürftige selbstständig zurücklegen kann
- Toilette/Badezimmer zur besseren Erkennung kennzeichnen
- auf Kleidung achten, die selbstständig geöffnet und geschlossen werden kann
- auf Kleidung achten, die selbstständig zurückgeschoben und hochgezogen werden kann
- auf passende Höhe des Toilettensitzes achten
- Sturzprophylaxe immer beachten

Ist der Pflegebedürftige nicht in der Lage, die Toilette zu benutzen, stehen ihm verschiedene **Hilfsmittel** zur Verfügung. Oft benötigen Pflegebedürftige in diesen Fällen auch Hilfe bei deren Bereitstellung, Verwendung und/oder Entsorgung. Das Gefühl der Abhängigkeit verstärkt sich dadurch. Die Pflegeassistentin verdeutlicht dem Pflegebedürftigen, dass es ihre Aufgabe ist, ihn bei der Miktion zu unterstützen. Gleichzeitig sorgt sie durch ihr freundliches und wertschätzendes Verhalten dafür, die Scham des Pflegebedürftigen und das Gefühl der Abhängigkeit zu reduzieren.

> **TIPP** Das Umfeld und die Bereitstellung der Hilfsmittel richtet die Pflegeassistentin so ein, dass der Pflegebedürftige so weit wie möglich selbstständig handeln kann. Im Rahmen ihrer Unterstützung achtet sie darauf, die **Intimsphäre** des Pflegebedürftigen zu wahren.
> - Andere Personen bittet sie, das Zimmer zu verlassen. Ist dies nicht möglich, z. B. weil ein anderer Patient bettlägerig ist, sorgt sie für Sichtschutz.
> - Kann sie selbst das Zimmer nicht verlassen, wendet sie ihren Blick möglichst vom Pflegebedürftigen ab oder stellt sich z. B. hinter eine Stellwand.

Ziele

Die Notwendigkeit, die Miktion zu unterstützen, besteht, wenn der Pflegebedürftige nicht in der Lage ist,
- die Miktion selbstständig **vorzubereiten,** z. B. wenn er Hilfe auf dem Weg zur Toilette benötigt,
- die Miktion selbstständig **durchzuführen,** z. B. bei Störung der Blasenentleerung, oder
- die Miktion selbstständig **nachzubereiten,** z. B. bei Hilfebedarf bei der Genitalreinigung.

Bei der Unterstützung der Miktion verfolgt die Pflegeassistentin folgende Ziele:
- Miktion zeitnah nach dem Bedarf des Pflegebedürftigen ermöglichen
- Schädigung des Intimbereichs, z. B. durch ein dauerhaft nasses Milieu, vermeiden
- Schamgefühl des Pflegebedürftigen wahrnehmen, seine Intimsphäre wahren

Urinauffanggefäße

Die am häufigsten verwandten Gefäße, um Ausscheidungen aufzufangen, sind:
- **Urinflasche** – es gibt unterschiedliche Modelle für Männer und Frauen
- **Steckbecken**
- **Toilettenstuhl**

Während die Urinflasche ausschließlich für die Miktion geeignet ist, lassen sich Steckbecken und Toilettenstuhl auch für die Stuhlausscheidung verwenden.

Die **Urinflasche** kann sowohl im Bett als auch auf einem Stuhl oder im Stehen verwendet werden. Sie wird verwandt, wenn
- der Pflegebedürftige bettlägerig ist oder
- seine Kräfte nicht ausreichen, um die Toilette zu benutzen.

> **TIPP** **Nächtlicher Harndrang** ist im Alter nicht selten. Viele alte Menschen trinken weniger, aus Angst, beim nächtlichen Toilettengang zu stürzen. Die Pflegenden weisen den Pflegebedürftigen auf die Möglichkeit der Urinflasche hin und bieten ihm an, einen Toilettenstuhl neben das Bett zu stellen. Zudem informieren sie ihn über die Risiken einer zu geringen Flüssigkeitsaufnahme.

Urinflaschen bestehen aus einem leicht zu reinigenden Kunststoff. Sie haben eine breite Auflagefläche und eine nach oben zeigende Öffnung. Auf diese Weise ist der Auslaufschutz gewährleistet. Zudem sind Urinflaschen durch einen Deckel verschließbar. Ein aufgedrucktes oder geprägtes Litermaß ermöglicht, die Urinmenge zu messen. Durch eine Halterung können Urinflaschen am Bett befestigt werden. Auf diese Weise kann der Pflegebedürftige sie leicht erreichen, auch wenn er im Bett liegt.

MERKE Liegt die Urinflasche zu lange an, kann es zu Druckstellen am Hoden und Penis bzw. an den äußeren Schamlippen kommen. Zudem begünstigt die lange Liegedauer feuchte Wärme und damit Infektionen. Die Pflegeassistentin achtet darauf, die Urinflasche zeitnah nach der Verwendung zu entfernen oder den Pflegebedürftigen entsprechend darüber zu informieren.

Allgemeine Durchführung

Unabhängig davon, ob der Pflegebedürftige die Toilette oder ein Hilfsmittel benutzt, beachtet die Pflegeassistentin folgende **Grundregeln**:
- Dem Hilfebedarf des Pflegebedürftigen kommt sie zeitnah nach.
- Sie plant ausreichend Zeit für die Miktion ein.
- Pflegebedürftige, die die Miktion vergessen, erinnert sie nach einem individuell festgelegten Plan an die Miktion.
- Sie achtet auf eine ausreichende Flüssigkeitszufuhr.

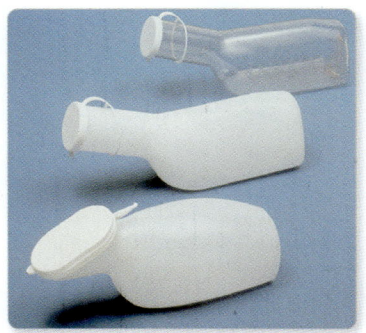

Abb. 17.11: Urinflaschen für Männer und Frauen

Material
- Hilfsmittel (Abb. 17.11–17.14)
- Einmalhandschuhe
- WC-Papier, trocken und feucht
- ggf. Waschschüssel zum Händewaschen
- bei Frauen: Wasser und weichen Waschlappen
- Abwurfbehälter für WC-Papier

Verwendung der Urinflasche beim Mann
- Hände desinfizieren
- Kann der Mann die Urinflasche selbst halten: Kopfteil des Betts hochstellen und dem Mann die Urinflasche reichen
- Einmalhandschuhe anziehen
- Beine leicht spreizen
- Penis an der Wurzel fassen und in die Urinflasche einführen
- Erlaubt es der Zustand des Pflegebedürftigen, ihn allein zu lassen, zieht sich die Pflegeassistentin die Handschuhe aus, desinfiziert ihre Hände, stellt weiches WC-Papier und einen Abwurfbehälter bereit und verlässt das Zimmer. Um zu wissen, wann der Mann wieder Unterstützung benötigt, vereinbart sie mit ihm eine Zeit oder wartet vor der Tür auf seinen Ruf.
- Einmalhandschuhe anziehen
- Penis an der Wurzel fassen und sanft aus der Urinflasche entfernen
- Harnröhrenöffnung vorsichtig mit WC-Papier trocken tupfen

Hinweise zur Nachbereitung der Nutzung der verschiedenen Hilfsmittel S. 449.

Verwendung der Urinflasche bei der Frau

Die Verwendung der **Urinflasche für Frauen** ähnelt der des Mannes. Dabei ist jedoch besonders wichtig, dass die Flasche dicht an die Harnröhrenöffnung gelegt wird. Nach der Miktion reinigt die Pflegeassistentin den Intimbereich mit Wasser und trocknet ihn ab, sofern die Frau diese Aufgabe nicht selbst übernehmen kann.

Verwendung des Toilettenstuhls

Der **Toilettenstuhl** kommt der Benutzung einer „echten" Toilette am nächsten. Zudem bietet er den Vorteil, dass der Pflegebedürftige aufrecht sitzt. So kann er sowohl die Schwerkraft als auch die Bauchmuskeln für die Miktion bzw. den Stuhlgang einsetzen. Da die Nutzung eines Steckbeckens viele Nachteile mit sich bringt (S. 448), ist die Pflegeassistentin bestrebt, den Pflegebedürftigen so weit zu mobilisieren, dass er den Toilettenstuhl benutzen kann.

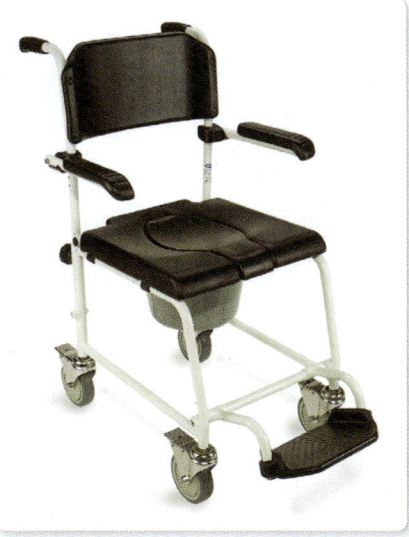

Abb. 17.12: Dieser Toilettenstuhl kann dank der Rollen auch über eine – geeignete – Toilette geschoben werden.

Der Toilettenstuhl wird ähnlich wie eine Toilette benutzt:
- Hände desinfizieren
- Toilettenstuhl platzieren, dabei achten auf:
  - gute Zugänglichkeit
  - angezogene Bremsen
  - Erreichbarkeit von trockenem und feuchtem WC-Papier
- Sitzplatte und Deckel der Auffangschüssel entfernen
- Handschuhe anziehen
- Pflegebedürftigem helfen aufzustehen, Gesäß entkleiden, dann auf den Toilettenstuhl helfen
- Lässt der Zustand des Pflegebedürftigen es zu, zieht die Pflegeassistentin ihre Handschuhe aus, desinfiziert ihre Hände und verlässt den Raum, nachdem sie eine Klingel in Reichweite platziert hat.
- Nach der Ausscheidung: erneut Handschuhe anziehen, bei Bedarf Analpflege unterstützen

TIPP Einige Toilettenstühle lassen sich als Transporthilfe zur Toilette einsetzen und ermöglichen damit fast eine normale Toilettenbenutzung. Die Pflegeassistentin schiebt den Toilettenstuhl ohne Auffanggefäß über die geöffnete Toilette, deren Brille hochgeklappt ist. Die Ausscheidungen fallen direkt in die Toilette. Der Reinigungsvorgang des Auffangbehälters entfällt bei diesem Vorgehen.

Alle weiteren Maßnahmen entsprechen der Nutzung des Toilettenstuhls.

Verwendung des Steckbeckens

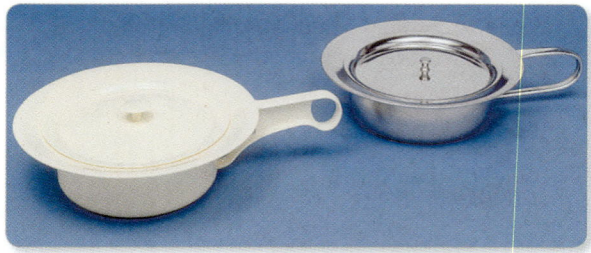

Abb. 17.13: Steckbecken bestehen aus Kunststoff oder Metall. Nach der Benutzung wird das Steckbecken mit einem Deckel verschlossen, der Inhalt in die Toilette entleert und das Steckbecken in einer speziellen Spülvorrichtung gereinigt.

Die Verwendung des Steckbeckens bringt folgende **Probleme** mit sich:
- Die liegende Position ist schlecht zur Ausscheidung geeignet.
- Steckbecken passen sich kaum der Anatomie des Gesäßes an.
- Während der Nutzung wird starker Druck auf die Gesäßhälften ausgeübt und der Analbereich eher zusammengedrückt als gelockert.
- Die Gesäßhaut klebt am Rand des Steckbeckens, die Lösung kann auch bei vorsichtigem Vorgehen schmerzhaft sein.
- Beim Entfernen des Steckbeckens besteht die Gefahr, dass der Pflegebedürftige aus dem Bett rollt.

Lässt es die Situation des Pflegebedürftigen zu, verwenden die Pflegenden daher eine Urinflasche oder einen Toilettenstuhl. Ist die Nutzung des Steckbeckens nicht zu umgehen, verwenden sie möglichst ein Steckbecken, das zumindest einige der Probleme vermeidet (Abb. 17.14).

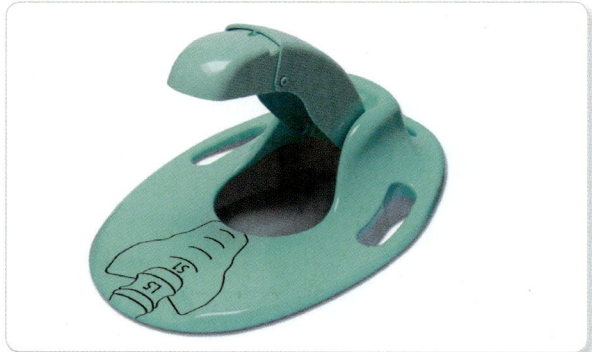

Abb. 17.14: Steckbecken Cleanius, der Spritzrand schützt vor Urinspritzern

Um die Probleme möglichst gering zu halten sollten folgende Punkte beachtet werden:

Vorbereitende Maßnahmen:
- persönliche Hygienemaßnahmen (Händedesinfektion, Einmalhandschuhe, ggf. Schürze etc.)
- Patienten informieren und Gewohnheiten erfragen, Schmerzen erfragen
- Sichtschutz zur Beachtung der Intimsphäre und des Schamgefühls
- Angehörige und mobile Mitpatienten bitten, das Zimmer zu verlassen
- Steckbecken wenn nötig anwärmen, z. B. mit warmem Wasser
- zusätzliches Material bereitlegen (Toilettenpapier, Zellstoff, Einmal-Waschlappen)
- Positionierung des Patienten überprüfen und wenn nötig ändern
- Kopfteil unter Beobachtung der Atmung flach stellen
- Einmalhandschuhe anziehen

Durchführung:
- bei allen Bewegungen sind die kinästhetischen Prinzipien (S. 116) zu beachten
- Möglichkeit A: Patient kann das Becken nicht anheben
  - Patient möglichst mithilfe einer zweiten Pflegekraft in seitliche Position bringen – Schmerzäußerungen beachten
  - Steckbecken am Gesäß platzieren
  - harte Kante des Steckbeckens nach Bedarf mit Waschlappen polstern
  - Patient zurückdrehen und Becken in Gesäßposition halten
  - allgemeine Hinweise
- Möglichkeit B: Patient kann das Becken anheben
  - Patient bei angestellten Beinen zum Anheben des Beckens anleiten,
  - ein Haltegriff kann dazu dienen den Oberkörper zu stabilisieren
  - Steckbecken unterschieben
  - allgemeine Hinweise siehe unten

Allgemeine Hinweise:
- Steckbecken von der gesunden Seite aus einschieben – Ausnahme Schlaganfallpatienten
- bei operierten Patienten und Schlaganfallpatienten vorher die Pflegefachkraft nach Besonderheiten und verbotenen Bewegungen fragen
- richtige Position überprüfen
- Kopfteil so aufrichten, dass Patient die Lage als angenehm empfindet
- beim Mann gleichzeitig Urinflasche anlegen
- bei der Frau zum leichten Strecken der Beine anleiten, damit Urin ins Steckbecken fließen kann
- Patient nicht unter Zeitdruck setzen
- Klingel erreichbar anbringen
- Bett niedrig stellen und Sturzgefahr prüfen

Nachbereitung:
- Einmalhandschuhe anziehen
- Material in Reichweite
- Urinflasche entfernen
- Patient bei seitlicher Positionierung unterstützen, dabei Steckbecken am Griff waagerecht halten, damit der Inhalt nicht ins Bett fließt
- Steckbecken entfernen, Deckel aufsetzen und in entsprechende Vorrichtung, z. B. unten am Nachtschrank, einschieben
- Gesäß reinigen (Prinzipien einhalten), bei starker Verschmutzung mit ph-neutraler Waschemulsion reinigen
- Papier und Lappen in den Abwurf, ggf. Unterlage wechseln
- Händedesinfektion und mit sauberem Wasser bei Intimpflege unterstützen
- beim Ankleiden unterstützen
- Patient zum Händewaschen oder zur Händedesinfektion anleiten
- Beobachtung von Stuhlbesonderheiten
- Steckbecken in Spülvorrichtung (Spülraum) entleeren und nach Hygienerichtlinie desinfizieren
- abschließende Flächen- und Händedesinfektion
- weitere Bedürfnisse erfragen
- Maßnahme und Ergebnis, z. B. Urinmenge, und ggf. Besonderheiten dokumentieren

17.3.2 Harnkontinenz fördern, bei Harninkontinenz unterstützen

Neben einer vom Arzt verordneten medikamentösen oder operativen Therapie kommen je nach Form der Inkontinenz auch therapeutische Maßnahmen infrage, die die Pflegenden durchführen. Hierzu zählen:
- Blasentraining
- Toilettentraining
- Beckenbodentraining
- Versorgung mit Inkontinenzhilfsmitteln

Ziel

Die Ziele bei allen Maßnahmen zur Kontinenzförderung sind:
- Ausscheidungsfunktion kontrollieren
- Komplikationen wie Harnwegsinfekte und Hautschäden vermeiden
- am sozialen Leben teilhaben

Voraussetzungen für eine erfolgreiche Kontinenzförderung sind:
- fachärztliche Diagnose
- Führung eines Miktionsprotokolls (Tab. 17.1)
- den Pflegebedürftigen über durchzuführende Maßnahmen informieren
- Motivation und Mitarbeit des Pflegebedürftigen
- ausreichende Flüssigkeitszufuhr
- Anpassung der Kleidung, z. B. leicht zu öffnende Kleidung mit Gummizug oder Klettverschluss
- Wirkung der Medikamente auf das Entleerungsverhalten beobachten
- kontinenzförderndes Umfeld schaffen: geschützte Umgebung, saubere und angenehm temperierte Toilettenräume, Erreichbarkeit der Pflegenden

ACHTUNG Immobilität fördert die Inkontinenz, eine aktivierende Pflege ist daher besonders wichtig.

Blasentraining

Ziel des **Blasentrainings** ist, das Füllungsvolumen der Blase zu vergrößern, sodass der Pflegebedürftige den Urin länger ohne Drang halten kann. Er entwickelt wieder ein Gefühl für seine Blase und kann deren Kontrolle verbessern. Das Blasentraining ist geeignet für Pflegebedürftige mit Stressinkontinenz, Dranginkontinenz und Misch-Inkontinenz (S. 441).

Die **Zeitintervalle** zwischen den Miktionen werden langsam vergrößert, indem der Harn bewusst zurückgehalten wird. Der Toilettengang sollte nicht vorausschauend geschehen, sondern nur, wenn der Pflegebedürftige starken Harndrang verspürt.

Das **Miktionsprotokoll** dokumentiert die abgelassene Harnmenge, um den Verlauf und Erfolg des Blasentrainings zu überprüfen. Erfolgsergebnisse erhöhen die Motivation. Während des Blasentrainings sollte der Pflegebedürftige auf harntreibende Getränke wie Kaffee, Tee, Cola und Alkohol verzichten. Das Blasentraining erfordert viel Ausdauer und den Willen zum Erfolg, auch bei den Pflegenden.

Toilettentraining

Ziele des **Toilettentrainings** sind:
- **Miktionsintervalle vergrößern,** um eine größtmögliche Selbstständigkeit zu erreichen
- **individueller Miktionsrhythmus**

Dabei richten sich die Intervalle zwischen zwei Blasenentleerungen nach
- aufgenommener Trinkmenge
- festgelegtem Zeitplan
- Trainingsfortschritt
- Grad der Inkontinenz

Die Pflegeassistentin animiert den Pflegebedürftigen, nur nach einem festen Zeitplan die Harnblase zu entleeren, zunächst in einem zweistündigen Rhythmus. Der Pflegebedürftige entleert seine Blase bei jeder Miktion vollständig. Die Intervalle zwischen zwei Toilettengängen werden langsam um jeweils eine Viertelstunde gesteigert.

Anzustreben sind fünf Miktionen pro Tag. Die Pflegenden dokumentieren die Miktion und ggf. Besonderheiten.

> **MERKE** Wenn zu große Zeitabstände während des Toilettentrainings den Pflegebedürftigen überfordern, kann sich die Inkontinenz verschlechtern.

Beckenbodentraining

Ziele des **Beckenbodentrainings** sind
- Becken- und Genitalbereich bewusst wahrnehmen
- Beckenboden- und Schließmuskeln stärken

Ein Physiotherapeut leitet das Beckenbodentraining an. Die Pflegenden lassen sich die Übungen zeigen, um sie mit dem Pflegebedürftigen durchzuführen, wenn kein Physiotherapeut zur Verfügung steht.

Zum Beckenbodentraining gehören:
- Übungen, bei denen die willkürlichen Beckenbodenmuskeln und der Schließmuskel angespannt werden
- Erlernen richtiger Hebetechniken

Um den gewünschten Effekt zu erzielen, sollte das Beckenbodentraining mindestens drei- bis viermal in der Woche stattfinden.

> **TIPP** Hilfreiche weiterführende Informationen liefert der Expertenstandard „Förderung der Harnkontinenz in der Pflege".

Aufsaugende Inkontinenzhilfsmittel

Aufsaugende Inkontinenzhilfsmittel werden eingesetzt, wenn Trainingsmaßnahmen die Harninkontinenz nicht beseitigen.

Absorbierende (aufsaugende) Hilfsmittel nehmen den Urin zuverlässig und unauffällig auf, ohne Gerüche oder Geräusche zu verursachen. Sie geben dem Pflegebedürftigen Bewegungsfreiheit und Sicherheit und fördern dadurch seine Aktivität und die Teilnahme am öffentlichen Leben. Im Handel erhältliche Inkontinenzhilfsmittel sind:
- extrem saugfähig
- anatomisch geformt
- atmungsaktiv
- geräuscharm
- hautfreundlich
- auslaufsicher

Bei der Auswahl der Inkontinenzhilfsmittel berücksichtigt die Pflegeassistentin folgende Faktoren:
- Inkontinenzform (S. 441)
- Ausprägung der Inkontinenz
- Aktivität des Pflegebedürftigen
- Tag- oder Nachtversorgung
- Trinkgewohnheiten
- Eigenversorgung oder Hilfebedarf
- individuelle Wünsche, Lebensgewohnheiten
- Wirtschaftlichkeit, Preis

MERKE Vor der Wahl eines Inkontinenzhilfsmittels ist es sinnvoll, über mindestens drei Tage ein Miktionsprotokoll (Tab. 17.1) zu führen. Ebenso prüfen die Pflegenden regelmäßig, ob die verwendeten Hilfsmittel noch notwendig und der Situation angepasst sind oder verändert werden müssen.

Tag- und Nachtversorgung

Aufsaugende Inkontinenzhilfsmittel unterscheiden sich in ihrer Form und Anwendbarkeit, aber auch in ihrer Aufnahmekapazität. Steht anhand des Miktionsprotokolls die Ausscheidungsmenge und das Ausscheidungsverhalten fest, kann die Auswahl des Hilfsmittels dem Inkontinenzgrad sowie der **Tag- und Nachtversorgung** angepasst werden. Die Aufnahmekapazität ist bei den meisten Produkten an einer unterschiedlichen Farbgestaltung der äußeren Folie erkennbar.

Am Tag stehen ein angenehmer Tragekomfort und die leichte Anwendung im Mittelpunkt. Nachts sind saugfähige Produkte wichtig, die sich stärker fixieren lassen, da die Wechselintervalle in der Nacht länger und die Ausscheidungsmengen gewöhnlich höher sind.

Kosten für Inkontinenzhilfsmittel werden von der gesetzlichen Krankenversicherung unterstützt.

Auffangende Inkontinenzhilfsmittel

Kondomurinal

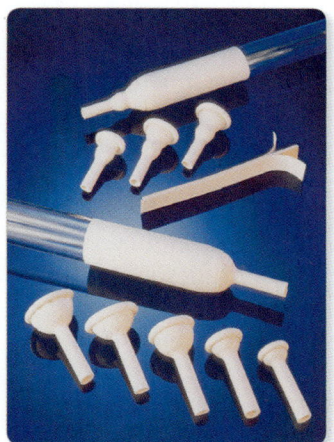

Abb. 17.15: Kondomurinale in verschiedenen Größen

Für Männer stehen verschiedene **Kondomurinale** (Rolltrichter, Abb. 17.15) zur Verfügung. Dabei wird ein Kondom aus Latex oder Silikon über den Penis gestreift, an dessen unterem Ende sich ein Ansatzstück befindet, das mit dem Schlauch des Urinauffangbeutels verbunden ist. Urinale sind entweder selbstklebend oder sie werden mit einem elastischen Klettband oder Klebestreifen fixiert.

Urindeflektor

Ein **Urindeflektor** ist ein Urinableiter für die Frau und besteht aus weichem Silikon (Abb. 17.16). Er wird in die Vagina eingeführt und umschließt die Harnröhrenöffnung. Am Urindeflektor ist ein flexibler Ableitungsschlauch mit einem Anti-Vakuum-Ventil angeschlossen. Das Ventil leitet den Urin sicher in einen Auffangbeutel ab.

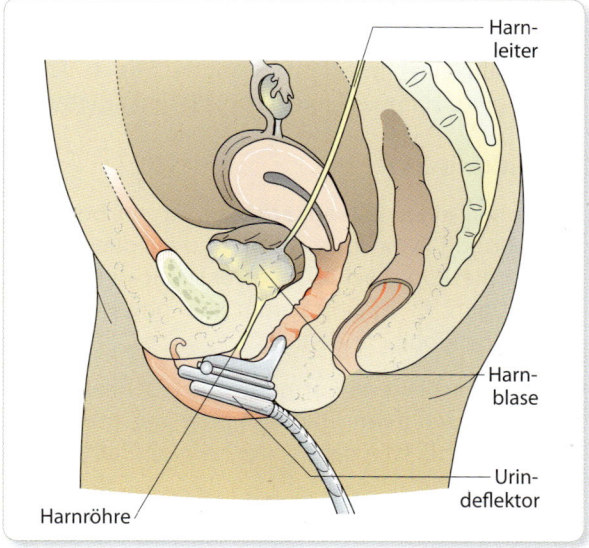

Abb. 17.16: Lage des Urindeflektors

Externer Urinableiter

Der **externe Urinableiter** für Frauen ist ein kleines Plastiksäckchen mit selbstklebender Hautschutzplatte, die an den großen Schamlippen befestigt wird (Abb. 17.17). Im Klebebereich ist zuvor eine Rasur erforderlich. Das System ist flüssigkeits- und geruchsdicht. Bei Bedarf wird ein Urinauffangbeutel an das System angeschlossen.

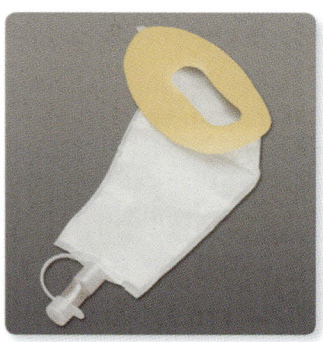

Abb. 17.17: Externer Urinableiter für Frauen

Niere, Harnsystem und Geschlechtsorgane

17.3.3 Bei Harnableitung unterstützen

Aus untersuchungs- oder behandlungsbedingten Gründen werden Kathetersysteme zur Ableitung des Harns verwendet. Unterschieden werden:

- **transurethrale Katheter,** auch **Blasenkatheter** genannt, die durch die Harnröhre in die Blase geschoben werden und für diagnostische oder kurzfristige therapeutische Zwecke genutzt werden
- **suprapubische Katheter,** die durch einen Schnitt in der Bauchdecke in die Blase eingeführt werden und für langfristige therapeutische Zwecke genutzt werden

Katheter schaffen eine künstliche Verbindung zwischen Außenwelt und Körperinnerem und erhöhen die Gefahr einer Infektion. Besonders hoch ist die Gefahr eines Harnwegsinfekts bei Blasenkathetern.

Blasenkatheter

Das Legen eines **Blasenkatheters** ist ein beträchtlicher Eingriff in die Intimsphäre und ein direkter Eingriff in die körperliche Unversehrtheit des Pflegebedürftigen. Es beeinträchtigt das physische und psychische Wohlbefinden.

Es gibt verschiedene **Formen** von Blasenkathetern, die meist nach ihren Erfindern oder Herstellern benannt sind, z. B. Thiemann- oder Nélaton-Katheter.

Der **Durchmesser** des Katheters richtet sich nach dem inneren Durchmesser der Harnröhre und wird individuell gewählt. Er wird in **Charrière** (Ch) angegeben. 1 Ch entspricht 1/3 mm. Häufig verwendete Durchmesser bei Harnröhrenkathetern sind:
- bei Frauen: 16–18 Ch
- bei Männern: 18–20 Ch

Ziele der Harnableitung mittels Blasenkatheter sind:
- **Urinabfluss sicherstellen:** bei akutem Harnverhalt und Abflussbehinderungen, damit sich kein Restharn bildet
- **Hautschäden mindern:** bei Dekubitus und Entzündungen im Genital- und Gesäßbereich
- **Urin gewinnen:** für diagnostische Zwecke

Blasenkatheter, die aus **Silikon** bestehen oder mit Silikon beschichtet sind, verringern das Infektionsrisiko. Katheter aus **Latex** können Allergien auslösen und verkrusten schnell. Zudem haben Latexkatheter aufgrund der Materialstärke eine geringere Durchflusskapazität.

MERKE Eine Inkontinenz oder die Erleichterung der Pflege sind **keine** Indikationen/Gründe, um einen Blasenkatheter zu legen. Die Entscheidung, ob ein Katheter gelegt wird, trifft der Arzt.

Unterschieden werden **Einmalkatheter** für den kurzfristigen Gebrauch und **Dauerkatheter**, die mehrere Tage oder gar Wochen genutzt werden.

Auf ärztliche Anordnung legen eingewiesene Pflegefachkräfte einen Katheter unter streng **aseptischen** (keimfrei machenden) **Bedingungen.** Der Arzt klärt den Patienten vor der Katheterisierung auf. Der Katheter darf nur gelegt werden, wenn dieser einwilligt.

Wichtige Pflegemaßnahmen

Ziel der Pflege bei liegendem Dauerkatheter ist die Vermeidung von:
- aufsteigenden Harnwegsinfekten
- Bakterienansammlung an der Kathetereintrittsstelle
- Zug am Katheter
- Haut- und Schleimhautreizungen
- Verunreinigungen und Verkrustungen an der Austrittsstelle des Katheters
- Zurückfließen des Urins in die Harnblase
- Abflussbehinderungen des Harns aus der Blase in den Auffangbeutel
- Verstopfungen des Katheters durch Griesbildung oder Abknicken des Ableitungssystems

Erforderliche Maßnahmen sind:
- regelmäßige Intimpflege unter Vermeidung von Reizungen des Harnröhreneingangs und von Zug auf den Katheter
- Anbringen einer trockenen, keimarmen Kompresse am Harnröhreneingang des Mannes, um Sekret aufzufangen und eine Keimbesiedlung der Umgebung zu reduzieren
- Vorhaut nach der Intimpflege stets über die Eichel ziehen, um eine Paraphimose (S. 635) zu vermeiden
- Urin regelmäßig beobachten, insbesondere Aussehen, Menge und Geruch
- auf korrekte Lage des Katheters und Ableitungssystems achten

Suprapubischer Katheter

Um einen **suprapubischen Katheter** zu legen, wird die Blase oberhalb des Schambeins durch die Haut hindurch punktiert und der Katheter in die Blase eingeführt. Einen suprapubischen Katheter zu legen oder zu wechseln, ist ärztliche Aufgabe. Der supra-

pubische Katheter ist eine Alternative zum lang liegenden Blasendauerkatheter.
- Nach Neuanlage erfolgt zunächst täglich ein steriler Verbandwechsel mit Kontrolle der Einstichstelle auf Entzündungen.
- Bei reizloser Einstichstelle reicht ein Verbandwechsel alle 2–3 Tage.
- Der Pflegebedürftige kann auch mit suprapubischem Katheter baden und duschen. Dazu bringen die Pflegenden einen speziellen Folienverband an. Der Katheter wird abgeklemmt, bleibt aber mit dem Auffangbeutel verbunden. Anschließend erfolgt ein steriler Verbandwechsel.

Auffangsysteme

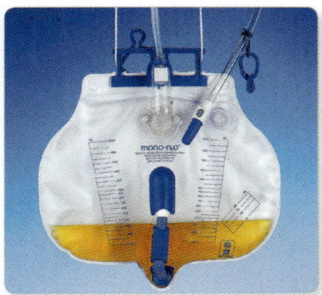

Abb. 17.18: Geschlossenes Urinsystem

Beim Umgang mit dem **Urinsystem** beachten die Pflegenden:
- Beutel regelmäßig und vollständig entleeren
- beim Ablassen Schutzhandschuhe tragen
- Kontakt des Ablassschlauchs mit dem Auffanggefäß vermeiden
- Ablassschlauch nach Hygieneplan desinfizieren und in die Lasche einstecken, aseptisch arbeiten
- Auffangbeutel nie über Blasenniveau heben
- freien Urinabfluss gewährleisten
- bei Verstopfung oder Defekt: Pflegefachkraft informieren
- nur sterile, geschlossene Urinauffangsysteme verwenden
- Verbindung zwischen Katheter und Drainagesystem nie lösen
- Entnahme von Urinproben nur an der vorgesehenen Entnahmestelle nach vorheriger Desinfektion

17.3.4 Mit sexuellen Bedürfnissen umgehen

Tabuzonen

Im Laufe seines Lebens entwickelt jeder Mensch ein Gefühl dafür, welche Zonen seines Körpers unter welchen Umständen berührt werden dürfen. Diese abgestuften **Tabuzonen** schaffen Sicherheit und Schutz im sozialen Umgang miteinander. So ist es in Europa selbstverständlich, zum Gruß die Hand zu reichen, während eine Umarmung nur von vertrauten Menschen erwünscht ist. Unterschieden werden folgende Zonen:
- **Sozialzonen:** Hände, Arme, Schultern, Rücken. Eine kurze, angemessene Berührung ist allgemein gestattet.
- **Übereinstimmungszonen:** z. B. Handgelenk, die Berührung ist nach vorausgegangener Frage meist ohne eine Antwort abzuwarten möglich.
- **Verletzbarkeitszonen:** Gesicht, Hals, Bauch, Brustbereich. Sie dürfen nie ohne deutlich signalisierte Erlaubnis berührt werden.
- **Intimzone:** Geschlechts- und Analbereich. Hier setzt jede Berührung größtes Vertrauen voraus.

Unterschiede bestehen auch, ob die Berührung gleichgeschlechtlich oder gegengeschlechtlich erfolgt. Zudem darf nicht vergessen werden, dass die Tabuzonen von der jeweiligen **Kultur** abhängen: In Asien wäre sogar das flüchtige Berühren der Hände ein Tabubruch.

Selbstbefriedigung

Die Erfüllung sexueller Wünsche im Alter scheitert nicht selten am Fehlen eines Sexualpartners. Oft bleibt dem Pflegebedürftigen nur die **Selbstbefriedigung.** Besonders bei Pflegebedürftigen mit einer Demenz kann es zu Verhaltensweisen kommen, die das Schamgefühl der Umgebung unangenehm berühren. Denn Demenzkranken ist es häufig nicht mehr möglich, ihre Wünsche in gesellschaftlich akzeptierten Bahnen zu halten.

Die Pflegenden akzeptieren Selbstbefriedigung als Form gelebter Sexualität. Bei Bedarf weisen sie den Pflegebedürftigen jedoch darauf hin, dass die Selbstbefriedigung in einem diskreten Rahmen geschehen sollte, sodass andere Personen nicht durch den Anblick oder Geräusche gestört oder gar belästigt werden.

Bei auffälligem Verhalten informiert die Pflegeassistentin die Pflegefachkraft.

Körperliche Nähe in Pflegesituationen

Einen Pflegebedürftigen zu pflegen, ist ohne Berührung nicht möglich. Manchmal geht diese sogar über die Intimität hinaus, die Partner in einer sexuellen

Beziehung haben, z. B. bei der Intimpflege. Bei Bedarf verdeutlicht die Pflegeassistentin dem Pflegebedürftigen, dass diese **Nähe** nicht mit einer privaten Beziehung gleichzusetzen ist.

Umgang mit Übergriffen

Verbale Übergriffe

Scham betrifft nicht nur die körperliche Ebene. Auch **verbale Übergriffe** können Schamgefühl und Würde des Angesprochenen verletzen. Daher dürfen sie nicht überhört oder bagatellisiert werden. Zudem könnte sich der Täter in seinem Verhalten bestärkt fühlen. Stattdessen weist die Pflegeassistentin den Pflegebedürftigen sachlich, aber deutlich darauf hin, dass sein Verhalten unerwünscht ist. Bei Bedarf bezieht sie eine Pflegefachkraft oder ihre Vorgesetzte ein.

Tätliche Übergriffe

Kommt es zu **tätlichen Übergriffen,** ist der oder die Betroffene unverzüglich vor weiteren Handlungen zu schützen. Die Pflegeassistentin meldet den Vorfall der Pflegefachkraft bzw. ihrer Vorgesetzten. Danach ist es wichtig, dass der oder die Betroffene Gelegenheit erhält, über die eigenen Gefühle und Ängste zu sprechen. Übergriffe hinterlassen Misstrauen und verunsichern zutiefst. In schweren Fällen sollte daher ein Psychologe hinzugezogen werden. Eventuell sind rechtliche Schritte gegen den Täter einzuleiten.

Selbstschutz und Vorbeugung

Der **Selbstschutz** und ein **offener Umgang** mit Übergriffen muss häufig erst gelernt werden. Selbstverständlich sollten Pflegende Übergriffe nicht einfach hinnehmen. Auch hilft es nicht, das Problem zu verdrängen. **Negative Gefühle** bleiben und belasten die Pflegebeziehung und unter Umständen auch andere, zuvor unbelastete Beziehungen.

Gespräche mit Kollegen helfen, eine entspanntere Haltung zur Situation zu entwickeln. Vielleicht hatten andere Pflegende schon ähnliche Situationen und haben sie erfolgreich überwunden. Es gibt allerdings keine allgemeingültigen Regeln für den Umgang mit Übergriffen. So individuell die Schamgrenze eines Menschen ist, so verschieden sind die Wege, mit schamverletzenden Situationen umzugehen. Folgende Punkte können helfen, Übergriffen vorzubeugen:
- **Schutzhandschuhe** verdeutlichen, dass eine Berührung keine emotionalen oder gar sexuellen Hintergründe hat.
- Eine **zweite Pflegende** oder in der häuslichen Pflege ein Angehöriger kann die Pflege weniger „intim" gestalten.
- Lässt sich die Pflegeassistentin mit dem **Nachnamen anreden,** schafft dies mehr Distanz als die Anrede mit dem Vornamen.
- Formulierungen wie „Wir waschen uns jetzt." schaffen unnötige Gemeinsamkeiten.
- Geschlechtsorgane und damit verbundene Pflegemaßnahmen sachlich zu benennen schafft Klarheit.

17.3.5 Harnwegsinfekt (HWI)

> **DEFINITION** **Harnwegsinfekt:** entzündliche Erkrankung der unteren Harnwege (Harnröhrenschleimhaut, Harnblase) oder/und der oberen Harnwege (Nierenbeckenkelchsystem).
>
> **Zystitis:** Entzündung der Harnblase.

Krankheitsentstehung und Verlauf

Auslöser für einen Harnwegsinfekt sind meistens die aus dem Darm stammenden **Bakterien Escherichia coli.** Harnwegsinfekte treten bei Frauen häufiger auf als bei Männern, da Harnröhrenöffnung und Anus besonders nah beieinander liegen und die Harnröhre bei Frauen kurz ist und gerade verläuft.

Für die Entstehung eines Harnwegsinfekts gibt es viele Ursachen:
- vernachlässigte Körperpflege
- falsche Intimwäsche, z. B. vom Anus zur Vagina
- feuchte Kammer des Scheidenvorhofs
- Inkontinenz
- Prostatavergrößerung
- Restharnbildung
- ungenügende Trinkmenge und folglich ungenügende Spülung der Harnwege
- Erkrankungen der Harnblase, z. B. Gewebewucherungen, Blasensteine
- aufsteigende Infektionen durch Blasenkatheter

> **MERKE** Der Harnwegsinfekt ist eine sehr häufig im Krankenhaus erworbene Infektion, die oft durch mangelhafte Hygiene verursacht wird.

Symptome

Die Erkrankung beginnt meist akut
- mit **brennenden Schmerzen** beim Wasserlassen,
- **erschwertem Wasserlassen,**

- **häufigem Harndrang** und
- nicht selten mit **blutigem Urin.**

Die Blasenschleimhaut ist so zart, dass sie bei geringsten Verletzungen und Entzündungen zu bluten anfängt.

> **MERKE** Steigen die Bakterien eines Harnwegsinfekts von der Blase weiter in Richtung Niere auf, kommt es als Komplikation zu einer **Nierenbeckenentzündung** (Pyelonephritis). Die Erkrankung beginnt mit
> - Schüttelfrost und anschließend hohem Fieber,
> - dumpfen Schmerzen der betroffenen Niere, die sich bei Erschütterung oder Klopfen verstärken, und
> - allgemeinem Krankheitsgefühl mit Mattigkeit, Appetitlosigkeit und Kopfschmerzen.

Diagnose

Treten Harnwegsinfekte immer wieder auf, legt der Arzt eine **Urinkultur** an, um den konkreten Erreger in Erfahrung zu bringen und dieses Wissen für die gezielte Antibiotikatherapie zu nutzen.

Bei häufig wiederkehrenden Infekten sucht der Arzt nach krankhaften Veränderungen im Bereich der ableitenden Harnwege und der Blase und prüft den Blutzucker.

Therapie und wichtige Pflegemaßnahmen

Harnwegsinfekte werden vom Arzt meist mit einem **Antibiotikum** behandelt, deren Verabreichung ggf. Aufgabe der Pflegefachkräfte ist. Wichtig ist zudem eine **reichliche Flüssigkeitszufuhr,** um die Erreger aus den Harnwegen zu spülen und eine keimreduzierende Intimpflege.

17.3.6 Akutes Nierenversagen/Niereninsuffizienz

> **DEFINITION** **Akutes Nierenversagen:** vollständiger oder teilweiser Verlust der Ausscheidungsfunktion der Nieren als Folge eines akut auftretenden Nierenschadens.
>
> **Niereninsuffizienz:** Chronische Erkrankung mit einer verminderten Fähigkeit der Nieren, harnpflichtige Substanzen und Wasser in ausreichender Menge auszuscheiden. Im Verlauf der Erkrankung nimmt häufig die Urinmenge ab.

Krankheitsentstehung

Es gibt eine Reihe von Ursachen, die die Nierenfunktion stören. Bei der akuten Niereninsuffizienz sind folgende Ursachen möglich:
- Ursachen, die „vor" der Niere liegen, z. B. aufgrund einer beeinträchtigten Durchblutung der Nieren bei Kreislaufversagen mit Blutdruckabfall
- Ursachen, die in der Niere liegen, z. B. eine direkte Schädigung der Nieren durch Medikamente, allergische Reaktionen oder Bakterien
- Ursachen, die „hinter" der Niere liegen, z. B. eine akute Abflussbehinderung aufgrund von Harnleitersteinen, die für einen Rückstau des Urins in die Niere sorgen

Das akute Nierenversagen verläuft in verschiedenen **Stadien:**
- 1. Schädigung (Stunden bis Tage)
- 2. Oligurie oder Anurie (bis 11 Tage) mit Gefahr der Überwässerung und erhöhter Kaliumansammlung im Blut
- 3. Polyurie mit Urinmengen > 2000 ml/Tag (2–3 Wochen) mit Gefahr der Exsikkose, Kaliummangel und Infektionen
- 4. Erholungsphase (Wochen bis Monate) mit Normalisierung der Urinmenge

Das akute Nierenversagen kann in eine **chronische Niereninsuffizienz** übergehen. Weitere häufige Ursachen für die Niereninsuffizienz sind:
- Nierenschädigung infolge eines Diabetes mellitus
- chronische Entzündung des Nierengewebes und des Nierenbeckens
- Bluthochdruck
- unerwünschte Wirkungen von Medikamenten

Symptome

Symptome des **akuten Nierenversagens/der Niereninsuffizienz** sind:
- Polyurie zum Ausgleich des zerstörten Nierengewebes
- Oligurie (abnehmende Urinproduktion), allerdings erst, wenn etwa die Hälfte des Nierengewebes geschädigt ist
- Leistungsminderung
- Juckreiz
- trockene, schuppige, gelbgraue Haut
- stechender Körpergeruch
- Anämie, da weniger Erythropoetin gebildet wird
- verringerte bis fehlende Urinausscheidung trotz normaler Trinkmenge
- Ödeme an Händen, Beinen und Augenlidern

- im weiteren Verlauf Lungenödem durch Überwässerung des Körpers
- weitere Symptome je nach Stadium
- Urämie

Mit zunehmender Ansammlung von harnpflichtigen Substanzen kommt es, wenn keine Therapie stattfindet, zur **Urämie** (Harnvergiftung, Abb. 17.19).

Zu den Spätfolgen der Urämie gehören: neurologische Störungen, Magen-Darm-Beschwerden und Herz-Kreislauf-Erkrankungen.

Diagnose
- körperliche Untersuchung
- Suche nach auslösender Ursache
- Urinuntersuchung (24 Stunden Urinmenge, Bestandteile Urinsediment)
- Vitalzeichenkontrolle, mit Blutdruckkontrolle über 24 Stunden
- Blutuntersuchung
- Sonografie, MRT, CT, Angiografie
- Gewebeprobe der Nieren (Nierenbiopsie)

Liegen Risikofaktoren für eine Niereninsuffizienz vor, prüft der Arzt die Nierenfunktion regelmäßig, um eine Niereninsuffizienz frühzeitig zu erkennen.

Therapie

> **ACHTUNG** Die akute Niereninsuffizienz ist meist reversibel (behandelbar). Die chronische Niereninsuffizienz ist irreversibel (nicht umkehrbar).

Die Therapie richtet sich nach dem Grad der Schädigung des Nierengewebes. Zunächst behandelt der Arzt die auslösende Krankheitsursache, um eine weitere Verschlechterung der Nierenfunktion zu vermeiden. Zudem behandelt er Risikofaktoren wie Hyperglykämie, Hypertonie. Der Verzicht auf Nikotin und eine Diät mit reduzierter Kochsalzzufuhr und angepasster Eiweißzufuhr unterstützen die Therapie.

Diuretika (S. 408) können die Ausscheidung noch eine gewisse Zeit fördern. Dauert der Zustand länger an, ist eine **Dialyse** notwendig, bei der das Blut maschinell gereinigt wird. Harnpflichtige Substanzen, überschüssiges Wasser und Elektrolyte werden dabei aus dem Körper entfernt. Dazu fließt das Blut durch eine Art „künstliche Niere", in der eine durchlässege Membran die ausscheidungspflichtigen Bestandteile abfiltriert, das sog. Dialysat. Für die Dialyse ist eine **Shuntanlage** notwendig, damit ein ausreichender Blutfluss gewährleistet ist. Dieser kann in Form eines speziellen Venenkatheters oder operativ durch Verbindung von Arterie und Vene angelegt werden, um die Vene nicht ständig neu punktieren zu müssen.

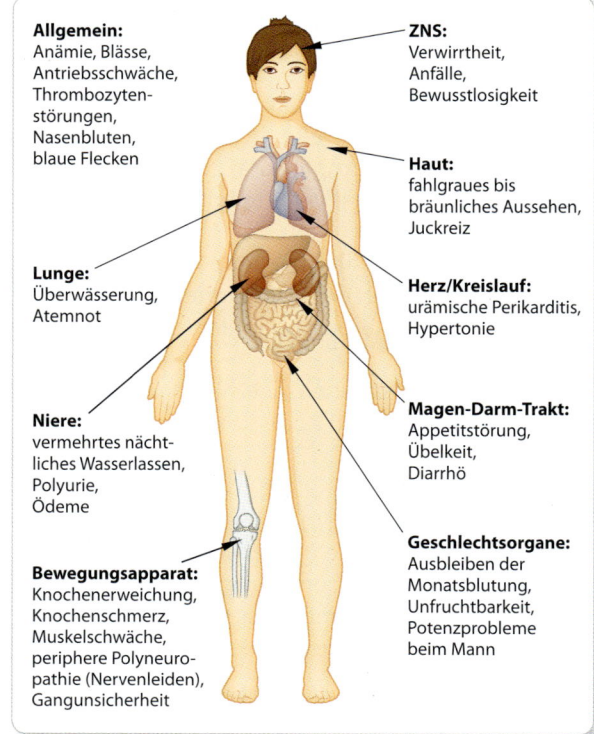

Abb. 17.19: Beschwerden bei Urämie

Dialysen werden üblicherweise in speziellen Einrichtungen und Krankenhäusern durchgeführt. Bei pflegerischer Betreuung durch eine spezialisierte Pflegefachkraft kann die **Peritonealdialyse,** die den Bauchraum für die Blutwäsche nutzt, auch zu Hause stattfinden.

Reicht eine Dialyse nicht mehr aus, ist eine **Nierentransplantation** die letztmögliche Therapie.

Wichtige Pflegemaßnahmen
- Vitalzeichen kontrollieren
- Flüssigkeit bilanzieren
- Durstgefühl mindern: salzhaltige Lebensmittel meiden, Mundschleimhaut anfeuchten, Mundpflege, Getränke mit leichtem Bittergeschmack, kleines Trinkgefäß, Trinkroutine trainieren
- Hautpflege bei Juckreiz
- angeordnete Diät umsetzen
- Dialyseshunt beobachten (keine Blutdruckmessung am Shuntarm)
- vom Durstgefühl und Juckreiz durch Aktivitäten ablenken
- Gespräch anbieten

17.3.7 Nierensteinleiden (Nephrolithiasis)

DEFINITION **Nierensteinleiden:** Bildung oder Ablagerung von steinartigen Gebilden in den Nierentubuli oder im Nierenbecken, die in Richtung Blase abrutschen oder dort auch entstehen können.

Krankheitsentstehung

Nierensteinleiden (Abb. 17.20) betreffen Männer etwa doppelt so häufig wie Frauen. Eine wichtige Rolle bei der Entstehung von Nierensteinen spielen
- Ernährung und Flüssigkeitsaufnahme,
- Harnwegsinfekte und
- Stoffwechselerkrankungen, z. B. Überfunktion der Nebenschilddrüse.

Einzelne Substanzen in der Niere verbinden sich zu **unlöslichen Kristallen,** an die sich weitere Kristalle anlagern und so einen „Stein" bilden. Die meisten Nierensteine bestehen aus schwer löslichen Harnsäurekristallen. Aber auch andere Substanzen können Nierensteine bilden. Harnstau und häufige Harnwegsinfekte begünstigen Nierensteine.

TIPP Nierensteinen kann **vorgebeugt** werden durch
- Mischkost mit möglichst wenig Fleisch und Wurstwaren,
- Verzicht auf Schokolade, Kakao, Rhabarber, Tomaten und schwarzen Tee,
- reichliche Zufuhr magnesiumhaltiger Mineralwässer und
- Behandlung von Blasenentzündungen.

Symptome

Kleine Steine, die in den Harnleiter passen und in Richtung Blase wandern, reizen das Nierenbecken und die Harnleiterinnenwand. Folge sind Schmerzen mit wellenförmiger Intensität, man spricht von einer **Nierenkolik.** Deren Symptome sind
- krampfartige, ggf. sehr heftige Schmerzen mit Ausstrahlung in die Leiste und zur Blase (Kolik) hin,
- Übelkeit, Erbrechen und
- auffällige Unruhe.

Weitere Symptome sind:
- Erythrozyten im Urin, ggf. mit Rotfärbung des Urins
- Verschwinden der Beschwerden, wenn der Stein bis in die Blase gelangt ist und ausgeschieden wird

- Niereninsuffizienz (S. 455), wenn der Stein sich in den Harnwegen verklemmt und Urin sich bis in das Nierenbecken zurückstaut.

Diagnose

Die Diagnostik dient dazu, den Ort des Steine und seine Größe zu erkennen.
- Anamnese: Schmerzen, zurückliegende Steinerkrankungen, Ernährungsgewohnheiten, bestehende Schwangerschaft
- körperliche Untersuchung
- Urin- und Blutuntersuchungen
- Sonografie als Erstdiagnostik, später Röntgenleeraufnahme und CT, ggf. MRT

Therapie

Ein verklemmter Stein wird mit einer Katheterschlinge oder durch eine Operation entfernt oder durch Ultraschall zertrümmert. Wird der entfernte Stein auf seine Zusammensetzung untersucht, kann aus dem Ergebnis eine Empfehlung für die Ernährung abgeleitet werden. Bei Schmerzen kann der Arzt Spasmolytika (krampflösende Medikamente) oder Analgetika (Schmerzmittel) anordnen.

Wichtige Pflegemaßnahmen
- Schmerzmanagement (S. 204)
- Medikamentengabe nach Anordnung
- Vitalzeichen kontrollieren
- Trinkmenge nach ärztlicher Verordnung einhalten, Trinkprotokoll führen
- Steinabgang durch Herumlaufen, bei guter Verfassung auch Treppensteigen, fördern
- Ernährungsumstellung nach Anordnung anleiten

17.3.8 Vergrößerung der Prostata

DEFINITION Ein **Prostataadenom** ist der beim Mann am häufigsten vorkommende gutartige Tumor. Bei etwa 80 % aller über 60-jährigen Männer ist die Prostata vergrößert. Die Hälfte dieser Männer hat jedoch nie Beschwerden.

Krankheitsentstehung

Durch hormonelle Veränderungen, Gefäßerkrankungen oder chronische Entzündungen am Prostatagewebe kommt es zu einer Gewebezunahme, die den Harnleiter einengen kann.

Symptome

Typische Symptome einer vergrößerten Prostata sind **Veränderungen der Blasenentleerung**:
- weniger kräftiger Urinstrahl
- langsame Blasenentleerung
- ggf. Abgabe von nur kleinen Urinmengen
- häufigere Toilettengänge
- Restharnbildung

Da Restharn ein guter Nährboden für Bakterien ist, besteht eine erhöhte Gefahr einer Blasenentzündung. Nimmt die Menge an Restharn zu, kann sich der Urin in Harnleiter und Nierenbecken rückstauen.

Alkohol steigert den Harndrang. Daher können sich nach dem Genuss von Alkohol die Beschwerden plötzlich verstärken.

Diagnose
- Anamnese: Verhalten bei Miktion, Harndrang, nächtliches Wasserlassen
- körperliche Untersuchung
- Blutuntersuchung
- Sonografie zur Restharnbestimmung, Uroflowmetrie zur Bestimmung des Harnflusses
- Gewebeentnahme (Biopsie) zur Abklärung bei Krebsverdacht

Therapie

Bestehen Blasensteine, Blutungen oder kommt es häufiger zum Harnverhalt, ist eine **Operation** notwendig. Dabei wird die Harnröhre erweitert, indem Drüsengewebe entfernt wird. Alternativ wird ein Drahtgeflecht eingesetzt, das die Harnröhre offen hält. Je nach Fall kann auch die gesamte Prostata entfernt werden. Bei allen Methoden droht nach der Operation eine Harninkontinenz. Ist das Operationsrisiko zu groß, z. B. bei sehr geschwächten Patienten, wird ein **Blasenkatheter** gelegt.

Wichtige Pflegemaßnahmen
- Blasenentleerung beobachten/erfragen, um Veränderungen zu erkennen
- über Verhaltensänderungen informieren: Harnblasenentleerung nicht aufschieben, gleichmäßig über den Tag verteilt trinken
- Beckenbodentraining anleiten
- hygienische Intimpflege anleiten
- Obstipationsprophylaxe (S. 199)
- ggf. lokale Wärmeanwendung durch geeignete Kleidung oder als Wärmeauflage nach Rücksprache mit dem Arzt

17.4 Anker zum Kapitel

- Harn- und Geschlechtsorgane liegen anatomisch gesehen beieinander, haben aber unterschiedliche Funktionen.
- Die Überlebenszeit beim Ausfall beider Nieren beträgt ohne ärztliche Hilfe ca. 24–36 Stunden.
- Die Nieren warmzuhalten, verringert das Risiko einer Nierenerkrankung.
- Die Harnbildung erfolgt über zwei Schritte – die Primärharnbildung und die Sekundärharnbildung.
- Das gesamte Blutplasmavolumen wird 60-mal pro Tag vollständig von den Nieren filtriert.
- Die Beobachtung des Flüssigkeitshaushalts ist Aufgabe der Pflegenden.

17.5 Wissen festigen und vertiefen

1. Nennen Sie den Fachbegriff für den Vorgang der Harnbildung und weitere Aufgaben der Nieren. (➔ 17.1.1)
2. Nennen Sie vier Beobachtungskriterien des Urins. (➔ 17.3.2)
3. Erklären Sie, was bei einer auffällig hohen oder niedrigen Urinmenge zu tun ist und wie die Fachbegriffe für diese lauten. (➔ 17.3.2)
4. Nennen Sie Ursachen und Symptome für einen Harnverhalt. (➔ 17.3.3)
5. Erklären Sie das Vorgehen bei der Berechnung einer Flüssigkeitsbilanz und wann man von einer positiven bzw. negativen Bilanz spricht. (➔ 17.3.4)
6. Nennen Sie fünf Zeichen eines Flüssigkeitsmangels. (➔ 17.3.4)
7. Erläutern Sie, woran Erkrankungen des weiblichen bzw. männlichen Genitals erkennbar sein können und worauf Infektionen der Harnröhre beim Mann hinweisen. (➔ 17.3.5)
8. Begründen Sie, warum Urinflaschen nicht zu lange anliegen dürfen. (➔ 17.4.1)
9. Nennen Sie Ursachen für die Verschlechterung einer Harninkontinenz. (➔ 17.4.2)
10. Nennen Sie verschiedene Inkontinenzhilfsmittel. (➔ 17.4.2)

18 Der Bewegungsapparat

Aufgaben

Skelett (= passiver Bewegungsapparat) und **Skelettmuskulatur** (= aktiver Bewegungsapparat)
- geben dem Körper seine Form und Gestalt
- ermöglichen Aufrichtung und Bewegung
- schützen innere Organe

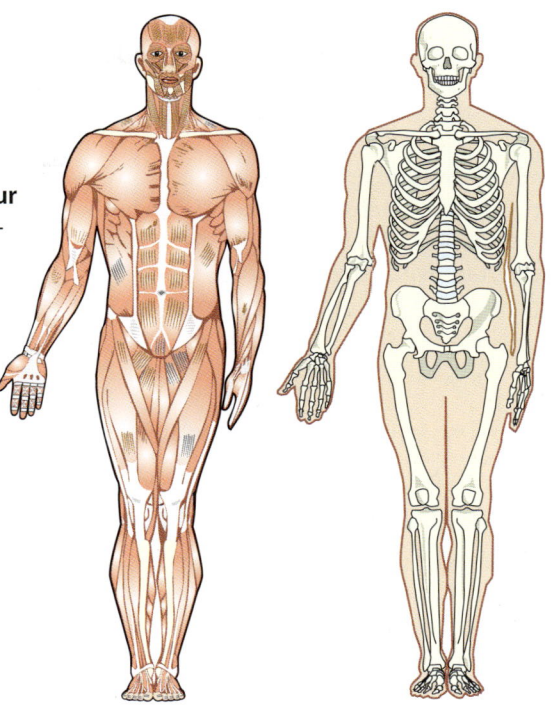

Steuerung und Einfluss

Skelettmuskulatur = willkürliche Muskulatur

Muskeln benötigen zur Bewegung Anspannung und Entspannung = **Muskeltonus**

Pflegeassistenten

… beobachten
- Bewegungsfähigkeit
- Bewegungskoordination
- Gangbild
- Körperhaltung
- Schmerzen bei der Bewegung oder Schonhaltung
- Geräusche, die Bewegung begleiten, z. B. Gelenkgeräusche

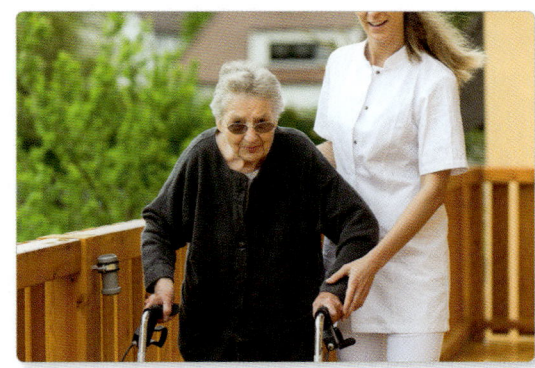

… wirken mit bei der Pflege bei
- traumatischen Erkrankungen, z. B. Sturz, Fraktur, Schädel-Hirn-Trauma
- Bandscheibenvorfall, Hexenschuss
- Osteoporose
- Kontrakturen
- Arthrose
- Rheuma
- Gicht

… unterstützen bei
- Bewegungseinschränkungen, z. B. Gehübungen, frühzeitiger Mobilisation
- Vermeidung von Immobilität
- Positionswechseln und Lagerungen
- Umgang mit Hilfsmitteln und Prothesen

„Schon lange suchen Menschen nach einem Mittel für ewiges Leben. Falsch! Sie müssen nicht suchen, sie müssen sich bewegen. (…) Wie eine hoch dosierte Pille setzt jede körperliche Anstrengung Kaskaden physiologischer Vorgänge in Gang. Das Herz pumpt schneller, die Körpertemperatur steigt, Dutzende von Botenstoffen strömen in Kopf und Glieder. Im Gehirn entstehen neue Nervenbahnen. Krankes Gewebe heilt, neue Zellen wachsen heran und Erbsubstanz wird repariert. Die Mechanismen, die Sport im Körper lostritt, sind so vielfältig und komplex, dass Mediziner sie bis heute nur zu einem Bruchteil verstanden haben. Auch das breite Spektrum seiner Heilkraft können sie nur erahnen. Eines aber wird ihnen mit jeder neuen Erkenntnis bewusster: Bewegung ist eine hocheffektive Therapie, die gegen weitaus mehr Krankheiten hilft, als sie bisher wussten." [3]

Aufgaben

Schreiben Sie Ihre täglichen Bewegungen in Form einer Liste auf.

Wählen Sie einen Bewegungsablauf aus, den Sie für besonders wichtig erachten.

Führen Sie diesen Bewegungsablauf mit möglichst wenig Bewegung in Ihren Gelenken durch, machen Sie sich möglichst steif bei der Durchführung Ihrer Bewegung und besprechen Sie Ihre Erfahrung und die Aussage „Bewegung bedeutet Leben" in der Klasse.

18.1 Aufbau des Bewegungsapparats

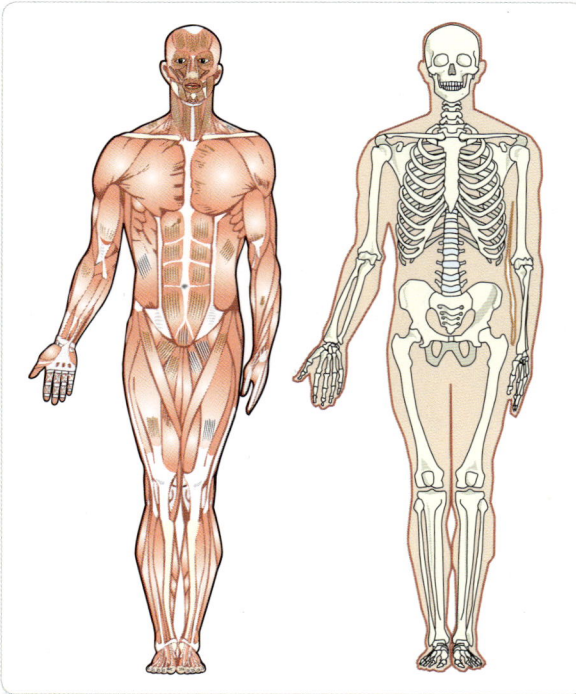

Abb. 18.1: Der Bewegungsapparat, links Muskulatur, rechts Skelett

Die **körperliche Bewegung** ist ein **Grundbedürfnis** des Menschen und wirkt sich positiv auf die Gesundheit aus. Leider ist die körperliche Aktivität heute oft eingeschränkt. Gründe dafür sind z. B. Computer, Fernsehen und Autos.

Der **Bewegungsapparat** besteht aus zwei Teilsystemen (Abb. 18.1):
- aus dem **Skelett,** das den inneren Stabilisierungsrahmen liefert, und
- aus der **Muskulatur,** die die Bewegung ermöglicht.

Zum Skelett zählen die **Knochen** mit ihren Knorpelkappen und Bändern. **Gelenke** verbinden die Knochen miteinander. Da die Knochen selbst starr sind, bezeichnet man das Skelett auch als **passiven Bewegungsapparat.** Alle Skelettmuskeln zusammen sind der **aktive Bewegungsapparat.** Wenn die Muskeln kontrahieren, sich also zusammenziehen, bewegen sich die Knochen in den Gelenken.

DEFINITION In der Medizin befasst sich das Fachgebiet der **Orthopädie** mit Gesundheitsstörungen des Bewegungsapparats, also mit allen Erkrankungen der Knochen, Gelenke, Bänder, Sehnen und Muskeln. In der **Traumatologie** werden Unfallverletzungen behandelt.

Aufbau des Bewegungsapparats

18.1.1 Skelett

Das **Skelett** ist ein Knochengerüst und stützt den Bewegungsapparat (Abb. 18.2). Es besteht beim erwachsenen Menschen aus 206 einzelnen **Knochen** mit den jeweiligen Gelenken. An Stellen, die ein hohes Maß an Elastizität erfordern, z. B. im Rippenbereich, sind zusätzlich **Knorpel** angelegt. Zudem schützen Knorpel auch hoch beanspruchte Partien wie die Gelenkflächen.

Das Skelett schützt auch die inneren Organe. Daneben speichern die Knochen lebenswichtige Mineralien wie Kalzium und Phosphor. Im **roten Knochenmark** entstehen die Blutzellen.

Da das Skelett in den Körperteilen verschiedene Aufgaben hat, verfügt es über unterschiedliche Knochenformen, deren Grundaufbau jedoch vergleichbar ist.

Die vielen Knochen des Skeletts werden Gruppen zugeordnet (Abb. 18.3):
- lange Knochen/Röhrenknochen
- kurze Knochen
- platte Knochen
- unregelmäßig geformte Knochen
- Sesambeine

Am Oberschenkelknochen lässt sich der Aufbau eines Röhrenknochens gut beschreiben (Abb. 18.4).

Aufbau der Knochen

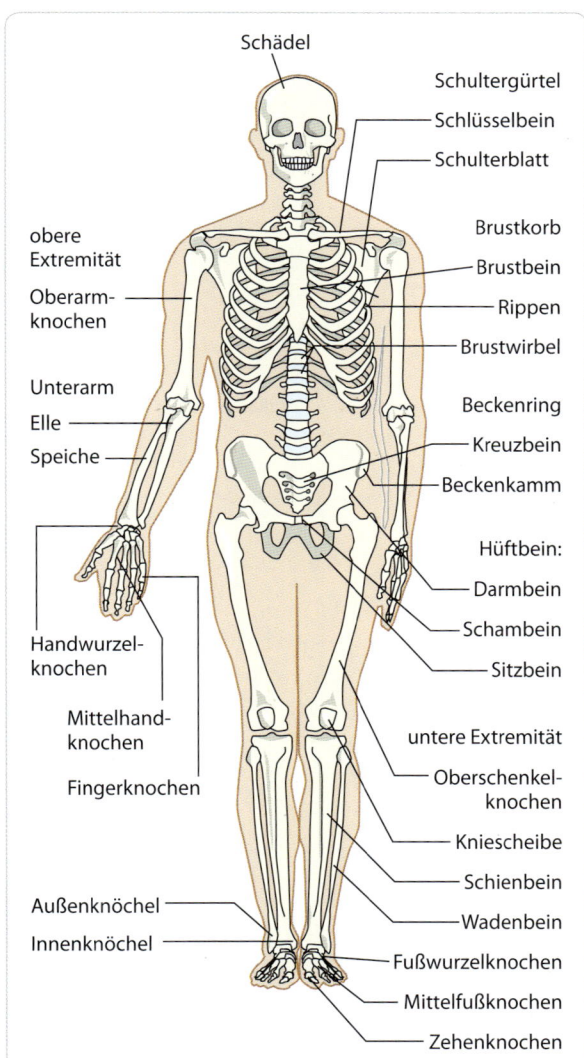

Abb. 18.2: Skelett des Menschen von vorn

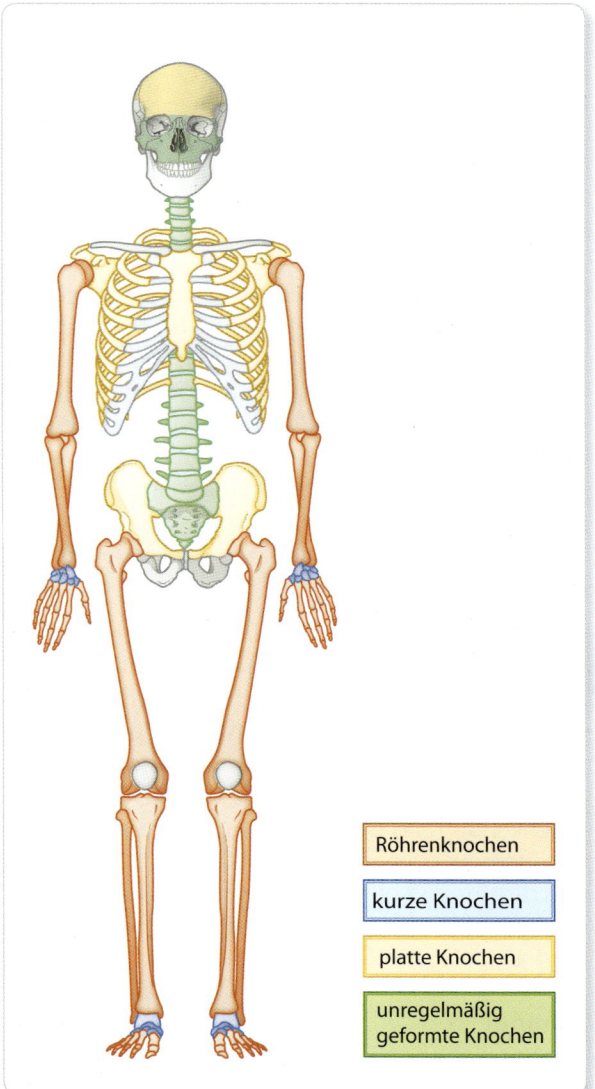

Abb. 18.3: Menschliches Skelett mit Knochenarten

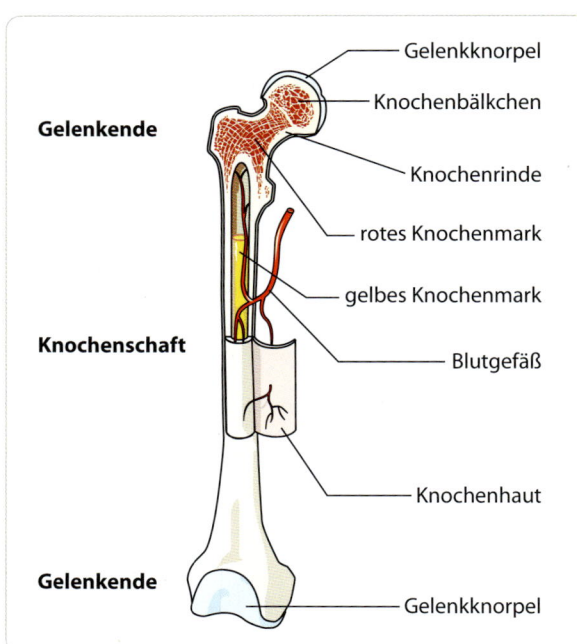

Abb. 18.4: Aufbau des Oberschenkelknochens, rechter Oberschenkel, Vorderansicht

Eine dünne **Knorpelschicht** überzieht die Gelenkenden. Eine bindegewebige **Knochenhaut** umgibt den Knochen von außen. Sie ist nicht verschieblich, denn Fasern verbinden die Knochenhaut mit der Knochenoberfläche. In der Knochenhaut verlaufen die Blutgefäße, die den Knochen ernähren. Als feine Äste gelangen sie durch kleine Öffnungen in die äußeren Schichten des Knochens. Größere Gefäße dringen bis in das Innere des Knochens vor und verzweigen sich dort.

Die Knochenhaut kann **Knochengewebe** bilden und trägt dadurch maßgeblich zum Wachstum und zur Heilung von Knochen bei. Das Knochengewebe des mittleren Knochenanteils ist eine feste Schicht in Form einer Röhre, die sogenannte **Knochenrinde**. Sie ist mit **gelbem Knochenmark** ausgefüllt. Zu den Gelenkenden hin begrenzen **Knochenbälkchen** die Knochenrinde. Sie werden nach außen immer feiner und dichter und gehen in die Knochenrinde über. In diese schwammartige Struktur ist das **rote Knochenmark** eingelagert.

Schädel

Der Schädel setzt sich aus 29 Knochen zusammen (Abb. 18.5). Unterschieden werden **Hirnschädel** und **Gesichtsschädel**. Der Hirnschädel umschließt das Gehirn von oben, unten und hinten. Die **Schädelbasis** begrenzt den Hirnschädel nach unten. Sie hat eine große Öffnung, das **Foramen magnum,** durch die das Rückenmark tritt. Durch eine kleinere Öffnung treten die Hirnnerven (S. 519) aus. In einer knöchernen Vertiefung im vorderen Teil der Schädelbasis befindet sich die **Hirnanhangsdrüse** (Hypophyse, S. 517).

Über das Gehirn wölbt sich das **Schädeldach**. Die vordere Begrenzung, der Gesichtsschädel, besteht aus 14 einzelnen Knochen. Sie schützen die Sinnesorgane und dienen als Ansatz für die Gesichtsmuskulatur.

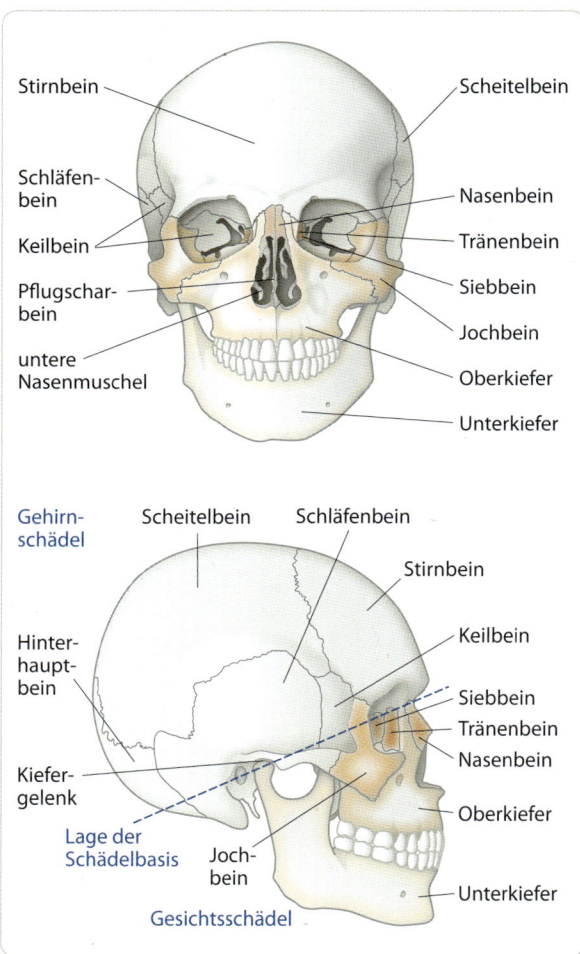

Abb. 18.5: Wichtige Knochen des Schädels

Wirbelsäule

Die **Wirbelsäule** (Abb. 18.6) ist das tragende Element des Körpers und hat eine zentrale Rolle im Bewegungsablauf. Sie ist höchst flexibel, nimmt an allen Körperbewegungen teil und schützt das **Rückenmark.**

Aufbau des Bewegungsapparats

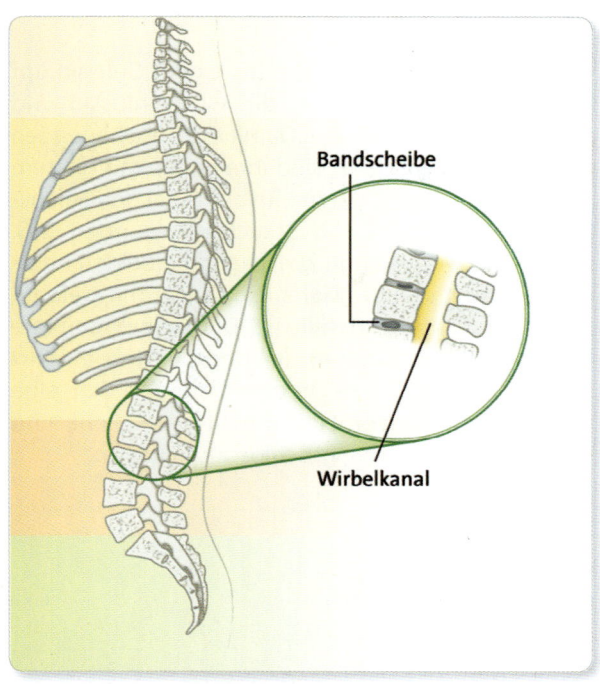

Abb. 18.6: Wirbelsäule mit Rippen

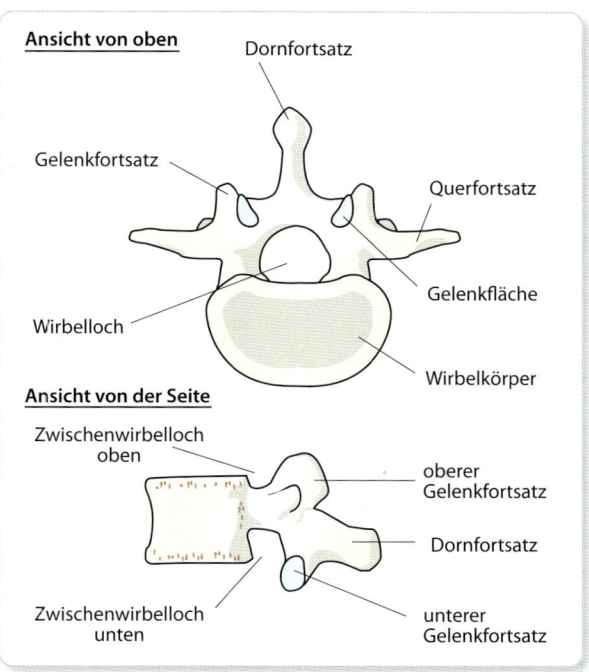

Abb. 18.7: Aufbau eines Lendenwirbels

Der obere Teil der Wirbelsäule, die **Halswirbelsäule,** ist leicht nach vorn gekrümmt (konkav), damit der Kopf leichter gehoben werden kann. Dann folgt die **Brustwirbelsäule,** die sich leicht nach hinten krümmt (konvex), damit sich der Mensch nach vorn beugen kann. Von ihr gehen beiderseits die Rippen aus.

Sehr kräftige Wirbel bilden den letzten beweglichen Abschnitt der Wirbelsäule, die **Lendenwirbelsäule** (Abb. 18.7). Sie ist leicht nach vorn gekrümmt und kommt damit der Aufrichtung des Körpers entgegen. Das darunter folgende **Kreuzbein** ist eine dreieckige Knochenplatte, die mit der Spitze nach unten wie eingekeilt zwischen den Beckenknochen sitzt. Die Wirbel sind hier vollständig miteinander verwachsen. Das **Steißbein** bildet das untere Ende der Wirbelsäule.

Die **doppelte S-Form** der Wirbelsäule macht sie elastisch und biegsam. Zwischen Lendenwirbelsäule und Kreuzbein verläuft ein scharfer Knick. Dieser Bereich ist häufig Ausgangspunkt von Beschwerden.

Jeder **Wirbel** besteht aus einem **Körper** und einem unterschiedlich ausgeprägten Bogen mit Fortsätzen, den **Dornfortsätzen** und **Querfortsätzen.** Die Dornfortsätze sind im Brustbereich gut zu sehen und zu tasten. Im Laufe der Wirbelsäule variieren die Fortsätze wegen der unterschiedlichen Funktionen, die die einzelnen Bereiche der Wirbelsäule übernehmen.

Die **Bandscheiben** (Zwischenwirbelscheiben) verbinden die einzelnen Wirbelkörper. Sie bestehen aus einem Faserring, in dem ein **Gallertkern** eingeschlossen ist. Der Gallertkern wirkt wie ein Wasserkissen, das sich verformen, aber nicht komplett zusammengedrückt werden kann. Damit sind Bewegungen der Wirbelsäule möglich und der Abstand der Wirbelkörper kann gleichzeitig gehalten werden. Das Körpergewicht übt tagsüber einen steten Druck auf den Gallertkern aus. Dadurch wird Wasser abgepresst und die Körpergröße kann sich im Lauf des Tages um bis zu 3 cm verringern. Nachts wird der Gallertkern entlastet und füllt sich erneut auf. Das Zusammenspiel der Bandscheiben und die besondere Form der Wirbelsäule ermöglichen es, Stöße aufzufangen, wie sie beim Springen und Laufen entstehen.

Stabilisierung der Wirbelsäule

Die gelenkige Verzahnung der einzelnen Wirbel sorgt für eine gewisse **Grundstabilität.** Darüber hinaus fixieren bindegewebige Bänder die gesamte Wirbelsäule, sodass sich die einzelnen Wirbel nicht gegeneinander verschieben.

Eine wichtige Rolle für die Stabilität des Rumpfs spielt die **Bauchmuskulatur** (Abb. 18.8), die als Gegenspieler der Rückenmuskulatur wirkt. Um den Rumpf zu halten, müssen Rücken- und Bauchmuskulatur gut ausgebildet sein.

Der Bewegungsapparat

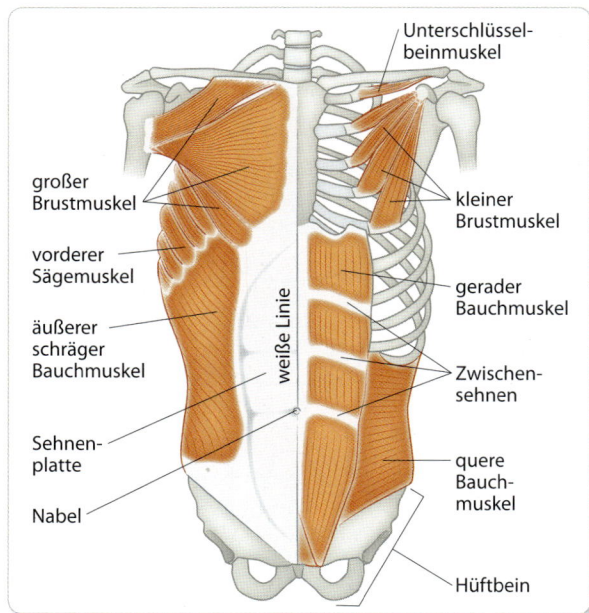

Abb. 18.8: Muskulatur der vorderen Rumpfwand

Brustkorb und Extremitäten

Die Wirbelsäule ist im unteren Teil fest mit dem Becken verbunden. Die unteren Extremitäten sind über das Hüftgelenk mit dem Beckengürtel verbunden. **Brustkorb** und **Schultergürtel** verbinden die oberen Extremitäten mit der Wirbelsäule.

18.1.2 Gelenke

Die Knochen des Skeletts sind je nach Funktion fest oder beweglich miteinander verbunden. Fugen und Haften fixieren die Knochen fest, **Gelenke** machen sie beweglich.

Aufbau der Gelenke

Würde das menschliche Skelett aus nur einem Stück bestehen, wären Menschen wie starre Puppen. Das menschliche Knochensystem benötigt somit Gelenke, die zwei oder mehr Knochen beweglich miteinander verbinden. Die Gelenke werden in zwei Gruppen eingeteilt:
- unechte Gelenke
- echte Gelenke

Unechte Gelenke haben eine eingeschränkte Beweglichkeit, sie bestehen aus Knorpel oder Bindegewebe. Beispiele sind:
- Knorpelverbindung am Brustbein (Sternum)
- Bandscheiben
- Symphyse

Echte Gelenke

Jedes **echte Gelenk** besteht aus einem **Gelenkkopf** und einer **Gelenkpfanne,** die wie Schlüssel und Schloss ineinanderpassen. Damit die Knochenenden nicht aneinanderreiben, sind ihre Enden mit glattem Knorpel überzogen, der die Reibung bei der Gelenkbewegung mindert und Stauchbewegungen, z. B. beim Springen, abfängt. Zwischen den beiden Knorpeln befindet sich der **Gelenkspalt,** der mit **Gelenkschmiere** (Synovia) gefüllt ist. Die Gelenkschmiere erhöht die Gleitfähigkeit der Knorpel und ernährt diese. Um das Gelenk herum befindet sich eine straffe **Gelenkkapsel.** Sie umhüllt das Gelenk und formt einen keimfreien geschlossenen Raum.

Beispiele für echte Gelenke:
- Schultergelenk
- Fingergelenk
- Hüftgelenk (Abb. 18.9)
- Kniegelenk

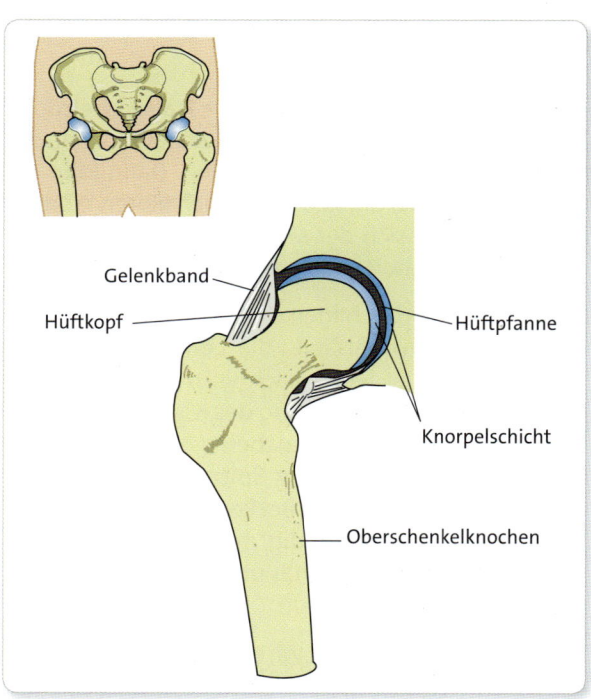

Abb. 18.9: Hüftgelenk

MERKE Überlastung, z. B. langes Stehen oder einseitige Belastung, stört die Ernährung des Knorpels und begünstigt einen Knorpelschaden.

Echte Gelenke benötigen Hilfseinrichtungen, die ihre Funktion unterstützen und sichern. Dazu gehören:
- **Bänder,** die die Gelenkkapsel verstärken und stabilisieren. Sind äußere Krafteinwirkungen zu stark,

z. B. beim Umknicken, können die Bänder und die Gelenkkapsel reißen.
- **Gelenkzwischenscheiben** (Menisken) gleichen nicht optimal passende Gelenkflächen aus und dienen dem Druckausgleich, z. B. Meniskus im Kniegelenk.
- **Schleimbeutel**
- **Gelenklippen**
- **Knorpelscheiben** für einen Druckausgleich im Gelenk, z. B. Bandscheiben.

Gelenkformen

Die **Beweglichkeit** eines Gelenks hängt im Wesentlichen von der **Form** der Gelenkkörper ab (Tab. 18.1).

18.1.3 Skelettmuskulatur

Die Muskulatur des Bewegungsapparats wird als **willkürliche Muskulatur** bezeichnet, weil sie nach dem eigenen Willen bewegt werden kann. Im Gegensatz dazu arbeitet die Muskulatur der inneren Organe **unwillkürlich**.

Die **Sehnen** verbinden die Skelettmuskeln mit dem stützenden Teil des Bewegungsapparats.

Von außen erkennbar sind unterschiedliche Muskelformen. Viele Muskeln sind spindelförmig, am deutlichsten ist dies am Armbeuger (M. biceps, Abb. 18.10) zu ertasten. Der Muskelbauch tritt bei Anspannung deutlich hervor. Am oberen und unteren Ende des Muskels gehen zwei sogenannte Muskelköpfe in Sehnen über.

Gelenkform	Bewegungsmöglichkeiten und Beispiele
Rad- oder Zapfengelenk	Zapfengelenke haben eine Bewegungsebene. Die Verbindung von Speiche und Elle am Ellenbogen ist als Zapfengelenk aufgebaut.
Scharniergelenk	Scharniergelenke haben eine Bewegungsebene. Beispiele sind die Fingergelenke, das Gelenk zwischen Elle und Oberarm und das Kniegelenk.
Eigelenk	Eigelenke haben zwei Bewegungsebenen. Am Handgelenk wird die Gelenkpfanne durch Elle und Speiche gebildet. Ihnen gegenüber stehen die Handwurzelknochen als Gelenkkopf.
Sattelgelenk	Sattelgelenke haben zwei Bewegungsebenen. Die Knochenenden sind wie Sättel geformt, die sich 90° zueinander versetzt befinden. Zu den Sattelgelenken gehört das Daumengrundgelenk zwischen Handwurzel- und Mittelhandknochen. Dies ermöglicht den Spitzengriff, also die Berührung aller Fingerspitzen durch den Daumen.
Kugelgelenk	Kugelgelenke haben Bewegungsmöglichkeiten in allen Ebenen. Gelenkkopf und Gelenkpfanne sind hier am deutlichsten ausgebildet. Beispiele für Kugelgelenke sind das Hüftgelenk und das Schultergelenk.

Tab. 18.1: Gelenkformen

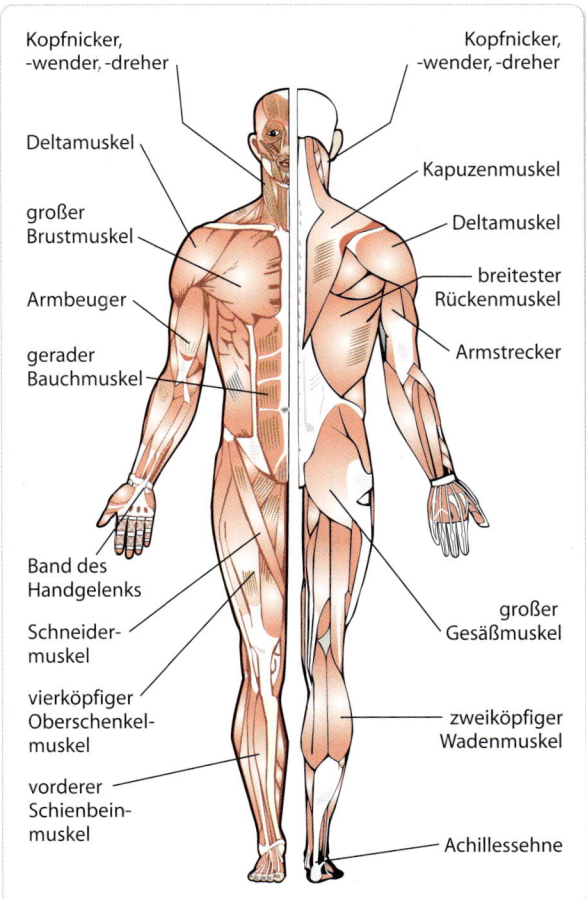

Abb. 18.10: Die Muskulatur des Menschen

Aufbau der Skelettmuskulatur

Der eigentliche Muskel besteht aus mehreren **Faserbündeln** (Abb. 18.11). Ihre Sehnenfäden verdichten sich zur Sehne, mit der der Muskel am Knochen verankert ist. Dort, wo die Sehnen lange Strecken zu überbrücken haben oder über Gelenke verlaufen, sind sie von Bindegewebshüllen umgeben, den **Sehnenscheiden**. Eine Flüssigkeit in den Sehnenscheiden erhöht die Gleitfähigkeit.

Betrachtet man einen ganzen Muskel, kann man von der faserigen Struktur zunächst nichts sehen, denn der Muskel ist in eine feste, weiß-silbrig schimmernde Haut eingehüllt, die sogenannte **Faszie** (Muskelhaut). Die Faszie hält die einzelnen Fasern des Muskels zusammen, grenzt ihn gegen andere Muskeln ab und ermöglicht, dass verschiedene Muskeln aneinandergleiten.

18.2 Funktionen des Bewegungsapparats

Kontrakturen: Kap. 18.4.11, S. 482

18.2.1 Funktionsweise der Skelettmuskulatur

Bei den spindelförmigen Muskeln ist die **Muskelkontraktion** (Anspannung) sichtbar, da sich der Muskelbauch verdickt. Beispielsweise spannt sich der Armbeuger an, wenn der Unterarm gebeugt wird, um ein Gewicht zu heben. Erschlafft der Muskel, sinkt der Unterarm der Schwerkraft folgend herab. Nur mit dem Armbeuger allein wäre es jedoch nicht möglich, den Unterarm zu strecken, hierzu ist der Armstrecker an der Rückseite des Oberarms notwendig. Auch er hat seinen Ansatz am Unterarm. Mithilfe beider Muskeln kann der Unterarm dosiert bewegt werden. Das Prinzip der entgegengesetzt arbeitenden Muskeln nennt man **Antagonismus**. Der jeweils arbeitende Muskel ist der **Agonist**, sein Gegenspieler der **Antagonist**.

> **TIPP** Das Zusammenspiel von Agonist und Antagonist ist gut zu erkennen unter: www.sportunterricht.de/lksport/muskel5.html

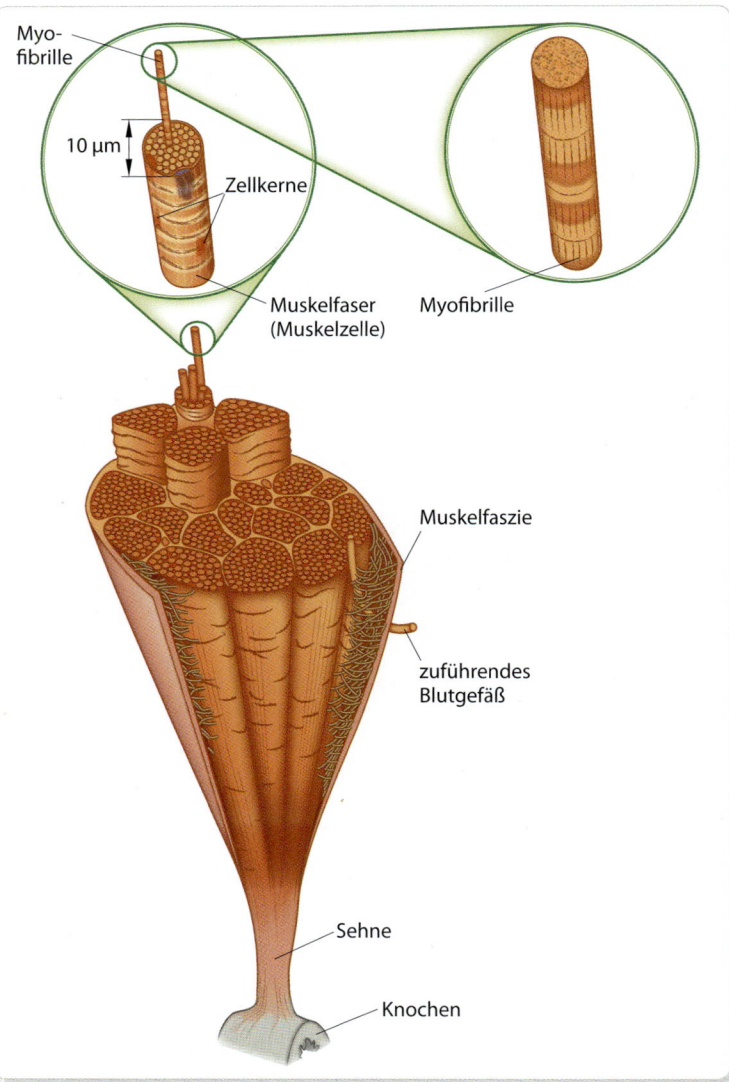

Abb. 18.11: Aufbau eines Skelettmuskels

> **Aufgaben**
> Winkeln Sie einen Arm an und fassen Sie mit der Handfläche unter einen Tisch. Versuchen Sie nun, den Tisch anzuheben. Ertasten Sie mit der anderen Hand, wie sich die Muskeln des Oberarms anfühlen. Der vordere Armbeuger spannt sich an.
>
> Legen Sie nun die Hand auf den Tisch und drücken Sie diese leicht nach unten. Ertasten Sie mit der anderen Hand den auf der Oberarmrückseite befindlichen Armstrecker, der sich nun anspannt.

Um zu funktionieren, benötigt der Muskel **Anspannung** und **Entspannung.** Um aufrecht zu gehen oder zu sitzen, benötigen auch Muskelgruppen, die sich gerade nicht kontrahieren, einen gewissen Spannungszustand. Diese Muskelspannung wird **Muskeltonus** genannt. Sie kann krankhaft erhöht sein. In diesem Fall kommt es zu Verspannungen bis hin zur Spastik (S. 533). Der Muskeltonus kann auch erniedrigt sein, z. B. bei einem Kollaps.

ACHTUNG Bei Auffälligkeiten der Muskulatur prüfen die Pflegenden: **D**urchblutung, **M**otorik, **S**ensibilität (DMS-Prüfung).

Die Kraft eines Muskels hängt von seiner Masse ab. Diese wiederum hängt von der Versorgung des Körpers mit Eiweißen und Kohlenhydraten ab sowie vom Trainingszustand des Muskels. Wie alle biologischen Systeme braucht auch die Muskulatur den Wechsel von Aktivität und Ruhe.

MERKE Schon eine kurzfristige Ruhigstellung des Muskels, z. B. bei Verbänden oder Bettlägerigkeit, führt zu einer sichtbaren Abnahme der Muskelmasse.

18.2.2 Erzeugung der Muskelkraft

Glukose (S. 142) ist der wichtigste **Energielieferant** der Muskeln. Er wird durch das Blut zum Muskel gebracht. Damit hängt die Leistungsfähigkeit eines Muskels von der Menge des durchfließenden Bluts ab. Allerdings verfügen die Muskelzellen auch über Energiereserven in Form von **Glykogen,** einer Speicherform der Glukose. Dieses können die Muskelzellen bei Bedarf freisetzen.

Das Blut transportiert auch den zur Energiegewinnung erforderlichen Sauerstoff zu den Muskelzellen. Eine enorme Anzahl an Blutgefäßen stellt die Sauerstoffversorgung der Muskeln auch bei Höchstleistung sicher. Bei einer normalen Alltagtätigkeit sind zur Sauerstoffversorgung der Muskeln nur etwa 25 % dieser Gefäße geöffnet.

Bei starker Muskelarbeit beschleunigt sich der Atem (Tachypnoe) und das Herz fängt an, schneller zu schlagen (Tachykardie). Wird ein Muskel sehr stark beansprucht, kann er für kurze Zeit auch ohne Sauerstoff Energie gewinnen. Die dabei entstehenden Stoffwechselprodukte benötigen jedoch Sauerstoff, um wieder abgebaut zu werden. Atmung und Herztätigkeit normalisieren sich erst nach einer Weile. Die Zeit bis zur Normalisierung gilt als Maß für den **Trainingszustand** des jeweiligen Menschen.

18.2.3 Aufrechter Gang

Der **aufrechte Gang** gilt als entscheidendes Merkmal des Menschen und benötigt bei ihm nur ein Viertel der Energie, die ein Affe für die gleiche Strecke aufwenden müsste.

MERKE Der aufrechte Gang spart Energie bei der Fortbewegung.

18.3 Beobachten und beurteilen

Beweglichkeit ist für nahezu alle **Aktivitäten des Lebens** notwendig. Daher bieten sich im Pflegealltag zahlreiche Möglichkeiten, um die Bewegungsabläufe eines Pflegebedürftigen zu **beobachten.** Die Pflegeassistentin achtet dabei auf:
- Bewegungsfähigkeit
- Bewegungskoordination
- Gangbild
- Körperhaltung
- Schmerzen bei der Bewegung oder Schonhaltung
- Geräusche, die die Bewegung begleiten, z. B. Gelenkgeräusche

Mitunter lassen sich Blockaden, Verspannungen, eine erhöhte oder verminderte Muskelspannung auch erfühlen.

Gerade in der häuslichen Pflege achtet die Pflegeassistentin auf versteckte Hinweise von Bewegungsproblemen, da sie nur einen kurzen Ausschnitt der täglichen Bewegung sieht. So kann eine verminderte Gehfähigkeit z. B. das Einkaufen unmöglich machen, was sich unter Umständen durch einen Blick in den Kühlschrank erschließt.

18.3.1 Bewegungen

Beim gesunden Menschen sind willkürliche **Bewegungen** zielgerichtet und aufeinander abgestimmt, also koordiniert. Die Gelenke sind im natürlichen Umfang und Radius beweglich und werden entsprechend in die Bewegung einbezogen. Dabei ist der Kraftaufwand angemessen und die Muskulatur nicht verkrampft.

Für die Dokumentation von Bewegungen sind folgende Formulierungen üblich:
- eingeschränkte Beweglichkeit des Gelenks/der Gelenke
- **Parese** (unvollständige Lähmung) oder **Plegie** (vollständige Lähmung)
- erhöhter oder verminderter Muskeltonus
- Tremor (Muskelzittern, S. 532)
- verlangsamte oder überschießende Bewegung
- **Akinese** (Bewegungslosigkeit)
- **Ataxie** (Störung der Bewegungskoordination, S. 533)
- stereotype, eintönig wiederholte Bewegungsmuster

Psychosoziale Aspekte der Bewegung

Das Ausmaß der **Bewegungsfähigkeit** hängt vom Bau des Bewegungsapparats ab. Trotz sehr ähnlicher Anatomie können nicht alle Menschen alle Bewegungen in gleichem Maße ausführen. Nicht jeder Mensch hat die Bewegungsfähigkeit einer Turnerin oder die Stabilität eines Gewichthebers. Zudem spielen Unterschiede im Alter, Geschlecht und Besonderheiten des Skeletts und der Muskulatur eine Rolle.

Je nach Wesen bewegen sich Menschen schnell oder bedächtig und haben einen starken oder schwachen **Bewegungsdrang.** Bewegung und Haltung vermitteln darüber hinaus **Emotionen** und soziale Distanzen. Dies reicht von „Offenheit" über „Zuwendung" bis zum „Gerademachen". Menschen unterstützen mit dem bewussten Einsatz ihres Bewegungsapparats ihre Kommunikation.

Auch die psychische Stimmung lässt sich an Bewegungen erkennen: zusammengesunkene Haltung eines depressiven Menschen; lockere, offene Haltung eines glücklichen Menschen oder die steife Haltung eines Menschen, der sich „zusammenreißt".

18.3.2 Gangbild

Das **Gangbild** eines gesunden Menschen ist flüssig und gleichmäßig. Er hält das **Gleichgewicht,** sodass eine Strecke gerade zurückgelegt werden kann. Dabei sind die Schrittlänge und der Krafteinsatz dem Untergrund angepasst, die Arme schwingen unterstützend mit. Das Gangbild ist jedoch nicht bei allen Menschen gleich, sondern individuell und variantenreich.

Im **Alter** nimmt die Skelettmuskulatur ab, die dadurch eintretende Schwäche lässt das Gangbild älterer Menschen oft etwas schleppend und mühevoll erscheinen. Da Ausdauer und Leistungsvermögen sinken, heben viele ältere Menschen ihre Füße nicht mehr vollständig an, es kommt zu einem schlurfenden Gang.

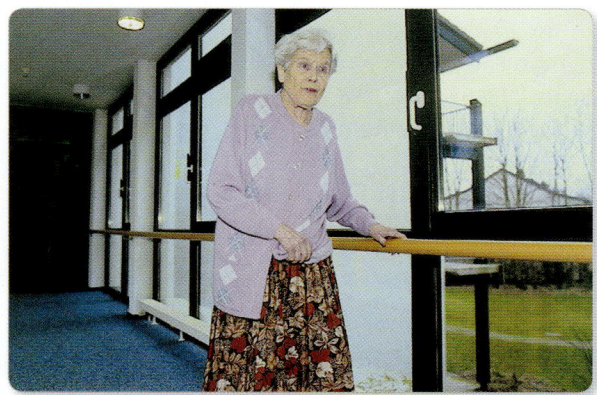

Abb. 18.12: Alte Menschen bevorzugen beim Gehen oft Haltegriffe

Bei **neurologischen Erkrankungen**, z. B. Morbus Parkinson (S. 544), wird der Gang kurzschrittig bzw. trippelnd. Oft fällt es dabei schwer, aus der Bewegung heraus anzuhalten.

Ein unrhythmisches Gehen wird als **Hinken** bezeichnet. Bei Schmerzen im Bereich der Hüft-, Knie- oder Sprunggelenke wird die betroffene Seite beim Gehen nicht voll belastet.

Bei Störungen des Gleichgewichts wirkt der Gang taumelnd und unkoordiniert.

18.3.3 Körperhaltung

Die **Körperhaltung** ist nicht bei allen Menschen identisch. Sie hängt von Gewohnheiten, Geschlecht und Erziehung ab.

Im **neutralen Stand** sind Oberkörper und Kopf aufgerichtet, die Arme hängen locker herab, beide Beine sind gleichmäßig belastet, Knie und Hüfte sind leicht gebeugt. Die Flexibilität verleiht dem Stand Stabilität. Die Füße haben guten Bodenkontakt und die Fußspitzen zeigen ein wenig nach außen. Ältere Menschen neigen – ähnlich wie Kleinkinder – zu einem etwas breitbeinigen Stand, der mehr Stabilität verleiht.

Der altersbedingte Abbau der Skelettmuskulatur oder Bewegungsmangel können **Haltungsschwächen** zur Folge haben, z. B. die Entwicklung eines Rundrückens: Der Oberkörper erscheint zusammengesunken, der Bauch wölbt sich vor, während sich die

Brustwirbelsäule stärker krümmt. Die Beweglichkeit ist trotz Rundrückens kaum eingeschränkt.

Bei **Haltungsschäden** weicht die Wirbelsäule von ihrer natürlichen Form ab. Es gibt
- angeborene oder erworbene **Fehl- und Schonhaltungen** und
- spastische und schlaffe **Lähmungen** (S. 531).

Die freie Beweglichkeit der Wirbelsäule spielt beim Bücken eine wesentliche Rolle und nimmt im Alter zunehmend ab.

Schonhaltungen treten bei Schmerzen auf. Das schmerzende Gelenk wird typischerweise gebeugt gehalten. Bewegungen in der schmerzenden Körperregion werden vermieden und der betroffene Körperteil wird entlastet, um den Schmerz zu lindern oder zu vermeiden.

Zwangshaltungen sind häufig die Folge von
- Gelenkdeformationen, z. B. bei fortgeschrittener Arthritis (S. 484),
- Versteifungen der Gelenke oder
- erhöhter Muskelanspannung, z. B. Spastik (S. 533).

18.3.4 Feinmotorik

Als **Feinmotorik** werden sämtliche Bewegungsabläufe bezeichnet, die auf der Koordination der Hände und Finger beruhen. Störungen der Feinmotorik äußern sich zunächst oft durch ein auffälliges Schriftbild. Eigentlich geübte Bewegungsabläufe, z. B. kleine Gegenstände zu greifen, Knöpfe zu schließen oder Nahrung zu schneiden bzw. aufzunehmen, erscheinen unbeholfen oder stockend. Der Pflegebedürftige denkt über jede Einzelbewegung nach und vermeidet oft die Teilnahme an Aktivitäten, die Feinmotorik erfordern, z. B. Bastelangebote.

Auch die Gesichts-, Augen- und Mundmotorik zählt zur Feinmotorik. Beeinträchtigungen in diesem Bereich, z. B. Lähmungen, sind besonders einschneidend, da sie auch die Kommunikation beeinflussen.

18.3.5 Sturz

> **DEFINITION** „Ein **Sturz** ist ein Ereignis, bei dem der Betroffene unbeabsichtigt auf dem Boden oder auf einer anderen tieferen Ebene aufkommt." [2]

Stürze bergen ein hohes Risiko für schwerwiegende Verletzungen. Einerseits können sie unmittelbar z. B. zu Frakturen (Knochenbrüchen), Hämatomen (Blutergüssen) oder einem Schädel-Hirn-Trauma führen. Auf der anderen Seite können sich aus einem Sturz Langzeitfolgen ergeben. Dies ist z. B. der Fall, wenn ein älterer Mensch nach einem Sturz nicht mehr seine vorherige Selbstständigkeit zurückerlangt, bettlägerig wird oder sich nur noch wenig bewegt, da er Angst vor einem erneuten Sturz hat. Im Rahmen der **Sturzprophylaxe** (S. 193) ermitteln die Pflegenden daher Risikofaktoren für einen Sturz. Nachfolgend ergreifen sie Maßnahmen, um einem Sturz vorzubeugen.

> **ACHTUNG** Gerade bei selbstständigen älteren Menschen wird das Sturzrisiko oft unterschätzt. Risikofaktoren für einen Sturz: S. 193.

18.3.6 Kontrakturen

> **DEFINITION** Als **Kontraktur** wird die Funktions- und Bewegungseinschränkung von Gelenken bezeichnet, die sich bis zur Gelenkversteifung entwickeln kann.

Kontrakturen können durch eine **Kontrakturprophylaxe** (S. 197) verhindert werden. Die Pflegenden beginnen mit dieser, bevor die ersten Anzeichen einer Kontraktur auftreten.

Kontrakturen erkennen

Für jedes Gelenk gibt es einen bestimmten möglichen Bewegungsumfang. Dieser wird in Winkelgraden gemessen. Folgende Faktoren können auf eine (beginnende) Kontraktur hinweisen:
- eingeschränkte Bewegung
- eingeschränkte Bewegungsmöglichkeiten, auch bei passiven (durch andere durchgeführte) Bewegungen
- nicht flüssiger Bewegungsablauf
- Fixierung eines Gelenks in einer bestimmten Position
- Schmerzen bei Bewegung eines Gelenks

Folgen von Kontrakturen
- Bewegungseinschränkung bis zur vollständigen Bewegungsunfähigkeit
- Unterstützungsbedarf im Alltag
- Dekubitus
- Pneumonie
- Thrombose

- Inkontinenz
- Schmerzen
- Verlust an Lebensqualität

Bei der Behandlung von Kontrakturen arbeiten die Pflegenden in enger Absprache mit Physiotherapeuten.

18.3.7 Schmerzen bei Bewegung

Eine normale, gesunde Bewegung verursacht keine **Schmerzen**. Treten bei Bewegungen Schmerzen auf, wenden die Pflegenden ein professionelles Schmerzmanagement an (S. 204). Sie informieren umgehend den Arzt, um weitere Schritte zu klären.

18.3.8 Immobilität

DEFINITION Unter **Immobilität** wird der Verlust der Fähigkeit, die Körperlage selbstständig zu verändern oder sich fortzubewegen, verstanden.

Schonhaltungen

Besonders im Bett leiden viele Patienten unter Immobilität. Folgende **Schonhaltungen** können Hinweise auf ihre Ursache geben:
- Zwangshaltung: bei Schmerzen
- aufgerichteter Oberkörper: bei Atemnot
- angezogene Beine: bei Bauchschmerzen zur Entspannung der Bauchdecke
- Seitenlage in Embryonalhaltung: bei Bauchschmerzen
- Rückenlage mit angezogenen, aufgestellten Füßen: bei Rückenschmerzen zur Entlastung der Wirbelsäule

Folgen der Immobilität

Eine Immobilität kann vorübergehend sein, z. B. nach größeren operativen Eingriffen. Hält die Immobilität längere Zeit an, zieht sie **Folgen** nach sich:
- Verlust der selbstständigen Lebensgestaltung
- Selbstversorgungsdefizite in verschiedenen Alltagsaktivitäten, z. B. bei der Körperpflege, Ausscheidung, Ernährung
- hohes Risiko für Hautschäden, z. B. Dekubitus, Kontraktur, Pneumonie, Thrombose
- Inkontinenz und Obstipation
- Mangelernährung und Dehydratation (S. 444)
- verändertes Körperbild durch fehlende Sinnesreize
- psychische und soziale Probleme wie:
  - nachlassendes Selbstwertgefühl
  - Isolation
  - nachlassende Denk- und Wahrnehmungsprozesse
  - körperliche Verwahrlosung

MERKE Bei Patienten mit Bewegungseinschränkungen oder bei Immobilität spielt die Hautbeobachtung eine wichtige Rolle, um druckgefährdete Stellen und die eingeschränkte Beweglichkeit von Gelenken frühzeitig zu erkennen. Prophylaxen (S. 186) und eine konsequente Mobilisation (S. 472) können diesen Problemen vorbeugen.

18.4 Pflege bei Erkrankungen des Bewegungsapparats

18.4.1 Positionierung/Lagerung

Bei den **Positionierungsarten,** früher **Lagerungsarten** genannt, wird zwischen liegenden und sitzenden Positionen unterschieden. Die Pflegeassistentin unterstützt die Bewegung des Pflegebedürftigen entsprechend dessen Bewegungsplan (unten) und achtet dabei auf wechselnde Positionen.

Die **liegenden Positionen** dienen eher der Ruhe, während **sitzende Positionen** die Wachheit und selbstbestimmte Aktivität fördern. Insgesamt dienen die Positionswechsel
- der Mobilitätsförderung,
- der Dekubitusprophylaxe, der Kontrakturprophylaxe, der Pneumonieprophylaxe, der Thromboseprophylaxe.

MERKE Postionswechsel fördern Bewegungsressourcen und damit die Selbstständigkeit.

Bei der Positionierung achtet die Pflegeassistentin auf folgende Punkte:
- Wohlbefinden und Bequemlichkeit in der Position
- Sturzprophylaxe (S. 193)
- Schmerzfreiheit
- Die Pflegeassistentin integriert aktivierende, wahrnehmungsfördernde und therapeutische Vorgehensweisen in die Positionierung, z. B. Kinästhetik (S. 116), Basale Stimulation® (S. 534), Bobath-Konzept (S. 540).
- Förderung der Eigenbewegung beim Transfer
- Transfer- und Lagerungshilfen setzt die Pflegeassistentin sinnvoll und effektiv ein – viel hilft nicht immer viel!

- gute Verteilung des Drucks und Druckentlastung
- Stabilisierung des Muskeltonus durch entsprechende Unterlagen
- Nach neueren Erkenntnissen wirkt sich eine Positionierung in der Neutralstellung (unten) bei Patienten mit erworbenen Hirnschäden und schwerer Immobilität positiv auf die passive Beweglichkeit von Hüften und Schultern aus. Zudem wird sie als deutlich bequemer empfunden als konventionelle Positionierungen [5]

TIPP „LiN – LAGERUNG IN NEUTRALSTELLUNG® ist eine therapeutisch funktionelle Lagerung auf neurophysiologischer Basis. ... Der Begriff Neutralstellung in der Bezeichnung LiN leitet sich von der Grundidee des Lagerungskonzepts ab, denn bei LiN® werden die Körperabschnitte möglichst in einer Position zwischen Beugen und Strecken, Abspreizen und Kreuzen, Innen- und Außenrotation, d. h. in Neutralstellung positioniert ..." [4]

Positionierungen im Liegen:
- Mikropositionierung, kleinste Wechsel der Körperposition, ohne den gesamten Körper neu zu positionieren, mit wenig Hilfsmitteln einfach zu erlernen, kommt bei jedem teilmobilen Patienten zum Einsatz
- A-Positionierung (Abb. 18.13)
- Oberkörperhochlagerung (S. 257)
- 30°-Positionierung (S. 196)
- 90°-Positionierung
- 135°-Seitenpositionierung (Abb. 18.14)
- Bauchpositionierung
- Herzbettpositionierung (Abb. 18.15)
- stabile Seitenpositionierung (Seitenlage)

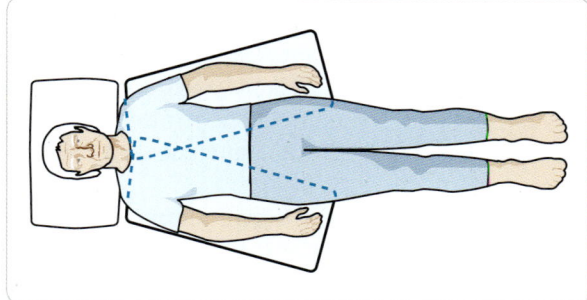

Abb. 18.13: A-Positionierung

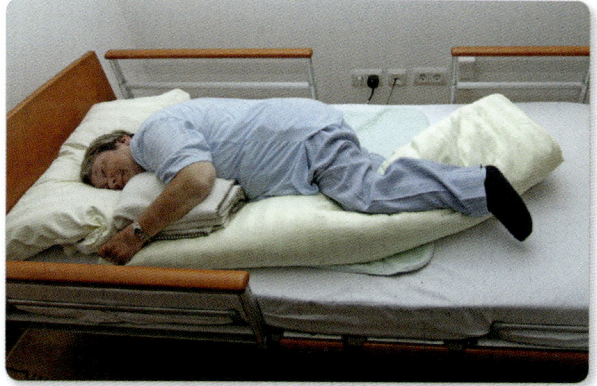

Abb. 18.14: 135°-Positionierung

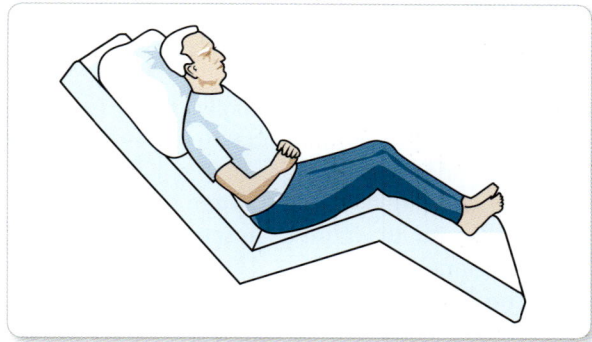

Abb. 18.15: Herzbettpositionierung

Positionierungen im Sitzen
- sitzende Positionierung im Bett
- Langsitz
- Sitz an der Bettkante
- Sitz im Stuhl
- Sitz im Lagerungsstuhl
- Sitz im Rollstuhl

ACHTUNG Manche Beschwerden verschlimmern sich bei bestimmten Positionierungen. Die Pflegeassistentin informiert sich daher zunächst bei einer Pflegefachkraft, welche Positionierungen für den jeweiligen Pflegebedürftigen sinnvoll und förderlich sind.

18.4.2 Bewegungsplan

Die Bewegungsförderung ist das zentrale Element einer aktivierenden Pflege. **Bewegungspläne** sollten daher nach folgenden Prinzipien gestaltet werden [1]:
- Eigenbewegungen dürfen nicht durch Schmerzen behindert werden.
- Druckstärke (Intensität) und Druckdauer (Zeit) sind die entscheidenden Faktoren für die Entstehung

Der Bewegungsapparat

eines Dekubitus. Die Pflegenden achten darauf, sie zu minimieren.
- Auch in sitzender Position sind Druckentlastung und Druckverteilung notwendig.
- Je höher das Risiko für einen Dekubitus oder eine Kontraktur, desto aufwendiger der Bewegungsplan. Dieser wird von Pflegefachkräften erstellt, Pflegeassistenten können dabei unterstützen.
- Der Bewegungsplan sollte eine ungestörte Nachtruhe ermöglichen.
- Die Pflegenden überprüfen den Bewegungsplan in regelmäßigen Abständen und aktualisieren ihn.
- Bevor die Pflegenden den Bewegungsplan erstellen, klären sie die Pflegeprobleme des Pflegebedürftigen im Rahmen der Pflegeanamnese.

Beispiele für Leitfragen in der Pflegeanamnese in Bezug auf den Bewegungsplan:
- Welche Risiken bestehen bezüglich der Entstehung eines Dekubitus, einer Kontraktur, einer Pneumonie oder einer Thrombose?
- Welche Gelenke oder Hautpartien sind besonders gefährdet für Bewegungseinschränkungen oder bereits eingeschränkt?
- Welche Bewegungen kann der Pflegebedürftige selbstständig durchführen?
- Welche Abhängigkeiten bestehen bei Bewegungen, z. B. Hilfsbedarf, sich im Bett zu wenden, auf einen Stuhl zu setzen?
- Welche Positionierungen fördern die eigenständige Bewegung und welche Faktoren, z. B. Schmerz, Angst vor Stürzen, hemmen die Bewegung?
- Welche druckentlastenden und druckverteilenden Hilfsmittel stehen zur Verfügung?
- Welche Lagerungshilfsmittel und Transferhilfen, z. B. Lagerungsblöcke, Lagerungskissen, stehen zur Verfügung?
- Welche Sitzhilfen stehen zur Verfügung?

18.4.3 Mobilisieren

DEFINITION Unter **Mobilisieren** (lat. mobilitare = etwas in Bewegung bringen) werden Maßnahmen verstanden, die die Bewegung und Beweglichkeit des Pflegebedürftigen fördern.

Ziele

Durch eine **frühzeitige Mobilisation**
- wird das Risiko für Komplikationen wie Thrombose, Dekubitus, Kontrakturen und Pneumonie (S. 268) erheblich reduziert,

- der Prozess des Gesundwerdens beschleunigt und
- die Selbstständigkeit, das Wohlbefinden und damit die Lebensqualität verbessert.

Die Maßnahmen zur Mobilisation sind sehr vielfältig. Sie umfassen z. B.:
- Mobilisation im Bett durch Lagewechsel
- Anleitung von Mikrobewegungen (kleinste Lagewechsel)
- Mobilisation an die Bettkante
- Transfer (Hinüberbringen) in den Stuhl oder Rollstuhl
- Transfer in den Stand (Aufstehen)
- Gehen
- Körperpflege an der Bettkante, am Waschbecken oder im Bad
- sportliche Übungen im Bett, im Zimmer oder in Räumen der Physiotherapie

Vorbereitung

- Bewegungsplan sichten
- Flächen und Hände desinfizieren
- Hilfsmittel bereitstellen bzw. anziehen, z. B. Prothesen
- Vitalzeichen kontrollieren
- Verbände, Drainagen, Katheter, Infusionen usw. kontrollieren
- Stabile, rutschfeste Schuhe und bewegungsfreundliche Kleidung anziehen
- Brille und Hörgerät anlegen
- Getränk anreichen
- Zum tiefen Atmen anleiten
- Bei Zugluft Fenster schließen

Durchführen

ACHTUNG Die Pflegeassistentin sorgt stets für die Sicherheit des Pflegebedürftigen, insbesondere für die Sturzvermeidung (S. 193). Für besseren Halt achtet sie auf trockene, nicht frisch eingecremte Hände, einen trockenen Boden, rutschfeste Schuhe oder Antirutschsocken.

- Ruhige, konzentrierte Bewegungen anleiten, Hektik vermeiden
- Kreislaufsituation beobachten: Schwindel, Übelkeit, Hautfarbe, Puls
- Bremsen, z. B. bei Rollstuhl, Rollator, vor Transfer feststellen
- Bei Bewegungen über Flächen keine Scherkräfte ausüben (S. 195)
- Betthöhe an Patientengröße anpassen

Pflege bei Erkrankungen des Bewegungsapparats

- Kinästhetisch-orientierte Bewegungen durchführen (S. 116)
- Über Bewegungsablauf informieren bzw. mit dem Pflegebedürftigen absprechen

TIPP Die Pflegeassistentin achtet darauf, folgende **Gefahren** bei der Mobilisation zu vermeiden:
- körperliche Überforderung
- Kreislaufprobleme
- Auslöser für Übelkeit und Erbrechen
- Hautschäden
- Zug oder Spannung von Zu- und Ableitungen
- Angst des Pflegebedürftigen vor der Mobilisation

Nachbereitung

- Material reinigen, desinfizieren bzw. entsorgen
- Hände und Flächen desinfizieren
- Maßnahme und ggf. Besonderheiten dokumentieren
- Ggf. Pflegefachkraft über Änderungsbedarf im Bewegungsplan informieren

MERKE Die **Kinästhetik** ist die „Kunst der Bewegungswahrnehmung" (S. 116). Sie fördert die Beziehungsaufnahme zwischen Pflegenden und Pflegebedürftigem. Durch die Anwendung der kinästhetischen Konzepte verbessert sich die Bewegungsfähigkeit und es werden Bewegungsanstrengung und -ängste reduziert. Idealerweise erlernen Pflegende das Konzept der Kinästhetik im Rahmen eines praxisorientierten Kurses.

18.4.4 Gehübungen

Vorrangiges Ziel von **Gehübungen** ist, das Sicherheitsgefühl des Pflegebedürftigen zu stärken. Gerade nach Bettlägerigkeit oder einem Sturz helfen Gehübungen, das Vertrauen in die eigenen Fähigkeiten zu stärken. Darüber hinaus ermöglichen regelmäßige Gehübungen dem Pflegebedürftigen, sein **Gleichgewicht** und sein **Leistungsvermögen** zu trainieren. Kennt der Pflegebedürftige seine Schwächen und Leistungsgrenzen, kann er sie auch berücksichtigen.

Gangsicherheit verbessern

Folgende Hinweise helfen dem Pflegebedürftigen, seine **Gangsicherheit** zu verbessern. Erhält der Pflegebedürftige ein Gangtraining durch Physiotherapeuten, sprechen die Pflegenden ihr Vorgehen mit den Physiotherapeuten ab:
- Mit dem ganzen Fuß auftreten, nicht schlurfen oder auf den Zehenspitzen trippeln
- Gezielte Fuß-, Bein- und Hüftgymnastik vor dem eigentlichen Gehtraining
- Zu aufrechter Haltung und locker mitschwingenden Armen ermuntern
- Schwungübungen mit den Armen als „Starthilfe", um das Gehen einzuleiten
- Schritte laut zählen oder rhythmisch nach Musik gehen

Gleichgewicht schulen

Die **Gleichgewichtsschulung** ergänzt bei Bedarf das Gehtraining. Hierzu kann der Pflegebedürftige z. B. versuchen, auf einer geraden Linie zu gehen oder bei jedem Schritt „wie der Storch im Salat" die Knie und die Beine anzuheben.

Weitere Übungen sprechen Pflegende mit den Physiotherapeuten ab.

Beim Gehen unterstützen

Um den Pflegebedürftigen beim Gehen zu unterstützen, geht die Pflegeassistentin je nach Situation neben, hinter oder vor dem Pflegebedürftigen. Die Geschwindigkeit bestimmt der Pflegebedürftige. Kommt es während des Gehens zu Schmerzen oder **Kreislaufproblemen,** setzt die Pflegeassistentin ihn sofort hin oder legt ihn notfalls auf den Boden.

TIPP Die Pflegenden stellen vor dem Gehtraining in Abständen Sitzgelegenheiten bereit.

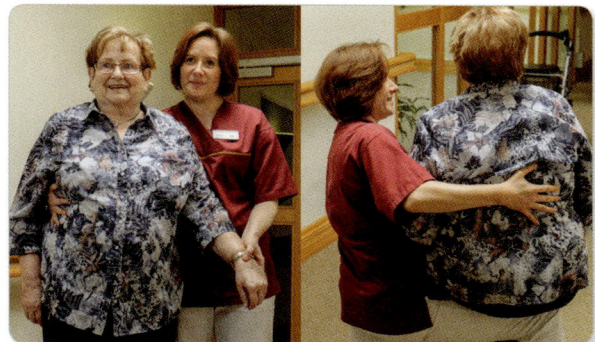

Abb. 18.16: Erhöhung der Sicherheit durch Führung der Patientin

- Pflegende **seitlich neben** dem Pflegebedürftigen:
  - Pflegebedürftiger legt seine Hand in die Hand der Pflegenden.
  - Andere Hand der Pflegenden unterstützt den Unterarm des Pflegebedürftigen.
  - Ggf. reicht es, dass sich der Pflegebedürftige unterhakt.
  - Bei unsicheren Pflegebedürftigen oder Halbseitenlähmung führen zwei Pflegende den Pflegebedürftigen beidseitig (Abb. 18.16).
- Pflegende **hinter** dem Pflegebedürftigen:
  - Pflegende unterstützt die aufrechte Haltung des Pflegebedürftigen individuell an Rumpf/Becken.
  - Bei Gehübungen mit Hilfsmitteln, z. B. Rollator, kann sie leichten Druck auf das Becken ausüben und den Pflegebedürftigen so bei jedem Schritt nach vorne führen.

> **ACHTUNG** Die Unterstützung von hinten ist nur geeignet, wenn der Pflegebedürftige recht sicher gehen kann und einen stabilen Kreislauf hat, denn bei einem Sturz oder Kreislaufschwäche kann die Pflegeassistentin den Pflegebedürftigen kaum abfangen!

- Pflegende **vor** dem Pflegebedürftigen:
  - Pflegende läuft selbst rückwärts und greift mit beiden Armen unter die Achseln oder – bei sicheren Pflegebedürftigen – ans Becken.
  - Pflegebedürftiger umfasst die Schultern der Pflegenden.
  - Diese Vorgehensweise ist nur für sehr kurze Wegstrecken sinnvoll, da weder der Pflegebedürftige noch die Pflegende den Weg überblicken können.

18.4.5 Mit Hilfsmitteln und Prothesen umgehen

Prothesen

> **DEFINITION** **Prothesen:** Hilfsmittel, die nach einer Amputation von Gliedmaßen deren Funktion ersetzen und die Bewegungsfreiheit und Selbstständigkeit des Patienten wiederherstellen sollen. Prothesen kommt zudem eine wichtige kosmetische Aufgabe zu.

Prothese anlegen und ablegen

Die Pflegenden leiten den Patienten an, damit er seine Prothese möglichst selbstständig anlegen und abnehmen kann. Um die Akzeptanz der Prothese zu fördern, beziehen die Pflegenden ihn in die Versorgung ein bzw. berücksichtigen seine Gewohnheiten, wenn er die Prothese bereits länger trägt.

Es gibt folgende Möglichkeiten eine Prothese zu fixieren:
- Silikon-Liner, dessen Führungspin im Schaft einrastet (Abb. 18.17)
- Prothesenstrumpf oder Schlauchbinde als Einziehhilfe
- Bänderstrumpf
- zusätzliche Tragegurte

Bei Prothesen mit **Silikon-Liner** wendet die Pflegeassistentin zunächst das Innere der Silikonschale nach außen. Dann setzt sie das Unterteil auf den Stumpf auf und rollt danach den Rest der Schale luftdicht über den Stumpf ab.

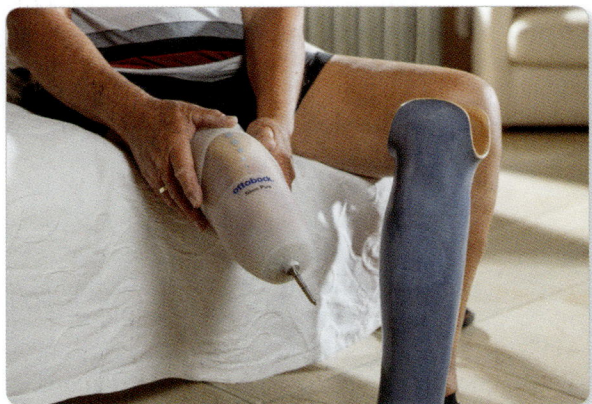

Abb. 18.17: Stumpf mit angelegtem Silikon-Liner

Nun zieht die Pflegeassistentin bei Bedarf Schlauchmull über den Silikon-Liner, um den Sitz der Prothese zu verbessern und das An- und Ablegen zu erleichtern. Anschließend führt sie den Stumpf mit der Silikonschale in den Prothesenschaft ein, bis der Pin einrastet. Beim Ablegen löst Druck auf einen Knopf an der Seite der Prothese die Arretierung.

Hält **Unterdruck** die Prothese, wird zunächst eine Schlauchbinde mit etwa der doppelten Länge des Stumpfs benötigt. Den unteren Teil der Binde führt die Pflegeassistentin durch das Ventilloch des Prothesenschafts. Den oberen Teil zieht sie faltenfrei über den Stumpf. Danach zieht sie den entspannten Stumpf unter Zug der Schlauchbinde in den Prothesenschaft (Abb. 18.18), dabei achtet sie auf die korrekte Fußstellung der Prothese. Bei Bedarf lenkt sie den Patienten durch ein Gespräch ab, damit er seine Stumpfmuskulatur entspannt. Abschließend steckt die Pflegeassistentin das Ende der Schlauchbinde wieder in den Prothesenschaft zurück und verschließt das Ventilloch mit einer Kappe. Um die Prothese abzunehmen, öffnet sie das Ventil, der Unterdruck entweicht aus dem Schaft und der Stumpf kann unter vorsichtigen Bewegungen gelöst werden.

> **TIPP** Ist der Stumpf geschwollen, lagert die Pflegeassistentin die betroffene Extremität kurzzeitig hoch. Anschließend kann die Prothese leichter abgenommen werden.

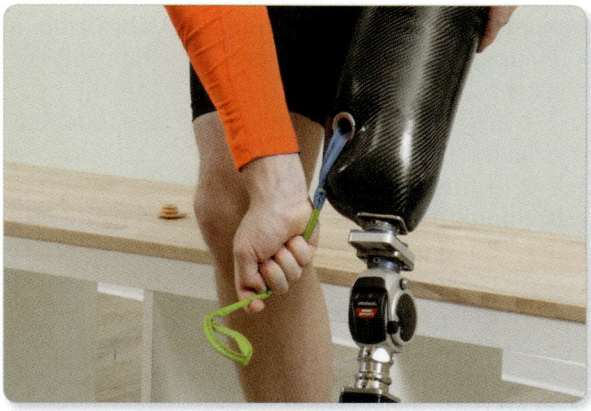

Abb. 18.18: Anlegen einer Oberschenkelprothese mit Schlauchbinde

Die Pflegenden **reinigen** das Schaftinnere bzw. die Innenschale nach dem Ablegen der Prothese mit einem feuchten Tuch, um Materialschäden und Schweißgeruch zu vermeiden. Die Außenteile der Prothese können bei Bedarf mit Wasser und Seife gereinigt werden. Die weitere **Wartung** nimmt in regelmäßigen Abständen ein Orthopädiemechaniker vor.

> **MERKE** Im Idealfall wird die Prothese täglich getragen. Ist dies über längere Zeit nicht möglich, lagern die Pflegenden den Stumpf so, dass keine **Beugekontraktur** am benachbarten Gelenk entsteht. Ein Oberschenkelstumpf wird dazu leicht beschwert, um die Hüfte in die physiologische Streckung zu bringen.

Bei einer myoelektrisch gesteuerten **Armprothese** steuern abgeleitete Muskelimpulse die Bewegungen der Finger. Die Armprothese sitzt direkt auf dem Stumpf. Die Haut im Bereich der Elektroden feuchten die Pflegenden etwas an, um die Leitfähigkeit der Haut zu verbessern. Legt der Pflegebedürftige die Prothese für längere Zeit ab, entfernen die Pflegenden den Akku und laden ihn in der Ladestation. Wird die Hand der Prothese nicht benutzt, schließt der Pflegebedürftige die Finger nicht komplett, um einem vorzeitigen Materialverschleiß durch Dauerbelastung vorzubeugen.

Orthesen und Stützmieder

Orthesen

> **DEFINITION** **Orthesen:** am Körper getragene, abnehmbare Stützvorrichtungen, die Körperregionen
> - **stützen,** z. B. orthopädische Schuheinlagen,
> - **entlasten,** z. B. Kniegelenksorthese,
> - **stabilisieren,** z. B. Stützapparat nach schlaffer Lähmung der unteren Extremität,
> - **korrigieren,** z. B. Stützkorsett bei Wirbelsäulendeformation,
> - **ruhig stellen,** z. B. Schulterabduktionsorthesen,
> - **kompensieren,** z. B. Peroneus-Orthese (Abb. 18.19) bei Fußheberschwäche oder
> - **ausgleichen,** z. B. Fußerhöhung bei Beinlängendifferenz.

Bei neu angepassten Orthesen kann es 2–3 Wochen dauern, bis sich der Körper daran gewöhnt hat. In dieser Zeit sorgt die Pflegeassistentin für eine gemäßigte Mobilisation, um Gelenkbeschwerden und Schmerzen zu vermeiden. In folgenden Situationen informiert sie die Pflegefachkraft:
- Druckstellen
- Hautirritationen
- Sensibilitätsstörungen
- Gewichtszu- oder -abnahme

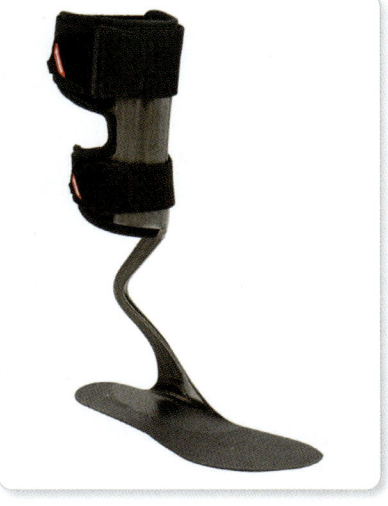

Abb. 18.19: Peroneus-Orthese (Fußheber-Orthese)

Die meisten Orthesen werden nicht direkt auf der Haut, sondern über ein Kleidungsstück angelegt. Um zu vermeiden, dass es durch Reibung zu Hautirritationen kommt, achtet die Pflegeassistentin auf Faltenfreiheit der Untertextilien. Keinesfalls darf die Orthese in direkten Kontakt mit Wunden kommen.

Entsprechend ihrer Funktion fixiert die Pflegeassistentin die Orthese eng am behandelten Körperteil. Dabei achtet sie
- auf die korrekte Stellung der Gelenke,
- darauf, keine Haut im Bereich der Verschlüsse einzuklemmen und
- Verschlüsse nicht zu stramm anzuziehen.

Stützmieder

Stützmieder und **Rumpforthesen** legt die Pflegeassistentin im Liegen oder Sitzen an. Dabei achtet sie darauf, dass die Wirbelsäule vollständig entlastet ist und die Atmung des Pflegebedürftigen nicht eingeschränkt wird.

Kunststofforthesen reinigt sie mit Wasser und Seife, bei Bedarf desinfiziert sie sie. Freiliegende Metallteile trocknet sie sorgfältig. Lederteile wischt sie mit einem feuchten Tuch ab. Textile Stützmieder können nach den jeweiligen Pflegeangaben gewaschen werden.

Um die Sicherheit des Pflegebedürftigen nicht zu gefährden, kontrolliert die Pflegeassistentin die Orthese vor jedem Anlegen auf Materialschäden. In regelmäßigen Abständen werden der Sitz und die Funktion der Orthese von einem Orthopädiemechaniker geprüft.

Hilfsmittel zur Fortbewegung

Hilfsmittel zur Fortbewegung vermitteln Sicherheit, mindern die Sturzgefahr und fördern die Selbstständigkeit.

Gehstock

Gehstöcke aus Holz oder Metall haben einen Handgriff am oberen und einen Gummistopper am unteren Ende. Der Griffbereich sollte sich etwa in Hüfthöhe des Pflegebedürftigen befinden. Gehstöcke eignen sich bei leichter Gangunsicherheit. Der Pflegebedürftige führt ihn in der Regel auf der stärkeren bzw. gesunden Seite.

Vier-Punkt-Gehstock

Ein **Vier-Punkt-Gehstock** hat vier Aufstützpunkte. Sie verringern die Gefahr, dass der Stock zur Seite kippt. Damit bietet der Vier-Punkt-Gehstock Pflegebedürftigen mit Gleichgewichtsstörungen mehr Sicherheit als ein normaler Gehstock. Im Gebrauch ist er jedoch etwas unhandlicher.

Unterarm-Gehstütze und Achsel-Gehstütze

Unterarm-Gehstützen und **Achsel-Gehstützen**, von Laien oft als Krücken bezeichnet, helfen Patienten nach Knochenbrüchen oder bei schmerzhaften Gelenkerkrankungen, ihre Hüfte oder Beine nicht voll zu belasten. Ältere Menschen ziehen Gehstützen manchmal einem Gehstock vor, wenn sie sich damit sicherer fühlen. Je nach therapeutischen Bedürfnissen unterscheidet sich der Einsatz der Gehstützen:
- **Zweipunktgang** bei Patienten, die einen Fuß entlasten:
  - 1. linker Stock + rechtes krankes Bein (oder umgekehrt) entlastet abrollen
  - 2. rechter Stock + linkes gesundes Bein
- **Dreipunktgang** bei Patienten, die ein Bein belasten können, während das erkrankte Bein den Boden beim Gehen nicht berührt:
  - 1. beide Stöcke vor
  - 2. gesundes Bein vor, krankes Bein angehoben
- **Vierpunktgang** bei Patienten, die beide Beine vermehrt belasten können:
  - 1. linker Stock + rechtes Bein vor
  - 2. rechter Stock + linkes Bein vor

Gehbock

Ein **Gehbock** ist ein Gestell mit vier Aufstützpunkten, das der Pflegebedürftige beim Laufen vor sich stellt. In starrer Ausführung stellt der Pflegebedürftige den Gehbock etwa 20 cm vor sich und geht dann zunächst mit dem einen, dann mit dem anderen Fuß zum Gehbock. Modelle, die in der Mitte über ein Gelenk verfügen, ermöglichen ein flüssigeres Gangbild. Der Pflegebedürftige bewegt das Gestell bei jedem Schritt wechselseitig vor sich her. Um einen Gehbock zu nutzen, ist ausreichend Kraft in den Armen notwendig.

Rollator

Ein **Rollator** ist ein Gehwagen mit drei oder vier Rädern und Handbremse. Der Pflegebedürftige schiebt den Rollator mit beiden Händen vor sich her. Viele Modelle verfügen über eine Sitzfläche, auf der sich der Pflegebedürftige jederzeit ausruhen kann. Voraussetzung, um einen Rollator zu nutzen, ist, dass der Pflegebedürftige aus eigener Kraft stehen, gehen und sich abstützen kann und über einen ausreichenden Gleichgewichtssinn verfügt.

Rollstuhl

Ein **Rollstuhl** schafft gehbehinderten Pflegebedürftigen ein hohes Maß an Fortbewegungsmöglichkeiten. Standardrollstühle eignen sich zum Schieben und für Selbstfahrer. Für Transport- oder Aufbewahrungszwecke sind sie platzsparend faltbar. Adaptionsrollstühle sind speziell an die Bedürfnisse des Pflegebedürftigen angepasst.

Sitzen Pflegebedürftige, die noch (wenige) Schritte laufen könnten, im Rollstuhl, fördert dies ihre Immobilität. Zudem schränken Rollstühle die Spontanbewegungen des Pflegebedürftigen ein und erhöhen sein Dekubitusrisiko. Die Pflegeassistentin setzt einen Rollstuhl daher nicht ein, um die pflegerische Versorgung zu erleichtern.

Zudem können die Fußstützen entfernt und der Rollstuhl so als „Trippel-Rollstuhl" genutzt werden. Dabei führt der Pflegebedürftige im Sitzen Gehbewegungen mit seinen Beinen aus und bewegt sich so fort.

> **MERKE** Die Pflegeassistentin stellt zum Transfer in und aus dem Rollstuhl die Bremsen aus Sicherheitsgründen fest.

18.4.6 Traumatische Erkrankungen

> **DEFINITION** Die **Traumatologie** beschäftigt sich mit der Entstehung, Diagnose, Therapie und Vorbeugung von Verletzungen, die durch äußere Krafteinwirkung entstehen. Betroffen sein können Haut, Knochen, Muskeln, Sehnen, Gelenke und Gefäße.

Krankheitsentstehung

Folgende Ursachen kommen für die Entstehung einer traumatischen Erkrankung infrage:
- Stoß, Schlag, Stich, Schnitt, Riss (Ruptur)
- Stürze (S. 160)
- Schürfung
- Eindringen von Fremdkörpern

Alte Menschen haben eine erhöhte **Unfallgefährdung** aufgrund
- von Schwierigkeiten, durch schnelle Bewegungen einen Sturz zu verhindern,
- Sehbehinderungen,
- Gangunsicherheit,
- Blutdruckabfall mit Schwindel und
- Übersehen von Stolperquellen.

> **MERKE** Frakturen
> - werden nach dem betroffenen Körperteil benannt (Abb. 18.20, 18.21) und
> - können bei krankhafter Vorbelastung auch spontan entstehen, z. B. bei Osteoporose (S. 481).

Symptome (Krankheitszeichen)

Folgende Symptome können, unabhängig von der Ursache des Traumas, auftreten:
- Schmerzen
- Blutung
- Hämatom
- Schwellung
- Erwärmung des betroffenen Körperbereichs
- Bewegungseinschränkung, Schon- oder Zwangshaltung
- Kreislaufschock durch Blutverlust

Andere Symptome richten sich nach der Ursache und den Folgen des Traumas:
- **Fraktur:**
  - Fehlstellung des Knochens bzw. Gelenks
  - hör- und fühlbares Knochenreiben
  - unnatürliche Beweglichkeit
  - sichtbarer Knochen bei einer **offenen Fraktur**
- **Hämatom:**
  - Blau-, Grün- bzw. Gelbfärbung der Haut – je nach Stadium
  - Druckschmerz
  - Schwellung
- **Riss, Stich, Schnitt, Schürfung:**
  - Hautrötung
  - Verletzung der Haut
- **Fremdkörperverletzung:**
  - in der Wunde verbliebener Fremdkörper
  - Abdruck des Fremdkörpers
  - Verdrängung von Gewebe

Diagnostik

Auch die Diagnostik richtet sich nach der Ursache sowie dem Umfang des Traumas. Möglichkeiten zur Diagnostik bieten:
- körperliche Untersuchung
- Klärung des Unfallhergangs
- Röntgenaufnahme
- CT/MRT
- Wundabstrich

Therapie

Die Therapie einer traumatischen Erkrankung ist von Ursache und Ausmaß der Erkrankung abhängig. Ein kleineres Hämatom kann ggf. auch ohne Therapie heilen, eine klaffende Risswunde ist zu nähen. Allgemeine therapeutische Maßnahmen sind:
- Schmerzmanagement (S. 204)
- Ruhigstellung, später Bewegungsübungen zur Regeneration der Muskeln
- Hochlagerung des betroffenen Körperteils
- Wundversorgung (S. 613)

Je nach Art der Erkrankung kommen zudem infrage:
- Fraktur:
  - Gipsanlage
  - operative Reposition (in die richtige Lage bringen), z. B. mithilfe von Nägeln, Platten, Drähten
  - ggf. Ersatz des Gelenks durch eine künstliche Gelenkform
- Hämatom:
  - Kühlung
  - ggf. Entnahme von Blutkoageln durch einen Hautschnitt
- Riss, Stich, Schnitt, Schürfung: Reinigung und ggf. Naht des Hautdefekts
- Fremdkörperverletzung
  - Entfernung des Fremdkörpers
  - vgl. Riss

Wichtige Pflegemaßnahmen

Die **postoperative Pflege** hängt von verschiedenen Faktoren ab, z. B. vom Alter des Patienten, seinem Allgemeinzustand, Art der Verletzung, OP-Methode. Die Pflegeassistentin beachtet die vom Arzt angeordneten postoperativen Pflegemaßnahmen und bespricht diese mit einer Pflegefachkraft. Generell sind die hygienischen Vorschriften zu beachten. Die postoperativen Anordnungen des Arztes sollten beinhalten:
- Lagerung des operierten Körperteils
- Häufigkeit und Dauer der Vitalzeichenkontrolle sowie Kontrolle von Bewusstsein und Pupillenreaktion
- Gabe von Medikamenten, insbesondere Schmerzmittel
- Zeitpunkt, zu dem der Patient wieder essen/trinken darf
- frühester Zeitpunkt der Mobilisation
- Maßnahmen bei Übelkeit und Erbrechen

> **ACHTUNG** Besonders bei der Körperpflege ist es wichtig, dass genaue Informationen zu Belastungsgrenzen und verbotenen Bewegungsabläufen eingeholt werden. Falsche Bewegungen können fatale Folgen wie eine Luxation (Ausrenken) des operierten Gelenks haben.

> **TIPP** In einigen Kliniken gibt es Broschüren zur Patienteninformation, in denen alle Verhaltensregeln genau erklärt werden.
>
> Beispiel: Broschüre zur TEP
> http://www.ortho-fr-ost.de/wp-content/uploads/downloads/2013/01/2010-11-17-Broschuere-Hueftgelenk-Titisee_Ansicht.pdf

Die Pflegeassistentin unterstützt die therapeutischen Maßnahmen. Auffälligkeiten meldet sie sofort der Pflegefachkraft. Um Komplikationen zu vermeiden, bespricht sie mit der Pflegefachkraft auch die Notwendigkeit insbesondere folgender **Prophylaxen**:
- Thromboseprophylaxe (S. 190)
- Kontrakturprophylaxe (S. 197)
- Dekubitusprophylaxe (S. 195)
- Pneumonieprophylaxe (S. 187)
- Sturzprophylaxe (S. 193)

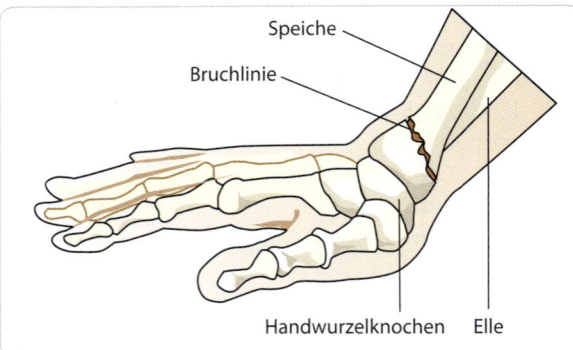

Abb. 18.20: Radiusfraktur

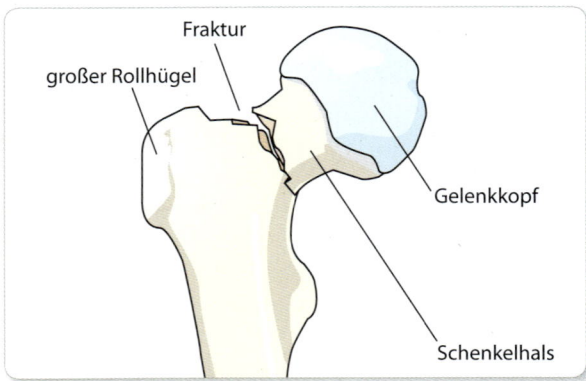

Abb. 18.21: Schenkelhalsfraktur

18.4.7 Schädel-Hirn-Trauma

> **DEFINITION** **Schädel-Hirn-Trauma:** Gewalteinwirkung auf den Schädel und das Gehirn, die zu einer Funktionsstörung des Gehirns unterschiedlicher Schwere führt.
>
> **Schädelprellung:** Verletzung des Kopfs ohne Schädigung des Gehirns.

Krankheitsentstehung

Durch **Gewalteinwirkungen,** z. B. Fahrradsturz (besonders ohne Helm) oder Sturz beim Laufen auf den Kopf, Aufprall gegen das Autolenkrad oder einen Schlag auf den Kopf, kommt es zum Schädel-Hirn-Trauma. Verletzt werden können dabei
- die Kopfschwarte,
- der knöcherne Schädel,
- die Hirnhäute,
- Blutgefäße im Kopf und/oder
- das Gehirn.

Das Ausmaß der Verletzung entscheidet über den **Schweregrad** der Hirnfunktionsstörung. Der Schweregrad kann in leicht, mittelschwer und schwer eingeteilt werden. Wurden die Kopfschwarte, der Schädelknochen und die harte Hirnhaut (Dura mater) verletzt, besteht eine direkte Verbindung vom Gehirn zur Umwelt, es liegt ein **offenes Schädel-Hirn-Trauma** vor. Die Gefahr einer Infektion des Gehirngewebes ist dann besonders hoch. Die Verletzungen, besonders Hirnblutungen, können den **Hirndruck** erhöhen und zu Hirnfunktionsstörungen führen.

Symptome
- Kopfschmerzen, Übelkeit, Erbrechen
- Schwindel, Doppelbilder, Schwerhörigkeit
- Orientierungsstörungen, Bewusstseinsveränderungen
- Sprach- und/oder Koordinationsstörungen, Lähmungen
- Verletzungszeichen des Kopfs (Riss-/Platzwunde, Bluterguss, deformierter Schädel)
- Blutung aus Nase, Mund oder Ohr
- Austritt von Liquor oder Hirngewebe

Diagnose
- Anamnese (Art des Traumas, Schwere der Gewalteinwirkung)
- nach blutgerinnungshemmenden Medikamenten fragen
- Schmerzen erfragen
- Bewusstseinsstatus bestimmen, z. B. mit der Glasgow-Koma-Skala
- körperliche Untersuchung
- Pupillenreaktion auf Licht
- Hirndruck messen
- Computertomografie des Kopfs

Therapie
- Sauerstoffversorgung des Gehirns sicherstellen

> **ACHTUNG** Die Pflegeassistentin rechnet damit, dass sich die Atmung verschlechtert, und beobachtet den Patienten daher engmaschig.

- ggf. Sauerstoffgabe oder künstliche Beatmung
- ggf. Körpertemperatur leicht senken
- kurzzeitige Gabe von Medikamenten zur Hirndrucksenkung
- Kreislauf mit Flüssigkeitsgabe und Medikamenten stabilisieren
- ggf. Operation zur Druckentlastung oder zur Blutungsstillung

Wichtige Pflegemaßnahmen
- Patienten ruhig ansprechen, Bewusstsein prüfen
- Vitalzeichen und Pupillenreaktion kontrollieren
- beengende Kleidung öffnen, Sauerstoffgabe nach Anordnung
- Lagerung:
  - bei bewussten Patienten Oberkörper in 30°-Hochlagerung bringen
  - bei Bewusstlosigkeit stabile Seitenlage (S. 630)
  - Kopf nicht abgeknickt lagern
- Hirndruckzeichen beobachten:
  - verstärkte Kopfschmerzen
  - Übelkeit/Erbrechen
  - Sehstörungen
  - Orientierungsstörungen
  - Bewusstseinsstörungen
  - Licht- oder Geräuschempfindlichkeit
  - Verschlechterung der Atmung
- Verletzungen steril abdecken
- in Absprache mit dem Arzt ggf. Nahrungskarenz (Patienten nüchtern lassen)
- bei Übelkeit und Erbrechen unterstützen
- nach ärztlicher Verordnung mobilisieren
- Thromboembolieprophylaxe nach Anordnung
- Obstipationsprophylaxe

18.4.8 Bandscheibenvorfall

> **DEFINITION** **Bandscheibenvorfall:** Verrutschen des Bandscheibenkerns und Zerstörung von Teilen des Bindegewebsrings der Bandscheibe. Es kommt zum Austritt von Bandscheibengewebe, das Druck auf das Rückenmark oder die Nervenwurzel ausübt.

Krankheitsentstehung

Bei allen **Beugebewegungen** der Wirbelsäule drücken die Wirbelkörper die Bandscheiben auf einer Seite etwas zusammen. Der Gallertkern (Abb. 18.22) weicht zur anderen Seite aus, im Falle der häufigsten Bewegung, der Bewegung nach vorne, weicht er also nach hinten aus. Normalerweise hält der **Faserring** den Gallertkern in seiner Bewegung auf. Ist der Faserring jedoch geschädigt, z. B. durch Ernährungsstörungen oder ständige Überlastung, kann der Gallertkern teilweise oder ganz herausgedrückt werden. Er schiebt sich in den Wirbelkanal vor und drückt auf das Rückenmark oder auf austretende Nerven. Recht häufig geschieht dies im Bereich der Lendenwirbelsäule, die den größten (axialen) Druck- und Zugbelastungen ausgesetzt ist, z. B. bei kombinierten Bück-Dreh-Hebewebewegungen.

Symptome

Symptome des Bandscheibenvorfalls sind stärkste Schmerzen, die im Verlauf der betroffenen Nerven ausstrahlen. Hinzu kommen können Sensibilitätsstörungen in dem von dem Nerv versorgten Körperbereich oder gar Lähmungen.

Diagnose
- Anamnese: belastende Faktoren wie schweres Tragen, Beschwerdebild
- körperliche, neurologische Untersuchung, z. B. hinsichtlich Sensibilitätsstörungen, Lähmungen, krankhafte Reflexe
- Auslösung von Dehnungsschmerzen im Hüftgelenk
- Röntgen der Wirbelsäule
- MRT

Therapie

Zur sogenannten **konservativen Therapie** zählen z. B.:
- Schmerztherapie
- Physiotherapie, Osteopathie
- manuelle Therapie
- Akupunktur

Die Notwendigkeit einer Operation entscheidet der Arzt im Einzelfall.

Wichtige Pflegemaßnahmen

Eine Stufenlagerung nach ärztlicher Anordnung kann dazu führen, dass sich der Gallertkern wieder zurückzieht und der Faserring verheilt. Weitere Maßnahmen richten sich nach dem Beschwerdebild:
- Schmerzmanagement
- Bei der Körperpflege, beim Ankleiden, Einkaufen unterstützen
- Ggf. Inkontinenzversorgung
- Schmerzreduzierende Bewegungsabläufe einüben
- Prä- und postoperative Pflege nach Anordnung

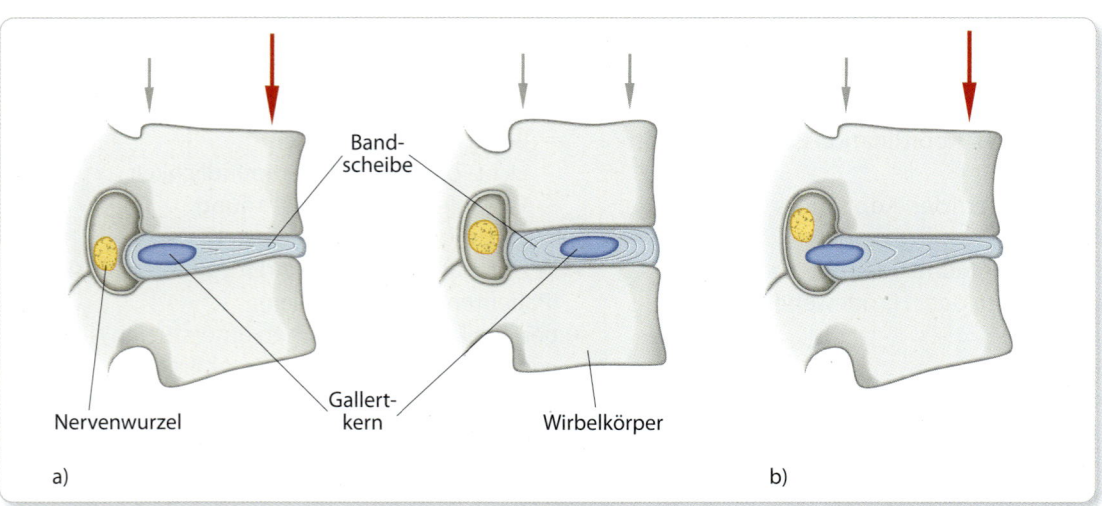

Abb. 18.22: Bandscheibenvorwölbung (a) und Bandscheibenvorfall (b)

Pflegende sind besonders gefährdet, einen Bandscheibenvorfall zu erleiden, und sollten besonders auf vorbeugende Maßnahmen achten. Informationen zur Prävention bietet die Berufsgenossenschaft für Gesundheitsdienst und Wohlfahrtspflege: https://www.bgw-online.de.

18.4.9 Hexenschuss (Lumbago)

> **DEFINITION** **Hexenschuss:** Schmerzzustände an der Lendenwirbelsäule.

Krankheitsentstehung

Bei Kälte, Zug oder längerer einseitiger Haltung verkürzen sich die Rückenmuskeln und werden unelastisch. Drehbewegungen oder schweres Heben können dann die Muskeln überlasten. Auf **Überlastung** reagieren die betroffenen Muskeln mit einer sofortigen Verkürzung. Ursachen für einen Hexenschuss sind chronische Schädigungsfaktoren, z. B.:
- Fehlhaltungen
- Beinlängendifferenz
- Muskelzerrungen

Symptome

Die Symptome des Hexenschusses ähneln dem Bandscheibenvorfall, allerdings kommt es nicht zu Sensibilitätsstörungen oder gar Lähmungen. **Schmerzen, Schonhaltung, Bewegungseinschränkungen** und **Verstärkung** der Symptome bei Bewegung oder Lagewechsel sind typisch für den Hexenschuss.

Diagnose
- Anamnese der auslösenden Faktoren
- weitere Diagnostik siehe Bandscheibenvorfall

Therapie
- Schmerzbekämpfung als Erstmaßnahme
- bei weitgehender Schmerzfreiheit: Physiotherapie, Massagen und Wärmeanwendung

Wichtige Pflegemaßnahmen
- Lähmungserscheinungen beobachten
- Schmerzmanagement
- Stufenbettpositionierung oder Mikrolagerungen zur Entspannung der Rückenmuskulatur
- Wärme oder Kälte nach Anordnung anwenden
- entlastende Bewegungsabläufe anleiten

18.4.10 Osteoporose

> **DEFINITION** Die **Osteoporose** ist ein krankhafter Verlust des Knochengewebes. Sie geht einher mit Schmerzen und einem erhöhten Risiko für Knochenbrüche.

Krankheitsentstehung

Ursache der Osteoporose ist die Verringerung der **Knochenmasse.** Diese hat drei Gründe:
- Die Fähigkeit der Knochenaufbauzellen (Osteoblasten), Knochengrundsubstanz zu produzieren, verringert sich.
- Die Knochenabbauzellen (Osteoklasten) sind aktiver.
- In die Bindegewebsfasern wird weniger Kalzium eingelagert.

Frauen haben aufgrund des Östrogenmangels in der Menopause, der die oben genannten Abläufe fördert, ein erhöhtes Risiko für eine Osteoporose.

Risikofaktoren

Folgende Faktoren begünstigen eine Osteoporose bzw. erhöhen ihre Wahrscheinlichkeit:
- längerfristige Behandlung mit Kortison oder Heparin
- Mangelernährung
- Diabetes mellitus
- Schilddrüsenüberfunktion
- Immobilität
- Osteoporose-Erkrankungen in der Familie
- kleine Statur
- ungenügende Kalziumaufnahme
- Nikotin und erheblicher Alkoholgenuss

Symptome

Eine Osteoporose wird oft erst bemerkt, wenn es durch einen Sturz zu einer Fraktur gekommen ist. Symptome für eine Osteoporose sind:
- Rückenschmerzen schon bei leichter Belastung
- Ausstrahlung der Schmerzen in die Beine
- Frakturen schon bei leichten Stürzen, bei Belastungen oder gar ohne Sturz, z. B. durch Umknicken oder Abstützen
- deutliche Abnahme der Körpergröße
- Entwicklung eines Rundrückens (Abb. 18.23)
- auffällige Hautfalten am Rücken, sogenannter Tannenbaumeffekt

Der Bewegungsapparat

> **ACHTUNG** Um Schmerzen zu vermeiden, vermeiden Patienten mit einer Osteoporose häufig jede Bewegung. Dies beschleunigt die Krankheit jedoch, weil die notwendigen Reize zum Knochenaufbau fehlen.

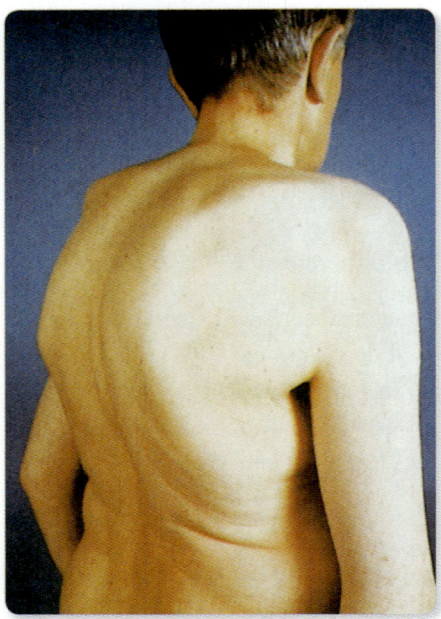

Abb. 18.23: Rundrücken bei Osteoporose

Diagnose
- Messung des mineralischen Gehalts der Knochensubstanz
- Knochendichtemessung
- Röntgen der Wirbelsäule, um Verformungen zu erkennen
- Blut- und Urinuntersuchungen

Therapie

Ein Schwerpunkt bei der Vorbeugung und Therapie der Osteoporose besteht in
- ausreichender Kalziumaufnahme,
- ausreichender Vitamin-D-Aufnahme und
- angemessener körperlicher Aktivität.

Der Arzt verordnet Nahrungsergänzungsmittel mit Kalzium, Fluor und Vitamin D.

Wichtige Pflegemaßnahmen
- auf ausreichende Kalziumzufuhr achten
- körperliche Bewegung, um dem Knochenabbau entgegenzuwirken
- Sturzprophylaxe
- Kälte- bzw. Wärmeanwendungen nach Anordnung

Im höheren Alter stehen **Schmerzlinderung** und **Mobilisation** im Vordergrund.

18.4.11 Kontrakturen

> **DEFINITION** **Kontraktur:** eingeschränkte Beweglichkeit eines Gelenks mit fortschreitender Versteifung, die sich bis hin zum vollständigen Bewegungsverlust im betroffenen Gelenk entwickeln kann.

Krankheitsentstehung

Kontrakturen, auch **Gelenkversteifungen** genannt, haben unterschiedliche Ursachen:
- **Narbenbildung** nach Verletzung der Haut im Bereich von Gelenken
- **Entzündungen** im Gelenkbereich, die die Gleitfähigkeit der Muskeln aufheben
- **Dauerkontraktion** (Daueranspannung) der Muskeln durch geschädigten Nerv, der den Muskel versorgt

Für die Pflege spielen darüber hinaus Gelenkversteifungen als Folge
- falscher Lagerung, z. B. Spitzfuß,
- von Schonhaltung,
- zu langer Ruhigstellung in Verbänden oder
- allgemeiner Immobilität

eine wichtige Rolle.

Ein erhöhtes Risiko, eine Kontraktur zu entwickeln, besteht
- nach Schlaganfall,
- nach Verbrennungen und Verletzungen im Gelenkbereich,
- bei Gelenkerkrankungen,
- durch immobilisierende Verbände und
- bei Bewusstlosigkeit mit folgender Bewegungsarmut.

Symptome
- Verlust der Gelenkbeweglichkeit in eine oder mehrere Bewegungsrichtungen
- Schmerzen bei Gelenkbewegungen

Bei passiven Bewegungen, die am betroffenen Gelenk des Pflegebedürftigen durchgeführt werden, lässt sich ein **federnder Widerstand** spüren. Zudem ist die passive Bewegung eines von einer Kontraktur betroffenen Gelenks sehr schmerzhaft.

Je nach Stellung des Gelenks werden **Streck- und Beugekontrakturen** unterschieden. Beugekontrakturen sind jedoch häufiger, da die Beugemuskeln eine höhere Ruhespannung aufweisen. Sehr häufig sind Beugekontrakturen der Kniegelenke.

Diagnose
- Bewegungsanalyse der betroffenen Gelenke
- Röntgen
- MRT

Therapie

Die Therapie richtet sich nach der Ursache der Kontraktur. Bis zur Ursachenklärung empfehlen sich eine schmerzfreie **Lagerung** (S. 470) und **Schmerztherapie** (S. 204). Die **Bewegungstherapie** entwickeln die Pflegenden in Absprache mit dem Arzt und Physiotherapeuten. Bei schwerer Arthrose wird ein Gelenkersatz notwendig. Nach der erfolgreichen Therapie ist oft eine langwierige physiotherapeutische Nachbehandlung notwendig.

Wichtige Pflegemaßnahmen

Die wichtigste Pflegemaßnahme bezüglich Kontrakturen besteht darin, sie mithilfe der Kontrakturenprophylaxe (S. 197) zu vermeiden.

Ist es zu einer Kontraktur gekommen, setzen die Pflegenden die angeordneten Therapien um. Sie beobachten die Haltung/Stellung des Gelenks, Bewegungsabläufe und Beschwerden genau und dokumentieren sie.

18.4.12 Arthrose

> **DEFINITION** **Arthrose:** krankhafte Veränderung der Gelenkknorpel, die später auf die Gelenkkapsel und die Knochen übergreift.

Krankheitsentstehung

Folgende Faktoren bilden die **Ursache** einer Arthrose:
- altersbedingte Abnutzung der Gelenkflächen
- dauernde Über- oder Fehlbelastung
- klimatische und psychische Einflüsse
- erbliche Komponenten

Insgesamt werden die Ursachen als **degenerative Vorgänge** bezeichnet. Diese führen zu:
- schlechterer Ernährung der Knorpelschicht
- Kraterbildung in der ansonsten glatten Knorpeloberfläche
- nachlassender Stabilität des Gelenkknorpels
- Reiben der Knochenenden aneinander
- Mikrofrakturen
- abnehmender Stabilität des Gelenks

Symptome
- Schmerzen:
  - zunächst nur bei vollständiger Ausnutzung des normalen Bewegungsausmaßes, ggf. verstärkt bei feuchtkaltem Wetter
  - später bei alltäglichen Bewegungen
  - typischerweise auch nach Ruhigstellung
- sichtbare Veränderungen der Gelenkkonturen
- geschwollene Gelenke
- knotige Fingergelenke
- instabile Gelenke durch verlängerte Bänder und erschlaffte Gelenkkapsel
- aneinanderreibende Knochenenden, dadurch Bildung von Randzacken (Abb. 18.24) an den Gelenken, um diese zu stabilisieren
- Kontraktur

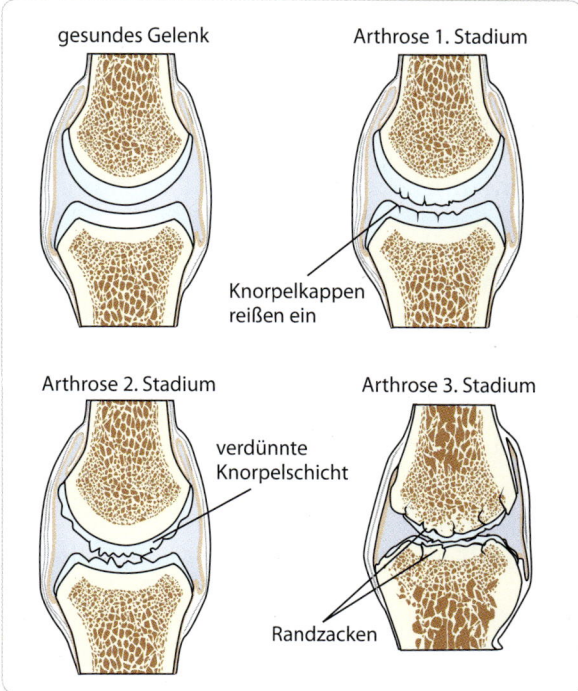

Abb. 18.24: Fortschreitende Entwicklung der Arthrose

- bei **Hüftgelenksarthrose:**
  - meist einseitige Schmerzen; in die Leistenbeuge, das Gesäß, den großen Rollhügel und den Oberschenkel ausstrahlend
  - Nachziehen des betroffenen Beins
- bei **Kniegelenksarthrose** (häufigste Arthroseform):
  - Krampfadern (Varizen)
  - Verformung der Füße
- Arthrose der **Wirbelsäule:**
  - verschmälerte Bandscheiben
  - Rückenschmerzen in der unteren Wirbelsäule, verstärkt bei Husten oder Lachen
  - nach vorn gebeugte Schonhaltung
  - Hochkommen aus dem Liegen oder Sitzen kaum möglich

Diagnose
- Schmerz- und Beschwerdeanamnese
- körperliche Untersuchung
- Röntgen der betroffenen Gelenke
- Sonografie oder Szintigrafie (S. 594) um den Entzündungsprozess zu beurteilen
- MRT

Therapie
- Gelenk entlasten, Überlastung vermeiden, z. B. durch Gewichtsreduktion
- Schmerzmanagement (S. 204)
- Elektro- und Ergotherapie
- Physiotherapie
- Antirheumatika, um die Entzündung einzudämmen
- Wärmeanwendung durch Bäder, Packungen, Massagen der verspannten Muskulatur
- Bewegungsübungen unter Gewichtserleichterung, z. B. Wassergymnastik
- Operation zur Korrektur der Kniegelenksachse zur Optimierung des Kraftflusses und damit der Gelenkknorpel nicht weiter abgenutzt wird
- Gelenkspiegelung, um Gelenkflächen zu glätten und zu spülen
- Ggf. operativer Einsatz eines künstlichen Gelenks (Abb. 18.25)

Folgende Faktoren können einer Arthrose vorbeugen:
- Normalgewicht erreichen/halten
- Gelenke entlasten, z. B. Sitzposition wechseln, zwischen Sitzen und Stehen wechseln, Arbeitshaltung wechseln
- Hilfsmittel nutzen, wenn schwere Lasten gehoben oder bewegt werden
- rückenschonend arbeiten
- regelmäßige Gymnastik
- Gelenke bewusst be- und entlasten

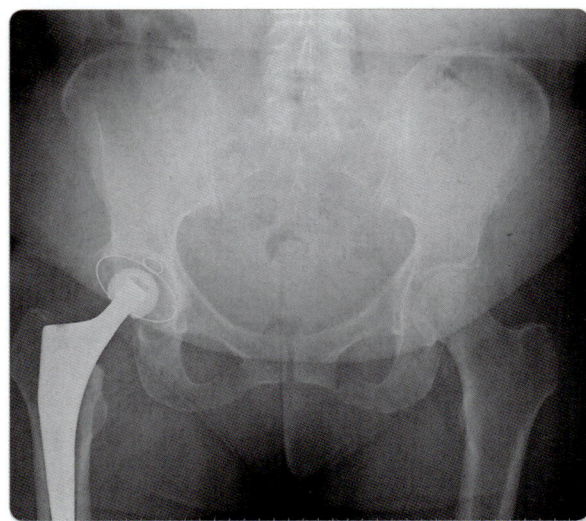

Abb. 18.25: Totalendoprothese der rechten Hüfte

Wichtige Pflegemaßnahmen
- Schmerzmanagement nach Anordnung
- Wärme oder Kälte nach Anordnung anwenden
- Gehhilfen, Schienen, orthopädische Schuhe oder Einlagen nach Anordnung anwenden
- Zu regelmäßigen Positionswechseln und Mobilisation anleiten
- Sturzprophylaxe (S. 193)
- Kontrakturenprophylaxe (S. 197)
- Auf Fehlbelastung der Gelenke achten
- Gewichtsreduktion unterstützen

18.4.13 Rheumatoide Arthritis

> **DEFINITION** **Rheumatoide Arthritis:** schmerzhafte, entzündliche Gelenkerkrankung. Der veraltete Begriff „Rheuma" umfasst mehr als hundert verschiedene Erkrankungen, die rheumatoide Arthritis ist die häufigste Form des Rheumas.

Krankheitsentstehung

Bei der Entstehung der rheumatoiden Arthritis spielen sowohl **Entzündungen** als auch **Verschleißerscheinungen** der Gelenke eine Rolle. Das Immunsystem wendet sich unter anderem gegen die Gelenkinnenhaut. Als Reaktion entwickeln sich chronische Entzündungsherde, die in den Gelenkknorpel einwuchern und diesen sowie den angrenzenden

Knochen zerstören. Das gesamte Gelenk wird langsam zerstört, sein Zusammenhalt verschlechtert sich.

Die Erkrankung tritt gehäuft im 4. und 5. Lebensjahrzehnt und dreimal so häufig bei Frauen auf.

Symptome

Die rheumatoide Arthritis beginnt eher unauffällig mit unspezifischen Symptomen:
- Appetitlosigkeit
- Unwohlsein
- Gewichtsverlust
- Störungen des vegetativen Nervensystems, z. B. Nachtschweiß, schwitzende Hände
- depressive Verstimmung

Im Vollbild der Erkrankung werden die Symptome typischer:
- symmetrischer Befall der Gelenke, besonders der Fingergrundgelenke und körpernahen Fingergelenke (Abb. 18.26)
- nächtliche und morgendliche Schmerzen der Fingergelenke
- Morgensteifigkeit der betroffenen Gelenke
- Druckempfindlichkeit im Bereich der Finger- und Zehengrundgelenke
- Verrenkungen und Sehnenabrisse schon bei leichter Belastung
- schubweiser Verlauf, kontinuierlich fortschreitend

Trotz Therapie kommt es in fast 25 % der Fälle zur Pflegebedürftigkeit.

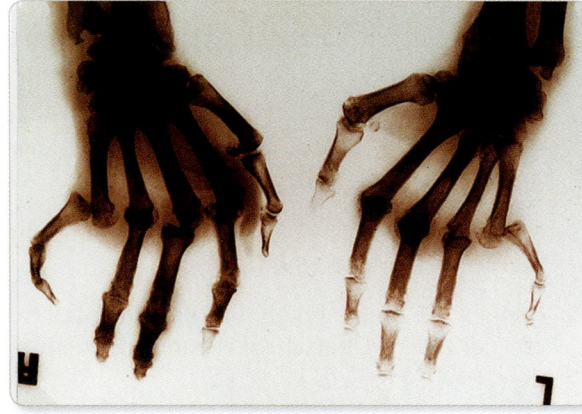

Abb. 18.26: Röntgenbild der Hände bei ausgeprägter rheumatoider Arthritis

Diagnose
- Anamnese: Gelenksteifigkeit am Morgen, betroffene Gelenke, familiäre Vorbelastung, Schmerzanamnese
- körperliche Untersuchung: Schwellungen im Bereich der Gelenke, Schmerzen bei Druck und maximaler Bewegung, Entzündungszeichen, Deformierung der Gelenke
- Blutuntersuchung
- Röntgen der betroffenen Gelenke
- Sonografie, MRT

Therapie

Abb. 18.27 zeigt das therapeutische Vorgehen bei der rheumatoiden Arthritis.

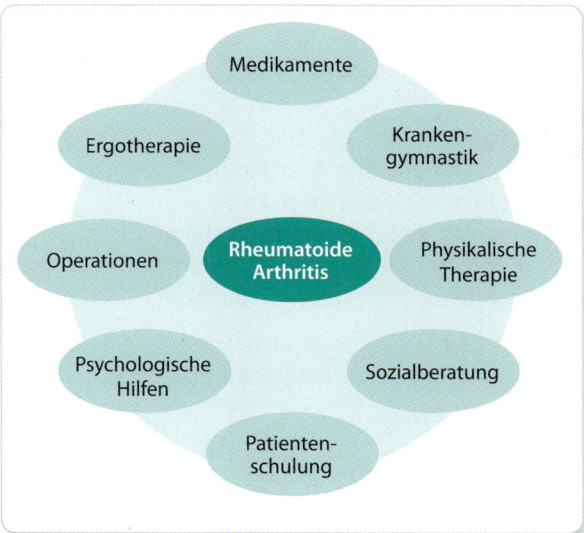

Abb. 18.27: Therapeutisches Vorgehen bei rheumatoider Arthritis

Wichtige Pflegemaßnahmen
- Schmerzmanagement
- Vitalzeichen kontrollieren
- Auf unerwünschte Wirkungen der Medikamente achten und mit dem Arzt besprechen
- Sturzprophylaxe (S. 193)
- Bei Körperpflege und Nahrungsaufnahme nach Bedarf unterstützen
- Gelenkentlastende Mobilisation

> **TIPP** Der Deutsche Rheuma-Liga Bundesverband bietet eine Informationsvielfalt rund um das Thema Rheuma: www.rheuma-liga.de.

18.4.14 Gicht (Arthritis urica)

DEFINITION **Gicht:** erbliche Störung des Harnsäurestoffwechsels.

Krankheitsentstehung

Harnsäure ist ein Stoffwechselabbauprodukt, das normalerweise mit dem Urin ausgeschieden wird. Ist dieser Mechanismus gestört oder wird zu viel Harnsäure gebildet, lagern sich Harnsäurekristalle in Gelenken, Sehnen, Sehnenscheiden und Nieren ab.

Risikofaktoren für eine Gicht-Erkrankung sind:
- Veranlagung
- hektische Lebensweise, Alkoholmissbrauch
- Fehlernährung
- Übergewicht

Männer erkranken 10- bis 20-mal häufiger als Frauen.

Symptome
- akute, schmerzhafte Entzündung häufig nur eines Gelenks, oft Großzehengrundgelenk
- Schmerzen verschwinden von allein
- erneuter Gichtanfall nach Monaten
- Abstände der Anfälle verkürzen sich

Wird die Gicht nicht behandelt, entsteht ein Zustand, der dem der rheumatoiden Arthritis ähnelt.

Diagnose
- familiäre Vorbelastung klären
- körperliche Untersuchung
- Nachweis erhöhter Harnsäurewerte im Blut
- Röntgen
- ggf. Gelenkpunktion und Untersuchung der Gelenkflüssigkeit
- Computertomografie

Therapie

Um Anfälle zu vermeiden und eine chronische Gicht zu verhüten, werden die **Purine** in der Nahrung eingeschränkt. Zudem wird ein Verzicht auf Alkohol angeraten. Reicht die Beachtung der Ernährungsvorschläge nicht aus, ordnet der Arzt zusätzlich Medikamente mit dem Wirkstoff **Allopurinol** an.

Wichtige Pflegemaßnahmen
- Mahlzeiten in kleine Portionen über den Tag verteilen
- mit Diätassistentin geeignete Lebensmittel wählen
- Nahrungsfett reduzieren

18.5 Anker zum Kapitel

- Gelenke ermöglichen die Beweglichkeit des Körpers.
- Bewegungstraining, das auf die jeweilige Person abgestimmt ist, schützt und stärkt den Bewegungsapparat.
- Eine auf die Bewegung abgestimmte und ausgewogene Ernährung unterstützt die Bewegungsfähigkeit.
- Bewegungslosigkeit (Immobilität) senkt die Lebensqualität und fördert weitere Gesundheitsschäden.
- Die frühe Mobilisation wirkt einer Immobilität entgegen.
- Die Pflegenden bereiten die Mobilisation durch einen Bewegungsplan vor.
- Die Pflege in der Traumatologie und Orthopädie setzt voraus, Hilfsmittel fachgerecht anwenden zu können.

18.6 Wissen festigen und vertiefen

1. Erläutern Sie die Funktion des Knorpels an den Knochenenden. (→ 18.1.2)
2. Erklären Sie das Geschehen bei einer kurzfristigen Ruhigstellung eines Muskels und die Gründe dafür. (→ 18.2.1)
3. Nennen Sie den Nutzen des aufrechten Gangs. (→ 18.2.3)
4. Erklären Sie, warum die Hautbeobachtung bei immobilen Menschen eine wichtige Rolle spielt und was zu tun ist. (→ 18.3.9)
5. Nennen Sie verschiedene Gehübungen und Ihr Vorgehen dabei. (→ 18.4.4)
6. Nennen Sie Maßnahmen, um Beugekontrakturen bei einem Oberschenkelstumpf zu verhindern. (→ 18.4.5)
7. Erklären Sie, wie Frakturen entstehen können. (→ 18.4.6)
8. Erklären Sie, wie Sie bei der Versorgung eines frisch operierten Patienten vorgehen. (→ 18.4.6)

19 Die Sinnesorgane

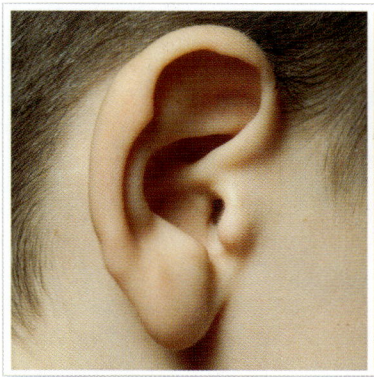
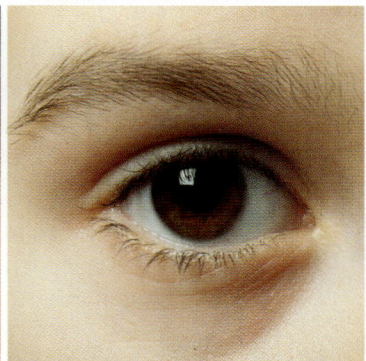
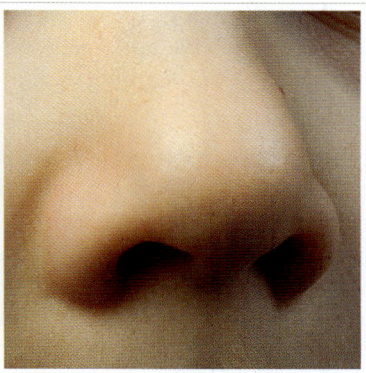

Sinnesorgane

nehmen Reize aus der Umwelt auf
- Auge: Lichtwellen
- Nase: Gerüche
- Ohr: Schallwellen

Nervenbahnen leiten die Information zum Gehirn

Pflegeassistenten

... beobachten

- Auffälligkeiten des Auges, z. B. Rötung, Schwellung, gelbe Skleren
- den Sehvorgang
- die Pupillenreaktion
- Auffälligkeiten der Nase
- Ohrenschmerzen
- das Hörvermögen

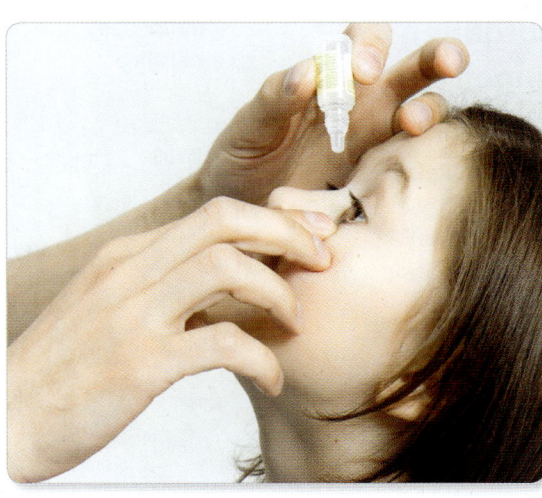

... wirken mit bei der Pflege bei

- Sicca-Syndrom
- grauem Star (Katarakt)
- grünem Star (Glaukom)
- Netzhautveränderungen
- Sehbehinderungen
- Verlegung des Gehörgangs
- Hörsturz
- Tinnitus
- Schwerhörigkeit
- Schwindel

... unterstützen bei

- der Anwendung von Medikamenten an Augen, Nase und Ohren
- dem Umgang mit Sehhilfen
- dem Umgang mit Hörhilfen

„Patienten mit Locked-in-Syndrom sind eingesperrt in ihrem Körper: Bei vollem Bewusstsein können sie sich weder bewegen noch sprechen. Eine neue Art der Kommunikation soll ihnen nun helfen.

Forscher, unter anderem aus Marburg, haben ein neues System entwickelt, um mit sogenannten Locked-in-Patienten zu kommunizieren. Den sprach- und bewegungslosen Menschen sei es so möglich, mit wenig Technik und innerhalb weniger Sekunden auf Ja- oder Nein-Fragen zu antworten, berichten die Wissenschaftler um Professor Wolfgang Einhäuser im Fachmagazin ‚Current Biology'.

Dafür wird die Größe der Pupillen gemessen. Das System funktioniere mit einem Laptop und einer Kamera, Spezialgeräte und aufwendiges Training seien nicht nötig, schreiben die Forscher. (…)

Menschen mit dem Locked-in-Syndrom können sich bei vollem Bewusstsein weder bewegen noch sprechen. Ihnen ist es oft nur möglich, etwa Augen oder Lider zu bewegen und sich auf diese Weise verständlich zu machen. Ursache ist zum Beispiel ein Schlaganfall." [1]

Aufgaben

Beobachten Sie, in welchem Zeitumfang Sie innerhalb eines Tages ohne Bewegung und ohne sprachliche Kommunikation auskommen.

Überlegen Sie, welcher Umgang mit Ihnen für Sie besonders wichtig wäre, wenn Sie sich nicht bewegen und nicht sprechen könnten.

Testen Sie in Kleingruppen von drei Schülern abwechselnd, wie es ist, wenn zwei von Ihnen sich unterhalten, die dritte Person jedoch nur zuhört, nicht aber mitredet.

19.1 Aufbau und Aufgaben der Sinnesorgane

MERKE Die **Sinnesorgane** nehmen Reize aus der Umwelt auf. Das Auge nimmt Lichtwellen, die Nase Gerüche und das Ohr Schallwellen wahr. Nervenbahnen leiten die Information zum Gehirn weiter.

19.1.1 Auge

Die **Augen** liegen gut geschützt und beweglich im Fettgewebe der knöchernen Augenhöhle. Durch die Augenmuskeln kann der Mensch die Augen willkürlich in alle Richtungen bewegen. Die Bewegungen erfolgen **synchron,** das heißt, linker und rechter Augapfel bewegen sich gleichermaßen und nehmen das gleiche Bild auf. Dadurch ist es möglich, räumlich zu sehen.

Das Auge nimmt das Licht auf und bündelt es. Darüber hinaus sind bestimmte Bereiche im Auge dafür zuständig, das Auge mit Sauerstoff zu versorgen und zu ernähren.

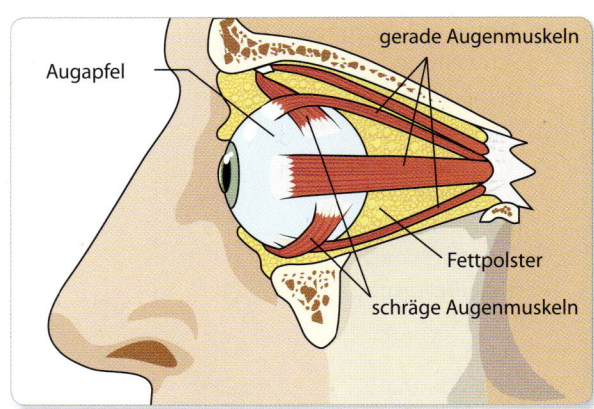

Abb. 19.1: Augapfel mit Augenmuskeln

Sind die Augenmuskeln verkürzt, kommt es zum **Schielen** (Strabismus). Dabei nehmen die Augen unterschiedliche Bilder auf. Der Pflegebedürftige sieht jedoch keine **Doppelbilder,** denn das Gehirn unterdrückt das Bild des fehlsichtigen Auges. Doppelbilder entstehen hingegen bei Übermüdung oder im Alkoholrausch – auch bei gesunden Augen.

Schutzeinrichtungen des Auges

Zum Schutz des Auges verfügt es über folgende **Schutzeinrichtungen:**
- Augenlider
- Augenbrauen
- Wimpern

Die **Augenlider** schützen den Augapfel auf der Vorderseite vor Lichteinfall, Fremdkörpern und Berührung. Bei leichtester Berührung schließen sich die Augenlider mit den **Wimpern** automatisch.

Talgdrüsen in den Augenlidern fetten den Lidrand ein. Sie sorgen so für einen vollkommenen **Lidschluss** und verhindern, dass Tränenflüssigkeit überfließt.

Die Innenseite der Augenlider ist von der **Augenbindehaut** (Konjunktiva) ausgekleidet. Sie geht an der oberen und unteren Umschlagfalte der Lider in die **Lederhaut** des Augapfels über und reicht bis zum Rand der **Hornhaut**.

Die **Augenbrauen** haben Schutz- und Ausdrucksfunktion. Sie halten Schmutz- und Staubpartikel vom Auge ab und leiten Schweiß und Wasser von den Augen weg. Durch das Verziehen der Augenbrauen können Ärger, Freude oder auch Verwunderung ausgedrückt werden.

Tränendrüsen

Die **Tränendrüsen** liegen oben seitlich unter dem knöchernen Rand der Augenhöhlen (Abb. 19.2). Die Tränendrüse erzeugt nicht nur Tränen bei entsprechenden Gefühlszuständen, sondern sie sondert vor allem Feuchtigkeit ab, um das Auge zu säubern und vor Austrocknung zu schützen. Aus diesem Grund blinzelt der Mensch etwa 20-mal pro Minute. Weitere Aufgaben sind:
- Hornhaut reinigen und glätten
- optische Eigenschaften verbessern
- Krankheitserreger abwehren

Die **Tränenflüssigkeit** sammelt sich im inneren **Augenwinkel**, fließt durch das obere und untere **Tränenkanälchen** in den **Tränensack** und von dort in die Nasenhöhle im Bereich der unteren **Nasenmuschel**. Dort befeuchtet die Tränenflüssigkeit die Nase.

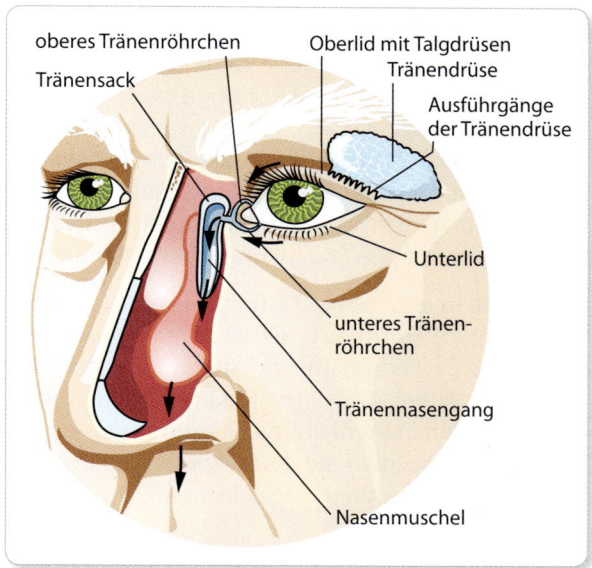

Abb. 19.2: Tränenapparat

Aufbau des Augapfels

Im Inneren des Auges befindet sich der **Glaskörper** (Abb. 19.3). Er besteht aus einer lichtdurchlässigen, gelartigen Substanz und setzt sich zu 98 % aus Wasser und zu 2 % aus Hyaluronsäure sowie feinsten Kollagenfäden zusammen.

Die Wand des Augapfels hält das Auge in Form, sie besteht aus drei Schichten:
- äußere Augenhaut
- mittlere Augenhaut
- innere Augenhaut

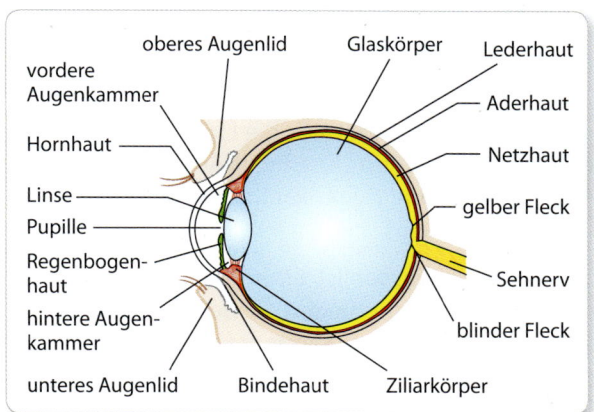

Abb. 19.3: Aufbau des Augapfels

Äußere Augenhaut

Die **äußere Augenhaut** geht im hinteren Bereich in die **Lederhaut** über, die aus kräftigen kollagenen Bindegewebsfasern besteht und eine feste weiße Kapsel formt. Sie erhält die Form des Augapfels. Das „Weiße" in den Augen wird als **Skleren** bezeichnet. Die Skleren umgeben den gesamten Augapfel und verändern bei bestimmten Erkrankungen ihr Aussehen.

Fällt Licht in das Auge, trifft es zunächst auf die durchsichtige **Hornhaut.** Sie ist stärker gekrümmt als die weiße Lederhaut und der wichtigste lichtbrechende Anteil des Auges. Ernährt wird die Hornhaut über den Tränenfilm, das **Kammerwasser** und die Gefäße der Bindehaut. Kontaktlinsen können die Ernährung der Hornhaut verschlechtern.

Mittlere Augenhaut

Die **mittlere Augenhaut** geht in der hinteren Hälfte in die **Aderhaut** über, in der vorderen Hälfte in die **Iris** (Regenbogenhaut) und den **Ziliarkörper.** Die Aderhaut versorgt das Auge über zahlreiche Gefäße mit Blut.

Die Muskeln des Ziliarkörpers können die Form der **Linse** verändern.

Die Iris funktioniert wie die verstellbare Blende eines Fotoapparats und regelt die Menge des Lichteinfalls. Die Öffnung, die den Lichteinfall zulässt, heißt **Pupille.** Die Pupillenweite steuert den Lichteinfall reflektorisch. Die Farbe der Iris hängt von ihrem Gehalt an braunem Pigment ab. Pigmentarme Menschen haben meist helle Haare und blaue Augen. Je nach Pigmentreichtum in der Iris geht die Farbe über in Grüngrau, Hellbraun und Dunkelbraun. Im Alter nimmt der Pigmentanteil ab.

Hinter der Iris befindet sich die Linse. Der Raum zwischen Hornhaut und Linse heißt **Augenkammer.** Die Pupille trennt die Augenkammer in einen vorderen und hinteren Teil.

Das **Kammerwasser** ist eine klare Flüssigkeit, die Linse und Hornhaut ernährt, da beide nicht mit Gefäßen versorgt sind. Das Kammerwasser wird aus Blutplasma in der hinteren Augenkammer am Übergang zwischen Aderhaut und Iris gebildet, dann fließt es zwischen Pupille und Iris in die vordere Augenkammer und zirkuliert zwischen den Augenkammern. Im **Kammerwinkel** zwischen der Vorderseite der Iris und der Hornhaut befinden sich Spalten, durch die das Kammerwasser über einen ringförmigen Kanal, den **Schlemm-Kanal,** in das venöse System abfließt.

Die Menge an produziertem und abtransportiertem Kammerwasser steht in einem Gleichgewicht. Der Druck des Kammerwassers bestimmt den **Augeninnendruck.** Er liegt normalerweise bei maximal 22 mmHg.

Innere Augenhaut

Die **innere Augenhaut** besteht aus der **Netzhaut,** die außen von einem Pigmentepithel umgeben ist. Die Netzhaut grenzt innen an den Glaskörper und besteht aus mehreren Schichten. In der Netzhaut befinden sich die Sehsinneszellen (Abb. 19.4):
- **Stäbchen** für das Schwarz-Weiß-Sehen
- **Zapfen** für das Farbensehen

Über die Netzhaut laufen die Gefäße, was beim Sehen jedoch nicht stört. Der **Augenhintergrund** ist die Stelle des Körpers, an der man Gefäße – mit entsprechendem Gerät – direkt betrachten kann.

Das einschichtige Pigmentepithel der Netzhaut enthält das schwarzbraune Pigment **Melanin.** Es absorbiert den Lichtanteil, den die Lichtsinneszellen nicht verarbeiten. Auf diese Weise wird verhindert, dass das Licht im Auge streut. Dies ist für das scharfe Sehen und das räumliche Sehen wichtig. Bei Menschen mit Albinismus (S. 634) treten durch den Verlust von Melanin oft schwere Sehstörungen auf.

Blinder Fleck

Als **blinder Fleck** wird die Stelle im Auge bezeichnet, an der der **Sehnerv** durch die Netzhaut hindurchtritt. Diese Stelle ist frei von Sinneszellen und daher „blind". Trotzdem entsteht beim Sehen kein Loch im Blickfeld, da das Gehirn den fehlenden Bildanteil ergänzt.

Gelber Fleck

Der **gelbe Fleck** liegt in der Mitte des Augenhintergrunds. Er ist die Stelle des schärfsten Sehens, da hier die Lichtsinneszellen, fast ausschließlich Zapfen, besonders dicht stehen.

Sehvorgang

> **DEFINITION** Die **Brechkraft** gibt an, mit welcher Kraft die Lichtstrahlen beim Eintritt in das Auge von der Hornhaut/Linse gebündelt werden. Sie ist notwendig, um ein scharfes Bild auf der Netzhaut abzubilden. Die Brechkraft wird in Dioptrie angegeben.

Aufbau und Aufgaben der Sinnesorgane

Die **Brechkraft** von Hornhaut und Linse überträgt ein stark verkleinertes, seitenverkehrtes und auf dem Kopf stehendes Bild auf die Netzhaut. Ein scharfes Bild entsteht dabei nur, wenn sich alle Strahlen, die von einem bestimmten Punkt eines Gegenstands ausgehen, auf der Netzhaut wieder punktförmig vereinigen. Dazu müssen die Brechkraft und die Entfernung der Linse von der Netzhaut aufeinander abgestimmt sein. Ist die Abstimmung nicht optimal, kommt es zu Kurz- oder Weitsichtigkeit.

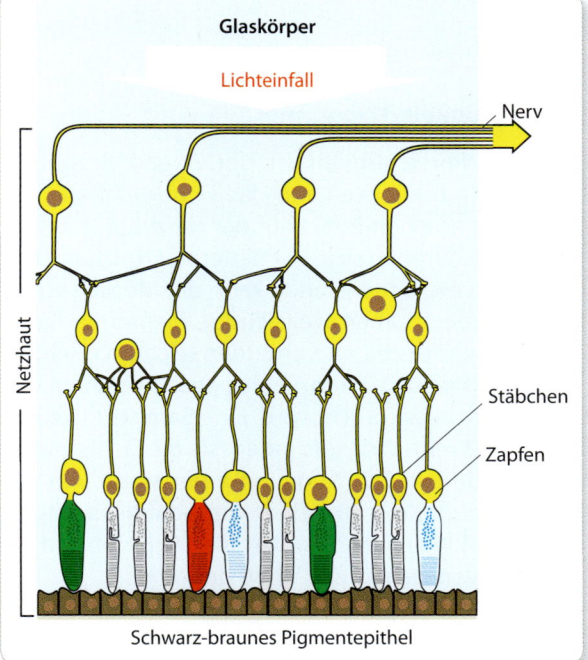

Abb. 19.4: Netzhaut

Die **Augenlinse** ist nicht starr wie eine Glaslinse, sondern hochelastisch. Im entspannten Zustand ist sie rund. Wenn Zugkräfte einwirken, flacht sie ab. Der Zug geht von dem ringförmig um die Linse verlaufenden Ziliarmuskel aus, dieser ist durch Fasern mit dem Linsenrand verbunden.

Akkommodation

DEFINITION Akkommodation: Anpassung der Linsenform auf das Sehen in der Ferne oder in der Nähe.

Beim Blick in die **Ferne** muss die Linse abgeflacht sein (Abb. 19.5). Der Ziliarmuskel entspannt sich, sodass sich der Abstand zur Linse vergrößert. Die Fasern spannen sich und ziehen die Linse auseinander, damit sie abflacht.

Beim **Nahsehen** zieht sich der Ziliarmuskel zusammen und verringert damit den Abstand zur Linse. Die Fasern erschlaffen und die Linse rundet sich.

Da beim Nahsehen, z. B. beim Handarbeiten oder Lesen, der Ziliarmuskel ständig angespannt ist, strengt dies das Auge auf Dauer an.

TIPP Um den Augen bei lang andauerndem Nahsehen eine kleine Erholung zu gönnen, bietet es sich an, den Blick ab und zu in die Ferne schweifen zu lassen.

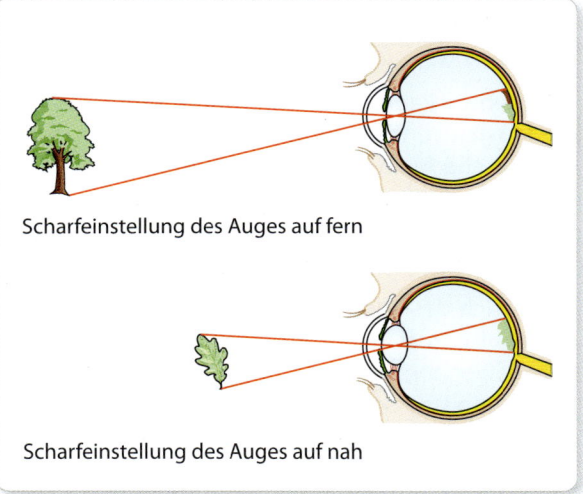

Abb. 19.5: Akkommodation, die Linse passt sich der Entfernung an

Adaptation

DEFINITION Adaptation: Anpassung der Pupillen an die Lichtstärke.

Die Adaptation wird besonders deutlich, wenn man aus einem hellen in einen dunklen Raum tritt. Zunächst sieht man gar nichts. Erst nach einiger Zeit, wenn die Pupillen sich erweitert haben, sind Einzelheiten im Raum erkennbar. Kommt man umgekehrt aus der Dunkelheit in einen hellen Raum, ist man kurze Zeit geblendet.

Zusätzlich steuert das vegetative Nervensystem die Pupillenweite. Bei Aufregung sind die Pupillen weit geöffnet, bei tiefer Bewusstlosigkeit reagieren sie nicht mehr auf Licht. Der **Pupillenreflex** kann daher bei der Diagnose einer Bewusstlosigkeit helfen (S. 629).

Sehen

Das **Sehen** erfordert, dass alle Strukturen des Auges ungestört mit dem Gehirn zusammenarbeiten. Auge und Gehirn sind dazu über den Sehnerv miteinander verbunden. Das Gehirn
- verarbeitet die Reize der Sinneszellen zu Bildern,
- steuert die Bewegung der Augenmuskeln,
- passt die Größe der Pupille je nach Lichteinfall an und
- reguliert die Spannung der Linse für das scharfe Sehen.

> **DEFINITION** **Sehschärfe:** Fähigkeit des Auges, zwei Objekte als getrennt wahrzunehmen.

Der Mensch kann nur in einem sehr kleinen Bereich direkt nach vorn scharf sehen. Zu den Seiten nimmt die Bildschärfe ab. Das Gehirn präsentiert jedoch ein stimmiges Gesamtbild, indem es den Blick ständig unbewusst springen und die Umgebung abtasten lässt.

Im Bereich des unscharfen Sehens kann der Mensch Bewegungen sehr gut wahrnehmen. Registriert er eine Bewegung, wendet er den Blick in Richtung der Bewegung und schafft so Sicherheit durch scharfes Sehen.

Das Sehen mit beiden Augen, das **binokulare Sehen,** ermöglicht räumliches Sehen, also die Möglichkeit, Entfernungen zu schätzen und sich im Raum zu orientieren. Das Gehirn setzt die voneinander abweichenden Bilder der beiden Augen im Gehirn zu einem Bild zusammen.

> **DEFINITION** **Gesichtsfeld:** Bereich, in dem ohne Blickwendung etwas gesehen werden kann.
>
> **Blickfeld:** Sehbereich, den die Augen bei ruhendem Kopf abdecken.

Kurzsichtigkeit (Myopie)

Kurzsichtigkeit (Nahsichtigkeit) ist die Folge eines zu langen Augapfels (Abb. 19.6). Die Lichtstrahlen treffen sich schon vor der Netzhaut und es entsteht ein unscharfes Abbild des angeschauten Gegenstands. Um die Kurzsichtigkeit zu korrigieren, wird dem Auge eine **Streulinse** in Form einer Brille vorgeschaltet. Die künstliche Linse verlängert den Weg des Lichts zur Netzhaut und verschiebt so die Bündelung der Lichtstrahlen auf die Netzhaut. Das Auge wirkt durch die Streulinse kleiner.

Dioptrien (dpt) geben die Stärke der Korrekturlinse an, also die Brechkraft der Linse. Bei der Kurzsichtigkeit hat diese Angabe ein negatives Vorzeichen, z. B. –1,25 dpt.

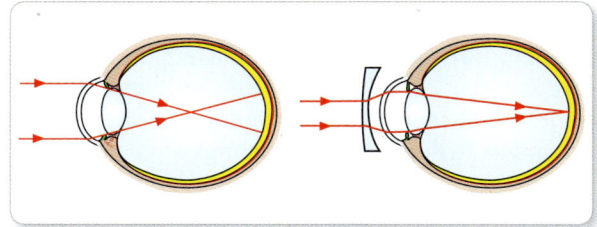

Abb. 19.6: Kurzsichtigkeit und Korrektur

Weitsichtigkeit (Hyperopie)

Bei der **Weitsichtigkeit** ist der Augapfel zu kurz (Abb. 19.7). Die Linse kann das Licht nicht so bündeln, dass es einen Punkt auf der Netzhaut abbildet. Die Strahlen treffen sich erst hinter der Netzhaut. Nur weit entfernte Gegenstände kann der Mensch scharf sehen. Zudem haben weitsichtige Menschen häufiger Kopfschmerzen und ermüden leicht, da der Ziliarmuskel versucht, den Fehler auszugleichen und dabei stark beansprucht wird. Eine **Sammellinse** korrigiert die Weitsichtigkeit, indem sie die Lichtstrahlen stärker bündelt. Das Auge wirkt bei Menschen, die eine Brille zur Korrektur einer Weitsichtigkeit tragen, größer. Bei Weitsichtigkeit hat die Dioptrienzahl ein positives Vorzeichen, z. B. +1,50 dpt.

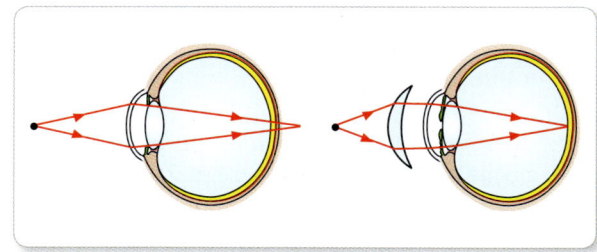

Abb. 19.7: Weitsichtigkeit und Korrektur

Altersveränderungen

Veränderungen der Augenlider sind im Alter typisch. Die Lider verlieren ihre Spannung und werden faltig. Die Oberlider hängen etwas herunter (Abb. 19.8), im Bereich der Unterlider bilden sich Tränensäcke.

Weitere **Altersveränderungen** des Auges sind:
- allmähliches Abnehmen der Tränenflüssigkeit, oft verbunden mit einem verminderten Lidschlag
- Trockenheits- und Reibegefühle sowie Reizungen der Hornhaut aufgrund der verringerten Tränenflüssigkeit

- Greisenbogen: ringförmige Ablagerung von Fett und Kalk im Bereich der Iris ohne Beschwerden oder Einschränkungen
- Ablagerungen in der Hornhaut und Linse, die den Lichteinfall verringern und das Sehen verschlechtern
- erschwertes Kontrastsehen
- verlängerte Adaptationszeit, dadurch Probleme beim Wechsel zwischen hellen und dunklen Räumen
- abnehmende Beweglichkeit der Iris und verkleinerte Pupille, dadurch erschwertes Sehen im Dunkeln

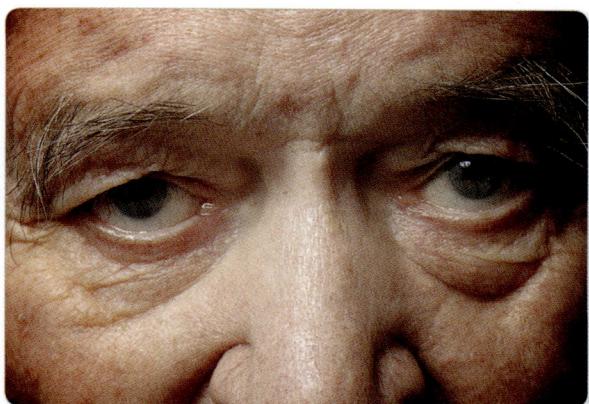

Abb. 19.8: Hängendes Oberlid und Tränensack

Altersweitsichtigkeit (Presbyopie)

Die **Altersweitsichtigkeit** beginnt meist ab dem 40. Lebensjahr. Die Elastizität der Linse, von der die Sehschärfe abhängt, nimmt mit dem Alter ab. Zunächst verlängert sich die Akkommodationszeit, dann werden Gegenstände im Nahbereich nicht mehr scharf wahrgenommen. Einen Faden einzufädeln bereitet größte Schwierigkeiten, ein zu lesendes Buch muss mit gestreckten Armen gehalten werden. Abhilfe schafft eine Lesebrille.

19.1.2 Nase

Aufbau der Nase, Atemwege: S. 254

19.1.3 Ohr

Die Sinnesorgane des **Ohrs** befinden sich im Inneren des Schädels, eingebettet in Knochen. Außer dem **Hörorgan** gibt es die Wahrnehmungsorgane für den **Lagesinn** und den **Drehsinn**.

Äußeres Ohr

Das **äußere Ohr** (Abb. 19.9) nimmt Geräusche auf. Die **Ohrmuschel** wirkt als Schalltrichter, um Geräusche zu orten.

Der **Gehörgang** leitet die Geräusche als Schallwellen zum **Trommelfell** weiter. Haare am Eingang des Gehörgangs verhindern, dass Fremdkörper eindringen. Ohrschmalzdrüsen im Gehörgang sondern ein gelbliches Sekret ab, das zusammen mit dem Talg der Haardrüsen, abgeschilfertem Epithel und eingedrungenem Schmutz das **Cerumen** (Ohrenschmalz) bildet.

Das Trommelfell ist eine 0,1 mm dünne, kreisrunde Bindegewebsmembran mit 1 cm Durchmesser, die sich über das innere Ende des Gehörgangs spannt. Es hat die Form eines flachen Trichters, der nach innen in den Paukengang vorragt. **Schallwellen** setzen das Trommelfell in Schwingungen. Die Gehörknöchelchen (siehe unten) übertragen die Schwingungen durch das Mittelohr in das Innenohr.

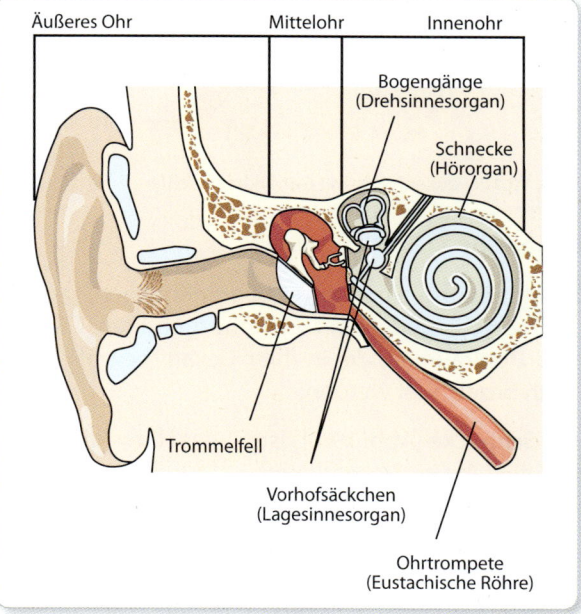

Abb. 19.9: Sinnesorgan Ohr

Mittelohr

Das **Mittelohr** besteht aus der **Paukenhöhle** mit den **Gehörknöchelchen** (Abb. 19.10). Die Paukenhöhle hat einen Durchmesser von nur 0,5 cm und ist mit Luft gefüllt. Die Ohrtrompete (eustachische Röhre) verbindet die Paukenhöhle mit dem Rachenraum. Die Ohrtrompete ist gewöhnlich geschlossen und wird nur beim Schlucken geöffnet. Sie sorgt für einen

Luft- und Druckausgleich zwischen Mittelohr und Außenbereich. Dieser Druckausgleich ist wichtig, damit das Trommelfell nicht unter Druck gespannt und beschädigt wird, sondern frei schwingen kann.

In der Paukenhöhle sind an feinen Muskeln und Bändern die Gehörknöchelchen aufgehängt. Das erste Gehörknöchelchen, der **Hammer,** ist an das Trommelfell angeheftet. Er ist beweglich mit den anderen zwei Gehörknöchelchen, dem **Amboss** und dem **Steigbügel,** verbunden. Der Steigbügel ist am **ovalen Fenster** zum Innenohr angeheftet und überträgt so die Schwingungen ins Innenohr.

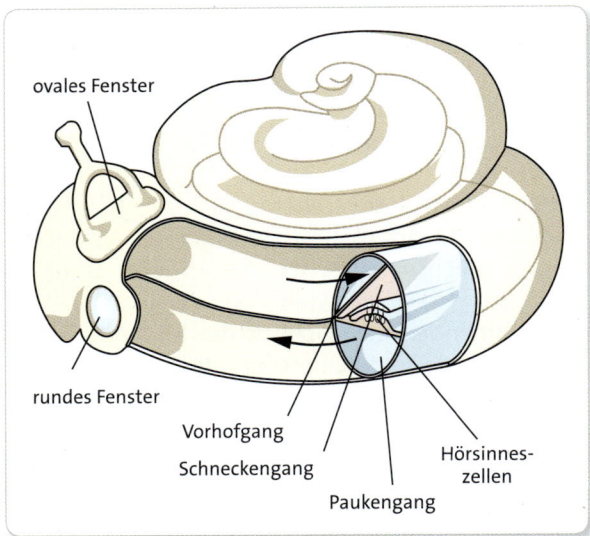

Abb. 19.11: Knöcherne Schnecke

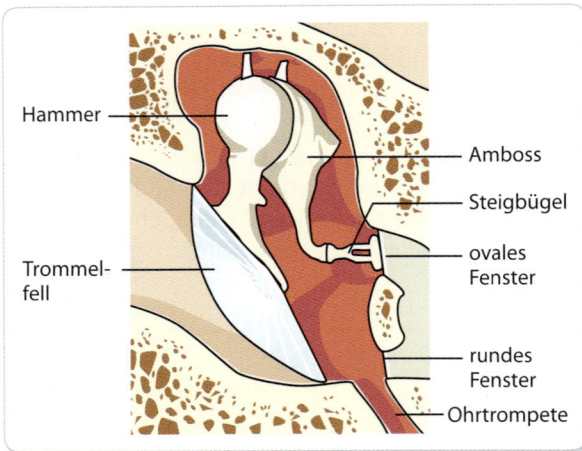

Abb. 19.10: Paukenhöhle mit Gehörknöchelchen

Innenohr

Das **Innenohr,** eingebettet in den Knochen, besteht aus verschiedenen mit Lymphe gefüllten Gängen und Hohlräumen, die in ihrer Gesamtheit als **Labyrinth** bezeichnet werden.

Die **Schnecke** (Abb. 19.11) ist für das Hören im Innenohr zuständig. Sie hat große Ähnlichkeit mit dem Haus einer Weinbergschnecke. Mit zweieinhalb Umgängen ist sie 3 mm lang. Zwei fensterartige Aussparungen, die mit elastischen Häuten verschlossen sind, verbinden die Schnecke mit dem Mittelohr. Das **ovale Fenster** am Schneckeneingang nimmt über den Steigbügel die Schwingungen des Trommelfells auf. Das **runde Fenster** liegt am Schneckenausgang zum Mittelohr und leitet die Schwingungen wieder ab.

Die Schnecke besteht aus drei Gängen,
- dem oberen **Vorhofgang,**
- dem mittleren **Schneckengang** und
- dem darunterliegenden **Paukengang.**

Der Vorhofgang geht in der Schneckenspitze in den Paukengang über. Der Schneckengang endet blind an der Schneckenspitze. Oben und unten begrenzen den Schneckengang dünnhäutige, bewegliche Membranen. Auf der unteren Membran, der **Basilarmembran,** sitzt das eigentliche Hörorgan, das **Corti-Organ.** Es enthält Hörsinneszellen mit Sinneshärchen, die mit einer darüberliegenden gallertartigen Deckplatte verbunden sind.

Hörvorgang

Geräusche setzen sich aus Tönen zusammen. Schwingende Körper, z. B. eine angeschlagene Stimmgabel, verursachen die einzelnen Töne. Die Schwingungen versetzen die umliegenden Luftteilchen in Bewegung. Es entstehen Wellen unterschiedlicher Luftdichte, sogenannte **Schallwellen,** die sich kreisförmig ausbreiten.

Treffen Schallwellen auf das Trommelfell, buchtet sich das Trommelfell je nach Schallpegel (Druck) unterschiedlich stark und je nach Frequenz unterschiedlich oft nach innen aus.

> **MERKE** **Frequenz:** Anzahl der Schwingungen einer Welle in einer Sekunde, gemessen in der Einheit Hertz (Hz). 1 Hz bedeutet 1 Schwingung pro Sekunde (Tab. 19.1).

Die Gehörknöchelchen leiten diese Bewegungen auf die Membran des ovalen Fensters. Das ovale Fenster erzeugt Druckwellen in der Lymphe des Vorhofgangs, die bis zur Schneckenspitze und dann über den Paukengang wieder zurückwandern und im runden Fenster auslaufen. Die Druckwelle im Vorhofgang verformt auf ihrem Weg zur Schneckenspitze den häutigen Schlauch des Schneckengangs wellenförmig. Die äußeren Haarzellen in der Schnecke nehmen die Wellenbewegungen auf und setzen damit die inneren Haarzellen in Bewegung. Die Bewegung der inneren Haarzellen wird in elektrische Signale umgewandelt und über Nerven der Hörbahn in die Hörzentren des Gehirns weitergeleitet. Unser Gehirn erzeugt schließlich den Ton für unsere Wahrnehmung.

TIPP Ständiges Hören von lauter Musik wirkt auf die inneren Haarzellen wie ein starker Wirbelsturm, die feinen Härchen verkleben oder brechen sogar ab. Damit wird das Gehör für immer geschädigt.

Um die **Hörfähigkeit** zu beurteilen, sind von Bedeutung:
- **Tonhöhe** (Frequenz), gemessen in Hertz (Hz),
- **Lautstärke,** gemessen in Dezibel (db).

Über Tonhöhe und Lautstärke wird die Hörschwelle bestimmt, die für die Ermittlung der Hörfähigkeit von Bedeutung ist. Menschen können Frequenzen zwischen 20 und 16000 Hz hören. Aber nicht alle Frequenzen werden gleich gut gehört. Frequenzen von 2000 und 5000 Hz werden besonders gut empfangen, deshalb hören wir auch die menschliche Stimme sehr gut.

Knochenleitung

Bei Frequenzen über 1 800 Hertz werden die Schallwellen zusätzlich über die Knochen geleitet. Sie erreichen das Innenohr auch über die **Schädelknochen,** die das Gehörorgan umgeben, unter Umgehung des Mittelohrs. Bei niedrigeren Frequenzen überlagert die Luftleitung über Gehörgang und Mittelohr die **Knochenleitung** (Abb. 19.12).

Ist das Mittelohr geschädigt, kann der Pflegebedürftige über die Knochenleitung noch Töne vernehmen. Diese Fähigkeit machen sich Knochenleitungshörgeräte zunutze.

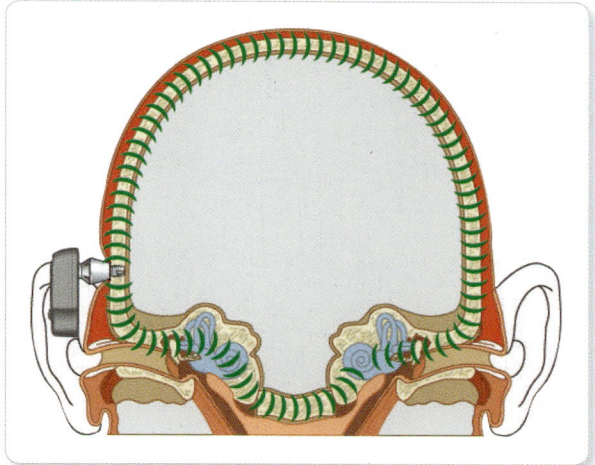

Abb. 19.12: Knochenleitungshörgerät

Richtungshören

Das Hören hilft, sich im Raum zu orientieren. Ein von links kommender Schall erreicht zuerst das linke, später das rechte Ohr. Dieser Zeitunterschied ermöglicht das **Richtungshören**.

Bewegungs- und Lagesinnorgan

In den Bogengängen des Innenohrs befindet sich das Organ zur Wahrnehmung des **Dreh- oder Bewegungssinns** (Abb. 19.13), das **Lagesinnorgan.** Die Informationen aus den Organen für den Bewegungs- und Lagesinn ermöglichen dem Menschen, das **Gleichgewicht** zu halten. So kann er feststellen, ob er aufrecht steht, liegt oder sich bewegt.

Funktion der Bogengänge

Die mit Lymphe gefüllten **Bogengänge** liegen in drei zueinander senkrechten Ebenen. Die Sinneszellen des Drehsinnorgans liegen in Ampullen (Ausbuchtungen) der drei Bogengänge. Sie haben lange, feine Sinneshärchen.

Dreht der Pflegebedürftige in aufrechter Stellung seinen Kopf nach links, bewegt sich auch der waagerechte Bogengang samt Sinneszellen nach links. Die Lymphe im Bogengang verharrt infolge ihrer Massenträgheit in Ruhe. Auf die Bewegung des Bogengangs bezogen bedeutet dies: Die Lymphflüssigkeit bewegt sich entgegengesetzt zur Drehrichtung des Kopfs. Die Sinneszellen werden gereizt und bilden elektrische Impulse, die an das Kleinhirn gesandt werden.

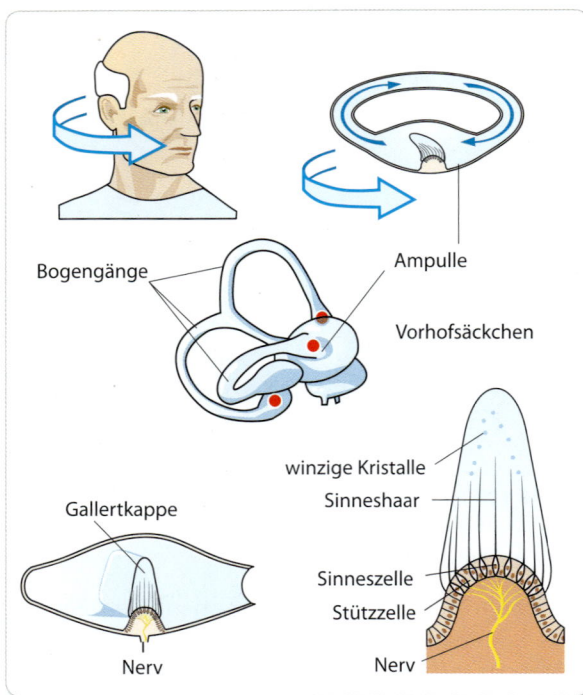

Abb. 19.13: Drehsinn

Die Sinneszellen des Drehorgans werden nur bei beschleunigten oder verzögerten Drehbewegungen gereizt. Dauert eine Drehbewegung längere Zeit gleichbleibend an, kommt die Lymphe in den Bogengängen zur Ruhe, die Sinneszellen werden dann nicht gereizt. Dies führt zu dem bekannten Phänomen beim Karussellfahren: Während der Fahrt drehen sich die Bogengänge und die darin enthaltene Lymphe mit der gleichen Geschwindigkeit. Stoppt das Karussell, bleiben Kopf und Bogengänge stehen. Die Lymphflüssigkeit in den Bogengängen aber dreht sich weiter. Es entsteht das Gefühl einer Karussellfahrt in entgegengesetzter Richtung und es kommt zum **Drehschwindel.**

Bewegungssinn

Der **Bewegungssinn** reagiert im Gegensatz zum Drehsinn auf geradlinige Geschwindigkeitsveränderungen, z. B. auf senkrechte Beschleunigung beim Fahrstuhlfahren oder waagerechte Beschleunigung beim schnellen Anfahren oder Abbremsen mit dem Auto. Während der Bewegung werden die Sinneszellen erregt und senden daraufhin elektrische Impulse zum Kleinhirn.

Lagesinn

Auch wenn der Kopf nach rechts oder links geneigt wird, werden die Sinneshärchen gereizt und elektrische Impulse ans Kleinhirn gesandt. Der **Lagesinn** wird aktiviert.

Altersveränderungen

Typisch für das Alter ist, dass das Hörvermögen abnimmt. Man spricht von **Presbyakusis.** Erste Einschränkungen beginnen oft schon um das 50. Lebensjahr. Von den über 90-Jährigen sind 90 % von Presbyakusis betroffen. Ursache für das verminderte Hörvermögen im Alter sind Veränderungen der Sinneszellen in der Schnecke. Betroffen ist überwiegend der Hochtonbereich.

Veränderungen im Bereich der Hörnerven verschlechtern die Sprachverarbeitung im Hirn und damit das Verstehen. Typischerweise ist die Sprachwahrnehmung bei Gesprächen und in Situationen mit vermehrten Nebengeräuschen eingeschränkt. Die Lärmempfindlichkeit ist erhöht, sodass lautes Sprechen eher hinderlich ist.

Um aufrecht zu gehen, reguliert der Mensch ständig unbewusst sein Gleichgewicht. Dafür benötigt er einen ständigen Informationsfluss der Sinne. Hierzu gehören:
- Sehen: Information über die Stellung des Körpers zum Horizont
- Spannungszustand der Muskulatur der Halswirbelsäule: Information über die Stellung des Kopfs zur Erdoberfläche
- Spannungszustand der Muskulatur, vor allem der Beine
- räumliches Hören: Information über die Stellung des Körpers im Raum
- Gleichgewichtssinn im Innenohr: Informationen über Beschleunigung und Richtung der Schwerkraft

Nur wenn alle diese Informationen „schlüssig" sind und mit den Erfahrungen des Menschen übereinstimmen, hält der Körper das Gleichgewicht. Altersveränderungen der verschiedenen Sinnesorgane führen zu nicht stimmigen Informationen im Kleinhirn und damit zu häufigem Schwindel mit Gangunsicherheit und Sturzneigung.

19.2 Beobachten und beurteilen

Die Beobachtung der Augen kann wichtige Hinweise geben, um Augenkrankheiten oder auch Gesundheitsstörungen anderer Organe rechtzeitig zu erkennen.

19.2.1 Das Auge beobachten

Auffälligkeiten des Auges

Auffälligkeiten im Bereich der Augen können auf verschiedene Erkrankungen hinweisen.

Symptom	Hinweis auf
• schmerzhafte Schwellung an der Lidkante • Rötung • eitrig-gelbes Sekret	Gerstenkorn
• Geschwulst unterhalb der Lidkante • wenig schmerzhaft • Wochen bis Monate anhaltend	Hagelkorn
gelbe Skleren	• Ikterus (S. 407) bei Leber- und Gallenerkrankungen • Neugeborenenikterus
glasige Augen	hohes Fieber
herabhängendes Oberlid (Ptosis)	• Schlaganfall • krankhafte Muskelschwäche
Tränensäcke	• typische Alterserscheinung • Ödeme bei Nierenerkrankung • allergische Reaktion
Aderbildung am Augapfel	• arterieller Bluthochdruck • Alkoholkonsum • Schlafmangel • Störung der Blutgerinnung bei platzenden Adern durch Niesen oder starken Husten
farbige Ringe um die Iris	• erhöhte Cholesterinwerte • Alterserscheinung

Tab. 19.1: Symptome der Augen und Hinweise auf entsprechende Erkrankungen. Weitere Symptome finden sich ab S. 459 bei den einzelnen Augenerkrankungen

Dauerhaft entzündete oder gerötete Augen können auf verschiedene chronische Erkrankungen wie Multiple Sklerose, chronische Darmerkrankungen oder rheumatische Erkrankungen hinweisen.

MERKE An den Augen können sich Hinweise für Augenkrankheiten, aber auch für Krankheiten anderer Organe zeigen.

Sehvorgang beobachten

Die Pflegeassistentin kann den **Sehvorgang** eines Pflegebedürftigen nicht von außen beobachten. Durch einfache Fragen kann sie sich jedoch ein erstes Bild machen:
- Können Sie die Schrift in der Zeitschrift oder diese Zahlen mit Ihrer Lesebrille erkennen?
- Mögen Sie mir die Zahlen einmal vorlesen?
- Können Sie diesen Gegenstand (Blumenvase, Buch auf dem Tisch) in 5 m Entfernung gut erkennen?

Mitunter hat der Pflegebedürftige auch selbst schon bemerkt, dass sich seine Sehkraft verändert hat. Weist er die Pflegenden darauf hin, fragen diese höflich nach, um mehr Informationen zum Nah- und Fernsehen zu erhalten. Bei Auffälligkeiten informieren sie den Arzt.

ACHTUNG Wird dem Pflegebedürftigen plötzlich schwarz vor den Augen, kann es sich um eine Kreislaufschwäche oder bei einem Auge um den Vorboten für einen Schlaganfall handeln. Sturzprophylaxe durchführen, Patient ins Bett bringen und Arzt informieren.

Kommunikation mit den Augen

Die Beobachtung der Augen verrät den Pflegenden auch etwas über die **Gefühle** des Patienten. Gefühle wie Angst, Wut, Überforderung und Freude kann die Pflegeassistentin mit etwas Übung von den Augen ablesen. Erkennbar werden sie z. B. durch Zuzwinkern, weit aufgerissene, zugekniffene oder tränende Augen. Die Pflegeassistentin spricht ihre Vermutung dem Patienten gegenüber vorsichtig an.

Der Blick in die Augen des Patienten ist eine wichtige Maßnahme der nicht sprachlichen (nonverbalen) **Kommunikation.** Auch wirkt sich Blickkontakt positiv auf die Pflegebeziehung aus.

MERKE Die Augen verraten der Pflegeassistentin etwas über die Gefühle des Patienten.

Pupillenreaktion beobachten

Bei Dunkelheit weiten sich die Pupillen, bei Licht verengen sie sich. Da die **Pupillenreaktion** nicht willkürlich gesteuert werden kann, lässt sich durch sie unter Umständen erkennen, ob eine Schädigung des Gehirns vorliegt. Der Arzt ordnet die Prüfung der Pupillenreaktion in der Regel an, z. B. wenn ein Schädel-Hirn-Trauma vorliegt.

Um die Pupillenreaktion (Pupillenlichtreflex) zu prüfen, leuchten die Pflegenden mit einer kleinen Lampe kurz in das Auge. Beim Gesunden sollten sich die runden Pupillen prompt und auf beiden Augen gleichermaßen verkleinern. Entfernt die Pflegende die Lampe, sollten sich die Pupillen wiederum prompt und auf beiden Augen gleichermaßen erweitern.

MERKE Mithilfe der Pupillenreaktion können Funktionsstörungen des Gehirns erkannt werden.

19.2.2 Die Nase beobachten

Beobachtung der Nase: S. 265

19.2.3 Das Ohr beobachten

Ohrenschmerzen

Ohrenschmerzen sind ein häufiges Symptom, das unterschiedlich ausgeprägt sein kann:
- plötzliche Schmerzen, die länger anhalten oder schnell verschwinden
- Stechen im Ohr
- drückender Schmerz
- einseitig oder beidseitig

Ohrenschmerzen werden oft von anderen Symptomen begleitet, da sich im Ohr das Hörorgan und das Gleichgewichtsorgan befinden. **Begleitsymptome** können sein:
- verminderte Hörleistung einseitig oder beidseitig
- Schwindel
- Fremdkörpergefühl im Ohr
- Ohrgeräusche

Ohrenschmerzen können sehr unangenehm oder gar unerträglich sein. Ihre Ursache kann im Innenohr, Mittelohr, äußeren Ohr oder in der Ohrmuschel liegen:
- Die Ohrtrompete ist verschlossen oder entzündet.
- Das Mittelohr oder der äußere Gehörgang ist entzündet.
- Starke Luftdruckveränderungen beim Fliegen oder Tauchen.
- Der Gehörgang ist verschlossen, z. B. durch Fremdkörper oder Cerumen.
- Die Ohrmuschel ist verengt, zeigt Erfrierungserscheinungen oder ist entzündet.
- Zahnentzündungen und Entzündungen der Ohrspeicheldrüse können Ohrenschmerzen auslösen.

Das Hörvermögen beobachten

Das **Hörvermögen** ist für die verbale (gesprochene) Kommunikation unbedingt erforderlich. Auch die Orientierung im Raum benötigt ein intaktes Hörvermögen. Lernprozesse werden ohne ausreichendes Hörvermögen erheblich erschwert.

TIPP Eine aussagekräftige Bestimmung des Hörvermögens kann nur vom HNO-Arzt oder Hörgeräteakustiker durchgeführt werden. Im Rahmen der Pflege können Störungen des Hörvermögens jedoch an bestimmten Verhaltensweisen erkennbar werden.

- Der Pflegebedürftige erscheint bei einem lockeren Gespräch sehr angespannt und konzentriert.
- Es kommt trotz vermehrtem Nachfragen zu Missverständnissen.
- Der Pflegebedürftige erscheint teilnahmslos und antwortet mechanisch mit „Ja".
- Das Telefon oder Radio muss sehr laut eingestellt werden oder wird nicht mehr benutzt.

Fallen den Pflegenden die oben genannten Verhaltensweisen auf, gehen sie den Hinweisen nach und fragen auch den Patienten, ob er den Eindruck hat, schlecht zu hören. Bevor sie den Arzt informieren, prüfen sie zunächst die Funktion des Hörgeräts.

Psychosoziale Aspekte von Hörproblemen

Sprache ist das wichtigste **Kommunikationsmittel,** nicht nur am Telefon, sondern auch im direkten Kontakt. Menschen, die nicht gut hören, gelten meist völlig zu Unrecht als „verlangsamt", während sie versuchen, Lücken im Gehörten mittels Nachdenken zu füllen oder sich nicht trauen, häufiger nachzufragen. Auch das häufigere Nachfragen wird zunächst oft als Konzentrationsschwäche und seltener als akustisches Problem gedeutet.

Die mit dem Hörverlust einhergehende **akustische Isolation** kann zu einer sozialen Isolation führen, besonders dann, wenn die eingeschränkte Sprachwahrnehmung nicht selbst erkannt wird: Aus dem Nichtverstehen resultieren dann schnell Missverständnisse, welche die Kommunikation und Beziehung zueinander weiter beeinflussen. Die Pflegeassistentin achtet daher bei einem auffälligen Gesprächsverhalten und Rückzugstendenzen besonders auf mögliche Hörprobleme und informiert bei Bedarf die Pflegefachkraft.

19.3 Pflege bei Erkrankungen der Sinnesorgane

19.3.1 Pflege bei Augenerkrankungen

Die Augen sind mit der täglichen Augenpflege (S. 372) in der Regel ausreichend versorgt. Bei Überlastung, Verunreinigung oder **Augenerkrankungen** wird jedoch eine spezielle Augenpflege notwendig. Die Augenpflege erfolgt immer – mit Ausnahme der Augenspülung (S. 500) – vom äußeren zum inneren Augenwinkel und ohne Druck auf den Augapfel auszuüben.

Augentropfen/-salbe verabreichen

Bevor die Pflegeassistentin **Augentropfen** oder **-salbe** verabreicht, reinigt sie das Auge.

Material
- sterile, nicht fasernde, weiche Tupfer
- sterile Flüssigkeit, z. B. NaCl 0,9 %, in einer Spritze aufgezogen
- Augentropfen/-salbe nach ärztlicher Verordnung: allgemeines Verfallsdatum und Verfall nach Datum des Anbruchs beachten
- Einmalhandschuhe, bei Bedarf sterile
- Abwurfbehälter für Müll

MERKE Augentropfen und -salben dürfen, um eine Keimverschleppung zu vermeiden, stets nur für eine Person verwandt werden, auch wenn eine andere Person die gleiche Erkrankung hat. Zudem dürfen mit der Pipette oder Tube niemals die Wimpern oder die Bindehaut berührt werden.

Vorbereitung
- Hände und Flächen desinfizieren
- für gute Lichtverhältnisse sorgen
- Patient mit erhöhtem Oberkörper lagern, Kopf leicht nach hinten neigen lassen
- ggf. Kontaktlinsen entfernen

TIPP Viele Augentropfen sind im Kühlschrank aufzubewahren. Die Pflegeassistentin erwärmt sie daher leicht in ihrer Hand oder nimmt sie etwa fünf bis zehn Minuten vor der Verabreichung aus dem Kühlschrank.

Durchführen
- Hände erneut desinfizieren
- Handschuhe anziehen
- Augen schließen lassen
- Unterlid mit einem Tupfer leicht nach unten ziehen (Abb. 19.14)
- Augentropfen oder -salbe in angeordneter Menge in die Tasche zwischen Augenlid und Augapfel von oben tropfen bzw. streichen, niemals direkt auf die Hornhaut geben
- Von der Augensalbe ca. 1 cm vom inneren Augenwinkel in Richtung außen einbringen
- Beim Einträufeln mit dem Tupfer leichten Druck auf den nasalen Augenwinkel ausüben, um die Tränenkanälchen kurzfristig zu schließen und dem Medikament Einwirkzeit zu verschaffen
- Überreste mit neuer Kompresse abtupfen, nicht reiben!
- Patienten auffordern, das Auge zu schließen, einige Minuten geschlossen zu halten und dabei den Augapfel in verschiedene Richtungen zu bewegen

MERKE Sind Augentropfen und Augensalbe angeordnet und besteht keine anderweitige Anordnung durch den Arzt, werden die Augentropfen zuerst verabreicht, ansonsten könnten sie nicht aufgenommen werden. Zwischen der Verabreichung wartet die Pflegeassistentin fünf bis zehn Minuten.

Besonderheiten bei bewusstlosen Patienten
- Bei fehlendem Lidschluss besteht die Gefahr der Austrocknung des Auges.
- Die Pflegeassistentin verabreicht nach Anordnung Tränenersatzflüssigkeit in den unteren Bindehautsack.
- Die allgemeine Augenpflege führt die Pflegeassistentin nach Bedarf durch.

> **TIPP** Augensalben können das Sehvermögen (vorübergehend) einschränken, zudem erschweren sie die Prüfung der Pupillenreaktion. Daher sollten sie möglichst nur zur Nacht verwandt werden – sofern die ärztliche Anordnung nicht anders lautet.

Nachbereitung
- Salbentube oder Tropfenflasche sofort verschließen, erneut kühlen
- Material reinigen, desinfizieren bzw. entsorgen
- Maßnahme und ggf. Besonderheiten dokumentieren
- Hände und Flächen desinfizieren

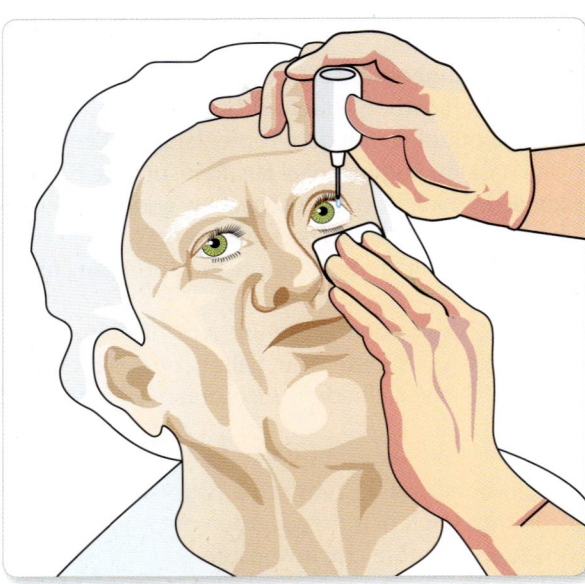

Abb. 19.14: Applikation von Augentropfen

Augenspülung

Die **Augenspülung** dient dazu, schädigende Substanzen zu entfernen. Hierbei kann es sich um Fremdkörper, aber auch um flüssige Substanzen handeln. Die Augenspülung, die dazu zu verwendende Spülflüssigkeit sowie die Häufigkeit der Spülungen wird vom Arzt angeordnet.

Material
- Einmalhandschuhe
- Kompressen, Tupfer
- große sterile Spritze (ggf. 50 ml)
- NaCl 0,9 % bzw. vom Arzt angeordnete Spülflüssigkeit
- ggf. Lidhalter
- Nierenschale oder andere Auffangschale
- Augentropfen zur lokalen Betäubung und/oder Schmerzmittel nach ärztlicher Anordnung
- Tücher, um die Umgebung, z.B. das Bett, abzudecken
- Abwurfbehälter für Müll

Vorbereitung
- Hände desinfizieren
- Lokale Betäubung bzw. Schmerzmittel nach Anordnung verabreichen
- Pflegebedürftigen in 30°-Seitenlage bringen – auf die Seite, auf der sich das zu spülende Auge befindet
- Tuch unter das Gesicht legen, Nierenschale darauf stellen

Durchführen
- Hände erneut desinfizieren
- Handschuhe anziehen
- Auf ärztliche Anordnung Lokalanästhetikum ins Auge tropfen
- Augenlid mit Daumen und Zeigefinger spreizen, Pflegebedürftigen bitten, in Richtung Stirn zu schauen
- Spülflüssigkeit vorsichtig, ohne Druck auf das Auge auszuüben, in das Auge gießen; Spülrichtung von innen nach außen (Nase Richtung Ohr) berücksichtigen
- Auge vorsichtig trocken tupfen
- Ggf. nach Anordnung Augenverband anlegen

> **ACHTUNG** Gelingt es den Pflegenden nicht, die Substanz oder den Fremdkörper mit der Spülung zu entfernen, informieren sie den Arzt. Eine Verlängerung der Spülung könnte das Auge zusätzlich schädigen.

Nachbereitung
- Material reinigen, desinfizieren bzw. entsorgen
- Hände und Flächen desinfizieren
- Maßnahme und ggf. Besonderheiten dokumentieren

Augenkompressen

Augenkompressen befeuchten das Auge und seine Umgebung und unterstützen die Verdunstung und somit das Abschwellen von Lidödemen. Mögliche Ursachen für Lidödeme sind
- zu wenig Schlaf,
- Herz- und Nierenerkrankungen oder
- Überanstrengung der Augen.

Augenkompressen werden bei Augenerkrankungen und nach Operationen angewandt. Dafür werden sterile Kompressen und physiologische Kochsalzlösung (NaCl 0,9 %) benutzt. Aus hygienischen Gründen dürfen einmal getrocknete Augenkompressen nicht erneut verwandt werden. Spätestens nach einer Stunde ersetzt die Pflegeassistentin die Kompressen durch neue.

> **MERKE** Die Pflegeassistentin legt nur ausreichend feuchte Augenkompressen auf das geschlossene Augenlid. Trockene Kompressen können dem Auge Feuchtigkeit entziehen oder das Auge mit Sekret verkleben. Nach Wechsel der Kompressen sollte eine Lidreinigung erfolgen.

Augenverbände

Augenverbände werden zu folgenden Zwecken eingesetzt:
- Schutzverband nach Operation
- trockene Verbände nach dem Einbringen eines Salbenstrangs
- Schutz vor Austrocknung bei fehlendem Lidschluss, z. B. nach einem Schlaganfall

Material
- Einmalhandschuhe, steril und unsteril
- sterile Kompressen
- NaCl 0,9 %
- zwei Nierenschalen
- Augenbinde bzw. -klappe oder sterile Augenkompressen oder Uhrglasverband
- hautfreundliche Pflasterstreifen
- Abwurfbehälter für Müll

Vorbereitung
- Patient ggf. etwas flacher hinlegen
- Hände und Flächen desinfizieren

Durchführen
- Hände erneut desinfizieren
- Unsterile Handschuhe anziehen
- Alten Verband behutsam entfernen und entsorgen
- Handschuhe entsorgen
- Hände desinfizieren
- Steriles Material vorbereiten und sterile Handschuhe anziehen
- Augen mit sterilem Material reinigen
- Bei Kontamination sterile Handschuhe zwischen den Augen wechseln
- Kompresse berührungsfrei – damit sie nicht mit dem Auge verklebt – auflegen, mit Pflasterstreifen fixieren

> **TIPP** Muss das Auge nach dem Einbringen der Salbe geschlossen bleiben, bedeckt die Pflegeassistentin das Augenlid zunächst mit einer normalen sterilen Kompresse oder einem Augenpad. Diese fixiert sie dann mit einer Augenklappe. Dabei achtet sie darauf, dass das Augenlid geschlossen ist und die Augenklappe keinen Druck auf das Auge ausübt.

Uhrglasverband

Zeigt der Pflegebedürftige keinen Lidschluss, z. B. nach einem Schlaganfall, verordnet der Arzt einen **Uhrglasverband.** Dabei handelt es sich um industriell gefertigte Verbände, die in der Mitte eine Plexiglasscheibe in der Größe einer Augenhöhle enthalten. Fixiert wird diese Plexiglasscheibe durch einen selbstklebenden Fertigverband, der das Sichtfenster umgibt.

Der Uhrglasverband wird so auf das Auge geklebt, dass das Auge nach außen abgedichtet ist. Körperwärme und -feuchtigkeit bilden unter dem Uhrglasverband eine feuchte Kammer, die das Auge vor dem Austrocknen schützt, allerdings auch die Sicht beeinträchtigt, da das Plexiglas beschlägt. Die Pflegeassistentin lässt bei der Anwendung große Sorgfalt und Hygiene walten, da die feuchte Kammer sonst zu einem idealen Nährboden für Bakterien wird. Auch achtet sie darauf, beim Anlegen des Verbands keinen Druck oder Reiz auf die Hornhaut auszuüben.

> **MERKE** Die Hornhaut des Auges bezieht ihre Sauerstoffversorgung aus der Umgebungsluft. Daher entfernen die Pflegenden den Uhrglasverband zwischenzeitlich. Bei motorisch unruhigen Patienten kontrollieren sie den Verband regelmäßig auf seinen korrekten Sitz.

Nachbereitung
- Verband auf richtigen Sitz prüfen
- Brille aushändigen bzw. aufsetzen
- Material reinigen, desinfizieren bzw. entsorgen
- Hände und Flächen desinfizieren
- Maßnahme und ggf. Besonderheiten dokumentieren

Umgang mit Sehhilfen

Lupen und Brillen

Lupen und **Brillen** gehören zu den **Sehhilfen,** die sehr leicht angewandt werden können. Sowohl Lupen als auch **Glasbrillen** können unter lauwarmem, fließendem Wasser gereinigt werden. Um eventuell vorhandene Fettflecken zu lösen, fügt die Pflegeassistentin wenige Tropfen Spülmittel hinzu. Sie trocknet die Lupe bzw. Brille mit einem fusselfreien Baumwolltuch oder saugstarkem, weichem Papier.

Brillen mit **Kunststoffgläsern** spült die Pflegeassistentin zunächst ab, da eventuell aufliegende Staubpartikel sonst bei der Reinigung die Oberfläche zerkratzen würden.

Nach dem Ablegen der Brille achtet die Pflegeassistentin darauf, dass die Brille nicht auf den Gläsern liegt, um Kratzer zu vermeiden.

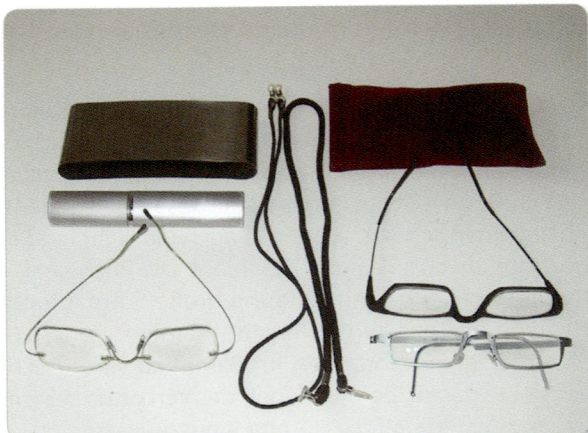

Abb. 19.15: Brillenboxen, Brillenband, korrektes Ablegen der Brillen

Kontaktlinsen

Bei **Kontaktlinsen** werden weiche und harte (formstabile) Linsen unterschieden. Weiche Linsen sind im Durchmesser größer und wirken oft flacher als harte Linsen. Sie werden im Allgemeinen besser vertragen und bieten einen hohen Tragekomfort. Sie sind jedoch nicht für alle Sehschwächen erhältlich, komplizierte Seheinschränkungen erfordern harte Linsen. Die Pflegeassistentin achtet darauf, dass der Pflegebedürftige seine Kontaktlinsen vor dem Schlafen entfernt, bei Bedarf unterstützt sie ihn. Dabei achtet sie stets darauf, die linke und rechte Kontaktlinse nicht zu verwechseln. Nach dem Entfernen reinigt und spült sie die Linsen mit einer dafür vorgesehenen Lösung. Ebenso lagert sie die Linsen über Nacht in einer geeigneten Lösung. Ist diese nicht zur Hand, kann notfalls NaCl 0,9 % genutzt werden. Leitungswasser hingegen ist ungeeignet. Werden Kontaktlinsen zu lange getragen, begünstigt dies Hornhautirritationen und -veränderungen.

MERKE Bevor die Pflegeassistentin Salben oder Tropfen in das Auge gibt, klärt sie die Verträglichkeit für Kontaktlinsen. Hierzu liest sie den Beipackzettel des Arzneimittels bzw. befragt einen Optiker oder Apotheker.

19.3.2 Pflege bei Erkrankungen der Nase

Allgemeine Nasenpflege: S. 370

Medikamente in die Nase verabreichen

Nasentropfen, -spray und -salbe zählen zu den Arzneimitteln. Die Pflegenden wenden sie nur auf ärztliche Anordnung an. Eine Ausnahme bilden Meersalz-Nasentropfen, die keinen Arzneimittelwirkstoff enthalten.

Im Rahmen ihrer Durchführungsverantwortung achten die Pflegenden darauf, dass die **Anwendungsdauer** von Nasentropfen bzw. -spray nicht mehr als eine Woche beträgt, um eine Gewöhnung zu vermeiden. Einen länger dauernden Bedarf besprechen sie mit dem Arzt.

Das Ziel von Nasentropfen bzw. -spray mit einem Arzneimittelwirkstoff besteht darin, die **Nasenschleimhäute** abschwellen zu lassen und so für eine leichtere Nasenatmung zu sorgen. Reine Meersalz-Nasentropfen verdünnen das **Nasensekret** und befeuchten die Nasenschleimhaut. Nasensalbe pflegt die Nasenschleimhaut, führt ihr Feuchtigkeit zu und vermeidet die Bildung von Borken und Krusten.

Material
- Nasentropfen, -spray oder -salbe nach Anordnung
- Papiertaschentücher bzw. Material zur Nasenreinigung
- Watteträger
- Abwurfbehälter für Müll

Vorbereitung
- Hände desinfizieren
- Pflegebedürftigen auf dem Rücken in Oberkörperhochlage bringen

Durchführen
- Pflegebedürftigen auffordern, seine Nase zu putzen oder Nasenreinigung durchführen
- bei Nasentropfen:
  - durch leichten Druck auf den Gummibalg der Pipette (Abb. 19.16) Tropfen aus dem Fläschchen entnehmen
  - Tropfen auf die Schleimhaut am Naseneingang geben
  - Pflegebedürftigen auffordern, durch die Nase einzuatmen

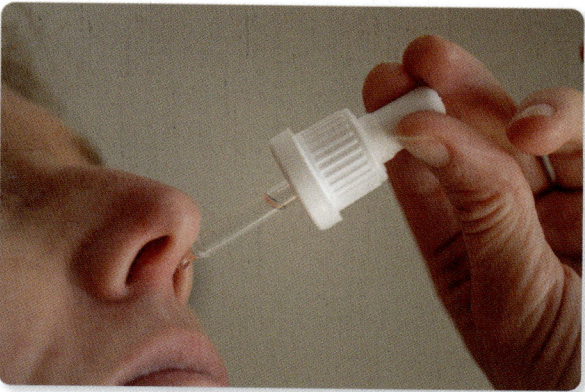

Abb. 19.16: Indem die Pflegende die Pipette in das Glas hält und auf den Gummipfropfen drückt, saugt sich die Pipette mit dem Arzneimittel voll. Durch vorsichtiges Drücken tropft die Pflegende tropfenweise aus der Pipette in die Nase

> **INFEKTIONSGEFAHR** Jeder Kontakt der Pipette mit der Schleimhaut ist wegen der Verunreinigung mit Krankheitserregern zu vermeiden. Die Pflegenden verwenden ein Nasentropfen-Fläschchen grundsätzlich nur für einen Patienten. Um Verwechslungen zu vermeiden, beschriften sie das Fläschchen. Gleiches gilt für die Verwendung von Nasensalben und -spray.

- bei Nasenspray:
  - Sprühaufsatz in die Nase einführen
  - Sprühstoß auslösen
  - Pflegebedürftigen auffordern, durch die Nase einzuatmen
- bei Nasensalbe:
  - Salbenstrang auf Watteträger geben (Abb. 19.17)
  - Watteträger vorsichtig über die Nasenschleimhaut streichen
- Pflegebedürftigen noch einige Minuten in der Position belassen

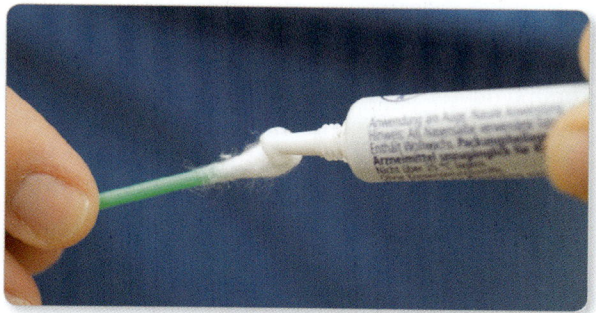

Abb. 19.17: Nasensalbe bringt die Pflegende auf einem Wattestäbchen in die Nase ein. Sie dringt nur so weit vor, wie sie auch in die Nase blicken kann

Nachbereitung
- Material reinigen, desinfizieren bzw. entsorgen
- Hände und Flächen desinfizieren
- Maßnahme und ggf. Besonderheiten dokumentieren

19.3.3 Pflege bei Ohrenerkrankungen

Reicht die allgemeine Ohrenpflege (S. 371) nicht aus oder liegen **Ohrenerkrankungen** vor, kann der Arzt spezielle Maßnahmen zur Versorgung der Ohren anordnen. Ist eine Ohrspülung notwendig, wird diese vom Arzt durchgeführt. Die Pflegenden unterstützen bei Bedarf.

Tropfen und Salben verabreichen
- Vor der Anwendung von Ohrentropfen oder -salbe reinigt die Pflegeassistentin das Ohr.
- Salben und Tropfen werden jeweils nur für einen Patienten verwandt, um eine Keimverschleppung zu vermeiden.
- Tropfen, die im Kühlschrank aufbewahrt werden, erwärmt die Pflegeassistentin kurz in der Hand oder nimmt sie ca. fünf bis zehn Minuten vor der Verabreichung aus dem Kühlschrank.
- Beim Eingeben der Tropfen liegt der Patient auf der Seite, deren Ohr nicht mit Salbe bzw. Tropfen ver-

sorgt wird. Die Pflegeassistentin zieht die Ohrmuschel vorsichtig nach oben, hinten, um den Gehörgang zu begradigen.
- Dann gibt sie die Ohrentropfen bzw. Salbe ein. Der Patient bleibt anschließend noch ca. 15 Minuten auf der Seite liegen.

> **ACHTUNG** Die Pflegeassistentin steckt keine Zellstofftupfer oder Watte in das Ohr, sie würden das Arzneimittel aufsaugen.

Mit Hörgeräten umgehen

Es werden zwei Arten von **Hörgeräten** unterschieden:
- **Im-Ohr-Hörsysteme** (IO, Abb. 19.18) oder In-dem-Ohr-Hörsysteme (IDO)
- **Hinter-dem-Ohr-Hörsysteme** (HDO, Abb. 19.19)

In besonderen Fällen sind auch Implantate möglich. Welches Hörgerät beim jeweiligen Patienten infrage kommt, richtet sich nach der Art der Schwerhörigkeit sowie den Wünschen und Vorlieben des Patienten. In allen Fällen ist es wichtig, dass der Patient das Hörgerät regelmäßig trägt, sich so daran gewöhnt und seine Lebensqualität erhöht.

Im-Ohr-Hörsysteme

Die **Im-Ohr-Hörsysteme** sind am kleinsten. Je nach Anspruch und Größe des Gehörgangs sitzt das Gerät im Gehörgang selbst, am Eingang des Gehörgangs oder in der Ohrmuschel. Die Lautsprecheröffnung liegt im Gehörgang. IO-Geräte sind für leichte bis mittlere Hörverluste geeignet.

Um das Gerät zu reinigen, benutzt die Pflegeassistentin ein kleines Bürstchen oder feuchte Tücher. Das Gerät darf nicht komplett in Wasser gelegt werden!

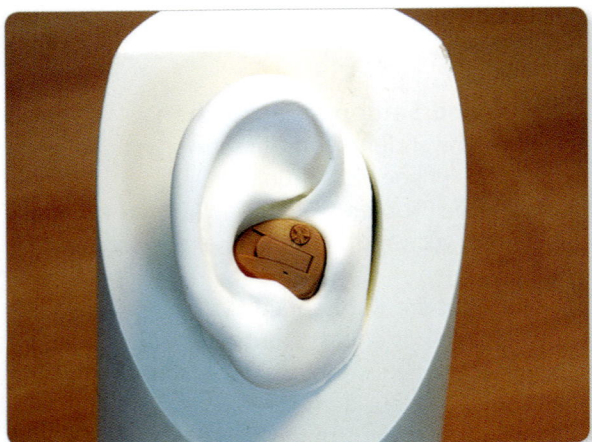

Abb. 19.18: Im-Ohr-Hörsystem

Hinter-dem-Ohr-Hörsystem

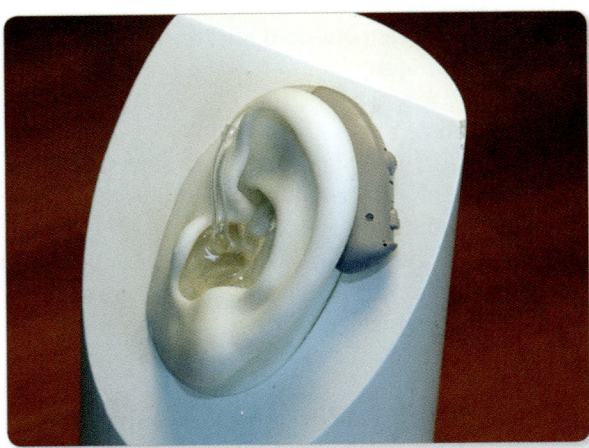

Abb. 19.19: Hinter-dem-Ohr-Hörsystem

Beim **Hinter-dem-Ohr-Hörsystem** verbindet ein Schallschlauch den Ohrpassteil im Gehörgang mit dem Hörgerät selbst, das sich hinter dem Ohr befindet. Das Ohrpassteil kann beim Reinigen komplett gewässert werden. Bevor die Pflegeassistentin es wieder mit dem Hörgerät verbindet, entfernt sie das Wasser vollständig.

Hörsysteme pflegen
- Hörgeräte erfordern eine sorgsame Pflege. Auf Stoß, Fall, Feuchtigkeit, Strahlung und Hitze reagieren sie empfindlich.
- Hörgerät vor dem Duschen bzw. Baden entfernen
- Bei Gebrauch von Haarspray schützen
- vor dem Einsetzen auf Verunreinigungen des Ohrs und Druckstellen achten
- Bei beidseitigen Hörgeräten auf Markierungen „links" und „rechts" achten
- Hörgerät zur Nacht ausschalten, Batterie entfernen und mit Trockenkapsel im Etui aufbewahren
- Ein erhöhter Batterieverbrauch kann einen Gerätedefekt anzeigen.
- Nachträgliche Einstellungen sollte der Hörgeräteakustiker vornehmen.

Schwerhörige Patienten pflegen

Der Umgang mit **schwerhörigen Patienten** erfordert viel Fingerspitzengefühl und Geduld. Daher sind einige Regeln zu beachten:
- Nicht schreien, sondern konzentriert, deutlich und nicht zu schnell sprechen, damit der Patient die Lippenbewegung deuten kann
- Beachten, dass der Patient nicht geblendet wird und auf die Lippen achten kann

- Informationsflut vermeiden, auf das Wesentliche konzentrieren
- Hintergrundgeräusche, z. B. Gespräche mit anderen Personen, Fernseher, Radio, vermeiden
- Nach jedem Themenblock kurz pausieren und klären, ob das Gesagte verstanden wurde
- Nicht verstandene Worte oder Sätze durch andere Ausdrücke ersetzen
- Geduld haben

19.3.4 Konjunktivitis (Bindehautentzündung)

> **DEFINITION** **Konjunktivitis:** infektiöse oder nicht infektiöse (Reizkonjunktivitis) Entzündung der Augenbindehaut.

Krankheitsentstehung

Ursachen einer Konjunktivitis sind:
- Infektionen durch Bakterien, Viren (oder Pilze)
- nicht infektiöse Bindehautentzündung durch Wind, Chlor, UV-Strahlen oder Überanstrengung
- allergische Reaktionen, z. B. durch Heuschnupfen
- Entzündungen der Hornhaut, Regenbogenhaut oder Lederhaut
- ungenügend korrigierte Brechungs- oder Stellungsfehler am Auge
- Anstieg des Augeninnendrucks
- Risikofaktoren: Scheuern der Wimpern über Kontaktlinsen, verminderte Tränenproduktion

Symptome

- Fast immer sind beide Augen betroffen.
- stark gerötete, ggf. geschwollene Bindehaut
- Absonderung von wässrigem, schleimigem oder eitrigem Sekret
- Juckreiz und Brennen am Auge
- Fremdkörpergefühl, ggf. Schmerzen
- helles Licht wirkt unangenehm
- krampfhafter Lidschluss

Diagnose

> **DEFINITION** **Spaltlampe:** mikroskopische Betrachtung von Bestandteilen des Auges, z. B. Hornhaut und Linse.

- Spaltlampenuntersuchung
- Bindehautabstrich mit sterilem Watteträger zum Erregernachweis

Therapie

Die Therapie der Konjunktivitis besteht in Augentropfen und -salben
- bei infektiöser Ursache: antibiotische, virusbekämpfende oder pilzbekämpfende Augentropfen oder -salben
- bei Reizkonjunktivitis: schädlichen Reiz ausschalten
- künstliche Tränen
- ggf. Schmerzmedikamente

Wichtige Pflegemaßnahmen

- Keimverschleppung durch entsprechende Hygienemaßnahmen verhindern
- Augentropfen und -salben nach Anordnung verabreichen

19.3.5 Sicca-Syndrom

> **DEFINITION** **Sicca-Syndrom:** trockene Horn- und Bindehaut durch Mangel an Tränenflüssigkeit

Krankheitsentstehung

Ursache des Sicca-Syndroms ist eine gestörte Sekretion der Tränenflüssigkeit oder ein zu schnell verdunstender Tränenfilm. Ausgelöst werden kann diese z. B. durch:
- Umweltbelastungen, z. B. Tabakrauch, Ozonbelastung, zu trockene Luft
- verminderte Lidschlagfrequenz, altersbedingt oder als Folge zu langen Fernsehens
- verminderte Tränenproduktion als unerwünschte Wirkung bestimmter Medikamente, z. B. Diuretika, β-Rezeptorenblocker oder Antihistaminika
- dauerhafte Anwendung von Augentropfen
- unzureichenden Lidschluss, z. B. nach Schlaganfall
- Hormonschwankungen bei Frauen
- rheumatische Erkrankungen

Als Folge eines Sicca-Syndroms kann es zu Hornhautschäden und zusätzlichen Entzündungen des Auges kommen.

Symptome

- brennende, tränende Augen
- Fremdkörper- oder Trockenheitsgefühl
- fehlender Tränenfilm
- Schmerzen beim Lidschlag

Diagnose
- Untersuchung der Tränenflüssigkeitsmenge
- Untersuchung der Zusammensetzung des Tränenfilms
- Spaltlampenuntersuchung

Therapie

Die Therapie des Sicca-Syndroms besteht in **Tränenersatzmitteln** oder Medikamenten, die die Tränenproduktion steigern, die Entzündungsreaktion stoppen und vom Arzt angeordnet werden.

Wichtige Pflegemaßnahmen
- Pflegebedürftigen anhalten, möglichst nicht zu rauchen
- Auf gutes, nicht zu trockenes Raumklima achten
- Beim Fernsehen oder vor dem Computer zu Pausen anhalten
- Anleiten, regelmäßig bewusst zu blinzeln
- Korrekte Pflege der Kontaktlinsen

19.3.6 Katarakt (Grauer Star)

> **DEFINITION** **Katarakt:** Trübung der Augenlinse, die im fortgeschrittenen Stadium mit dem bloßen Auge erkannt werden kann (Abb. 19.20).

Krankheitsentstehung

Die Katarakt entsteht dadurch, dass Nährstoffe und Abbauprodukte nicht ausreichend über das Kammerwasser ausgetauscht werden. Durch das veränderte Kammerwasser werden auch Eiweiße in der Linse verändert, die Linse trübt ein. Die Lichtdurchlässigkeit wird verringert. Das einfallende Licht wird zunehmend weniger gebündelt und stattdessen gestreut. Die genaue Ursache der Katarakt ist unklar, ein erhöhtes Risiko haben Menschen mit Diabetes mellitus, Kortisonbehandlung und nach Röntgenbestrahlung im Augenbereich.

Symptome
- schlechteres Sehvermögen, Sehen wie durch einen Nebelschleier
- erhöhte Empfindlichkeit bei Blendung und unregelmäßigem Lichteinfall
- unscharfe Wahrnehmung von Farben und Kontrasten

Diagnose
- Anamnese: Symptome erfragen
- Blickdiagnose: im fortgeschrittenen Stadium weiße Stellen in der Pupille
- Spaltlampenuntersuchung
- Durchleuchtung des Auges, um Linsentrübungen darzustellen

Therapie

Eine **Operation** ist die einzig mögliche Therapie. Die Linse wird dabei durch eine Kunstlinse ersetzt.

Wichtige Pflegemaßnahmen

Folgende Pflegemaßnahmen sind **postoperativ** notwendig:
- Auge nicht reiben oder drücken
- Anfangs längeres Lesen vermeiden
- drei Wochen nach der Operation kein Wasser mit Seife in die Augen bringen, Haare daher mit zurückgeneigtem Kopf waschen
- Augen bei starker Sonnenstrahlung mit Sonnenbrille schützen
- Nachts Schonverband tragen, um unbewusstes Reiben am Auge zu vermeiden
- In den ersten Wochen keine schweren Gegenstände heben oder tragen
- Nur mit aufrechtem Oberkörper bzw. Kopf bücken
- Sport treiben nur mit ärztlicher Genehmigung

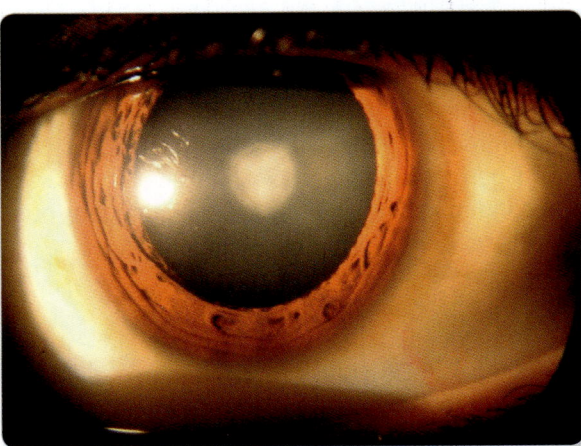

Abb. 19.20: Linsentrübung beim grauen Star

> **TIPP** Weitere Informationen gibt die Internetseite www.augeninfo.de

19.3.7 Glaukom (Grüner Star)

> **DEFINITION** Unter einem **Glaukom** versteht man eine Reihe von Augenerkrankungen unterschiedlicher Ursache, die einen Verlust von Nervenfasern zur Folge haben und im schlimmsten Fall zur Erblindung führen können.

Krankheitsentstehung

Risikofaktoren für die Entstehung eines Glaukoms sind:
- Alter über 40 Jahre
- familiäres Vorkommen eines Glaukoms
- Kurzsichtigkeit
- Diabetes mellitus
- Durchblutungsstörungen
- bestimmte Medikamente, z. B Langzeittherapie mit Kortison oder vereinzelte Antidepressiva
- Hypotonie: Sehnerv und Netzhaut werden schlechter mit Blut versorgt

Beim Glaukom ist der **Augeninnendruck** erhöht, da der Abfluss des Kammerwassers behindert ist. Der erhöhte Druck wirkt sich auf die Hornhaut und den Glaskörper aus. Der Glaskörper wird hinten gegen die Netzhaut gedrückt und behindert die Blutversorgung des Sehnervs. Der Sehnerv und die umliegenden Netzhautzellen werden dadurch geschädigt.

Psychische Erregung oder pupillenerweiternde Medikamente, z. B. krampflösende Mittel, können den Abfluss des Kammerwassers plötzlich behindern und den Druck rasch erhöhen. Man spricht von einem **akuten Glaukomanfall.**

Symptome
- zunehmende Einengung des Gesichtsfelds (Abb. 19.21) bis hin zum Ausfall
- fehlende Orientierung
- bei langfristiger Schädigung des Sehnervs: Erblindung

Vorzeichen eines akuten Glaukomanfalls sind:
- leichte Sehverschlechterung
- Nebelsehen
- Sehen farbiger Ringe um Lichtquellen herum

Symptome des akuten Glaukomanfalls sind:
- starke Schmerzen, die in das Gesicht ausstrahlen
- Übelkeit und Erbrechen
- deutlich herabgesetztes Sehvermögen
- Augenrötung
- erweiterte Pupille
- steinharter Augapfel

> **ACHTUNG** Der akute Glaukomanfall ist ein Notfall!
>
> Bei Anzeichen eines akuten Glaukomanfalls ist eine sofortige Einweisung ins Krankenhaus notwendig, um bleibende Schäden – bis hin zur Erblindung – zu verhindern.

Diagnose
- Messung des Augeninnendrucks, besonders als regelmäßige Vorsorgeuntersuchung, ca. ab dem 40. Lebensjahr
- Augenspiegelung zur Beurteilung des Augenhintergrunds, um Schäden von Sehnerv und Netzhaut zu erkennen
- Gesichtsfeldmessung zur Beurteilung von Gesichtsfeldausfällen

Das **Gesichtsfeld** ist der Sehbereich, den man seitwärts und oben/unten sieht, wenn man geradeaus blickt und die Augen nicht bewegt.

Therapie

Die wichtigsten Therapieziele sind die Senkung des erhöhten Augeninnendrucks und eine Verbesserung der Netzhautdurchblutung.
- Betablocker (als Augentropfen) sind weltweit die am häufigsten eingesetzten Medikamente in der Glaukomtherapie.
- Augentropfen, die die Bildung des Kammerwassers vermindern oder dessen Abfluss verbessern und damit den Augeninnendruck senken
- operative Öffnung der Vorderkammer zur Bindehaut, z. B. per Laser, um den Abfluss des Kammerwassers zu verbessern
- Einsatz eines Mirkostents, einer kleinen Öffnung, die den Abfluss des Kammerwassers verbessert

Wichtige Pflegemaßnahmen
- Über Früherkennung informieren
- Auf Vorzeichen und Symptome achten
- Augentropfen nach Anordnung verabreichen
- Bei Sehbehinderung
  - Patienten nur im Rahmen des Gesichtsfelds ansprechen
  - Hilfestellung zur Orientierung geben
  - vgl. Blindheit S. 509

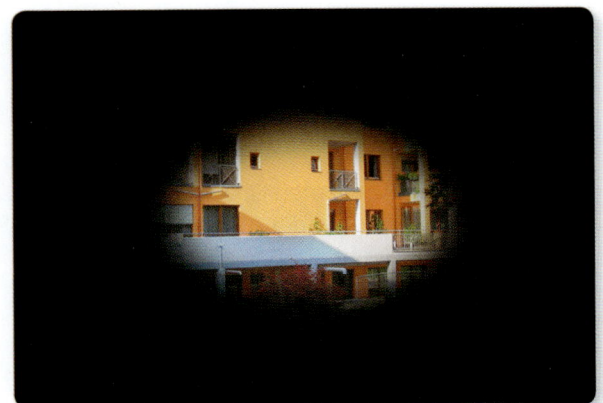

Abb. 19.21: Einengung des Gesichtsfelds

19.3.8 Netzhautveränderungen

DEFINITION Retinopathie: krankhaft veränderte Netzhaut, Sammelbegriff für verschiedene Netzhauterkrankungen mit unterschiedlichen Ursachen.

Krankheitsentstehung

Da es verschiedene Formen der Netzhautveränderungen gibt, sind auch die Ursachen der Erkrankung unterschiedlich.

Die **diabetische Retinopathie** ist eine Folge der Gefäßveränderungen bei Diabetes mellitus. Die Blutgefäße, die die Netzhaut versorgen, werden durch erhöhten Blutzuckerspiegel und einen erhöhten Blutdruck angegriffen.

Die **hypertensive Retinopathie** wird durch einen über eine längere Zeit erhöhten Blutdruck verursacht.

Als **Makuladegeneration** werden Erkrankungen bezeichnet, die den gelben Fleck (S. 490) der Netzhaut betreffen (Abb. 19.22). Unabhängig davon kann es auch zu einer altersabhängigen Makuladegeneration kommen. Sie tritt ab dem 50. Lebensjahr auf und ist die häufigste Ursache für eine Erblindung im Alter. Ein erhöhtes Risiko haben Raucher und Menschen, deren Angehörige bereits eine altersbedingte Makuladegeneration aufweisen. Unterschieden werden zwei Formen:
- **trockene Makuladegeneration:** Ablagerungen führen zum Zelltod.
- **feuchte Makuladegeneration:** Unter und in der Netzhaut bilden sich Gefäßnetze, die zu Blutungen führen.

Auch die Netzhautablösung gehört zu den Retinopathien. Sie entsteht, wenn sich die Netzhaut vom Pigmentblatt ablöst.

Symptome

ACHTUNG Netzhautveränderungen können sich zunächst schleichend entwickeln.

- schleichend nachlassende Sehschärfe
- plötzlich auftretende Lichtblitze
- Sehen schwarzer Punkte
- nachlassendes Kontrastsehen, z. B. bei weißem Geschirr auf weißem Tischtuch
- abnehmendes Farbensehen
- verzerrtes Sehen
- nachlassende Anpassungsfähigkeit an veränderte Lichtverhältnisse
- zunehmende Blend-Empfindlichkeit

Ein erstes Symptom bei der feuchten Makuladegeneration kann ein verzerrtes Sehen sein.

Diagnose

- Anamnese entsprechend der Symptome
- Untersuchung des Augenhintergrunds bei weitgestellter Pupille
- Darstellung der Gefäße mittels Kontrastmittel (Angiografie)
- Sehschärfetest
- Spaltlampenuntersuchung
- Gesichtsfelduntersuchung
- Diagnose der Grunderkrankung, z. B. Diabetes mellitus, arterielle Hypertonie

Therapie

- Eine zerstörte Netzhaut kann nicht geheilt werden, deshalb ist die Prävention besonders wichtig.
- **Prävention** der diabetischen Retinopathie:
  - optimale Blutzuckereinstellung
  - Behandlung des arteriellen Bluthochdrucks
  - jährliche Vorsorgeuntersuchungen beim Augenarzt
  - Liegt bereits ein Ödem im Bereich der Stelle, an der der Sehnerv in das Auge eintritt, vor, kann dieses mittels Laser behandelt werden.
- altersbedingte Makuladegeneration:
  - **trockene Makuladegeneration:** Keine allgemein anerkannte Therapie, dennoch ist es wichtig, die Risikofaktoren zu minimieren: Rauchen einstellen, Übergewicht abbauen, Ausdauertraining, ausgewogene Ernährung

– **feuchte Makuladegeneration:** operative Verödung der Gefäßnetze, Medikamente zur Wachstumshemmung der neu entstehenden Gefäße
- frühzeitiges Orientierungstraining
- Einsatz von Sehhilfen (Lupen)

Wichtige Pflegemaßnahmen
- bei Verhaltensänderungen helfen, z. B. Raucherentwöhnung, Einstellung arterieller Hypertonus, Diabetes mellitus, regelmäßige Augenarztkontrollen
- beim Orientierungstraining und bei der Lebensgestaltung helfen, vgl. Pflegemaßnahmen bei Sehstörungen S. 510

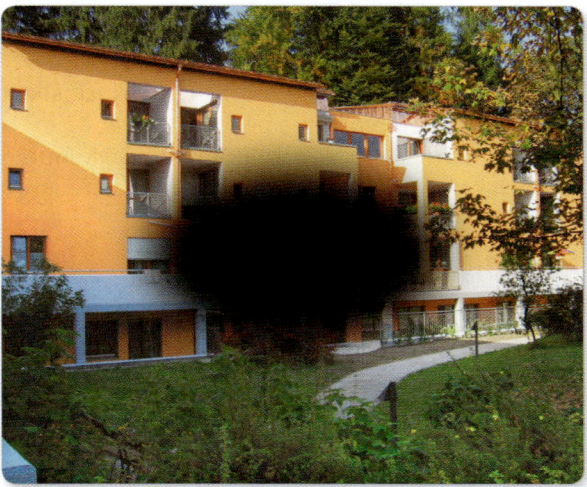

Abb. 19.22: Veränderung des Sehens bei Makuladegeneration

19.3.9 Sehbehinderung und Amaurose (Blindheit)

DEFINITION **Sehbehinderung:** eingeschränktes Sehvermögen gegenüber der Normalsichtigkeit.

Von **Amaurose** spricht man im Allgemeinen, wenn ein Mensch nichts mehr sehen kann. Da aus einer Blindheit jedoch Sozialleistungen wie Blindengeld resultieren, wird Blindheit auch sozialrechtlich definiert: Eine Sehschärfe von weniger als 1/50 = 0,02 auf der Sehprobentafel auf dem besseren Auge gilt nach dem Sozialgesetzbuch als Blindheit, ebenso eine Einschränkung des Gesichtsfelds auf dem besseren Auge auf weniger als 5°, man spricht vom Tunnelblick.

Krankheitsentstehung

Neben angeborenen Ursachen wie Fehlbildungen des Auges kommen als Ursachen für Blindheit auch Diabetes mellitus, Makuladegeneration, Embolien oder Thrombosen der das Auge versorgenden Gefäße, Entzündungsprozesse am Sehnerv, z. B. bei Multipler Sklerose, oder ein Glaukom infrage. Bei Kindern können Sehbehinderungen oder Blindheit durch z. B. Infektionskrankheiten (Röteln während Schwangerschaft), Gehirnhautentzündungen oder Geburtskomplikationen (Sauerstoffmangel) entstehen.

Bei Sehbehinderungen ist es für Therapie und Pflege sinnvoll, zwischen korrigierbaren und nicht korrigierbaren Störungen zu unterscheiden.

Zu den **korrigierbaren Sehstörungen** gehören:
- Kurzsichtigkeit oder/und
- Weitsichtigkeit

Zu den **nicht korrigierbaren Sehstörungen** gehören:
- Verletzungen des Auges durch Trauma
- Schädigung des Sehnervs
- Schädigung der Netzhaut

Symptome
- Erste Anzeichen, die auf eine Sehstörung hinweisen können, sind Stolpern, Fehltritte beim Treppensteigen, Danebenfassen beim Greifen, Anrempeln von Gegenständen
- Kopfschmerzen, Ermüdungserscheinungen der Augen
- verschlechterte Handschrift und erschwertes Lesen
- verschlechterte Weit- und/oder Fernsicht
- eingegrenztes Gesichtsfeld

Diagnose
- Anamnese entsprechend der Symptome
- Messung der Sehschärfe
- Diagnostik der ursächlichen Erkrankung, z. B. Glaukom, Netzhautablösung

Therapie
- Bei korrigierbarer Sehstörung: Brille, Kontaktlinsen oder Laseroperation
- Therapie der Ursache, z. B. des Glaukoms, der Sehnervenentzündung
- Hilfsmittelverordnung, z. B. Langstock (Blindenstock), Blindenführhunde, elektrische Signalgeräte

- Erlernen lebenspraktischer Fertigkeiten
  - Blindenschrift (Brailleschrift oder Punktschrift)
  - Essen zubereiten und Essenstraining
  - Körperpflege
- Erlernen von Orientierung und Mobilität
  - verbesserter Einsatz der gesunden Sinne (Gehör-, Tast-, Geruchs- und Geschmackssinn)
  - Umgang mit Sehhilfen
  - Gehtraining mit Langstock, Blindenhund oder Begleitperson
  - Einsatz elektronischer Orientierungshilfen

Wichtige Pflegemaßnahmen

- Die Pflegeassistentin stellt sich einfühlsam vor und gibt so auch Informationen weiter, Schreckmomente vermeidet sie.
- Vor Berührungen sprachlich die Erlaubnis einholen
- Vermehrte Hilfsstellung bei kürzlich eingetretener Sehbehinderung bzw. Blindheit
- Verwendung von Hilfsmitteln unterstützen
- Lebenspraktische Fertigkeiten anleiten und unterstützen
- Bei der Orientierung und Mobilisation unterstützen
- vergrößernde Hilfen bereitstellen: optische und elektronische, z. B Großschrifthilfen an Maschinen

> **TIPP** Deutscher Blinden- und Sehbehindertenverband e.V. (DBSV): www.dbsv.org

19.3.10 Verlegung des Gehörgangs

> **DEFINITION** Unter einer **Verlegung des Gehörgangs** wird ein Gehörgang verstanden, der verstopft ist und damit für Schallwellen nicht frei durchlässig ist.

Krankheitsentstehung

Als Ursache kommen infrage:
- starke Cerumenbildung mit nachfolgender Verstopfung des Gehörgangs, z.B. bei fehlerhafter Pflege oder anatomischen Besonderheiten
- Fremdkörper, z.B. Watte, Erbsen, die sich Kinder in die Nase stecken

Symptome

Die Verlegung des Gehörgangs zeigt sich durch einen langsam zunehmenden oder plötzlichen Hörverlust.

Diagnose

Inspektion (Anschauen) des Gehörgangs mit einem Otoskop (Ohrenspiegel/Ohrenlampe)

Therapie

Als Therapie dient die Entfernung des Pfropfs oder Fremdkörpers durch einen HNO-Arzt durch spezielle Instrumente, Absaugen oder Spülung.

Wichtige Pflegemaßnahmen

- Hörvermögen beobachten
- Über die richtige Pflege des Gehörgangs informieren
- Bei der Ohrspülung unterstützen
  - Vitalzeichen kontrollieren, auf bequeme Sitzhaltung achten
  - nach der Maßnahme auf Schwindel, Übelkeit und Kreislaufprobleme beobachten
  - auf Ruhephase von mindestens 30 Minuten achten

19.3.11 Hörsturz

> **DEFINITION** **Hörsturz:** Hörverlust, der plötzlich und ohne Vorzeichen bei freiem Gehörgang auftritt und häufig nur ein Ohr betrifft.

Krankheitsentstehung

- vermutlich gestörte Durchblutung
- in 2/3 der Fälle psychische Auslöser, z. B. Stress
- diskutiert werden auch virale Erreger

Symptome

- anfallsartig auftretende Hörminderung, ohne erkennbare Ursache bis zur völligen Taubheit, meist nur auf einem Ohr
- Taubheitsgefühl am betroffenem Ohr, ggf. Druckgefühl
- Tinnitus
- selten Schwindel
- keine Ohrenschmerzen

> **ACHTUNG** Hält das Druckgefühl über mehr als eine bis zwei Stunden an, ist der Patient unbedingt einem HNO-Arzt vorzustellen, denn die besten Heilungschancen bestehen bei frühzeitig begonnener Therapie.

Diagnose
- Anamnese entsprechend den Symptomen
- Diagnosestellung über Ausschluss anderer Erkrankungen:
  - Ohrspiegelung, um Verstopfungen auszuschließen
  - Hörtest, um eine Innenohrschwerhörigkeit auszuschließen
  - MRT des Kopfs, um Gehirnerkrankungen auszuschließen
  - Blutdruck messen, um eine arterielle Hypertonie auszuschließen
  - Blutuntersuchung, um Infekte auszuschließen

Therapie
Die Therapie des Hörsturzes setzt jeweils an der Ursache an. Infrage kommen:
- durchblutungsfördernde Infusionen und Tabletten
- entzündungshemmende Infusionen
- Ruhe
- Nikotin- und Alkoholverzicht
- gemäßigte Ernährung

Wichtige Pflegemaßnahmen
Entspannungsmethoden können den Umgang mit Belastungssituationen verbessern. Beratende Gespräche helfen bei der Auseinandersetzung mit der Lebenssituation.
- Bei Schwindel Sturzprophylaxe (S. 193)
- Ggf. Patienten vor Stressfaktoren abschirmen

19.3.12 Tinnitus (Ohrenrauschen)

> **DEFINITION Tinnitus:** Wahrnehmen von Geräuschen wie Klingeln im Ohr, die nicht äußerlich verursacht werden. Keine eigenständige Krankheit, sondern ein Symptom

Symptomentstehung
Insgesamt ist über die Ursachen eines Tinnitus wenig bekannt. Ihm vorausgehen können z.B.:
- Hörsturz
- Lärmbelastung
- Probleme der Halswirbelsäule

Zudem kann es auch ohne jegliches Vorereignis zu einem Tinnitus kommen.

Symptome
Ein Tinnitus zeigt sich durch ein mehr oder weniger lautes Pfeifen, Rauschen oder Summen, das auch nach Stunden nicht aufhört.

Diagnose
Die vom Arzt durchgeführten diagnostischen Maßnahmen dienen auch dazu, einen Tumor am Hörnerv, der ähnliche Symptome verursachen kann, auszuschließen. Weitere diagnostische Maßnahmen sind:
- Ohrspiegelung
- Bestimmung des Hörvermögens (Audiometrie)
- Test zur Funktionsfähigkeit des Mittelohrs mit Trommelfell und Gehörknöchelchen
- Untersuchung des Kiefers und der Halswirbelsäule
- psychologische und neurologische Untersuchung

Therapie
Die Therapie des Tinnitus entspricht der Therapie der entsprechenden Ursache. Bei einem Hörsturz erfolgt die Hörsturztherapie, bei Erkrankungen der Halswirbelsäule eine orthopädische Therapie. Schädliche Reize, z.B. eine Lärmbelästigung, sollten abgestellt werden. Ergänzt werden kann die Therapie durch eine psychotherapeutische Behandlung und ein Stressmanagement. Zudem gibt es die Möglichkeit, durch spezielle Hörgeräte, die ein Geräusch erzeugen, den Tinnitus zu überdecken.

Wichtige Pflegemaßnahmen
- Befindlichkeit des Patienten regelmäßig erfragen
- vgl. Pflege beim Hörsturz S. 510

> **TIPP** Hilfe zur Selbsthilfe gibt auch die Deutsche Tinnitus-Liga e. V.: www.tinnitus-liga.de

19.3.13 Schwerhörigkeit

> **DEFINITION Schwerhörigkeit:** verminderte Hörleistung, die durch einen Ausfall der Haarzellen im Innenohr oder durch eine mangelhafte Weiterleitung des Schalls im Mittelohr verursacht werden kann.

Krankheitsentstehung
Im Alter, etwa ab dem 50. Lebensjahr, nimmt die Hörleistung aufgrund von Verschleißerscheinungen, z.B. an den Haarzellen oder der Hörnerven auf beiden

Ohren, ab (Altersschwerhörigkeit). Eine Schwerhörigkeit kann sich aber auch schon früher durch extreme Lärmbelastung (Lärmschwerhörigkeit) ausbilden.

Eine Schwerhörigkeit entwickelt sich oft schleichend. Gerade bei Menschen, die allein leben, kann sie lange Zeit unentdeckt bleiben.

Mögliche Ursachen einer Schwerhörigkeit sind
- altersbedingt nachlassende Funktionsfähigkeit des Reizleitungssystems sowie der Hörzellen (Haarzellen) und
- Degeneration der Sinneszellen und/oder Hörnerven.

Zudem können folgende äußere Einwirkungen die Degeneration beschleunigen:
- Hypertonie
- Stoffwechselerkrankungen wie Schilddrüsenunterfunktion
- Durchblutungsstörungen
- Medikamente wie Antibiotika und Diuretika
- Tabakkonsum
- Schalltrauma, z. B. nach Explosion
- Lärmschädigung, z. B. laute Musik oder Maschinenlärm

Symptome

Bei einer Schwerhörigkeit nimmt zunächst das Hören im Bereich hoher Frequenzen ab: Der Pflegebedürftige hört das Klingeln des Telefons nicht mehr, einzelne Musikpassagen oder das Zwitschern der Vögel werden nicht mehr wahrgenommen. Bei der menschlichen Stimme, die unterschiedliche Tonhöhen erreicht, hört der Pflegebedürftige die hohen Frequenzen nicht bzw. verzerrt. Zunehmend fällt es schwer, einen Gesprächspartner aus einer Gruppe herauszuhören.

Diagnose
- Anamnese: Lärmbelastung und andere Risikofaktoren, vorliegende Erkrankungen, Häufigkeit in der Familie
- Ohrspiegelung
- verschiedene Hörtests zur Überprüfung der Hörfähigkeit
- Prüfung des Lautheitsempfindens
- MRT zur Untersuchung von Tumorerkrankungen im Kopf

Therapie

Schwerhörigkeit ist nicht heilbar. Technische Hilfen, z. B. Hörgeräte, können jedoch im Alltag unterstützen.
- elektronische Hörprothese (Cochlea-Implantat)
- Hörtraining, Lippenablesen oder Gebärdensprache erlernen
- ggf. psychologische Begleitung
- Risikofaktoren ausschalten

Wichtige Pflegemaßnahmen

Da sich Menschen mit einer Schwerhörigkeit oft verunsichert und ausgeschlossen fühlen, neigen sie dazu, ihre Einschränkung zu verheimlichen. Die Pflegenden achten daher besonders auf Anzeichen einer Schwerhörigkeit. Nehmen die Pflegenden wahr, dass der Pflegebedürftige Probleme beim Hören hat, sprechen sie ihn behutsam darauf an und motivieren ihn zu einer Abklärung beim HNO-Arzt.

Ist bereits eine Schwerhörigkeit diagnostiziert worden, unterstützen die Pflegenden den Pflegebedürftigen im Umgang mit der Schwerhörigkeit (S. 511).
- Umgang mit Hörgeräten S. 504
- deutlich, in kurzen Sätzen und nicht zu schnell sprechen
- Ermöglichen, von den Lippen abzulesen
- Vorsichtiger Körperkontakt
- Informationen zeichnen oder aufschreiben

19.3.14 Schwindel (Vertigo)

> **DEFINITION** Kann das Gehirn unzureichende oder nicht stimmige Informationen des Gleichgewichtsorgans nicht verarbeiten, verursacht es Missempfindungen, die **Schwindel** genannt werden. Schwindel zeigt wie Schmerz eine fehlerhafte Organfunktion an und ist immer ärztlich abzuklären.

Krankheitsentstehung

Liegt die Ursache des Schwindels im Bereich des Gleichgewichtsorgans, spricht man von **labyrinthärem Schwindel**.

Im Alter am häufigsten ist der **Lageschwindel**. Ursächlich sind einseitige Ablagerungen in den Bogengängen, die das Gleichgewichtsorgan erregen. Bei Lageänderung, z. B. wenn der Kopf im Liegen gedreht wird, senden das rechte und linke Gleichgewichtsorgan unterschiedliche Informationen an das Gehirn. Als Folge kommt es zum Schwindel. Lagerungsschwindel tritt häufig bei längerer Bettruhe und nach Operationen auf.

Symptome

Typische Symptome des Schwindels sind:
- **Drehschwindel:** Gefühl scheinbarer Drehbewegung des eigenen Körpers und/oder der Umgebung
- **Schwankschwindel** (auch Lageschwindel): Gefühl, auf schwankendem Boden zu stehen
- **Liftschwindel:** Gefühl, im Fahrstuhl zu fahren
- **Benommenheitsschwindel,** z. B. bei Unterzuckerung

Je nach Dauer der Schwindelsymptome unterscheidet man **Anfallsschwindel** oder **Dauerschwindel**.

Auf den Lageschwindel reagieren betroffene Patienten oft mit einer Gegenbewegung, die wiederum zu Gangunsicherheit, Taumeln und Stürzen führen kann.

Diagnose
- Anamnese: Dauer des Schwindels, auslösende und verstärkende Ursachen, Begleitsymptome wie Sensibilitäts-, Schluck- oder Sprechstörungen, Kopfschmerzen oder Migräne
- körperliche Untersuchung auf Sensibilitätsstörungen oder Lähmungen
- MRT des Kopfs

Therapie

Schwindel wird entsprechend der Ursache behandelt. Antivertiginosa sind Medikamente, die gegen Schwindel wirken und in der Akutphase kurzfristig gegeben werden können.

Als allgemeine Therapie mit wenigen Ausnahmen kommt ein **Schwindeltraining** in Form von Bewegungs- und Koordinationsübungen infrage. Dabei werden die Augen, der Kopf und die großen Muskelgruppen gezielt bewegt. **Gleichgewichtsübungen** im Sitzen, Stehen und Gehen steigern die Anforderungen an das Gleichgewichtssystem und fördern die Bildung eines neuen angepassten „Musters" im Kleinhirn. Unterstützt wird die Therapie durch den Einsatz von Hilfsmitteln wie Brille, Hörgerät und Gehhilfen.

Wichtige Pflegemaßnahmen
- Auslösende Situationen vermeiden
- Bei Übelkeit und Erbrechen unterstützen
- Beim Koordinationstraining unterstützen
- Sturzprophylaxe (S. 193)

19.4 Anker zum Kapitel

- Auge und Ohr nehmen die Licht- und Schallreize aus der Umwelt auf. Dadurch geben sie dem Nervensystem die notwendigen Informationen über die Umwelt, damit der Mensch seine Reaktionen entsprechend steuern kann. Die Nase unterstützt dieses Vorgehen durch die Geruchswahrnehmung.
- Fehlen die oben genannten Informationen, weil die Sinnesorgane nicht richtig funktionieren, ist eine vollständig zielgerichtete Handlung nicht möglich.
- Das Auge kann sich mithilfe der Augenmuskeln auf Nahsicht und Fernsicht einstellen.
- Der Lidschlag der Augenlider passiert ca. alle 20 Sekunden und dient dem Schutz des Auges.
- Das Cerumen hat die Aufgabe, abgeschilferte Hautpartikel, Haare und Schmutzpartikel einzuhüllen und aus dem Ohr zu befördern.
- Die Gehörknöchelchen Hammer, Amboss und Steigbügel verstärken die Kraft der Schallwellen. Der Steigbügel ist der kleinste Knochen des Menschen.

19.5 Wissen festigen und vertiefen

1. Nennen Sie die Hauptfunktion von Auge, Nase und Ohr. (→ 19.1)

2. Erläutern Sie den Begriff Hertz. (→ 19.1.3)

3. Nennen Sie Symptome mit den entsprechenden Erkrankungen, die Sie am Auge und dessen Hilfseinrichtungen beobachten können. (→ 19.2.1)

4. Nennen Sie Gefühlsregungen, die Sie an den Augen ablesen können, und beschreiben Sie, was Sie dabei sehen. (→ 19.2.1)

5. Erläutern Sie, wie Sie bei der Prüfung der Pupillenreaktion vorgehen. (→ 19.2.1)

6. Erklären Sie, warum Augensalben und -tropfen stets nur für eine Person verwandt werden dürfen. (→ 19.3.1)

7. Begründen Sie, warum Augentropfen vor der Augensalbe verabreicht werden müssen. (→ 19.3.1)

8. Begründen Sie, warum der Uhrglasverband mehrmals täglich entfernt werden muss. (→ 19.3.1)

9. Erklären Sie, welche Vorsichtsmaßnahmen zu treffen sind, wenn Kontaktlinsenträger Augensalben oder -tropfen benötigen. (→ 19.3.1)

20 Das Nervensystem

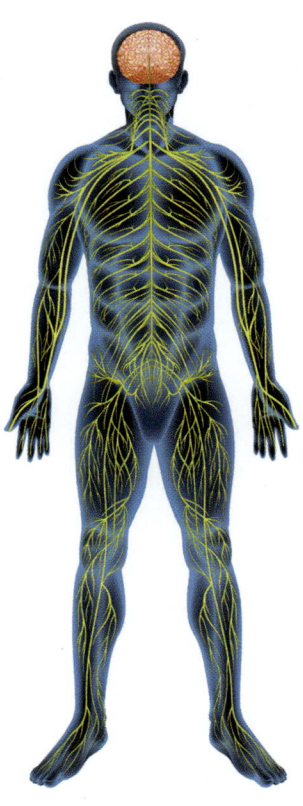

Aufgaben

Das Nervensystem

- nimmt Reize aus der Umwelt auf und leitet sie weiter, z. B.
  - Licht
  - Schall
  - Duft
  - Geschmack
  - Druck
  - Wärme/Kälte
  - Schmerz
- verarbeitet Reize (Reflexe und Denkprozesse)

Steuerung und Einfluss

- Steuerung von
  - Bewusstsein, Schlaf-Wach-Rhythmus
  - Atmung, Herz-Kreislauf, Temperatur, Hormonausschüttung
  - Bewegungen
  - Reflexen
- Einfluss auf
  - Denkprozesse
  - Lernprozesse: Informationen abspeichern (Kurz- und Langzeitgedächtnis)
  - Gefühle (Emotionen)
  - Entscheidungen
  - Sprache

Pflegeassistenten

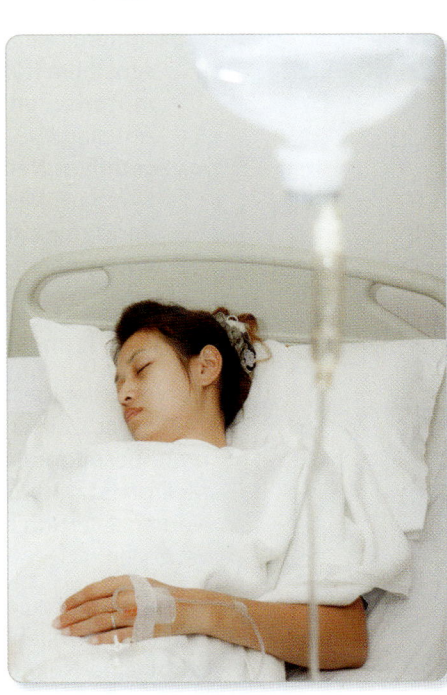

… beobachten

- den Schlaf
- das Bewusstsein
- die Kommunikation
- die Aufmerksamkeit
- die Erkenntnisfähigkeit
- das Befinden
- die Motorik

… unterstützen bei

- der Schlafhygiene
- der Förderung der Wahrnehmung

… wirken mit bei der Pflege bei

- Schlaganfall
- Multipler Sklerose
- Epilepsie
- Parkinsonkrankheit
- Depression
- Abhängigkeitserkrankungen
- Neuralgien

„Bevor ein Mensch für hirntot erklärt wird, muss er von zwei erfahrenen Ärzten unabhängig voneinander untersucht werden. Diese müssen dabei nach einem streng festgelegten Protokoll vorgehen und ihre Ergebnisse dokumentieren. ‚Zur Hirntodfeststellung gehört auch der Nachweis, dass der Zustand des Patienten tatsächlich unumkehrbar ist', betonte Förderreuther. Das geschehe entweder durch eine klinische Verlaufskontrolle oder durch zusätzliche apparative Tests.

Dass das Gehirn von hirntoten Patienten unwiederbringlich aufgehört hat zu funktionieren, scheint mit diesem Prozedere tatsächlich ausreichend belegt. Doch ist der Mensch damit auch wirklich gestorben? Angesichts der Tatsache, dass das Herz weiterschlägt, Rückenmarksreflexe funktionieren und schwangere hirntote Frauen Babys austragen können, gehen hier die Meinungen auseinander." [8]

Aufgaben

Diskutieren Sie mit einem Mitschüler: Ist der Mensch tot, wenn sein Gehirn für tot erklärt wurde?

Schreiben Sie die Funktionen des Gehirns, die Ihnen spontan einfallen, auf.

Vergleichen Sie Ihre Punkte mit Kapitel 20.2 (Aufgaben des Nervensystems).

20.1 Aufbau des Nervensystems

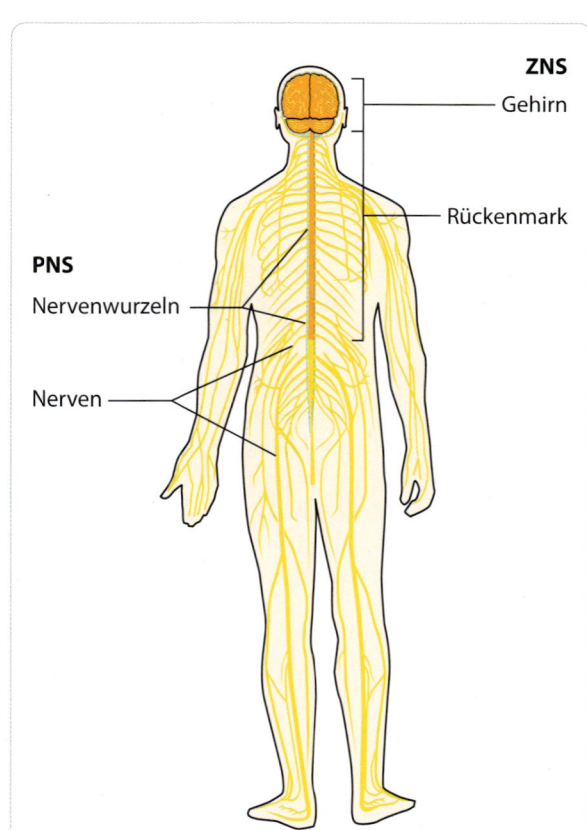

Abb. 20.1: Übersicht über das Nervensystem

Um zu leben, muss der Mensch mit seiner Umwelt in Kontakt treten und auf Reize reagieren. Dafür benötigt er Sinnesorgane, Messfühler (Rezeptoren) und das **Nervensystem** (Abb. 20.1), welches eng mit dem Hormonsystem zusammenarbeitet. Das Nervensystem wird in verschiedene Bereiche eingeteilt:

- **zentrales Nervensystem (ZNS)**
- **peripheres Nervensystem (PNS)** mit
  - **sensiblen** (fühlenden) Anteilen
  - **motorischen** (für Bewegung verantwortlichen) Anteilen
- **vegetatives Nervensystem** mit
  - **Sympathikus**
  - **Parasympathikus**
  - **enterischem Nervensystem**

20.1.1 Nervenzelle (Neuron)

Nervenzellen bestehen wie andere Zellen aus einem Zellkörper, Zellkern, Organellen und einer Zellmembran. Besonders an einer Nervenzelle ist das **Axon** (Zellfortsatz, Neurit, Nervenfaser). Es verbindet die Nervenzelle durch die **Synapsen** mit anderen Nervenzellen.

Im Gegensatz zu allen anderen Körperzellen können sich Nervenzellen nicht durch Teilung regenerieren. Stirbt eine Nervenzelle, bleibt meist ein dauerhafter Schaden zurück. Die verbleibenden Nervenzellen können jedoch neue Verknüpfungen untereinander ausbilden. So sind z. B. sichtbare Besserungen nach einem Schlaganfall möglich.

Nervenzellen ermöglichen eine außerordentliche Vielfalt an Funktionen, z. B.:
- willkürliche (bewusste) und unwillkürliche (unbewusste) Muskelbewegungen
- Steuerung der Drüsentätigkeit
- Informationsverarbeitung mit und ohne Überschreiten der Bewusstseinsschwelle

Dennoch ist die Erregungsübertragung im Nervensystem relativ einfach, es gibt zwei Signalformen:
- die **elektrische Erregungsübertragung** und
- die **chemische Erregungsübertragung** (S. 521).

Der größte Teil der Nervenzellen findet sich im Gehirn und Rückenmark. Der Zellkörper ist aufgrund des Zellkerns grau. Daher heißen Bereiche, in denen viele Zellkörper liegen, **graue Substanz** (Abb. 20.2). Diese Schicht liegt im Gehirn außen in der Hirnrinde, im Rückenmark liegt sie im inneren Bereich. Die graue Substanz empfängt Impulse von außen und bildet neue Impulse. Die Nervenzellen stehen hierzu über **Dendriten** miteinander in Verbindung.

Die Axone führen vom Gehirn in das Rückenmark, das in der Wirbelsäule verläuft. Hier werden die Nervenimpulse an weitere Nervenzellen gegeben. Deren Axone laufen nach dem Austritt aus dem Rückenmark gebündelt in alle Körperbereiche. Ein Axonbündel wird als **Nerv** bezeichnet.

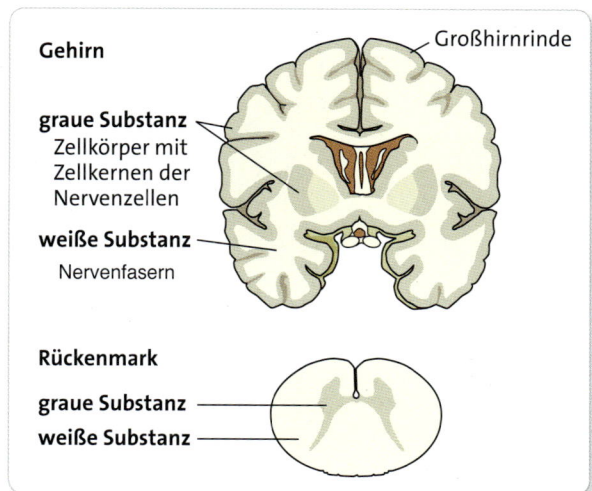

Abb. 20.2: Graue und weiße Substanz

Viele Axone sind von einer **Myelinscheide** umgeben, die als Isolierschicht wirkt und eine **schnelle Reizleitung** ermöglicht. Diese sieht von außen weiß aus. Bereiche, in denen vor allem Axone verlaufen, bilden somit die **weiße Substanz** oder das **Hirnmark.** Im Gehirn liegt die weiße Substanz innen, im Rückenmark außen.

Nach ihrer Funktion werden zwei verschiedene Arten von Nerven unterschieden:
- **sensible (sensorische) Nerven,** die Empfindungen wie Druck, Hitze oder Kälte an der Körperoberfläche aufnehmen und zum Gehirn leiten,
- **motorische Nerven,** die Bewegungen und Organtätigkeiten auslösen können und diese „Befehle" vom Gehirn bekommen.

20.1.2 Zentrales und peripheres Nervensystem

Zentrales Nervensystem (ZNS)

Zum **zentralen Nervensystem** gehören das **Gehirn** und **Rückenmark** (Abb. 20.3), die folgende Aufgaben erledigen:
- Informationen verarbeiten
- bewusste Entscheidungen treffen
- notwendige Handlungen steuern
- nützliche Informationen speichern (Gedächtnisbildung)
- Emotionen (Gefühle) entstehen lassen

Das Gehirn besteht aus folgenden Bereichen:

Das **Großhirn** wird durch die **Zentralfurche** (Abb. 20.5) in zwei Hälften (Hemisphären) geteilt. Beide Großhirnhälften weisen viele Windungen und Furchen auf, die die Oberfläche stark vergrößern. Zur Orientierung unterteilt man das Gehirn in **Hirnlappen.**

Das **Kleinhirn** (Abb. 20.4) ist besonders wichtig für die Koordination und Feinabstimmung von Bewegungen. Es ermöglicht das feine Zusammenspiel der Muskeln und stabilisiert dadurch das Gleichgewicht. Störungen des Kleinhirns führen dazu, dass Bewegungen zu kurz geraten oder am Ziel vorbeigehen.

Das **Zwischenhirn** ist eine wichtige Umschaltstation für fast alle sensiblen Erregungen. Der hier verortete **Hypothalamus** ist Ausgangsort des vegetativen Nervensystems und steuert mit der **Hypophyse** viele Hormone.

Der **Hirnstamm** enthält die Zentren für Atmung und Kreislauf. Es ist an der Gleichgewichtsregulation beteiligt und unterstützt bei Reflexhandlungen die Motorik. Bevor Informationen über die Umgebung

Das Nervensystem

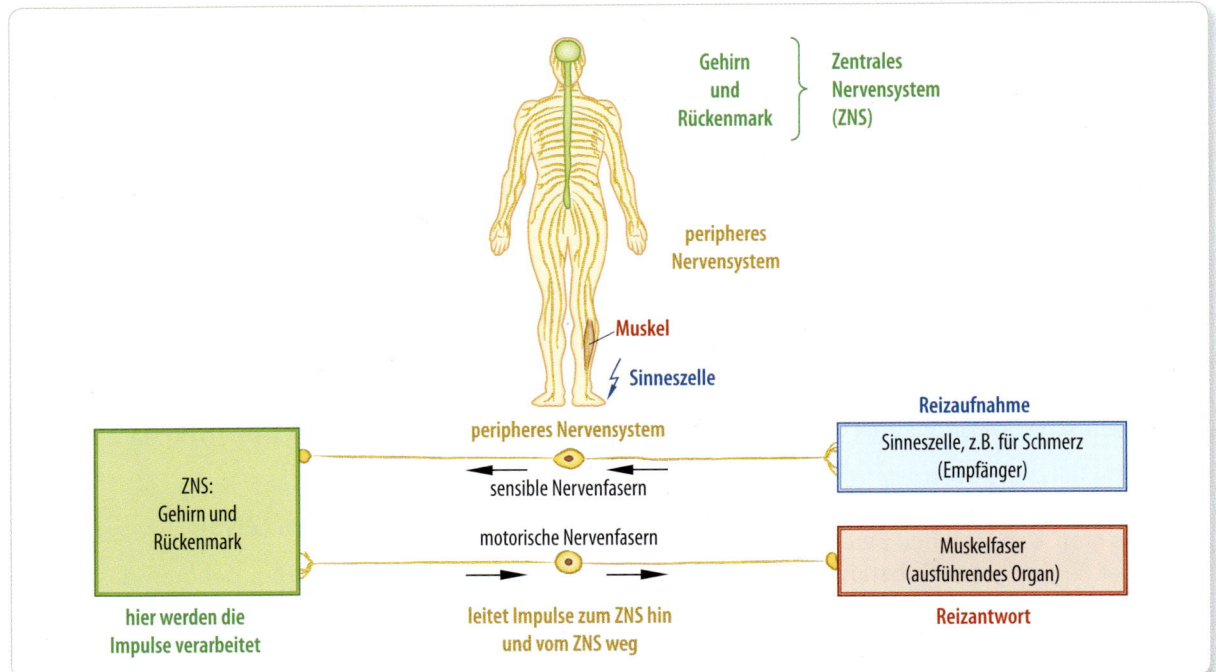

Abb. 20.3: Reiz-Reaktions-Schema

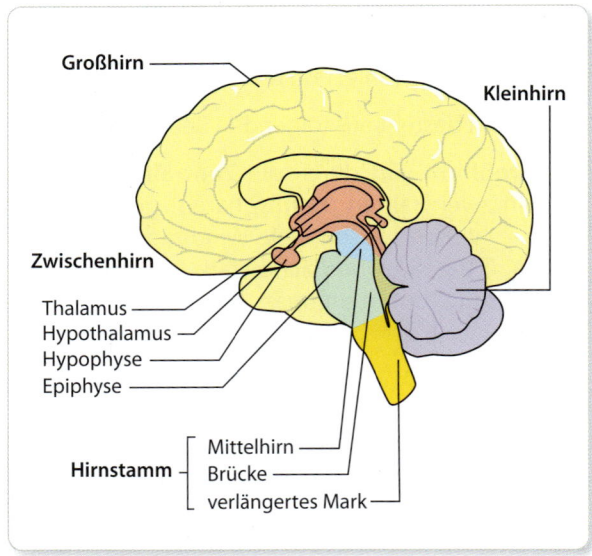

Abb. 20.4: Übersicht über das Gehirn

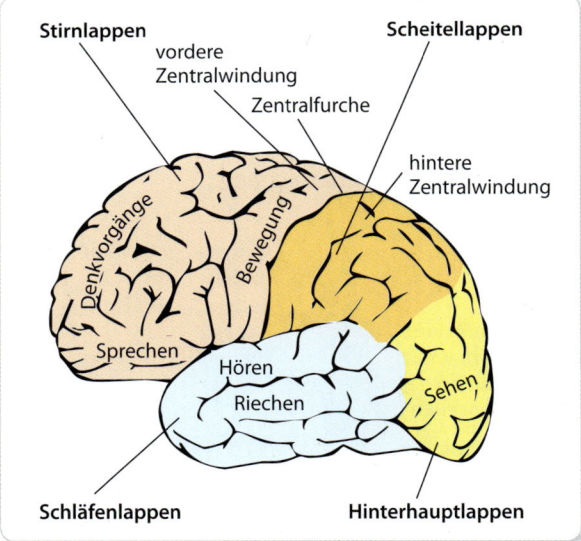

Abb. 20.5: Aufbau des Großhirns

an das Großhirn weitergeleitet werden, werden sie hier bearbeitet.

Geschützt wird das Gehirn durch den **knöchernen Schädel.** Das Stammhirn geht in das Rückenmark über.

Rückenmark

Das **Rückenmark** verbindet das Gehirn mit den peripheren Nerven und dient dem Zustandekommen von Reflexen. Im Rückenmark gibt es das Miktionszentrum, das die Ausscheidung reguliert. Während die Zentren im Gehirn hemmen bzw. stimulieren, steuert das Miktionszentrum im Rückenmark die konkrete Ausführung der Blasenentleerung.

Durchblutung des Gehirns

Das Gehirn benötigt Glukose als Energielieferanten, aber auch ohne Sauerstoff kann das Gehirn nicht lange überleben. Spezielle Regulationsmechanismen gewährleisten eine genügende Sauerstoff- und Glukoseversorgung des Gehirns. Sinkt z. B. beim wachen Menschen der Blutdruck, erweitern sich die Blutgefäße, um so die **Durchblutung** mehr oder weniger konstant zu halten. Beim gesunden Menschen nimmt die Hirndurchblutung (Abb. 20.6) erst unterhalb eines systolischen Blutdrucks von etwa 70 mmHg deutlich ab.

> **MERKE** Ein **Sauerstoffmangel** im Gehirn führt innerhalb weniger Minuten zu schweren Störungen der Gehirnfunktionen und verursacht nicht mehr reparable Schäden.

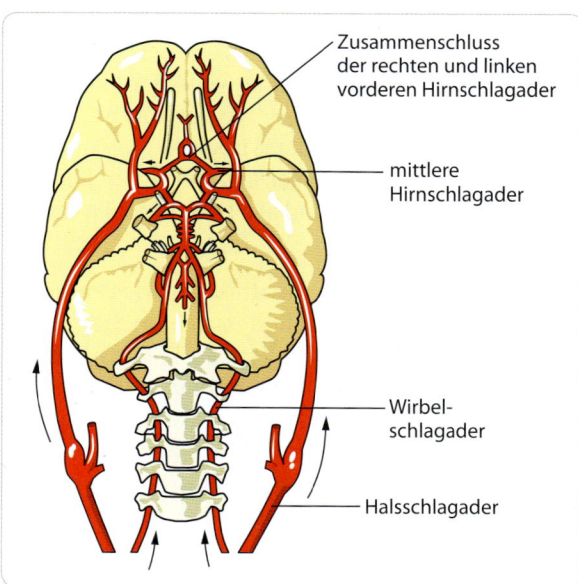

Abb. 20.6: Blutversorgung des Gehirns

Abbildung 20.6 zeigt die **Blutversorgung** des Gehirns und wie die vier zuführenden Arterien untereinander Verbindungen und so einen Kreis bilden. Auch dieser Mechanismus dient dazu, die Blutversorgung aufrechtzuerhalten.

Schutzeinrichtungen des ZNS

Gehirn und Rückenmark werden von schützenden und ernährenden **Häuten** umgeben, den **Meningen**. Innerhalb der Meningen werden Hirn und Rückenmark von **Liquor** umspült, einer Flüssigkeit, die in den Hohlräumen des Gehirns gebildet wird.

Eine Entzündung der Meningen wird **Meningitis** genannt, sie kann das Gehirngewebe schädigen.

Peripheres Nervensystem

Aufgabe des **peripheren Nervensystems** ist vor allem, Informationen zu sammeln, z. B. Sinneseindrücke, und diese an das ZNS weiterzuleiten. Umgekehrt leitet das periphere Nervensystem auch Signale aus dem ZNS an die Organe.

Die Zellkörper der Nerven des **peripheren Nervensystems** liegen im

- Gehirn, man spricht von **Hirnnerven** (Abb. 20.8), oder
- im Rückenmark, dann spricht man von **Spinalnerven.**

Die peripheren Nerven verlassen das Rückenmark über eine vordere und hintere **Nervenwurzel** (Abb. 20.7) zwischen zwei Wirbeln. Es gibt 31 paarige Spinalnerven, von denen aus sich die Nerven im Körper zu einzelnen Nervenfasern in allen Körperbereichen verzweigen.

Es gibt 12 Paar Hirnnerven, die mit den Ziffern I–XII bezeichnet werden. Sie vermitteln die Empfindungen der Sinnesorgane, steuern die Betätigung der Kopf- und Augenmuskulatur und sind an der Funktion der inneren Organe beteiligt (Abb. 20.8).

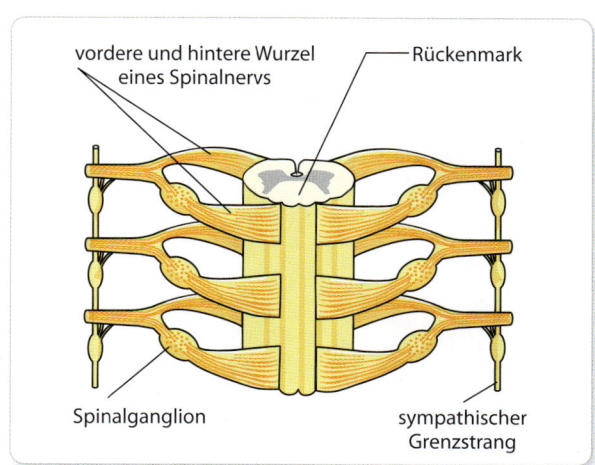

Abb. 20.7: Rückenmark und Spinalnerven

Das Nervensystem

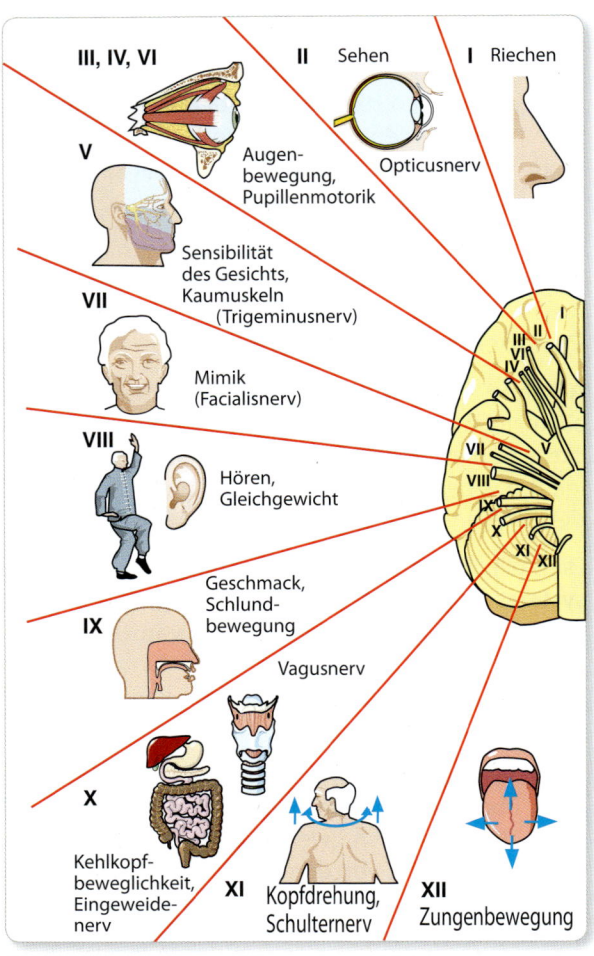

Abb. 20.8: Hirnnerven und Versorgungsgebiet

Das **vegetative Nervensystem** arbeitet unwillkürlich, der Mensch muss ihm also keine „Befehle" geben, wie er sie z. B. beim Laufen seinen Beinen gibt. Es steuert die Energieversorgung und verschiedene Regenerationsmechanismen – je nach Situation: Wer arbeitet, muss auch ausruhen, wird Energie verbraucht, muss neue Energie erzeugt werden.

Zudem hat das vegetative Nervensystem folgende Aufgaben:
- Tätigkeit der inneren Organe steuern, z. B. Atmung, Verdauung und Kreislauf
- Temperatur regulieren
- Drüsentätigkeit

Die Nerven des vegetativen Nervensystems werden vom Hirn gesteuert, sind aber nicht vom Willen beeinflussbar.

Der **Sympathikus** (Abb. 20.9) gehört ebenfalls zum vegetativen Nervensystem. Er beginnt in der grauen Substanz des Rückenmarks im Bereich der Brust- und oberen Lendenwirbelsäule. Die Nervenfasern verlassen das Rückenmark zusammen mit den Spinalnerven, trennen sich dann jedoch von diesen. In einem Nervenknoten geben die Nervenfasern des Sympathikus ihre Impulse an eine weitere Zelle ab. Die miteinander verbundenen Nervenknoten bilden einen Strang, der neben der Wirbelsäule verläuft und **Grenzstrang** heißt. Von hier aus werden geflechtartig die inneren Organe und alle Drüsen sowie Gefäße versorgt.

Der Gegenspieler des Sympathikus ist der **Parasympathikus**. Seine Zellen befinden sich im Stammhirn und im letzten Teil des Rückenmarks, dem **Kreuzmark**. Die Nervenfasern verlassen das Gehirn zusammen mit den Hirnnerven. Die Versorgung der Brust- und Bauchorgane erfolgt über den X. Hirnnerv, den Nervus vagus (N. vagus). Die Nervenknoten, in denen eine Erregung auf eine weitere Zelle übertragen wird, liegen beim Parasympathikus in Organnähe oder in den Organwänden.

20.1.3 Vegetatives Nervensystem

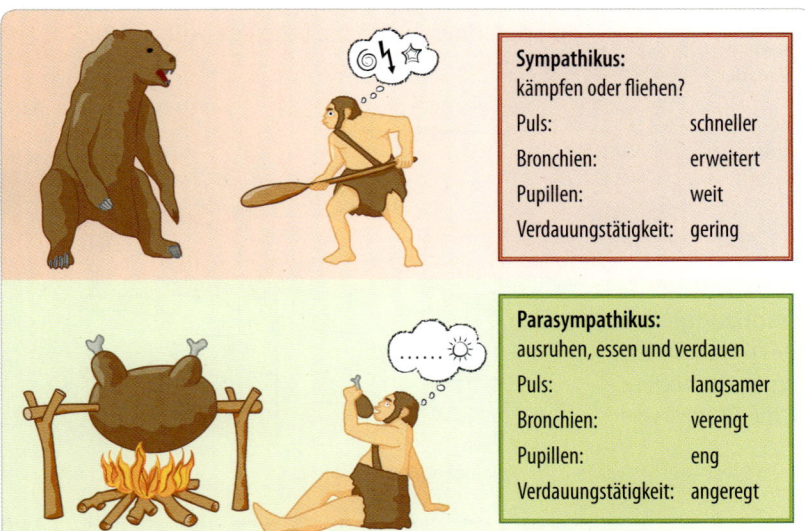

Abb. 20.9: Funktionen von Sympathikus und Parasympathikus

20.2 Aufgaben des Nervensystems

Die **Aufgaben** des Nervensystems sind sehr vielfältig und komplex:
- Reize aufnehmen und weiterleiten
- Reize verarbeiten
- steuern und abstimmen von:
  – Bewusstsein, Schlaf-wach-Rhythmus
  – Atmung, Herz-Kreislauf, Temperatur, Hormonausschüttung
  – Bewegungen
  – Reflexe
- erzeugen von:
  – Denkprozessen: Das Gehirn ist das einzige Organ, das über sich selbst „nachdenken" kann.
  – Lernprozessen: Informationen abspeichern (Kurz- und Langzeitgedächtnis)
  – Gefühlen (Emotionen)
  – Entscheidungen
  – Bildern, Höreindrücken, Gerüchen und Sprache
  – Bewusstsein und Schlaf

20.2.1 Reizverarbeitung

Durch die Entwicklung der Sinne hat sich der Mensch an seinen Lebensraum angepasst. Die Sinnesorgane reagieren auf **Umweltreize** wie Licht, Schall, Duft, Geschmack, Druck, Wärme, Kälte und Schmerz.

In den Sinnesorganen liegen spezialisierte Sinneszellen mit besonderen Rezeptoren, die die Reize aufnehmen und verarbeiten (Abb. 20.10). Neben den Umweltreizen nimmt der Körper auch Reize aus dem eigenen Körper wahr, z. B. Informationen über den Spannungszustand einzelner Muskeln oder über die Stellung von Gelenken.

Ist ein Reiz stark genug, erregt er die Sinneszellen. Dadurch löst er elektrische Impulse aus, die über sensible Nervenfasern zum ZNS gelangen. Dort werden sie verarbeitet und entschlüsselt.

Reizweiterleitung an chemischen Synapsen

Eine entscheidende Rolle bei der Weiterleitung von Reizen spielen die **Synapsen,** Kontaktstellen zwischen zwei Nervenzellen. An den Synapsen wird der elektrische Impuls in einen chemischen Impuls umgewandelt. Dafür sind Überträgerstoffe, sogenannte **Neurotransmitter,** notwendig.

> **MERKE** Eine Synapse besteht aus drei Elementen:
> - Die **Präsynapse** löst die chemische Erregung aus. Neurotransmitter werden ausgeschüttet, nachdem eine elektrische Erregung angekommen ist.
> - Der Neurotransmitter wandert durch den **synaptischen Spalt** und gibt den Reiz an die nächste erregbare Nervenzelle weiter.
> - Die **Postsynapse** ist der Teil, der den Neurotransmitter empfängt und diesen wieder in eine elektrische Erregung umwandelt.

Die Synapse kann den elektrischen Impuls allerdings auch stoppen, indem sie ihn nicht in einen chemischen Impuls umwandelt, man spricht von einer **hemmenden Synapse.** Das Wechselspiel zwischen Erregung und Hemmung von elektrischen Impulsen ermöglicht das genaue Zusammenspiel der Organe. Zudem geben die Synapsen der Reizweiterleitung

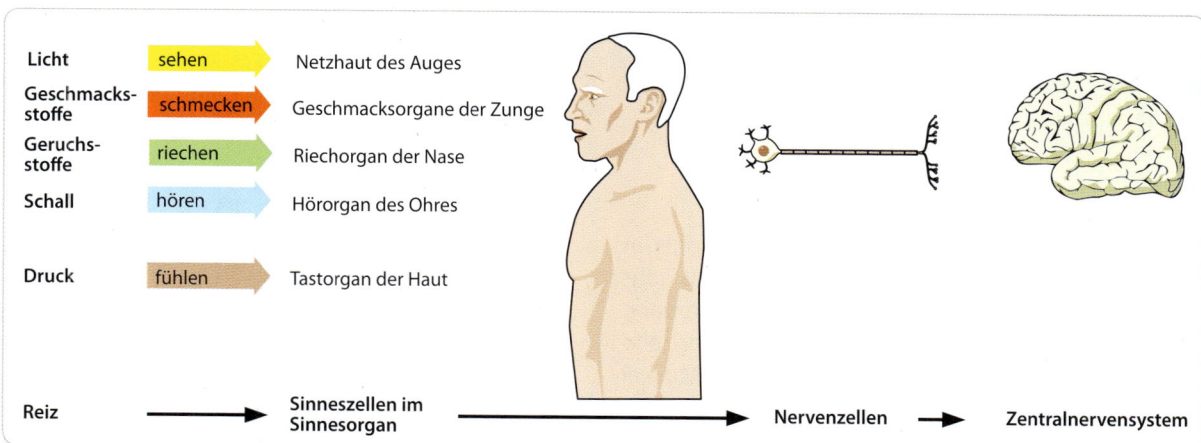

Abb. 20.10: Aufnahme und Weiterleitung von Sinneseindrücken

eine genaue Richtung, denn der Impuls kann nur von der Präsynapse durch den Spalt zur Postsynapse wandern, eine falsche Richtung von elektrischen Impulsen wird damit verhindert.

Um die Informationsweitergabe an den Synapsen zu regeln, ist die genaue Menge der Neurotransmitter entscheidend. Verändert sich die Menge, kann z. B. eine psychische Störung entstehen. Einige Medikamente können die Menge der Neurotransmitter jedoch beeinflussen und Krankheiten dadurch lindern. Spezielle Formen der Reizverarbeitung sind die Wahrnehmung und die Bewegung (Motorik).

20.2.2 Wahrnehmung

Die **Wahrnehmung** ist ein subjektiver Prozess, der nicht bei jedem Menschen genau gleich abläuft und der vielfältigen Einflüssen unterliegt. Die Wahrnehmung hilft dem Menschen, sich an die Umwelt anzupassen (S. 525).

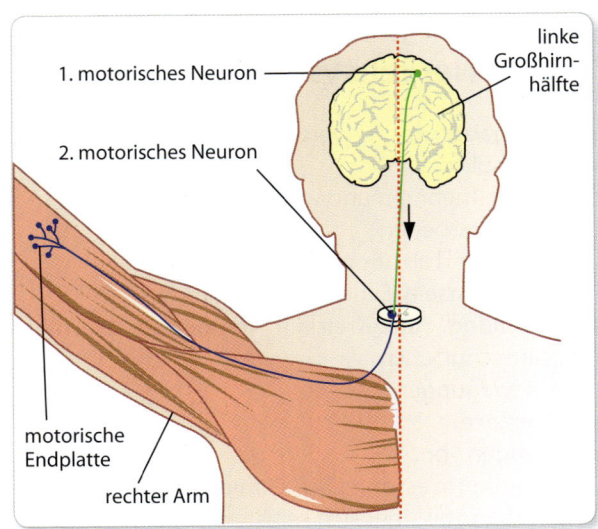

Abb. 20.12: Steuerung der Muskelaktivität

Der Weg von der vorderen Zentralwindung im Gehirn bis zum Muskel heißt **Nervenbahn.** Die von der rechten und linken Hirnhälfte herabführende Nervenbahn wechselt im Bereich des Stammhirns auf die Gegenseite – also von rechts nach links und umgekehrt: Sie kreuzt. Daher sind die Hirnbezirke jeder Hirnhälfte jeweils für die entgegengesetzte Körperhälfte zuständig. Da der Querschnitt des verlängerten Marks die Form einer auf der Spitze stehenden Pyramide hat, spricht man von **Pyramidenbahn** (Abb. 20.13).

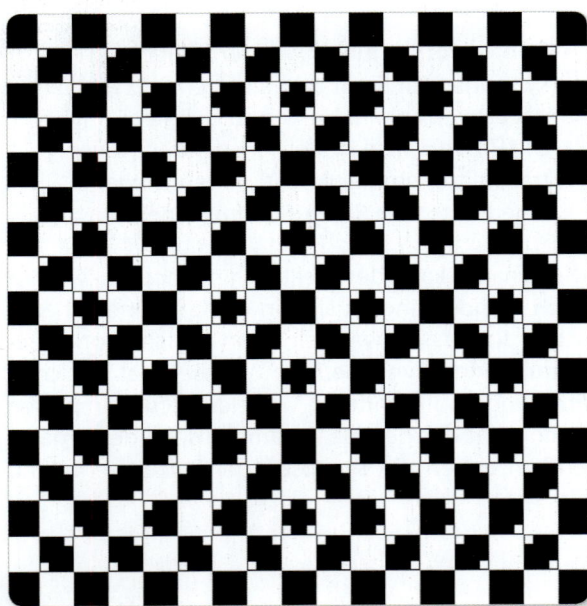

Abb. 20.11: Sind die Linien gerade oder gekrümmt?

20.2.3 Motorik

Jede Muskelaktivität beginnt mit einem Impuls in einer Nervenzelle der Großhirnrinde. Der Impuls geht über das Axon der Nervenzelle in das Rückenmark. Dort wird das Signal auf eine zweite Nervenzelle übertragen, deren Axon am entsprechenden Muskel an einer Muskelfaser in der **motorischen Endplatte** endet. Man spricht auch von einem ersten und zweiten motorischen Neuron (Abb. 20.12).

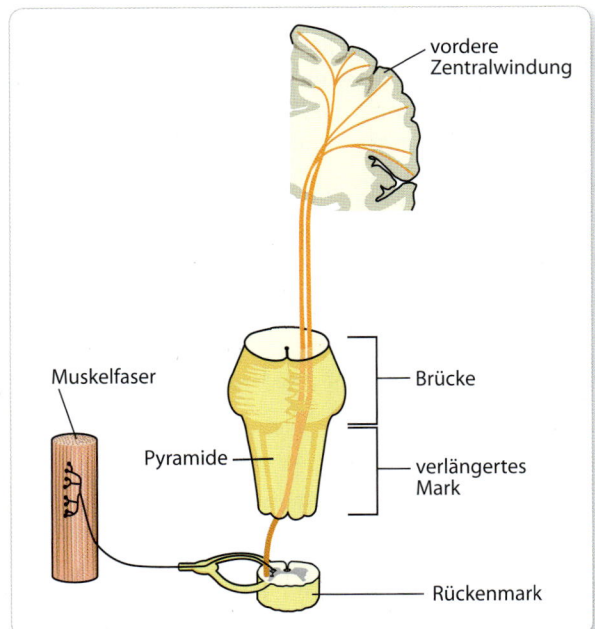

Abb. 20.13: Verlauf der Pyramidenbahn

Die meisten Bewegungen werden willentlich vom Gehirn gesteuert. Es gibt aber auch reflektorische Bewegungen: Wer auf einen Nagel tritt, zieht den Fuß automatisch, ohne nachzudenken, zurück. Da die Information über den Schmerz als elektrische Erregung über die sensiblen Fasern zu einer Schaltstelle im Rückenmark gelangt ist, wird das Signal sofort, ohne Umweg über das Gehirn, auf motorische Fasern übertragen. Diese erregen die entsprechenden Muskeln und der Fuß wird zurückgezogen. Gleichzeitig wird die Information an das Hirn weitergeleitet und dort als Schmerz verarbeitet.

Um dieses System zu prüfen, werden bei ärztlichen Untersuchungen durch Beklopfen der Sehnen mit einem Reflexhammer Reflexe ausgelöst, z. B. am Knie (Abb. 20.14).

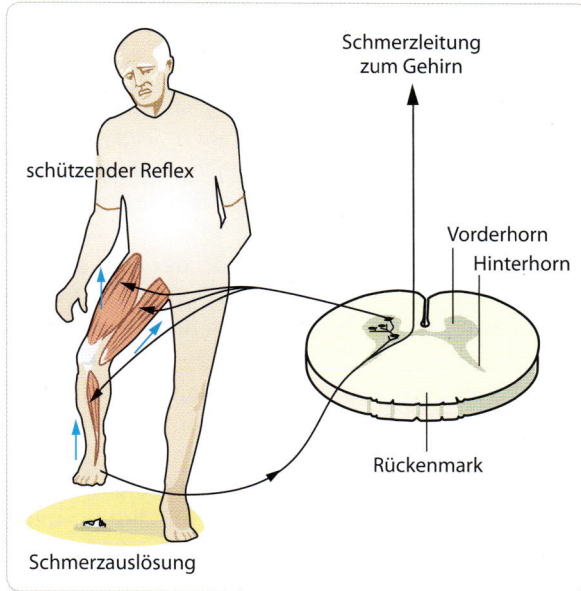

Abb. 20.14: Reflexbogen

Störungen und Erkrankungen der motorischen Steuerung zeigen sich als **zentrale** oder **periphere Lähmungen** (S. 531).

20.2.4 Sprache und Sprechen

Sprache ist das Ergebnis vielfacher Leistungen des ZNS. Sie verknüpft folgende Bereiche:
- Informationen übermitteln und verarbeiten
- Wahrnehmungen zuordnen
- Gedanken und Gefühle ausdrücken
- Alltag planen

An der Sprache beteiligt sind bestimmte Bereiche der Hirnrinde, aber auch tiefere Strukturen im Gehirn.

Unter **Sprechen** versteht man die Stimmproduktion und das Erzeugen von Tönen. Daran beteiligt sind der Mund, der weiche Gaumen, Kehlkopf und Atmung. Das Kleinhirn koordiniert diese Bereiche.

20.2.5 Schlaf

Der **physiologische Schlaf** bewirkt, dass der Mensch anschließend wach ist, konzentriert körperlich und geistig arbeiten kann und seine Gesundheit auf Dauer erhält. Die Schlafdauer hängt in erster Linie vom Lebensalter, aber auch von den Gewohnheiten und der Aktivität des Menschen ab.

Ausreichend Schlaf hält den Menschen länger jung und gesund, dabei ist der Schlaf ein Zustand der äußeren Ruhe, im Körperinneren ist jedoch eine Menge los. Durch starke äußere Reize wie Berührung, helles Licht oder laute Geräusche wird der Schlaf beendet. Probleme zeigen sich, wenn ein Mensch regelmäßig nicht erholsam schläft.

Ablauf des Schlafs

Schlaf-wach-Rhythmus

Der **Schlaf-wach-Rhythmus,** der sich normalerweise in einem 24-Stunden-Rhythmus reguliert, wird von verschiedenen Einflussfaktoren gesteuert. Wesentliche Einflussfaktoren sind die Lichtverhältnisse der Umgebung (Abb. 20.15) in Verbindung mit einer „inneren Uhr". Besonders deutlich wird dies, wenn ein Mensch in eine andere Zeitzone reist oder im Schichtdienst arbeitet. In diesen Fällen wird die innere Uhr verstellt und der Mensch benötigt meist einige Tage, um die innere Uhr mithilfe des Tageslichts entsprechend seinem Schlaftyp zu regulieren. Es ist sehr wichtig, beim Schichtdienst einige Regeln einzuhalten (S. 528), um dem Körper Zeit für die Anpassung der inneren Uhr zu geben. Auch im Rahmen einer Demenz kommt es nicht selten zu einer Störung des Schlaf-wach-Rhythmus.

Auf die Uhrzeit bezogen, zu der ein Mensch schläft, werden zwei **Schlaftypen** unterschieden.
- Der **Eulentyp** ist bis tief in die Nacht aktiv, kann am Morgen jedoch nur schwer aufstehen.
- Der **Lerchentyp** geht früh ins Bett und wird am nächsten Morgen frühzeitig aktiv.

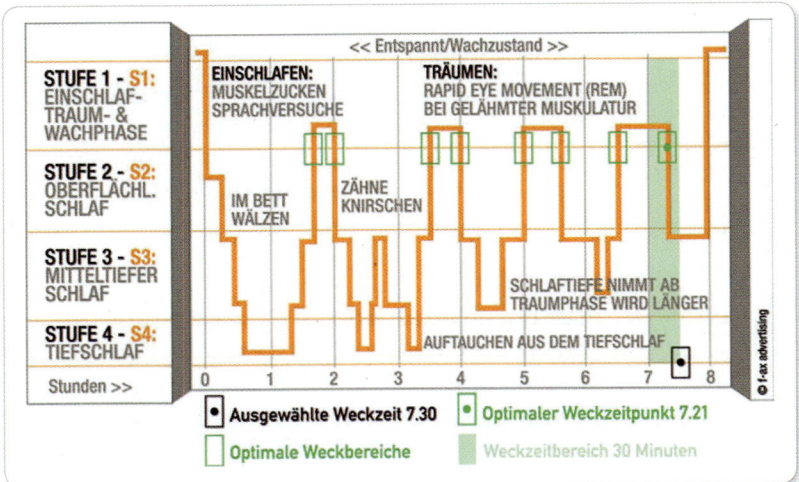

Abb. 20.15:
Das Schlafprofil mit den Schlafphasen eines Erwachsenen

Schlaf im Verlauf einer Nacht

> **DEFINITION** **REM** (engl. rapid eye movements, auf Deutsch: schnelle Augenbewegung): Schlafphase, in der der Mensch träumt. Die Augäpfel bewegen sich schnell, was meist auch bei geschlossenen Augenlidern erkennbar ist. Herz- und Atemfrequenz sind erhöht, die Muskelaktivität ist reduziert.
>
> **NON-REM** (engl. non rapid eye movements): Schlafphase, in der der Mensch besonders tief schläft und sich am stärksten erholt. Auch in dieser Phase kann der Mensch träumen, sich jedoch selten an den Traum erinnern.

Im Normalfall wechseln sich REM- und NON-REM-Phasen im Verlauf einer Nacht mehrmals ab. Ebenso folgen auf Leichtschlafphasen innerhalb einer Nacht Tiefschlafphasen, denen wiederum Leichtschlafphasen folgen.

> **MERKE** Der Tiefschlaf (Schlafphase III–IV) ist für die körperliche Erholung und Stärkung des Immunsystems notwendig. Die REM-Phasen (Traumschlaf) dienen hauptsächlich der geistigen (psychischen) Erholung. In diesen Phasen sollte der Mensch eher nicht geweckt werden.

An den Tiefschlaf schließt sich die REM-Phase an, in der vermehrt geträumt wird. In dieser Phase erfolgt die geistige Erholung.

20.2.6 Altersveränderungen am Nervensystem

- Im **Alter** verliert der Mensch täglich Nervenzellen. Im Verhältnis zu der großen Zahl an Nervenzellen ist der Verlust jedoch so gering, dass die Funktion des Nervensystems nicht wesentlich beeinträchtigt wird.
- Die Veränderungen der **Funktion der Nerven**, z. B. die abnehmende Geschwindigkeit der Informationsweiterleitung, haben nur geringe Auswirkungen.
- Die Bildung synaptischer Verschaltungen ist entscheidend für die Entwicklung der Persönlichkeit, der Intelligenz und das Lernen. Im Alter nehmen die synaptischen Verschaltungen ab. Ursache sind vor allem **Reizarmut** und **Vernachlässigung geistiger Anstrengungen:** Das Gehirn ist unterfordert.
- Altersveränderungen zeigen sich in der Intelligenz, dem Gedächtnis und der Lernfähigkeit. Während die Fähigkeit, schnelle **Entscheidungen** zu treffen, schon ab dem 30. Lebensjahr abnimmt, nimmt die Erfahrung weiterhin zu. In Spezialgebieten kann sich der Mensch zum **Experten** entwickeln – und dies bis ins hohe Alter hinein.
- Vor allem das **Kurzzeitgedächtnis** nimmt im Alter ab. Damit fällt die Informationsaufnahme zunehmend schwer. Das **Langzeitgedächtnis** bleibt unverändert erhalten.
- Auch die **Lernfähigkeit** bleibt lebenslang erhalten, durch das eingeschränkte Kurzzeitgedächtnis fällt das Lernen jedoch gerade unter Zeitdruck schwerer. Die Fähigkeit, mehrere Informationen gleichzeitig zu verarbeiten, nimmt ab.

20.2.7 Psychosoziale Aspekte

Das Nervensystem ermöglicht einen sinnvollen, aber auch **gefühlsmäßigen Bezug** des Menschen zu seiner Umwelt. Indem Wahrnehmungen verarbeitet werden, kann der Mensch auf diese reagieren. Das Nervensystem verbindet körperliche und seelische Vorgänge, sodass bei Störungen des Nervensystems immer auch der Bezug zwischen „innen" und „außen" betroffen ist.

Sich in Situationen einfühlen zu können, aber auch Herausforderungen anzunehmen: Beide Fähigkeiten sind wichtig und können nicht gegeneinander abgewogen werden. Beide Aspekte können nutzbringend in die Pflege kranker und alter Menschen eingebracht werden.

Krankheiten des Nervensystems werden wegen der Verknüpfung der körperlichen und geistigen Dimension sowohl vom Patienten als auch von den Pflegenden anders erlebt als andere Erkrankungen. Oft erscheinen sie bedrohlicher und fordern ein größeres Verständnis für die Hintergründe.

20.3 Beobachten und beurteilen

20.3.1 Das Bewusstsein beobachten

Im Laufe der frühen Kindheit wird dem Menschen bewusst, dass er eine eigenständige Person ist, die Bedürfnisse und Emotionen hat. Durch dieses Wissen wird es möglich, den eigenen Bedürfnissen nachzukommen und Emotionen einzuordnen. Der Mensch ist also ein Wesen, das Reize aus der Umwelt aufnimmt, sie bewusst verarbeitet und entsprechend handelt.

Durch die **Sinneswahrnehmung** kann der Mensch sich anhand von Informationen aus der Umwelt orientieren und durch die Sprache mit anderen Menschen verständigen. Ein klares **Bewusstsein** ist also die Voraussetzung, um folgerichtig zu handeln. Werden Störungen, die das Bewusstsein, Denken, die Kommunikation und das Entscheiden beeinträchtigen, nicht frühzeitig erkannt, können diese zu schweren Gefährdungen führen.

Das Verständnis der Situation ermöglicht dem Menschen, zielführend zu handeln. Die zeitliche Orientierung spielt im sozialen Leben und in der Alltagsorganisation eine wichtige Rolle. Die örtliche Orientierung sorgt dafür, dass sich der Mensch in seiner Umwelt zurechtfindet. Er erkennt Räume, weiß, wo er welche Gegenstände erwartet und findet bei Bedarf den Weg nach Hause. Im Gespräch erfährt die Pflegeassistentin schnell, ob der Pflegebedürftige bei klarem Bewusstsein ist. Kann er Fragen, z. B. nach seinem Befinden, seinen Zielen für den Tag oder seinem Wunsch für das Frühstück, plausibel beantworten und weiß er, wo er sich gerade aufhält, ist das Bewusstsein mit hoher Wahrscheinlichkeit nicht gestört.

Antwortet der Pflegebedürftige hingegen nicht, obwohl er sprechen kann, antwortet er sehr zögerlich oder passen seine Antworten nicht zu den Fragen, kann eine Bewusstseinsstörung vorliegen, die **Bewusstseinslage** ist eingeschränkt.

> **MERKE** Das **Bewusstsein** eines Menschen umfasst
> - das Wissen um die **eigene Person**, z. B. Name, Alter, Geschlecht,
> - das Verständnis der **Situation**, z. B. aktuelle Tätigkeit,
> - die **zeitliche Orientierung**, z. B. Uhrzeit, und
> - **räumliche Orientierung**, z. B. Aufenthaltsort.
>
> Auf Basis dieser Orientierungspunkte kann der Mensch eigenständig Entscheidungen treffen.

Bewusstseinsstörungen

Zwei Formen der Bewusstseinsstörungen werden unterschieden:
- **quantitative Bewusstseinsstörung:** Sämtliche Funktionen des Bewusstseins sind, je nach Ausmaß der Störung, mehr oder weniger eingeschränkt. Ursachen sind z. B. traumatische Verletzungen des Gehirns, Schlaganfall, Stoffwechselentgleisungen oder Vergiftungen.
- **qualitative Bewusstseinsstörung:** Nur einzelne Bereiche des Bewusstseins sind eingeschränkt. Ursachen sind z. B. psychische Erkrankungen, starke Belastungssituationen oder Rauschmittel.

> **DEFINITION** Die **Vigilanz** beschreibt die Wachheit und Aufmerksamkeit.

Quantitative Bewusstseinsstörungen

Quantitative Bewusstseinsstörungen gehen mit einer Minderung der Vigilanz einher. Der Patient erlebt seine Umwelt nur noch teilweise oder nicht mehr bewusst. Je nach Ausmaß der Bewusstseinsstörung werden vier Stadien unterschieden [2, S. 268]:

- **Benommenheit:** Der Patient denkt und handelt verlangsamt, es fällt ihm schwer, sich zu orientieren. Er ist jedoch noch relativ wach und kann auf Fragen antworten.
- **Somnolenz:** Der Patient ist sehr schläfrig, kann jedoch geweckt werden. Auf Fragen antwortet er nicht mehr angemessen.
- **Sopor:** Der Patient schläft tief und kann nicht vollständig geweckt werden. Reaktionen können nur durch sehr starke Reize, z. B. Schmerzreize, hervorgerufen werden.
- **Bewusstlosigkeit:** Der Patient ist nicht erweckbar und reagiert auch auf Reize nur sehr eingeschränkt. Je nach Dauer der Bewusstlosigkeit unterscheidet man zwischen
  - **Synkopen,** die Sekunden bis Minuten dauern, und
  - dem länger andauernden **Koma.**

Den Bewusstseinszustand des Patienten schätzt der Arzt oder die Pflegefachkraft mittels einer Skala ein.

Qualitative Bewusstseinsstörungen

Bei den **qualitativen Bewusstseinsstörungen** werden drei Zustände unterschieden [2, S. 268]:

- **Bewusstseinstrübung:** Informationen des eigenen Körpers und der Umwelt können nicht mehr ausreichend erfasst und miteinander verknüpft werden. Entsprechend kann der Patient seine Handlungen nicht korrekt ausrichten und sich nicht angemessen mitteilen, er ist verwirrt.
- **Bewusstseinseinengung:** Der Patient fokussiert seine Wahrnehmung und Handlungen auf einen kleinen Ausschnitt des Lebens.
- **Bewusstseinserweiterung:** Der Patient fühlt sich sehr wach und nimmt seine Umwelt intensiver als üblich wahr. Ursache können z. B. ein gezieltes Achtsamkeitstraining, aber auch Rauschmittel (Drogen) sein.

Im Rahmen einer qualitativen Bewusstseinsstörung kann es zu einer **Orientierungsstörung** kommen. Zur Prüfung dienen folgende Fragen:

- **zeitliche Orientierung:** Frage nach Tageszeit, Wochentag, Monat, Jahreszeit
- **situative Orientierung:** Frage nach der aktuellen Tätigkeit, aktuellen Vorhaben, Menschen in der Umgebung
- **örtliche Orientierung:** Frage nach dem Möbelstück, das der Mensch gerade nutzt, dem Zimmer, in dem sich er sich befindet, nach der Stadt
- **eigener geistiger Zustand:** Frage nach dem Namen, Befinden

> **ACHTUNG** Eine plötzlich auftretende Bewusstlosigkeit ist immer ein Notfall. Die Pflegeassistentin informiert umgehend die Pflegefachkraft und handelt dann auf deren Anweisungen (S. 629).

20.3.2 Den Schlaf beobachten

Schlafanamnese

Um die Schlafprobleme eines Pflegebedürftigen einschätzen zu können, führen die Pflegenden eine **Schlafanamnese** durch. Hierzu gehören:

- Uhrzeit, zu der der Pflegebedürftige üblicherweise
  - zu Bett geht
  - einschläft
  - aufwacht
  - aufsteht
- Rituale, die er vor dem Einschlafen anwendet (Abb. 20.16)
- benötigte Zeit, um einzuschlafen
- gewohnte Schlafumgebung
- Träume, deren Häufigkeit und Einfluss auf die Stimmung
- Erholsamkeit des Schlafs
- Auffälligkeiten beim Schlaf, z. B.
  - Schnarchen
  - Atempausen
  - Schlafwandeln
- Schlafstörungen (S. 528)
  - Einschlafstörungen
  - Durchschlafstörungen
  - Häufigkeit
  - Situationen und Zeiten, zu denen die Schlafstörungen gehäuft auftreten
  - vermutete oder bestätigte Ursachen
- Faktoren, die den Schlaf positiv oder negativ beeinflussen
- Verwendung von Schlafmitteln mit Art, Häufigkeit und Dauer der Anwendung

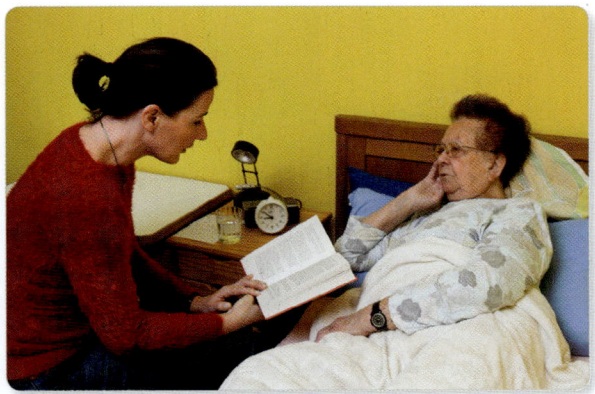

Abb. 20.16: Auch Rituale beim Zubettgehen spielen in der Schlafanamnese eine Rolle. Das Vorlesen durch die Enkelin kann die Pflegeassistentin auch im Pflegeheim ermöglichen

- Tagschlaf
  - regelmäßig, unregelmäßig oder nie
  - Uhrzeit
  - Dauer
  - Schlafplatz
- Beurteilung der Wachheit
  - aktuelle Stimmung
  - Leichtigkeit, der am Tag erledigten Aufgaben
  - gefühlte Frische bzw. Müdigkeit am Tag
  - Aufmerksamkeit, Konzentrationsfähigkeit

> **MERKE** Zur Ermittlung der Schlafqualität gehört immer auch die Wachheit, da Schlafmangel sich auf die Wachheit auswirkt.

Schlafdauer

Die **Schlafdauer** hängt vor allem vom Alter ab. Während ein Neugeborenes noch rund 20 Stunden oder auch mehr innerhalb von 24 Stunden schläft, verringert sich das Schlafbedürfnis im Laufe des Lebens und pendelt sich bei ca. sieben Stunden pro Nacht ein. Im Alter nimmt das Schlafbedürfnis nicht weiter ab. Scheint es so, als würden alte Menschen weniger schlafen, liegt dies vor allem daran, dass Schlafstörungen im Alter zunehmen und sich der Schlaf alter Menschen oft über den Tag verteilt, z. B. auf einen Mittagsschlaf oder ein kurzes Einnicken vor dem Fernseher.

Da der Schlaf dazu dient, das Tagesgeschehen zu verarbeiten, erworbenes Wissen zu verfestigen und den Körper zu regenerieren, wird ein Mensch, der dauerhaft zu wenig schläft, anfälliger für Krankheiten, er kann nicht gut lernen, nimmt an Gewicht zu und wird schneller aggressiv. In Krankheitsphasen erhöht sich das Schlafbedürfnis, damit sich der Körper erholen kann. [5]

Schlafentzug beobachten

Schlafentzug bedeutet, dass der Schlaf bewusst unterbunden wird oder dass der Schlaf gestört und damit nicht erholsam ist.

Folgende Anzeichen kann die Pflegeassistentin bei Schlafentzug im Wachzustand beobachten:
- Ständige, starke bis sehr starke Müdigkeit und Schlappheit am Tag
- Konzentrationsmangel, Gedächtnislücken, eingeschränkte Leistungsfähigkeit
- Schwindel, Gleichgewichtsprobleme
- Kopfschmerzen, Übelkeit, Unwohlsein
- Halluzinationen bzw. Wahnvorstellungen
- Antriebslosigkeit, bei Depression auch Antriebssteigerung (Suizidgefahr erhöht!)
- erhöhte Reizbarkeit und Stresserleben
- Herzkreislauf- und Stoffwechselerkrankungen
- Zittern, Frieren

> **ACHTUNG** Permanenter Schlafentzug über einen langen Zeitraum kann tödlich enden.

Geschieht der Schlafentzug aus therapeutischen Gründen, spricht man von **Wachtherapie,** die zur Behandlung von Depressionen eingesetzt wird. Der Mensch wird für eine ganze Nacht oder in der zweiten Nachthälfte wachgehalten. Ziel ist eine Stimmungsaufhellung.

Beobachtung im Nachtdienst

Nach der Übergabe beginnt die Pflegeassistentin mit ihrer ersten „Runde". Sie begrüßt die Patienten, die noch wach sind, ist ihnen bei Bedarf behilflich oder bespricht mit ihnen, wann sie ins Bett gehen möchten und ob sie dabei Hilfe benötigen.

In der Übergabe hat die Pflegeassistentin zuvor erfragt, welche Patienten in der Nacht kontinuierlich zu beobachten sind. Gründe für eine verstärkte Beobachtung sind:
- Herz-Kreislauf-Erkrankungen
- Demenz
- Bewusstseinseinschränkungen
- sturzgefährdete Patienten, z. B. auf dem Weg zur Toilette
- inkontinente Patienten zum Wechsel von Inkontinenzhilfsmitteln
- Schmerzpatienten

- schnarchende Patienten, da die Gefahr sehr langer Atempausen besteht: Ggf. ist eine kontinuierliche Kontrolle der arteriellen Sauerstoffsättigung notwendig.

TIPP Pflegende, die im Nachtdienst noch unerfahren sind, befragen erfahrene Pflegefachkräfte nach Risikopatienten und klären, wie häufig welche Pflegemaßnahmen und Beobachtungen notwendig sind.

Eigenbeobachtung im Schichtdienst

Zahlreiche Studien haben Schlafprobleme besonders bei **Schichtdienstarbeitern** festgestellt. Diese Schlafprobleme können zu körperlichen Störungen bis hin zu Erkrankungen führen. Der Schlaf-wach-Rhythmus wird im Nachtdienst umgekehrt und dadurch angegriffen. Folgende Probleme können auftreten:
- Schlafstörungen am Tag: Schlafdauer, Tiefschlafphasen und REM-Phasen verkürzen sich
- Konzentrationsprobleme im Nachtdienst, Fehler häufen sich
- gesundheitliche Störungen, verursacht durch Schlafmangel

MERKE Schichtdienst kann erhebliche Schlafprobleme verursachen, wenn nicht einige wichtige Regeln eingehalten werden.

Regeln für den Schichtdienst
- Sinnvoller Schichtwechselverlauf: Frühschicht – Spätschicht – Nachtschicht
- Nicht mehr als drei Nachtdienste am Stück
- Zur Konzentrationssteigerung in der Nacht achten auf:
  - helles Licht
  - leichte, vitaminreiche Kost
  - möglichst kurze Bewegungsübungen einbauen
- Möglichst regelmäßige Schlafhygiene (S. 533)
- Auch am Tag auf ausreichenden, erholsamen Schlaf achten
- Bei Schlafproblemen Arzt aufsuchen, keine Selbstmedikation mit Schlafmitteln
- Tipps zum Verhalten bei Schichtdienst beim Betriebsarzt erfragen

Schlafstörungen (Insomnie)

Ursachen für **Schlafstörungen** können hervorgerufen werden durch:
- Situationen und Bedingungen des Alltags
- nicht optimale Schlafumgebung
- Erkrankungen

Situations- und umgebungsbedingte Schlafstörungen

Bei den **situations- und umgebungsbedingten Schlafstörungen** werden zwei Arten unterschieden:
- **Einschlafstörungen:** Der Patient benötigt erheblich länger als gewöhnlich, um einzuschlafen.
- **Durchschlafstörungen:** Der Patient wacht wiederkehrend im Laufe der Nacht auf.

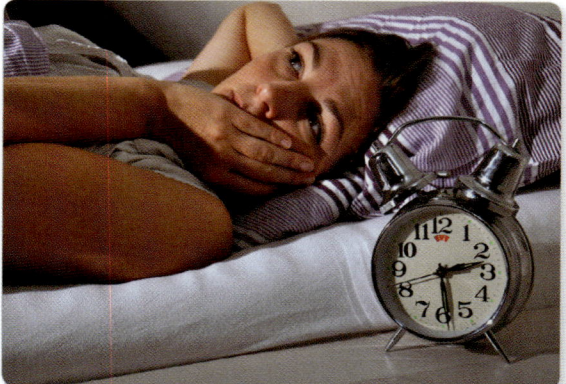

Abb. 20.17: Nächtliches Grübeln senkt die Erholsamkeit des Schlafs. Einigen Menschen hilft es, die Probleme und Sorgen in ein gedachtes Kästchen zu legen. Am nächsten Morgen können sie dann hervorgeholt und überdacht werden.

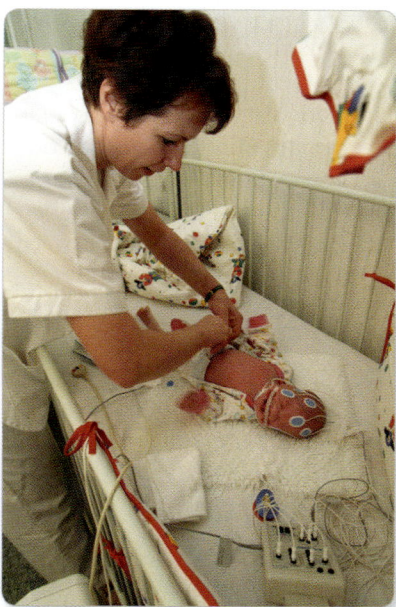

Abb. 20.18: Einem Säugling werden die Elektroden zur Ableitung der Hirnströme angelegt, um eine Schlafstörung zu untersuchen.

Neben einer unpassenden Schlafumgebung kommen die in Tab. 20.1 genannten Umstände als Ursachen für Ein- oder Durchschlafstörungen infrage.

> **MERKE** Eine Tag-Nacht-Umkehr sorgt nach der Inkontinenz am zweithäufigsten für die Aufnahme eines Menschen in ein Pflegeheim.

Ursache	Möglichkeiten, die Ursache zu bearbeiten
Sorgen	• Gespräch anbieten • beruhigende Aktivitäten am Abend, z. B. Atemübungen • beruhigende Waschung
Bewegungsmangel	• Bewegungsangebot machen (Abb. 20.18) • Bettgymnastik anbieten
Langeweile am Tag	• Gruppenaktivitäten • kleine Aufgaben übergeben
nächtliches Wasserlassen	• Haupttrinkzeiten vor den Abend legen
fehlende Sozialkontakte	• Sozialkontakte anbahnen • besprechen, wie vorhandene Kontakte ausgebaut oder neue Kontakte geknüpft werden können
zu hohe Erwartung an die Schlafdauer	• über realistische Schlafdauer informieren
zu häufiger oder zu langer Tagschlaf	• über die Folgen des häufigen bzw. langen Tagschlafs informieren
zu schweres Essen	• leichte Abendmahlzeit
Verzicht auf die Abendmahlzeit	• leichte Abendmahlzeit
Konsum anregender Getränke	• Verzicht auf anregende Getränke am Abend • schlaffördernde Getränke anbieten, z. B. Kräutertee, heiße Milch
gestörter Tag-Nacht-Rhythmus	• Tagesablauf strukturieren • für Bewegung und Aktivität am Tag sorgen • Aufenthalt im Tageslicht fördern

Tab. 20.1: Ursachen für Ein- und Durchschlafstörungen und Möglichkeiten, auf diese einzugehen

Erkrankungsbedingte Schlafstörungen

Die Deutsche Gesellschaft für Schlafforschung und Schlafmedizin (DGSM) nennt sieben spezifische Schlafstörungen im Alter. [5] Beispiele sind:

- **Schlafapnoe:** Atempausen während des Schlafs, meist mit sehr lautem Schnarchen. Die Pflegeassistentin kontrolliert die Vitalzeichen, je nach Situation informiert sie umgehend einen Arzt bzw. gibt die Information an den Tagdienst weiter.
- **Obstruktive Schlafapnoe:** vor allem bei Männern und bei Übergewicht. In Rückenlage fällt die Zunge nach hinten, Alkohol und Nikotin fördern die obstruktive Schlafapnoe zusätzlich, Minderung durch Seitenlage möglich.
- **Zentrale Schlafapnoe:** Störung des Atemzentrums und/oder Herzinsuffizienz. Auf ärztliche Anordnung versorgt die Pflegeassistentin den Patienten vor dem Schlafengehen mit einer Atemmaske (Abb. 20.19).
- **Syndrom der vorverlagerten Schlafphase:** Der Patient geht verhältnismäßig früh ins Bett, mitunter vor 20 Uhr, und ist recht früh ausgeschlafen. Tageslicht am späten Nachmittag und frühen Abend kann helfen.
- **Schlafverhalten und Demenz:** umgekehrter Tag-Nacht-Rhythmus im Laufe einer Demenzerkrankung. Die Pflegeassistentin dokumentiert diesen Zustand und informiert den Arzt bei der nächsten Visite. Aktivitätsangebote am Tag und Möglichkeiten, sich nachts zu beschäftigen, können die Situation für Angehörige bzw. Mitbewohner mildern.

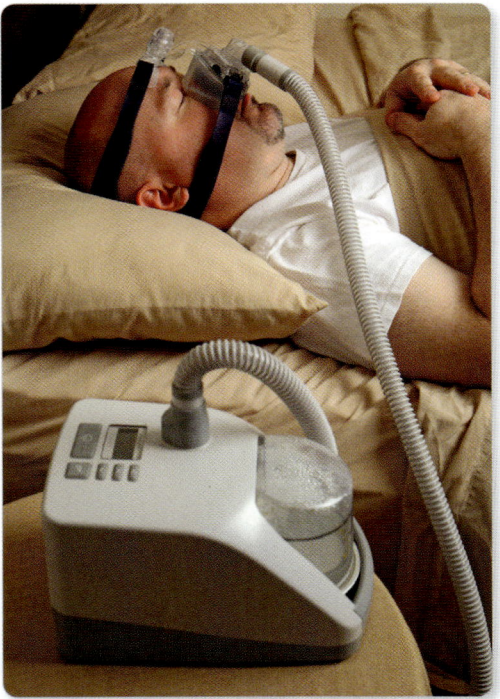

Abb. 20.19: Geräte, die nachts die Atmung unterstützen, wenn der Mensch unter einer zentralen Schlafapnoe leidet, werden ärztlich verschrieben und dürfen nur dann angewandt werden

20.3.3 Die Kommunikation beobachten

Verbale und nonverbale Kommunikation: S. 91

Auffällige Sprache beobachten

Heiserkeit

Infektionskrankheiten, Entzündungen, Pilzbefall oder Krebserkrankungen im Mund- und Halsbereich können die Sprache durch **Heiserkeit** und Schmerzen verändern. Bemerkt die Pflegeassistentin eine neu aufgetretene Heiserkeit, informiert sie die Pflegefachkraft.

Aphasie (Sprachstörung)

Bei einer **Aphasie** ist das Sprachzentrum beeinträchtigt. Die geistigen Fähigkeiten wie Denken und Planen sind in der Regel erhalten.

Ist die **Sprachproduktion** gestört, kann der Pflegebedürftige Anweisungen verstehen, er hat jedoch Mühe, Worte zu finden und Sätze zu bilden. Ist das **Sprachverständnis** gestört, ist der Redefluss erhalten, allerdings kommt es häufig zu Wortneuschöpfungen. Sind Sprachverständnis und -produktion gestört, spricht man von einer **globalen Aphasie**.

Oft sind bei einer Aphasie auch sprachnahe Fähigkeiten, z. B. Lesen und Schreiben, beeinträchtigt.

Im Umgang mit Pflegebedürftigen mit einer Aphasie achtet die Pflegeassistentin auf:
- normale Sprechlautstärke
- ruhige Atmosphäre und Gespräche im kleinen Personenkreis
- Pflegebedürftigen als gleichwertigen Gesprächspartner anerkennen, der für sich selbst sprechen kann
- geduldig zuhören; warten, bis der Pflegebedürftige das Gesagte verarbeitet hat
- Situation und Ausdruck des Pflegebedürftigen, um dessen Aussage besser zu verstehen
- Fehler nicht korrigieren
- langsam und in einfachen Sätzen sprechen, dabei Gesten und Mimik nutzen

Dysarthrie

Neurologische Erkrankungen beeinträchtigen oft die Sprachmotorik. Die Folge sind Sprachstörungen, die **Dysarthrie.** Sie ist gekennzeichnet durch Veränderung
- der Sprachmelodie,
- der Lautbildung und
- der Sprechgeschwindigkeit.

Die Sprache erscheint abgehackt, verwaschen oder verlangsamt. Die Sprache als geistige Leistung bleibt erhalten. Der Patient weiß also, was er sagen möchte, aber Mund- und Zungenmotorik sowie Stimmbildung sind beeinträchtigt.

> **MERKE** Eine plötzliche Sprachstörung kann auf eine Erkrankung des Gehirns hindeuten, die Pflegenden informieren umgehend den Arzt.

Stottern

Stottern ist eine Sprechstörung, bei der der Redefluss unterbrochen ist. Sie tritt meist zunächst in der Kindheit auf und verschwindet bei vielen Menschen im Erwachsenenalter.

20.3.4 Die Aufmerksamkeit beobachten

Die **Aufmerksamkeit,** für die das Gehirn zuständig ist, ermöglicht dem Menschen, zielgerichtet zu handeln. Indem der Mensch einen Fokus setzt, schützt er sich vor Reizüberflutung und damit vor Verwirrung und Überlastung des Gehirns. Aufmerksamkeit ist Voraussetzung, um eine Tätigkeit zu planen und durchzuführen. Eine gestörte Aufmerksamkeit kann sich zeigen an:
- Aufgaben müssen mehrmals erklärt, angehört oder demonstriert werden
- Schwierigkeiten, bei der Aufgabe zu bleiben
- leichte Ablenkbarkeit

20.3.5 Erkenntnisfähigkeit beobachten

Agnosie (Erkenntnisstörung)

Bei der **Agnosie** kann der Patient Gegenstände nicht mehr benennen oder ihre Bedeutung nicht erkennen. Eine Erdbeere beschreibt er z. B. als runden, roten Gegenstand, aber nicht als Nahrungsmittel oder gar Erdbeere. In anderen Fällen kann der Patient Gegenstände nicht ihrer Funktion zuordnen, eine Gabel benutzt er z. B. zum Kämmen.

Entscheidungsfähigkeit

> **DEFINITION** Die **Entscheidungsfähigkeit** ist die Fähigkeit, die Fakten bezüglich einer Entscheidung zu verstehen und mögliche Folgen einer Entscheidung abzuwägen.

Eine besonders wichtige Entscheidungsfähigkeit in der Gesundheitsversorgung ist die **Einwilligungsfähigkeit**. Diese ist z. B. notwendig, um einer Operation zustimmen zu können. Sie kann folgendermaßen beurteilt werden:
- **Informationen verstehen:** Der Patient kann einen bestimmten Sachverhalt verstehen.
- **Informationen verarbeiten:** Der Patient kann bestimmte Informationen auch bezüglich der Folgen und Risiken verarbeiten.
- **Informationen bewerten:** Der Patient kann Informationen auch im Hinblick auf alternative Handlungen angemessen bewerten.
- Der Patient kann den eigenen Willen auf der Grundlage von Verständnis, Verarbeitung und Bewertung der Situation bestimmen.

Bei psychisch kranken, dementen oder anderweitig in ihrer Willensbildung beeinträchtigten Patienten ist also stets im Einzelfall zu prüfen, ob Einwilligungsfähigkeit gegeben ist oder nicht. In der Regel übernimmt der Arzt diese Aufgabe, ggf. unterstützt von der Pflegefachkraft.

20.3.6 Das Befinden beobachten

Hoffnungslosigkeit

Bei der Beobachtung von **Hoffnungslosigkeit** können folgende Beobachtungskriterien helfen:
- Niedergeschlagenheit
- nicht erkennbare Fähigkeit, Freude zu empfinden, ggf. Verlust jeglichen Interesses an der Umwelt
- starkes, ständiges Angstgefühl
- unbegründete Schuldgefühle

Aggressives Verhalten

Ursachen für **aggressives Verhalten** sind z. B.:
- Missverständnisse, Verständigungsprobleme
- Schmerzen
- neurologische oder psychiatrische Erkrankungen, z. B. Demenz, Delir

20.3.7 Das Körperbild beobachten

Apraxie

Pflegebedürftige mit einer **Apraxie** können alltäglich anfallende Handlungen nicht ausführen: Sie können sich nicht selbst waschen und anziehen oder das Essen zubereiten. Die dazu notwendigen Handlungsabläufe haben sie nicht mehr vor Augen. Typisch für eine Apraxie ist auch, dass der Patient im Verlauf der Handlung verharrt, als müsse er darüber nachdenken, wie es weitergehen könnte.

Neglect

Beim **Neglect** vernachlässigt der Patient eine Seite seines Körpers. Oft ist die rechte Hirnhälfte geschädigt, sodass sich die Störungen an der linken Körperseite zeigen.

Der Patient nimmt die betroffene Körperseite nicht mehr als zu ihm gehörig wahr. Er bezieht sie nicht in seine Bewegungen ein oder reagiert nicht auf Seheindrücke auf der Seite des betroffenen Gesichtsfelds. Daher isst er z. B. nur den halben Teller leer oder rasiert nur eine Gesichtshälfte. Gegenstände und Personen auf der gelähmten Seite übersieht er.

Indem die Pflegeassistentin die betroffene Seite berührt oder Gegenstände ins Gesichtsfeld rückt, kann sie dem Patienten helfen.

20.3.8 Die Mobilität beobachten

Motorische Lähmungen

Bei den motorischen Lähmungen werden unterschieden:
- **zentrale Lähmung:** Zentrale Bewegungszentren sind geschädigt. Steigt nach einer zunächst schlaffen Lähmung der **Muskeltonus** (S. 467), kommt es zur **Spastik** (S. 533). Dies liegt daran, dass das im Rückenmark liegende zweite motorische Neuron (Abb. 20.12) eine Grunderregung aufweist. Fällt die Dämpfung durch das erste Motoneuron weg, sind die betroffenen Muskeln ständig erregt, und zwar vor allem Beinstrecker und Armbeuger. Der Patient kann die angespannte Muskulatur nicht mehr bewusst entspannen. Durch Lähmung und Spastik kommt es zu Fehlhaltungen und Gelenkversteifungen. Die Gefühlswahrnehmung im betroffenen Körperteil kann beeinträchtigt sein. Oft ist das Tastempfinden gestört.
- **periphere Lähmung:** Das zweite Motoneuron ist geschädigt, die Muskeln werden nicht mehr erregt, es kommt zur **schlaffen Lähmung,** die Muskelmasse wird deutlich abgebaut. Die betroffenen Körperabschnitte lassen sich nur passiv, also durch Mithilfe anderer Personen oder anderer Muskeln, z. B. der Arme, bewegen.

Das Nervensystem

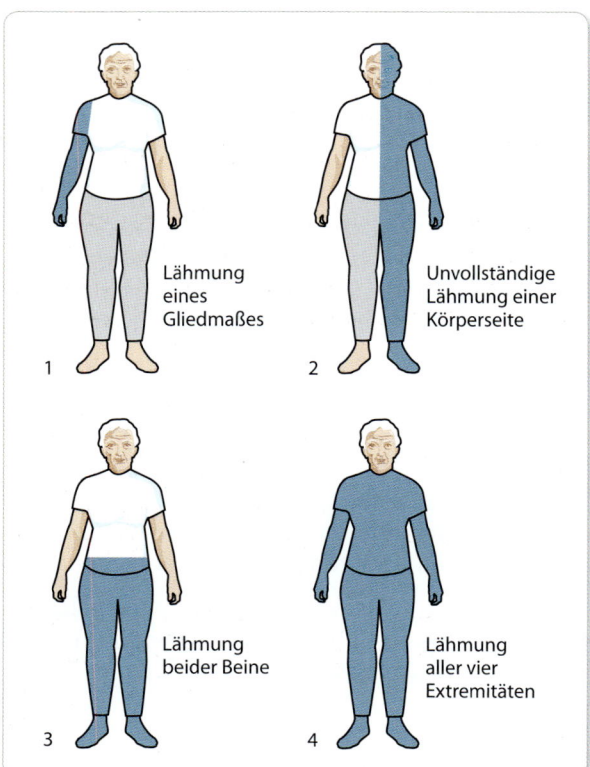

Abb. 20.20: 1 Monoparese, 2 Hemiparese, 3 Paraparese, 4 Tetraparese

Weiterhin unterschieden werden die **Parese** (unvollständige Lähmung, Abb. 20.20) und die **Plegie** (vollständige Lähmung). Von Lähmungen abzugrenzen sind die **Gefühlsstörungen** (Sensibilitätsstörungen). Bei diesen ist nicht die Motorik gestört, sondern das Fühlvermögen, z. B. bei einer Berührung.

Bewegungs- und Koordinationsstörung

Tremor (Muskelzittern)

DEFINITION **Tremor:** rhythmisches, nicht zu kontrollierendes Muskelzittern.

Der **Ruhetremor** betrifft meist nur einzelne Körperregionen. Häufig sind Unterarme und Hände betroffen, seltener der Kopf. Führt der Patient Bewegungen gezielt aus, lässt das Zittern häufig etwas nach.

Der **Aktionstremor** tritt nur auf, wenn der Patient Gegenstände hält oder gezielte Bewegungen ausführt. Fühlt er sich beobachtet oder gerät er unter Stress, verstärkt das die Beschwerden.

Rigor

DEFINITION **Rigor:** erhöhter, wachsartiger, zähflüssiger, während der ganzen Bewegung bemerkbarer Widerstand der Muskulatur.

Ein Rigor kann z. B. nachgewiesen werden, indem das Ellbogen- oder Handgelenk passiv gebeugt und gestreckt wird. Es entsteht der Eindruck, die Muskulatur würde Stück für Stück nachgeben, man spricht vom **Zahnradphänomen** (Abb. 20.21). Auch nimmt der Haltetonus zu: Nach einer passiven Bewegung verharrt der betreffende Körperteil noch lange in der neuen Stellung. Hebt die Pflegeassistentin z. B. den Kopf des liegenden Pflegebedürftigen zum Trinken an, sinkt er danach nur langsam herab oder wird längere Zeit über dem Kissen in der Luft gehalten.

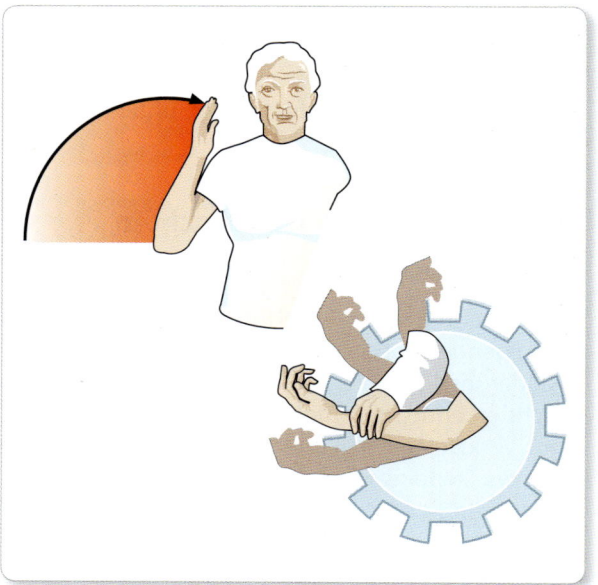

Abb. 20.21: Rigor links, Zahnradphänomen rechts

Hypokinese (Bewegungsarmut)

Bei der **Hypokinese** wirkt der Gang marionettenhaft, da die Arme nicht natürlich mitschwingen. Der Patient zeigt im Gespräch keine oder wenig Gestik und Mimik, sein Lidschlag ist vermindert, man spricht vom Maskengesicht. Die Stimme erscheint oft monoton. Eine Hypokinese kann in eine **Akinese** (Bewegungslosigkeit) münden. Manchmal erstarrt der Patient mitten im Bewegungsablauf, gerade beim Gehen kann dies zu heftigen Stürzen führen.

Ataxie

> **DEFINITION** **Ataxie:** gestörte Bewegungsabläufe durch mangelnde Koordination der beteiligten Muskeln.

Ist primär der Rumpf von der Ataxie betroffen, ist eine gerade Haltung nicht mehr möglich. Der Patient fällt im Sitzen oder im Stand zur Seite. Sein Gang wirkt taumelnd und weicht beim Versuch, eine gerade Strecke zu gehen, zu einer Seite ab. Oft schießen die Bewegungen über ihr Ziel hinaus.

Eine koordinierte Bewegung fällt dem Patienten leichter, wenn er die Bewegung mit dem Blick verfolgen kann. Oft ist zudem das Druck- und Berührungsempfinden beeinträchtigt, sodass der Patient auf diesem Weg keine Rückmeldung über die Bewegungsabstimmung erhält. So kann er nur sicher gehen, wenn er auf seine Füße schaut. Schaut er indes in den Raum, wird sein Gang unkontrolliert.

Spastik (Muskelverkrampfung)

> **DEFINITION** **Spastik:** Verkrampfung der Muskulatur, die die Extremität in eine bestimmte Haltung zwingt. Oft ergeben sich Zwangshaltungen.

Beim Versuch, das betroffene Gelenk passiv zu bewegen, steigt der Widerstand zunächst an und lässt dann im Verlauf der Bewegung plötzlich nach (Klappmesser-Phänomen). Stress, Schmerzen oder einseitige Anspannung verstärken den Muskeltonus. Die Pflegeassistentin vermeidet Bewegungsabläufe, die eine Spastik verursachen.

20.3.9 Verwandte Symptome beobachten

Viele neurologische Erkrankungen werden von Symptomen in anderen Organen oder Körperbereichen begleitet, da auch diese von der Funktion der Nerven abhängen. Die Pflegeassistentin achtet besonders auf:
- veränderte Schweiß- und Talgsekretion der Haut, z. B. vermehrtes Schwitzen, übermäßige Talgproduktion
- vermehrten Speichelfluss
- Schluckstörungen
- Miktionsstörungen (S. 440)
- Inkontinenz oder Obstipation
- veränderte Kreislaufregulation
- Schlafstörungen
- veränderte Sexualfunktion

20.4 Pflege bei Erkrankungen des Nervensystems und bei psychischen Erkrankungen

20.4.1 Gesunden Schlaf ermöglichen und fördern

Die Indikation, die **Schlafumgebung** zu gestalten, besteht immer dann, wenn der Pflegebedürftige in der bisherigen Umgebung nicht gut schlafen kann bzw. unter Schlafstörungen leidet oder die Schlafumgebung wechselt, z. B. bei einer Krankenhausaufnahme.

Ziel ist, eine möglichst optimale Schlafumgebung zu schaffen und dem Pflegebedürftigen zu einem guten und erholsamen Schlaf zu verhelfen, um ihm geistige und körperliche Kraftreserven sowie Ausdauer für den nächsten Tag zu geben.

Zur Schlafumgebung gehört die Situation des Schlafzimmers, aber auch wie sich der Pflegebedürftige in der Schlafumgebung verhält und sie nutzt.

Situation im Schlafzimmer

Die Pflegeassistentin achtet auf folgende Faktoren:
- Raumtemperatur von 16–18 °C
- gut gelüfteter Raum
- ruhige Umgebung des Raums
- Abdunkelung nach individuellem Bedürfnis
- geeignetes Bett

Schlafhygiene

> **DEFINITION** **Schlafhygiene:** „Verhaltensweisen, die einen gesunden Schlaf fördern". [4]

Folgende Verhaltensweisen fördern den gesunden Schlaf:
- vier Stunden vor dem Schlafengehen keine koffeinhaltigen Getränke
- Nikotin kurz vor dem Schlafen vermeiden
- Alkoholkonsum reduzieren, bei Schlafstörungen auf Alkohol verzichten
- regelmäßiger Sport
- abgedunkelter, ruhiger und nicht zu warmer Raum [4]

Folgende Faktoren können sich schlaffördernd auswirken:
- warmes Bad
- Kräutertee oder warme Milch
- Einschlafrituale
- klärendes Gespräch, sodass der Pflegebedürftige ohne zu grübeln einschlafen kann
- gut gelüftetes Zimmer
- Entspannungsübungen

20.4.2 Wahrnehmung ermöglichen und fördern

Basale Stimulation®

Die **Basale Stimulation®** war ursprünglich ein Konzept zur Förderung der Persönlichkeit. Für die Pflege wurde das Vorgehen für Patienten mit Wahrnehmungsstörungen weiterentwickelt (Abb. 20.22). Die Basale Stimulation® wird vor allem eingesetzt bei:
- neurologischen Erkrankungen, z. B. nach einem Schlaganfall (S. 537)
- degenerativen und gerontopsychiatrischen Erkrankungen, z. B. Demenz
- Depressionen

> **MERKE** Die Basale Stimulation® ist keine Technik, die die Pflegeassistentin für einige Minuten anwendet und dann wieder beendet. Vielmehr ist sie eine Haltung, nach der die Pflegenden alle ihre pflegerischen Tätigkeiten ausrichten. [6]

Die Basale Stimulation® basiert auf der Erkenntnis, dass die Verknüpfungen der Nerven im Gehirn immer wieder durch Reizwahrnehmungen bestätigt und aktiviert werden müssen. Ist die Reizwahrnehmung gestört oder fehlen Reize, werden die Verknüpfungen der Nerven mit der Zeit deaktiviert, da sie scheinbar nicht mehr benötigt werden. Der Pflegebedürftige reagiert auf diese Reizverarmung mit einer sogenannten **sensorischen Deprivation**.

> **DEFINITION** **Sensorische Deprivation:** Der Mensch verliert seine sensorische Wahrnehmung. Sinneseindrücke über seine Haut kann er zunehmend weniger wahrnehmen.

Folgen der sensorischen Deprivation können sein:
- **Autostimulation,** z. B. sich wiederholende Bewegungen wie Schaukeln des Oberkörpers
- **Abwehrreaktionen,** z. B. Zusammenschrecken bei Berührungen
- **Gewöhnung,** gleichbleibende Reize, z. B. die immer gleiche Zimmerdecke, werden nicht mehr wahrgenommen
- **Halluzinationen,** Sinneswahrnehmungen ohne den entsprechenden Reiz

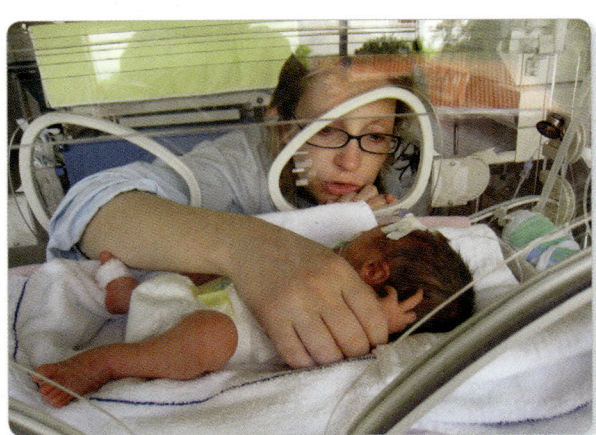

Abb. 20.22: Beziehungsaufbau für eine stressarme, bedürfnisorientierte Pflege durch Basale Stimulation®

Ein gesunder Mensch empfindet seinen Körper, seine Seele und seinen Geist als Einheit. Er weiß um seine Person, kann mit seiner Umwelt Kontakt aufnehmen und weiß, wie er auf Reize reagiert und sich dabei fühlt. Durch ein traumatisches Ereignis, z. B. durch einen Schlaganfall (S. 537), kann diese Fähigkeit abnehmen oder ganz verschwinden. Das, was der Pflegebedürftige wahrnimmt, stimmt nicht mehr mit seinen Erfahrungen überein. Er ist verunsichert, weil er seinen Körper nicht mehr einschätzen kann und seine Beziehung zur Umwelt gestört ist. Es fällt ihm schwer, seine Bedürfnisse mitzuteilen, weil er sie selbst nicht mehr ausreichend spürt. Umgekehrt bezieht er an ihn gerichtete Worte oft nicht mehr auf sich und reagiert nicht. Auf diese Weise können leicht Missverständnisse und Fehlinterpretationen entstehen, die auf beiden Seiten leicht zu Frust führen können.

Ziele

Die Basale Stimulation® versucht, durch gezielte Stimulation (Anregung) der basalen (grundlegenden) Sinne folgende Ziele zu erreichen:
- Lernprozesse fördern und begleiten
- das Körpergefühl und die Selbstwahrnehmung erhöhen

- Eigenaktivität fördern
- Orientierung verbessern
- Kontaktmöglichkeiten zur Umwelt schaffen [6]

Fähigkeiten statt Defizite

Bei Patienten mit neurologischen oder psychischen Erkrankungen fallen deren Defizite besonders ins Auge. Schnell ist bekannt, was der Pflegebedürftige nicht kann. Seine **Fähigkeiten** werden hingegen schnell übersehen. Die Basale Stimulation® versucht, dieses Missverhältnis zu überwinden und die Fähigkeiten des Pflegebedürftigen in den Vordergrund zu rücken und sie sichtbar zu machen.

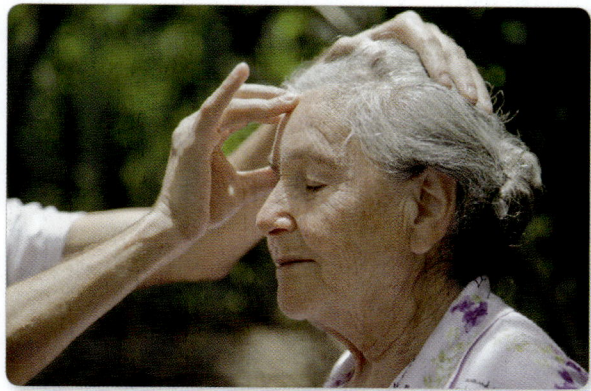

Abb. 20.23: Leben mit allen Sinnen spüren – das tut gut

Material für basal stimulierende Angebote

Folgende Materialien können für die Basale Stimulation® genutzt werden:
- die Hände der Pflegeassistentin
- Handtücher, Waschlappen
  - bei anregender Waschung etwas rau
  - bei beruhigender Waschung weich, ggf. Handtuch anwärmen
- Massagehandschuh
- Igelball
- Aromaöl (in geringer Konzentration, vorab mit dem Pflegebedürftigen absprechen)
- Entspannungsmusik
- kleinere Vibrationsgeräte

Durchführen

Um die Basale Stimulation® anzuwenden, besucht die Pflegeassistentin zunächst einen **Basiskurs**. In diesem werden die Grundlagen auf praktische Weise vermittelt.

Vor der Durchführung desinfiziert die Pflegeassistentin ihre Hände. Dann spricht sie den Pflegebedürftigen an und verwendet eine **Initialberührung** (Abb. 20.24). Dies kann ein fester Händedruck oder eine Berührung an der Schulter sein. Wichtig ist, dass es immer die gleiche Berührung ist und alle Pflegenden sie bei dem Pflegebedürftigen anwenden. Nur so kann dieser die Berührung als Zeichen, dass er gleich Zuwendung erfahren wird, erkennen.

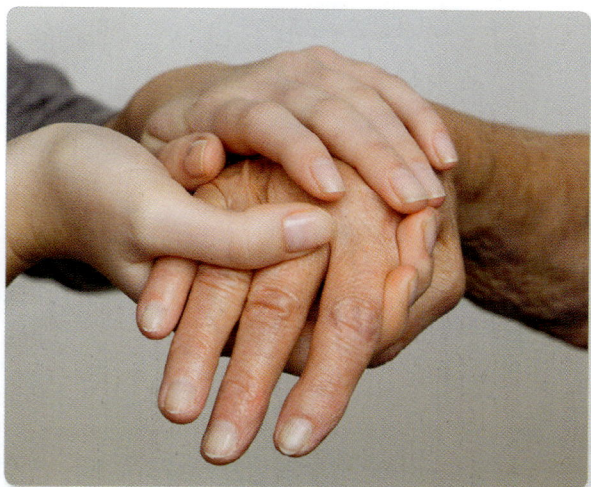

Abb. 20.24: Die Kontaktaufnahme beginnt stets mit einer Initialberührung

Um die Wahrnehmung durch Berührungen gezielt anzuregen, müssen die Berührungen für den Pflegebedürftigen angenehm und eindeutig sein. Nur leicht angedeutete Reize verwirren den Pflegebedürftigen, da er sie nicht einordnen kann.

Die Pflegeassistentin achtet auf die Reaktion des Pflegebedürftigen. Reagiert er auf eine Berührung z. B. mit einem verzerrten Gesicht, wählt sie eine andere Berührung. Ziel ist, für jeden Pflegebedürftigen ein individuelles „Set" an Berührungen zu haben, die er mag und bei Wiederholung wiedererkennt.

Folgende Bereiche spricht die Pflegende durch die Basale Stimulation® an:
- **somatische Stimulation:** Wahrnehmung des eigenen Körpers und dessen Abgrenzung zur Umwelt
- **vestibuläre Stimulation:** Erleben des eigenen Körpers im Raum und Veränderung des Gleichgewichts
- **vibratorische Stimulation:** Spüren von Schwingungen
- **orale** und **olfaktorische Stimulation:** Wahrnehmung von Geschmacksrichtungen und Gerüchen
- **auditive Stimulation:** Erleben von harmonischen Klangeindrücken (Abb. 20.25) oder beruhigende Wirkung einer vertrauten Stimme

- **visuelle Stimulation:** Betrachtung der Umgebung, Einnehmen verschiedener Blickwinkel
- **taktil-haptische Stimulation:** Ergreifen und Erfühlen der Umwelt mit ihren vielfältigen Formen und Oberflächen

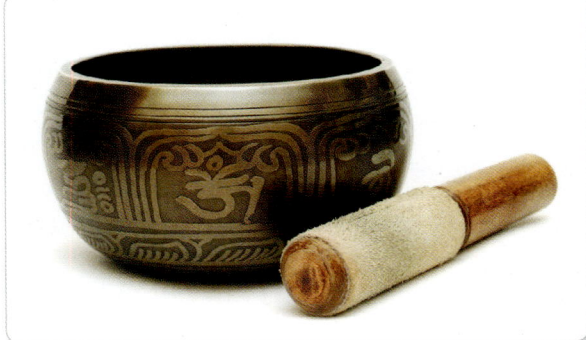

Abb. 20.25: Klangschalen können für die auditive Stimulation genutzt werden, gleichzeitig sind sie für die vibratorische Stimulation einsetzbar

Durch seine Reaktionen auf die Stimulationsangebote teilt sich der Pflegebedürftige mit. Auf diese Weise lernt die Pflegeassistentin seine Bedürfnisse kennen und lässt ihre Erkenntnisse in die Pflege einfließen.

Basale Stimulation® der Haut

Die **Körperpflege** (S. 358) bietet vielfältige Möglichkeiten, die Basale Stimulation® einzusetzen. Dies hilft dem Pflegebedürftigen, die äußeren **Grenzen seines Körpers** zu erkennen. Wichtig ist, dass sich die Pflegeassistentin ausreichend Zeit für die Körperpflege nimmt.

Zunächst führt die Pflegeassistentin die Hand des Pflegebedürftigen in die gefüllte Waschschüssel. So ermöglicht sie ihm, die Nässe und die Wassertemperatur wahrzunehmen. Gleichzeitig erklärt sie ihm, was er fühlt und dass die Körperpflege ansteht. Auf diese Weise bereitet sie den Pflegebedürftigen auf die Körperpflege vor. Auch ist es möglich, dass die Pflegeassistentin dem Pflegebedürftigen schon vor dem Waschen einige Utensilien, z. B. die Waschhandschuhe, anreicht, damit er sie erfühlen und begreifen kann.

Während die Pflegeassistentin den Pflegebedürftigen wäscht,
- trägt sie an beiden Händen einen Waschhandschuh,
- übt sie leichten Druck aus,
- umfasst sie die Arme und Beine mit beiden Händen,
- führt sie die Waschhandschuhe gleichmäßig an der Extremität entlang,
- setzt sie die Hände nicht zwischenzeitlich ab und
- arbeitet sie möglichst mit flachen Händen.

Je nachdem, welcher Zustand erreicht werden soll, kann die Waschung folgende Ziele haben:
- **Anregung,** z. B. bei bewusstseinsgetrübten oder depressiven Patienten: Die Pflegeassistentin wäscht und trocknet entgegen der Haarwuchsrichtung (Abb. 20.26).
- **Beruhigung,** z. B. bei Unruhe, erhöhtem Muskeltonus, Schmerzen oder vor dem Einschlafen: Sie wäscht und trocknet mit der Haarwuchsrichtung.

Anders als bei der Ganzkörperwäsche (S. 360), deren Ziel die Reinigung des Körpers ist, wäscht die Pflegeassistentin zuerst den Rumpf und danach Arme und Beine.

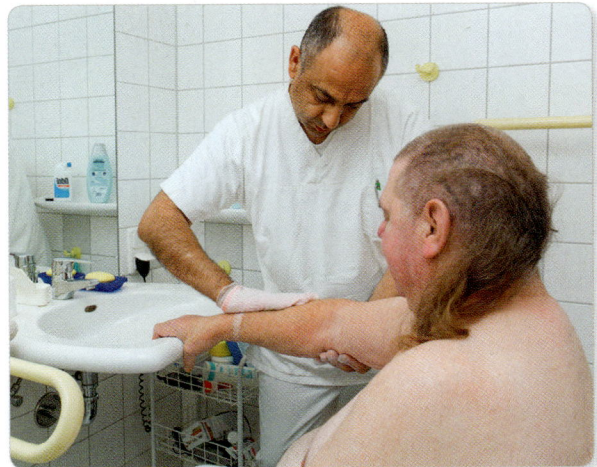

Abb. 20.26: Die Haarwuchsrichtung der Arme verläuft von der Schulter zur Hand

Für die Waschung kann die Pflegeassistentin einen Waschhandschuh über die Hand des Pflegebedürftigen streifen und mit ihm gemeinsam Teile der basal stimulierenden Waschung durchführen.

MERKE Generell gilt: Zeigt der Pflegebedürftige Abwehr oder drückt er Missempfindungen aus, passt die Pflegeassistentin ihre Vorgehensweise an.

20.4.3 Schlaganfall (Apoplex)

DEFINITION Als **Schlaganfall** bezeichnet man eine plötzlich auftretende Durchblutungsstörung im Gehirn, die dort zu einem Mangel an Sauerstoff und Nährstoffen führt. Durch den Sauerstoffmangel stirbt Gehirngewebe.

Krankheitsentstehung

Ursachen für einen Schlaganfall sind:
- Verschluss einer Hirnarterie
  - ein **Embolus** (Abb. 20.27), der durch **Arteriosklerose** entstanden ist, wandert von der Halsschlagader im linken Vorhof oder der linken Herzkammer aus in die Hirnarterie
  - **Thrombose** in einer durch Arteriosklerose veränderten Hirnarterie
- **Blutung** durch ein geplatztes Blutgefäß im Gehirn, das zu einem Bluterguss im Hirngewebe führt; es kommt zu Funktionsstörungen im betroffenen Gebiet, das Nervengewebe stirbt teilweise. Ursache ist oft eine **Hypertonie.**

Von einem Schlaganfall betroffen sind meist Hirnbereiche, in denen die Bewegung und Sprache gesteuert werden.

Warnzeichen für einen Schlaganfall
- plötzliche Schwäche oder Gefühlsstörung in Gesicht oder Arm
- plötzliche Probleme zu sprechen oder Sprache zu verstehen
- plötzliche einseitige Sehstörungen
- Sehen von Doppelbildern
- plötzlich auftretende sehr heftige Kopfschmerzen
- plötzlicher Schwindel und Gangunsicherheit

Symptome

Die Symptome entstehen oft aus dem Schlaf oder dem völligen Wohlbefinden heraus.

MERKE **FAST** bedeutet: **f**ace (Gesicht) – **a**rms (Arme) – **s**peech (Sprache) – **t**ime (Zeit). Durch die FAST-Zeichen kann ein Schlaganfall schnell erkannt werden. Die Pflegeassistentin überprüft folgende Funktionen, um bei Verdacht schnell einen Arzt zu informieren:
- Lächeln: Bei einem Schlaganfall verzieht sich nur eine Gesichtshälfte.
- Beide Arme gleichzeitig bei geschlossenen Augen und mit den Handflächen nach oben heben: Bei einem Schlaganfall kann der Patient nur einen Arm heben, der andere Arm sinkt ab und dreht sich zur Seite.
- Einen einfachen Satz nachsprechen, z. B.: „Ich benötige in diesem Moment keine Hilfe." Bei einem Schlaganfall kann der Patient den Satz nicht vollständig sprechen oder seine Sprache klingt verwaschen.
- Zeit bedeutet, dass sehr schnell (innerhalb von 4,5 Stunden) eine Therapie eingeleitet werden muss.

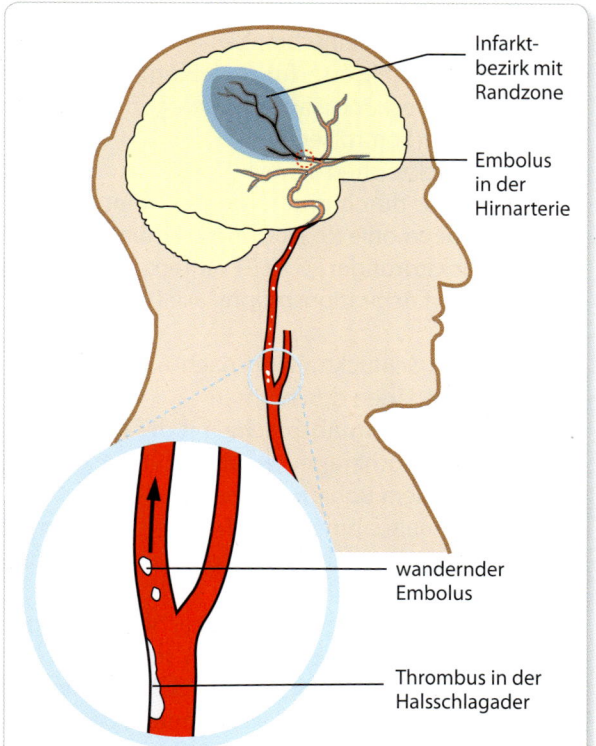

Abb. 20.27: Schlaganfall durch Embolie

Weitere Symptome sind:
- Hemiplegie (Halbseitenlähmung, Abb. 20.28)
- Anschwellen von Arm und Hand auf der stärker betroffenen Seite (Schulter-Hand-Syndrom)
- Schluckstörung
- Dysarthrie bis hin zur Aphasie
- gestörte Wahrnehmung, z. B. für Wärme, Kälte, Berührung, Lage der Gliedmaßen
- Der Patient weiß plötzlich nicht mehr, wie er seine Gliedmaßen bewegen soll.
- Konzentrationsstörung, rascher Stimmungswechsel, schnelles Ermüden

- Störungen beim Wasserlassen und Stuhlgang
- ggf. Bewusstlosigkeit
- Gleichgewichtsverlust
- Verwirrtheit
- Übelkeit, ggf. mit Erbrechen

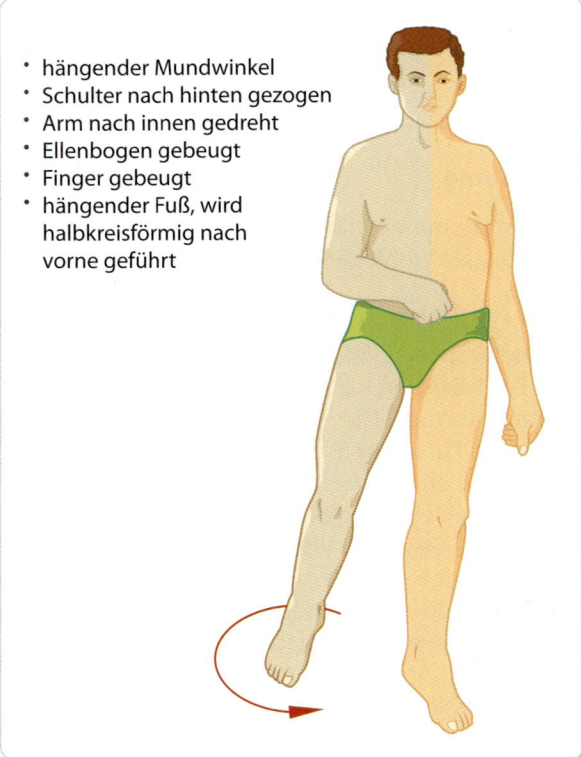

- hängender Mundwinkel
- Schulter nach hinten gezogen
- Arm nach innen gedreht
- Ellenbogen gebeugt
- Finger gebeugt
- hängender Fuß, wird halbkreisförmig nach vorne geführt

Abb. 20.28: Halbseitenlähmung nach Schlaganfall

Diagnose
- Anamnese: Art und Dauer der Symptome, vorliegende Gefäß- oder Herzerkrankungen
- körperliche Untersuchung: z. B. auffällige Reflexe, Halbseitensymptomatik, Aphasie (S. 530), Apraxie (S. 531), Auskultation der Halsschlagader nach krankhaftem Strömungsgeräusch
- CT, um eine Hirnblutung auszuschließen
- MRT
- Vitalzeichen, Sauerstoffsättigung und Blutzucker kontrollieren
- Echokardiografie des Herzmuskels
- Angiografie, um Gefäßverschlüsse (Stenosen) zu vermessen

Therapie

ACHTUNG Das Hirngewebe stirbt bei Minderdurchblutung sehr schnell. Daher ist eine sofortige schnelle Therapieeinleitung wichtig, damit der Patient möglichst viele Fähigkeiten wiedergewinnen kann. Entdeckt die Pflegeassistentin Hinweise auf einen Schlaganfall oder ist sie sich unsicher, informiert sie sofort die Pflegefachkraft.

- Sofortige Einweisung in eine Spezialklinik mit Stroke Unit (Intensivstation für Schlaganfallpatienten)
- Lyse-Therapie, um den Thrombus aufzulösen und möglichst viel Gehirngewebe zu retten
- Herz-Kreislauf-System stabilisieren
- Ggf. Sauerstofftherapie
- Blutzuckerspiegel regulieren, um das Gehirn gut mit Glukose zu versorgen
- Bei Verschluss ggf. operative Eröffnung
- Frührehabilitation:
  - Ergotherapie zur Förderung der Alltagskompetenzen
  - Logopädie zur Sprach- und Schlucktherapie
  - Physiotherapie, z. B. nach Bobath

Wichtige Pflegemaßnahmen
- Bei Lysetherapie Bettruhe
- Auf Blutungen an Haut- und Schleimhäuten achten
- Verletzungsgefahr einschränken
- Vitalzeichen (Zielwerte für den Blutdruck beachten), Pupillenreaktion, Sauerstoffsättigung und Blutzuckerspiegel kontrollieren
- Auf Hirndruckzeichen achten (S. 479)
- Prophylaxen durchführen gegen Kontrakturen (S. 197), Pneumonie (S. 187) und Dekubitus (S. 195)
- Auf Schluckstörungen (S. 403) achten:
  - bei Bedarf Aspirationsprophylaxe (S. 154) durchführen
  - Kau- und Schlucktraining nach Absprache mit dem Logopäden durchführen
- Frühmobilisation in Absprache mit der Pflegefachkraft und Physiotherapeuten unterstützen
- Pflege nach dem Bobath-Konzept (S. 540)
- Alle Pflegemaßnahmen wie Transfer, Lagerungswechsel und Gespräche von der stärker betroffenen Seite her ausführen
- Auch wenn es länger dauert, macht der Pflegebedürftige alles, was er machen kann, selbst. Die Pflegeassistentin achtet jedoch darauf, eine extreme Erhöhung der Muskelspannung (Verkrampfung oder Spasmus) zu vermeiden

Pflege bei Erkrankungen des Nervensystems und bei psychischen Erkrankungen

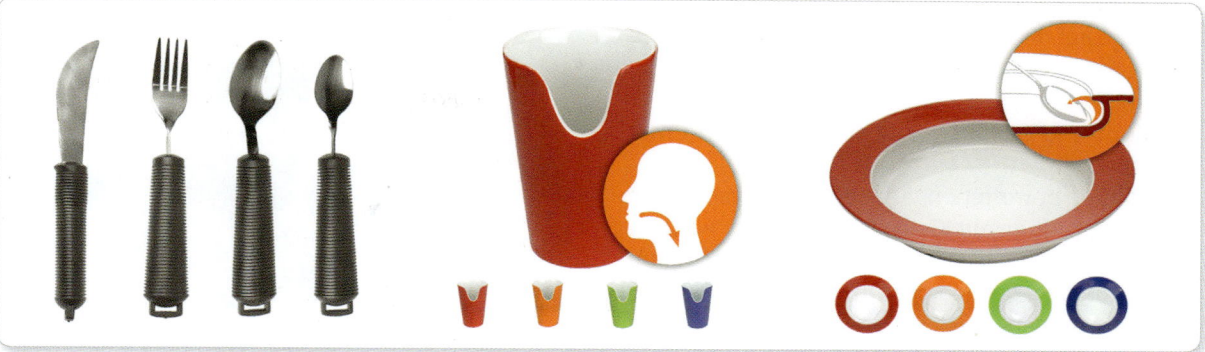

Abb. 20.29: Hilfsmittel für Schlaganfallpatienten

- Kurze, klare Informationen erleichtern das Verständnis
- komplexe Handlungen in kleine, schrittweise Handlungsanweisungen zerlegen
- Anweisungen zusätzlich durch Gesten oder Vormachen unterstützen
- Jede Möglichkeit der Wahrnehmungserfahrung im Alltag nutzen
- Ansprechende Reize, z. B. Bilder, Musikquelle, Fernsehen, auf die stärker betroffene Seite legen
- Nachttisch auf die stärker betroffene Seite stellen

ACHTUNG Blutdruckmessungen dürfen nicht an der gelähmten Seite durchgeführt werden.

MERKE Urinflasche und Notglocke platziert die Pflegeassistentin an der weniger betroffenen Seite, damit der Patient sie schnell erreichen kann – auf der stärker betroffenen Seite würde er vielleicht gar nicht danach suchen.

- Lagerung und Transfer immer in gleicher Weise wiederholen, dies schafft Lernimpulse.
- **Transfers** durchführen:
  - anfänglich mit zwei Pflegenden
  - bei mangelhafter Knie- und Hüftkontrolle tiefen Transfer anwenden, Patient dabei nur schwenken, ohne in den Stand zu kommen
  - keine Drehscheibe verwenden, Bewegung sonst nicht nachvollziehbar, kein Lerneffekt
  - Transfer über stärker betroffene Seite zur Förderung der Wahrnehmung und Muskelaktivität; bei Unsicherheit Transfer über die beweglichere Seite
  - Transfers körpernah und nonverbal führen, Überforderung vermeiden
- Auf Schmerzfreiheit achten, Bewegungen ggf. anders oder passiv durch die Pflegeassistentin ausführen

- Beim Anheben des Unterarms Oberarm stützen
- **Venösen und lymphatischen Rückstrom** in Arm und Hand der stärker betroffenen Seite gewährleisten:
  - Hand nicht zur Handinnenseite abknicken
  - weite, nicht einschnürende Kleidung wählen
  - Herunterhängen des Arms vermeiden
  - Oberarm in leichter Außenrotation lagern
- Unbedachte Bewegungen vermeiden
- Patienten möglichst oft **sitzen** lassen (Abb. 20.30):
  - Stuhl mit Armlehnen zur Sicherheit vor einem Tisch platzieren, beide Arme auf den Tisch legen; bei Rollstuhlnutzung mit Einverständnis des Pflegebedürftigen Vorsatztisch anbringen
  - Gesäß so weit wie möglich an die Stuhllehne rücken; Rücken mit Kissen unterstützen
  - weiteres Kissen unter der Achsel zur Unterstützung der Schulter und des stärker betroffenen Arms
  - beide Beine stehen auf dem Boden

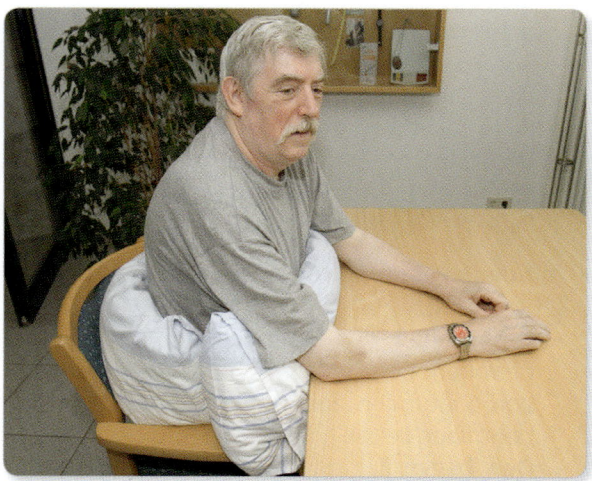

Abb. 20.30: Position des Schlaganfallpatienten am Tisch

- **Im Bett bewegen**
  - Lage auf dem Rücken (Abb. 20.31) als Ausnahme, verstärkt Streckspastik
  - Kopfteil möglichst flach stellen
  - Kopf und Schultern mit flachen Kissen unterstützen
  - stärker betroffenen Arm etwas abspreizen, in ganzer Länge mit Kissen unterstützen
  - Hüfte mit flachem Kissen unterlagern, gelähmtes Bein im Bereich des Oberschenkels mit Rolle unterstützen
  - Knie und Sprunggelenk zur Entspannung der Muskulatur unterstützen

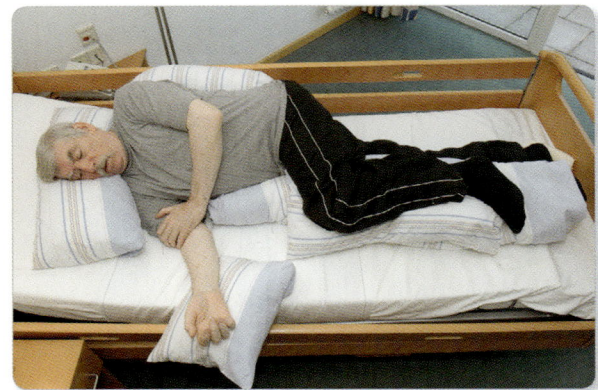

Abb. 20.32: Positionierung auf der stärker betroffenen Seite

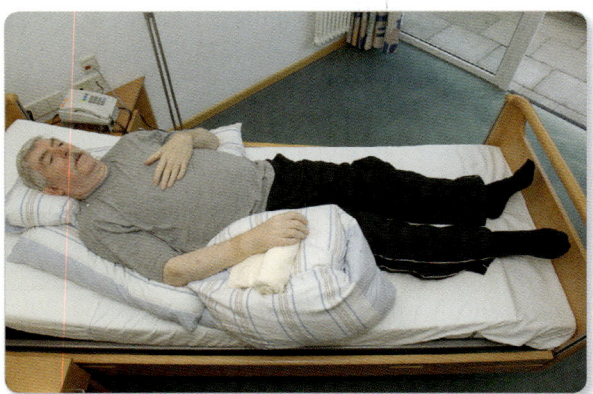

Abb. 20.31: Positionierung auf dem Rücken

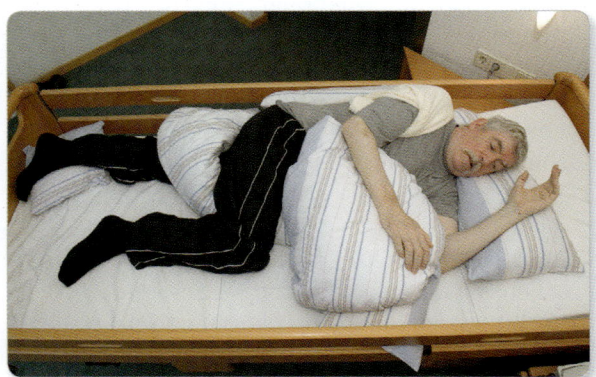

Abb. 20.33: Positionierung auf der weniger betroffenen Seite

- **Auf der stärker betroffenen Seite positionieren** (Abb. 20.32):
  - Der Betroffene bewegt sich auf dem Rücken so weit wie möglich an die Bettkante seiner weniger betroffenen Seite (Bridging, S. 541).
  - Stärker betroffenen Arm vor der Drehung auf die Seite abwinkeln, damit er später nicht unter dem Patienten liegt.
  - Kopfkissen so platzieren, dass der Patient auch nach der Drehung darauf liegt.
  - Beim Aufstellen der Beine unterstützen, Beine leicht zur Seite drücken, um die Drehung einzuleiten, Oberkörper folgt der Bewegung.
  - Patienten lagern und mit Kissen unterstützen.

- **Auf der weniger betroffenen Seite positionieren** (Abb. 20.33):
  - Das Drehen des Patienten auf die weniger betroffene Seite entspricht im Wesentlichen den Vorbereitungen zur Lagerung auf die stärker betroffene Seite.
  - Den beeinträchtigten Arm führt der Patient selbst oder die Pflegeassistentin, um Schulterverletzungen zu vermeiden.
  - Patienten in geeigneter Lage stabilisieren

> **TIPP** Um die Fähigkeiten des Patienten nach einem Schlaganfall möglichst gut und vollständig wiederzugewinnen, arbeiten alle Berufsgruppen zusammen und sprechen sich in Überschneidungsbereichen in ihrem Vorgehen ab.

Bobath-Konzept

> **DEFINITION** **Plastizität des Gehirns:** Das Gehirn organisiert sich nach einer Schädigung neu, nicht geschädigte Bereiche übernehmen die Aufgaben von geschädigten Bereichen. Das **Bobath-Konzept** ist ein Rehabilitationskonzept für Patienten mit Schädigungen des Zentralen Nervensystems. Die Grundlage besteht darin, dass durch erneutes Lernen von Bewegungsabläufen die Aufgaben der abgestorbenen Gehirnregionen von gesunden Gehirnabschnitten übernommen werden.

Das **Bobath-Konzept** fördert die Plastizität des Gehirns durch Bewegungsübungen und Lagerungen. Dabei bahnen die Pflegenden normale Bewegungsabläufe an und beeinflussen dadurch den erhöhten Muskeltonus des Patienten. Zugleich hemmen sie krankheitsbedingte Bewegungsmuster und achten stets sowohl auf die stärker betroffene Körperseite als auch auf die weniger betroffene Seite. Ziel ist, dass der Patient verlorene Fähigkeiten wieder erlernt – und sie nicht durch „Behelfsmaßnahmen" kompensiert.

Das Bobath-Konzept ist ein 24-Stunden-Programm, da das Gehirn immer lernt. Alle Berufsgruppen, die an der Versorgung des Patienten beteiligt sind, z. B. Pflegende, Physiotherapeuten, Ergotherapeuten, wenden das Bobath-Konzept an. Wird es nicht konsequent von allen Beteiligten umgesetzt, ist der Erfolg fraglich.

TIPP Pflegende erlernen das Bobath-Konzept im Idealfall auf praktische Weise, z. B. in einem Bobath-Kurs: www.bobath-kurse.de

Beim **Mobilisieren** eines Schlaganfallpatienten beachtet die Pflegeassistentin die allgemeinen Grundsätze der Bewegungsförderung (S. 196). Sie selbst oder der Patient führt die stärker betroffenen Körperbereiche, damit auch auf der stärker betroffenen Seite normale Bewegungsmuster möglich werden. Die Pflegeassistentin wartet zunächst ab, wie weit der Patient alleine kommt, ehe sie unterstützend eingreift.

Selbst wenn die Pflegeassistentin die stärker betroffene Seite zunächst nur passiv mobilisiert, weist sie den Patienten auf seine zukünftigen Fähigkeiten hin: „Ich helfe Ihnen jetzt dabei, Ihr Bein aufzustellen."

Unter **Bridging** (Abb. 20.34) wird das Anheben des Beckens verstanden. Dabei handelt es sich um eine grundlegende Mobilisationsform im Bobath-Konzept. Die stärker betroffene Seite wird aktiv am Bewegungsablauf beteiligt, einem Spitzfuß wird vorgebeugt.

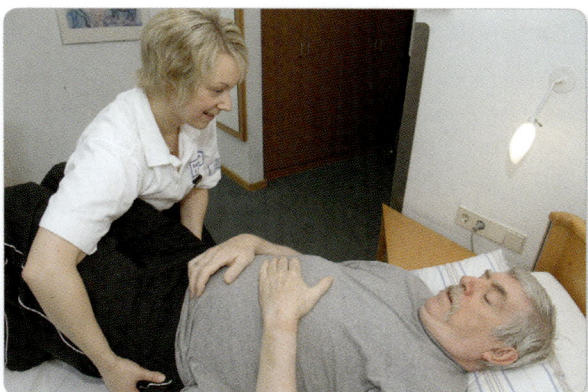

Abb. 20.34: Unterstützung beim Bridging

ACHTUNG Das Becken wird nur minimal angehoben. Bei zu hohem Kraftaufwand würde der Pflegebedürftige in eine unerwünschte Ausgleichsbewegung ausweichen.

20.4.4 Multiple Sklerose (MS)

DEFINITION **Multiple Sklerose:** entzündliche und demyelisierende (Zerstörung der Myelinschicht, S. 517) Erkrankung des Nervensystems, die sowohl das Gehirn als auch das Rückenmark betrifft.

Krankheitsentstehung

Die Multiple Sklerose beginnt meist im frühen Erwachsenenalter, sie gehört zu den Autoimmunerkrankungen, verläuft häufig in Schüben und zeigt sehr unterschiedliche Symptome. Sie ist gekennzeichnet durch **herdförmige Schäden** (Läsionen) im Gehirn und Rückenmark. Die Myelinscheiden (S. 517) und Gliazellen sind hier zerstört (Abb. 20.35). Die Isolierung und damit die Erregungsleitung der Nerven sind gestört. Dies führt zu **Ausfallerscheinungen** in Form von Lähmungen oder Sensibilitätsstörungen. Nach einem Schub können sich die Symptome teilweise oder vollständig zurückbilden. Der Patient kann dann ein nahezu normales Leben führen. Eine vollständige Heilung ist nicht möglich, die Multiple Sklerose zählt daher zu den **chronischen Krankheiten.**

Die Ursache der Multiplen Sklerose ist noch nicht genau bekannt. Vermutet wird eine Störung des Immunsystems, die sich gegen eigenes Gewebe richtet. Diskutiert werden auch Viruserkrankungen, Umweltfaktoren und Gendefekte als auslösende Ursachen.

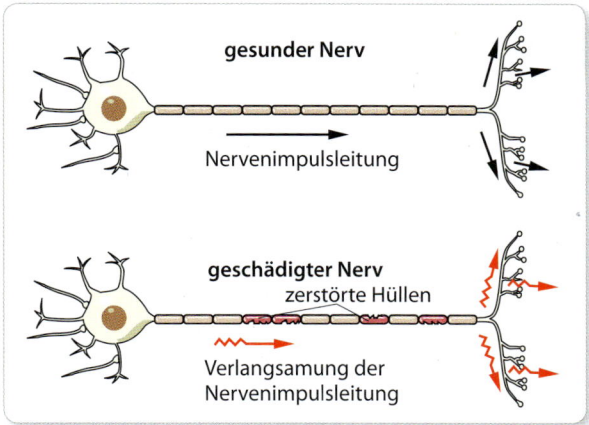

Abb. 20.35: Zerstörte Hüllzellen bei Multipler Sklerose

Folgende **Verlaufsformen** sind möglich:
- schubförmig remittierend, Beschwerden bilden sich zurück
- schubförmig progredient, fortschreitender Krankheitsverlauf
- primär chronisch-progredient, ohne Schübe langsam fortschreitend

Symptome

Die ersten Symptome treten meist im jungen Erwachsenenalter auf. Oft kommt es zu einzelnen, über viele Jahre gestaffelten Krankheitsschüben, die sehr unterschiedlich verlaufen.

Mögliche Symptome sind:
- Sehstörungen, z. B.
  - Doppelbilder
  - einseitige, innerhalb weniger Tage auftretende sehr starke Sehschwäche
  - Augenschmerzen
  - Lichtsensationen
- Störungen der Sensibilität, z. B. Taubheitsgefühl, und der Koordination der Bewegungen, z. B. verändertes Gangbild
- Schwindel
- massive Erschöpfung (Fatigue)

Diagnose

- Anamnese: Vorkommen der MS in der Familie, neurologische Symptome, Alltagsbeeinträchtigung
- körperliche Untersuchung
- MRT zur Darstellung entmyelinisierter Herde
- Lumbalpunktion und Liquoruntersuchung

Therapie

Unterschieden werden fünf Bereiche der Therapie:
- **Basistherapie** zur Veränderung der Immunreaktion
- **Therapie bei akutem Schub:** vor allem Kortisonpräparate und Blutwäsche
- **Rehabilitation und Prävention:** z. B. Physiotherapie, Ergotherapie, Ausdauertraining, Müdigkeitsmanagement (Fatiguetraining), Stressbewältigung, Selbsthilfetraining
- **symptomatische Therapie:**
  - Therapie der Harninkontinenz
  - Therapie der Muskelkrämpfe (Spastik)
  - Therapie der Abgeschlagenheit
  - Therapie der reaktiven Depression
- **Therapie-Eskalation,** wenn die Basistherapie versagt oder bei sehr starker MS

> **TIPP** Die Deutsche Multiple Sklerose Gesellschaft (DMSG) bietet eine Vielfalt an weiteren Informationen: www.dmsg.de

Wichtige Pflegemaßnahmen

Die Pflegemaßnahmen (aktivierende Pflege) richten sich nach der Schwere des Krankheitsschubs, dem Krankheitsverlauf und den damit verbundenen körperlichen Einschränkungen.

- Auf unerwünschte Wirkungen der Kortisontherapie achten, z. B. Schlafstörungen, Magen-Darm-Beschwerden, psychische Veränderungen, Hitzewallungen, Thrombosen mit Arm- oder Beinschwellung, Hüftschmerzen, Kopfschmerzen, entgleister Blutzuckerspiegel
- Auf unerwünschte Wirkungen der Basis- oder Eskalationstherapie achten, z. B. häufige Infekte, Stimmungsschwankungen, entzündete Injektionsorte, veränderte Vitalzeichen oder Bewusstseinsveränderungen
- Bei Alltagsaktivitäten unterstützen
- Sturzprophylaxe (S. 193)
- Umgang mit Hilfsmitteln, z. B. Gehhilfen, trainieren
- Psychosoziale Begleitung
- Anleitung zum regelmäßigen Bewegungstraining

20.4.5 Epilepsie

> **DEFINITION** **Epilepsie:** anfallartige Funktionsstörung des Gehirns in Form von Sprachstörungen, Bewusstseinsstörungen, Muskelverkrampfungen oder rhythmischen Zuckungen, die durch unkontrollierte elektrische Erregung von Nervenzellen ausgelöst werden.

Krankheitsentstehung

Bei der Epilepsie kommt es zu plötzlichen heftigen Erregungen der Gehirnzellen. Ursachen sind:
- fehlerhafte genetische Informationen in Kombination mit auslösenden Faktoren, z. B. Alkoholentzug, Stroboskoplicht (Lichtblitze in kurzen Abständen), psychischer Stress, Schlafentzug
- Schädigungen des Gehirns, z. B.:
  - Stoffwechselerkrankungen
  - Gehirntumoren
  - Schädel-Hirn-Trauma
  - Fehlbildungen
  - Hirnschädigungen durch Geburtskomplikationen

- Vergiftungen durch Alkohol, Drogenmissbrauch
- Schlaganfall

Bei einigen Epilepsien bleibt die Ursache unbekannt, es lässt sich keine unmittelbare Schädigung des Gehirns als Ursache für die Epilepsie nachweisen. [3]

Symptome

> **DEFINITION** **tonische Anfälle:** Verkrampfung einzelner Muskelgruppen.
>
> **klonische Anfälle:** länger anhaltende Zuckungen der Beugemuskeln von Armen und Beinen.
>
> Epileptische Anfälle können auch tonische und klonische Zeichen aufweisen.

Die Symptome einer Epilepsie äußern sich durch einen sogenannten epileptischen Anfall (Krampfanfall). Unterschieden werden:
- **großer Anfall** (Grand-Mal-Anfall):
  - betrifft das gesamte Gehirn
  - Vorstadium mit subjektiven Wahrnehmungen (Aura) und Reizbarkeit, Angespanntsein und Angst des Patienten
  - blitzartiges Einsetzen des Anfalls mit Sturz (tonischer Anfall)
  - verzerrtes Gesicht
  - weite, lichtstarre Pupillen
  - blasse Haut
  - Bewusstlosigkeit (S. 629)
  - Verkrampfung der Atemmuskulatur mit Sauerstoffmangel und Zyanose (klonische Phase)
  - rhythmische Zuckungen des gesamten Körpers
  - Schaumbildung vor dem Mund, ggf. Zungenbiss
  - Urin- und Stuhlabgang
  - Erschöpfungsstadium mit Tiefschlaf
- **fokaler Anfall**
  - betrifft nur Teile des Gehirns
  - Bewusstsein ist erhalten
  - einseitige Zuckungen, z. B. des Fingers, Fußes oder Gesichts
  - beginnt meist begrenzt, kann sich über die ganze Extremität oder den ganzen Körper zu einem großen Anfall ausbreiten
- **psychomotorischer Anfall**
  - plötzliches Gefühl der Unwirklichkeit, Fremdheit oder Angst
  - Geruchs-, Geschmacks- und Hörhalluzinationen
  - fortschreitende Bewusstseinseinengung bis Bewusstseinsverlust
  - automatische Bewegungen wie Schmatzen, Kauen, Schnüffeln, Husten oder z. B. Nestel- oder Zupfbewegungen
  - Augenverengung oder -erweiterung
  - Erblassen oder Erröten
  - Schweißausbruch
  - Speichelfluss
  - Harn- und Stuhldrang
  - Dauer bis zu zwei Minuten
- **Absenzen** (Abwesendsein)
  - bleiben häufig länger unbemerkt
  - Patient unterbricht einen Satz oder eine Tätigkeit für Sekunden, schaut durch sein Gegenüber hindurch, macht unvermittelt weiter

> **MERKE** Folgen Krampfanfälle so dicht aufeinander, dass sich der Patient dazwischen nicht mehr erholt, liegt ein **Status epilepticus** vor. Dieser greift, wenn er nicht behandelt wird, das Herz-Kreislauf-System stark an und kann bis zum Tod führen. Durch den Sauerstoffmangel im Gehirn, der während des Anfalls herrscht, kann das Gehirn Fähigkeiten verlieren. Die Pflegeassistentin informiert bei einem epileptischen Anfall die Pflegefachkraft.

Diagnose
- Anfallsanamnese: auslösende Faktoren, Verlauf des Anfalls und Gefühle nach dem Anfall, Fremdbeschreibung des Anfalls durch Verwandte/Freunde, die den Anfall beobachtet haben
- Anamnese von auslösenden Erkrankungen/Ursachen und bisher eingenommenen Medikamenten
- EEG
- MRT

Therapie

Die Therapie der Epilepsie besteht darin, mögliche Auslösefaktoren zu meiden und dämpfende Medikamente nach ärztlicher Anordnung einzusetzen. Auf diese Weise kommt es oft zu einer völligen Anfallsfreiheit. Bei einem Anfall erfolgt eine akute Therapie.

Wichtige Pflegemaßnahmen
- Vor Verletzungen, z. B. Sturz, schützen bzw. Verletzungsfolgen mildern, besonders den Kopf während des Anfalls weich lagern
- Medikamente nach Anordnung verabreichen, unerwünschte Wirkungen beobachten

- Bei der Anfallsselbstkontrolle unterstützen:
  - auslösende Faktoren, z. B. Überanstrengung, starker Stress, Angst, physikalische Reize wie extreme Farben oder Töne meiden
  - bei Ankündigung eines Anfalls durch erste Symptome auslösende Faktoren sofort abstellen
  - Informationen zur Selbsthilfe aushändigen

ACHTUNG Wegen der Gefahr von Knochenbrüchen hält die Pflegeassistentin den Patienten nicht fest!

20.4.6 Parkinsonkrankheit (Morbus Parkinson, Parkinson-Syndrom)

DEFINITION Parkinsonkrankheit: Sammelbegriff für Störungen von Bereichen des Stammhirns unterschiedlicher Ursachen, die zu Bewegungsstörungen wie Muskelsteifigkeit und verminderter Haltungsstabilität führen.

Krankheitsentstehung

Verschiedene Nervenzellverbände wirken anregend oder dämpfend auf Bewegung ein. Gesteuert werden sie von sogenannten **Neurotransmittern: Acetylcholin** und **Dopamin.** Bei der Parkinsonkrankheit sterben vermehrt Nervenzellen ab, die Dopamin produzieren. Es kommt zu einem Dopamin-Mangel und als Folge zu einem Ungleichgewicht von Acetylcholin und Dopamin. Der Einfluss des aktivierenden Acetylcholins überwiegt und die Bewegungskoordination gerät durcheinander. Die Krankheit ist anfangs nicht selten einseitig betont, sie schreitet mit der Zeit fort und führt zu Pflegebedürftigkeit.

Symptome
- Hypokinese
- Rigor, so bleibt z. B. auch im Liegen der Kopf oft nicht auf dem Kissen, sondern ist angehoben
- Tremor
- unwillkürliche Bewegungen sowohl der Mundpartie als auch der Gliedmaßen
- **On-off-Phänomen:** Der Patient ist zeitweilig gut beweglich (on), dann plötzlich aber in einem Zustand der Bewegungslosigkeit (off), der nach Minuten bis Stunden ebenso plötzlich beendet sein kann. Die extreme Ausprägung des Off-Phänomens wird als Parkinson-Krise bezeichnet. Sie ist sehr gefährlich für dne Patienten, wenn die Atmung eingeschränkt ist.
- verlangsamte, weniger fließende und weniger klare Sprache
- psychische Symptome in sehr unterschiedlicher Ausprägung, z. B. verlangsamtes Denken, Stimmungslabilität, Überempfindlichkeit, Depression
- Störungen des vegetativen Nervensystems, z. B. Kreislaufprobleme, starkes Schwitzen, vermehrter Harndrang, Verdauungsstörungen wie Völlegefühl, mangelndes sexuelles Verlangen, Erektionsstörungen

Die Symptome sind vielfältig, müssen aber nicht alle vorhanden sein.

Im Vordergrund steht fast immer die beeinträchtigte Bewegung. Plötzlich auftretende Bewegungen, z. B. beim Stolpern oder Aufstoßen einer Tür, die plötzlich nachgibt, kann der Patient nicht auffangen (Abb. 20.36). Er versucht, das Gleichgewicht mit kleinen, langsamen Schritten wiederherzustellen, was jedoch häufig misslingt. Als paradoxe Reaktion wird erlebt, dass der Patient unter dem Einfluss heftiger Emotionen kurzfristig rasch gehen oder flüssig und lebhaft sprechen kann.

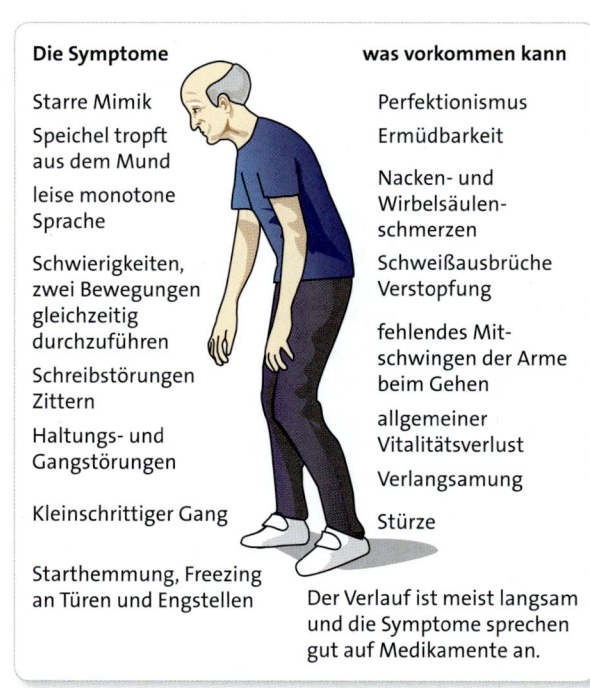

Abb. 20.36: Haltung des Parkinsonkranken

Diagnose
- Anamnese: Befragung der Angehörigen, die die Frühzeichen häufig zuerst bemerken
- körperliche Untersuchung: Veränderung im Gangbild, Tremor, Rigor, krankhafte Reflexe
- L-Dopa-Test: Besserung der Symptome bei Gabe von L-Dopa
- EMG (S. 634)

Therapie
- Medikamente, die den Abbau des Dopamins hemmen
- Medikamente, die die körpereigene Produktion von Dopamin fördern
- L-Dopa, Vorstufe des Dopamins, Nebenwirkungen können Verwirrtheitszustände sein
- Medikamente, die den Effekt des Acetylcholins hemmen
- Implantation eines Hirnschrittmachers
- Koordinationstraining, Gehübungen und gezielte Gymnastik
- Bäder und Massagen, um die Muskelstarre zu lindern

TIPP Die Deutsche Parkinson Vereinigung bietet viele weitergehende Informationen und auch Unterstützung für Patienten, z. B. durch Selbsthilfegruppen: www.parkinson-vereinigung.de

Wichtige Pflegemaßnahmen

Aktivierend pflegen
Im Vordergrund steht die Förderung der Selbstständigkeit. Die Pflegeassistentin führt alle Pflegemaßnahmen konsequent nach den Prinzipien der aktivierenden Pflege durch.

- Ausreichend Zeit und Ruhe einplanen, keinen Stress ausüben
- Sturzprophylaxe (S. 193)
- Kontrakturprophylaxe (S. 197) in Zusammenarbeit mit Physiotherapeut
- Festen Tagesablauf bieten
- Morgendliche Körperpflege erst nach der Medikamentengabe
- Ggf. kann es helfen, den Patienten bei bestimmten Tätigkeiten, z. B. am Waschbecken, allein zu lassen, denn das Gefühl, beobachtet zu werden, kann ihn in der Aktivität beeinträchtigen.
- Ablenkung vermeiden, Pflegetätigkeit ggf. später weiterführen

MERKE Die Pflegeassistentin begründet den Abbruch einer Pflegetätigkeit immer positiv, z. B. mit der Unruhe im Raum. Damit vermittelt sie dem Patienten, dass er den Abbruch nicht durch sein Verhalten verschuldet hat.

- Aktuelle Stimmung berücksichtigen, Stimmungsschwankungen durch stressarme, entspannungsfördernde Gespräche abfedern
- Durch erreichbare Nahziele motivieren, Leistungen loben
- Selbstwertgefühl stärken: Patient über seinen Alltag mitbestimmen lassen und geistig fordern
- **Bewegung fördern,** Bewegungsübungen in Absprache mit dem Physiotherapeuten:
  - Bewegungen im Rahmen der Pflege, z. B. vom Liegen in den Stand, schrittweise vorbesprechen, ggf. während der Bewegung mitsprechen
  - vor dem Aufstehen Beine anstellen, schließen, zu beiden Seiten bewegen, dabei auf Schmerzäußerungen achten, ggf. abbrechen
  - Bett zum Aufstehen so einstellen, dass beide Füße fest auf dem Boden stehen
  - zum Aufstehen Oberkörper nach vorn beugen, z. B. mit dem Hinweis „Die Nase will zum Boden."; dann Schwung holen („Eins und zwei und …")
- **Gehtraining:**
  - aufrechte Ausgangslage, Fersen fest auf dem Boden
  - Pflegeassistentin führt auf der Seite, zu der sich der Patient wegneigt
  - anleiten, die Fersen bewusst aufzusetzen und die Füße abzurollen
  - **Freezing:** An markanten Stellen, z. B. Türschwellen, kommt es zu Bewegungsblockaden, die durch gesprochene Kommandos, z. B. „… und Schritt" oder das bewusste Anheben des Beins beim nächsten Schritt gelöst werden können (Abb. 20.37).

ACHTUNG Beim Gehtraining achtet die Pflegeassistentin auf die besondere Sturzgefährdung.

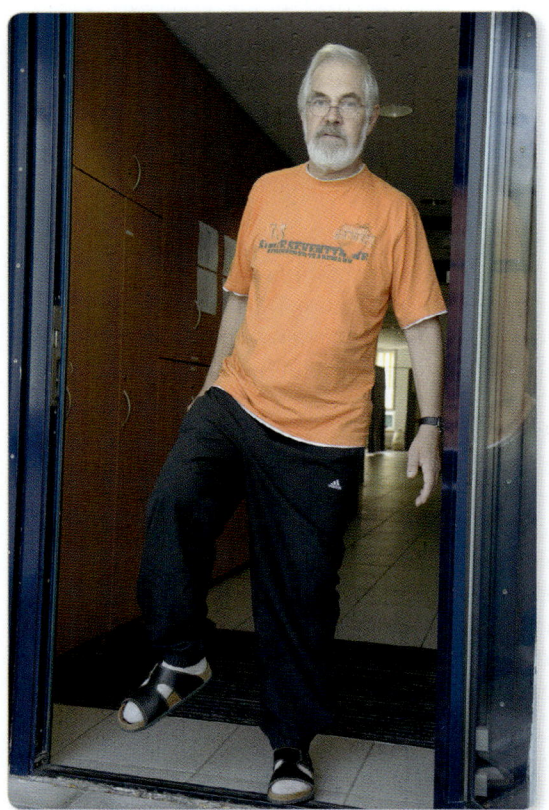

Abb. 20.37: Überwindung des Freezings an der Türschwelle

- **Nahrungsaufnahme** unterstützen:
  - Weg vom Teller zum Mund so kurz wie möglich halten
  - Tisch möglichst hoch einstellen
  - passenden Stuhl möglichst nah heranschieben
  - auf Wunsch Löffel statt Gabel reichen
  - Suppen wie Getränke im Becher reichen
  - Wärmeteller lässt mehr Zeit für warmes Essen
  - auf energiereiche Nahrung achten
  - erhöhtem Flüssigkeitsbedarf nachkommen: Trinkgefäße jedoch nur bis zur Hälfte füllen, um Verschütten zu vermeiden

> **ACHTUNG** Trinkgefäße regelmäßig nachfüllen und Patienten zum Trinken motivieren, z. B. durch Trinkrituale, Lieblingsgetränk. Der Flüssigkeitsbedarf kann zumindest zum Teil auch durch sehr flüssigkeitsreiche Speisen wie Suppen, Wassermelone, gedeckt werden.

- **Körperpflege** bei vermehrtem Schwitzen:
  - auf nicht zu warme Kleidung achten
  - ggf. häufigere Waschungen und Haarwäschen
  - Taschentuch für vermehrten Speichelfluss bereitlegen

- Auf unerwünschte Wirkungen von Medikamenten achten, z. B. Mundtrockenheit, Übelkeit, überschießende Bewegungen, Darmträgheit, und durch entsprechende Pflegemaßnahmen lindern
- Regelmäßig Vitalzeichen kontrollieren
- Angehörige informieren und einbeziehen

20.4.7 Depression

> **DEFINITION** **Depression:** anhaltende, deutlich gedrückte Stimmung und/oder Abnahme des Interesses für alltägliche oder gern ausgeübte Tätigkeiten.

Krankheitsentstehung

Jeder Mensch kennt Gefühle von Freude und Traurigkeit. Bei einer Depression hält eine schwere Niedergeschlagenheit jedoch über einen längeren Zeitraum an. Die Persönlichkeit des Patienten verändert sich. Auslöser einer Depression können sein:
- belastende Lebenssituationen, z. B. Verlust eines nahestehenden Menschen
- Streit mit nahestehenden Personen
- körperliche Faktoren, z. B. hormonelle Umstellung in der Menopause
- körperliche Erkrankungen, z. B. Schlaganfall, Parkinsonkrankheit, Demenz, Herzinfarkt, Schilddrüsenüberfunktion
- Medikamente gegen Hypertonie und Herzrhythmusstörungen
- Beruhigungsmittel, Alkohol

Depressionen verlaufen oft phasenhaft. Die einzelnen **Phasen** dauern etwa 6–9 Monate. Bei der Hälfte aller an einer Depression erkrankten Menschen folgen der ersten depressiven Phase weitere Phasen. Eine **chronische Depression** entwickelt sich besonders bei älteren Menschen und bei Menschen, die ungenügend in ein soziales Umfeld eingebunden sind.

Symptome

Häufig ist die Depression kombiniert mit Ängsten und dem Gefühl der Hoffnungslosigkeit. Weitere Symptome sind:
- gedrückte negative Stimmungslage
- Störungen des Antriebs bei oft gleichzeitig starker Unruhe
- verlangsamtes Denken und Handeln bei gestörter Konzentration und Aufmerksamkeit
- Grübeln und Gedankenkreisen

- Angstzustände
- geringe Belastbarkeit und schnelle Ermüdung
- leises, zögerndes Sprechen
- eingeschränkte Gestik und Mimik
- vermindertes Selbstwertgefühl
- Rückzug aus dem sozialen Leben
- ggf. abnehmendes Interesse an Haushaltsführung und Körperpflege

Nach einer erfolgreichen Behandlung verschwinden die Symptome wieder vollständig.

Häufige körperliche Begleiterscheinungen sind z. B.:
- Obstipation
- Kopfschmerzen
- Muskelkrämpfe
- Ohrgeräusche
- Übelkeit
- Schwindel
- Kreislaufstörungen
- Appetitmangel mit Gewichtsverlust
- Schlafstörungen mit frühmorgendlichem Erwachen
- Suizidgedanken

Diagnose

Da körperliche Erkrankungen und Medikamente zu Depressionen führen können, schließt der Arzt zunächst eventuelle andere Erkrankungen aus.
- Eigen- und Fremdanamnese der Stimmungslage
- Suizidgedanken einfühlsam erfragen
- Testung mit speziellen Fragebögen

Therapie

Je nach Schwere der Depression und Bestehen einer Suizidgefahr wird der Patient ambulant oder stationär behandelt. Weitere Rollen spielen die Persönlichkeit des Patienten und die Tragfähigkeit seines sozialen Umfelds.

Antidepressiva hellen die Stimmung auf und lösen Ängste. Sie eignen sich zur Akutbehandlung und schützen vor Rückfällen. Oft ermöglicht erst die medikamentöse Therapie den Zugang zum Patienten und macht eine **Psychotherapie** möglich.

Weitere Therapieansätze sind:
- Lichttherapie
- elektrische Stimulationen: eher bei schweren Fällen
- Schlafentzug
- Bewegung, Sport
- Teilnahme an Selbsthilfegruppen

Wichtige Pflegemaßnahmen

> **ACHTUNG** Depressive Menschen sind oft **suizidgefährdet,** gerade zu Beginn einer medikamentösen Therapie.

Die Pflegenden bauen eine vertrauensvolle Pflegebeziehung zum Patienten auf und unterstützen dessen Tagesgestaltung. Weitere Pflegemaßnahmen richten sich nach dem Schweregrad der Depression und der Therapie:
- Bei der regelmäßigen Einnahme der Antidepressiva unterstützen
- Vitalzeichen, Bewusstsein kontrollieren
- Unerwünschte Wirkungen beobachten, z. B.
  - Obstipation, Übelkeit, Erbrechen
  - Herz-Kreislauf-Störungen
  - Herzrhythmusstörungen
  - Schläfrigkeit, Schlafstörungen
  - Kopfschmerzen
  - Schwitzen, Angst und Unruhe
- Bei Alltagsaktivitäten unterstützen
- Selbstwertgefühl stärken: Gefühle ernst nehmen, zur Selbstpflege ermutigen
- Zuhören, wenn über Hoffnungslosigkeit gesprochen wird
- Aktivitäten anbieten und begleiten, zum Ausdauersport motivieren
- Fachinformationen von Selbsthilfegruppen weiterleiten

20.4.8 Abhängigkeitserkrankungen

> **DEFINITION** **stoffgebundene Abhängigkeit:** unbezwingbares Verlangen, eine Substanz einzunehmen, die die Psyche beeinflusst.
>
> **nicht stoffgebundene Abhängigkeit:** unbezwingbares Verlangen, abnorme Verhaltensweisen durchzuführen, z. B. Spielsucht, Sucht, Feuer zu legen.

Krankheitsentstehung

Unter **Suchtmitteln** werden Substanzen verstanden, die bei Einnahme die Wahrnehmung und Gefühle beeinflussen. Beispiele sind Alkohol, Kokain, Heroin, Crystal Meth, Stimulanzien, Koffein, Schlafmedikamente (Benzodiazepine), Nikotin oder flüchtige Lösungsmittel.

Aus zahlreichen Gründen, z. B. Gruppendruck, Verlust- bzw. Trennungserfahrung, Nachahmung von Vorbildern; anhaltende negative Emotionen wie Trauer, Wut, Angst oder aus einer depressiven Erkrankung, wächst der Wunsch, die Realität schnell und unkompliziert positiv zu verändern. Suchtmittel bieten dabei scheinbar eine gute Hilfe. Die regelmäßige Einnahme des Suchtmittels – mitunter reicht aber auch schon die einmalige Einnahme, z. B. bei Heroin oder Crystal Meth – führt in eine körperliche und/oder seelische Abhängigkeit. Es entsteht ein Teufelskreis der Sucht, der den Zwang zur Einnahme weiter verstärkt. Die Realität aber wird leider nur für kurze Zeit erträglicher, denn die Suchtmittel führen zu gesundheitlichen Schäden, Verlust des Berufs und sozialer Isolation.

Symptome
- extremes Gefühl der körperlichen und seelischen Abhängigkeit von einer entsprechenden Substanz
- verminderte Kontrolle über das eigene Verhalten
- Vernachlässigung beruflicher und sozialer Pflichten, ggf. mit Beschaffungskriminalität
- Verlust von Arbeit und sozialen Kontakten
- Realitätsverlust mit übersteigerten Emotionen
- Entzugserscheinungen in den Einnahmepausen, z. B. Unruhe, Tremor, Krampfanfälle, Tachykardie, Übelkeit und Erbrechen, Halluzinationen
- Verlangen nach Dosissteigerung
- Gefahr einer akuten Intoxikation (Vergiftung) mit Koma oder Herz-Kreislauf-Stillstand

Diagnose
- Eigen- und Fremdanamnese
- Urin-, Speichel-, Blut- und Haaruntersuchungen (Drogenscreening)
- körperliche Untersuchung auf Organschäden, z. B. Fettleber oder Leberzirrhose bei Alkoholmissbrauch

Therapie
- Eine persönliche Motivation, das Suchtmittel nicht mehr einnehmen zu wollen, ist unbedingt notwendig.
- Körperliche Entgiftung (physischer Entzug) über Tage bis Wochen unter medizinischer Aufsicht, ggf. mit medikamentöser Unterstützung
- Seelische Entwöhnung (psychischer Entzug): Wochen bis Monate mit medizinischen Kontrollen, Psychotherapie und Einschaltung des Sozialdienstes
- Nachbehandlung (lebenslang) mit dem Ziel der dauerhaften Enthaltsamkeit (Abstinenz) von der Substanz:
  - Wiedereingliederung in die soziale Gemeinschaft
  - Teilnahme an Selbsthilfegruppen
  - Wiedereingliederung ins Berufsleben
- Die Substitutionsbehandlung, z. B. Methadon bei Heroinabhängigkeit, ist psychiatrisch umstritten, wird aber noch durchgeführt.

> **TIPP** Bundesweite Sucht & Drogen Hotline unter: 01805 313031
>
> Informationsmaterial der Bundeszentrale für gesundheitliche Aufklärung: www.bzga.de

Wichtige Pflegemaßnahmen
- Aufbau einer vertrauensvollen Pflegebeziehung
- Motivation für den Entzug unterstützen
- Ersatzmedikamente nach ärztlicher Anordnung verabreichen, unerwünschte Wirkungen beobachten
- Beim körperlichen Entzug
  - Vitalzeichen, Bewusstsein und Kreislaufprobleme beobachten
  - bei Übelkeit und Erbrechen unterstützen
  - Flüssigkeitshaushalt überwachen (Bilanzierung), nach Anordnung ausgleichen
  - vor Selbst- und Fremdgefährdung schützen
- Bei der Entwöhnung unterstützen:
  - Familienangehörige einbeziehen
  - Kontakt zu Selbsthilfegruppen vermitteln

20.4.9 Neuralgien (Nervenschmerzen)

> **DEFINITION** **Neuralgie:** quälender Schmerz im Bereich eines Nervenstrangs, der als stechend oder bohrend empfunden wird und sich sehr häufig am Tag wiederholen kann.

Krankheitsentstehung

Eine der häufigsten Neuralgien ist die Störung im Bereich des N. trigeminus (V. Hirnnerv, Abb. 20.38), die sogenannte **Trigeminusneuralgie.** Die Ursache der Trigeminusneuralgie ist meist nicht zu klären, teilweise werden Gefäßveränderungen im Hirnstamm festgestellt. Eine weitere Neuralgie ist z. B. die **Post-Zoster-Neuralgie.** Voraussetzung für diese ist eine vorangegangene Zoster-Erkrankung (Gürtelrose).

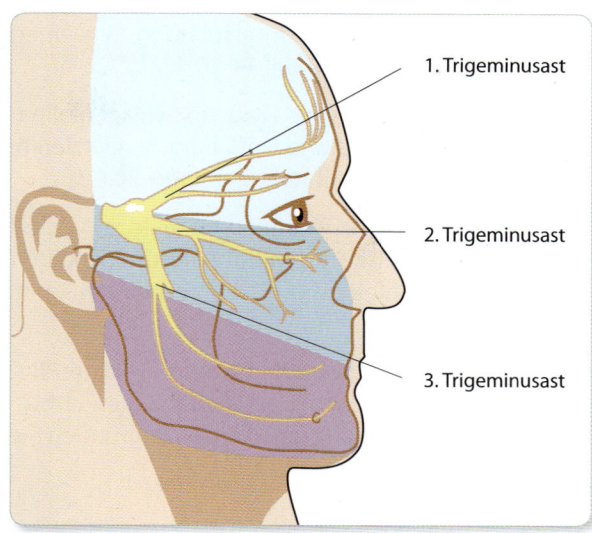

Abb. 20.38: Versorgungsgebiet des N. trigeminus

Symptome

Symptome der Trigeminusneuralgie sind:
- einseitige, heftigste, als messerstichartig beschriebene Gesichtsschmerzen, von sekundenlanger Dauer
- Auslöser der Gesichtsschmerzen sind z. B. Bewegungen des Mundes beim Sprechen, Kauen oder Schlucken oder leichte Berührungen, z. B. beim Rasieren oder Zähneputzen.

Von einer Post-Zoster-Neuralgie spricht man, wenn die Schmerzen in dem Bereich, der vom Zoster betroffen war, länger als vier Wochen andauern.

Diagnose

- Schmerzanamnese (S. 206) und Führen eines Schmerztagebuchs
- körperliche Untersuchung:
  - Fehlstellungen am Skelett
  - krankhafte Reflexe, Bewegungsstörungen, Sensibilitätsstörungen (Berührung, Wärme-Kälteempfinden, Tastempfinden)

Therapie

Im Vordergrund der Therapie einer Neuralgie steht stets die Schmerzbehandlung, die vom Arzt verordnet wird.
- Kombination der medikamentösen Schmerztherapie mit psychologischen Verfahren, z. B. Autogenes Training, Achtsamkeitsübungen, oder mit physikalischen Maßnahmen oder mit komplementären Verfahren, z. B. Akupunktur
- Antiepileptika verhindern eine zu starke Reizung der Nervenbahnen
- Antidepressiva wirken auch schmerzlindernd

Wichtige Pflegemaßnahmen
- Schmerzmanagement (S. 204)
- Folgen der Schmerzen wie Bewegungsmangel, Motivationsverlust, Appetitmangel beobachten, dokumentieren und die Pflegeexpertin informieren

20.5 Anker zum Kapitel

- Das Nervensystem stellt den Kontakt zur Umwelt her, ist die Steuerzentrale für Organe und Muskeln und ermöglicht Sprache, Denken, Fühlen und Bewusstsein.
- Das Nervensystem ist vom Aufbau unterteilt in das zentrale Nervensystem (Gehirn und Rückenmark) und das periphere Nervensystem.
- In der Funktion unterscheidet man das körperliche (somatische) und das vegetative (unbewusst ablaufende) Nervensystem.
- Ein plötzlicher Bewusstseinsverlust ist immer ein Notfall.
- Ausreichender erholsamer Schlaf fördert die Gesundheit, das Lernen und die Konzentration am Tag.
- Erkrankungen im Nervensystem können je nach Schädigung Körperfunktionen empfindlich beeinträchtigen.
- In der Pflege müssen also alle Körperfunktionen beobachtet werden.
- Ein Nervenarzt wird Neurologe genannt.

20.6 Wissen festigen und vertiefen

1. Erklären Sie, warum ein Sauerstoffmangel für das Gehirn so gefährlich ist. (→ 20.1.2)
2. Beschreiben Sie eine chemische Kontaktstelle (Synapse). (→ 20.2.1)
3. Nennen Sie die Schlafphase, in der die größte körperliche Erholung stattfindet. (→ 20.2.5)
4. Nennen Sie vier Fragen, mit denen Sie prüfen können, ob ein Mensch bei klarem Bewusstsein ist. (→ 20.3.1)

5. Nennen Sie acht Punkte der Schlafanamnese. (→ 20.3.2)

6. Erklären Sie, warum Schichtdienst zu Schlafproblemen führen kann. (→ 20.3.2)

7. Nennen Sie Gründe für die Aufnahme eines Menschen in ein Pflegeheim. (→ 20.3.2)

8. Erklären Sie die Begriffe Aphasie und Dysarthrie. Warum ist umgehend der Arzt zu benachrichtigen, wenn diese plötzlich auftreten? (→ 20.3.3)

9. Erläutern Sie, bei welchen Pflegebedürftigen Sie die Basale Stimulation® anwenden können und welches Ziel sie hat. (→ 20.4.2)

10. Erklären Sie Ihr Vorgehen bei der anregenden und beruhigenden Waschung im Sinne der Basalen Stimulation®. (→ 20.4.2)

11. Erklären Sie die FAST-Untersuchung, um einen Schlaganfall zu erkennen. (→ 20.4.3)

12. Nennen Sie den Ort, wo Sie beim Schlaganfallpatienten Urinflasche und Notfallglocke platzieren, und begründen Sie Ihre Aussage. (→ 20.4.3)

13. Nennen Sie die Bezeichnung für viele, in rascher Folge auftretende Krampfanfälle und erklären Sie, welche Folgen dieser Zustand haben kann. (→ 20.4.5)

14. Erläutern Sie Ihr Vorgehen, wenn Sie eine Pflegetätigkeit mit einem Parkinsonkranken abbrechen, weil es im Raum z. B. laut ist. Begründen Sie Ihr Vorgehen. (→ 20.4.6)

21 Demenz und Delir

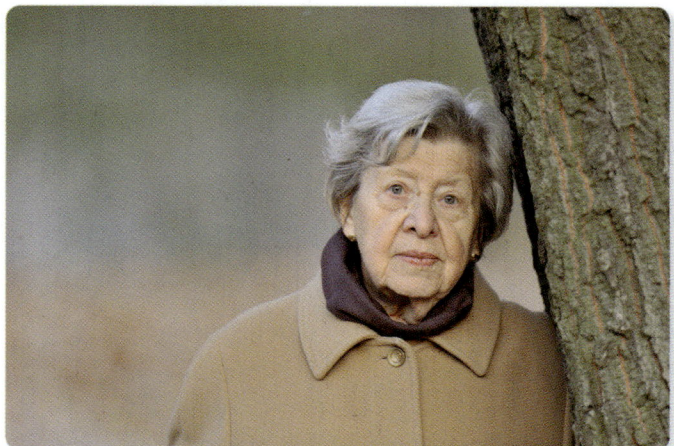

Grundlagen
- Häufigkeit von demenziellen Erkrankungen
- Ursachen und Symptome für Demenz und Delir
- Beobachtungsmerkmale
- Diagnose Demenz und Delir
- Therapiemöglichkeiten
- Pflegemaßnahmen

Pflegeassistenten

- erkennen die Symptome einer Demenz und eines Delirs
- können Menschen mit Demenz und Delir einfühlsam begleiten
- können mit herausforderndem Verhalten umgehen

… haben Kenntnisse zu
- den wichtigsten diagnostischen und therapeutischen Maßnahmen
- den wichtigen Pflegemaßnahmen bei demenziellen Erkrankungen
- Umgang mit Gewalt (S. 41–43)
- dem Umgang mit freiheitsentziehenden Maßnahmen

… unterstützen erkrankte Menschen und deren Angehörige
- im Erkennen wichtiger Symptome
- im Verstehen der Erkrankung und deren Auswirkungen
- in einer wertschätzenden Kommunikation
- in der Pflege von Patienten mit Demenz und einem Delir
- in der Planung einer häuslichen Pflege
- bei der Auswahl vorbeugender Maßnahmen

> „Ich weiß, dass es unverzeihlich ist", berichtete die Frau unter Tränen. „So etwas tut man nicht." Sie tat es trotzdem immer wieder: Sie schlug ihre alte, verwirrte Mutter, wenn diese widersprach oder nicht gehorchen wollte oder wenn sie wieder in Schlappen und Morgenmantel beim Bäcker nebenan gewesen war. Immer dann, wenn sie noch stärker überfordert war als üblich mit der Betreuung der kranken Frau. [4]

Aufgaben
Warum hat die Tochter ihre Mutter wiederholt geschlagen? Diskutieren Sie die Frage in einer Kleingruppe.
Beschreiben Sie eine ähnliche Situation, die möglicherweise von Ihnen beobachtet wurde.
Überlegen Sie alternative Verhaltensweisen, die Sie der Tochter als Tipp geben können.

21.1 Demenz

Demenz ist der Oberbegriff für Erkrankungen, die das Denken, Erinnern, die Orientierung und das Verknüpfen von Denkinhalten einschränken und die dazu führen, dass alltägliche Handlungen nicht mehr selbstständig durchgeführt werden können.

Häufigkeit und Bedeutung

Aktuell sind über 1,2 Millionen Menschen in Deutschland an einer Demenz erkrankt. Die Anzahl der Neuerkrankungen an Demenz werden in Deutschland auf ca. 244 000 pro Jahr geschätzt. Mit einem Alter von 80 Jahren ist derzeit jeder Sechste von einer demenziellen Erkrankung betroffen. Frauen erkranken nach derzeitigem Stand häufiger als Männer. Einige Wissenschaftler schätzen, dass sich die Zahl in den nächsten 35 Jahren verdoppeln wird.

Das schwere Stadium der Demenz ist häufig durch vollständige Hilflosigkeit und Abhängigkeit von der Familie und anderen Menschen bestimmt. Auch das Risiko von Begleiterkrankungen ist erhöht und die Lebenserwartung ist verkürzt. Deshalb sind Demenzen bei den Betroffenen und den Angehörigen von Ängsten begleitet. Die emotionale und körperliche Belastung von Angehörigen und Pflegenden ist als besonders hoch einzustufen. Deshalb haben auch pflegende Angehörige ein erhöhtes Risiko, körperlich oder psychisch zu erkranken, und sollten im pflegerischen Prozess Beachtung finden. [3]

Da für Demenzerkrankungen bisher keine absolute Heilung möglich ist, sind die Betroffenen in besonders hohem Maß pflegebedürftig und von Mittelverknappungen und Unterversorgung bedroht. Die Pflegestufen-Reform 2017 (S. 52) soll eine Verbesserung in der Pflege bewirken.

21.1.1 Krankheitsentstehung – primäre und sekundäre Demenzformen

DEFINITION **Primäre Demenzen (80–90 % aller Demenzen)**
Bei den primären Demenzen handelt es sich um Demenzerkrankungen, bei denen das Gehirn das zuerst betroffene und erkrankte Organ ist. Unter den primären Demenzen werden wiederum je nach Ursache unterschieden:
- **degenerative Demenzen** (durch Abbau des Hirngewebes): etwa 60–70 %, die Alzheimerkrankheit ist die häufigste Ursache
- **vaskuläre Demenzen** (durch Blutgefäßschäden): etwa 15–20 %, z. B. Lewy-Körperchen-Demenz, frontotemporale Demenz, Multiinfarktdemenz, Mischformen

Sekundäre Demenzen (etwa 10 % aller Demenzen)
Bei diesen Demenzformen treten die geistigen Beeinträchtigungen als Folgeerscheinung einer anderen fortgeschrittenen organischen Erkrankung auf, z. B.
- Stoffwechselerkrankungen, z. B. Unterfunktion der Schilddrüse
- Vergiftungen, Medikamentenmissbrauch, Alkoholabusus
- Autoimmunerkrankungen
- Morbus Parkinson
- Gehirntumor

MERKE Wenn ein **Delir** übersehen wird, kann sich eine Demenz verschlimmern.

Primäre Demenzformen

Im Verlauf der **primären Demenzformen** gehen aus noch teilweise unbekannten Gründen Nervenzellen im Gehirn allmählich zugrunde. Immer mehr Nervenzellen im Gehirn funktionieren nicht mehr richtig und führen dann zu den Einschränkungen der Gehirnleistungen.

Demenz bei Alzheimerkrankheit

Die **Alzheimerkrankheit** ist die häufigste Ursache einer Demenz. Sie ist durch einen langsam fortschreitenden Verlust von Nervenzellen gekennzeichnet, der bevorzugt den Schläfenlappen und Scheitellappen im Gehirn befällt. Diese Bereiche im Gehirn sind wichtig für Gedächtnisleistungen, Sprache und Orientierungsfähigkeit. Es gibt aber auch seltenere Varianten der Alzheimerkrankheit, bei denen andere Gehirnbereiche betroffen sind. Beim Verlust der Nervenzellfunktion sind Eiweiße beteiligt, die sich in den Zellen ablagern. Zusätzlich ist eine veränderte Konzentration bestimmter Botenstoffe (Neurotransmitter) im Gehirn zu beobachten, welche die Übertragung von Reizen im Gehirn erheblich beeinträchtigen.

Da die Gene eine Rolle für die Alzheimerkrankheit spielen, tritt die Krankheit gehäuft familiär auf.

Lewy-Körperchen-Demenz

Die **Lewy-Körperchen-Demenz** ist der Alzheimerkrankheit sehr ähnlich und kommt in etwa 10 % der Fälle als Ursache in Betracht. In den Nervenzellen der Großhirnrinde lassen sich Lewy-Körperchen nachweisen. Das sind runde Einschlüsse in der Zellflüssigkeit von Nervenzellen, die aus nicht normalen Eiweißen bestehen. Diese abnormalen Eiweiße verursachen die Funktionsstörungen in der Informationsverarbeitung.

Frontotemporale Demenz (Erkrankungen Stirnhirn)

Bei der **frontotemporalen Demenz (FTD)**, welche auch schon in früheren Lebensjahren auftreten kann, beginnt der Abbau von Nervenzellen zunächst im Stirn- und Schläfenbereich (Temporal- und Frontallappen des Gehirns). In diesen Gehirnregionen werden auch Emotionen und das Sozialverhalten gesteuert. Daher beginnt die Erkrankung häufig mit Veränderungen der Persönlichkeit und des sozialen Verhaltens. Zu den Symptomen zählen Aggressivität, Distanzlosigkeit, Motivationsverlust, maßloses Essen sowie Wortfindungsstörungen, Sprachverständnisstörungen, aus welchen sich ein völliges Verstummen entwickeln kann. Erst im weiteren Verlauf kommt es zu Beeinträchtigungen des Gedächtnisses. Da die genannten Symptome auch bei anderen psychischen Störungen wie Depression, Burn-out-Syndrom oder affektiven Störungen auftreten können, ist die Stellung der Diagnose schwierig. Bei dieser Demenzform zeigt ein Teil der Betroffenen wenig Krankheitseinsicht und Motivation, eine Therapie durchzuführen. Die medikamentöse Therapie hat zum Ziel, die Verhaltensauffälligkeiten der Patienten abzuschwächen.

Multiinfarktdemenz

Bei der Multiinfarktdemenz verstopfen viele kleinere Blutgefäße im Gehirn. Zu diesen Gerinnseln kommt es in vielen Fällen aufgrund einer Schädigung der Blutgefäße durch Arteriosklerose (S. 295). Die Verstopfungen lösen einen Sauerstoffmangel in den betroffenen Gehirnregionen aus, der wiederum das Absterben einzelner Gehirnzellen auslöst.

Mischformen

Es besteht auch die Möglichkeit, dass bezüglich der genannten Ursachen **Mischformen** auftreten. Es liegt z. B. bei manchen Patienten eine Alzheimerkrankheit in Kombination mit einer Gefäßerkrankung vor (gemischte Demenz).

Sekundäre Demenzformen

Bei den **sekundären Demenzen** werden die Einschränkungen des Gehirns durch Erkrankungen ausgelöst, die ganz andere Ursachen und Verläufe haben (S. 552). Die Demenz tritt dann, neben weiteren klinischen Zeichen, im Verlauf der Grunderkrankung auf. Diese Erkrankungen sind, anders als bei der primären Demenz, teilweise heilbar. Mit der erfolgreichen Therapie der Grunderkrankung lindern sich dann auch die Demenzsymptome. Die Früherkennung der Grunderkrankung ist für den Heilungserfolg von großer Bedeutung. Beispielsweise bei einem rechtzeitigen Alkoholentzug oder der rechtzeitigen Therapie einer Schilddrüsenunterfunktion verschwinden auch die geistigen Einschränkungen wieder.

Schweregrade

Bei der Demenz werden ergänzend zu den verschiedenen Ursachen **drei Schweregrade** unterschieden. Tab. 21.1 zeigt die verschiedenen **Schweregrade** der Demenz.

21.1.2 Symptome

Folgende **Symptome** können auf eine beginnende **Demenzerkrankung** hinweisen:
- abnehmende Fähigkeit, neue Informationen zu behalten
- Störung des Denkens
- Störung der Urteilsfähigkeit
- Orientierungsstörung
- Persönlichkeitsstörung
- Antriebslosigkeit
- gestörtes Sozialverhalten

Da auch ein gesunder Mensch gelegentlich etwas vergisst, dauert es, bis dem Erkrankten oder seinen Angehörigen die Symptome bewusst werden. Nicht selten möchten der Erkrankte und seine Angehörigen nicht wahrhaben, dass die zunehmende Vergesslichkeit, die Orientierungsprobleme und ein auffälliges Sozialverhalten krankhaft und nicht mehr selbst steuerbar sind. Die Anzahl und Stärke der Symptome nehmen nach und nach zu.

Neben den oben genannten **Symptomen** der Demenz stehen bei der **Alzheimerkrankheit** im Vordergrund:

- Unruhe
- Wortfindungsstörungen
- Stimmungsschwankungen
- Einbußen in familiären, sozialen und beruflichen Fähigkeiten
- Unfähigkeit zu planen, zu organisieren und Reihenfolgen einzuhalten

Deutliche Zeichen für eine **Lewy-Körperchen-Demenz** sind:
- starke Schwankungen in der Denkleistung und der Aufmerksamkeit
- unwillkürliches Zittern der Hände
- Steifigkeit der Bewegungen
- zeitweise optische Halluzinationen
- Schwankungen der Wachheit im Tagesverlauf

Die **Symptome** der **Multiinfarktdemenz** richten sich, neben den o. g. Symptomen für eine Demenz, vor allem danach, welches Hirnareal unterversorgt wurde. Auftreten können:
- Lähmungen
- verschiedene Arten von Sprachstörungen
- Störungen der Bewegungssteuerung
- ausgeprägtes Ruhezittern
- epileptische Anfälle

Zusätzlich können bei **allen Demenzformen** Veränderungen
- der sozialen Verhaltensweisen,
- der Impulskontrolle,
- des Antriebs,
- der Stimmung oder
- des Wirklichkeitsbezugs hinzukommen.

Schweregrad	Geistige Leistung/Kognition (Erkennen/Wahrneh-mung)	Lebensführung	Störungen von Antrieb und Verhalten
Leicht	Komplizierte Aufgaben des täglichen Lebens und Freizeitbeschäftigungen können nicht ausgeführt werden. Es bestehen Gedächtnis-probleme.	Die selbstständige Lebensführung und zeitliche Orientierung sind eingeschränkt, aber ein unabhängiges Leben ist noch möglich.	• fehlende Spontaneität • Depression • Antriebsmangel • Reizbarkeit • labile Stimmung
Mittel	Einfache Tätigkeiten sind noch möglich, andere werden nicht mehr vollständig oder unangemessen ausgeführt. Der Pflegebedürftige ist zeitlich und räumlich desorientiert, hat Sprachstörungen und erkennt Gegenstände und Personen nicht zuverlässig.	Der Pflegebedürftige ist auf fremde Hilfe angewiesen und kann dadurch noch teilweise selbstständig sein Leben führen.	• Unruhe • Wutausbrüche • aggressives Verhalten
Schwer	Gedankengänge können nicht mehr nachvollziehbar dargestellt werden. Gedächtnis und Sprechfähigkeit fehlen quasi komplett.	Der Pflegebedürftige kann nicht mehr selbstständig leben.	• Unruhe • Nesteln • Schreien • gestörter Tag-Nacht-Rhythmus

Tab. 21.1: Schweregrade der Demenz [1, 2]

Auch psychische Beeinträchtigungen wie Unruhe, Angstzustände oder Depression können auftreten.

> **MERKE** Im Gegensatz zu einem akuten Verwirrtheitszustand (Delir) und der Depression ist bei einer Demenz die Bewusstseinslage (Reaktionsfähigkeit, Wachheit) nicht extrem verändert.

21.1.3 Diagnose

Anamnese und körperliche Untersuchung

In der **Anamnese** ist auf die Ernährungssituation, geistige Einschränkungen und auf eine mögliche Sturzgefahr zu achten. Der Arzt stellt gezielte Fragen, z. B. wie der Erkrankte Alltagsaufgaben im häuslichen und außerhäuslichen Bereich bewältigen kann und ob bzw. welche Probleme es ggf. in der Kommunikation und Stimmung gibt. Auch ein Alkoholmissbrauch wird abgeklärt. Besonders wird auf Herz-Kreislauf-Erkrankungen (KHK, art. Hypertonus), Stoffwechselerkrankungen (z. B. Diabetes mellitus) oder hormonelle Erkrankungen (z. B. Hypothyreose) geachtet, da diese ein erhöhtes Risiko für eine Demenz bilden. Eine Hör- und Sehschwäche sollte abgeklärt werden.

Psychometrische Tests

Psychometrische Tests sind Tests, mit deren Hilfe Verhaltensweisen in standardisierten und künstlich erzeugten Situationen erhoben werden.
- Mit dem sogenannten **Mini-Mental-Status-Test** schätzt der Arzt verschiedene Bereiche ein, z. B. Orientierung, Sprache, Rechnen, Lesen, Gedächtnis.
- Ergänzend kann der **Uhrentest** durchgeführt werden.

Liquor-Diagnostik

Der Liquor (Nervenwasser) wird durch eine **Liquor-Punktion** entnommen, um entzündliche Hirnerkrankungen auszuschließen.

Magnetresonanztomografie (MRT) und Computertomografie (CT)

Hirninfarkte können im **CT** (S. 593) sowie im **MRT** (S. 594) dargestellt werden. Auf diese Weise kann während der Diagnostik geklärt werden, ob es sich bei der Demenz um die Alzheimerkrankheit, eine Multiinfarktdemenz oder um eine sekundäre Demenz handelt.

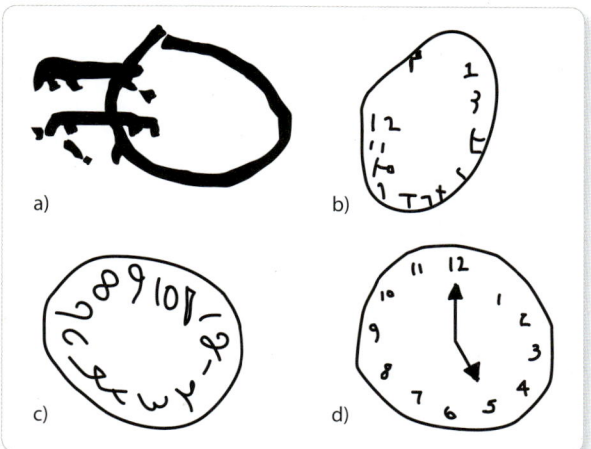

Abb. 21.1: Uhrentest:
a) 0–2 Punkte (je nachdem, ob man die 2 Striche als Zeiger wertet oder nicht
b) 2 Punkt
c) 5 Punkte (Zifferblatt etwas nach rechts verschoben)
d) 7 Punkte (Zeit nicht richtig eingetragen)

Frühdiagnostik

Die **Frühdiagnostik** der Alzheimerkrankheit beim Auftreten von leichten Gedächtnisstörungen ist sinnvoll, damit auch nachgewiesen werden kann, dass keine Einschränkungen der Gehirnleistung vorliegen, die für das entsprechende Alter untypisch sind. Dadurch lassen sich entsprechende Sorgen minimieren. Zur Frühdiagnostik werden Gedächtnistests mit Biomarkern und bildgebenden Verfahren kombiniert.

Differenzialdiagnose

Abzugrenzen ist die Demenz vom
- Delir und
- Depression.

Oft sind Delir und Demenz nicht sicher abzugrenzen und können erst im Verlauf der Erkrankung voneinander unterschieden werden. Vereinfacht werden Unterschiede in Tab. 21.2 genannt.

Die Abgrenzung zwischen Demenz und Depression (S. 546) ist nicht immer deutlich erkennbar. Bei der Diagnostik können einfache Fragebögen helfen, um eine Depression festzustellen. Demenziell bedingte Erkrankungen gehen mit Desorientierung einher, wogegen sich depressive Menschen orientieren können. Datum und Uhrzeit werden in der Regel korrekt angegeben.

Auch eine Schizophrenie sollte ausgeschlossen werden.

Demenz und Delir

Unterschiede zwischen Demenz und Delir		
Störungsbeginn	Delir	Demenz
Symptomdauer	aktu, häufig nachts	schleichend
Störung im Tagesablauf	Stunden bis Tage	Jahre
Orientierung	eher unauffällig, v. a. zeitliche Desorientierung	häufig
Sprache	inkohärent, Redefluss gesteigert oder reduziert	Verarmung, Wortfindungsstörungen
Wahn/Halluzination	meist visuell und/oder auditiv	selten
Psychomotorik	ruhelos oder hypoaktiv	meist unauffällig
Schlaf-Wach-rhythmus	Tagesschläfrigkeit, Albträume	eher nächtliche Unruhe
körperliche Symptome	vegetative Symptome	meist keine

Tab. 21.2: Unterschiede zwischen Demenz und Delir

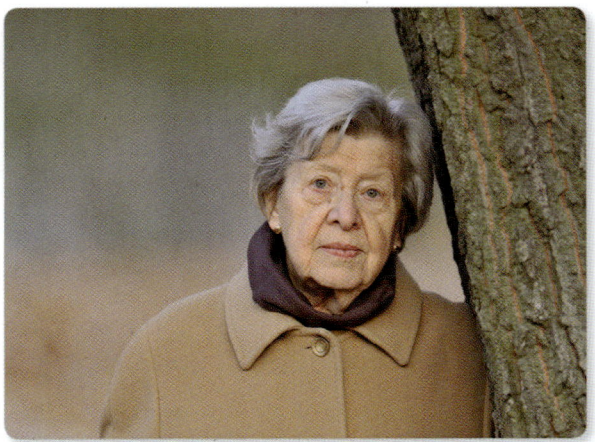

Abb. 21.2: In einem frühen Stadium der Demenzerkrankung ist oft noch keine pflegerische Unterstützung notwendig. Die Pflegeassistenz ist sich bei ihrer späteren Versorgung der Patientin jedoch bewusst, dass sie – nach der Diagnose – eine schwierige Zeit gehabt hat.

Prädiktiver Gentest

Wenn bei einem Demenzerkrankten eine **genetische Veränderung** nachgewiesen wurde, können auch die gesunden Geschwister und Kinder genetisch untersucht werden.

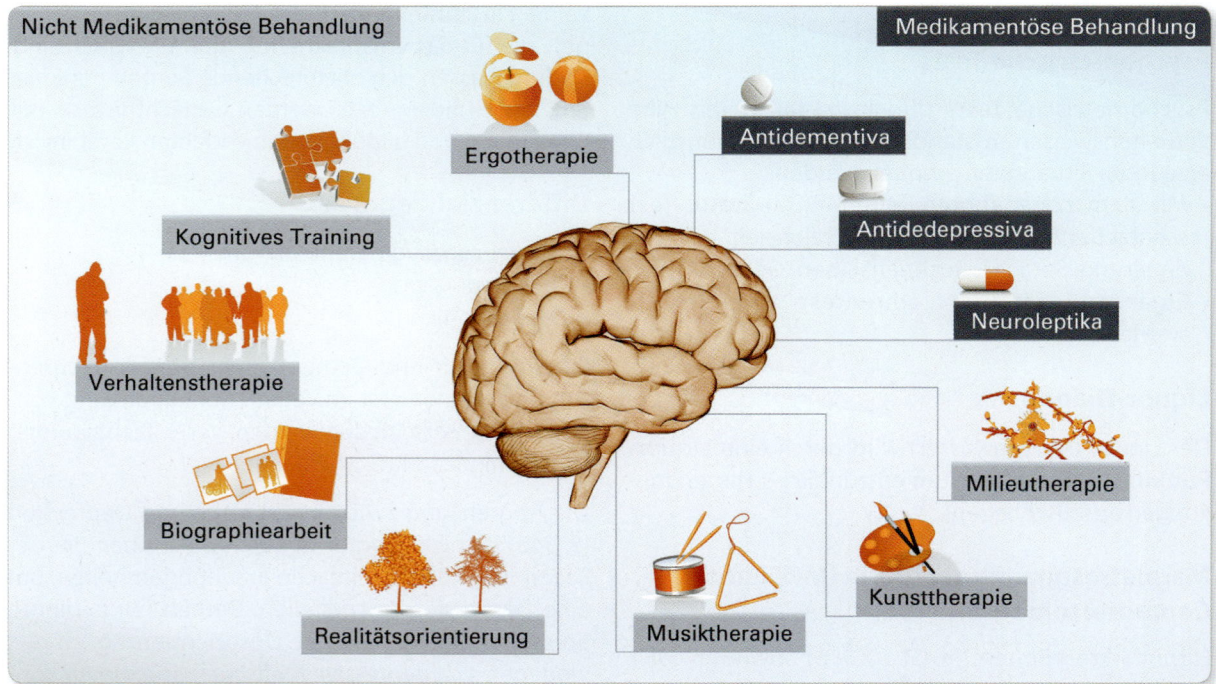

Abb. 21.3: Es gibt zahlreiche Therapieformen, die für die Behandlung von Demenzen infrage kommen. Die Grafik zeigt eine Auswahl. Welche Therapien der Arzt oder die Ärztin empfiehlt, ist von Patient zu Patientin unterschiedlich. Oft verspricht aber ein Mix aus verschiedenen Methoden den größten Erfolg.

Demenz

21.1.4 Therapie

Therapie der Demenz bei Alzheimerkrankheit

Die **Therapie** kann in zwei große Bereiche eingeteilt werden (Abb. 21.3)
- die **medikamentöse Behandlung** und
- die **psychosoziale Behandlung** für Betroffene und Angehörige

Die medikamentöse Behandlung

- **Acetylcholinesterase-Hemmer**: Durch den Untergang von Nervenzellen entsteht ein Mangel an Acetylcholin. Dieser Botenstoff (Neurotransmitter) vermittelt zwischen Nerven- und Muskelfaser und steuert viele Körperfunktionen. Ein Mangel des Botenstoffs verursacht viele Störungen, die bei einer Demenz zu beobachten sind. Durch die Arzneimittel (Acetylcholinesterase-Hemmer) wird die Konzentration des Botenstoffs wieder erhöht. Die folgenden Nebenwirkungen sollten beachtet werden: Erbrechen, Schwindel, Durchfall, Appetitlosigkeit und Kopfschmerzen.
- **Memantin**: schützt vor dem Einstrom von Glutamat (auch ein Botenstoff) in die Nervenzellen, denn zu viel Glutamat kann die Nervenzellen schädigen. Einige Studien zeigen, dass sich Denkprozesse wie Lern- und Merkfähigkeit und Alltagsfunktionen unter der Therapie über einen gewissen Zeitraum etwas verbessern können. Bei Nierenproblemen sollte das Medikament nicht eingenommen werden.

Die folgenden Nebenwirkungen sollten bei der Anwendung von Antidementiva beachtet werden: Schwindel, Kopfschmerzen, Schläfrigkeit, Magenbeschwerden, Übelkeit/Erbrechen, Obstipation und erhöhter Blutdruck.

Die Medikation sollte regelmäßig mithilfe des **Mini-Mental-Status-Tests** überprüft werden.

Ergänzend erfolgt eine medikamentöse Therapie der psychischen und verhaltensauffälligen Symptome.

Psychosoziale Behandlung für Betroffene und Angehörige

- **allgemeine Therapie**:
  - Langsamer Aufbau eines strukturierten Tagesablaufs in vertrauter Wohnumgebung mit konstanten Bezugspersonen
  - Soziotherapie: Motivierungsarbeit, strukturierende Trainingsmaßnahmen
- **geistig-aktivierende Verfahren**:
  - Gedächtnistraining, Sprachübungen
  - Bewegungstherapie und körperliche Aktivität (Koordinationsübungen und Ausdauertraining)
  - Ergotherapie: Selbstständigkeits- und Selbsthilfetraining
  - Physiotherapie
  - Basale Stimulation® (S. 534)
  - Milieugestaltung: Wohnumfeld sicher gestalten

Therapie der vaskulären Demenz

- Es erfolgt die Vermeidung und Behandlung gefäßbedingter Risikofaktoren, z. B. Rauchen und Grunderkrankungen, z. B. die art. Hypertonie, die zu Schäden an den Blutgefäßen geführt haben oder die Gefäßschäden weiter verschlimmern.
- weitere Therapiemöglichkeiten siehe oben

Therapie der sekundären Demenzformen

Wird die Grunderkrankung wirksam behandelt, z. B. Therapie Hypothyreose, M. Parkinson, kann sich die geistige Leistungsfähigkeit abhängig vom bereits vorhandenen Schädigungsgrad wieder normalisieren.

Einer Demenz vorbeugen

- Einige Studien konnten den hohen Nutzen von erholsamem Schlaf nachweisen. Erholsam bedeutet aber auf keinen Fall, übermäßig viel zu schlafen.
- Regelmäßige Bewegung (auch Tanzen, Tai-Chi, Qigong) fördert die Leistung des Gehirns.
- Mediterrane Ernährung: viel Obst, Gemüse, Fisch, Olivenöl und Vollkornbrot
- Diskutiert wird auch, ob ein Vitamin-D-Mangel demenzielle Erkrankungen fördert.
- In Beruf und Freizeit geistig rege bleiben
- Soziale Kontakte pflegen

21.1.5 Wichtige Pflegemaßnahmen

> **TIPP** Neben der Therapie ist für den dementen Menschen entscheidend, wie sein Umfeld mit ihm umgeht. Gerade am Anfang der Erkrankung merkt der Erkrankte sehr gut, wie mit ihm umgegangen wird (Abb. 21.4). Die Pflegeassistenz achtet darauf, ihm wertschätzend zu begegnen.

Die Pflege von Menschen mit Demenz unterscheidet sich in vielen Bereichen von der Pflege bei akut erkrankten oder gebrechlichen Pflegebedürftigen. Besonders die verständigungsorientierte, einfühlsame Kommunikation und der Beziehungsaufbau müssen konsequent und professionell gestaltet werden.

Demenz und Delir

Kommunizieren und Beziehung gestalten

Vorbereitung:
- Ausreichend Zeit einplanen, für ruhige Atmosphäre sorgen
- Behutsam Kontakt aufnehmen, sich mit Namen vorstellen
- Blickkontakt suchen, auf Augenhöhe kommunizieren

Da die **Kommunikation** sowohl dazu dient, Informationen auszutauschen als auch die **Beziehung** aufrechtzuerhalten, ist es wichtig, dass die Pflegeassistentin mit dem Pflegebedürftigen im Gespräch bleibt – auch wenn dies bei zunehmender Demenz schwieriger wird.

Die Pflegeassistentin
- beginnt zunächst mit einer allgemeinen Frage: „Wie fühlen Sie sich heute?",
- knüpft an ein Ereignis an, an welchem sich der Patient räumlich oder zeitlich orientieren kann,
- spricht langsam und deutlich,
- spricht in kurzen Sätzen,
- achtet darauf, dass jeder Satz nur eine Information enthält,
- macht zwischen den Sätzen bzw. zwischen zwei Sinnabschnitten eine Pause,
- gibt dem Pflegebedürftigen die Gelegenheit, auf das Gesagte zu antworten. Bei Bedarf wiederholt sie den Satz und nutzt Bilder, Karten oder anderes Material zur Veranschaulichung.

Augenkontakt, **Gestik** und **Mimik** können dazu beitragen, dass der Pflegebedürftige die Pflegeassistentin besser versteht.

> **MERKE** Ein an Demenz erkrankter Mensch vergisst zunehmend die Bedeutung der Wörter, er findet Wörter nicht oder bildet neue Wörter. Damit fällt es ihm zunehmend schwer, seine Bedürfnisse zu äußern. Dies kann zu Frustration, Traurigkeit, Angst und aggressivem Verhalten führen.

Für den Pflegebedürftigen im fortgeschrittenen Stadium der Demenz gibt es nur eine Wirklichkeit. Die Pflegeassistentin diskutiert nicht mit dem Pflegebedürftigen, auch wenn die Aussagen des Pflegebedürftigen objektiv gesehen nicht stimmen. Behauptet der Pflegebedürftige, er sei den ganzen Tag noch nicht an der frischen Luft gewesen, akzeptiert die Pflegeassistentin diese Aussage, auch wenn sie selbst mit dem Pflegebedürftigen einen Spaziergang unternommen hat. Sie geht auf den Wunsch des Pflegebedürftigen ein.

Fragen zu beantworten, ist für den Pflegebedürftigen umso schwerer, je komplizierter sie sind. Die Pflegeassistentin
- vermeidet **offene Fragen**, z. B. „Was möchten Sie essen?". Stattdessen stellt sie geschlossene Fragen, z. B. „Möchten Sie ein Käsebrot essen?",
- vermeidet **Warum-Fragen**, da sie schwieriger zu beantworten sind. Stattdessen stellt sie Fragen, die mit Ja oder Nein beantwortet werden können, und
- bietet bei **Auswahlfragen**, z. B. nach dem Getränkewunsch, maximal zwei Alternativen an.

Um die Aufmerksamkeit des Pflegebedürftigen auf das Gespräch zu lenken, begibt sich die Pflegeassistentin auf die Augenhöhe des Pflegebedürftigen. Sie spricht ihn mit seinem Namen an und wartet, bis er reagiert. Erst dann beginnt sie mit dem Gespräch. Eine leichte Berührung setzt die Pflegeassistentin nur dann zur Gesprächsaufnahme ein, wenn sie dem Pflegebedürftigen nicht unangenehm ist.

Um ein Gespräch zu beenden, setzt die Pflegeassistentin ein **Ritual** ein, sie sagt z. B. „Auf Wiedersehen" oder sie winkt.

Gerade anfangs, bei einem **leichten Schweregrad** der Demenz, benötigt der Patient vor allem **Ansprache** und **Anleitung**, um Alltagstätigkeiten durchzuführen. Die Pflegenden benötigen viel Geduld. Auch wenn sie so manche Aufgabe schneller selbst erledigen könnten, beteiligen sie den Patienten so viel wie möglich am Alltag. Eine **aktivierende Pflege** fördert den Erhalt von Kenntnissen und Fähigkeiten des Erkrankten. Zudem fördert die **Selbstständigkeit** des Erkrankten sein Selbstwertgefühl.

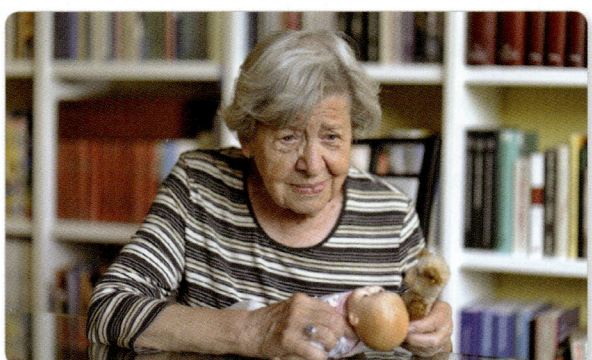

Abb. 21.4: Die Pflegenden nehmen die Lebenswelt des Pflegebedürftigen ernst. Ist diese Frau, die früher auf einer Säuglingsstation gearbeitet hat, der Meinung, ein Baby zu versorgen, so gehen die Pflegenden darauf ein – ohne zu diskutieren, dass es sich um eine Puppe handelt.

MERKE Die Fähigkeiten eines Demenzkranken können sich von Tag zu Tag und sogar von Stunde zu Stunde ändern. Die Pflegeassistentin beachtet, wo der Pflegebedürftige gerade in seinem Handlungsablauf steht, und holt ihn dort ab.

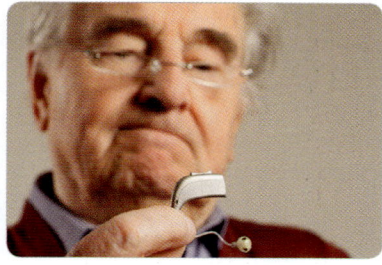

Abb. 21.5: Wenn der Mensch Gegenstände nicht mehr erkennt, hilft ihm die Pflegeassistentin, sie richtig einzusetzen.

Validation

Da der Mensch mit Demenz sich in einer anderen Wirklichkeit befindet, sollte die Pflegeassistentin zu dieser Wirklichkeit eine Brücke bauen.

Eine Weg, um diese Brücke zu bauen, ist die **Validation** nach **Naomi Feil** oder die **Integrative Validation (IVA)** nach **Richard®**. Validation bedeutet zunächst, jemandem eine uneingeschränkte Wertschätzung entgegenzubringen. Bei der Validation konzentriert sich die Pflegeassistentin auf die Gefühle oder Bedürfnisse des Patienten. Auf eine Bewertung der gehörten Äußerungen wird verzichtet. Ein Gespräch könnte folgendermaßen ablaufen: Ein an Demenz Erkrankter formuliert den folgenden Satz „Heute Mittag kommt mein bester Freund zu Besuch". Obwohl die Pflegeassistentin weiß, dass der beste Freund nicht mehr kommen wird, könnte sie sagen: „Wann genau wird Ihr bester Freund kommen?" Dadurch wird die Wirklichkeit des Patienten ernst genommen. Bei der IVA nach Richard® wird die Kompetenz in der Kommunikation entwickelt, nicht die Einschränkungen zu unterstreichen, sondern die Handlungen und Empfindungen zu fördern, die der Demenzkranke noch leben kann. Zum Erlernen der Validation und der IVA werden spezielle Weiterbildungen angeboten.

Kommunikation mit den Angehörigen

Es ist sehr wichtig, die **Angehörigen** in den Pflegeprozess einzubeziehen.

In der Kommunikation mit den Angehörigen besteht weiterhin die **Schweigepflicht**. Es ist besonders wichtig, die Vorsorgevollmacht, Betreuungsverfügung und Patientenverfügung zu beachten (S. 6).

Der **Arzt** sollte die Angehörigen
- über den Verlauf und die Auswirkungen der demenziellen Erkrankung informieren,
- Hinweise zum Umgang mit auffälligem oder herausforderndem Verhalten geben,
- Hinweise zum Fördern der Alltagskompetenzen geben,
- die Bedeutung eines biografischen Gesprächs erläutern,
- Informationen zu Unterstützungsmöglichkeiten für Angehörige geben.

Die Pflegeassistentin holt sich vom Arzt die Informationen über das Gespräch, um daran anknüpfen zu können.

Das Umfeld gestalten

Menschen mit einer Demenz benötigen ein **förderliches Umfeld** (**Milieu**). Die Umgebung sollte ihr **Wohlbefinden** fördern und ihnen **Sicherheit** vermitteln. Ist dies nicht der Fall, kann es zu Angst und Stresssituationen kommen, auf die der Pflegebedürftige mit herausforderndem Verhalten reagiert. Die Pflegeassistentin nimmt den Pflegebedürftigen als Mensch mit vielfältigen und individuellen Lebenserfahrungen wahr. Sie akzeptiert die krankheitsbedingten Veränderungen seines Verhaltens und sein individuelles Erleben, auch wenn diese mitunter nicht auf Anhieb zu verstehen sind. Vor dem Lebenshintergrund des Pflegebedürftigen kann die Pflegeassistentin einige Verhaltensweisen verstehen. Die **Biografiearbeit** (S. 100) ist daher wichtig im Umgang mit dementen Menschen. Durch die Biografiearbeit haben die Pflegenden Verständnis für das Verhalten des Pflegebedürftigen und sie hilft, Gewohnheiten, Rituale und Vorlieben des Erkrankten zu ermitteln.

Orientierungshilfe bieten

Orientierungsstörungen treten schon bei einem leichten Schweregrad der Demenz auf. Zunächst ist der Patient nur zeitlich nicht mehr orientiert. Im Verlauf der Erkrankung verliert er zunehmend die situative und örtliche Orientierung, bis er schließlich zu seiner eigenen Person nicht mehr orientiert ist.

TIPP Es ist sinnvoll, eine Reizüberflutung zu vermeiden.

Orientierungshilfen geben dem Pflegebedürftigen Sicherheit und vermeiden gleichzeitig forderndes Verhalten.

Beispiele für **zeitliche Orientierungshilfen** sind:
- regelmäßige Tagesstruktur
- Gewohnheiten beibehalten
- Uhr mit deutlichem Zifferblatt
- große Kalender
- an der Jahreszeit orientierte Raumdekoration
- gewohnte zeitliche Rituale, z. B. zu Fasching Krapfen essen

Als **örtliche Orientierungshilfe** benutzt die Pflegeassistentin mit dem Pflegebedürftigen immer die gleichen Wege, z. B. zwischen Zimmer und Speisesaal, und erklärt ihm diese. Die Tür zum Zimmer des Pflegebedürftigen kennzeichnet sie und sorgt zudem für gut beleuchtete und überblickbare Räume. Bei Bedarf bringt sie Hinweisschilder (Abb. 21.6) an.

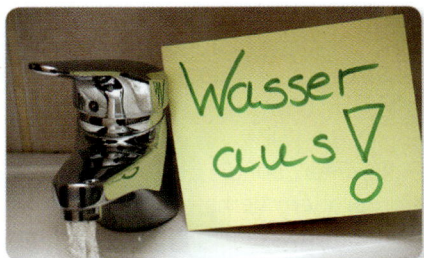

Abb. 21.6: Klare und gut sichtbare Hinweisschilder können gerade im leichten und ggf. mittleren Stadium der Demenz sehr hilfreich sein.

Als **situative Orientierungshilfe** lassen die Pflegenden Handlungsabläufe immer gleich ablaufen, z. B. feste Mahlzeiten im Tagesablauf, Gruppenaktivitäten in einheitlicher Reihenfolge. Auch Rituale helfen, eine Art Rhythmus zu erhalten. Bei Bedarf erklärt die Pflegeassistentin dem Pflegebedürftigen die Situation.

Als **Orientierungshilfe zur eigenen Person** spricht die Pflegeassistentin den Pflegebedürftigen immer mit seinem Namen an. Ebenso kann ein Erinnerungsalbum mit Fotos, die positive Erinnerungen hervorrufen, dem Pflegebedürftigen helfen, sich an seiner Person zu orientieren (Abb. 21.7).

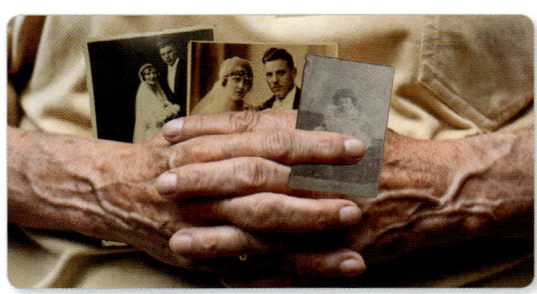

Abb. 21.7: Fotos helfen, sich seiner selbst zu erinnern. Beschriftungen auf der Rückseite können dabei helfen.

Im Alltag begleiten

Ein Mensch mit einer Demenz verliert mehr und mehr die Fähigkeit, seinen **Alltag** selbst zu gestalten bzw. alltägliche Tätigkeiten selbst zu übernehmen. Gleichzeitig weisen viele Pflegehandlungen einen komplexen Ablauf auf. Damit der Pflegebedürftige diesen verstehen kann, geht die Pflegeassistentin Schritt für Schritt vor und erklärt dem Pflegebedürftigen ihre jeweilige Tätigkeit.

> **TIPP** Damit der Pflegebedürftige eine Handlung nachvollziehen kann, führen alle Pflegenden die Handlung täglich in der gleichen Reihenfolge durch.

Mit zunehmender Demenz kann der Pflegebedürftige seine Handlungen nicht mehr planen bzw. sie nicht mehr wie geplant durchführen. Dies führt dazu, dass er z. B.
- vor dem Waschbecken steht und nicht weiß, was er tun soll oder
- vor seiner Mahlzeit sitzt und nicht mehr weiß, wie man isst.

Auch erkennt er zunehmend weniger Gegenstände und kann sie nicht mehr ihrer Funktion entsprechend nutzen. Dies führt dazu, dass der Pflegebedürftige z. B. versucht, sich mit einem Waschlappen zu rasieren. Gibt die Pflegeassistentin ihm jedoch einen Impuls, z. B. durch
- einen sprachlichen Hinweis,
- ein vorsichtiges Hinführen der Hand,
- eine Stimulation der Stelle, an der er die Handlung vornehmen muss,
- Übernahme des ersten Handlungsschritts (Abb. 21.8) oder
- indem sie die Handlung vormacht,

kann der Pflegebedürftige die Handlung mitunter verstehen und selbst übernehmen.

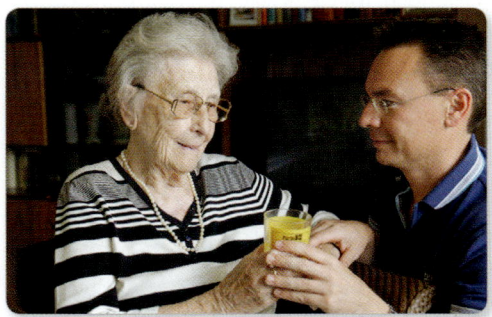

Abb. 21.8: Der Pflegeassistent führt die Hand der Frau und beginnt mit ihr die Tätigkeit. Sobald die Frau weiß, was sie mit dem Becher zu tun hat, lässt der Pflegeassistent die Frau selbstständig handeln.

Bewegungsdrang ausleben

MERKE Der ausgeprägte **Bewegungsdrang** kann gefährdende Situationen provozieren. Der professionelle Umgang mit diesen Situationen erfordert Fachwissen, Erfahrung, Empathie und Fantasie. Eine Fixierung ist unbedingt zu vermeiden und nur im Notfall nach strenger ärztlicher Anordnung und festgelegten Kriterien durchzuführen (siehe unten).

Pflegebedürftige mit einer Demenz zeigen häufig einen ausgeprägten Bewegungsdrang. Die Pflegeassistentin hindert den Pflegebedürftigen nicht daran zu laufen, sondern sie sorgt dafür, dass ihm durch den Bewegungsdrang kein Schaden entsteht. Besteht z. B. die Gefahr, dass der Pflegebedürftige den Wohnbereich verlassen und sich verirren oder im Winter ohne geeignete Kleidung nach draußen gehen könnte, achtet sie darauf, dass diese Gefahren nicht eintreten. Gemeinsam mit der Pflegefachkraft überlegt sie Möglichkeiten zur Vorsorge.

Besteht die Notwendigkeit, dass der Pflegebedürftige sein Laufen doch einmal unterbricht, versucht die Pflegeassistentin, ihn durch ein Gespräch zum Stehenbleiben zu bewegen. Auch versucht sie, die Ursache für den Bewegungsdrang in Erfahrung zu bringen. Vielleicht fühlt sich der Pflegebedürftige verunsichert und läuft vor etwas weg. In diesem Fall versucht die Pflegeassistentin, ihm die Angst durch ein Gespräch zu nehmen.

MERKE Der Bewegungsdrang kann bei einer Tag-Nacht-Umkehr auch nachts auftreten. Auch in diesem Fall sorgt die Pflegeassistentin dafür, dass der Pflegebedürftige sich bewegen kann, ohne andere Personen beim Schlafen zu stören.

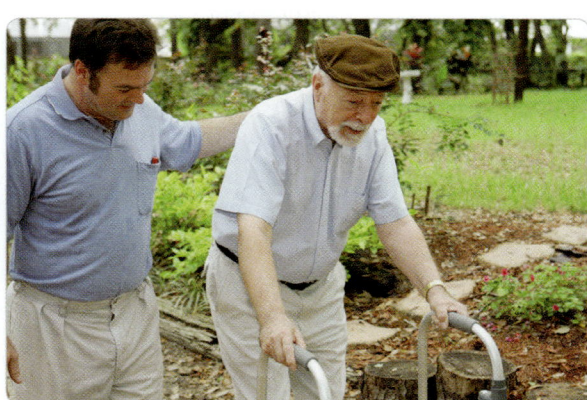

Abb. 21.9: Der Pflegeassistent ermöglicht Bewegung im Freien.

TIPP In einer Studie konnte gezeigt werden, dass durch ein gezieltes **Kraft- und Bewegungstraining** die Sturzhäufigkeit gesenkt werden konnte.

Einige Pflegeeinrichtungen erzielen mit **Tanzveranstaltungen** sehr gute Erfolge.

Durch einen erhöhten Bewegungsdrang erhöht sich auch der Energiebedarf. Die Pflegeassistentin sorgt für eine ausreichende **Nahrungs- und Flüssigkeitszufuhr** (S. 150).

Schmerzmessung bei Menschen mit Demenz

Demenziell erkrankte Menschen haben genauso Schmerzen wie nicht erkrankte Menschen. Allerdings ist die Schmerztoleranz etwas erhöht und die vegetativen Begleiterscheinungen wie die Steigerung von Blutdruck, Puls und Atemfrequenz entstehen etwas verlangsamt. Die Demenzpatienten sind mit dem Fortschreiten der Erkrankung immer schlechter in der Lage, ihre Schmerzen zu beschreiben. Die Patienten wissen oft nicht mehr, was Schmerzen überhaupt sind. Aus diesem Grund muss die Pflegeassistentin auf die folgenden Anzeichen achten, um **Schmerzen** rechtzeitig zu erkennen, z. B.:
- angespannte Körperhaltung, angespannter Gesichtsausdruck oder Schonhaltung
- Abwehr von Pflegehandlungen, geballte Fäuste, Nahrungsverweigerung
- Störungen im Schlafverhalten
- Unruhe und Nesteln, geballte Fäuste, aggressive Reaktionen

MERKE Bei Demenz ist die Schmerzerkennung oft sehr erschwert (Abb. 21.10).

Ernährung

Durch die sinkende Alltagskompetenz besteht bei einer beginnenden Demenz und besonders bei allein lebenden Menschen das Risiko einer **unzureichenden** Ernährung. Die Pflegeassistentin stellt dem Pflegebedürftigen die Mahlzeiten daher regelmäßig bereit. Bei Bedarf erinnert sie den Pflegebedürftigen daran, zu essen bzw. zu trinken. Auch die Vermeidung einer Mangelernährung (S. 149) spielt bei einer Demenz eine große Rolle.

Bei **erhöhtem Bewegungsdrang** stellt die Pflegeassistentin Fingerfood so bereit, dass der Pflegebedürftige es im Vorbeigehen sehen, mitnehmen und im Laufen

Demenz und Delir

Skala DOLOPLUS-2-Short		Untersucher		Untersucher	
		Datum/ Uhrzeit	Datum/ Uhrzeit	Datum/ Uhrzeit	Datum/ Uhrzeit
Name: Vorname:		…/…/… ………h	…/…/… ………h	…/…/… ………h	…/…/… ………h
1. Verbaler Schmerzausdruck	• Keine Äußerungen • Äußerungen nur bei Patientenkontakt • Gelegentliche Äußerungen • Dauernde spontane Schmerzäußerungen	0 1 2 3	0 1 2 3	0 1 2 3	0 1 2 3
2. Schonhaltung in Ruhe	• Keine Schonhaltung • Vermeidet gelegentlich gewisse Haltungen • Ständig, wirksame Schonhaltung • Ständig, ungenügend wirksame Schonhaltung	0 1 2 3	0 1 2 3	0 1 2 3	0 1 2 3
3. Schutz von schmerzhaften Körperzonen	• Kein Schutz • Bei Patientenkontakt, ohne Hinderung von Pflege und Untersuchung • Bei Patientenkontakt, mit Hinderung jeglicher Handlungen • Schutz auch in Ruhe, ohne direkten Kontakt	0 1 2 3	0 1 2 3	0 1 2 3	0 1 2 3
4. Soziale Aktivitäten	• Teilnahme an gewohnten Aktivitäten (Essen, Ergotherapie, Anlässe) • Gewohnte Aktivitäten nur auf Anregung oder Drängen • Teilweise Ablehnung gewohnter Aktivitäten • Ablehnung jeglicher sozialer Aktivitäten	0 1 2 3	0 1 2 3	0 1 2 3	0 1 2 3
5. Verhaltensstörungen	• Gewohntes Verhalten • Wiederholte Verhaltensstörungen bei Patientenkontakt • Dauernde Verhaltensstörungen bei Patientenkontakt • Dauernde Verhaltensstörungen ohne äußeren Anlass	0 1 2 3	0 1 2 3	0 1 2 3	0 1 2 3
Total score:		…/…	…/…	…/…	…/…

Name:			Datum:				
Uhrzeit							
0. Keine Anzeichen							
1. Lautäußerungen							
Stöhnen/Klagen							
Brummen							
2. Gesichtsausdruck							
Verzerrter, gequälter Gesichtsausdruck							
Starrer Blick							
Zähne zusammengepresst (Tubus beißen)							
Augen zusammenkneifen							
Tränenfluss							
3. Körpersprache							
Ruhelosigkeit							
Massieren oder Berühren eines Körperteils							
Angespannte Muskeln							
4. Physiologische Indikatoren							
Änderungen in den Vitalzeichen							
Blutdruck/Puls							
Atmung							
Veränderung der Gesichtsfarbe							
Schwitzen/Röte							

Abb. 21.10: Für die Demenzpatienten sind verschiedene spezielle **Schmerzskalen**, z. B. die Doloplus-Schmerzskala, entwickelt worden.

essen kann. Auf ärztliche Anordnung ergänzt sie hochkalorische Speisen oder Trinknahrung.

> **TIPP** Die Pflegeassistentin achtet auf Gerichte, die der Pflegebedürftige von früher kennt und mag. Den Pflegebedürftigen an der Zubereitung der Mahlzeit zu beteiligen, wirkt gleichzeitig aktivierend.

Kommt der Pflegebedürftige mit dem üblichen Geschirr und Besteck nicht zurecht, stellt die Pflegeassistentin geeignete Hilfsmittel zur Verfügung.

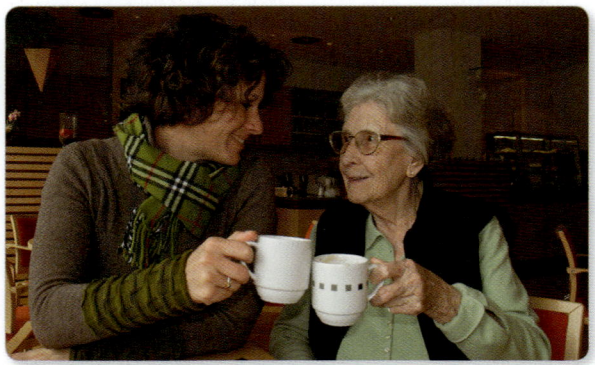

Abb. 21.11: Gemeinsames Trinken regt an, mehr Flüssigkeit zu sich zu nehmen.

Wie bei den meisten alten Menschen besteht auch bei einer Demenz die Gefahr einer **Dehydratation** (S. 444). Die Pflegeassistentin beugt ihr durch eine Dehydratationsprophylaxe vor. Trinkrituale, z. B. gegenseitiges Zuprosten, können die Prophylaxe unterstützen (Abb. 21.10).

Kleidung

Die richtige Reihenfolge beim Anziehen kann bei einer Demenz schwerfallen. Die Pflegeassistentin legt dem Pflegebedürftigen die Kleidungsstücke in der richtigen Reihenfolge bereit oder leitet ihn beim **An- und Auskleiden** an.

Einige ältere Menschen sind es gewohnt, zwischen Sonntags- und **Alltagskleidung** zu unterscheiden. Dies kann bei der Kleiderwahl helfen.

Ausscheiden

In der Regel kommt es im mittleren Stadium einer Demenz zur **Harninkontinenz** und später zur **Stuhlinkontinenz**. Die Pflegeassistentin fördert so lange wie möglich die Harnkontinenz (S. 449) nationaler Expertenstandard). Später versorgt sie den Pflegebedürftigen mit Inkontinenzhilfsmitteln.

Pflegebedürftige mit einer Demenz erkennen nicht immer den Zweck von Inkontinenzhilfsmitteln und gehen daher nicht immer richtig damit um. Sie zerpflücken sie oder legen sie z. B. zum Trocknen auf die Heizung. Durch kurze, leicht verständliche Erklärungen leitet die Pflegeassistentin den Umgang mit den Hilfsmitteln an.

Mit herausforderndem Verhalten umgehen

Unter herausforderndem Verhalten versteht man Aggressionen, Schreien, Ruhelosigkeit, Umherlaufen, Wort- und Satzwiederholungen oder Passivität und Verweigerung. Eine Erklärung für dieses Verhalten besteht darin, dass der Pflegebedürftige seine Bedürfnisse nicht einordnen und mitteilen kann. Daher ist es Aufgabe der Pflegeassistentin, die Ursache des herausfordernden Verhaltens zu erkennen, um den Bedürfnissen des Pflegebedürftigen entsprechen zu können.

Ist der Pflegebedürftige aggressiv, macht es keinen Sinn, mit ihm zu diskutieren, denn die Lebenswelt des Pflegebedürftigen ist oft eine andere als die seines Umfelds. Wichtig ist, die Würde des Pflegebedürftigen zu wahren. Auch kann die Pflegeassistentin den Pflegebedürftigen durch ein Gespräch ablenken und versuchen, die Situation gemeinsam mit ihm humorvoll zu sehen.

MERKE Nicht zuletzt denkt die Pflegeassistentin in aggressiven Situationen an ihre eigene Sicherheit, wenn fremdgefährdendes Verhalten zu befürchten ist.

Beschäftigung

Die **Beschäftigung** eines Pflegebedürftigen mit Demenz hat zum Ziel, vorhandene Fähigkeiten zu trainieren und zu erhalten oder – im besten Fall – sogar auszubauen. Gelegenheit dazu bieten die Alltagsaktivitäten, so kann der Pflegebedürftige, z. B. indem er Teile der Körperpflege übernimmt, seine Beweglichkeit trainieren.

Kleinere Aufgaben im Haushalt, z. B. die Tische abzuwischen oder Schuhe zu putzen, ermöglichen dem Pflegebedürftigen, einen Sinn in seinem Handeln zu sehen, sein Selbstwertgefühl zu schützen und in Bewegung zu bleiben (Abb. 21.11).

Rücksicht nimmt die Pflegeassistentin dabei auf Tätigkeiten, die der Pflegebedürftige vielleicht früher oft und gerne ausgeführt hat.

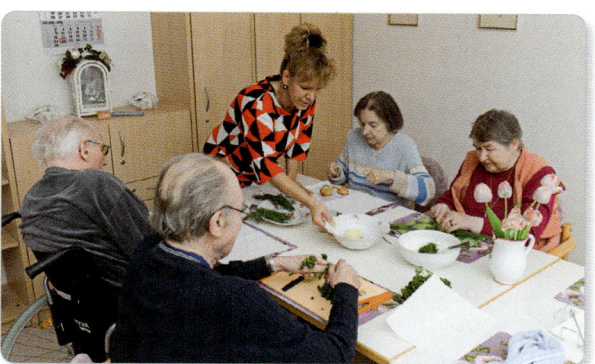

Abb. 21.12: Gemeinsam eine Mahlzeit vorbereiten

Folgende Tätigkeiten und Aktivierungsübungen können Gedächtnis und Körper aktiv halten:
- Bewegungsübungen, auch in der Gruppe
- gemeinsames Singen
- Materialien bereitstellen, z. B. Wollkörbe, Stifte, die der Pflegebedürftige sammeln, ordnen oder mit denen er aktiv werden kann
- Beschäftigung mit Tieren

Wenn freiheitseinschränkende Maßnahmen (FEM) kurzzeitig notwendig werden

MERKE FEM gehören zu den schwersten Eingriffen in die Menschenrechte und dürfen nur im **äußersten Notfall** und unter **strenger Einhaltung rechtlicher und medizinischer Vorgaben** durchgeführt werden.

Beispiele für FEM sind:
- Fixgurte zur Drei- oder Fünfpunktfixierung
- Bettgitter, Stecktische
- Gabe von Psychopharmaka (wenn diese zur Ruhigstellung verwendet werden)
- abgeschlossene Türen, Wegnehmen von Gehhilfen

Es ist zu beachten, dass FEM gesundheitliche Risiken eher verstärken können und der Schaden größer sein kann als der Nutzen.

MERKE Wenn irgend möglich, sollte auf Alternativmaßnahmen zurückgegriffen werden, die eine FEM unnötig machen.

Die Selbstgefährdung wird verhindert, ohne den Freiheitsdrang zu unterbinden, z. B.:
- Niederflurbett anstatt herkömmliches Pflegebett mit Seitengittern
- Beschäftigungsangebote
- Überdenken der Medikamentengabe (AVO)

Wichtige rechtliche Vorgaben:
- Eine rechtlich unzulässige FEM kann strafrechtliche Konsequenzen nach sich ziehen.
- Vorherige Zustimmung (Einwilligung) der betroffenen Person oder der gerichtlich benannten Betreuungsperson oder Bevollmächtigten einholen (s. Kap. 1 Einwilligungsfähigkeit)
- Ausnahmen sind: Notstand und Notwehr

Wichtige pflegerische Punkte:
- Eine Beobachtung der Patienten muss in regelmäßigen Zeitintervallen, z. B. alle 15 Minuten, erfolgen.
- Verlauf der FEM beobachten und dokumentieren
- Vitalzeichen und Komplikationen beobachten, dokumentieren und pflegerisch/therapeutisch beheben
- Nutzen und Alternativmaßnahmen regelmäßig prüfen

> **TIPP** Weitere Informationen:
> http://www.leitlinie-fem.de/download/LeitlinieFEM.pdf
> http://www.leitlinie-fem.de/
> http://www.redufix.de/cms/website.php?id=/de/projekt.html
> http://werdenfelser-weg-original.de/

Hinweise für das Leben im häuslichen Umfeld

Das **Wohnumfeld** sollte **barrierefrei** und mit zusätzlichen **Sicherheitsvorkehrungen** gestaltet werden:
- Abschaltautomatik für alle Haushaltsgeräte, Herdsicherungen
- Rauchmelder mit Notrufsystem
- Beseitigung von Sturzursachen (S. 193)

Gründe für die Inanspruchnahme von **externen Hilfsangeboten**:
- Pflegerische Belastung überfordert die Möglichkeiten (Beruf, Lebensplanung).
- Herausforderndes, aggressives Verhalten ist zu übermächtig.
- Es gibt im Wohnbereich keinen gesicherten Bereich, in dem sich die kranke Person ohne Gefährdung bewegen kann.
- Weitere medizinische Probleme machen eine Versorgung durch Fachexperten notwendig.
- Es besteht die Gefahr einer sozialen Isolation.

Für die Pflege und Unterbringung kommen verschiedene Pflege- und Wohnformen wie Tages- oder Nachtpflege, ambulante Pflege, Betreutes Wohnen, Pflegeheime oder spezielle Wohngruppen in Betracht.

Empfehlung zur Teamentwicklung
- Bei der Therapie und Pflege ist die **Supervision** ein wesentliches Element zur Bildung eines funktionierenden therapeutischen Teams.
- **Interdisziplinäre Fallbesprechungen** verbessern die Qualität in Therapie und Pflege.

21.2 Delir (Akute Verwirrtheit)

> **BEISPIEL** Als Melissa Akers die Augen aufschlug, konnte sie ihre Arme nicht bewegen und kein Wort hervorbringen. Menschen betraten den Raum, in dem sie lag. Sie sah ihre Gesichter und hörte sie sprechen. Aber die Menschen sprachen nicht mit ihr. Sie schienen sie gar nicht zu bemerken und sie selbst konnte sich nicht bemerkbar machen.
>
> Zwischen die Stimmen mischte sich ein Geräusch, das sie an Fahrstuhltüren denken ließ. „Ding-Ding", hörte Melissa Akers. Türen öffneten und schlossen sich, so kam es ihr vor. Ding-Ding. Ding-Ding. Hunderte Male am Tag. Ruhe, dachte Akers. Wenn bloß Ruhe wäre. Wenn bloß jemand ihre Arme lösen würde, die an das Bett geschnallt neben ihrem Oberkörper lagen. Wo war sie denn überhaupt? Wie war sie in diese Lage geraten, das fragte sie sich.
>
> „Es war so irritierend und nervig, und ich konnte nichts tun, damit es endlich aufhörte." Melissa Akers lag auf einer Intensivstation, nach einer verschleppten Grippe hatte ihre Lunge versagt. Sie war im Krankenhaus in Nashville. Aber das wusste sie nicht mehr, schon gar nicht, wie sie dort hingekommen war, denn sie befand sich in einem Delir. [5]

> **Aufgaben**
> Erklären Sie einer Mitschülerin, wie Sie sich fühlen würden, wenn Sie ohne klare Orientierung fixiert im Bett liegen.
>
> Beschreiben Sie, welche pflegerischen Maßnahmen Sie sich wünschen würden, um mit der Situation besser klarzukommen.

Delir (Akute Verwirrtheit)

> **DEFINITION** **Delir:** gleichzeitig bestehende Störungen verschiedener geistiger Vorgänge. Organisch bedingter Realitätsverlust mit Verwirrtheit, Bewusstseinsveränderung und psychomotorischen Störungen.

21.2.1 Krankheitsentstehung

Ein **Delir** kann von kurzer Dauer, aber auch lang anhaltend sein und unterschiedliche Schweregrade aufweisen. Es gibt einige Kriterien, welche das Delir von der Demenz unterscheiden. Die Abgrenzung ist aber nicht immer klar gegeben. Eher für ein Delir sprechen der akute Beginn (vorzugsweise auch in der Nacht), die schnellere Verschlechterung des Zustands und der schnell wechselnde Verlauf der Aufmerksamkeit.

Häufige **Auslöser** für ein **akutes Delir**, das häufig nachts auftritt, sind:
- **körperliche Faktoren**
  - Unterzuckerung (Hypoglykämie)
  - Wasser-, Salzverlust
  - Funktionsstörung der Schilddrüse
  - Sauerstoffmangel
  - nach größeren Operationen
- **unerwünschte Wirkungen von**
  - Beruhigungsmitteln
  - Schlafmitteln
  - Schmerzmitteln
  - blutdrucksenkenden Medikamenten
- **Veränderungen von**
  - Blutdruck
  - Körpertemperatur
- **psychische Faktoren**
  - Wahrnehmungsstörungen
  - psychosozialer Stress
- **soziale Faktoren**
  - Partnerverlust
  - Ortswechsel
  - Verlegung ins Heim, Krankenhaus

> **MERKE** Faktoren, welche die Entstehung eines Delirs begünstigen, sind ein hohes Alter, Seh- und Hörschwäche, eine vorbestehende Demenz, Multimorbidität und besonders auch die Dehydratation (Flüssigkeitsmangel).

21.2.2 Symptome

Zu den **Frühzeichen** eines Delirs gehört eine wachsende Ruhelosigkeit, kombiniert mit Rede- oder Tätigkeitsdrang. Es ist aber auch möglich, dass sich eine Rückzugsneigung entwickelt. Zusätzlich kann es zu einer verstärkten Reizbarkeit, Ängstlichkeit und Stimmungsschwankungen kommen.

Im Verlauf entwickeln sich weitere **Symptome**:
- Bewusstseinsstörung, insbesondere der Wahrnehmung und Aufmerksamkeit, leichte Ablenkbarkeit
- Denkstörung, insbesondere des Gedächtnisses und der Orientierung
- Störung der Psychomotorik, insbesondere der Aktivität und Reaktionen
- Störung des Schlaf-Wach-Rhythmus, insbesondere Schlaflosigkeit und Tag-Nacht-Umkehr

21.2.3 Diagnose

- Früherkennung eines Delirs mit wissenschaftlich fundierten Testbögen, z. B. der deutschsprachig übersetzte Delirium Observation Screening Scale (DOS)
- auf Vorboten des Delirs achten (siehe Symptome)

Anamnese

- Ermittlung der Risikofaktoren und der Ursache (Auslöser)
- körperliche und seelische (psychische) Untersuchung
- Anzeichen für Delir (siehe Symptome)
- Verlaufskontrolle der Symptome

> **MERKE** Ein Delir stellt einen **Notfall** dar und muss schnell und konsequent therapiert werden.

21.2.4 Therapie

- Auslöser beseitigen, z. B. Unterzuckerung beheben, Sauerstoffmangel beheben, Absetzen von Medikamenten
- Regulierung des Flüssigkeitshaushalts
- Optimierung der Ernährung entsprechend dem Grund- und Leistungsumsatz
- Medikamentös erfolgt die Delir-Therapie der Patienten entsprechend den Symptomen. Möglich sind:
  - **Haloperidol (Neuroleptika):** Die Wirkung von Dopamin als Überträger von Reizen wird gemildert und die Symptome gehen zurück. Folgende Nebenwirkungen sind zu beachten: Müdigkeit, Krämpfe im Kopf-, Hals- und Rachenbereich,

Muskelsteifigkeit, Bewegungsarmut, Unruhe; sehr selten Darmverschluss oder Kreislaufversagen.
- **Atypische Neuroleptika** wie Risperidon und Olanzapin: blockieren die Andockstellen von Dopamin an den Nervenzellen. Folgende Nebenwirkungen sind zu beachten: Schläfrigkeit, Schlaflosigkeit, Kopfschmerzen oder Parkinson-Symptome.
- Stehen vegetative Symptome im Vordergrund, z. B. Herzrasen, werden folgende Medikamente gegeben: Alpha-2-Agonisten (Clonidin oder Dexmedetomidin) oder Betablocker.
- Bei schweren Verläufen erfolgt eine intensivmedizinische Behandlung.

21.2.5 Wichtige Pflegemaßnahmen

- Beobachtung der Frühzeichen: wachsende Ruhelosigkeit, Reizbarkeit, Stimmungsschwankungen, Rückzugsneigung
- Messung der Vitalzeichen, der Sauerstoffsättigung, des Blutzuckerspiegels
- Beobachtung und Ausgleich des Flüssigkeitshaushalts nach Verordnung
- Schmerzerfassung und Schmerzmanagement nach Verordnung
- Orientierung geben: Hörgerät, Brille, Uhr, Kalender
- Unterstützung beim Essen und Trinken
- Kontinuierliche Beobachtung der zeitlichen, personellen und räumlichen Orientierung, der Stimmungslage und der Aufmerksamkeit
- Frühmobilisation und Aktivierung, z. B. zur selbstständigen Körperpflege
- Thromboseprophylaxe (S. 190)
- Obstipationsprophylaxe (S. 199)
- ggf. Pflege bei Fieber (S. 334)
- Angehörige über das Delir informieren und wenn möglich in den Pflegeprozess einbinden

> **MERKE** Eine freiheitsentziehende Maßnahme des Patienten darf auf keinen Fall angewendet werden, weil diese das Fortschreiten des Delirs beschleunigt und eine hohe Verletzungsgefahr provoziert.

Der Pflegeassistentin fällt ein verständnisvoller Umgang mit Patienten mit einem Delir leichter, wenn sie sich klar macht, dass hinter den unverständlichen Handlungen kein böser Wille steckt, sondern eine Störung der Gehirnfunktion mit der damit verbundenen Angst.

> **TIPP** Weitere Informationen:
> - www.wegweiser-demenz.de
> - Praxis Wissen Demenz: www.kbv.de/demenz
> - https://www.deutsche-alzheimer.de/fileadmin/alz/broschueren/das_wichtigste_ueber_alzheimer_und_demenzen.pdf
> - Projekte zum demenzsensiblen Krankenhaus: z. B. Empfehlungen für Hamburger Krankenhäuser zur Verbesserung der Versorgung von Patientinnen und Patienten mit kognitiven Einschränkungen
> - www.demenz-leitlinie.de/pflegende

21.3 Anker zum Kapitel

- Bei der Demenz leben viele Erkrankte in einer von außen schwer nachvollziehbaren Wirklichkeit.
- Die Pflege bei Demenz oder psychischen Erkrankungen benötigt ein sehr hohes Maß an Einfühlungsvermögen und Kommunikationsfähigkeit.
- Auch Pflegende und Angehörige sind der Gefahr einer körperlichen und seelischen Überforderung ausgesetzt.
- Freiheitsentziehende Maßnahmen lassen sich vermeiden.
- Ein Delir lässt sich frühzeitig erkennen und im Ausbruch abschwächen.

21.4 Wissen festigen und vertiefen

1. Definieren Sie, was unter einer Demenz zu verstehen ist. (→ 21.1.1)
2. Beschreiben Sie zwei Ursachen für eine Demenz. (→ 21.1.1)
3. Beschreiben Sie wichtige Pflegemaßnahmen für einen demenziell erkrankten Menschen. (→ 21.1.5)
4. Nennen Sie Unterschiede zwischen einer Demenz und einem Delir. (→ 21.2.1)
5. Überlegen Sie Möglichkeiten, wie ein Mensch mit einer Demenz auch seinen nächtlichen Bewegungsdrang ausleben kann. (→ 21.1.5)
6. Nennen Sie verschiedene Auslöser für ein Delir und den häufigsten Auslöser für ein Delir im Alter. (→ 21.2.1)
7. Nennen Sie Beobachtungskriterien, welche auf die Entwicklung eines Delirs hindeuten. (→ 21.2.1)

22 Onkologische und palliative Pflege

Grundlagen onkologischer Pflege
- Tumoreinteilung
- Tumordiagnostik
- Tumorklassifikation
- Therapieprinzipien:
  chirurgische Therapie, Systemtherapie, Strahlentherapie, Hormontherapie

Onkologische Krankheitsbilder, z. B.
- Mammakarzinom
- Prostatakarzinom
- akute myeloische Leukämie
- Dickdarmkarzinom ➔ Kap. 16.3.10, S. 425

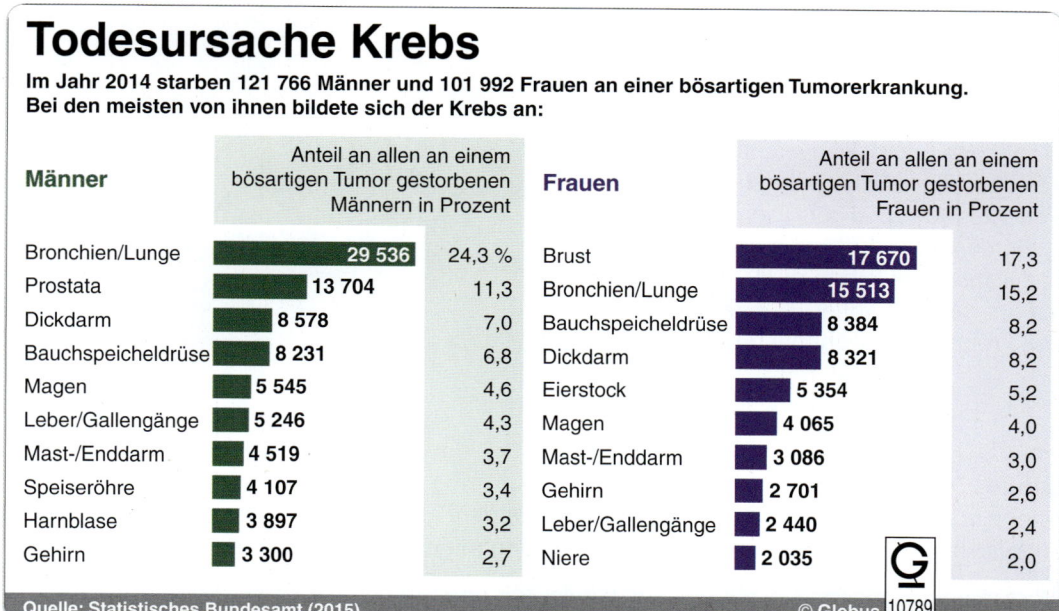

Todesursache Krebs

Im Jahr 2014 starben 121 766 Männer und 101 992 Frauen an einer bösartigen Tumorerkrankung. Bei den meisten von ihnen bildete sich der Krebs an:

Männer	Anzahl	Anteil an allen an einem bösartigen Tumor gestorbenen Männern in Prozent
Bronchien/Lunge	29 536	24,3 %
Prostata	13 704	11,3
Dickdarm	8 578	7,0
Bauchspeicheldrüse	8 231	6,8
Magen	5 545	4,6
Leber/Gallengänge	5 246	4,3
Mast-/Enddarm	4 519	3,7
Speiseröhre	4 107	3,4
Harnblase	3 897	3,2
Gehirn	3 300	2,7

Frauen	Anzahl	Anteil an allen an einem bösartigen Tumor gestorbenen Frauen in Prozent
Brust	17 670	17,3
Bronchien/Lunge	15 513	15,2
Bauchspeicheldrüse	8 384	8,2
Dickdarm	8 321	8,2
Eierstock	5 354	5,2
Magen	4 065	4,0
Mast-/Enddarm	3 086	3,0
Gehirn	2 701	2,6
Leber/Gallengänge	2 440	2,4
Niere	2 035	2,0

Quelle: Statistisches Bundesamt (2015) © Globus 10789

Pflegeassistenten

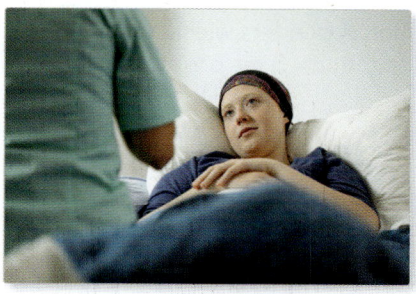

… wirken an der Pflege bei Krebserkrankung mit, z. B.
- chirurgische Therapie ➔ Kap. 22, S. 597
- Chemotherapie
- Strahlentherapie

… haben Kenntnisse zu
- den Sterbephasen nach Kübler-Ross
- medizinischen Sterbephasen
- klinischen und biologischen Zeichen des Todes

… unterstützen sterbende Menschen und deren Angehörige
- durch angemessene Kommunikation und
- Interaktion

… versorgen verstorbene Menschen

Onkologische Erkrankungen sind neben den Herz-Kreislauf-Erkrankungen die zweithäufigste Krankheitsgruppe. Die Bedeutung von Krebserkrankungen hat in den letzten Jahren, mit allgemein steigender Lebenserwartung der Bevölkerung, zugenommen. Trotz deutlicher Verbesserungen der Überlebenschancen Krebskranker, sind die Krebssterbezahlen deutlich gestiegen. War noch vor 40 Jahren jeder 5. Todesfall auf eine Krebserkrankung zurückzuführen, ist es heute jeder 4. Todesfall.

Betrachten wir diese Tatsachen, so kommt der onkologischen und palliativen Pflege eine besondere Bedeutung zu. Die pflegerische Betreuung des Patienten während der Diagnostik und Therapie stellt hier besonders hohe Anforderungen an die fachliche Qualifikation der Pflegekräfte, nicht zuletzt in der palliativen Pflege bei infauster (S. 579) Prognose. Sowohl bei den Behandlungsmöglichkeiten als auch bei der Pflege onkologischer Patienten wurden Fortschritte gemacht, sie wurden aber auch komplexer, sodass eine umfangreiche, kontinuierliche Weiterqualifizierung der Pflegenden erforderlich ist.

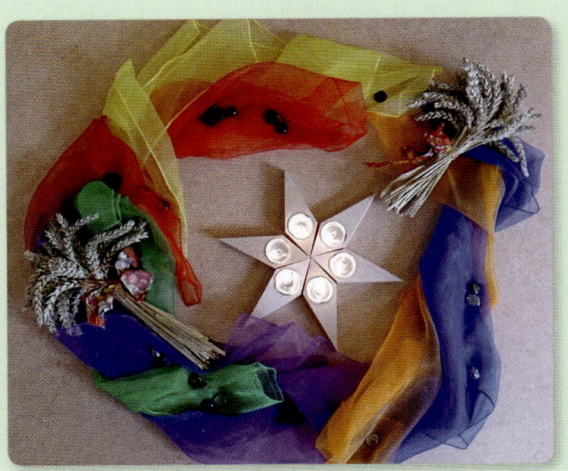

Aufgaben

Die Pflege und Betreuung onkologischer oder sterbender Patienten stellt Pflegekräfte vor eine besondere Herausforderung – die Auseinandersetzung mit dem eigenen Leben, Sterben und Tod.

Das Wissen um die eigene Einstellung zum Leben, Tod und Sterben hat einen großen Einfluss auf die Fähigkeit, Patienten in der Sterbephase menschlich pflegen zu können. Nur wenn wir uns selbst als Menschen mit Ängsten, Hoffnungen und Schwächen erkennen und annehmen, können wir auch anderen Menschen mit Offenheit und Akzeptanz begegnen.

Tauschen Sie sich in der Gruppe über folgende Fragen/Themen aus:
- Reflektieren Sie Ihre eigenen Vorstellungen vom Leben, Sterben und Tod und versuchen Sie, für sich herauszufinden, was Ihnen besonders wichtig ist.
- Wie unterscheidet sich Ihrer Meinung nach die onkologische und palliative Pflege von anderen pflegerischen Bereichen?
- Was kennzeichnet Ihrer Meinung nach eine gute Pflegekraft in der Onkologie und palliativen Pflege?
- Welche Fähigkeiten und Fertigkeiten müssten Sie noch erwerben, um in der onkologischen und palliativen Pflege arbeiten zu können?

Halten Sie Ihre Gruppenergebnisse z. B. auf einem Plakat fest und stellen Sie diese der Gesamtgruppe vor.

22.1 Grundlagen

MERKE **Onkologie:** Teilgebiet der Medizin, das sich mit Prävention, Diagnostik, Therapie und Nachsorge maligner Erkrankungen beschäftigt. [1]

Tumor (lat.): örtlich umschriebene Zunahme des Gewebevolumens, die durch pathologisch, ungehemmtes, überschießendes Wachstum körpereigener Zellen entsteht. [1]

22.1.1 Tumoreinteilung und Merkmale

Abhängig von ihren Verhaltensmerkmalen (Tab. 22.1), werden Tumore in **gutartig (benigne)** und **bösartig (maligne)** eingeteilt.

Grundsätzlich lässt sich sagen, dass jede Zelle entarten und zu einer Tumorzelle werden kann, einer sogenannten **Tumorstammzelle.** Von dieser Tumorstammzelle gehen weitere Tumorzellen aus, welche dann wiederum Tumore bilden.

Unabhängig von ihrem Verhalten, werden alle Tumore nach ihrem Ursprungs- bzw. Entstehungsgewebe benannt (Tab. 22.2).

Tumorklassifikation nach Entstehungsort:
- **Karzinom** (Tumor des Epithelgewebes, z. B. Mammakarzinom)
- **Sarkom** (Tumor des Binde- und Stützgewebes, z. B. Osteosarkom)
- hämatologische Tumorerkrankungen (Tumore des blutbildenden und lymphoplasmozellulären Systems, z. B. Leukämie, Lymphome)
- Tumore des zentralen Nervensystems (z. B. Hirntumore)

Maligne Tumore	Benigne Tumore
Adenokarzinom (Drüsengewebe)	Adenom
Melanom (schwarzer Hautkrebs)	Dysplastische Nävi (Leberflecke, Muttermale)
Liposarkom (Fettgewebe)	Lipom
Myosarkom (Muskelgewebe)	Myom
Fibrosarkom (Bindegewebe)	Fibrom

Tab. 22.2: Beispiele für Tumore

Entstehung und Risikofaktoren

In einem gesunden Organismus werden alle Zellen, aus denen sich die verschiedenen Gewebe der Organe aufbauen, in einem ausgewogenen Verhältnis neu gebildet, regeneriert bzw. abgebaut (Homöostase). In der **Homöostase** besteht somit ein ausgewogenes Gleichgewicht zwischen der Zellvermehrung und dem Zelltod. Bei einer Krebserkrankung ist dieses Gleichgewicht zugunsten des Zellwachstums gestört und die Krebszellen wachsen ungehindert weiter, da das hemmende Signal für z. B. Wachstumsstopp oder Zelltod fehlt. Der Grund hierfür liegt in Defekten des Erbguts (DNS, RNS). Ein weiteres Beispiel für eine gestörte Homöostase, verbunden mit einem Zuviel an Zellwachstum, sind Autoimmuner-

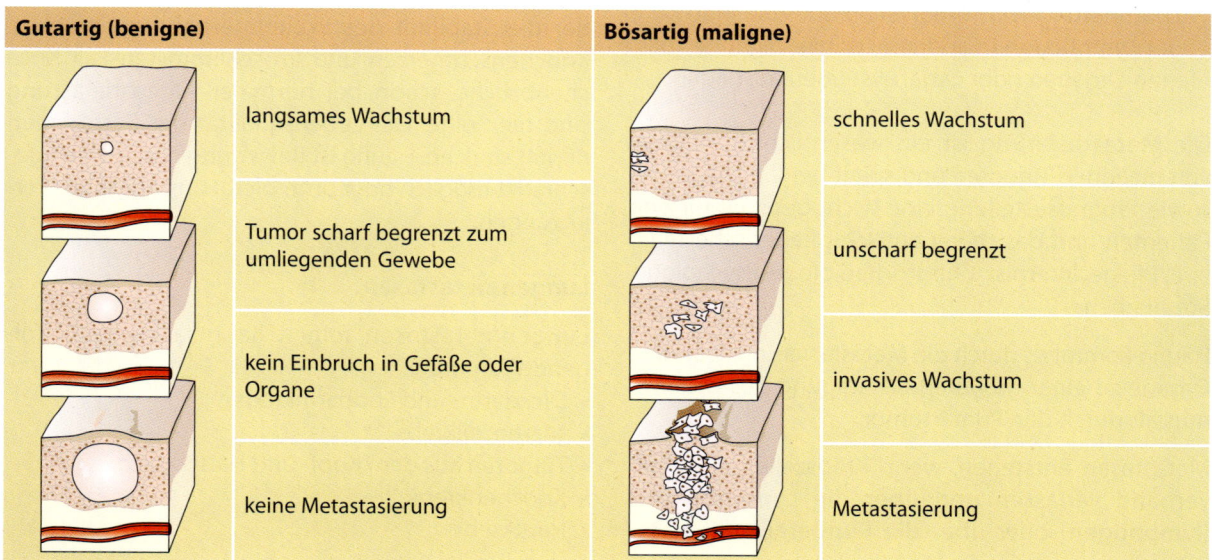

Tab. 22.1: Tumoreinteilung nach Verhaltensmerkmalen

krankungen. Bei AIDS, Hepatitis B und neurodegenerativen Erkrankungen ist das Gleichgewicht zugunsten des Zelltods verschoben.

Ob und wann eine Tumorerkrankung auftritt, lässt sich nicht vorhersehen. Viele Tumorerkrankungen treten spontan und ohne Vorliegen eines Risikofaktors auf.

Die Weltgesundheitsorganisation (WHO) geht davon aus, dass sich weltweit mehr als 30 Prozent aller Krebsfälle durch Vorbeugung verhindern ließen.

Zu den vermeidbaren **Risikofaktoren** zählen:
- Tabakkonsum
- Übergewicht und Bewegungsmangel
- unausgewogene Ernährung, einseitige Ernährung (z. B. Fastfood)
- Alkoholkonsum
- Umwelttoxine (z. B. hohe Schadstoffbelastung in der Luft)
- UV-Strahlung, Röntgenstrahlung und radioaktive Strahlung
- chronische Infektionen (z. B. Hepatitis-Viren als Risikofaktor für Leberkrebs, HP-Virusinfektion als Risikofaktor für Zervixkarzinom)

Neben vermeidbaren Faktoren tragen auch genetische Ursachen zum Risiko für Krebserkrankungen bei, z. B. Brustkrebs.

Metastasierung

MERKE **Metastasen** (griech. metástasis = Wanderung) sind Tochtergeschwülste, die sich durch Abwanderung von Tumorzellen über die Blut- oder Lymphbahn in anderen, primär nicht betroffenen Organen oder Organsystemen ausbilden.

Die **Metastasierung** ist ein wesentliches Merkmal von malignen Tumoren und spielt bei der Diagnose- sowie Prognosestellung eine wichtige Rolle für den Patienten und das therapeutisch-pflegerische Team (z. B. Pflege, Internist, Chirurg, Radiologe, Psychologe, Sozialarbeiter).

Häufig kommt es durch die Metastasierung in andere Organe zu einer größeren Schädigung des Organismus als durch den Primärtumor.

Metastasen entstehen, wenn Krebszellen den Zellverband verlassen und **über die Lymphbahnen (lymphogen)** oder **über die Blutgefäße (hämatogen)** andere Organe erreichen, um dort erneut zu wachsen. Bei einer **lymphogenen** Verbreitung gelangen die bösartigen Zellen über die Lymphbahnen zunächst zu den Lymphknoten, die für ein bestimmtes Gebiet zuständig sind, z. B. von der Brust in die Achsellymphknoten. Da unsere Lymphknoten der Abwehr dienen, werden hier einige der Tumorzellen vernichtet, jedoch nicht bei einer „Überflutung" mit Tumorzellen. Die Zellen gelangen so über die Lymphbahnen in andere Organe und können sich dort ebenfalls ansiedeln. Bei einer **hämatogenen** Verbreitung verteilen sich die Tumorzellen über die Blutbahn im ganzen Körper.

Bevorzugt setzen sich die Krebszellen in Organen fest, die ein enges Gefäßnetz haben, d. h. in Knochen, Lunge und Leber. Die für einzelne Krebsformen typischen Absiedelungswege ergeben sich aus der anatomischen Lage der Organe zueinander. Wo sich Tumorzellen absiedeln, hängt aber auch von noch unbekannten Eigenschaften der Tumorzellen und der Empfänglichkeit der Organe ab. Gehirn oder Knochen sind bevorzugte Gebiete für Metastasen, die Muskulatur jedoch nicht, obwohl alle Bereiche des Körpers von Blutgefäßen durchzogen und mit Blut versorgt werden.

Knochenmetastasen

Knochenmetastasen sind vor allem Folge von Lungen-, Prostata-, Brust-, Nieren- und Schilddrüsenkrebs. Sie treten häufig an der Wirbelsäule, an Becken-, Oberschenkel- oder Schädelknochen auf.

Es kommt zu einem verstärkten Knochenabbau, der die Stabilität des Skeletts erheblich reduziert. Knochenschmerzen und im schlimmsten Fall Knochenbrüche schon bei normaler Alltagsbelastung sind die Folge. Die Lebensqualität der Betroffenen nimmt stark ab. Häufig ist Bewegung nur noch eingeschränkt möglich oder unterbleibt aus Angst vor Verletzungen.

Lungenmetastasen

Lungenmetastasen folgen hauptsächlich auf folgende Tumoren:
- Dickdarm- und Enddarmkrebs
- Nierenzellkrebs
- Tumoren aus dem Kopf- und Halsbereich
- Knochenkrebs
- Hautkrebs

Lebermetastasen

Metastasen in der Leber finden sich bei ca. 30 % aller bösartigen Tumoren. Besonders häufig sind sie bei:
- Darmkrebs (85 %)
- Bauchspeicheldrüsenkrebs
- Magenkrebs
- Lungenkrebs
- Brustkrebs
- Speiseröhrenkrebs
- Schilddrüsenkrebs

Hirnmetastasen

Mehr als die Hälfte aller Hirntumoren sind Metastasen. **Hirnmetastasen** befinden sich meist im Bereich des Großhirns. Folgende Tumoren sind am häufigsten Ausgangsort der Tumorzellen:
- Lungenkrebs (40–60 %)
- Brustkrebs (20 %)
- Melanom (10–15 %)
- Magen-, Darm-, Blasen- und Prostatakrebs (5 %)

22.1.2 Diagnostik und Staging

Diagnostik

Am Anfang jeder **Tumordiagnostik** steht eine ausführliche Anamnesestellung sowie körperliche Untersuchung des Patienten. In der Regel kommt der Patient mit unterschiedlichen (Leit)Symptomen in die Praxis z. B. eines niedergelassenen Arztes. Leitsymptome, welche auf eine Tumorerkrankung hindeuten können, sind:
- unerklärbarer Leistungsabfall, der sich weder auf eine leichte Erkrankung (z. B. Erkältung) zurückführen lässt, noch auf übermäßige z. B. berufliche Überlastung
- ungewollte schnelle Gewichtsabnahme
- Fieber und/oder Nachtschweiß ohne erkennbare Ursache (z. B. Erkältung)
- Infektionsneigung
- Appetitlosigkeit
- Lymphknotenschwellung über einen längeren Zeitraum ohne ersichtliche Ursache (z. B. Grippe)

Liegen diese Symptome vor und konnte keine andere Ursache gefunden werden, erfolgt eine diagnostische Abklärung bei Tumorverdacht.

Je nach Verdachtsdiagnose und Körperregion, auf die der Tumorverdacht fällt, stehen eine Reihe von Untersuchungsmethoden zur Verfügung.

Diagnostische Möglichkeiten:
- Anamnese und körperliche Untersuchung
- Laboruntersuchungen (Urin, Blut, Stuhl, Bestimmung der sog. Tumormarker)
- histologische Untersuchungen (z. B. Biopsien, Punktion)
- bildgebende Verfahren (z. B. MRT, CT, Röntgen, Szintigrafie, Sonografie, Endoskopie)

Nicht alle Methoden müssen bei der Tumordiagnostik zur Anwendung kommen. Es werden je nach Verdachtsdiagnose einige dieser Methoden zur Diagnosestellung kombiniert.

Klassifikation und Stadieneinteilung (Staging)

Neben der Identifikation des Tumors schließt eine exakte Diagnosestellung auch die Erfassung und **Klassifikation** der Krankheitsausbreitung sowie des Stadiums der Erkrankung ein, das sogenannte **Staging**.

Ärzte und Wissenschaftler beschreiben bösartige Tumoren nach international gültigen Regeln. Mithilfe einheitlich festgelegter Beurteilungskriterien kann die anatomische Ausbreitung von Tumoren einheitlich klassifiziert und verschiedenen Stadien zugeordnet werden. So kann das therapeutische und pflegerische Team aus dem Befundbericht schnell und eindeutig die wichtigsten Angaben über das Ausmaß der Tumorerkrankung eines Patienten entnehmen und geeignete Maßnahmen ergreifen.

Das inzwischen am weitesten verbreitete Verfahren zur Tumorklassifikation ist das **TNM-System**. Dieses Codesystem besteht aus Buchstaben und Zahlen, welche für bestimmte Merkmale stehen:
- den Tumor (T),
- das Fehlen oder Vorhandensein von Lymphknotenmetastasen (N),
- das Vorhandensein von Fernmetastasen (M).

Die UICC (Union Internationale contre le Cancer, Internationale Vereinigung gegen Krebs, www.uicc.org) legte in den 1950er-Jahren die Kriterien für diese Einteilung fest. Seitdem wurden sie mehrfach ergänzt und aktualisiert. Die beiden folgenden Tabellen verdeutlichen die Klassifikation und Einteilung am Beispiel „Mammakarzinom" (Tab. 22.3 und Tab. 22.4).

Buchstaben-code	Beschreibung
T	**Primärtumor**
Tis	Präinvasives Karzinom (Carcinoma in situ) Tumoren, die noch nicht invasiv wachsen
T0	Kein Primärtumor nachweisbar
T1–T4	Zunehmende Größe und/oder lokaler Ausdehnung des Primärtumors T1: Tumor < 2 cm T2: Tumor > 2 cm < 5 cm T3: Tumor > 5 cm T4: Tumor jeder Größe mit direkter Ausdehnung auf Brustwand oder Haut
Tx	Primärtumor kann nicht beurteilt werden
N	**Regionäre Lymphknoten**
Nx	Kein Befall der regionären Lymphknoten
N1–N3	Zunehmender Befall der regionären Lymphknoten
N4	Zunehmender Befall der regionären und benachbarten Lymphknoten
M	**Fernmetastasen**
Mx	Keine Fernmetastasen nachweisbar
M0	Fernmetastasen vorhanden
M1	Vorliegen von Fernmetastasen kann nicht beurteilt werden

Tab. 22.3: TNM-Klassifikation am Beispiel „Mammakarzinom" nach UICC

Stadium	Tumorgröße	Lymph-knotenbefall	Metasta-sierung
0	Tis	N0	M0
I	T1	N0	M0
IIA	T0 T1 T2	N1 N1 N0	M0 M0 M0
IIB	T2	N1	M0
IIIA	T0 T1 T2 T3	N2 N2 N2 N1, N2	M0 M0 M0 M0
IIIB	jedes T	jedes N	M0
IV	jedes T	Jedes N	M1

Tab. 22.4: Stadieneinteilung am Beispiel „Mammakarzinom" nach UICC

22.1.3 Prinzipien der Tumortherapie

Die Diagnose eines malignen Tumors ist die Grundlage für die Einleitung einer strukturierten Tumortherapie (Tab. 22.5). Die **Tumortherapie** erfolgt in sechs ineinandergreifenden Therapieschritten:

Therapieschritt	Beschreibung
1. Therapie-indikation stellen	• Beurteilung der Erfolgsaussichten • Berücksichtigung der Nebenwirkungen im Verhältnis zum Therapieerfolg • Compliance und Adhärenz des Patienten
2. Therapie planen	• gemeinsam mit dem Patienten und therapeutischem Team
3. Therapiearten festlegen	• Chirurgie, Strahlentherapie, Systemtherapie
4. Therapieziel festlegen	• Primärziel: – Linderung der Beschwerden – Erhalt und Verbesserung der Lebensqualität – Heilung der Krankheit • Behandlungsziele: – kurativ, palliativ, adjuvantiv, neoadjuvantiv, symptomatisch
5. Therapieerfolg beurteilen	• durch den Chirurgen, Radiologen, Internisten (Tab. 22.3 TNM-Klassifikation)
6. Nachsorge	• psycho-soziale Betreuung • neue Diagnostik (ggf. Rezidiv = Tumorneubildung) • Nebenwirkung • Pflegebedarf (z. B. Pflegegrad)

Tab. 22.5: Therapieschritte der Tumorbehandlung

Therapieziele

Kurative Behandlung: (lat. heilend)
Ziel dieser Behandlung ist die Heilung. Da jedoch nicht alle Tumorerkrankungen heilbar sind, spricht man von einer Behandlung mit kurativer Absicht. Dabei werden auch größere Nebenwirkungen in Kauf genommen.

Adjuvante Behandlung: (lat. unterstützend)
Sie wird zusätzlich zu einer kurativen Behandlung angeboten. Ihr Ziel ist es, das Rückfallrisiko (Rezidiv) zu minimieren. In der Regel versteht man darunter eine postoperative System- oder Strahlentherapie.

Neoadjuvante Behandlung: (lat. neos = neu)
Es handelt sich um eine Systemtherapie, welche vor der chirurgischen Therapie durchgeführt wird. Ziel ist es, die Tumormasse zu verkleinern und das Operationsrisiko zu minimieren und zusätzlich eventuelle Mikrometastasen zu vernichten.

Palliative Behandlung: (lat. pallium = Mantel) Hier sollen tumorbedingte Beschwerden durch Verringerung der Tumormasse gelindert werden, ohne eine kurative Absicht zu verfolgen. Ziel ist es, die Lebensqualität des Patienten bis zu seinem Tode zu verbessern, zu erhalten sowie Schmerzen auszuschalten.

Die Festlegung des Therapieziels geschieht im Rahmen der Therapieplanung, gemeinsam mit dem Patienten und dem therapeutischen Team. Die Zielsetzung ist abhängig vom Krankheitsbild (Tumorklassifizierung und Stadieneinteilung) sowie der Compliance und Adhärenz (S. 186) des Patienten, dessen Grunderkrankungen und Alter.

Therapiearten

Die **Therapie** ist auf die vollständige Entfernung der bösartigen Zellen ausgerichtet (Abb. 22.1). Dabei müssen häufig erhebliche psychische und körperliche Beeinträchtigungen in Kauf genommen werden. Bei fortgeschrittenen Erkrankungen oder im hohen Alter sind der Radikalität der Therapie meist Grenzen gesetzt.

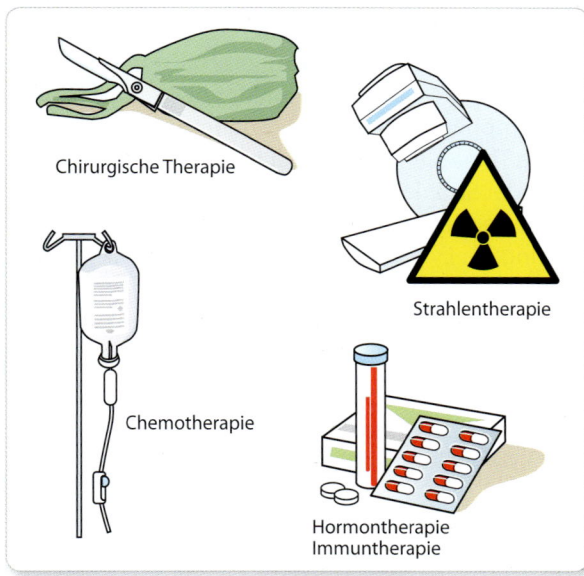

Abb. 22.1: Möglichkeiten der Krebsbehandlung

Chirurgische Therapie

Die **chirurgische Therapie** hat zum Ziel, das bösartige Gewebe restlos zu entfernen. Sehr häufig ist eine Entfernung der zugehörigen Lymphknoten erforderlich. In den meisten Fällen wird nach Eröffnung des Organs zunächst eine Probe entnommen und feingeweblich untersucht, um die Diagnose zu sichern.

Systemtherapie (Chemotherapie)

Die Chemotherapie hat das Ziel, unerkannte Tumorreste oder Metastasen zu zerstören. Eingesetzt werden **Zytostatika**, d.h. Substanzen, die zellschädigend (zytotoxisch) sind. Dies trifft besonders Zellen kurz vor der Teilung. Neben Krebszellen werden auch andere, sich schnell teilende Gewebe angegriffen, was die Nebenwirkungen erklärt. Häufig kommt es zu Haarausfall, Durchfällen, Übelkeit und Erbrechen, Infektionsneigung und Anämie. Die Nebenwirkungen können zum Teil medikamentös gelindert werden. Sie verschwinden nach Beendigung der Chemotherapie, z.B. wachsen die Haare wieder nach. Die Chemotherapie wird unter bestimmten Umständen palliativ eingesetzt.

Strahlentherapie

Die **Strahlentherapie** wird mit energiereichen Strahlen, z.B. Röntgenstrahlen, durchgeführt. Häufig wird sie mit einer Chemotherapie kombiniert, um das Operationsergebnis zu sichern. Das Ziel einer Strahlentherapie kann auch darin liegen, Tumore vor der Operation zu verkleinern. Strahlentherapie kann sowohl zur Behandlung als auch zur Schmerzlinderung (v.a. bei Knochenmetastasen) eingesetzt werden.

Ausgenutzt wird die Tatsache, dass Tumorgewebe empfindlicher gegenüber Strahlung ist als gesundes Gewebe. Trotzdem können gesunde Zellen beeinträchtigt werden.

Nebenwirkungen sind dabei abhängig von der Dosis, der Eindringtiefe der Strahlung und der Anzahl der Behandlungen. Besonders gefährdet sind schnell regenerierende Gewebe wie Schleimhäute, Knochenmark oder Organe, bei denen eine Teilstörung die Gesamtfunktion beeinträchtigt. Relativ häufig sind daher neben Hautrötungen im Bestrahlungsbereich Schädigungen der Schleimhaut von Mund und Speiseröhre bei Bestrahlung im Halsbereich, Übelkeit, Durchfälle und Blasenbeschwerden bei Bauchbestrahlung.

Hormontherapie

Die Geschlechtshormone Östrogen und Testosteron fördern das Wachstum bösartiger Tumore von Brust, Prostata und Gebärmutter. Die **Hormontherapie** hebt diese Wirkung auf, indem die Hormonrezeptoren des Tumors blockiert werden oder die Hormonproduktion im Körper verringert wird.

22.1.4 Prävention und Früherkennung am Beispiel „Mammakarzinom"

Grundsätzlich versteht man unter Prävention Maßnahmen zur Krankheitsvorbeugung und Früherkennung. In Deutschland existieren leitliniengestützte Krebsfrüherkennungsprogramme, z. B. Brustkrebs-, Gebärmutterhals-, Prostata- sowie Darmkrebsfrüherkennungsprogramme (www.bmg.bund.de).

Krebsfrüherkennungsprogramme zeichnen sich durch eine persönliche Ansprache bzw. ein Einladungssystem für die teilnahmeberechtigten Personen sowie eine durchgängige Qualitätssicherung und Erfolgskontrolle aus. Ziel jedes Krebsfrüherkennungsprogramms ist es, symptomlose Tumore in einem frühen und heilbaren Stadium zu entdecken. Dazu gehört selbstverständlich auch die Aufklärung zur Risikovermeidung.

Am Beispiel „Mammakarzinom" sollen im nun folgenden Abschnitt präventive Maßnahmen erläutert werden.

> **MERKE** Für Frauen zwischen dem 50. und 69. Lebensjahr besteht Anspruch auf eine Teilnahme an einer Röntgenreihenuntersuchung (Mammografie-Screening) zur Früherkennung.

Maßnahmen zur strukturierten Brustkrebsfrüherkennung:
- Anamnese und Risikoabschätzung durch den Arzt (einmal jährlich ab dem 30. Lebensjahr)
- Tastuntersuchung der Brust und Lymphknoten durch den Arzt (einmal jährlich ab dem 30. Lebensjahr) sowie Anleitung der Frau zur Selbstuntersuchung
- strukturierte Selbstuntersuchung (einmal pro Monat durch die Frau)
- Mammografie-Screening (ab dem 50. Lebensjahr, alle 2 Jahre)

Maßnahmen zur Selbstuntersuchung der Brust (MammaCare®-Methode): Abb. 22.3

22.2 Ausgewählte Krankheitsbilder

Dickdarmkarzinom (Kolorektales Karzinom): S. 425

22.2.1 Mammakarzinom

Das **Mammakarzinom** (Brustkrebs, Abb. 22.2) ist die häufigste Krebserkrankung bei Frauen (Anteil ca. 25 %). Jährlich erkranken ca. 47 000 Frauen an Brustkrebs, wobei das Risiko, an Brustkrebs zu erkranken, ab dem 40. Lebensjahr kontinuierlich ansteigt. 65 % aller Patientinnen sind älter als 60 Jahre. Es gibt eine familiäre Häufung. Das Auftreten oder Größerwerden eines Knotens in der Brust ist häufig mit Schmerzen oder Druckempfindlichkeit sowie mit Veränderungen der Haut oder der Brustwarze verbunden. Eine Selbstuntersuchung der Brust kann zur Diagnose beitragen. Pflegende sollten dabei beratend unterstützen (Abb. 22.3).

Ist die Diagnose gesichert, wird meist operiert. Wird der Brustkrebs frühzeitig erkannt, kann diese Operation in den meisten Fällen brusterhaltend durchgeführt werden. Sollte dies nicht der Fall sein und die Gefahr einer Abwanderung der Krebszellen über die Lymphbahn bestehen, wird die betreffende Brust meist amputiert (Mastektomie) sowie die regionären Lymphknoten entfernt. Zudem wird die chirurgische Therapie in der Regel mit einer systemischen und/oder Strahlentherapie kombiniert, um ggf. abgewanderte Metastasen zu bekämpfen. Durch die Entfernung der Lymphknoten in der Achselhöhle besteht

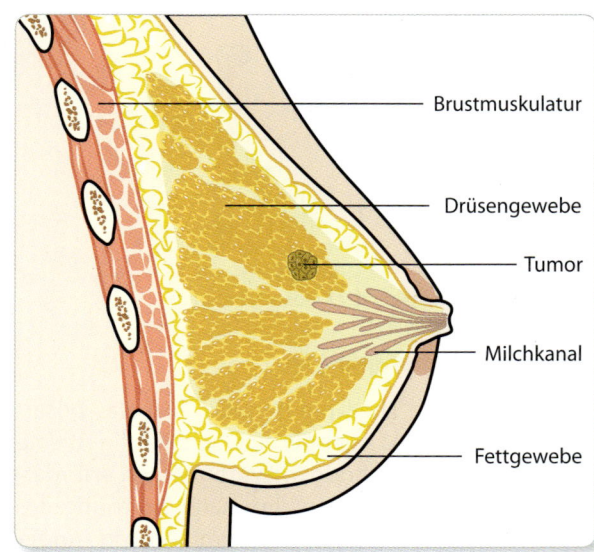

Abb. 22.2: Mammakarzinom

Ausgewählte Krankheitsbilder

Brustkrebs ist in den westlichen Ländern die häufigste bösartige Tumorerkrankung. Derzeit erkrankt jede 8. bis 10. Frau daran. Die Selbstuntersuchung gibt jeder Frau die Möglichkeit Veränderungen an ihren Brüsten rechtzeitig zu erkennen. Nicht jede Veränderung, z. B. Knoten, Größe, Form, ist bösartig, im Gegenteil, vier von fünf Knoten sind meist völlig harmlos. Kein Facharzt kennt die weibliche Brust so gut wie die Frau selbst. Dieses bedeutet ebenso, dass in 80 % aller Fälle, die Frau Veränderungen, z. B. Knoten in ihrer Brust, selbst entdeckt. Dieses verwundert nicht, denn in der Regel sieht der Arzt die Frau nur halbjährlich oder jährlich.
Somit liegt die Früherkennung häufig in „Ihren eigenen Händen".

1. Visuelle Untersuchung vor dem Spiegel:

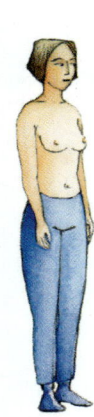 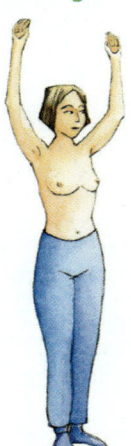 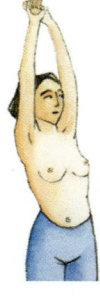 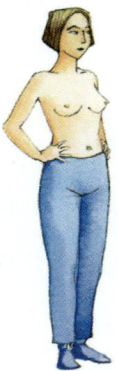 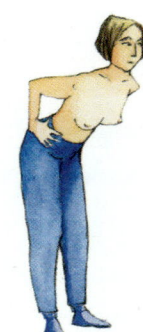 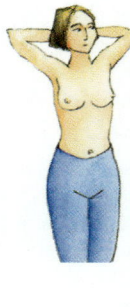

| Mit locker hängenden Armen betrachten Sie Ihre Brüste von vorne, links und rechts. | Heben Sie die Arme hoch und betrachten Sie Ihre Brüste von vorne, links und rechts. | Strecken Sie die Arme hoch und betrachten Sie Ihre Brüste von vorne, links und rechts. | Stemmen Sie die Hände in die Hüfte und spannen Sie die Brustmuskeln an. | Beugen Sie den Oberkörper nun nach vorne und spannen die Brustmuskeln an und lassen Sie locker. Betrachten Sie ebenfalls die Brüste von allen Seiten. | Verschränken Sie die Hände hinter dem Kopf mit und ohne Brustmuskelanspannung und betrachten Ihre Brüste. |

2. Tastuntersuchung – Untersuchungsbereiche – Tasttechnik

Untersuchungsbereiche: **Tasten:**

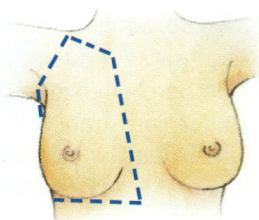 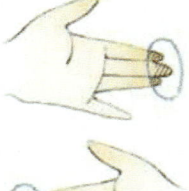 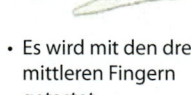 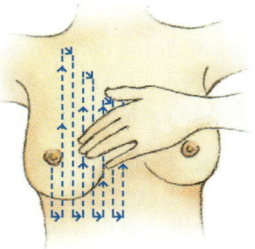 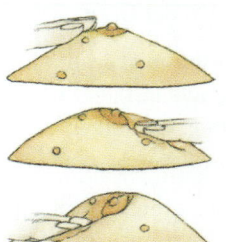

Der Untersuchungsbereich (Brustbereich) reicht vom Schlüsselbein oben, bis zur BH-Grenze unten und vom Brustbein bis zur Achselhöhle.

- Es wird mit den drei mittleren Fingern getastet.
- Die Finger werden leicht überstreckt, sodass Sie mit dem vorderen Teil der Finger tasten. (Nicht mit den Fingerspitzen)
- Die rechte Hand untersucht die linke Brust und umgekehrt.

- Sie tasten in geraden Bahnen auf- und abwärts, im Untersuchungsbereich.
- Am Ende einer Untersuchungsbahn gehen Sie mit dem untenliegenden Finger einen Fingerbreit in Richtung Brustmitte.
- Die 1. Untersuchungsbahn verläuft am äußeren Rand des Untersuchungsbereichs (Mitte Achselhöhle bis untere BH-Grenze).

- Sie tasten in drei Druckstärken (leicht, mittel, stark).
- Sie tasten in kleinen Kreisen (leicht, mittel, stark).

Positionierung und Ablauf der Tastuntersuchung:

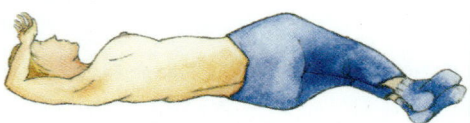

- Sie beginnen in der Halbseitenlage mit angewinkelten Beinen, Schultern bleiben in Rückenlage. Es ist nützlich, ein kleines Kissen unter die Seite, z. B. Brustkorb, zu legen.
- Der Arm der zu untersuchenden Seite ruht locker auf der Stirn.
- Sie untersuchen wie beschrieben bis zur Mitte der Brust (Brustwarze) in parallelen Bahnen.

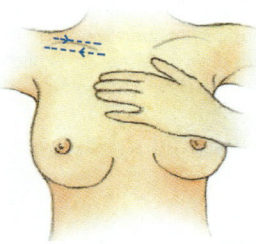

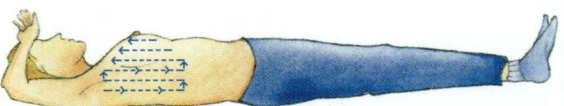

- Sind Sie an der Brustwarze angekommen, fixieren Sie diese mit den Untersuchungsfingern.
- Drehen Sie sich ganz auf den Rücken und setzen Sie die Untersuchung bis zum Brustbein fort.

- Der Bereich um das Schlüsselbein wird am Ende der Untersuchung in waagerechten Bahnen durchgeführt.
- Wechseln Sie nun und untersuchen die andere Brust, nach demselben Muster.

Sollten Sie Veränderungen an einer Brust entdecken, vergleichen Sie zunächst mit der anderen Brust (selber Bereich), ob sich hier dieselben Strukturen ertasten lassen. Meist fühlt sich das Brustgewebe der anderen Brust ähnlich oder gleich an. Sollte dies nicht so sein und sich dieser Bereich anders anfühlen, z. B. deutlicher Knoten, so vereinbaren Sie bitte umgehend einen Termin mit Ihrem Arzt.

Tipp: Weitere Informationen erhalten Sie unter www.mammacare.de.

Abb. 22.3: Anleitung zur Selbstuntersuchung der Brust nach der MammaCare®-Methode

die Gefahr der Ausbildung eines **chronischen Lymphödems** im betreffenden Arm. Daher ist es wichtig, bereits im Vorfeld eine Lymphödemprophylaxe gemeinsam mit der Patientin einzuüben, welche sie dann nach der Operation selbstständig durchführen kann.

Leitsymptome eines Lymphödems sind das Anschwellen der Extremität, ggf. Rötung, Überwärmung und Schmerzen der betroffenen Extremität.

Folgende **Maßnahmen** können das Risiko des Auftretens eines Lymphödems minimieren:
- häufiges Hochlagern des Arms und Betätigung der Muskelpumpe
- gezielte Bewegungstherapie unter Anleitung eines Physiotherapeuten
- ausgewogene Ernährung (Sollgewicht anstreben, vitaminreiche, salzarme Kost, viel trinken)
- ggf. Kompressionstherapie am betroffenen Arm
- Überwärmung vermeiden (Sauna oder Sonneneinstrahlung)
- Verletzungen vorbeugen (med. Nagelpflege nutzen)
- Überlastungen am betroffenen Arm meiden

22.2.2 Prostatakarzinom

Die bösartige Wucherung der **Prostata** (Vorsteherdrüse) ist der beim Mann am häufigsten vorkommende Tumor. Das Auftreten nimmt mit dem Alter zu. Erkrankungen vor dem 50. Lebensjahr sind selten. Da das Karzinom im Gegensatz zur gutartigen Wucherung (Adenom, S. 457) in der Außenzone der Drüse wächst, vermindert sich der Harnstrahl erst im fortgeschrittenen Stadium. Eine frühe Diagnosestellung ist nur im Rahmen der regelmäßigen Früherkennungsuntersuchungen möglich.

Therapeutisch steht die Operation im Vordergrund. Diese wird eventuell mit einer Hormontherapie gekoppelt. Gegen Strahlen sind die Krebszellen der Prostata äußerst widerstandsfähig. Metastasen bilden sich bevorzugt im Knochen. Rückenbeschwerden durch Wirbelsäulenmetastasen sind häufig das erste Zeichen, das zu einer gründlichen Untersuchung führt. Aufgrund des langsamen Wachstums sterben viele Männer **mit**, aber nur wenige **an** einem Prostatakarzinom.

22.2.3 Akute myeloische Leukämie

Leukämie: Kap. 14.5.2, S. 333

Unter einer **myeloischen Leukämie** wird die unkontrollierte Vermehrung von unreifen weißen Blutzellen im Knochenmark verstanden. Dadurch kommt es auch zur Verminderung der übrigen Blutzellen. Das durchschnittliche Erkrankungsalter ist über 60 Jahre.

Die **Ursache** kann eine Schädigung des Knochenmarks sein, durch:
- radioaktive Strahlung
- Benzol
- Chemo- oder Strahlentherapie
- Behandlung mit Immunsuppressiva über viele Jahre

Die **Symptome** sind:
- Müdigkeit
- Blässe (Anämie, da weniger rote Blutkörperchen)
- Kurzatmigkeit
- Blutungsneigung (weniger Thrombozyten)
- Lymphknotenvergrößerung

Die **Diagnose** wird durch Blutuntersuchung und Untersuchung des blutbildenden Knochenmarks gestellt. Die **Behandlung** erfolgt mittels einer Chemotherapie.

22.3 Pflege bei Krebserkrankungen

Unabhängig vom Alter ist eine Krebserkrankung immer eine existenzielle Erschütterung. Anders als bei den vorhersehbaren Krisen, die im Leben bewältigt werden müssen, geht es bei der Krebserkrankung um eine Ausnahmesituation:
- Sie trifft den Menschen meist unerwartet und damit unvorbereitet.
- Die Existenz wird als gefährdet erlebt: körperlich, seelisch und sozial.
- Die Entwicklung kann wegen fehlender Erfahrungen nicht vorhergesehen werden.
- Die bewährten Strategien zur Konfliktlösung funktionieren nicht.
- Das Anpassungsvermögen stößt an seine Grenzen.
- Es gibt kaum Handlungsspielraum.

Es ist wichtig, der Angst in Gesprächen Raum zu geben. Die offene Beantwortung aller Fragen, die im Zusammenhang mit der Krankheit auftauchen, hilft, diffuse Ängste abzubauen. Verlässlichkeit in der Pflege, professionelle Durchführung der Maßnahmen und Einheitlichkeit des Handelns im Pflegeteam verstärken das notwendige Gefühl der Sicherheit. Die Auseinandersetzung mit dem Tod kann immer wieder zum Thema werden.

Angehörige brauchen ebenfalls Unterstützung durch die Pflegenden. Ihre Reaktionen schwanken zwischen Rückzug oder Überfürsorge. Hier ist die Pflegende häufig als Vermittlerin gefordert, um einen Ausgleich der Bedürfnisse zu ermöglichen.

Die Auseinandersetzungen des Kranken mit seiner Krankheit betrifft auch die Pflegende als Beziehungsperson. Stets wird deren eigene Einstellung zu den anstehenden Fragen berührt. Gefühle des Versagens, des Verlassenwerdens oder Angst vor eigener Erkrankung werden in der Pflegesituation verspürt. Wichtig ist daher die Bestimmung von Nähe und Distanz in der Beziehung, um die Balance zwischen Bedürfnissen des Kranken und Belastungsfähigkeit der Pflegenden herzustellen.

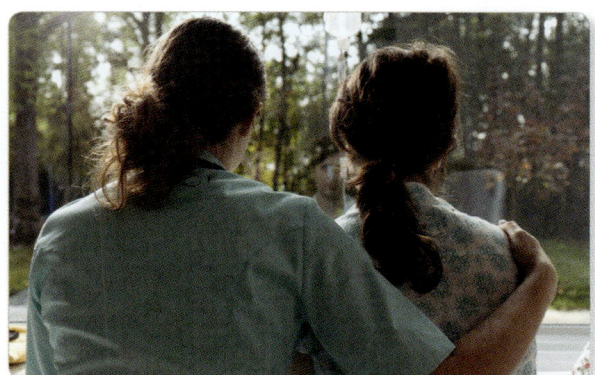

Abb. 22.4: Wesentliche Aufgabe von Pflegenden: Gesprächsbereitschaft signalisieren

Bei der Vielfalt der möglichen **Krebserkrankungen** und der daraus folgenden Vielschichtigkeit von Symptomen und Problemen während der Tumortherapie werden in diesem Abschnitt spezielle Probleme und Maßnahmen näher erläutert.

Prä- und postoperative Pflege bei chirurgischen Eingriffen: S. 621

22.3.1 Pflegerische Schwerpunkte bei Patienten mit Chemo- oder Strahlentherapie

In Tab. 22.6 und 22.7 sind mögliche Probleme, die im Rahmen einer Chemo- oder Strahlentherapie auftreten können – und wie darauf pflegerisch reagiert werden kann – zusammengestellt.

Onkologische und palliative Pflege

Potenzielle Probleme	Mögliche Maßnahmen
Übelkeit und Erbrechen	• psychische Betreuung • Hilfestellung beim Erbrechen • Mundpflege mehrmals täglich und bei Bedarf (S. 368) • Dokumentation (Einfuhr-Ausfuhr, Exsikkoseprophylaxe S. 444) • Antiemetika laut ärztlicher Anordnung vor Therapiebeginn • Entspannungsübungen anbieten • 4–5 leichte Mahlzeiten am Tag und Wunschkost
Appetitlosigkeit und Gewichtsverlust	• Gesprächsbereitschaft signalisieren • Wunschkost ermöglichen • Gewichtskontrolle
Obstipation oder Diarrhö	• Krankenbeobachtung (Frequenz, Konsistenz, Koliken, etc.) • Obstipationsprophylaxe (S. 199) • Intimpflege bei Bedarf (S. 376)
Pneumonie	• Atemgymnastik (z. B. Blubberbecher) • Inhalation laut ärztlicher Anordnung • Früh-Mobilisation • atemstimulierende Einreibung (ASE, S. 189) • Krankenbeobachtung (Auswurf, Atemfrequenz, Temperatur, Puls, Blutdruck)
Soor/Parotitis/Parodontose	• spezielle Mundpflege mind. 3 x täglich (S. 368) • Mundraumkontrolle • anästhesierendes Mundgel • weiche Zahnbürste • Antimykotikum
Alopezie	• frühzeitige Beratung durch Fachkräfte • Perücke vor Therapiebeginn besorgen
Allgemeine Abwehrschwäche	• ggf. Umkehrisolation/Reinraum
Blutungsneigung	• Kontrolle von Urin und Stuhl • Hautbeobachtung auf Hämatome, Läsionen • keine i. m.-Injektionen • Patienten informieren und aufklären • medizinische Fuß- und Nagelpflege
Körperliche Schwäche/Kollapsneigung	• Krankenbeobachtung • Vitalzeichenkontrolle vor und nach Mobilisation (S. 472) • Unterstützung bei allen Aktivitäten
Depression/Angst	• Gesprächsbereitschaft signalisieren • seelsorgerische Betreuung, professionelle psychische Hilfe organisieren • Familie mit einbeziehen

Tab. 22.6: Pflegerische Schwerpunkte bei Patienten mit Chemotherapie

Potenzielle Probleme	Mögliche Maßnahmen
Zystitis/Nierenversagen (Bestrahlung im Nierenbereich)	• Bilanzierung, Ein-Ausfuhr • Urinkontrolle (Farbe, Beimengung, Geruch) • Vitalzeichenkontrolle • Schmerzbeobachtung (S. 206)
Körperliche Schwäche/Kollapsneigung	• Krankenbeobachtung • Vitalzeichenkontrolle vor und nach Mobilisation (S. 472) • Unterstützung bei allen Aktivitäten
Appetitlosigkeit/Gewichtsverlust/Geschmacksverlust (Gesichtsfeldbestrahlung)	• Gesprächsbereitschaft signalisieren • Wunschkost ermöglichen • Gewichtskontrolle (S. 405) • Patienteninformation
Depression/Angst	• Gesprächsbereitschaft signalisieren • seelsorgerische Betreuung, professionelle psychische Hilfe organisieren • Familie mit einbeziehen
Pneumonie	• Atemgymnastik (z. B. Blubberbecher) • Inhalation laut ärztlicher Anordnung • Früh-Mobilisation • atemstimulierende Einreibung (ASE, S. 189) • Krankenbeobachtung (Auswurf, Atemfrequenz, Temperatur, Puls, Blutdruck)
Soor/Parotitis/Parodontose (Gesichtsfeldbestrahlung)	• spezielle Mundpflege mind. 3 x täglich (S. 368) • Mundraumkontrolle • anästhesierendes Mundgel • weiche Zahnbürste • Antimykotikum
Obstipation oder Diarrhö Darmstenose	• Krankenbeobachtung, (Frequenz, Konsistenz, Koliken, etc.) • Obstipationsprophylaxe (S. 199) • Intimpflege bei Bedarf (S. 376)
Übelkeit und Erbrechen	• psychische Betreuung • Hilfestellung beim Erbrechen (S. 410) • Mundpflege mehrmals täglich und bei Bedarf • Dokumentation (Einfuhr-Ausfuhr, Exsikkoseprophylaxe S. 444) • Antiemetika laut ärztlicher Anordnung vor Therapiebeginn • Entspannungsübungen anbieten • 4–5 leichte Mahlzeiten am Tag und Wunschkost
Dermatitis, Schmerzen im Bestrahlungsbereich	• Schmerzbeobachtung und Dokumentation (S. 206) • Vorsichtige Hautpflege ohne Seife (S. 358) • Bestrahlungsfeld auslassen

Tab. 22.7: Pflegerische Schwerpunkte bei Patienten mit Strahlentherapie

22.4 Palliativpflege

Der Begriff **palliativ** ist abgeleitet von dem lateinischen Wort pallium: Mantel, Hülle, Bedeckung. Die Situation schwerstkranker und sterbender Menschen ist gekennzeichnet durch
- Verschiebung von Prioritäten und Werten,
- Angst vor Abhängigkeit und Autonomieverlust,
- Angst vor Schmerzen und anderen quälenden Symptomen.

Daraus ergeben sich als Ziele der Behandlung und Pflege:
- Lindern von Beschwerden,
- Erhalten und Verbessern der Lebensqualität,
- Vermeiden von Komplikationen.

> **DEFINITION** Die Weltgesundheitsorganisation (WHO) definiert Palliativmedizin als aktive, ganzheitliche Behandlung von Patienten mit einer progredienten (voranschreitenden) Erkrankung und einer begrenzten Lebenserwartung zu der Zeit, in der die Erkrankung nicht mehr auf kurative Behandlung anspricht und die Beherrschung der Schmerzen, anderer Krankheitsbeschwerden, psychologischer, sozialer und spiritueller Probleme höchste Priorität besitzt.

Zur palliativen Versorgung bezogen auf Tumorpatienten gehören auch alle therapeutischen Maßnahmen, die eine Neubildung von Tumorgewebe vermeiden, sowie die Behandlung und Vermeidung von Nebenwirkungen.

22.5 Pflege sterbender Menschen

Sterbebegleitung: Kap. 1.3.1, S. 14

22.5.1 Medizinische Phasen des Sterbens

Sterben und Tod sind voneinander zu unterscheiden. Der Tod steht am Ende des Sterbeprozesses, er ist abstrakt, er ist das Ende des Lebens. Sterben ist ein Teil des Lebens. Sterbende Menschen leben, und sie leben oft in einer einzigartigen Intensität. Sterben bedeutet immer einen mehr oder weniger lang andauernden Vorgang, den „Augenblick" des Sterbens gibt es nicht. Sterben kann sich über einen längeren Zeitraum erstrecken.

Nachdem bei einem Patienten eine **infauste Diagnose** (lat. aussichtslos, unglücklich) gestellt wurde, gibt es medizinisch **drei Phasen bis zum Tod**:
- **Rehabilitationsphase**: die Phase der letzten Monate, selten Jahre, in der trotz fortschreitender Erkrankung ein weitgehend normales, aktives Leben angestrebt wird.
- **Terminalphase**: umfasst die letzten Wochen, manchmal Monate, in denen durch die Erkrankung trotz guter Schmerztherapie und Symptomkontrolle die Aktivität des Patienten zunehmend eingeschränkt wird.
- **Finalphase**: Sterbephase bezieht sich auf die letzten Stunden und Tage des Lebens.

Aus biologischer Sicht beginnt das Sterben bereits mit der Geburt durch das stete Absterben von Zellen. Für die Medizin beginnt das Sterben dann, wenn elementare Körperfunktionen unaufhaltsam versagen und medizinische Maßnahmen keinen Erfolg mehr versprechen. Die Medizin tut sich oft schwer mit der Akzeptanz des Sterbens, da ihr Blick auf Wiederherstellung und Heilung gerichtet ist. Psychologisch wird ein Mensch als Sterbender bezeichnet, wenn er objektiv vom Tod bedroht ist und das Wissen darum sein Erleben und Verhalten bestimmt.

> **MERKE** Sterben ist immer ein höchst aktives, intimes und emotionales Geschehen.

Über medizinische und pflegerische Maßnahmen hinaus braucht der Sterbende persönliche Zuwendung, einen Halt auf seinem eigenen Weg zum Tod. Einen Weg, der als Reifung gesehen werden kann. Reifung an der größten Krise, die es in der individuellen Lebensgeschichte gibt. Die Bewältigung der Krise ist die Annahme des Todes.

22.5.2 Sterbephasen nach Kübler-Ross

Die Schweizerin **Elisabeth Kübler-Ross** war eine der Ersten, die sich mit dem Thema Sterbebegleitung befasst hat. Ihre Erkenntnisse über die **fünf Sterbephasen** erwuchsen aus der Begleitung unzähliger Sterbender. Es sind:
- Verneinung/Leugnung
- Protest/Zorn
- Verhandeln
- Depression
- Einwilligung

1. Verleugnen: Der Betroffene ist über die Mitteilung des baldigen Todes entsetzt und reagiert abwehrend. Er will es nicht wahrhaben.

2. Protest und Zorn: Der Betroffene hadert in dieser Phase mit Gott und der Welt, er lehnt sich auf und fragt: „Warum gerade ich?" Er ist mit allem unzufrieden und beschimpft unter Umständen Angehörige und Pflegende.

3. Verhandeln: Die neue Situation wird anerkannt, der baldige Tod aber noch nicht angenommen. Es besteht der Wunsch nach Aufschub: „Vielleicht gibt es ja doch noch eine neue Behandlungsmethode; ich muss aber erst noch meine Enkel sehen."

4. Depression: Die Vorstellung, alles aufgeben zu müssen, Abschied zu nehmen, löst eine tiefe Traurigkeit aus. Das kann dazu führen, dass der Sterbende das Essen verweigert, niemanden sehen will. Andere Sterbende wollen unerledigte Konflikte bereinigen, den Nachlass klären. Es kann auch sein, dass der Sterbende allein sein will.

5. Einwilligung: In der letzten Phase tritt eine gewisse Ruhe ein, die Angst vor dem Tode und die Verzweiflung treten zurück. Der alte Mensch blickt auf sein Leben zurück und kann ruhig über seinen Abschied sprechen. Vielleicht redet er noch darüber, wie er sich seine Beerdigung vorstellt.

Die Einsichten von Kübler-Ross wurden oft dahingehend missverstanden, als würden diese Phasen immer in der angegebenen Reihenfolge ablaufen. Daraus leitete sich ein Vorgehen ab, welches eher zu einem Gegeneinander als einem Miteinander führte, zumal auch in der Trauer der Betreuenden ähnliche Phasen auftreten.

Der innere Weg vom Nein zum Ja ist jedoch wesentlich komplexer und verläuft eher in Schleifen (Abb. 22.5). Einzelne Phasen können übersprungen werden. Verschlechtert sich die Krankheit, steht der Patient oft wieder am Anfang seines Weges.

Dieser **Verarbeitungsprozess** ist keine gradlinige Entwicklung auf der Bewusstseinsebene, sondern spiegelt auch unbewusste Wünsche und Befürchtungen wider.

22.5.3 Orte des Sterbens

Palliativstation

In der Regel gehören **Palliativstationen** zu einem Krankenhaus. Der Schwerpunkt der ganzheitlichen Betreuung liegt in der Symptomlinderung, z. B. Schmerztherapie. Nach Abschluss der Behandlung wird der Patient wieder entlassen. Aufgrund der Organisationsstruktur eines Krankenhauses können diagnostische Maßnahmen und palliative Therapien hier optimal durchgeführt werden. Ärztliche Präsenz ist rund um die Uhr gewährleistet. Das Pflegepersonal besitzt eine hohe fachliche Kompetenz in Bezug auf Symptomkontrolle.

Stationäres Hospiz

Hier liegt der Schwerpunkt in einer ganzheitlichen Pflege, Betreuung und Begleitung Sterbender bis zu ihrem Tod. Nur wenige Patienten werden aus dem stationären Hospiz nach Hause entlassen. Die ärztliche Versorgung übernehmen vor allem Hausärzte und Schmerztherapeuten. Bei Bedarf werden Psychologen hinzugezogen. Zum Konzept **stationärer Hospize** gehört der Einsatz ehrenamtlicher Helfer.

Pflegeheim

Zunehmend beinhalten die Leitbilder der **Alten- und Pflegeheime** eine klare Positionierung zum Umgang mit sterbenden Bewohnern. Der letzte Lebensabschnitt wird unter Einbeziehung der Angehörigen menschenwürdig begleitet und unterstützt, Übergänge und Abschiede werden bewusst gestaltet.

„In unserem Pflegeheim soll auch die letzte Lebensphase durch die Bezugspersonen begleitet werden und das Abschiednehmen des Bewohners, der Ange-

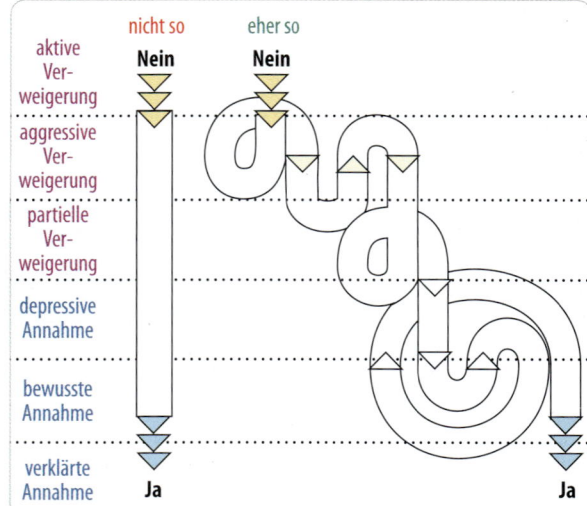

Abb. 22.5: Prozessdynamik in Anlehnung an die Sterbephasen nach Kübler-Ross

hörigen und der Mitarbeiter durch gegenseitige Hilfestellung so würdevoll wie möglich gestaltet werden." (Alten- und Pflegeheim Müller, 22848 Norderstedt)

Häusliche Umgebung

Die **vertraute Wohnung** ist der Ort, an dem die meisten Menschen ihre letzten Tage und Wochen verbringen und Abschied nehmen wollen. Der Gesetzgeber teilt dieses Anliegen und räumt der ambulanten Versorgung den Vorrang vor der stationären ein (SGB V § 37b S. 636). Ein Verbleiben im eigenen Zuhause bewahrt die Intimität und Autonomie des Kranken und bedeutet Teilnahme am alltäglichen Leben.

22.5.4 Kommunikation und Interaktion mit Sterbenden

Wenn die ersten körperlichen Zeichen des nahenden Todes auftreten, lässt man den sterbenden Menschen nicht mehr allein. Angehörige und Pflegende, die eine gute Beziehung zu dem Sterbenden haben, bleiben bei ihm. Die **Interaktion** mit dem Sterbenden kann auf verschiedene Weise erfolgen. Man kann für den Sterbenden einfach nur da sein, ohne etwas zu tun, die Hand halten, Nähe zeigen. Religiöse Bedürfnisse können erfüllt werden. Dabei hat die Pflegende die Möglichkeit, Gefühle und Trauer zu zeigen und Abschied zu nehmen. Denn in den Jahren der Betreuung sind oft enge Beziehungen gewachsen.

Der sterbende Mensch hat Gefühle und nimmt die Pflege wahr. Daraus leitet sich ab, dass Pflegende
- nicht über den Sterbenden hinweg sprechen,
- pflegerische Tätigkeiten nie hektisch oder schweigend durchführen,
- Hilfestellungen nicht aufschieben oder vernachlässigen,
- sprachliche und nichtsprachliche Signale akzeptieren und beachten,
- Wünsche ernst nehmen und danach handeln,
- Sterbende möglichst in ihrer gewohnten Umgebung pflegen,
- Sterbenden nur so viel zumuten, wie sie selber körperlich oder gefühlsmäßig ertragen können,
- nicht mit Kollegen, Angehörigen und Mitbewohnern flüstern.

Das Wissen um die phasenhafte psychische Dynamik soll helfen, Angst und Wut, welche der Sterbende nach außen richtet, einzuordnen und sie nicht als gegen die eigene Person gerichtet zu verstehen. In der Auseinandersetzung mit dem Sterbenden liegt für Pflegende die Möglichkeit einer Reifung, mit den eigenen Gefühlen besser umgehen zu können, an den eigenen Tod angstfreier denken zu können.

22.5.5 Tod

Das Ende der zentralen Koordination der einzelnen Lebenserscheinungen und der Organfunktionen wird als **Tod** bezeichnet.

Zeichen des nahenden Todes

Das Nahen des Todes ist begleitet von typischen Veränderungen der Vitalzeichen:
- Bewusstsein trübt sich ein und schwindet
- Blutdruck fällt ab, Haut wird blass, eine bläuliche Marmorierung stellt sich ein
- Puls schwächt sich ab, setzt zeitweise aus
- Atmung wird unregelmäßig, schnappend

Klinischer Tod

Häufig wird der **psychische Tod** (Individualtod als Leben ohne Bewusstsein) vom **biologischen Tod** unterschieden. Der psychische Tod tritt früher ein, als das Erlöschen aller Körperfunktionen. Da aber keine Möglichkeit besteht, mit Sicherheit zu sagen, wann der Tod wirklich eintritt, wird dieser offenen Frage mit dem Gebrauch abstrakter Begriffe begegnet.

Der **Herzstillstand** gilt als Zeichen des **klinischen Todes** und ist an folgenden Veränderungen zu erkennen:
- Atem- und Herzstillstand, kein arterieller Puls mehr feststellbar, arterielle Blutungen kommen zum Stehen
- die Pupillen sind maximal erweitert und lichtstarr
- der Betroffene entwickelt eine Zyanose

Dieser Zeitpunkt wird in den meisten Fällen auch mit dem Individualtod gleichzusetzen sein, da innerhalb weniger Minuten durch den **Organtod** des Gehirns auch der Verlust des Ich-Bewusstseins unumkehrbar wird. In der Phase zwischen Herzstillstand und **Hirntod** sind Wiederbelebungsmaßnahmen (Reanimation) möglich.

Der Überlebensfähigkeit des Gehirns ohne Blutversorgung sind allerdings enge Grenzen gesetzt. Kommt die Hirndurchblutung durch Herzstillstand völlig zum Erliegen, verursacht der Mangel an Sauerstoff und Glukose Störungen, die bis zum Hirntod führen (Abb. 22.6).

Diese Zeitangaben (Abb. 22.6) gelten unter normalen Temperaturbedingungen, sie laufen bei Hitze schneller und bei Kälte langsamer ab. Besonders bei Unfällen im Eis (Ertrinken) und künstlicher Abkühlung bei Herzoperationen sind erheblich längere Überlebenszeiten möglich.

Hirntod

Bei schwerst Hirnverletzten können das Herz und andere Organe noch lange Zeit funktionstüchtig erhalten werden. Der **Hirntod** wird dann zum Individualtod erklärt, was rechtlich für die Transplantation von Organen wichtig ist. Es wird dann von **„juristischem Tod"** gesprochen.

Nach den Richtlinien des Beirats der Bundesärztekammer ist Hirntod ein „Zustand der irreversibel erloschenen Gesamtfunktion des Großhirns, des Kleinhirns und des Hirnstamms. Dabei wird durch kontrollierte Beatmung die Herz- und Kreislauffunktion noch künstlich aufrechterhalten".

Als Bedingungen zur Feststellung des Hirntods sind gesetzlich vorgeschrieben:
- direkte oder indirekte Hirnschädigung
- Koma
- erloschene Reflexe
- fehlender Atemantrieb

Ausgeschlossen sein müssen:
- Vergiftungen
- Schock
- Unterkühlung

Für hirntot wird der erklärt, bei dem der Ausfall folgender Funktionen in zwei 12 Std. auseinander liegenden Untersuchungen bestätigt wird:
- beiderseits weite, lichtstarre Pupillen
- fehlende Augenbewegung bei Drehen des Kopfs
- fehlender Hornhautreflex
- fehlende Schmerzreaktion
- fehlender Hustenreflex
- Ausfall der Spontanatmung

> **MERKE** Zwei dafür qualifizierte Ärzte, die über eine mehrjährige Erfahrung in der Intensivbehandlung von Patienten mit schweren Hirnschädigungen verfügen, nehmen unabhängig voneinander die Untersuchung zur Hirndiagnostik vor.

Ergänzend sollten apparative Untersuchungen zum Nachweis des Erlöschens aller Hirnfunktionen durchgeführt werden, wie **Elektro-Enzephalogramm (EEG)** zum Nachweis fehlender elektrischer Hirnströme und **Dopplersonografie** zum Nachweis aufgehobener Blutzirkulation im Gehirn.

Durch die fehlende Hemmung des Rückenmarks durch das Gehirn kann es beim Hirntod zu spontanen oder ungerichteten Bewegungen auf Berührungsreize hin kommen. Diese Bewegungen der Extremitäten oder des Rumpfes, **Lazarus-Phänomen** genannt, sprechen nach den Richtlinien nicht gegen den Hirntod, sondern werden als typische Zeichen gewertet.

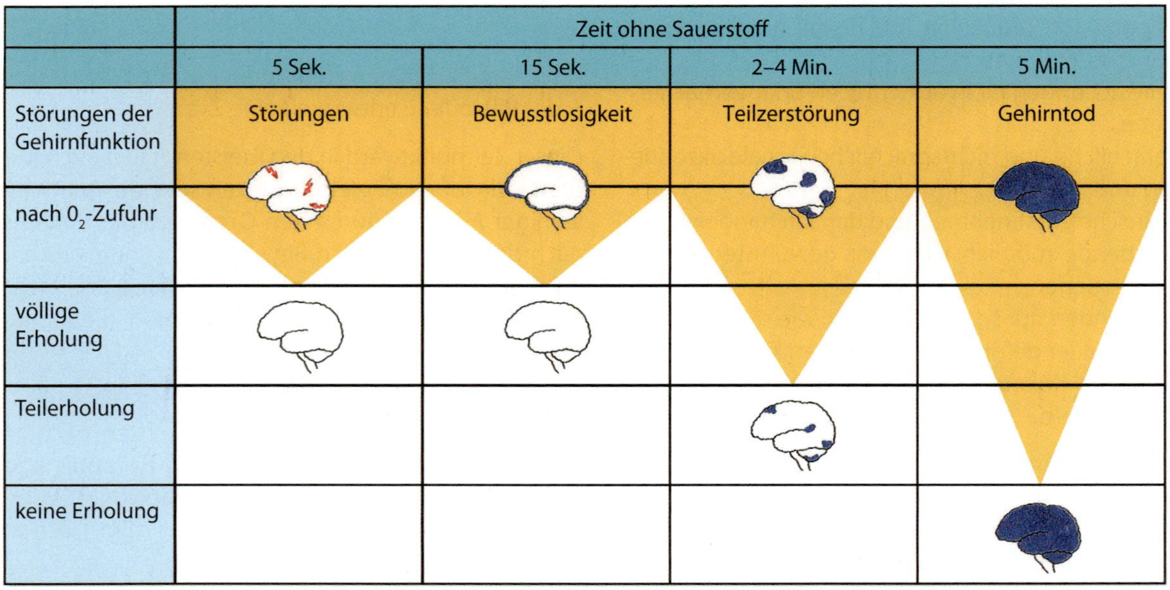

Störungen der Gehirnfunktion	Zeit ohne Sauerstoff			
	5 Sek.	15 Sek.	2–4 Min.	5 Min.
	Störungen	Bewusstlosigkeit	Teilzerstörung	Gehirntod
nach O₂-Zufuhr				
völlige Erholung				
Teilerholung				
keine Erholung				

Abb. 22.6: Folgen des Herzstillstands auf das Gehirn

Biologischer Tod

Das zeitlich versetzte **Absterben der einzelnen Organe** ist immer Folge eines absoluten Sauerstoffmangels der Zellen. Dieser Zustand wird von verschiedenen Geweben unterschiedlich lange toleriert, auch in Abhängigkeit der Speicherkapazität für Glukose. So überleben unter normalen Umständen, ohne erhaltende Eingriffe, das Herz 5–10 Min., die Nieren ca. 30 Min., die Muskulatur 6–9 Std., Sperma bis zu 20 Std. In dieser Zeit sind an den Geweben Reaktionen auslösbar, welche bei der Bestimmung des Todeszeitpunkts eine Rolle spielen.

Todeszeichen

Um den Scheintod vom Tod sicher unterscheiden zu können, orientiert der Arzt sich an sogenannten **Todeszeichen** (Tab. 22.8). Als Ergebnis der Untersuchung wird dann der für ein Begräbnis unentbehrliche Totenschein ausgestellt.

Unsichere Todeszeichen

Hautblässe, Abkühlung, Fehlen der Reflexe sowie Pulslosigkeit und Atemstillstand gehören zwar zum Tod, sind aber keine sicheren Zeichen, da auch ein starkes Abnehmen der Lebensfunktionen mit solchen Veränderungen einhergeht.

Sichere Todeszeichen

Als **sichere Todeszeichen** gelten nur Totenflecken, Totenstarre und Fäulniserscheinungen (Tab. 22.9). Wobei die Zeiten, in denen sich diese Todeszeichen ausprägen, sehr von den klimatischen Gegebenheiten abhängen, denen die Leiche ausgesetzt ist.

Zur Ausbildung der grau-violetten bis bläulich-rötlichen **Totenflecken** (Livores) kommt es, wenn das Blut in die unten liegenden Körperpartien absinkt. Die Totenflecken verändern deshalb ihre Lage in den ersten Stunden durch Umlagern des Toten, was sie von Blutergüssen unterscheidet.

Die Totenflecken treten häufig schon während der Agonie auf, meist aber ½ bis 1 Std. nach Todeseintritt. Innerhalb der ersten 12 Std. nehmen sie an Intensität zu und fließen ineinander. Sie finden sich nicht an den direkten Auflagestellen. Wie sehr sie durch Wegdrücken zum Verschwinden gebracht werden können, hängt von der Dauer des Bestehens ab.

	Kennzeichen	Bezeichnung	Besonderheit
unsichere Todeszeichen	Atem- und Herzstillstand	klinischer Tod	Reanimation ist innerhalb weniger Minuten nach dem Auftreten dieser Zeichen möglich
sichere Todeszeichen	Totenflecken, Totenstarre, Fäulnis	biologischer Tod	

Tab. 22.8: Todeszeichen

Zeichen	Beschreibung	Zeit
Totenflecken	Blut sackt in tiefer gelegene Körperpartien	sichtbar 30 bis 60 Min. nach dem Tod, nicht mehr wegzudrücken nach 12 Std.
Totenstarre	muskuläre Verkrampfung	Kiefergelenkstarre nach 2 bis 3 Std., am ganzen Körper nach 8 bis 10 Std.
Fäulnis	biologischer Abbau von Organeiweiß durch frei werdende Enzyme	bewirkt nach ca. 3 bis 4 Tagen die vollständige Lösung der Totenstarre

Tab. 22.9: Sichere Todeszeichen (unter normalen klimatischen Bedingungen)

Die **Totenstarre** (Rigor mortis) beginnt etwa 2–5 Std. nach dem Tod und ist nach ca. 8–12 Std. voll ausgebildet. Sie beginnt zuerst in den Skelettmuskelgruppen, welche im Leben am stärksten beansprucht werden oder welche unter einer Dauerspannung stehen, z. B. Kiefergelenk und Sprunggelenk. Von dort breitet sie sich über den ganzen Körper aus.

Auch die glatte Muskulatur der inneren Organe erstarrt. Deutlich sichtbar wird dies als „Gänsehaut" durch Erstarrung der zur glatten Muskulatur gehörenden Haaraufrichtemuskeln.

Maßnahmen nach Eintritt des Todes
- Dokumentation des mutmaßlichen Todeszeitpunktes sowie der Veränderungen der Vitalzeichen vor Eintritt des Todes.
- Benachrichtigung des Arztes zur Feststellung des Todes und der Todesursache (Totenschein).
- Behutsame Benachrichtigung der Angehörigen oder nahestehender Personen.
- Nachlasssicherung zu zweit bei Alleinstehenden und im Pflegeheim.

Falls gewünscht, darf der Leichnam zum Abschiednehmen für nahestehende Personen in einem separaten Zimmer bis zu 36 Std. aufgebahrt werden.

Versorgung des Toten

Nicht immer tritt der Tod friedlich ein, häufig hinterlassen Agonie und medizinische Maßnahmen einen Toten, dessen Anblick für die Angehörigen eher erschreckend wäre. Pflegende sollten den Verstorbenen daher versorgen:
- Lagerungshilfen aus dem Bett entfernen
- Katheter, Sonden, Drainagen und Verbandsmaterialien entfernen
- Schmuck, Prothese, Perücken o. Ä. entfernen
- Augen des Toten schließen, evtl. feuchte Tupfer auf die Lider legen
- Unterkiefer des Toten abstützen, ohne die Gesichtszüge zu verzerren
- Arme des Toten seitlich an den Körper legen, evtl. vor der Brust falten
- Den Toten flach auf dem Rücken positionieren
- Ausscheidungen entfernen, Toten eventuell waschen
- Frisches Hemd anziehen oder Kleidung nach vorheriger Abmachung
- Toten in frisches Laken hüllen
- Raum kühl halten, Heizung ausschalten

In einer multikulturellen Gesellschaft, in der sehr unterschiedliche religiöse Haltungen, Bräuche und Rituale in Bezug auf Tod und Sterben praktiziert werden, sollte ggf. beim Umgang mit Sterbenden und bei der Versorgung der Toten abweichend von den obigen Schritten gehandelt werden.

> **TIPP** Weiterführende Informationen:
> - Transplantationsgesetz (www.gesetze-im-internet.de)
> - Deutscher Hospiz- und PalliativVerband e.V. (www.dhpv.de)
> - Charter zur Betreuung schwerstkranker und sterbender Menschen in Deutschland, Deutsche Gesellschaft für Palliativmedizin (www.dgpalliativmedizin.de)
> - Newsletter Palliativpflege aktuell (www.ppm-online.org)

22.6 Anker zum Kapitel

- Onkologische Erkrankungen sind neben den Herz-Kreislauf-Erkrankungen die zweithäufigste Krankheitsgruppe.
- Es werden maligne und benigne Tumore unterschieden.
- Die Tumortherapie kann kurativ, adjuvantiv, neoadjuvantiv oder palliativ erfolgen und ist abhängig vom angestrebten Therapieziel.
- Eine kontinuierliche Teilnahme an leitliniengestützten Krebsfrüherkennungsprogrammen kann nicht das Risiko einer Erkrankung minimieren aber ggf. ein kuratives Therapieziel ermöglichen.
- Eine strukturierte Brustselbstuntersuchung, z. B. „Mamma Care", gibt der Frau die Chance mögliche (pathologische) Veränderungen der Brust frühzeitig zu erkennen.
- Gesprächsbereitschaft, strukturiertes, professionelles und einheitliches pflegerisches Arbeiten gibt den Patienten ein Gefühl von Sicherheit.
- Voraussetzung für die Pflege von onkologischen und palliativen Patienten ist die Auseinandersetzung mit dem Tod, auch dem Eigenen, sowie eine ausgewogenen Nähe und Distanz zum Patienten.
- Gespräche und Supervisionen im Pflegeteam ermöglichen der Pflegekraft gesunde Arbeitsbedingungen.

22.7 Wissen festigen und vertiefen

1. Erläutern Sie einem Mitschüler den Begriff Tumor. (→ 22.1)
2. Nennen Sie Risikofaktoren, die die Ausbildung von malignen Tumoren begünstigen können. (→ 22.1.1)
3. Erläutern Sie die Prinzipien der Tumortherapie und gehen Sie besonders auf die unterschiedlichen Therapieziele ein. (→ 22.1.3)
4. Erläutern Sie am Beispiel „Zervixkarzinom" Maßnahmen der Prävention und Früherkennung. Nutzen Sie hierfür das Internet, z. B. www.bmg.bund.de oder www.awmf.org. (→ 22.1.4)
5. Nennen Sie Ursachen eines Lymphödems nach Mastektomie sowie Maßnahmen zur Lymphödemprophylaxe. (→ 22.2.1)
6. Welche potenziellen Probleme können bei Patienten nach einer systemischen Tumortherapie auftreten? (→ 22.3.1)
7. Beschreiben Sie die Sterbephasen nach Kübler-Ross. Wie können Sie Sterbenden in den einzelnen Phasen begegnen? (→ 22.5.2)
8. Nennen Sie sichere und unsichere Todeszeichen. (→ 22.5.5)
9. Welche Maßnahmen ergreifen Sie nach Eintritt des Todes? (→ 22.5.5)

23 Assistenz bei der Diagnostik

Pflegeassistenten wirken bei der medizinischen Diagnostik mit

… sie benötigen dazu u. a.

Wissen über den Patienten, z. B.
aus der Pflegeanamnese → Kap. 10
durch Krankenbeobachtung → Kap. 10
aus Gesprächen mit dem Patienten
(kommunikative Kompetenz) → Kap. 5

Kenntnisse
zu Gesundheitsstörungen
und Krankheitsbildern
→ Kap. 12 bis 22

Kenntnisse zu verschiedenen Untersuchungsmethoden

- technische Untersuchungsmethoden
- bildgebende Untersuchungsmethoden
- laborchemische Untersuchungsmethoden

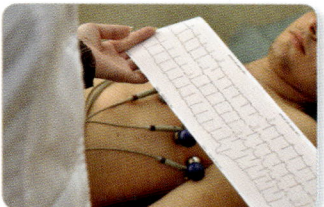

- endoskopische Untersuchungsmethoden

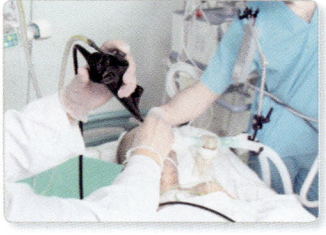

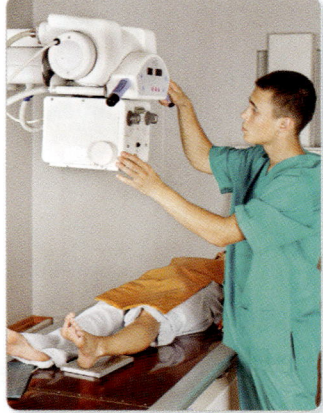

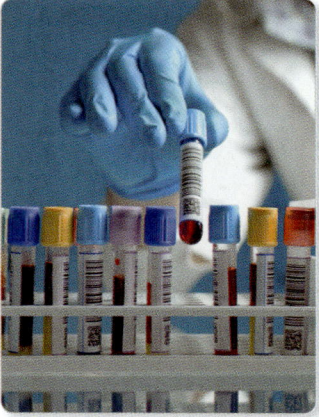

Pflegeassistenten

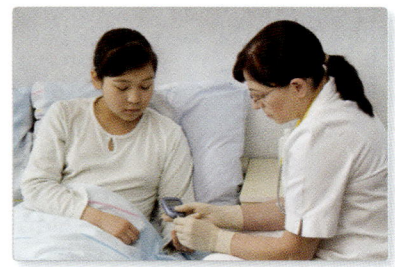

… helfen bei ärztlich verordneten diagnostischen Maßnahmen mit

… begleiten Patienten zu Untersuchungen

… unterstützen Pflegefachkräfte und Ärzte durch gezielte Beobachtung in der Vor- und Nachbereitung von Untersuchungen

Assistenz bei der Diagnostik

Herr Müller erzählt seinem Hausarzt: „Ich fühle mich immer so schwach und müde. Ich schaffe es kaum noch rauf in den dritten Stock in meine Wohnung. Immer wieder muss ich stehen bleiben und verschnaufen. Ich weiß gar nicht, was mit mir los ist …"

Erst die richtige Diagnose ermöglicht es dem Arzt, eine erfolgreiche Therapie einzuleiten. Das Wort Diagnose stammt aus dem Griechischen und bedeutet so viel wie „unterscheidende Beurteilung, Erkenntnis". Doch wie kommt der Arzt zu seiner Diagnose? Zur Diagnosestellung gehören, neben dem ärztlichen Anamnesegespräch und der körperlichen Untersuchung, verschiedene Untersuchungsmethoden mit und ohne technische Apparate.

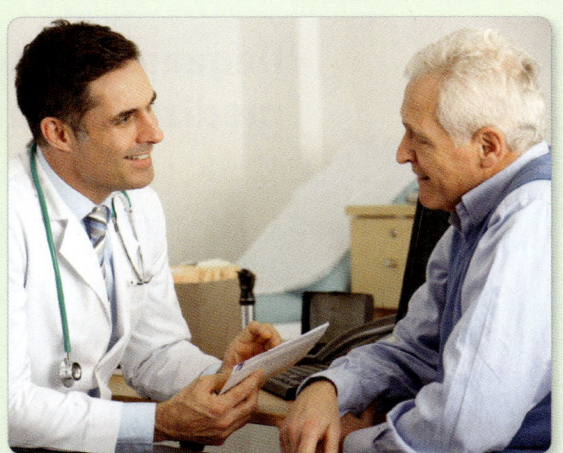

Abb. 23.1: Was führt Sie zu mir?

Aufgaben
Eine Krankheit festzustellen und zu bestimmen, gehört in das Aufgabengebiet von Ärzten. Welche Aufgaben haben Sie als Pflegeassistentin im Rahmen von diagnostischen Maßnahmen bereits kennengelernt?

23.1 Nichtapparative Untersuchungsmethoden

DEFINITION **Diagnostik** umfasst alle Maßnahmen, die zur Erkennung einer Krankheit angewendet werden. Mithilfe der Diagnostik stellt der Arzt die **Diagnose** (Bezeichnung der Erkrankung).

Anamnese

Die **Anamnese** steht am Beginn jeder ärztlichen Handlung. Hierzu gehören die aktuelle körperliche und seelische Verfassung, die Krankheitszeichen (Symptome) und die Vorgeschichte der Erkrankung. Zur Ermittlung der Vorgeschichte werden die folgenden Anamneseformen eingesetzt:
- die Eigenanamnese, bei der der Patient alle älteren Erkrankungen, Therapien (z. B. Operationen) und Allergien beschreibt
- die vegetative Anamnese mit Beschreibung der Körperdaten und Körperfunktionen (z. B. Größe, Gewicht, Ernährung, Stuhlgang, Urinausscheidung, Schlafverhalten, psychische Stabilität und die Vitalzeichen)
- die Medikamentenanamnese (eingenommene Medikamente)
- die Familienanamnese zur Ermittlung von Erkrankungen die gehäuft in der Familie auftreten
- die soziale und biografische Anamnese zur Ermittlung von Familienstand, Beruf, Hobbys und prägenden Lebensereignissen.

Körperliche Untersuchung

Die körperliche Untersuchung kann im Sitzen, im Liegen oder auch im Stand durchgeführt werden. Damit der Arzt die Untersuchung durchführen kann ist es wichtig, dass sich der Patient abschnittsweise entkleidet. Die Pflegende achtet dabei auf die Wahrung der Intimsphäre und unterstützt das An- und Auskleiden. Bei der Inspektion werden der Körper und einzelne Körperteile oder Wunden genau betrachtet. Mithilfe der Palpation werden Körperteile oder Organe abgetastet. Durch die Auskultation können bestimmte Geräusche wie z. B. Geräusche der Darmbewegungen, Geräusche der Herzklappen oder Strömungsgeräusche des Blutes abgehört werden. Durch Abklopfen (Perkussion) bestimmter Körperregionen werden Schallwellen erzeugt, welche Aufschluss über die Größe, die Lage oder den Luftgehalt (z. B. der Lunge) eines Organs geben.

23.2 Körpermaterial entnehmen

Um die Funktion der Organe zu überprüfen oder Krankheiten zu diagnostizieren, kann die Untersuchung von Sekreten und Körperflüssigkeiten einen wichtigen Beitrag leisten. Voraussetzung ist, dass die Probe heil am Untersuchungsort ankommt und in einem Zustand ist, der die jeweilige Untersuchung möglich und Erfolg versprechend macht. Erforderliche Spezialbehältnisse sind entweder vorhanden oder stellt das Labor zur Verfügung.

> **MERKE** Probenbehälter müssen immer beschriftet werden mit:
> - Angaben zur Art der Probe, z. B. Stuhlprobe,
> - Entnahmedatum und -uhrzeit,
> - Name und Geburtsdatum des Patienten,
> - entnehmender Stelle (für Rückfragen).

23.2.1 Sputum

Um bakterielle Erkrankungen der Lunge abzuklären, gelegentlich auch um Zellen für die Krebsdiagnostik zu gewinnen, eignet sich **Sputum** (Auswurf, *lat.* spuere = ausspucken).

Das Sammeln und der Versand des Sputums erfolgen in weithalsigen, fest verschließbaren Kunststoffgefäßen. Am besten wird Sputum morgens gewonnen, da sich nachts in den Bronchien Schleim ansammelt.

> **MERKE** Um zu vermeiden, dass Speisereste die Probe verunreinigen, sollte der Patient vor der Probenentnahme die Zähne putzen oder das Gebiss herausnehmen und den Mund gut spülen.

Vorgehen bei der Entnahme von Sputum:
- Patienten auffordern, tief einzuatmen und tief sitzenden Schleim kräftig abzuhusten und in den Sputumbecher zu spucken
- Sputum in das Aufnahmegefäß umfüllen
- Falls das Aufnahmegefäß Alkohol enthält, die Probe gut umschwenken
- Aufnahmegefäß fest verschließen
- Probe in einem Versandgefäß verschicken oder im Labor abgeben

Das Ergebnis ist am sichersten, wenn vier unabhängig voneinander gewonnene Proben untersucht werden. Unabhängig von einer Untersuchung im Labor werden Beobachtungen des Sputums im Rahmen der Krankenbeobachtung dokumentiert. Hierzu wird der Inhalt des Sputumbechers beobachtet.

23.2.2 Urin

Die mikroskopische Untersuchung des Urins eignet sich sowohl zur Analyse der Funktion der Nieren und Harnwege sowie auch deren Erkrankungen. Untersucht werden der **Urin** selbst und/oder seine Beimengungen, das Sediment. Je nach Fragestellung muss der Urin steril gewonnen werden oder nur von äußeren Verschmutzungen frei sein.

Katheterurin

Sterilen Urin gewinnt man mit der Kathetertechnik. Der Urin wird in sterilen, fest verschließbaren Plastikgefäßen gesammelt. Erfolgt die Untersuchung sofort, z. B. in der Praxis des Urologen, sind keine weiteren Maßnahmen erforderlich. Gelangt der Urin auf dem Versandweg zum Labor, muss bei einer Untersuchung auf Bakterien ein Eilversand mit Kühlung erfolgen, um das Wachstum der Bakterien nicht zu beschleunigen.

Sauberer Urin

„Sauberen" **Urin** ohne äußere Verschmutzungen gewinnt man als Mittelstrahlurin (S. 440).

24-Stunden-Sammelurin

Um die Ausscheidungsmenge bestimmter Stoffe zu messen, ist das Sammeln des Urins über 24 Stunden erforderlich. Das bedeutet:
- Urin über einen Tag und eine Nacht sammeln.
- Um 07:00 oder 08:00 Uhr Blase in die Toilette entleeren lassen. Danach beginnt die Sammelphase.
- Falls um 07:00 oder 08:00 Uhr am nächsten Tag die Blase entleert werden muss, diese Urinportion zum gesammelten Urin hinzufügen.
- Gesamtmenge dokumentieren.
- Urin gut durchmischen und eventuellen Bodensatz aufrühren.
- Dann je nach Angaben des Labors 10–50 ml in den Probenbehälter umfüllen.
- Probenbehälter fest verschließen und die Gesamtmenge darauf notieren.
- Im Transportbehältnis abgeben oder einsenden.

Erforderlich ist ein genügend großes Gefäß. Um Bakterienwachstum zu verhindern, sollte der gesammelte Urin dunkel und möglichst kühl stehen.

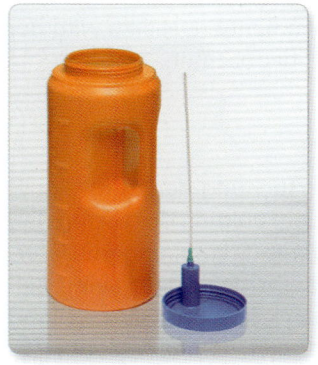

Abb. 23.2:
24-h-Urinsammelbehälter aus braun gefärbtem Kunststoff

MERKE Medikamente können die Ergebnisse der Urinanalyse verfälschen. Deshalb wird die Medikation meist am Tag vor und während der Sammlung ausgesetzt. Das Aussetzen darf nur auf ärztliche Anordnung erfolgen!

23.2.3 Stuhl

Stuhl liefert Hinweise auf eine Besiedelung mit Bakterien, Pilzen oder Parasiten sowie auf Krankheiten der Organe des Verdauungsapparats. Dazu werden Aussehen und Geruch, Beschaffenheit, Menge und Zusammensetzung bestimmt. Weiter kann auf Blut, Krankheitserreger, Würmer und Wurmeier untersucht werden. Um Stoffwechselstörungen zu erkennen, werden Enzyme, Fette und Abbauprodukte im Stuhl bestimmt.

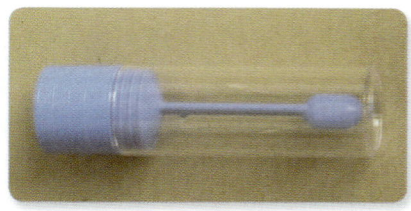

Abb. 23.3:
Stuhlröhrchen

Um den Stuhl auf Krankheitserreger zu untersuchen, muss an drei aufeinanderfolgenden Tagen eine Stuhlprobe genommen werden. Die Proben werden in einem vom Labor gelieferten Röhrchen eingeschickt.

Um den Stuhl auf Blutauflagerungen oder -beimengungen zu testen, wird ebenfalls an drei aufeinanderfolgenden Tagen eine Probe entnommen und jeweils auf einem Testfeld aufgetragen. Damit das Ergebnis der Untersuchung nicht verfälscht wird, müssen Ernährungshinweise beachtet werden.

Vorgehen bei der Stuhlprobenentnahme:
- Die Blase vor dem Stuhlgang völlig entleeren, um ein Verdünnen und Durchmischen mit Urin zu vermeiden.
- Kein Toilettenpapier verwenden, da Toilettenpapier häufig mit bakteriziden Mitteln behandelt ist.
- Eine Probe von etwa Haselnussgröße entnehmen, bei Durchfall 1–2 ml.
- Falls vorhanden, Blut oder Schleim mit erfassen.
- Die Probe in den Probenbehälter geben und diesen beschriften.

MERKE Stuhlproben zur bakteriellen Untersuchung müssen unverzüglich ins Labor und dürfen nicht gesammelt werden.

23.2.4 Wundexsudat

Unter einem **Abstrich** versteht man die oberflächliche Entnahme von **Wundexsudat** mit speziellem Spatel oder Watteträger. In den gewonnenen Proben werden Krankheitserreger nachgewiesen. Ein Abstrich ist ohne Risiken möglich, an besonderen Stellen, z. B. bei Wunden oder an der Harnröhre, können Abstriche jedoch unangenehm bis schmerzhaft sein.

Um Zellen zu untersuchen, werden die Proben auf Objektträgern verstrichen und mikroskopisch betrachtet.

Abstriche erfolgen z. B.,
- um Erreger bei nicht heilenden oder eitrigen Wunden zu bestimmen,
- um Rachen- oder Scheideninfektionen abzuklären.

Für den **Wundabstrich** stellt das Labor meist steril verpackte Watteträger zur Verfügung. Nach der Entnahme werden die Watteträger in ein mit einem Nährmedium (Gel) gefülltes Probenröhrchen gegeben.

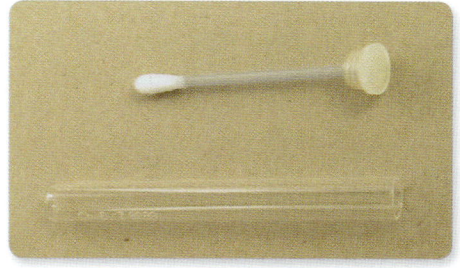

Abb. 23.4:
Abstrichröhrchen

Vorgehen bei einem **Wundabstrich**:
- bei flächigen Entzündungen das Exsudat vom Wundrand her mit dem Watteträger aufnehmen

- bei tiefen Wunden Entnahme mit einer speziellen Spritze und stumpfen Knopfkanüle
- Watteträger möglichst mittig in das Probenröhrchen mit Nährmedium stecken, Probenröhrchen verschließen
- Röhrchen beschriften, in Transportbehälter geben und umgehend abgeben oder einsenden

23.2.5 Gewebe

DEFINITION **Biopsie** (griech. opsis = sehen): Entnahme von Gewebe aus tieferen Schichten.

Für die Entnahme von **Gewebe** kommen Nadeln oder Skalpelle zum Einsatz. Im Gegensatz zum Abstrich ist eine Biopsie deshalb nicht ohne Risiken. Wie bei jedem operativen Eingriff ist eine schriftliche Aufklärung und Einwilligung des Patienten erforderlich. Biopsien werden ausschließlich von Ärztinnen oder Ärzten durchgeführt.

Bei der Diagnose von Erkrankungen steht die Biopsie nicht an erster Stelle. Sie kommt oft zum Einsatz, wenn Laboruntersuchungen oder bildgebende Verfahren keine ausreichende Sicherheit liefern.

23.2.6 Blut

Blut für Untersuchungen wird meist aus den Venen entnommen. Besondere Fragestellungen erfordern arterielles Blut. Einige Blutbestimmungen erfordern mittlerweile so wenig Blut, dass die Entnahme aus den oberflächlichen Kapillaren der Haut ausreichend ist.

Kapillarblut

Pflegende entnehmen häufig **Kapillarblut,** um den Blutzucker bei Pflegebedürftigen mit Diabetes mellitus (S. 425) zu bestimmen. Geeignete Abnahmestellen sind Ohrläppchen und die seitliche Fingerkuppe.

Material zur Blutzuckermessung:
- Hautdesinfektionsmittel und keimarme Tupfer
- Schutzhandschuhe
- Lanzette
- Teststreifen und Testgerät

Durchführung:
- Hygienische Händedesinfektion (S. 79)
- Patienten bequem sitzend oder liegend positionieren
- Schutzhandschuhe anlegen
- Punktionsstelle wählen, ggf. etwas reiben, um die Durchblutung zu erhöhen
- Punktionsstelle desinfizieren

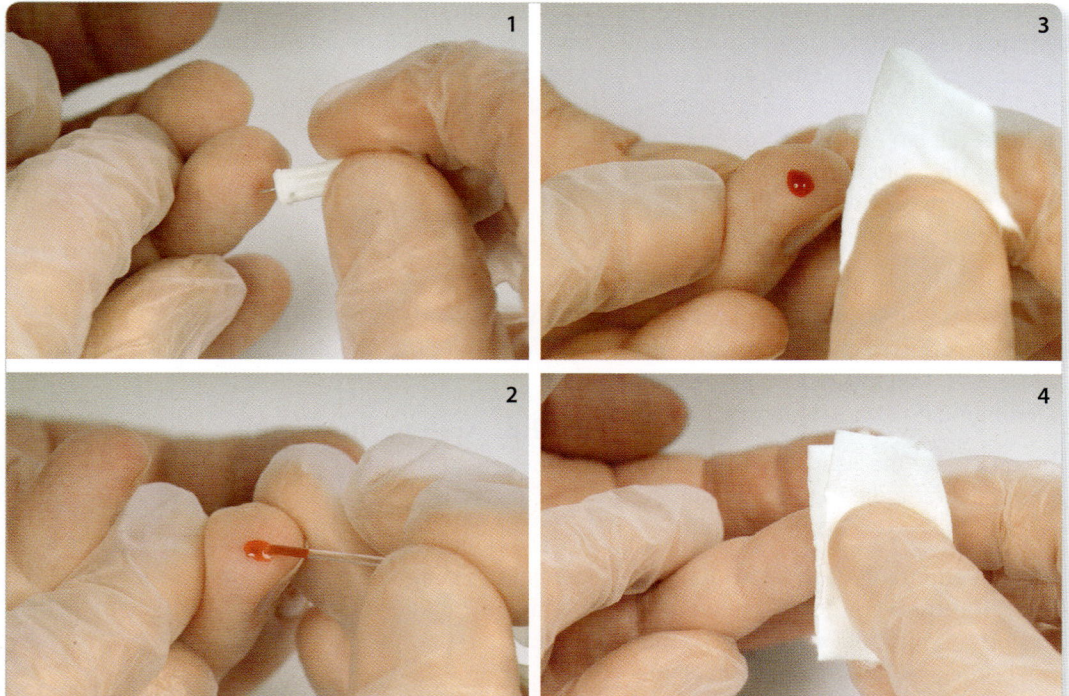

Abb. 23.5: Durchführung der kapillaren Blutentnahme

Assistenz bei der Diagnostik

- Mit einer sterilen Lanzette stechen und Lanzette sofort in Kanülenbox abwerfen
- Ersten Blutstropfen abwischen, den zweiten ohne Druck austretenden Blutstropfen mit dem Teststreifen aufnehmen
- Teststreifen im Blutzuckermessgerät nach Herstellerangaben auswerten

Nachbereitung:
- Punktionsstelle ggf. mit Pflaster versorgen
- Gemessenen Blutzuckerwert und ggf. aufgetretene Besonderheiten dokumentieren und bei erhöhten oder erniedrigten Werten sofort die Pflegefachkraft und den Arzt informieren

> **MERKE** Die Hautstelle wird vor der Blutentnahme desinfiziert. Um einen direkten Kontakt mit dem Blut zu vermeiden, werden Handschuhe getragen.

Venöses Blut

Werden größere Blutmengen zur Untersuchung benötigt, entnimmt man das Blut aus den oberflächlich verlaufenden **Venen,** meist aus der Ellenbogenvene. Häufig werden auch die Venen des Handrückens punktiert.

Nach Stauung mit einer Staubinde oder mit einer Blutdruckmanschette kann die Vene mit einer größeren Nadel punktiert werden. Heute werden Systeme benutzt, bei denen die Nadel mit einem Schlauch am Ansatzstück verbunden ist oder selbst ein Ansatzstück aufweist. In den jeweiligen Ansatzstücken befinden sich Ventile, die ein Abfließen des Bluts nur dann zulassen, wenn der entsprechende Probenbehälter richtig befestigt ist. Dies ermöglicht eine Blutentnahme ohne Kontakt zum Blut.

In den Probenröhrchen finden sich fallweise zusätzliche Substanzen, die das Blut während des Transports in einem Zustand halten, der die gewünschte Untersuchung ermöglicht, z. B. EDTA (Ethylendiamintetraessigsäure), um die Gerinnung (S. 314) zu verhindern.

Meist übernehmen Ärzte, medizinische Fachangestellte oder Fachpflegekräfte die Blutentnahmen aus der Vene.

Die Entnahme von Venenblut verursacht Schmerzen, wenn kleine Hautnerven getroffen werden. Fehlpunktionen sind möglich. Bei älteren Menschen kommt es trotz Abdrückens häufig zu einem Hämatom (Bluterguss) an der Entnahmestelle.

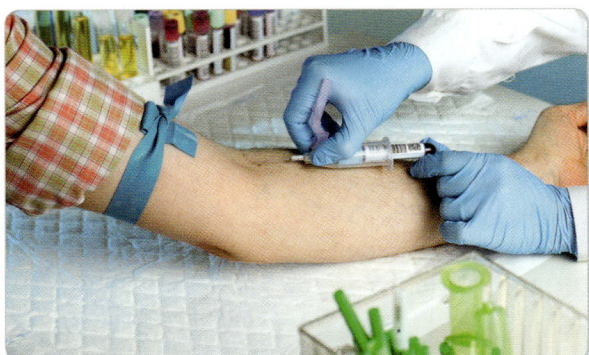

Abb. 23.6: Blutabnahme von venösem Blut durch den Arzt

Arterielles Blut

Um die Sauerstoffsättigung exakt zu bestimmen, ist Blut aus den **Arterien** erforderlich. Meist wird hierfür die Leistenarterie punktiert. Die Vorbereitungen entsprechen denen bei der Venenpunktion. Das Blut wird direkt in einer Spritze aufgezogen und sofort dem Analysegerät zugeführt. Nach der Entnahme muss die Punktionsstelle ca. 5 min gut abgedrückt werden. Um Blutergüsse zu vermeiden, wird für einige Stunden ein Sandsack in die Leiste gelegt.

23.2.7 Liquor (Hirnflüssigkeit)

Bei Erkrankungen des Nervensystems liefern Blutuntersuchungen nicht immer ein klares Ergebnis, da nicht alle im Hirn befindlichen Stoffe im Blut erscheinen. Um eine Hirnhautentzündung, Hirnblutung oder eine Multiple Sklerose abzuklären, ist **Liquor** (Hirnflüssigkeit) erforderlich.

Das im Rückenmarkskanal verlaufende Rückenmark setzt sich in Höhe der Lendenwirbelsäule in einzelnen Nervensträngen fort. Daher kann in Höhe der Lendenwirbel ohne Gefahr für das Rückenmark punktiert und Liquor entnommen werden. Der Eingriff wird Lumbalpunktion genannt und ausschließlich vom Arzt durchgeführt.

23.2.8 Gelenkflüssigkeit

Die Entnahme von **Gelenkflüssigkeit** klärt Gelenkergüsse bei Erkrankungen oder Gewalteinwirkung ab. Die Haut über dem Gelenk wird für die Punktion gereinigt, Haare werden mit einer Schere gekürzt. Damit die Punktion steril verläuft, wird die Hautstelle desinfiziert.

Die entnommene Flüssigkeit wird im Labor und unter dem Mikroskop untersucht.

Eine Gelenkpunktion kann nahezu schmerzfrei sein. Bei Bedarf ist es möglich, die Punktionsstelle lokal zu betäuben.

Nach der Punktion schützt ein Pflaster die Punktionsstelle vor Verunreinigungen. Eine Schonung für 1–2 Tage ist sinnvoll. Blutungen im Gelenk oder Verletzungen sind seltene, aber mögliche Komplikationen.

23.3 Technische Untersuchungsmethoden

Zu den technischen Untersuchungsmethoden zählen
- Augenspiegelung (Beurteilung des Augenhintergrunds, z. B. bei Diabetes mellitus)
- Augeninnendruckmessung (zur Erkennung des grünen Stars)
- Ohrspiegelung (Inspektion des Gehörgangs)
- Höruntersuchung (zur Prüfung des Hörvermögens)
- Elektrokardiogramm (EKG, zur Kontrolle der Herzaktion)
- Elektroenzephalogramm (EEG, zur Messung der Hirnströme, S. 592)

23.3.1 Elektrokardiogramm (EKG)

Das **Elektrokardiogramm** (EKG) zeichnet die elektrischen Vorgänge im Herzen auf. Es wird routinemäßig beim Gesundheitscheck oder bei Verdacht auf eine Herzerkrankung angewendet. Die elektrischen Herzaktionen werden auf einem Monitor oder Papierstreifen in Form einer komplexen Kurve aufgezeichnet. Aus der Kurve lassen sich Herzrhythmusstörungen oder Störungen der Erregungsleitung (S. 283) ablesen.

Nachdem der Patient seinen Oberkörper freigemacht hat, werden bei einer normalen Ableitung zehn Elektroden am Körper befestigt. Ein Gel unterstützt den Halt von Saugelektroden oder Klemmelektroden auf der Haut und verbessert die elektrische Leitung. Klebeelektroden haften von selbst.

Das **Ruhe-EKG** ist das übliche Verfahren, um Herzerkrankungen zu klären. Extremitäten- und Brustwandableitungen lassen eine differenzierte Beurteilung zu.

Bei Verdacht auf Rhythmusstörungen oder Störungen der Koronardurchblutung, die im Laufe des Tages unter besonderen Bedingungen auftreten, wird ein **Langzeit-EKG** durchgeführt.

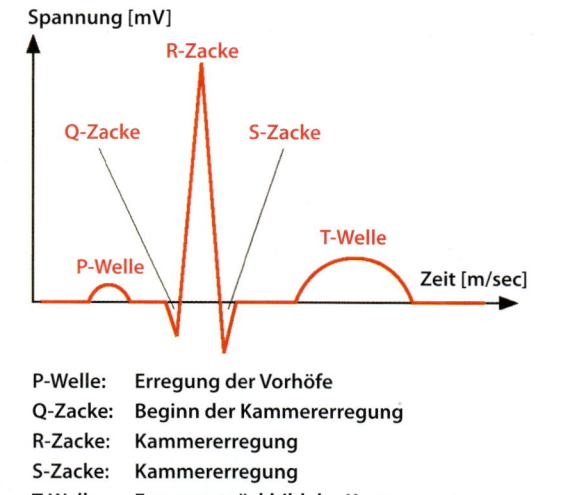

P-Welle: Erregung der Vorhöfe
Q-Zacke: Beginn der Kammererregung
R-Zacke: Kammererregung
S-Zacke: Kammererregung
T-Welle: Erregungsrückbild der Kammern

Nach dem Ende der T-Welle ist eine elektrische Herzaktion beendet. Nach einer bestimmten Pause entsteht dann der nächste Zyklus. Je größer die Herzfrequenz, desto kürzer ist der Abstand.

Abb. 23.7: EKG-Kurve

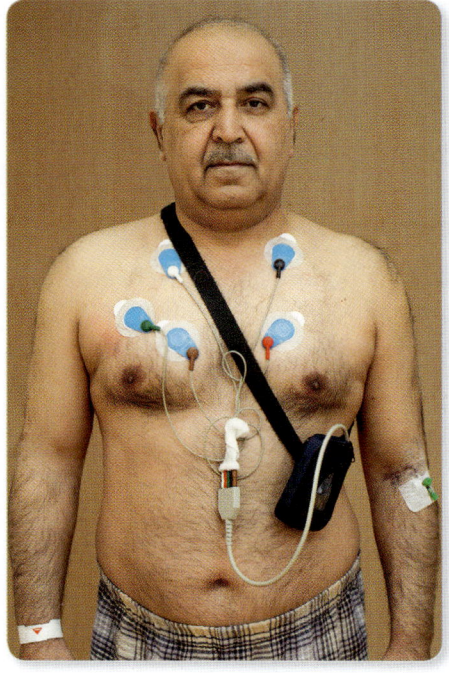

Abb. 23.8: Beim Langzeit-EKG läuft die Aufzeichnung über 24 Stunden

Ein EKG wird unter definierter **Belastung** durchgeführt, wenn
- eine Angina pectoris unter Belastung abgeklärt werden soll (S. 295) oder
- die Leistungsfähigkeit eingeschätzt werden soll, z. B. vor dem Beginn von Fitnessprogrammen.

Das Durchführen eines Belastungs-EKGs wird Ergometrie (griech. ergos = Arbeit) genannt. Der Patient fährt auf einem Fahrradergometer, das auf verschiedene Belastungsstufen eingestellt werden kann. Je nach körperlichen Bedingungen erfolgt die Belastung im Sitzen oder Liegen.

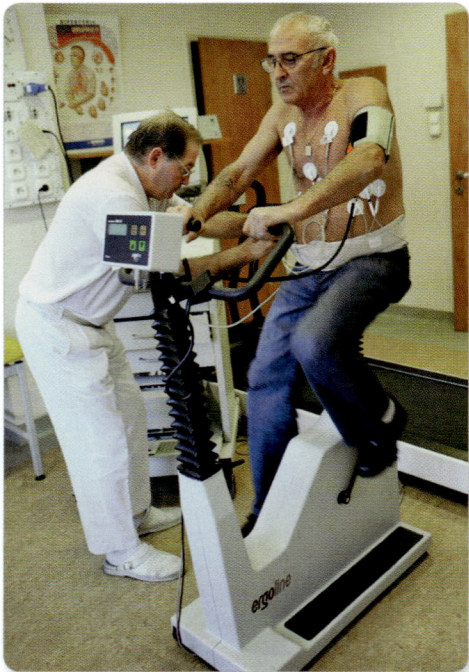

Abb. 23.9: Belastungs-EKG auf dem Fahrradergometer

23.3.2 Elektroenzephalogramm (EEG)

Die **Elektroenzephalografie** (EEG, griech. encephalon = Gehirn) wird besonders im Rahmen der Epilepsiediagnostik und begleitend zur Epilepsietherapie eingesetzt sowie um Hirntumore zu lokalisieren und den Hirntod festzustellen (Null-Linien-EEG).

Elektroden, die in einer den Kopf umspannenden Kappe regelmäßig angeordnet sind, messen die elektrischen Hirnströme. Spannungsunterschiede zwischen den Elektroden werden als Kurven auf dem Monitor oder dem Papier sichtbar und dann von Neurologen ausgewertet.

23.4 Bildgebende Diagnoseverfahren

Bildgebende Verfahren spielen in der Diagnostik eine immer größere Rolle. Seit der Entwicklung von Röntgengeräten gab es immer neuere technische Entwicklungen, welche die Darstellungsmöglichkeiten erweiterten und die Untersuchung verträglicher für Untersucher und Untersuchte machten. Trotzdem haben ältere Verfahren wie das Röntgen ihre Bedeutung nicht verloren, da nicht jedes Verfahren für jede Fragestellung geeignet ist.

23.4.1 Röntgen

Alle **Röntgenverfahren** arbeiten mit hochenergetischer Strahlung, die alle Körperstrukturen durchdringt. In Deutschland tragen diese Strahlen den Namen ihres Entdeckers W. C. Röntgen (1845–1923). Er selbst nannte sie X-Strahlen (X-Ray), eine Bezeichnung, die im englischen Sprachraum üblich ist.

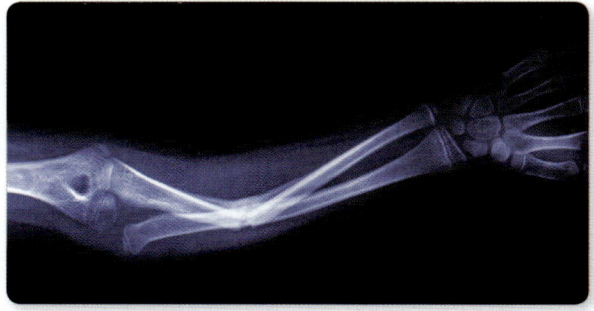

Abb. 23.10: Röntgenbild

Eine Röntgenanlage besteht grob aus einer Strahlungsquelle und gegenüberliegender Filmkassette. Dazwischen steht oder liegt der Patient, sodass die Strahlen quer durch den Körper verlaufen. Auf ihrem Weg durch den Körper nehmen die Gewebe die Röntgenstrahlen in verschiedenen Mengen auf. Die Strahlen werden also verschieden stark geschwächt. Dies führt auf dem Film zu unterschiedlicher Schwärzung. Auf dem Röntgenbild sind stark Strahlen aufnehmende Strukturen wie Knochen hell bis weiß und wenig aufnehmende Strukturen wie die luftgefüllte Lunge dunkel bis schwarz dargestellt.

Auf Röntgenaufnahmen lassen sich krankhafte Veränderungen wie Entzündungen, Tumoren oder Verletzungen erkennen, insbesondere an knöchernen Strukturen. Fremdkörper können geortet und Größenveränderungen der Organe festgestellt werden. Auch die inneren Organe und Organfunktionen sind sichtbar, wenn **Kontrastmittel** verwendet wird.

Röntgenstrahlung schädigt lebendes Gewebe, insbesondere Hoden und Eierstöcke, sodass beim Röntgen ein **Schutz** von Patient und Untersucher erforderlich ist. Schutz bieten Bleikapseln oder Bleischürzen.

Die Untersuchung ist schmerzlos, allerdings können langes Liegen oder das Aufnehmen von Kontrastmitteln Probleme bereiten. Im Untersuchungsfeld sollte sich kein Schmuck befinden. Allergische Reaktion und Störungen der Schilddrüsenfunktion sind bei injizierten Kontrastmitteln wie Jod möglich.

23.4.2 Computertomografie (CT)

Die **Computertomografie** (CT, griech. tome = Schnitt) liefert Schnittbilder des Körpers. Das Verfahren basiert auf der Röntgentechnik. Der Röntgenstrahl trifft senkrecht auf den Körper. Dafür liegt der zu Untersuchende in einer Röhre, in welcher sich die Strahlenquelle um ihn dreht. Gegenüber befinden sich jeweils Detektoren, die die aufgenommene Strahlenintensität als Information an den Computer weiterleiten, in dem das Bild erstellt wird.

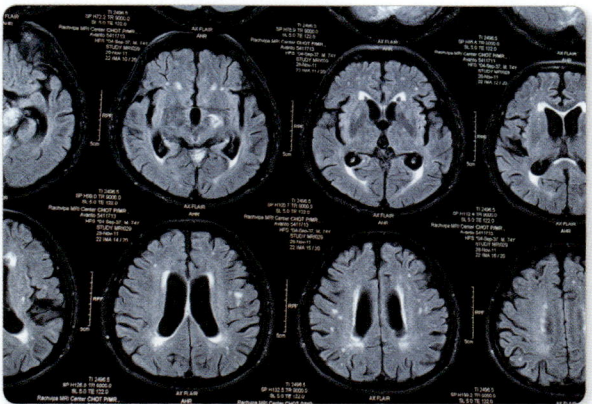

Abb. 23.11: CT-Aufnahme vom Kopf

Die CT kommt zum Einsatz bei Verdacht auf:
- Schlaganfall oder Hirntumoren
- Becken- oder Wirbelbrüche, Metastasen in den Knochen oder Bandscheibenvorfällen
- Lungentumoren oder Lungenmetastasen
- Lebertumoren oder Lebermetastasen
- Lymphknotenmetastasen
- Abszessen oder Tumoren im Magen-Darm-Trakt

Aus den Schnittbildern können auch andere Ebenen und 3-D-Bilder berechnet werden.

23.4.3 Sonografie (Ultraschall)

Bei der **Sonografie** durchdringen Ultraschallwellen das Gewebe. Die Schallwellen breiten sich in den einzelnen Geweben unterschiedlich schnell aus und werden an Grenzflächen reflektiert. Damit lassen sich die Körperstrukturen rechnergestützt als Bild auf einem Monitor darstellen. Ein Schallkopf gibt die Schallwellen ab. Um eine gute Ankopplung des Schallkopfs auf der Haut zu gewährleisten, wird vor Untersuchungsbeginn ein neutrales Gel auf die Haut gegeben, das Kontaktgel.

Dichte Strukturen, wie Knochen und Gallensteine, werfen Schallschatten, was dahinter liegt, sieht man also nicht. Ebenfalls behindert Luft die Sicht massiv.

Ultraschalluntersuchungen dienen der Diagnostik, besonders der inneren Organe, z. B. Gallensteine, aber auch des Bewegungsapparats, z. B. des Schultergelenks. Sie dienen ferner der Kontrolle von Therapieerfolgen und Operationen und der Verlaufsbeobachtung, z. B. einer Schwangerschaft.

23.4.4 Dopplersonografie

Die **Dopplersonografie** arbeitet ebenfalls mit Ultraschall. Sie nutzt bei der Untersuchung von Gefäßen den Dopplereffekt. Dieser führt zu einer Frequenzverschiebung, wenn sich Sender und Empfänger eines Schalls aufeinander zu- oder voneinander wegbewegen, ähnlich wie die Warnpfeife eines vorbeifahrenden Zuges, die beim Näherkommen scheinbar höher und beim Entfernen tiefer wird. Bei der Untersuchung verursachen die sich bewegenden Blutzellen die Frequenzverschiebung. Der Sender ist in diesem Fall die den Ultraschall reflektierende Zelle, der Empfänger sitzt im Schallkopf.

Die verwendeten Geräte und Schallköpfe verarbeiten sowohl den „einfachen" Schall als auch die Informationen durch den Dopplereffekt. Damit können rechnergestützt sowohl die Strukturen des Gefäßes dargestellt werden als auch die Bewegung des Bluts darin. Zusätzlich verdeutlicht die Farbgebung auf dem Monitor die Richtung der Blutströmung: Rote

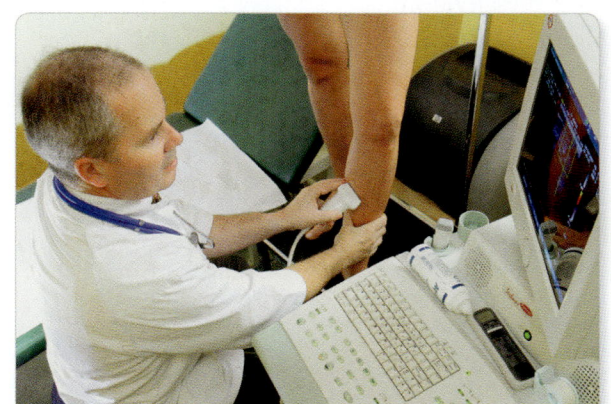

Abb. 23.12: Doppler-Untersuchung von Beinarterien

Bereiche bewegen sich auf den Schallkopf zu, blaue vom Schallkopf weg. Damit sind Verengungen, Verwirbelungen, Blutstillstand oder Flussumkehr im Herzen und in den Gefäßen sichtbar. Häufig eingesetzt wird die Dopplersonografie zur Untersuchung der Halsarterien, z. B. bei Arteriosklerose oder einem bestehenden Schlaganfallrisiko.

23.4.5 Magnetresonanztomografie (MRT)

Die **Magnetresonanztomografie** (MRT) ist ein Verfahren, bei dem ein Magnetfeld den Körper durchdringt, die MRT kommt also ohne radioaktive Strahlen aus. Fließt das Feld, beginnen die Wasserstoffatome im Körper zu schwingen. Bricht das Feld zusammen, stellt sich der ursprüngliche Zustand wieder ein. Ein Computer registriert diese Veränderungen und wandelt sie zu Bildern um.

Die Bewegung von Atomen wird in der Physik als Spin bezeichnet, die Methode deshalb auch Kernspintomografie genannt.

Anders als bei der Computertomografie können bei der Magnetresonanztomografie andere Schnittebenen ohne Wechsel der Position dargestellt werden. Die Kernspintomografie ist darüber hinaus besonders geeignet, um Gewebe mit hohem Wassergehalt abzubilden, z. B. Knorpel, innere Organe und das Gehirn.

> **MERKE** Alle Gegenstände, die durch Magnetfelder angeregt werden können, müssen vor der Untersuchung entfernt werden, z. B. Brillen, Zahnprothesen, Kontaktlinsen, Hörgeräte, Schmuck und Haarspangen. Können Metallteile, z. B. Metallprothesen, Herzklappen, Gefäßclips, Nahtklammern oder Granatsplitter nicht entfernt werden, ist eine Untersuchung nicht möglich. Untersuchungen bei liegendem Herzschrittmacher erfordern eine intensive Überwachung.

23.4.6 Positronen-Emissions-Tomografie (PET)

Voraussetzung für die **Positronen-Emissions-Tomografie** (PET) ist die Gabe spezieller radioaktiv markierter Moleküle, der Tracer (engl. to trace = verfolgen), welche sich in den zu untersuchenden Organen ansammeln. Tracer setzen bei ihrem Zerfall Energie frei (emittieren, lat. emittere = herauslaufen), die ein Scanner-Ring registriert. Ein Rechner wandelt die Verteilung der Tracer dann in Bilder um.

Die Positronen-Emissions-Tomografie wird hauptsächlich in der Tumordiagnostik eingesetzt. Geeignete Tracer, z. B. ein mit radioaktivem Fluor markiertes Glukosemolekül, werden in Krebszellen gespeichert, da diese einen erhöhten Glukosebedarf haben. Die Verteilung der Tracer gibt dann Aufschluss über das Stadium der Krebsausbreitung und den Therapieerfolg.

Auch andere Stoffwechselvorgänge sind registrierbar, z. B. Hirnaktivitäten, was die Möglichkeiten der Hirnforschung erweitert hat und zur Diagnostik bei der Demenz genutzt werden kann.

Die Koppelung mit einem CT (S. 593) erweitert die Positronen-Emissions-Tomografie.

23.4.7 Szintigrafie

Auch die **Szintigrafie** (lat. szintillare = flimmern) arbeitet mit der Anreicherung radioaktiver Substanzen im Gewebe. Es werden Substanzen mit kurzer Halbwertzeit verwendet, die in den Geweben unterschiedlich gespeichert werden oder an Stoffwechselvorgängen beteiligt sind, z. B. Jod in der Schilddrüse oder Phosphat im Knochen. Der Patient trinkt die Substanzen oder bekommt sie injiziert.

Erkennbar sind auch Krankheiten, die noch keine Strukturveränderungen hervorgerufen haben.

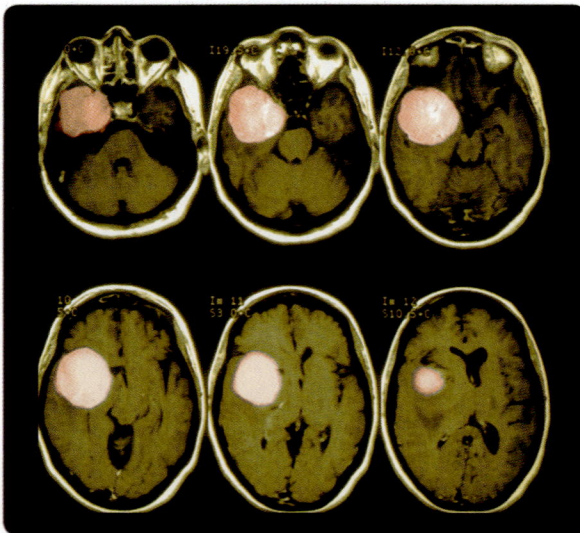

Abb. 23.13: MRT eines Patienten mit Hirntumor. Obere Reihe: Aufnahmen von hinten; untere Reihe: Aufnahmen von oben

Bei der **Skelettszintigrafie** wird die Anreicherung radioaktiver Substanzen im Knochen zu einem bestimmten Zeitpunkt dargestellt. Die Skelettszintigrafie hilft bei der Suche nach Entzündungen oder Metastasen. Die Strahlenbelastung ist mit einer Röntgenaufnahme vergleichbar.

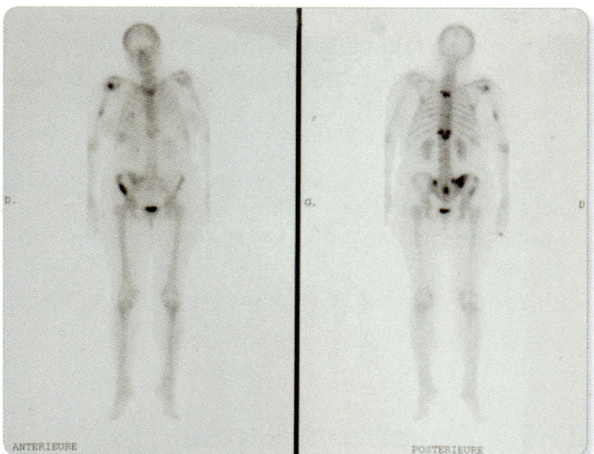

Abb. 23.14: Knochenszintigramm, Befund: metastasierendes Prostatakarzinom

23.5 Endoskopische Untersuchungen

Bei einer **Endoskopie** (griech. endos = innen; scopein = betrachten) können natürliche Gänge, Kanäle und Körperhöhlen ohne große Eingriffe direkt inspiziert werden.

Die benutzten Endoskope sind starr oder flexibel (Abb. 23.15), verfügen über eine Lichtquelle und meist eine Lupe zum besseren Erkennen der Strukturen. Einige Endoskope sind mit einer Kamera ausgestattet. Die Aufnahmen sind auf einem Monitor zu sehen und können um das Hundertfache vergrößert werden.

Durch die Endoskope können Instrumente vorgeschoben werden, die die Entnahme von Proben oder operative Eingriffe ermöglichen. Es besteht die Möglichkeit, das zu untersuchende Gebiet zu spülen, mit Luft zu füllen und Sekrete abzusaugen.

Mittlerweile sind während der Endoskopie therapeutische Eingriffe möglich:
- Verengungen aufdehnen, z. B. in der Speiseröhre
- Röhrchen bei Durchflussstörungen einlegen, z. B. im Gallengang bei Pankreaskopfkarzinom
- Gallensteine entfernen
- Blutstillung
- Darmpolypen entfernen
- Operationen, z. B. Gallenblase entfernen

Die Einführung der Geräte erfolgt unter der Gabe von Beruhigungsmitteln, z. T. auch Schmerzmitteln. Das heißt, dass nach einer Untersuchung meist bis zu 2 Stunden auf Nahrung verzichtet werden sollte und 24 Stunden kein Auto gefahren werden darf. Bei einigen Eingriffen ist eine Vollnarkose erforderlich.

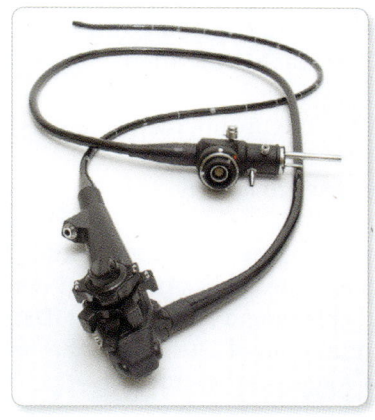

Abb. 23.15: Flexibles Endoskop zur Darmspiegelung

Gastroskopie

Bei der **Gastroskopie** (Magenspiegelung) werden Magenerkrankungen endoskopisch abgeklärt oder Ernährungssonden eingebracht (PEG, S. 414). Der Patient ist nüchtern und hat seit mindestens 6 Stunden keine Nahrung und Flüssigkeit zu sich genommen.

Vor Einführen des Schlauches wird der Rachen mit einem Spray unempfindlich gemacht. Dann wird unter kontinuierlichem Schlucken der Schlauch vorgeschoben. Dabei schützt ein zwischen den Zähnen platzierter Beißring das Instrument. Der Untersuchte liegt auf der Seite und kann die Bewegungen des Endoskops spüren und die Probenentnahme eventuell als „Zupfen" registrieren.

Koloskopie

Die **Koloskopie** (Darmspiegelung) ist eine endoskopische Untersuchung des gesamten Dickdarms. Sie dient im Wesentlichen der Früherkennung von Darmkrebs.

> **MERKE** Anspruch auf Untersuchung zulasten der Krankenkassen besteht ab dem 55. Lebensjahr. Bei unauffälligem Befund wird eine Wiederholung nach 10 Jahren empfohlen.

Die Spiegelung dauert bis zu einer halben Stunde. Der Patient erhält in der Regel ein Beruhigungsmittel und ein Mittel zur Dämpfung der Darmbewegungen. Während der Untersuchung füllt sich der Darm mit Luft. Dies kann Schmerzen verursachen. Schmerzmittel machen die Untersuchung erträglich.

Darmperforationen sind sehr selten. Weitere besondere Risiken bestehen nicht. Nach einer Polypenentfernung brauchen die Betroffenen häusliche Betreuung. Wurde die Untersuchung in Kurznarkose oder unter Beruhigungsmitteln durchgeführt, muss eine Begleitung nach Hause organisiert werden.

MERKE Kommt es nach dem Entfernen von Polypen zu Blutungen, Schmerzen oder Fieber, ist sofort der Untersucher zu informieren.

Das Unangenehmste ist für viele die Vorbereitung. Eine gute Sicht hat der Untersucher nur, wenn der Darm frei von Stuhl, Schleim und Flüssigkeit ist. Das Abführen sowie Nahrungs- und Flüssigkeitskarenz werden im ärztlichen Vorgespräch festgelegt.

Rektoskopie

Die **Rektoskopie** ist eine Untersuchung des letzten Darmabschnitts, des Rektums. Eine Untersuchung des Analbereiches heißt **Proktoskopie**. Der untersuchende Spezialist ist der Proktologe. Die Technik wird eingesetzt zur Suche nach Tumoren und der Abklärung und Therapie von Hämorrhoiden. Das Vorgehen entspricht dem bei der Koloskopie.

Bronchoskopie

Bei der **Bronchoskopie** werden Erkrankungen der unteren Atemwege abgeklärt. Die Bronchoskopie ist eine der wichtigsten Methoden, um die Diagnose bei Verdacht auf ein Bronchialkarzinom zu sichern, z. B. nach einem auffälligen Röntgenbild. Die Bronchoskopie hat auch therapeutischen Nutzen, z. B. beim Entfernen von Fremdkörpern, in der Blutstillung oder beim Absaugen extrem zähen Schleims.

23.6 Labordiagnostik

Labordiagnostik bezeichnet die Untersuchung von Körpermaterial (S. 587). Mithilfe des Labors stellen Ärzte Krankheiten fest oder schließen sie aus, kontrollieren den Therapieverlauf und interpretieren bestimmte Befunde oder Befundkonstellationen.

MERKE Ein Laborwert steht nie für sich allein, er bedarf der ärztlichen Interpretation auf Grundlage der individuellen Situation des Untersuchten.

Ein **Routinelabor** liefert eine Übersicht über die wichtigsten körperlichen Vorgänge und umfasst die Untersuchung folgender Parameter:
- Blutbild, u. a. Untersuchung und Zählung der Zellen
- Gerinnungsstatus
- Organfunktionen: Leberwerte, Nierenwerte und Schilddrüsenwerte
- Stoffwechsel: u. a. Blutzucker, Fette und Eisen
- Eiweiß
- Entzündungsmarker: z. B. Blutsenkung und CRP
- Elektrolyte, z. B. Kalium und Natrium

23.7 Anker zum Kapitel

- Die exakte Diagnose einer Erkrankung bildet den Grundstein für weitere medizinische und pflegerische Maßnahmen. Es wird die ärztliche und die pflegerische Diagnose (Pflegediagnose) unterschieden.
- Zur „nichtapparativen Diagnostik" gehören die ärztliche Anamnese, körperliche Untersuchung und die Entnahme von Körpermaterial wie Sputum, Stuhl, Urin, Gewebe, Blut usw.
- Zur „apparativen Diagnostik" gehören das EEG, EKG und bildgebende Verfahren wie Röntgen, CT, Sonographie sowie endoskopische Untersuchungen.

23.8 Wissen festigen und vertiefen

1. Wie werden Probenbehälter beschriftet? (→ 23.1)
2. Was ist bei einer Sputumprobe zu beachten? (→ 23.1.1)
3. Erläutern Sie das Vorgehen bei Entnahme von kapillarem Blut. (→ 23.1.6)
4. Bei welchen Erkrankungen bzw. Verdachtsdiagnosen kommt die Computertomografie zum Einsatz? (→ 23.3.2)
5. Welche Vorbereitungsmaßnahmen sind bei einer geplanten Koloskopie nötig? Wie können Pflegende den Patienten dabei unterstützen? (→ 23.4)

24 An therapeutischen Maßnahmen mitwirken

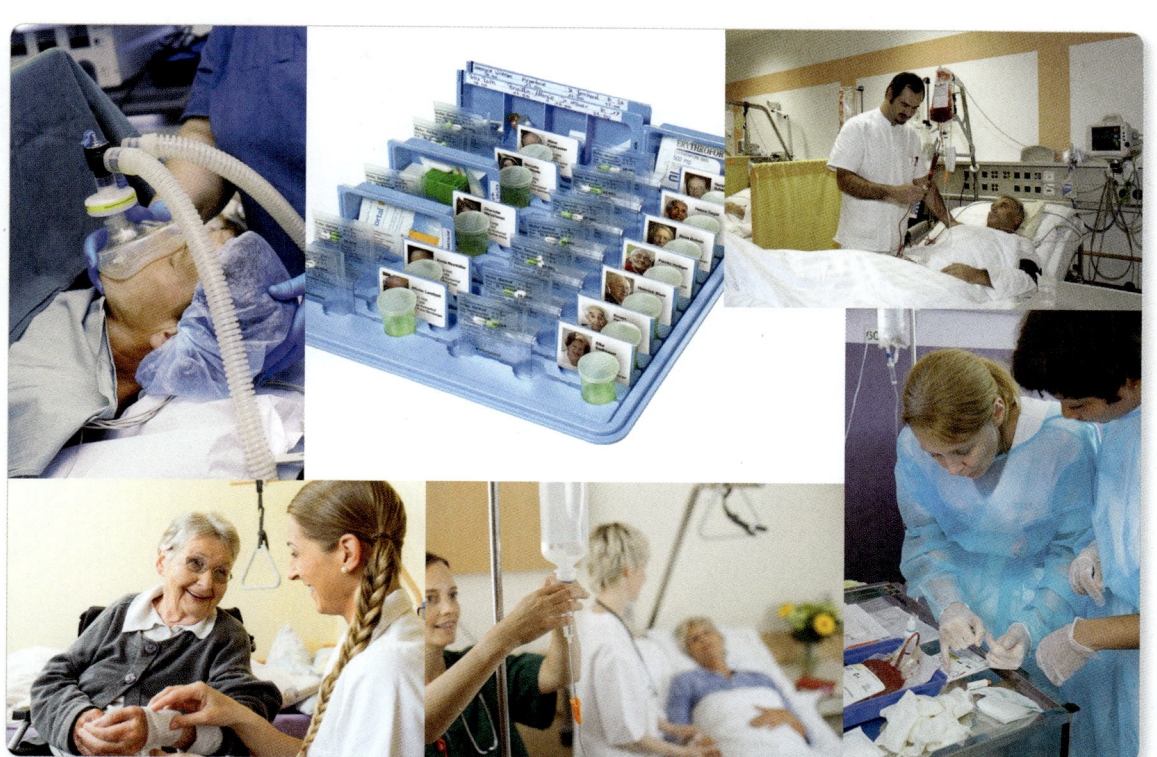

Pflegeassistenten

… helfen bei ärztlich verordneten therapeutischen Maßnahmen mit, indem sie z. B.

- Tabletten und Tropfen vorbereiten und verabreichen
- Injektionen verabreichen
- Wunden versorgen und Verbände anlegen
- Patienten vor und nach einer Operation versorgen

… unterstützen Pflegefachkräfte und Ärzte durch gezielte Beobachtung, z. B.

- bei der medikamentösen Therapie auf erwünschte und unerwünschte Wirkungen
- bei der Verabreichung von Flüssigkeit mittels Infusion
- während und nach einer Transfusionstherapie
- beim Wundmanagement von chronischen Wunden

An therapeutischen Maßnahmen mitwirken

Die Mitwirkung an therapeutischen Maßnahmen gehört mit zum Aufgabenbereich von Pflegenden. Das **Ziel** einer jeden Therapie ist es, die Gesundheit zu fördern oder wiederherzustellen sowie die Linderung von Leiden und die Verhütung von (Folge)Krankheiten. An der Therapie wirken meist mehrere Berufsgruppen mit, wie z. B. Pflegende, Ärzte, Physiotherapeuten, Psychologen, Sozialpädagogen, und nicht zu vergessen der Patient selbst. Die Notwendigkeit und die **Form** der therapeutischen Maßnahmen sind abhängig von der bestehenden **Indikation** (Heilanzeige). Diese wird vom Arzt durch diagnostische Maßnahmen erhoben.

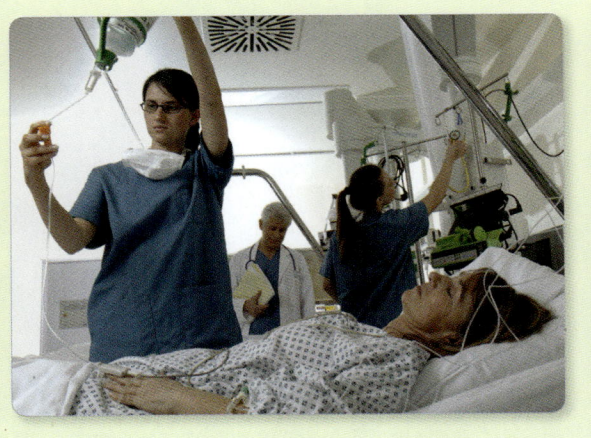

Aufgaben

Überlegen Sie zunächst allein und halten Sie die Ergebnisse schriftlich fest:
- An welchen therapeutischen Maßnahmen haben Sie schon aktiv oder passiv (durch Beobachtung oder Assistenz) mitgewirkt? Welches Ziel verfolgten die therapeutischen Maßnahmen?
- Beschreiben Sie, welche Rolle Sie als Pflegende bei der Mitwirkung eingenommen haben oder welche Rolle Ihnen übertragen wurde.
- Beschreiben Sie auch die Situation des Patienten.

Tauschen Sie sich mit einem Partner oder einer Partnerin aus und gestalten Sie ein Plakat, auf dem Sie Ihre gemeinsamen Ergebnisse festhalten und präsentieren.

24.1 Rechtliche Grundlagen

MERKE Grundsätzlich liegt die **Entscheidungsbefugnis** über eine Behandlung immer **beim Patienten.** Jeder ärztliche Eingriff, auch die Eingriffe des Pflegepersonals, ist eine Körperverletzung (§§ 223 StGB und Art. 2 GG, Abs. 2). Somit gehen jeder therapeutischen Maßnahme die Einwilligung des Patienten und eine klare Indikationsstellung voraus.

Die Anordnung, Durchführung oder Delegierung von Behandlungsmaßnahmen fällt in den ärztlichen Aufgabenbereich und unterliegt unterschiedlichen rechtlichen Bedingungen (S. 58).

Die **Mitwirkung an therapeutischen Maßnahmen** durch die Pflegende sowie die Delegation ärztlicher Tätigkeiten an das Pflegepersonal bewegte sich in den vergangenen Jahren in einer rechtlichen Graumzone. Die „Richtlinie über die Festlegung ärztlicher Tätigkeiten zur Übertragung auf Berufsangehörige der Alten- und Krankenpflege zur selbstständigen Ausübung von Heilkunde im Rahmen von Modellvorhaben nach § 63 Abs. 3c SGB V" stellt einen Versuch dar, die Aufgaben des Pflegepersonals bei der Durchführung therapeutischer Maßnahmen zu definieren und delegierbare von nicht delegierbaren ärztlichen Tätigkeiten zu trennen.

Grundsätzlich gilt jedoch, dass nur solche Maßnahmen an das Pflegepersonal delegiert werden können, die nicht das medizinische Wissen des Arztes erfordern.

MERKE Übernimmt eine Pflegende die Durchführung einer therapeutischen Maßnahme, so trägt sie hierfür auch die Verantwortung für die fachlich korrekte Durchführung (Durchführungsverantwortung).

Die Möglichkeit der Delegation einer therapeutischen Maßnahme ist zudem abhängig von der Art der Maßnahme, dem Gesundheitszustand des Patienten oder den zu erwartenden Komplikationen.

Grundsätzlich muss
- der Patient einverstanden sein,
- der Arzt einverstanden sein,
- die therapeutische Maßnahme delegierbar sein,
- die Pflegende einverstanden und befähigt sein, um die therapeutische Maßnahme durchzuführen.

Im Einzelnen müssen deshalb vorliegen:
- ärztliche Verordnung, Diagnose und Indikation
- Einverständnis des Patienten
- Qualifikation der Pflegenden, diese ärztliche Aufgabe durchzuführen

Behandlungsmaßnahmen und Pflegehandlungen berühren weitere Gesetze und Verordnungen, die die Pflegende berücksichtigen muss:
- Das **Arzneimittelgesetz** definiert Arzneimittel und regelt den Umgang mit ihnen.
- Das **Betäubungsmittelgesetz** definiert Betäubungsmittel und regelt den Umgang mit ihnen.
- Das **Infektionsschutzgesetz** regelt das Meldewesen, den Umgang mit Infizierten (S. 334), sowie die gesundheitlichen Voraussetzungen für den Umgang mit Lebensmitteln im Rahmen der Pflege.
- Das **Medizinproduktegesetz** regelt die Zulassung und den Umgang mit allen Geräten, welche in der Pflege zum Einsatz kommen, z. B. Blutdruckmessgeräte, Ernährungspumpen und Betten. Das Gesetz schützt den Patienten und die Pflegende vor Herstellungs- oder Nutzungsfehlern.

24.2 Arzneimitteltherapie

> **DEFINITION** **Arzneimittel** sind Stoffe oder Zubereitungen aus Stoffen, die zur Anwendung im oder am menschlichen oder tierischen Körper bestimmt sind. Sie besitzen Eigenschaften zur Heilung oder Linderung oder zur Verhütung menschlicher oder tierischer Krankheiten. Arzneimittel werden ebenso zu diagnostischen Zwecken eingesetzt. (§ 2 Absatz 1 AMG, gekürzt).

Die Geschichte der **Arzneien** ist mit den Ursprüngen der Menschheitsgeschichte eng verknüpft. Die Kenntnis der Wirkung von Arzneien beruht auf Beobachtung, Zufall und Erfahrung. So findet sich z. B. in der chinesischen Heilkunde die systematische Verwendung von Kräutern schon vor 5000 Jahren. Die ersten Medikamente waren größtenteils Heilkräuter aus dem eigenen Garten, dem Wald und von Wiesen. Sie sind heute noch bekannt als sogenannte „Hausmittel".

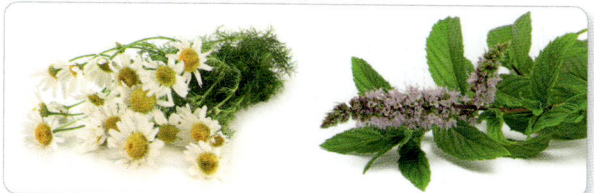

Abb. 24.1: Kamille (links) ist entzündungshemmend und desinfizierend. Pfefferminze (rechts) wirkt krampflösend, besonders im Magen-Darm-Trakt.

Vor etwa 750 Jahren begannen sich die Arzneimittelhersteller von den anderen heilkundlichen Berufen (z. B. Mönche, Hebammen, Ärzte, Ordensschwestern) zu unterscheiden. Es entstand die Berufsgruppe der Apotheker, welche sich klar abgrenzte und ausschließlich für die Zubereitung von Medikamenten und Rezepturen zuständig war.

Arzneimittel im weitesten Sinn werden von Menschen somit schon lange benutzt. In unserer Zeit haben Arzneimittel häufig noch immer ihren Ursprung in der Natur, werden aber zumeist industriell hergestellt als „Nachbauten" der wirksamen Substanzen. Das heißt aber nicht, dass Pflanzen ihre Bedeutung für die Medizin verloren hätten, im Gegenteil: In den letzten Jahren vollzieht sich ein Trend hin zu alten Therapie- und Heilverfahren, zu den sogenannten alternativen **Naturheilverfahren** (Abb. 24.2), wie Phytotherapie, Akupunktur, Heilkräutertherapie, Wickel und Auflagen zur Entgiftung. [1]

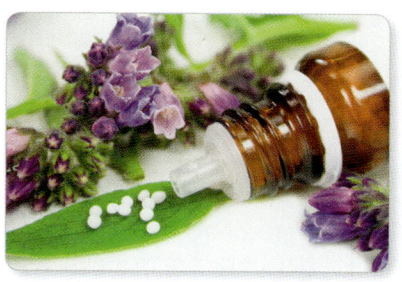

Abb. 24.2: Homöopathie als Beispiel für alternative Heilverfahren

Arzneimittel haben sowohl erwünschte als unerwünschte Wirkungen (Nebenwirkungen). In Deutschland werden daher die Erzeugung, die Zulassung, der Handel, die Kontrolle, der Umgang, die Verschreibung und die Abgabe von Arzneimitteln durch das **Arzneimittelgesetz (AMG)** geregelt.

> **TIPP** Das gebräuchlichste Verzeichnis für Arzneimittel ist die Rote Liste® mit über 11 000 Darreichungsformen von Arzneimitteln. Etwa 500 davon sind nicht rezept- oder apothekenpflichtig.

Im Alltag sind vor allem die Verschreibung und Abgabe von Arzneimittel von Bedeutung.

Es werden folgende Arzneimittel unterschieden:
- Zu den **frei verkäuflichen Arzneimitteln** gehören z. B. bestimmte Mineral- oder Vitaminpräparate, pflanzliche Tees, welche in Apotheken, Drogerien oder Supermärkten für jedermann frei erhältlich sind.

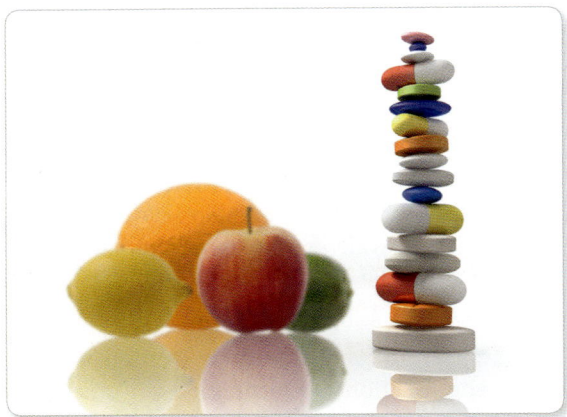

Abb. 24.3: Bestimmte Arzneimittel sind frei verkäuflich und für jedermann im Supermarkt erhältlich.

- **Apothekenpflichtige Arzneimittel** können nur in der Apotheke erworben werden. Diese Arzneimittel sind typische Arzneimittel zur Selbstmedikation von Erkrankungen. Da auch diese Arzneimittel Nebenwirkungen haben, besteht vonseiten der Apotheke eine Beratungspflicht gegenüber den Kunden. Die Abgabe von Arzneimitteln kann von der Apotheke auch verweigert werden. Beispiele für solche Medikamente sind z. B. Medikamente zur Therapie von Schmerzen, insbesondere Kopfschmerzen, Durchfall oder Verstopfung, Erkältung oder leichten Allergien.
- **Verschreibungspflichtige (rezeptpflichtige) Arzneimittel** müssen vom Arzt aufgrund einer vorliegenden Diagnose verordnet werden. Diese Arzneimittel können bei unsachgemäßem oder exzessivem Gebrauch zu schweren Gesundheitsschäden führen und die Wirkung muss vom Arzt regelmäßig kontrolliert werden. Hierzu gehören z. B. Antibiotika, starke nicht opioide Analgetika (Schmerzmittel), Psychopharmaka. Opioide Analgetika wie Morphin werden auf einem gesonderten Betäubungsmittelrezept verordnet.

24.2.1 Arzneimittel- und Applikationsformen

Unterschieden werden feste, halbfeste, flüssige, gasförmige und andere Arzneimittel (Tab. 24.1).

Applikationsformen

> **DEFINITION** Applikation (lat. applicare = herantragen) bedeutet das Ein- oder Anbringen bzw. das Verabreichen von medizinischen Wirkstoffen. Hierbei handelt es sich um den Ort, an dem der Wirkstoff verabreicht wird, nicht aber zwingend um den Wirkort.

Applikationsform	Beschreibung
bukkal	über die Wangentasche der Mundschleimhaut
endobronchial	in den Bronchus; Gabe über einen Tubus
per inhalationem	über die Lunge; durch Einatmen
intraarteriell	in die Arterie; Injektion
intraartikulär	in das Gelenk; Injektion
intrakardial	in das Herz/den Herzmuskel; Injektion
intrakutan	in die Haut, Injektion in die Haut (z. B. beim Prick-Test)
intramuskulär	in den Muskel; Injektion (z. B. Impfstoffe)
intraossär (i. o.)	in den Knochen; Injektion, intraossäre Infusion
intraperitoneal (i. p.)	in die Bauchhöhle
intrapleural	in den Pleuraspalt; Injektion
intrapulmonal	in die Lunge; Injektion
intravenös (i. v.)	in die Vene; Injektion
kutan, cutan	auf die Haut
nasal	durch die Nase; einsprühen, träufeln
oral/peroral (p. o.)	durch den Mund; schlucken
parenteral	unter Umgehung des Darms (keine eigene Applikationsform)
perkutan, percutan	durch die Haut hindurch, injizieren, schneiden
peridural	in den Epiduralraum; Injektion (z. B. bei der Periduralanästhesie)
rektal	in den Enddarm; einführen oder einlaufen lassen
subkutan, subcutan (s. c.)	unter die Haut; Injektion
sublingual (s. l.)	unter der Zunge, zergehen/schmelzen lassen (z. B. Tropfen)
vaginal	in die Vagina; in die Scheide einführen

Tab. 24.1: Applikationsformen von Arzneimitteln

Arzneimitteltherapie

Arzneimittelform, Applikationsform	Arzneimittelform, Applikationsform
Feste Arzneimittelformen	**Flüssige Arzneimittelformen**

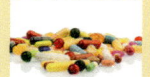 **Tabletten** sind fest gepresstes und geformtes Pulver. Sie sind oft teilbar, genau dosierbar, jedoch häufig schlecht zu schlucken. Es gibt zudem **Schmelztabletten** oder **Kautabletten,** die sich im Mund ohne Wasser auflösen und **Brausetabletten,** die vor der Einnahme in Wasser aufgelöst werden. Sie lassen sich gut schlucken, sind gut dosierbar und haben eine schnelle Wirkung.

Filmtabletten besitzen einen nicht zuckerhaltigen Überzug, sind leicht zu schlucken, meist geschmacksneutral, meist teilbar, ggf. magensäureresistent. Zu ihnen gehören auch **Dragees,** welche eine zuckerhaltige Glasur besitzen, leicht zu schlucken sind und genau dosiert werden können. **Retard-Tabletten** sind Filmtabletten mit verzögerter Wirkstofffreigabe und Wirkeintritt.

Kapseln bestehen aus einer Hülle (Stärke, Gelatine) und einem Wirkstoff in fester oder flüssiger Form, sind nicht teilbar, wirken meist verzögert (z. B. Darm), lässt sich meist öffnen.

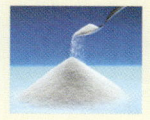 **Pulver** ist eine fein zerkleinerte Wirkstoffsubstanz, die z. B. in Aerosolsprays, Injektionslösungen, lokal auf der Haut, selten oral angewendet wird.

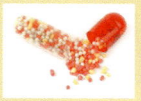 **Granulat** ist eine grob zerkleinerte Wirkstoffsubstanz. Es lässt sich schlecht dosieren, wird häufig in Flüssigkeit zur oralen Einnahme aufgelöst.

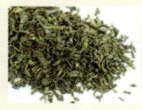 **Tees** sind getrocknete und zerkleinerte Pflanzenteile, die mit heißem Wasser zubereitet werden und oral oder lokal (Auflage, Kompresse) eingesetzt werden.

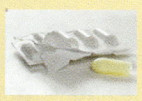 **Zäpfchen** werden in Vagina oder Darm eingeführt und bestehen aus einer geformten Fettgrundlage, in welche der Wirkstoff eingearbeitet ist. Sie haben einen effektiven Wirkeintritt, die Wirkstoffmenge kann schwanken, sie sind nicht teilbar, meist unangenehme Applikation.

Halbfeste Arzneimittelformen

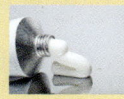 **Salben** sind eine streichfähige Masse mit hohem Fettanteil, in die der Wirkstoff eingearbeitet ist. Eine Salbe lässt sich gut verteilen, ist aber schlecht dosierbar.
Pasten sind eine relativ feste Masse mit hohem Puderanteil, lassen sich schlecht verstreichen.
Cremes sind eine weiche Salbe mit hohem Wasseranteil (Öl-in-Wasser- oder Wasser-in-Öl-Emulsion), lassen sich gut verteilen. Beim **Gel** ist der Wirkstoff in eine wasserlösliche Grundmasse eingebettet, gut verstreichbar.

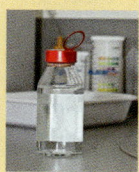 **Lösungen** sind in Wasser oder Alkohol gelöste feste Wirkstoffe, oral, lokal, kutan parenteral zu applizieren, z. B. Infusion, Tropfen.

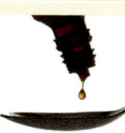 **Tinkturen** sind alkoholische Auszüge aus Pflanzen, die oral oder lokal appliziert werden können.

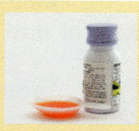 **Suspensionen** und **Sirup** sind Säfte und Lösungen, die entweder gut verteilte Feststoffe enthalten (Suspension) oder einen hohen Zuckeranteil haben (Sirup).

Gasförmige Arzneimittel

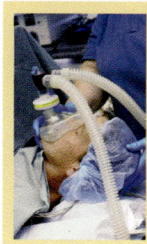 **Medizinische Gase** sind sehr rein und werden über die Atemwege verabreicht, z. B. Sauerstoff, Narkosegase.

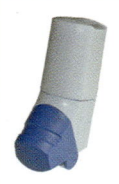 **Aerosole** enthalten den Wirkstoff in fester (z. B. Pulver) oder flüssiger (z. B. Lösung) Form in einem Gas, werden pulmonal verabreicht, z. B. Dosieraerosole bei Asthma bronchiale.

Andere Arzneimittel

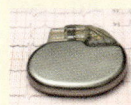 **Implantate** sind dauerhaft im Körper eingebrachte Materialien, z. B. Herzschrittmacher, Endoprothese.

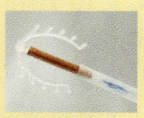 **Intrauterinpessar** (IUP) werden in den Uterus eingebracht, z. B. Hormonspirale.

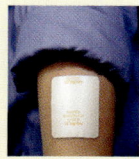 **Transdermale therapeutische Systeme** sind selbstklebende mit einem Wirkstoff beschichtete dünne Folien (Pflaster). Sie werden auf die Haut aufgeklebt und geben über einen längeren Zeitraum (meist mehrere Tage) den Wirkstoff ab, dabei wird der Magen-Darm-Trakt umgangen. Sie werden z. B. in der Schmerztherapie oder Raucherentwöhnung eingesetzt.

Tab. 24.2: Übersicht Arzneimittelformen

An therapeutischen Maßnahmen mitwirken

24.2.2 Arzneimittel lagern

Bei der **Lagerung von Arzneimitteln** sind Sicherheit, Übersichtlichkeit und Besonderheiten der Substanzen zu beachten. Sowohl im Krankenhaus oder Pflegeheim als auch im Privathaushalt ist eine sachgerechte Lagerung von Arzneimitteln erforderlich.

In **Pflegeeinrichtungen** (Krankenhaus, Pflegeheim) gibt es üblicherweise einen speziellen Medikamentenschrank, der neben Regalen über ein gesondert verschließbares Fach für Betäubungsmittel verfügt. Darüber hinaus ist ein Kühlschrank erforderlich, der ausschließlich der Lagerung von Arzneimitteln dient. Die Art der Lagerung und Haltbarkeit von Arzneimitteln werden dem beiliegenden Beipackzettel und dem Verpackungsaufdruck entnommen.

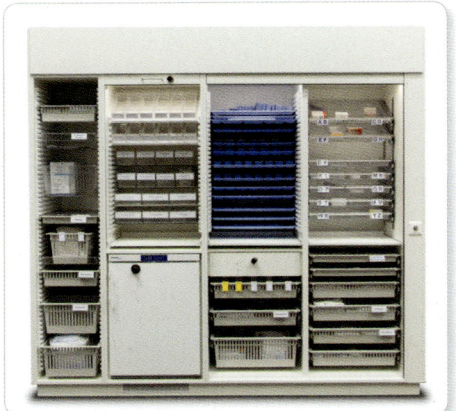

Abb. 24.4: Arzneimittelschrank

In den meisten Kliniken erfolgt die Arzneimittelaufbewahrung und -verwaltung über die hauseigene Klinikapotheke. Die Arzneimittel werden dort zentral gelagert und zubereitet, sodass für jeden Patienten die täglich individuell benötigten Medikamente bereitgestellt werden können.

24.2.3 Arzneimittel zubereiten, richten und verabreichen

Die Verordnung von Medikamenten, deren Dosierung, Arznei- und Verabreichungsform sowie der Zeitpunkt und die Frequenz der Verabreichung ist Aufgabe des Arztes und erfolgt schriftlich im Dokumentationssystem. Die **Zubereitung, Verteilung oder Verabreichung der Arzneimittel** (Medikamente) ist zumeist Aufgabe des examinierten Pflegepersonals. Die Pflegenden sind dafür verantwortlich, dass die Verordnungen des Arztes korrekt umgesetzt und somit Dosierungs- oder Verabreichungsfehler vermieden werden.

Arzneimittel richten

In der Regel werden die Medikamente vom examinierten Pflegepersonal gerichtet, sofern diese Dienstleistung nicht von einer hauseigenen Zentralapotheke übernommen wird.

Wann, wo und wie die Medikamente gerichtet werden, unterscheidet sich von Einrichtung zu Einrichtung und von Station zu Station. Grundsätzlich sollten die Medikamente von derselben Pflegenden gerichtet werden, die sie anschließend an die Patienten ausgibt. Zudem ist es aus Sicherheitsgründen sinnvoll, durch eine zweite Pflegende eine Gegenkontrolle durchführen zu lassen.

Eine **Kontrolle auf Richtigkeit** des Medikaments erfolgt:
1. bei der Entnahme aus dem Medikamentenschrank
2. bei der Entnahme aus der Originalverpackung
3. beim Zurückstellen

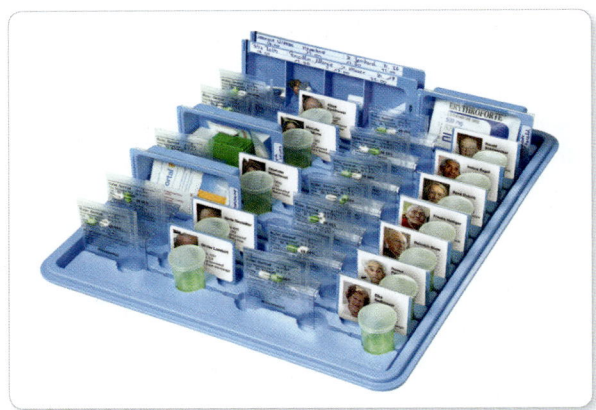

Abb. 24.5: Richten der Medikamente, Medikamententablett mit Dispensern, Blistern und Tropfenbechern

Beim **Richten der Medikamente** gelten die hygienischen Vorschriften. Ein ruhiger Arbeitsplatz sowie übersichtliche Medikamententabletts erleichtern die Aufgabe. Zu beachten ist:
- Medikamente nicht mit den Händen berühren.
- Tropfen und Säfte erst direkt vor der Verteilung umfüllen; viele sind lichtempfindlich.
- Infusionslösungen unter Beachtung der Sterilität maximal eine Stunde vor Verabreichung richten. Auf der Flasche Namen des Patienten, Datum und Uhrzeit, Art und Menge der Zusätze sowie die Infusionszeit und das Kürzel der Pflegeperson vermerken.
- Injektionen erst kurz vor der Verabreichung richten. Die Ampulle neben der Spritze belassen oder an dieser fixieren, um eine Kontrolle zu ermöglichen. Das Kürzel der Pflegenden nicht vergessen.

Zu Hause werden die Medikamente vom Patienten häufig in Dosierhilfen für einen Tag oder eine Woche gerichtet. Sind Tabletten durcheinandergeraten, ist aus Sicherheitsgründen immer neu zu richten. Dies gilt auch für Spritzen, denen die leere Ampulle nicht eindeutig zugeordnet werden kann.

Arzneimittel verabreichen

Werden Medikamente durch eine Pflegende verteilt und verabreicht, die diese Medikamente nicht gerichtet hat, so muss sie die Richtigkeit vorher kontrollieren, denn sie trägt dann die rechtliche Verantwortung.

> **TIPP** Bei allen Unstimmigkeiten fragen die Pflegenden einen Arzt oder einen Apotheker.

Bei der Kontrolle und vor dem Verabreichen von Medikamenten beachten Pflegende die **6-R-Regel**:
- **R**ichtiger Patient
- **R**ichtiges Medikament
- **R**ichtige Menge/Konzentration
- **R**ichtiger Zeitpunkt
- **R**ichtige Applikationsart
- **R**ichtige Dokumentation (z. B. Einnahme erfolgte, Einnahme wurde abgelehnt, auftretende Unverträglichkeiten)

> **MERKE** Bei jeder Unverträglichkeit oder beobachteten unerwünschten Wirkung informieren Pflegende den Arzt und dokumentieren ihre Beobachtungen in der Patientenakte. Eine erneute Gabe des Medikaments kann erst nach Rücksprache mit dem Arzt erfolgen.

Besonders bei Umstellung oder Neuverordnung von Medikamenten kommt der Krankenbeobachtung große Bedeutung zu. Dabei erstreckt sich der Beobachtungszeitraum über mehrere Tage.

Medikamente über eine Sonde verabreichen (S. 417)

Mit Betäubungsmitteln umgehen

> **DEFINITION** **Betäubungsmittel (BtM)** sind bewusstseins- und stimmungsverändernde Substanzen, deren Gebrauch zur psychischen und körperlichen Abhängigkeit führen kann. Das Betäubungsmittelgesetz (BtMG) regelt den Umgang mit Betäubungsmitteln und unterteilt

- nicht verkehrsfähige (Handel und Abgabe verboten, z. B. LSD),
- verkehrsfähige, aber nicht verschreibungsfähige (Handel erlaubt, Abgabe verboten, z. B. Cocablätter) und
- verkehrsfähige und verschreibungsfähige Betäubungsmittel (Abgabe nach BtMVV, z. B. Morphin). [4]

Das **Betäubungsmittelgesetz (BtMG)** und die **Betäubungsmittel-Verschreibungsverordnung (BtMVV)** legen strenge Vorschriften im Umgang mit Betäubungsmitteln fest. So soll verhindert werden, dass Unbefugte Zugang zu Betäubungsmitteln erlangen.

Das BtMG und BtMVV legen fest:
- Betäubungsmittel müssen auf einem gesonderten dreiteiligen Betäubungsmittelrezept verordnet werden.
- Betäubungsmittelrezepte müssen vom verordnenden Arzt und der Apotheke drei Jahre archiviert werden.
- Alle verordneten Betäubungsmittelrezepte sowie die verordnenden Ärzte werden vom Bundesinstitut für Arzneimittel und Medizinprodukte registriert.
- In der Klinik werden Betäubungsmittel mit dem Betäubungsmittelanforderungsschein in der Apotheke bestellt.
- Betäubungsmittel müssen in der Klinik (Station, Apotheke) gesondert aufbewahrt werden.
- Der Betäubungsmittelschrank (oft ein Teil des Medikamentenschranks) muss verschließbar sein.
- Die Schichtleitung trägt den Schlüssel bei sich und hat den alleinigen Zugang zum Betäubungsmittelschrank, sie ist für die sichere Aufbewahrung während ihrer Schichtzeit verantwortlich.
- Alle Zugänge oder Entnahmen von Betäubungsmitteln werden im Betäubungsmittelbuch oder der Betäubungsmittelkarte (amtliche Dokumente) eingetragen (Medikament, Menge, Datum, Uhrzeit, Patient, Unterschrift der examinierten Pflegefachkraft, verordnender Arzt).
- Sollte z. B. eine Ampulle zerbrechen, wird diese als „Bruch" ebenfalls eingetragen, möglichst mit Zeugen, um Missverständnisse auszuschließen.
- Aus dem Betäubungsmittelbuch darf keine Seite entfernt oder kein Eintrag übermalt bzw. unkenntlich (z. B. Tipp-Ex®) gemacht werden. Fehlerhafte Eintragungen werden sauber durchgestrichen und mit „geändert von" und Unterschrift versehen.

- Der BtM-Bestand, das Buch bzw. die Karte werden vom zuständigen Arzt und der Schichtleitung in regelmäßigen Abständen (z. B. wöchentlich) kontrolliert. Die Kontrollen und die Richtigkeit der Angaben in BtM-Buch/-Karte werden durch Unterschrift dieser Personen bestätigt.

24.3 Injektionen

DEFINITION Injektion oder injizieren (lat. iniectus, inicere) bedeutet „hineintun", „einflößen". In der Medizin und Pflege werden sterile Flüssigkeiten oder Suspensionen mithilfe einer Spritze und Injektionskanüle in den Körper eingebracht. [7]

Jeder **Eingriff in die körperliche Unversehrtheit** einer Person ist juristisch eine **Körperverletzung** (vgl. §§ 223 ff. StGB). Gleiches gilt für Eingriffe durch eine ärztliche und pflegerische Behandlung zu Heilzwecken. Hierzu zählen z. B. Maßnahmen, bei denen in den Körper des Patienten eingedrungen wird. Eine Körperverletzung ist nur dann nicht rechtswidrig, wenn der Patient zuvor darin eingewilligt hat. Voraussetzung für eine rechtskräftige Einwilligung ist jedoch, dass der Patient über die Maßnahme und mögliche Risiken vom Arzt aufgeklärt wurde und in der Lage ist, die Tragweite seiner Einwilligung zu verstehen (S. 7). [9] Das Aufklärungsgespräch kann nicht an nichtmedizinisches Personal (Pflegende) delegiert werden.

MERKE Der Patient kann seine Einwilligung in die Behandlungsmaßnahme jederzeit widerrufen. Für Pflegende ist es daher erforderlich, sich vor jeder invasiven Behandlungsmaßnahme (z. B. Injektion) zu vergewissern, ob der Patient damit (noch immer) einverstanden ist.

Injektionen (Tab. 24.3) müssen vom Arzt angeordnet werden. Er kann die Durchführung teilweise an fachlich qualifizierte Pflegekräfte delegieren. Diese übernehmen bei der Durchführung dann die **Durchführungsverantwortung** (S. 598). Für subkutane (s. c.) und intramuskuläre (i. m.) Injektionen erwerben examinierte Pflegende durch die dreijährige Pflegeausbildung **fachliche Handlungskompetenz**. Pflegeassistenten sind nach ihrer Ausbildung befähigt, subkutane Injektionen durchzuführen. Durch eine interne Schulung und praktische Übungen (z. B. einen „Spritzenschein") können sie jedoch die Qualifikation für die Durchführung von i. m.-Injektionen hausintern erwerben. Diese ist in der Regel an die jeweilige Pflegeeinrichtung gebunden und nicht unbedingt in anderen Einrichtungen anerkannt.

Injektionsarten

Tabelle 24.3 fasst die verschiedenen Injektionsarten zusammen.

Injektionsart	Abkürzung	Injektionsort	Resorption/Wirkung
subkutan (subcutan)	s. c.	Unterhaut (Subkutis)	verzögert, systemisch, lokal
intrakutan (intracutan)	i. c.	Haut	langsam, systemisch, lokal
intramuskulär	i. m.	Muskel	leicht verzögert, systemisch, lokal
intravenös	i. v.	Vene	schnell, systemisch
intraarteriell	i. a.	Arterie	sehr schnell, systemisch
intrakardial		Herzmuskel	sehr schnell, lokal, systemisch
intrathekal		Liquorraum	schnell, lokal
intraartikulär	i. a.	Gelenk	schnell, lokal
intraossär	i. o.	Knochen	sehr schnell, lokal

Tab. 24.3: Arten von Injektionen

Je nach Injektionsart unterscheidet sich neben dem möglichen Injektionsort auch der Einstichwinkel.

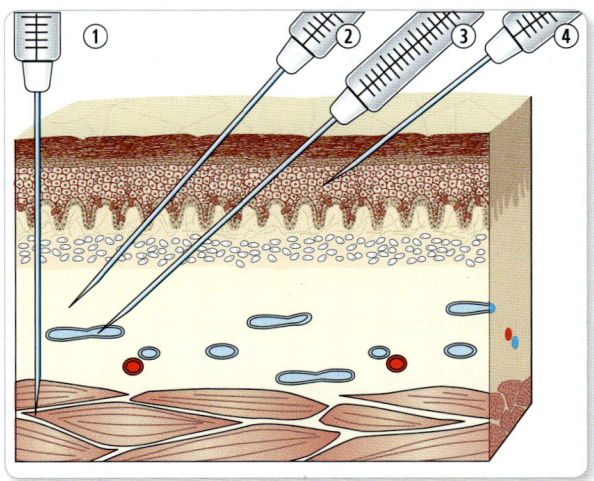

Abb. 24.6: Einstichwinkel bei Injektionen: 1) i. m.-Injektion 2) s. c.-Injektion im Winkel von 45° (möglich auch im Winkel von 90°) 3) i. v.-Injektion 4) i. c.-Injektion im Winkel von 15°

24.3.1 Injektionen vorbereiten

Wie bei jedem anderen Arzneimittel beginnt die Vorbereitung einer Injektion mit der Beachtung der **6-R-Regel** (S. 603).

Material vorbereiten
- sterile Einmalspritze (Größe entsprechend der Injektionslösung)
- Injektionslösung laut Arztverordnung
- ggf. Ampullensäge, Überleitungskanüle, falls das Medikament aufgelöst wird
- sterile Kanüle zum Aufziehen des Medikaments
- sterile Injektionskanüle je nach Injektionsart, -ort (Abb. 24.7)
- sterile Tupfer
- unsterile Tupfer für Brechampullen
- Abwurfcontainer für Kanülen/Ampullen (Abb. 24.11), Abwurf für Restmüll
- Einmalhandschuhe
- Pflasterstreifen
- Desinfektionsmittel für die Hände und Einstichstelle
- desinfiziertes Spritzentablett

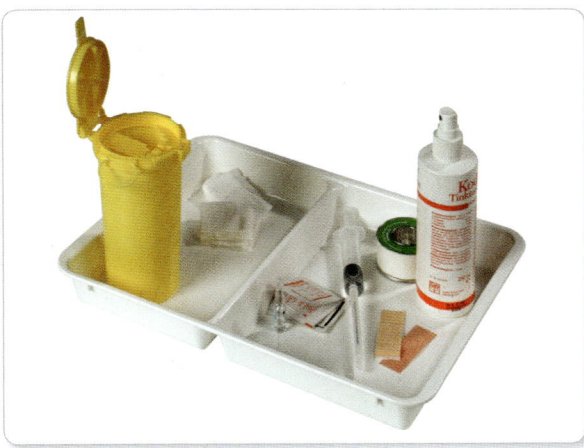

Abb. 24.7: Spritzentablett, Farbkodierung und Größen von Injektionskanülen

Injektionslösungen vorbereiten
- Hände und Arbeitsplatz desinfizieren
- Medikament und Material bereitlegen
- Ärztliche Verordnung des Medikaments nach der 6-R-Regel (S. 603) prüfen, außerdem kontrollieren:
  - Haltbarkeit des Medikaments (Verfalldatum)
  - Aussehen (z. B. Ausflockungen, Farbveränderungen, Konsistenzänderungen)
  - richtige Lagerung (z. B. kühl, trocken, dunkel)
  - richtige Konzentration (z. B. 1-prozentig, 0,5 mg)
  - richtige Applikationsform (z. B. i. m., s. c., i. v.)
  - Unversehrtheit der Verpackung (z. B. offene Verpackung, Schäden am Ampullenkopf, offene Verschlusskappe)

Aufziehen von Medikamenten zur Injektion:

Brechampullen öffnet die Pflegende, indem sie einen keimarmen Tupfer um das obere Ende der Ampulle legt und dieses nach hinten knickt. Den oberen Teil entsorgt sie mitsamt Tupfer in den Abwurfcontainer (Abb. 24.11).

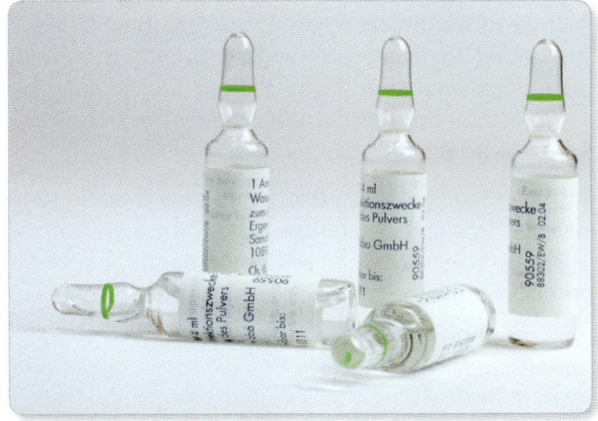

Abb. 24.8: Beispiele für Brechampullen

> **TIPP** Brechampullen splittern beim Öffnen nicht. Dennoch ist es ratsam, den unteren Teil der Ampulle auf Glassplitter zu begutachten und sie ggf. zu verwerfen.

Bei **Stechampullen** öffnet die Pflegende zunächst den Metallverschluss. Die meisten Stechampullen gelten nicht als steril, deshalb besprüht die Pflegende den Gummistopfen mit einem Desinfektionsmittel auf Alkoholbasis und lässt dieses nach Herstellerangaben einwirken und vollständig trocknen. [10]

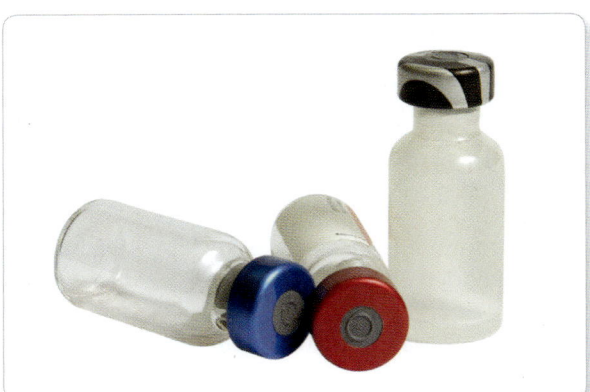

Abb. 24.9: Beispiele für Stechampullen

Entsprechend der **Aufrissvorrichtung** (Peel-off-Technik) entnimmt die Pflegende die Spritze aus der Verpackung und setzt die Aufziehkanüle auf den Spritzenkonus. Das Medikament kann nun aus der Ampulle entnommen werden.

Bei der Stechampulle muss zunächst der desinfizierte Gummistopfen mithilfe einer Aufziehkanüle oder einer speziellen wiederverschließbaren Entnahmekanüle (z. B. „Mini-Spike®") durchstochen werden.

Danach kann das Medikament in der richtigen Menge entnommen werden. Die sich beim Aufziehen in der Spritze gesammelte Luft kann durch das „Entlüften" wieder entfernt und ggf. zu viel entnommene Arzneimittelmengen vorsichtig herausgespritzt werden.

Anschließend setzt die Pflegende eine Injektionskanüle auf und legt die Spritze mit der Ampulle auf das Spritzentablett. Hierbei achtet sie darauf, dass entweder die Spritze oder das Spritzentablett mit dem Namen des Patienten versehen ist.

ACHTUNG Ist ein Medikament (Spritze) nicht eindeutig einem Patienten zuzuordnen, muss dieses ohne Verabreichung entsorgt werden.

Die Pflegende räumt abschließend ihren Arbeitsplatz sauber und ordentlich auf, desinfiziert die Arbeitsflächen und entsorgt gebrauchte Materialien fachgerecht und desinfiziert die Hände.

24.3.2 Subkutane Injektion

DEFINITION Subkutane Injektion: Einbringen eines Arzneimittels mithilfe einer Kanüle in das Unterhautfettgewebe.

Injektion vorbereiten
- Benötigtes Material vorbereiten
- Patienten informieren und Einverständnis erfragen
- Injektionsstelle auswählen (Abb. 24.10) und Patienten entsprechend positionieren
- Hände desinfizieren und Einmalhandschuhe anziehen
- Injektionsstelle desinfizieren (Einwirkzeit von 30 Sekunden einhalten)

ACHTUNG Nadelstichverletzungen vorbeugen!

Injektion durchführen
- Hautfalte mit Daumen und Zeigefinger abheben
- Zügig in Hautfalte einstechen, bei normal gewichtigen Patienten senkrecht, bei kachektischen Patienten im 45°-Winkel einstechen
- Bei weiterhin angehobener Hautfalte verabreicht die Pflegende langsam das Arzneimittel
- Kanüle anschließend entfernen und Tupfer auf Einstichstelle legen

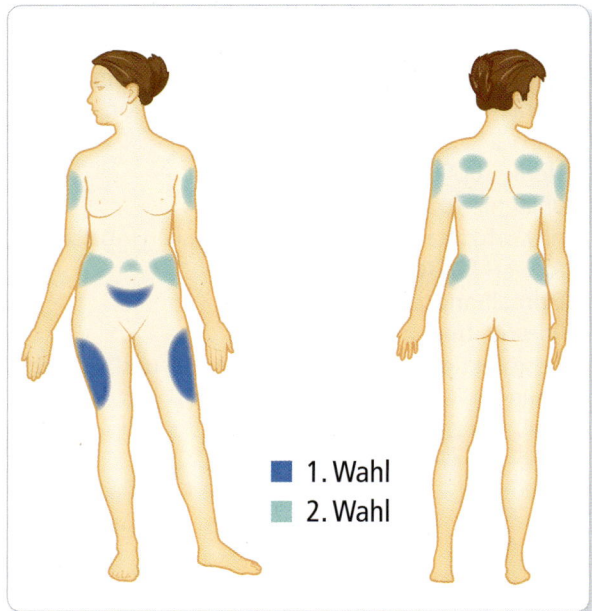

Abb. 24.10: Injektionsorte für subkutane Injektionen

TIPP Bei regelmäßigen oder langfristigen subkutanen Injektionen sollte jedes Mal die Einstichstelle gewechselt werden, um Schäden am Gewebe, z. B. Narben, Verhärtungen, Hämatome, zu vermeiden.

Injektion nachbereiten
- Injektionsstelle ggf. mit einem Schnellverband (Pflaster) versorgen
- Patienten bequem positionieren und Befinden erfragen
- Raum und Materialien aufräumen, ggf. Materialien sachgerecht entsorgen (Kanüle sofort in Abwurfcontainer Abb. 24.11)
- Hygienische Händedesinfektion durchführen
- Dokumentation der durchgeführten Maßnahme

- Medikament langsam injizieren, um Schmerzen, Hämatome, Gewebe- oder Nervenschäden zu vermeiden
- Mit trockenem Tupfer die Einstichstelle komprimieren, nicht reiben oder kreisen, da dies die Bildung von Hämatomen begünstigen kann

24.4 Infusionen und Transfusionen

DEFINITION **Infusion** oder infundieren (lat. infundo) bedeutet „hineingießen". Hierbei werden sterile Flüssigkeiten z. B. mithilfe eines Venenverweilkatheters über eine längere Zeit in den Körper appliziert.

Transfusion oder transfundieren (lat. transfusio) bedeutet „hinübergießen". Im Gegensatz zur Infusion werden hier ausschließlich Blutbestandteile eines menschlichen Spenders an einen Empfänger intravenös übertragen. Die Voraussetzung ist die Blutgruppenkompatibilität (Blutgruppenverträglichkeit) zwischen Spender und Empfänger.

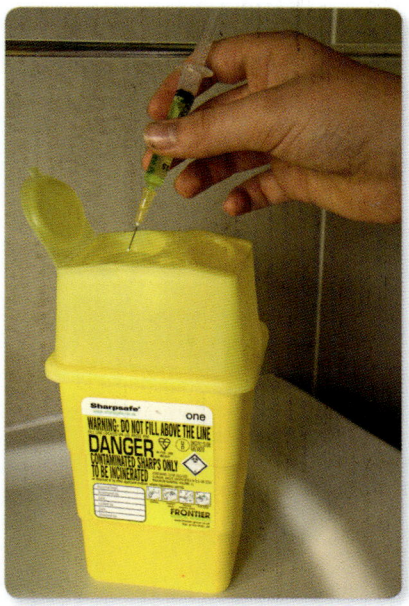

Abb. 24.11: Spezialbehälter zur Entsorgung von Kanülen: Abwurfcontainer

24.3.3 Intramuskuläre Injektion

DEFINITION **Intramuskuläre Injektion:** Einbringen eines Arzneimittels mithilfe einer Kanüle in den Muskel.

Geeignete **Injektionsorte** sind:
- Gesäßmuskel
- Oberschenkelmuskel
- Oberarmmuskel (nur kleine Mengen)

Zur Bestimmung der korrekten Injektionsstelle gibt es je nach Injektionsort spezielle Methoden. Bei der Injektion in den Gesäßmuskel kann z. B. die Methode nach *von Hochstetter* angewendet werden.

Besonderheiten bei der i. m.-Injektion
- Injektionen in den Gesäß- oder Oberschenkelmuskel nur beim liegenden Patienten
- Injektionskanüle zügig und senkrecht einstechen
- Vor der Injektion kurz aspirieren (Stempel der Spritze leicht anziehen, kurz halten)
- Wird Blut in die Spritze gesogen (aspiriert), Vorgang abbrechen und mit neuer Kanüle an anderem Injektionsort injizieren
- Trifft die Kanüle auf Knochen, Spritze leicht zurück ziehen, damit die Kanüle sicher im Muskel liegt

TIPP Bei starken Schmerzäußerungen oder Missempfindungen des Patienten, Spritzvorgang abbrechen und Arzt informieren.

24.4.1 Infusionen

Sehr häufig werden Infusionen **intravenös** verabreicht.

Weitere Infusionsarten:
- Die **intraarterielle Infusion** (in eine Arterie) wird nur selten eingesetzt und kommt z. B. in der Intensivmedizin, Kardiologie, Angiologie vor.
- Die **intraossäre Infusion** (in einen Röhrenknochen, meist proximale Tibia) kann im Notfall sowohl bei Kindern als auch bei Erwachsenen eingesetzt werden, wenn keine Vene zu finden ist.
- Die **subkutane Infusion** wird meist in der ambulanten oder stationären Altenpflege eingesetzt. Medikamente dürfen über diesen Weg nicht verabreicht werden, daher dient sie ausschließlich dem Ausgleich eines Flüssigkeitsmangels. Die Infusionsorte entsprechen denen der subkutanen Injektion. Nachteile sind
  – die lange Infusionsdauer und damit verbundene Mobilitätseinschränkung,
  – mögliche Schmerzen durch den Druck der infundierten Flüssigkeit im Gewebe,
  – mögliche Hämatombildung und Verhärtungen im subkutanen Gewebe.

An therapeutischen Maßnahmen mitwirken

> **MERKE** Ein akuter lebensbedrohlicher Flüssigkeitsmangel kann mithilfe subkutaner Infusionen nicht ausgeglichen werden. Die Resorptionszeit im Unterhautfettgewebe ist zu lange. In der klinischen Pflege findet sie selten Anwendung.

Das übergeordnete **Ziel einer Infusionstherapie** ist die Aufrechterhaltung der Homöostase (inneres Gleichgewicht) durch:
- eine physiologische Elektrolytkonzentration,
- einen intakten Säure-Basen-Haushalt (S. 393),
- einen ausgeglichenen Flüssigkeitshaushalt,
- eine ausreichende Nährstoffzufuhr (S. 140),
- Arzneimittelgabe, z. B. Antibiotika, Schmerzmittel,
- Osmotherapie (Ausschwemmung) oder
- das Offenhalten von Gefäßen (Venen, Arterien).

Häufig eingesetzte Infusionslösungen werden in Tab. 24.5 im Überblick dargestellt.

Die Infusionstherapie gehört zum Aufgaben- und Verantwortungsbereich des Arztes. Sie kann aber an Assistenzberufe delegiert werden (S. 598). Die Aufgaben der Pflegeassistenten liegen meist in der Vorbereitung, Assistenz sowie Nachsorge.

Infusionen vorbereiten und anlegen

Material vorbereiten
- Infusionsflasche oder -beutel
- steriles Infusionsbesteck
- ggf. Medikament zum Zumischen in die Infusionslösung
- ggf. Aufhängevorrichtung
- Infusionsständer
- Hände- und Hautdesinfektionsmittel
- Tupfer keimarm
- unsterile Handschuhe
- Abwurf für Müll und Abwurfcontainer für Kanülen (Abb. 24.11)
- Patientenakte

> **MERKE** Vor der Bedienung von Geräten zur Infusionstherapie benötigen Anwender eine Einweisung durch einen geschulten Mitarbeiter oder Berater gemäß gesetzlicher Vorgaben, z. B. durch das Medizinproduktegesetz (MPG). Die Einweisung wird im persönlichen Gerätepass (Medizinproduktepass) der Pflegenden dokumentiert. [5]

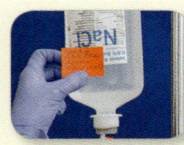
- Patientenakte, Arztverordnung und Einverständnis des Patienten prüfen
- Beachtung der 6-R-Regel und Dokumentation des Zubereitungszeitpunkts, Zusätze, Name des Patienten sowie Handzeichen der Pflegenden und Dauer der Infusion
- Infusionsflasche auf Verfalldatum, Unversehrtheit, Ausflockung etc. prüfen
- Arbeitsfläche desinfizieren
- Hände desinfizieren und beim Umgang mit Antibiotika Handschuhe tragen

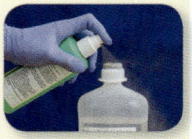
- Verschlusskappe entfernen und Desinfektion der Einstichstelle (Einwirkzeit beachten)
- Infusionsleitung auspacken, Rollklemme verschließen

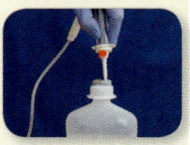
- Infusionsleitung (Dorn) einstechen

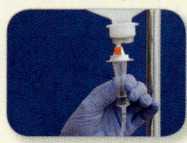
- Infusion aufhängen und Tropfkammer ²⁄₃ füllen

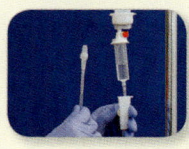
- Belüftungsventil, Rollklemme öffnen und System entlüften
- vor dem Anlegen der Infusion überprüft die Pflegende mithilfe der 6-R-Regel
- Infusion an Venenkanüle anbringen

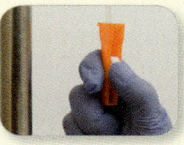
- Tropfgeschwindigkeit an der Rollklemme einstellen

Tab. 24.4: Infusionslösung vorbereiten und anlegen

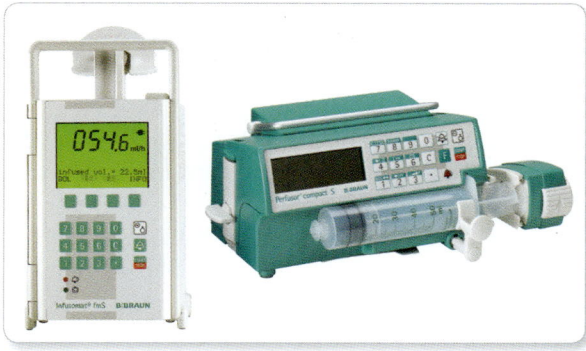

Abb. 24.12: Mithilfe von Infusomat oder Perfusor-Spritzenpumpe können Medikamente kontinuierlich und kontrolliert verabreicht werden

Infusionslösung	Einsatz, Ziel	Beispiel, Handelsname
zur Elektrolytzufuhr	• Ausgleich von Flüssigkeitsmangel • Aufrechterhaltung des Wasser- und Elektrolythaushalts • z. B. bei Exsikkose	• Ringer®-Lösung • isotone Kochsalzlösung • Natriumhydrogencarbonat 4,2 %, 8,4 %
als Volumenersatz	• bei drohendem oder akutem Volumenmangelschock • z. B. bei starkem Blutverlust, schweren Verbrennungen	• Ringer-Laktat-Lösung® • Gelafundin® • HAES-steril® 6 %, 10 %
zur Energiezufuhr	• Zufuhr von Kohlenhydraten, Aminosäuren oder Kombinationslösungen zur parenteralen Ernährung • z. B. bei Erkrankungen der Leber oder Nieren sowie nach großen operativen Eingriffen • Gabe meist über zentralen Venenkatheter (ZVK) • kontinuierliche Vitalzeichenkontrolle und Krankenbeobachtung auf Unverträglichkeiten	• Glukose 5 % (Braun) • Lipofundin® • Intrafusin® • Aminofusin® 5 % • Aminomix®
zur Osmotherapie	• stark wasserbindende Lösung zur Ausschwemmung von Flüssigkeit aus dem Körper • z. B. bei Hirnödem, akutem oder drohendem Nierenversagen, akutem Glaukom	• Osmofundin®

Tab. 24.5: Infusionslösungen im Überblick

Berechnung der Infusionsgeschwindigkeit

Handelt es sich um eine Schwerkraftinfusion, muss die Tropfgeschwindigkeit berechnet und regelmäßig kontrolliert werden. Bei Infusions- oder Spritzenpumpen (Abb. 24.12) werden die Förderrate, Dauer oder Intervalle direkt am elektrischen Gerät eingestellt.

Berechnungsformel:

1 ml Flüssigkeit entspricht 20 Tropfen, das bedeutet 1 Tropfen/Minute entspricht 3 ml/Std.

$$\frac{\text{Infusionsmenge in ml} \times 20 \text{ Tropfen/ml}}{\text{Infusionsdauer in Std.} \times 60 \text{ Min./Std.}} =$$

$$\frac{\text{Gesamttropfenzahl}}{\text{Infusionsdauer in Min.}} = \text{Tropfen pro Min.}$$

> **BEISPIEL**
>
> 500 ml Infusionslösung sollen innerhalb von 6 Stunden verabreicht werden.
>
> $$\frac{500 \text{ ml} \times 20 \text{ Tropfen/ml}}{6 \text{ Std.} \times 60 \text{ Min./Std.}} = \frac{10\,000 \text{ Tropfen}}{360 \text{ Min.}}$$
>
> = 27,77 Tropfen pro Min.
>
> $$\frac{60 \text{ Sek./Min.}}{27,77 \text{ Tropfen/Min.}} = 2,16 \text{ Sek./Tropfen}$$
>
> **Ergebnis:** ungefähr alle 2 Sekunden muss ein Tropfen fallen.

Pflege- und Beobachtungsschwerpunkte bei der Infusionstherapie

Bei einem peripher-venösen Zugang besteht die Gefahr
- der paravenösen Lage des Venenverweilkatheters (Kanüle liegt nicht in der Vene, sondern im umliegenden Gewebe),
- der Infektion der Einstichstelle,
- von Venenwandreizungen oder
- eines Verschlusses des Venenverweilkatheters durch einen Thrombus (Thrombophlebitis).

Zudem können Unverträglichkeitsreaktionen oder allergische Reaktionen durch die Infusionslösung auftreten.

Die Pflegende achtet kontinuierlich auf:
- Einbeziehung und Information des Patienten über Maßnahmen und Probleme
- Beobachtung der Einstichstelle und Infusionsverlauf vor, während und nach der Infusion (paravenöse Lage)
- Durchführung aller Arbeiten unter sterilen Bedingungen
- Wechsel des Kanülenpflasters nach Klinik-Standard und bei Bedarf (z. B. Verschmutzung, Ablösung)
- Beobachtung auf Entzündungszeichen, (Rötung, Schwellung, Überwärmung, Schmerzen) mindestens 1-mal pro Schicht
- Beobachtung auf Unverträglichkeitsreaktionen (z. B. Schockzeichen, Dyspnoe, Hautausschlag, Juckreiz) während und nach der Infusion

An therapeutischen Maßnahmen mitwirken

- Dokumentation des Infusionsverlaufs (z. B. Abweichungen oder Unterbrechungen), Zustand der Einstichstelle sowie aller im Zusammenhang durchgeführten Pflegemaßnahmen

Sollten Komplikationen wie Entzündung der Einstichstelle, paravenöse Lage, Unverträglichkeiten oder Verschluss des Venenverweilkatheters auftreten, wird die laufende Infusion abgebrochen, der Arzt verständigt und ggf. der venöse Zugang entfernt.

Verbandwechsel und Pflege bei peripherer Venenverweilkanüle

Verbände oder Pflaster bei Venenverweilkanülen müssen nur bei Bedarf, z. B. Ablösung, Verschmutzung oder vermuteter Infektion der Einstichstelle, gewechselt werden. In Studien hat sich gezeigt, dass der tägliche Wechsel im Vergleich zum Bedarfswechsel keine Senkung der Infektionsrate zur Folge hatte.

Nach der Richtlinie des Robert Koch-Instituts ist bei der Pflege Folgendes zu beachten:
- Cremes oder Salben dürfen bei liegender Verweilkanüle nicht auf die Einstichstelle aufgetragen werden (Infektionsgefahr, Hautirritationen, Allergien).
- Desinfektion der Einstichstelle bei Verbandwechsel oder Pflasterwechsel (Infektionsschutz).
- Kanülenverband (Sauberkeit, korrekter Sitz) sowie Einstichstelle (Infektionszeichen, Lage der Kanüle) täglich prüfen.
- Palpation des Venenverlaufs zur Kontrolle der Vene (Phlebitis, Thrombophlebitis).
- Händedesinfektion vor und nach dem Verbandwechsel.
- Verbandwechsel mittels Non-Touch-Technik oder mit sterilen Handschuhen.
- Periphere Venenverweilkanülen können daher so lange liegen bleiben, wie sie klinisch benötigt werden und keine Komplikationszeichen auftreten.
- Indikation für die Venenkanüle muss täglich neu geprüft und vom Arzt bestätigt werden.
- Werden Medikamente in Intervallform appliziert, können Kanülen mit einem sterilen Verschlussstopfen oder einem sterilen Mandrin verschlossen werden.
- Die Verweilkanüle muss vor der nächsten Infusion mit steriler Elektrolytlösung durchgespült werden.
- Patienten sind in die Beobachtungskriterien einzuweisen (Selbstkontrolle).

Der **Wechsel von Infusionssystemen** (Zuleitungssystemen) ist abhängig von der Art des Systems und der Dauer oder Frequenz der Beschickung. Bei Dauerinfusionen ist ein täglicher Wechsel sinnvoll, um Infektionen oder Keimbesiedlungen am Infusionssystem vorzubeugen. Sollten keine Hausstandards vorliegen, sind die Angaben des Herstellers zu den Wechselintervallen ausschlaggebend und bindend. Bei Kurzinfusionen ist das System nach Abschluss der Infusion zu entsorgen. [3]

> **MERKE** Ist die Infusionslösung aufgebraucht, so läuft zwar wegen des Blutdrucks keine Luft in die Vene, allerdings können Zugänge, denen keine Flüssigkeit zugeführt wird und die nicht mit einem Mandrin verschlossen sind, leicht durch Blutkoagel verstopfen. In diesem Fall müsste ein neuer Zugang gelegt werden, welcher Aufwand und Schmerzen bedeutet und vermieden werden muss.

24.4.2 Transfusion

Gründe, die eine Transfusion von Blutprodukten erforderlich machen:
- unstillbare Blutungen, z. B. bei einer Thrombozytopenie
- hoher Blutverlust bei z. B. Unfällen oder Operationen, welcher zu einer Hypoxie (akuter Sauerstoffmangel) durch fehlende Erythrozyten (binden Sauerstoff) führt
- lebensbedrohliche Infektionsanfälligkeit, z. B. bei Leukozytopenie nach z. B. einer Zytostatikatherapie

Durch die Gabe von Blutprodukten, wie z. B. Humanalbumin, Erythrozyten- oder Thrombozytenkonzentraten oder Plasma, kann vielen Patienten das Leben gerettet werden. [2]

> **MERKE** Das Anlegen und die Überwachung einer Transfusion ist nach dem Transfusionsgesetz eine nicht zu delegierende ärztliche Tätigkeit. Zudem ist in jeder Klinik ein Transfusionsverantwortlicher sowie für jede Abteilung ein Transfusionsbeauftragter zu bestellen. Diese müssen durch qualifizierende Schulungen die notwendigen Kompetenzen erwerben. [6]

Aufgaben der Pflege bei Transfusionen

Die Überprüfung der Blutgruppenverträglichkeit (Bedside-Test, Abb. 24.13), die Identitätskontrolle, das Anlegen und Einleiten sowie die Erstüberwachung einer Transfusion ist Aufgabe des Arztes. Examinierte Pflegefachkräfte bereiten die Transfusion vor, beobachten und dokumentieren Transfusionsverlauf im Transfusionsprotokoll und beenden die Transfusion regulär und im Notfall (Unverträglichkeit).

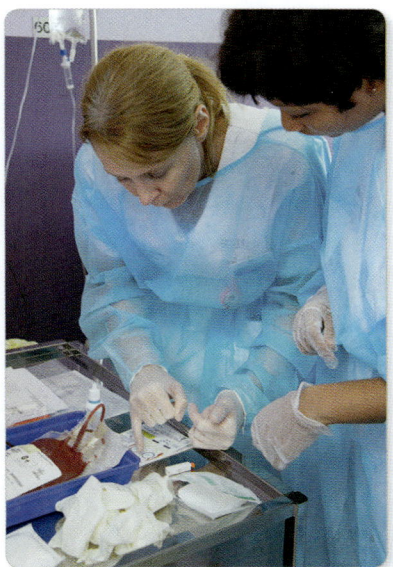

Abb. 24.13: Bedside-Test

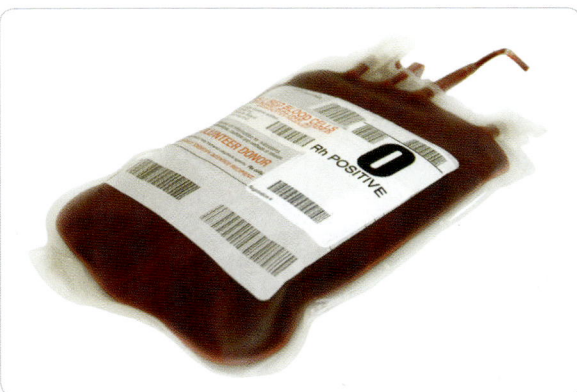

Abb. 24.14: Blutkonserve

ACHTUNG Das Anlegen der Transfusion sowie die Endkontrolle sind Aufgaben des Arztes.

Überwachung und Dokumentation während der Transfusion

Die **Überwachung** des Patienten während der Transfusion erfolgt engmaschig:

- Beobachtung und Befragung des Patienten (Übelkeit, Erbrechen, Schmerzen, Hautausschlag)
- kontinuierliche Kontrolle der Vitalfunktion (Atmung, Puls, Blutdruck, Temperatur)
- Urinkontrolle (Farbe, Beimengung, Menge)
- Beobachtung der Fließgeschwindigkeit und Fließeigenschaft der Blutkonserve
- Dokumentation der Gesamtmenge an verabreichten Blutkonserven
- Dokumentation in der Patientenakte oder dem Transfusionsprotokoll (Hausstandard)

Beenden der Transfusion

Am Ende der Transfusion klemmt die Pflegefachkraft die Konserve steril ab, verpackt sie sorgfältig zusammen mit dem Bedside-Test und bewahrt diese für **24 Stunden im Kühlschrank** auf. Sollte es noch zu einer verspäteten Unverträglichkeitsreaktion kommen, kann so mit dem Rest des Bluts eine weitere Kontrolle erfolgen. Der venöse Zugang wird nicht entfernt, mit physiologischer Kochsalzlösung gespült, sorgfältig mit einem Mandrin verschlossen und ein Schutzverband angelegt.

MERKE Auch bei einer einmaligen Transfusion ist es notwendig, den Zugang nicht zu früh zu entfernen, da bei einer verspäteten Transfusionsreaktion ein venöser Zugang schnell zur Verfügung stehen muss.

Überwachung und Dokumentation nach der Transfusion

Beobachtungskriterien, um Früh- und Spätkomplikationen durch Unverträglichkeit oder Blutgruppeninkompatibilität rechtzeitig zu erkennen:

- kontinuierliche Vitalzeichenkontrolle (Tachykardie, Hypotonie, Bewusstseinseintrübung)
- Übelkeit, Erbrechen
- Schmerzen im Transfusionsbereich (Venenverlauf und umliegendes Gewebe)
- Schmerzen im Brust-, Bauch- oder Rückenbereich (präkardiale Symptome)
- Hautbeobachtung auf Hämatome, Ausschlag, Juckreiz, Ikterus (Gelbfärbung)
- Hyper- oder Hypothermie, Schüttelfrost, Kopfschmerzen
- Urinkontrolle auf Hämaturie (Blut im Urin), Anurie (Nierenversagen)
- Ödembildung (Beine, ganzer Körper)

24.5 Wunden und Verbände

DEFINITION Eine **Wunde** ist eine Unterbrechung des Zusammenhangs von Körpergeweben mit oder ohne Substanzverlust, die durch mechanische Verletzungen oder physikalisch bedingte Zellschädigung verursacht wird. [7]

24.5.1 Wundarten

Wunden können nach der Art ihrer Entstehung unterteilt werden in:

Wundart	Entstehung	Beispiel
Mechanische Wunden	• durch äußere Gewalteinwirkung, z. B. Platz-, Schnitt-, Riss-, Schürf-, Kratz-, Biss-, Quetsch-, Stichwunden	
Thermische Wunden	• durch Einwirkung von extremer Hitze (Verbrühungen, Verbrennungen) oder • durch Kälte (Erfrierungen)	
Chemische Wunden	• durch Chemikalien z. B. Salzsäure oder Laugen	Aussehen ähnelt thermischen Wunden
Strahlenbedingte Wunden	• durch Bestrahlung, z. B. bei der Krebstherapie • durch z. B. übermäßige Sonneneinwirkung	Aussehen ähnelt thermischen Wunden

Tab. 24.6: Wundarten und Beispiele

24.5.2 Wundheilung und Wundheilungsstörungen

Die **physiologische Wundheilung** verläuft in unterschiedlichen Phasen, die ineinander übergehen.

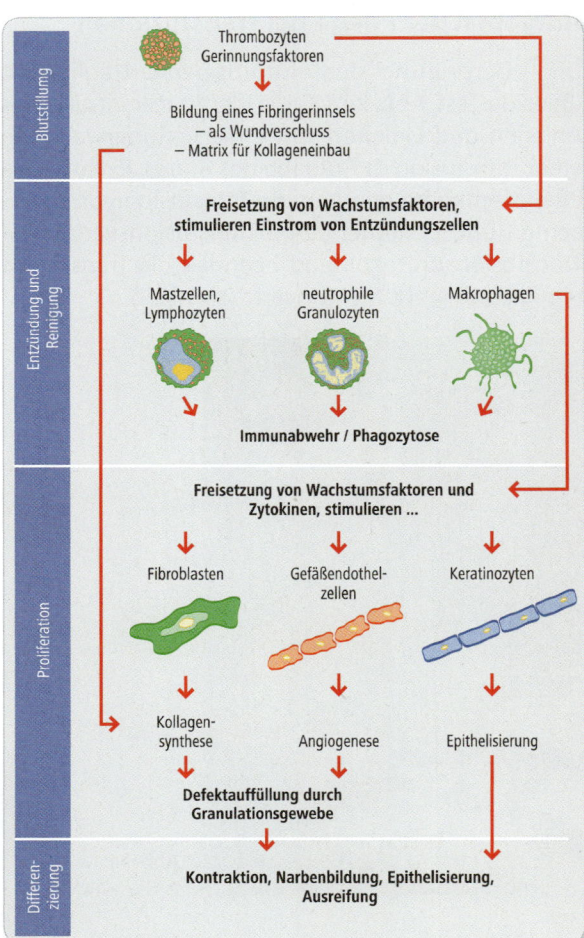

Abb. 24.15: Phasen der Wundheilung

In der **Blutstillungsphase** werden zunächst Keime oder kleine Fremdkörper (Staub) mit dem Blutstrom aus der Wunde gespült. Die anschließende Blutstillung erfolgt durch Aktivierung der Gerinnungskaskade durch Freisetzung von Thrombozyten und Gerinnungsfaktoren, Fibrinbildung und Verklebung und Verschluss der Wundoberfläche (Schorf) sowie Engstellung der Gefäße.

Eine Entzündungsreaktion (Rötung, Schwellung, Überwärmung, Schmerzen) tritt in der **Reinigungsphase** auf und wird ausgelöst durch Gefäßerweiterung (Vasodilatation), welche die Durchblutung im betroffenen Gewebe erhöht und somit das Einwandern von Abwehrzellen (z. B. Leukozyten, Makrophagen) ermöglicht. Gleichzeitig erfolgt der Abbau (Phagozytose) von abgestorbenem (nekrotischem) Gewebe, Keimen und Fremdkörpern und es kommt zur Bildung eines Wundödems. Das Wundödem führt gleichzeitig zur Steigerung des Zellwachstums und Zellvermehrung.

In der **Proliferationsphase** kommt es zur Bildung von Granulationsgewebe sowie der Neubildung von Gefäßen. Durch die zunehmende Epithelisierung festigt sich das Granulationsgewebe und eine Narbe entsteht.

Die Phase der **Differenzierung** verläuft über einen längeren Zeitraum (kann bis zu zwei Jahre dauern) und führt zur Angleichung (Remodellierung) des Narbengewebes an das Ursprungsgewebe. Die Narbe verblasst, wird flacher und elastischer.

Neben den Phasen der Wundheilung unterscheidet man zwischen der **primären** (Abb. 24.16) und der **sekundären Wundheilung** (Abb. 24.17).

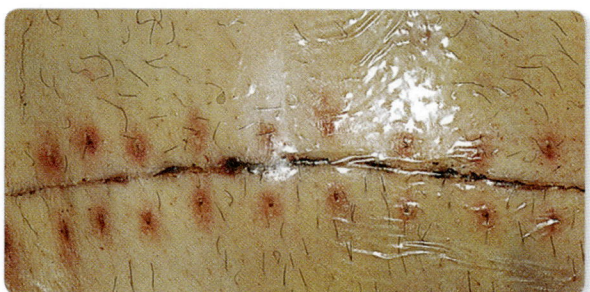

Abb. 24.16: Primäre Wundheilung (in der Regel bei chirurgisch gesetzten Wunden, durch Naht), schneller Heilungsverlauf

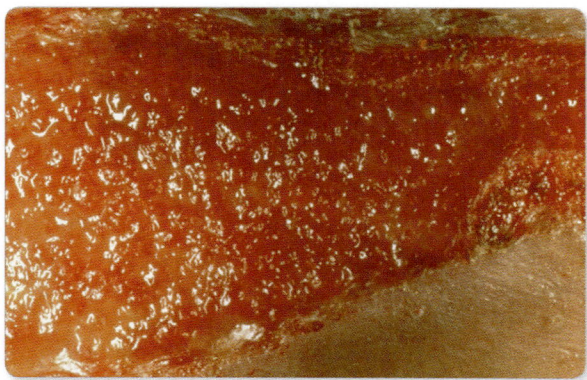

Abb. 24.17: Sekundäre Wundheilung: länger andauernde Wundheilung durch Bildung von Granulationsgewebe, keine Adaption der Wundränder

Wundheilungsstörungen

Die Wundheilung kann durch unterschiedliche Faktoren gestört sein:
- **lokale Faktoren,** die von außen auf die Wunde wirken, z. B.
  - Keimbesiedlung
  - Druck oder Spannung auf der Wunde, z. B. Gewebsödemen oder Infektion der Wunde
  - ungenügende Ruhigstellung
  - traumatischer Verbandwechsel
  - Nekrosen oder Hämatome, Fistelbildung, Fremdkörper in der Wunde
- **innere oder systemische Faktoren,** z. B.
  - schlechter Ernährungs- und Gesundheitszustand
  - hohes Lebensalter
  - geschwächtes Immunsystem, z. B. durch AIDS, HIV, Hepatitis
  - Grunderkrankungen wie z. B. Diabetes mellitus oder Herz-Kreislauf-Erkrankungen
  - Medikamente, wie z. B. Zytostatika, Sedativa, Diuretika

24.5.3 Grundlagen der Wundversorgung

In den letzten Jahren hat sich die **Wundversorgung** maßgeblich verbessert und ist immer differenzierter geworden. Im nachfolgenden Abschnitt wird die pflegerische Versorgung von Wunden in den Vordergrund gestellt und hierbei besonders auf die Versorgung von chronischen Wunden eingegangen.

Vom DNQP wurde der Expertenstandard „Pflege von Menschen mit chronischen Wunden" entwickelt. Die Zielsetzung dieses Expertenstandards lautet:

> **MERKE** „Jeder Patient mit einer chronischen Wunde vom Typ Dekubitus, Ulcus cruris venosum/arteriosum/mixtum oder diabetisches Fußsyndrom erhält eine pflegerische Versorgung, die ihre Lebensqualität fördert, die Wundheilung unterstützt und Rezidivbildung vermeidet." [8]

Pflegefachkräfte erfassen im Aufnahmegespräch bei allen Pflegebedürftigen, ob eine chronische Wunde vorliegt (Abb. 24.18). Ist dies der Fall, erfolgen weitere Maßnahmen zur Situationserfassung:
- Wundexperten, Wundmanager hinzuziehen
- Krankheitsgeschichte und aktuellen Verlauf, z. B. bisherige Behandlungsmaßnahmen, erfassen
- Aktuellen Wundstatus bei jedem Verbandwechsel erfassen und dokumentieren (Wundassessment-Instrument verwenden)
- Vollständiges Wundassessment (Größe der Wunde, Tiefe usw.) alle 7 – 14 Tage ergänzen
- Einschränkungen in den Lebensaktivitäten und der Lebensqualität erfassen
- Fotodokumentation nach standardisiertem Vorgehen und festgelegten Zeitabständen erstellen
- Verbandmaterial, Wechselfrequenz festlegen
- Maßnahmen zur Schmerzbehandlung (vom Arzt angeordnet)

> **TIPP** Je nach Grunderkrankung, z. B. chronisch venöse Insuffizienz (S. 634) oder Diabetes mellitus (S. 425), sind weitere spezifische Maßnahmen nötig, z. B.
> - Schulung des Patienten im Umgang mit Lagerungshilfsmitteln oder orthopädischen Schuhen
> - Beratung zu geeignetem Schuhwerk
> - medizinische Fußpflege
> - Maßnahmen zur Druckentlastung
>
> Besonders wichtig ist es, alle Maßnahmen aufeinander abzustimmen und Absprachen im multidisziplinären Team zu treffen.

24.5.4 Wundmanagement

Das Wundmanagement beinhaltet
- aussagekräftige Beschreibung und Verlaufskontrolle der Wunde
- Reinigen der Wunde
- Vorbeugen/Beseitigen einer Infektion
- Exsudat-Management (Wundsekret ist meist entzündlich)
- lokale Wundtherapie
- Schmerztherapie
- Therapie der zugrundeliegenden Ursache für die Wunde
- unterstützende Ernährung
- Schulung und Beratung

> **MERKE** Ein guter Wundverband allein lässt eine Wunde nicht abheilen. Um zu heilen, muss die Ursache der Wundentstehung bestimmt und ausgeschaltet werden.

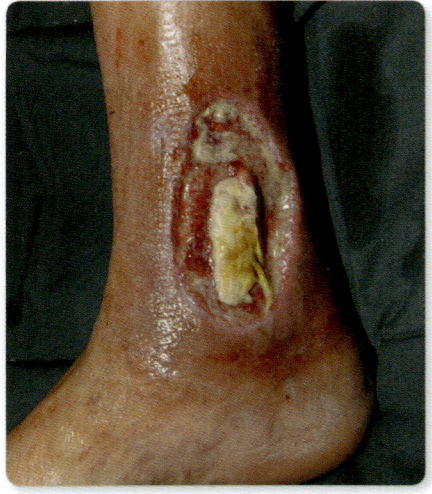

Abb. 24.18: Schlecht heilende, chronische Wunde

Wunddokumentation

Eine umfassende, aussagekräftige Wunddokumentation dient der Erfassung des Ist-Zustands sowie der Verlaufskontrolle. Sie umfasst u. a.:
- Einschätzung der Wunde anhand eines anerkannten Klassifikationssystems, z. B. bei Dekubitus nach der Einteilung des European Pressure Ulcer Advisory Panel (EPUAP)
- Größe, Unterminierung und Tiefe der Wunde
- Zustand der Wundumgebung und des -randes
- Wundexsudat hinsichtlich Aussehen und Menge, z. B. viel, wenig, keins, eitrig, blutig
- Wundgrund, z. B. trocken/feucht, mit Fibrinbelägen, mit Epithelgewebe

> **TIPP** Formulare zur Wunddokumentation sind bei Anbietern von Pflegedokumentationssystemen oder Herstellern von Verbandmitteln erhältlich, z. B. www.coloplast.de, www.smith-nephew.com

Reinigen der Wunde

> **MERKE** Die Wundreinigung dient der Entfernung von Störfaktoren, welche eine Wundheilung behindern können. Daher hat die Wundreinigung folgende Ziele:
> - Förderung der Wundheilung durch Entfernung von Störfaktoren wie Bakterien, Zelltrümmern, Nekrosen, Fremdkörpern, Exsudaten und anderer unerwünschten Belägen
> - Förderung der Lebensqualität des Patienten

Die **Wundreinigung (Débridement)** kann auf verschiedene Weise erfolgen:
- **Autolytisches Débridement** nutzt die physikalische Wirkung von Feuchtigkeit auf Belägen. Mithilfe von z. B. Hydrogelen werden Wundbeläge abgelöst. Das Verfahren ist schonend, aber langwierig und birgt die Gefahr der Mazeration (Hautaufweichung), welches selbst zu einem Störfaktor für die Wundheilung werden kann.
- **Enzymatisches Débridement** reinigt die Wunde mithilfe von Enzymen und löst selektiv avitales Gewebe auf und verflüssigt es. Bei trockenen Nekrosen zeigt es keine Wirkung. Die Behandlung erfordert einen täglichen Verbandwechsel.
- Bei dem **biochirurgischen Débridement** werden Zelltrümmer oder avitales Gewebe (Nekrosen) mithilfe von steril gezüchteten Fliegenmaden aus der Wunde entfernt. Zudem produzieren die Maden

einen antibakteriellen Film, welcher die Wundheilung beschleunigt. Nicht jeder Patient akzeptiert diese Therapie aus Angst und Ekel.
- Beim **chirurgischen Débridement** entfernt der Operateur die Nekrosen mit einem Skalpell, scharfen Löffel oder Ringkürette.
- Beim **mechanischen Débridement** werden Verbandsreste, Nekrosen oder Beläge mithilfe von sterilen Kompressen, Spritzen, Knopfkanülen, Pinzetten etc. herausgewischt, gezupft oder gespült.
- Durch **Ultraschall-Débridement** werden mithilfe von niederfrequentem Ultraschall und einer Spüllösung Nekrosen, Zelltrümmer und Bakterien selbst aus den tiefsten Regionen der Wunde ausgespült. Diese kann beim Patienten Schmerzen verursachen, daher sollte auf eine Schmerzmittelgabe vor der Behandlung geachtet werden.

Spülen der Wunde

Alle Lösungen zur **Wundspülung** müssen steril und körperwarm sein, um Schmerz zu vermeiden und die Zellteilung nicht zu stören. Alle Spüllösungen (z. B. Ringer oder 0,9 % Kochsalzlösung) müssen für die Wundspülung geeignet sein.

> **TIPP** Vor der Anwendung immer die Herstellerangaben lesen und bei Unklarheiten den Arzt fragen.

Wundantiseptik

Bei einer drohenden, beginnenden oder bestehenden Infektion helfen antiseptische Lösungen. Zusätzlich kann eine systemische antibiotische Behandlung erforderlich sein. Antiseptische Lösungen sind:
- Octenidin
- Polyhexanid
- silberhaltige Präparate
- PVP-Jod-Präparate

Wundverbände

Es ist eine Vielzahl an Wundverbänden erhältlich. Hier kann jedoch nur ein kleiner Überblick über die wichtigsten Wundverbände gegeben werden.

Hydrokolloidverbände (Abb. 24.19) werden bei chronischen oder schlecht heilenden Wunden (z. B. Ulcus cruris venosum, Dekubitus) eingesetzt. Sie haften nicht an der Wunde, speichern Wundexsudat (als Blase sichtbar) und schaffen ein feuchtes Wundmilieu, welches die Bildung von Granulationsgewebe fördert. Für stark nässende Wunden eignen sie sich nicht, da sie nur eine begrenzte Menge an Exsudat aufnehmen können. Sie lassen sich nicht rückstandslos entfernen.

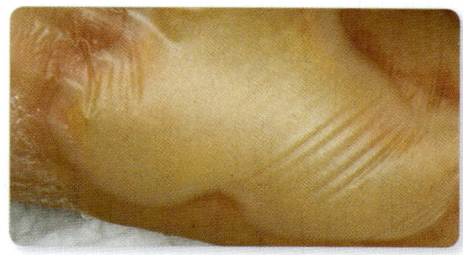

Abb. 24.19: Hydrokolloidverband

Hydropolymerverbände, -schäume werden bei stark bis mäßig exsudierenden Wunden eingesetzt. Sie haften nicht an der Wunde, speichern viel Wundexsudat, nehmen Zelltrümmer und Bakterien auf, schaffen ein feuchtes Wundmilieu und fördern die Bildung von Granulationsgewebe. Ist die Wundauflage mit Exsudat übermäßig gesättigt, kann es zur Mazeration des umliegenden Gewebes kommen. Der Verband lässt sich rückstandslos von der Wunde entfernen, auch bei bestehender Wundtaschenbildung.

Alginate (Abb. 24.20) werden aus Meeresalgen (Blaualge) hergestellt und bei stark exsudierenden und infizierten Wunden eingesetzt. Sie haften nicht an der Wunde und können optimal in die Wunde eingelegt werden. Sie schaffen ein feuchtes Wundmilieu, wirken antibakteriell und fördern die Bildung von Granulationsgewebe. Alginate nehmen Exsudat, Bakterien und Zelltrümmer auf und wirken durch ihre Zellstruktur wie ein „Wundstaubsauger" auch bei tiefen Wundtaschen. Zudem lässt sich der Verband rückstandslos entfernen und kann lange auf der Wunde bleiben.

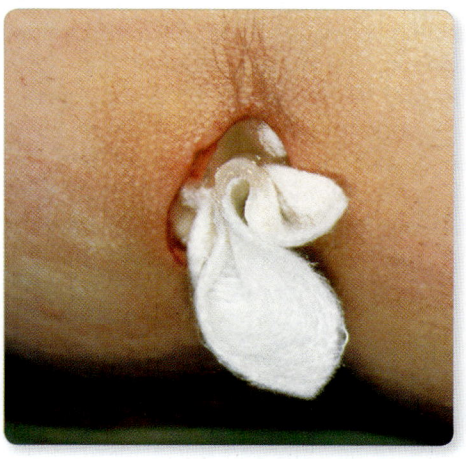

Abb. 24.20: Alginatverband

Vakuum- oder Unterdrucktherapie (Abb. 24.21) wird bei großflächigen, infizierten, unterminierten Wunden oder großen Wundtaschen eingesetzt. Durch Einsatz von Wundfüllmaterial (meist Polyurethanschaum), Schlauchsystem, Vakuumabdeckung und Pumpe wird in der Wunde ein Unterdruck erzeugt. Dadurch werden Exsudat, Bakterien, Zelltrümmer etc. aus der Wunde gesaugt und über das Schlauchsystem abgeleitet. Zudem fördert der Schaumstoff in Kombination mit dem Unterdruck die Bildung von neuem Granulationsgewebe, das Sprießen neuer Blutgefäße sowie die Erhöhung der Mikrozirkulation im Wundbereich. Der Unterdruck muss dauerhaft aufrechterhalten werden, da sich bei Druckabfall eine feuchte Kammer bildet und ggf. eine Sepsis entsteht. Die Patienten sind trotz des Vakuumgeräts mobil, müssen das Gerät jedoch immer mit sich führen.

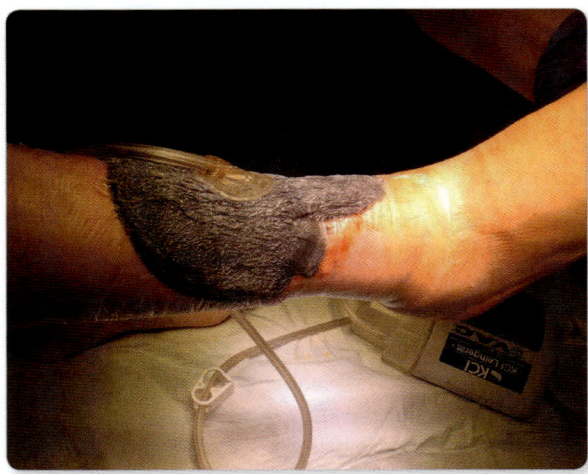

Abb. 24.21: Vakuumtherapie

Wundrandschutz

Hautinseln und Hautstege und der Rand einer chronischen Wunde müssen vor entzündlichem Exsudat geschützt werden. Ebenso dürfen keine Klebstoffe von Pflastern und Verbänden in die Wunde gelangen. Um den Wundrand zu schützen, gibt es spezielle Flüssigkeiten, die auf die trockene, fettfreie Haut aufgetragen werden und innerhalb von 15–30 Sekunden zu einem atmungsaktiven, transparenten Hautschutz trocknen.

24.5.5 Grundsätze des Verbandwechsels

Grundsätzlich gehören zum **Verbandwechsel** die Vorbereitung, Durchführung und Nachbereitung sowie die korrekte Bevorratung und Lagerung der Verbandmaterialen in einem Verbandwagen.

Verbandwagen

Der Verbandwagen dient der Bevorratung und dem Transport von Verbandmaterialien sowie Zubehör für den Verbandwechsel. Bei Einhaltung der Hygienerichtlinien (S. 87) ist die Benutzung unterschiedlicher Verbandwagen für septische und aseptische Wunden nicht erforderlich. Wichtig ist, dass der Verbandwagen täglich gereinigt, desinfiziert und der Inhalt auf Vollständigkeit und Gebrauchsfähigkeit (z. B. Verfallsdatum) überprüft wird. Die Ausstattung eines Verbandwagens kann z. B. über einen Hausstandard festgelegt werden und sollte den Anforderungen der einzelnen Pflegeabteilungen entsprechen.

Prinzipien des Verbandwechsels

> **DEFINITION** **Asepsis:** „Keimfreiheit", wörtlich „ohne Fäulnis"
>
> **Antisepsis:** bedeutet keine vollständige Keimfreiheit, sondern nur eine Keimreduktion.
>
> **Sepsis:** „Fäulnis", umgangssprachlich auch „Blutvergiftung", ist eine komplexe systemische Entzündungsreaktion des Organismus auf eine Infektion durch Bakterien, deren Toxine oder Pilze.

Um die Gefahr einer Keimverschleppung zu vermeiden, sollte auf Folgendes geachtet werden:
- **Aseptische Wunden** (z. B. OP-Wunden ohne Infektionszeichen, Venenkatheter) sollen zuerst verbunden werden.
- **Septische Wunden** werden im Anschluss versorgt und folgen einem Hygieneprinzip (Hygiene S. 617): erst kontaminierte Wunden (z. B. Dekubitus) versorgen, dann infizierte Wunden (Wunden mit Entzündungszeichen), zuletzt Wunden mit resistenten Keimen (z. B. MRSA).

> **MERKE** Jede Wunde ist **aseptisch** zu behandeln und zu versorgen, da eine Keimverschleppung die Wundheilung behindert und ggf. zu einer lebensbedrohlichen Sepsis führen kann. Dies gilt sowohl für die Versorgung von sekundär und primär heilenden Wunden als auch für infizierte oder septische Wunden.

Verbandwechsel vorbereiten
- Materialien und Verbandwagen bereitstellen
- Reihenfolge der Verbände (aseptische Wunden zuerst) festlegen

- Patienten über die Maßnahme informieren und aufklären
- Fenster und Türen schließen, für Ungestörtheit sorgen
- Arbeitsfläche im Patientenzimmer schaffen, desinfizieren und einrichten (Abb. 24.22)

MERKE Sterile Materialien patientenfern und unsterile patientennah ablegen.

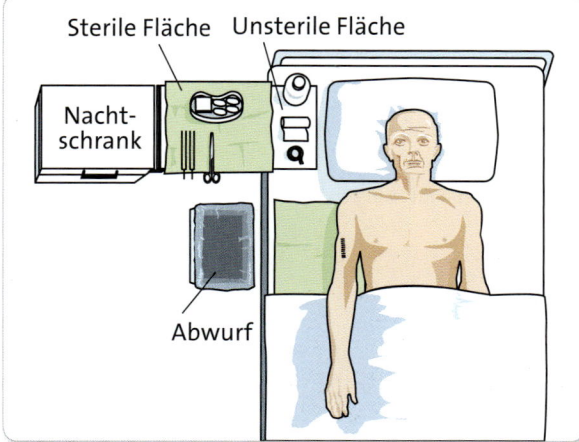

Abb. 24.22: Arbeitsplatz einrichten

- Patienten optimal und bequem positionieren, ggf. Bettschutz einlegen
- Ggf. vor dem Verbandwechsel (ca. 20 Minuten) ein Schmerzmittel verabreichen, wenn vom Arzt angeordnet
- Beleuchtung einstellen

Verbandwechsel durchführen
- Hände desinfizieren
- alten Verband mit unsterilen Handschuhen lösen, Abklebungen ggf. durch Anfeuchten lösen
- Hände desinfizieren und sterile Handschuhe anlegen
- Mit steriler Pinzette alte Wundauflage entfernen, Wunde inspizieren, ggf. Abstrich entnehmen
- Sterile Wundreinigung/Spülung durchführen (Abb. 24.23)

MERKE **Aseptische** oder **leicht kontaminierte Wunden** von innen nach außen reinigen, um eine Keimverschleppung in die Wunde zu verhindern.

Septische Wunden von außen nach innen reinigen, um eine Keimverschleppung am Körper zu verhindern.

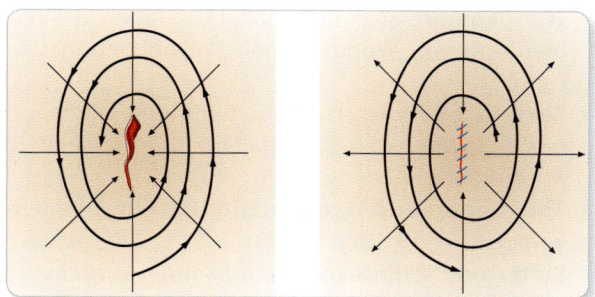

Abb. 24.23: Wischrichtung septische Wunde und aseptische Wunde

- Wundumgebung nicht tupfen, sondern wischen und pro Reinigung einen neuen sterilen Tupfer verwenden
- Wunde erneut beurteilen
- Wundversorgung gemäß der Arztverordnung durchführen
- Sterile Wundabdeckung auflegen und Wundverband fixieren
- Handschuhe ablegen und Hände desinfizieren

Verbandwechsel nachbereiten
- Patienten bequem positionieren und Befinden erfragen
- Raum und Materialien aufräumen, ggf. Materialien sachgerecht entsorgen
- Hygienische Händedesinfektion durchführen
- Dokumentation der durchgeführten Maßnahmen
- Wunddokumentation

24.5.6 Grundlagen der Verbandlehre

Der Ausdruck „Verband" umspannt heute ein weites Feld an Behandlungstechniken für eine Vielzahl von Verletzungen, Erkrankungen oder zur Prävention sowie Prophylaxe.

Die eigentliche Wortbedeutung bezieht sich auf die Abdeckung einer Wunde mit einer Wundauflage sowie das Fixieren mit einer Binde.

Funktion eines Verbands
- **Schutz** vor Verunreinigung oder mechanischer Reizung einer bestehenden Wunde
- **Ruhigstellung/Entlastung** bei z. B. Verletzungen verbessert die Durchblutung und vermindert die mechanische Irritation der Wunde
- **Medikamententräger** z. B. bei infizierten Wunden oder Schmerzpflastern (Tab. 24.1)
- **Druckentlastung** zur Vermeidung von z. B. Dekubitus (Polsterung bei Gipsverbänden)

An therapeutischen Maßnahmen mitwirken

- **Wundkompression** meist nach Operation zur Vermeidung von Wundödemen (Wundheilungsstörung)
- **Sekretaufnahme** aus offenen Wunden, intertriginösen Räumen (z. B. Bauchfalten) oder Fisteln (z. B. Anus praeter)
- **Thrombose- und Ödemprophylaxe** durch Venenkompression (S. 190)
- **Kälte- und Wärmeapplikation** durch Umschläge oder Kompressen dienen z. B. der Abschwellung, Kühlung, der Wärmezufuhr, Fiebersenkung, Schmerzlinderung und Steigerung des Wohlbefindens
- **Blutstillung** im Notfall durch Druckverband der Ersten Hilfe

Bindenverbände

1. **Faustregel:** Durchmesser des zu verbindenden Körperteils = Bindenbreite
2. Bindenanfang mit „Kreisgang" befestigen
3. klassisch nach rechts abrollen
4. beim Wickeln in den Bindenkopf hineinsehen
5. Binde plan (glatt) und ohne großen Zug anlegen
6. immer zum Herzen (ascendent) wickeln
7. in Ausnahmen fußwärts (descendent), z. B. Püttertechnik

Bindenverbände sind für alle Indikationen geeignet, erfordern allerdings je nach Aufgabe unterschiedliches Bindenmaterial und Bindengrößen:
- Für Kompressionsverbände sind vor allem Kurzzugbinden notwendig.
- Um Wundauflagen zu fixieren, eignen sich einfache unelastische Mullbinden aus lockerem einschichtigem Gewebe.
- Um Gelenke zu fixieren, verwendet man Idealbinden aus Baumwollgewebe mit relativ geringer Dehnbarkeit.

Je weniger elastisch eine Binde ist, desto schwieriger ist es, sie an den unterschiedlichen Körperstellen anzubringen, ohne dass sie abschnürt oder zu locker sitzt. Beim Anlegen der Binden haben sich drei Techniken bewährt (Tab. 24.7).

Gelenke sind besonders schwierig zu verbinden, da der Betroffene nicht unnötig in seiner Beweglichkeit eingeschränkt werden sollte. Beim Verbinden achten Pflegende deshalb darauf, die physiologische Mittelstellung des Gelenks einzuhalten. Die geeignete Verbandmethode besteht aus Achtergängen und wird wegen ihrer Form „Schildkrötenverband" genannt (Abb. 24.25).

Technik	Hinweise	Anwendungsgebiet
Kreisgang	Bindengänge liegen aufeinander	• Anfang und Ende eines Verbands • einfache Fixierung von kleinen Wundauflagen
Schraubengang	Bindengänge überlappen 1/3–2/3 der Bindenbreite	an Körperstellen mit zunehmendem Durchmesser, z. B. Unter- und Oberschenkel
Achtergang	Bindengänge werden in Form einer 8 gelegt (Schildkrötenverband)	bevorzugt über Gelenken, um Restbeweglichkeit zu erhalten

Tab. 24.7: Verbandtechniken

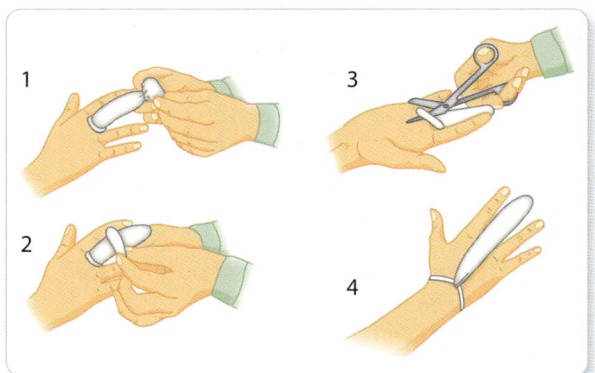

Abb. 24.24: Fingerverband – Schlauchverband. Den Schlauch über den Finger stülpen (1), dann den Rest ca. einmal um die Fingerachse drehen und über den Finger rollen (2). Den Wulst durchschneiden (3) und die dadurch entstehenden Enden innen am Handgelenk verknoten.

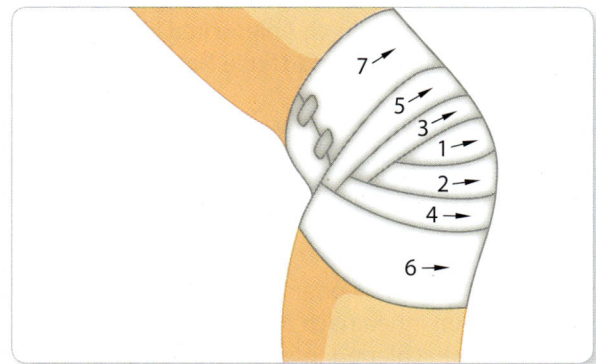

Abb. 24.25: Schildkrötenverband. Die Zahlen geben die Reihenfolge der Bindengänge an.

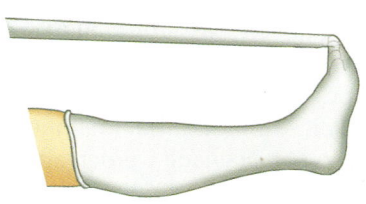
Schlauchverband bis zur Kniekehle ziehen, unteren Teil als Schlauch hängen lassen.

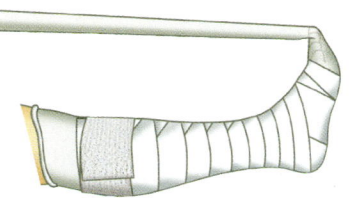
Polsterbinde vom Grundgelenk der Großzehe aus bis zum Wadenbeinköpfchen wickeln, Zehen frei lassen.

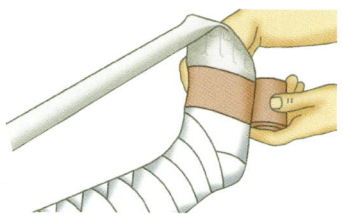
Kompressionsbinde ebenfalls vom Grundgelenk der Großzehe aus bis zur Mitte der Wade wickeln.

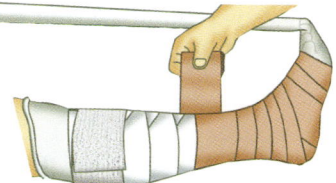
Mit der zweiten Binde von der Mitte der Wade in 8er-Gängen bis unter das Knie legen. Oberes Ende des Schlauchverbands über die Binde stülpen.

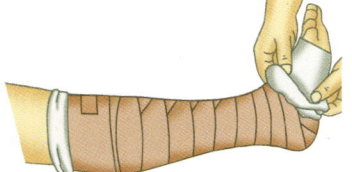

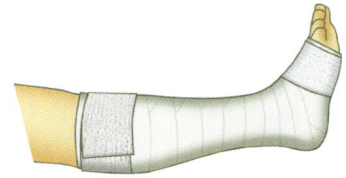
Zum Schluss den frei hängenden Teil des Schlauchverbands über die Binde ziehen und ggf. mit Pflaster fixieren. Die Zehen liegen frei und können mit einem lockeren Strumpf vor Kälte geschützt werden.

Abb. 24.26: Abgepolsterter Kompressionsverband nach Sigg (modifiziert)

Kompressionsverband

Ein übermäßiges Wundödem und ein unzureichender venöser und lymphatischer Abfluss können zu schwerwiegenden Komplikationen, z. B. Thrombose, Ulcus cruris, führen. Eine Kompressionsbehandlung kann helfen. Voraussetzung ist allerdings eine ausreichende Blutversorgung in den Arterien. Bewährt hat sich eine Verbandtechnik, bei der der gesamte Unterschenkel abgepolstert wird (Abb. 24.26).

Grundsätze zum Anlegen eines Kompressionsverbands:
- von distal (Zehen) nach proximal (Körpermitte) wickeln
- Ruhedruck (Kompression) soll von distal nach proximal abnehmen (Stauung)
- Verband muss faltenfrei angelegt werden
- Patient soll sich im Verband wohlfühlen
- Verband muss mindestens ein Gelenk einschließen
- Schutz von Knochenvorsprüngen, Sehnen und Bändern grundsätzlich durch Polsterwatte

24.6 Sonden und Drainagen

24.6.1 Sonden

> **DEFINITION** Eine **Sonde** ist ein stab- oder röhrenförmiges, starres oder elastisches Instrument aus Metall oder Kunststoff zum Einführen in natürliche Hohlorgane zu diagnostischen oder therapeutischen Zwecken, zum Austasten, Aufspüren und Entleeren von pathologischen Hohlräumen. [7]

Sonden haben in der Medizin zwei Bedeutungen:
- Instrumente und Messsysteme für unzugängliche Stellen, z. B. die spitze Metallsonde zur Untersuchung von Zahnfleischtaschen
- Schläuche für die Zufuhr von z. B. Nahrung über den Magen-Darm-Trakt oder die Ableitung z. B. von Magen- oder Dünndarminhalt.

Nasale Sonden (Abb. 24.27) verlaufen über die Nase ins Körperinnere, **perkutane Sonden** (PEG, S. 414) durch die Haut, z. B. Bauchdecke.

Um Magen- oder Dünndarminhalt abzuleiten, werden ausschließlich nasale Sonden eingesetzt. Erfor-

An therapeutischen Maßnahmen mitwirken

derlich sind ableitende Sonden, wenn bei einem Darmverschluss die Passage durch den Dünndarm gestört ist oder wenn die Magenmotilität zu gering ist, d. h. der Magen sich nicht ausreichend bewegt, um Mageninhalt weiterzutransportieren.

Die Sonden bestehen meist aus Polyurethan und sind mit einem Gleitmittel beschichtet. Um eine sichere Lage zu gewährleisten, haben einige Sonden, insbesondere Sonden zur Dünndarmsondierung, an der Spitze ein Gewicht.

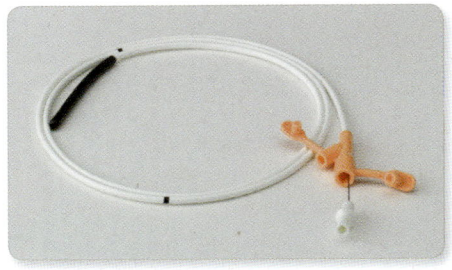

Abb. 24.27: Nasale Sonde

Am oberen Ende der Sonden befindet sich ein verschließbarer Adapter, in welchen die konischen Ansatzstücke der Schläuche von Auffangbeuteln passen. Die Auffangbeutel fassen meist 1,5 l und sind mit einer Skala versehen. Die Beutel werden über den Schlauch in die Toilette entleert und anschließend mit einer Kappe und einem Knoten im Schlauch verschlossen. Sie können in den Hausmüll gegeben werden.

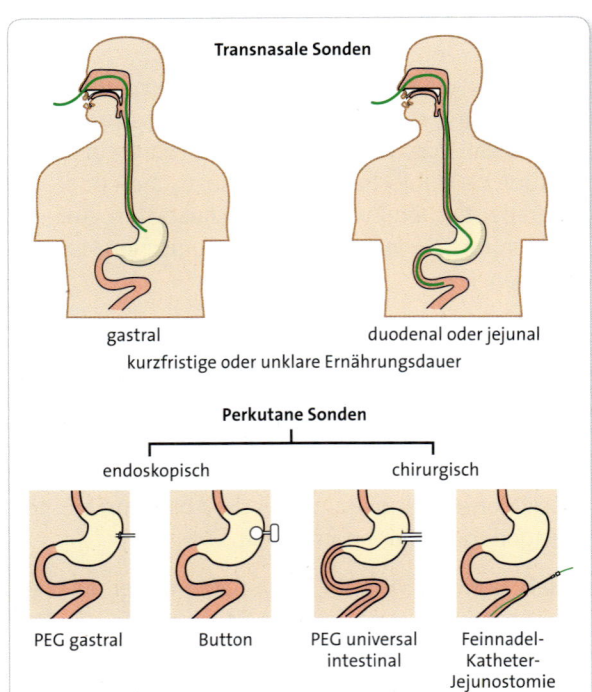

Abb. 24.28: Sondenarten und ihre Lage

24.6.2 Drainagen

> **DEFINITION** **Drainage** (Entwässerung) bezeichnet zunächst eine medizinische Maßnahme, nämlich das Ableiten oder Absaugen von krankheitsbedingten Flüssigkeits- und Gasansammlungen oder Organsekreten. Mit Drainage werden aber auch die Geräte bezeichnet, die für diesen Vorgang benutzt werden.

Die Schläuche, sogenannte Drains, verlaufen entweder direkt durch die Haut oder in natürlichen Gängen. Drains im Bauchspeicheldrüsengang leiten beispielsweise Sekrete in den Darm ab.

Redon-Drainage

Mit der **Redon-Drainage** wird Wundexsudat, meist Blut nach einer Operation, aus vernähten Wunden abgeleitet. Ein vielfach gefensterter Schlauch wird in das Wundbett unterhalb der verschließenden Nähte eingelegt und mit einer Spezialnadel aus der Haut etwas unterhalb der Wunde herausgeführt. An den Schlauch schließt sich eine unter Unterdruck stehende Plastikflasche (Redonflasche) an. Der ständige Sog saugt Wundexsudat und Blut ab (Abb. 24.29). So wird kontrolliert, ob es zu Nachblutungen kommt.

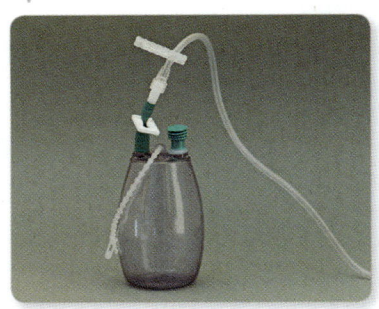

Abb. 24.29: Redon-Drainage

Der Wundverband umschließt auch die Austrittsstelle des Schlauchs. Ferner ist darauf zu achten, dass die Flasche Unterdruck hat. Der Druck kann mittels Faltenbalg überprüft werden.

24.6.3 Urinkatheter

Die Bezeichnung Katheter oder Splint wird nahezu ausschließlich auf Systeme angewandt, die Urin ableiten.

Transurethrale Urinkatheter leiten den Urin aus der Blase über den natürlichen Weg der Harnröhre ab. Der **suprapubische Katheter** verläuft durch die Bauchdecke direkt in die Harnblase.

24.7 Prä- und postoperative Pflege

Jeder invasive Eingriff ist für die meisten Patienten und deren Angehörige mit Angst und Unsicherheit verbunden. Sie machen sich Gedanken über die bevorstehende Operation oder Untersuchung. Für die Pflegenden, die täglich mit invasiven Eingriffen in Berührung kommen, mag dies Routine sein, für den Patienten ist es das nicht. Daher ist es erforderlich, dem Patienten individuelle Unterstützung und Begleitung durch die für ihn schwierige und zum Teil bedrohliche Zeit zu ermöglichen.

24.7.1 Präoperative Pflege

Alle **Maßnahmen der präoperativen Pflege** dienen der Vorbereitung des Patienten auf die Operation:
- Aufnahmegespräch (Pflegeplanung, S. 176)
- Aufklärungsgespräch über pflegerische Maßnahmen, z. B. Verhalten am Operationstag und danach, Medikamenteneinnahme, Schmerzstillung, zeitliche Planung, mögliche Bewegungseinschränkungen; dieses Gespräch bezieht sich sowohl auf den Operationstag selbst als auch auf die postoperativen Tage
- psychische Betreuung
- Schulung und Aufklärung des Patienten über postoperative Fertigkeiten, z. B. das schmerzfreie Aufstehen aus dem Bett nach einer Operation oder prophylaktische Maßnahmen (S. 186)
- am Vorabend der Operation
  - verordnete Medikamente verabreichen
  - ggf. Darmreinigung durchführen (lassen)
  - über Nahrungskarenz informieren
  - ggf. Rasur des OP-Felds
- am Tag der Operation
  - Vitalzeichenkontrolle
  - Patientenakte und Befunde bereitlegen, ggf. vorab Blutwerte abrufen und eintragen
  - ggf. Rasur des Operationsfelds, wenn nicht am Vortag erfolgt
  - Bereitlegen der Operationskleidung (OP-Hemd, Einmalslip, OP-Haube, ggf. Kompressionsstrümpfe)
- vor der Operation
  - Hilfe beim Anlegen der Operationskleidung
  - Ablegen von Schmuck und ggf. Prothesen (für sichere und verwechslungsfreie Aufbewahrung sorgen)
  - Entleeren der Harnblase, wenn noch nicht erfolgt, ermöglichen
  - Unterzeichnung aller OP- und Anästhesiedokumente vor der Prämedikation
  - Verabreichen der Prämedikation
- Transport in den Operationsbereich durch zwei Pflegende inklusive aller nötigen Dokumente (Patientenakte, OP- und Anästhesieeinwilligung) sowie psychische Betreuung des Patienten (Abb. 24.30)
- Vorbereitung des Zimmers und des Betts für die Rückkehr des Patienten, z. B. Bett frisch beziehen, Infusionsständer, Stethoskop, Blutdruckgerät, Nierenschale mit Zellstoff, Steckbecken, Urinflasche, Mundpflegeset bereitlegen

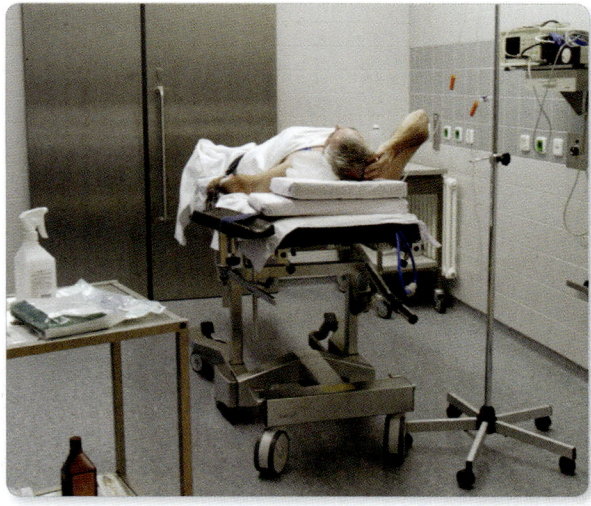

Abb. 24.30: Patientenschleuse im OP

24.7.2 Postoperative Pflege

Im Anschluss an eine Operation werden die Patienten während der Aufwachphase im sogenannten „Aufwachraum" betreut (Abb. 24.31). Die Pflegenden überwachen diese Phase intensiv und in festgelegten zeitlichen Abständen, um Komplikationen rechtzeitig zu erkennen.

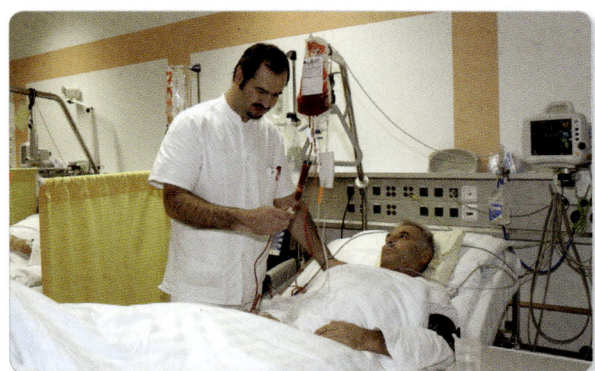

Abb. 24.31: Aufwachraum für Patienten nach der Operation

An therapeutischen Maßnahmen mitwirken

Im Aufwachraum

Zu den **Aufgaben im Aufwachraum** gehören:
- Bewusstsein (Vigilanz), Blutdruck, Puls und Atmung kontrollieren
- Infusionen steuern und kontrollieren, Medikamente verabreichen (z. B. Schmerzmittel) und Monitoring (z. B. Pulsoximeter, EKG), ggf. Beatmung oder Sauerstoffzufuhr überwachen, ggf. Sekrete absaugen zur Sicherstellung freier Atemwege
- psychische Betreuung
- notwendige Lagerungen und Prophylaxen (z. B. Dekubitusprophylaxe) durchführen
- Sicherstellung und Regulation des Wärmehaushaltes (z. B. Wärmedecke)
- Dokumentation aller Maßnahmen und ermittelter Vitalparameter im Aufwachprotokoll

Nach cirka 1 – 2 Stunden sind bei den meisten Patienten die Bedingungen für eine Verlegung auf die Station gegeben:
- der Patient muss wach sein,
- auf Ansprache reagieren,
- orientiert sein,
- spontan atmen,
- eine gute Sauerstoffsättigung im Blut haben,
- das Herz-Kreislauf-System muss stabil sein,
- Schutzreflexe müssen vorhanden sein,
- er darf keine Blutungstendenz vorweisen und
- es darf kein anhaltendes postoperatives Erbrechen vorliegen.

Nach der Entlassung des Patienten aus dem Aufwachraum wird dieser von zwei Pflegenden in Empfang genommen und zusammen mit allen Patientenunterlagen auf die Station zurückverlegt. Es findet eine Übergabe von den Pflegenden des Aufwachraums an die Pflegenden der Station statt.

Diese enthält
- eine Identitätsprüfung (Name, Alter) des Patienten,
- Daten zu Anästhesie und Operationsverlauf,
- notwendige Infusionen, Medikation,
- Informationen über liegende Drainagen, Sonden, Katheter,
- Daten zur Aufwachphase und durchgeführte therapeutische oder pflegerische Maßnahmen (z. B. Vitalparameter, Blutzuckerwerte, Sauerstoffgabe, Kompressionstherapie, Transfusionstherapie),
- vom Operateur oder Anästhesisten verordnete Maßnahmen für die stationäre Beobachtungsphase (in der Regel 24 Std. postoperativ), z. B. zu Verbänden, Lagerungen, Infusionen, Medikamenten.

Während des Transports vom Aufwachraum auf die Station achten die Pflegenden auf das körperliche und psychische Wohlbefinden des Patienten.

Auf der Station

Zur allgemeinen Vorbereitung auf der Station gehören:
- Bett richten (z. B. mit Wärmedecke anwärmen, Feuchtigkeitsschutz einbringen)
- Lagerungshilfen bereitlegen
- Urinflasche, Nierenschale mit Zellstoff, Mundpflegeset bereitlegen
- Blutdruckgerät, Stethoskop, Pulsmessuhr, Thermometer bereitlegen
- ggf. Sauerstoffbrille und Zubehör oder Absauggerät bereitstellen
- Infusionsständer, Infusionspumpe, Perfusor etc. bereitstellen
- persönliche Sachen des Patienten aushändigen (z. B. Ehering)
- Überwachungs- und Dokumentationsprotokoll bereitlegen

Postoperative Überwachungsmaßnahmen

Im Patientenzimmer überprüft die Pflegende zunächst die korrekte und bequeme Lage des Patienten, erkundigt sich nach seinem Befinden und kann dabei das Bewusstsein und mögliche Schmerzen des Patienten erfassen.

Pflegerische Schwerpunkte in der postoperativen Phase:
- Kontrolle der Vitalparameter
  - Bewusstsein (Vigilanz) durch Ansprache und Beobachtung der Reaktionsfähigkeit auf äußere Reize, z. B. im Rahmen der Vitalzeichenkontrolle
  - Atmung auf Tiefe und Frequenz
  - Blutdruck, Puls und Temperatur
- Durchführen wichtiger pflegerischer Maßnahmen
- Dokumentation durchgeführter Maßnahmen und ermittelter Vitalwerte

> **MERKE** Die **Bewusstseinskontrolle** (Vigilanz) ist erforderlich, um ggf. Folgen der Narkosewirkung (z. B. Opiatüberdosierung) rechtzeitig zu erkennen und ihnen entgegenzuwirken. Die Pflegende sollte den Patienten jedoch nicht unnötig stören (z. B. kein lautes Arbeiten oder Gespräche im Patientenzimmer).

Sollte keine Anordnung zur Häufigkeit der Vitalzeichenkontrolle vorliegen, können Pflegende sich an der „Vierer-Regel" orientieren:
- 4-mal alle 15 Minuten in der 1. Stunde
- 4-mal alle 30 Minuten in der 2. und 3. Stunde
- 4-mal alle 60 Minuten in der 4. – 7. Stunde
- 1-mal alle 4 Stunden

Wichtige pflegerische Maßnahmen
- **Urinausscheidung** auf Menge, Beimengungen und Zeitpunkt des ersten Spontanurins (spätestens nach 8 Stunden postoperativ) beobachten
- **Venöse Zugänge** auf korrekte Lage (z. B. paravenöse Lage) oder Schmerzen kontrollieren
- **Infusionsprogramm** und ggf. **Transfusion** steuern und überwachen (S. 607)
- **Verbände,** postoperativen Gipsverband, Lagerungsschienen etc. kontrollieren auf Schmerzen, korrekten Sitz oder Blutungen
- **Drainagen** und **Auffangbehältnisse** kontrollieren, z. B. auf Sog und ungehinderten Abfluss, Menge des Sekrets
- **Körper- und Mundpflege** zur Steigerung des Wohlbefindens und zur Prophylaxe vorsichtig und schonend durchführen
- Bei stabilen Vitalwerten, wenn möglich **Erstmobilisation am Operationstag,** beugt Komplikationen wie einer Pneumonie (S. 268) oder Thrombose (S. 308) vor
- **Flüssigkeitszufuhr** erfolgt (Ausnahmen z. B. Magen-Darm-Operationen) bei allen vital stabilen Patienten sofort
- **Schmerzprophylaxe** erfolgt durch rechtzeitige Gabe von verordneten Schmerzmitteln und schmerzprophylaktische Mobilisation und Lagerung
- Erforderliche **Laborkontrollen** laut Arztanordnung organisieren
- Durchgeführte Maßnahmen und ermittelter Vitalwerte dokumentieren: Alle ermittelten Parameter sowie pflegerische Maßnahmen oder Besonderheiten mit Angabe der Uhrzeit und Handzeichen auf einem Überwachungsprotokoll dokumentieren

Mögliche Probleme oder Komplikationen

In Tab. 24.8 sind einige mögliche Probleme oder Komplikationen, die nach einer Operation auftreten können, zusammengefasst. Pflegende achten auf die jeweiligen Symptome, um entsprechende Maßnahmen rechtzeitig einleiten zu können.

Problem/ Komplikation	Symptome	Maßnahme
Respiratorische Insuffizienz, z. B. durch • Verlegung der Atemwege (z. B. Zunge, Erbrochenes, Speichel) • Narkosewirkung • Schmerzen • Überhang von Relaxanzien	• Dyspnoe • Tachypnoe • Zyanose • Unruhe • Bewusstseinsstörung	• Oberkörperhochlage • Sekret absaugen, abhusten • Schmerzbekämpfung • ggf. Sauerstoffgabe • Beatmungsbeutel, Tubus etc. bereitlegen • Arzt informieren bei zunehmender Verschlechterung
Hypertonie, z. B. durch • Schmerzen • Angst • volle Blase • große Infusionsmenge	• Kopfschmerzen • Schwindel • Übelkeit	• Ursachenbekämpfung • ggf. medikamentöse Blutdrucksenkung • Vitalzeichenkontrolle engmaschig
Harnverhalt, z. B. durch • Narkosemittelwirkung • Angst • Scham • Schwellungen im OP-Gebiet	• Unruhe • Tachykardie • Hypertonie • Bauchschmerzen und tastbare harte Blase	• Animation durch z. B. Wasseraufdrehen, wenn möglich Mobilisation auf die Toilette, den Toilettenstuhl • Medikamente laut Arztverordnung • Einmal-Katheterisierung
Laryngitis oder Laryngospasmus, z. B. durch • mechanische Reizung durch den Tubus	• Schmerzen beim Schlucken, Sprechen, heisere Stimme • Dyspnoe, Zyanose, Schockzeichen • Herz-Kreislauf-Stillstand	• sofort Arzt informieren • ggf. Verlegung auf die Intensivstation • Medikamente laut Arztverordnung

Tab. 24.8: Mögliche Probleme und Maßnahmen zur deren Lösung

24.8 Anker zum Kapitel

- Grundsätzlich liegt die Entscheidungsbefugnis über diagnostische und therapeutische Verfahren beim Patienten. Die Einwilligung des Patienten ist Voraussetzung für die Durchführung aller medizinischen und pflegerischen Maßnahmen.
- „Durchführungsverantwortung" bedeutet, dass die Pflegekraft bei der Übernahme von therapeutischen Maßnahmen die Verantwortung für die fachlich korrekte Durchführung trägt.
- Medikamente müssen vor deren Verabreichung an den Patienten auf Korrektheit überprüft werden. **Die 6-R'S:** **r**ichtiger Patient, **r**ichtiges Medikament, **r**ichtige Menge/Konzentration, **r**ichtiger Zeitpunkt, **r**ichtige Applikationsart, **r**ichtige Dokumentation.
- Die physiologische Wundheilung verläuft in vier Phasen: Blutstillungsphase, Reinigungsphase, Proliferationsphase und Differenzierungsphase.
- Die Wundheilung kann durch lokale, innere und systemische Faktoren gestört sein.
- Es werden septische von aseptischen Wunden unterschieden.
- Ein Wundverband kann unterschiedliche Funktionen erfüllen – Schutz, Ruhigstellung, Medikamententräger, Druckentlastung, Wundkompression, Sekretaufnahme, Prophylaxe, Kälte-Wärmeapplikation oder Blutstillung.
- Im Umgang mit Wunden ist auf ein **aseptisches** und somit hygienisches Arbeiten zu achten, um eine Keimverschleppung zu vermeiden.

24.9 Wissen festigen und vertiefen

1. Unter welchen Voraussetzungen können therapeutische Maßnahmen grundsätzlich durchgeführt werden? (→ 24.1)
2. Suchen Sie im Internet (z. B. unter www.gesetze-im-internet.de) im StGB den §§ 223 und im Grundgesetz den Art. 2 Abs. 2 heraus. Diskutieren Sie die Bedeutung des Gesetzestexts für die Durchführung von therapeutischen Maßnahmen in der Pflegepraxis. Überlegen Sie, wie Sie als zukünftige Pflegeassistentin diese Gesetze in der täglichen Arbeit umsetzen können. (→ 24.1)
3. Welche Maßnahmen ergreifen Sie bei Medikamentenunverträglichkeiten? (→ 24.2.3)
4. Erläutern Sie die „6-R-Regel" im Umgang mit Medikamenten. (→ 24.2.3)
5. Was regelt das Betäubungsmittelgesetz? Unterscheiden Sie die drei Betäubungsmittelgruppen. (→ 24.2.3)
6. Unterscheiden Sie Injektion, Infusion und Transfusion voneinander. (→ 24.3)
7. Begründen Sie den regelmäßigen Wechsel der Einstichstelle bei einer subkutanen Injektion und nennen Sie mögliche Injektionsorte. (→ 24.3.1)
8. Berechnen Sie die Infusionsgeschwindigkeit. Aufgabe: 1000 ml Infusionslösung sollen in 12 Stunden infundiert werden. Wie hoch muss die Tropfgeschwindigkeit pro Minute sein? Geben Sie den Lösungsweg an und vergleichen Sie Ihr Ergebnis mit einem Mitschüler, erläutern Sie den Rechenweg. (→ 24.4.1)
9. Welche Komplikationen können bei Infusionen auftreten und wie können sie möglichst vermieden werden? (→ 24.4.1)
10. Nennen Sie die übergeordneten Ziele der Wundreinigung. (→ 24.5.4)
11. Erläutern Sie die Phasen der Wundheilung am Beispiel „sekundär heilende Wunde". (→ 24.5.4)
12. Begründen Sie, warum alle Wundarten nach dem Prinzip der Asepsis versorgt werden müssen. (→ 24.5.5)
13. Unterscheiden und erläutern Sie die Begriffe „Asepsis", „Antisepsis" und „Sepsis". (→ 24.5.5)
14. Unterscheiden Sie septische und aseptische Wunden und erläutern Sie Prinzipien der Wundversorgung am Beispiel „chronische Wunde". Stellen Sie Ihre Ergebnisse in einer anschaulichen Präsentation den Mitschülern vor. (→ 24.5.5)
15. Unterscheiden Sie Sonden und Drainagen voneinander, nennen Sie je ein Einsatzbeispiel. (→ 24.6)
16. Welche Voraussetzungen müssen gegeben sein, um einen operierten Patienten vom Aufwachraum auf die Station verlegen zu können? (→ 24.7.2)

25 Notfallmanagement in der Pflege

Pflegeassistenten erkennen Veränderungen im Gesundheitszustand und reagieren angemessen

… sie benötigen dazu u. a.

Wissen über den Patienten, z. B.
- durch Krankenbeobachtung → Kap. 10
- aus Gesprächen mit dem Patienten (kommunikative Kompetenz) → Kap. 5
- aus der Pflegeanamnese → Kap. 10

Kenntnisse zum Notfallmanagement

in häufigen Notfallsituationen, z. B.
- Schock
- Bewusstlosigkeit
- Atemnot
- Herzinfarkt
- Herz-Kreislauf-Stillstand

Kenntnisse zu Gesundheitsstörungen und Krankheitsbildern, die zu instabilen, lebensbedrohlichen Situationen führen können

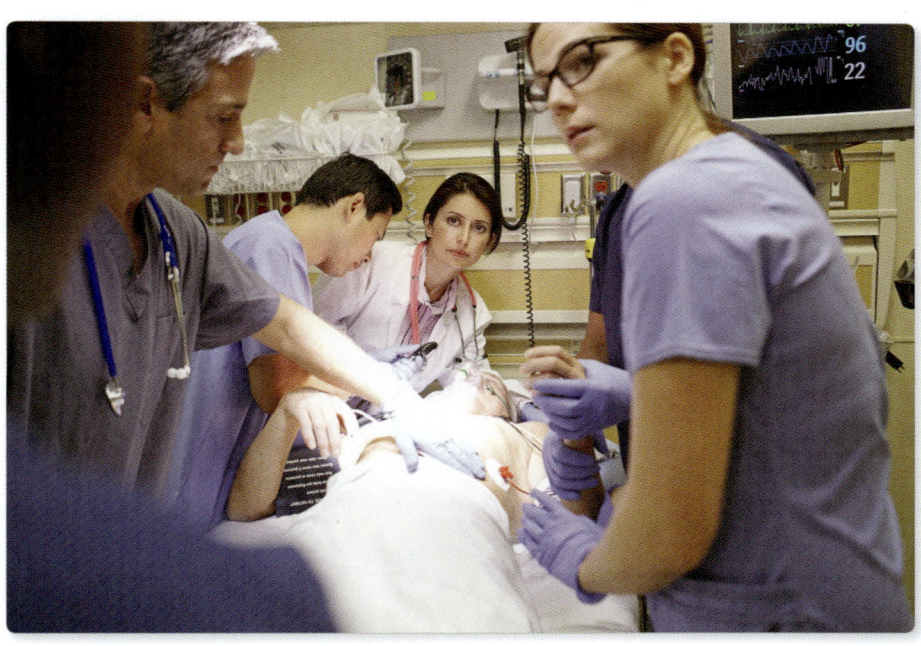

Pflegeassistenten

… arbeiten mit den anderen Berufsgruppen eng zusammen und führen pflegerische Maßnahmen nach Anweisung und unter Aufsicht durch

… unterstützen Pflegefachkräfte und Ärzte durch gezielte Beobachtung

… dokumentieren alle Veränderungen sorgfältig

Notfallmanagement in der Pflege

In allen Bereichen des Lebens können Notfälle auftreten. Die Wahrscheinlichkeit ist jedoch im therapeutisch-pflegerischen Arbeitsfeld weitaus höher und variiert je nach Pflegebereich. Daher sind besonders Pflege- und Assistenzberufe moralisch und gesetzlich verpflichtet, ihr Wissen zum Notfallmanagement und Erste Hilfe regelmäßig aufzufrischen und zu vertiefen.

Notfälle treffen auch medizinisch und pflegerisch geschultes Personal häufig „aus heiterem Himmel" und können Stress, Angst oder Unsicherheit auslösen. Die Angst, etwas falsch zu machen, ist hier besonders groß. Es ist hilfreich, grundsätzliche Abläufe und Maßnahmen der Ersten Hilfe zu kennen, um diese auch im Notfall professionell umsetzen zu können.

In diesem Kapitel werden exemplarisch Notfälle sowie das entsprechende Notfallmanagement aus dem therapeutisch-pflegerischen Berufsspektrum erläutert. Kenntnisse bezogen auf Erste Hilfe-Maßnahmen sowie lebensrettende Sofortmaßnahmen bei Unfällen, z. B. im Straßenverkehr, können u. a. beim Deutschen Roten Kreuz (DRK) oder dem Arbeiter Samariter Bund (ASB) erworben werden.

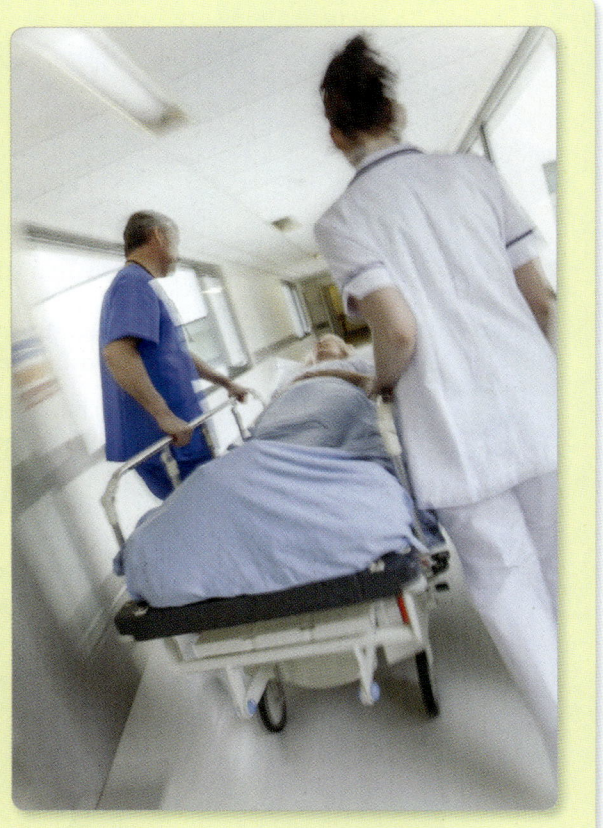

Aufgaben

Überlegen Sie – zunächst allein –, welche möglichen Notfälle in der Pflege auftreten könnten.

Tauschen Sie sich mit einem Partner aus, nehmen Sie eine Kategorisierung der Notfälle (z. B. Häufigkeit oder Art) vor und fassen Sie die Arbeitsergebnisse schriftlich (z. B. Plakat, Arbeitsblatt) zusammen.

Überlegen Sie gemeinsam, welche Fähigkeiten zur Erste-Hilfe-Leistung Sie bereits besitzen und welche Sie noch erwerben müssen, um im Notfall professionell helfen zu können.

Präsentieren Sie Ihre Arbeitsergebnisse. Überprüfen Sie am Ende des Kapitels Ihr Wissen erneut (S. 633)

25.1 Rechtliche Grundlagen

Im deutschen Recht umfassen die **rechtlichen Aspekte bei Erste-Hilfe-Leistung** sowohl straf-, zivil-, als auch sozialrechtliche Aspekte.

Strafrechtlich betrachtet geht es um die Frage, welches Tun oder Unterlassen strafbar ist. Auf der **zivilrechtlichen** Seite kann geklärt werden, ob der Helfer dem Opfer einen Schaden zu ersetzen hat oder gegen wen der Helfer Anspruch auf Erstattung seiner Aufwendungen hat. **Sozialrechtlich** kann die gesetzliche und private Unfallversicherung zu möglichen Leistungen verpflichtet sein, z. B. bei Arbeitsunfällen, der medizinischen oder beruflichen Rehabilitation des Verletzten, physischen Schäden oder Sachschäden des Ersthelfers.

Jede Person ist verpflichtet, die bestmögliche Hilfe zu leisten!

Rechtliche Grundlagen

DEFINITION **Strafgesetzbuch (StGB) § 323c Unterlassene Hilfeleistung**
Wer bei Unglücksfällen oder gemeiner Gefahr oder Not nicht Hilfe leistet, obwohl dies erforderlich und ihm den Umständen nach zuzumuten, insbesondere ohne erhebliche eigene Gefahr und ohne Verletzung anderer wichtiger Pflichten möglich ist, wird mit Freiheitsstrafe bis zu einem Jahr oder mit Geldstrafe bestraft.

Eine Bestrafung für unterlassene Hilfeleistung ist laut Gesetz nur möglich, wenn die benötigte Hilfeleistung für den Nichthelfer auch zumutbar ist.

Dies richtet sich nach:
- der Persönlichkeit des Helfers,
- seinen physischen und psychischen Möglichkeiten im kritischen Moment (z. B. alkoholisierte Person als Ersthelfer),
- seiner Lebenserfahrung und Vorbildung (z. B. eine Pflegekraft kann meist mehr Hilfe leisten als ein medizinischer Laie).

Zumutbar sind in jedem Fall die Inkaufnahme einer Verspätung, z. B. beim Arbeitsantritt, und eine verhältnismäßig geringe Möglichkeit, sich zu verletzen.

Nicht zumutbar sind dagegen die Vernachlässigung wichtiger Pflichten, z. B. Beaufsichtigung und Betreuung von Säuglingen oder Kleinkindern oder anderen abhängigen bzw. hilfsbedürftigen Personen, und die Inkaufnahme einer erheblichen eigenen Gefahr, z. B. brennendes Haus. Wenn allerdings die Gefahr oder Notsituation für das Opfer vom potenziellen Helfer verursacht wurde, muss er auch eine erhebliche Eigengefahr in Kauf nehmen.

MERKE Das Absetzen eines (telefonischen) Notrufs ist immer möglich!

Grundsätzlich muss ein Ersthelfer **nicht** mit **Schadensersatzansprüchen des Verletzten** rechnen, wenn er ihm gegenüber bestmögliche Hilfe geleistet oder so gehandelt hat, wie es ihm nach bestem Wissen und Gewissen möglich war. Ein Handyanruf, z. B. im Vorbeigehen oder Vorbeifahren, zählt nicht zur adäquaten Hilfeleistung und kann letztlich als unterlassene Hilfeleistung (§ 323c StGB) strafrechtlich verfolgt werden.

In Notfallsituationen können Gesundheit sowie wertvolle Güter des Helfenden gefährdet werden. Das soll und darf kein Hinderungsgrund für notwendige Hilfeleistungen sein. Ein Ersthelfer kann grundsätzlich Ersatz für eigene **Aufwendungen** vom Verletzten oder dessen Haftpflichtversicherung verlangen, z. B. Reinigungskosten für verschmutzte Kleidung.

In der Regel kann der Ersthelfer seine Schadensersatzansprüche nicht nur bei dem Menschen selbst geltend machen, sondern auch direkt bei den zuständigen **gesetzlichen Unfallversicherungsträgern**. So ist ein Ersthelfer beitragsfrei im Rahmen der gesetzlichen Unfallversicherung gegen Personen- und Sachschäden versichert, die ihm bei der Hilfeleistung widerfahren. Bei Körperschäden besteht beispielsweise Anspruch auf kostenlose Heilbehandlung und Zahlung von Übergangsgeldern bis zum Anspruch auf Verletztenrente. Sollte der Ersthelfer bei der Hilfeleistung zu Tode kommen, haben die Angehörigen Anspruch auf Rente und Sterbegeld.

Eine besondere Rolle spielt hier auch die sog. **Garantenstellung** all jener Berufsgruppen, die mit der Betreuung, Pflege, Therapie oder dem Schutz von anderen Personen vertraglich beschäftigt sind. Hierzu zählen z. B. Ärzte, Pflegekräfte, Therapeuten, Erzieher. Die Garantenstellung verpflichtet dazu, allen Schaden von den zu betreuenden Personen abzuwenden.

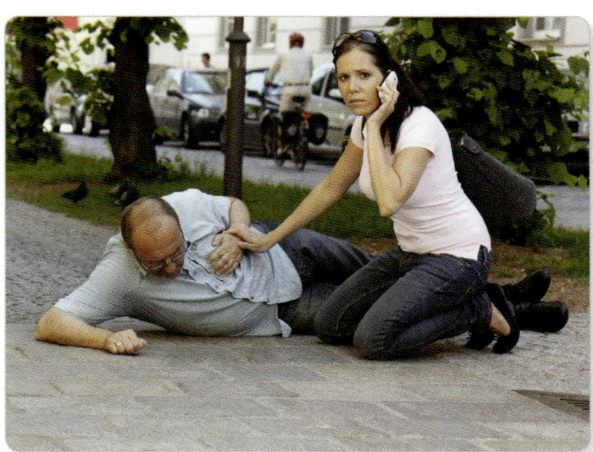

Abb. 25.1: Einen Notruf abzusetzen ist immer möglich.

Das Nichtverhindern einer (Selbst-)Schädigung eines Betroffenen durch z. B. Unterlassung einer Hilfeleistung oder Einleiten einer medizinischen Versorgung oder mangelnde Betreuung und Hilfestellung, in deren Folge der Betroffene einen Gesundheitsschaden erleidet oder stirbt, kann den Tatbestand einer vorsätzlichen oder fahrlässigen Körperverletzung, §§ 223, 229, 13 StGB, bzw. einer vorsätzlichen oder fahrlässigen Tötung erfüllen, §§ 212, 222, 13 StGB.

25.2 Ablauf einer Hilfeleistung

MERKE Oberster Grundsatz beim Handeln in Notfällen ist: **Ruhe bewahren!**

Notfallmanagement hat das Ziel, alle notwendigen Maßnahmen zur vitalen Sicherung des Patienten und zur Abwendung von Gefahren strukturiert und einheitlich durchzuführen.

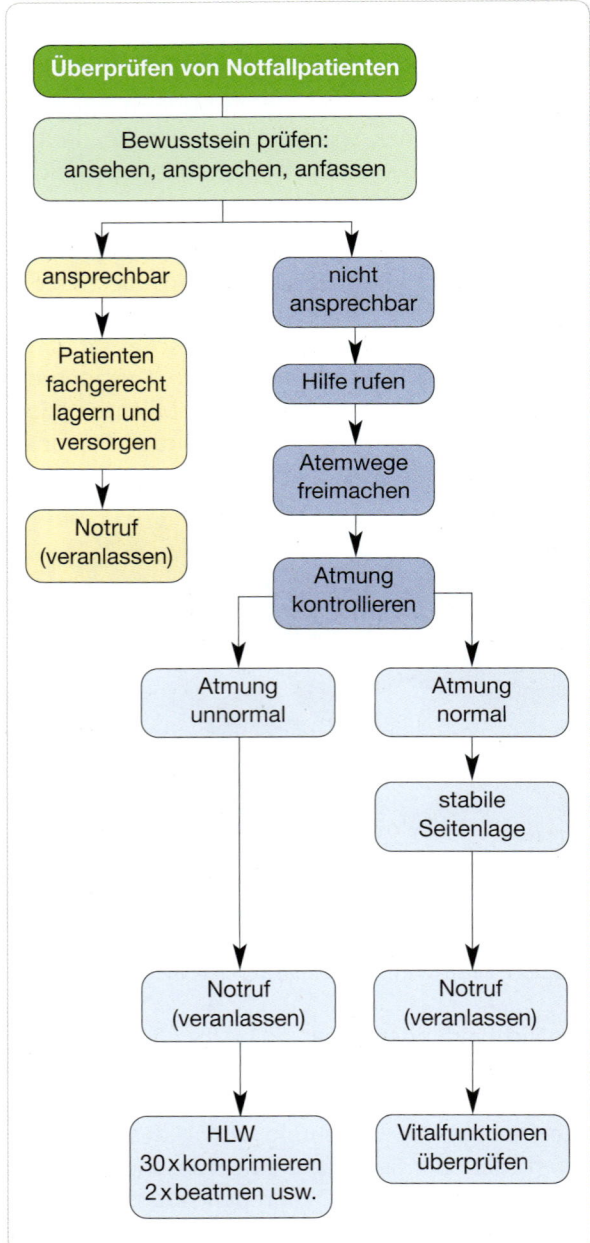

Abb. 25.2: Handlungsablauf beim Auffinden einer Person

25.3 Häufige Notfallsituationen in der Pflege

25.3.1 Der Schock

DEFINITION Der **Schock** entsteht durch ein akutes Missverhältnis zwischen Sauerstoffbedarf der Organe einerseits und dem aktuellen Sauerstoffangebot andererseits, durch die Verminderung der Organdurchblutung sowie nachfolgender Schädigung der Zellen und Organfunktionen.

Schockzustände können nach ihrer **Ursache** in folgende **Formen** unterteilt werden:

- **Hypoglykämischer Schock**
  entsteht beim Absinken des Blutzuckers unter 50 mg/dl, z. B. Diabetes mellitus (S. 425), Insulinüberdosierung
- **Anaphylaktischer Schock**
  entsteht durch die (Über-)Reaktion des Immunsystems auf chemische oder toxische Reize, z. B. Pollenallergien (S. 325), Nahrungsmittelallergien (Abb. 25.3), Vergiftungen
- **Hypovolämischer Schock**
  entsteht durch einen großen Flüssigkeitsverlust, wodurch die in den Gefäßen zirkulierende Blutmenge abnimmt, z. B. Exsikkose, starke Blutungen, Mangelernährung (S. 149)
- **Kardiogener Schock**
  entsteht durch das akute Absinken des Herzzeitvolumens, also der Pumpkraft des Herzens, z. B. dekompensierte Herzinsuffizienz (S. 300), Herzinfarkt, Schlaganfall (S. 537)
- **Neurogener Schock**
  entsteht durch fehlende neuronale (System-)Steuerung, verbunden mit Herz-Kreislauf-Dysregulation, z. B. Schlaganfall (S. 537), Schmerzen (S. 204), Angst, Vergiftungen

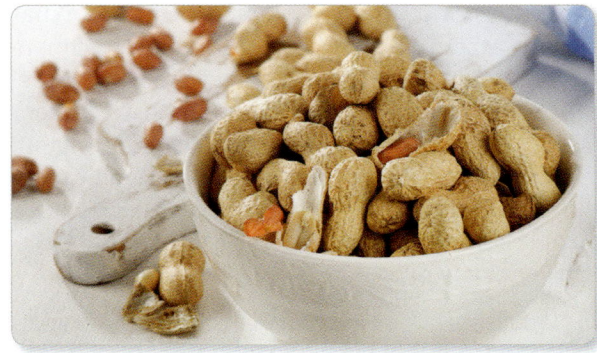

Abb. 25.3: Bei Menschen mit Nuss-Allergie kann der Genuss von Erdnüssen zum anaphylaktischen Schock führen.

Erkennen eines Schocks

Folgende **Symptome** deuten auf einen Schock hin, müssen jedoch nicht alle oder gleichzeitig auftreten:
- blasse, kaltschweißige Haut
- Frösteln und Zittern des Patienten
- ggf. blasses Nasen-Mund-Dreieck
- Angst, Unruhe, Bewusstsein- und Wahrnehmungsstörungen bis zur Bewusstlosigkeit
- Übelkeit und Erbrechen
- unwillkürlicher Urin- ggf. auch Stuhlabgang
- schneller (über 100 Schläge/Min.) flacher Puls
- absinkender systolischer Blutdruck (unter 80 mmHg)
- Tachypnoe (S. 258) oder Dyspnoe (S. 260)

Die Dekompensation des Kreislaufs kann (bei hypovolämischem Schock) mit dem sog. **Schockindex** berechnet werden:

$$\text{Schockindex} = \frac{\text{Puls}}{\text{Blutdruck (systolisch)}}$$

Bei einem errechneten Wert von >1 besteht Schockgefahr.

> **BEISPIEL** Gesunder Mensch:
>
> $$0{,}6 = \frac{80 \text{ (Puls)}}{120 \text{ Blutdruck (systolisch)}}$$
>
> Schockindex = 0,6
>
> Patient mit akutem Flüssigkeitsmangel oder hohem Blutverlust:
>
> $$1{,}25 = \frac{100 \text{ (Puls)}}{80 \text{ Blutdruck (systolisch)}}$$
>
> Schockindex = 1,25

Maßnahmen zur Schockbekämpfung

- Patienten beruhigen
- Hilfe rufen (2. Pflegekraft), z. B. über Notruf im Patientenzimmer
- Notfallteam, Stationsarzt oder ggf. Rettungswagen rufen
- Vitalzeichen kontinuierlich kontrollieren (Bewusstsein, Atmung, Puls)
- Patienten wenn möglich in **Schocklage** (Autotransfusionslage) bringen (Abb. 25.4)
- Wenn möglich O_2-Gabe (nach Notfallplan oder Arztanweisung)
- Venösen Zugang legen lassen und z. B. physiologische Kochsalzlösung als Infusion verabreichen (laut Notfallplan oder Arztanweisung)
- Beseitigung der Schockursachen, z. B. Blutstillung, Notfallmedikamente laut Notfallplan

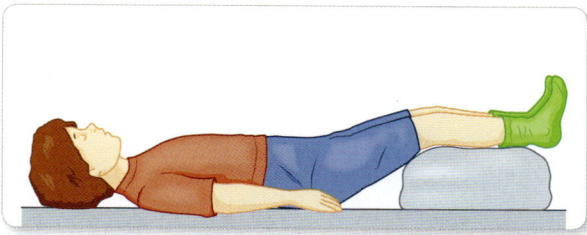

Abb. 25.4: Schocklage

Patienten mit kardiogenem Schock werden in die Herzbettlage gebracht (S. 471). Hierbei wird der Oberkörper ca. 30° hoch und die Beine tief (unter Herzniveau) gelagert.

25.3.2 Die Bewusstlosigkeit

> **DEFINITION** **Bewusstlosigkeit** beschreibt einen Zustand fehlenden bewussten psychischen Geschehens mit eingeschränkter Reaktionsfähigkeit bei erhaltenen somatischen Funktionen.
>
> Es wird zwischen kurz dauernder Bewusstlosigkeit (Synkope) und längerer Bewusstlosigkeit (Koma) unterschieden.

Ursachen

Die **Ursachen** der Bewusstlosigkeit sind in der Regel zunächst unklar. Grundsätzlich geht die Bewusstlosigkeit immer vom zentralen Nervensystems (ZNS) aus.

Zur Bewusstlosigkeit können führen:
- Verletzungen, Entzündungen oder Durchblutungsstörungen des ZNS, z. B. Schädel-Hirn-Trauma (S. 479), Meningitis, Schlaganfall (S. 537)
- Vergiftungen
- Schmerzen (S. 204)
- Ängste, z. B. Verwirrtheitszustände (S. 564)
- Volumenmangel, z. B. Exsikkose, hoher Blutverlust
- Stoffwechselentgleisungen z. B. bei Diabetes mellitus (S. 425)
- Herzinfarkt (S. 630)
- Ateminsuffizienz
- epileptische Anfälle (S. 542)
- Schock

Maßnahmen bei Bewusstlosigkeit

- Person laut ansprechen und anfassen (Schulter als neutraler Punkt, nie im Gesicht)
- Hilfe rufen (2. Pflegekraft), z. B. über Notruf im Patientenzimmer
- Person in sichere Lage bringen

- Vitalzeichen prüfen (Bewusstsein, Atmung und Puls)
  - Mundraumkontrolle (Erbrochenes ggf. ausräumen)
  - Kopf überstrecken und Atemkontrolle
  - Karotispuls ertasten (Pflegefachkraft)
  - venösen Zugang sichern (Pflegefachkraft)
- Bei vorhandenen Vitalfunktionen Person in „stabile Seitenlage" bringen (Abb. 25.5)
- Notfallteam, Stationsarzt oder Rettungswagen rufen
- Kontinuierliche Vitalzeichenkontrolle

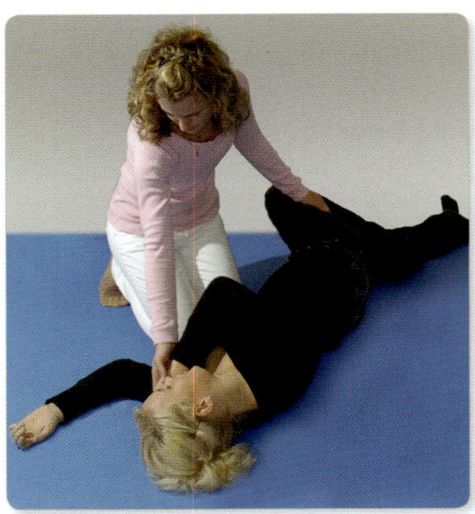

Abb. 23.5: Stabile Seitenlage

25.3.3 Die Atemnot

MERKE Atemnot (Dyspnoe) kann unterschiedliche Ursachen haben und löst bei den Betroffenen Todesangst aus (S. 304). Dadurch kann sich die Atemnot noch weiter verstärken. Es ist daher wichtig, den Patienten zu beruhigen und zum ruhigen Atmen zu motivieren.

Ursachen

Die Atemnot kann unterschiedliche Ursachen haben:
- Aspiration von Fremdkörpern
- Erkrankungen oder Verletzungen der Lunge, z. B. Pneumonie (S. 268), Lungenembolie
- Asthma bronchiale (Status asthmaticus) (S. 274)
- Allergien (S. 325) oder Vergiftungen
- Schock (S. 628)

Maßnahmen bei Atemnot
- Patienten beruhigen und nicht alleine lassen
- Hilfe rufen (2. Pflegekraft), z. B. über Notruf im Patientenzimmer
- Notfallteam, Stationsarzt oder Rettungswagen rufen
- Den Patienten in aufrechte, atemerleichternde Lage bringen, z. B. Kutschersitz (S. 260, Abb. 12.16)

MERKE Bei Herzpatienten ist zusätzlich eine Beintieflagerung angebracht.

Herzbettlagerung: S. 471, Abb. 18.15

- Beengende Kleidung öffnen
- Bedarfsmedikation, z. B. Inhalationsspray, verabreichen
- Zum bewussten Ein- und Ausatmen anleiten, z. B. Kontaktatmung, dosierte Lippenbremse (S. 276)
- Ggf. Bronchialsekret absaugen (S. 264)
- Kontinuierlich Bewusstsein, Atmung, Hautfarbe, Puls und Blutdruck kontrollieren (S. 288)

25.3.4 Der kardiale Notfall

Beispiel Herzinfarkt (Myokardinfarkt)

DEFINITION Der **Herzinfarkt** (Myokardinfarkt), ist ein akutes und lebensbedrohliches Ereignis infolge einer akuten oder chronischen Erkrankung des Herzens (S. 293).

Ursachen

Der Herzinfarkt entsteht durch eine anhaltende Durchblutungsstörung (Ischämie) von Teilen des Herzmuskels. Durch den thrombotischen Verschluss von u. U. arteriosklerotisch veränderten Herzkranzgefäßen wird der dahinter liegende Teil des Herzmuskels nicht mehr mit Blut und somit nicht mehr ausreichend mit Sauerstoff versorgt und stirbt infolgedessen ab.

Leitsymptome
- plötzlich auftretender, anhaltender und meist starker Schmerz im Brustbereich, der in den linken Arm, Unterkiefer, Rücken und Oberbauch ausstrahlen kann
- Auftreten von Schockzeichen (Schweißausbruch, Übelkeit, Erbrechen)
- Atemnot, Schwäche, Todesangst
- In der Akutphase können Herzrhythmusstörungen und Kammerflimmern auftreten, welche zum plötzlichen Herztod führen können.

GEFAHR Bis zu 20 % aller Herzinfarkte entstehen ohne Schmerzen, man spricht von einem „stummen Infarkt". [1]

Maßnahmen bei Verdacht auf Myokardinfarkt

- Den Patienten beruhigen und ihn nicht alleine lassen
- Hilfe rufen (2. Pflegekraft), z. B. über Notruf im Patientenzimmer
- Notfallteam, Stationsarzt oder Rettungswagen rufen
- Den Patienten mit leicht erhöhtem Oberkörper positionieren und Beine tief lagern
- Beengende Kleidung öffnen
- Bedarfsmedikation verabreichen, z. B. Nitroglycerin als Kapsel oder Spray
- Kontinuierlich Bewusstsein, Atmung, Hautfarbe, Puls und Blutdruck kontrollieren
- Venösen Zugang sichern (Pflegefachkraft)

Beispiel Herz-Kreislauf-Stillstand

Ursachen

Der Herz-Kreislauf-Stillstand kann verschiedene **Ursachen** haben, z. B.
- Schock, z. B. kardiogen
- Herzinfarkt
- Schlaganfall (S. 537)
- dekompensierte Herzinsuffizienz (S. 300)
- Lungenembolie
- Volumenmangel, z. B. starke Blutungen, Exsikkose

Leitsymptome

- Pulslosigkeit
- Atemstillstand
- Blutdruckabfall
- Bewusstlosigkeit
- Blasse Hautfarbe
- Nulllinie im EKG

Maßnahmen der kardiopulmonalen Reanimation

Basismaßnahmen:

- Person laut ansprechen und anfassen (Schulter als neutraler Punkt, nie im Gesicht)
- Hilfe rufen (2. Pflegekraft), z. B. über Notruf im Patientenzimmer
- Notfallteam, Stationsarzt oder ggf. Rettungswagen rufen
- Vitalzeichen prüfen (Bewusstsein, Atmung, Puls)
- Betroffenen auf harte Unterlage bringen, z. B. Fußboden oder Herzbrettunterlage
- Oberkörper wenn möglich freimachen
- Atemwege ggf. frei machen (sichtbare Fremdkörper)
- Kopf überstrecken und Atmung prüfen (keine Atmung oder keine normale Atmung), dann:
    - 30 x Herzdruckmassage (Brustbein) (Abb. 25.6)
    - 2 x beatmen (Abb. 25.7) und 30 x Herzdruckmassage im Wechsel

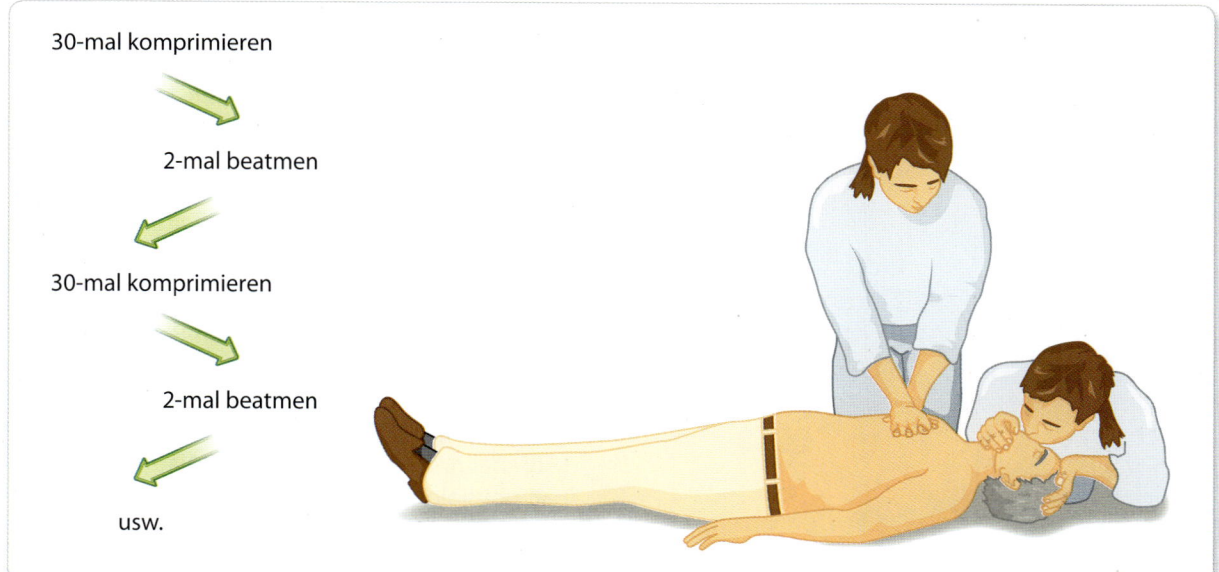

Abb. 25.6: Aufsetzen der Handballen auf den ermittelten Druckbereich, Brustbein senkrecht von oben mit gestreckten Armen ca. 4–5 cm eindrücken. Ohne Veränderung des Druckbereichs erfolgt eine vollständige Entlastung des Brustkorbs. Frequenz: 100 x Drücken pro Minute; Druck- und Entlastungsdauer sind dabei gleich lang.

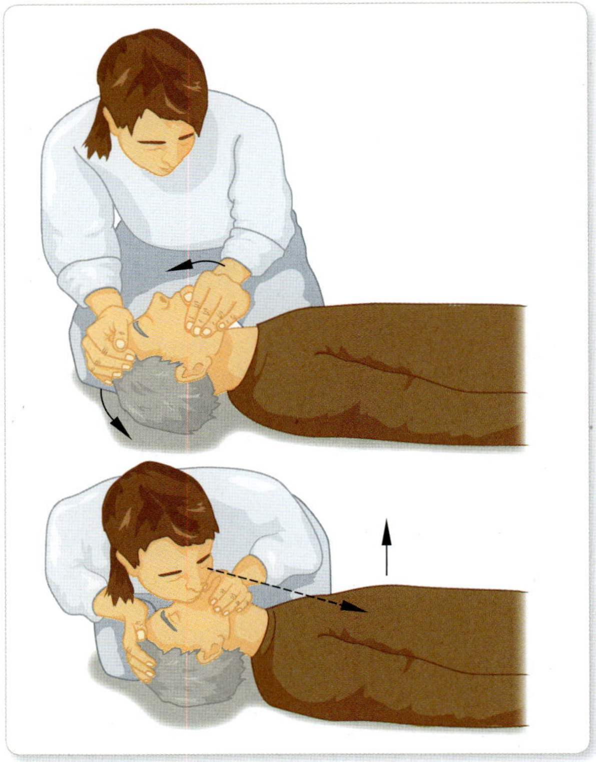

Notfallmanagement in der Pflege

Besonderheiten der kardiopulmonalen Reanimation bei Kindern und Säuglingen

Ein Herz-Kreislauf-Stillstand bei Säuglingen und Kleinkindern ist für den Helfer emotional besonders belastend. Zudem muss bei Säuglingen und Kleinkindern eine andere Reanimationstechnik eingesetzt werden, da sich die Herz- und Atemfrequenz sowie die anatomischen Verhältnisse zu denen der Erwachsenen unterscheiden.

Die Basismaßnahmen sind bis zur kardiopulmonalen Reanimation identisch.

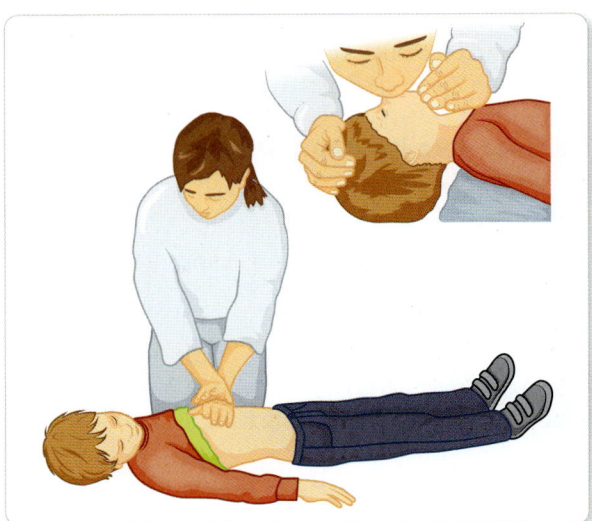

Abb. 25.7: Mund-zu-Nase-Beatmung. Der Kopf des Betroffenen wird dazu in den Nacken überstreckt.

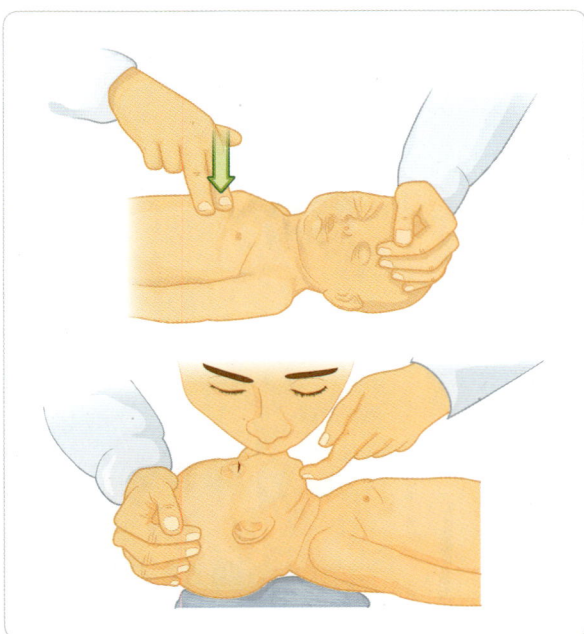

Abb. 25.9: Reanimation bei Kleinkindern: Mit Handballen einer oder beider Hände Druck auf das Brustbein ausüben. Herzdruckmassage und Beatmung 30:2 im Wechsel, Frequenz 100–120 pro Minute. Bei der Beatmung Kopf leicht überstreckt, Mund und oder Nase werden fest umschlossen.

Erweiterte Maßnahmen:

Die erweiterten Maßnahmen umfassen:
- Defibrillation mit AED (automatisierter externer Defibrillator, Abb. 25.10)
- Fortsetzen der kardiopulmonalen Reanimation für mindestens 2 Minuten
- erneuter Einsatz das Defibrillators
- laut Notfallplan Einsatz von Notfallmedikamenten (Adrenalin, Antiarrhythmikum, Natriumbikarbonat, physiologische Kochsalzlösung) über venösen Zugang durch den Arzt

MERKE Alle Maßnahmen der Reanimation können nur durch den Arzt beendet werden.

Abb. 25.8: Reanimation beim Säugling und Kleinkind bis Ende des ersten Lebensjahrs: Mit Zeige und Mittelfinger mäßigen Druck auf das Brustbein ausüben. Herzdruckmassage und Beatmung 30:2 im Wechsel, Frequenz 100–120 pro Minute. Bei der Beatmung bleibt der Kopf in Neutralstellung oder leicht überstreckt. Mund und Nase werden fest umschlossen.

Nach **Beendigung der Reanimation** werden alle Maßnahmen, eingesetzte Medikamente, Befunde, z. B. EKG, sowie Datum und Uhrzeit in der Patientenakte dokumentiert.

Eine Reanimation ist ggf. auch für die Helfer ein traumatisches Erlebnis, das verarbeitet werden muss. Deshalb ist es in den meisten Fällen sinnvoll, für das betreffende Personal, das an der Reanimation beteiligt war, z. B. eine Supervision (S. 119) oder ein psychologisches Gesprächsangebot zu machen. Dies gilt insbesondere dann, wenn die Reanimation erfolglos blieb, junge Menschen oder Kinder betroffen waren.

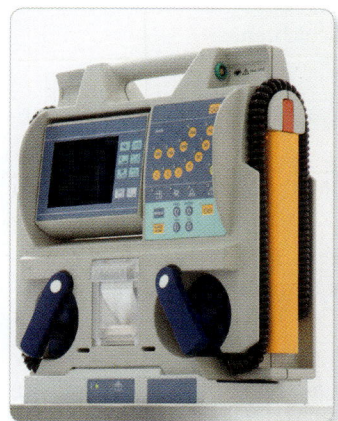

Abb. 25.10: AED

25.4 Anker zum Kapitel

- Die sogenannte „Garantenstellung" (§ 83 2BGB und § 323c StGB) lässt allen Berufsgruppen, die mit der Betreuung, Pflege, Therapie oder dem Schutz von Personen vertraglich verpflichtet sind, eine besondere Rolle zukommen, insbesondere auch im Rahmen der „Ersten Hilfe".
- Bei einem Notfall besteht Lebensgefahr.
- Um Schäden für den Patienten zu vermeiden, muss sehr schnell Hilfe geleistet werden.
- Bewusstseinsveränderungen, Kreislaufprobleme oder Atemstörungen können auf eine beginnende Notfallsituation hindeuten.
- Notfallpatienten dürfen nie alleine gelassen werden und die Pflegeassistentin muss sofort Hilfe herbeirufen.
- Zu den häufigsten Notfällen in der Pflege zählen Schock, Bewusstlosigkeit, Atemnot und Herz-Kreislauf-Stillstand.
- Die Reanimation von Säuglingen und Kleinkindern unterscheidet sich zu denen der Erwachsenen maßgeblich.
- Pflegekräfte sind verpflichtet, ihr Wissen zum Notfallmanagement, Erste Hilfe und Reanimation in regelmäßigen Abständen aufzufrischen.

25.5 Wissen festigen und vertiefen

1. Welche rechtliche und moralische Bedeutung hat die Garantenstellung? Beziehen Sie bei der Beantwortung der Frage auch den § 323c Unterlassene Hilfeleistung mit ein. (→ 25.1)
2. Erläutern Sie den Ablauf einer Hilfeleistung am Beispiel „Bewusstlose Person" und präsentieren Sie dieses in einer praktischen Demonstration. (→ 25.2)
3. Nennen Sie Ursachen, Formen und Symptome eines Schocks. (→ 25.3.1)
4. Nennen Sie Ursachen und Symptome sowie Erstmaßnahmen bei Verdacht auf einen Myokardinfarkt (→ 25.3.4)
5. Erläutern Sie die Maßnahmen der kardiopulmonalen Reanimation und führen Sie diese in einer praktischen Übung an einem Dummy durch. (→ 25.3.4)

Glossar

ABEDL®: Aktivitäten, Beziehungen und Existenzielle Erfahrungen des Lebens; Strukturierungshilfe im Rahmen des Pflegeprozesses und der -dokumentation. Basiert auf dem Konzept der „Fördernden Prozesspflege" von Prof. M. Krohwinkel.

Akute Erkrankung: Erkrankung von begrenzter Dauer mit meist sehr deutlichem Krankheitsbeginn; Gegenteil einer *chronischen Erkrankung*.

Akuter arterieller Verschluss: plötzlicher Verschluss einer Arterie. Es besteht die Gefahr, dass die betroffenen Organe bzw. Körperbereiche durch das Absterben von Gewebe dauerhaft geschädigt werden.

Albinismus, (albus = weiß): angeborener Fehler bei der Herstellung der Melanine, die die Haut und Haare rötlich, braun oder schwarz färben und die Augenfarbe beeinflussen.

Alkalose: aus dem Gleichgewicht geratener Säure-Basen-Haushalt des Bluts. Der pH-Wert steigt über 7,45 an. Mögliche Ursache ist Erbrechen; Gegenteil von *Azidose*.

AMG: Arzneimittelgesetz.

Anatomie: Lehre vom Aufbau des menschlichen Körpers.

Antikoagulanzien: Medikamente, die verhindern, dass das Blut in den Gefäßen verklumpt.

Assessment: Anwendung von sog. Assessmentinstrumenten (z. B. Skalen) zur Messung, Einschätzung und Bewertung von pflegebezogenen Zuständen, z. B. der Atmung oder des Dekubitusrisikos.

ATL: Aktivitäten des täglichen Lebens; Strukturierungshilfe im Rahmen des Pflegeprozesses und der -dokumentation. Die Ordensschwester L. Juchli benennt 12 ATL, z. B. „sich bewegen", „Essen und Trinken", „kommunizieren".

Atrophie: Abbau von Körpergewebe.

Auskultation: Abhören von Geräuschen des Körpers, z. B. der Lunge, in der Regel mit einem Stethoskop.

Azidose: Übersäuerung des Bluts, der pH-Wert sinkt unter 7,35. Ursache kann z. B. ein entgleister Diabetes mellitus sein; Gegenteil einer *Alkalose*.

Bauchfell (Peritoneum): Haut, die den Bauchraum von innen auskleidet und viele innere Organe umgibt.

Biografie: Beschreibung des Lebenslaufs einer einzelnen Person.

Chronische Erkrankung: Erkrankung, die über einen längeren Zeitraum besteht und sich oft langsam entwickelt. Chronische Erkrankungen können in Schüben verlaufen, die stärker oder schwächer ausgeprägt sind. Nicht jede chronische Erkrankung ist heilbar; Gegenteil einer *akuten Erkrankung*.

Chronisch-venöse Insuffizienz (CVI): Störung des venösen Rückflusses mit Veränderung der Venen und der Haut. Ursache ist oft eine angeborene Schwäche der Venenwände mit verschlechterter Funktion der *Venenklappen*. Risikofaktoren sind vermehrtes Stehen und Übergewicht. Begleiterscheinungen sind Beinödeme mit Juckreiz und dunkelblaue Hautveränderungen.

Colitis ulcerosa: chronische Erkrankung, die mit einer Entzündung des Dickdarms einhergeht und sich vom Dickdarm in Richtung Magen ausbreitet.

CT (Computertomografie): Röntgendarstellung des Körpers in feinen, einzelnen Schichten.

Distorsion: Verstauchung.

DNA (Desoxyribonukleinsäure): Träger der Erbinformationen.

EMG (Elektromyografie): Methode zur Untersuchung der Muskelaktivität.

Enzym: körpereigener Stoff, der andere Stoffe bearbeiten, z. B. spalten, kann. Der Körper bildet verschiedene Enzyme.

Epithel: Hautschicht der äußeren Hautoberfläche bzw. Auskleidung von Hohlräumen im Körper, z. B. der Harnblase oder des Magens. Unterschieden werden einschichtige und mehrschichtige Epithelien sowie Plattenepithel, kubisches (würfelförmiges) Epithel und Zylinderepithel.

Erythrozyten: rote Blutkörperchen, deren Hauptaufgabe darin besteht, Sauerstoff zu binden und im Körper zu verteilen.

Extremitäten: Arme und Beine.

Gerinnungsfaktor: körpereigener Stoff, der bei Verletzungen die Blutstillung unterstützt.

Gliazellen: Gewebe, das die Nervenzellen stützt.

Glukose: Zucker, Kohlenhydrat.

Hämorrhoiden, eigentlich Hämorrhoidalleiden: Gefäßpolster (Hämorrhoiden) am Anus, das bei zu starkem Druck, z. B. starkes Pressen beim Stuhlgang, hervortreten und dadurch sichtbar werden kann. Ein Hämorrhoidalleiden ist schmerzhaft und verursacht Juckreiz.

Herpes zoster: s. Zoster.

Herztod, plötzlicher: unerwarteter Tod aufgrund eines Herz-Kreislauf-Versagens.

Hyperthyreose: Überfunktion der Schilddrüse, die z. B. zu Unruhe, Nervosität, Schlafstörungen, schlechter Wärmeverträglichkeit, unregelmäßigem Herzschlag, erhöhtem Blutdruck, Gewichtsverlust bei großem Appetit, erhöhter Stuhlfrequenz bis zur Diarrhö führen kann.

Hypophyse: Hormondrüse im Kopf, die verschiedenste Körperfunktionen steuert bzw. beeinflusst.

Hypothyreose: Unterfunktion der Schilddrüse, die zu trockener, rauer Haut, Haarausfall, erhöhter Herzfrequenz, schnellem Frieren und Obstipation führen kann.

Infektion: Ansteckung; Eindringen von Krankheitserregern und Vermehrung im Organismus.

Inspektion: Ansicht, Untersuchung.

Insuffizient: unzureichend; eine Insuffizienz bezieht sich in der Regel auf eine Organfunktion. Bei einer Leberinsuffizienz arbeitet z. B. die Leber nur unzureichend.

Ketoazidose: *Azidose,* die aufgrund zu vieler *Ketonkörper* im Blut entsteht. Ursache ist oft ein entgleister Diabetes mellitus mit Insulinmangel.

Invasiv: in den Körper eingreifend, z. B. in Form einer Operation oder bei einer Blutentnahme.

Ketonkörper: Stoffwechselprodukt, das bei niedrigem Blutzuckerspiegel entsteht, wenn der Körper aufgrund von Glukosemangel Fett verbrennt.

Klinisch: Kurzform von „klinische Zeichen". Gemeint sind Symptome, die mit dem bloßen Auge, ohne weitere Untersuchungen erkennbar sind.

Kohortierung: Gemeinsame räumliche Isolierung von mehreren Patienten, die an der gleichen Infektionskrankheit leiden.

Kontaktdermatitis: Entzündung der Haut, die durch Kontakt zu einem Stoff entstanden ist. Oft liegt eine allergische Reaktion gegen den Stoff vor.

Körperzelle: kleinste Baueinheit des menschlichen Körpers. In den Körperzellen befinden sich *Zellorganellen* und die Erbinformation. Je nach Lokalisation der Zelle hat diese unterschiedliche Aufgaben, so hat z. B. eine Hautzelle andere Aufgaben als eine Leberzelle.

Lebensaktivität (LA): bilden die Basis des Pflegemodells „Modell des Lebens" von Roper, Logan und Tierney.

Leberzirrhose: chronische Entzündung der Leber, bei der die Leberzellen zerstört werden und die Leber nach und nach ihre Funktion nicht mehr erfüllen kann.

Leukozyten: weiße Blutkörperchen, deren Hauptaufgabe in der Abwehr von Krankheitserregern besteht.

Lungenembolie: kompletter Verschluss eines Lungengefäßes.

Lungenfell: s. Pleura.

Luxation: Verrenkung, Auskugelung, z. B. des Hüft- oder Schultergelenks, der Gelenkkopf tritt aus der Gelenkpfanne heraus.

Metastase(n): Tochtergeschwülste eines Krebstumors. Der Primärtumor (ursprünglicher Tumor) befindet sich an einer anderen Stelle. Einzelne Zellen des Primärtumors wurden im Körper verschleppt, z. B. über das Blut, und haben an anderer Stelle die Metastase(n) gebildet. Metastasen werden meist nach dem Ort, an dem sie liegen, benannt, z. B. Lebermetastasen.

Mikroorganismen: Organismen, die mit den Augen nicht erkennbar sind, z. B. Bakterien, Viren, Pilzsporen.

MRT (Magnetresonanztomografie): bildgebendes Verfahren zur Diagnostik, bei dem mit Hilfe von Magnetfeldern Schnittbilder des Körpers erzeugt werden.

Neugeborenenikterus (Neugeborenengelbsucht): zunächst an der Bindehaut erkennbar, dann schnell sichtbar durch Gelbfärbung der Haut. Ursache ist der Abbau des fetalen Hämoglobins nach der Geburt. Solange bestimmte Bilirubinwerte im Blut nicht überschritten werden, ist der Neugeborenenikterus harmlos, ab bestimmten Werten wird er mit ultraviolettem Licht behandelt.

Organelle: s. Zellorganelle.

Pädiatrie (Kinderheilkunde oder Kinder- und Jugendmedizin): Lehre von der kindlichen und jugendlichen Entwicklung und der in diesen Lebensphasen auftretenden Erkrankungen mit entsprechenden Untersuchungen und Behandlungsmöglichkeiten.

Palpation: Untersuchung durch Tasten und Fühlen mit Fingern und Händen.

Paraphimose: Vorhautverengung, bei der die Vorhaut hinter die Glans penis zurückgezogen, aber nicht wieder vorgeschoben wurde, z. B. aufgrund eines Pflegefehlers. Blut staut sich in der Glans penis, es kommt zur schmerzhaften Ödembildung. Die Vorhaut muss möglichst bald durch einen Urologen vorgeschoben werden.

Pathologie: Lehre von den krankhaften bzw. nicht normalen Vorgängen im Körper, auch Krankheitslehre; Gegenteil von *Physiologie*.

Pathologisch: krankhaft, nicht normal; Gegenteil von *physiologisch*.

Physikalische Therapie: Therapie, die physikalische Verfahren anwendet, allem voran Wärme, Kälte, Licht, elektrische Reize. Physikalische Therapien werden meist von Physiotherapeuten durchgeführt.

Physiologie: Lehre von den gesunden, normalen Vorgängen im Körper, Gegenteil von *Pathologie*.

Physiologisch: gesund, normal; Gegenteil von *pathologisch*.

Pleura: Hautschicht, die den Brustkorb von innen auskleidet und sich auch über das Zwerchfell zieht. Den anderen Teil der Pleura bildet das Lungenfell, das die Lunge zum Brustraum hin umschließt.

Plötzlicher Herztod: s. Herztod, plötzlicher.

Postoperativ: nach der Operation.

Glossar

Postthrombotisches Syndrom: Folge einer tiefen Venenthrombose. Der Blutstrom im betroffenen Gefäß bleibt weiterhin behindert.

Präoperativ: vor der Operation.

Pulmonal: die Lunge betreffend, z. B. pulmonale Verabreichung von Medikamenten = Aufnahme des Wirkstoffs über die Lunge.

Reizdarm: Diagnose, die mit unterschiedlichen *Symptomen* des Bauchs einhergeht. Vermutet werden verschiedene Ursachen, z. B. Störungen der Darmbewegung, aber auch psychische Ursachen. Die Diagnose Reizdarm kann dann gestellt werden, wenn keine anderen Ursachen für die Bauchbeschwerden infrage kommen.

Reizleitung: Weiterleitung von Nervenimpulsen zwischen verschiedenen Nervenzellen.

Resorption: Aufnahme (eines Medikaments) im Körper.

Rippenfell: s. Pleura.

Schilddrüsenüberfunktion: s. Hyperthyreose.

Schilddrüsenunterfunktion: s. Hypothyreose.

Sepsis: Erreger einer Entzündung breiten sich über das Blut auf den gesamten Körper aus. Folgen sind Organschäden oder ein septischer Schock. Symptome sind Fieber (≥ 38 °C) oder Hypothermie (≤ 36 °C), plötzliche Verwirrtheit, plötzliche Tachykardie, Hypotonie, Tachypnoe, blasse bis grau-fahle Hautfarbe.

SGB: Sozialgesetzbuch, das aus zwölf Teilen besteht, z. B. regelt das SGB V die gesetzliche Krankenversicherung und das SGB XI die soziale Pflegeversicherung.

-skopie: Wortteil, der beschreibt, dass mit einer kleinen Kamera, die meist an einem flexiblen Schlauch oder Stab befestigt ist, in einen Hohlraum im Körper geschaut wird. Mit einem Bronchoskop werden bei einer Bronchoskopie die Bronchien angesehen.

StGB: Strafgesetzbuch. Bundesgesetz, welches die Voraussetzungen und Rechtsfolgen strafbaren Handelns definiert.

Subluxation: inkomplette Verrenkung, s. Luxation.

Symptom: Krankheitszeichen. Je nach Art der Erkrankung fallen die Symptome unterschiedlich aus. Mögliche Symptome sind z. B. Fieber, Schmerz, Bewegungseinschränkung.

Systemisch, systemische Wirkung: generalisiert, allgemein, den ganzen Organismus betreffend.

Szintigrafie: Verfahren, bei dem durch radioaktiv markierte Stoffe Körperstrukturen, z. B. Knochen, sichtbar gemacht werden.

Thrombozyten: Blutplättchen, sind in erster Linie für die Blutungsstillung nach einer Verletzung zuständig.

TRBA 250: Technische Regeln für Biologische Arbeitsstoffe (TRBA); beinhalten die aktuellen sicherheitstechnischen, arbeitsmedizinischen, hygienischen sowie arbeitswissenschaftlichen Anforderungen bei Tätigkeiten mit Biologischen Arbeitsstoffen. Enthalten z. B. Vorgaben, die den Arbeitgeber zu Schutzmaßnahmen vor Nadelstichverletzungen verpflichten.

Tröpfcheninfektion: Infektionsweg, der über feinste Tröpfchen, z. B. beim Niesen oder Husten, stattfindet.

TVT: tiefe Bein- und Beckenvenenthrombose.

Urobilinogen: Zwischenstufe, die beim Abbau von Erythrozyten aus Bilirubin entsteht.

Varikosis: Venenschwäche und Defekt der *Venenklappen*. Das Blut versackt in den Venen und überdehnt die Gefäßwände. Als Therapie kommen Bewegung, Kompressionsstrümpfe und die Entfernung oder Verödung der am stärksten veränderten Venenabschnitte infrage.

Venenklappe: anatomische Strukturen in der Vene, die wie Ventile funktionieren und dafür sorgen, dass das Blut nur in eine Richtung fließt.

Veranlagung, familiäre: Erkrankungen treten familiär gehäuft auf, z. B. aufgrund einer genetischen Ursache, die mehrere Familienmitglieder aufweisen.

WHO: Weltgesundheitsorganisation (Word Health Organization); Koordinationsbehörde der Vereinten Nationen (UN) für das internationale öffentliche Gesundheitswesen mit Sitz in Genf (Schweiz). Das für Europa zuständige Regionalbüro befindet sich in Kopenhagen (Dänemark).

Zellkern: Bestandteil der Zelle, der die Erbinformationen trägt und die Funktion der Zelle steuert.

Zellmembran: Wand, die die Zelle nach außen abschließt und so von anderen Zellen trennt.

Zellorganelle: verschiedene „Mini-Organe" innerhalb einer Zelle, die z. B. für deren Ernährung, Funktion und die Weitergabe von Erbinformationen zuständig sind. Zu den Zellorganellen gehören z. B. die Mitochondrien, auch „Kraftwerke der Zelle" genannt, oder der Golgi-Apparat, der Eiweiße in der Zelle bearbeitet.

Zellstoffwechsel: Stoffwechsel der Zelle, der notwendig ist, damit die Zellorganellen ihre Aufgaben erledigen können.

Zellteilung: Aufteilung der sogenannten Mutterzelle in mindestens zwei Tochterzellen. Die Zellteilung ist notwendig, damit der Mensch wachsen, sich fortpflanzen und auch abgestorbene Zellen durch neue Zellen ersetzen kann.

Zoster: Erkrankung, die durch das Varicella-zoster-Virus hervorgerufen wird. Voraussetzung ist eine frühere Varizellen-Erkrankung (Windpocken), nach der das Virus in den Nervenzellen ruht. Wird das Virus wieder aktiv, entsteht ein Zoster.

Quellenverzeichnis

Kapitel 1
Verwendete Literatur

[1] Kersting, Karin (2016): „Coolout" in der Pflege. Eine Studie zur moralischen Desensibilisierung im Pflegealltag, 4. Auflage, Mabuse Verlag Frankfurt/Main, S. 25

[2] R. Lay. Ethik in der Pflege, 2012, S. 40

[3] http://www.tagesspiegel.de/themen/arztbriefe/arztbrief-fruehgeburt/13465208.html, 18.01.17

[4] Berner, B.: Abbruch der Ernährung: Gewissensfreiheit der pflegenden geht nicht vor. Deutsches Ärzteblatt 2006 103 (4), A208.

[5] Rabe, Marianne: Arbeitsgruppe „Pflege und Ethik" der Akademie für Ethik in der Medizin, „Für alle Fälle ...", Arbeit mit Fallgeschichten, Hannover, 2005

[6] ICD 10, 10.Revision, WHO-Ausgabe, S. 359

[7] https://www.behindertenrechtskonvention.info/menschen-mit-behinderungen-3755/

[8] Online Handbuch Inklusion, http://www.inklusion-als-menschenrecht.de/

[9] http://www.waldhofschule.de/index.php?id=51

Weiterführende Literatur

Arend, A. J.D. van der: Pflegeethik. Ullstein Medical, Wiesbaden 1998.

Kapitel 2
Verwendete Literatur

[1] Bartholomeyczik, S. et al.: Lexikon der Pflegeforschung. Elsevier, München 2008.

[2] Burmester, S.: Was uns bewegt. Das Magazin der Hartmann Gruppe 2013, S. 44. URL: www.hartmann.info/images/Magazin_2013_Doppelseiten_deutsch.pdf (2.3.2015).

[3] Fawcett, J.: Pflegemodelle im Überblick. Hans Huber, Bern 1996.

[4] Krohwinkel, M.: Rehabilitierende Prozesspflege am Beispiel von Apoplexiekranken. 3. Aufl., Hans Huber, Bern 2008.

[5] Marrram, G. et al.: Primary nursing: a model for individualized care. Mosby, St. Louis 1974.

[6] Ruthemann, U.: Aggression und Gewalt im Altenheim: Verständnishilfen und Lösungswege für die Praxis. Recom, Kassel 1993.

[7] Schaeffer, D. et al.: Pflegetheorien. Hans Huber, Bern 1997.

[8] Statistisches Bundesamt: Pflegeeinrichtungen in Deutschland. URL: www.destatis.de/DE/ZahlenFakten/GesellschaftStaat/Gesundheit/Pflege/Tabellen/PflegeeinrichtungenDeutschland.html (18.3.2015). Pflegebedürftige nach Versorgungsart, Geschlecht und Pflegestufe 2013. URL: www.destatis.de/DE/ZahlenFakten/GesellschaftStaat/Gesundheit/Pflege/Tabellen/PflegebeduerftigePflegestufe.html (18.3.2015).

[9] Stemmer, R.: Pflegetheorien und Pflegeklassifikationen. Pflege & Gesellschaft, 2, S. 51–58.

[10] https://www.bundesregierung.de/Content/DE/Artikel/2016/01/2016-01-13-reform-pflegeberufe.html (20.04.2017)

Weiterführende Literatur

Kerstin, K.: Coolout in der Pflege. Eine Studie zur moralischen Desensibilisierung. Mabuse-Verlag Wissenschaft, Frankfurt a. M. 2013.

Schmidtbauer, W.: Helfersyndrom und Burnoutgefahr. Elsevier, München 2002.

Kapitel 3
Verwendete Literatur

[1] AOK-Bundesverband: Lexikon „Gesundheitswesen". URL: www.aok-bv.de/lexikon/g/index_00369.html (20.3.2015).

[2] Bundesministerium für Gesundheit: Pflegeversicherung im Überblick. URL: www.bmg.bund.de/fileadmin/dateien/Downloads/Statistiken/Pflegeversicherung/Pflegeversicherung_im_Ueberblick_2015.pdf (20.5.2015).

[3] Bundessozialgericht: Urteil des BSG vom 16.05. 1972, 9RV 556/71.

[4] Öffentlicher Gesundheitsdienst (ÖGD): Gesundheitsthemen – Prävention. URL: www.gesundheitsamt-bw.de/oegd/Gesundheitsthemen/Praevention/Seiten/default.aspx (20.3.2015).

[5] Spiegel online: 300 Milliarden Euro: Gesundheitskosten in Deutschland steigen weiter. URL: www.spiegel.de/wirtschaft/soziales/gesundheitsausgaben-in-deutschland-steigen-auf-300-milliarden-a-892469.html (20.3.2015).

[6] Statistisches Bundesamt: Pressemitteilung Nr. 075 vom 5.3.2014: 5,2 Millionen Beschäftigte im Gesundheitswesen im Jahr 2012. URL: www.destatis.de/DE/PresseService/Presse/Pressemitteilungen/Pressemitteilungen.html (20.3.2015).

Kapitel 4
Verwendete Literatur

[1] Aktion Saubere Hände, Wissenschaftlicher Beirat (Hrsg.): Positionspapier „Einreibemethode". URL: www.aktion-sauberehaende.de/fileadmin/ash/downloads/pdf/ASH_Positionspapier_Einreibemethode_30092011.pdf (10.3.2015).

[2] Kampf, G. et al.: Influence of rub-in technique on required application time and hand coverage in hygienic hand disinfection. BMC Infectious Diseases 2008, 8:149. URL: www.biomedcentral.com/1471-2334/8/149 (10.3.2015).

[3] Robert Koch-Institut: Infektionsprävention in Heimen. Empfehlung der Kommission für Krankenhaushygiene und Infektionsprävention beim Robert Koch-Institut (RKI). URL: http://edoc.rki.de/documents/rki_ab/reNAjm2Z2qm82/PDF/21yqJkkn6s.pdf (19.3.2015).

[4] Universitätsklinikum Schleswig-Holstein (Pressemitteilung): Infektion von zwölf Patienten mit MRGN-Keim am Campus Kiel. URL: www.uksh.de/Presse/Pressemitteilungen/2015/Infektion+von+zw%C3 %B6lf+Patienten+mit+MRGN_Keim+am+Campus+Kiel-p-60511.html (10.3.2015).

Kapitel 5
Verwendete Literatur

[1] Lübke, F.: Vier Minuten für Heinz. ZEIT Campus Nr. Beileger 01/2014 URL: www.zeit.de/campus/2014/01/pflegedienst-durchgetaktet (18.3.2015).

Kapitel 6
Verwendete Literatur

[1] DAK-Zentrale und Berufsgenossenschaft für Gesundheitsdienst und Wohlfahrtspflege (BGW) (Hrsg.): DAK-BGW Gesundheitsreport 2006 Ambulante Pflege. URL: http://epub.sub.uni-hamburg.de/epub/volltexte/2013/24497/pdf/Gesundheitsreport_Ambulante_Pflege_2006.pdf (22.1.2015).

[2] Weltgesundheitsorganisation (WHO): Ottawa-Charta zur Gesundheitsförderung, 1986. URL: www.euro.who.int/__data/assets/pdf_file/0006/129534/Ottawa_Charter_G.pdf (22.1.2015).

Weiterführende Literatur

Tietze, K.-O.: Kollegiale Beratung: Problemlösungen gemeinsam entwickeln. 7. Auflage, Rowohlt, Reinbek, 2015.

Kapitel 7
Verwendete Literatur

[1] Internationale Statistische Klassifikation der Krankheiten und verwandter Gesundheitsprobleme (ICD 10), 10. Revision, WHO-Ausgabe, S. 359.

[2] Läsker, K.: Kitt der Gesellschaft. URL: www.sueddeutsche.de/wirtschaft/ehrenamt-in-deutschland-kitt-der-gesellschaft-1.384655 Süddeutsche.de vom 17.5.2010 (20.3.2015).

[3] Spiegel online: Psyche und Gesundheit: Einsamkeit schadet genauso wie Rauchen. URL: www.spiegel.de/wissenschaft/mensch/psyche-und-gesundheit-einsamkeit-schadet-genauso-wie-rauchen-a-708728.html (20.3.2015).

[4] Statistisches Bundesamt: Pflegestatistik 2011. Pflege im Rahmen der Pflegeversicherung. Deutschlandergebnisse (www.destatis.de). Wiesbaden 2013.

[5] Statistisches Bundesamt: Bevölkerung und Erwerbstätigkeit. Bevölkerung mit Migrationshintergrund – Ergebnisse Mikrozensus 2013 – Fachserie 1 Reihe 2.2, S. 38 (www.destatis.de). Wiesbaden 2014.

Kapitel 8
Verwendete Literatur

[1] Deutsche Gesellschaft für Ernährung (DGE), Österreichische Gesellschaft für Ernährung (ÖGE), Schweizerische Gesellschaft für Ernährung (SGE), Schweizerische Vereinigung für Ernährung (SVE): Referenzwerte für Nährstoffzufuhr. 1. Aufl., Umschau/Braus, Frankfurt/M. 2000.

[2] Deutsche Gesellschaft für Ernährung (DGE): Vollwertig essen und trinken nach den 10 Regeln der DGE. URL: www.dge.de/ernaehrungspraxis/vollwertige-ernaehrung/10-regeln-der-dge/(20.3.2015).

[3] Grimm, J., Grimm, W.: Der alte Großvater und der Enkel. In: Die Kinder- und Hausmärchen der Gebrüder Grimm. 35. Aufl., Beltz, Weinheim 2009, S. 261.

[4] Medizinischer Dienst des Spitzenverbandes Bund der Krankenkassen e.V. (MDS): Qualitätsprüfungs-Richtlinien Transparenzvereinbarung. Grundlagen der Qualitätsprüfungen nach den §§ 114 ff SGB XI in der stationären Pflege. Essen 2014.

Kapitel 9
Verwendete Literatur

[1] AID Infodienst Verbraucherschutz, Ernährung, Landwirtschaft e.V.: Die „Guideline Daily Amounts (GDA)". URL: www.aid.de/downloads/gda_kennzeichnung.pdf (19.3.2015).

[2] Gemeinsamer Bundesausschuss: Richtlinie des Gemeinsamen Bundesausschusses über die Verordnung von Hilfsmitteln in der vertragsärztlichen Versorgung Stand 17. Juli 2014 URL: www.gkv-spitzenverband.de/media/dokumente/krankenversicherung_1/hilfsmittel/HilfsM-RL_2014-07-17.pdf (7.3.2015).

Kapitel 10
Verwendete Literatur

[1] AWMF online: Epidemiologie, Diagnostik und Therapie erwachsener Patienten mit nosokomialer Pneumonie. URL: www.awmf.org/uploads/tx_szleitlinien/020-013l_S3_Nosokomiale_Pneumonie_Epidemiologie_Diagnostik_Therapie_2012-10_01.pdf (29.4.2015).

[2] AWMF online: Prophylaxe der venösen Thromboembolie (VTE) URL: www.awmf.org/leitlinien/detail/ll/003-001.html (29.4.2015).

[3] AWMF-Leitlinie: Prophylaxe der venösen Thromboembolie (VTE). URL: www.phlebology.de/leitlinien-der-dgp-mainmenu/S3-leitlinie-intermittierende-pneumatische-kompression-ipk-oder-aik S. 31–32. (29.4.2015).

[4] AWMF-Leitlinie: Chronische Obstipation: Definition, Pathophysiologie, Diagnostik und Therapie. URL: www.awmf.org/uploads/tx_szleitlinien/021-019l_S2k_Chronische_Obstipation_2013-06_01.pdf (29.4.2015).

[5] Cottier, H.: Current Studies in Hematology and Blood Transfusion. In: Biotechnology of Plasma Proteins – Haematosies, Thrombosis and Iron Proteins. Karger, 1991. In: Neander, K.-D. et al.: Thrombose, Ullstein Medical, Berlin 1997, S. 24, modifiziert.

[6] De Gruyter: Pschyrembel Klinisches Wörterbuch 2014. 265. Aufl., Walter de Gruyter, Berlin 2013, S. 1523.

[7] Deutsches Netzwerk für Qualitätsentwicklung in der Pflege (DNQP): Expertenstandard Sturzprophylaxe in der Pflege. 1. Aktualisierung. DNQP, Osnabrück 2013.

[8] Warden, V.; Hurley, N.C.; Volicer, L.: Development and psychometric evaluation of the Pain Assessment in Advanced Dementia (PAINAD) Scale. Journal of the American Medical Directors Association, 4 (1); S. 9–15.

[9] Zegelin, A.; Reuther, S.: Mobil im Pflegeheim. Die Schwester/Der Pfleger, 50 (4), S. 322–325.

Weiterführende Literatur

De Gruyter: Pschyrembel Klinisches Wörterbuch 2014. 265. Aufl., Walter de Gruyter, Berlin 2013.

Menche et al. (Hrsg.): Pflege Heute. 6. Aufl., Elsevier, München 2014.

Kapitel 11
Verwendete Literatur

[1] AWMF Leitlinie: S1-Leitlinie:Diagnostik und Therapie hypertensiver Schwangerschaftserkrankungen, aktueller Stand:12/2013 publiziert bei: AWMF-Register Nr. 015/018 Klasse: S1

[2] www.gesetze-im-internet.de

[3] GESUNDHEITSBERICHTERSTATTUNG DES BUNDES GEMEINSAM GETRAGEN VON RKI UND DESTATIS „Gesundheit in Deutschland" – Langfassung, http://www.gbe-bund.de/pdf/GESBER2015.pdf

[4] Kamende, Dr. U.: Kinderpflege komplett,1. Auflage, Verlag Handwerk und Technik GmbH, Hamburg 2016

[5] Menche, Dr. med. N., Frie, OStR G.: Lehrbuch Gesundheit, Verlag Handwerk und Technik GmbH, Hamburg 2014

[6] www.wissen.de

[7] Schwerpunktbericht der Gesundheitsberichterstattung des Bundes Gesundheit von Kindern und Jugendlichen, https://www.rki.de/DE/Content/Gesundheitsmonitoring/Gesundheitsberichterstattung/GBEDownloadsT/gesundheit_von_kinder_und_jugendlichen.pdf?__blob=publicationFile

Weiterführende Literatur

Gynäkologie und Geburtshilfe, 2. Auflage, K. Goerke, Urban und Fischer

Traurig und befreit zugleich, Psychische Folgen des Schwangerschaftsabbruchs, M. Knopf, rororo

Kapitel 12
Verwendete Literatur

[1] Bundesärztekammer et al.: Patientenleitlinie – chronisch obstruktive Lungenerkrankung (COPD). URL: www.leitlinien.de/mdb/downloads/nvl/copd/copd-vers1.3-pll.pdf (13.3.2015).

[2] dpa/lno: Zwischenfall an Schule – Kinder klagen über Atembeschwerden. URL: www.mz-web.de/newsticker/zwischenfall-an-schule---kinder-klagen-ueber-atembeschwerden,20864654,12531344.html (13.3.2015).

[3] Nagel, G.: Keuchhusten. URL: www.onmeda.de/krankheiten/keuchhusten.html (13.3.2015).

[4] Ständige Impfkommission am Robert Koch-Institut (STIKO): Empfehlungen der Ständigen Impfkommission (STIKO) am Robert Koch-Institut. URL: www.rki.de/DE/Content/Infekt/EpidBull/Archiv/2013/Ausgaben/34_13.pdf?__blob=publicationFile (13.3.2015).

Quellenverzeichnis

Weiterführende Literatur

Deutsche Atemwegsliga: URL: www.atemwegsliga.de/ (13.3.2015).

Kabat-Zinn, J.: Gesund durch Meditation. Die Übung der Achtsamkeit. Argon, Berlin 2013.

Kapitel 13

Verwendete Literatur

[1] De Gruyter: Pschyrembel Klinisches Wörterbuch 2012. 263. Aufl., Walter de Gruyter, Berlin 2011.

[2] Deutsche Hochdruckliga e.V. (DHL): Bluthochdruck wirksam bekämpfen. URL: www.hochdruckliga.de/bluthochdruck.html (3.3.2015).

[3] Deutsche Hochdruckliga e.V. (DHL): Bluthochdruck ist eine heimtückische Krankheit. URL: www.hochdruckliga.de/bluthochdruck-in-zahlen.html (3.3.2015).

[4] Herold, G.: Innere Medizin 2014. 1. Aufl., Eigenverlag, ohne Ort 2014.

[5] Smith, P.: Schreckgespenst plötzlicher Herztod. URL: www.aerztezeitung.de/panorama/article/829184/profi-fussball-schreckgespenst-ploetzlicher-herztod.html (3.3.2015).

Weiterführende Literatur

Deutsche Gesellschaft für Angiologie Gesellschaft für Gefäßmedizin e.V. URL: www.dga-gefaessmedizin.de/startseite.html (2.6.2015).

Deutsche Herzstiftung: URL: www.herzstiftung.de (2.6.2015).

Kapitel 14

Verwendete Literatur

[1] n-tv.de: Multiresistente Keime auf Vormarsch – die „Zeitbombe tickt". URL: www.n-tv.de/wissen/Die-Zeitbombe-tickt-article7448161.html (4.3.3015).

[2] Robert Koch-Institut: Häufig gestellte Fragen zu Pocken. URL: www.rki.de/SharedDocs/FAQ/Pocken/Pocken.html#f2437104, www.who.int (4.3.2015).

[3] https://www.welt.de/gesundheit/article129100572/Wenn-im-Kreisssaal-die-Diagnose-HIV-gestellt-wird.html

Weiterführende Literatur

MRE-Netz Rhein-Main e.V.: MRSA. URL: www.mre-rhein-main.de/downloads/flyer/deutsch/flyer_mrsa.pdf (17.3.2015).

Robert Koch-Institut: Tuberkulose. URL: www.rki.de/DE/Content/InfAZ/T/Tuberkulose/Tuberkulose.html (8.3.2015).

Kapitel 15

Verwendete Literatur

[1] Station24.de: Die „Dritten" richtig pflegen. URL: www.station24.de/web/guest/pflege-alter-menschen/-/content/detail/6774210 (19.3.2015).

[2] Trechow, P.: Roboter und Automaten für Pflegeeinrichtungen. URL: www.ingenieur.de/Fachbereiche/Robotik/Roboter-Automaten-fuer-Pflegeeinrichtungen (19.3.2015).

Weiterführende Literatur

Deutsches Ärzteblatt, Jg. 107 Heft 21, 28. Mai 2010

Deutsches Netzwerk für Qualitätsentwicklung in der Pflege (DNQP): Konsultationsfassung zum Expertenstandard Dekubitusprophylaxe in der Pflege. 2. Aktualisierung, DNQP, Osnabrück 2017.

Deutsches Netzwerk für Qualitätsentwicklung in der Pflege (DNQP): Expertenstandard Pflege von Menschen mit chronischen Wunden. DNQP, Osnabrück 2009.

EPUAP European Pressure Ulcer Advisory Panel, www.epuap.org/gltreatment.html), auf Seite http://www.dekubitus.de/dekubitus-dekubitusstadien.htm

Kapitel 16

Verwendete Literatur

[1] Lebensmittellexikon.de: Brennwert, Energiegehalte, physiologischer Brennwert. URL: www.lebensmittellexikon.de/b0000910.php (6.4.2015).

[2] Robert Koch-Institut: Empfehlungen des Robert Koch-Institutes zu Hygienemaßnahmen bei Patienten mit Durchfällen aufgrund von toxinbildendem Clostridium difficile. URL: www.rki.de/DE/Content/Infekt/Krankenhaushygiene/Erreger_ausgewaehlt/Clostridium/Clostridium_pdf_02.pdf?__blob=publicationFile (9.4.2015).

[3] Toeller, M.: Was läuft falsch in der Ernährung des Diabetikers? URL: www.diabetes-heute.uni-duesseldorf.de/ernaehrung/texte/index.html?TextID=984 (9.4.2015).

[4] Welt.de: Sascha Gröhl rettet krummes Gemüse vor der Tonne. URL: www.welt.de/regionales/nrw/article136879864/Sascha-Groehl-rettet-krummes-Gemuese-vor-der-Tonne.html (6.4.2015).

[5] Word Health Organization: BMI classification. URL: apps.who.int/bmi/index.jsp?introPage=intro_3.html (6.4.2015).

Weiterführende Literatur

Deutsche IlCO – Selbsthilfevereinigung für Menschen mit Stoma und Darmkrebs. URL: www.ilco.de

Deutsches Netzwerk für Qualitätsentwicklung in der Pflege (DNQP: Expertenstandard Ernährungsmanagement zur Sicherung und Förderung der oralen Ernährung in der Pflege. 1. Aktualisierung DNQP, Osnabrück 2017.

Kapitel 17
Verwendete Literatur

[1] Walter, T.: Das passiert bei Flüssigkeitsmangel. URL: www.rp-online.de/leben/gesundheit/medizin/hitze/das-passiert-bei-fluessigkeitsmangel-aid-1.2487183 (9.3.2015).

Weiterführende Literatur

Deutsche Nierenstiftung: Forschung fördern. Betroffene unterstützen. Öffentlichkeit informieren. URL: www.nierenstiftung.de/(25.4.2015).

Deutsches Netzwerk für Qualitätsentwicklung in der Pflege (DNQP): Expertenstandard Förderung der Harnkontinenz in der Pflege. 1. Aktualisierung, DNQP, Osnabrück 2014.

Medizininfo: Beckenbodentraining bei Inkontinenz. URL: www.medizinfo.de/urologie/inkontinenz/beckenbodentraining.shtml (12.3.2015).

Kapitel 18
Verwendete Literatur

[1] Deutsches Netzwerk für Qualitätsentwicklung in der Pflege (DNQP): Expertenstandard Dekubitusprophylaxe in der Pflege. 1. Aktualisierung, DNQP, Osnabrück 2010.

[2] Deutsches Netzwerk für Qualitätsentwicklung in der Pflege (DNQP): Expertenstandard Sturzprophylaxe in der Pflege. 1. Aktualisierung, DNQP, Osnabrück 2013.

[3] Klöckner, L.: Wundermittel Bewegung. URL: www.zeit.de/zeit-wissen/2014/02/sport-bewegung-gesundheit-therapie (19.3.2015).

[4] LiN®-Arge e.V.: Definition LiN – Lagerung in Neutralstellung®. URL: www.lin-arge.de/de/definition (22.5.2015).

[5] Pickenbrock, H. et al.: Lagerung von Patienten mit zentral-neurologischen Erkrankungen: Randomisierte kontrollierte Multicenterstudie zur Evaluation zweier Lagerungskonzepte. URL: www.aerzteblatt.de/archiv/167241/Lagerung-von-Patienten-mit-zentral-neurologischen-Erkrankungen-Randomisierte-kontrollierte-Multicenterstudie-zur-Evaluation-zweier-Lagerungskonzepte (22.5.2015).

Weiterführende Literatur

Deutsches Netzwerk für Qualitätsentwicklung in der Pflege (DNQP): Konsultationsfassung zum Expertenstandard Dekubitusprophylaxe in der Pflege. 2. Aktualisierung, DNQP, Osnabrück 2017.

Kapitel 19
Verwendete Literatur

[1] Die Welt: Pupillen verraten Antworten von Patienten. URL: www.welt.de/gesundheit/article118744699/Pupillen-verraten-Antworten-von-Patienten.html (20.3.2015).

Kapitel 20
Verwendete Literatur

[1] De Gruyter: Pschyrembel Klinisches Wörterbuch 2014. 265. Aufl., Walter de Gruyter, Berlin 2013.

[2] Deutsche Gesellschaft für Neurologie: Erster Epileptischer Anfall und Epilepsien im Erwachsenenalter. URL: www.awmf.org/uploads/tx_szleitlinien/030-041l_S1_Erster_epileptischer_Anfall_und_Epilepsien_im_Erwachsenenalter_2013-08_1.pdf (17.05.2015).

[3] Deutsche Gesellschaft für Schlafforschung und Schlafmedizin: Schlafhygiene. URL: www.dgsm.de/downloads/dgsm/arbeitsgruppen/ratgeber/Patientenratgeber-Schlafhygiene-broschuere.pdf (18.4.2015).

[4] Deutsche Gesellschaft für Schlafforschung und Schlafmedizin: Schlaf im Alter. URL: www.dgsm.de/downloads/dgsm/arbeitsgruppen/ratgeber/neu-Nov2011/Alter_A4.pdf (12.4.2015).

[5] Internationaler Förderverein Basale Stimulation®: Kommunikation braucht keine Worte. URL: www.basale-stimulation.de/konzept/ (18.4.2015).

[6] Medizinischer Dienst des Spitzenverbandes Bund der Krankenkassen e.V. (MDS): Grundsatzstellungnahme Pflege und Betreuung von Menschen mit Demenz in stationären Einrichtungen. URL: www.mds-ev.de/media/pdf/Grundsatzst-Demenz.pdf (07.05.2015).

[7] Pharmazeutische Zeitung online: Wann ist der Mensch tot? URL: www.pharmazeutische-zeitung.de/?id=41427 (10.4.2015).

Weiterführende Literatur

Bundesministerium für Familien, Senioren, Frauen und Jugend: Wegweiser Demenz. URL: www.wegweiser-demenz.de (20.4.2015).

Deutsche Gesellschaft für Arbeitsmedizin und Umweltmedizin e.V.: Leitlinien Nacht- und Schichtarbeit. URL: www.ergo-online.de/html/service/download_area/Leitlinie_Nacht-_und_Schichtarbeit.pdf (12.4.2015).

Deutsche Gesetzliche Unfallversicherung (DGUV): Schichtarbeit – Rechtslage, gesundheitlichen Risiken und Präventionsmöglichkeiten. URL: http://publikationen.dguv.de/dguv/pdf/10002/iag-schicht-1.2012.pdf (12.4.2015).

Kapitel 21

Verwendete Literatur

[1] Beyreuther, K. et al.: Demenzen. Thieme, Stuttgart 2002.

[2] Vollmar, C. et al.: Demenz-Leitlinie Haupttext. URL: www.evidence.de/Leitlinien/leitlinien-intern/Demenz_Start/DemenzText/demenztext.html (07.05.2015)

[3] www.alzheimer.de, S3-Leitlinie

[4] http://www.sueddeutsche.de/wissen/gewalt-gegen-senioren-hiebe-fuer-hilflose-1.486498: 01.01.17

[5] https://www.welt.de/gesundheit/article155439518/Warum-auf-der-Intensivstation-der-Wahnsinn-lauert.html: 01.01.17

Kapitel 22

Verwendete und weiterführende Literatur

[1] De Gruyter: Klinisches Wörterbuch (n.d.). Berlin, Boston: De Gruyter. Retrieved 1 Jun. 2015, from http://www.degruyter.com/view/kw/4407876 (1.6.2015).

AWMF-Leitlinie: S3-Leitlinie Diagnostik, Therapie und Nachsorge der Patientin mit Zervixkarzinom. URL: www.AWMF.org (1.6.2015).

AWMF-Leitlinie: Interdisziplinäre S3-Leitlinie für die Diagnostik, Therapie und Nachsorge des Mammakarzinoms. URL: www.AWMF.org (1.6.2015).

Bender, H.G. (Hrsg.): Spezielle gynäkologische Onkologie. Band 12, Urban & Fischer, München 2003.

Bundesministerium für Gesundheit: Nationaler Krebsplan. URL: www.bmg.bund.de/themen/praevention/nationaler-krebsplan.html (1.6.2015).

GBE kompakt: Ausgabe 04/2012 – Epidemiologie und Früherkennung häufiger Krebserkrankungen in Deutschland. Gesundheitsberichterstattung – GBE kompakt, August 2012.

Gemeinsamer Bundesausschuss (GBA): Richtlinie des Gemeinsamen Bundesausschusses über die Früherkennung von Krebserkrankungen. URL: www.g-ba.de/informationen/richtlinien/17/ (1.6.2015).

Handwerk und Technik: Lehrbuch Altenpflege. 3. Aufl., Handwerk und Technik, Hamburg 2017.

Margulies, A. et al. (Hrsg.): Onkologische Krankenpflege. 5. Aufl., Springer, Heidelberg 2010.

Menche et al. (Hrsg.): Pflege Heute. 6. Aufl., Elsevier, München 2014.

Robert Koch-Institut: Krebs in Deutschland 2009/2010. 9. Ausgabe, 2013.

Thieme: Thiemes Pflege, 12. Aufl., Thieme, Stuttgart 2012.

Borasio, G.D.: Über das Sterben. DTV, München 2013.

Deutsche Gesellschaft für Palliativmedizin: www.dgpalliativmedizin.de (1.6.2015).

Kapitel 23

Verwendete Literatur

Handwerk und Technik: Lehrbuch Altenpflege. 2. Aufl., Handwerk und Technik, Hamburg 2014.

Kapitel 24

Verwendete Literatur

[1] Bundesärztekammer (Hrsg.): Kursbuch Naturheilverfahren. URL: http://www.bundesaerztekammer.de/fileadmin/user_upload/downloads/KursbuchNaturheilverfahren.pdf (2.6.2015).

[2] Bundesärztekammer (Hrsg.): Querschnitts-Leitlinien (BÄK) zur Therapie mit Blutkomponenten und Plasmaderivaten. 4. überarbeitete und aktualisierte Aufl., Berlin 2014.

[3] Bundesgesundheitsbl – Gesundheitsforsch – Gesundheitsschutz 2002 45:907–924 Prävention Gefäßkatheterassoziierter Infektionen. Empfehlung der Kommission für Krankenhaushygiene und Infektionsprävention beim Robert Koch-Institut (RKI). DOI 10.1007/s00103-002-0499-8

[4] Bundesministerium der Justiz und für Verbraucherschutz: Betäubungsmittelgesetz. URL: www.gesetze-im-internet.de/btmvv_1998/ (2.6.2015).

[5] Bundesministerium der Justiz und für Verbraucherschutz: Gesetz über Medizinprodukte. URL: www.gesetze-im-internet.de/mpg (2.6.2015).

[6] Bundesministerium der Justiz und für Verbraucherschutz: Gesetz zur Regelung des Transfusionswesens (Transfusionsgesetz – TFG) URL: www.gesetze-im-internet.de/tfg/BJNR175200998.html (2.6.2015).

[7] De Gruyter: Pschyrembel Klinisches Wörterbuch 2014. 265. Aufl., Walter de Gruyter, Berlin 2013.

[8] Deutsches Netzwerk für Qualitätsentwicklung in der Pflege (DNQP): Expertenstandard Pflege von Menschen mit chronischen Wunden. DNQP, Osnabrück 2009.

[9] Parzeller, M. et al.: Aufklärung und Einwilligung bei ärztlichen Eingriffen. URL: www.aerzteblatt.de/archiv/54690/Aufklaerung-und-Einwilligung-bei-aerztlichen-Eingriffen (2.6.2015).

[10] Robert Koch-Institut (RKI): Anforderungen an die Hygiene bei Punktionen und Infektionen. In: Bundesgesundheitsblatt 9–10/211.

Weiterführende Literatur

Handwerk und Technik: Lehrbuch Altenpflege. 3. Aufl., Handwerk und Technik, Hamburg 2017.

Hartmann medical edition: Kompendium Wunde und Wundbehandlung. URL: http://at.hartmann.info/images/Kompendium_Wunde_Wundbehandlung.pdf (2.6.2015).

Kirschnick, O.: Pflegetechniken von A–Z. 4. Aufl., Thieme, Stuttgart 2010.

Menche et al. (Hrsg.): Pflege Heute. 6. Aufl. Elsevier, München 2014.

Menche (Hrsg.): Biologie, Anatomie, Physiologie. Elsevier, München 2012.

Thieme: Thiemes Pflege, 12. Aufl., Thieme, Stuttgart 2012.

Kapitel 25

Verwendete und weiterführende Literatur

[1] Herold, G.: Innere Medizin. URL: www.herold-innere-medizin.de/pdf/KHK_und_Herzinfarkt.pdf (1.6.2015).

AWMF-Leitlinie: Infarkt-bedingter kardiogener Schock – Diagnose, Monitoring und Therapie. URL: www.awmf.org/leitlinien/detail/ll/019-013.html (1.6.2015).

Deutsche Gesellschaft für Kardiologie (Hrsg.): ESC Pocket Guidelines Management der stabilen koronaren Herzkrankheit (KHK). 2015.

Deutsche Gesellschaft für Kardiologie (Hrsg.): Pocket-Leitlinien: Kardiopulmonale Reanimation. URL: http://leitlinien.dgk.org/files/2011_Pocket-Leitlinien_Kardiopulmonale_Reanimation_Update.pdf (1.6.2015).

Deutsches Institut für Medizinische Dokumentation und Information (DIMDI): Krankheiten des Kreislaufsystems. ICD-10-GM Version 2015. URL: www.dimdi.de/static/de/klassi/icd-10-gm/kodesuche/onlinefassungen/htmlgm2015/block-i20-i25.htm (1.6.2015).

DRK – Erste Hilfe – Online: URL: www.drk.de/angebote/erste-hilfe-und-rettung/erste-hilfe-online/herz-lungen-wiederbelebung.html (1.6.2015).

Menche et al. (Hrsg.): Pflege Heute, 6. Auflage. Elsevier, München 2014.

Schneider, A.; Böttiger, B.W.: Reanimation Update 2014. URL: www.aerzteblatt.de/archiv/162169/Reanimation-Update-2014 (1.6.2015).

Sachwortverzeichnis

Symbole
10-Minuten-Aktivierung 134
24-Stunden-Sammelurin 587
30°-Lage 196
135°-Lagerung 471

A
Abdomen, akutes 424
ABEDL 28
ABGAR-Schema 233
Abhängigkeitserkrankung 547
Abklopfen 264
Abnabeln 233
Abort 221
Abruptio 221
–, graviditatis 221
Absaugen, Atemwege 264
Absenzen 543
Abszess 329
Abwehrsystem 325
Acetylsalicylsäure 297
Adaptation 491
Aderhaut 490
Adhärenz 186
Aerosolgerät 262, 263
After 397
Agnosie 530
AIDS 343
Akinese 532
Akkommodation 491
Aktivierung 129
–, bettlägerige Bewohner 130
Allergen 327
Allergie 325
–, Auslöser 327
Altersweitsichtigkeit 493
Alzheimerkrankheit 553
–, Therapie 557
Amaurose 509
Amboss 494
Analpflege 377
Anämie 332
Anamnese 177
Anfallsschwindel 513
Angehörige, pflegende 124
Angina pectoris 295
Angiografie 293
Ankleiden 380
Anlegetechnik 232
Anleitung 98
Antibabypille 219
Antihistaminika 327
Antipathie 37
Antisepsis 82, 616
Antonovsky, Aaron 109
Anurie 439
Anus 397
Aorta 281
Aortenklappe 282
Aphasie 530
Aphthen 422
Apoplex 537
A-Positionierung 471
Appendix 397
Appetit 405
Apraxie 531
Arbeitslosenversicherung 56
Arbeitsrecht 67
Arbeitsschutz 113
Arbeitsvertrag 67
Arend, Arie van der 13
Arrhythmie 290
Arterien 285
Arteriosklerose 295
Arthritis 484
Arthrose 483
Arzneimittel 599, 600
–, apothekenpflichtige 600
–, Applikationsformen 600
–, frei verkäufliche 600
–, richten 602
–, verabreichen 603
–, verschreibungspflichtige 600
Ascorbinsäure 145
Asepsis 82, 616
Aspiration 255, 269
–, -(s)pneumonie 269
–, -(s)prophylaxe 154
ASS 297
Asthma bronchiale 274
Asystolie 290
Aszites 408
Ataxie 533
Atem
–, -erleichternde Position 257
–, -frequenz 258
–, -geräusche 258, 259
–, -geruch 258, 259
–, -hilfsmuskulatur 256
–, -mechanik 256
–, -muskulatur 256
–, -muster, pathologisches 259
–, -not 260, 304, 630
–, -qualität 258
–, -rhythmus 258, 259
–, -stillstand 258
–, stimulierende Einreibung 189
–, -tiefe 258
–, -trainer 264
–, -training 188
–, -übung 188
–, -wege, absaugen 264
–, -wege, obere 253
–, -wege, untere 255
Atmung
–, Abklopfen 264
–, Beobachtung 258
–, beschleunigte 258
–, flache 258
–, Rasselgeräusch 259
–, Steuerung 257
–, Stillstand 258
–, verlangsamte 258
Atrium 281
Aufmerksamkeit 530
Aufwachraum 622
Augapfel 489
Auge 488
Augen
–, -haut 490
–, -innendruck 490
–, -kompresse 500
–, -linse 491
–, -pflege 372
–, -salbe 499
–, -spülung 500
–, -tropfen 499
–, -verband 501

Sachwortverzeichnis

Ausatmung 256
Auskleiden 380
Ausräumen, digitales 418
Außenohr 493
Austreibungsperiode 225
Auswurf 261
Autoimmunerkrankung 327
Autonomie 5, 14
Autotransfusionslage 629
AV-Knoten 283

B

Baby 234
Bakterium 321
Ballaststoffe 143
Ballondilatation 297
Bandscheiben 463
–, -vorfall 480
Barrierefreiheit 17, 159
Barrieremaßnahmen 85
Basale Stimulation 534, 536
–, Bereiche 535
–, Defizite 535
–, des Mundes 368
–, Fähigkeiten 535
–, Körperpflege 536
–, Material 535
Basilarmembran 494
Basishygiene 85
Bauchatmung 257
Bauchspeicheldrüse 395
Bauchwassersucht 408
BE (Broteinheit) 430
Becherzelle 398
Beckenbodentraining 450
Bedürfnistheorie 27
Beeinträchtigung 17
Begutachtungsassessment, neues (NBA) 52
Behinderung, geistige 18
Beikost 240
Belastungs-EKG 296
Beobachtung 172
–, in der Pflege 174
–, objektive 173
–, Prozess 173
–, subjektive 173
–, systematische 173
Beratung, kollegiale 118
Berufsethos 4

Berufsgenossenschaft 56
Berufskleidung 75
Berührungsreize 368
Beschäftigung 129
–, Angebote 131
–, Bewegung 131
–, Demenz 134
–, mediengestützte 136
–, Musik 131
–, tiergestützte 135
Betablocker 297
Betäubungsmittel 603
Betreutes Wohnen 167
Betreuung
–, Aufgaben 60
–, Voraussetzung 60
Betreuungsgesetz 60
Betreuungsverfügung 6, 61
Betriebsrat
–, Mobbing 35
Betten 165
Bettlägerigkeit 202
Bewegung 467
–, reflektorische 523
–, -(s)apparat 460
–, -(s)armut 532
–, -(s)förderung 202, 471
–, -(s)plan 471
–, -(s)sinn 496
– –, -organ 495
Bewusstlosigkeit 526, 629
Bewusstsein 525
–, -(s)einengung 526
–, -(s)erweiterung 526
–, -(s)trübung 526
Bewusstseinsstörung 525
–, qualitative 525, 526
–, quantitative 525
Bezugspflege 30
Bigeminuspuls 290
Bilanzierung 443
Bildungssystem, inklusives 19
Bilirubin 315
Bindehautentzündung 505
Bindenverband 618
Biografie 100
–, Informationssammlung 104
Biografiearbeit 100
Biopsie 277, 589
Biot-Atmung 259

Biotin 145
Blähung 409
Blase 355
Blasenkatheter 452
Blasentraining 450
Blastozyste 217
Blaufärbung 353
Blickfeld 492
Blinddarm 397
Blindheit 509
Blubberbecher 188
Blut 314, 589
–, -bild 316
–, -gefäße, Aufbau 286
–, -konserve 611
–, -kreislauf 285
–, -plasma 315
–, Untersuchung 589
–, -zellen 315
Blutdruck
–, Amplitude 290
–, diastolischer 290
–, hoher 304
–, Messung 290
–, systolischer 290
Blutentnahme
–, kapillare 589
–, venöse 590
Blutzucker
–, -kontrolle 429
–, Messung 429
–, -regulation 396
–, -wert 396
Bobath-Konzept 540
Body-Mass-Index (BMI) 405
Bogengang 495
Borke 355
Bradykardie 283, 290
Bradypnoe 258
Brei 240
Bridging 541
Brille 502
Bronchialbaum 255
Bronchialtumor 277
Bronchiole 255
Bronchitis
–, akute 268
–, chronische 271
Bronchoskopie 596
Broteinheit (BE) 430

Sachwortverzeichnis

Brust
–, -atmung 257
–, -enge 295
–, -fell 256
–, -warzenschoner 232
–, -wirbelsäule 463
Brustkrebs 574
–, Selbstuntersuchung 576
Budget, persönliches 55
Burn-out 3, 44
Bürstensaum 398

C

Calciferol 145
Candida-Mykose 385
Candidose 385
Cardiotocography (CTG) 225
Cerumen 493
Charrière 452
Chemotherapie 573
–, Pflegeschwerpunkte 578
Cheyne-Stokes-Atmung 259
Cobalamin 145
Coecum 397
Coli-Bakterien 321
Computertomografie 593
Cool-out 3, 46
COPD 271
Corti-Organ 494

D

Darmentleerung 402
–, assistierte 417
Darmspiegelung 595
Dauerschwindel 513
Débridement 384, 614
Dehydratation 444
–, -(s)prophylaxe 444
Dekontamination 324
Dekubitus 382
–, Hilfsmittel 197
–, Lagerungen 196
–, Positionswechsel 196
–, -prophylaxe 195
–, Risikofaktoren 195
–, Stadien 383
–, Therapie 383
Delir 565
–, Anamnese 565
–, Auslöser 565

–, Diagnose 565
–, Pflegemaßnahmen 566
–, Symptome 565
–, Therapie 565
Demenz 552
–, Alltag 560
–, Beschäftigung 563
–, Bewegungsdrang 561
–, Beziehung gestalten 558
–, degenerative 552
–, Diagnose 555
–, Doloplus-Schmerzskala 562
–, Ernährung 561
–, freiheitseinschränkende Maß-
  nahmen 563
–, Harninkontinenz 562
–, häusliches Umfeld 564
–, herausforderndes Verhalten 563
–, Kleidung 562
–, Kommunikation mit den Ange-
  hörigen 559
–, Kommunizieren 558
–, Orientierungshilfen 559
–, Orientierungsstörungen 559
–, Pflegemaßnahmen 557
–, primäre 552, 553
–, Schmerzmessung 561
–, Schweregrade 554
–, sekundäre 552, 553
–, Stuhlinkontinenz 562
–, Symptome 554
–, Therapie 557
–, Therapieformen 556
–, Umfeld gestalten 559
–, Validation 559
–, vaskuläre 552
Demenzformen 553
–, primäre 553
–, sekundäre 553
Dendrit 517
Depression 44, 546
Desinfektion 82
Desinfektionsmittel
–, viruzides 338
Desinfektionsplan 83
Diabetes mellitus 425
–, Ernährung 430
–, Fußpflege 431
Diagnostik 585
Diarrhö 411

Dickdarm 397
–, -krebs 425
digitale Ausräumung 418
Dilemma, ethisches 2
Dioptrie 492
Diphtherie 247, 341
Disposition 323
Distanz 39
–, professionelle 128
Dopplersonografie 593
Dornfortsatz 463
Dosieraerosol 262
Drainage 620
Dranginkontinenz 441
Drehsinn 495
–, -organ 495
Dünndarm 393
Duodenum 393
Durchfall 411
Durchschlafstörungen 528
Durst 443
–, -gefühl 405
Duschen 365
Dysarthrie 530
Dysphagie 403
Dyspnoe 260

E

Echokardiografie 293
EEG 592
Effloreszenzen 353, 355
Ehrenamt 137
Einatmung 256
Einnistung 217
Einschlafstörungen 528
Einstufungsverfahren 52
Einwilligungsfähigkeit 7
Einzeller 323
Eisprung 217
Eiweiß 143
Ekel 38
EKG 293
Eklampsie 227
Elektroenzephalogramm 592
Elektrokardiogramm 293, 591
Empathie 94
Empfängnis 217
–, -verhütung 219
–, -verhütungsmethoden 220

Sachwortverzeichnis

Empyem 329
Enanthem 355
Endokard 281
Endometritis 229
Endoskopie 595
Endplatte, motorische 522
Energiebedarf 141
Energiespeicherung 402
Entscheidungsfähigkeit 530
Entzündungszeichen 328
Epidemie 324
Epiglottis 255
Epikard 281
Epilepsie 542
Erbrechen 410
Ergebnisqualität 186
Ergebnistheorie 27
Erinnerungsalbum 560
Erkrankung, virale 386
Ernährung 140
–, altersgerechte 146
–, Einflussfaktoren 147
–, enterale 155, 412
–, künstliche 155
–, parenterale 156
–, -(s)gewohnheiten 148
–, -(s)pumpe 416
–, -(s)zustand 149
Eröffnungsperiode 225
Erosion 355
Erregung, Herz 283
Erste Hilfe 626
Erythrozyten 315
Essverhalten 405
Ethik 2, 5
Ethische Fallbesprechung 16
–, feste Regeln 17
Ethischer Konflikt 12
–, Lebensanfang 15
–, Lebensende 14
Ethisches Dilemma 2
Ethos 4
Evaluation 181
Evangelische Kirche 11
Exanthem 355
Exsikkose 444
Exspiration 256
Extrasystolie 290

F

Fachkompetenz 25
Fahrradergometer 592
Fallbesprechung, ethische 16
–, feste Regeln 17
Familienkost 242
Familienpflegezeitgesetz 54
Fehlgeburt 221
Feil, Naomi 559
Feinmotorik 469
Fenster
–, ovales 494
–, rundes 494
Ferritin 315
Fett 142
Fieber 329
–, Pflege 334
–, -phasen 329
Fingerdrucktest 383
Fingernagel 356
–, Pflege 378
First-pass-Effekt 286
Fixieren 413
Fleck 355
Flimmerepithel 253
Flüssigkeit
–, -(s)bilanz 443
–, -(s)haushalt 443
Föderalismusreform 61
Foetor ex ore 259
Folsäure 145
Foramen magnum 462
Fragetechniken 95
Fraktur 477
Freiheitsberaubung 66
Frequenz 494
Frontotemporale Demenz 553
Fruchtwasser 233
Frühabort 221
Frühgeburt 15
–, Komplikationen 15
Funktionspflege 30
Fürsorge 7, 14
Fußnagel 356
Fußpflege 378
Fußpilz 385

G

Gallenblase 394
Gangbild 468
Gangrän 329
Ganzkörperpflege
–, am Waschbecken 364
–, im Bett 360
Garantenstellung 627
Gasaustausch 257
Gastritis 423
Gastroenteritis 337
Gastroskopie 595
Gaumenmandel 254
Gebiss
–, natürliches 369
Geburt 233
–, Erstversorgung 233
–, physiologische 225
Geburtshilfe 211
Geburtsverlauf 225
Gedächtnistraining 133
Gehirn 517
–, Durchblutungsstörungen 519
Gehörgang 493
Gehörknöchelchen 494
Gehstock 476
Gehübungen 473
Gelbfärbung 353
Gelbsucht 407
Gelenke 464
Gelenkform 465
Genitalpflege
–, bei der Frau 376
–, beim Mann 377
Genussmittel 140
Gerechtigkeit 14
–, soziale 7
Geschlechtsmerkmal
–, primäres 212
–, sekundäres 212
–, tertiäres 212
Geschlechtsorgane
–, männliche 213
–, weibliche 213
Geschmacksreize 368
Geschwür 355
Gesetz zur besseren Vereinbarkeit von Familie, Pflege und Beruf 54
Gesichtsfeld 492
Gesichtsschädel 462
Gesprächsformen 96
Gesprächsführung 93
Gestose 226

Sachwortverzeichnis

Gesundheit 108
–, eigene 113
Gesundheitsfonds 49
Gesundheitsförderung 108
–, betriebliche 116
–, öffentliche 110
Gesundheitswesen 47
–, Träger 57
Gewalt 41
–, körperliche 41
–, Lösungsstrategien 43
–, psychische 41
Gewebeentnahme 589
Gewissenskonflikt 12
Gicht 486
Glaskörper 489
Glasl, Friedrich 34
Glaube 10
Glaubensgemeinschaft 11
Glaukom 507
Gleichstellung
–, Menschen mit Behinderungen 17
Glomerulus 435
Grand-Mal-Anfall 543
Grauer Star 506
Gravidarium 223
Grenzstrang 520
Grippe 267
Grippe-Schutzimpfung 267
Grundrechte 58
Grundumsatz 141
Grüner Star 507
Gynäkologie 211

H

Haarausfall
–, kreisrunder 356
Haare 356
Haarpflege 374
Haarwäsche 375
–, am Waschbecken 375
–, im Bett 375
Haftpflichtversicherung 63
Haftung
–, strafrechtliche 62
–, zivilrechtliche 62
Halluzinationen 534
Halsschlagader 288
Halswirbelsäule 463

Hämatom 477
Hammer 494
Hämoglobin 315
Händedesinfektion 79
–, Indikationen 80
Händehygiene 78
Händewaschen 78
Handling 234
Handlungskompetenz 25
Handlungsprozess 176
Handschuhe
–, sterile 81
Harninkontinenz 441
Harnröhre
–, männliche 437
–, weibliche 437
Harnsäure 435
Harnstoff 435
Harnverhalt 442
Harnweg 436
Harnwegsinfekt 454
Hauptbronchus 255
Hauptschlagader 281
Haushaltsführung 167
Haushaltsunfall 160
Hauswirtschaft 167
Haut
–, Altersveränderungen 356
–, -anhangsgebilde 349
–, Aufbau 348
–, Aufgaben 351
–, Effloreszenzen 353, 355
–, -erkrankungen 380, 387
–, Farbveränderungen 353
–, -neubildungen 357
–, -pflege 358
–, Schäden 353, 355
–, Spannungszustand 353
–, Typen 354
–, Verletzung, Ursachen 355
Heimgesetz 61
Heimrecht 61
Heiserkeit 530
Helfersyndrom 43, 44
HELP-Syndrom 227
Henderson, Virginia 27
Hepatitis
–, A 343
–, B 342
Herpes simplex 386

Herz 281
–, Aufbau 281
–, Außenschicht 281
–, -beutel 281
–, -chirurgie 297
–, Erregungsleitungssystem 283
–, -frequenz 283
–, -infarkt 630
–, -innenhaut 281
–, -insuffizienz 300
–, Kammer 281
–, -katheteruntersuchung 296
–, -klappe 282
–, -krankheit, koronare 294
–, -kranzgefäß 284
–, -Kreislauf-System 280
–, -minutenvolumen 284
–, -muskelschicht 281
–, -rhythmusstörungen 298
–, -schlag 282
–, -schrittmacher 299
–, Septum 281
–, Vorhof 281
–, -zeitvolumen 284
Herzbettpositionierung 471
Herzerkrankungen
–, Lagerung 304
–, Pflege 293
–, Symptome 294
–, Untersuchungen 293
Herz-Kreislauf-Stillstand 631
Heuschnupfen 266, 326
Hexenschuss 481
Hilfeleistung, unterlassene 627
Hilfsmittel 163
–, -verzeichnis 163
Hirnmark 517
Hirnnerv 520
Hirnschädel 462
Hirntod 582
His-Bündel 284
HIV 343
–, Postexpositionsprophylaxe 344
Hoffnungslosigkeit 531
Hohlvene 281, 286
Hör
–, -fähigkeit 495
–, -gerät 504
–, -organ 494
–, -sinneszelle 494

–, -sturz 510
–, -vorgang 494
Hormon
–, Hirnanhangsdrüse 215
–, -pflaster 219
–, -therapie 573
Hüftprotektoren 194
Husten 261
Hygiene 72
–, geschichtliche Entwicklung 72
–, im Haushalt 168
–, im Umgang mit Lebensmitteln 87
–, im Umgang mit Wäsche 87
–, persönliche 75
–, rechtliche Grundlagen 73
Hyperemesis gravidarum 226
Hyperglykämie 427
Hyperhydratation 445
Hypertensive Krise 293
Hypertonie 304
–, schwangerschaftsbedingte 227
Hyperventilation 259
Hypoglykämie 427
Hypokinese 533
Hypophyse 517
Hyposensibilisierung 327
Hypothalamus 517
Hypotone Krise 293
Hypotonie 306

I

ICN-Ethikkodex 4
ICN (International Council of Nurses) 4
Ikterus 353, 407
Immobilität 470
Immunisierung
–, aktive 324
–, passive 325
Immunsuppresiva 328
Immunsystem 316
Impfkalender 245, 326
Impfung 324
Infektion 76, 322
–, nosokomiale 73, 323
–, Schritte 323
–, -(s)kette 76
–, -(s)quelle 76
–, -(s)schutzgesetz 74

–, Übertragungswege 76
Influenza 267
Informationsgespräch 99
Informationssammlung 177
Informieren
–, Ziel eines Informationsgesprächs 99
Infusion 607
–, -(s)geschwindigkeit 609
–, -(s)lösung 608
Inhalation 262
Initialberührung 368, 535
Injektion 604
–, durchführen 606
–, intramuskuläre 607
–, subkutane 606
–, vorbereiten 605
Inklusion 18
Inkontinenz
–, Formen 441
–, -hilfsmittel 450
Inkubation 323
Innenohr 494
Insomnie 528
Inspiration 256
Insulin 396
–, -therapie 429
Integrative Validation (IVA) 559
Intelligenzminderung 18
Interaktion 89
–, -(s)theorie 27
Interdentalzahnbürste 369
Intertrigo 384
–, -prophylaxe 201
Intimpflege 376
Intimsphäre 362
Intrauterinpessar (IUP) 220
Iris 490
Isolierung 84

J

Juckreiz 381

K

Kammerwasser 490
Kapillaren 285
Karll, Agnes 23
Katarakt 506
Katheter
–, Pflege 377

–, suprapubischer 452
Katholische Kirche 11
Kehldeckel 255
Kehlkopf 253, 255, 392
Keilbeinhöhle 254
Kerntemperatur 329
Keuchhusten 247, 266
KHE (Kohlenhydrateinheit) 430
KHK 294
Kieferhöhle 254
Kinästhetik 116
Kinästhetik-Infant-Handling 234
Kind
–, Entwicklung im ersten Lebensjahr 243
–, Pflege 245
Kindbettfieber 229
Kinderkrankenpflege 249
–, Aufgaben 249
Kinderkrankheit 245
–, Pflege 245
Kinderlähmung 246
Kinder-Vorsorgeuntersuchung 244
Kirche
–, evangelische 11
–, katholische 11
Kleinhirn 517
Klimakterium 215
Klinisches Ethikkomitee (KEK) 16
Klistier 417
Knochen 461
–, -gewebe 462
–, -haut 462
–, -leitung 495
Knorpelschicht 462
Kohärenzgefühl 109
Kohlenhydrate 142
Kohlenhydrateinheit (KHE) 430
Kokken 321
Koloskopie 595
Kolostrum 231
Koma 526
–, hyperglykämisches 427
–, hypoglykämisches 428
Kommunikation
–, Einschränkungen 91
–, nonverbale 91
–, Sender-Empfänger-Modell 93
–, verbale 91
Kompetenz

Sachwortverzeichnis

–, berufliche 25
–, moralische 8
Kompressionsstrümpfe 310
Kompressionsverband 310, 619
Kondom 219
–, Anwendung 219
–, -urinal 451
Konflikt 32
–, Einschätzung 34
–, ethischer 12
–, Gespräch 34
–, interpersoneller 32
–, intrapersoneller 33
–, -lösungsstrategien 33
Konflikt, ethischer 12
–, Lebensanfang 15
–, Lebensende 14
Konjunktivitis 505
Kontaktlinse 502
Kontamination 324
Kontraktur 469, 482
Kontrakturenprophylaxe 197
Konzept 26
Konzeption 217
Koronararterie 284
Koronare Herzkrankheit 294
Körper
–, -behinderung 17
–, -gewicht 404
–, -haltung 468
–, -kreislauf 282
–, -pflege 358
–, -verletzung 65
Körpertemperatur
–, Kerntemperatur 329
–, Schalentemperatur 329
–, Stadien 329
Kot 398
Krankenversicherung 50
Krankheit 51
Kreatinin 435
Krebserkrankung 568, 577
–, Pflegeschwerpunkte 577
Krebsfrüherkennungsprogramm 574
Kreislauf 285
Kreuzbein 463
Krise
–, hypertensive 293
–, hypotone 293

Krohwinkel, Monika 28
Kruste 355
Kübler-Ross, Elisabeth 579
Kugelbakterien 321
Kurzsichtigkeit 492
Kurzzeitpflege 54
Kußmaul-Atmung 259
Kutschersitz 304

L

Labordiagnostik 596
Labyrinth 494
Lagerung 470
–, atemunterstützende 304
–, Herzerkrankung 304
Lagesinn 495, 496
–, -organ 495
Lähmung
–, motorische 531
–, periphere 531
–, zentrale 531
Landespersonalverordnung 61
Langzeit-EKG 591
Lappenbronchien 255
Larynx 255
Leben
–, -(s)aktivitäten 29
–, -(s)bereiche 100
–, -(s)ende 14
–, -(s)erfahrung 9
–, -(s)phasen 100
–, -(s)rückschau 9
–, -(s)sinn 9
–, -(s)umfeld 157
–, -(s)welt 123
Leber 394
Leistungsumsatz 141
Lendenwirbelsäule 463
Leukämie 333, 577
Leukozyten 315
Lewy-Körperchen-Demenz 553
Lichtschutzfaktor 360
Liftschwindel 513
Linksherzinsuffizienz 301
Linksherz-Katheteruntersuchung 293
Linse 491
Lippenbremse 276
Liquor 519, 590
Lochialstau 229

Lochien 228
L-S-Regel 312
Luftröhrengabelung 255
Lunge 256
Lungen
–, -arterie 281
–, -entzündung 268
–, -fell 256
–, -flügel 256
–, -hilum 256
–, -kreislauf 281
–, -tumor 277
–, -vene 281
–, -wurzel 256
Lupe 502
Lymphe 287
–, -gefäßsystem 287
–, -knoten 287
– –, -metastase 287
–, -ödemprophylaxe 576
Lyse-Therapie 298

M

Macht 40
Magen 393
–, -spiegelung 595
Magnetresonanztomografie 293, 594
Makuladegeneration 508
Mammakarzinom 574
Mangelernährung 149
–, Maßnahmen 150
Masern 246
Maßnahmen
–, durchführen 181
–, formulieren 180
–, freiheitsentziehende 66
–, -plan 184
–, planen 180
Mastitisprophylaxe 231
Mastitis puerperalis 231
Mastzellen 327
Mediastinum 281
Medikamente. *siehe* Arzneimittel
Medizinethik 3
–, vier Prinzipien 14
Megakaryozyten 316
Mehr-Generationen-Wohnen 166
Menarche 215
Menopause 215

Sachwortverzeichnis

Menschenbild 7
–, naturwissenschaftliches 8
–, religiöses 8
–, sozialwissenschaftliches 8
–, wissenschaftliches 8
Menschen mit Behinderung
–, Rehabilitation 55
–, Teilhabe 55
Menschenwürde 5
Menstruation 215
Menstruationszyklus 215
–, Ischämiephase 216
–, Menstruationsphase 216
–, Proliferationsphase 216
–, Sekretionsphase 216
Metastasen 277, 570
Meteorismus 409
Miktion 437
–, -(s)protokoll 444
–, Unterstützung 445
Milchstau 231
–, -prophylaxe 232
Mineralstoffe 144
Mitralklappe 282
Mittelfellraum 281
Mittelohr 493
Mittelstrahlurin 440
Mobbing 35
Mobilisation 472
Modell 26
Moral 4
Moralische Kompetenz 8
Morbidität 85
Morbus Parkinson 544
Mord 65
Mortalität 85
Morula 217
Motorik 522
MRSA 84, 339
MRT 293, 594
Multiinfarktdemenz 553
–, Mischform 553
Multiple Sklerose (MS) 541
Mumps 246
Mundbeobachtung 403
Mundhöhle 254
Mundpflege 200, 368
–, natürliches Gebiss 369
Muskulatur
–, willkürliche 465

Mutter-Kind-Bindung 231
Muttermilch 238
Mutterschutz 68
Mykose 385
Myokard 281
–, -infarkt 630
Myometritis 229

N

Nabelbruch 408
Nabelpflege 236
Nabelschnur 218
Nachgeburts- und Plazentaperiode 226
Nachtdienst, Beobachtung 527
Naegele-Regel 222
Nägel 350, 356
Nagelhaut 357
Nagelpilz 385
Nähe 39
Nährstoffe 140
Nahrungsaufnahme 150
–, Hilfestellung 151
–, Hilfsmittel 151
–, im Bett 153
–, Trinken 154
Nahrungsmittel 140
Nahrungsverweigerung 412
NANDA International 179
Nase 254
Nasen
–, -bluten 266
–, -nebenhöhlen 254
–, -nebenhöhlenentzündung 265
–, -reinigung 371
–, -salbe 502
–, -scheidewand 254
–, -schleimhaut 254
–, -tropfen 502
Nasenpflege 370
–, Sonde 371
Nassrasur 373
NBA (Neues Begutachtungsassessment) 52, 184
Nebenniere 435
Neglect 531
Nervenschmerzen 548
Nervensystem 516, 521
–, Magen-Darm-Trakt 398
–, peripheres 519

–, Reizverarbeitung 521
–, vegetatives 520
–, zentrales 517
Nervenzelle 516
Netzhaut 490
–, -veränderung 508
Netzwerk
–, soziales 123
Neues Begutachtungsassessment (NBA) 52, 184
Neugeborenen-Erstuntersuchung 234
Neugeborenenpflege 236
Neuralgie 548
Neuron 516
Niacin 145
Niere 434
Nieren
–, -becken 435
–, -insuffizienz 455
–, -kelch 435
–, -körperchen 435
–, -mark 435
–, -rinde 435
–, -steinleiden 457
Nightingale, Florence 23
Nitrate 298
Nitroglyzerin 298
NON-REM-Phase 524
Normen 3, 103
Normokardie 290
Nosokomiale Infektion 323
Notfallmanagement 625
Notrufsysteme 161
Nozizeption 205
N. vagus 284
Nykturie 441

O

Oberkörperhochlagerung 257, 304
Oberschenkelschlagader 288
Obstipation 412
–, -(s)prophylaxe 199
Ohnmacht 40
Ohr 493
–, -muschel 493
–, -reinigung 371
–, -trompete 254
Ohrenpflege 371

Sachwortverzeichnis

Ohrenschmerzen 498
Oligurie 439
Öl-in-Wasser-Emulsion 359
Onkologie 568
On-off-Phänomen 544
Onychomykose 385
Orale Stimulation 368
Orem, Dorothea 28
Orientierung
–, geistiger Zustand 526
–, örtliche 526
–, situative 526
–, -(s)störung 526
–, zeitliche 526
Orthesen 475
Ösophagus 392
Osteoporose 481
Oxytocin 231

P

Pädiatrie 211
Palliativmedizin 579
Palliativpflege 579
Panaritium 357
Pankreas 395
Pantothensäure 145
Papel 355
Parasiten 323
Parasympathikus 520
–, Herz 284
Parese 532
Parkinsonkrankheit 544
–, Bewegung 545
–, Körperpflege 546
–, Nahrungsaufnahme 546
Parodontose 422
Parotitis 423
–, epidemica 246
–, -prophylaxe 200
Pathogenität 323
Pathologisches Wochenbett 229
Patientenverfügung 6, 61
Patientenwillen 7
–, Stufen zur Ermittlung 7
Patientenwohl 7
Paukengang 494
PAVK 306
PEG-Sonde 414
–, Verbandwechsel 414
Perikard 281

Peripheres Nervensystem 519
Persönliches Budget 55
Pertussis 247, 266
Pflege
–, aktivierende 361
–, berufliche 22
–, -bett 164
–, -beziehung 36, 89
–, -diagnose 178
–, -dokumentation 182
–, -ethik 3
–, -hilfsmittel 54
–, Konzept 26
–, kultursensible 124
–, -maßnahme 180
–, -mittel 359
–, Modelle 26
–, -planung 176
–, postoperative 621
–, präoperative 621
–, professionelle 22
–, -sprache 24
–, -standard 180
–, -stützpunkte 54
–, teilstationäre 53
–, Theorie 26
–, vollstationäre 53
–, -zeitgesetz 54
–, -ziel 179
Pflegegrad 52
–, Einteilung 53
–, Leistungen 53
Pflegeprozess 175
–, sechs Schritte 176
–, vier Schritte 184
Pflegestärkungsgesetz II (PSG II) 52
Pflege-Weiterentwicklungsgesetz (PfWG) 54
Pfortaderhochdruck 409
Pfortaderkreislauf 286
Pharynx 254
Phlegmone 329
Phyllochinon 145
Physiologische Geburt 225
Physiologische Schwangerschaft 222
Physiologisches Wochenbett 228
Pigmentstörung 353
Pille 219

Pille danach 220
Pilz 323
–, -erkrankung 385
Plazenta 218
–, Aufbau 218
–, Chorion 218
–, Endometrium 218
–, -schranke 218
Plegie 532
Pleura 256
–, -erguss 277
Pleuritis 277
Pneumonie 268
–, hypostatische 269
–, Prophylaxe 187
Poliomyelitis 246
Polyurie 439
Positionierung 470
Positronen-Emissions-Tomografie 594
Post menstruationem 222
Postoperative Pflege 621
Präeklampsie 227
Präoperative Pflege 621
Prävention 51, 108
Presbyakusis 496
Presbyopie 493
Primärharn 436
Primärprävention 111
Primary Nursing 30
Prionen 323
Problem 178
Prolaktin 231
Prophylaxe 186
–, Atelektasen 187
–, Dekubitus 195
–, Intertrigo 201
–, Kontrakturen 197
–, Obstipation 199
–, Pneumonie 187
–, Soor und Parotitis 200
–, Sturz 193
–, Thrombose 190
–, Zystitis 201
Prostata 457
–, -adenom 457
–, -karzinom 576
–, -vergrößerung 457
Prothesen 474
–, Pflege 369

Protozoen 323
Prozessqualität 186
Pruritus 381
PSG II 52
Puerperalfieber 229
Pulmonalis 281
Pulmonalklappe 282
Puls 288
–, -frequenz 288
–, -messung 288, 289
–, peripherer 288
–, -qualität 288
–, -rhythmus 288
–, Ruhepuls 288
–, -uhr 289
–, zentraler 288
–, zu langsamer 290
–, zu schneller 290
Pulverinhalator 263
Pupille 490
Pupillenreaktion 498
Pupillenreflex 491
Purkinje-Fasern 284
Pustel 355
Pyramidenbahn 522
Pyridoxin 145

Q
Quaddel 355
Qualitätsebenen 186
Qualitätssicherung 185
Querfortsatz 463

R
Rachen 254
Rasselgeräusche 259
Rasur 373
Reanimation 631
–, Kinder und Säuglinge 632
Rechtsherzinsuffizienz 302
Redon-Drainage 620
Reflex 518
Rehabilitation 111
–, geriatrische 111
Reinigung 82
–, -(s)plan 83
Reizverarbeitung 521
Rektoskopie 596
Religion 11
Religiosität 11

REM-Phase 524
Rentenversicherung 55
Resistenz 321
Respimat 263
Ressourcen 178
Restharn 438
Retinol 145
Rhagade 355
Rheuma 484
Rhinitis. *siehe* Schnupfen
–, allergische 326
Rhinoviren 265
Riboflavin 145
Richard, Integrative Validation 559
Richtungshören 495
Riesenzellen 316
Rigor 532
Rippenfell 256
Riss 355
Riva-Rocci 290
Röhre, eustachische 493
Rollator 476
Rollenkonflikt 12
Rollstuhl 477
Röntgen 592
Rooming-in 228
Roper, Nancy 29
Röteln 248
RR 290
Rückbildungsgymnastik 230
Rückenmark 518
Rückenschonendes Arbeiten 114
Ruhe-EKG 591
Ruhepuls 288

S
Salmonellen-Enteritis 338
Salutogenese 109
Sauerstoffgabe 261
Säugling 232
–, Ankleiden 237
–, Aufnehmen 234
–, Auskleiden 237
–, Ernährung 238
–, Haar- und Nagelpflege 238
–, Haltevariante 235
–, Hinlegen 234
–, Körperpflege 235
–, Positionierung 232
–, -(s)anfangsnahrung 238

–, -(s)bad 236
–, -(s)milchnahrung 239
–, -(s)pflege 233
–, Tragevariante 235
–, Windeln anlegen 237
Schädel 462
–, -basis 462
–, -dach 462
Schädel-Hirn-Trauma 479
Schadensvermeidung 7, 14
–, Prinzip 7
Schalentemperatur 329
Schallpegel 494
Scham 38
Scharlach 248
Schilddrüse 255
Schildknorpel 255
Schimmelpilz 323
Schlaf 523
–, -anamnese 526
–, -apnoe 259
–, -dauer 527
–, -entzug 527
–, gesunder 533
–, -störung 528
–, -typen 523
Schlaf-wach-Rhythmus 523
Schlaganfall 537
–, Bobath-Konzept 540
–, Warnzeichen 537
Schlemm-Kanal 490
Schließmuskel 398
Schluckstörung 403
Schluckvorgang 392
Schlüsselbeinschlagader 288
Schmerz 204
–, -assessment 206
–, -entstehung 204
–, -erleben 205
–, -formen 205
–, -konzepte 204
–, nichtmedikamentöse
 Maßnahmen 208
–, -rezeptoren 204
–, -therapie 207
–, -wahrnehmung 204
Schnappatmung 259
Schnarchen 259
Schnecke 494
Schneckengang 494

Sachwortverzeichnis

Schnupfen 265
Schock 628
–, anaphylaktischer 327, 628
–, hypoglykämischer 628
–, hypovolämischer 628
–, -index 629
–, kardiogener 628
–, -lage 629
–, neurogener 628
Schonatmung 259
Schrunde 355
Schulz von Thun, Friedemann 93
Schuppe 355
Schutzkleidung 75
Schwangeren-Vorsorge-
 untersuchung 225
Schwangerschaft, physiologische 222
Schwangerschaftsabbruch
–, gesetzliche Regelung 221
–, medikamentöser 221
–, operativer 222
–, Pflegeschwerpunkte 222
Schwangerschaftsbedingte
 Hypertonie 227
Schwangerschaftszeichen 223
Schweigepflicht 64
Schweißdrüsen 350
Schwerbehindertenausweis 18
Schwerhörigkeit 511
Schwindel 512
Segelklappe 282
Segmentbronchien 255
Sehbehinderung 509
Sehen 492
Sehhilfe 502
Sehschärfe 492
Sehvorgang 490, 497
Sekretansammlung, Luftwege 259
Sekretolyse 262
Sekundärprävention 111
Selbstbestimmung 5
Selbsthilfe 137
Selbstkompetenz 25
Seniorenvertretung 138
Sepsis 616
Septum, Herz 281
Servicewohnen 167
Sexualhormon 214

Sexualität 453
–, im Alter 126
Sexuelle Belästigung 42
SGB IX 55
Sicca-Syndrom 505
Siebbeinzellen 254
Sigmaschleife 397
SIH 227
Sinnesorgan 488
Sinneszelle 521
Sinusitis 254, 265
Sinusknoten 283
SIS (Strukturierte Informations-
 sammlung) 184
Skelett 461
Skelettmuskulatur 465
–, Aufbau 466
–, Funktionsweise 466
Sklerenikterus 408
Smegma 445
Snoezelen 135
Sonde 619
Sonden
–, -kost 415
–, Lagekontrolle 413
–, Medikamentengabe 417
–, -nahrung 415
–, perkutane 414
–, transnasale 413
Sonnenschutz 360
Sonografie 593
Soor 385
–, -prophylaxe 200
Soziale Gerechtigkeit 7
Sozialkompetenz 25
Sozialversicherung 49
Spasmolyse 262
Spastik 533
Spätabort 221
Speicheldrüsen 391, 392
Speiseröhre 392
Spinalnerv 519
Spirale 220
Spitzfuß 198
Sprache 523
Sprachstörung 530
Sprechen 523
Sputum 587
Stäbchenbakterien 321
Stabile Seitenlage 630

Staging 571
Stammblatt 177
Staphylokokken 321
Statine 297
Status epilepticus 543
Stauungsdermatitis 387
Steckbecken 448
Steigbügel 494
Stenteinlage 297
Sterbebegleitung 14
Sterben 579
Sterbephasen 579
Sterbeprozess 579
Sterilisation 84
Stillberatung 231
Stillen 231
–, Ernährungsempfehlung 238
–, Vorteile 238
Stillhütchen 232
Stimmbänder 255
Stimmlippen 255
Stimulation
–, orale 368
Stirnhöhle 254
Stoffwechsel 390, 402
Stomaversorgung
–, Durchführung 420
–, Hilfsmittel 419
Strahlentherapie 573
–, Pflegeschwerpunkte 578
Streptokokken 321
Stress
–, Arten 117
–, -bewältigung 117
–, -inkontinenz 441
–, negativer 117
–, positiver 117
Stridor 259
Strukturierte Informations-
 sammlung (SIS) 184
Strukturqualität 186
Stuhl 588
–, -gang 406
–, -inkontinenz 403, 418
–, -test 407
–, Untersuchung 588
Sturz 469
–, -prophylaxe 160, 193
–, Protokoll 194
–, Ursachen 193

Sachwortverzeichnis

Stützmieder 476
Substanz
–, graue 517
–, weiße 517
Sucht 547
–, -mittel 547
Supervision 46, 119
Sympathie 37
Sympathikus 520
–, Herz 284
Synkope 306, 526
Systole 282
Szintigrafie 594

T

Tachykardie 283, 290
Tachypnoe 258
Tagespflege 53
Tagesstruktur 129
Taschenklappe 282
Teamarbeit 30
Teamkonflikt 12
Temperaturmessung 330
Temperaturstadien 329
Tertiärprävention 111
Theorie, humanistische 27
Therapieformen 556
Thiamin 145
Thrombo-Embolie-Risiko 219
Thrombose
–, Kompressionstherapie 310
–, -prophylaxe 190
–, Prophylaxestrümpfe 192
–, venöse 308
Thrombozyten 316
Tinnitus 511
Titer 324
TNM-System 571
Tocopherol 145
Tod 579
–, biologischer 583
–, klinischer 581
Todeszeichen
–, sichere 583
–, unsichere 583
Toilettenstuhl 447
Toilettentraining 450
Tonsille 254
Totschlag 65
Tötung auf Verlangen 14

Tränendrüsen 489
Transfusion 610
–, Dokumentation 611
–, Überwachung 611
Traumatologie 477
Tremor 532
Trigeminusneuralgie 549
Trikuspidalklappe 282
Trimenon 223
Trinknahrung 155
Trockenrasur 373
Trommelfell 493
Tröpfcheninfektion 265
Tumor 569
–, Einteilung 569
–, Klassifikation 569
–, Therapie 572

U

Übelkeit 409
Überwässerung 445
Uhrentest 555
Uhrglasverband 501
Ulcus 355
Ulcus cruris 311
Ultraschall 593
–, -vernebler 263
Ulzeration 311
UN-Behindertenrechtskonvention 17, 19
Unfallverhütung 113
Unfallversicherung 56
Unterschenkelgeschwür 311
Urämie 456
Urin 587
–, -ausscheidung 437, 440
–, -deflektor 451
–, -flasche 447
–, -menge 439
–, Untersuchung 439, 587
Urtica 355
Urvertrauen 231
Uterusrückbildung 228

V

Vaginalring 219
Validation 559
Vegetatives Nervensystem 520
Venen 285
Venenverweilkanüle 610

Venolen 282
Ventrikel 281
Verband
–, -lehre 617
–, -wagen 616
–, -wechsel 616
Verdauung 406
–, -(s)apparat 390
–, -(s)organe 391
Verhaltensregel 3
Verhinderungspflege 54
Verschlucken, Sofortmaßnahmen 404
Verschlusskrankheit 306
Vertigo 512
Vibrationsmassage 264
Virchow-Trias 309
Virostatika 267
Virulenz 323
Virusinfektion 322
Vitalzeichen 288
Vitamine 144
Vitamin-K-Mangelblutung 234
Vollbad 367
Vorhof 281
–, -gang 494
Vormilch 231
Vorsorgeverfügung 61
Vorsorgevollmacht 6, 61
Vorsteherdrüse, Vergrößerung 457

W

Wachtherapie 527
Wadenwickel 335
Wahrnehmen 170
Wahrnehmung 170, 171, 522
–, Einflüsse 171
–, Interpretation 172
–, Mechanismen 171
–, Prozess 171
Wannenbad 367
Wäschewechsel 165
Waschzusatz 363
Wasser 146
Wasser-in-Öl-Emulsion 359
Weitsichtigkeit 492
Weltreligion 10
Werdenfelser Weg 564
Werte 3, 103
Wertschätzung 94

Sachwortverzeichnis

Wertvorstellung 3
Windkesselfunktion 286
Wirbel 463
Wirbelsäule 462
Wirt 322
Wirtszelle 322
Wissen, berufliches 25
Wochenbett
–, pathologisches 229
–, physiologisches 228
Wochenfluss 228
Wohnen 102
Wohnformen 166
Wohngemeinschaft 167
Wohnraum 158
–, gesundheitsfördernd 159
Wohnraumanpassung 55, 162

Wohn- und Betreuungsvertragsgesetz 61
Wund
–, -abstrich 588
–, -dokumentation 614
–, -exsudat 588
–, -management 614
–, -reinigung 614
–, -spülung 615
–, -verbände 615
–, -versorgung 613
Wunde 612
Wundheilung 612
–, Phasen 612
–, -(s)störung 613
Würde 5
Wurmfortsatz 397

Z

Zahnbürste 369
Zähne 391
Zahnfleischerkrankungen 422
Zahnpflege 368
Zahnradphänomen 532
Zehennägel 356
Zentralnervensystem 517
Zerumen 371
Ziliarkörper 490
Ziliarmuskel 491
Zwang, Essen 14
Zwerchfellatmung 257
Zwillingspuls 290
Zwischenwirbelscheibe 463
Zyanose 257, 353
Zygote 217
Zystitisprophylaxe 201

Bildquellenverzeichnis

123RF GmbH, Nidderau: S. 76/1 (Sergey Khamidulin), 4 (Yanming Zhang); 77/5 (Alexander Raths); 9 (Chatchawin Jampapha); 86/1 (maridav); 90 (Kasia Bialasiewicz); 159 (rioblanco); 385 (kakisnow); 389/2 (Cathy Yeulet); 392/2 (alila); 585/4 (Yuriy Klochan); 601/7 (spaxia); 626 (spotmatikphoto); 627 (gina-sanders)

Abbott GmbH & Co. KG, Wiesbaden: S. 620/1

akg-images GmbH, Berlin: S. 73/1 (Science Photo Library),2 (akg-images),3 (akg-images); 104/1

Aktion Mensch e.V., Bonn: S. 18

AOK Bundesverband, Berlin: S. 50/1,3

Arbeiterwohlfahrt Bundesverband e.V., Berlin: S. 53/1

Ardo medical GmbH, Oberpfaffenhofen: S. 232/1-9

as-illustration, Rimpar: S. 281/2; 285; 324; 426; 629; 632/3

B. Braun Melsungen AG, Melsungen: S. 608/7,8

Barrierefrei Leben e.V., Hamburg: S. 366

Berufsgenossenschaft für Gesundheitsdienst und Wohlfahrtspflege (BGW), Hamburg: S. 76/2

Berufsgenossenschaft Handel und Warenlogistik (BGHW), Mannheim: S. 114/2

Beurer GmbH, Ulm: S. 331

Bibliomed Verlag, Melsungen: S. 482

BKK-Dachverband, Berlin: S. 50/8,9

BODE Chemie GmbH, Hamburg: S. 79/1; 80/2,3

Boehringer Ingelheim GmbH, Ingelheim am Rhein: S. 263/2

Bundesagentur für Arbeit, Kiel: S. 50/5

Bundesministerium für Familie, Senioren, Frauen und Jugend, Berlin: S. 556/2

Colourbox EU GmbH, Berlin: S. 50/10 (PetraD); 51/1 (RICHARD COTTENIER),2; 53/3 (Hans Prinsen); 64 (AltoPress/Maxppp); 89; 92/1,2 (Daniil Chetverikov); 102/3 (Dmitry Kalinovsky); 104/2; 107/1,2 (PetraD), 3 (Viacheslav),4 (Phovoir),5 (Sergey Nivens); 109/1 (Barbro Wickström),2 (Eugene Sergeev); 111/1; 121/4 (Phovoir); 123/2 (Alena Ozerova); 135/2; 137 (Oleg Mikhaylov); 138; 169/1,2; 244/3 (Eugen Wais); 268 (George Dolgikh); 279/1,2; 296/1 (PetraD); 313/1,2; 347/1; 459/2 (Kzenon); 487/1 (Deyan Georgiev), 2 (pzRomashka); 515/1,2 (Sura Nualpradid); 597/4 (Kzenon)

Covidien Deutschland GmbH, Neustadt an der Donau: S. 453

DAK Gesundheit - Unternehmen Leben, Hamburg: S. 50/6,7

Deutsche Gesellschaft für Ernährung e.V. (DGE),Bonn: S. 146/3

Deutsche Gesetzliche Unfallversicherung (DGUV) Spitzenverband der gewerblichen Berufsgenossenschaften und der Unfallversicherungsträger der öffentlichen Hand Glinkastraße 40, 10117 Berlin: S. 50/4

Deutsche Rentenversicherung Bund, Berlin: S. 50/2

Deutscher Ärzteverlag GmbH, Köln: S. 562/1,2

DocCheck Medical Services GmbH, Köln: S. 506; 616 (Dr. Karl-Heinz Günther)

doc-stock eine Marke der F1online digitale, Frankfurt am Main: S. 30 (BSIP); 414/2 (Werner Krüper doc-stock); 593/2 (BSIP)

dpa-Picture-Alliance GmbH, Frankfurt am Main: S. 3/2 (Petra Steuer); 9/1 (picture alliance/dpa); 10 (Infografik); 12 (picture alliance/dpa); 22 (Ronald Zak); 23 (Oxford Science Archive); 35/2 (ZB-Fotoraport); 53/2 (Britta Pedersen); 59; 71; 74 (CHROMORANGE/ Christian Beier); 101/2,6; 102/4 (dpa-Zentralbild); 110/2 (Bernd Wüstneck); 111/2 (Martin Schutt); 123/1 (Infografik); 125/1; 218/2 (Bildagentur-online); 265 (dpa/dpaweb); 273/2 (BSIP); 296/2 (Klaus Rose); 297(Klaus Rose); 299 (Wissen Media Verlag); 337 (Hans Wiedl); 357/5 (picture-alliance/OKAPIA KG, Ge), 6 (Okapia); 367 (picture alliance/ZB); 528/2 (picture alliance/ZB); 567/1 (Infografik); 597/3 (Stephan Goerlich); 621/1 (Frank Rumpenhorst),2 (Stephan Goerlich)

Dr. med. Nils Kneißel, Facharzt für Chirurgie und Geschäftsführer von klinikfinder.de, Neuss: S. 81

Dr. Peter, Klaus D., Gummersbach: S. 357/9

DRK Landerverband Berliner Rotes Kreuz e.V., Berlin: S. 161/5

DRK, Deutsches Rotes Kreuz, Berlin: S. 254/3

Eberle GmbH Werbeagentur GWA, Schwäbisch Gmünd, www. eberle-werbeagentur.de: S. 230

EndoChoice Europe GmbH, Halstenbek: S. 595/2

Evangelische Heimstiftung GmbH, Stuttgart: S. 163/4

Bildquellenverzeichnis

F1online digitale Bildagentur GmbH, Frankfurt am Main: S. 219/3 (sodapix); 248/1 (Ulrich Niehoff/Imagebroker); 601/6 (Super RF Corbis)

Finanzdepartment des Kanton Basel Stach: S. 42/2

Fotolia Deutschland, Berlin, © www.fotolia.de: S. 1/1 (magele-picture),2 (bluedesign),3 (Petair),4 (Sandor Kacso); 3/1 (Maridav); 21/1 (upixa),2 (Kzenon),3 (drubig-photo),4 (mahony); 28/2 (Photographee.eu); 33 (Robert Kneschke); 40/1 (Gina Sanders), 2 (WaveBreakMedia); 47 (S.Kobold); 58 (X-M^2-H); 65 (Monkey Business); 77/1 (Peter Atkins),2 (stokkete), 7 (Kathrin39),8 (fredredhat); 86/2 (fantasticrabbit); 101/1; 107/6 (kzenon),7 (kzenon); 121/2 (Monkey Business),3 (Miriam Dörr); 139/1 (manulito),3 (dinostock),4 (illustrez-vous),5 (lycidas84),6 (Quade); 145 (mahey); 148/1 (.shock),2 (Quade),3 (manulito), 4 (Ideenkoch),5 (vertmedia Martin R.); 151/1 (Wissmann Design); 152/1 (Peggy Blume),2 (St-fotograf); 153/2 (moeyan); 154/1 (Cobrid),2 (kristina rütten); 156 (contrastwerkstatt); 157 (Peter Maszlen); 163/1 (Ingo Bartussek); 167/1 (Ingo Bartussek),2 (drubig-photo); 200/1 (Yantra); 203 (Andrea Arnold); 211 (Robert Kneschke); 219/2 (rosifan19); 223 (editionriedenburg); 224/2 (Sebastian Kaulitzki),4 (Sebastian Kaulitzki),6 (Sebastian Kaulitzki); 233/2 (Andrey Popov),3 (Paul Hakimata), 4 (Rafael Ben-Ari); 236/1 (alice_photo), 2 (Phattana); 242/1 (Marco Govel), 3 (Matthias Stolt); 244/2 (Oksana Kuzmina); 246/3 (Kpenicker); 251/3 (Alexander Raths); 255/2 (lom123); 257/1 (contrastwerkstatt); 262 (eyeQ); 266 (Henrie); 267 (matthias21); 291/1 (Sport Moments),2 (Doris Heinrichs); 300/2 (lisalucia); 341 (Fiedels); 347/2 (Miriam Dörr); 354 (Brigitte Bohnhorst); 355/9 (Jürgen Fälchle); 356/2 (Tomy); 357/1 (zamphotography),2 (GordonGrand); 359/2 (Gina Sanders); 360 (BlueOrange Studio); 369/1 (Janet Layher),3 (Michael Tieck); 388 (Vladyslav Bashutskyy); 400 (Henrie); 429 (b4producer); 430/2 (Anette Romanenko); 484 (butorÉtoilÉ); 527 (Gina Sanders); 528/1; 529 (Amy Walters); 535/1 (Gina Sanders); 536/1 (Andrey Khrobostov); 551 (GordonGrand); 556/1 (GordonGrand); 558 (GordonGrand); 559 (Peter Maszlen); 560/1 (Osterland),2 (Peter Maszlen), 3 (Gabriele Rohde); 561 (Andrea Arnold); 562/3 (Peter Maszlen); 585/1 (olegpchelov),5 (Anetta); 592/1 (Klaus Rose); 597/5 (contrastwerkstatt); 599/1 (Simone Voigt),2 (Schlierner),3 (Martina Osmy); 600 (psdesign1); 601/1 (Gina Sanders),2 (Jürgen Fälchle), 4 (singburi),8 (philip kinsey); 605/1 (Tobilander), 3 (shim11); 612/2 (SENTELLO); 628/2 (bit24); 633 (beerkoff)

Freddy Wellhöner, Bielefeld: S. 188

Fresenius Kabi Deutschland GmbH, Bad Homburg: S. 413; 414/1

Gemeinsamer Bundesausschuss (G-BA), juristische Person des öffentlichen Rechts, Wegelystrasse 8, 10623 Berlin: S. 69; 234/1

Getty Images Deutschland, München: S. 261/2 (ERproductions Ltd); 357/7 (Jodi Jacobson); 594 (Medical Body Scan)

Grafische Produktion Neumann, Rimpar: S. 216; 254/2; 256; 280; 281/1; 283; 284; 286; 289/2; 309/2; 315; 317/1; 321/2; 322/2; 325; 326/2; 349; 350; 351; 356/1; 392/1; 393; 394; 397; 398; 436/2; 456; 461/2; 462/2; 463/1; 464/1; 466; 480; 518/1; 520/2; 538; 606; 618;619; 628/1; 631; 632/1,2

Greiner Bio-One GmbH, Frickenhausen: S. 588/1

HaB GmbH, Winsen an der Luhe: S. 264

Hautklinik der Johannes-Gutenberg - Universität, Mainz: S. 355/2-8,10

Hollister Incorporated, München: S. 420; 451/3

Howard, Louisa, PD (Public Domain), http://remf.dartmouth.edu/images/mammalianLungSEM/source/13.html: S. 253/1

iKOMM/Deutsche Atemwegsliga, Bad Lippspringe: 263/1

Institut für Hygiene und Umweltmedizin, Charité Universitätsmedizin Berlin Tel: 030/8445 3672 E-Mail: aktion-sauberehaende@charite.de: S. 80/1 (ASH 2008-2016)

iStockphoto, Berlin: S. 2 (DanCardiff); 8/1 (YanLev); 9/2 (RichLegg); 13 (Moriz89); 17 (tzahiV); 77/3 (mammamaart),4 (JodiJacobson); 101/5 (Wicki58); 140 (Anita_Bonita); 175 (icepparo); 218/3 (Noctiluxx); 236/3 (phonprom); 243/2 (lostinbids),3 (Natalia-Deriabina); 373 (JodiJacobson); 433/2 (dmbaker); 534/1 (metinkiyak); 535/2 (elkor); 567/2 (Katarzyna-Bialasiewicz); 577 (KatarzynaBialasiewicz); 601/9 (letty17),12 (JPC-PROD),13 (gzaleckas); 611/2 (pictorico)

Käppner, Barbara, Berlin: S. 502

KEYSTONE Pressedienst GmbH & Co. KG, Hamburg: S. 101/8

Kramer, Angelika, Stuttgart: S. 132; 146/1; 434; 435; 436/1; 437; 441; 442; 451/1

Krausen, Scott, Mönchengladbach: S. 32; 62; 63; 79/4-8; 82; 91/1-3; 93; 114/3; 115; 117; 121/1; 133; 161/1; 170; 171; 173/2-6; 174; 189; 192/1,2; 196; 197; 198/1; 205; 215; 217; 218/1; 219/1; 226/1; 228/3; 234/3,4; 235; 251/1,2; 253/2,3; 254/1; 255/1,3; 257; 273/1; 274/2; 276; 282; 287; 289/1; 292; 295; 301; 303; 307/2; 309/1;

316; 317/2; 318; 319; 321/1; 322/1; 336/2; 382/2; 390; 391; 395; 399; 402; 432; 459/1; 460; 461/1; 462/1; 463/2; 464/2; 465; 471/2,3; 483; 488; 489; 491; 492; 493/2; 494; 495; 496; 500; 516; 517; 518/2,3; 519; 520/1; 521; 522/1,3; 523; 532; 537; 541/2; 544; 546; 549; 555; 569; 573; 574; 604; 617; 620/3

Krüper, Werner, Fotografie, Steinhagen: S. 29; 38/2; 60; 66; 91/4; 95; 110/1,3; 112; 114/1; 124; 130; 134/1; 165; 172; 364; 365; 379; 468; 473; 478; 503; 539/4; 540; 541/1

Kruse, Jörn: S. 630

Lohmann & Rauscher GmbH, Wien, Österreich: S. 310

Maitta-Hatch Inc., USA/www.kinaesthetics.com: S. 116

MammaCare Europe, KESSEL medintim GmbH, Mörfelden-Walldorf: S. 575; 576

Manthey-Lehnert, Simone, Hamburg: S. 568

mauritius images GmbH, Mittenwald: S. 224/1 (Science Photo Library/SCIEPRO),3 (Science Photo Library/SCIEPRO),5 (Ikon Images/Ian Cuming); 228/1 (STOCK4B-RF); 233/1 (BSIP SA/Alamy); 244/4 (Mark Jonsson); 246/1 (André Pöhlmann),2 (mediacolor's/Alamy); 260/1 (Ulrich Niehoff/imageBROKER); 598 (mauritius RF); 607 (Alamy); 612/3 (Science Source)

Med. SSE Systeme GmbH, Fürth: S. 419

Medela AG, Switzerland: S. 232/10,11

medi1one medical gmbh, Waiblingen: S. 260/2

MedicoConsult GmbH, Berlin: S. 408/1

Medsorg GmbH, Mülheim an der Ruhr: S. 194

Mertens, Krista, Prof., Dr., Berlin: S. 135/1

MEYRA ORTHOPEDIA Vertriebsgesellschaft mbH, Kalletal-Kalldorf: S. 163/2,3

Mit freundlicher Genehmigung und Unterstützung der Bundeszentrale für gesundheitliche Aufklärung (BZgA), Köln: S. 344

Neese, Anika, Fotodesign, Berlin: S. 14/1; 102/1; 125/3; 128; 153/1; 158/2; 164/2,3,4; 166; 200/2; 333; 370; 372; 417; 430/1; 471/1; 504

Nestlé Deutschland AG, Frankfurt am Main: S. 239

Nutricia GmbH, Fuerth: S. 155/2; 415

ÖJAB Österreichische Jugendarbeiterbewegung, Aigen: S. 508; 509

OKAPIA KG Michael Grzimek & Co., Frankfurt am Main: S. 311/2 (JUZO); 357/8 (Dr. Heinz Orbach)

Otto Bock HealthCare Deutschland GmbH, Duderstadt: S. 474; 475

PARI GmbH, Starnberg: S. 263/3

PAUL HARTMANN AG, Heidenheim: S. 311/1; 383; 612/1; 613; 615

pflege-kurse.de, Onlineschulungen für Pflegekräfte, Wetter (Ruhr): S. 270

Pflege-Zeit Dokumentationssysteme GmbH, Gettorf: S. 198/2

Philips GmbH Market DACH, Hamburg: S. 240

PHOTOGRAPHIE Annette Clasen, Ellerbek: S. 589

Robert-Koch-Institut, aus: Epidemiologisches Bulletin Nr. 34, Berlin: S. 326/1

Roche Pharma AG, Grenzach: S. 408/2; 485/2

Rothert, Bernd, »Eigene Darstellung« 08.2011: S. 375

Ruhr Universität Bochum, Bochum: S. 614

Rumpf, Friedrich, K., Rolandseck: S. 173/1

Servo Clean GbR, Emerkingen: S. 448

Shutterstock Images LLC, New York, USA: S. 8/2 (Santi-PhotoSS),3 (Digital Storm); 15 (Martin Valigursky); 28/1 (Image Point Fr); 68 (Nadezhda1906); 76/3 (Maggie 1); 97/1 (upixa),2 (Robert Kneschke); 98 (Rido); 100 (Robert Kneschke); 101/3 (Syda Productions); 102/2 (branislavpudar); 139/2 (Stokkete); 160 (Sopotnicki); 204 (Africa Studio); 226/2 (FamVeld); 228/2 (Monkey Business Images); 234/2 (Inara Prusakova); 242/2 (Moving Moment); 243/1 (Andrey Shchekalev); 244/1 (Diana Taliun); 252 (wavebreakmedia); 274/1 (Alexander Raths); 314/1 (Maridav); 336/1 (Peter Denovo); 339 (wildarrow); 355/1 (Axel Bueckert); 357/3 (Nathalie Speliers Ufermann); 359/1 (alekso94); 389/1 (BlueRingMedia); 433/1 (Sebastian Kaulitzki); 493/1 (lekcej); 585/2 (Poznyakov); 590 (angellodeco), 593/1 (Tushchakorn); 601/10 (g215)

Springborn, Dirk-Sönke, Holzwickede: S. 307/1

Thinkstock by getty images, München: S. 77/6 (PobladuraFCG); 87 (Monkey Business Images); 105 (ForsterForest), 150 (Digital Vision); 158/1 (scornejor); 357/4 (macroart); 585/3 (angellodeco); 586 (monkeybusinessimages); 592/2 (stockdevil); 597/1 (Medioimages/Photodisc); 601/3 (Stefano Gaggero), 5 (Medioimages/Photodisc),11(bdspn),14 (Spike Mafford); 625 (monkeybusinessimages)

Thomas Hilfen für Körperbehinderte GmbH & Co. Medico KG, www.thomashilfen.de: S. 151/2,3; 447/2

Tietze, Kim-Oliver, Hamburg: S. 119

Tunstall GmbH, Telgte: S. 161/2

Ungerer, O., Prof. Dr., Kirchheim: S. 79/2,3

Unkel, Rainer, Bonn: S. 5

Bildquellenverzeichnis

VITILITY, RK Gilze, Niederlande: S. 151/4

Verlag Handwerk und Technik GmbH, Hamburg: S. 101/4; 125/2; 127; 588/2,3

Villa Sana GmbH & Co. medizinische Produkte KG, Weiboldshausen: S. 192/3 (Phlebo Press DVT)

Vitakt Hausnotruf GmbH, Rheine: S. 161/3,4

Völker GmbH, Witten: S. 164/1

Von UserDileepunnikri –Eigenes Werk, CC BY SA 3.0, httpscommons.wikimedia.orgwindex.phpcurid=27093568: S. 247/2

Walle, Andreas, Hamburg: S. 14/2; 35/1; 41; 101/7; 131; 134/2; 237 (Mit freundlicher Unterstützung von Frau Manthey-Lenert, Hamburg); 261/1; 361; 406; 536/2; 563; 591; 608/1-6; 620/2

WGP-Produktdesign, Ellerau: S. 154/3; 539/1-3

Wiegand AG, Bülach, Schweiz: S: 597/2; 602; 605/2

Willy Behrend GmbH & Co.KG, Isernhagen: S. 447/1; 451/2

www.pflegewiki.de: S. 580 (Produnis)

www.wikipedia.org (Boris Eis/Axel Ferro, f-ax advertising. aXbo International): S. 524

Your Photo Today, Taufkirchen: S. 38/1 (BSIP); 220 (BSIP_RF); 247/1 (bsip); 248/2 (phanie); 422 (Eric_Bach); 595/1 (Phanie); 597/6 (BELMONTE_/BSIP); 611/1 (BELMONTE_/BSIP)